Manual de Emergências em
PEQUENOS ANIMAIS

CB051415

RODRIGO RABELO • CÉSAR RIBEIRO

Manual de Emergências em
PEQUENOS ANIMAIS

Coordenação

CAMILA MOLINA SOARES

2ª edição

2024

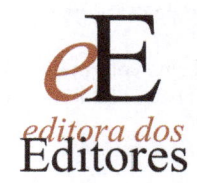

editora dos
Editores

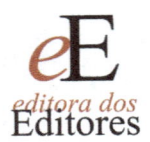

MANUAL DE EMERGÊNCIA EM PEQUENOS ANIMAIS

Editores: Rodrigo Rabelo e César Ribeiro
Coordenação: Camila Molina Soares

Capa, projeto gráfico e editoração: Futura *(rogerio@futuraeditoracao.com)*

Revisão: Isabel Góes.

Impresso no Brasil
Printed in Brazil
1ª impressão – 2024

© 2024 Editora dos Editores

ISBN: 978-65-6103-024-3

Editora dos Editores
São Paulo: Rua Marquês de Itu, 408 – sala 104 – Centro. (11) 2538-3117
Rio de Janeiro: Rua Visconde de Pirajá, 547 – sala 1.121 – Ipanema
www.editoradoseditores.com.br

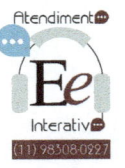

Este livro foi criteriosamente selecionado e aprovado por um Editor científico da área em que se inclui. A Editora dos Editores assume o compromisso de delegar a decisão da publicação de seus livros a professores e formadores de opinião com notório saber em suas respectivas áreas de atuação profissional e acadêmica, sem a interferência de seus controladores e gestores, cujo objetivo é lhe entregar o melhor contúdo para sua formação e atualização profissional. Desejamos-lhe uma boa leitura!

Dados Internacionais de Catalogação na Publicação (CIP)
(Câmara Brasileira do Livro, SP, Brasil)

Rabelo, Rodrigo
  Manual de emergências em pequenos animais/Rodrigo Rabelo, César Ribeiro; coordenação Camila Molina Soares. – São Paulo: Editora dos Editores, 2024.

  ISBN 978-65-6103-024-3

  1. Emergências veterinárias 2. Medicina veterinária I. Ribeiro, César. II. Soares, Camila Molina. III. Título.

24-212036	CDD-636.089
	NLM-SF-745

Índices para catálogo sistemático:

1. Medicina veterinária 636.089
Eliane de Freitas Leite - Bibliotecária - CRB 8/8415

A meus pais e irmãos, pelo apoio de uma vida;
À minha esposa Gláucia pelo amor e cumplicidade incondicionais;
Aos meus filhos João Francisco e Manuela, pela luz e renovação da minha vida;
dedico-lhes meu trabalho

Rodrigo Rabelo

Agradecimentos – Rodrigo Rabelo

A São Francisco de Assis, por abençoar-me e guiar-me na cura de meus pacientes, aliviando seus sofrimentos e dando-lhes alegria para viver.

A meu avô João Alves Cardoso, por colocar-me nessa profissão, involuntariamente, e por estar sempre protegendo-me, juntamente com São Francisco de Assis.

À minha avó Mariazinha, meu exemplo de carinho eterno, minha inspiração de sempre.

Aos meus avós João Rabelo e Otília, meus mais profundos e carinhosos agradecimentos.

A meus pais, jamais teria alcançado meus objetivos sem sua orientação e carinho. A base é tudo, sólida e com caráter, obrigado sempre.

Aos meus irmãos, pela alegria e pela manutenção da família.

À Glaucia, meu amor, minha amiga, companheira, meu motor, meu combustível, mais uma vez ao meu lado, este trabalho é da nossa família, é diário, com muito esforço, sua força de vontade, seu amor. Você é grande responsável por esta obra, e me ajuda sempre a seguir construindo o bem e cumprindo nosso propósito de família, te amo !

Aos meus filhos João Francisco e Manuela, sempre com a pureza e o amor pelos animais, viveram e participaram de muitos dos acontecimentos descritos neste livro, e como ninguém entendem o propósito de salvar vidas e ajudar o próximo, Papai ama demais vocês !

Ao meu irmão de carreira, querido sócio e parceiro de caminhada nos últimos 15 anos, grande Dr. César Ribeiro, tudo na vida tem seu momento, e sua caminhada te trouxe até aqui, coeditando esta obra comigo, trazendo sua experiência e história de vida para fazer brilhar ainda mais nossa amizade de tantos anos, obrigado sempre pela confiança, fidelidade e caráter, vamos juntos sempre!

À querida e estimada Camila Molina, você foi essencial neste processo com grande poder de coordenação, capacidade de assumir desafios, habilidade incomum de agregar as pessoas e conduzir todos ao caminho da produtividade. Obrigado pelo carinho e empenho neste duro trabalho técnico e interpessoal de congregar mais de uma centena de autores e ainda ser uma das autoras! Você foi perfeita !

À equipe do Intensivet DF e Saúde Digital, nosso dia a dia cuidando e salvando vidas é a chave para proporcionar o ensino e espalhar nossa missão

A todos na Editora dos Editores, principalmente meu amigo Alexandre, que acreditou neste projeto há mais de 10 anos, e a todos autores e mentores que continuam nesta caminhada conosco nesta 2ª edição.

Aos meus parceiros Cintia, Cristiano e a minha querida D. Vera sempre expressando confiança no meu trabalho, há mais de 20 anos!

Aos mentores, àqueles que guiam nosso caminho, Prof. Eliezer Silva, Prof. Ignacio Alvarez sempre presentes nos momentos importantes de nossas vidas.

Aos queridos colegas Marcelo Maia, Luciano Pontes de Azevedo, Flavia Machado, Mervin Singer e Deborah Silverstein, por oferecer oportunidades únicas de maneira livre e espontânea, vocês sempre serão a medicina veterinária intensiva no Brasil !

Um agradecimento especial: lembrando meus cães Kassim, Bianca, Hide, Gabi, Killer e Farofinha, sempre vou procurar acertar para manter a vida. É uma pena que não somos eternos e não podemos ter nossos verdadeiros companheiros para sempre.

Para os meus animais de estimação sempre presentes Zaya, Muqueca, Baruk, Capitu, Paçoca e Panqueca contínuo esforçando-me para tornar suas vidas uma alegria crescente e para que continuem a me acompanhar por um longo tempo.

Homenagem Especial

It all began in 1995, when only a few could have imagined working with you in Auburn. My emergency and critical care skills were developed under your guidance. Thank you for being my American Mom! You are very special, and this book is a tribute to you. Rest in peace. I will miss you forever, and I know you will always be by my side, helping me save lives.

Special thanks to you, Tim. I thank God that you have the capacity to create and the generosity to share it with your friends. I hope you will be proud of this latest work. I will be forever grateful to you and Deb. With every life I save, I am reminded of those Wild Mustangs running wildly through the desert, and I thank you for teaching me everything about this world of emergency care. Thank you for being my mentor and my American Dad!

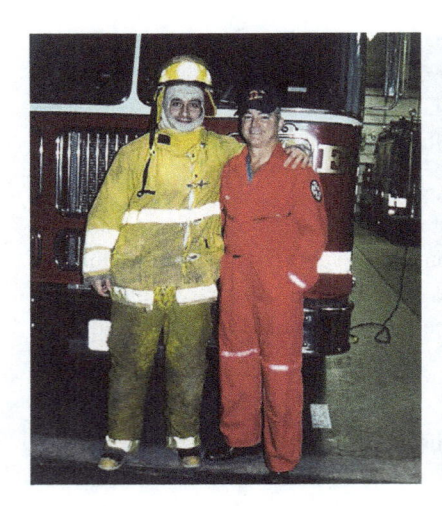
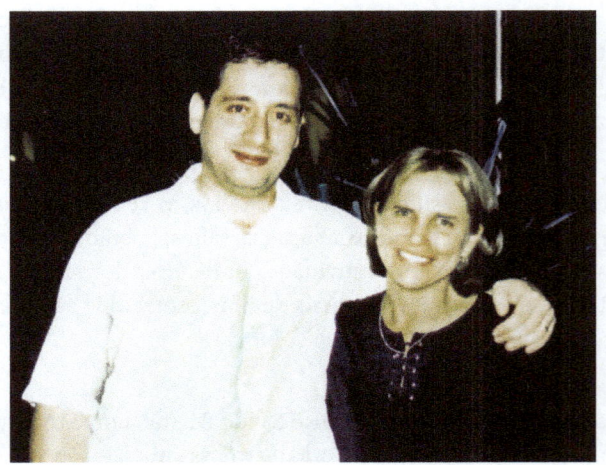

Agradecimentos – César Ribeiro

Agradeço, em primeiro lugar, a DEUS. SUA presença e ajuda para discernimento foram fundamentais em cada etapa desta jornada. Sua graça e misericórdia são a luz que guiou, guia e guiará os meus passos sempre.

Aos meus amados pais, Alcino e Wilma, expresso minha profunda gratidão. Seu amor incondicional, apoio inabalável e exemplos inspiradores moldaram o meu caráter e me deram as bases para alcançar meus sonhos.

Aos meus avós, Francisco e Maria, que foram e serão minha inspiração para sempre caminhar com humildade e lembrar de que a vida é feita nas pequenas e simples coisas. Grandes obras são feitas através de pequenos gestos e atitudes, obrigado por me ensinar.

Aos meus filhos, Vitor e Rafaela, obrigado por serem meu porto seguro e por me lembrarem todos os dias do verdadeiro significado de amor incondicional. Vocês são a luz da minha vida e a inspiração para todas as minhas conquistas.

À minha querida família, que sempre esteve ao meu lado, compartilhando as alegrias e as dificuldades. Seu apoio incondicional e encorajamento constante foram meu porto seguro em momentos de incerteza.

Aos meus amigos, verdadeiros tesouros da vida, agradeço por cada risada, cada palavra de ânimo e cada momento compartilhado. Sua presença enriqueceu minha jornada e tornou cada desafio mais fácil de superar.

Ao meu grande amigo, irmão e sócio, Rodrigo Rabelo, expresso minha profunda gratidão. Sua parceria, confiança e trabalho árduo foram fundamentais para transformar nossos sonhos em realidade. Tamo junto, Cabrón.

Este livro não teria sido possível sem o apoio, orientação e inspiração de vários professores ao longo da minha jornada acadêmica e profissional. Gostaria de expressar minha profunda gratidão a todos aqueles que contribuíram para o meu desenvolvimento e sucesso.

Por último, mas não menos importante, expresso minha gratidão a todos os colegas veterinários, em especial aos que militam na Emergência e Terapia Intensiva, que contribuíram para o meu crescimento profissional. Suas experiências, conselhos e colaborações foram inestimáveis, e sou imensamente grato por fazer parte desta comunidade dedicada e apaixonada pela saúde dos animais.

Que este livro seja uma pequena expressão de minha gratidão a todos que tornaram possível esta realização.

Mais uma vez, obrigado DEUS eu sei que foi VOCÊ.

"A humildade é a trilha de um vencedor"

César Ribeiro

Colaboradores

Adesola Odunayo, DVM, MS, DACVECC

DVM from Oklahoma State University

Michael Schaer Distinguished Professor of Emergency and Critical Care University of Florida

Adriana Marianela López Quintana, DMTV

Doctor en Medicina y Tecnología Veterinaria

Directora Clínica Veterinaria López Quintana

Álan Gomes Pöppl, MV, Residência, MSc, DSc.

Doutorado em ciências veterinárias pela UFRGS

Professor Adjunto Departamento Medicina Animal e Programa de Pós-Graduação em Ciências Veterinárias (FAVET/UFRGS). Coordenador Serviço de Endocrinologia e Metabologia Veterinária (PetEndocrine/UFRGS) e Sócio Fundador e Diretor Científico da Associação Brasileira de Endocrinologia Veterinária (ABEV)

Alexandre G. T. Daniel, MV, M.Sc, Dip.ABVP(Feline Practice), American Board of Veterinary Practitioners Fellow - Founding Fellow in Companion Animal Pain Management Practice - FFABVP(CAPMP)

Diplomado ABVP (Feline Practice)

Diretor da Gattos Medicina Felina e Diretor da CatExpert

Alex Silveira Uchôa, MV, Pós graduado.

Pós Graduação em Diagnóstico por Imagem pela Universidade Federal de Lavras - MG

Radiologista Unique Diagnóstico Veterinário

Aline Magalhães Ambrósio, MV, MSc, Postdoc

Doutorado

Professora Associada Disciplina de Anestesiologia da FMVZ-USP

Aline Fantinel Pazzim, MV, MSc, Pós graduada

Mestre em saúde animal pela Universidade de Caxias do Sul - RS

Diretora operacional HV VETTIE - POÁ - RS - Brasil

Aline Bomfim Vieira, MV, MSc, DSc, PhD

Pós doutorado em Veterinary Science pelo Centre for Companion Animal Health, School of Veterinary Science, The University of Queensland, Australia

Associate Professor and Head of Physiology, Pharmacology and Toxicology Division, Ross University School of Veterinary Medicine

Amanda Gabrielle Silva Queiroz, Enfermeira

Especialista em Cuidados Intensivos pelo Programa de Residência Multiprofissional de Saúde do Hospital Regional de Cacoal- HRC

Enfermeira Intensivista- Secretaria Municipal de Saúde de Manaus (SEMSA)

Ananda Porto Barbosa Azevedo, MV, Pós graduada

Pós graduada em medicina veterinária intensiva (PAV-SP) e endocrinologia e metabolismo de cães e gatos (Anclivepa-SP);

Afiliação (cargo atual): Médica veterinária contratada Intensivet Saúde Digital

Andreza Conti-Patara, MV, MSc, DSc, MBA, Dip.ACVECC

Doutorado em ciências veterinárias pela universidade de São Paulo

Clinical Assistant Professor - Tufts University, MA, USA. Diretora da Vet Support - SP - Brasil

André Lacerda, MSc, DSc, Postdoc, Esp.Dip CBCV

Pós doutor em cirurgia cardiovascular na Fundação Universitária de Cardiologia

Chefe de departamento de clínica e cirurgia da Universidade Estadual do Norte Fluminense Darcy Ribeiro. Pesquisador de produtividade em pesquisa da Faperj. Membro da comissão recursal permanente da Capes

André Martins Gimenes, MV, MSc, DSc

Doutorado em Ciências pela Universidade de São Paulo, Área de Cardiologia.

Coordenador do curso de especialização em Cardiologia do Instituto PAV-SP. Responsável pelo serviço de Cardiologia do Hospital Veterinário Taquaral - Campinas

André Nicolai E. Silva, MV, Pós graduado, D.Sc

Doutor em Ciência Animal pela Universidade de São Paulo, FZEA-USP

Afiliação atual (cargos atuais): Coordenador do curso de Pós--graduação em Anestesia, Emergências e Terapia Intensiva de Pets Não Convencionais e Animais Selvagens - FAMESP/SP. Consultor Técnico do Departamento de Internação e Cuidados Intensivos da Exotic Pets Clínica Veterinária - SP. Coordenador do serviço de Internação da Clínica Espaço Pet Care - São Carlos/SP. Diretor Dasypus Consultoria Veterinária

Annanda Souza de Figueiredo, MV, Pós-graduada.

Pós Graduação em Diagnóstico por Imagem pela Universidade Federal de Lavras - MG

Radiologista Unique Diagnóstico Veterinário e Uniradio Telerradiologia

Antônio Carlos Gonçalves da Cruz, MSc

Mestrado em Bioética UFMG

Co-fundador do Instituto Mineiro de Homeopatia e do Serviço Physis de Homeopatia Coordenador do curso de Homeopatia do Instituto Mineiro de Homeopatia

Archivaldo Reche Junior, MV, MSc, DSc, Dip. Feline Specialist ABVP

Doutorado - Universidade de São Paulo

Afiliação (cargo atual): Professor associado do Departamento de Clínica Médica - FMVZ/USP , Diretor Clínico - VetMasters, Diretor científico Tree Vet

Bruno Benetti Junta Torres, MV, MSc, DSc, Dip.CBCV

Doutorado em ciência animal pela universidade federal de Minas Gerais

Professor adjunto e Chefe do Serviço de Neurologia e Neuro-cirurgia da EVZ/UFG

Bárbara Adriene Galdino Bonfim, MV, Pós graduação em gastroenterologia

Residência em clínica e cirurgia de pequenos animais pela Universidade Federal de Goiás (UFG)

Setor de terapia intensiva do Hospital Veterinário Seres

Caio Vaz Baqui Lima, MV, Pós graduado.

Pós Graduação em Cardiologia Veterinária pelo Instituto PAV - SP

Responsável pela Pulsar Cardiologia Veterinária

Camila Molina Soares, MV, MSc, Pós-graduada em Emergência, Terapia Intensiva e Endocrinologia.

Mestre em Fisiopatologia pela Faculdade de Medicina da Universidade de São Paulo FMUSP

Coordenadora e head de endocrinologia na Intensivet Saúde Digital. Endocrinologia no Centro Veterinário Ponta Porã e no Hospital Veterinário Veros - São Paulo

Caroline Torres Silva Dias, MV, Pós graduação, DSc

Doutorado em ciências médicas pela faculdade de medicina na Universidade de São Paulo

CEO Centro de Reabilitação Veterinária Flor de Lótus

Celina de Camargo, MV, Pós graduada

Pós - graduada em cardiologia pela Anclivepa-SP e em medicina veterinária intensiva instituto PAV-SP

Médica veterinária contratada na empresa Intensivet Saúde Digital

Cintia Aparecida Lopes Godoy Esteves, MV, MSc, DSc

Doutorado em oftalmologia veterinária pela Faculdade de Medicina Veterinária e Zootecnia - Universidade de São Paulo

Médica Veterinária da Evet Especialistas

César Augusto Melo e Silva, FT, MSc, PhD

Pós-doutorado em Medicina Experimental pela Université Laval. Québec, Canadá

fisioterapeuta da Universidade de Brasília e proprietário do Núcleo de Integração Funcional.

César Augusto Martins Ribeiro, MV, MSc, Dip. BVECCS.

Mestre em Ciência Animal pela Universidade de Franca/SP

Diretor Intensivet Saúde Digital.

Danilo Roberto Custódio Marques, MV, Pós graduado em clínica médica, ortopedia e cirurgia de tecidos moles, MSc, DSc

Doutorado pelo setor de anatomia dos animais domésticos e silvestres

Sócio proprietário do Vetmarques Centro veterinário e cirurgião volante

Daniel Saez Vidales, MV, Esp. Diagnóstico por Imagenes

Médico Veterinário

Director Centro de Diagnostico Veterinário Vetpoint

Deborah Silverstein, DVM, DACVECC

Professor and Section Chief, Small Animal Emergency and Critical Care Medicine University of Pennsylvania Ryan Veterinary Hospital Department of Clinical Sciences and Advanced Medicine Philadelphia, PA   USA

Denerson Ferreira Rocha, Pós graduado, MSc

Mestrado em Medicina Veterinária UFMG

Diretor da Clínica Veterinária Vida Animal. Coordenador do curso de homeopatia do Instituto Mineiro de Homeopatia

Dennis T. (TIM) Crowe, Jr, DVM, DACVS Emeritus, Charter DACVECC, FCCM, NREMT-I

Diplomate Emeritus, American College of Veterinary Surgeons. Charter Diplomate, American College of Veterinary Emergency and Critical Care. Fellow, American College of Critical Care Medicine. Nat'l Registered Emergency Medical Technician and Certified Rescue Specialist, Certified Fire Fighter.

Denise Tabacchi Fantoni, MV, MSc, DSc

Doutorado

Professora Titular da Disciplina de Anestesiologia da FMUSP

Diego A. Portela, MV, PhD, DACVAA

Doutorado em ciências veterinárias pela universidade Pisa, Italia

Assistant Professor, Anesthesiology and Pain Management Department of Comparative, Diagnostic, and Population Medicine College of Veterinary Medicine University of Florida, Gainesville (FL), USA

Douglass K. Macintire DVM, MS, DACVIM, DACVECC (in memorian)

Auburn University, College of Veterinary Medicine, Auburn, AL

Eduardo Fiuza Cardoso

Sócio proprietário da Intergavea

Eduardo Toshio Irino, MV, MSc, Especialização em Oftalmologia Veterinária.

Especialização em Oftalmologia Veterinária pela Anclivepa - SP. Chefe do Setor de Cirurgia e Oftalmologia do Hospital Veterinário Cães e Gatos - Unidades Osasco e São Paulo.

Elidia Zotelli dos Santos, Pós graduada em Neurologia de pequenos animais, neurociências e clínica médica, MSc, DSc

Doutorado em saúde pública pela Universidade de Santo Amaro

Coordenadora do serviço de neurologia Pet Care

Elisa M. Mazzaferro, MS, DVM, PhD, DACVECC

Staff Criticalist Cornell University Veterinary Specialists Department of Emergency & Critical Care Stamford, CT United States Adjunct Associate Clinical Professor Emergency and Critical Care Cornell University Ithaca, NY United States

Fabiana Cecília Cassiano MV, Pós graduada

Pós Graduada em Clínica Médica de Felinos pela Equalis - São Paulo

Médica Veterinária Especializada em Gatos na Gattos Medicina Felina

Felipe Javier Lillo-Araya, MV, DMIA, DEFC, PhD.

Doctorado en Medicina Veterinaria Universidad Andrés Bello, Chile.

Director de carrera de Medicina Veterinaria, sede Viña del Mar. Universidad Andrés Bello, Chile.

Felipe Saab Romano, MV, Pós graduado em gastroenterologia, MSc

Doutorando no programa de patologia experimental da Universidade de São Paulo

Responsável pela clínica FEROGASTRO - SP. Presidente da Associação Brasileira de Gastroenterologia Animal

Fernanda Fiuza Bittencourt Cardoso. MV.

Sócio proprietário da Intergávea

Fernanda Montalvão Coelho, MV (FMVZ-USP), AAFP member, Pós graduada.

Pós graduada em Medicina Interna Felina e Medicina Intensiva.

Afiliação (cargo atual): Médica veterinária na clínica Vetmasters, atendimento exclusivo de felinos domésticos.

Fernanda Nastri Gouvêa, MV, MSc

Mestrado em Ciências Veterinárias pela Universidade Federal de Uberlândia (UFU)

Doutoranda em Ciências Veterinárias pela Universidade Federal de Uberlândia (UFU) e professora da Faculdade Presidente Antônio Carlos de Uberlândia (UNIPAC)

Fernanda Vieira Amorim da Costa, MV, MSc, PhD

Doutorado em Ciências Veterinárias pela Universidade Federal do Rio Grande do Sul

Sócia Fundadora e atual Presidente da ABFeL - Academia Brasileira de Clínicos de Felinos. Profa. Associada de Clínica de Felinos Domésticos no Departamento de Clínica e Cirurgia Veterinárias da Universidade Federal de Minas Gerais e Pesquisadora Permanente do Programa de Pós-graduação em Ciências Veterinárias da Universidade Federal do Rio Grande do Sul e Ciência Animal da UFMG

Flávio Augusto Santos, MV, MSc.

Mestre pela FMVZ-Unesp, Botucatu

Afiliação (cargo atual): Professor em cursos de pós-graduação

Gláucia Bueno Pereira Neto, MV, MSc, DSc

Doutorado em Clínica Médica Veterinária pela Universidade Estadual Paulista - Unesp/Jaboticabal

Professora de Clínica Médica de Cães e Gatos e Chefe do serviço de Cardiologia Veterinária do Hospital Veterinário da Universidade de Brasília.

Guilherme Teixeira Goldfeder, MV

Sócio Proprietário da Goldfeder Cardiologia e Cateterismo Cardíaco

Henrique Augusto Souza Andrade, MV, MSc, Pós graduado em Cardiologia e Terapia Intensiva

Mestrado em Ciências Veterinárias pela Universidade Federal de Lavras - MG

Coordenador Intensivet Saúde Digital, Membro do serviço de cardiologia do Hospital Veterinário Taquaral, Responsável pela Cordial Vet.

Hilana dos Santos Sena Brunel, MV, MSc, DSc

Doutorado em Ciências Animais

Gestora BioInnova Testes e Soluções Biomoleculares

Huber Aristóteles Nogueira da Gama Filho, MV, MBA, Pós graduação, Esp. Dip. Abravet

Especialista em acupuntura veterinária pela Abravet

CFO Centro de reabilitação Veterinária Flor de Lótus

Hugo Cardoso Martins Pires, MV, MSc, Pós graduado

Mestre em ciência animal com ênfase em nefrologia

Presidente CBNUV 2023/2026

Igor Pelicano Ribeiro, MV, Pos graduação

Pós graduado em cirurgia geral e cirurgia cardiovascular

Coordenador do curso de pós graduação em cirurgia geral PAV e coordenador de cirurgia do hospital EVET

Isabella Colleoni Soares de Souza Moraes, MV

Residência em Clínica Médica de Animais de Companhia pela Universidade Estadual de Londrina

DNA VetCare – London – UK

Jackeline dos Santos Bezerra, MV, pós graduada, certificada Green Belt LSS

Pós graduada em terapia intensiva e em Gestão de Projetos Afiliação atual: Head de projetos Intensivet Saúde Digital

Javier Green Lazo, MV, MSc

Magister em Ciencias Veterinarias, Universidad de Chile

Director Médico Sedivet y Jefe Neurocirugia NeuroVet, Santiago, Chile

João Henrique Neves Soares

Doutorado no laboratório de engenharia pulmonar – COPPE - UFRJ

Afiliação (cargo atual): Associate Professor at University of California, Davis

Joane Salustiano Lopes Santos, MV, pós graduada.

Pós graduação em anestesia, urgência e emergência (famesp) e pós graduação em clínica e cirurgia (qualittas)

Médica veterinária na wildvet clínica veterinária para animais exóticos

João Carlos Toledo Júnior, MV, MSc

Mestre em Patologia pela escola de medicina da UFMG - BH - MG

Sócio diretor do Centro de Diagnóstico e Monitoramento Animal - CDMA Laboratório BH - MG

João Henrique Neves Soares, MV, MSc, DSc

Associate Professor at University of California, Davis

Joaquin Araos, MV, PhD, DACVAA

PhD Medical Sciences, Escuela de Medicina, Pontificia Universidad Catolica de Chile

Profesor Asistente, Escuela de Medicina Veterinaria (CVM), Cornell University

Jéssica Corrêa Rodrigues, MV, MSc, Pós-Graduada em Medicina Intensiva Veterinária e Cardiologia Veterinária

Mestrado em Anestesiologia pela Faculdade de Medicina UNESP -Botucatu

Professora e Coordenadora de Cursos no Instituto PAV e médica veterinária anestesista e cardiologista em clínicas e hospitais veterinários da região Sudoeste do PR.

Jéssica de Assis Marques Garcia, MV, Pós graduação

Pós graduação em Terapia Intensiva e Emergência e em Cuidados Paliativos e tratamento da Dor pelo Instituto PAV

Diretora clínica Hospital Veterinário Siriuz, Coordenação Intensivet Saúde Digital, Coordenação PAV de Terapia Intensiva e Emergência, Médica veterinária contratada do hospital veterinário Inova

Laila Dainize Finotelli, Biomédica, MV, Pós Graduada.

Pós Graduação em Nefrologia e Urologia de pequenos animais pela Anclivepa-SP

Coordenadora do serviço da Clínica Médica de Pequenos Animais do Hospital Escola Veterinário da UNIPINHAL (Centro Regional Universitário de Espírito Santo do Pinhal). Associada ao CBNUV.

Lais Ribeiro da Silva, MV, Pós graduada em Medicina Intensiva Veterinária, MSc

Mestre em diversidade biológica e conservação

Médica veterinária no setor de unidade de terapia intensiva do Hospital PetCare - SP. Médica veterinária na empresa Intensivet Saúde Digital

Laura Reisfeld, MSc

Mestrado em ciências veterinárias pela Universidade de São Paulo- Brasil

Responsável técnica Aquário de São Paulo

Laurindo Pereira de Souza, Esp.enfermagem em terapia intensiva - ABENTI, MSc, DSc

Doutorado em Ciências da Saúde pelo Instituto de Assistência Médica ao Servidor público do Estado de São Paulo-IAMSPE-SP

Coordenador da Comissão residência multiprofissional em saúde - COREMU- HRC-SESAU, Cacoal- Rondônia. Membro efetivo departamento Enfermagem da AMIB. Enfermeiro Assistencial da UTI adulto do Hospital Regional de Cacoal- HRC, Rondônia

Leandro Fadel MV, MSc, Dip.BVECCS

Mestrado em ciências pela Universidade de São Paulo

Professor assistente - Emergência de Pequenos Animais - Oklahoma State University - USA. Consultor técnico HV VETTIE - POÁ - RS - Brasil

Leandro Zuccolotto Crivellenti, MV, MSc, DSc, Ph.D

pós-doutorado em medicina veterinárias pela Universidade Estadual Paulista (UNESP, Jaboticabal)

Professor da Universidade Federal de Uberlândia (UFU)

Lígia Ziegler, MV, Pós graduada

Pós graduada em Medicina Intensiva - Centro de Ensino e Treinamento em Anatomia e Cirurgia Veterinária (UNIP). Pós-graduada em Dor pelo Hospital Israelita Albert Einstein. Atualmente coordenadora da internação e UTI do Hospital 4cats, unidades Brasil e Pacaembu

Lisa Tarragona Profa. Vet., Mg., PhD., Especialista en Cardiología Clínica Veterinaria. FCV.UBA.

Doctor de la Universidad de Buenos Aires, área Farmacologia. Argentina.

Profesora Adjunta de la Cátedra de Anestesiología y Algiología de la Facultad de Ciencias veterinarias de la Universidad de Buenos Aires, Argentina.

Lourenço Bernardes Santos

Bacharel em psicologia, pela Universidade FUMEC, Belo Horizonte, MG

Profissional liberal

Luciano César Pontes de Azevedo, MD, PhD

Livre docente pela Disciplina de Emergências Clínicas da USP-SP

Médico pesquisador Hospital Israelita Albert Einstein

Luis H. Tello, MV, MS, DVM

Relief Emergency Doctor, Oregon Washington region, USA. Pet Vet Care Centers, USA

Manoela de Souza Penteado, MV, Pós graduada

Pós graduação em Cardiologia Veterinária pela UFAPE - SP

Cardióloga veterinária autônoma

Marcela Malvini Pimenta, MV, MSc, DSc, Cat Friendly Veterinarian - AAFP

Doutorado- Depto Clínica Médica FMVZ/USP

Diretora Científica Tree Vet. Médica Veterinária de felinos domésticos e selvagens da Wild Cats Brazil

Marcello Rodrigues da Roza, MV, MSc, DSc, PhD

Pós-Doutorado em Ciência Animal pela Universidade Estadual do Norte Fluminense

OdontoZoo Odontologia Veterinária

Mareliza Possa de Menezes, MV, MSc

Mestre em Cirurgia Veterinária com ênfase em resistência bacteriana aos antimicrobianos - UNESP Jaboticabal (2018-2020)

Integrante do Serviço de Cirurgia Geral e Endoscopia Veterinária (CIGEV), Hospital Veterinário "Governador Laudo Natel" - UNESP Jaboticabal (2018-atual) Revisora do periódico "Comparative Immunology, Microbiology and InfectiousDiseases" (2024)

Maria Alessandra Martins Del Barrio MV, MSc

Mestre em Clinica Veterinaria pela Faculdade de Medicina Veterinária e Zootecnia da Universidade de São Paulo

Diretora Social da ABFel (Academia Brasileira de Felinos) e atendimento exclusivo de Felinos na rede VCA-Pet Care

Maria Alice Kuster de Albuquerque Gress, MV, MSc

Mestrado em Medicina Veterinária (Clínica e Reprodução Animal – UFF

Anestesiologista Intergávea – RJ

Maria Carolina Farah Pappalardo, MV

Residência em clínica médica e pós graduação em gastroenterologia

Coordenadora da pós graduação em gastroenterologia - Ufape Intercursos. Coordenadora e responsável pelo serviço de gastroenterologia Vet Unity e Hospital Pet Care. Diretora científica da Associação Brasileira de Gastroenterologia Animal

Mariana Fernandes Cavalcanti, MV, MSc.

Mestre em Patologia Geral pela UFMG.

Afiliação atual: Sócia-proprietaria do Centrovet- Centro de Especialidades Veterinárias BH/MG.

Maricy Apparício, MV, MSc, DSc, PhD

Doutorado em Medicina Veterinária (Reprodução Animal) pela Universidade Estadual Paulista - UNESP, Campus de Jaboticabal.

Professora Assistente Doutora da Faculdade de Medicina Veterinária e Zootecnia -FMVZ, UNESP, Campus de Botucatu.

Marilha Moreira Rezende

Bacharel em psicologia, pela Universidade FUMEC, Belo Horizonte, MG

Profissional liberal

Marina Vilela Estevam, MV, MSc

Mestre em Ciências Veterinárias com ênfase em reprodução animal pela Faculdade de Ciências agrárias e Veterinárias - Unesp Jaboticabal

Doutoranda em Ciências Veterinárias pela Faculdade de Ciências agrárias e Veterinárias - Unesp Jaboticabal

Nuno Manuel Mira Flor Santos Alão Félix;

Doutorado em Ciências Veterinárias pela Faculdade de Medicina Veterinária de Lisboa, Universidade de Lisboa,

Médico Pediatra na Unidade de Intermédios Pediátricos do Hospital Lusíadas de Lisboa

Pablo Donati, MV, MSc

Magister en investigación clínica por el instituto universitario del hospital italiano de Buenos Aires

Coordinador médico UCICOP Docente de la catedra de anestesiólogia y algiologia de la facultad de ciencias veterinarias de la Universidad de Buenos Aires

Pablo E. Otero, Prof. MV, PhD, DSc

Doctor de la Universidad de Buenos Aires, área Farmacologia. Argentina. Doutorado em ciências veterinárias pela universidade complutense de Madrid- Espanha

Profesor Regular a Cargo Área de Anestesiología y Algiología, Facultad de Ciencias Veterinarias, Universidad de Buenos Aires. Visiting Professor University of Bari Aldo Moro, Italia

Paola Castro Moraes, MV, MSc, DSc, residência em cirurgia de pequenos animais

Doutorado em cirurgia veterinária pela FCAV UNESP Jaboticabal

Professora Assistente Doutora do Departamento de Clínica e Cirurgia Veterinária FCAV UNESP Jaboticabal

Patrícia Furtado Malard, MV, MSc, DSc

Doutorado em Ciência Genômicas e Biotecnologia

Afiliação atual: Gestora BIO CELL Terapia Celular

Pedro Villela Pedroso Horta, MV, MSc

Mestrado em clínica médica de pequenos animais pela FMVZ da Universidade de São Paulo

Diretor geral do Hospitais 4cats

Poliana Deyse Pereira Gouvêa

Residência em atenção hospitalar com ênfase em urgência e trauma

Gerente de enfermagem do Hospital e Maternidade São Paulo

Rachel Clarkin-Breslin, VMD

Afiliação atual: Resident, Small Animal Emergency and Critical Care University of Pennsylvania Ryan Veterinary Hospital Department of Clinical Sciences and Advanced Medicine Philadelphia, PA. USA

Rafael Franchi Traldi, Pós graduado, MSc

Mestre em biotecnologia animal pela FMVZ - Unesp Botucatu, departamento de clínica e cirurgia animal

Diretor do Instituto Kahun Vet

Ragnar Franco Schamall, MV, MSc

Mestre em cirurgia pela Faculdade de Medicina da UFRJ

Proprietário e diretor médico do grupo Veterinária Petrópolis

Raquel Pusch de Souza, Psicologa Cognitiva. Pós graduada em saúde mental (PUC), filosofia clínica (ITECNE), psicologia positiva (PUC-RS) Msc, Especialista Psicologia Hospitalar - CFP

Mestre Políticas Públicas – FAE Business School

Member of the Palliative Care Committee of the Brazilian Intensive Care Medicine Association - AMIB. Coordenadora do Curso de Pós Graduação em Psicologia Intensiva – IBCMED--AMIB - São Paulo-SP

Coordenadora do Departamento de Psicologia da SOTIPA – (2022 – 2024)

Docente do Curso CRM – Crew Resource Management AMIB desde 2012

Renan Medico da Silva, MV, Pós graduado

Pós graduação em Medicina Veterinária Intensiva e Gastroenterologia de Pequenos Animais

Diretor Vet Scope – Gastroenterologia e Endoscopia Veterinária

Renata Andrea Pietro P. Viana

Doutora em Ciências da Saúde pela Universidade Federal de São Paulo (Unifesp)

Presidente do Departamento de Enfermagem da AMIB

Renata Arruda

Pós-graduação em Direito Médico e Hospitalar

Advogada e consultora

Renata Beccaccia Camozzi MV DipABVP(Fel)

Diplomada em Medicina Felina pela American Board of Veterinary Practitioners (ABVP)

Diretora do Hospital 4cats/Coordenadora do Curso de Especialização em Medicina Felina pelo Instituto PAV

Roberto Luiz Lange, MV

Pós graduado em clínica médica e cirúrgica de pequenos animais

Diretor do Hospital Veterinário Santa Mônica Ltda. - Curitiba - PR

Rodrigo Cardoso Rabelo, MV, EMT, MSc., DSc., Dip. BVECCS.

Doutorado em Ciências Veterinárias pela Universidade Complutense de Madrid - Espanha.

Diretor Intensivet Saúde Digital.

Rubem Bittencourt Cardoso Junior MV. MSc, DSc,

Doutorado

Sócio proprietário da Intergávea

Ruthnea Aparecida Lazaro Muzzi, MV, MSc, DSc, PhD

Pós-doutora em Cardiologia Veterinária pelo Royal Veterinary College, London University, UK

Professora Titular do Departamento de Medicina Veterinária, Faculdade de Zootecnia e Medicina Veterinária da Universidade Federal de Lavras

Simone Gonçalves Rodrigues Gomes, MV, DSc

Doutorado em medicina veterinária pela Universidade de São Paulo

Diretora do PetCare Hemovet

Ta-Ying Debra Liu, DVM, DACVECC

Afiliação atual: Emergency and Critical Care Specialist VCA Orange County Veterinary Specialists Tustin, CA   USA

Taísa Matamoros Amaral, MV, Pós graduada

Pós graduação em medicina veterinária intensiva (PAV-SP)

Médica veterinária contratada Intensivet Saúde Digital

Tatiana Geraissate Gorenstein, MV, MSc

Mestrado em clínica médica pela Faculdade de Medicina Veterinária e Zootecnia Júlio de Mesquita Filho - FMVZ - Unesp - Botucatu

Doutoranda em Ciência Animal pela Escola de Veterinária UFMG

Uber Eduardo Forgione MV, MD, MDSc, MAAC, FACS, ATLS Certified

Especialista en cirugía general y laparoscopica

Jefe de cirugía del Instituto Veterinario Dr Romero, Florida, Vte. Lopez . Médico de Staff HGA Dr Teodoro Álvarez, Caba Argentina

Vivian Lima de Souza, MV, MSc

Mestrado em Biotecnologia animal com ênfase em oftalmologia veterinária pela Faculdade de Medicina Veterinária e Zootecnia - Universidade Estadual Paulista Campus Botucatu

Médica Veterinária na Evet Especialistas e na Clínica Veterinária Frei Caneca

Wanessa Kruger Beheregaray, MV, MSc, DSc

Doutorado em ciências veterinárias pela Universidade Federal do Rio Grande do Sul

Diretora da Integrar Medicina Veterinária

Warley Gomes dos Santos, MV, Pós graduação, MSc, DSc

Doutorado em Ciência Animal pela Universidade Federal de Minas Gerais

Professor da Pós Graduação Faculdade Qualittas, em disciplinas relacionadas a emergência e terapia intensiva

Wendell Monteiro Barboza, DVM

Cirurgião CIEVRP – Ribeirão Preto, SP – Brasil. CEO Fixin Brasil. Fundador e cirurgião da Louvre vet. Sócio fundador do hospital LOVETS.

Weslei Souza Chacon, MV, Pós graduado

Pós graduação em anestesiologia veterinária e terapia intensiva

Médico Veterinário plantonista Intensivet Saúde Digital

Dr. Eliezer Silva

Apresentação da 1ª Edição

Emergências em Pequenos Animais - Condutas Clínicas e Cirúrgicas no Paciente Grave traz importante contribuição aos médicos veterinários, uma vez que consegue abranger os temas mais importantes nesta área com extrema acurácia.

Com um formato bastante prático, alia consistência nas informações repassadas com objetividade, o que facilitará o processo de consulta e aumentará o impacto da obra no processo assistencial do médico veterinário.

Desde o início do Manual, pode-se observar a riqueza das informações contidas. Inicia com uma interessante discussão de medicina baseada em evidências, o que tem se tornado a base para uma adequada prática assistencial. Em seguida, expõe a preocupação com a infraestrutura organizacional de um serviço de urgência, o que pode garantir a segurança dos processos assistenciais. Do ponto de vista clínico, discorre sobre as principais síndromes como choque, sepse, trauma, bem como urgências ambientais.

Na seqüência, divide seu foco por situações especiais com especial ênfase em procedimentos diagnósticos, terapias complementares, urgências oncológicas e anestesia. Nestas seções fica claro o aprofundamento tecnológico da medicina veterinária.

Por fim, a divisão por sistemas como gastrintestinal, respiratório, renal e cardiovascular. Nestas seções o leitor poderá compreender melhor a intricada rede de fenômenos fisiopatológicos que compõe o animal com doença grave.

Enfim, trata-se de uma obra extremamente útil pela diversidade, pelo cuidado na seleção dos temas e pela excelência do conhecimento científico compartilhado. Vale a pena a leitura!

Dr. Eliézer Silva, MSc, DSc, PhD.
Diretor do Sistema de Saúde Einstein
no Hospital Albert Einstein
Certificado em Governança Corporativa (CCA - IBGC)

Apresentação da 1ª Edição

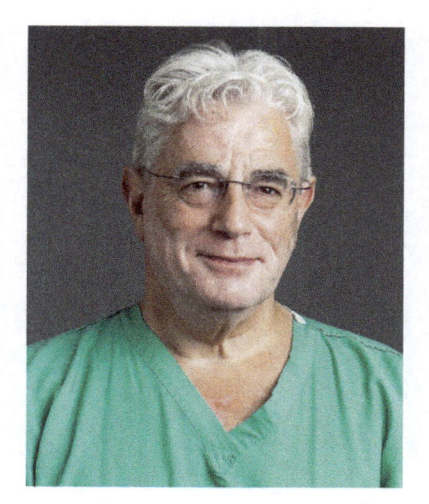

Prof. Jan Bakker, MD, PhD

Quando eu conheci o Dr. Rabelo, fiquei surpreso com seu interesse em cuidados intensivos, mas tinha a estranha sensação de que algo estava diferente e percebi o porquê, apenas alguns minutos mais tarde, após descobrir que ele era um médico veterinário e não um médico intensivista humano como eu, interessado em microcirculação.

Depois de trocar idéias sobre a relevância dos dados humanos, ficou claro para mim que os princípios que usamos em pacientes criticamente enfermos não são muito diferentes dos que um médico veterinário poderia utilizar em sua prática clínica. Está muito claro que muito do conhecimento da medicina humana proveio de resultados obtidos em estudos de cuidados intensivos com animais, o que torna a ligação entre os dois campos óbvia.

Embora os estudos em animais criticamente doentes (como em pacientes humanos) sejam difíceis de executar e a aplicação de dados humanos para os animais em algumas situações possa ser problemática, os princípios da circulação e reanimação precoce parecem ser muito semelhantes e comparáveis em muitas espécies animais. Este livro sobre fundamentos de urgência e cuidados intensivos representa uma base sólida para cada veterinário que se propuser a cuidar de um animal em estado crítico, mesmo quando algumas sugestões vêm de um intensivista acostumado ao tratamento de pacientes humanos!

Boa leitura !

Prof. Jan Bakker
Professor of Intensive Care - New York University
& Pontificia Universidad Católica de Chile

Homenagem ao Prof. Dennis T (Tim) Crowe Jr.

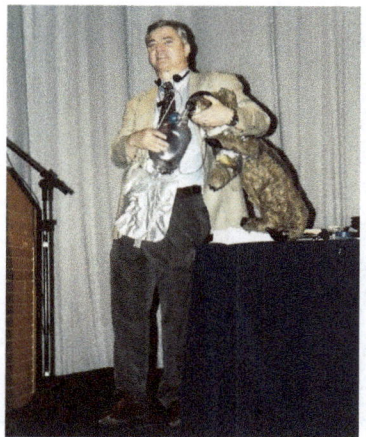

Prof. Dennis T (Tim) Crowe Jr.

Prof. Dennis T. (Tim) Crowe Jr. é uma figura venerável no campo da medicina veterinária de emergência e primeiros socorros, com uma carreira notável que se estende por mais de cinco décadas. Ele é reconhecido por sua abordagem multidisciplinar e foi um dos membros fundadores do Colégio Americano de Emergência e Cuidados Intensivos Veterinários. Além disso, é diplomado pelo Colégio Americano de Cirurgiões Veterinários e membro do Colégio Americano de Medicina de Cuidados Críticos. Sua expertise não se limita à medicina veterinária; ele também é bombeiro, técnico médico de emergência registrado nacionalmente e instrutor de paramédicos.

A jornada de Crowe sempre foi marcada por um compromisso inabalável com a excelência. Em sua prática privada, atuou como cirurgião e especialista em cuidados críticos, além de levar seus conhecimentos a instituições educacionais como professor assistente e associado de cirurgia.

Crowe também desempenhou um papel significativo na inovação de procedimentos de emergência, sendo o inventor original e publicador de múltiplas técnicas de emergência e cirurgia. Suas contribuições, incluem mais de 500 artigos e a coedição de vários livros didáticos. Seu trabalho, como pesquisador e educador, foi reconhecido com diversos prêmios, incluindo o Prêmio Zaslow, da Sociedade de Emergência e Cuidados Críticos Veterinários (VECCS) e o Prêmio Mentores do ACVS (Colégio Americano de Cirurgiões Veterinários), refletindo sua dedicação à mentoria de residentes cirúrgicos.

Além de suas realizações profissionais, Crowe é um homem de família e um músico entusiasta, tocando gaita com maestria. Ele é um praticante cristão ativo, envolvido em ministérios prisionais e contribuindo para sua comunidade de fé. Sua jornada é um testemunho do impacto que um indivíduo apaixonado e dedicado pode ter na medicina veterinária e na sociedade.

A vida e a carreira do Prof. Dennis T. (Tim) Crowe Jr. são uma inspiração para muitos, refletindo o impacto transformador que um indivíduo pode ter na medicina veterinária de emergência e na comunidade em geral. A Medicina Veterinária Intensiva no Brasil será testemunha eterna da importância indispensável do querido Tim Crowe para o seu nascimento e para a formação de profissionais em nosso país.

Dr. Rodrigo Cardoso Rabelo

Dr. Rodrigo Cardoso Rabelo, Dip. BVECC

Possui graduação em Medicina Veterinária, pela Universidade Federal de Minas Gerais (1997), Mestrado em Medicina Veterinária, pela Universidade Federal de Minas Gerais (2003) e Doutorado com Honra em Ciências Veterinárias, pela Facultad de Veterinaria de la Universidad Complutense de Madrid (2008).

É o primeiro especialista titulado pela Academia Brasileira de Urgências e Cuidados Intensivos (BVECCS) e pelo CFMV em Medicina Veterinária Intensiva do Brasil. O Dr. Rodrigo foi pioneiro como professor de Medicina Veterinária Intensiva em vários cursos de Pós-Graduação em Clínica Médica no Brasil e por toda América do Sul, além de coordenar o primeiro curso de Pós-Graduação Latu Sensu em Medicina Veterinária Intensiva do Brasil.

Já em 1997, concluiu o primeiro treinamento em Medicina de Urgências e Cuidados Intensivos pela Auburn University, sob a supervisão da Prof.ª Douglass Macintire, onde ganhou o apelido de "Rico, The Parvo Man", por prestar cuidados intensivos a pacientes graves com Parvovirose, e obter resultados considerados acima da média na época, e em 2001 o aperfeiçoamento em Cirurgia de Urgências e Medicina do Trauma pelo Western Nevada Veterinary Specialties. com um dos pioneiros da medicina veterinária intensiva mundial, o Prof. Dennis T. Crowe, que posteriormente editaria o primeiro livro de medicina veterinária intensiva do Brasil (Fundamentos de Terapia Intensiva Veterinária, LF Livros, 2005).

Em 2005, foi habilitado como Técnico em Emergências Médicas pelo 3º Batalhão do Corpo de Bombeiros Militares de Minas Gerais, e recebeu a habilitação médica FCCS (Fundamentals on Critical Care Support) pela Sociedade Norte Americana de Cuidados Intensivos (SCCM); em 2011, recebeu a habilitação médica BLS (Basic Life Support) pela Sociedade Norte Americana de Cardiologia (AHA). Em 2008, fundou o Dep. de Medicina Veterinária Intensiva na AMIB (Associação de Medicina Intensiva do Brasil).

É sócio-fundador da Sociedade Latino Americana de Medicina de Emergências e Cuidados Intensivos (LAVECCS), da qual foi presidente por duas gestões desde 2007; da Academia Brasileira de Medicina Veterinária Intensiva (BVECCS) da qual foi presidente por 3 gestões desde 2003; e da Sociedade Equatoriana de Emergências e Cuidados Intensivos (ECVECCS), da qual é Membro honorário. Também integra a Sociedade Norte Americana de Emergências e Cuidados Intensivos (VECCS) desde 1997.

É revisor científico da revista Ciência Rural, do Journal of the Latin American Veterinary Emergency and Critical Care Society e do Journal of Veterinary Emergency and Critical Care Society (VECCS).

Atua como Instrutor dos cursos ABC Trauma e ABC Cuidados Intensivos pela Sociedade LatinoAmericana de Emergências e Cuidados Intensivos (LAVECCS), e RECOVER, pelo Colégio Americano de Medicina de Emergência e Cuidados Intensivos (ACVECC).

Tem experiência na área de Medicina Veterinária Intensiva, atuando principalmente nos seguintes temas: Sepse, Hemodinâmica, Medicina Prognóstica e Gestão Hospitalar. Conferencista em mais de 20 estados brasileiros, além de Argentina, Bolívia, Chile, Colômbia, Costa Rica, Equador, México, Panamá, Paraguai, Peru, República Dominicana, Uruguai, Venezuela, Espanha, Portugal, Rússia e Estados Unidos, com mais de 1200 palestras.

Editou dezenas de capítulos de livro e é Editor Chefe dos livros: Fundamentos de Terapia Intensiva em Pequenos Animais – Condutas no Paciente Crítico (2005), Guia de Conduta para o Médico Veterinário – Intensivet (2012 & 2018) e a primeira edição deste livro "Emergências de Pequenos Animais" (2012).

Iniciou sua formação em Lean Healthcare e Gestão Hospitalar com o objetivo de aprimorar as ferramentas de gestão de processos hospitalares, finalizando o estágio Green Belt. Pelo Intensivet Veterinary Consulting já prestou consultoria na área de gestão hospitalar em mais de 2 dezenas de hospitais no Brasil e no Chile. Em 2020 finalizou o curso de Pós-Graduação em Gestão Hospitalar pela FMU e o Certificado em Transformação Digital pelo Hospital Albert Einstein. Em 2021 finalizou seu XBA em Gestão Exponencial pela NOVA University de Portugal e pela StartSe.

Atualmente, exerce as seguintes funções: Gerente do Departamento de Pacientes Graves do Intensivet Núcleo de Medicina Veterinária Avançada DF; Consultor em Medicina Intensiva e Gestão Hospitalar pelo Intensivet Veterinary Consulting; e Diretor do Intensivet Saúde Digital para Telemedicina.

Sempre dedicou muito esforço à criação da especialidade de Medicina Intensiva participando ativamente de processos políticos e técnicos junto ao CFMV para organizar a habilitação desta especialidade.

Em 2020, participou da construção do algoritmo de resposta rápida para médicos veterinários durante a Pandemia COVID 19 junto à BVECCS em 2021.

Em 2022, foi selecionado pela Organização Pan-Americana da Saúde (OPAS), pela OIE (braço de saúde animal das Nações Unidas) e pelo Ministério da Agricultura do Brasil para conduzir o Guia Nacional de Uso Racional de Antimicrobianos em Pequenos Animais em 2022. Em 2023, foi o único sul-americano a ser convidado para fazer parte do exclusivo grupo de trabalho (comitê Ad hoc) contra a Resistência Microbiana pela Organização Mundial para a Saúde Animal (WOAH – World Organization for Animal Health).

Já em 2023, foi o único médico veterinário sul-americano selecionado para compor a Força Tarefa de Sepse para construção de um consenso mundial sobre o tema, composto por 12 especialistas de todo o mundo.

Nas redes sociais, até o momento, produziu mais de 10.000 horas de conteúdo gratuito com mais de 60.000 médicos veterinários atingidos pela educação continuada sem custo.

Ao longo dos últimos 30 anos, percorreu praticamente todo o país buscando ajudar os colegas a melhorar a atividade, incentivando e estimulando a tecnificação e o treinamento de pessoal em todos os tamanhos de negócio. Mais de 10.000 veterinários são atingidos ao ano presencialmente, seja em palestras, cursos ou consultorias locais, em busca da melhora da medicina veterinária brasileira.

César Ribeiro, Dip. BVECCS

Dr. César Ribeiro

Possui graduação em Medicina Veterinária pelo Centro Universitário Barão de Mauá (2005); Aprimoramento em Clínica Médica de Pequenos Animais, na mesma instituição (2007); Especialização em Emergência e Terapia Intensiva Veterinária, na UFERSA/Equalis (2010) e Mestrado em Ciência Animal, na Universidade de Franca (2016).

Foi sócio-fundador do UTIVET Centro Médico Veterinário, Ribeirão Preto/SP, em 2013, criando, de forma pioneira, a primeira UTI Veterinária do interior do estado de São Paulo.

Possui titulação de Médico Veterinário Intensivista, conferido pela BVECCS/CFMV.

É Instrutor Master Certificado em cursos internacionais pela Sociedade Latino-Americana de Emergência e Cuidados Críticos (LAVECCS). Possui certificação de resgatista RECOVER, pelo Colégio Americano de Medicina de Emergência e Cuidados Intensivos (ACVECC).

Tem experiência na área de Medicina Veterinária Intensiva e Emergências, atuando principalmente nos seguintes temas: Ventilação Mecânica, Hemodinâmica e Trauma. Conferencista em várias regiões do Brasil, além de Argentina, Uruguai, Peru, Colômbia, México e Portugal. No campo literário, foi colaborador como autor de vários capítulos de livros, trazendo insights práticos para a Medicina Veterinária Intensiva e de Emergência.

No ano de 2020, desempenhou um papel fundamental na construção do algoritmo de resposta rápida destinado aos médicos veterinários durante a pandemia de COVID-19. Sua participação ativa ocorreu em colaboração com a Academia Brasileira de Medicina Veterinária Intensiva (BVECCS) visando fornecer diretrizes eficientes e práticas para enfrentar os desafios emergenciais associados à crise global.

Atualmente, desempenha as seguintes funções: Consultor técnico em Hospitais Veterinários no Brasil; Diretor da Intensivet Saúde Digital; Professor em diversos cursos de pós-graduação no Brasil e América Latina. É o atual presidente da BVECCS.

Com uma trajetória diversificada, sempre buscou proporcionar uma experiência enriquecedora a todos aqueles que compartilham o interesse na constante evolução da Medicina Veterinária Intensiva. Sua experiência e paixão pela área se refletem nesta obra, buscando inspirar e contribuir para o desenvolvimento contínuo da prática Veterinária Intensiva e de Emergência.

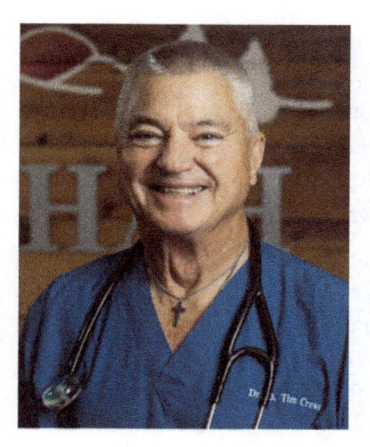

Dr. Dennis T. (Tim) Crowe Jr., DVM, DACVS Emeritus, Charter DACVECC, FCCM, DACHM, NREMT-I, CFF

Prefácio da 1ª Edição

São 18:00 horas e você teve um dia bastante agitado em sua clínica. Você está tão cansado que não pode esperar para apagar as luzes da sala de cirurgia e voltar para casa. Mas, de repente, um senhor de meia-idade aparece no saguão do hospital carregando uma Golden Retriever inconsciente.

Ele grita "Por favor, salve-a! Ela acabou de ser atropelada por um carro!… Por favor, ela é tudo que me resta, minha esposa morreu há apenas dois meses…", e então ele começa a chorar compulsivamente. Você pergunta qual o nome do animal para oferecer um pouco de compaixão e dar ao homem algo para ele se concentrar e ele diz: "Sarah". Sua equipe inicia o atendimento de forma imediata ao conduzir o senhor e Sarah para a sala de emergências. Ela é colocada na mesa de exame e você pede ao homem para se sentar em uma cadeira mais próxima, de modo que possa iniciar algumas perguntas…

Em poucos segundos, sua enfermeira-chefe e sua assistente começam fornecendo oxigênio em alto fluxo para Sarah, enquanto iniciam a checagem da patência de vias aéreas e o padrão ventilatório. Ela está lutando para respirar apenas por um orifício na saída de seu seio frontal esquerdo e muito sangue é pulverizado a cada expiração. Parece que seu olho esquerdo foi destruído no trauma. Você pode ver a sua boca cheia de sangue e de fato ela tem uma via aérea pouco permeável, e é evidente que há hemorragia grave a partir do fundo da cavidade oral e um trauma de crânio gravíssimo.

Imediatamente, um rápido movimento com a máquina de tosa permite a retirada do excesso de pelos, suficiente para palpar a laringe e a traqueia, e em seguida uma lâmina de bisturi é utilizada para uma cricotirotomia de urgência, por onde uma cânula é posicionada e as ventilações são fornecidas com auxílio de uma bolsa de reanimação conectada ao reservatório de oxigênio a 100%.

Um acesso intravascular é estabelecido, quando um doppler é colocado para avaliação do fluxo de sangue… com a fluidoterapia, algum fluxo começa a ser ouvido no doppler… e a cor de sua membrana torna-se mais rosácea…

A decisão de ir imediatamente para a sala de cirurgia é tomada, com o objetivo de conter a grave hemorragia no seio frontal e continuar o suporte ventilatório, a oxigenação e o suporte volêmico, conforme necessário. A hemorragia é controlada, e vários fragmentos ósseos são removidos da entrada da via aérea, assim como os restos do globo ocular esquerdo, destruído no trauma.

Ao longo dos próximos três dias, oferecendo 24 horas de cuidados intensivos e suporte crítico (líquidos, transfusão de sangue, nutrição enteral, antibióticos, etc.), Sarah adquiriu um estado de consciência e estabilidade excepcionais, e foi capaz de receber alta médica após a remoção do tubo de cricotirotomia. O proprietário chorou novamente ao encontrar-se com sua companheira de estimação, que saiu pela porta do hospital caminhando sozinha, para uma recuperação completa.

Esta história verdadeira foi descrita, como um exemplo de uma equipe de emergência altamente treinada e qualificada para trabalhar em conjunto, que pode ser rápida e, ao mesmo tempo, aplicar protocolos orientados e dirigidos por metas; exatamente o cerne e o objetivo principal deste texto produzido pelo Dr. Rabelo e seus colaboradores.

Claro que muitas vezes, na verdade na maioria das vezes, casos como o de Sarah são os mais desafiadores de todos na medicina de emergência… literalmente morrendo diante de você! E para salvá-los, é estritamente necessário um trabalho heroico de gestão da equipe, principalmente por meio de um esforço contínuo para prever todas as possíveis situações de urgência, com preparo absoluto de todos os equipamentos, além de treinamento técnico contínuo e exaustivo.

Estou honrado por ter a oportunidade de prefaciar esta obra. O Dr. Rodrigo Cardoso Rabelo manteve seu eterno esforço de difundir as informações mais atuais sobre a medicina de urgências e cuidados intensivos. Ele conseguiu criar uma obra que não somente oferece informações de ponta, utilizadas nos maiores centros de medicina humana e veterinária no mundo, mas também algumas das informações realmente práticas e clinicamente úteis para qualquer serviço de urgência, jamais reunidas em um único texto.

Eu carinhosamente chamo o Dr. Rabelo (Rico) de meu filho, e ele me chama de pai, com base na estreita relação que formamos desde 1997, quando nos conhecemos em Curitiba, no Brasil, quando eu havia sido convidado para o Congresso Brasileiro da Anclivepa, aliás o primeiro congresso do Dr. Rabelo!

Naquele ano, Rico havia iniciado o seu treinamento na Auburn University, sob a supervisão de nossa querida e saudosa amiga Douguie Macintire, responsável por iniciar nossos contatos. Foi a partir dessa reunião especial que fomos capazes de trabalhar juntos, quando ele veio aos Estados Unidos em 2000 e 2005, participando de casos como o de Sarah, além de vários outros casos de animais gravemente doentes e feridos.

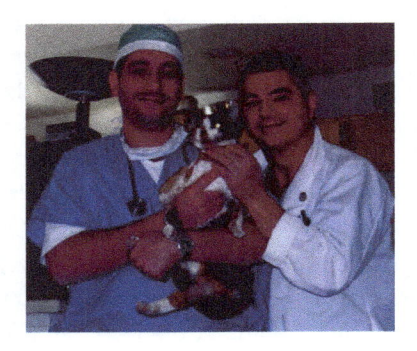

Ele não somente brilhou como um emergencista e um grande médico de cuidados críticos, demonstrando habilidade natural nesta área, como também teve uma experiência inesquecível, como um verdadeiro Cowboy do Oeste, quando viajamos pelo deserto de Nevada montados em nossos cavalos, ao lado de cavalos Mustangs selvagens!

Além disso, eu o levei para algumas chamadas de incêndio e salvamento pelo batalhão local de resgate médico de Carson City, e a partir dessa experiência, Rico, como chamo carinhosamente meu "filho", tornou-se um técnico certificado em emergências médicas, além de ser aprovado no curso de Fundamentos no Suporte de Cuidados Intensivos (FCCS – Fundamentals on Critical Care Support) oferecido pela Sociedade Norte-Americana de Medicina Intensiva.

Mais tarde, trabalhamos novamente juntos ensinando emergências e dando um curso completo em Belo Horizonte, no ano de 2001. Ainda me lembro de todos os avanços que foram feitos treinando os veterinários brasileiros naquele fim de semana. Já em 2005, eu tive a honra de coeditar o primeiro livro ao lado de Rico, o "Fundamentos de Terapia Intensiva Veterinária", quando tivemos a oportunidade de apresentar uma grande quantidade de informações novas que nunca tinham sido publicadas antes.

Em 2007, estivemos novamente juntos, no Congresso Brasileiro da Anclivepa, em Florianópolis, quando a Sociedade Brasileira de Emergências e Cuidados Intensivos (BVECCS) teve sua primeira sala exclusiva.

Dentro de nossa profissão, temos feito grandes progressos e participamos de uma rápida evolução no campo da emergência e cuidados críticos, tanto na veterinária como na medicina humana, e nós dois nos influenciamos mutuamente ao longo desses anos. Eu ofereço esta observação com base em ser um veterinário praticando há mais de 40 anos, além de bombeiro e paramédico certificado por mais de 20 anos, e experimentar muitos casos onde a mesma metodologia foi aplicada para os cuidados de meus pacientes de 4 patas e de 2 patas também!

É incrível perceber como os anos passaram e como pudemos melhorar o atendimento ao paciente grave. Quando eu era cirurgião em Detroit, organizei grupos de estudantes do ensino médio, que estariam de "plantão" para entrar ação e me ajudar com cirurgias de emergência. Já como chefe do Serviço de Atendimento de Emergência e Medicina Crítica da Universidade de Georgia, e na Kansas State University, organizei alguns "Shock Trauma-Teams", ou seja, grupos de estudantes de veterinária voluntários que ficavam de plantão para entrar e ajudar na sala de emergências ou nas cirurgias de fins de semana e período noturno, isto porque às cinco da tarde os funcionários iam todos embora e nos deixavam desguarnecidos. Essa foi a década de 1980, quando estávamos apenas começando a convencer os reitores e administradores escolares de que precisávamos de pessoal especializado para cobrir os serviços de emergência e nossas incipientes UTIs; era o início do treinamento de nossos "technicians", ou enfermeiros veterinários.

Foi um momento difícil de transição, quando o conceito da necessidade de fornecer cuidados de emergência e medicina intensiva, 24 horas por dia, sete dias por semana, era apresentado com total entusiasmo, mas muitos ainda questionavam: "Por quê? Nunca tivemos isso antes!" Agradeço a Deus mais uma vez por termos chegado tão longe e hoje, e em todo o mundo, as melhorias continuam a ser realizadas no treinamento de pessoal de apoio, na aquisição de novas tecnologias e na valorização do médico veterinário. Para garantir este novo status, você tem que estar sempre preparado para fazer o que puder, com a ajuda que você tem, com os recursos de que dispuser, sempre com treinamento exaustivo.

É necessário que saibamos unir os conhecimentos técnicos de ponta com as técnicas de improvisação numa sala de urgências. Em várias situações, eu e o Dr. Rabelo nos fizemos valer da criatividade para conter hemorragias abdominais por contrapressão, criamos cânulas de traqueotomia com tubos adaptados, desfibrilamos pacientes com baterias, usamos gorros cirúrgicos para conter um abdômen aberto, imobilizamos animais com papel cartão e bonés! Desde 1958, quando exercia a função de escoteiro, fui obrigado a aprender como salvar sem dispor dos melhores recursos, e percebi a necessidade de ajudar os donos de animais, e os profissionais que se fazem valer pela ajuda de animais (como policiais, seguranças e bombeiros), a melhorar o cuidado básico na cena emergencial, antes de alcançar a atenção hospitalar definitiva. Com esta ideia, já em 1973 criamos um curso de urgências para proprietários, que iniciou com mais de 40 inscritos. Por isso, como sugestão, todos que leiam esta obra devem compartir os conceitos básicos com a sociedade, de forma que permitam aos leigos exercer um papel importante na ajuda pré-hospitalar dos animais gravemente enfermos.

O Dr. Rabelo, e todos os colaboradores desta obra, trabalharam muito duro para garantir que as informações mais atuais sobre o cuidado do paciente grave cheguem até você. A informação abrange a fisiopatologia como nós realmente devemos compreender, muitas vezes desde o nível molecular, até a anatomia aplicada. Há muito neste texto sobre a utilização dos fundamentos básicos tais como o oxigênio e fluidos, para em seguida dar a cobertura sobre lesões e doenças individuais que são tratadas de forma especial.

Tiro meu chapéu para todos os colegas que contribuíram para o texto final, não apenas por fornecer uma excelente revisão sobre o que está escrito na literatura, mas também de suas próprias experiências de cuidar do mais crítico, ao mesmo tempo se esforçando para fornecer apoio emocional para as famílias que possuem animais de estimação e estão sob o estresse de ver seus queridos animais de estimação que lutam contra uma grave doença.

Em resumo, este é um momento muito emocionante para a medicina veterinária intensiva. Este texto que o Dr. Rabelo coordenou, em conjunto com um valioso grupo de colaboradores, vai fornecer informações que serão muito úteis como referência e devem ser consultadas regularmente. Ele nos brinda com informações práticas que cada um de nós vai querer conhecer e utilizar com a chegada de cada novo paciente na sala de urgências.

Para o veterinário, enfermeiro, auxiliares e estudantes que prestarão cuidados aos seus pacientes e suas famílias, que Deus abençoe cada um de vocês; o Dr. Rabelo, meu "filho", e todos que contribuíram para esta grande obra.

Meus parabéns!

Dennis T. (Tim) Crowe, Jr., DVM,
Emeritus Veterinary Surgeon (DACVS),
Veterinary Emergency and Critical Care Specialist (DACVECC),
Fellow, American College of Critical Care Medicine (FCCM)
Nationally Registered and Certified Emergency Medical Technicians – Intermediate
Georgia Emergency Management Agency Certified Rescue Specialist
Firefighter and Captain, Station 7, Oconee County Fire and Rescue, Bogart, GA

Prefácio 2ª Edição

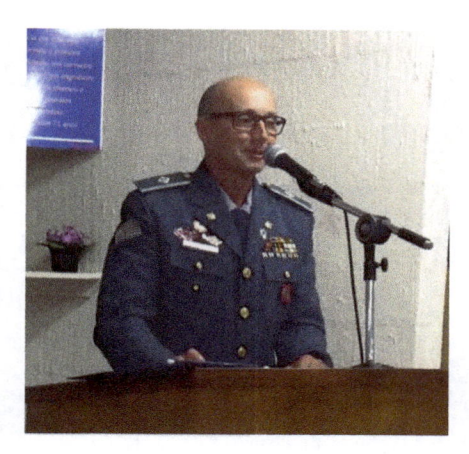

Claudio Zago Junior

Durante minha carreira na Instituição Corpo de Bombeiros, da Policia Militar do Estado de São Paulo, sempre fui adepto pela área de salvamento e dentre elas o trabalho de Atendimento Pré Hospitalar (APH).

Durante o período de formação na graduação de Medicina Veterinária e participação em estágios, resolvi no final da graduação escrever o meu trabalho de Conclusão de Curso (TCC) com o seguinte tema " A Importância do Aprendizado de Atendimento Pré Hospitalar na medicina Veterinária".

Um tema um pouco complexo e com poucas referências bibliográficas e na maioria de fora do pais. Foi nesta ocasião que conheci os trabalhos do Professor Rodrigo Cardoso Rabelo na obra "Emergências de Pequenos Animais".

Passados alguns anos, em 2019, no município onde residia criaram através do meu TCC o Serviço Móvel de Urgências Veterinário, conhecido como SAMUVET, o terceiro existente no pais, mas o primeiro baseado com a portaria 2048/02 do Ministério da Saúde. Em decorrência a esta padronização a necessidade de Protocolização nos Procedimentos Operacionais Padrão e um Núcleo de Ensino e Pesquisa (NEP) estávamos novamente, referenciando todos Protocolos com diversos autores e entre eles Rodrigo Rabelo no Manual de Emergências em Pequenos Animais.

Em 2020 iniciei na área de Medicina Veterinária de Desastre, área nova na Medicina Veterinária, no qual no final do mesmo ano fui convidado para participar da Comissão Federal de Medicina Veterinária de Desastre. Uma nova etapa e empreitada em adquirir e levar conhecimentos, principalmente no que se refere a triagem rápida e triagem em Posto Médico Avançado Veterinário, publicado através da Resolução 1511/23 pelo Conselho Federal de Medicina Veterinária. E novamente referenciando apresentações conforme capitulo 2 do livro " Emergências em Pequenos Animais". E neste mesmo ano a primeira apresentação e treinamento, oficialmente, realizado no IV Simpósio Internacional de Medicina Veterinária de Desastre na cidade de Belo Horizonte –MG.

Diante deste resumo de minha trajetória, sugiro a todos a leitura desta segunda edição, para que, assim como a primeira edição foi crucial para mim, para compartilhar os conceitos básicos e específicos na construção dos meus conhecimentos e com isto o compartilhamento junto a sociedade medica veterinária e afins.

Para que também médicos veterinários, enfermeiros, auxiliares e estudantes possam com essa leitura abrir horizontes e auxilia-los na tangente da emergência e urgência veterinária.

Ao meu querido amigo Rodrigo Rabelo e todos os colaboradores que contribuíram para a conclusão desta obra o meu muitíssimo obrigado e os meus Parabéns.

Claudio Zago Junior,

Membro da Comissão de Resgate Técnico Animal e Medicina Veterinária de Desastre do CRMV-SP e Presidente do GT de desastre do Conselho Federal de Medicina Veterinária no desastre do Rio Grande do Sul (2024). Oficial da Reserva do Corpo de Bombeiros da Policia Militar do Estado De São Paulo.

Apresentação 2ª Edição

Deborah Silverstein

E o Dr. Rabelo e sua equipe fizeram de novo!

A segunda edição do livro "Emergências em Pequenos Animais" representa uma conquista formidável para beneficiar médicos veterinários e profissionais da medicina de emergência e cuidados críticos de pequenos animais ao redor de todo o mundo.

Com mais de 180 capítulos e contribuições de 108 autores de 5 países, este livro de mais de 1000 páginas é uma referência indispensável para aqueles que tratam dos animais criticamente doentes. Não é apenas um excelente recurso clínico, mas também explora a fisiopatologia de doenças críticas para fornecer uma ampla gama de novos e abrangentes tópicos para orientar e ensinar o médico veterinário desde início de sua carreira, mas também o profissional mais experiente em emergências ou cuidados críticos, a equipe administrativa hospitalar e os enfermeiros veterinários.

A atenção aos detalhes e a abordagem baseada em evidências para todos os tópicos relevantes à medicina veterinária intensiva torna este livro um recurso inestimável para qualquer pessoa que cuide de pequenos animais em situações de urgências,

Deborah Silverstein

Deborah Silverstein, DVM, DACVECC
Professor of Emergency and Critical Care
Department of Clinical Sciences and Advanced Medicine
The University of Pennsylvania, Philadelphia, PA

Apresentação 2ª Edição

Prof. Mervin Singer

Minhas mais sinceras felicitações aos editores, e aos muitos autores, por esta nova edição de uma incrível contribuição para a literatura veterinária! Dez seções, 180 capítulos, 108 autores e mais de 1000 páginas constituem tanto um trabalho de amor quanto uma obra-prima.

Há uma demanda crescente por serviços veterinários de emergência, a qual este volume procura atender. Embora muitas observações e protocolos na medicina veterinária intensiva se baseiem fortemente na literatura sobre pacientes humanos, ainda há uma necessidade significativa de uma individualização com base em espécies e raças. Isso supera em muito os limites relativamente estreitos da doença aguda humana, onde idade e comorbidades são fatores que modificam a doença de maneira importante, e diferenças genéticas e anatômicas desempenham um papel importante, embora menor.

Por isso, a prática veterinária não pode descansar! Há uma clara necessidade de evoluir a base de evidências na medicina veterinária aguda com estudos de pesquisa interventiva prospectiva bem projetados para confirmar as melhores práticas.

O desafio está lançado para levar o conhecimento adiante para futuras edições !

Prof. Mervin Singer
Professor of Intensive Care Medicine
University College London, UK

Sumário

Seção IV

Monitorização em Urgências

Seção V

Síndromes de Interesse:
• SIRS • Tipos de Choque • Sepse
• Síndromes compartimentais • Reperfusão

Seção VI

Trauma

Seção VII

Urgências Ambientais

Seção VIII

Tópicos Especiais em Medicina de Urgências

A – Urgências em Felinos

B- Urgências em Animais Exóticos

Seção IX
Urgências Clínicas por Sistema

Seção X

Apêndices

Bases Técnicas para o Entendimento da Medicina de Urgências

Medicina Baseada em Evidência

Camila Molina Soares
Rodrigo Cardoso Rabelo

1. INTRODUÇÃO

A eficácia dos protocolos no manejo de emergências médicas é amplamente reconhecida. Em um cenário de urgência, onde o tempo é um recurso escasso e decisões precisam ser tomadas rapidamente, a adoção de uma sequência lógica e padronizada de intervenções é essencial. Portanto, o treinamento das equipes médicas deve enfatizar o domínio dos protocolos estabelecidos e a aderência a diretrizes clínicas rigorosas. Isso contribui para a formação de uma equipe coesa e sincronizada, onde a eficiência operacional é uma característica distintiva. Análises de diversos serviços de emergência, em diferentes regiões e contextos, revelam que as principais falhas ainda decorrem da não conformidade com as diretrizes básicas de atendimento. A presença de equipamentos de ponta não compensa as falhas na execução de procedimentos dentro do tempo crítico ou o descumprimento dos protocolos e diretrizes de consenso.

Ao longo dos anos, observou-se que a adoção de manuais de conduta e protocolos específicos para os serviços de emergência e cuidados intensivos melhorou significativamente os índices de sobrevida, reduziu a duração das intervenções e otimizou a gestão de custos e recursos hospitalares. É vital que a implementação de protocolos comece desde a recepção e se estenda ao serviço de enfermagem e ao corpo clínico, sob supervisão e reavaliação contínua pela liderança, até que os resultados almejados sejam alcançados. A Medicina Baseada em Evidências (MBE) desempenha um papel crucial na garantia de adesão aos protocolos em ambientes de urgência, atuando como uma disciplina e ferramenta de controle para os procedimentos executados pela equipe médica.

2. DEFINIÇÃO

De maneira simplificada, a Medicina Baseada em Evidências (MBE) é definida pela aplicação do método científico na prática clínica. Sua implementação requer etapas fundamentais, como a observação de um fenômeno, formulação de uma pergunta, elaboração de uma hipótese, desenho do estudo, análise dos resultados e, finalmente, a conclusão que responde à questão inicial.

3. HISTÓRICO

A MBE tem suas raízes históricas na antiguidade, remontando a Hipócrates, que questionava e investigava as práticas dos curandeiros da época.

Rudolph Virchow, Claude Bernard e Louis Pasteur são amplamente reconhecidos como figuras pioneiras na promoção da ciência aplicada à medicina na Europa, estabelecendo fundamentos importantes para a prática médica baseada em evidências científicas. Suas contribuições foram fundamentais para o desenvolvimento da patologia, fisiologia e microbiologia, respectivamente, estabelecendo um novo paradigma que valorizava a observação e a experimentação como pilares do conhecimento médico.

No contexto norte-americano, Abraham Flexner emergiu como uma figura chave na transformação da educação médica com a publicação do seu influente relatório em 1910. Este documento, conhecido como Relatório Flexner, foi o resultado de uma extensa investigação realizada por ele, que, ao longo de seis meses, visitou 155 faculdades de medicina nos Estados Unidos e no Canadá. Sua análise crítica revelou uma grande disparidade na qualidade do ensino médico oferecido, levando-o a concluir que apenas 31 dessas instituições possuíam infraestrutura e currículo adequados para prover uma formação médica de qualidade.

O impacto do Relatório Flexner no cenário educacional foi imediato e profundo, desencadeando uma reestruturação significativa no ensino médico. Dentro de um período de 12 anos após a publicação do relatório, o número de escolas médicas nos Estados Unidos sofreu uma drástica redução, passando de 131 para 81. Essa diminuição refletiu a adoção de critérios mais rigorosos para a operação e acreditação dessas instituições, em linha com as recomendações de Flexner.

A principal proposta de Flexner era a reformulação completa do ensino médico, assegurando que este fosse fundamentado em bases científicas sólidas. Ele defendia que a educação médica deveria ser ancorada na observação rigorosa e na experimentação metódica, afastando-se das práticas empíricas e não científicas que prevaleciam em muitas escolas da época. A adoção desses princípios levou à criação do que hoje conhecemos como o "modelo flexneriano" de educação médica, caracterizado por um currículo que integra as ciências básicas à formação clínica, enfatizando a importância da pesquisa e da prática baseada em evidências na formação dos futuros médicos.

A ascensão da indústria farmacêutica no final do século XIX e legislações, como o "Kefauver-Harris Act" de 1962, que exigiam demonstrações de segurança e eficácia para a aprovação de medicamentos, foram marcos importantes no avanço da medicina baseada em ciência.

Na segunda metade do século XX, figuras como David Sackett, David Eddy e Archie Cochrane estabeleceram as bases da MBE, com Gordon H. Guyatt cunhando o termo em 1991, enfatizando a educação médica na avaliação crítica de evidências e na aplicação de resultados de pesquisas na prática clínica.

4. CONCEITO

A Medicina Baseada em Evidências (MBE) é uma abordagem que integra a melhor evidência médica disponível com a expertise clínica e as preferências individuais dos pacientes, formando uma tríade essencial para a prática médica contemporânea. Este paradigma enfatiza a importância de utilizar evidências confiáveis e rigorosamente analisadas, provenientes de metodologias de pesquisa científica, para informar a tomada de decisões clínicas.

Inicialmente, a MBE se fundamentou em três pilares fundamentais. O primeiro pilar reconhece a diversidade de evidências existentes no campo médico, mas sublinha a imperatividade de basear a prática clínica nas evidências mais sólidas e confiáveis disponíveis. Isso implica uma seleção criteriosa de estudos, priorizando aqueles com metodologias robustas e resultados relevantes para a prática médica.

O segundo pilar da MBE destaca a importância de uma abordagem imparcial na avaliação das evidências. Isso significa que os profissionais da saúde devem considerar todas as evidências pertinentes, não apenas aquelas que corroboram uma hipótese pré-existente ou um ponto de vista particular. Tal abordagem assegura uma análise equilibrada e objetiva, que considera a pluralidade de dados e pesquisas disponíveis, avaliando suas implicações e consequências na prática clínica.

O terceiro pilar enfatiza a necessidade de incorporar os valores, preferências e expectativas dos pacientes no processo de tomada de decisão. Reconhece-se que, além dos aspectos técnicos e científicos, a prática médica envolve decisões que afetam diretamente a vida e o bem-estar dos pacientes. Portanto, é essencial que as escolhas terapêuticas reflitam não apenas o conhecimento médico, mas também as preferências individuais dos pacientes, promovendo uma abordagem mais humanizada e centrada no paciente.

Além desses três pilares, a MBE contemporânea incorporou um quarto elemento, que considera o uso de recursos, a viabilidade, a aceitabilidade e a equidade no contexto da assistência à saúde. Este aspecto adicional destaca a importância de uma prática médica que seja não apenas baseada em evidências, mas também socialmente responsável e acessível, garantindo que as intervenções médicas sejam aplicáveis e benéficas em diversos contextos, respeitando os princípios de justiça e igualdade no acesso aos cuidados de saúde (Figura 1.1.).

Diante da vasta quantidade de informações e estudos disponíveis na área médica, surge a questão crítica da variabilidade na qualidade e confiabilidade desses dados. Para enfrentar esse desafio, a Medicina Baseada em Evidências (MBE) desenvolveu uma metodologia robusta, entre 1991 e 2004, dedicada à avaliação da qualidade das evidências. Esta abordagem estabelece que, quanto maior a qualidade da evidência, maior é a precisão das inferências sobre os resultados de testes diagnósticos e o impacto das intervenções clínicas (Figura 1.2.).

Inicialmente, os ensaios clínicos randomizados foram considerados o padrão-ouro, posicionando-se no ápice da pirâmide de evidências devido à sua capacidade de minimizar vieses. No entanto, foi reconhecido que, mesmo estes estudos podem apresentar limitações significativas. Assim, em uma perspectiva de que o conhecimento científico é construído de forma cumulativa, as revisões sistemáticas, incluindo meta-análises que avaliam tanto ensaios clínicos randomizados quanto outros tipos de estudos, passaram a ser vistas como o nível mais elevado de evidência (Figura 1.3.).

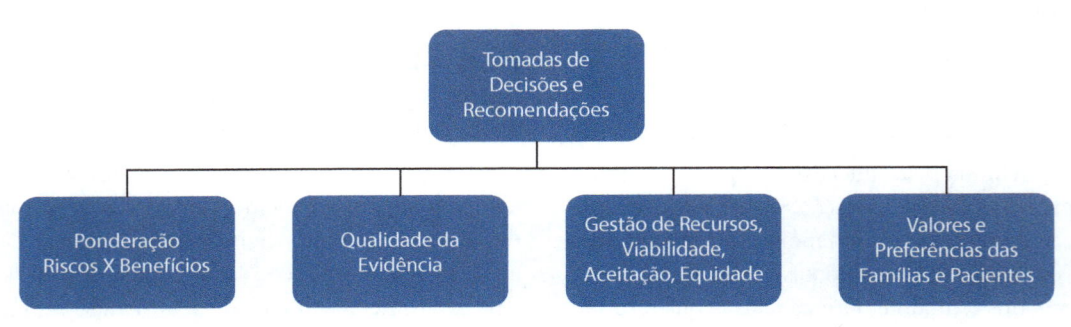

Figura 1.1. – Tomadas de Decisões. Adaptado de Djulbegovic B, Guyatt GH, 2017.

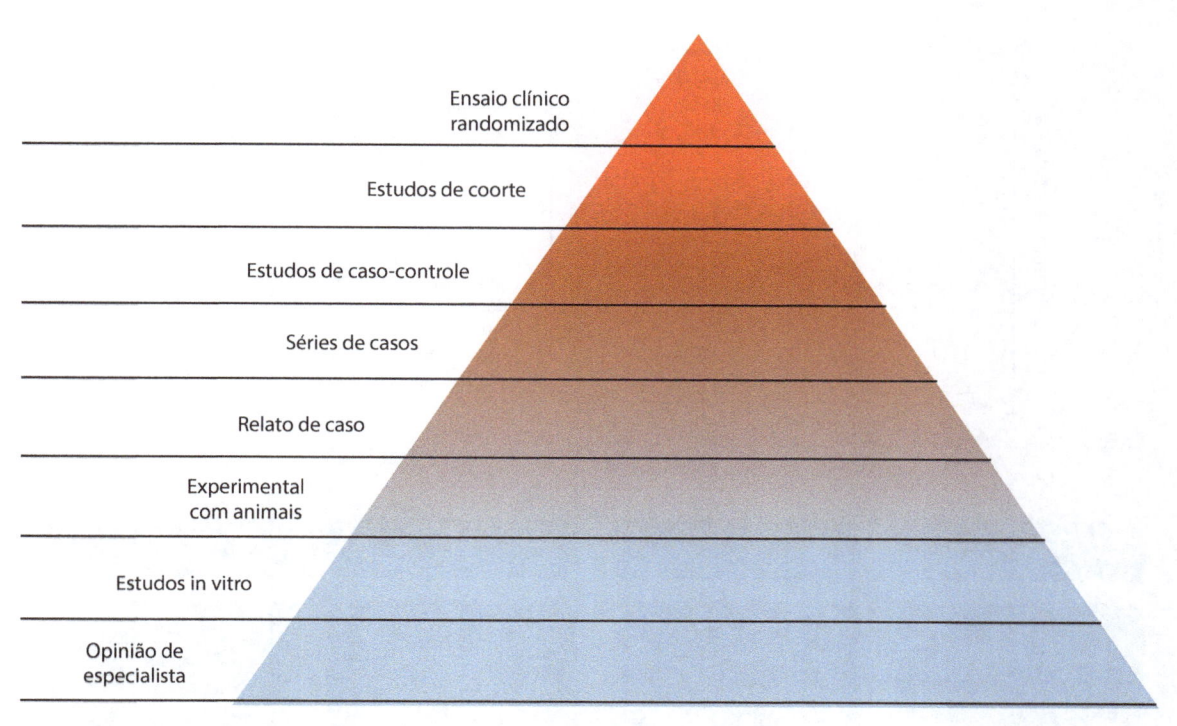

Figura 1.2. – Avaliação da Qualidade das Evidências. Adaptado de Djulbegovic B, Guyatt GH, 2017

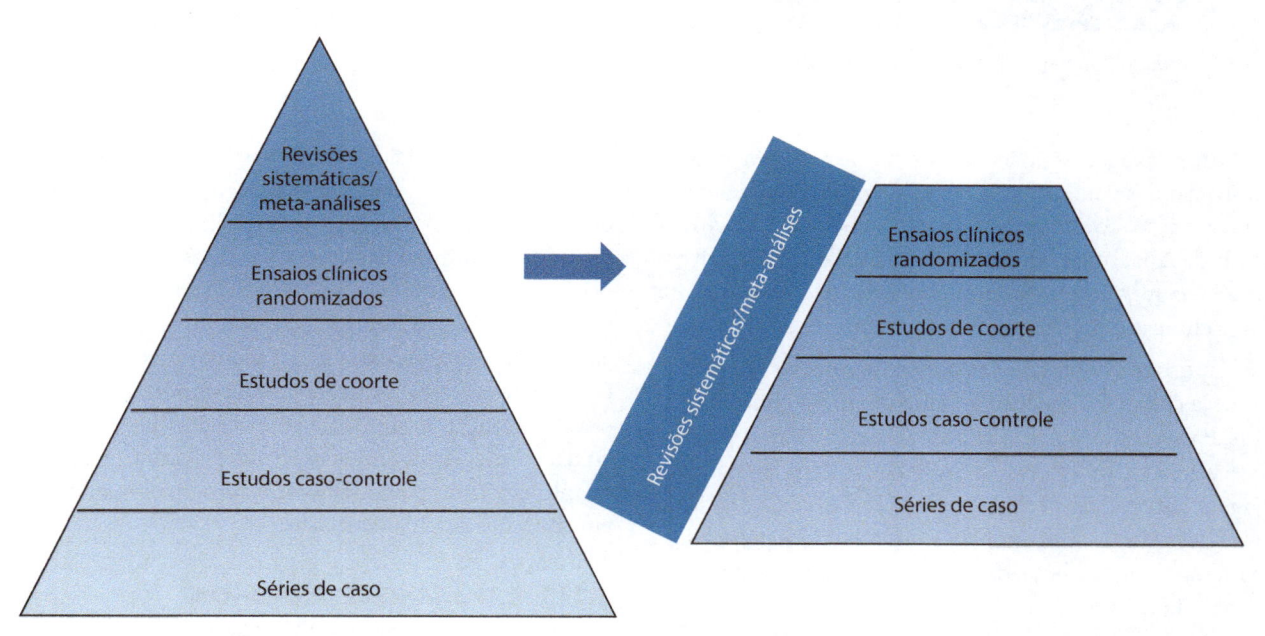

Figura 1.3. – A evolução da pirâmide com a nova acomodação da revisão sistemática. Adaptado de Murad MH, Asi N, Alsawas M, Alahdab F, 2016

Este reconhecimento levou à adoção do sistema "Grading of Recommendation Assessment, Development, and Evaluation" (GRADE), que fornece critérios para avaliar a qualidade das evidências e a força das recomendações. A qualidade da evidência é determinada pela confiabilidade das informações relacionadas a uma recomendação específica, sendo classificada em quatro níveis: alto, moderado, baixo e muito baixo (Figura 1.4.).

A classificação no sistema GRADE considera o desenho do estudo, com os ensaios clínicos randomizados geralmente recebendo uma classificação de alta qualidade. Por outro lado, os estudos observacionais, normalmente, são classificados como de baixa qualidade de evidência. Esta classificação pode ser ajustada para cima ou para baixo com base em critérios específicos, como limitações metodológicas, inconsistências, indireções, imprecisões e viés de publicação, ou pode ser elevada devido a fatores como a magnitude do efeito, a presença de um gradiente dose-resposta e a minimização de fatores de confusão, aumentando assim a confiança nas estimativas do efeito.

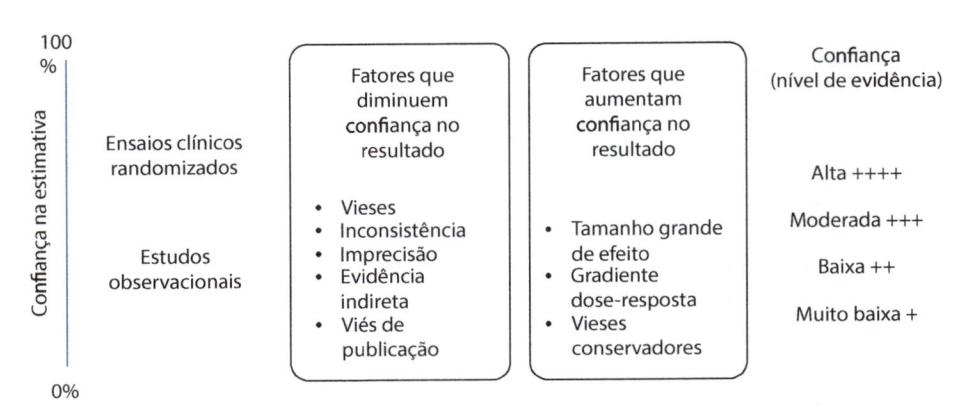

Figura 1.4. – Sistema GRADE. Brugnolli A, Cavada L, Saiani L, 2014

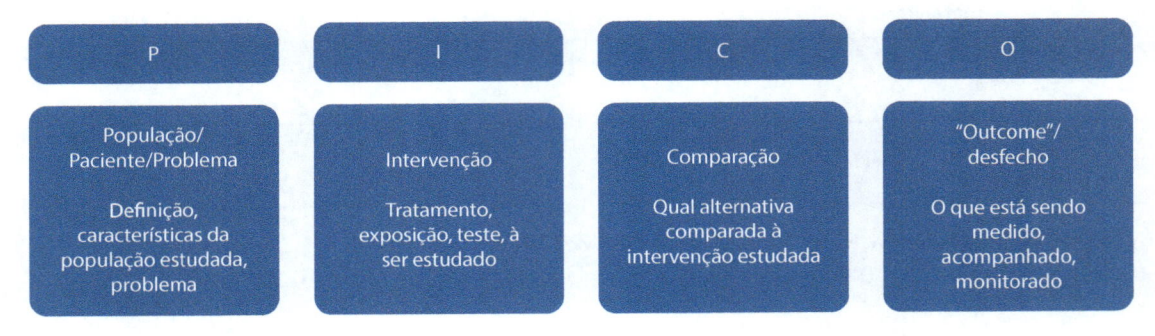

Figura 1.5. – Processo de geração da pergunta de pesquisa PICO

A força das recomendações, por sua vez, é determinada pela avaliação das vantagens e desvantagens de uma determinada intervenção, considerando aspectos como o impacto na qualidade de vida, sobrevida, custos e potenciais efeitos adversos. Essas recomendações são fundamentais na elaboração de diretrizes clínicas e protocolos de tratamento.

É importante notar que o processo de geração de evidências começa com a formulação de uma pergunta clínica clara, estruturada segundo o acrônimo PICO: População (Paciente), Intervenção, Comparação e Desfechos (Outcomes). Esta abordagem sistemática permite uma avaliação mais precisa e relevante das evidências disponíveis, orientando a prática clínica para intervenções baseadas em dados confiáveis e de alta qualidade (Figura 1.5.).

5. CONCLUSÃO

A Medicina Baseada em Evidências (MBE) é uma disciplina fundamental que deve ser integrada à prática clínica, especialmente nos setores de medicina de emergência e cuidados intensivos. Nesses ambientes, a severidade das condições dos pacientes frequentemente leva a altas taxas de mortalidade, exigindo decisões clínicas rápidas e fundamentadas. Na medicina veterinária, apesar de um crescimento significativo na qualidade e quantidade de evidências científicas na última década, o nível geral de evidências ainda é percebido como insuficiente. Portan-

to, é crucial que entidades como grupos de pesquisa, associações profissionais, instituições acadêmicas e serviços de emergência dediquem esforços na elaboração de diretrizes e protocolos que se baseiam em pesquisas recentes. Essas pesquisas devem ser orientadas por questões clínicas bem formuladas, visando obter respostas que aprimorem o processo de tomada de decisão, o alcance de objetivos clínicos e a melhoria dos resultados para os pacientes. Isso é particularmente importante em situações críticas, como as enfrentadas na medicina de emergência e nos cuidados intensivos, onde as decisões precisam ser tanto eficazes quanto eficientes para melhorar os prognósticos dos pacientes em situações de vida ou morte.

6. LITERATURA RECOMENDADA

Pagliosa FL, Da Ros MA. The Flexner Report: for Good and for Bad. Rev Bras Educ Med. 2008;32(4):492–9.

Djulbegovic B, Guyatt GH. Progress in evidence-based medicine: a quarter century on. Lancet, 2017;390(10092):415–23.

Murad MH, Asi N, Alsawas M, Alahdab F. New evidence pyramid. Evid Based Med. 2016;21(4):125–7.

Guyatt G, Oxman AD, Akl EA, Kunz R, Vist G, Brozek J, et al. GRADE guidelines: 1. Introduction - GRADE evidence profiles and summary of findings tables. J Clin Epidemiol. 2011;64(4):383–94

Giuffrida MA. Practical Application of Evidence-Based Practice. Vet Clin North Am - Exot Anim Pract. 2017;20(3):737–48.

Brugnolli A, Cavada L, Saiani L. Diretrizes metodológicas: Sistema GRADE – Manual de graduação da qualidade da evidência e força de recomendação para tomada de decisão em saúde. Vol. 33. 2014. 924–926 p.

Índices Prognósticos em Urgências

2

Rodrigo Cardoso Rabelo
Uber Eduardo Forgione
César A. M. Ribeiro
Camila Molina Soares

1. INTRODUÇÃO

A avaliação precisa da gravidade de um paciente é fundamental para compreender sua condição fisiológica no momento do atendimento. Essa compreensão aprofundada facilita a tomada de decisões terapêuticas mais acertadas, permite uma gestão mais eficaz do tempo e dos recursos disponíveis, contribui para a padronização de processos e fluxos de trabalho e auxilia no ato de prognosticar, possibilitando uma comunicação mais transparente com os familiares do paciente.

A aplicação de escalas de gravidade e índices de probabilidade de mortalidade aprimora a comunicação entre as equipes de saúde e os familiares dos pacientes. O uso desses instrumentos quantitativos torna a compreensão da situação clínica mais acessível, mesmo para aqueles familiares que não possuem formação na área da saúde. Atualmente, enfatiza-se a importância de compartilhar informações prognósticas de maneira clara e objetiva entre a equipe médica e os responsáveis pelo paciente.

É reconhecido que médicos com maior experiência em determinadas especialidades ou grupos de pacientes tendem a ter uma percepção mais acurada sobre as chances de sobrevivência de seus pacientes. Assim, frente a casos com características clínicas semelhantes, é possível que dois médicos apresentem prognósticos divergentes baseados em suas experiências e familiaridades individuais com o tipo de caso em questão, um fenômeno muitas vezes referido como "viés do ego" ou "erro reverso do ego". Essa variabilidade nas avaliações reforça a necessidade de ferramentas objetivas e padronizadas para a classificação da gravidade dos pacientes, visando minimizar discrepâncias e otimizar o atendimento.

2. ANÁLISE INICIAL DA SITUAÇÃO DO PACIENTE X CAPACIDADE DO SERVIÇO DE URGÊNCIAS

Durante a avaliação inicial do doente grave, é necessário que o médico veterinário concentre sua atenção em procedimentos e decisões específicas em um contexto geral de ambiente, grupo, equipamentos e tipo de paciente a ser atendido:

- Avaliar o estado do paciente com precisão e rapidez;
- Reanimar e estabilizar o paciente com base em metas direcionadas;
- Determinar se os recursos do estabelecimento são suficientes para resolver adequadamente os problemas do paciente;
- Realizar arranjos necessários para facilitar o transporte do paciente quando necessário (que, quem, quando e como).

Desta forma, é possível conhecer a gravidade de cada caso e relacioná-la com o tipo de serviço no qual o paciente é recebido. A partir da triagem e classificação correta do doente, verifica-se a necessidade de transferência ou de realocação de recursos para cada tipo de problema.

2.1 O cenário

A avaliação inicial da situação como um todo influencia diretamente na abordagem inicial do paciente, já que devemos determinar qual ou quais são os pacientes que requerem precocidade no atendimento no caso de atenção a múltiplas vítimas, ou mesmo quando se tratar de um serviço de urgências com menor ou maior capacidade de atendimento.

Devem ser observados os seguintes fatores básicos na avaliação do cenário de urgência:

- **Segurança:** Nunca converter o profissional responsável pelo atendimento em vítima;
- **Cenário:** observar o número de pacientes, a gravidade dos ferimentos ou da queixa clínica, checar a capacidade local de atenção de urgência;
- **Triagem:** avaliação, estratificação e classificação das diferentes vítimas para otimizar o aproveitamento dos recursos a partir das prioridades estabelecidas.

Para isto, foram desenvolvidos sistemas de atendimentos baseados na observação, avaliação e classificação das variáveis dos sinais vitais e desta maneira categorizar a urgência.

3. SISTEMAS DE TRIAGEM

Diversos métodos de triagem existem para classificar pacientes segundo a gravidade, adaptando-se às necessidades de diferentes cenários, como ambientes extra-hospitalares ou intra-hospitalares, e variando conforme o nível de especialização dos serviços de urgência e o número de vítimas envolvidas. É relevante destacar que muitos desses sistemas ainda carecem de validação completa por meio de estudos clínicos em animais. Contudo, devido à sua simplicidade e praticidade, são amplamente aplicáveis, especialmente em situações com múltiplas vítimas.

A escala ideal de triagem deve englobar aspectos fisiológicos, anatômicos, idade, comorbidades e entender o mecanismo de lesão, visando diferenciar a gravidade entre os pacientes, permitindo uma avaliação e classificação sistemática e padronizada.

3.1 Sistema de Triagem SHORT

O sistema SHORT é uma metodologia rápida de separação de pacientes baseada em observações iniciais, facilmente integrável à prática veterinária. Avalia a capacidade do paciente de caminhar e comunicar-se, sua consciência, permeabilidade das vias aéreas, obediência a comandos e controle de hemorragias. O acrônimo SHORT resume os critérios de avaliação, facilitando a aplicação prática do sistema:

Sai caminhando;

Habilitado para reconhecer o seu tutor e reagir à presença do veterinário;

Obedece a ordens e comandos;

Respira sem dificuldades, com a via aérea pérvia;

Tampona hemorragias com facilidade.

3.2 Sistema de Triagem START (Simple Triage and Rapid Treatment)

O sistema de triagem START, que significa Triagem Simples e Tratamento Rápido, do inglês *Simple Triage and Rapid Treatment*, desenvolvido pela Universidade de Hope (EUA), baseia-se em três parâmetros:

- Padrão respiratório
- Circulação
- Estado de consciência do paciente

O exame requer aproximadamente 12-15 segundos para ser realizado por pessoal treinado e, em até um minuto, determina quem deve receber atenção imediata. Este é um sistema que permite uma triagem rápida e eficaz, especialmente útil em situações de catástrofes com múltiplas vítimas. Ele categoriza os pacientes em diferentes níveis de gravidade, representados por cores, para otimizar a resposta em emergências. Apesar de sua utilidade em triagens iniciais, o START pode não refletir com total precisão a gravidade clínica de cada caso Ele pode ser resumido pela seguinte sequência de identificação:

Pacientes ambulatoriais e responsivos são identificados pela cor verde e são classificados como menos graves.

Pacientes que não podem deambular, têm alteração de consciência, mas respiram sozinhos, são identificados com a cor amarela, classificados como medianamente graves e que merecem atenção, por poderem descompensar.

Pacientes que não respiram, mas possuem vias aéreas pérvias, ou aqueles que respiram, mas possuem taquipneia ou alteração circulatória (tempo de preenchimento capilar aumentado, redução do nível de consciência, alteração dos gradientes de temperatura, mucosas pálidas, hipotensão arterial, por exemplo) são identificados com a cor vermelha, por serem mais graves e merecem atenção imediata.

Pacientes que não respiram e que tenham a via aérea obstruída são identificados com a cor preta devido à extrema gravidade e necessidade prioritária de atenção, principalmente quando há recursos suficientes para atenção às múltiplas vítimas.

Esta classificação é muito útil para realizar a separação inicial em situações de múltiplas vítimas (catástrofes), mas ainda não determina com muita precisão a real gravidade clínica de cada paciente e de suas lesões.

3.3 Sistema de triagem CRAMS

Quando for necessário aprofundar a avaliação de triagem para um paciente traumatizado, a escala CRAMS pode ser utilizada. Ela determina uma pontuação, e classifica o paciente de **Grave** a **Leve**, em função das variáveis circulatórias (tempo de reperfusão capilar e a pressão arterial); da frequência respiratória; da dor abdominal ou torácica; e da capacidade de movimentação e comunicação do doente. O método CRAMS pode ser resumido pela **Tabela 2.1**.

3.4 Sistema de Classificação de gravidade por classes

Proposto em 2005, o sistema de classificação de gravidade discutido tornou-se um dos métodos mais adotados na América do Sul para avaliar pacientes em contextos de emergência. Esta classificação é uma adaptação do sistema SHORT e MANCHESTER, mais utilizados na medicina humana.

Este sistema permite uma categorização eficaz dos pacientes com base na análise de sua condição hemodinâmica, facilitando a identificação daqueles em estados mais críticos e necessitados de intervenção imediata. Através dessa abordagem, os pacientes são meticulosamente estratificados em quatro distintas classes, variando de I a IV (**Tabela 2.2.**).

A Classe I é designada aos casos mais graves, onde os pacientes frequentemente apresentam condições de extrema urgência, como paradas cardiorrespiratórias, exigindo atendi-

Tabela 2.1. – Escala de Triagem CRAMS revisada por Forgione; TPC: tempo de preenchimento capilar; PS: pressão sistólica; PAM: pressão arterial média

ESCALA DE TRIAGEM CRAMS		
Circulação	TPC normal e PS > 90 mmHg (cães) ou 100 mmHg (gatos)	2
	TPC > 2 segundos e PS entre 80 e 90 mmHg (cães) ou entre 90 e 100 mmHg (gatos)	1
	TPC ausente e PAM 65 mmHg	0
Respiração	Normal	2
	Taquipneia ou Superficial	1
	Apneia	0
Abdômen/ Tórax	Não dolorosos	2
	Dolorosos	1
	Abdômen defendido ou tórax instável	0
Atividade Motora	Normal	2
	Resposta à dor	1
	Ausência de resposta, Descerebração, Lesão grave de coluna	0
Status Mental	Normal	2
	Confuso	1
	Inconsciente	0
CRAMS maior ou igual a 9: Traumatismo leve		
CRAMS menor ou igual a 8: Traumatismo grave		

Escala de Triagem CRAMS

Tabela 2.2. – Classificação de gravidade por classes segundo Rabelo, adaptado do sistema SHORT e MANCHESTER

Classificação de gravidade por classes

Classe I (Emergência)
Requer atendimento imediato (Máximo 1 minuto)
• Parada cardiorrespiratória
  – Ausência de consciência;
  – Apneia;
  – Ausência de pulso;
  – Midríase
• Hemorragias massivas (X)

Classe II (Emergência)
Requer atendimento imediato (Poucos minutos)
  – Dispneia (Inspiratória/ Expiratória/ Mista);
  – Obstrução de vias aéreas;
  – Choque central (hipotensão, rebaixamento de consciência, hipotermia central);
  – Hibernação termodependente (bradicardia, hipotensão, vasodilatação periférica)

Classe III (Urgência)
Requer atendimento imediato (Primeiras horas)
  – Choque oculto (Estabilidade hemodinâmica macro com déficit perfusional – normotensão, vasoconstrição periférica grave e hiperlactatemia);
  – Lesões traumáticas sangrantes;
  – Padrão respiratório alterado, mantendo saturação parcial de oxigênio > 90%

Classe IV (Urgência)
Atendimento mediato (Até as primeiras 24 horas)
  – Estabilidade respiratória e cardiocirculatória com menos de três sinais de vasoconstrição periférica, normolactatemia.

Classificação de gravidade por classes

mento imediato devido à gravidade de seu estado. Em contraste, a Classe IV abrange os casos considerados menos graves, onde os pacientes, apesar de necessitarem de cuidados médicos, não estão em condições de risco iminente de vida, permitindo um pouco mais de flexibilidade no planejamento e na execução do tratamento.

Essa sistemática de classificação desempenha um papel crucial na otimização dos processos de triagem e alocação de recursos em departamentos de emergência, assegurando que os pacientes que mais necessitam de cuidados urgentes recebam a atenção prioritária necessária para a preservação de suas vidas.

3.5. ESCORE DE TRIAGEM NO TRAUMA (ATT – ANIMAL TRAUMA TRIAGE SCORING SYSTEM)

O escore de Triagem no Trauma Animal (ATT), desenvolvido por Rockar e colaboradores, em 1994, é um método específico para avaliar a gravidade de pacientes admitidos por trauma, proporcionando uma abordagem altamente confiável devido ao seu foco em um grupo homogêneo de pacientes. O ATT é estruturado em seis categorias, cada uma pontuada de

0 a 3, com uma pontuação total que varia de 0 a 18, refletindo a gravidade do trauma sofrido pelo paciente. Os critérios avaliados incluem a coloração das mucosas, frequência cardíaca, padrão respiratório, extensão do trauma tegumentar/muscular, mobilidade e função neurológica.

Este sistema foi validado em um estudo retrospectivo que incluiu 76 cães e 25 gatos, demonstrando uma distinção clara entre os pacientes que sobreviveram e aqueles que não sobreviveram nos primeiros sete dias após o trauma. Os resultados indicaram que cada aumento de ponto na pontuação ATT está associado a um aumento de 2,3 vezes na probabilidade de mortalidade do paciente.

No entanto, o escore ATT apresenta algumas limitações significativas. Uma delas é a complexidade de sua aplicação de forma retrospectiva, já que depende de informações detalhadas que nem sempre são registradas de maneira padronizada nos prontuários médicos, como a qualidade dos pulsos femorais e a profundidade das lesões em casos de lacerações. Além disso, a sobreposição de categorias dentro dos domínios do escore pode exigir que o avaliador faça escolhas subjetivas sobre qual categoria se aplica melhor a cada paciente, introduzindo um elemento de subjetividade e potencial imprecisão. Ademais, observou-se uma relação não linear entre o escore ATT e o risco de mortalidade, particularmente uma superestimação do risco em pacientes caninos com um escore de 11, o que sugere que a aplicação do escore pode necessitar de ajustes ou considerações adicionais para aprimorar sua precisão prognóstica.

3.6 Escore de Trauma Veterinário (VetCOT)

Em 2021, o Comitê de Trauma do Colégio Americano de Emergência e Cuidados Críticos Veterinários (ACVECC-VetCOT) introduziu o VetCOT, um novo escore destinado à avaliação de pacientes vítimas de trauma. Este desenvolvimento surgiu como uma evolução do escore ATT anteriormente estabelecido, com o objetivo de proporcionar uma ferramenta mais precisa e adaptada às necessidades atuais. O VetCOT se fundamenta em quatro parâmetros-chave: níveis de lactato plasmático e cálcio ionizado medidos até seis horas após a admissão, além da avaliação da presença ou ausência de sinais indicativos de lesões cranianas, ou da coluna medular.

Na comparação direta com o ATT, o VetCOT demonstrou uma capacidade de discriminação equivalente, mas com uma calibração superior. Isso significa que o VetCOT não apenas estima corretamente o número de óbitos em um determinado grupo de pacientes, mas também afina a previsão de mortalidade para pacientes com diferentes graus de gravidade de trauma. Essa característica torna o VetCOT uma ferramenta valiosa e eficaz para avaliar rapidamente o risco de mortalidade em pacientes traumatizados, mantendo uma performance comparável à do ATT.

Entretanto, para solidificar a utilidade e a precisão preditiva do VetCOT, é essencial a realização de estudos prospectivos adicionais. Essas futuras investigações deverão expandir a aplicação do VetCOT a uma gama mais ampla de pacientes com trauma, permitindo assim uma validação mais abrangente da eficácia deste novo escore no contexto clínico veterinário.

4. MODELOS PROGNÓSTICOS E DE CLASSIFICAÇÃO DE GRAVIDADE EM URGÊNCIAS

Na medicina veterinária, a aplicação de análises de risco e modelos prognósticos em situações de urgência ainda é uma prática em desenvolvimento. Atualmente, os modelos como o SPI 1 e 2 (*Survival Prediction Index*), desenvolvidos por King e colaboradores, representam os principais sistemas validados para uso em populações animais em unidades de terapia intensiva. No entanto, esses índices não realizam uma distinção dos animais com base na gravidade de sua condição no momento crítico inicial do atendimento de urgência. Em contraste, o Rico Score (*Rapid Intensive Care Outcome Score*), introduzido por Rabelo em 2008, apresenta uma abordagem mista que leva em conta os dados coletados tanto no momento da admissão, quanto durante a hospitalização subsequente, utilizando árvores de decisão para fornecer prognósticos a curto, médio e longo prazo, sendo o primeiro estudo no mundo a descrever um modelo focado em paciente classe 1-2-3 atendidos em diversos serviços de emergência em 6 países.

Diante da realidade das urgências, é imperativo que os pacientes recebam uma avaliação e cuidados iniciais rápidos e de alta qualidade, fundamentais para determinar a necessidade subsequente de internação. Essa exigência ressalta a importância de se desenvolver um método mais eficaz e confiável para classificar a gravidade dos casos atendidos nas clínicas de urgência. Além disso, considerando a prática da eutanásia na medicina veterinária, é crucial que os modelos prognósticos sejam aplicados com objetividade e responsabilidade. Isso evita influenciar indevidamente os proprietários dos animais em decisões de eutanásia quando ainda há possibilidades de recuperação e, da mesma forma, previne o desperdício de recursos em casos com prognóstico desfavorável.

A maioria dos modelos prognósticos existentes, com a exceção do Rico Score, baseia-se em análises de regressão. Esse método, embora útil, traz desafios, incluindo a necessidade de uma grande amostra de pacientes e os custos associados à realização de estudos multicêntricos abrangentes para a geração desses dados. A busca por modelos prognósticos mais eficientes e acessíveis continua sendo uma área de interesse vital para o avanço da medicina veterinária de emergência.

4.1 Índice de Gravidade Veterinário (IGV)

O índice de gravidade veterinário IGV é uma adaptação do ISS (*Injury Severity Score*) utilizado em medicina humana, criada por Forgione e Mele, e testada em uma pequena população de animais, onde os graus de lesão estão agrupados em 5 regiões anatômicas: cabeça e pescoço; abdome; tecidos moles; tórax e extremidades mais pelve.

Para cada região anatômica, as lesões podem ser classificadas em mínima; moderada; grave e sem risco de morte; grave com risco de morte mas sobrevida provável; e crítica com sobrevida pouco provável, conforme descreve a **Tabela 2.3**.

Tabela 2.3 – **Relação da gravidade de lesão e pontuação por lesão no IGV**

Gravidade da lesão	Pontuação
Lesão mínima	1
Lesão moderada	2
Lesão grave, sem risco de morte	3
Lesão grave, com risco de vida e sobrevida provável	4
Lesão crítica, com sobrevida pouco provável	5

Relação da gravidade de lesão e pontuação por lesão no IGV

O número do IGV de um paciente é definido ou obtido com a soma dos quadrados dos graus de lesão das três áreas mais gravemente traumatizadas e, portanto, pode alcançar a pontuação máxima de 75 pontos.

Como exemplo podemos mencionar uma ferida cutânea que requer simplesmente uma sutura, e pode ser classificada como uma lesão de grau 1; uma fratura de extremidade com grau 2; um pneumotórax simples tratado adequadamente classificado como lesão grau 3; um pneumotórax hipertensivo de grau 4, e uma lesão penetrante de abdômen com secção de grandes vasos que será classificada como 5.

O índice é calculado como a somatória do quadrado das três regiões mais gravemente traumatizadas, como descrito anteriormente:

Exemplo:

- Pneumotórax simples e tratado (3);
- Pneumotórax hipertensivo (4);
- Lesão penetrante de abdômen com secção de grandes vasos (5)

Somatória dos quadrados de cada lesão:

9 + 16 + 25 = 50 (IGV)

Quando comparamos a escala IGV com o sistema de classes proposto por Rabelo, e com a escala humana revisada CRAMS é possível observar uma boa correlação entre elas, e com a probabilidade de morte a curto prazo do paciente afetado, conforme descreve a **Tabela 2.4.**

A avaliação do quadro comparativo entre as escalas e a relação com mortalidade é útil para definir os diferentes grupos de pacientes com distintas patologias e agrupar por ordem de gravidade, além de oferecer um prognóstico de sobrevida relativamente preciso.

4.2 RICO Score – Classificação Rápida de Sobrevida em Cuidados Intensivo ("Rapid Intensive Care Outcome Score")

O RICO Score, ou "*Rapid Intensive Care Outcome Score*", é uma ferramenta prognóstica concebida por Rabelo em 2008,

especificamente para a avaliação de sobrevida em cuidados intensivos veterinários. Este sistema foi desenvolvido com base em um estudo abrangente que incluiu 523 pacientes, sendo 422 cães e 101 gatos, atendidos em seis hospitais veterinários distribuídos entre Brasil, Portugal e Espanha, no período de setembro de 2005 a janeiro de 2007. Este estudo representa o maior esforço multicêntrico em pequenos animais no campo da Medicina Veterinária Intensiva até então, destacando-se pela sua abrangência geográfica e pelo volume de casos analisados.

O RICO Score é fundamentado na análise de diversos parâmetros fisiológicos e laboratoriais coletados no momento inicial de admissão na emergência (T0) e novamente 24 horas após a primeira intervenção (T24). O objetivo principal do estudo foi identificar quais desses parâmetros são indicativos de risco de morte nas primeiras 24 horas, após uma semana e após 28 dias da admissão de emergência. O modelo utiliza árvores de decisão para descrever os fatores mais significativos que influenciam o prognóstico inicial de pacientes críticos, permitindo estimar as chances de sobrevida em diversos subgrupos de pacientes, de acordo com sua classificação dentro da estrutura prognóstica proposta pelo RICO Score.

Este método inovador oferece aos veterinários uma ferramenta valiosa para a avaliação prognóstica de pacientes em estado crítico, facilitando a tomada de decisões informadas sobre o tratamento e manejo desses animais em ambientes de cuidados intensivos (**Figuras 2.1 a 2.9**).

4.3 APPLE score

O APPLE Score, que representa a Avaliação Fisiológica e Laboratorial do Paciente Agudo (*Acute Patient Physiologic and Laboratory Evaluation*), é um instrumento desenvolvido especificamente para a análise prognóstica em cães e gatos, tendo sido publicado por Hayes e colaboradores, em 2010 e 2011, respectivamente. Este sistema de pontuação é projetado para avaliar a condição de pacientes críticos, utilizando uma série de

Tabela 2.4. – Relação das diversas escalas de triagem propostas com a mortalidade a curto prazo do doente traumatizado (Forgione e Mele, 2005).

Escala de Classes Rabelo	CRAMS	IGV	Descrição Clínica	Prognóstico	Mortalidade
I	0-3	>50	Paciente extremamente grave, ou em PCR	Negativo	>80%
II	3-8	25-50	Grave Internação obrigatória, Transportar para centro especializado após a estabilização	Grave e reservado	54,5%
III	9	15-25	Gravidade leve, transportar para centro especializado com suporte Realizar exames complementares	Reservado	1,89%
IV	>9	<15	Estável, sem risco de óbito	Bom	0,3 %

Escalas de triagem propostas com a mortalidade

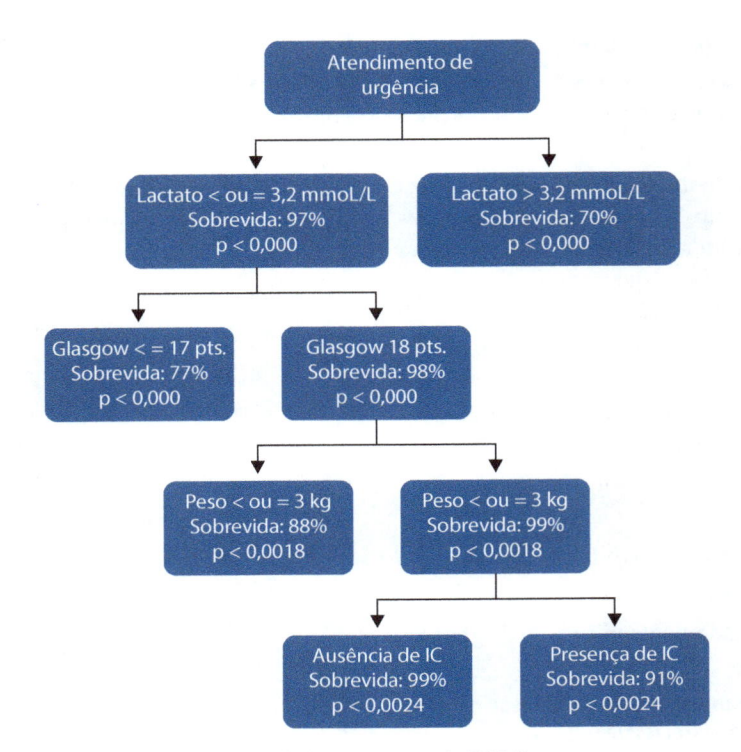

Figura 2.1. – Atendimento de urgência dentro da estrutura prognóstica proposta pelo RICO Score.

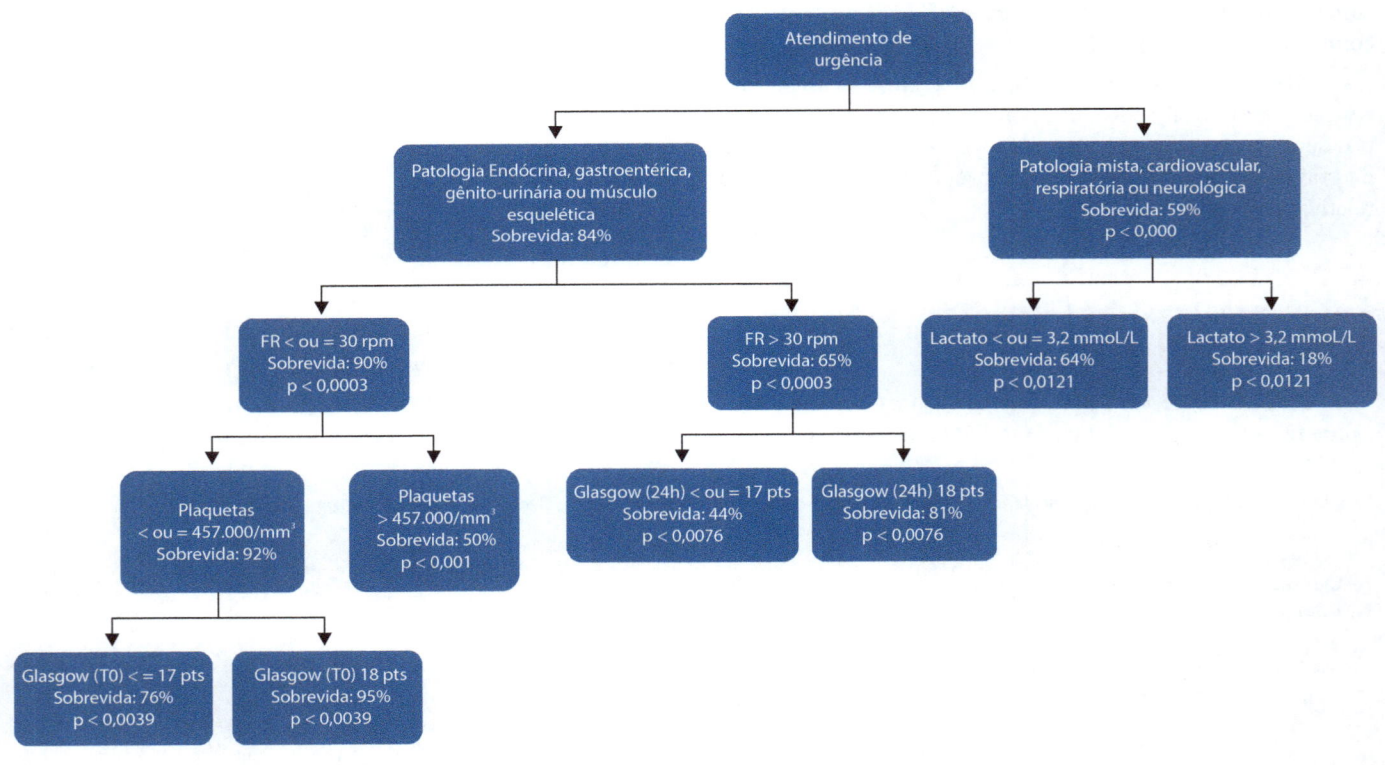

Figura 2.2. – Atendimento de urgência dentro da estrutura prognóstica proposta pelo RICO Score.

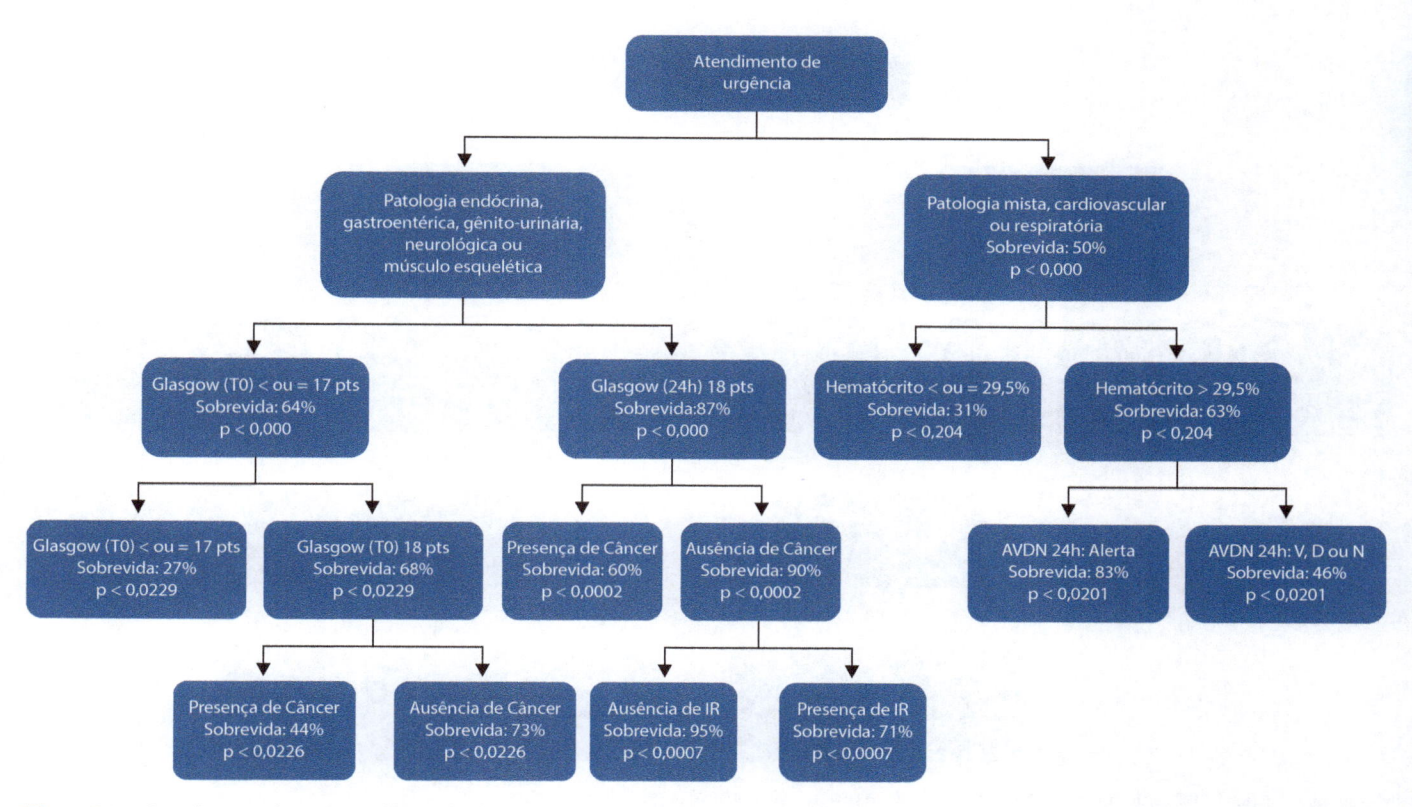

Figura 2.3. – Atendimento de urgência dentro da estrutura prognóstica proposta pelo RICO Score

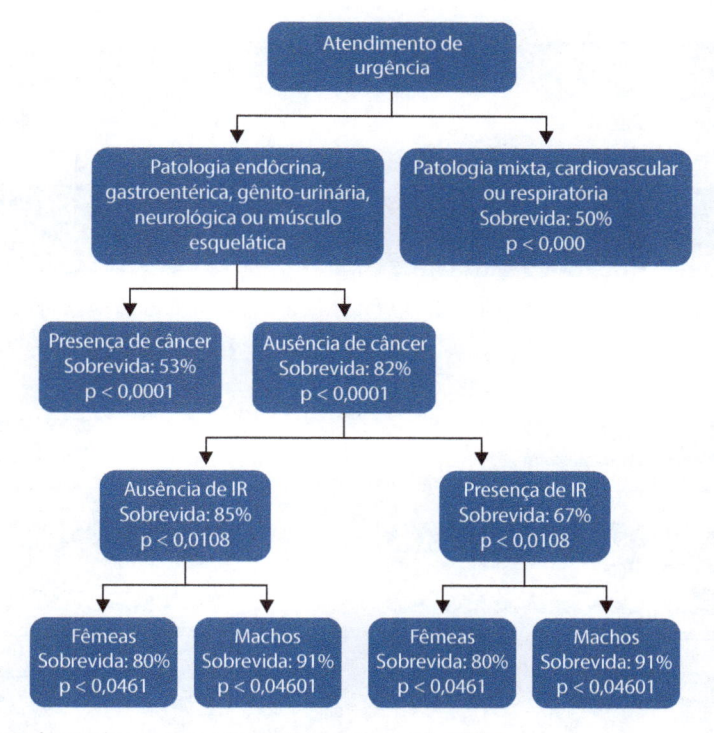

Figura 2.4. – Atendimento de urgência dentro da estrutura prognóstica proposta pelo RICO Score

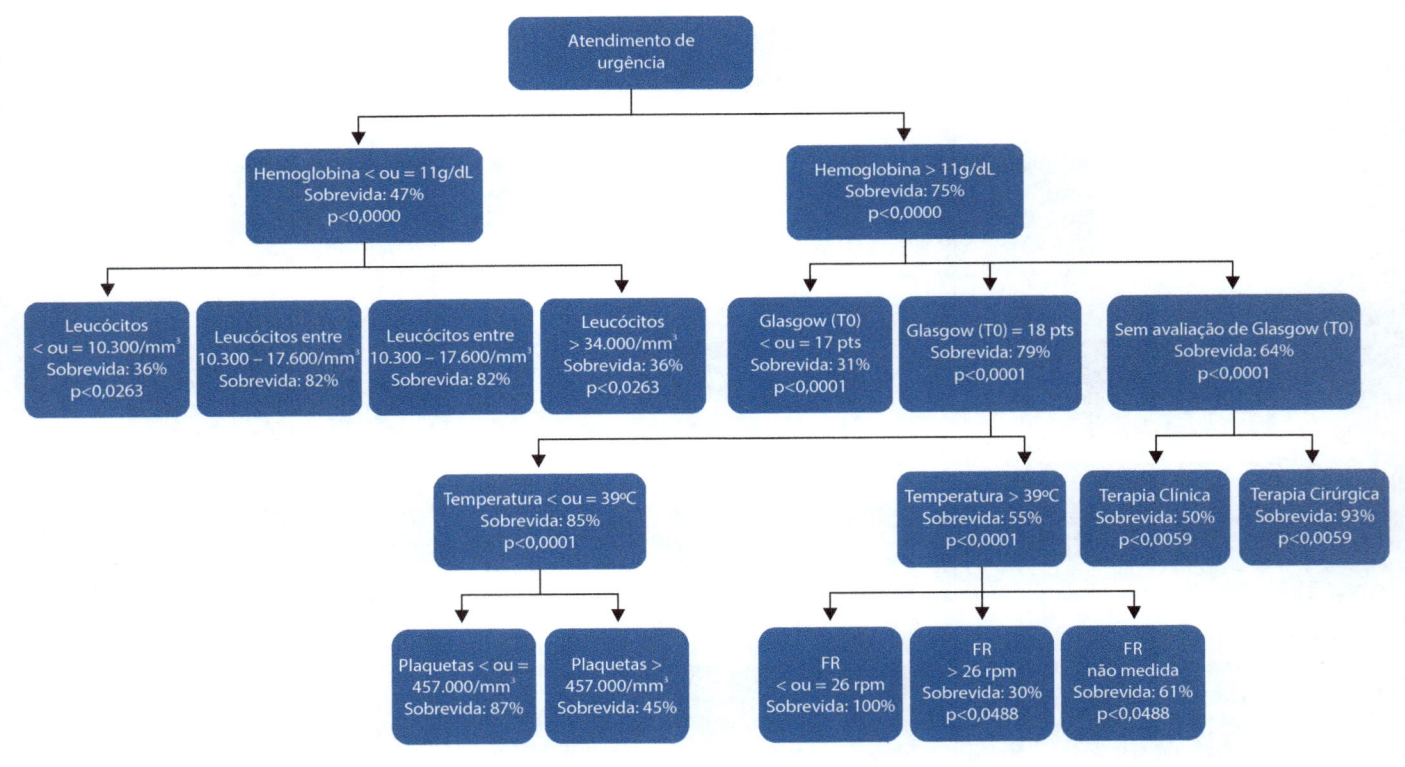

Figura 2.5. – Atendimento de urgência dentro da estrutura prognóstica proposta pelo RICO Score

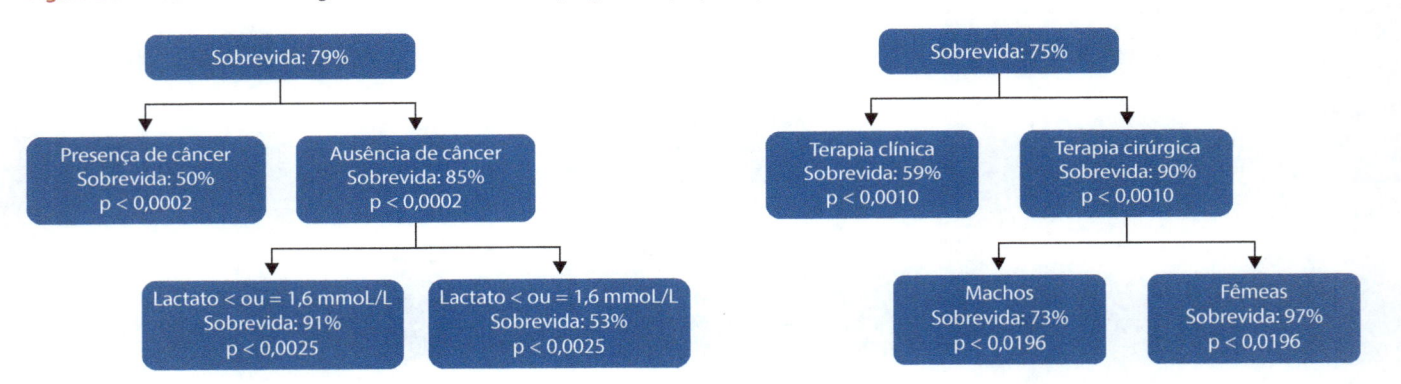

Figura 2.6. Prognóstico de sobrevida

Figura 2.7. – Prognóstico de sobrevida

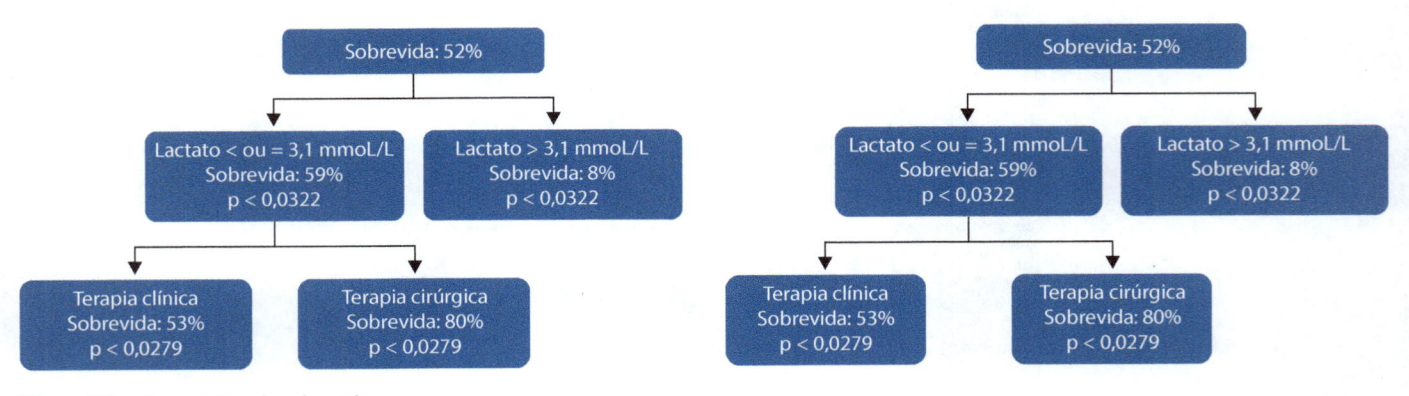

Figura 2.8. – Prognóstico de sobrevida

Figura 2.9. – Prognóstico de sobrevida

parâmetros fisiológicos e laboratoriais coletados após 24 horas de hospitalização.

Através de uma análise cuidadosa desses dados, foi possível identificar um conjunto de variáveis confiáveis que, quando analisadas por meio de um modelo de regressão logística multivariada, demonstraram uma correlação significativa com os desfechos de mortalidade. O APPLE Score é apresentado em duas versões para cada espécie: a versão Full e a versão Fast. No caso dos cães, o APPLE Full incorpora dez variáveis distintas, enquanto o APPLE Fast se concentra em cinco parâmetros essenciais. Para os gatos, a versão Full do APPLE Score leva em consideração oito variáveis, e a versão Fast também se baseia em cinco parâmetros cruciais (**Figuras 2.10 a 2.13**).

Essa diferenciação entre as versões Full e Fast do APPLE Score permite uma flexibilidade na aplicação clínica, oferecendo aos veterinários a opção de realizar uma avaliação abrangente ou uma triagem mais rápida, dependendo da situação clínica

APPLE Full Score para cães — Probabilidade Mortalidade **0%**

			Parâmetro					Pontuação
			Creatinina (mg/dL)	1	8	9		0
			0-0,6	0,6-1,35	1,36-2,26	> 2,26		
		9	Leucograma (WBC)	2	3			0
		< 5,1	5,1-8,5	8,6-18	> 18			
6	7	9	Albumina	2				0
< 2,6	2,6-3,0	3,1-3,2	3,3-3,5	> 3,5				
10	4	1	SpO2 (%)					0
< 90%	90-94%	95-97%	98-100%					
			Bilirrubina	6	4	3		0
			0-0,23	0,24-0,46	0,47-0,93	> 0,94		
			Consciência	5	7	8	13	0
			0	1	2	3	4	
			Freq respiratória	3	5	6	7	0
			< 25	25-36	37-48	49-60	> 60	
			Idade	6	8	7		0
			0-2	3 a 5	6 a 8	> 8		
	3	4	Fluid Score					0
	2	1	0					
			Lactato (mmoOl/L	2	3	9		0
			0-1,9	2,0-7,9	8,0-11,0	> 11		
							Total	0
							R2	-8,294

Figura 2.10. – APPLE Full Score para Cães com probabilidade de mortalidade de 0%

APPLE Fast Score para cães — Probabilidade Mortalidade **0%**

				Parâmetro					Pontuação
7	8	9	10	Glicemia (mg/dL)					0
< 84	84-102	103-164	165-273	> 273					
	8	7	7	Albumina (g/dL)	2				0
	< 2,6	2,6-3,0	3,1-3,2	3,3-3,5	> 3,5				
				Lactato (mmol/L	4				0
				< 1,99	2,0-8,0	8,1-10,0	> 10		
	5	6	3	Plaquetas	1				0
	< 151	151-200	201-260	261-420	> 420				
				Consciência	4	6	7	14	0
				0	1	2	3	4	
								Total	0
								R2	-7,02

Figura 2.11. – APPLE Fast Score para cães com probabilidade de mortalidade de 0%

APPLE Full Score para gatos — Probabilidade Mortalidade 0%

			Consciência	4	7	8	9			0
			0	1	2	3	4			
6	4	3	Temperatura (°C)	1						0
< 36,1	36,1-37,0	37,1-38,5	38,6-39,4	> 39,4						
	9	4	PAM (mmHg)	1						0
	< 61	61-100	101-140	> 140						
			Lactato(mmol/L)	5	6	9				0
			1,9	2,0-4,0	4,1-7,0	> 7,1				
			PCV (%)	11	16	14	13	17		0
			< 11	11 a 20	21 a 30	31 a 40	41 a 45	> 45		
	11	7	Ureia (mmol/L)	12	7	6				0
	< 31,8	31,9--45,6	45,7-53,4	54-69	70-149	> 150				
12	9	11	Cloro (mmol/L)	11	7					0
< 111	111-115	116-118	119-122	123-125	> 125					
			Fluid Score	3	6					0
			0	1	2					
									Total	0
									R2	-9,472

Figura 2.12. – APPLE Full score para gatos com probabilidade de mortalidade de 0%

APPLE Fast Score para gatos — Probabilidade Mortalidade 0%

				Consciência	5	6	7	10	0
				0	1	2	3	4	
6	5	4	3	Temperatura (°C)	1				0
< 35,6	35,6-36,0	36,1-37,0	37,1-38,5	38,6-39,5	> 39,5				
		11	7	PAM (mmHg)	1				0
		< 61	61-100	101-140	> 140				
				Lactato (mmol/L)	6	9	10		0
				< 1,9	2,0-4,0	4,1-7,0	> 7,1		
				PCV (%)	12	10	9	13	0
				< 16	16 a 25	26 a 35	36 a 45	> 45	
								Total	0
								R1	-6,142

Figura 2.13. – APPLE Fast score para gatos com probabilidade de mortalidade de 0%

e dos recursos disponíveis. A implementação do APPLE Score em ambientes de cuidados intensivos veterinários facilita a identificação de pacientes com maior risco de mortalidade, auxiliando na tomada de decisões terapêuticas e no manejo adequado de casos críticos.

Para a alocação dos devidos domínios, o estado mental e escore de fluido devem ser pontuados da seguinte forma:

→ Estado mental (a ser avaliado no momento da admissão, previamente a sedação e analgesia):

0 – normal

1 – Se mantém em estação sem ajuda, responsivo, porém apático

2 – Se mantém em estação com ajuda, responsivo, porém apático

3 – Incapaz de ficar em estação, responsivo

4 – Incapaz de ficar em pé, irresponsivo

→ Escore de fluido (avaliação realizada com base em A-FAST ou T-FAST)

0 – Sem líquido livre abdominal, torácico ou pericárdico

1 – Presença de líquido livre abdominal ou torácico ou pericárdico

2 – Presença de dois ou mais focos de líquido livre, abdominal, torácico e pericárdico

5. CONCLUSÃO

Nas unidades hospitalares, a adoção de sistemas de classificação de gravidade bem definidos e a implementação de fluxos e processos padronizados, baseados nessa estratificação, são essenciais para a otimização do uso de recursos e a agilização nas decisões clínicas. Essas práticas contribuem significativamente para a melhoria dos resultados, tanto em termos de redução de mal-entendidos na comunicação entre as equipes de saúde e os familiares dos pacientes quanto na elevação da qualidade do cuidado prestado, que pode ser mais bem direcionado e personalizado ao se compreender adequadamente a gravidade da condição de cada paciente. A eficácia dessas estratégias se reflete na capacidade de proporcionar tratamentos mais efetivos e eficientes, melhorando assim os prognósticos e a satisfação geral dos pacientes e de seus responsáveis.

6. LITERATURA RECOMENDADA

1. Hayes G, Mathews K, Doig G, Kruth S, Boston S, Nykamp S, et al. The Acute Patient Physiologic and Laboratory Evaluation (APPLE) Score: A Severity of Illness Stratification System for Hospitalized Dogs. 2010;1034–47

2. Hayes G, Mathews K, Doig G, Kruth S, Boston S, Nykamp S, et al. The Feline Acute Patient Physiologic and Laboratory Evaluation (Feline APPLE) Score : A Severity of Illness Stratification System for Hospitalized Cats. 2011;26–38.

3. Rabelo RC. Medicina Pronostica en Urgencias de Pequeños Animals–El arte depronosticar. Madrid: Editorial Academica Española, 273p; 2011.

4. Rabelo RC, Fragio C, Alsua S.RICO Score: Classificação rápida de sobrevida em cuidados intensivos.Variáveis inter-relacionadas em cães. Clínica Veterinária2009, n. 78, jan./fev.

5. American College of surgeons, Advanced Trauma Life Support, Manual de Procedimentos.Buenos Aires:Editorial Médica Panamericana; 1997-2004.

6. Tepas III JJ, Ramenosfsky ML, Mollit DL, et al : The Pediatric Trauma Score as predictor of injury severity: An objective assessment. J Trauma 1988; (28) 425-430.

7. Gómez MA, Neira J. Atención Inicial de Pacientes Traumatizados. Associação Argentina Cirugía. Buenos Aires: Ed. Fundación P Rivero; 1992.

8. BTLS (Basic Trauma Life Support). Manual for Paramedics and Advanced EMSProviders. Alabama Chapter American College of Emergency Physicians. ThirdEdition, update; 1999.

9. Champion H, Sacco W, Carnazo A. Trauma Score. Crit Care Med 1981; 9(9)672-676.

10. Gormican SP. Crams Scale: Field Triage of Trauma; Ann Emerg Med 1982;11:132.

11. West J, Murdock M, Baldwin L. Method for evaluating field triage criteria; JTrauma 1986; 26:655-659.

12. Rockar RA, Drobatz KJ, Shofer FS. Development of a scoring system for the veterinary trauma patient.J VetEmergCritCare 1994; 4(1):77-83.

13. Christakis NA, Lamont EB. Extent and determinants of error in doctor's prognosis in terminally ill patients: prospective cohort study. BMJ 2000; 320:469-472.

14. Cockcroft PD. Clinical reasoning and decision analysis.Vet Clin North Am SmallAnimal Practice 2007; May;37(3):499-520.

15. Cowie MR. The fine art of prognostication. Eur Heart J 2002; 23:1804-6

16. Chik CBS, Hayes, GM, Menard J. Development of a veterinary trauma score (VetCOT) in canine trauma patients with performance evaluation and comparison to the animal trauma triage score: A VetCOT registry study. J Vet Emerg.Crit.Care., 2021; 1-10.

3

Conceitos básicos de Hemodinâmica e Microcirculação

César Ribeiro
Rodrigo Cardoso Rabelo

1. INTRODUÇÃO

A avaliação hemodinâmica desempenha um papel crucial no diagnóstico e manejo de pacientes críticos, visando primordialmente a detecção precoce de alterações na perfusão e oxigenação tecidual. Tal abordagem é fundamental para prevenir ou atenuar a disfunção de órgãos e sistemas, uma das principais causas de mortalidade em unidades de terapia intensiva.

A utilização de parâmetros macro-hemodinâmicos, como a pressão arterial sistêmica, pressão venosa central, pressão de oclusão da artéria pulmonar, ou até mesmo o débito cardíaco, embora úteis, apresentam limitações na detecção precisa e precoce de hipoperfusão tecidual e alterações no metabolismo energético, especialmente em um contexto de metabolismo anaeróbico em pacientes em estado crítico. Mesmo com parâmetros hemodinâmicos sistêmicos dentro dos limites considerados normais, pode-se observar hipóxia tecidual, que pode contribuir para o desenvolvimento de síndromes como a resposta inflamatória sistêmica (SIRS) e a subsequente disfunção de múltiplos órgãos, condições estreitamente relacionadas com alterações na microcirculação e mecanismos patológicos subjacentes.

2. A MICROCIRCULAÇÃO

A microcirculação é essencial para o transporte adequado de oxigênio e nutrientes para as células, sendo fundamental para a manutenção da homeostase celular.

Os principais mecanismos envolvidos na regulação do fluxo sanguíneo microcirculatório podem ser divididos em três subgrupos conforme demonstrado a seguir:

a) **miogênico:** sensibilidade ao estiramento e ao estresse na parede dos vasos;

b) **metabólico:** relacionado a variações nas concentrações locais de oxigênio, CO_2, lactato e íons de H+;

c) **neuro-humoral:** baseado em interações químicas entre os principais tipos celulares que compõem a microcirculação.

Durante eventos de choque, observa-se uma perda das propriedades autorregulatórias das células endoteliais, com comprometimento significativo dos mecanismos de regulação do fluxo sanguíneo tecidual. Isso resulta em disfunções microcirculatórias caracterizadas por uma heterogeneidade no fluxo sanguíneo microvascular, manifestando-se como áreas de perfusão normal, hiperperfusão, hipoperfusão ou até ausência total de fluxo.

3. ENTREGA E OFERTA DE OXIGÊNIO TECIDUAL E PRINCÍPIOS DA MICROCIRCULAÇÃO

O objetivo principal do sistema cardiorrespiratório é garantir uma adequada entrega de oxigênio (DO_2) às células, satisfazendo suas demandas metabólicas (VO_2). Sob condições fisiológicas, a DO_2 é modulada pela taxa metabólica celular. No entanto, em diversas patologias, o sistema cardiorrespiratório pode ser incapaz de atender a essa demanda, tornando-se imperativa a manipulação das variáveis que influenciam o transporte sistêmico de oxigênio para adequar a DO_2 e VO_2.

O oxigênio é captado através da inspiração, difundindo-se dos alvéolos para o sangue capilar, onde é transportado principalmente ligado à hemoglobina, além de uma fração dissolvida no plasma. Através do débito cardíaco, o oxigênio é distribuído pelo sistema circulatório até alcançar a microcirculação, onde é liberado e utilizado pelas células para produção de energia por meio do metabolismo aeróbio, o qual é significativamente mais eficiente que o metabolismo anaeróbio. Enquanto o metabolismo aeróbio produz trinta e oito (38) moléculas de Adenosina trifosfato (ATP) por unidade de glicose consumida, apenas dois (2) moles de ATP são produzidos por molécula de glicose utilizada durante o metabolismo anaeróbio. Um dos resultados do aumento do metabolismo anaeróbio é a elevação dos níveis séricos de lactato. Esta alteração metabólica é um indicador de hipóxia tecidual e insuficiência energética, sendo diretamente associada à mortalidade.

Cerca de 60% da energia gerada pelas mitocôndrias durante a cadeia respiratória é destinada à operação da bomba de sódio/potássio (Na/K) celular, um mecanismo essencial para a manutenção do equilíbrio eletrolítico e do potencial de membrana celular. Na eventualidade de uma deficiência de ATP, observa-se uma redução na eficácia desta bomba, o que pode levar a um aumento seletivo na permeabilidade da membrana celular. Esse fenômeno facilita a saída de potássio e a entrada de sódio nas células, perturbando o equilíbrio iônico intracelular. Em situações de choque, o potencial transmembrana é rapidamente comprometido, permitindo a passagem descontrolada de eletrólitos e fluidos através da membrana celular, exacerbando o desequilíbrio iônico. A diminuição na atividade da bomba de Na/K pode ser um fator contribuinte para a incidência de hipercalemia, uma condição frequentemente observada em pacientes críticos. Adicionalmente, o acúmulo intracelular de cálcio, resultante da perturbação do equilíbrio iônico, pode inibir a respiração celular e agravar a lesão celular.

A entrega de oxigênio (DO_2) aos tecidos é um processo que pode ser interrompido em diversos níveis, seja por uma redução na oxigenação sanguínea, uma diminuição na concentração de hemoglobina, ou uma queda no débito cardíaco (DC). A identificação e a compreensão dos processos patológicos que interagem e influenciam estas etapas são cruciais para uma interpretação clínica e laboratorial precisa das condições do paciente, possibilitando a implementação de intervenções terapêuticas adequadas. A DO_2 é calculada a partir do produto do DC pelo conteúdo arterial de oxigênio (CaO_2), evidenciando a complexa interação entre os sistemas cardiovascular e respiratório na manutenção da oxigenação tecidual e a importância de uma abordagem integrada no manejo de pacientes em estado crítico conforme demonstrado a seguir:

$$DO_2 = DC \times CaO_2$$

Onde:

DC = VS x FC

VS – volume sistólico; FC – frequência cardíaca

$CaO_2 = (SaO_2 \times Hb \times 1,34) + (0,0031 \times PaO_2)$

Hb – hemoglobina; SaO_2 – saturação arterial de oxigênio; 1,34 – quantidade de oxigênio que 1,0 grama de Hb consegue transportar; PaO_2 – pressão parcial de oxigênio arterial; 0,003 – coeficiente de solubilidade do oxigênio.

O VO_2 é a variável que melhor reflete a demanda metabólica, e a taxa de extração (TeO_2) é a relação entre DO_2 e VO_2. A TeO_2 pode estar diminuída nos casos em que há aumento do fluxo sanguíneo tecidual e extração tecidual diminuída, ou pode estar aumentada, nos casos de fluxo sanguíneo lento e maior extração de oxigênio pela célula. A TeO_2 pode ser obtida por meio da subtração entre o ofertado e o consumido:

$$TeO_2 = DO_2 - VO_2.$$

Sob condições normais, o consumo de oxigênio tecidual (VO_2) é independente da oferta de oxigênio (DO_2), sendo primordialmente determinado pela demanda metabólica dos tecidos. Os tecidos possuem a capacidade de se adaptar a va-

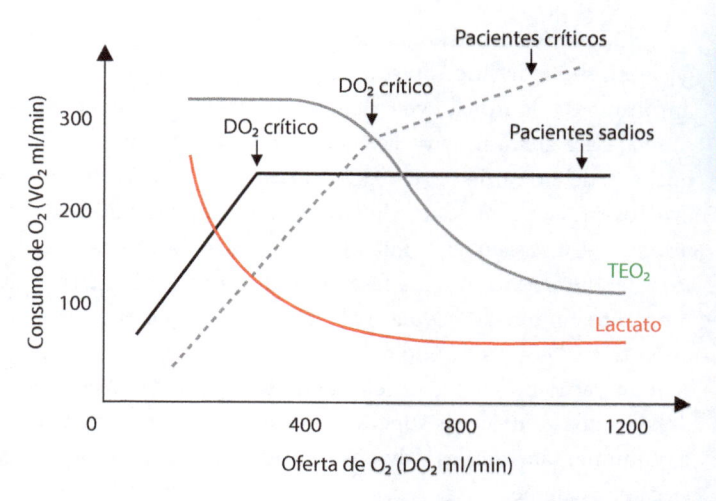

Figura 3.1. – Gráfico de interação entre DO_2 x VO_2. Nota-se que a partir da redução de DO_2 (eixo X), ocorre o aumento na TeO_2 para se "adequar" e não gerar alteração do consumo VO_2 (eixo Y). O aumento da TeO_2 garante à célula manter o metabolismo aeróbio, mesmo em situações de diminuição da oferta. Nas situações em que a TeO_2 não garante o suprimento mínimo de O2, a célula entra em choque, situação conhecida como "DO_2 crítico", e nesse momento o metabolismo se torna anaeróbio, aumentando os níveis de lactato sérico. (Adaptado de FIGUEIREDO, 2008)

riações na DO_2, aumentando a extração de oxigênio tecidual (TeO_2) para manter o VO_2 constante, mesmo diante de reduções na oferta de oxigênio. Esta adaptação permite a manutenção do metabolismo aeróbio, crucial para a função celular. No entanto, existe um ponto crítico no qual, se a DO_2 continuar a diminuir e a TeO_2 não for mais capaz de compensar essa redução, haverá quedas proporcionais no VO_2, indicando a instalação de um estado de choque, conforme ilustrado na **Figura 3.1**.

Este fenômeno é particularmente evidente em condições patológicas, como na sepse, onde a capacidade de extração de oxigênio pelos tecidos está comprometida. Nestas circunstâncias, o VO_2 torna-se mais dependente da DO_2, e um aumento na oferta de oxigênio, resultante de intervenções terapêuticas, pode levar a um aumento proporcional no consumo de oxigênio. Esse aumento significativo no VO_2, em resposta a elevações na DO_2, sugere a presença de hipoperfusão e, consequentemente, hipóxia tecidual, destacando a importância de monitorar e ajustar cuidadosamente a oferta de oxigênio em pacientes críticos para evitar a deterioração do estado clínico.

4. PROPRIEDADES MECÂNICAS DO CORAÇÃO

O volume de sangue que o coração ejeta por minuto é conhecido como débito cardíaco, ou seja, é o volume de sangue que o coração é capaz de impulsionar pela unidade de tempo, e é quantificado por meio da medida do fluxo (L/min). O DC é o resultado do produto do volume sistólico (VS) pela frequência cardíaca, como demonstrado a seguir:

$$DC = VS \times FC$$

O VS é determinado por três fatores primordiais: pré-carga, contratilidade (inotropismo) e pós-carga. A compreensão aprofundada da função ventricular e do ciclo cardíaco é essencial para analisar as variáveis que influenciam tanto o VS quanto o débito cardíaco (DC). O ciclo cardíaco compreende os eventos que ocorrem desde o início de uma sístole até o início da próxima. A fase sistólica se inicia com os ventrículos plenamente distendidos, entrando na fase de contração isovolumétrica, momento em que as válvulas semilunares aórtica e pulmonar estão fechadas, permitindo o aumento da pressão ventricular sem alteração no volume. A ejeção do sangue se dá quando a pressão nos ventrículos supera a pressão nas artérias aórtica e pulmonar, abrindo as válvulas semilunares e permitindo a ejeção do sangue.

Segue-se a diástole, iniciando com uma fase isovolumétrica em que as válvulas mitral e tricúspide permanecem fechadas até que a pressão nos ventrículos diminua o suficiente para que estas se abram, dando início ao enchimento ventricular. A pressão diastólica final no ventrículo (PDFV), que coincide com o fim do enchimento diastólico e é marcada por um aumento de pressão devido à contração atrial, reflete a pré-carga, relacionando-se diretamente com o volume diastólico final do ventrículo.

A pré-carga tem uma importante influência no desempenho da função cardíaca. Segundo a lei de Frank-Starling, dentro de certo limite, quanto maior for a pré-carga maior será a força de contração ventricular e DC. A pré-carga é considerada como o volume diastólico final do ventrículo, entretanto, como em situações clínicas é difícil avaliar este volume, faz-se a analogia com a pressão diastólica final do mesmo. Na rotina clínica, a pressão venosa central (PVC) pode ser utilizada na estimativa do volume diastólico final do ventrículo, ou seja, a pré-carga. Porém, em situações em que o retorno venoso está comprometido (insuficiência cardíaca, aumento de pressões em tórax ou abdome, por exemplo) a avaliação da PVC pode gerar resultados não reais da pré-carga.

O inotropismo é a propriedade cardíaca relacionada à contratilidade, ou seja, o seu desempenho diante a pré-carga e pós-carga. A estimulação simpática aumenta a força de contratilidade devido a liberação de catecolaminas. Diante da mesma pré-carga, o aumento da contratilidade eleva o DC.

A pós-carga é a força que se opõe à ejeção ventricular e influencia o DC de modo inversamente proporcional. Quanto maior for a resistência contra a qual o coração deve impulsionar seu fluxo maior deverá ser o trabalho para manter o mesmo DC. Em termos clínicos, a pós-carga é a soma dos fatores que contribuem à impedância oferecida ao fluxo sanguíneo do ventrículo esquerdo, incluindo a viscosidade sanguínea, complacência ventricular, distensibilidade dos grandes vasos e, sobretudo, o tônus arteriolar. Caso o coração não consiga elevar a contratilidade, o DC irá diminuir. Portanto, o coração que tenha função ventricular prejudicada, sofrerá maior influência da elevação da pós-carga sobre o DC.

Por fim, a frequência cardíaca (FC) exerce um papel crucial na regulação do DC, sendo influenciada primariamente pelo sistema nervoso autônomo. Bradicardias acentuadas podem reduzir o DC devido ao prolongamento do tempo diastólico e consequente aumento da pré-carga, enquanto taquicardias podem diminuir o DC pela redução do tempo de enchimento diastólico, afetando negativamente tanto o volume sistólico quanto a pré-carga.

5. PARÂMETROS TRADICIONAIS DE AVALIAÇÃO MACRO-HEMODINÂMICA

5.1 Pressão Arterial (PA)

A pressão arterial (PA) é um elemento crucial na regulação macro-hemodinâmica da perfusão de órgãos, estando intrinsecamente ligada ao débito cardíaco (DC). Sabe-se que em animais saudáveis, a pressão atrial direita (PAD) tende a ser mínima, aproximando-se de zero, o que fundamenta o conceito de diferença de pressão entre o leito venoso central e o arterial.

Este conceito é essencial para compreender a pressão de perfusão sistêmica (PPS), que é a diferença entre a pressão arterial média (PAM) e a PAD. A PPS é um indicador crucial da perfusão tecidual efetiva e, para garantir uma perfusão adequada, deve ser mantida em valores superiores a 60 mmHg.

Para fins didáticos, pode-se considerar a pressão do átrio direito (PAD) como equivalente à PVC, facilitando a compreensão dos conceitos hemodinâmicos sem comprometer a precisão clínica. A manutenção de uma PAM adequada é fundamental para assegurar uma perfusão orgânica eficiente, sendo a pressão arterial resultado da interação entre o DC e a resistência vascular sistêmica (RVS). Esta relação é descrita pela equação fundamental da hemodinâmica, onde a pressão arterial é o produto do DC pela RVS. Assim, qualquer alteração no DC ou na RVS pode afetar diretamente a pressão arterial e, consequentemente, a perfusão de órgãos, destacando a importância de uma abordagem integrada no manejo da estabilidade hemodinâmica em pacientes críticos. Cabe ressaltar, que no ambiente de paciente críticos, as variações nas pressões de enchimento direitas poderão impactar diretamente na função da PAM:

$$PAM = DC \times RVS - PAD$$

Portanto, alterações no DC (pré-carga, contratilidade, pós-carga e FC) e RVS podem diminuir a PAM e reduzir a perfusão sanguínea sistêmica. Discute-se, no entanto, qual o nível de PAM que se deve manter nos diferentes pacientes com choque, já que o nível de hipotensão arterial é variável no que diz respeito ao início da hipoperfusão tecidual.

Do ponto de vista prático, quanto maior o tempo de hipotensão arterial, maior e mais rápido será o desenvolvimento da SDMO. A pressão arterial é considerada a força motriz do sistema circulatório, portanto é a variável clínica que tende a ser preservada durante a ativação dos mecanismos compensatórios, sendo comum durante a abordagem do paciente crítico, a manutenção de valores normais de PA.

Entretanto, durante a fase de abordagem do paciente em choque, pode ser necessário o uso de vasopressores até que se estabeleça adequada restauração da volemia, pois não se deve permitir hipotensão arterial importante ou ameaçadora à vida (Pressão arterial sistólica PAS < 100 mmHg felinos; PAS < 90 mmHg caninos ou PAM < 65 mmHg em ambas as espécies).

O autor enfatiza a importância de interpretar os valores de pressão arterial (PA) ou pressão arterial média (PAM) de forma contextualizada, considerando o impacto na perfusão tecidual, ao invés de se ater estritamente a um valor numérico. O termo "hipotensão" é entendido não apenas como um número específico, mas como uma condição clínica na qual a pressão arterial é insuficiente para garantir uma perfusão tecidual adequada. Essa perspectiva ressalta a necessidade de avaliar a pressão arterial dentro do contexto da situação clínica global do paciente.

Além disso, é crucial considerar situações de hipertensão em pacientes críticos, pois níveis elevados de PA podem levar a quadros de hipoperfusão tecidual global, hipóxia e síndrome da disfunção de múltiplos órgãos (SDMO), de forma semelhante ao observado em estados hipotensivos. Dado que o débito cardíaco (DC) e a resistência vascular sistêmica (RVS) são determinantes chave da PA, a gestão desses estados patológicos envolve a correção das variáveis que influenciam o DC e a RVS, incluindo a volemia (pré-carga), a contratilidade e a pós-carga.

Para avaliar de forma mais precisa o impacto da PA na perfusão tecidual e identificar o valor ótimo de PA para cada paciente, recomenda-se a análise clínica de parâmetros perfusionais periféricos. Estes incluem o tempo de preenchimento capilar (TPC), a coloração das mucosas, a motilidade intestinal, a qualidade do pulso periférico e os gradientes de temperatura central e periférica. Outros indicadores como o nível de consciência, o débito urinário e a frequência cardíaca (FC) também são valiosos para a avaliação compreensiva do estado hemodinâmico e da perfusão tecidual do paciente crítico. Essa abordagem holística permite uma avaliação mais acurada e individualizada do paciente, facilitando a tomada de decisões terapêuticas direcionadas e eficazes.

Os valores preconizados como metas são:

- DU: entre 1 e 2 ml/kg/hora
- Presença de borborigmos intestinais (em até 4 minutos de ausculta ou checagem pelo ultrassom abdominal)
- Pulso periféricos presentes (captados por um sensor de oximetria de pulso)
- Mucosas normocoradas
- TPC: < 3 segundos
- Nível de Consciência (AVDN): (A) Alerta.

- Gradiente de temperatura centro-periférico (Temperatura retal - Temperatura periférica): até 6,5ºC menor que a temperatura central em cães, e até 8ºC menor que a temperatura central para gatos (o gradiente é válido sempre que a temperatura central estiver nos valores de normalidade)
- FC: a taquicardia expressa o primeiro mecanismo de compensação em meio a uma crise hipotensiva, e só não ocorrerá nos casos em que o sistema simpático não possa ser ativado de maneira adequada (anestesia profunda, hipotermia central, trauma raquimedular, uso de fármacos simpatolíticos).

5.2 Débito cardíaco (DC)

O DC é o componente circulatório mais importante, pois é o maior contribuinte para a DO_2 aos tecidos. Como já mencionado, é dependente da pré-carga, da pós-carga e da contratilidade cardíaca. A técnica padrão mais utilizada para monitorar o DC é o uso do cateter de artéria pulmonar – CAP (Swan-Ganz), embora novos métodos menos invasivos já estejam disponíveis para a prática clínica (NICO; PiCCO; Bioimpedância torácica; Doppler transesofágico).

DC = VS X FC

ou

DC = PAM - PAD/RVS

A interpretação do DC deve ser realizada de acordo com a demanda metabólica. Assim, não se pode inferir que um DC seja normal, sem os parâmetros de oxigenação tecidual. Portanto, apesar do CAP fornecer dados relevantes da condição hemodinâmica do paciente crítico, a medida do DC não pode ser utilizada na avaliação da perfusão tecidual global. Da mesma maneira, para a interpretação do DC, deve-se indexar o valor obtido (L/mim) pela área de superfície corpórea tendo-se assim o índice cardíaco (IC; L/min/m²).

Em condições patológicas, como ocorre no choque, o mecanismo de TeO_2 encontra-se comprometido. Uma vez que nessa condição clínica o VO_2 é dependente da DO_2, medidas terapêuticas adotadas com objetivo de aumentar a DO_2 geram automaticamente o aumento da VO_2. Assim, ao se elevar o DC, o por consequência o DO_2, sem aumento da TeO_2, pode se afirmar à beira do leito, que houve aumento do VO_2 tecidual, conforme mostra a **Figura 3.2**.

Na realidade contemporânea da Medicina Veterinária, o uso do cateterismo arterial pulmonar (CAP) é predominantemente restrito a instituições de pesquisa de grande porte, em parte devido ao significativo investimento financeiro necessário para a implantação e manutenção desse sistema de monitoramento avançado. Além do aspecto financeiro, a complexidade da técnica requer equipes altamente capacitadas para minimi-

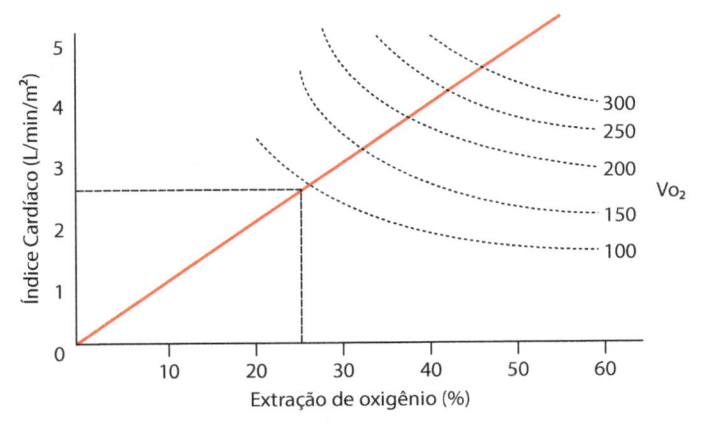

Figura 3.2. – Relação da VO$_2$, TeO$_2$ e Índice cardíaco (adaptado de FIGUEIREDO, 2008)

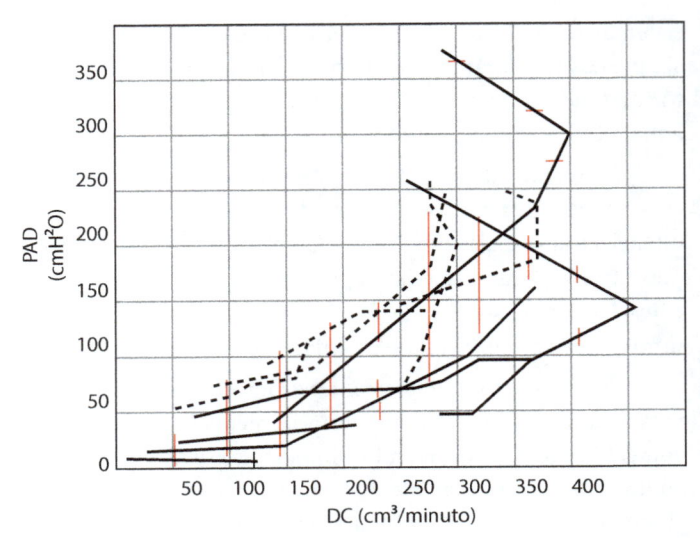

Figura 3.3. – Apresentação original da reprodução da curva de Starling em 1914. O eixo y indica a pressão atrial direita (mmH2O) e o eixo x indica o débito cardíaco (cm3/minuto).

zar os riscos e lidar com possíveis complicações associadas ao procedimento.

É provável que, na prática da clínica veterinária, haja uma transição direta para técnicas de monitoramento não invasivas, sem que haja uma fase de adaptação extensa similar à experienciada na medicina humana, que se estendeu por mais de quatro décadas. Esta evolução reflete o avanço tecnológico e o desenvolvimento de novas metodologias diagnósticas, que permitem uma avaliação hemodinâmica eficaz sem a necessidade de procedimentos invasivos complexos. Assim, espera-se que essas técnicas não invasivas se integrem rapidamente à rotina clínica veterinária, proporcionando uma abordagem mais segura e acessível ao monitoramento hemodinâmico de pacientes críticos, sem as barreiras associadas ao uso do CAP.

5.3 Pressão venosa central (PVC) e as Curvas de Starling

Em 1914, Ernest Starling realizou experimentos pioneiros utilizando um modelo de coração-pulmão isolado para investigar os mecanismos reguladores do débito cardíaco. Durante toracotomias em cães anestesiados e submetidos à ventilação com pressão positiva, Starling conseguiu preservar as circulações pulmonar e coronariana. Ele realizou isso ligando a veia cava inferior e a aorta distal, redirecionando o fluxo sistêmico para um circuito extracorpóreo. Ao ajustar um resistor em uma cânula, ele observou que o coração adaptava seu volume ejetado ao volume de sangue retornado à aurícula direita.

Starling apresentou seus resultados em curvas que relacionam a pressão atrial direita com o débito cardíaco, posicionando a pressão atrial direita no eixo "Y" e o débito cardíaco no eixo "X". Essa escolha de representação gráfica levou alguns a sugerir que Starling e seu editor não estavam familiarizados com a convenção de colocar a variável independente no eixo "X". No entanto, a interpretação dos textos de Starling não indica que

ele considerasse a pressão atrial direita como uma variável independente capaz de controlar diretamente o volume sistólico ou o trabalho miocárdico. A variável experimental manipulada por Starling foi a abertura do resistor na cânula, e não a pressão atrial direita *per se* (**Figura 3.3.**).

A curva original de Starling tornou-se um conceito fundamental para a compreensão da fisiologia cardiovascular. Ela ilustra de maneira eloquente como o coração se ajusta dinamicamente às variações no volume de retorno venoso, sem implicar que um aumento na pressão atrial direita leve necessariamente a um aumento no débito cardíaco. Essa representação gráfica forneceu uma base importante para a nossa compreensão atual da regulação da circulação sanguínea, enfatizando a capacidade intrínseca do coração de adaptar sua função às necessidades fisiológicas do organismo.

Nesta primeira avaliação, nota-se a inversão dos eixos como notadamente conhecido na literatura, desde sua reprodução inicial por Guyton. A dependência da PAD em relação ao DC é relativa, já que Sarnoff e Berglund (1954) comprovaram a mesma tese, mas com os eixos invertidos como conhecemos na atualidade. Posteriormente, Berlin e Bakker revisaram estas relações com melhor compreensão (**Figura 3.4.**).

Seguindo a lógica da prática moderna em representações gráficas de dados fisiológicos, se considerarmos a ausência de resistência ao retorno sanguíneo (representada pela abertura da válvula) como a variável independente, esta seria posicionada no eixo "X" de um gráfico. As variáveis dependentes, que são o débito cardíaco e a pressão atrial direita, seriam representadas em dois eixos distintos ("Y" e "Z"), facilitando a visualização de como cada uma responde independentemente à variação da resistência ao retorno sanguíneo (**Figura 3.4.**).

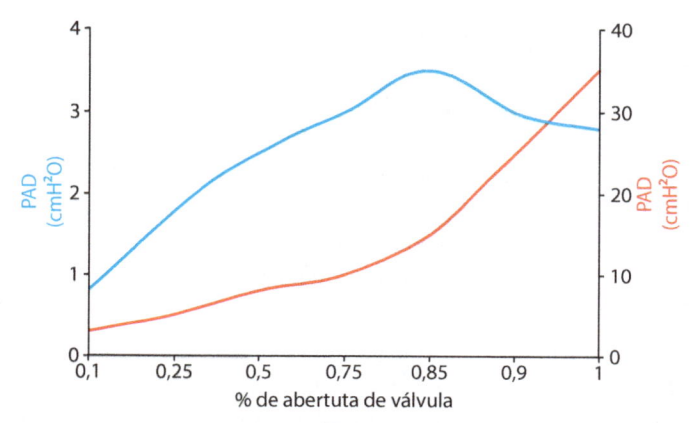

Figura 3.4. – Representação revisada da curva de Starling, com a variável independente real (abertura da válvula de retorno venoso) no eixo "X", e o DC e a PAD como variáveis dependentes isoladas, no eixo "Y" e "Z", respectivamente. Adaptado de Berlin DA, Bakker J. Starling curves and central venous pressure. Critical Care. 2015; 19:55.

Neste cenário, o gráfico ilustraria de forma clara a capacidade adaptativa dos corações mamíferos em responder a variações na taxa de retorno sanguíneo. Com o aumento da taxa de retorno sanguíneo — até certo ponto — o coração consegue aumentar proporcionalmente o débito cardíaco para acomodar esse volume adicional sem significativa elevação da pressão atrial direita. No entanto, uma vez atingido o limite de capacidade adaptativa do coração, qualquer incremento adicional no retorno sanguíneo resultaria em um aumento abrupto e significativo da pressão atrial direita. Esse fenômeno reflete a incapacidade do coração de aumentar ainda mais o seu débito cardíaco em resposta ao excesso de volume, levando ao acúmulo de sangue na aurícula direita e consequente elevação da pressão atrial. Esta representação gráfica é uma ferramenta valiosa para entender a dinâmica da função cardíaca em resposta a alterações fisiológicas no sistema circulatório.

Quatro décadas após Ernest Starling apresentar sua famosa curva, Sarnoff e Berglund aprofundaram a compreensão da relação entre retorno sanguíneo e função cardíaca com a Lei do Coração, utilizando uma abordagem que preservava mais a integridade da circulação sistêmica. Em seus experimentos com cães, sob condições controladas de anestesia e ventilação com pressão positiva, eles realizaram toracotomias e canulação da aorta e dos átrios, permitindo a manipulação direta da pressão atrial.

Através desses procedimentos, Sarnoff e Berglund demonstraram que tanto o trabalho miocárdico, quanto o volume sistólico aumentam em resposta a um incremento do retorno sanguíneo, até que se atinja um limite fisiológico. Ao manipular a pressão atrial com o auxílio de reservatórios elevados, os pesquisadores destacaram o papel crítico da pressão atrial na determinação da pré-carga ventricular, ao mesmo tempo em que evidenciaram as limitações da pressão venosa central (PVC) como um indicador confiável do volume sistólico. Seus experimentos mostraram que é possível ocorrer um aumento da pressão atrial sem que haja um correspondente aumento no volume sistólico, desafiando a ideia de que a PVC poderia ser um indicador direto da função cardíaca.

Sarnoff e Berglund elucidaram que a PVC é influenciada não apenas pelo volume sanguíneo na aurícula direita, mas também pelas pressões no espaço pericárdico e torácico adjacentes ao coração, referidas como pressões justa-cardíacas. Em condições de tórax aberto e pericárdio exposto, como em seus experimentos, a influência dessas pressões justa-cardíacas sobre a PVC é minimizada, mas na prática clínica, a desconsideração dessas pressões pode levar a interpretações equivocadas da PVC.

Adicionalmente, ao alterarem a complacência miocárdica, seja pelo aumento da pós-carga ventricular ou pela indução de isquemia coronariana, os pesquisadores observaram elevações na pressão atrial direita que não correspondiam a aumentos no volume sistólico. Essas observações reforçam a ideia de que a relação entre pressão atrial, trabalho cardíaco e débito cardíaco é complexa e não pode ser simplificada a uma única curva. Cada animal pode apresentar múltiplas curvas que descrevem essa relação, dependendo das condições fisiológicas e patológicas presentes.

Em resumo, o trabalho de Sarnoff e Berglund aprofundou a compreensão da dinâmica cardíaca e da regulação circulatória, destacando a necessidade de uma abordagem mais matizada ao interpretar indicadores como a PVC no contexto da avaliação hemodinâmica. Essas descobertas reforçam a complexidade da fisiologia cardiovascular e a importância de considerar múltiplos fatores na avaliação da função cardíaca.

Arthur Guyton, ao longo das décadas de 1950 a 1970, expandiu significativamente a compreensão da circulação sanguínea e do controle do débito cardíaco através do desenvolvimento de um modelo integrativo que levava em conta as forças responsáveis pelo retorno venoso ao coração. Guyton reconheceu a crucial influência da atividade metabólica dos tecidos periféricos na determinação da taxa de retorno venoso, enfatizando o papel do gradiente de pressão entre a pressão vascular média (que reflete a pressão média de enchimento sistêmico) e a pressão na aurícula direita. Ele propôs que a elevação da pressão atrial direita atua como uma barreira ao retorno venoso, enquanto a pressão média de enchimento sistêmico, que não depende diretamente da contração do ventrículo esquerdo, é o principal motor do retorno venoso e, por consequência, do débito cardíaco. Neste contexto, a pressão venosa central (PVC) surge como uma medida clínica da pressão atrial direita.

Guyton representou o sistema circulatório através de duas curvas fundamentais: a curva de retorno venoso e a curva de função cardíaca, cujo ponto de interseção define o débito cardíaco. A curva de retorno venoso é influenciada pela pressão média de enchimento sistêmico, pela pressão atrial direita e pela resistência vascular, e é deslocada para cima com o aumento da pressão vascular. Por outro lado, a curva de função cardíaca, que guarda semelhanças com a curva de Starling, ilustra como um incremento no retorno venoso se traduz em um aumento no débito cardíaco, encontrando-se com a curva de retorno venoso em um novo ponto que reflete um débito cardíaco mais elevado.

Contudo, a curva de função cardíaca apresenta um platô que evidencia o limite na capacidade do coração de lidar com aumentos no retorno venoso. Além desse ponto de saturação, ocorre um acúmulo de sangue no coração, provocando um aumento significativo da pressão atrial direita (**Figura 3.5.**).

As curvas de Guyton proporcionam uma ferramenta para prever a resposta global da circulação a mudanças em variáveis isoladas, alinhando-se ao propósito original de Starling. No entanto, a complexidade inerente ao sistema circulatório e as múltiplas respostas compensatórias presentes tornam a previsão precisa do comportamento do débito cardíaco uma tarefa desafiadora. Importante ressaltar que, no modelo de Guyton, a PVC, embora posicionada no eixo "X", não é uma variável independente que determina unilateralmente o débito cardíaco; ela é tanto influenciada pelo quanto influencia o débito cardíaco, evidenciando a natureza interativa e complexa da regulação circulatória.

A Pressão Venosa Central (PVC) é um indicador crucial da hemodinâmica e reflete a pressão nas grandes veias torácicas, sendo essencial para a avaliação do estado volêmico e da função cardíaca em pacientes. Em indivíduos sem patologias valvulares tricúspides, a PVC é equiparável à pressão atrial direita (PAD) e à pressão diastólica final do ventrículo direito (PDFVD). Esta equivalência decorre da dinâmica cardíaca durante a diástole, quando a válvula tricúspide está aberta, permitindo a livre

comunicação e equilíbrio de pressões entre o átrio direito e o ventrículo direito.

Os valores considerados normais para a PVC, com a linha axilar média servindo de referência para o ponto zero do transdutor, situam-se entre 4 e 8 mmHg. Esses valores são fundamentais para a interpretação clínica, pois indicam o estado volêmico do paciente e podem auxiliar na detecção de diversas condições, como hipovolemia, hipervolemia ou disfunções cardíacas.

Além disso, em contextos nos quais não há disfunção cardíaca significativa, observa-se uma correlação razoável entre a PVC, a PAD e a pressão capilar pulmonar (PCP). A PCP é frequentemente utilizada como uma medida indireta da pressão no átrio esquerdo e pode ser útil na avaliação da função do ventrículo esquerdo e na identificação de condições, como a insuficiência cardíaca congestiva. Portanto, entender a inter-relação entre essas pressões é fundamental para uma avaliação compreensiva do status hemodinâmico do paciente, facilitando a tomada de decisões clínicas e terapêuticas apropriadas.

5.4 Índice de Choque

O Índice de Choque (IC) é a relação entre a frequência cardíaca (FC) e a pressão arterial sistólica (PAS), introduzido como parâmetro de perfusão por Allgöwer e Burri, em 1967. Este índice serve como um indicador sensível para avaliar a instabilidade hemodinâmica em pacientes, sendo particularmente útil em casos de choque hipovolêmico, onde FC e PAS por si só podem não ser confiáveis.

A relevância do IC como ferramenta diagnóstica e prognóstica é ressaltada em diversos estudos, demonstrando sua utilidade na identificação precoce de estados de choque, essencial para intervenções terapêuticas adequadas e redução da morbimortalidade. Em humanos, valores de IC entre 0,5 a 0,7 são considerados fisiológicos, enquanto valores acima de 0,9 indicam comprometimento da função cardíaca e necessidade de avaliação crítica.

Valores de referência do IC em animais variam, e a literatura sugere que valores superiores a 1 podem indicar um estado grave de choque, requerendo monitoramento e intervenções imediatas. A análise da associação entre o IC e a mortalidade em casos de trauma veicular canino indicou que um IC elevado está significativamente relacionado ao aumento da mortalidade, sublinhando seu valor prognóstico.

Recentemente o autor publicou um estudo em colaboração com Fadel *et. al* (2024), decifrando a utilidade do IC em gatos. Valores acima de 1,72 demonstram associação com maior gravidade e a manutenção do choque ainda apoiado pelo simpático (sustentação da pressão por taquicardia). Já os valores abaixo de 1,47 revelam uma associação com os quadros de hibernação termodependente, quando a bradicardia se instala no ambien-

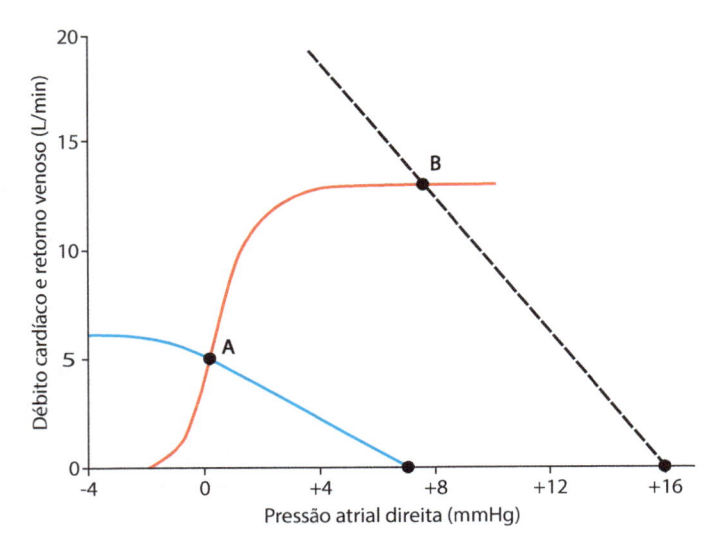

Figura 3.5. – Combinação de duas curvas por Guyton para modelar a circulação. A interseção da curva vermelha de desempenho cardíaco e da curva azul de retorno venoso, determina o débito cardíaco. O ponto A representa a situação normal de repouso. O débito cardíaco é maior quando a linha tracejada representa a curva de retorno venoso e intercepta a mesma curva de desempenho cardíaco no ponto B.

te vasoplégico. Portanto, há de se ter um maior cuidado com a interpretação do IC em gatos, com uma visão holística do fenótipo hemodinâmico.

Além disso, a correlação entre o IC e outros parâmetros clínicos e laboratoriais, como o escore de trauma animal (ATT) e os níveis de lactato, fornece uma compreensão mais aprofundada da condição do paciente e potencializa a aplicação do IC como ferramenta de triagem e prognóstico em ambientes de emergência veterinária.

A incorporação do IC, juntamente com uma compreensão abrangente da fisiopatologia do choque e a integração de outros indicadores clínicos, pode aprimorar significativamente o manejo de pacientes críticos em medicina veterinária.

5.4.1 Índice de choque diastólico

Ainda pouco estudado em medicina veterinária, o índice de choque diastólico (ICD) é uma ferramenta valiosa no manejo de pacientes em estado de choque, particularmente no choque séptico. Ele reflete a interação entre a função cardíaca e o tônus vascular, servindo como um guia potencial para intervenções terapêuticas.

O conceito do ICD baseia-se na relação entre a frequência cardíaca e a pressão arterial diastólica (PAD), oferecendo uma perspectiva sobre a resistência vascular e a função cardíaca. A PAD é influenciada pelo tônus vascular e pela resistência arterial, enquanto a frequência cardíaca reflete a resposta compensatória do coração às alterações hemodinâmicas. A teoria da caldeira de "Windkessel" explica como a constante de tempo diastólica (RC), que é o produto da resistência arterial pela complacência, determina a PAD, sugerindo que a PAD é um indicador representativo do tônus arterial.

O DSI é calculado como a razão entre a frequência cardíaca e a PAD. Este cálculo é feito em pontos críticos do manejo do choque séptico, como imediatamente antes do início da terapia com vasopressores e em intervalos subsequentes após a introdução do suporte vasopressor. A medida é geralmente obtida por técnicas não invasivas, mas também pode ser aferida invasivamente quando necessário.

O ICD fornece uma medida que pode ajudar a identificar pacientes com maior risco de progressão da doença e piora clínica, auxiliando na decisão de quando iniciar o suporte vasopressor e na titulação de fluidos e vasopressores.

Valores elevados de ICD (acima de 1) estão associados a um maior risco de mortalidade em pacientes com choque séptico. O aumento progressivo do ICD, tanto antes, quanto no início do suporte vasopressor, está relacionado a um risco crescente de morte. Além disso, pacientes com valores mais altos de ICD tendem a requerer mais terapia de substituição renal, apresentam maiores valores de lactato e necessitam de mais fluidos de ressuscitação e doses maiores de vasopressores.

O ICD pré-vasopressor e o ICD no início do vasopressor mostraram desempenho semelhante ao do escore SOFA e aos níveis iniciais de lactato para prever a mortalidade em humanos.

A avaliação contínua do DSI pode oferecer informações valiosas sobre a evolução do estado hemodinâmico do paciente e a eficácia das intervenções, embora mais pesquisas sejam necessárias para estabelecer diretrizes claras sobre como melhor integrar o DSI na prática clínica. Cabe ressaltar que valores isolados da pressão arterial diastólica ou da frequência cardíaca não puderam detectar os mesmos sinais que o ICD.

Provavelmente, uma das vantagens em utilizar este índice em pacientes sépticos diz respeito à acurácia do método quando a pressão arterial é tomada em leitos periféricos, e muitas vezes de forma não invasiva.

Embora se observe alguma variação nas medidas de pressão arterial sistólica ou média desde a aorta até os vasos periféricos, a pressão arterial diastólica (PAD) tende a se manter estável, até mesmo em situações experimentais de endotoxemia, onde pode haver uma separação do controle do tônus vascular entre a circulação central e periférica. Dessa forma, as leituras de PAD feitas nos vasos periféricos são um reflexo fiel das medições centrais de PAD, inclusive em contextos de inflamação aguda, com vasodilatação intensificada e mudanças na complacência dos vasos. Apesar de poder haver questionamentos sobre o impacto dos métodos de medição da pressão arterial, invasivos ou não, nos resultados, a precisão das medições de PAD é significativamente mais confiável do que as da pressão arterial sistólica (PAS). Por isso, esses fatores reforçam a precisão do cálculo do Índice de Choque Diastólico (ICD) com base nos valores de PAD, seja por métodos invasivos ou não invasivos, e sustentam a ideia de que o ele é um indicador abrangente da redução do tônus vascular, visto que a PAD é menos afetada pelas variações da onda de pulso.

6. LITERATURA RECOMENDADA

1. Berlin DA, Bakker J. Starling curves and central venous pressure. Critical Care. 2015; 19:55.
2. Berlin DA, Bakker J. Understanding venous return. Intensive Care Med. 2014;40:1564–6.
3. David CD, Dias FS. Monitorização Hemodinâmica, Rio de Janeiro: Revinter, 2004.
4. Figueiredo LFP, SILVA E, CORRÊA TD. Avaliação hemodinâmica macro e microcirculatória no choque séptico, Rev Med (São Paulo) 2008; 87(2):84-91.
5. Guyton AC, Hall JE. Textbook of Medical Physiology. 11th ed. Philadelphia, PA: Elsevier Saunders; 2006.
6. Guyton AC, Lindsey AW, Gilluly JJ. The limits of right ventricular compensation following acute increase in pulmonary circulatory resistance. Circulat Res. 1954;2:326–32.
7. Monachini M. Padronização de Monitorização Hemodinâmica e da Utilização de Cateteres Artério-venosos, São Paulo: Hospital Sírio Libanês,2004.
8. SILVA E, GARRIDO AG, ASSUNÇÃO MSC. Avaliação da perfusão tecidual no choque. Medicina Ribeirão Preto 2001, 34; 27-35.
9. Patterson SW, Starling EH. On the mechanical factors which determine the output of the ventricles. J Physiol. 1914;48:357–79.

10. Sarnoff SJ, Berglund E. Ventricular function: I. Starling's Law of the Heart studied by means of simultaneous right and left ventricular function curves in the dog. Circulation. 1954;9:706–18.

11. Porter AE, Rozanski EA, Sharp CR, Dixon KL, Price LL, Shaw SP. Evaluation of the shock index in dogs presenting as emergencies. J Vet Emerg Crit Care (San Antonio). 2013 Sep-Oct;23(5):538-44. doi: 10.1111/vec.12076. Epub 2013 Jul 15.

12. Kraenzlin MN, Cortes Y, Fettig PK, Bailey DB. Shock index is associated with mortality in canine vehicular trauma patients. J Vet Emerg Crit Care (San Antonio). 2020 Nov;30(6):706-711. doi: 10.1111/vec.13013. Epub 2020 Oct 20.

13. Zollo AM, Ayoob AL, Prittie JE, Jepson RD, Lamb KE, Fox PR. Utility of admission lactate concentration, lactate variables, and shock index in outcome assessment in dogs diagnosed with shock. J Vet Emerg Crit Care (San Antonio). 2019 Sep;29(5):505-513. doi: 10.1111/vec.12868. Epub 2019 Jul 9.

14. Fadel L, Rabelo R, et al. Assessment of shock index in healthy cats and cats presenting as emergencies. J Vet Emerg Crit Care (San Antonio). (no prelo).

15. Ospina-Tascón GA, Teboul JL, Hernandez G, Alvarez I, Sánchez-Ortiz AI, Calderón-Tapia LE, Manzano-Nunez R, Quiñones E, Madriñan-Navia HJ, Ruiz JE, Aldana JL, Bakker J. Diastolic shock index and clinical outcomes in patients with septic shock. Ann Intensive Care. 2020 Apr 16;10(1):41.

16. Asiimwe SB, Abdallah A, Ssekitoleko R. A simple prognostic index based on admission vital signs data among patients with sepsis in a resource-limited setting. Crit Care. 2015 Mar 16;19(1):86.

17. Ospina-Tascón GA, Teboul JL, Hernandez G, Alvarez I, Sánchez-Ortiz AI, Calderón-Tapia LE, Manzano-Nunez R, Quiñones E, Madriñan-Navia HJ, Ruiz JE, Aldana JL, Bakker J. Diastolic shock index and clinical outcomes in patients with septic shock. Ann Intensive Care. 2020 Apr 16;10(1):41.

18. Dalmau R. The diastolic shock index works… but, what is it? Ann Intensive Care. 2020 Aug 3;10(1):103.

19. Ospina-Tascón GA, Hernández G, Bakker J. Diastolic shock index (DSI) works… and it could be a quite useful tool. Ann Intensive Care. 2020 Aug 6;10(1):109.

20. Ospina-Tascón GA, García-Gallardo G, Orozco N. Using the diastolic shock index to determine when to promptly administer vasopressors in patients with septic shock. Clin Exp Emerg Med. 2022 Dec;9(4):367-369.

Fisiologia Hemodinâmica Aplicada em Urgências

4

Joaquin Araos

1. INTRODUÇÃO

Neste capítulo exploramos as complexidades da fisiologia cardiovascular e hemodinâmica, com foco em áreas-chave cruciais para a prática da medicina veterinária intensiva, meramente no setor de emergências. Como veterinários no pronto-socorro, compreender a intrincada relação entre retorno venoso, volume estressado e não estressado, pressão média de enchimento circulatório e a resistência associada ao fluxo sanguíneo e, finalmente, o fluxo adiante na forma de débito cardíaco, serve como base para nossas decisões clínicas diárias.

Além disso, este texto explana o conceito de dinâmica de pressão e fluxo, oferecendo um exame detalhado das características únicas do sistema venoso e do impacto da modulação simpática. Adicionalmente, o capítulo elucida a importância da curva de função cardíaca, culminando em uma integração abrangente das curvas de função vascular e cardíaca, um elemento crucial para entender a resposta sistêmica às alterações nos parâmetros cardiovasculares.

Com ênfase na aplicação prática desses princípios, este capítulo aborda as alterações no sistema cardiovascular durante a ventilação com pressão positiva intermitente, detalhando os efeitos da pressão transpulmonar e da pressão torácica no sistema cardiovascular, bem como as implicações do aumento do volume pulmonar e da pressão pleural durante essas intervenções.

Através de uma compreensão precisa desses mecanismos, os veterinários de emergência podem aprimorar sua capacidade de tomar decisões bem fundamentadas e calculadas, o que, em última análise, leva a uma melhora nos resultados dos pacientes. Em essência, este capítulo tem como objetivo auxiliar na aquisição de conceitos relevantes necessários para lidar com a miríade de desafios cardiovasculares e hemodinâmicos que você pode encontrar em um ambiente de urgências.

2. O RETORNO VENOSO E O SISTEMA CIRCULATÓRIO

- O retorno venoso (RV) diz respeito ao fluxo sanguíneo da periferia de volta ao coração direito.

- O RV depende da diferença de pressão entre a pressão média de enchimento circulatório (PMEC) e a pressão atrial direita (PAD), e da resistência a esse fluxo.

- Como o sistema venoso é caracterizado por baixa pressão, baixa resistência e alta capacitância, ele pode armazenar um grande volume de sangue antes que ocorram escalonamentos da pressão transmural (**Figura 4.1A.**).

3. VOLUME ESTRESSADO E VOLUME NÃO ESTRESSADO

- O volume não estressado (Vu) é o volume inicial no sistema venoso que não participa do retorno venoso (RV) nem afeta a PMEC, atuando como uma reserva de sangue.

- O preenchimento subsequente gera uma pressão transmural chamada de PMEC, ilustrando o recuo elástico da parede venosa. Para ocorrer o RV, a PMEC deve superar a PAD e a resistência (**Figura 4.1B.**).

- O volume estressado (Ve) é o volume sanguíneo circulante acima do Vu e desempenha um papel no RV. Em cães, o Ve representa cerca de 25-30% do volume sanguíneo total.

4. MECANISMOS QUE AFETAM A PRESSÃO MÉDIA DE ENCHIMENTO CIRCULATÓRIO

- A PMEC é uma pressão de equilíbrio que se relaciona diretamente com as alterações no volume sanguíneo total e no Ve, e inversamente com a complacência do sistema venoso.

- A PMEC pode ser aumentada ao expandir o volume sanguíneo total, aumentar o Ve ou transformar o Vu em Ve, por meio da vasoconstrição.

5. DINÂMICA DE PRESSÃO DE FLUXO NO RETORNO VENOSO

- Para facilitar o fluxo sanguíneo adiante, deve haver um gradiente de pressão em todo o sistema que su-

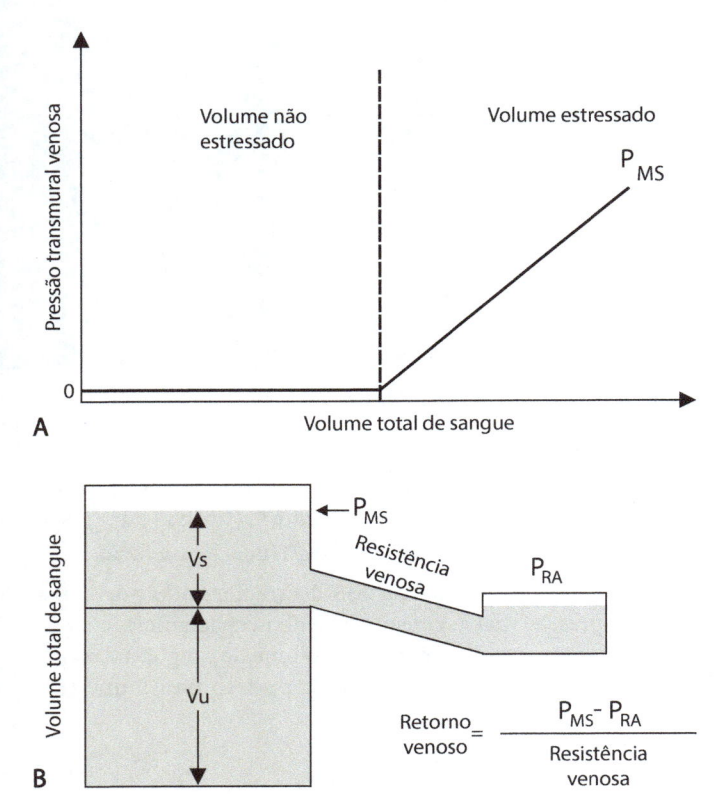

Figura 4.1. – A figura representa os mecanismos do retorno venoso. **(A)** O volume não estressado (Vu) preenche o sistema venoso, levando à formação de pressão transmural através do recuo elástico da parede venosa e, portanto, da pressão média de enchimento circulatório (PMEC). O retorno venoso (RV) é iniciado quando a PMEC excede a pressão atrial direita (PAD). **(B)** Tanto o volume não estressado (Vu) quanto o volume estressado (Ve) ocupam o sistema venoso, mas apenas o Ve contribui para a pressão transmural, elevando a PMEC e facilitando o RV. Aumentar o Ve, ou reduzir a complacência venosa aumenta a PMEC, convertendo o Vu em Ve. Adaptado de Araos J. Previsão dinâmica da responsividade a fluidos durante a ventilação com pressão positiva: uma revisão da fisiologia subjacente às interações coração-pulmão e uma interpretação crítica, Número de Licença: 5555080875395.

pere a resistência ao fluxo. No retorno venoso (RV), isso é a disparidade entre a PMEC a montante e a PAD a jusante.

- O fluxo (RV) é iniciado quando o coração bombeia, diminuindo a PAD em relação à PMEC. O RV máximo é alcançado quando a PAD está em pressão atmosférica (0 mmHg).

- O platô de RV ocorre quando a PAD cai abaixo da pressão atmosférica, como no final da inspiração durante a respiração espontânea. Esse é o limite fisiológico para o RV máximo alcançável.

6. SISTEMA VENOSO E RESISTÊNCIA

- O sistema venoso pode ser visto como dois compartimentos: pequenas veias/vênulas e grandes veias.

- As pequenas veias atuam como um reservatório de sangue e regulam a proporção entre Ve e Vu que forma o volume total.

- As grandes veias, apesar de seus diâmetros maiores, oferecem a principal resistência ao RV devido à sua área de secção transversal combinada menor (**Veja Figuras 4.2A. e 4.2B.**).

7. OS EFEITOS DA MODULAÇÃO SIMPÁTICA NO RETORNO VENOSO (RV)

- As ações da modulação simpática no sistema venoso podem causar efeitos variados no RV.

- Por exemplo, os efeitos vasoconstritores da fenilefrina diminuem a capacitância das pequenas veias, aumentando o Ve em relação ao Vu sem alterar o volume sanguíneo total.

- A fenilefrina aumenta a PMEC, aumentando o RV e o débito cardíaco (DC) em qualquer PAD dada.

- No entanto, a constrição das grandes veias em resposta à fenilefrina resulta em aumento da resistência ao fluxo, compensando parcialmente o efeito benéfico do aumento da PMEC (**Figura 4.2C.**).

8. CURVA DE FUNÇÃO CARDÍACA

- A curva de função cardíaca apresenta uma relação positiva, em que o débito cardíaco (DC) aumenta com o aumento da pressão atrial direita (PAD).

- O inotropismo positivo (aumento na força de contração do coração) faz com que a curva se mova para cima e para a esquerda, levando a um aumento no DC para uma PAD dada. Por outro lado, o inotropismo negativo move a curva para baixo e para a direita.

- Em uma PAD mais baixa, pequenos incrementos na PAD causam aumentos significativos no DC. No entanto, à medida que a PAD aumenta, o DC eventualmente atinge um patamar sem mais aumentos (**Figura 4.3.**).

9. INTEGRANDO AS CURVAS DE FUNÇÃO VASCULAR E CARDÍACA

- Quando as curvas de função vascular e cardíaca são plotadas juntas, a interseção delas define o DC e o RV para uma determinada PAD.

- A posição da interseção depende dos fatores que definem o RV e da capacidade de bombeamento do coração.

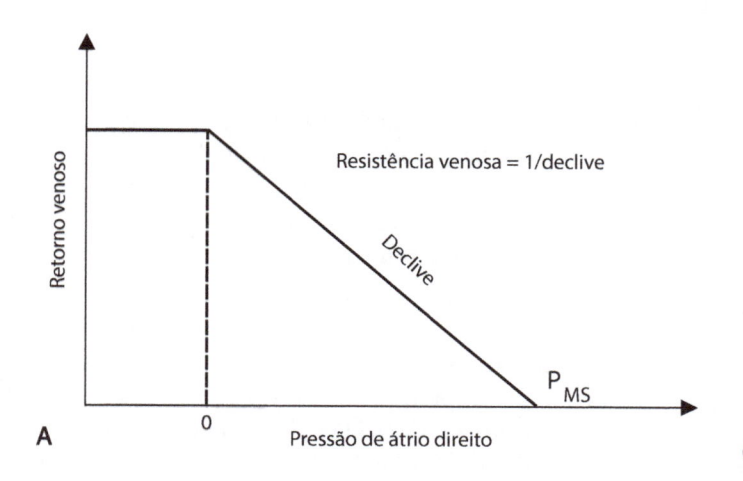

A

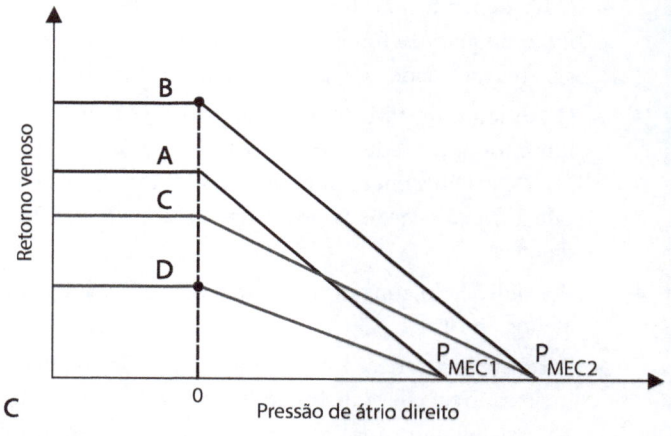

C

Figura 4.2. – Esta figura representa a curva de função vascular. **(A)** Com o coração em repouso e sem débito cardíaco, a pressão atrial direita (PAD) é igual à pressão média de enchimento circulatório (PMEC), resultando em nenhum retorno venoso (RV). No reinício do coração, a diminuição da PAD cria um gradiente de pressão com a PMEC, desencadeando o RV. O RV atinge o máximo com uma PAD de zero e, em seguida, atinge um patamar devido ao colapso das veias principais em uma PAD sub ambiental. A inclinação inversa da curva de função representa a resistência ao RV. **(B)** Pequenas veias/vênulas atuam como vasos capacitivos, com mudanças de tônus afetando o equilíbrio entre os volumes não estressados e estressados. Grandes veias, como a veia cava, atuam como vasos resistivos, ditando a resistência ao RV a ser superada para um fluxo efetivo. **(C)** A fenilefrina eleva a PMEC (de PMEC1 para PMEC2) ao atuar nos receptores alfa-adrenérgicos dos vasos capacitivos (do ponto A para o ponto B), mas também aumenta a resistência venosa ao atuar nas grandes veias, reduzindo o RV (do ponto B para o ponto C). Se a fenilefrina afetasse apenas os vasos resistivos, a redução do RV seria mais significativa (do ponto A para o ponto D). Adaptado de Araos J. Previsão dinâmica da responsividade a fluidos durante a ventilação com pressão positiva: uma revisão da fisiologia subjacente às interações coração-pulmão e uma interpretação crítica, Número de Licença: 5555080875395.

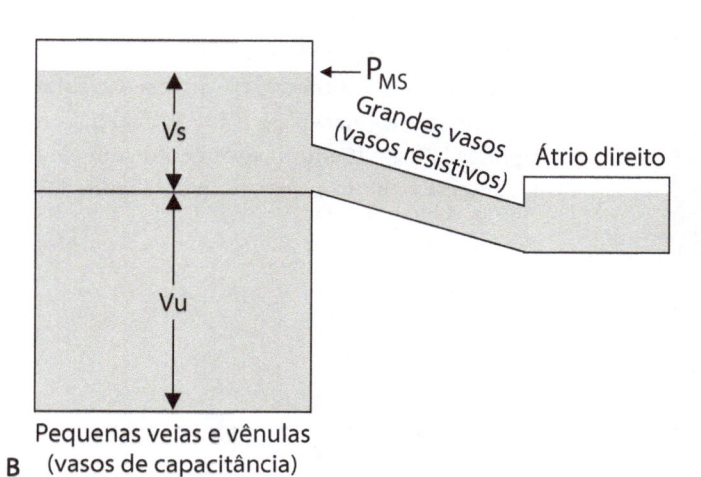

B

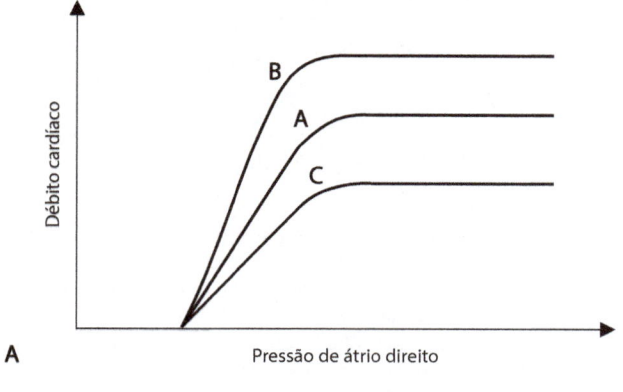

A

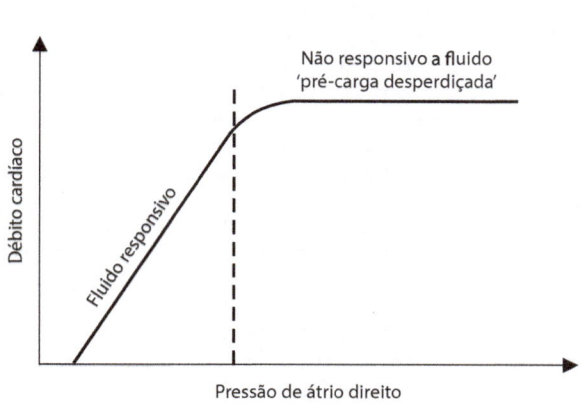

B

Figura 4.3. – Esta figura ilustra a curva de função cardíaca. **(A)** O débito cardíaco (DC) aumenta com o aumento da pressão atrial direita (PAD) até atingir um patamar. A curva A indica um coração normal, B representa um inotropismo aumentado ou redução da pós-carga, e C representa um inotropismo diminuído ou aumento da pós-carga. **(B)** A função é curvilínea, atingindo um patamar em uma PAD alta. Em uma PAD mais baixa, pequenos aumentos de pressão elevam significativamente o DC, marcando essa região como responsiva a fluidos. Nessa região, a administração de uma carga de fluidos aumentaria consideravelmente o DC. Por outro lado, um aumento adicional na PAD não impulsiona substancialmente o DC, tornando essa área não responsiva a fluidos ou "pré carga desperdiçada". Um aumento excessivo na PMEC pode ser prejudicial. Adaptado de Araos J. Previsão dinâmica da responsividade a fluidos durante a ventilação com pressão positiva: uma revisão da fisiologia subjacente às interações coração-pulmão e uma interpretação crítica, Número de Licença: 5555080875395.

- O RV depende do volume total, Ve, Vu e resistência ao fluxo, enquanto a função cardíaca depende da pré-carga, contratilidade, pós-carga e frequência cardíaca.

- O aumento da PMEC (seja elevando o Ve ou o volume total, ou reduzindo o Vu) leva a um aumento no RV e, consequentemente, a um maior DC, desde que a função cardíaca opere na parte mais íngreme da curva.

- Por outro lado, uma diminuição na PMEC resulta em efeitos opostos.

- A resistência venosa está inversamente relacionada à inclinação da curva de função vascular. Um aumento na resistência venosa move a inclinação no sentido anti-horário, diminuindo o RV e o DC sem alterar a PMEC. Em contraste, uma diminuição na resistência venosa aumenta o RV e o DC, movendo a curva no sentido horário, sem modificar a PMEC.

- Para uma PMEC fixa, PAD e resistência venosa, fatores que causam um deslocamento da curva de função car-díaca para cima e para a esquerda aumentarão o DC, e vice-versa.

- Um aumento na contratilidade ou diminuição da pós--carga resulta em um deslocamento da curva para a esquerda e para cima. Por outro lado, uma diminuição na contratilidade ou um aumento repentino na pós-carga causa um deslocamento para a direita e para baixo.

- Mudanças na complacência diastólica ventricular também afetam a curva de função cardíaca. Por exemplo, a ventilação com pressão positiva contínua causa um deslocamento paralelo da curva para a direita devido ao aumento na pressão pleural, elevando a pressão cardíaca ambiente em relação aos leitos de capacitância venosa. Isso resulta em uma redução no RV e no DC em uma PAD mais alta (**Figura 4.4.**).

- A complexa interação entre as funções vascular e cardíaca na determinação do RV e do DC pode ser exemplificada usando um medicamento com efeitos vasodilatadores e inotrópicos positivos (**Figura 4.5.**).

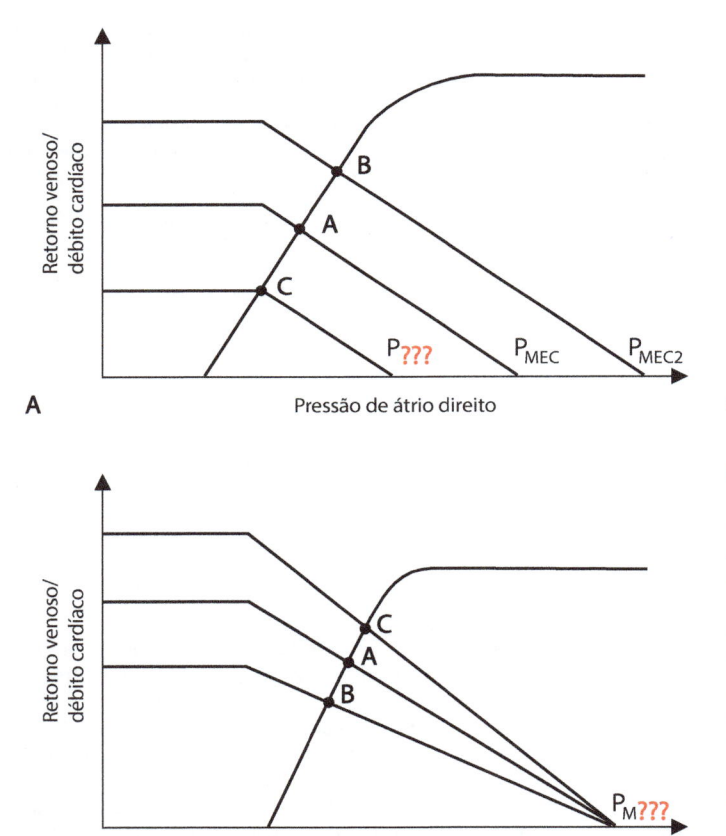

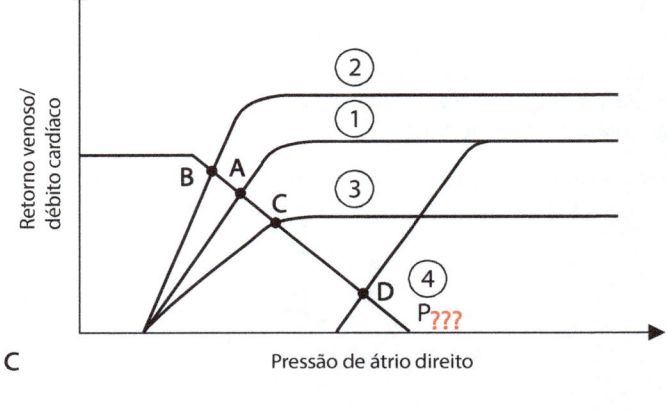

Figura 4.4. – Esta figura explora a interação entre as curvas de função vascular e cardíaca. **(A)** Com a contratilidade cardíaca constante, o aumento da PMEC de PMEC1 para PMEC2 impulsiona o retorno venoso (RV) e, consequentemente, o débito cardíaco (DC) (do ponto A para o ponto B). Se a PMEC cair para PMEC3, tanto o RV quanto o DC diminuem na curva de função cardíaca (do ponto A para o ponto C). **(B)** A curva vascular A ilustra a função normal. Um aumento na resistência venosa faz com que a curva de função vascular gire no sentido anti-horário para a curva B, reduzindo o RV e o DC sem alterar a PMEC. Uma diminuição na resistência venosa resulta em rotação no sentido horário para a curva C, aumentando o RV e o DC sem modificar a PMEC. **(C)** A curva 1 denota uma curva de função cardíaca normal. O aumento da contratilidade ou a diminuição da pós-carga (curva 2) eleva o RV e o DC (do ponto A para o ponto B). Por outro lado, a diminuição da contratilidade ou o aumento da pós-carga (curva 3) reduz o RV e o DC (do ponto A para o ponto C). O aumento da pressão pleural, ao diminuir a complacência cardíaca, desloca a curva cardíaca para a direita (curva 4), reduzindo o RV e o DC (do ponto A para o ponto D) em uma pressão atrial direita mais alta. Todas essas alterações ocorrem com uma PMEC igual. Adaptado de Araos J. Previsão dinâmica da responsividade a fluidos durante a ventilação com pressão positiva: uma revisão da fisiologia subjacente às interações coração--pulmão e uma interpretação crítica, Número de Licença: 5555080875395.

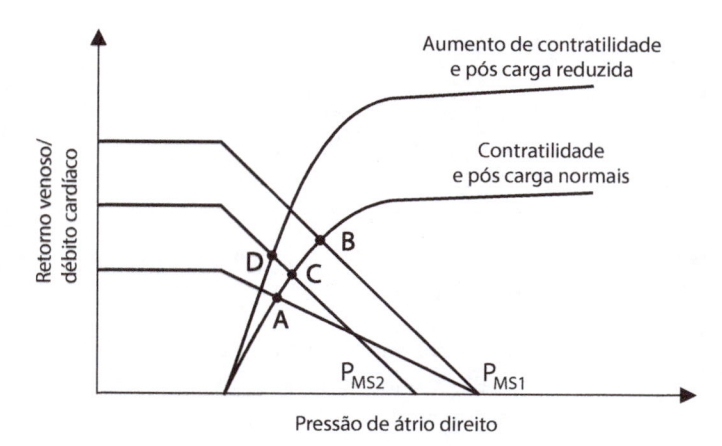

Figura 4.5. – Esta figura ilustra a interação sutil entre as curvas de função vascular e cardíaca durante a infusão de um medicamento com efeitos inotrópicos positivos e vasodilatadores. A interseção A denota o retorno venoso (RV)/débito cardíaco (DC) para um coração com contratilidade e pós-carga padrão em uma determinada pressão média de enchimento circulatório (PMEC). A vasodilatação venosa induzida pelo medicamento reduz a resistência venosa, aumentando assim o RV e o DC (do ponto A para o ponto B). No entanto, o medicamento também induz vasodilatação nos vasos capacitivos, causando um aumento no volume não estressado e reduzindo a PMEC (de PMEC1 para PMEC2), levando a uma diminuição no RV e no DC (do ponto B para o ponto C). Por fim, este medicamento aumenta o inotropismo e diminui levemente a pós-carga do ventrículo esquerdo, fazendo com que o RV e o DC aumentem (do ponto C para o ponto D). Adaptado de Araos J. Previsão dinâmica da responsividade a fluidos durante a ventilação com pressão positiva: uma revisão da fisiologia subjacente às interações coração-pulmão e uma interpretação crítica, Número de Licença: 5555080875395.

10. INTERAÇÕES CORAÇÃO-PULMÃO DURANTE A VENTILAÇÃO MECÂNICA ASSISTIDA COM PRESSÃO POSITIVA.

- A ventilação mecânica assistida por pressão positiva (VPP) afeta o equilíbrio entre o retorno venoso (RV) e o débito cardíaco (DC) ao alterar ciclicamente os volumes pulmonares e a pressão pleural (PPL).

- Monitorar as interações entre coração e pulmão durante a VPP pode ajudar a orientar as decisões de terapia de fluidos, uma vez que mudanças significativas no volume sistólico induzidas pela ventilação são altamente preditivas da responsividade aos fluidos.

- Compreender a relação entre a ventilação a pressão positiva e a função ventricular direita (VD) e esquerda (VE) é crucial para interpretar com precisão os índices dinâmicos de responsividade aos fluidos.

11. EFEITOS DA PRESSÃO TRANSPULMONAR (PL) NO SISTEMA CARDIOVASCULAR DURANTE A VENTILAÇÃO MECÂNICA

- A pressão transpulmonar (PL) determina o volume pulmonar e representa a diferença entre a pressão alveolar e a pressão pleural (PPL).

- O aumento da PL eleva a pressão distensiva pulmonar, resultando em um aumento no volume pulmonar. No entanto, uma PL excessiva pode levar à interrupção do fluxo sanguíneo se ultrapassar a pressão capilar pulmonar.

- Uma PL mais alta durante a ventilação aumenta a resistência vascular pulmonar, causando o fechamento de capilares susceptíveis. Esse efeito é mais pronunciado com volumes correntes (VC) maiores, que resultam em PL superior à pressão capilar.

- A resistência vascular pulmonar é o principal determinante da pós-carga do ventrículo direito (VD). O fechamento dos vasos capilares aumenta a pós-carga do VD, levando a uma redução no débito cardíaco (DC).

- A atelectasia grave pode reduzir a vasoconstrição pulmonar hipóxica (VPH) por meio da hiperinsuflação, como uma manobra de recrutamento, ao abrir os alvéolos colapsados e diminuir a pós-carga do VD.

12. O IMPACTO DO AUMENTO NO VOLUME PULMONAR SOBRE A PRÉ-CARGA DO VENTRÍCULO ESQUERDO

- O aumento do volume pulmonar durante a ventilação pode aumentar transitoriamente a pré-carga do VE durante a inspiração.

- A pressão alveolar e a PPL comprimem os vasos alveolares, fazendo com que o sangue flua para o átrio esquerdo e esvazie o leito capilar pulmonar.

- No entanto, o efeito quantitativo do aumento da pré-carga do VE dentro das alterações cardiovasculares gerais induzidas pela VCPM é relativamente pequeno.

13. O EFEITO DA PRESSÃO PLEURAL (PPL) NA PERFORMANCE CARDIOVASCULAR DURANTE A VENTILAÇÃO MECÂNICA

- A ventilação mecânica controlada a pressão positiva aumenta tanto a pressão das vias aéreas quanto a PPL.

- O aumento da PPL durante a ventilação tem duas principais consequências para o sistema cardiovascular:

- O aumento da pressão atrial direita (PAD) leva a uma redução subsequente no RV e no DC.

- A diminuição da pressão transmural do VE reduz a pós-carga do VE, potencialmente aumentando o débito do VE.

- Se a PAD aumentar sem um aumento simultâneo na pressão média de enchimento circulatório (PMEC), o RV e o DC diminuirão, resultando em um deslocamento para a direita da curva cardíaca em uma PAD mais alta.

- Durante a ventilação, ocorre um efeito de economia de pré-carga. Um aumento na PAD e uma diminuição no DC desencadeiam uma resposta simpática, aumentando a PMEC. A ventilação mecânica induz o movimento do diafragma, diminuindo a capacitância venosa e aumentando a PMEC.

- Esses efeitos resultam em reduções menos pronunciadas no RV e no DC do que o esperado, especialmente em pacientes com baixo RV que se encontram na porção mais íngreme da curva de função cardíaca.

- Volumes correntes (VC) maiores e uma PPL mais alta contribuem para maiores flutuações hemodinâmicas, especialmente em pacientes com baixo RV.

- As reduções na pós-carga associadas à ventilação podem beneficiar pacientes com função ventricular esquerda comprometida. No entanto, o aumento abrupto na pós-carga do VE ao interromper a ventila-

ção é um fator contribuinte para a falha no desmame do ventilador.

- Consulte a **Figura 4.6.** para um resumo do efeito da PPL no desempenho cardiovascular.

14. RESUMO DOS EFEITOS DA VENTILAÇÃO MECÂNICA ASSISTIDA E AS INTERAÇÕES CORAÇÃO-PULMÃO

- A ventilação induz aumentos cíclicos na pressão transpulmonar (PL), o que leva ao aumento da pós-carga do VD e a um aumento transitório da pré-carga do VE.

- A ventilação também induz aumentos cíclicos na pressão pleural, reduzindo a pré-carga do VD e diminuindo a pós-carga do VE.

A interação entre o retorno venoso e a função cardíaca é crucial para manter a hemodinâmica ideal. O retorno venoso depende do gradiente de pressão entre a pressão média de enchimento circulatório (PMEC) e a pressão atrial direita (PAD), bem como da resistência ao fluxo. A função cardíaca é determinada por fatores como inotropismo, complacência ventricular e pós-carga. Compreender essas interações auxilia na orientação da terapia de fluidos e na otimização do manejo do paciente. Além disso, durante a ventilação com pressão positiva intermitente, as alterações nos volumes pulmonares e na pressão pleural impactam ainda mais o delicado equilíbrio entre o retorno venoso e a função cardíaca. A conscientização dessas dinâmicas é essencial para o manejo da estabilidade hemodinâmica durante a ventilação.

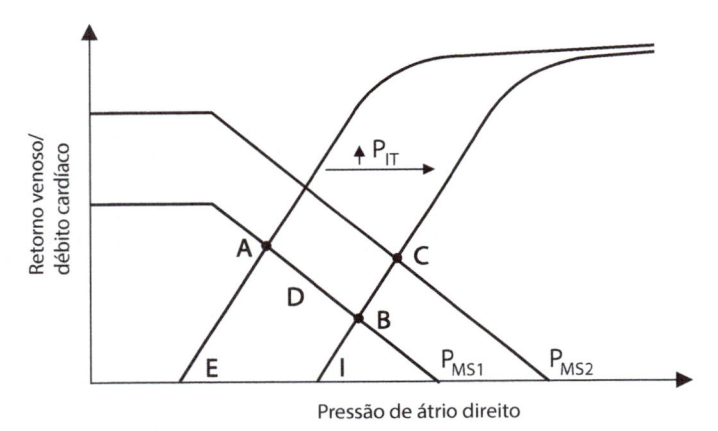

Figura 4.6. – Esta figura demonstra o impacto do aumento da pressão pleural na função cardíaca e sua correlação com a curva de função vascular. O ponto A representa o retorno venoso (RV) e o débito cardíaco (DC) na expiração (curva E). A ventilação com pressão positiva intermitente desloca a curva de função cardíaca para a direita durante a inspiração (curva I), aumentando a pressão atrial direita e reduzindo o RV e o DC (do ponto A para o ponto B) em uma PMEC1 específica. Em pacientes saudáveis, a ventilação desencadeia mecanismos compensatórios, incluindo ativação simpática e aumento da pressão abdominal. Essas respostas diminuem a fração do volume não estressado, aumentando subsequentemente a PMEC (de PMEC1 para PMEC2), resultando em um RV e DC mais altos do que no ponto B (do ponto B para o ponto C). Adaptado de Araos J. Previsão dinâmica da responsividade a fluidos durante a ventilação com pressão positiva: uma revisão da fisiologia subjacente às interações coração-pulmão e uma interpretação crítica, Número de Licença: 5555080875395.

15. LITERATURA RECOMENDADA

1. Araos J, Kenny JES, Rousseau-Blass F, Pang DS. Dynamic prediction of fluid responsiveness during positive pressure ventilation: a review of the physiology underlying heart–lung interactions and a critical interpretation. Vet Anaesth Analg [Internet]. 2020;47(1):3–14.

2. Rothe CF. Mean circulatory filling pressure: Its meaning and measurement. J Appl Physiol. 1993;74(2):499–509.

3. Wipt P, George KM. Predicting the determinants of volume responsiveness. Bone. 2008;23(1):1–7.

4. Liu Y, Wei LQ, Li GQ, Yu X, Li GF, Li YM. Pulse Pressure Variation Adjusted by Respiratory Changes in Pleural Pressure, Rather Than by Tidal Volume, Reliably Predicts Fluid Responsiveness in Patients with Acute Respiratory Distress Syndrome*. Crit Care Med. 2016;44(2):342–51.

5. Funk DJ, Jacobsohn E, Kumar A. Role of the venous return in critical illness and shock: Part ii-shock and mechanical ventilation. Crit Care Med. 2013;41(2):573–9.

6. Magder S. Fluid status and fluid responsiveness. Curr Opin Crit Care. 2010;16(4):289–96

Preditores e Metas de Reanimação Microcirculatória do Doente Grave

5

Rodrigo Cardoso Rabelo
César Ribeiro

1. INTRODUÇÃO

A principal missão do sistema cardiorrespiratório é assegurar uma adequada perfusão e fornecimento de oxigênio às células, de modo a atender às suas necessidades metabólicas. Fisiologicamente, a regulação da perfusão e da oferta de oxigênio aos tecidos é estreitamente alinhada à taxa metabólica das células, garantindo que as demandas energéticas sejam satisfeitas de maneira eficiente.

Em pacientes críticos, o risco de hipoperfusão tecidual é eminentemente alto, constituindo uma ameaça direta à integridade orgânica e podendo precipitar uma disfunção de múltiplos órgãos. Diante desse cenário, a monitorização da perfusão sistêmica não apenas se faz necessária, mas é uma componente essencial da avaliação hemodinâmica em pacientes críticos, devendo ser considerada em todas as situações clínicas. Notavelmente, os sinais de comprometimento da perfusão tecidual frequentemente se manifestam antes de alterações mais evidentes nos parâmetros hemodinâmicos, como hipotensão arterial ou reduções na Pressão Venosa Central (PVC), e tendem a ser os últimos a se normalizar após a implementação de medidas terapêuticas adequadas.

É importante ressaltar que não existe uma única metodologia de avaliação da perfusão tecidual que seja completamente sensível ou específica. Portanto, qualquer indicador utilizado para avaliar a perfusão deve ser interpretado no contexto clínico amplo do paciente. Isso implica uma avaliação contínua e integrada que considere não apenas os dados hemodinâmicos, mas também os sinais clínicos, laboratoriais e de imagem, a fim de formar um quadro completo do estado fisiológico do paciente. Dessa forma, a tomada de decisão clínica pode ser mais informada, visando a rápida identificação e correção de qualquer comprometimento na perfusão e oxigenação tecidual, elementos críticos para a recuperação e a sobrevivência de pacientes em estado crítico.

As diversas técnicas de avaliação da perfusão tecidual constituem ferramentas fundamentais no manejo de pacientes graves, fornecendo insights valiosos para o diagnóstico, a condução terapêutica e a projeção prognóstica. Tais métodos variam em complexidade e acessibilidade, desde procedimentos simples e amplamente implementados na prática clínica diária até aqueles que requerem tecnologias mais avançadas e, consequentemente, maiores investimentos.

Um exemplo amplamente reconhecido e utilizado na avaliação da perfusão tecidual é a medição dos níveis séricos de lactato. O lactato elevado é um marcador de hipóxia tecidual e metabolismo anaeróbico, sugerindo inadequação entre a oferta e a demanda de oxigênio nos tecidos. Portanto, sua dosagem pode indicar a gravidade da hipoperfusão e guiar a ressuscitação volêmica e o suporte hemodinâmico em pacientes críticos, além de ser um importante indicador prognóstico.

Além da dosagem de lactato, outras técnicas incluem a avaliação do tempo de preenchimento capilar, a mensuração da saturação venosa central de oxigênio ($SvcO_2$) e suas variáveis (mista e jugular, por exemplo), a ecografia Doppler para avaliar o fluxo sanguíneo em órgãos específicos, e tecnologias mais sofisticadas como a termografia infravermelha e a espectroscopia de infravermelho próximo (NIRS), que podem fornecer informações detalhadas sobre a perfusão e a oxigenação tecidual em tempo real.

2. SATURAÇÃO VENOSA MISTA (SVO_2) E SATURAÇÃO VENOSA CENTRAL ($SvcO_2$)

A saturação venosa mista, colhida pelo cateter na artéria pulmonar, expressa de modo indireto o consumo de oxigênio pelos tecidos de todo corpo. A $SvcO_2$, que reflete adequada relação entre oferta e consumo de oxigênio, está em torno de 65-75%. Quando inferior a 65%, é característico o aumento da TEO_2, e pode indicar limitação da DO_2 (devido inadequação do DC, anemia, hipoxemia) ou aumento da demanda metabólica.

Por outro lado, SvO_2 superior a 75% indica estado de hiperfluxo, onde há aumento na relação DO_2/VO_2, com redução da TEO_2, essa situação pode ser observada na sepse e na disfunção mitocondrial. Alguns estudos sugerem que a análise da saturação venosa a partir da veia cava superior, denominada de saturação venosa central ($SvcO_2$) pode, mesmo com limitações, substituir a análise da SvO_2. A saturação venosa de oxigênio pode ser obtida através da análise seriada de gasometrias venosas ou de modo contínuo, com a utilização de cateteres com reflexão de infravermelho.

No tratamento de pacientes com síndrome de choque, a SvO_2 deve ser mantida acima de 65%, já que valores inferiores a este, em geral, estão claramente associados ao comprometimento da DO_2. Este objetivo pode ser alcançado por meio da infusão de líquidos (controle da volemia), inótropos, transfusão sanguínea e suporte ventilatório ou, no caso de aumento da demanda (VO_2), por meio do controle da agitação (sedação), tremores, convulsões ou da hipertermia. Quando a SvO_2 ou a Sv_cO_2 se mantém normais ou elevadas, em pacientes críticos, as mesmas perdem a confiabilidade em indicar o estado perfusional, caracterizando apenas um estado hiperdinâmico, pois esta é uma média global, podendo não indicar graves desequilíbrios entre a oferta e consumo de O_2 em nível regional.

Recentemente o autor publicou um estudo, em colaboração com Donati *et al.* (2021), que avaliou retrospectivamente variáveis sanguíneas venosas jugulares em gatos hospitalizados criticamente doentes para determinar marcadores prognósticos. Os resultados indicaram que a pressão parcial de oxigênio venosa jugular ($PvjO_2$), a $SvjO_2$ (Saturação Venosa Jugular de oxigênio) e o hematócrito (Ht) no momento da admissão hospitalar foram preditores independentes de mortalidade. O valor médio de $SjvO_2$ em sobreviventes (71%±14) foi significativamente maior do que em não sobreviventes (59%±14) (P = 0,004). O valor mediano do hematócrito em sobreviventes (35%; IQR: 32-40) foi significativamente maior do que em não sobreviventes (25%; IQR: 20-32) (P < 0,001).

Estes indicadores parecem refletir a magnitude da dívida de oxigênio e a hipoperfusão tecidual, sugerindo que alterações nessas variáveis podem ser úteis na avaliação prognóstica de gatos em estado crítico, e sugerem que amostras jugulares para avaliação da gasometria possuam uma importância positiva na avaliação primária de urgência em felinos.

3. LACTATO

O lactato é um metabólito crucial nos processos energéticos celulares, frequentemente associado as condições de estresse metabólico e hipóxia tecidual. O aumento do nível de lactato sérico é denominado hiperlactatemia e pode ser um fenômeno temporário que ocorre após o exercício, quando a utilização do lactato é adequada para normalizar a substância na circulação durante o período de recuperação da atividade muscular ou pode ser um evento mais duradouro, nos casos de doença grave.

A mensuração do lactato em pessoas criticamente doentes já foi amplamente documentada, e há inúmeras publicações que descrevem a sua utilização para detectar a hipoperfusão em nível local ou sistêmico, e para controlar a resposta à terapia, também na medicina veterinária. Níveis elevados de lactato estão relacionados com piores desfechos em diversas condições clínicas, incluindo choque séptico e trauma, onde uma rápida normalização dos níveis pode indicar um prognóstico mais favorável.

Reconhece-se que apesar da complexidade das vias bioquímicas relacionadas à cinética do lactato sanguíneo, esse se mostra superior como preditor prognóstico, quando comparado às variáveis derivadas da oxigenação tecidual, como a DO_2 e a VO_2. Desta forma, é muito importante a correta interpretação dos níveis séricos do lactato, especialmente nos pacientes críticos, para que se possa encontrar os mecanismos fisiopatológicos que produziram o seu aumento.

A acidose metabólica frequentemente surge num paciente com hipóxia tecidual e, em geral, a causa é a acidose láctica. Em condições de hipóxia tecidual, o piruvato como produto final da glicólise anaeróbica não é utilizado no ciclo de krebs e transforma-se em lactato citosólico, que acaba por circular no plasma. O lactato, portanto, é o produto final da glicólise anaeróbia, produzido, normalmente, em uma taxa de 1 mmoL/kg/hora, especialmente no músculo esquelético, intestino, cérebro e eritrócitos. O lactato gerado nesses tecidos pode ser extraído pelo fígado e convertido em glicose ou pode ser utilizado como substrato primário para oxidação (fonte de energia). A glicólise anaeróbia é demonstrada a seguir:

$$\text{Glicose} + 2\,\text{ATP} + 2\,H_2PO_4 = 2\,\text{Lactato} + 2\,\text{ADP} + 2\,H_2O$$

Onde: ATP = Trifosfato de adenosina; ADP = Difosfato de Adenosina; H_2PO_4 = Ácido fosfórico; H_2O = Água

As medições de lactato podem ser realizadas por meio de analisadores automáticos de gases sanguíneos ou por meio de analisadores portáteis. O intervalo de medição do dispositivo de mão está entre 0,8 e 23,3 mmoL/L; por isso, uma leitura muito baixa será exibida com valores inferiores a 0,8 mmoL/L e as muito altas com valores acima de 23,3 mmoL/L. A concentração normal de lactato no sangue é inferior a 2 mmoL/L, em repouso, e até 5 mmoL/L durante o exercício. Várias situações podem gerar aumento dos valores de lactato sanguíneo, incluindo: hipóxia, sepse, infusão contínua de catecolaminas, deficiência de tiamina, alcalose, disfunção hepática e intoxicação por nitroprussiato. Portanto, o lactato aumentado não significa necessariamente hipóxia tecidual.

Em cães, o valor normal é considerado entre 0,2 e 2,5 mmoL/L (para cães em estado crítico na emergência estes valores "normais" podem estar mais próximo de 3 mmoL/L). Valores de 3-5 mmoL/L são vistos como indicativos de hipoperfusão sistêmica leve, a hipoperfusão moderada mostra níveis entre 5 e 10 mmol/L, e hipoperfusão grave se maior que 10 mmoL/L. Rabelo encontrou um valor médio de 2,70 ± 0,82 mmoL/L em cães saudáveis, mas que em alguns casos apresentaram estresse de coleta, o que pode justificar um quadro sugestivo de hipoperfusão leve mesmo que temporária, e sem relação com quadros patológicos.

O lactato sérico deveria ser obtido no vaso arterial ou venoso misto (veias cava, por exemplo) porque avalia melhor a mistura das regiões em sofrimento hipóxico. O lactato venoso periférico avalia apenas a região correspondente e não está indicado como monitorização da perfusão global durante a análise do clareamento. Na rotina clínica sugerimos a utilização do sangue venoso jugular por ser de maior facilidade, e nas situações de urgência pode-se utilizar a primeira amostra do acesso venoso periférico (diretamente do cateter) para agilizar a tomada de decisões inicial, e seguir com amostras jugulares sempre que possível. O mais importante é que os exames de clareamento seguintes sejam realizados com amostras do mesmo leito venoso para que seja avaliada a tendência com um todo. No estudo de Hughes *et al.* (1999) em cães normais, os valores plasmáticos do lactato foram maiores na veia cefálica (1,57 ± 0,47 mmoL/L), menores na artéria femoral (1,43 ± 0,52 mmoL/L) e ainda menores na veia jugular (1,25 ± 0,49 mmoL/L). Um resultado semelhante foi obtido pelo Rabelo, em um estudo piloto. No entanto, essas diferenças foram consideradas pequenas, não tendo um significado clínico que indique qual sítio poderá ser usado preferencialmente na hora da coleta. Nos pacientes em choque, a hiperlactatemia tem como causa principal a hipóxia. No entanto, as síndromes de choque podem ser divididas em duas categorias: síndromes de baixo fluxo (DC baixo – choque cardiogênico, hipovolêmico e obstrutivo) e síndromes de alto fluxo (DC alto – choque séptico).

Nas síndromes de baixo fluxo, a hiperlactatemia é por hipóxia tecidual. Neste caso estão presentes sinais clínicos de baixa perfusão tecidual, como quadros de alteração de consciência, redução da diurese, diminuição do TPC e posterior hipotensão arterial. Do ponto de vista laboratorial, encontra-se aumentado o déficit de bases, da diferença venoarterial de dióxido de carbono, bem como diminuição da SvO_2 e $SvcO_2$, que obedece a um paralelismo com a queda do DC. Os valores aumentados de lactato sérico, nesses pacientes, é sinal de mau prognóstico devido ao vínculo fisiopatológico entre hiperlactatemia e hipóxia tecidual persistente.

Nas síndromes de alto fluxo, em virtude da presença de vários componentes fisiopatológicos que predispõe a hiperlactatemia, a interpretação clínica deste dado deve ser criteriosa. Nas fases iniciais da reanimação, provavelmente haverá hipóxia tecidual e dependência do consumo em relação à oferta de oxigênio. Desta forma, nas primeiras 48-72 horas, o lactato sérico elevado é sinal de mau prognóstico, porém após essa fase, quando o DC for restabelecido e a SvO_2 e Sv_cO_2 estiverem dentro da normalidade, o lactato sérico pode estar normal, mesmo na vigência de disfunção orgânica progressiva. Portanto, nessas situações o lactato, a SvO_2 e Sv_cO_2 perdem a acurácia. No entanto, independentemente do mecanismo desencadeante da hiperlactatemia, ela sugere um evento patológico. Nos pacientes críticos, a curva do nível do lactato é útil nas fases iniciais, e deve ser analisada criteriosamente na evolução clínica.

Segundo a árvore de segmentação de variáveis inter-relacionadas para sobrevivência de caninos 24 horas depois do atendimento de urgência (RICO Score), o fator discriminante principal é o lactato, sendo a sobrevida maior no grupo de pacientes com valores menores ou iguais a 3,2 mmoL/L. O mesmo se aplicou para sobrevivência aos 7 dias em animais com distúrbios mistos, respiratórios e cardiovasculares. Cabe ressaltar que os níveis de lactato que determinam maior sobrevivência nos pacientes caninos com alteração gastroentérica são muito menores que em outras situações, estando em 1,6 mmoL/L o ponto de corte, contra os 3-3,5 mmoL/L de outras patologias.

Como variável independente, o lactato também mostrou ser o fator prognóstico mais importante em cães, na predição de sobrevida aos 28 dias, com ponto de corte no tempo zero (admissão em sala de urgências) de 3,2 mmoL/L, e às 24 horas de 2,3 mmoL/L.

Portanto, é necessário seguir alguns princípios básicos para interpretar o lactato durante a rotina de urgências, no cenário do choque, conforme a **Tabela 5.1.**:

4. DÉFICIT DE BASES (DB)

O Déficit de Base (DB) é uma medida utilizada para avaliar o desequilíbrio ácido-base no sangue, refletindo a quantidade de base necessária para retornar o pH do sangue ao normal (7,4) sob uma pressão de CO_2 constante de 40 mmHg. O DB é calculado a partir de uma gasometria arterial ou venosa, e os valores de referência normalmente variam entre -2 a +2 mmoL/L.

O DB se mostra superior ao valor de pH para a avaliação da reversão da acidose metabólica e na predição de complicações secundárias à acidose. O DB pode ser utilizado como indicador de hipóxia tecidual em situações agudas de baixo fluxo.

Tabela 5.1. – Lactato Durante a Rotina de Urgências

I) a mensuração sérica de lactato deve estar disponível em todas as unidades de terapia intensiva e constar na avaliação rotineira dos pacientes gravemente enfermos;
II) todos os intensivistas devem estar familiarizados com a cinética do lactato;
III) o valor isolado do lactato sérico é de pouca utilidade, mas sua evolução, ao longo do tempo, é de maior utilidade clínica;
IV) os níveis séricos de lactato não devem substituir a avaliação clínica, e o tratamento não deve ser guiado unicamente pelos níveis séricos do lactato; a combinação dessa variável com outras pode ser mais informativa;
V) a acidose láctica traduz uma anormalidade de base e não é por si só uma alteração fisiopatológica a ser revertida;
VI) apesar das limitações, na interpretação dos níveis séricos do lactato, em pacientes sépticos, a hiperlactatemia sugere a presença de importantes alterações metabólicas e, em qualquer paciente grave, deve ser encarada como sinal de mau prognóstico.

Em pacientes traumatizados ou cirúrgicos, durante o período de reanimação, o DB pode discriminar aqueles que ainda não completaram a reanimação. Valores entre -2 e +2, se coletados de leito arterial ou jugular, e entre -1, 1 e +1 se coletados de sangue venoso misto ou de vasos periféricos são considerados normais. O estudo clássico de Conti Patara (2012) investigou a relação entre parâmetros de perfusão tecidual, incluindo o déficit de base, em cães com sepse grave/choque séptico e o desfecho após otimização hemodinâmica dirigida por metas na UTI. Concluiu-se que tanto a $SvcO_2$, quanto o déficit de base foram úteis para prever o prognóstico em cães com essas condições, indicando que animais com $SvcO2$ mais alta e déficit de base mais baixo na admissão na UTI têm menor probabilidade de morte.

O DB fornece informações adicionais sobre o estado metabólico do animal que não são reveladas pelo pH ou pela pCO_2 isoladamente. Isso ajuda os veterinários a identificar rapidamente a necessidade de intervenções corretivas, como administração de bicarbonato, e a monitorar a resposta ao tratamento.

5. ORTHOGONAL POLARIZATION SPECTRAL (OPS)

O OPS é uma técnica, não-invasiva, de execução simples, mas interpretação ainda não validada para uso clínico de rotina, que permite visualizar a microcirculação regional, de órgãos à beira do leito. O exame se baseia em uma avaliação semi quantitativa, que consiste em iluminar a área de estudo com uma fonte de luz polarizada refletida pelos tecidos e absorvida pela hemoglobina, o que permite conhecer a proporção e o fluxo de pequenos vasos (menores que 20μm); filtros específicos eliminam a luz refletida pela superfície dos tecidos e produzem uma imagem de alto contraste através da luz refletida da microcirculação. Desta forma, as hemácias aparecem escuras e os glóbulos brancos e plaquetas são visíveis, algumas vezes, como corpos refringentes. A parede dos vasos não é visualizada. OPS é particularmente útil para estudar tecidos que possuem uma fina camada epitelial como as superfícies mucosas.

Existem erros de técnica, tais como pressão excessiva do cateter, presença de saliva e secreções, e movimentos voluntários do paciente e do examinador. Deve-se considerar também o custo do equipamento.

Outras limitações que podem ser listadas:

- não avalia a oxigenação;
- pode haver necessidade de sedação para diminuir os movimentos do paciente;
- assim como que existe variabilidade de interpretação dos dados entre os observadores.

Ainda com pouca perspectiva de utilidade prática para uso clínico diário, no entanto, alterações microvasculares do fluxo sanguíneo são frequentemente observadas em pacientes com falência cardíaca e sepse grave, alterações essas mais pronunciadas e persistentes nos pacientes que não sobrevivem e estão relacionados ao desenvolvimento de falência de múltiplos órgãos. O OPS pode vir a ser útil para identificar pacientes com choque séptico com alterações persistentes da microcirculação, nos quais "recrutamento microvascular" possa ser um objetivo terapêutico.

6. GRADIENTE VENO-ARTERIAL DE CO_2 (ΔPCO_2)

A diferença do gradiente veno-arterial de CO_2 (ΔPCO_2) emerge como uma ferramenta valiosa na avaliação da perfusão tecidual, proporcionando insights fundamentais sobre o transporte de dióxido de carbono (CO_2) no organismo. O entendimento da complexidade do ΔPCO_2 e sua relação com a diferença de pressão parcial de CO_2 entre sangue venoso misto ($PvCO_2$) e arterial ($PaCO_2$), são cruciais para o entendimento dessa variável.

A aplicação da equação de Fick ao CO_2 oferece uma base teórica robusta para compreender a eliminação de CO_2 no corpo, vinculando-a ao débito cardíaco e às diferenças nos conteúdos de CO_2 em sangue venoso misto ($CvCO_2$) e arterial ($CaCO_2$). Apesar da relação curvilínea entre a pressão parcial de CO_2 (PCO_2) e o conteúdo total de CO_2 (CCO_2), a linearidade entre CCO_2 e PCO_2 na faixa fisiológica permite substituir CCO_2 por PCO_2, simplificando o cálculo da produção total de CO_2 (VCO_2).

A relação inversa entre ΔPCO_2 e débito cardíaco revela-se crucial, especialmente em estados de $VO2$ e VCO_2 estáveis. Em condições normais, os valores de ΔPCO_2 variam entre 2 e 6 mmHg, fornecendo uma referência importante. Quando o débito cardíaco é adaptado ao consumo de oxigênio (VO_2), observa-se um aumento paralelo em ΔPCO_2 com a redução do débito cardíaco. Em contraste, após a redução do débito cardíaco, o fenômeno de estagnação de CO_2 nos tecidos, causado pela diminuição do fluxo sanguíneo, resulta em um aumento do ΔPCO_2 (**Figura 5.1.**). Este fenômeno destaca a importância do ΔPCO_2 como um marcador sensível de alterações na perfusão tecidual.

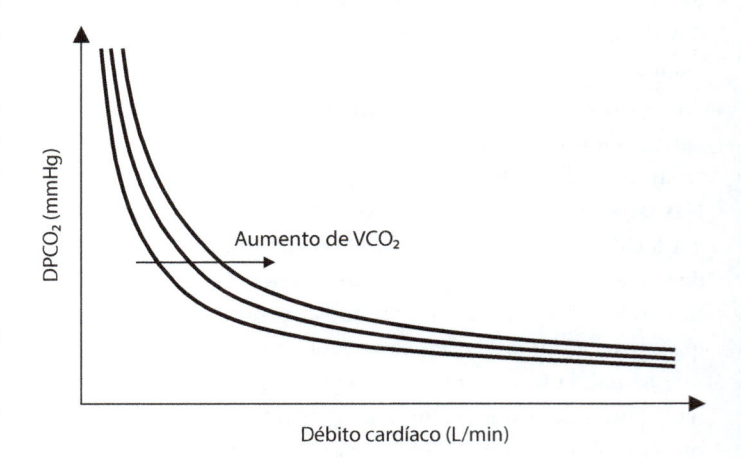

Figura 5.1. – Relação entre a diferença venosa-arterial da PCO_2 mista P (v-a) CO_2 e o débito cardíaco. Para uma produção constante total de CO_2 (VCO_2), reduções no débito cardíaco resultam em grandes mudanças no ΔPCO_2. Enquanto que um aumento da VCO_2 não implicará em aumento de ΔPCO_2, quando existe aumento concomitante do débito cardíaco.

Aprofundando-se na utilidade clínica, o ΔPCO_2 deve ser considerado um marcador mais sensível de perfusão tecidual do que de hipóxia tecidual, principalmente quando os valores encontrados são iguais ou maiores que 6 mmHg. Para pacientes com ΔPCO_2 inicialmente elevada, os clínicos devem estar em alerta para a possibilidade de fluxo sanguíneo inadequado, independentemente de parâmetros macrocirculatórios aparentemente normais. Contrariamente, uma ΔPCO_2 normal não exclui a inadequação do fluxo sanguíneo regional, ressaltando a necessidade de interpretação cautelosa.

É importante destacar que a medicação da PCO_2 pode contemplar erros pré-analíticos (como exemplo contaminação com ar ambiental, com bolhas na amostra sanguínea) e precauções rigorosas devem serem adotadas para interpretação mais precisa de ΔPCO_2. Uma análise prospectiva destaca a necessidade de considerar variações superiores a ± 2 mmHg como mudanças reais, ressaltando a importância da qualidade na coleta e análise de amostras.

7. MONITORIZAÇÃO DOS GRADIENTES DE TEMPERATURA

Na maioria das espécies (cães e humanos, por exemplo), a resposta fisiológica diante da baixa perfusão tecidual consiste em elevar o tônus simpático e reduzir a atividade vagal (parassimpática) eferente, induzindo taquicardia e vasoconstrição arteriolar reflexa principalmente na pele, músculo esquelético, rins, trato gastrointestinal e leito vascular esplâncnico, conseguindo desta forma desviar o sangue para a circulação central, mantendo a atividade dos órgãos essenciais à sobrevivência imediata, como coração, sistema nervoso central (SNC) e pulmões.

A monitorização dos Gradientes de Temperatura baseia-se justamente no fato de que a vasoconstrição cutânea é um sinal precoce de hipoperfusão.

ΔTcp: **Temp. Central-Periférica**

A medida do gradiente de temperatura centro-periférico (ΔTcp) consiste na aferição da temperatura em dois pontos distintos: um periférico (por exemplo, dedos) e um central (por exemplo, esofageano ou retal). Visto que a vasoconstrição da pele reduz o metabolismo periférico, a diferença entre as temperaturas central e da pele pode aumentar.

Existe uma correlação direta da perfusão periférica com sua temperatura, níveis séricos de lactato, débito cardíaco, pH arterial, SvO_2, e com os escores de gravidade em ambiente de terapia intensiva, como já demonstrado por Joly & Weil (1969), Kaplan (2001), e finalmente por Lima e colaboradores, em 2009. Os estudos de Lima e colaboradores, em 2009, foram os que determinaram de forma mais recente a relação direta deste simples parâmetro com a maior incidência de disfunções orgânicas e mortalidade em pacientes hospitalizados em UTI.

O gradiente de temperatura entre o núcleo e a periferia (delta Tcp) deve ser <6,5°C em cães e ≤7,5°C em gatos. Se o delta Tcp aumentar, mas a temperatura central ainda estiver dentro da faixa normal, sugere-se que a vasoconstrição periférica está compensando efetivamente. Se o delta Tcp for reduzido e a temperatura central estiver baixa, o animal está mais seriamente comprometido hemodinamicamente

De qualquer forma, a medida do delta de temperatura entre a linha central e a linha periférica (ΔTcp) é mais facilmente utilizada e de uso já rotineiro durante a reanimação baseada em metas. Portanto, é necessário estar atento para as seguintes informações quando da avaliação do ΔTcp:

- Quanto maior a vasoconstrição periférica, maior o gradiente.
- Alerta quando maior que 6,5°C em cães, 7,5°C em gatos.
- Altamente prejudicial quando maior que 10°C em cães e gatos, por mais de 24 horas.
- Monitorização baseada na resposta orgânica precoce ao baixo débito.
- Sensor periférico sempre em local onde a produção de calor com o movimento seja mínima e distante de outros sensores (espaço interdigital MPE).
- A hipotermia central, a temperatura ambiente menor que 20°C e o choque vasogênico tendem a limitar o uso do gradiente.
- Nos casos de vasoplegia grave o gradiente tende a ficar mais curto com hipotermia central associada.
- Auxilia a detecção do estado febril por retenção central devido vasoconstrição periférica.
- A avaliação de outros gradientes de temperatura também podem ser extremamente úteis na monitorização do estado circulatório periférico no doente grave.

ΔTskin-diff: **Temp. Anterior – Posterior**

- Mais adequado para ambiente que variam a temperatura (principalmente bloco cirúrgico).
- A variação ambiental não interfere neste gradiente como ocorre nos demais, pois se espera uma variação similar no membro anterior e no posterior.
- Variações maiores que 4°C indicam vasoconstrição grave em pacientes anestesiados.
- O normal seria um ΔTskin-diff = 0°C.
- É o gradiente obtido com a colocação do sensor no espaço interdigital do MAE e no espaço interdigital do MPE esquerdo (deve ser tomado sempre nos membros do mesmo lado, caso seja necessário manter o doente no decúbito lateral esquerdo, por exemplo).

ΔTpa:Temp.Periférica–**Ambiente**

- Quando o gradiente entre a pele do paciente e a temperatura ambiente alcança 4-6ºC ao longo de 12 horas de hospitalização, há maior correlação com sobrevida.

- O menor ΔTpa correlaciona-se bem com o maior lactato nos doentes avaliados.

- No choque cardiogênico, um ΔTpa menor que 5ºC se correlacionou com menores Índices Cardíacos (o mesmo não ocorreu no choque séptico).

8. MEDIDA DA OXIGENAÇÃO TRANSCUTÂNEA

A medida de oxigenação transcutânea ($PtcO_2$) é realizada com eletrodo de fixação minimamente invasiva na pele. A $PtcO_2$ reflete a PO_2 nos tecidos periféricos e varia com as alterações cardiopulmonares que afetam a oxigenação tissular. A aferição da $PtcO_2$ é contínua e pode dar informação útil sobre a oxigenação tecidual, sendo, no entanto, inferior à medida de temperatura nos dedos. Ambos os métodos são de fácil realização na beira do leito, minimamente invasivos e de baixo custo, e podem sinalizar precocemente hipoperfusão em situações de falência circulatória aguda. O NIRS (*Near Infrared Spectroscopy*) é o dispositivo atualmente em estudo para avaliar de forma clínica a saturação tecidual de oxigênio, e por meio da avaliação da recuperação do *slope*, ou da curva de oclusão arterial, é possível determinar o grau de perfusão local da periferia.

Outros métodos ópticos como o SDF ou a Análise do Fluxo por Doppler Laser, além dos métodos de cálculo do fluxo como o Índice de Perfusão Periférica (PFI – *Peripheral Flow Index*) estão atualmente em pesquisa de nível clínico para garantir que sua utilização seja refletida em melhora dos diversos desfechos (mortalidade, permanência hospitalar, custos, etc.).

9. A AVALIAÇÃO DO TEMPO DE PREENCHIMENTO CAPILAR

Alguns estudos visam avaliar a reanimação hemodinâmica, utilizando-se de variáveis clínicas periféricas. Destaca-se nesse contexto o estudo realizado em 2019, por Dublin e colaboradores que avaliaram o efeito da reanimação hemodinâmica através de metas guiadas pelo tempo de preenchimento capilar (TPC) comparado ao lactato sérico. Este estudo multicêntrico randomizado, que incluiu 424 pacientes com choque séptico, comparou as duas estratégias de reanimação em um período de 8 horas. Um grupo visava normalizar o TPC, enquanto o outro buscava normalizar ou reduzir os níveis de lactato. Os resultados até o 28º dia mostraram uma mortalidade de 34,9% no grupo de perfusão periférica e 43,4% no grupo de lactato, com uma razão de risco de 0,75. A reanimação orientada à perfusão periférica também esteve associada a menos disfunção orgânica às 72 horas. No entanto, não houve diferenças significativas nos outros desfechos secundários. Em resumo, a estratégia de reanimação focada no tempo de preenchimento capilar não reduziu a mortalidade em 28 dias entre pacientes com choque séptico.

10. LEITURA RECOMENDADA

1. Réa Neto A, Rezende E, Mendes CL, et al. Consenso Brasileiro de Monitorização e Suporte Hemodinâmico - Parte IV: Monitorização da Perfusão Tecidual, RBTI 2006 18 (2), 154-60.
2. Silva E, Garrido AG, Assunção MSC, Avaliação da perfusão tecidual no choque. Medicina Ribeirão Preto 2001, 34; 27-35.
3. Rabelo RC. Estudio y valor pronóstico de los parámetros relacionados con supervivencia en clínica de urgencias de pequeños animales: estudio multicéntrico.Tesis doctoral. Universidad Complutense de Madrid, 2008, 256p.
4. Rabelo RC, Ferrari D. Métodos de avaliação da perfusão no paciente grave. Journal of Latin American Veterinary Emergency and Critical Care Society.
5. Vincent JL, Moraine JJ, van der Linden P. Toe temperature versus transcutaneous oxygen tension monitoring during acute circulatory failure. Intensive Care Med 1988;14:64–68.
6. Baron BJ, Dutton RP, Zehtabchi S, et al. Sublingual capnometry for rapid determination of the severity of hemorrhagic shock. J Trauma 2007;62(1): 120–124.
7. Lima A, Jansen TC, Van Bommel J, et al. The prognostic value of the subjective assessment of peripheral perfusion in critically ill patients. Crit Care Med 2009;37(3): 934–938.
8. Mansel JC, Shaw DJ, Strachan FA, Gray A, Clutton RE. Comparison of peripheral and core temperatures in anesthetized hypovolaemic sheep. Vet Anaesth Analg 2008;35:45–51.
9. Cammarata GA, Weil MH, Castillo CJ, et al. Buccal capnometry for quantitating the severity of hemorrhagic shock. Shock 2009;31(2):207–211.
10. Chung KK, Ryan KL, Rickards CA, et al. Progressive reduction in central blood volume is not detected by sublingual capnography. Shock 2012;37(6):586–591.
11. Lima A, Bakker J. Clinical monitoring of peripheral perfusion: there is more to learn. Crit Care Med 2014;18:113.
12. Kaplan LJ, McPartland K, Santora TA, et al. Start with a subjective assessment of skin temperature to identify hypoperfusion in intensive care unit patients. J Trauma 2001;50:620–627
13. Joly HR, Weil MH. Temperature of the great toe as an indication of the severity of shock. Circulation 1969;39;131–138.
14. Rabelo R.C., Emerging Monitoring Techniques, In: Textbook of Small Animal Emergency Medicine, Vol.1, chapter: 157; p.1011-18.
15. Hernández G, Ospina-Tascón GA, Damiani, LP et. al., Effect of a Resuscitation Strategy Targeting Peripheral Perfusion Status vs Serum Lactate Levels on 28-Day Mortality Among Patients With Septic Shock: The ANDROMEDA-SHOCK Randomized Clinical Trial; *JAMA*. 2019;321(7):654-664.
16. Donati PA, Rabelo RC, Araos J, Tunesi M, Mouly J, Londoño L, Jensen M, Dubin A. Retrospective evaluation of jugular venous blood variables and mortality in critically ill hospitalized cats. J Vet Emerg Crit Care (San Antonio). 2022 Nov;32(6):777-783.
17. Rosenstein PG, Tennent-Brown BS, Hughes D. Clinical use of plasma lactate concentration. Part 2: Prognostic and diagnostic utility and the clinical management of hyperlactatemia. J Vet Emerg Crit Care (San Antonio). 2018 Mar;28(2):106-121.
18. Rosenstein PG, Tennent-Brown BS, Hughes D. Clinical use of plasma lactate concentration. Part 1: Physiology, pathophysiology, and measurement. J Vet Emerg Crit Care (San Antonio). 2018 Mar;28(2):85-105.
19. Zollo AM, Ayoob AL, Prittie JE, Jepson RD, Lamb KE, Fox PR. Utility of admission lactate concentration, lactate variables, and shock index in outcome assessment in dogs diagnosed with shock. J Vet Emerg Crit Care (San Antonio). 2019 Sep;29(5):505-513.
20. Levy B. Lactate and shock state: the metabolic view. Curr Opin Crit Care. 2006 Aug;12(4):315-21.

21. Conti-Patara A, de Araújo Caldeira J, de Mattos-Junior E, de Carvalho Hda S, Reinoldes A, Pedron BG, Patara M, Francisco Talib MS, Faustino M, de Oliveira CM, Cortopassi SR. Changes in tissue perfusion parameters in dogs with severe sepsis/septic shock in response to goal-directed hemodynamic optimization at admission to ICU and the relation to outcome. J Vet Emerg Crit Care (San Antonio). 2012 Aug;22(4):409-18.

22. Cecconi M, De Backer D, Antonelli M, Beale R, Bakker J, Hofer C, Jaeschke R, Mebazaa A, Pinsky MR, Teboul JL, Vincent JL, Rhodes A. Consensus on circulatory shock and hemodynamic monitoring. Task force of the European Society of Intensive Care Medicine. Intensive Care Med 2014; 40: 1795-1815 [PMID: 25392034 DOI: 10.1007/s00134-014-3525-z].

23. Lamia B, Monnet X, Teboul JL. Meaning of arterio-venous PCO2 difference in circulatory shock. Minerva Anestesiol 2006; 72: 597-604 [PMID: 16682934]

24. Giovannini I, Chiarla C, Boldrini G, Castagneto M. Calculation of venoarterial CO2 concentration difference. J Appl Physiol (1985) 1993; 74: 959-964 [PMID: 8458820]

6

Reanimação guiada por metas Early goal directed therapy *vs.* ProMISe, ProCESS, ARISE

Camila Molina Soares

1. INTRODUÇÃO

O estudo denominado *"Early Goal Directed Therapy* (EGDT)"*, divulgado em 2001, por Emanuel Rivers, gerou amplas discussões à época e persistiu como tema de debate ao longo dos anos subsequentes. Essa pesquisa introduziu a abordagem de terapia precoce centrada em metas, destacando-se como um dos principais avanços em relação à prática terapêutica convencional da época. Uma das características distintivas era a incorporação da monitorização da saturação venosa central, realizada por meio do emprego de cateter venoso central.

Visando atingir uma saturação venosa central superior a 70%, estratégias terapêuticas, como a administração de fluidos, infusão de vasoativos e transfusão de hemocomponentes, eram indicadas para pacientes que apresentavam valores inferiores a 70%. A evidência de resultados altamente significativos em favor da inovação terapêutica proposta suscitou considerável questionamento ético, em virtude do patrocínio concedido pela empresa responsável pelo desenvolvimento do cateter.

Diante da polêmica da época, que envolveu a repercussão em grandes veículos de comunicação e uma avaliação ética rigorosa em relação a Emanuel Rivers, seus resultados passaram a ser alvo de questionamentos. Além disso, a metodologia empregada foi alvo de escrutínio devido à utilização de uma amostra reduzida de pacientes provenientes de um único centro, apresentando uma elevada taxa de mortalidade, que não se refletiu nos grupos de estudo de outras pesquisas. É pertinente observar, no entanto, que ao longo desses 14 anos, houve significativas mudanças na abordagem inicial e no reconhecimento precoce, fatores que poderiam contribuir para as diferenças nas taxas de mortalidade nos estudos subsequentes.

Sendo assim, três grandes estudos (ARISE, ProCESS e ProMISe) foram conduzidos e publicados 14 anos após o EGDT, com o objetivo de reproduzir os resultados que eram questionados desde 2001, com amostras maiores de pacientes e diversos centros inseridos nos estudos. Nenhum dos três evidenciou o benefício demonstrado anteriormente, não compactuando com o benefício da utilização do cateter na abordagem inicial dos pacientes, trazendo ainda mais palco para o questionamento sobre os resultados.

É importante que todos estes dados sejam analisados com cautela, porque o impacto de Rivers foi grandioso ao propor um protocolo com racional fisiológico coerente, que inclusive é utilizado até os dias atuais, através da busca da terapia guiada por metas, com base na causa base do choque, através da correção de pré-carga, contratilidade e pós-carga.

Abaixo estão descritos maiores detalhes sobre cada estudo, além disso, recomendamos a leitura completa de todos eles, sugeridos em "Literatura Recomendada".

2. EARLY GOAL DIRECTED THERAPY (EGDT)

Publicado em 2001, por Emanuel Rivers *et al.*, a proposta do estudo consistia em comparar a terapia guiada por metas (caracterizada principalmente pela monitorização contínua da saturação venosa central de oxigênio através da utilização de cateter específico) com a terapia convencional, em pacientes com sepse e choque séptico admitidos em um serviço de emergência, em Detroit. Desta forma, 263 pacientes foram alocados nos dois grupos, sendo 130 no grupo EGDT e 133 no grupo da terapia convencional.

O principal racional utilizado foi pautado no conceito de desbalanço entre oferta e consumo de oxigênio que estes dois grupos de pacientes apresentavam. Sendo assim, a estratégia de reanimação foi voltada para metas de ajuste de pré-carga, pós-carga, contratilidade e transporte, com objetivo de otimização da relação entrega/consumo de O_2 monitorado através da saturação venosa central de oxigênio ($ScvO_2$).

Os pacientes do grupo EGDT receberam bolus de fluidos tendo como meta pressão venosa central 8-12 mmHg. A meta de pressão arterial média era >65 mmHg <90 mmHg, e para isso era administrado vasopressor ou vasodilatador conforme a necessidade. Se após essas terapias, a meta de valores acima de 70% de ScvO2, não fosse alcançada, estratégias como transfusão de sangue e uso da dobutamina, eram empregadas. Já o grupo do tratamento padrão considerava pressão venosa central, pressão

Capítulo 6 • Reanimação guiada por metasEarly goal directed therapy vs. ProMISe, ProCESS, ARISE **41**

Seção I

arterial média e débito urinário como parâmetros, sem considerar medidas estratégicas com base em saturação venosa central.

Os resultados do estudo demonstraram que os pacientes do grupo EGDT receberam mais fluidos, transfusões e suporte inotrópico nas primeiras 6 horas, porém os pacientes do grupo controle receberam mais no período tardio de 7 a 72h (p < 0,01). Além disso, os resultados obtidos foram impactantes, considerando a significante diminuição de mortalidade para o grupo EGDT (30.5%) comparado ao grupo padrão (46,5%) (p = 0,009) em 7 a 72 horas e também em 28 dias (p = 0,01) e 60 dias (p = 0,03). Demais parâmetros também apresentaram melhora significativa (p < 0,02) no grupo intervenção, dentre eles: maior saturação venosa central, menor lactato, menor déficit de base, maior pH, menor escore APACHE II, indicando menos disfunções orgânicas. Questões relacionadas a possíveis conflitos de interesse por parte da indústria responsável pelo cateter ScvO2 foram levantadas na ocasião.

3. AUSTRALASIAN RESUSCITATION OF SEPSIS EVALUATION (ARISE): A MULTI-CENTRE, PROSPECTIVE, INCEPTION COHORT STUDY

Publicado em 2009, este estudo prospectivo multicêntrico avaliou pacientes com sepse, hipoperfusão e choque séptico provenientes da Austrália e Nova Zelândia (ANZ). O estudo evidenciou que a terapia adotada não seguia as diretrizes da abordagem guiada por metas de $ScvO_2$, como no caso do EGDT. Surpreendentemente, mesmo sem a implementação deste protocolo, os índices de mortalidade registrados foram consideravelmente inferiores (23,1%) em comparação com os números descritos por Rivers (46,5%), o que levantou questionamentos sobre a viabilidade prática da tentativa de implementação do EGDT. Adicionalmente, o estudo abordou hipóteses de natureza econômica, incluindo os elevados custos associados à implementação de cateteres e transfusões, como possíveis fatores explicativos para a não adoção do protocolo EGDT, considerando ainda os riscos associados à maior invasividade. O estudo enfatizou a necessidade de condução de pesquisas adicionais, aplicando o desenho do EGDT, na população da ANZ

4. PROTOCOLIZED CARE FOR EARLY SEPTIC SHOCK – ProCESS

Estudo multicêntrico randomizado realizado em 31 centros dos Estados Unidos, publicado em 2014, no qual 1341 pacientes com choque séptico foram alocados em três diferentes grupos nas 6 horas de reanimação: protocolo baseado no EGDT (n = 439), protocolo baseado em terapia padrão (n = 446) e cuidado usual (n = 456). O primeiro grupo recebeu as intervenções segundo o protocolo descrito por Rivers, utilizando a meta de $ScvO_2$ com monitorização através da utilização do cateter específico. Já o grupo baseado na terapia padrão não recebeu

reanimação baseado em $ScvO_2$, sendo protocolado acesso venoso periférico (cateter venoso central somente na impossibilidade de acesso periférico), uso de fluidos e agentes vasoativos, tendo como principais alvos de orientação a pressão arterial e o índice de choque. Em contraste com os pacientes do grupo EGDT a transfusão só foi realizada em pacientes com hemoglobina abaixo de 7,5g/dL. Já o protocolo utilizado no grupo de cuidado usual foi conduzido de acordo com o profissional em atuação.

Embora compartilhe critérios de inclusão semelhantes ao estudo de Rivers, algumas disparidades na composição da população, como idade inferior, menor incidência de disfunções cardiovasculares e hepáticas pré-existentes, bem como níveis mais baixos de lactato sérico, impossibilita uma comparação direta entre os estudos. É relevante destacar que a saturação venosa central dos pacientes no EGDT foi inferior (49%) em comparação ao grupo correlato do estudo ProCESS. Entretanto, o estudo de 2014 sugere como possível justificativa o momento da coleta, que ocorreu após a reanimação inicial com fluidos.

Embora não seja considerado um estudo de reprodutibilidade absoluta, certos dados obtidos são considerados relevantes, especialmente ao se comparar a mortalidade em 60 dias entre os três grupos do estudo. Nesse aspecto, observou-se uma semelhança significativa, com taxas de mortalidade de 21% para o grupo EGDT, 18,2% para a terapia padrão e 18,9% para o cuidado usual. O risco relativo entre o protocolo baseado na terapia padrão em comparação com o cuidado usual foi de 1,04 (IC 95%, 0,82 a 1,31; P = 0,83), enquanto o risco relativo entre o protocolo EGDT em relação ao protocolo padrão foi de 1,15 (IC 95%, 0,88 a 1,51; P = 0,31). Não houve diferença significativa também em relação aos desfechos em 90 dias, 1 ano ou necessidade de suporte orgânico. Portanto, o estudo não evidenciou benefícios no uso do protocolo guiado por metas, com análise contínua de ScvO2 para a população estudada.

5. ProMISe – PROTOCOLISED MANAGEMENT IN SEPSIS: A MULTICENTRE RANDOMIZED CONTROLLED TRIAL OF THE CLINICAL EFFECTIVENESS AND COST-EFFECTIVENESS OF EARLY, GOAL-DIRECTED, PROTOCOLISED RESUSCITATION FOR EMERGING SEPTIC SHOCK

Publicado em 2015, o estudo marcou o surgimento da "tríade" ARISE, ProCESS e ProMISe, que investigaram o protocolo EGDT em diferentes contextos: Austrália e Nova Zelândia, Estados Unidos e Inglaterra, respectivamente.

No total, 1243 pacientes com choque séptico, admitidos em 56 hospitais ingleses, foram randomizados em dois grupos distintos nas primeiras 6 horas de cuidado: EGDT (n = 623) e tratamento usual (n = 620). Após 90 dias, observou-se que 29,5% dos pacientes do grupo EGDT faleceram, em comparação com 29,2% no grupo de cuidado usual, resultando em uma redução absoluta de risco de −0,3 [intervalo de confiança (CI) de 95%: −5,4 a 4,7; p = 0,90], com um risco relativo de 1,01 (0,85 a 1,20). Essa diferença permaneceu não significativa mesmo após ajustes (odds ratio ajustado 0,95; CI de 95%: 0,74 a 1,24; p = 0,73; odds ratio não ajustado 1,02; CI de 95%: 0,80 a 1,30).

O grupo EGDT apresentou um escore SOFA mais elevado e maior necessidade de suporte cardiovascular em terapia intensiva, sendo isso atribuído como reflexo da intensidade terapêutica mais acentuada adotada no referido grupo. A discussão abordou também a questão do maior custo associado à implementação do EGDT, questionando sua efetividade, que se mostrou inferior a 30%.

6. CONCLUSÃO

Assim, os três estudos analisados evidenciaram uma redução na mortalidade associada à sepse e choque séptico em diferentes contextos, quando comparados aos resultados descritos no estudo de 2001. Além disso, a ausência de benefícios significativos no uso do protocolo EGDT em comparação com abordagens menos invasivas resultou na falta de recomendação deste protocolo mais invasivo para todos os pacientes com choque séptico. Este cenário levou à exclusão do protocolo EGDT das diretrizes da *Surviving Sepsis Campaign*.

Essas constatações refletem uma mudança significativa na abordagem terapêutica ao longo dos anos, com uma crescente compreensão das nuances envolvidas no tratamento da sepse. A busca por estratégias mais eficazes, adaptadas às características individuais dos pacientes e embasadas em evidências sólidas, continua a ser uma prioridade na otimização do manejo clínico dessas condições críticas.

7. LITERATURA RECOMENDADA

1. Rivers EP, Nguyen B, Havstad S, Ressler J, Muzzin A, Knoblich B, et al. Early goal directed therapy in the treatment of severe sepsis and septic shock. N Engl J Med. 2001;345(19):1368–77.
2. Angus DC, Kellum JA, Yealy DD, Weissfeld LA. A Randomized Trial of Protocol-Based Care for Early Septic Shock ProCESS. N Engl J Med. 2014;370(18):1683–93.
3. Peake SL, Bailey M, Bellomo R, Cameron PA, Cross A, Delaney A, et al. Australasian resuscitation of sepsis evaluation (ARISE): A multi-centre, prospective, inception cohort study. Resuscitation. 2009;80(7):811–8
4. Mouncey PR, Osborn TM, Power GS, Harrison DA, Sadique MZ, Grieve RD, et al. Protocolised Management In Sepsis (ProMISe):A multicentre randomized controlled trial of the clinical effectiveness and cost-effectiveness of early, goal-directed, protocolised resuscitation for emerging septic shock. Health Technol Assess. 2015;19(97):1–150.
5. Nguyen HB, Jaehne AK, Jayaprakash N, Semler MW, Hegab S, Yataco AC et al. Early goal-directed therapy in severe sepsis and septic shock : insights and comparisons to ProCESS , ProMISe , and ARISE. Crit Care. 2016; 20:160

Gestão Administrativa, Jurídica e de Recursos Humanos

II

Protocolos de Biossegurança para atenção de urgência

7

Marcello Rodrigues da Roza
Rodrigo Cardoso Rabelo

1. A UNIVERSALIDADE NA BIOSSEGURANÇA

Ambientes de urgência são locais onde se realizam procedimentos muitas vezes indispensáveis à manutenção da vida do paciente. Em virtude dessa urgência, existe a chance de que alguns cuidados básicos de biossegurança não sejam seguidos, expondo, desta forma, equipe e paciente, a uma série de agentes de risco. A adoção do Princípio da Universalidade, considerando-se a presença de agentes de riscos em todas as situações, deve ser uma regra constante nesses ambientes.

O Princípio da Universalidade pressupõe que todos os pacientes podem ser portadores potenciais de agentes infecciosos, exigindo precauções universais em todas as interações de cuidado à saúde. A Faculdade de Medicina Veterinária e Zootecnia da Universidade de São Paulo publicou um Manual de Biossegurança que define biossegurança como um conjunto de ações destinadas a prevenir, controlar, reduzir ou eliminar riscos associados a atividades que podem comprometer a saúde humana, animal e o meio ambiente, ressaltando a importância da criação de uma "cultura de biossegurança".

2. DESAFIOS, PLANEJAMENTO E ESTRUTURAÇÃO DO AMBIENTE DE URGÊNCIA

É importante frisar o reduzido número de ambientes hospitalares veterinários no Brasil, dotados de estrutura e equipes devidamente treinadas e certificados para atendimento em situações de urgência nos animais domésticos. Ambientes de urgência veterinária apresentam desafios únicos devido à diversidade de espécies tratadas e à complexidade dos procedimentos. Fatores como o layout físico, ambiente circundante, casuística e práticas de rotina (incluindo higiene das mãos, uso de EPIs, procedimentos de limpeza e desinfecção) influenciam significativamente na escolha das medidas de biossegurança.

A minimização destes agentes de risco deve começar pelo correto planejamento do ambiente de urgência, incluindo sua arquitetura. A biossegurança efetiva em ambientes veterinários requer estruturação do ambiente físico para minimizar a exposição a agentes biológicos. Isso inclui a especificação de processos adequados de desinfecção e descontaminação, garantindo segurança no manuseio, transporte e eliminação de resíduos contaminados, e aplicação de medidas de contenção para animais suspeitos de estarem infectados com agentes biológicos de alto risco. Mapas de risco devem ser confeccionados e afixados de maneira que permitam sua fácil visualização em todos os ambientes.

A importância da educação contínua em biossegurança é fundamental, com protocolos sugerindo que todas as instalações de atendimento veterinário devem ter um programa formal de controle de infecções. Além da grande variedade de casos que passam pelo serviço de urgência, a grande quantidade de fármacos, dispositivos e equipamentos médicos utilizados em ambientes de urgência requer que toda a equipe esteja familiarizada com eles. Este programa pode variar desde uma simples coleção de práticas de controle até um manual formal com programas de treinamento, monitoramento, vigilância e conformidade

3. GERENCIAMENTO DE EQUIPAMENTOS E INSUMOS

Todo o material deve estar disposto de forma adequada, em local de fácil acesso, e corretamente identificados. A grande variação de tamanho e peso entre as espécies, e até mesmo entre animais da mesma espécie, requer que se utilize material compatível a cada paciente. Assim, é fundamental que o estoque seja organizado e controlado, provendo os insumos necessários e permitindo fácil acesso aos mesmos.

Os equipamentos devem possuir voltagem compatível ou tomadas com voltagens diferentes devem estar presentes e identificadas. O aterramento do local é fundamental. Todos os equipamentos devem passar por manutenção periódica e possuir uma etiqueta com as datas da manutenção, assim como o nome e telefones do técnico responsável. Manuais de funcionamento devem estar disponíveis para eventuais consultas.

Os fármacos devem estar adequadamente acondicionados, identificados e com a data de validade, inclusive após diluição, devidamente anotada, para ser conferida antes de cada utilização. Cuidado especial deve ser dado na utilização de medicamentos em frascos de múltiplas doses, a fim de evitar contaminação. Medicamentos sujeitos à controle especial devem estar devidamente registrados no livro de controle, registrado na vigilância sanitária local e controlado pelo responsável técnico. O ambiente de urgência pode possuir a quantidade adequada a seu funcionamento, mas volumes maiores devem ser guardados em armário trancado, com a chave sob guarda do responsável pelo controle.

4. USO E DISPOSIÇÃO DOS EQUIPAMENTOS DE PROTEÇÃO INDIVIDUAL (EPI'S)

O gerenciamento adequado de equipamentos e medicamentos é crucial no atendimento de emergência veterinária. Isso inclui a manutenção da higiene das mãos, o uso de EPIs e o correto processamento de roupas de trabalho. Devem existir diretrizes sobre quando e como usar os EPIs, bem como procedimentos para a lavanderia e o manuseio de desinfetantes, incluindo instruções claras e simples para diluição, medidas de proteção e precauções na manipulação.

Toda a equipe deve utilizar corretamente os equipamentos de proteção individual EPIs como: Protetores faciais, máscaras, gorros e luvas adequadas a cada procedimento, jalecos longos e de mangas longas e calçados fechados devem estar disponíveis e em local de fácil alcance.

5. GERENCIAMENTO DE RESÍDUOS DE SERVIÇOS DE SAÚDE (RSS)

O gerenciamento de resíduos de serviços de saúde requer um fluxo específico de manuseio e descarte, desde o acondicionamento até o transporte e a disposição final. Isso inclui o manejo de cadáveres e suas partes, com diferentes estados, municípios e entidades nacionais possuindo suas próprias leis e regulamentos sobre o manejo de resíduos de serviços de saúde.

Recipientes para descarte de materiais perfurocortantes, bem como para coleta de lixo hospitalar devem estar disponíveis. O correto tratamento dos resíduos de serviços de saúde (RSS) deve ser feito conforme o disposto na RDC nº 222/2018, da Agência Nacional de Vigilância Sanitária (ANVISA).

O **Quadro 7.1.** sintetiza os riscos presentes nos ambientes de urgência em medicina veterinária e as medidas propostas para minimizá-las.

Enfim, ambientes de urgência e emergência veterinários são locais críticos, onde a biossegurança e as boas práticas operacionais devem ser exercitadas de forma intensa, conforme a Resolução do CFMV Nº 923, de 13 de novembro de 2009.

Incorporar essas percepções e recomendações expandidas nos protocolos de biossegurança em cuidados de urgência veterinária pode contribuir significativamente para a segurança e eficácia desses ambientes críticos. Enfatizar a melhoria contínua, avaliações regulares de risco e a adoção de uma cultura de biossegurança são fundamentais para manter altos padrões de cuidado e segurança tanto para os prestadores de cuidados de saúde quanto para os pacientes animais.

Quadro 7.1. – Principais situações de risco em ambientes de urgência em medicina veterinária.

Grupo de Risco	Tipo de Risco	Tratamento
Riscos por Agentes Físicos	Ruído	Uso de EPI adequado
		Compressor e bomba de vácuo fora da sala de cirurgias
		Colocação de outros equipamentos geradores de ruídos longe dos operadores e nos cantos
	Choque	Uso de tomadas aterradas
		Fontes de água distantes das de eletricidade
		Tomadas em número e voltagem adequadas
	Calor	Uso de ar condicionado (com filtragem de partículas e possibilidade de controle de temperatura)
	Radiação Ionizante	Utilização de equipamentos digitais
		Técnica apurada para evitar repetições
		Calibração dos equipamentos
		Uso de EPIs e EPCs adequados
		Uso de anestesia para procedimentos diagnósticos
		Sinalização do ambiente e do uso de radiação ionizante
	Vibração	Bancadas apropriadas com amortecimento

Grupo de Risco	Tipo de Risco	Tratamento
Riscos por Agentes Químicos	Contato com substâncias utilizadas para limpeza e desinfecção	Remoção e uso de EPIs adequados
	Manipulação de medicamentos	Uso de EPIs adequados
		Ventilação adequada da sala
	Gases voláteis oriundos de sistemas abertos de anestesia	Checagem periódica do equipamento
		Uso sob normas de boas práticas
		Preconizar uso de sistemas fechados
		Utilizar sistemas anestésicos com captação e exaustão de gases
		Utilizar oxigênio a 100% antes de desconectar o circuito
		Uso de indução por anestésicos intravenosos e depois uso de tubo traqueal. Não utilização de máscaras para indução.
	Contato com o látex em indivíduos sensíveis	Uso de luvas descartáveis de vinil
	Contato com soluções usadas para o processamento de radiografias	Uso de EPIs adequados
		Utilização de equipamentos digitais, que desprezam processamento químico
	Excesso de água acumulada na mesa	Mesa com sistema de drenagem adequado, por grade metálica ou de outro material que possa ser posteriormente tratado
Riscos por Agentes Biológicos	Contato com secreções de animais	Uso de EPIs adequados
	Contato com fluidos	Uso de EPIs adequados
		Utilização de sugadores e aspiradores.
	Contato com insetos – pulgas, carrapatos...	Uso de EPIs adequados
		Desinfecção criteriosa da sala após atendimento
	Contato com aerossóis contendo partículas e secreções	Uso de EPIs adequados, inclusive óculos / protetor facial
		Paramentação adequada e restrição das roupas ao ambiente cirúrgico
Riscos por Agentes Ergonômicos	Postura repetitiva	Posicionamento correto ao redor do paciente
		Alongar entre procedimentos
	Instalações inadequadas	Uso de mesa pantográfica ou pelo menos com regulagem de altura
	Bancada sem regulagem de altura	Uso de pisos em degraus para acesso de pessoas de estaturas diferentes às bancadas
	Levantamento e deslocamento de peso ao se colocar os animais na mesa	Colocar o animal na mesa quando esta estiver em seu estágio mais baixo Utilizar mais de uma pessoa para colocar o animal na mesa.

Grupo de Risco	Tipo de Risco	Tratamento
Riscos por Agentes Acidentais	Lesões por mordedura / arranhadura	Contenção adequada dos pacientes, com agentes químicos, se necessário.
	Quedas em função de piso molhado	Utilização de mesas com sistemas de drenagem adequados
	Ferimentos por objetos perfurocortantes	Descarte adequado
		Manipulação correta e adequada dos instrumentos
	Disparo acidental do equipamento de raios X	Aparelho desconectado da rede elétrica até o momento do uso
		Aparelho com bloqueio do comando para evitar disparos acidentais

Fonte: adaptada de Costa MAF, Costa MFB, Roza MR et al. (2004).

6. LITERATURA RECOMENDADA

1. Agência Nacional de Vigilância Sanitária. Resolução da Diretoria Colegiada nº 222, de 28 de março de 2018. Regulamenta as Boas Práticas de Gerenciamento dos Resíduos de Serviços de Saúde e dá outras providências. Diário Oficial da União. 29 Mar 2018.

2. Deeprose J. Operator Safety and Health Considerations. In: Tutt C, Deeprose J, Crossley DA, editores. BSAVA Manual of Canine and Feline Dentistry 3 ed. Cheltenham: British Small Animal Veterinary Association; 2007:56-66.

3. Roza MR, Gama Filho JB, Costa MAF. Biossegurança em Ambientes Hospitalares Veterinários. Rio de Janeiro: Ed. Interciência; 2011, no prelo.

4. Conselho Federal de Medicina Veterinária. 2009. "Resolução nº 923 de 13 de Novembro de 2009."

5. Faculdade de Medicina Veterinária e Zootecnia da USP. "Manual de Biossegurança." FMVZ USP. 2023.

Equipamentos de Proteção Individual e Manejo dos Resíduos de Serviços de Saúde

8

Renata Andréa Pietro P. Viana
Laurindo Pereira de Souza
Amanda Gabrielle Silva Queiroz

1. INTRODUÇÃO

Os acidentes de trabalho com material biológico são caracterizados como problemas de saúde pública mundial, acarretando prejuízos econômicos e sociais, uma vez que o trabalhador acidentado, muitas vezes, precisa se afastar das atividades produtivas.

O Ministério do Trabalho e Emprego (MTE) classifica os riscos ocupacionais por meio de normas regulamentadoras (NR). A Portaria 485, de 11 de novembro de 2005, institui a NR 32, específica para os trabalhadores da área da saúde, e tem como finalidade estabelecer as diretrizes básicas para a proteção e segurança desses profissionais.

Os trabalhadores da saúde estão expostos diariamente a vários agentes de riscos, como: secreções, sangue, perfurocortantes, contato com substâncias químicas, esforços físicos, elevada carga horária de serviço e estresse, entre outros. Sendo os acidentes com sangue e outros fluidos orgânicos as ocorrências mais frequentes.

A utilização dos equipamentos de proteção individual (EPIs) é uma das formas de proteger o trabalhador, ao conferirem maior segurança e redução de danos ao realizar procedimentos com o paciente.

Em relação aos Resíduos dos Serviços de Saúde (RSS), são todos aqueles resultantes de atividades exercidas nos serviços de saúde e clínicas relacionados com o atendimento à saúde humana ou animal, inclusive os serviços de assistência domiciliar e de trabalhos de campo. Segundo a ANVISA, o tratamento dos RSS é de extrema importância, por consistir na descontaminação dos resíduos, através de meios químicos ou físicos, que devem ser feitos em locais seguros.

2. PROTOCOLOS PARA BIOSSEGURANÇA

Biossegurança é definida como conjunto de ações voltadas para a prevenção, minimização ou eliminação de riscos inerentes às atividades de pesquisa, produção, ensino, desenvolvimento tecnológico e prestação de serviços, riscos que podem comprometer a saúde do homem, dos animais, do meio ambiente ou a qualidade dos trabalhos desenvolvidos.

Independentemente do perfil do paciente, os princípios das "Precauções padrão" devem sempre ser utilizados. Estes princípios representam um conjunto de medidas de controle e prevenção de contaminação, que devem ser adotados universalmente como forma eficaz de redução do risco ocupacional e de transmissão de microrganismos.

No ambiente hospitalar, a adoção e implementação de medidas de biossegurança são de extrema importância, uma vez que os riscos à saúde dos profissionais e pacientes são iminentes pela possibilidade de contágio por agentes infecciosos. Dentre as medidas fundamentais estão o uso de EPIs e a higienização correta das mãos.

A adoção de medidas de segurança, como o uso rotineiro de EPIs, inclui o uso de aventais, gorros, óculos, protetor facial, máscaras e luvas, assim como a conscientização dos profissionais quanto ao controle de contaminação cruzada, sendo extremamente necessárias para a segurança do paciente e do profissional. A paramentação dos membros da equipe é importantíssima e o uso de EPIs deve ser seguido rigorosamente conforme a seguir:

- **Avental descartável:** Com sua impermeabilidade, o profissional é protegido contra a exposição a fluidos e/ou materiais contaminados. Possuem indicação para atividades mais rotineiras e diárias (**Figuras 8.1. e 8.2.**).

- **Gorros descartáveis:** Tem a função de proteger os cabelos de aerossóis e salpicos para evitar a contaminação quando há queda de fios de cabelo sobre a superfície de trabalho. Devem ser usados rotineiramente e trocados após cada período de atendimento.

- Óculos de proteção (com proteção lateral): Devem ser usados em procedimentos que gerem respingos de sangue ou secreções (ex: aspiração de secreção), evitando assim exposição da mucosa dos olhos. Podem ser utilizados sobre os óculos de grau. Após o atendimento, os óculos deverão ser lavados com sabonetes líquidos,

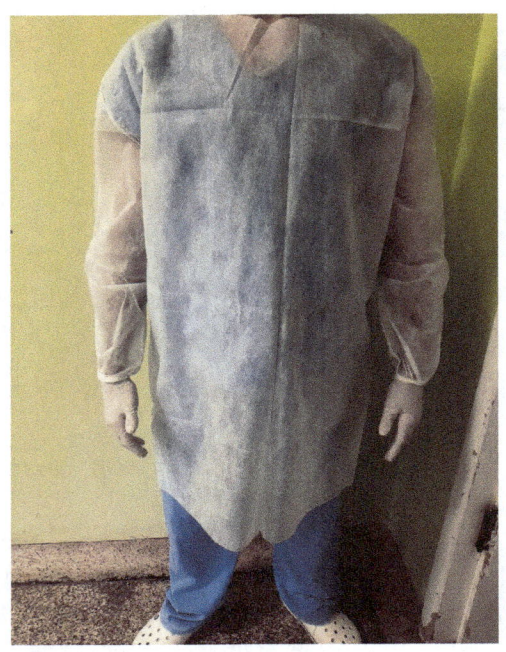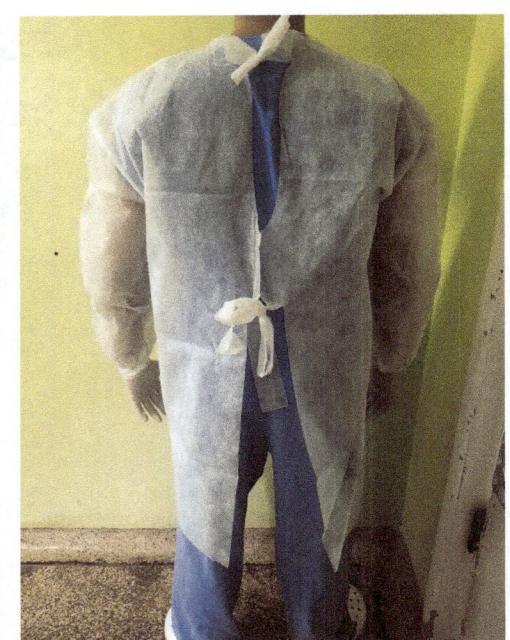

Figuras 8.1. e 8.2. – Avental descartável (anterior e posterior)

Fonte: Acervo de fotos dos autores

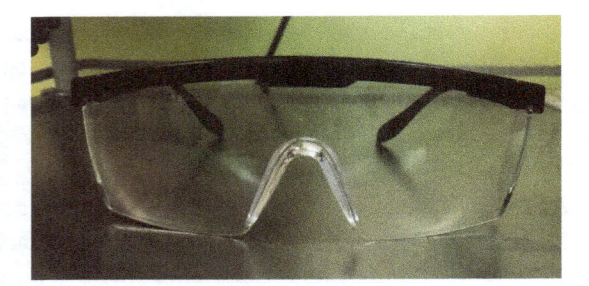

Figura 8.3. – Óculos de proteção

Fonte: Acervo de fotos dos autores

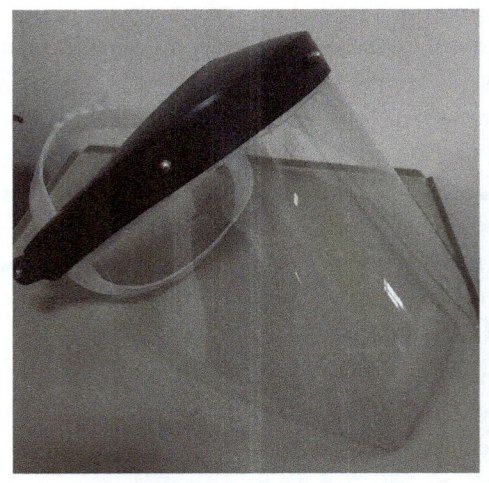

Figura 8.4. – Protetor facial/Face shield

Fonte: Acervo de fotos dos autores

germicidas ou soluções antissépticas, enxaguados e enxugados com toalhas de papel (**Figura 8.3.**).

- **Protetor facial – "face shield":** Utilizado para proteger membranas mucosas dos olhos, nariz e boca durante procedimentos susceptíveis de gerar respingos ou outros fluidos (**Figura 8.4.**).

Máscaras N95/PFF2 ou equivalente: recomenda-se que se proceda à troca, quando estas estiverem saturadas, sujas, úmidas ou amassadas. Caso haja necessidade de reutilização, deve-se respeitar os critérios de troca, observar as condições de acondicionamento e guarda deste tipo de máscara, as quais devem ser definidas pelo serviço/setor, considerando proteção adequada. Em caráter excepcional, isso é, em situações de carência de insumos, como a que enfrentamos diante da pandemia *Coronavirus Disease* (COVID-19), estes EPIs poderão ser usados por período maior ou por um número de vezes mais ampliado que o previsto pelo fabricante, desde que pelo mesmo profissional e cumprindo as rotinas estabelecidas pelas

Comissões de Controle de Infecção Hospitalar (CCIH) do serviço de saúde, que irão definir um protocolo para orientar os profissionais sobre o uso prolongado dos respiradores e a reutilização.

Para reutilização dessas máscaras, é preciso protegê-la da exposição às gotículas expelidas pelo paciente, isso pode ser feito utilizando-se o protetor facial (**Figura 8.4.**); deve-se sempre inspecionar visualmente a máscara antes de cada uso, para avaliar sua integridade e realizar o teste de vedação. Caso não seja possível realizar uma verificação bem-sucedida da vedação da máscara à face do trabalhador, ela deverá ser descartada imediatamente. Ressalta-se que, mesmo a reutilização é uma prática limitada, existem restrições que balizam o número de vezes de reuso.

- **Máscara cirúrgica:** devem ter alta resistência ao fluido; boa respirabilidade; no mínimo, uma camada interna e externa; e, obrigatoriamente, um elemento filtrante. Devem ser confeccionadas de forma a cobrir adequadamente a área do nariz e da boca do usuário, possuírem clipes nasais constituídos de material maleável que permitam ajuste adequado do contorno do nariz e das bochechas. Tais máscaras não devem ser sobrepostas à máscara N95 ou equivalente, pois além de não garantirem proteção de filtração ou de contaminação, contribui com o desperdício de mais um EPI.

- **Luvas de procedimento**: É o EPI mais utilizado pelos profissionais. As indicações para sua utilização são: proteção da pele das mãos da contaminação de microrganismos e matéria orgânica doente profissional, devendo recorrer-se a este equipamento quando seja previsível o contato das mãos com fluidos orgânicos ou equipamento contaminado. As luvas devem ser substituídas entre doentes e no mesmo doente entre procedimentos limpos e contaminados. O uso de luvas não dispensa a lavagem das mãos antes de sua colocação, uma vez que uma lavagem criteriosa reduz a quantidade de bactérias da pele. Enquanto estiver de luvas, os usuários não deverão manipular objetos fora do campo de trabalho (canetas, fichas de pacientes, maçanetas) e após o término do atendimento do paciente, retirar as luvas imediatamente lavar as mãos (**Figura 8.5.**).

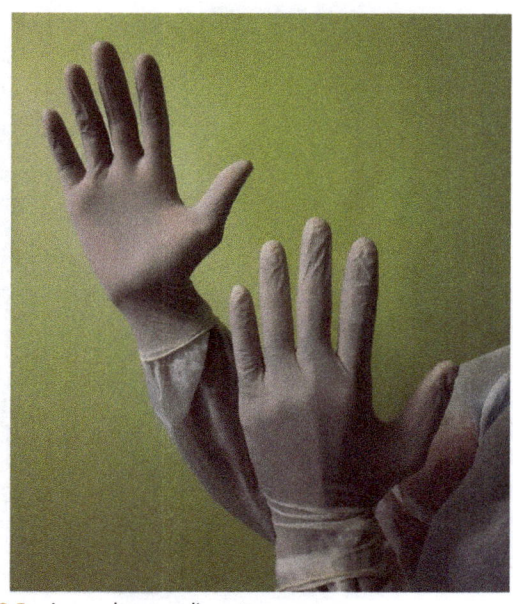

Figura 8.5. – Luvas de procedimento

Fonte: Acervo de fotos dos autores

3. HIGIENIZAÇÃO DAS MÃOS

A higienização das mãos realizada de maneira correta é um ato simples que ajuda a reduzir o risco de transmissão de doenças. O sabonete usado pode ser antimicrobiano ou não antimicrobiano. Se as mãos não estão visivelmente sujas, um gel para esfregar as mãos à base de álcool também pode ser usado.

De acordo com o *Centers for Disease Control and Prevention* (CDC), as indicações para higiene das mãos incluem:

- Quando as mãos estão visivelmente sujas
- Após tocar com as mãos nuas em objetos inanimados
- Objetos susceptíveis de estarem contaminados com sangue
- Saliva ou secreções respiratórias
- Antes e depois do tratamento de cada paciente
- Antes de calçar as luvas
- Imediatamente após a remoção das luvas

Todos devem estar conscientes da importância da higienização das mãos na assistência à saúde para segurança e qualidade da atenção prestada. A técnica de higienização das mãos foi criada há mais de 150 anos e vem sendo considerada um método de importante relevância e eficácia dentro da área da saúde, pelo seu baixo custo. A higienização simples das mãos deve ter duração mínima de 40 a 60 segundos e sua sequência correta será demonstrada nas **Figuras 8.6 a 8.6.9**.

4. MANEJO E GERENCIAMENTO DOS RESÍDUOS DE SERVIÇOS DE SAÚDE EM CLÍNICAS

A segregação é a separação dos resíduos no momento e local de sua geração, ela deve ser conforme as características físicas, químicas e biológicas. O acondicionamento, definido como o ato de colocar os resíduos segregados em recipientes adequados, serão de responsabilidade do usuário de cada equipamento.

Com base na RDC ANVISA 222/2018, a segregação e acondicionamento deverão ser realizados obrigatoriamente conforme as seguintes recomendações (**Quadro 8.1.**).

5. CONCLUSÃO

Grande parte dos acidentes pode ser evitada, desde que os trabalhadores se conscientizem sobre a importância de adotar medidas de segurança, como o uso de EPIs, abordados neste capítulo. Ressalta-se que as instituições devem implementar medidas de educação permanente e ações que contribuam para a prestação de cuidado seguro, com a aquisição de produtos e equipamentos de qualidade.

A Biossegurança deve ser incorporada em nossas práticas, que no mundo globalizado devem ir além dos cuidados e da assistência. Os aspectos abordados neste capítulo, por mais simples que pareçam, ainda são pouco praticados pelos profissionais da saúde, que encontram dificuldades em lidar com questões simples, como o uso de luvas e a lavagem das

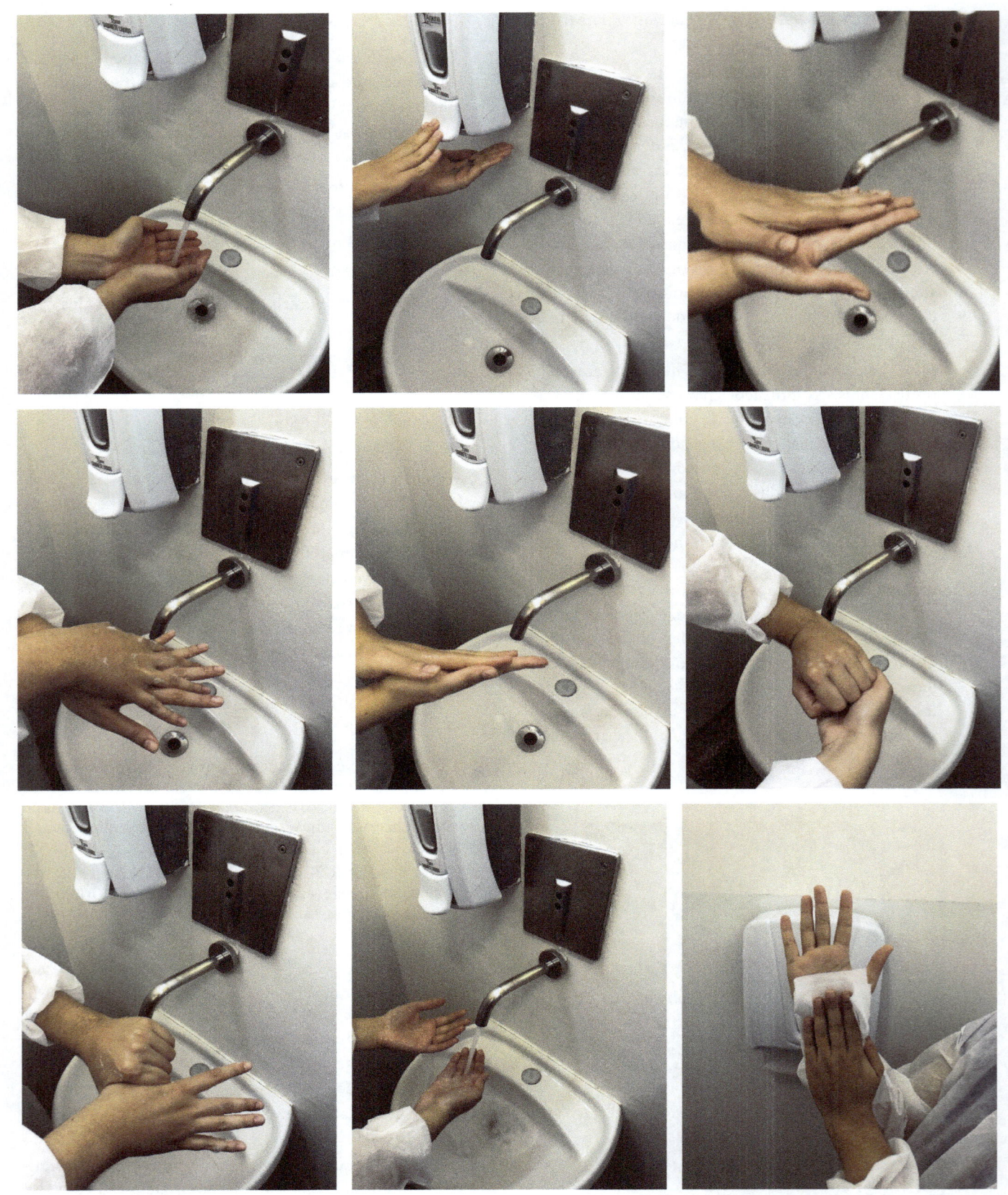

Figura 8.6. – Molhe as mãos com água

Fonte: Acervo de fotos dos próprios autores; CDC (2013).

Quadro 8.1. – Classificação dos resíduos de serviços de saúde e clínicas.

GRUPO A

Resíduos com a possível presença de agentes biológicos que, por suas características, podem apresentar risco de infecção.

Subgrupo A1

Culturas e estoques de micro-organismos; resíduos de fabricação de produtos biológicos, exceto os medicamentos hemoderivados; descarte de vacinas de micro-organismos vivos, atenuados ou inativados; meios de cultura e instrumentais utilizados para transferência, inoculação ou mistura de culturas; resíduos de laboratórios de manipulação genética, bolsas transfusionais contendo sangue ou hemocomponentes rejeitadas por contaminação ou por má conservação, ou com prazo de validade vencido, e aquelas oriundas de coleta incompleta, sobras de amostras de laboratório contendo sangue ou líquidos corpóreos, recipientes e materiais resultantes do processo de assistência à saúde, contendo sangue ou líquidos corpóreos na forma livre.

Subgrupo A2

Carcaças, peças anatômicas, vísceras e outros resíduos provenientes de animais submetidos a processos de experimentação com inoculação de microrganismos, bem como suas forrações, e os cadáveres de animais suspeitos de serem portadores de microrganismos de relevância epidemiológica e com risco de disseminação, que foram submetidos ou não a estudo anatomopatológico, ou confirmação diagnóstica.

Subgrupo A3

Peças anatômicas (membros) do ser humano; produto de fecundação sem sinais vitais, com peso menor que 500 gramas ou estatura menor que 25 centímetros ou idade gestacional menor que 20 semanas, que não tenham valor científico ou legal e não tenha havido requisição pelo paciente ou seus familiares.

Subgrupo A4

Kits de linhas arteriais, endovenosas e dialisadores, quando descartados. Filtros de ar e gases aspirados de área contaminada; membrana filtrante de equipamento médico-hospitalar e de pesquisa, entre outros similares. Sobras de amostras de laboratório e seus recipientes contendo fezes, urina e secreções. Resíduos de tecido adiposo proveniente de lipoaspiração, lipoescultura ou outro procedimento de cirurgia plástica que gere este tipo de resíduo. Recipientes e materiais resultantes do processo de assistência à saúde, que não contenha sangue ou líquidos corpóreos na forma livre. Peças anatômicas (órgãos e tecidos), incluindo a placenta, e outros resíduos provenientes de procedimentos cirúrgicos ou de estudos anatomopatológicos, ou de confirmação diagnóstica. Cadáveres, carcaças, peças anatômicas, vísceras e outros resíduos provenientes de animais não submetidos a processos de experimentação com inoculação de microrganismos. Bolsas transfusionais vazias ou com volume residual pós-transfusão.

Subgrupo A5

Órgãos, tecidos e fluidos orgânicos de alta infectividade para príons, de casos suspeitos ou confirmados, bem como quaisquer materiais resultantes da atenção à saúde de indivíduos ou animais, suspeitos ou confirmados, e que tiveram contato com órgãos, tecidos e fluidos de alta infectividade para príons. Tecidos de alta infectividade para príons são aqueles assim definidos em documentos oficiais pelos órgãos sanitários competentes.

GRUPO B

Resíduos contendo produtos químicos que apresentam periculosidade à saúde pública ou ao meio ambiente, dependendo de suas características de inflamabilidade, corrosividade, reatividade, toxicidade, carcinogenicidade, teratogenicidade, mutagenicidade e quantidade como: Produtos farmacêuticos, resíduos de saneantes, desinfetantes, desinfestantes. Resíduos contendo metais pesados. Reagentes para laboratório, inclusive os recipientes contaminados por estes. Efluentes de processadores de imagem (reveladores e fixadores). Efluentes dos equipamentos automatizados utilizados em análises clínicas. Demais produtos considerados perigosos: tóxicos, corrosivos, inflamáveis e reativos.

GRUPO C

Enquadra-se neste grupo o rejeito radioativo, proveniente de laboratório de pesquisa e ensino na área da saúde, laboratório de análise clínica, serviço de medicina nuclear e radioterapia.

GRUPO D

Resíduos que não apresentam risco biológico, químico ou radiológico à saúde, ou ao meio ambiente, podendo ser equiparados aos resíduos domiciliares.

Papel de uso sanitário e fralda, absorventes higiênicos, peças descartáveis de vestuário, gorros e máscaras descartáveis, resto alimentar de paciente, material utilizado em antissepsia e hemostasia de venóclises, luvas de procedimentos que não entraram em contato com sangue ou líquidos corpóreos, equipo de soro, abaixadores de língua. Sobras de alimentos e preparo de alimentos. Resto alimentar de refeitório. Resíduos provenientes das áreas administrativas. Resíduos de varrição, flores, podas e jardins. Resíduos de gesso provenientes de assistência à saúde. Forrações de animais de biotérios sem risco biológico associado. Resíduos recicláveis sem contaminação biológica, química e radiológica associada. Pelos de animais.

GRUPO E

Materiais perfurocortantes ou escarificantes, tais como: lâminas de barbear, agulhas, escalpes, ampolas de vidro, brocas, limas endodônticas, pontas diamantadas, lâminas de bisturi, lancetas; tubos capilares; ponteiras de micropipetas; lâminas e lamínulas; espátulas; e todos os utensílios de vidro quebrados no laboratório (pipetas, tubos de coleta sanguínea e placas de Petri), devem ser acondicionados nas caixas rígidas de papelão (Descartex® ou similar).

Fonte: RDC 222/2018.

mãos. Os esforços conjuntos frente aos desafios podem salvar milhões de vidas e prevenir o desvio de recursos e outras atividades produtivas, por meio do aperfeiçoamento de procedimentos básicos e através de uma maior atenção entre os profissionais da saúde. Tendo a Biossegurança como pedra fundamental para as boas práticas, poderemos nos comprometer com o desafio global para segurança: "Cuidado limpo, cuidado seguro".

6. LITERATURA RECOMENDADA

1. ARANTES, MC.; HADDAD, MDCFL.; MARCON, SS.; ROSSANEIS, MA.; PISSINATI, PDSC. & OLIVEIRA, SA. Acidentes de trabalho com material biológico em trabalhadores de serviços de saúde. *Cogitare Enfermagem*, *22*(1). 2017.
2. BRASIL. Ministério da saúde. Gabinete do ministro. Portaria nº 485, de 11 de novembro de 2005. Brasília, 2005.
3. *CENTER FOR DISEASE CONTROL AND PREVENTION (CDC).* Guidelines for infection control in dental health-care settings – American Dental Assistants Association. Department of Continuing Education. 2013.
4. LOUREIRO, SAP. Utilização do equipamento de proteção individual pelos enfermeiros em isolamento de contacto: adesão e necessidades de formação. Dissertação (Mestrado em Enfermagem médico-cirúrgica). Instituto politécnico de Viseu. Viseu. 2017.
5. PEREIRA, MSDC. A biossegurança na prevenção das infecções bacterianas no âmbito hospitalar: revisão de literatura. Centro universitário São Lucas. Porto Velho. p. 5-6. 2019.
6. RODRIGUES, LP.; REZENDE, MP.; SILVA, AMP.; FERREIRA, LA.; GOULART, BF. Conhecimento e adesão da equipe de enfermagem aos equipamentos de proteção individual. Revista Mineira de Enfermagem, v. 23, p. 1-6, 2019.
7. SANTOS, ACS; SILVA, KB. & LIMA, RN. A importância e eficácia da higienização correta das mãos na profilaxia das infecções em ambiente hospitalar. Revista Brasileira Interdisciplinar de Saúde. 2020.
8. SOARES, SSS.; SOUZA, NVDO; SILVA, KG.; CÉSAR, MP.; SOUTO, JDSS. & PEREIRA, JCRA. Pandemia de Covid-19 e o uso racional de equipamentos de proteção individual. Revista Enfermagem UERJ, 28, 50360. 2020.
9. BRASIL. Ministério da Saúde. Resolução RDC nº 222, de 28 de março de 2018. Dispõe sobre o Regulamenta as Boas Práticas de Gerenciamento dos Resíduos de Serviços de Saúde e dá outras providências. Diário Oficial [da] República Federativa do Brasil, Brasília. Publicado em: 29/03/2018 | Edição: 61 | Seção: 1 | Página: 76. 2018.

Gerenciamento de Pessoal e Síndrome de Burnout

9

Renata Andréa Pietro P. Viana
Laurindo Pereira de Souza
Poliana Deyse Pereira Gouvêa

1. INTRODUÇÃO

O primeiro local que o paciente busca quando surgem problemas de saúde repentinos é o serviço de emergência hospitalar, sendo inúmeras ocorrências graves com possível risco iminente de morte ou outros problemas simples. Devido ao elevado número de pacientes, alta rotatividade, enorme variabilidade de casos e alta dinamicidade do trabalho no setor de emergência, é necessária grande atenção cognitiva e emocional da equipe médica.

Ainda contribuindo para a complexidade deste cenário, seus colaboradores vivenciam jornadas e escalas de plantões exaustivos, que levam muitas vezes ao esgotamento emocional e despersonalização profissional. Frente a tais condições, o trabalhador ainda deve adequar-se às novas tecnologias e as instituições ao mundo moderno, adotando modelos de gestão que contribua para a retenção do capital humano, garantindo sua sobrevivência.

O adequado gerenciamento de profissionais é condição indispensável para uma empresa alcançar objetivos e sobreviver num ambiente competitivo e repleto de constantes transformações. A forma como as organizações efetuam a gestão de pessoas passa por grandes transformações em todo o mundo. Tais transformações são motivadas pela inadequação de modelos tradicionais para atender as necessidades e as expectativas das empresas e dos profissionais que nestas atuam.

2. GERENCIAMENTO FOCADO NO CLIENTE

A qualidade na assistência à saúde pressupõe a adequação de profissionais quantitativa e qualitativamente, além do investimento em sua capacitação. Esses três pilares sugerem a forma correta de ofertar condições de trabalho que possibilitem o exercício apropriado de suas funções e o atendimento das necessidades e expectativas dos clientes, de forma segura e eficaz. A operacionalização desse processo requer a aplicação de um método que permita sistematizar o inter-relacionamento das variáveis que habitualmente interferem no planejamento e avaliação qualitativa e quantitativa da equipe, chamada de carga de trabalho.

Para estimar o dimensionamento de pessoal é imprescindível a identificação das variáveis que o determinam, em especial, a carga de trabalho. É um processo sistemático de cálculo de profissionais, o qual compõe uma equipe médica necessária para atender aos usuários, de acordo com o perfil de demanda de cuidados.

A carga de trabalho pode ser definida como um processo sistemático para determinar o número e a categoria de profissionais requeridos para prover a assistência com qualidade segundo o grau de dependência do cliente. O padrão de excelência da qualidade dos serviços de saúde está diretamente relacionado à assistência prestada. Por isso, a avaliação da carga de trabalho de enfermagem e a gravidade do cliente constituem uma ferramenta de aplicação fundamental para adequar o quantitativo de recursos humanos às demandas de cuidado (**Quadro 9.1.**).

O *Nursing Activities Score* (NAS), é amplamente utilizado, não somente no âmbito da terapia intensiva, o *score* considera e estima atividades e necessidades de cuidado em minutos, que convertidos em horas estabelecem parâmetros para o dimensionamento de recursos humanos de enfermagem. Entre outras utilidades, o NAS permite justificar ao administrador hospitalar, por exemplo, a necessidade de pessoal adicional em terapia intensiva quando ocorre aumento da carga de trabalho, bem como subsidiar as decisões referentes ao recrutamento e seleção de pessoal de enfermagem.

Conhecer as atividades dos profissionais e identificar o perfil da clientela atendida, soma ao gerenciamento o padrão de qualidade, sendo assim em 2017 o Conselho Federal de Enfermagem (COFEN), através da Resolução COFEN nº 543/2017, indicou "os parâmetros mínimos para dimensionar o quantitativo de profissionais das diferentes categorias de enfermagem para os serviços/locais em que são realizadas atividades de enfermagem". Os referidos parâmetros representam normas técnicas mínimas, constituindo-se em referências para orientar os gestores, gerentes e enfermeiros dos serviços de saúde, no planejamento do quantitativo de profissionais necessários para execução das ações de enfermagem. O dimensionamento

Quadro 9.1. – *Nursing Activities Score* (NAS) – Escore de atividade de Enfermagem

	CUIDADOS BÁSICOS	PONTUAÇÃO
1	**Controle e monitorização**	
1a	Sinais vitais, horários, cálculo e registo do balanço hídrico.	4,5
1b	Presença à cabeceira e observação contínua ou atividade durante 2 horas ou mais em qualquer turno, por razões de segurança, gravidade ou terapêutica, tais como: ventilação mecânica não-invasiva, procedimentos relacionados com desmame, agitação, desorientação, decúbito ventral, procedimentos relacionados com a doação de órgãos, preparação e administração de fluidos ou medicação, colaboração em procedimentos específicos.	12,1
1c	Presença à cabeceira e atividade durante 4 horas ou mais, em qualquer turno por razões de segurança, gravidade ou terapêutica, tais como os exemplos anteriormente mencionados (1b).	19,6
2	Coletas laboratoriais para bioquímica e microbiologia.	4,3
3	Medicação, com exceção de fármacos vasoativos.	5,6
4	**Procedimentos de higiene**	
4a	Execução de procedimentos de higiene tais como: pensos de feridas e cateteres intravasculares, mudança de roupa da cama, higiene do doente em caso de incontinência, vômito, queimaduras, feridas exsudativas, tratamento de feridas cirúrgicas complexas com necessidade de irrigação e procedimentos especiais (ex: doentes em isolamento, prevenção de infecções cruzadas associadas aos cuidados de saúde, desinfecção de unidades infectadas, higiene dos profissionais de saúde).	4,1
4b	A execução dos procedimentos de higiene foi superior a 2 horas em qualquer turno.	16,5
4c	A execução dos procedimentos de higiene foi superior a 4 horas em qualquer turno.	20,0
5	Cuidados prestados a drenos: todos (exceto sonda gástrica).	1,8
6	**Mobilização e posicionamentos, incluindo procedimentos tais como: alternância de decúbitos, mobilização do doente, levante para o cadeirão, mobilização do doente em equipe (ex: doentes sem mobilidade, com tração, em decúbito ventral)**	
6a	Execução do(s) procedimento(s) até três vezes em 24 horas.	5,5
6b	Execução do(s) procedimento(s) mais do que três vezes em 24 horas, ou com dois enfermeiros, independentemente da frequência.	12,4
6c	Execução do(s) procedimento(s) com três ou mais enfermeiros, independentemente da frequência.	17,0
7	**Apoio e cuidados aos familiares e doentes, incluindo procedimentos tais como: Telefonemas, entrevistas, aconselhamento. O apoio e o cuidar, quer dos familiares, quer dos doentes, permite que os enfermeiros continuem a desempenhar outras atividades (ex.: comunicar com os doentes durante os procedimentos de higiene, comunicar com os familiares enquanto se observa o doente à cabeceira)**	
7a	Apoio e cuidado aos familiares e doentes que exijam dedicação exclusiva até 1 hora em qualquer turno, seja para explicar o estado clínico, lidar com a dor e apoio emocional e com circunstâncias familiares difíceis.	4,0
7b	Apoio e cuidado aos familiares e doentes que exijam dedicação exclusiva até 3 horas ou mais em qualquer turno, seja por situações de morte ou situações exigentes (ex: presença de vários familiares, problemas de comunicação, familiares conflituosos).	32,0
8	**Atividades administrativas e de gestão**	
8a	Execução de tarefas habituais tais como: processamento de dados clínicos, pedidos de exames, transmissão de ocorrências (ex: passagem de turno).	4,2
8b	Execução de tarefas administrativas e de gestão que exijam dedicação total até 2 horas em qualquer turno, tais como: atividades de investigação, utilização de protocolos, procedimentos de admissão e alta de doentes.	23,2
8c	Execução de tarefas administrativas e de gestão que exijam dedicação total até 4 horas ou mais em qualquer turno, tais como: situações de morte, coordenação com profissionais de saúde de outras especialidades.	30,0
	SUPORTE VENTILATÓRIO	
9	Suporte ventilatório: qualquer forma de ventilação mecânica/ventilação assistida com ou sem pressão expiratória final positiva (PEEP), com ou sem a utilização de relaxantes musculares; respiração espontânea com ou sem PEEP, com ou sem tubo endotraqueal e oxigenioterapia por qualquer método.	1,4
10	Cuidados a vias aéreas artificiais: tubo endotraqueal ou cânula de crio/traqueostomia.	1,8
11	Técnicas para melhorar a função pulmonar: cinesioterapia respiratória, aerossolterapia, aspiração endotraqueal.	4,4

CUIDADOS BÁSICOS		PONTUAÇÃO
SUPORTE CARDIOVASCULAR		
12	Terapêutica vasoativa, independentemente do tipo ou dose.	1,2
13	Reposição endovenosa de grande perda de fluidos.	2,5
14	Monitorização por cateter de artéria pulmonar, com ou sem avaliação do débito cardíaco.	1,7
15	Reanimação cardiorrespiratória nas últimas 24 horas (excluído o soco precordial).	7,1
SUPORTE RENAL		
16	Técnicas de hemofiltração, técnicas dialíticas.	7,7
17	Avaliação do débito urinário (ex: por cateter vesical).	7,0
SUPORTE NEUROLÓGICO		
18	Avaliação da pressão intracraniana.	1,6
SUPORTE METABÓLICO		
19	Tratamento de acidose/alcalose metabólica complicada.	1,3
20	Nutrição parentérica.	2,8
21	Nutrição entérica por sonda gástrica ou outra via gastrointestinal (ex: jejunostomia).	1,3
INTERVENÇÕES ESPECÍFICAS		
22	Intervenções específicas na unidade de cuidados intensivos: intubação endotraqueal, colocação de marcapasso, cardioversão, endoscopias, cirurgia de urgência nas últimas 24 horas, lavagem gástrica; excluem-se intervenções habituais sem consequências diretas para o estado clínico do doente: radiografias, ecografias, eletrocardiograma, inserção ou realização de pensos a cateteres venosos, ou arteriais.	2,8
23	Intervenções específicas realizadas fora da unidade de cuidados intensivos: procedimentos cirúrgicos ou de diagnóstico.	1,9

OBS: Em relação aos itens 1, 4, 6, 7 e 8, apenas um subitem (a, b, c) pode ser registrado. As ponderações representam a percentagem de tempo dedicado por um enfermeiro na atividade mencionada no item, se executada.

Fonte: MACEDO, Rui Pedro Antunes. 2017.

do quadro de profissionais de enfermagem deve basear-se em características relativas:

A. ao serviço de saúde: missão, visão, porte, política de pessoal, recursos materiais e financeiros; estrutura organizacional e física; tipos de serviços e/ou programas; tecnologia e complexidade dos serviços e/ou programas; atribuições e competências, específicas e colaborativas, dos integrantes dos diferentes serviços e programas e requisitos mínimos estabelecidos pelo Ministério da Saúde;

B. ao serviço de enfermagem: aspectos técnico-científicos e administrativos: dinâmica de funcionamento das unidades nos diferentes turnos; modelo gerencial; modelo assistencial; métodos de trabalho; jornada de trabalho; carga horária semanal; padrões de desempenho dos profissionais; índice de segurança técnica (IST); proporção de profissionais de enfermagem de nível superior e de nível médio e indicadores de qualidade gerencial e assistencial;

C. ao paciente: grau de dependência em relação à equipe de enfermagem (sistema de classificação de pacientes – SCP) e realidade sociocultural.

Os pacientes devem ser classificados uma vez por dia ou conforme demanda do plantão para que seja obtida uma amostra que reflita o perfil dos que são atendidos na unidade. Conhecer a clientela contribui para a minimização dos riscos, redução no tempo de internação e custos que englobam a assistência. Neste cenário, é imprescindível a proposição de um quadro apropriado de profissionais, provido de recursos materiais, assistência segura e humanizada, que torne possível o desenvolvimento e monitoramento de indicadores de qualidade como estratégia na busca de efetividade e eficiência dos serviços prestados. Destaca-se neste contexto a importância da identificação de sobrecarga no trabalho, uma vez que ela é reconhecida fonte de adoecimento e sofrimento no trabalho.

3. BURNOUT

Os tempos modernos proporcionam uma acelerada evolução tecnológica e, inevitavelmente, as relações sociais são atingidas com respingos desta evolução. As pessoas não precisam mais "gastar seu precioso tempo" se deslocando para falar algo pessoal a alguém, se tornou mais rápido e moderno enviar um e-mail ou uma mensagem pelo celular, palavras simples do cotidiano são transformadas em verdadeiros dialetos diante da linguagem na internet, perdendo assim seu verdadeiro sentido.

As relações estão fragilizadas, as pessoas se tocam menos, também se olham menos nos olhos, são menos tolerantes, perdem o controle com facilidade. O ritmo acelerado de trabalho é um dos principais responsáveis por esta doença social, a cada dia trabalhamos mais e esquecemos que não somos máquinas cheias de engrenagens, alimentadas por lubrificantes, mas sim um corpo, composto por seus órgãos e que também precisam ser lubrificados, porém, com substâncias mais complexas como sentimentos de amor e afeição.

Por vezes o ambiente familiar se torna um lugar de desabafo de sentimentos negativos armazenados durante um tumultuado dia ou noite de trabalho, perdendo seu verdadeiro sentido de confraternização e aconchego. As pessoas estão sendo acometidas por doenças transmitidas em seu próprio ambiente de trabalho. Os trabalhadores estão doentes, principalmente aqueles que lidam diretamente com a resolução de problemas de seus clientes, principalmente os profissionais que atuam constantemente nestas condições de estresse crônico podem desenvolver a *Síndrome de Burnout*.

O psiquiatra Hebert Freudenberger, em 1974, descreveu, pela primeira vez, a *Síndrome de Burnout* (SB), que, atualmente, está inserida na Classificação Internacional de Doenças 11 (CID11) sendo descrita pela literatura como: "sensação de esgotamento; cinismo ou sentimentos negativos relacionados ao trabalho; eficácia profissional reduzida". Outras definições para a SB também podem ser encontradas, sendo uma das mais consolidadas: "uma resposta prolongada a estressores interpessoais crônicos no trabalho que se apresenta em três dimensões interdependentes: exaustão emocional, despersonalização e redução da realização pessoal", de acordo com Silva, 2018.

Burnout em português refere-se a algo como "perder o fogo", "perder a energia", ou "queimar completamente". É uma Síndrome através da qual o trabalhador perde o sentido da sua relação com o trabalho, de forma que as coisas já não o importam mais e qualquer e qualquer esforço lhe parece inútil, afeta, principalmente, profissionais da área de serviços quando em contato direto com seus usuários. Como clientela de risco são apontados os profissionais de educação e saúde, policiais e agentes penitenciários, entre outros.

A síndrome é uma experiência subjetiva interna que gera sentimentos e atitudes negativas no relacionamento do indivíduo com seu trabalho e, principalmente, com as pessoas de seu convívio diário, gerando insatisfação, desgaste, perda do comprometimento, prejudicando seu desempenho profissional e sua imagem pessoal. Suas consequências podem ser o absenteísmo, abandono do emprego, baixa produtividade e erros frequentes.

Alguns sintomas associados ao *Burnout*, como os psicossomáticos: enxaquecas, dores de cabeça, insônia, gastrite e úlcera, diarreias, crises de asma, palpitações, hipertensão, maior frequência de infecções, dores musculares e/ou cervicais, alergias, suspensão do ciclo menstrual em mulheres. Comportamentais: absenteísmo, isolamento, violência, incapacidade de relaxar, mudanças bruscas de humor. Emocionais: sinais de impaciência, distanciamento afetivo, sentimento de solidão, sentimentos de alienação, irritabilidade, ansiedade, dificuldade de concentração, sentimento de impotência, desejo de abandonar o emprego, decréscimo do envolvimento de trabalho, baixa autoestima, dúvidas de sua própria capacidade e sentimento de onipotência. Além dos defensivos, envolvem negação de emoções, ironia, atenção seletiva, hostilidade, apatia, desconfiança, vigília excessiva, agressividade banal.

Os sintomas e as causas podem variar de acordo com as características de cada pessoa e das circunstâncias em que esta se encontra, sendo que os graus de manifestações podem apresentar-se de forma diferente. Há uma estreita relação entre o Burnout e os profissionais da área da saúde, pois lidam, diariamente, com situações limítrofes de alta pressão, onde uma decisão pode colocar em jogo uma vida, proporcionando uma situação propícia para instalação do estresse em alto grau.

No Brasil, nos últimos anos, a prevalência da SB está em alta, podendo ser observado segundo dados do *International Stress Management Association* no Brasil (ISMA-BR), no ano de 2019, 72% da população economicamente ativa do país possuíam altos níveis de estresse. Desses, 32% desenvolveram *Burnout*, com sinais e sintomas característicos. Sendo sugerido por alguns autores como um dos motivos para essa ocorrência a alta competitividade do mercado e a falta de tratamento precoce dos sintomas por preconceito e outros paradigmas.

Quem trabalha na área da saúde convive no cotidiano com doenças graves e, ao mesmo tempo, precisa transparecer tranquilidade e equilíbrio diante de pacientes e familiares, além de lidar frequentemente com a morte, precisa atender diversas demandas e atua em um ambiente no qual muitas vezes não é possível demonstrar suas insatisfações. Sobra pouco espaço para a manifestação da própria angústia, tristeza e fragilidade. Nessa situação, é comum que o profissional, principalmente o médico, pense como pode se queixar da vida diante de tanta dor alheia, e acaba esquecendo-se de suas próprias dores.

Os profissionais da área de saúde estão expostos a diferentes estressores ocupacionais que afetam o seu bem-estar, estando ainda mais vulneráveis às doenças relacionadas ao estresse e à fadiga emocional. A organização do trabalho também é decisiva, recursos materiais e humanos suficientes para desempenhar as tarefas, convívio com equipe multidisciplinar, incentivos para estudo e reciclagem profissional, reconhecimento e existência de canais de comunicação eficientes, especialmente em situações críticas, podem atenuar as fontes de estresse.

A síndrome é caracterizada por três dimensões independentes, mas que podem estar associadas: exaustão emocional, despersonalização e baixa realização profissional.

A primeira dimensão se caracteriza pela sobrecarga de trabalho, o desgaste físico e emocional, no qual o profissional não consegue ter energia suficiente para dedicar a suas atividades. A segunda inclui o distanciamento do profissional com as pessoas que se beneficiam do seu trabalho, ligada a atitudes de indiferença ao sentimento alheio. Por último, a terceira refere-se ao estado de autodepreciação do serviço e à sensação de incompetência, além do trabalho, o profissional passa a manifestar os sintomas também no ambiente familiar.

A exaustão emocional ocorre de forma lenta e gradual, e o indivíduo nem sempre se dá conta de seu adoecimento. As consequências da SB vão além da pessoa acometida, considerando que afeta todo o sistema no qual o profissional está inserido, seja no próprio trabalho, com diminuição de produtividade, mau atendimento dos clientes, demissões e afastamentos, seja até mesmo nas relações cotidianas entre amigos, familiares e vida conjugal, podendo, nesta última, chegar ao divórcio.

4. *BURNOUT* E O SETOR DE EMERGÊNCIA

Os serviços de urgência e emergência são um importante componente da assistência à saúde, por ser um setor com alta rotatividade de pacientes, demanda agilidade e eficiência na execução dos procedimentos para a manutenção da vida dos sujeitos, precisando além de profissionais capacitados, profissionais adeptos a lidar com a população de forma calma e segura.

Nos dias de hoje nota-se uma descaracterização das unidades de emergência, pois devido à superlotação das unidades os pacientes passam muito tempo aguardando leitos, transformando o setor de emergência em unidades de internação.

A unidade de emergência, nos ambientes hospitalares, é rotulada como uma das que sofrem maior tensão, podendo se tornar traumatizante, em consequência da rotina de trabalho intensa, dos riscos constantes a equipe de enfermagem por contágio, exposição a raios-x, acidentes com perfurocortantes, dos ruídos intermitentes de equipamentos, circulação de grande número de profissionais, entre outros. Além de ser um ambiente insalubre e, dada a rotina de situações emergenciais e da concentração de pacientes críticos instáveis.

O setor de urgência e emergência, demanda dos profissionais de enfermagem atividades que exigem esforço físico, somado à precariedade de profissionais, recursos materiais e instalações físicas inadequadas, geram tomadas de decisões delicadas, por vezes necessitando de adaptações no processo de trabalho sob condições que levam a uma baixa na qualidade da assistência prestada ao paciente.

Estudos demonstram que o profissional que tem boas condições de trabalho adoece menos, desenvolvendo seu trabalho com eficiência e tornando o ambiente mais favorável à promoção da saúde e prevenção de doenças.

Os profissionais de saúde são mais suscetíveis ao *Burnout*, pois apresentam diversos distúrbios de saúde recorrentes aos embates do campo profissional, além de atuarem em um ambiente de trabalho sem apoio social, déficit de recursos e cobrança rotineira para atender as demandas de infectados e dos pacientes atendidos, o que contribui para o desencadeamento ou a intensificação do desgaste físico e mental.

Com a pandemia da *Coronavirus Disease-19* (COVID-19) a síndrome de Burnout tornou-se ainda mais frequente, uma vez que a situação já era desfavorável para os trabalhadores de saúde, piorando ainda mais com o aumento das horas de trabalho. Por isso se faz necessário o desenvolvimento de estratégias destinadas ao fortalecimento da saúde mental desses profissionais.

Ainda nesse panorama de calamidade global de saúde, o estresse e as situações que geram sofrimento emocional (SE), em profissionais da saúde, têm se tornado alvos frequentes de discussões.

Em 2020 foram apresentadas estratégias de enfrentamento (*coping*), com a intenção de colaborar na redução do SE da enfermagem que poderiam ser adaptadas às diferentes realidades e classes de profissionais da saude. (**Tabela 9.1.**).

Tabela 9.1. – Estratégias de enfrentamento para o profissional de enfermagem

	Estratégia de *coping*
1	Reduzir a carga de trabalho e/ou aumentar os períodos de descanso; incentivar uma comunicação efetiva, assegurando que as informações sejam passadas por fontes seguras e corretas; Encaminhar o profissional que demonstre sinais de SE para psicólogo, psicoterapeuta e/ou psiquiatra, realçando o uso das metodologias *online*; Encorajar a realização de intervenções como meditação e outras ações para a diminuição do estresse emocional; Uso de tecnologias a fim de compartilhar o desafio e dividir angústias.
2	Realizar uma avaliação psicológica dos enfermeiros que mostrarem sintomas de SE, destacando a intervenção precoce; Encorajar o processo de resiliência em cada pessoa.
3	Conscientizar e envolvimento dos enfermeiros nas ações de conscientização, de maneira que diminua o número de infectados; Aumentar o contato entre o profissional da saúde e psicólogos e assistentes sociais de forma que estabeleça uma colaboração para redução das angústias, ansiedade e depressão.
4	Considerar as necessidades humanas básicas; Evitar estratégias de enfrentamento prejudiciais; Falar sobre os sentimentos de aflições com os colegas; Manter contato com familiares e amigos mediante nas redes sociais; Aceitar sentir reações emocionais fortes; Tentar manter a rotina o mais próximo possível do "normal"; Buscar ajuda sempre que necessário.
5	Interceder com ações para manutenção do bem-estar dos profissionais da saúde que abordem questões vivenciadas de maneira individual, levando em consideração os assuntos de gênero; Suporte psicoterápico.

Pereira (2020) adaptado de BARBOSA et al. (2020).

5. CONCLUSÃO

O cenário frente ao gerenciamento de pessoal, independente da área de atuação, vem apresentando mudanças rápidas que, por vezes, tornam obsoletas as ferramentas e os métodos de trabalho em um curto espaço de tempo. Sendo assim, é importante a compreensão das necessidades do público atendido para que seja possível a adaptação adequada do serviço ao mercado. Não existe fórmula mágica, gerir pessoas é saber trabalhar com o imprevisto, gerenciar reações e aprender a aprender a cada dia.

A satisfação das famílias e pacientes pode estar diretamente relacionada ao ambiente de trabalho do cenário hospitalar, uma vez que profissionais satisfeitos e valorizados pelos setores de liderança e administrativos tendem a apresentar maior qualidade na assistência prestada, além de minimizarem a apresentação de problemas ocupacionais como *Burnout*. Para isso, é necessário que sejam estabelecidas melhores condições de trabalho, que priorizem a segurança e o bem-estar dos profissionais envolvidos.

6. LITERATURA RECOMENDADA

1. BAO, YANPING *et al.* 2019-nCoV epidemic: address mental health care to empower society. **The Lancet**, v. 395, n. 10224, p. e37-e38, 2020.
2. BARBOSA, DJ, GOMES, MP, SOUZA, FBA, & GOMES, AMT. Fatores de estresse nos profissionais de enfermagem no combate à pandemia da COVID-19. **Comunicação em Ciências da Saúde**, 31(Suppl 1), 31–47. 2020. Disponível em: http://www.escs.edu.br/revistaccs/index.php/comunicacaoemcienciasdasaude/article/view/651
3. BRITO, APde; GUIRARDELLO, EB. Carga de trabalho de enfermagem em uma unidade de internação. **Revista Latino-Americana de Enfermagem**, v. 19, n. 5, p. 1139-1145, 2011.
4. BROOKS, SK. *et al.* The psychological impact of quarantine and how to reduce it: rapid review of the evidence. **The lancet**, v. 395, n. 10227, p. 912-920, 2020.
5. CABELLO, I; PÉREZ, IR. El impacto de la pandemia por COVID-19 sobre la salud mental de los profesionales sanitarios. **Coronavirus y Salud Publica. Escuela Andaluza de Salud** Pública, 2020.
6. CONSELHO FEDERAL DE ENFERMAGEM(COFEN). Resolução nº 543/2017. Atualiza e estabelece parâmetros para o dimensionamento do quadro dos profissionais de enfermagem nos serviços/locais em que são realizadas atividades de enfermagem. 2017.
7. DIAS, FS; ANGÉLICO, AP. Síndrome de Burnout em trabalhadores do setor bancário: uma revisão de literatura. **Trends in Psychology**, v. 26, n. 1, p. 15-30, 2018.
8. FRANÇA, FM., *et al.* Burnout e os aspectos laborais na equipe de enfermagem de dois hospitais de médio porte. **Revista Latino-Americana de Enfermagem**, v. 20, n. 5, p. 961-970, 2012.
9. FREITAS, RJM., *et al.* Estresse do enfermeiro no setor de urgência e emergência. **Revista de enfermagem UFPE**, v. 9, n. 10, p. 1476-1483, 2015. Disponível em:< https://periodicos.ufpe.br/revistas/revistaenfermagem/article/view/10861>.
10. FUGULIN, FMT; GAIDZINSKI, RR; CASTILHO V. Dimensionamento de pessoal de enfermagem em instituições de saúde. In: Kurcgant P, coordenador. **Gerenciamento em enfermagem**. 2. ed. Rio de Janeiro: Guanabara Koogan; 2010. p. 121-35.
11. GAIDZINSKI, RR, FUGULIN, FMT. Dimensionamento de pessoal de enfermagem em unidade de terapia intensiva. In: Associação brasileira de Enfermagem (coord.); Maria Madalena Januário Leite. (org.). **Programa de Atualização em Enfermagem: saúde do adulto (Proenf) – Ciclo 3 – Módulo 3.** Porto Alegre: Artmed/ Panamericana; 2008. P. 65-96.
12. GUEDES, D; GASPAR, E. "Burnout" em uma amostra de profissionais de Educação Física brasileiros. **Revista Brasileira de Educação Física e Esporte**, v. 30, n. 4, p. 999-1010, 2016.
13. LATORRACA, CAC., *et al.* O que as revisões sistemáticas Cochrane dizem sobre prevenção e tratamento da síndrome de burnout e estresse no trabalho. **Diagn Tratamento**, v. 24, n. 3, p. 119-25, 2019.
14. Leiter, MP. (2020). Burnout in a Time of COVID-19. https://www.mindgarden.com/blog/post/48-burnout-in-a-time-of-covid-19
15. LIMA, DS; ALBERTO, J; LEITE, D., et al., Recommendations for emergency surgery during the COVID-19 pandemic. **CJMB**, 8(1), 1–3. 2020b. doi: https://doi.org/10.12662/2317-3076jhbs.v8i1.3176.p1-3.2020
16. KOLHS, M., *et al.* A enfermagem na urgência e emergência: entre o prazer e o sofrimento Nursing in urgency and emergency: between the pleasure and suffering. **Revista de Pesquisa: Cuidado é Fundamental Online**, v. 9, n. 2, p. 422-431, 2017.
17. MACEDO, RPA. Nursing Activities Score, NAS: adaptação transcultural e validação para a população portuguesa. **Tese de Doutorado**. 2017.
18. MASLACH, C. Managing Workplace No Title Worries and Fears: What Burnout Can Teach Us. Mindgarden. 2020.
19. OLIVEIRA, APS et al. O esgotamento físico dos enfermeiros no setor de urgência e emergência: revisão integrativa. **Nursing (São Paulo)**, p. 2839-2843, 2019.
20. ORTIZ JR, et al. Consecuencias de la pandemia covid-19 en la salud mental asociadas al aislamiento social. **Asociación Mexicana de Psicoterapia y Educación.**1-21. 2020.
21. PÊGO, FPL; PÊGO, DR. Síndrome de burnout. **Rev. bras. med. trab**, p. 171-176, 2016.
22. PERNICIOTTI, P. et al. Síndrome de Burnout nos profissionais de saúde: atualização sobre definições, fatores de risco e estratégias de prevenção. **Rev. Sociedade Brasileira de Psicologia Hospitalar**, v.23, n.1, 2020.
23. PEREIRA, MD., et al. Sofrimento emocional dos Enfermeiros no contexto hospitalar frente à pandemia de COVID-19. **Research, Society and Development,** v. 9, n. 8, p. e67985121-e67985121, 2020.
24. RIBEIRO, RP., et al. Estresse ocupacional entre trabalhadores de saúde de um hospital universitário. **Revista Gaúcha de Enfermagem**, v. 39, 2018.
25. SABÓIA, ECM; PONTE, KMA. Produção científica acerca da qualidade de vida dos enfermeiros: revisão bibliográfica. **Revista Formar Interdisciplinar**, Sobral, v. 1, n. 3, p. 11-22, 2013.
26. SANTOS, EODOS., *et al.* Reunião de equipe: proposta de organização do processo de trabalho. **Revista de Pesquisa: Cuidado é Fundamental Online**. Rio de Janeiro. Vol. 9, n. 3 (jul./set. 2017), p. 606-613, 2017.
27. SILVA, RSS *et al.* Riscos ocupacionais entre trabalhadores de enfermagem em Unidade de Terapia Intensiva. **Rev. bras. med. trab,** v. 15, n. 3, p. 267-275, 2017.
28. SILVA, RAD., et al. Síndrome de Burnout: realidade dos fisioterapeutas intensivistas? **Revista Fisioterapia e Pesquisa**, v.25, n.4, p.388-394, 2018.
29. SOUZA, JD; JÚNIOR, JMP; MIRANDA, FAN. Stresse em serviço de urgência e os desafios para enfermeiros brasileiros e portugueses. **Revista de Enfermagem Referência**, n. 12, p. 107-116, 2017.
30. VILLELA, MPC; SANTIAGO, PSN. Stress na equipe de enfermagem da urgência e emergência: a acupuntura como estratégia de cuidado. **Enfermagem Revista**, v. 18, n. 1, p. 136-152, 2015.
31. ZANIN, CE; ANGONESE, AS. Identificação da síndrome de Burnout em motoristas do transporte da saúde. **Estudos Interdisciplinares em Psicologia**, v. 10, n. 3, p. 26-42, 2019.

Fadiga por compaixão: Um olhar além da Síndrome do Burnout

10

Raquel Pusch de Souza

1. INTRODUÇÃO

A Fadiga por Compaixão, tem sido considerada a principal ameaça à saúde mental dos profissionais de saúde, principalmente devido à relação direta com a síndrome do Burnout. Trata-se de uma síndrome que causa exaustão física e emocional em decorrência do custo empático de lidar com o sofrimento alheio.

Para alguns autores, a fadiga por compaixão é o nome do processo no qual o profissional ligado ao atendimento de uma clientela, que tem como demanda o sofrimento, torna-se fatigado, exausto física e mentalmente, devido ao constante contato com o estresse provocado pela compaixão. Desta forma, estão sujeitos à fadiga por compaixão: médicos, enfermeiros, auxiliares de enfermagem, assistentes sociais, psicólogos; enfim, quaisquer profissionais que tenham como parte do seu ofício o contato com a dor e o sofrimento. Na medicina veterinária ainda há um extenso campo de estudo a ser explorado, desde que o Burnout tem sido o foco de interesse quase exclusivo, confundindo diagnósticos e dificultado a abordagem correta dos profissionais afetados. De forma geral, a fadiga por compaixão ocorre quando o profissional não consegue mais lidar, de uma forma saudável, com os sentimentos negativos que emergem do sofrimento dos pacientes que ele atende. Em decorrência disso, esses profissionais começam a apresentar respostas somáticas e/ou defensivas em relação ao seu trabalho.

O cenário de uma UTI se destina a receber pacientes em estado grave, com possibilidade de recuperação, exigindo permanentemente assistência médica e da equipe de Enfermagem, além da utilização eventual de equipamentos especializados. As ações na UTI são diuturnas, rápidas e precisas, exigindo o máximo de eficiência da equipe. É exatamente neste cenário que se coloca o real limite entre a vida e a morte. A preocupação com a caracterização da UTI iniciou-se com Florence Nightingale (1820-1910), durante a guerra da Crimeia no século XIX, que procurou selecionar indivíduos mais graves, acomodando-os para favorecer o cuidado imediato.

No ambiente do paciente grave, desde o pronto-socorro até a UTI, os estímulos nocivos são frequentes, e o mesmo ocorre na medicina veterinária. Os profissionais entram em contato frequente com a dor e sofrimento do paciente e da família, lidam com a intimidade corporal e emocional do paciente, lidam com a perspectiva de morte e do morrer, com pacientes difíceis, queixosos, cronicamente deprimidos, agressivos, hostis, com as incertezas e limitações do conhecimento técnico.

É sem dúvida um ambiente paradoxal. Há alta demanda dos pacientes, enquanto poucos recursos materiais e humanos estão disponíveis. Um alto índice de cobrança e ansiedade é depositado no profissional que ali atua, pela sociedade, pelo paciente, pela família, pelos colegas e pelo próprio profissional que diz "eu já não dou mais conta disso". O desamparo, o medo, a dependência, a própria agressividade do paciente, da família, do colega, pode levar à depressão e à desesperança do profissional.

Dificuldades de comunicação também estão presentes na interação entre os diferentes profissionais envolvidos. Neste contexto, a falta de habilidade de comunicação gera estresse a toda equipe, especialmente quando há notificação de óbito aos familiares, pois exige do profissional médico não só a capacidade técnica, mas uma capacidade intrapessoal e interpessoal.

A equipe passa também por demandas e expectativas dos pacientes que exigem garantias de cura, rapidez, procedimentos indolores e isenção de sequelas. O sofrimento do profissional médico consiste muitas vezes em não tirar a esperança, porém não dar garantias. O profissional tem sempre a tarefa de selecionar quem usa esse ou aquele equipamento, jornadas prolongadas, ritmo acelerado de trabalho e a ausência quase completa de espaço para a discussão das dificuldades, que não são, necessariamente, técnicas, mas emocionais/pessoais. Essas são algumas das questões que fazem com que a equipe se sinta desmotivada. O profissional da saúde deve, ainda, avaliar o comportamento e adaptação do paciente. Além disso, a equipe deve estar preparada para permitir ao paciente pequenas escolhas e deve enviar mensagens que o estimule no autocuidado.

A equipe é exigida técnica e emocionalmente. Quando o profissional da saúde não tem disponibilizados recursos pessoais de enfrentamento das situações que provocam estresse, podem desencadear sintomas, tais como: dores de cabeça, ansiedade, insônia, impaciência, tensão, desânimo, dificuldades nos relacionamentos, capacidade de concentração diminuída, lapsos de memória e, ainda pode gerar outras consequências como, gastrite, úlcera, alteração de pressão arterial, doenças renais, alergias e fibromialgia.

O profissional trabalha diretamente com intercorrências inesperadas, mudanças repentinas do quadro clínico do paciente e isso aumenta a tensão e as incertezas gerando inquietações na equipe e faz com que o profissional avalie a própria capacidade. Todos esses sentimentos podem levar a equipe a uma frustração, raiva, depressão, falta de confiança em si próprio, diminuindo a satisfação com o trabalho, gerando uma cronificação do estresse chamada Síndrome de Burnout.

Estudos comprovaram que as unidades que cuidam de pacientes graves são locais muito tensos, interferindo do estado emocional ao desgaste geral do organismo e, consequentemente, provocando estresse. Frente às características específicas do trabalho com o doente crítico, o trabalho em equipe torna-se crucial. Segundo Rodrigues, o médico "deve ser uma pessoa tranquila, ágil, de raciocínio rápido, de forma a adaptar-se, de imediato, a cada situação que se apresente à sua frente". Esse profissional deve estar preparado para o confronto, intercorrências emergentes, necessitando para isso conhecimento e competência clínica e emocional.

Na literatura tem crescido a concordância de que a fadiga por compaixão e/ou Burnout tem sido a principal ameaça à saúde mental dos profissionais que atuam na assistência ao paciente criticamente doente. O avanço nos estudos e na compreensão deste fenômeno pode resultar no progresso das estratégias de promoção da saúde mental desta categoria profissional. Onde, a promoção da saúde do trabalhador, refletirá naqueles que ele atende e interage.

2. CONTRIBUIÇÕES DA PSICOLOGIA POSITIVA (PP)

Diante dos aspectos negativos da síndrome de Burnout, identificamos que a intensificação do sentimento de exaustão emocional, indica que os recursos emocionais estão esgotados. A despersonalização, o desenvolvimento de atitudes e sentimentos negativos em relação aos indivíduos que receberão os seus serviços e a tendência de se autoavaliar de forma negativa são frequentes. Nestas situações, a PP intervém a partir de algumas prerrogativas.

A psicologia positiva pretende contribuir com o desenvolvimento e o "funcionamento" saudável das pessoas, grupos e instituições, preocupando-se em fortalecer competências ao invés de corrigir deficiências. O movimento identifica três importantes pilares, que são:

1) experiência subjetiva (experiências subjetivas do passado);

2) características individuais (capacidade para o amor), forças pessoais e virtudes; e,

3) instituições e comunidades (ética de trabalho e altruísmo).

A PP valoriza os recursos pessoais promovidos pela expressão das emoções positivas, pois estes são duradouros, ou seja, são adquiridos após o estado emocional. Além disso, funcionam como "reserva" em outras situações, melhoram o enfrentamento, as estratégias e as possibilidades de sobrevivência. As experiências positivas vividas ampliam o repertório de ações e pensamentos e constroem recursos pessoais que serão necessários ao longo da trajetória dos indivíduos.

De acordo com a fundamentação da PP, a "boa vida" pode ser ensinada. Esta questão é especialmente importante porque significa que a felicidade não é simplesmente o resultado de um giro afortunado da "roleta genética". Há intervenções que as pessoas podem fazer para levar uma vida melhor. Assim, a "boa vida" é uma tarefa frequente e não há atalhos para a felicidade constante.

3. QUALIDADE DE VIDA E VIDA BOA

Segundo Assumpção, qualidade de vida é um conceito global, abordando diferentes facetas da vida de um indivíduo, tais como saúde, família e meio ambiente. Esta contempla as mais variadas concepções, desde condições físicas até desempenho social, incluindo ideias subjetivas de bem-estar e inserção satisfatória no contexto cultural. Benal, também faz referência à qualidade de vida proposta pelo Grupo de Qualidade de Vida da Organização Mundial de Saúde, detalhando "a percepção do indivíduo de sua posição na vida, no contexto da cultura e sistemas de valores nos quais ele vive e em relação aos seus objetivos, expectativas, padrões e preocupações".

A grande maioria das pesquisas médicas relacionadas ao tema "qualidade de vida" procura verificar os efeitos de procedimentos terapêuticos no paciente pós-alta da UTI ou na influência de determinadas patologias sobre a qualidade de vida dos pacientes. No entanto, alguns pesquisadores têm voltado sua atenção sobre a qualidade de vida dos profissionais da saúde. É provável que esta nova linha de pesquisa tenha surgido face à "crise na saúde", no contexto de crise social marcada pela exclusão, iniquidade e violência, da qual pacientes e médicos são igualmente vítimas.

Em editorial do *British Medical Journal*, assinado por seu editor Smith, ele refere a um relativo sentimento de infelicidade observado nos profissionais da saúde "quando os médicos se reúnem e suas interlocuções se concentram nas dificuldades e nas angústias das condições de trabalho". Os médicos e profissionais da saúde buscam na profissão a satisfação de inúmeras expectativas, "recompensas", categorizadas em internas e externas. As recompensas internas são os sentimentos que o médico tem de que está fazendo com que a vida das pessoas se torne melhor e que a sociedade reconheça e valorize este seu esforço. O que ocorre, normalmente, é que as recompensas internas não estão sendo realizadas, gerando frustrações e decepção com a profissão. Muitos médicos, então, buscam intensamente recompensas externas, tais como aumento do ganho e aquisição incessante de conquistas materiais, na ilusão de que isso aumentará sua qualidade de vida. Mas o resultado deste movimento é a persistência do sentimento de que algo está faltando.

O renomado psicólogo positivo Baumeister e seus colegas assumiram o desafio de determinar o que faz uma boa vida e encontraram algumas descobertas interessantes. A pesquisa mostrou que a felicidade e a sensação de significado na vida não andam necessariamente de mãos dadas, indicando que o foco nas emoções positivas por si só não trará a vida plena e satisfatória que o indivíduo almeja. Algumas de suas descobertas mais específicas incluíram os seguintes pontos:

1. A satisfação de seus desejos e necessidades aumenta a felicidade, mas praticamente não tem impacto sobre o quadro geral da qualidade de vida. Isso indica que se concentrar em obter o que você quer aumentará sua felicidade, mas você terá que completar isso com outras experiências para obter um sentido mais profundo de significado;

2. A felicidade é orientada para o presente, enraizada no momento, enquanto que o propósito de vida é mais focado no passado e no futuro e como eles se ligam ao presente. Este achado sugere que a pessoa pode se concentrar no presente para aumentar sua felicidade, mas pode-se considerar pensar mais sobre o seu passado e futuro para encontrar significado;

3. "Doadores" experimentam mais significado, enquanto "tomadores" experimentam mais felicidade. Se estiver faltando sentido na vida, sugere-se tentar retribuir aos outros, mas se houver falta de felicidade, aceitar a generosidade dos outros para ser um impulso;

4. Preocupação, estresse e ansiedade são mais propensos a serem sentidos por aqueles cujas vidas são cheias de significado e pouca felicidade. Isso indica que não se deve ficar muito deprimido por ter emoções negativas se tiver um forte senso de significado: uma pequena emoção negativa pode ser uma coisa boa.

A intenção de expressar o eu autêntico e um senso de identidade pessoal forte está ligada ao significado, mas não à felicidade. Se a intenção é a busca por um significado, sugere-se trabalhar na prática de autenticidade.

Segundo Seligman, o que é bom na vida é tão genuíno quanto o que é ruim e, o que é bom na vida não é simplesmente a ausência do que é problemático. A felicidade é uma das coisas boas da vida, e as pessoas que estão satisfeitas com a vida acabam tendo ainda mais motivos para estar satisfeitas, porque a felicidade leva a resultados desejáveis na escola, no trabalho,

a relacionamentos sociais satisfatórios e até mesmo a uma boa saúde e vida longa. Além disso, Seligman considera que o ser humano tem as seguintes competências: A felicidade, as forças de caráter e as boas relações sociais protegem contra os efeitos prejudiciais das decepções e retrocessos:

1. A maioria das pessoas são resilientes;

2. Crise revela caráter;

3. Outras pessoas importam poderosamente se quisermos entender o que mais vale a pena;

4. O trabalho é importante se envolver/fornecer significado e propósito;

5. O coração é tão importante quanto a cabeça;

6. As escolas ensinam explicitamente o pensamento crítico, então devem ensinar também o cuidado incondicional.

7. Os bons dias têm características comuns: sentir-se autônomo, competente e conectado aos outros.

Acessar e desenvolver as capacidades citadas acima facilitaria a sensação de bem-estar e consequentemente a autogestão. Seligman passou anos desenvolvendo uma teoria de bem-estar que ele chamou de modelo PERMA. O modelo compreende 5 elementos, que criam a base de uma vida florescente:

1. Emoções positivas;

2. Engajamento;

3. Relacionamentos;

4. Significado;

5. Realizações.

Cada um desses elementos tem três propriedades: contribuem para o bem-estar; as pessoas buscam cada um deles por si mesmos, não apenas para alcançar os outros elementos; e cada um deles é medido e definido independentemente dos outros elementos. Estes elementos têm o poder de mudar a perspectiva de uma pessoa.

Esse é o foco de muitas técnicas, exercícios e até mesmo programas inteiros baseados em PP. Uma mudança relativamente pequena na perspectiva de uma pessoa pode levar a mudanças surpreendentes no bem-estar e na qualidade de vida. Injetar um pouco mais de otimismo e gratidão em sua vida é uma ação simples que pode lhe dar uma visão radicalmente mais positiva da vida.

Dado o impacto da mudança de perspectiva, os benefícios da PP surgem de pesquisas que demonstram como aproveitar essa mudança e maximizar o potencial de felicidade em muitos de nossos comportamentos cotidianos. As pessoas superestimam muito o impacto do dinheiro em sua felicidade. Ele tem alguma influência, mas não tanto quanto poderíamos pensar. Portanto, se concentrar menos na obtenção de riqueza, provavelmente trará mais felicidade. Gastar dinheiro em experiências proporciona um maior impulso à felicidade. Usar os recursos para criar experiências positivas é mais benéfico à saúde e bem-estar do que gastar dinheiro em bens materiais. Além disso, gastar dinheiro com outras pessoas resulta em maior felicidade.

A gratidão é um grande contribuinte para a felicidade na vida. Quanto mais cultivarmos gratidão, mais felizes seremos. A ocitocina pode provocar uma maior confiança, empatia e moralidade nos seres humanos. Isso significa que dar abraços ou incentivar outras formas de afeto físico pode dar-lhe um grande impulso para o seu bem-estar geral e dos outros.

Cultivar intencionalmente um humor positivo faz bem. Em outras palavras, "fazer uma cara feliz" é necessário para que você se sinta mais feliz, mesmo que com um pouco de esforço. A felicidade é contagiante. Aqueles que convivem com pessoas próximas felizes são mais propensos a experimentarem a felicidade.

Fazer o bem faz bem. As pessoas que realizam atos de bondade para com os outros, não só recebem um impulso no bem-estar, mas também são mais aceitas pelo próximo.

O tempo de voluntariado para uma causa na qual se acredita melhora o bem-estar e este tipo de satisfação com a vida pode até reduzir os sintomas de depressão. Assim, emoções positivas impulsionam nosso desempenho, seja no trabalho ou em outros projetos. Cultivar emoções positivas funciona como um motor propulsor e as emoções positivas no local de trabalho são contagiosas. Isso significa que uma pessoa ou equipe positiva pode ter um efeito cascata que se estende por toda a organização. Ações pequenas e simples podem ter um grande impacto em nossa felicidade, ou seja, não é preciso muito para incentivar qualquer ambiente a se tornar um lugar mais feliz e mais positivo.

4. ENGAJAMENTO NO TRABALHO

Engajamento no trabalho é um estado mental disposicional positivo de intenso prazer e conexão profunda com a atividade laboral. O conceito de engajamento no trabalho (ET) ganhou força na década de 90. Schaufeli define-o como "um estado mental disposicional" positivo que influencia o comportamento das pessoas em suas atividades profissionais, composto pelos seguintes componentes: vigor, dedicação e concentração.

Vigor refere-se ao alto nível de energia e resiliência, o investimento de esforço em determinada tarefa e a persistência para enfrentar as dificuldades. **Dedicação** refere-se ao forte envolvimento em algum trabalho, acompanhado pelo sentimento de entusiasmo e significado, com sentido de orgulho e inspiração. A **concentração** refere-se ao forte envolvimento em algum trabalho, acompanhado pelo sentimento de entusiasmo e significado, com sentido de orgulho e inspiração.

Schaufeli ressalta que as características do trabalhador engajado são: ter muita energia, se identificar com o trabalho, ter foco, ser proativo e inovador, ter motivação intrínseca, ser colaborativo, ser empático e não ser obcecado em seu trabalho. E, que os recursos pessoais necessários para se adquirir engajamento partem das avaliações "positivas" de nós mesmos vinculadas à resiliência e a capacidade de que o indivíduo tem de controlar e impactar o ambiente com sucesso. Entre estas avaliações se destacam: estabilidade emocional; extroversão; autoconsciência; otimismo e autoestima; resistência; inteligência emocional; personalidade proativa, perfeccionismo adaptativo.

Quando estabelecido o engajamento nas instituições, há menor ocorrência de doenças relacionadas ao trabalho, especialmente as cardiovasculares, redução do estresse, melhora da qualidade do sono, estímulo da criatividade e comportamento e ambiente sustentável.

Segundo Malina, em seu artigo publicado no *The New England Journal of Medicine,* o engajamento no trabalho aponta que o senso compartilhado de responsabilidade é um dos maiores fatores a serem considerados. Quando a equipe reconhece e respeita os próprios medos, os indivíduos se fortalecem e a possibilidade da coesão do grupo aumenta. O engajamento cria responsabilidade coletiva, isto é, responsabilidade de maneira mais uniforme. Malina, sugere em sua pesquisa que a ciência pode esclarecer alguns de nossos desafios, outros exigem que olhemos para nós mesmos.

As intervenções propostas para o engajamento, segundo Schaufeli, seriam em três níveis, sendo eles:

(1) **nível individual:** terapias que reforcem e fortalecem os aspectos positivos da pessoa; ser gentil, dando três elogios por dia; praticar *mindfulness* no trabalho; e gestão de carreira;

(2) **nível de equipe:** dar feedback positivo para as pessoas; promover uma atmosfera de trabalho mais positiva; redesenhar equipes;

(3) **nível organizacional:** cultura aberta para falar e aceitar o problema; monitoramento; programas de assistência aos funcionários; terapias e coaching.

Certamente não há ideal que solucione a totalidade dos desafios que um profissional poderá enfrentar ao longo dos anos. Contudo, estamos convencidos de que adquirir bons hábitos de comunicação, engajamento, resiliência eleva de maneira notória a taxa de sucesso, e, em situações em que antes havia apenas inquietação ou sentimento de frustração do profissional. Sabemos que estes podem ser substituídos por outros mais construtivos, de colaboração e ajuda.

5. LITERATURA RECOMENDADA

1. Camon, V.A.A. **Psicologia da Saúde**. São Paulo: Ed.Pioneira 2000.
2. Lima, **O.** *Síndrome de Burnout.*
3. Seligman, M.E.P **Positive Psychology, Positive Prevention and Positive Therapy**. In Snyder, C.R & Lopez, S.J. Eds) Handbook of Positive Psychology. New York: Oxford University Press. 2002.
4. Gasparin, **L.** *Síndrome de Burnout em Enfermeiros Atuantes em UTI.* **Artigo Publicado em 14/11/2008.**

5. McCue, J.D. **The Effect os stress on physicians and their medical pratice**. The New England Journal of Medicine, New England, v.306, n.8, p. 458-436, 2016.

6. Sebastiani, W. R. **Urgências Psicológicas no Hospital**. São Paulo: Pioneira 2017.

7. **Jornal da Associação Médica Brasileira** – JAMB.

8. Rodrigues, L.A. **Stress e Qualidade de Vida no Trabalho:** Qualidade de Vida e Burnout em Médicos. São Paulo :. Ed. Atlas 2011.

9. Laurell, A .S. Nobraga, A, M. **Processo de Produção e Saúde**. *Trabalho e Desgaste Operário*. São Paulo, HUCITEC, 2017.

10. **Benevides-Pereira, A.M.T. (org.)** *Burnout*: **quando o trabalho ameaça o bem estar do trabalhador. São Paulo: Casa do Psicólogo, 2002.**

11. Codo, W. & Kennyston,L. **Fadiga por compaixão**: evidências de validade fatorial e consistência interna do ProQol-BR, *Universidade de Brasília* DF. Ed. Vozes, 2010.

12. **Fredrickson, B.L. The role of positive emotions in positive psychology: The broaden-and-build theory of positive emotions. Americam Psychologist: Special Issue, (56, 218-226). 2001.**

13. Assumpção, JR. F. B. *et al.* **Escala de avaliação de qualidade de vida (autoquestionnairequalite de vie enfant imagé)**: validade e confiabilidade de uma escala para qualidade de vida em crianças de 4 a 12 anos. Arquivos de Neuropsiquiatria, São Paulo, v.58, n.1, p. 119-127, 2019.

14. Bernal, M.P. **Qualidade de vida e autismo de alto funcionamento**: percepção da criança, família e educador. 2010. Dissertação (Mestrado em Psicologia) – Instituto de Psicologia, Universidade de São Paulo, São Paulo.

15. Smith, R. **Editorial**. British Medical Journal, Londres, v.322, p.1073, 2010.

16. D' Ávila, R.L. **Editorial**. Jornal do Conselho Federal de Medicina, v.25, n. 188, p.2, set 2010.

17. Baumeister, R. F. Tierney J. **A Força de Vontade**. Ed. Lafonte. São Paulo -SP 2013.

18. Seligman, M.E.P. **O que é Bem-Estar?** Florescer: uma Nova e Visionária Interpretação da Felicidade e do Bem-Estar. Rio de Janeiro-RJ Ed. Objetiva 2011.

19. Poletto, M.; Koller, S. H. **Resiliência:** Uma Perspectiva Conceitual e Histórica. In: Resiliência e Psicologia Positiva: Interfaces do Risco à Proteção / Org. Dell'Aglio, D. D. Koller, S. S.; Yunes, M. A. M. p. 19-44. São Paulo: Casa do Psicólogo. 2006

20. Masten, A.S. **Ordinary magic: Resilience processes in development**. American Psychologist, 56(3), 227-238. 2001.

21. Schaufeli, W. B. Dijkstra, P., 7 Vazquez, A. C. **Engajamento no trabalho**. São Paulo, SP: Casa do Psicólogo, 2013.

22. Malina, D. *The* **new England journal** *of* **medicine**. Teamwork — part 1 Debra Malina, Ph.D., *editor*. Divided We Fall Lisa Rosenbaum, M.D. n engl j med 380;7 nejm.org February 14, 2019 The New England Journal of Medicine Downloaded from nejm.org by PAULO ZIMMER on February 13, 2019. For personal use only. No other uses without permission. Copyright © 2019 Massachusetts Medical Society.

23. Dell' Aglio, D.D, Koller, S. H. Yunes , M. A. M. **Resiliência e Psicologia Positiva**: Interfaces do Risco à Proteção. 2ª. Edição São Paulo: Casa do psicólogo. Casa do P São Paulo. 2011.

24. Machado, M. H. *et aL,.* **Os médicos no Brasil:** um retrato da realidade. Rio de Janeiro: Fiocruz, 2017.

Seção II

11 Relacionamento com o Cliente no Pronto-Socorro

Lourenço Bernardes Santos
Marilha Moreira Rezende

1. INTRODUÇÃO

O objetivo deste capítulo, além de ratificar a importância da escuta na relação médico-veterinário com seus "clientes", é o de enfatizarmos as implicações do atendimento emergencial com aquele que se apresenta como dono do animal ou como mero portador de um animal que necessita de atendimentos veterinários.

Desta forma, nós nos remetemos diretamente à reflexão de quem, verdadeiramente, é o "cliente" no atendimento veterinário em Pronto-Socorro (PS). Com uma especificidade inerente ao seu campo de saber, o exercício da clínica veterinária se depara com uma peculiaridade partilhada por poucos campos profissionais na área médica, já que possui um "cliente", que em verdade é o seu verdadeiro paciente, e um "cliente" que é a pessoa que acompanha este paciente, participando de forma direta no atendimento.

Forma-se, assim, um triângulo constituído pelo veterinário, seu paciente (o animal em atendimento) e o cliente (proprietário do animal ou mero portador). Consequentemente, a clínica veterinária acaba por exigir do profissional cuidados e atenção ímpares, para se estabelecer uma dialética produtiva, que permita uma relação efetiva entre o veterinário e o cliente, em torno do ponto central que é o paciente.

Dificultando a dialética no triângulo da prática veterinária no PS, tem-se que o cliente, quando chega com seu animal para um atendimento emergencial, mostra-se revestido de uma forte carga emocional, traduzida na angústia e ansiedade. O paciente pode representar não só um animal de estimação, mas toda uma carga simbólica de emoções e significados!

Como bem diz Gandhi, "A grandeza de uma nação e seu progresso moral se pode julgar de acordo com a maneira com que se trata seus animais"! É em função de mudanças cada vez mais acentuadas nos últimos anos, que os animais domésticos se apresentam cada vez mais como objetos de amor, de interação, da possibilidade de um sentimento puro e incondicional, permitindo um grau de segurança no atendimento das necessidades básicas do ser humano, principalmente nas necessidades de afeição e estima.

Temos assim dois tipos de clientes: aquele que é o efetivo dono do animal, que é colocado diante de uma possível perda, momento em que se vê tomado de um estado de ansiedade, que pode dificultar o estabelecimento da dialética "cliente x veterinário"; e aquele que se identifica com a "causa" animal, não só pelos eventuais sentimentos envolvidos, como por uma postura política provocada pela nova dinâmica social para com os animais, o que, para ele, legitima a busca de ajuda profissional.

Diante de tal quadro, o médico-veterinário representa, para o cliente, um papel antagônico que influencia diretamente na sua postura. O profissional é procurado em função de seu campo de saber, do seu conhecimento técnico que pode permitir a cura do animal, reafirmando a possibilidade de manutenção da expansão vital. O cliente reconhece o veterinário como o detentor do saber, aquele que possui o conhecimento técnico para salvar o animal, instante em que são depositadas as expectativas provenientes do momento de ansiedade. Por outro lado, de forma antagônica, manifesta-se, ainda que de forma inconsciente, um desconforto proveniente da dúvida da plena atuação e capacidade do profissional: "Ele fará tudo que é possível? Será que ele pode salvá-lo? Será o melhor médico para atendê-lo?"

Esta dualidade pode se manifestar tanto através de uma postura passiva como através de uma postura agressiva por parte do cliente. O importante é que seja percebido que, independente da forma como se apresenta, o cliente está revestido de uma forte carga emocional. Como lidar com esta situação?

2. CONTATO INICIAL – A POSTURA DO PROFISSIONAL

Ciente da carga emocional que o cliente carrega quando procura um atendimento emergencial, o médico-veterinário deve estar imbuído da importância do primeiro contato, que, sob o ponto de vista do cliente, é crucial para o estabelecimento da relação de confiança. É importante que o atendimento se dê de forma cristalina, compreensiva e tranquilizadora, uma vez que ambos estão sob a influência inexorável da limitação humana perante a possível finitude do paciente.

Para tanto, o médico-veterinário deve oferecer ao cliente a possibilidade de um ambiente em que estão sendo considerados os sentimentos e as expectativas em torno do atendimento emergencial, o que requer uma atenção voltada não só para o animal mas também para a escuta de quem se apresenta com o mesmo.

Carl Rogers ressalta a importância, para o estabelecimento de quaisquer relações humanas, da existência de *empatia*, da *aceitação* e da *congruência*. No campo veterinário, ser *empático* pode ser interpretado como a capacidade de compreensão da subjetividade do cliente, ou seja, dos seus sentimentos, das suas emoções, das suas vivências, a partir do referencial do próprio cliente. A *aceitação* significa o acolhimento, a capacidade de aceitar a atitude do cliente sem avaliações ou julgamentos, sem imposição de condições para acolhê-lo. É importante destacar que a aceitação, que pode ser comunicada no tom de voz, no cumprimento, nos gestos, no olhar, e até no ato de chamá-los pelos nomes, é de grande importância para o cliente. E, finalmente, a *congruência*, que seria a capacidade do profissional de demonstrar corretamente o sentir, o agir de acordo com sua experiência em seu campo de saber.

Estes conceitos são fundamentais, não obstante se mostrarem abstratos. É necessário que o veterinário se conscientize que mais do que técnicas, estes conceitos se revestem de *atitudes*. Se quase impossível ensinar autenticidade, empatia ou qualquer outra atitude que seja, pode-se pelo menos evocar e apontar seu sentido. Portanto, estas atitudes não querem dizer qualidades inatas, mas representam o resultado de uma aprendizagem; ou seja, o resultado entre o indivíduo e seu meio profissional, através do contínuo contato com seus clientes.

A intenção neste caso é despertar a necessária atenção para uma tomada de consciência diferenciada do que constitui um comportamento centrado no triângulo médico x paciente x cliente. Evocar o sentido da autenticidade da compreensão empática e da consideração positiva incondicional requer do profissional uma capacidade de ressonar e amplificar a experiência do cliente, despojada, quando possível, de perturbações causadas pela presença indevida de elementos provenientes de seu próprio ponto de referência, alheios, principalmente, da carga emocional inerente ao simbolismo do animal.

Assim, o médico-veterinário poderá desenvolver uma capacidade de recepção pura e completa daquilo que o cliente exprime, não simplesmente do que diz. Dessa forma cria-se a capacidade de refletir a comunicação do cliente dentro de uma dialética necessária aos princípios do atendimento veterinário. A condição essencial neste processo é o exercício da "*escuta*", que permite não só o exercício da dialética, como também o estabelecimento da participação e da confiança do cliente no processo clínico que se inicia.

Deve ser ressaltado que é claramente percebido pelo cliente quando o profissional médico demonstra segurança e equilíbrio na sua postura, diferentemente da figura que se mos-tra exaltada na sua vaidade, um profissional que busca a imagem de dono absoluto do saber frente à ignorância e despreparo de seu cliente. Este profissional se coloca como distante dos seus clientes, meros mortais, provocando uma sensação de impotência e desconforto. Para que isto não aconteça, é necessário que o profissional invista no seu crescimento subjetivo, em sua condição pessoal e esteja disponível para lidar com suas falhas, impotências e saber que ele é uma pessoa absolutamente humana, com suas carências e também com suas potencialidades, que estão à mostra pela própria posição que está ocupando.

O profissional, na vivência do atendimento emergencial, deve reduzir as barreiras no relacionamento com o cliente. Significa que não deve se esconder atrás da máscara do profissionalismo, atrás de frases estereotipadas ou maneirismos profissionais; deve adotar uma postura sem defesas, autêntica, essencial para o estabelecimento do relacionamento confiante e produtivo. Por outro lado, o médico-veterinário não deve deixar de lado a importância e o mérito da sua condição de profissional que é procurado em função de seu campo de saber, do seu conhecimento técnico que vai nortear todo o processo de atendimento do animal em função de sua condição clínica.

Em outras palavras, o profissional não deve ser meramente tecnicista, adotando uma postura onde o paciente é encarado como um objeto ou um animal qualquer. É importante que, quando for o caso, permaneça a referência de que o paciente em atendimento possui um histórico particular junto com o cliente que o acompanha, o que demanda um atendimento específico, inerente à sua singularidade. É óbvio que cada médico-veterinário e cada dono de animal são indivíduos com características próprias e diferentes entre si, mas estes cuidados na postura profissional propiciam a ambos a continuidade de uma relação profissional-cliente que teve origem na escuta inicial, o que vai permitir o claro limite que deverá ser estabelecido quando do início dos procedimentos.

3. DO MOMENTO DOS PROCEDIMENTOS

Mesmo considerando o exercício da escuta e do estabelecimento da dialética, o profissional não pode perder de vista que seu objetivo primordial é a necessidade imediata do paciente. Deve, então, exercer com sensibilidade e tranquilidade a postura de estabelecer o momento de serem adotados os procedimentos médicos necessários, o que vem de encontro à segurança que o cliente busca no desempenho profissional do médico-veterinário.

Uma anamnese concisa e objetiva é fundamental para o estabelecimento do limite necessário para os procedimentos, mesmo que, em muitos momentos, a mesma tenha de ser desenvolvida em paralelo aos atendimentos clínicos iniciais. Afinal, a segurança da busca imediata dos procedimentos clínicos necessários proporciona uma acolhida às preocupações e aos anseios de quem se responsabiliza pelo animal.

Pela própria natureza do atendimento emergencial, cabe ao médico conduzir a dialética para a concessão do espaço essencial de que necessita para que possa exercer seu atendimento. Isso, no entanto, não deve implicar no isolamento do cliente ou mesmo no desconhecimento dos procedimentos adotados, com suas possíveis consequências, já que a dialética no atendimento em pronto-socorro permanece mesmo após o final da situação de emergência.

O estado de angústia e ansiedade do cliente permanece mesmo durante o atendimento e como nem sempre este tem a capacidade de presenciar os procedimentos médicos, deve, como consequência, ser mantido em estado de espera. É um momento em que sua postura sofrerá a influência direta da dialética estabelecida quando do início do atendimento. Seu impulso inicial é o sofrimento, o da expectativa, já que não pode ver o que se passa; seu sentimento é o de dúvida, do que está por vir. E a intensidade destes sentimentos será proporcional ao contato estabelecido com o profissional médico, que poderá ou não ter lhe proporcionado segurança e acolhida em sua emergência.

Assim, em consonância com a escuta exercida e com a dialética estabelecida, é de vital importância que o cliente seja adequadamente posto a par dos procedimentos iniciais, inclusive no que se refere às suas possíveis consequências e aos custos pecuniários inerentes. Na busca conjunta do melhor resultado final para o paciente, qualquer tratamento prolongado ou a realização de intervenções cirúrgicas de que possam resultar riscos para a vida, capacidade produtiva ou aspecto estético do animal devem ser claramente apresentadas ao cliente, notadamente aquelas que não só implique em sofrimento desnecessário, mas também originem despesas extraordinárias ou longos períodos de recuperação. A ciência e aceitação explícita do cliente são imperativas para a continuidade da dialética desenvolvida e para a adequada resolução da angústia vivida pela necessidade clínica do paciente.

Podem ser encontrados profissionais que se recusem a esclarecer suficientemente ao cliente sobre o quadro clínico do paciente ou sobre o tratamento proposto, seja por achar que dono do animal não detém as condições necessárias ao entendimento técnico, seja por falta de tempo ou até mesmo por uma possível arrogância advinda da sua posição. Arrogância esta que pode ter origem nas próprias universidades, onde os futuros profissionais encontram um ambiente propício para adotarem este comportamento, onde muitas vezes são ensinados de que a aparência de que "o médico não tem dúvidas" é essencial para que a confiança se estabeleça e o processo entre profissional e cliente seja efetivo.

Talvez uma consequência tão danosa quanto o de afetar a dialética com o cliente, seja a de que o profissional que adota esta postura transmite a mensagem de que é infalível. E, naturalmente, ninguém o é. A perda de um paciente, a incapacidade de atender plenamente a uma emergência é factível dentro do

universo da medicina, seja qual for a especialidade. Como bem coloca Clara Feldman:

"Por mais competente e experiente que seja o profissional de saúde, é impossível dominar todos os conhecimentos de uma área tão extensa e abrangente. Há momentos em que seu repertório de habilidades não é suficiente para curar um determinado paciente.

É necessário uma certa dose de humildade para admitir a limitação, e cabe recordar, mais uma vez, que estamos falando de seres humanos falíveis e limitados. Não estamos falando de Deus, nem mesmo de semideuses, apenas de gente de carne e osso".

Se por um lado o profissional é capaz de realizar procedimentos complexos, por outro ele não deve deixar de lado os aspectos elementares da relação humana. O profissional médico tem de ter sempre em mente sua condição vulnerável, já que a clínica médica evidencia as lacunas de um saber em contínuo movimento que permite a apresentação de questionamentos no exercício da sua profissão.

Os tempos mudaram e hoje o cliente não acredita mais cegamente nos profissionais, adotando uma cobrança que se mostra mais crítica através da expectativa do atendimento diferenciado, pautado pela individualidade de cada caso clínico, de cada paciente. Quando durante um atendimento, seja emergencial ou não, a expectativa do cliente é receber do profissional um conjunto de características que o deixem seguro do que está por vir, ainda que, pela própria característica da dinâmica clínica, nem sempre seja possível ter ciência prévia do que efetivamente ocorrerá dentro do campo de possibilidades da saúde animal.

Deve ser registrada aqui uma peculiaridade da clínica veterinária: quando o cliente não aceita a linha de ação proposta pelo médico-veterinário, o que pode ocorrer em função da descrença em seus resultados clínicos e/ou pelo custo emocional, ou pecuniário do tratamento proposto. Em conformidade com o Dalai Lama, que afirma "Nas circunstâncias atuais, ninguém pode se dar ao luxo de acreditar que seus problemas vão ser solucionados pelos outros", temos de ter em mente que não podemos, e nem devemos, assumir a responsabilidade do cliente.

É neste momento que o profissional médico-veterinário deve objetivar a escuta do cliente, mantendo o foco da sua ética, qual seja, a de se comprometer clinicamente para com o animal. Para tanto, deve ser tarefa do médico orientar seu cliente de forma assertiva indicando que a responsabilidade para com o animal vai além da atuação do profissional veterinário, o que implica também no reconhecimento da responsabilidade enquanto proprietário ou agente do resgate, seja na tomada de uma decisão consciente do tratamento ou mesmo de uma possível eutanásia para o bem-estar do animal, com todas a implicações emocionais e econômicas. Quando a escuta é aprofundada, o profissional poderá conhecer melhor as ideias deste cliente e o fato de compreendê-las pode permitir que o cliente opte pela melhor alternativa para o animal.

Quando colocamos "orientar", não significa que o profissional veterinário deva induzir ou tomar decisões pelo cliente. Orientar é oferecer ao cliente dados técnicos em resposta à escuta exercida, indicando alternativas de tratamento, quando possível.

A habilidade do profissional, seja no conhecimento técnico, seja na relação interpessoal, estará sendo continuamente colocada à prova.

4. DO RESULTADO DO ATENDIMENTO

É importante que o médico-veterinário tenha consciência de que o estado de angústia e ansiedade do cliente não sofrerá alterações quando do retorno do paciente do atendimento, a partir do instante em que o cliente voltará a ter acesso às informações ou mesmo ao animal. É uma angústia que pode estar permeada de sentimentos mais complexos do que pode ser mensurado, já que a possibilidade da perda do animal não só leva à possível perda de todo um investimento emocional, mas também apresenta a própria ideia de finitude. É importante que o profissional perceba que está diante de um cliente que está sofrendo com a possibilidade da perda, que pode ser real ou imaginária, mas que não está sendo plenamente aceita. Como já dito antes, a dialética permanece e se faz necessária por todo o atendimento.

Assim, uma vez efetuados os procedimentos emergenciais, tanto o profissional, quanto o cliente se deparam com duas possibilidades, a saber: uma é o sucesso do atendimento, que pode resultar na internação para procedimentos complementares buscando a franca recuperação do animal, até a imediata devolução do paciente em bom estado de saúde. Neste caso, o sucesso no atendimento ao animal é recebido de forma eufórica e é comemorado pela expectativa de se ter novamente o animal amado ao seu lado. O cliente vê recompensada sua escolha e a confiança depositada no profissional. Seu ânimo passa da angústia e da ansiedade para o estado de euforia e relaxamento.

Isso não significa que na continuidade do tratamento ou na necessidade de outro atendimento, este mesmo cliente deixe de sentir novamente as mesmas angústias e medos que são decorrentes do momento de se deparar com outra possibilidade de perda de seu animal, este objeto de investimento emocional e simbolismo. Mas deve ser destacado que, de qualquer forma, foi criado ali, no atendimento emergencial, um vínculo com o profissional que permite que o cliente passe a ter um novo olhar para com este. De um olhar que foi constituído em meio a um momento de angústia emocional, para um novo olhar carregado de simbolismos diante da correspondência frente ao objeto amado.

Em oposição, a outra possibilidade de conclusão do atendimento é a perda do paciente. Nesta dimensão, consequência direta da morte do animal ou da necessidade de sacrifício do mesmo, o momento será sempre carregado de fortes emoções. Lidar com a perda é algo doloroso e intolerável. Daí a importância do profissional médico se colocar de forma objetiva e segura, porém sem tecnicismos, estando à disposição do cliente para que o mesmo possa alcançar a resolução de suas questões, permitindo que se sinta acolhido no seu sentimento, na sua angústia.

Enquanto que para o profissional vem a constatação de que nem sempre pode salvar seus pacientes, já para o cliente vem a dor profunda de findar ali seu contato com o objeto amado, seja por sua morte no atendimento, seja pela decisão de eutanasiar o animal em situações condizentes com os critérios a serem considerados. Aqui deve ser ressaltado que além da perda em si, a decisão de autorizar a eutanásia gera um momento carregado de tensão em função do seu próprio conteúdo que contradiz totalmente o movimento inicial de busca da ajuda do profissional médico-veterinário.

Tanto para o profissional quanto para o cliente a sensação é de frustração, tristeza e até mesmo, em alguns casos, de culpa. Não obstante, neste momento tão delicado da perda, o profissional veterinário deve estar imbuído da necessidade de estar disponível para seu cliente. É um momento em que o profissional não deve se distanciar, mantendo, no entanto, sua neutralidade como forma de defesa frente às exigências e sofrimentos que o cliente vivencia. Como bem coloca Nilza Leão:

"Morte e relacionamento, mais que uma questão de saúde, é uma questão de ensino, base da formação de modelos e atitudes".

5. CONCLUSÃO

É imprescindível que o profissional médico-veterinário no atendimento em pronto-socorro tenha consciência das necessidades do relacionamento interpessoal. Mais do que somente receber um paciente, o veterinário estará envolvido com um cliente incorporado das angústias e das ansiedades frente a uma possível perda, sofrendo as dúvidas das escolhas a serem feitas e da incerteza em sentir confiança suficiente na entrega de seu animal, e que deve estar continuamente imbuído das responsabilidades intrínsecas na relação com o animal, mesmo aquele que não lhe pertence, mas o motivou a levá-lo para a clínica veterinária.

Como profissional, o veterinário estará em evidência, sendo continuamente analisado na sua postura e nas suas atitudes, sempre com o objetivo de se encontrar a segurança necessária frente à situação de emergência. Deve, portanto, exercer sua subjetividade encontrando a si próprio no exercício do contato humano, de forma a permitir o estabelecimento da empatia, o exercício da aceitação e a coerência da congruência. Como bem afirma Clara Feldman, "buscar o semelhante e o comum em meio ao diferente, individual e único".

Por consequência, é preciso saber olhar, escutar, perceber e reconhecer as emoções de forma a se estabelecer um vínculo de confiança capaz de levar ao cliente a tranquilidade de se sentir compreendido, de saber que seu animal não estará sendo tratado como outro qualquer, mas sim como um ser singular, que apresenta a necessidade de cuidados especiais naquele momento. É o instante em que a relação veterinário x cliente precisa transpor a barreira superficial e se solidificar em credibilidade. A própria dinâmica do atendimento em pronto-socorro necessita que seja vivenciado, de imediato, uma parceria entre o cliente e o médico-veterinário, de forma a que o conhecimento e a vivência dos sintomas se aliem ao conhecimento acadêmico. Sua junção é essencial para o estabelecimento de um perfeito quadro clínico, sem se perder de vista os procedimentos e custos necessários para a melhora do estado do paciente. A possibilidade de perda, inerente à natureza do atendimento de emergência, requer que o médico-veterinário esteja sempre disponível, de forma a proporcionar ao cliente segurança nas suas decisões e acolhida nas suas angústias. Por tudo isso, se conclui que o pronto atendimento na clínica veterinária se caracteriza como um espaço de aprendizado contínuo, do exercício da escuta e, longe de se limitar ao mundo animal, do reconhecimento da condição humana.

6. LITERATURA RECOMENDADA

1. AUGRAS, Monique, O ser da Compreensão: fenomenologia da situação do psicodiagnóstico, 14ª ed., Petrópolis, Editora Vozes, 2011
2. BELLKISS, Wilma Romano, A prática da psicologia nos hospitais, São Paulo, Editora Pioneira
3. CASTIEL, Luis David, A medida do possível: saúde, risco e tecnobiociências, Rio de Janeiro, Ed. Fiocruz/Ed.Contracapa

Terminalidade e cuidados de fim de vida

12

Jéssica de Assis Marques Garcia

1. INTRODUÇÃO

Terminalidade e o direito à vida não implicam em uma obrigação de sobrevida além do período natural, através de medidas, por vezes, desgastantes e dolorosas, colocando em séria ameaça a dignidade do paciente. Por outro lado, diante de um paciente em fim de vida, não encontramos na eutanásia a resposta para todos os anseios. Essa abordagem dicotômica parece estar enraizada na formação do médico-veterinário, que muitas vezes se vê aflito por não encontrar alternativas de cuidado diante da proximidade da morte.

Experienciando a possibilidade de perceber o conceito de cuidado por meio de outras perspectivas, convidamos você, colega médico-veterinário, a entrar na internação e unidade de terapia intensiva (UTI) e descobrir os diferentes prismas acerca do tema terminalidade, indo muito além daquilo que somos condicionados, desde a nossa formação, a pensar e oferecer, ao paciente em fim de vida.

As questões sobre a forma de promover os cuidados do fim de vida ainda são consideradas tabu no Brasil e a sua discussão mais aprofundada foi negligenciada durante anos. Os cuidados paliativos vêm tomando força na medicina e, mais recentemente, na medicina veterinária, resgatando o elo entre paciente, família e equipe, proporcionando uma abordagem centrada no paciente e na relação, especialmente nos cuidados de fim de vida.

Neste capítulo, discutiremos os temas acerca da finitude da vida diante do profissional, no ambiente de internação e UTI e, o que podemos oferecer nesse momento único e frágil do nosso paciente e de seus tutores.

2. O QUE NOS MOVE?

A terapia intensiva é movida pela vontade inabalável de ver a vida sempre presente, de não deixar a chama se apagar mesmo nas situações mais críticas. O querer "driblar a morte a qualquer custo" é, para a grande maioria dos profissionais que atuam dentro do ambiente da terapia intensiva, a força motivadora de estar diante de pacientes em situações de doenças críticas e que impõem risco à vida.

A manutenção das funções orgânicas vitais, a obtenção de um diagnóstico e tratamento curativo, o prolongamento da vida, é o que nos motiva dia a dia na rotina hospitalar.

Porém, devido à evolução da ciência, das ferramentas diagnósticas e terapêuticas cada vez mais disponíveis e acessíveis, nossa capacidade de prolongar a vida, assim como na medicina humana, criou a necessidade de olhar para os cuidados de fim de vida.

Lidar com seres não verbais durante o processo de adoecimento, traz questionamentos sobre o que é razoável ou justo para um animal doente, quando um tratamento deve ser indicado, como julgar a qualidade de vida e quando, ou se, devemos terminar a vida através da eutanásia. Esses questionamentos estão se tornando cada vez mais essenciais nos cuidados veterinários e tomada de decisão, e não é diferente diante de um paciente em situação de hospitalização.

O ambiente de internação e UTI é, sem dúvida, um local onde a possibilidade de cura ou reversibilidade da doença é nosso grande objetivo. Entretanto, algumas vezes, será também o ambiente para acolher pacientes próximos ao fim de vida, em sofrimento. A partir daqui, conseguimos enxergar que nossa força motriz vai muito além de diagnosticar e tratar doenças. O que nos move é a possibilidade de oferecer cuidado, em todas as suas formas, seja a prescrição de um fármaco para aliviar a dor, uma conversa para tranquilizar um tutor aflito ou um carinho para acalmar o paciente.

3. A MORTE

A possibilidade da morte e a morte em si constituem um acontecimento de medo universal, existindo muitas razões para essa fuga ao encará-la de frente. Uma das mais importantes, é que morrer é solitário, mecânico e desumano, sobretudo, porque a morte foi institucionalizada. Tratando-se de pacientes humanos, tornou-se habitual que as famílias optem pela institucionalização por não se sentirem aptas a cuidar do ente querido e, com isso, muitas vezes, transferem aos profissionais da saúde a responsabilidade da vida desse indivíduo.

Na medicina veterinária não é diferente, lidar com as emoções relacionadas com a terminalidade de animais doentes implica em um cenário único, pois demanda além do domínio técnico, a necessidade de lidar com os medos e angústias da família e manejo do sofrimento do paciente, o que torna esse momento um dos mais desafiadores na rotina do profissional. Dentre as situações mais complicadas para a equipe, a morte do paciente é a que causa mais angústia, pois a impotência frente ao óbito muitas vezes abre campo para uma análise interior sobre a finitude da condição do ser humano.

A terminalidade consiste na fase avançada de uma doença ameaçadora à vida, quando acabam as chances de cura, de voltar ao estado de saúde e o fim da vida se torna próximo e evidente. A família que institucionaliza a morte, clama por repouso, cuidado e dignidade para esse indivíduo, que muitas vezes, pode estar diante da sua fase de fim de vida, porém sem avaliação das medidas médicas proporcionais, muitas vezes recebe tratamentos e intervenções baseados no seu diagnóstico e doença, sem olhar para o ser vivo que ali está.

Da mesma forma, na medicina veterinária, a morte é vista como um insucesso e fracasso do profissional, que sente a responsabilidade da morte de um paciente em suas mãos. Não sendo difícil compreender os motivos de doenças mentais laborais, como o Burnout, serem tão prevalentes na profissão.

O fato de a morte ser encarada como um fracasso terapêutico, e a vida ser objetivada a qualquer custo, lançando mão de todas as ferramentas possíveis para, ao menos, retardar a morte, deu origem ao que é chamado de distanásia. A distanásia é configurada como a utilização de tratamentos desmedidos visando salvar a vida do paciente com doença em fase de terminalidade, adiando apenas o inevitável; a distanásia não prolonga a vida propriamente dita, mas sim o processo de morte, submetendo o paciente e seus familiares a extremo sofrimento físico, emocional e psíquico.

4. IDENTIFICANDO QUE A MORTE ESTÁ PRÓXIMA

Estar diante de pacientes que possuem doenças ameaçadoras à vida faz parte da rotina do intensivista. Além dos quadros agudos e com possibilidade total de cura, como, por exemplo:

Pacientes traumatizados, infecções agudas graves, como a sepse, quadros clínicos emergenciais, como intoxicações, doenças inflamatórias, como a pancreatite.

Tornou-se comum o atendimento de pacientes portadores de doenças crônicas, progressivas, não curativas, em fases de agudização ou de evolução natural da doença com declínio da funcionalidade e qualidade de vida do paciente, como os portadores de cardiopatias, nefropatias, neoplasias ou endocrinopatias. Esses animais convivem com a doença a partir do diagnóstico e estão sujeitos a quadros clínicos de descompen-

sação, bem como à evolução esperada da doença, que pode vir a ser a causa de sua morte.

Portanto, conhecer a história natural esperada para determinados tipos de doenças, ou seja, utilizar o modelo de trajetórias típicas de doenças descritas para pessoas com doenças crônicas e progressivas (**Figuras 12.1a, 12.1b e 12.1c**), é uma forma do profissional conseguir ter alguma previsibilidade e expectativa do tempo de vida que está por vir, diante de um paciente portador de uma doença crônica, identificando assim os indícios de que a morte se aproxima.

No contexto do ambiente de terapia intensiva, entender em que momento da trajetória da doença o paciente se encontra é fundamental, para que seja possível o veterinário construir um plano de cuidados com alocação proporcional de recursos e medidas para cada situação, bem como poder deixar a família informada e contextualizada do momento da doença e o que pode ser esperado a partir dali.

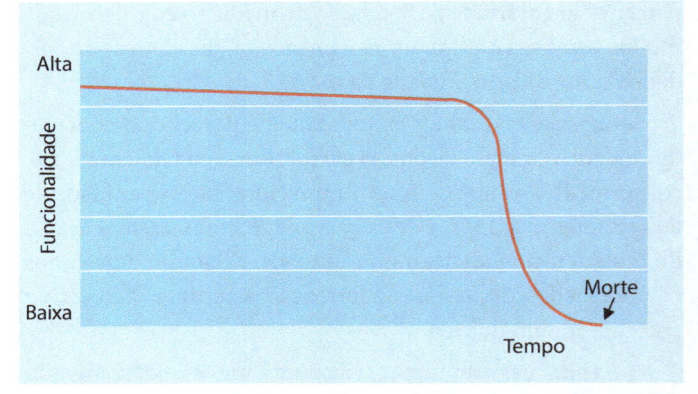

Figura 12.1a. – Demonstra declínio razoavelmente previsível na saúde física durante um período de semanas, meses ou anos; Curto período de evidência do declínio; Geralmente em pacientes oncológicos sem cura. Adaptado de: Murray AS, et al. 2005

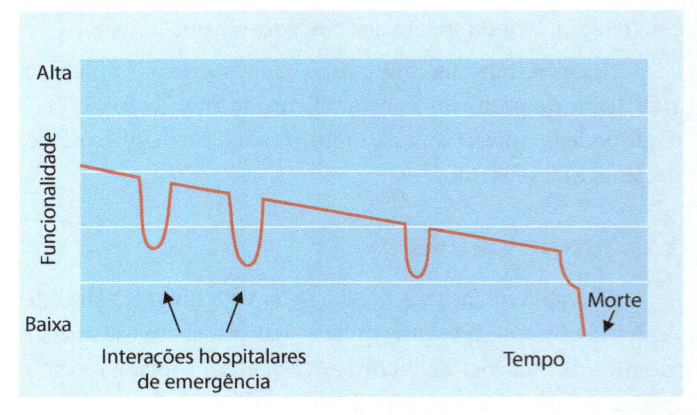

Figura 12.1b. – Demonstra curso da doença por muitos meses ou anos com episódios agudos ocasionais, muitas vezes exacerbações graves; Associada a disfunções orgânicas, como doença cardíaca e renal; Queda intermitente da funcionalidade. Adaptado de: Murray AS, et al. 2005

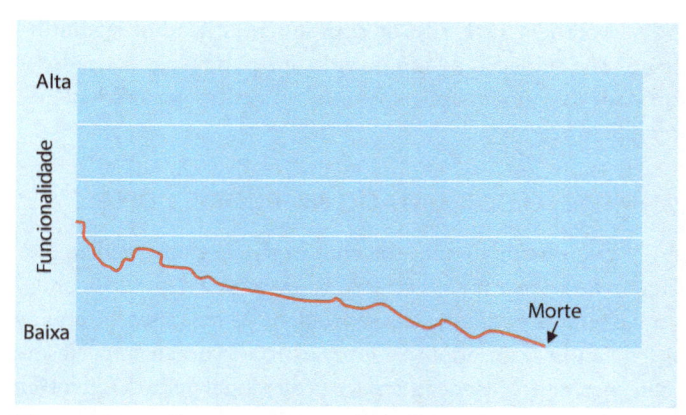

Figura 12.1c. – Demonstra incapacidade progressiva de uma linha de base, baixa capacidade cognitiva ou física; Baixa funcionalidade por muito tempo. Adaptado de: Murray AS, et al. 2005

5. CUIDADOS PALIATIVOS NA TERAPIA INTENSIVA

A visão do cuidado além do tratamento de uma doença e os sintomas físicos relacionados a ela, deram início ao que atualmente é denominado cuidados paliativos.

Os cuidados paliativos consistem nos cuidados holísticos ativos oferecidos a indivíduos de todas as idades que se encontram em intenso sofrimento relacionado à saúde, comprometendo os aspectos físicos, sociais, espirituais e/ou emocionais, proveniente de doença grave, especialmente aquelas que estão no final de vida. Visa melhorar a qualidade de vida dos pacientes, familiares e cuidadores."

Os cuidados paliativos resgatam o elo entre paciente e família, bem como convidam a olhar para o paciente como um ser único e complexo e não apenas à sua doença. Baseiam em princípios norteadores, que visam a promoção do alívio da dor e sofrimento em todas as suas dimensões (física, emocional, social e espiritual); partindo do princípio de que não há um organismo biológico independente dos seus estados psíquicos; ou seja, o sofrimento não se manifesta apenas na dor física. Isso caracteriza o conceito de dor total, introduzido por Cicely Saunders, considerada a fundadora do que hoje conhecemos por cuidados paliativos.

Não se fala mais em paciente terminal, mas em doença que ameaça a vida, assim como também é afastada a ideia de impossibilidade de cura, dando espaço à possibilidade ou não de tratamento modificador da doença, abandonando a ideia de "não se ter mais o que fazer". A família, no caso os tutores, são lembrados, portanto, também assistidos, inclusive após a morte do paciente, no período de luto.

É importante destacar que os cuidados de fim de vida são uma parte importante dos cuidados paliativos, porém os cuidados paliativos têm muito a ofertar à qualquer paciente, a partir do diagnóstico, de uma doença com potencial ameaça à vida, eles apenas se intensificam quando a finitude está próxima.

Lidar com a terminalidade de um paciente no ambiente hospitalar, nos faz refletir sobre a proporcionalidade das intervenções. A utilização de medidas diagnósticas e terapêuticas cujos resultados não trazem benefício ao paciente portador de doença em terminalidade; ao contrário, trazendo ainda mais sofrimento, são inúteis, pois não promovem alívio e conforto nem modificam o prognóstico da doença.

6. PLANO DE CUIDADOS E DECISÃO COMPARTILHADA

Considerando o paciente que é portador de uma doença crônica ameaçadora à vida, e que essa doença afeta diretamente o seu cotidiano assim como o dos tutores, além de trazer uma série de sentimentos e expectativas jamais experienciados antes, uma abordagem centrada na "experiência da doença" e não apenas na doença em si, nos permite reconhecer dimensões importantes da aflição e do tratamento que, muitas vezes, escapam aos estudos desenvolvidos segundo a ótica médica.

Diante de uma situação de terminalidade, os cuidados com o paciente devem ser ajustados para que sejam capazes de abranger o seu sofrimento em todas as suas dimensões, devem ser avaliadas as terapias desproporcionais, os sintomas devem ser amplamente controlados, assim como os tutores também devem ser amparados em um momento de fragilidade diante da possibilidade da perda do seu animal de estimação, por muitos tidos, como membros da família.

Os tutores precisam ser informados sobre o estado de saúde do seu pet, sobre a progressão esperada da doença; deve-se discutir sobre as possibilidades terapêuticas, intervenções e prognóstico; e o que cada uma delas irá influenciar no cuidado ofertado. Explore as necessidades, crenças e valores do tutor, e conheça quem é o seu paciente; o que é indispensável e que é intolerável. Alcançar o equilíbrio entre qualidade de vida *versus* tempo da vida é fundamental, onde incluir vida nos dias e não apenas dias na vida, podem ser o melhor cuidado.

Os cuidados de fim de vida exigem tomada de decisões que são emocional e eticamente desafiadoras para todos os envolvidos. O conceito de decisão compartilhada não consiste em passar informações ao tutor e deixar que ele tome a frente e decida a conduta a ser seguida, mas é baseada na escuta ativa para entender como o tutor está compreendendo o processo de doença, ofertar as possibilidades a serem seguidas com base na trajetória de doença, individualidade do paciente e valores dos tutores, dentro do que ética e tecnicamente é permitido e assim, seguir uma decisão de acordo com o leque de opções dispostas pelo profissional. Fazendo uma analogia, o veterinário é o guia que oferta os caminhos possíveis a serem trilhados a partir daquele momento, decidindo de forma compartilhada e consentida as decisões com a família.

Um aspecto intrigante e convidativo que os cuidados paliativos apresentam, é que a tomada de decisão não precisa ser binária, entre o sim e o não, o fazer tudo ou não fazer nada; como muitas vezes nós, médicos veterinários, fomos condicionados a seguir ao longo da nossa formação. Avalie sempre a situação diante das várias perspectivas, que sejam éticas e proporcionais, que podem ser ofertadas ao seu paciente, respeitando quem é aquele animal diante de você e o que ele representa para aquela família que está na sua frente.

O plano de cuidados individualizado consiste no esforço colaborativo entre tutor e equipe veterinária, para isso é fundamental ter clareza do quadro, das necessidades, da evolução em que se encontra o paciente e a possibilidade de antever e prevenir situações.

A equipe dos profissionais de saúde possui múltiplos papéis, que idealmente devem ser desempenhados por diferentes óticas. Os cuidados paliativos na medicina, são fundamentados em uma abordagem multidisciplinar, com atuação de diversos profissionais com formações distintas, como médicos, enfermeiros, fisioterapeutas, psicólogos, entre outros; uma realidade ainda pouco palpável na medicina veterinária, porém não impossível de ser atingida.

A **Tabela 12.1.** traz os componentes da abordagem integral dos cuidados de fim de vida que podem ser ofertados à unidade de cuidado, paciente e tutor, dentro do ambiente de terapia intensiva.

7. IMPACTO DO CUIDADO NO PROFISSIONAL

O profissional que atua com urgência e emergência está sujeito a se deparar com estados de estresse e depressão, onde, com o tempo, pode perder a capacidade de reconhecer e anular estes efeitos, se duradouros, sobre o próprio organismo. Nestas situações, de ansiedade intensa, o profissional pode desenvolver sentimento de impotência generalizada.

As implicações psicológicas emocionais que decaem sobre o profissional que atua no ambiente de pacientes críticos, podem interferir em suas próprias formas de viver, conviver, agir e reagir, podendo chegar a uma expressão máxima através de doenças mentais graves.

Parte dessa somatória de sensações vem ao encontro de despreparo dos profissionais da área da saúde ao lidarem com

Tabela 12.1. – Componentes da abordagem integral dos cuidados de fim de vida a serem ofertados ao paciente e tutor, adaptados para o cenário hospitalar. Traduzido e adaptado de: Bishop G, Cooney K, Cox S, Downing E, Mitchener K, Shanan A, Soares N, Stevens B, Wynn T, (2016).

Dimensão	Objetivo	Intervenção
FÍSICA	Controle de dor	Manejo farmacológico e não farmacológico. Adaptações ambientais. Manipulação gentil.
	Controle de outros sintomas	Dispneia, vômito, diarreia, convulsões, ansiedade, úlceras de pressão, saúde bucal, dentre outros.
	Higiene	Mantenha cuidados e limpeza após micção ou defecação, previna assaduras, lubrifique os olhos.
	Nutrição	Monitore mudanças alimentares e controle da hidratação. *a diminuição da ingestão de alimentos e água é normal no processo de morte e nessa fase, a nutrição e a fluidoterapia podem não ser recomendadas.
	Mobilismo	Utilize piso antiderrapante, realize exercícios de movimento ativo/passivo, massagem, trocas de decúbito.
	Adequações ambientais	Forneça leito confortável, controle de temperatura e ventilação, espaço adequado, ambiente tranquilo.
SOCIAL	Envolva a família	Permita interação com o tutor e visitas com frequência. Oferte formas de o tutor participar ativamente no cuidado. Ajude o tutor a construir rituais de passagem.
	Prevenção de isolamento	Minimize longos períodos de isolamento. *na decisão compartilhada e paciente com adequado controle de sintomas, considere liberação para o paciente estar em casa.
	Comunicação com a família	Pratique a comunicação ativa e empática.
EMOCIONAL	Redução do estresse	Exponha o paciente apenas às intervenções e tratamentos proporcionais.
	Apoio à família	Antecipe medos e inseguranças. Oriente quanto ao que pode acontecer.
ESPIRITUAL	Respeite as crenças do tutor	Se importante para os valores família, dê espaço para falar sobre espiritualidade ou religiosidade e forneça formas de praticá-la ativamente durante o período de hospitalização.

questões emocionais dos pacientes, familiares e com suas próprias emoções.

Por isso, é de extrema relevância que o médico-veterinário saiba reconhecer suas emoções e sentimentos, defina o que é negociável e imponha seus limites, como forma de evitar problemas mentais secundários à sobrecarga emocional depositada no ambiente de trabalho.

Trabalhar e desenvolver inteligência emocional tornou-se uma habilidade primordial, incluindo a autogestão e autoconhecimento como aliadas no gerenciamento das próprias emoções diante de situações que podem ser tão intensas. Além disso, ter medidas diárias de autocuidado devem fazer parte da rotina daquele que lida diariamente com o cuidado do outro, lembre-se: é preciso cuidar de quem cuida.

8. A COMUNICAÇÃO NO AMBIENTE HOSPITALAR DIANTE DA AMEAÇA A VIDA

A comunicação na prática veterinária pode ser desafiadora. Muitos colegas entram na profissão partindo do pressuposto que amam os animais e não terão que lidar com pessoas. Especialmente no ambiente da terapia intensiva, esse é um erro crucial para quem escolheu estar na vida dos outros em um momento de sofrimento. Diante da fragilidade da vida e da possibilidade de quebra da realidade, os tutores se veem em xeque com seus maiores medos.

A falha de comunicação é um dos principais problemas enfrentados atualmente no ambiente médico, visto que a má comunicação está relacionada com maiores taxas de erro médico, de insatisfação do cliente e não adesão ao tratamento. O ambiente hospitalar é um local de incertezas para aquele que busca pela ajuda do profissional. A necessidade de tomar decisões em circunstâncias de tensão, pode levar a comunicação ineficaz e conflitos.

A comunicação de más notícias, que não está relacionada exclusivamente a comunicação do óbito, mas com qualquer informação que possa ser recebida pelo outro de forma avassaladora, como, por exemplo, a própria indicação de hospitalização ou a piora de uma doença grave sem perspectiva de reversibilidade, faz parte da rotina do profissional, tanto quanto a colocação de cateteres ou passagens de sondas. Várias ferramentas podem ser utilizadas para este fim, e o protocolo SPIKES é uma opção que têm demonstrado efetividade e versatilidade no âmbito da medicina veterinária (Capítulo 13. Processo de Comunicação – Protocolo SPIKES).

Além disso, envolve um momento delicado na vida pessoal do tutor, como a necessidade de tomada de decisões difíceis, como a realização de um procedimento de risco, ou até a opção pela eutanásia.

As discussões financeiras também fazem parte desse cenário, em que limitações por parte do tutor podem impactar diretamente nas condutas e intervenções a serem realizadas diante da situação.

Além da comunicação direta com tutor e família do paciente, o médico-veterinário ainda precisa saber gerir as relações entre os membros da equipe, gerenciar conflitos e manter uma boa relação entre colegas e demais membros.

A comunicação nas situações de terminalidade torna-se complexa por influência de inúmeros fatores que interferem nos agentes envolvidos. Se os profissionais vinculados com o tratamento durante o processo de morte não se sentirem seguros para o enfrentamento da morte e, se não houver clareza entre todos os membros da equipe, haverá, sem sombra de dúvidas, um conflito de interesses que irá culminar em problemas de relacionamento e de comunicação.

A comunicação eficiente, é a base de qualquer relação. Enquanto não compartilhamos uma informação com outra pessoa, e ela foi capaz de compreender o que estou transmitindo, não há comunicação. O processo de interação humana é complexo e ocorre permanentemente entre indivíduos, sob forma de comportamentos manifestos e não manifestos, verbais e não verbais, pensamentos, sentimentos, reações mentais e/ou físico corporais.

Assim, um olhar, um sorriso, um gesto, uma postura corporal, um deslocamento físico de aproximação ou afastamento constituem formas não-verbais de interação entre pessoas. Mesmo quando alguém vira as costas, cruza os braços ou fica em silêncio, isto é interação e tem um significado, pois está comunicando algo que deve ser percebido e interpretado pelo outro.

A comunicação não-verbal complementa, confirma ou contradiz a forma de interação humana a que estamos mais habituados, representada pela comunicação verbal.

Ao se comunicar com um tutor, lembre-se que ele pode estar cercado de uma série de sentimentos pelos quais não gostaria de estar passando. A possibilidade do fim da vida do seu pet pode estar ali, diante de seus olhos. Portanto, esse momento pode significar ter que lidar com o limite do outro, o desespero do outro, os medos do outro. Sendo assim, é primordial que você reconheça como o outro está para poder compreender as reações, muitas vezes, aquém da nossa expectativa para determinadas situações e entenda que toda reação inesperada, possui uma necessidade não dita por trás. O veterinário deve reconhecer e aceitar que cada novo encontro e cliente tem uma perspectiva única.

Além de reconhecer como está o outro, reconheça como você está. Lembre-se, toda comunicação é um encontro e depende, pelo menos, de 2 pessoas. A responsabilidade da comunicação efetiva e empática é nossa, portanto esteja consciente de como você está indo para uma conversa.

Ao estruturarmos o pensamento antes de iniciarmos uma conversação, devemos ter maior lucidez do que queremos comunicar, além de termos a capacidade de controlar o ritmo da conversa. As conversações tomam tempo, e o tempo é um recurso não renovável. É fundamental que se determine quanto tempo se tem para a conversação que será iniciada.

O primeiro passo para uma comunicação efetiva é criar uma relação com o tutor, portanto fazer uma conexão com o outro é a base desse relacionamento; os primeiros minutos são fundamentais para estabelecer confiança e iniciar uma relação. Lembre-se que você é o profissional com conhecimento técnico, porém o tutor é especialista no seu animal e tem um conhecimento que o veterinário não tem, por isso, dê ouvidos ao que o outro está falando. Pratique a escuta ativa, expresse interesse, compreenda a perspectiva do tutor e reaja de forma empática.

Isso demonstra respeito pelos valores e individualidade de cada tutor e paciente. Lance mão de perguntas abertas que dê oportunidade do outro trazer suas reflexões, necessidades e inseguranças, como, por exemplo, "o que você acha disso?", convide o tutor a compartilhar suas opiniões.

Dentro dos recursos da abordagem dos cuidados de fim de vida, é especialmente importante trabalhar a empatia, que é a apreciação de como uma experiência pode ser para o outro por meio de ver, ouvir e aceitar a perspectiva e as preocupações do outro. É entender e validar o que o outro está sentindo. Ser empático permite reconhecer a experiência e comportamento de uma forma solidária e carinhosa, sem julgamentos e preconceitos.

9. O DILEMA DA EUTANÁSIA

Uma prática legalizada na medicina veterinária no Brasil, a eutanásia traz à tona um dilema dicotômico ao médico-veterinário, que é treinado para curar e salvar vidas. Porém, ao nos depararmos com a decisão pela eutanásia, somos confrontados com acabar com a vida ao invés de salvar, implica em situações em que temos que "ouvir" a voz silenciosa do paciente e, ao mesmo tempo, acolher as necessidades e expectativas do tutor, além da limitação de recursos terapêuticos e emocionais em diversas situações desse momento.

O termo eutanásia deriva dos termos gregos "*eu*", que significa bom e "*thanatos*" significando morte e é geralmente usado para descrever o fim da vida de um animal de uma forma que elimine a dor e o sofrimento. Muitas vezes, encontrar o equilíbrio entre o manter o paciente vivo a todo custo (distanásia) *versus* antecipar a morte (eutanásia) é um desafio enorme para a grande maioria dos profissionais.

A ortotanásia, do grego: "*orto*" significa certo, é definida pelo processo de morrer sem os excessos terapêuticos, com assistência proporcional à fase em que se encontra o paciente, objetivando a redução do sofrimento, sem prolongar o processo de morrer, como na distanásia, e sem abreviar a vida, como na eutanásia, e vem ao encontro de que prega os cuidados paliativos, afirmando a vida, porém encarando a morte como um processo natural.

Entretanto, a eutanásia é, em diversas situações, uma medida adotada a fim de aliviar o sofrimento incontrolável, seja pela falta de recursos da família, seja pela falta de recursos disponíveis pelo profissional naquela situação.

Alguns aspectos devem ser levados em consideração ao decidir pela eutanásia, especialmente no que diz respeito a como o tutor. vai lidar com isso. Optar por estar presente no momento do procedimento, a forma como ela será realizada, a empatia demonstrada pelo veterinário e pela equipe, a privacidade oferecida, bem como sentir-se informado e preparado sobre como a eutanásia será realizada, são aspectos considerados importantes para os tutores nesse momento tão difícil.

Ao realizar a prática da eutanásia, alguns cuidados devem ser tomados para minimizar a fragilidade desse momento: esteja atento ao ambiente em que será feito o procedimento, esteja verdadeiramente disponível, verifique acesso venoso antes de iniciar o procedimento, incentive o tutor a estar presente, informe cada etapa do processo e respeite a forma que cada um lida frente a essa situação.

10. CONCLUSÃO

Diante da proximidade da morte, nós nos deparamos com a fragilidade da vida. Prover cuidado aos pacientes que estão próximos desse momento é, sem dúvida, uma missão nobre e gratificante.

Falar de cuidados de fim de vida não é apenas falar de morte, mas sim em reafirmar a vida e os dias que ainda serão vividos. É poder dar valor a cada minuto que aquele tutor ainda tem com o seu pet e dar tempo desse animal sentir seus últimos carinhos.

No ambiente de terapia intensiva, onde estamos habituados com os dispositivos mais modernos disponíveis a fim de garantir a vida dos pacientes, temos que saber diferenciar que, em alguns cenários, escalonar medidas pode não ser, necessariamente, a melhor assistência para o paciente.

Quando você se sentir esgotado e sem recursos, diante de uma situação de terminalidade, lembre-se; há inúmeros caminhos. Cuidar vai muito além de solicitar exames ou prescrever remédios, sempre haverá o que fazer.

11. LEITURA RECOMENDADA

1. Adams CL, Frankel RM. It may be a dog's life but the relationship with her owners is also key to her health and well being: communication in veterinary medicine. Vet Clin North Am Small Anim Pract. 2007 Jan; 37 (1): 1-17; doi: 10.1016/j.cvsm.2006.10.003.

2. Adin CA, Farnsworth KD. Communications Training: The Next Level. Vet Clin North Am Small Anim Pract. 2021 Sep; 51(5): xi-xii. doi: 10.1016/j.cvsm.2021.06.001.

3. Berlin A. Goals of Care and End of Life in the ICU. Surg Clin North Am. 2017 Dec; 97 (6): 1275-1290. doi: 10.1016/j.suc.2017.07.005.

4. Bishop G, Cooney K, Cox S, Downing E, Mitchener K, Shanan A, Soares N, Stevens B, Wynn T. 2016 AAHA/IAAHPC End-of-Life Care

Guidelines. J Am Anim Hosp Assoc. 2016 Nov/Dec; 52 (6): 341-356. doi: 10.5326/JAAHA-MS-6637.

5. Carvalho RT, Parsons HA. Manual de Cuidados Paliativos ANCP. ANCP (Academia Nacional de Cuidados Paliativos) 2012, 2ed.

6. Cooney KA, Kogan LR, Brooks SB, Ellis CA. Pet Owners' Expectations for Pet End-of-Life Support and After-Death Body Care: Exploration and Practical Applications. Top Companion Anim Med. 2021 Jun; 43: 100503. doi: 10.1016/j.tcam.2020.100503.

7. Fogle C, Intile J, Sheats MK. Veterinary Clinical Ethics and Patient Care Dilemmas. Vet Clin North Am Small Anim Pract. 2021 Sep; 51 (5): 1079-1097. doi: 10.1016/j.cvsm.2021.05.003.

8. Goldberg, KJ. Veterinary hospice and palliative care: a comprehensive review of the literature. Vet Rec. 2016 Apr 9; 178 (15): 369-74. doi: 10.1136/vr.103459.

9. Knesl O, Hart BL, Fine AH, Cooper L, Patterson-Kane E, Houlihan KE, Anthony R. Veterinarians and Humane Endings: When Is It the Right Time to Euthanize a Companion Animal? Front Vet Sci. 2017 Apr 19; 4:45. doi: 10.3389/fvets.2017.00045.

10. Mercadante S, Gregoretti C, Cortegiani A. Palliative care in intensive care units: why, where, what, who, when, how. BMC Anesthesiol. 2018 Aug 16; 18 (1): 106. doi: 10.1186/s12871-018-0574-9

11. Murray SA, Kendall M, Boyd K, Sheikh A. Illness trajectories and palliative care. BMJ. 2005 Apr 30 ;330 (7498): 1007-11. doi: 10.1136/bmj.330.7498.1007.

12. Radbruch L, Lima L, Knaul F, Wenk R, Ali Z,Bhatnaghar S, Blanchard C, Bruera E, Buitrago R, Burla C, Callaway M, Munyoro EC, Centeno C, Cleary J, Connor S, Davaasuren O, Downing J, Foley K, Goh C, Gomez-Garcia W, Harding R, Khan QT, Larkin P, Leng M, Luyirika E, Marston J, Moine S, Osman H, Pettus K, Puchalski C, Rajagopal MR, Spence D, Spruijt O, Venkateswaran V, Wee B, Woodruff R, Yong J, Pastrana T. Redefining Palliative Care-A New Consensus-Based Definition. J Pain Symptom Manage. 2020 Oct; 60 (4): 754-764. doi: 10.1016/j.jpainsymman.2020.04.027. Epub 2020 May 6.

13. Rushton CH. Respect in critical care: a foundational ethical principle. AACN Adv Crit Care. 2007 Apr-Jun; 18 (2): 149-56. doi: 10.1097/01.AACN.0000269258.14418.1e.

13

Processo de Comunicação – Protocolo SPIKES

Rodrigo Cardoso Rabelo

1. INTRODUÇÃO

Ao se preparar para comunicar notícias importantes é imprescindível conhecer o conteúdo a ser transmitido, por isso evite abordar a família de forma abrupta e desinformada. A prudência requer uma pausa reflexiva para revisão dos registros médicos atualizados, incluindo mensagens e exames recentes.

Caso não seja o responsável direto pelo caso ou, pior, não esteja familiarizado com os detalhes, é sua responsabilidade buscar as informações necessárias e se preparar adequadamente para esse desafio específico: a interação entre notícia e família pode desencadear uma gama infinita de reações.

2. ABORDAGEM INICIAL

A abordagem inicial deve ser sempre serena, evitando projetar expectativas e ansiedades. Inicie questionando o nível de informação que a família possui sobre o estado do seu animal. Permita que eles compartilhem sua compreensão e as últimas atualizações recebidas. Esta abertura inicial facilitará a construção de um diálogo construtivo, permitindo que as primeiras reações da família se manifestem.

Em casos complexos e prolongados, questione-se sobre a profundidade do seu envolvimento. Caso tenha se tornado muito próximo à família e se sinta incapaz de transmitir más notícias sem se emocionar excessivamente, é prudente solicitar o apoio de um colega. Embora a empatia humanize o profissional de saúde, é crucial manter-se como um pilar de estabilidade, lembrando-se que outros pacientes também requerem sua competência e cuidado.

As decisões terapêuticas devem ser uma colaboração entre o conhecimento médico e as perspectivas da família. Notícias desfavoráveis são comparáveis a um esparadrapo fixado em uma ferida profunda: a remoção deve ser feita de uma só vez ou gradualmente? Qual abordagem minimiza o desconforto emocional?

Considere se a família está preparada para receber a notícia. Contemplar fatores como suporte financeiro, psicológico e crenças religiosas é essencial. Informações sobre eventos recentes significativos na vida da família, como lutos ou problemas de saúde de outros membros, podem influenciar a forma como as notícias serão recebidas. Por isso devemos nos preparar, atrair momentos de conversa ao longo da semana, entender o mundo e a frequência que a família se encontra. Quanto antes você conseguir envolver a família com tudo o que está acontecendo, melhor.

3. O ROTEIRO

É imperativo criar um roteiro adaptado para cada situação, decidindo se a notícia deve ser comunicada de uma vez ou de maneira gradual. O profissional deve estar preparado para acompanhar a família durante todo o processo de internação, seja até a recuperação ou um desfecho menos favorável.

Em situações em que você se depara com a família já abalada pela notícia do falecimento do animal e você está recém-chegado ao caso, é vital buscar um momento oportuno para interagir. Caso não seja possível uma abordagem personalizada, pode ser extremamente desafiador lidar com uma família em silêncio ou expressando sua dor de forma intensa, situação comum em tais circunstâncias. Nesse caso, é aconselhável aguardar, oferecer acolhimento e procurar uma oportunidade para iniciar o diálogo. Frequentemente, uma frase simples, porém ponderada e eficaz, pode fazer a diferença, como:

"Seu João, Dona Maria, compreendo que este é um momento de grande tristeza para vocês. Por favor, sintam-se à vontade para expressar seus sentimentos. Há alguns aspectos que ainda precisamos discutir, que tal conversarmos em outro local? Posso oferecer um copo d'água?"

Muitas vezes, a oferta simples e pura, como um convite para sair do ambiente carregado ou um copo d'água, pode ser um gesto extremamente significativo.

Lembre-se de que em momentos de crise, pequenas distrações podem ser valiosas. Enquanto a família se recompõe, aproveite para se atualizar sobre o caso e estabeleça uma conexão com os profissionais que têm conhecimento do histórico (neste momento a ficha de triagem do CAPÚM é uma ferramenta poderosa para ganhar tempo de maneira otimizada e recolhendo informações cruciais para a primeira conexão com o caso).

4. O PROTOCOLO SPIKES

É neste contexto que sugerimos a utilização do Protocolo SPIKES como ferramenta padrão de preparo e execução da comunicação no ambiente veterinário. Seja para o profissional se comunicar com seu cliente, ou mesmo com colegas de trabalho, a sequência proposta tem se mostrado produtiva e de fácil lembrança e execução (**Figura 13.1.**).

Sintonize

Ajuste sua frequência à da família. Antes de qualquer encontro, ensaie mentalmente e pratique em frente ao espelho. Essa sintonia é crucial para uma comunicação eficaz e empática.

Perceba

Antecipe as possíveis reações, preparando a equipe e o ambiente para cada situação específica. Questione para entender o nível de compreensão da família, o seu estado emocional e o grau de compreensão sobre a condição de saúde e a evolução do caso. As respostas permitirão corrigir desvios e ajustar a comunicação da notícia desafiadora de modo que seja receptiva para a família.

Inspire para ser convidado

Muitos desejam informações detalhadas sobre a condição, o tratamento e os possíveis desfechos, enquanto outros podem preferir evitar o assunto. Esteja disponível, mas aguarde um convite para se envolver na conversa, respeitando o espaço da família.

"Kilos" de Conhecimento

A parte que você estava ansioso para compartilhar só será efetiva após os passos anteriores serem bem executados. Saiba se vai utilizar uma linguagem clara e acessível ou um jargão técnico. A preparação prévia indica qual linguagem será mais eficaz.

Evite as "famosas pérolas", ainda comuns no exercício da má comunicação:

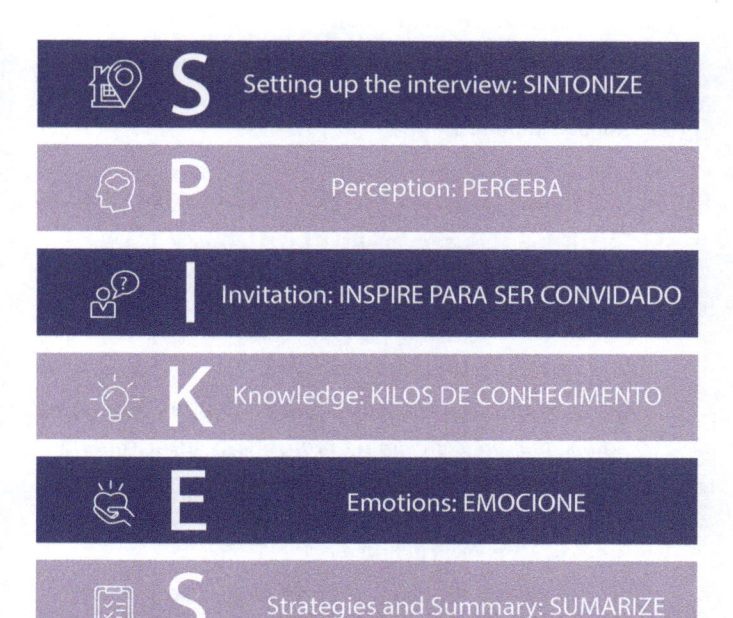

Figura 13.1. – Acrônimo do protocolo SPIKES - Adaptado de Baile WF, Buckman R, Lenzi R, Glober G, Beale EA, Kudelka AP. SPIKES - A six-step protocol for delivering bad news: application to the patient with cancer. The Oncologist. 2000;5(4):302-11.

- Para pacientes candidatos a cuidados paliativos: "*Não há mais nada que possamos fazer pelo Bob...*".
- Quando você está cansado: "*Acho que já é hora do Bob descansar...*"
- Quando você está de saco cheio: "*Que bom que ele descansou, né, D. Maria ?*"

Emocione

As pessoas reagem de maneiras distintas e imprevisíveis. Seja de silêncio a protesto, de choro a quietude, de frustração a um abraço, estar preparado para todas as emoções é, muitas vezes, o mais desafiador ao transmitir notícias difíceis. Ofereça seu tempo, sua presença, seu apoio. Conforte e acolha. Este é o momento de verdadeira conexão humana.

Sumarize

Agora que você está perto do final, é crucial não comprometer o progresso alcançado. Antes de discutir planos terapêuticos complexos, confirme se a família está pronta para avançar ou se necessita de mais tempo. As expectativas devem ser geridas com clareza, especialmente se a decisão for por cuidados paliativos. Resuma tecnicamente o que será documentado, garantindo que todas as etapas anteriores foram compreendidas. Se alguma etapa foi omitida, você perceberá neste momento.

Ao compreender que a relação é dinâmica e que a sintonia com a família é crucial, você se mostra preparado para atender suas responsabilidades éticas e exercer a medicina veterinária com dedicação e cuidado.

5. CONCLUSÃO

O protocolo SPIKES é uma ferramenta essencial no cotidiano dos profissionais de saúde, incluindo o campo da medicina veterinária. Ele oferece uma estrutura para comunicar notícias difíceis de maneira que respeite a perspectiva do receptor e forneça apoio emocional. A importância do SPIKES está em sua capacidade de melhorar a comunicação geral no ambiente da saúde, promovendo uma experiência menos traumática durante momentos de vulnerabilidade e decisões críticas, e demonstrando empatia e respeito pelos envolvidos.

Ao utilizar o SPIKES, os veterinários podem garantir que as informações são transmitidas com cuidado, permitindo um processo de tomada de decisão colaborativo e consciente.

6. LITERATURA RECOMENDADA

1. Baile WF, Buckman R, Lenzi R, Glober G, Beale EA, Kudelka AP. SPIKES-A six-step protocol for delivering bad news: application to the patient with cancer. The Oncologist. 2000;5(4):302-11. doi: 10.1634/The oncologist.5-4-302. PMID: 10964998.

14 Aspectos Jurídicos e Éticos dos Atendimentos de Urgência

Renata Arruda

1. INTRODUÇÃO

Ninguém desconhece que a *Emergência Médico Veterinária* é área de atuação que demanda conhecimento do profissional em razão de sua extensa proporção e complexidade.

O médico-veterinário responsável pelo atendimento emergencial deve estar apto a agir com celeridade diante de casos desafiadores, usando toda a experiência adquirida ao longo da carreira, sob risco de eventual responsabilização tanto na esfera ética, como na esfera cível e penal.

Dessa forma, é imperioso que todo profissional, para o exercício diligente da sua atividade, conheça minimamente os aspectos jurídicos e éticos dos atendimentos emergenciais, minimizando, assim, as chances de ser processado eticamente ou judicialmente.

2. DA OBRIGATORIEDADE DO ATENDIMENTO

Para iniciar, tem a urgência/emergência uma importante peculiaridade na medicina veterinária, qual seja, o seu caráter de exceção à regra de liberdade profissional de escolha de seus clientes, conforme dispõe o art. 7º da Resolução 1138/2016 do CFMV:

Art. 7º É direito do médico-veterinário:

V – escolher livremente seus clientes ou pacientes, com exceção dos seguintes casos:

a) quando não houver outro médico-veterinário na localidade onde exerça sua atividade;

b) quando outro colega requisitar espontaneamente sua colaboração;

*c) **nos casos de emergência ou de perigo imediato para a vida do animal ou do homem.*** Portanto, se para quase todas as situações o médico-veterinário tem a prerrogativa de poder escolher tanto seus clientes, como seus pacientes, em ocorrências que configurem emergência ou perigo imediato para vida do animal, ou do homem não há tal liberalidade, sendo impositivo o atendimento do animal e do cliente.

Assim, diante da imprevisibilidade da assistência emergencial, de maneira a evitar a configuração de infração ética pela negativa de atendimento, sem prejuízo de eventual responsabilização judicial (tanto do médico-veterinário, como da empresa) é fundamental que diante da menor suspeita, seja oportunizada, de forma breve, a avaliação do paciente com devido registro em prontuário da classificação da emergência, se for o caso.

Isso porque não é novidade para ninguém que o cliente/responsável pelo animal é considerado pessoa leiga, ou seja, não possui conhecimento técnico a respeito de medicina veterinária.

Por essa razão, é comum que adentrem estabelecimentos veterinários movidos pela emoção frente aos sintomas apresentados pelo seu animal de estimação, declarando abertamente que se trata de uma emergência, mesmo que efetivamente esta não esteja configurada.

Para se furtar de problemas e futuros desgastes, a equipe (incluindo profissionais não médicos-veterinários) deve estar treinada a não subestimar a narrativa do cliente, procedendo à verificação imediata da condição clínica do paciente através de profissionais habilitados.

3. DO CONSENTIMENTO DO CLIENTE PARA PROCEDIMENTOS EM EMERGÊNCIAS

Segundo o código de ética do médico veterinário e Resolução n.º 1321/2020 do CFMV:

Resolução n.º 1138/2016 do CFMV

Art. 9º O médico-veterinário será responsabilizado pelos atos que, no exercício da profissão, praticar com dolo ou culpa, respondendo civil e penalmente pelas infrações éticas e ações que venham a causar dano ao paciente ou ao cliente e, principalmente;

*VII – praticar qualquer ato profissional sem consentimento formal do cliente, **salvo em caso de iminente risco de morte ou de incapacidade permanente do paciente.***

Resolução n.º 1321/2020 do CFMV

Art. 10º. Os documentos de autorização ou consentimento para procedimentos clínicos e/ou cirúrgicos em serviços veterinários são:

...

§ 3º No caso de iminente risco de morte ou de incapacidade permanente do paciente, o médico-veterinário deve:

*I – **proceder ao atendimento e à intervenção independentemente do prévio consentimento e autorização.***

Pela leitura dos dispositivos supracitados é possível perceber que estamos diante de mais uma exceção.

A regra, no que tange à assistência veterinária e o exercício profissional, é a da informação, mais precisamente, do dever de informação.

É importante que todo médico-veterinário tenha em mente que a informação ao cliente, além de ser uma obrigação ética, é também um dever legal, vejamos o que dispõe o Código Civil e o Código de Defesa do Consumidor:

Código Civil

Art. 422º. Os contraentes são obrigados a guardar, assim na conclusão do contrato, como em sua execução, os princípios da probidade e boa-fé.

Código de Defesa do Consumidor

Art. 6º. São direitos básicos do consumidor:

III – a informação adequada e clara sobre os diferentes produtos e serviços, com especificação correta de quantidade, características, composição, qualidade, tributos incidentes e preço, bem como sobre os riscos que apresentem;

Art. 14º. O fornecedor de serviços responde, independentemente da existência de culpa, pela reparação dos danos causados aos consumidores por defeitos relativos à prestação dos serviços, **bem como por informações insuficientes ou inadequadas sobre sua fruição e riscos.**

A informação é um direito do cliente e um dever do profissional. Usando como base o que temos na medicina humana, existem dois pilares do Código de Ética Médica: direito à informação e autonomia do paciente.[1]

Na medicina veterinária o poder de escolha, obviamente, não é do paciente e sim de seu responsável, a quem deve ser garantido o exercício da autonomia para tomada de decisões.

Para isso, o cliente deve ter acesso a todas as informações a respeito da assistência que será prestada ao animal, sobre o quadro do paciente, as opções de tratamento, os riscos e benefícios, de forma prévia, clara, precisa e ostensiva.

Todo diálogo realizado com o cliente deve ser estruturado de forma individualizada, respeitando as características de cada pessoa, em linguagem acessível, evitando termos técnicos que permitam a compreensão completa das informações cedidas pelo profissional.

Assim, o responsável pelo animal, diante da situação apresentada, poderá, de forma livre e esclarecida, dar o seu consentimento para o procedimento, exame ou tratamento proposto pelo profissional.

A não observação pelo profissional do seu dever legal e ético em informar adequadamente, pode gerar vício no consentimento do cliente em razão do defeito na transmissão da informação, comprometendo a autonomia do responsável pelo paciente, consumidor do serviço veterinário.

Na prática, a ausência ou insuficiência de informação pode acarretar denúncia ética, estando o profissional suscetível a eventual punição diante de seu Conselho de Classe. E, caso a falha no dever de informação tenha gerado dano ao cliente ou paciente, o profissional e/ou empresa ficam sujeitos à responsabilização na esfera cível, independente da ocorrência de erro médico veterinário.

Nas urgências e emergências o cumprimento de dever de informar pode representar tarefa bastante difícil, tornando o risco jurídico da atividade maior nessas ocasiões.

Em face das condições mais complexas em cada atendimento, a relação entre médico veterinário-cliente é diferente de outras formas de assistência.

O código de ética e a Resolução nº 1321/2020 do CFMV supracitados, trazem a prerrogativa da atuação profissional, em casos de iminente risco de morte ou incapacidade permanente do paciente, sem o prévio consentimento ou autorização do cliente.

O objetivo da norma é garantir o suporte mínimo à vida do paciente, pois muitas vezes será incompatível com a celeridade que a assistência dessa natureza demanda, a observação de trâmites internos burocráticos, como assinatura de contratos de prestação de serviços e termos de consentimento, como condicionante ao atendimento.

De toda forma, é recomendável que o profissional busque, sempre que possível e sem trazer prejuízo à agilidade da conduta em urgências/emergências, estabelecer comunicação com o cliente, levando informação e esclarecimento e, havendo tempo hábil, coletar a formalização do consentimento do responsável pelo paciente, através da assinatura dos termos de consentimento livre e esclarecido.

4. DA RECUSA DO CLIENTE EM EMERGÊNCIAS

Nesse tópico reside um dos temas mais melindrosos em emergências: a recusa do cliente.

A Resolução nº 1321/2020 do CFMV diz o seguinte:

Art. 10º. Os documentos de autorização ou consentimento para procedimentos clínicos e/ou cirúrgicos em serviços veterinários são:

...

§ 3º No caso de iminente risco de morte ou de incapacidade permanente do paciente, o médico-veterinário deve:

I – proceder ao atendimento e à intervenção independentemente do prévio consentimento e autorização.

II – registrar no prontuário todas as informações relacionadas à eventual recusa de consentimento ou autorização ou impossibilidade de obtenção.

Partindo da premissa que o cliente tem autonomia, portanto, deve ter assegurado o seu poder de decisão, existirão situações em que o responsável pelo paciente não concederá o seu consentimento para realização do procedimento.

No entanto, a recusa do cliente já guarda bastante complexidade quando se está diante de atendimentos eletivos, nos casos de iminente risco de morte ou incapacidade permanente do paciente o embaraço pode ser maior.

Assim, nos casos em que o cliente se manifeste, de forma prévia, pela negativa em realizar algum procedimento em urgência/emergência, o profissional deve observar, com cautela, sobre a admissibilidade dessa recusa.

Isso porque o direito de recusar do cliente não é absoluto. O cliente, embora muitos desconheçam, pode determinar sempre qual protocolo do paciente, esse papel é do médico veterinário, que a autoridade do serviço, detentor do conhecimento técnico.

A recusa do cliente, diante do caso concreto, não pode implicar diretamente em sofrimento e dor ao animal, o que representaria discrepância aos princípios fundamentais norteadores do Código de Ética:

Art. 4º. No exercício profissional, usar procedimentos humanitários preservando o bem-estar animal evitando sofrimento e dor.

Além disso, não pode o profissional fundamentar a realização de tratamento inadequado sob a justificativa de solicitação do cliente nesse sentido. Um tratamento inadequado não muda sua natureza em razão de um pedido específico de pessoa leiga para isso.

O profissional que ignora a diligência de sua conduta a pretexto de solicitação expressa do cliente para isso, fica sujeito à prática de atividade imperita de sua parte, podendo gerar prejuízo ao paciente e cliente, aumentando os riscos de processos judiciais e éticos:

Código de Ética

Art. 9º. O médico-veterinário será responsabilizado pelos atos que, no exercício da profissão, praticar com dolo ou culpa, respondendo civil e penalmente pelas infrações éticas e ações que venham a causar dano ao paciente ou ao cliente e, principalmente;

I – praticar atos profissionais que caracterizem:

A imperícia; a imprudência; a negligência.

II – atribuir seus erros a terceiros e a circunstâncias ocasionais que possam ser evitadas, mesmo quando solicitadas pelo cliente;

Portanto, estando o médico-veterinário diante de uma recusa prévia do cliente em atendimentos com iminente risco de morte ou incapacidade permanente do paciente, deve avaliar, em primeiro lugar, se é viável, se a recusa não impacta diretamente em dor ou sofrimento animal. Havendo possibilidade, é importante verificar se o cliente está esclarecido sobre sua decisão.

Por fim, havendo tempo hábil, deve ser elaborado e entregue para assinatura do cliente a documentação específica sobre as eventuais consequências de sua recusa, podendo ser formalizado um Termo de Responsabilidade ou, se for o caso, um Termo de Retirada sem Alta, se a decisão do cliente for pelo não tratamento e não manutenção do paciente em ambiente hospitalar.

5. DO PAGAMENTO PELOS SERVIÇOS EM EMERGÊNCIAS

Trata-se de questão bastante delicada e complexa: a contraprestação do cliente pelos serviços que foram realizados em emergências.

Há difusão, muitas vezes equivocada, de que o atendimento emergencial por ser obrigatório impõe, também, a gratuidade. Tal entendimento não se sustenta.

Como já supra referenciado, o médico-veterinário deve evitar obstar o atendimento de urgência em razão de trâmites burocráticos.

No entanto, após estabilização do paciente, é essencial a apresentação do orçamento ao cliente, de preferência através do contrato de prestação de serviços, conforme determina o Código de Defesa do Consumidor:

Art. 39º. É vedado ao fornecedor de produtos ou serviços, dentre outras práticas abusivas:

VI – executar serviços sem a prévia elaboração de orçamento e autorização expressa do consumidor, ressalvadas as decorrentes de práticas anteriores entre as partes;

Para evitar desgastes relacionados com atendimentos emergenciais, incluindo o financeiro, é fundamental que o profissional tenha o registro de toda assistência em prontuário, de forma a justificar os custos dos serviços prestados, bem como sua atuação independente do prévio consentimento do cliente, com detalhamento da classificação da emergência.

6. DO REGISTRO EM PRONTUÁRIO

Pode passar pela cabeça de um profissional que talvez exista algum tipo de escusa para o não preenchimento do prontuário.

Trata-se de percepção equivocada que é bom retificar e frisar: não existe exceção ao dever de registro em prontuário. Não há ressalva, mesmo em situações emergenciais.

O prontuário, de forma breve, é definido pela Resolução nº 1321/2020 do CFMV como:

Art. 2º Para fins desta Resolução, considera-se:

VIII – prontuário médico-veterinário: documento escrito e datado, sem rasuras ou emendas, emitido e assinado, privativamente por médico- veterinário que relata e detalha, cronologicamente, informações e dados acerca dos atendimentos ambulatoriais e clínicos, inclusive vacinações, exames diagnósticos e intervenções cirúrgicas realizados em animal, ou coletivo em se tratando de rebanho, garantida a autenticidade e integridade das informações;

Trata-se do documento mais importante da atividade médico veterinária cujo objetivo é assistir o paciente.

O profissional que se abstém da elaboração do prontuário está incorrendo em falta ética, conforme determina o código de ética:

Art. 8º. É vedado ao médico-veterinário:

IX – deixar de elaborar prontuário e relatório médico- -veterinário para casos individuais e de rebanho, respectivamente;

E, se o profissional não elaborou prontuário, muito provavelmente estará sujeito a outra infração ética, em virtude da não entrega do documento após solicitação do cliente nesse sentido:

Art. 8º. É vedado ao médico-veterinário:

XI – deixar de fornecer ao cliente, quando solicitado, laudo médico-veterinário, relatório, prontuário, atestado, certificado, resultados de exames complementares, bem como deixar de dar explicações necessárias à sua compreensão;

Importante ter em mente que, após a efetivação do atendimento emergencial, o prontuário deve ser devidamente preenchido pelo profissional. O prontuário é um direito do cliente/paciente, exercendo diversas funções na atividade como, por exemplo: meio de comunicação, documentação, continui-dade do atendimento, dados estatísticos, cobrança, bem como tem importante papel nos casos de questionamentos judiciais e éticos, servindo como instrumento de defesa legal.

7. CONCLUSÃO

Os atendimentos em urgências/emergências podem configurar grandes desafios para o médico-veterinário, não apenas sob ponto de vista técnico, mas também no que tange a repercussão jurídica e ética de sua conduta.

É primordial que o profissional seja apresentado, o quanto antes, a respeito de seus deveres e direitos éticos para a segurança de sua atuação.

Como vimos, não pode haver negativa de atendimento em casos de urgência e emergência, devendo estar atenta à equipe responsável na recepção do cliente e paciente.

Nessas situações, em razão de sua excepcionalidade e foco no resguardo à vida do animal, não deve haver embaraço ao atendimento com trâmites burocráticos. No entanto, após a estabilização do animal, é fundamental proceder ao cadastro do cliente e à apresentação de todos os documentos pertinentes, como termos de consentimento livre esclarecido, bem como contrato e orçamento dos serviços.

Por fim, o prontuário é documento obrigatório e indispensável em toda e qualquer assistência prestada ao paciente, não havendo escusa ao preenchimento deste documento em razão da classificação da urgência do quadro.

É fundamental que o médico-veterinário tenha consciência de que o exercício profissional não é apenas ser um grande conhecedor da técnica, embora extremamente importante.

Dessa forma, para a diligência de sua conduta será preciso, também, conhecer os riscos jurídicos da profissão, principalmente no que tange o registro em prontuário e dever de informação e, no caso da presente obra, os aspectos legais e éticos dos atendimentos emergenciais.

8. LITERATURA RECOMENDADA

1.   TEIXEIRA, . Prontuário do Paciente. Aspectos Jurídicos. ed.2008. Ed. AB

15 Princípios da gestão enxuta aplicados ao paciente grave

Jackeline dos Santos Bezerra

1. INTRODUÇÃO

Um inovador conjunto de conceitos e métodos aplicados à indústria automobilística nasceu no Japão, após a Segunda Guerra Mundial, com o objetivo de identificar e eliminar desperdícios, reduzir custos, aumentar a qualidade e a velocidade da entrega dos produtos aos clientes, era o chamado Sistema Toyota de Produção. Foi a partir do estudo deste sistema que James Womack e Daniel Jones (pesquisadores da área de gestão e produção) publicaram, em 1990, o livro "*The Machine That Changed the World*" onde foi descrito pela primeira vez o termo *Lean Manufacturing* (manufatura enxuta).

Baseando-se na ideia de que a evolução da qualidade tem como consequência melhores produtos e menores custos, somou-se ao *Lean Manufacturing* uma metodologia quantitativa, estruturada e focada na melhoria de processos – o "Seis Sigma". Desta fusão originou-se o Lean Seis Sigma, abordagem integrada entre as duas metodologias, que produz resultados significativos com foco na melhoria contínua.

Diversos serviços buscam atuar sob a ótica da melhoria contínua, aplicando o Lean Seis Sigma em sua gestão, inclusive os serviços de saúde. Neste contexto, o *Lean Healthcare* (LH) auxilia na redução de desperdícios, melhora os processos e transforma o *mindset* dos colaboradores para entregar um serviço de saúde de qualidade, pois coloca o paciente no foco do cuidado.

2. DESCRIÇÃO DO CAPÍTULO

Um dos grandes princípios Lean é a especificação de valor sob a ótica do cliente. A partir deste foco, um fluxo de trabalho com tarefas padronizadas se faz essencial, pois facilita a identificação de problemas. No geral, problemas se traduzem em atividades que não agregam valor ao cliente, sendo percebidas como desperdícios. Para auxiliar na identificação, estipulou-se 8 tipos básicos de desperdícios, exemplificados na **Tabela 15.1.**

Do ponto de vista da saúde, a busca pela redução de desperdícios está atrelada a busca pela eficiência do serviço prestado em prol do paciente. Conceitualmente, eficiência é a

Tabela 15.1. – Desperdícios contextualizados em exemplos práticos.

Desperdício	Exemplo
Espera	Filas de espera para atendimento. Pacientes aguardando para realização de exames.
Retrabalho	Documentos, fichas, prontuários preenchidos de forma incorreta. Medicamentos errados ou erro na dosagem.
Estoque	Medicamentos adquiridos sem verificação da demanda dos pacientes.
Transporte	Movimentação excessiva de equipamentos que estão fora do local de uso. Ex: máquina de tosa, doppler…
Movimentação desnecessária	Deslocamento de pacientes para exames ou grandes distâncias percorridas por colaboradores devido a um *layout* mal planejado.
Superprodução	Preparo excessivo de medicamentos. Realização de exames desnecessários.
Superprocessamento	Coletas de informações repetidas por diversos profissionais que passam pelo atendimento do paciente. Ex: dados de cadastro, anamnese.
Não utilização do talento de funcionários	Médicos veterinários com expertise para atendimentos de emergência escalados em períodos com menor incidência de casos emergenciais.

redução do tempo e/ou esforço para alcançar o mesmo nível de qualidade. De acordo com o IHI (*Institute for Healthcare Improvement*), a implementação da abordagem Lean no *Virginia Mason Medical Center* durante 2 anos (2002 a 2004), trouxe como resultado uma redução de 65% no *lead time* (**Quadro 15.1.**), sem contar uma queda de 53% nas despesas com estoque, redução de 44% na distância percorrida pelas pessoas e 84% de redução no tempo de setup (tempo para ajuste de equipamentos), tornando o sistema mais eficiente, eficaz e responsivo às necessidades dos pacientes.

Quadro 15.1. – Exemplo de cálculo do Lead time

	Tarefa 1		Tarefa 2		Tarefa 3		Tarefa 4	
TAV*	3 min		18 min		10 min		3 min	= 34
TNAV**		5 min		20 min		12 min		= 37

Lead time = 34 + 37 = 71 min
Lead time = TAV + TNAV
*Tempo de agregação de valor
** Tempo de não agregação de valor

É certo que o tempo é um indicador valioso quando se diz respeito a um departamento de emergência, já que a espera elevada para o atendimento reflete diretamente no desfecho do paciente grave. Mas como identificar onde está o problema? O primeiro passo é compreender o fluxo do paciente a partir de sua entrada, possibilitando ao gestor analisar um mapa situacional que representa (de maneira real) como o fluxo acontece.

Uma ferramenta simples que auxilia nesta tarefa é o VSM (*Value Stream Map*), ou Mapa de Fluxo de Valor. Por ser de fácil implementação e trazer benefícios imediatos, a aplicação do VSM é comum na maioria dos campos da saúde onde se aplica a metodologia LLS. Em uma pesquisa realizada por Santos, 2021, com objetivo de desenvolver um framework para implementar LH em hospitais, observou-se o VSM como a ferramenta mais aplicada nos 301 estudos analíticos sobre LH incluídos na referida pesquisa.

Basicamente, esta ferramenta descreve de forma visual as principais etapas de um processo de execução de um produto ou serviço (**Figura 15.1.**), permitindo assim a identificação de gargalos e desperdícios no fluxo, bem como a percepção de pontos de melhoria que podem ser implementados levando a redução do *lead time*, elevação da eficiência do processo, da satisfação do cliente e, consequentemente, do retorno financeiro.

Como foi dito, a medicina de emergência demanda agilidade e eficiência, portanto a organização é um ponto fundamental para o bom andamento do setor. Outra ferramenta, muito utilizada no ambiente hospitalar, tem como objetivo organizar a logística e o fluxo do paciente, mas também elevar sua segurança – podendo ser determinante para impedir erros e danos aos pacientes. É a chamada gestão visual.

Esta ferramenta torna os processos facilmente observáveis e compreensíveis do início ao fim, pois se baseia em dispositivos

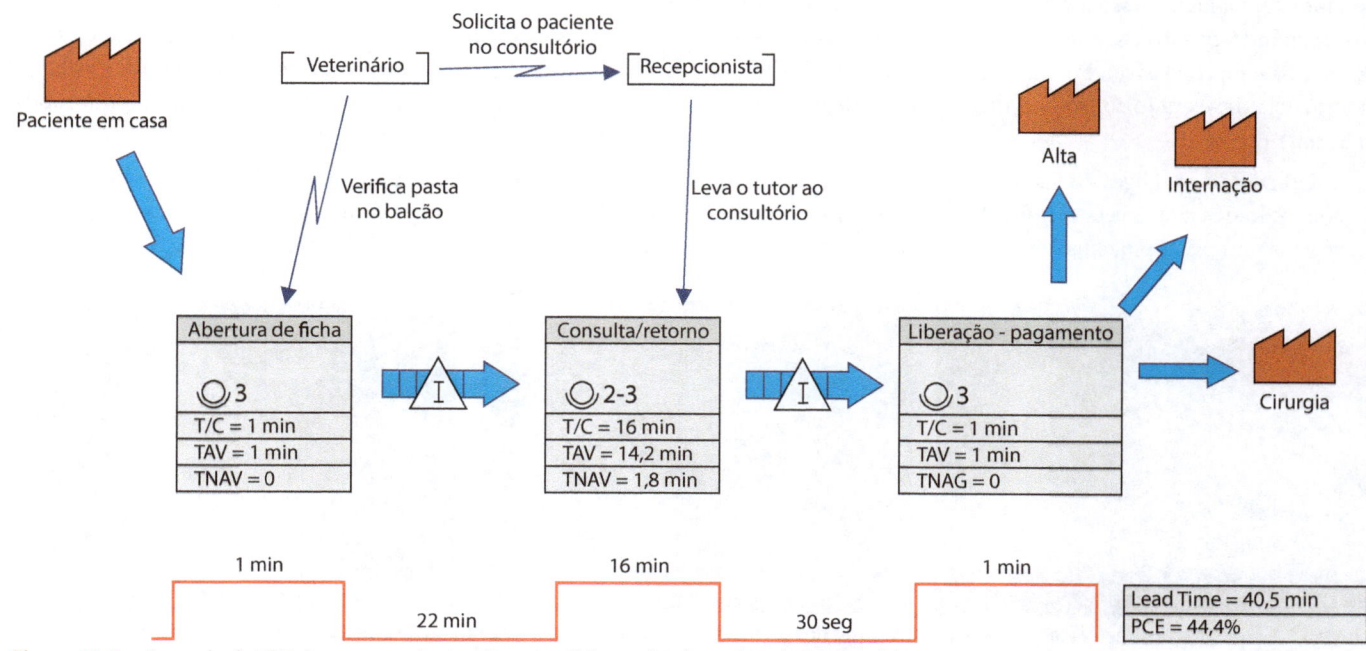

Figura 15.1. – Exemplo de VSM do processo de atendimento clínico realizado em hospital veterinário.

Fonte: a autora.

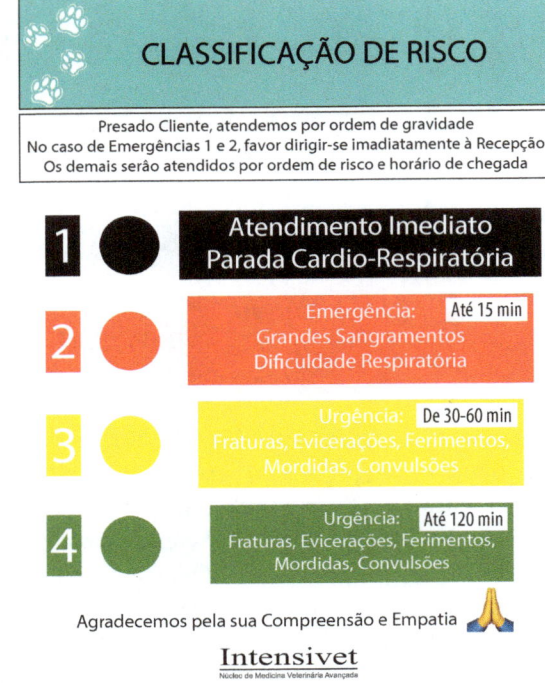

CLASSIFICAÇÃO DE RISCO

Presado Cliente, atendemos por ordem de gravidade
No caso de Emergências 1 e 2, favor dirigir-se imadiatamente à Recepção
Os demais serão atendidos por ordem de risco e horário de chegada

1 ⬤ Atendimento Imediato
Parada Cardio-Respiratória

2 ⬤ Emergência: **Até 15 min**
Grandes Sangramentos
Dificuldade Respiratória

3 ⬤ Urgência: **De 30-60 min**
Fraturas, Evicerações, Ferimentos,
Mordidas, Convulsões

4 ⬤ Urgência: **Até 120 min**
Fraturas, Evicerações, Ferimentos,
Mordidas, Convulsões

Agradecemos pela sua Compreensão e Empatia 🙏

Intensivet
Núcleo de Medicina Veterinária Avançada

Figura 15.2. – Gestão visual para direcionamento dos clientes.

Fonte: Arquivo pessoal – Dr. Rodrigo Rabelo

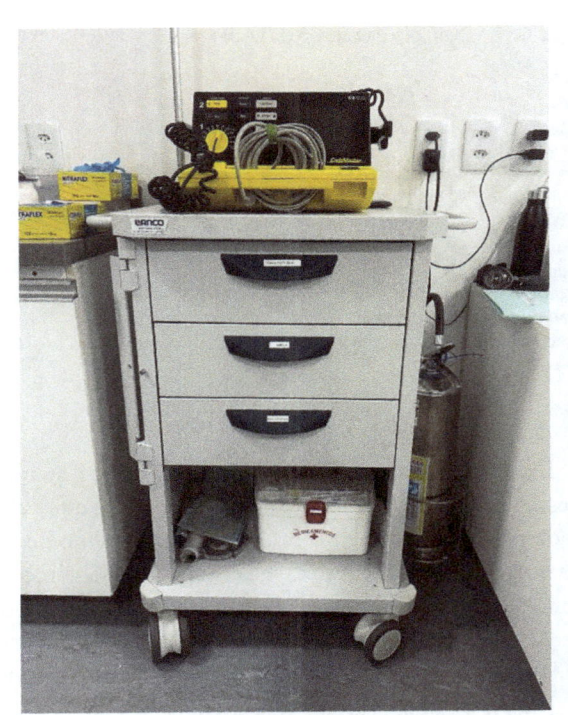

Figura 15.3. – Modelo de identificação e organização de gavetas.

Fonte: Arquivo pessoal – Dr. Rodrigo Rabelo

visuais, autoexplicativos. Um exemplo simples para se compreender a gestão visual no serviço veterinário é a sinalização adequada para a sala de emergência: o tutor rapidamente interpreta a orientação e encaminha o paciente para a sala correta, reduzindo o tempo de espera para o atendimento (**Figura 15.2.**).

Dentro da sala de emergência é prioritário que a equipe de saúde tenha fácil acesso a equipamentos, materiais e fármacos, tornando possível seguir o ABC e estabilizar o paciente no menor tempo possível. Portanto, o preparo do carrinho de emergência deve então suprir, em quantidade suficiente, todo material necessário.

Utilizando-se da gestão visual, etiquetas com a descrição do conteúdo de cada gaveta (**Figura 15.3.**) garantem a organização e permitem a rápida identificação e preparo dos fármacos.

A organização do interior das gavetas, com um local definido para cada item, facilita a identificação e reduz a ocorrência de erros, além de auxiliar na reposição (**Figura 15.4.**).

Este modelo é útil para orientar o cumprimento de padrões pré-definidos, porém ele não garante que não haverá falta ou excesso de materiais, vencimento de fármacos, falha na higienização, etc., já que a gestão visual apenas reforça um aspecto importante da metodologia LSS: o controle das entradas (inputs) de um processo, leva a um resultado (output) estável e previsível. Ou seja, é preciso que processos bem definidos estejam documentados, para que os mesmos possam ser monitorados com auxílio da gestão visual e prévia definição de responsáveis.

Utilizando o exemplo da necessidade de organização do carro de emergência, uma reunião prévia com a equipe é essencial para entendimento do problema, identificação das falhas e

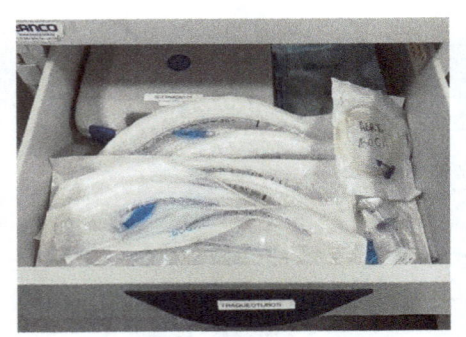 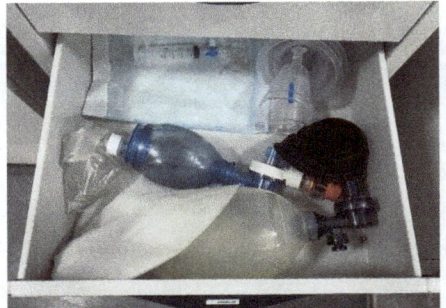 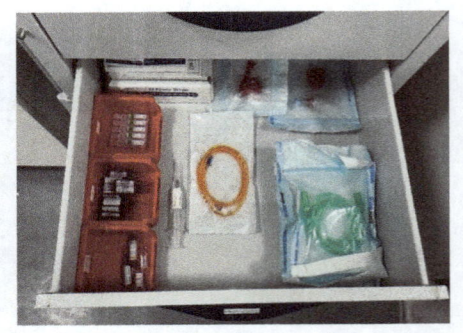

Figura 15.4. – Modelo de organização do interior das gavetas do carrinho de emergência, segundo a ordem do protocolo ABC: A (Controle de hemorragias e vias aéreas). 2 – B (Ventilação). 3 – C (Circulação).

Fonte: Arquivo pessoal – Dr. Rodrigo Rabelo

pontos de melhoria, já que o envolvimento dos colaboradores na tomada de decisão eleva o engajamento, otimizando a implementação das mudanças. Desta reunião, é importante ter como resultado um contrato de projeto (*Project charter* – Anexo 15.1.), que tem como objetivos:

- Formalizar cronograma, escopo e metas;
- Definir o que será esperado da equipe a partir do início do projeto;
- Garantir o comprometimento dos envolvidos;

Este documento oficializa o início da execução do projeto, fazendo parte da primeira etapa do ciclo de melhoria contínua onde estão baseados os projetos LSS – é o chamado método DMAIC (*Define, Measure, Analyze, Improve, Control*). Dentro deste ciclo, diversas outras ferramentas auxiliam na identificação de *gaps*, na análise dos dados, na implementação das mudanças e no acompanhamento para verificação contínua do processo.

Como todo projeto de melhoria traz mudanças na rotina dos colaboradores, uma ferramenta importante de ser ressaltada é o 5S - referência às iniciais das palavras japonesas que representam os 5 passos de sua implementação (**Figura 15.5.**).

Na medicina veterinária de pequenos animais, é cada vez mais comum encontrar profissionais com sobrecarga de trabalho e *Burnout*. Dentro desta realidade, um dos pontos importantes da aplicação dos 5S é a melhora da qualidade de vida não só dos profissionais da saúde, mas de toda equipe, já que a ferramenta busca melhorar o ambiente de trabalho através da padronização, envolvendo mudanças de hábitos e atitudes. A filosofia 5S promove disciplina, segurança e produtividade, evitando situações de desordem, má higiene e perda de tempo.

Para implementação desta ferramenta, algumas perguntas podem facilitar o entendimento de quais são as mudanças necessárias para atingir o objetivo em cada senso:

1º senso – Utilização/descarte

- Este equipamento voltará a ser utilizado?
- Este aparelho tem conserto?
- Estes documentos precisam ser mantidos por quanto tempo?

2º senso – Organização

- Qual critério é útil para organizar estes materiais?
- Quais ambientes/armários/estantes são mais indicados para estes materiais?
- Existem locais de risco?

3º senso – Limpeza

- Quais materiais são necessários para limpeza?
- Quais as pessoas envolvidas e suas responsabilidades?
- A limpeza é vista como forma de inspeção?

4º senso – Padronização

- Existem condições para controle visual?

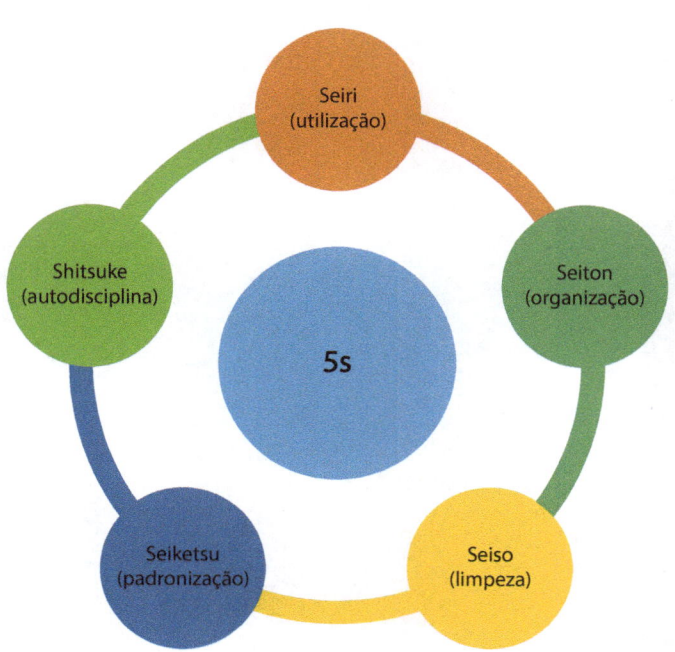

Figura 15.5. – Os 5 S (5 sensos).

Fonte: A autora

Tabela 15.2. – Anexo 1 – Modelo de contrato de projeto

Título do projeto	Data
Descrição do problema	
Indicadores	Periodicidade
Meta	
Escopo (dentro versus fora)	
Dentro	Fora
Equipe	Responsabilidade no projeto
Cronograma	
Responsáveis	

Fonte: A autora

- Existem planos de manutenção para os 3 primeiros sensos?
- Os processos estão bem definidos?

5º senso – Autodisciplina

- Os valores do 5S estão claros para toda equipe?
- Existem mecanismos de avaliação e motivação?
- As críticas são dadas de maneira construtiva?
- Temos realizado treinamentos para os colaboradores?
- As tarefas são realizadas com responsabilidade?

A autodisciplina é o motor que garante a execução dos outros sentidos, ao criar maior respeito e comprometimento de todos com relação a suas funções e com a empresa como um todo.

3. CONCLUSÃO

Cada vez mais, clínicas e hospitais veterinários vêm aperfeiçoando sua gestão para se tornarem organizações sustentáveis e lucrativas. Além disso, visam criar ambientes de trabalho que favoreçam o crescimento e a realização dos profissionais, pois o bem-estar destes é fundamental para minimizar os erros, otimizar sua produtividade e, principalmente, oferecer um tratamento médico eficiente e eficaz aos pacientes.

Nesta busca, vimos algumas ferramentas que podem ser adotadas pela gerência para auxiliar as funções operacionais, focando na evolução contínua. Porém, o uso de ferramentas só irá transformar os resultados se estiverem baseadas em uma mentalidade clara e princípios definidos, que conversem com a cultura da empresa, oferecendo assim um serviço de alto valor.

4. LITERATURA RECOMENDADA

1. BATTAGLIA, F. Onde está o desperdício na área da saúde? Disponível em < Artigo - Onde está o desperdício na área da saúde? (lean.org.br)>, 2014.
2. HOLDEN, R. Lean thinking in emergency departments: a critical review. Ann Emerg Med. 2011.
3. GRABAN, M. Hospitais Lean. Porto Alegre: Bookman, 2013.
4. IMPROVEMENT IFH. Going Lean in Health Care. IHI Innovation Series white paper [Internet]. 2005. Available from: www.IHI.org.
5. MIN, L. L.; SARANTOPOULOS, A.; SPAGNOL, G.; CALADO, R. D. O que é esse tal de lean healthcare? Campinas: A Ciência e a Ciência Divulgação Científica, 2019.
6. PEPPER, M.P.J.; SPEDDING, T.A. The evolution of lean six sigma. International Journal of Quality & Reliability Management, v.27, n.2, p. 138-155, 2010.
7. OLIVEIRA, E. A. A.; PIMENTA, A. P. L. M. Quebrando Paradigmas – o Desafio Lean nos Hospitais Leforte.São Paulo: Manole; 2017.
8. SANTOS, A. C. S. G. Desenvolvimento de um framework para implementação de lean healthcare em hospitais. 2021. 106f. Tese (Doutorado em Engenharia de Produção e Sistemas) – CEFET/RJ. Rio de Janeiro.
9. KING DL, Ben-Tovim DI, Bassham J. Redesigning emergency department patient flows: application of Lean thinking to health care. Emerg Med Australas. 2006;18:391-397.

Abordagem do Paciente Grave

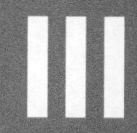

Como Estabelecer o Serviço de Urgências

16

Rodrigo Cardoso Rabelo
Camila Molina Soares
Taísa Matamoros Amaral

1. INTRODUÇÃO

Para assegurar um atendimento de excelência a pacientes em estado crítico, é imperativo que os serviços de emergência, abrangendo consultórios, clínicas e hospitais, adotem diretrizes essenciais. Essas diretrizes incluem:

- Uma infraestrutura hospitalar adequadamente estruturada, que garanta a manutenção eficiente dos equipamentos médicos e a reposição organizada de medicamentos essenciais.

- Uma equipe de profissionais de saúde altamente qualificada, que se submete a treinamentos contínuos. Estes treinamentos devem enfocar procedimentos de emergência, desenvolvimento de competências em inteligência emocional e aprimoramento na capacidade de tomada de decisões ágeis e assertivas.

- A implementação de um planejamento estratégico robusto, juntamente com o desenvolvimento de fluxos operacionais e protocolos clínicos, visando a maximização da eficiência no tempo de atendimento e a gestão otimizada dos recursos financeiros disponíveis.

Considerando a complexidade das respostas fisiológicas em cenários de emergência e instabilidade clínica, como em situações de trauma, é crucial que o tempo de resposta seja o mais reduzido possível. Isso se deve ao fato de que atrasos no atendimento podem resultar em consequências adversas significativas para o paciente.

Adicionalmente, é fundamental a padronização e o reconhecimento de instalações hospitalares que estejam devidamente equipadas para lidar com tais emergências. No contexto brasileiro, destaca-se a existência de um programa de acreditação hospitalar veterinária, certificado pela Associação Brasileira de Hospitais Veterinários (ABHV), que visa assegurar a qualidade e a segurança dos serviços prestados nessas instituições.

É crucial salientar que serviços de saúde de menor porte, como clínicas e consultórios, também devem estar aptos a gerir situações emergenciais, com o objetivo de promover a reanimação e a estabilização imediata do paciente. Após estas medidas iniciais, deve-se proceder com o rápido encaminhamento do paciente para um centro especializado, garantindo a continuidade e a especialização do tratamento necessário.

A adoção dos princípios da produção enxuta (*lean manufacturing*), conceito originário das práticas pós-Segunda Guerra Mundial da Toyota, é enfatizada na busca pela eliminação de desperdícios dentro do ambiente hospitalar. A estratégia Lean no setor de saúde foca na minimização dos sete principais tipos de desperdícios: tempos de espera prolongados, falhas na entrega de qualidade, excesso de estoques, ineficiências em logística, movimentações desnecessárias, processos supérfluos e superprodução. Para uma análise mais aprofundada, recomenda-se a consulta do **Capítulo 15 "Princípios da gestão enxuta aplicados ao paciente grave"**, para mais detalhes.

Em paralelo à metodologia Lean, a implementação dos princípios do Six Sigma, uma estratégia de melhoria de processos desenvolvida pela Motorola, na década de 1980, é igualmente essencial. Esta abordagem é direcionada ao aprimoramento contínuo dos processos por meio de uma análise detalhada de desempenho, classificando-os em níveis de sigma, onde 1-sigma indica baixa qualidade e alta incidência de defeitos, enquanto 6-sigma representa um padrão de alta qualidade, com uma taxa de apenas 3,4 defeitos por milhão de oportunidades.

A tríade proposta por Donabedian, que engloba estrutura, processo e resultado, é fundamental para o estabelecimento de um serviço de emergência de alto desempenho. A "Estrutura" abrange todos os componentes físicos e organizacionais, tais como protocolos, equipamentos e instalações. O "Processo" diz respeito às práticas operacionais e à avaliação da qualidade dos serviços prestados, frequentemente avaliados por meio de auditorias internas e externas. Por fim, o "Resultado" incide sobre a avaliação dos efeitos decorrentes das intervenções de saúde aplicadas, com foco na melhoria contínua da qualidade do atendimento ao paciente..

2. CLASSIFICAÇÃO DO SERVIÇO

A implementação de um sistema de triagem e classificação de risco é essencial para a eficácia dos serviços de emergência, permitindo que os pacientes sejam direcionados para o nível apropriado de cuidado conforme sua necessidade, priorizando assim aqueles em condições mais críticas para minimizar as consequências, muitas vezes fatais, de atrasos no tratamento.

O atendimento a pacientes em estado grave deve seguir uma sequência clara: Avaliação da gravidade e suporte primário → Protocolo XABCDE → Diagnóstico → Abordagem terapêutica definitiva, com uma gestão eficiente dos recursos disponíveis para o tratamento adequado. Para alcançar esses objetivos podemos utilizar a seguinte classificação de leitos por gravidade, adaptada da Padronização da Nomenclatura do Censo Hospitalar desenvolvido pelo Ministério da Saúde (2002). Cabe ressaltar que, até o presente momento, não há resolução ou guia específico para a medicina veterinária no Brasil.

2.1 Leito de observação do Pronto Socorro – *Grey Zone* (Área Cinza ou Intermediária)

O paciente poderá permanecer por no máximo 24 horas, para estabilização e direcionamento de trâmites legais, bem como documentação definitiva e garantia sanitária antes da mobilização para áreas internas do serviço (**Figuras 16.1. a 16.1B.**).

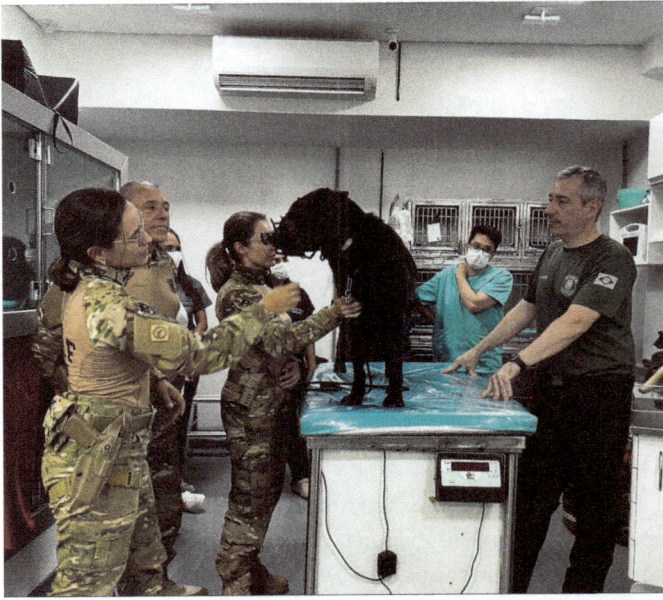

Figura 16.1A. – A sala de urgências deve proporcionar liberdade para a equipe com a máxima segurança. Detalhe para a utilização de mesa de atendimento com balança acoplada (Intensivet DF, Brasília/DF)

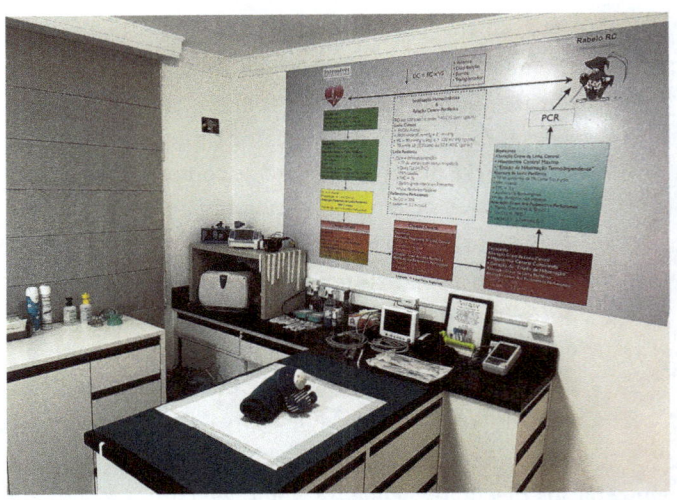

Figura 16.1B. – Sugestão de disposição do leito de urgência na área de atendimento (Nicare – Balneário Camboriú/SC)

2.2 Enfermaria – internação simples

Direcionada para os pacientes Classe III e IV, identificados pelas cores amarela e verde respectivamente, que necessitem de monitorização simples, contando com um APPLE Score abaixo de 30% (**Figuras 16.2. a 16.2B.**).

2.3 Internação Unidade Semi-intensiva

Pacientes Classe II e III, identificados pelas cores vermelha e amarela, respectivamente, que necessitem de monitoração contínua, contando com Apple Score acima de 30% (**Figuras 16.3. e 16.3A.**).

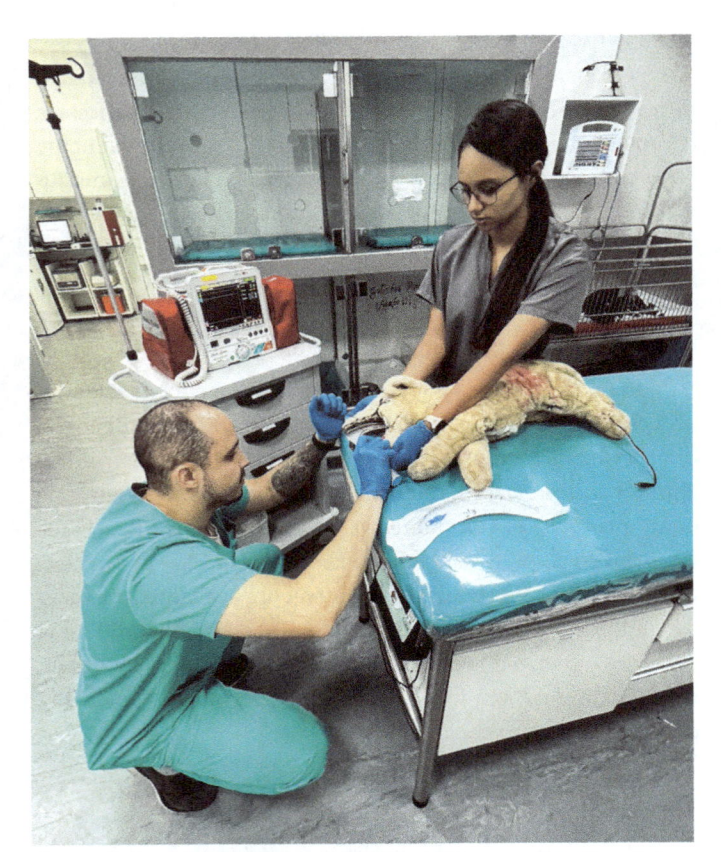

Figura 16.1. – Leito de observação do Pronto Socorro – Grey Zone (Intensivet DF, Brasília/DF)

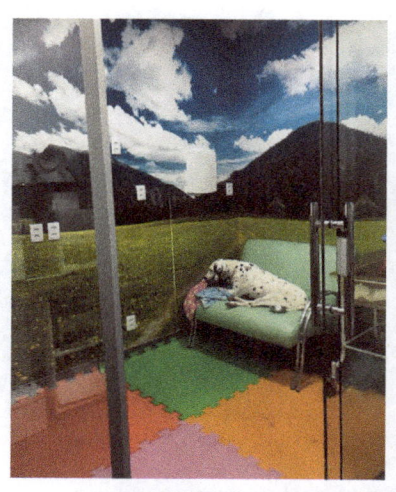
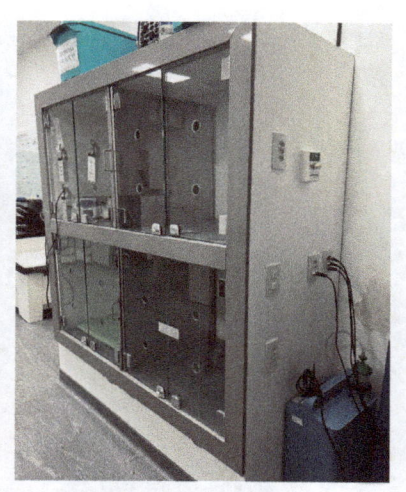
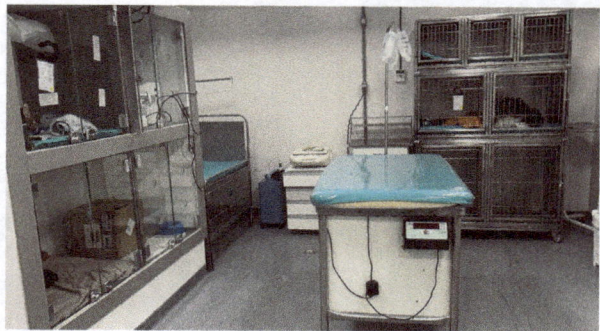

Figura 16.2. a 16.2B. – Enfermaria – Internação simples (Intensivet DF, Brasília/DF)

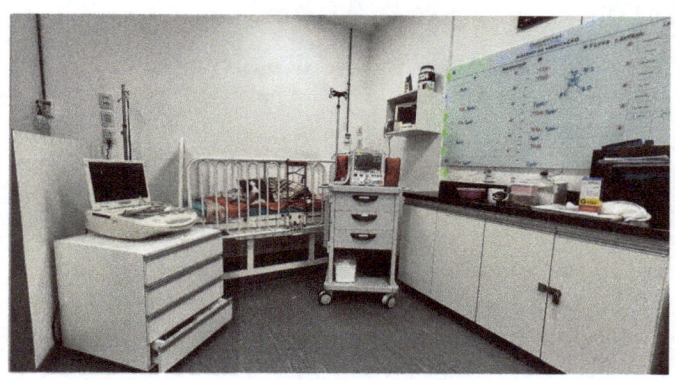

Figura 16.3.

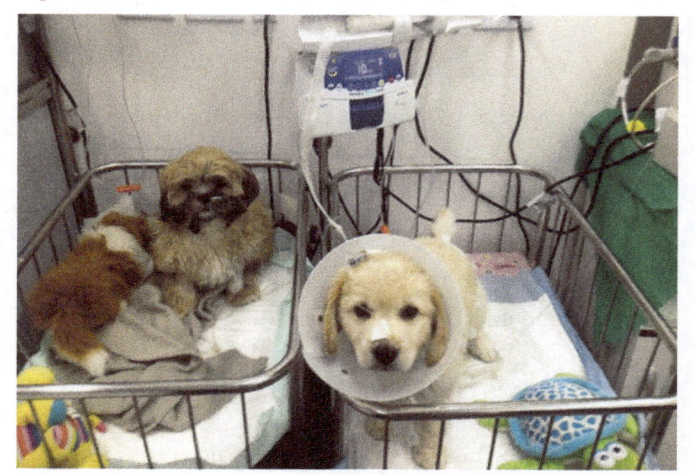

Figura 16.3A. – Internação Unidade Semi-intensiva (Intensivet DF, Brasília/DF)

2.4 Internação em UTI

Direcionada para <u>pacientes </u>Classe <u>I e II</u>, que necessitem de monitoração 24 horas por equipes qualificadas e auxílio de equipamentos específicos. É recomendado um enfermeiro por leito, carro de emergência próximo ao leito, suporte para exames de imagem, laboratório, assistência ventilatória e assistência dialítica. Indicado para pacientes com Apple Score acima de 30% (**Figuras 16.4. até 16.4C.**).

A classificação conforme a capacidade de cada serviço foi proposta inicialmente em 1985 pelo professor Dr. Dennis Crowe *et al.*, de acordo com equipamentos e recursos humanos disponíveis e estrutura de trabalho de cada serviço. Sendo adaptada para a nossa realidade, consideramos:

- Nível 1 – Hospitais: Serviço 24 horas com UTI completa (ventilação mecânica, suporte de imagem, laboratório, terapia de substituição renal e cirurgia).

- Nível 2 – Hospitais ou clínicas: Serviço 24 horas com unidade semi-intensiva (monitorização completa, laboratório, imagem e cirurgia).

- Nível 3 – Clínicas: Serviço não 24 horas, porém com equipamentos de urgência avançados, capacidade de atender urgências complexas até a abordagem secundária, além de possuir suporte para monitorização, laboratório de emergências, suporte básico de imagem e cirurgia).

- Nível 4 – Consultórios e ambulatórios: Serviço não 24 horas, com equipamento de urgência básico, capaz de

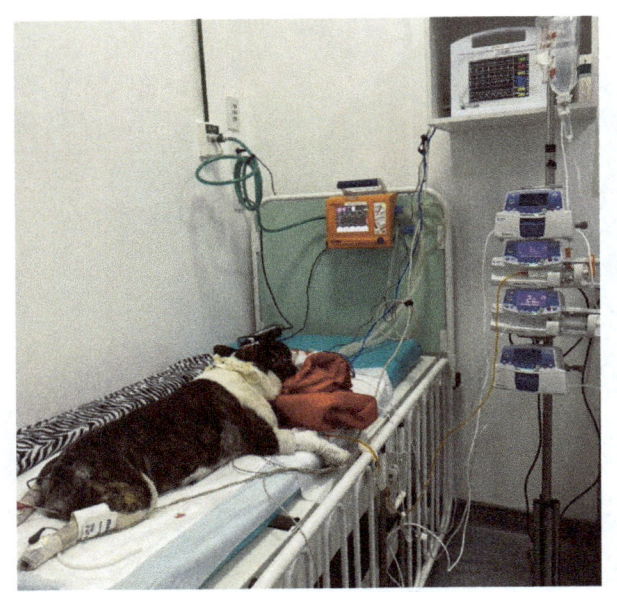

Figura 16.4. – Leito de UTI (Intensivet DF, Brasília/DF)

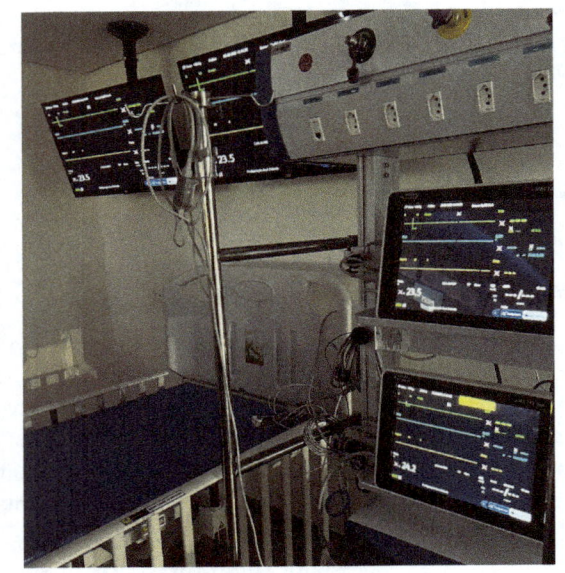

Figura 16.4A. – Leito de UTI (UFAPE/SP)

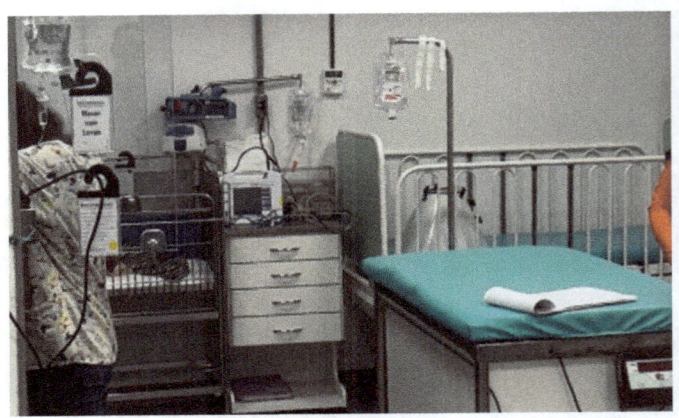

Figura 16.4B. – Carro de Urgências ao lado do leito (Intensivet DF, Brasília/DF)

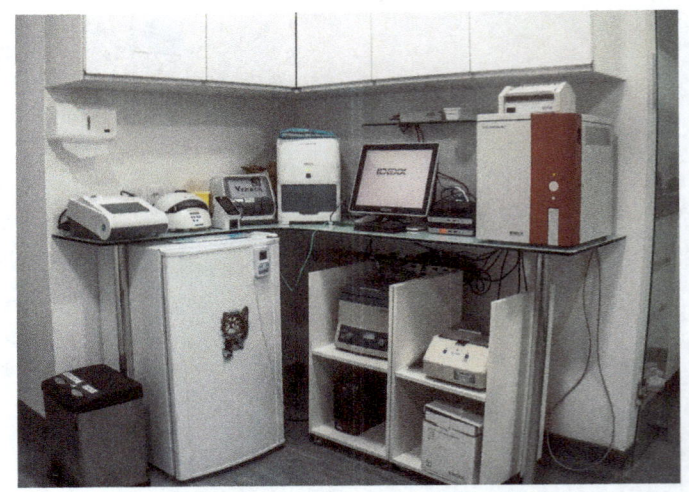

Figura 16.4C. – Laboratório em UTI (Intensivet DF, Brasília/DF)

atender somente as urgências menos complexas até a abordagem primária. Funcionam como entrepostos, similar a um atendimento pré-hospitalar (comparado às funções de um SAMU – Serviço de Atendimento Médico de Urgências – da medicina humana, por exemplo). Esse serviço deve realizar a estabilização primária e solicitar remoção especializada para um centro de nível 1 ou 2.

Já a VECCS (Sociedade Norte-Americana de Emergências e Cuidados Intensivos) propõe uma outra classificação descrita no *Minimum Requirements for Certification of Veterinary Emergency and Critical Care Facilities (effective 1/14/2021)* QRCode para o arquivo.

Neste caso, a VECCS destaca a importância da separação de cada serviço determinada pela qualificação da equipe médica e auxiliar disponível em cada unidade. Os serviços que contam com médicos-veterinários especialistas titulados em Medicina Veterinária Intensiva possuem a maior classe.

Independentemente do tipo de serviço de urgência e internação proposto, é importante recordar que no Brasil, o CFMV (Conselho Federal de Medicina Veterinária) determina resoluções próprias para os requisitos mínimos de um serviço veterinário, como a resolução 1275 (25 de junho de 2019) e da formação de médicos-veterinários especialista titulados.

3. ÁREA DE ATENDIMENTO

O atendimento de urgência exige uma área especial de trabalho, conhecida como "*Shock Room*" ou "*Grey Zone*". Consiste em uma sala de emergência separada dos demais consultórios, onde é possível que o fluxo seja rápido e preciso, desta forma sendo indispensável a conexão com a recepção e demais setores do ambiente (**Figura 16.5.**).

A sala de emergência deve ser dedicada exclusivamente a esse propósito, garantindo que os pacientes críticos sejam atendidos de imediato, sem a necessidade de esperar pela liberação de consultórios ou salas cirúrgicas.

A natureza multifacetada dos casos de emergência frequentemente exige tanto intervenções clínicas quanto cirúrgicas,

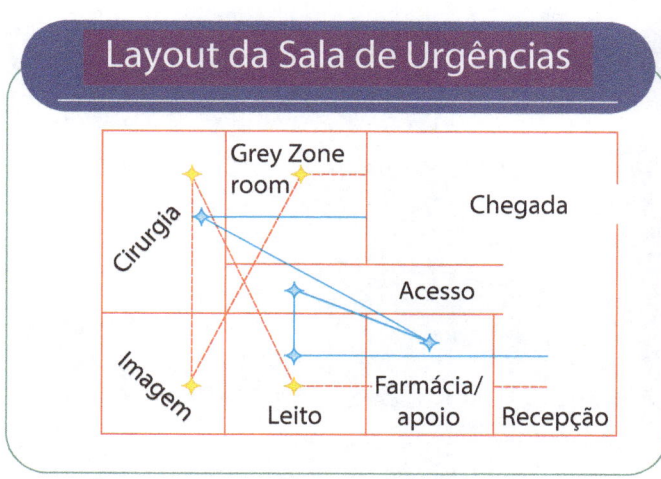

Layout da Sala de Urgências

Figura 16.5. – Sugestão de layout da sala de urgências

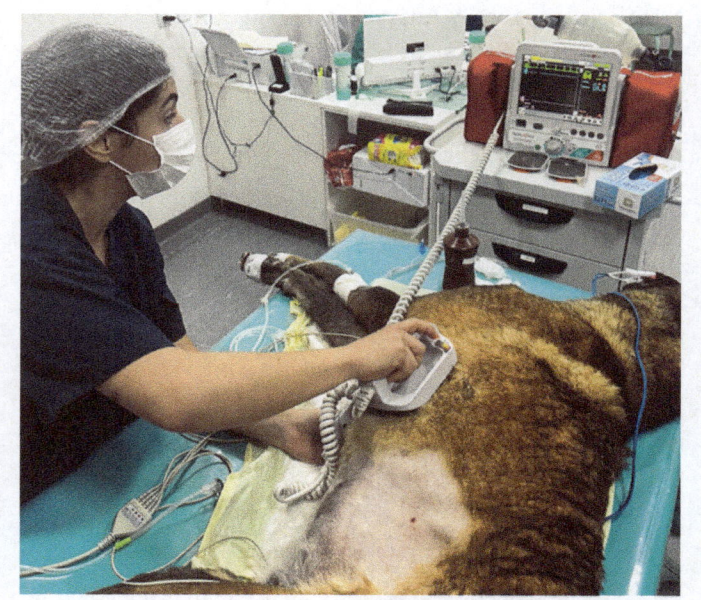

Figura 16.7. – Foto da área de urgência (Vet Support/SP)

Seção III

como é comum em situações de trauma. Portanto, é crucial que as instalações de emergência estejam equipadas com todos os instrumentos e dispositivos necessários para abordar eficazmente uma ampla gama de situações. Isso inclui, mas não se limita a, equipamentos para manejo das vias aéreas, ventilação com pressão positiva, terapias com oxigênio, estabelecimento de acesso venoso, administração de fluidos, controle de sangramentos, monitoramento cardiovascular e realização de cirurgias de emergência. A prontidão dessas instalações para responder a qualquer eventualidade é fundamental para o sucesso dos resultados em pacientes em estado crítico (**Figura 16.6.**).

A sala de emergência deve estar permanentemente preparada para acolher pacientes, uma vez que a pronta disponibilidade de um espaço adequado durante eventos críticos, como paradas cardiorrespiratórias, é um indicativo de maior probabilidade de sobrevida (**Figura 16.7.**).

É impróprio integrar áreas de atendimento médico em espaços comerciais voltados à venda de produtos, pois isso pode comprometer a eficácia e a seriedade do atendimento prestado.

Idealmente, a área destinada ao atendimento inicial, assemelhando-se a um pronto-socorro, deve estar localizada próximo à entrada do estabelecimento, para facilitar o acesso imediato à assistência médica. Essa organização não só melhora a eficiência do atendimento, mas também reforça a percepção de cuidado e valor por parte das famílias dos pacientes.

Um espaço mínimo de 4 metros quadrados (2 × 2 m) é geralmente suficiente para configurar um ambiente que ofereça condições apropriadas para um atendimento eficaz. A planta baixa de um serviço hospitalar, com destaque para a área de emergências, deve ser projetada para maximizar a mobilidade e otimizar o aproveitamento dos recursos humanos e físicos disponíveis dentro do contexto de uma instalação comercial (**Figuras 16.8 e 16.8A.**).

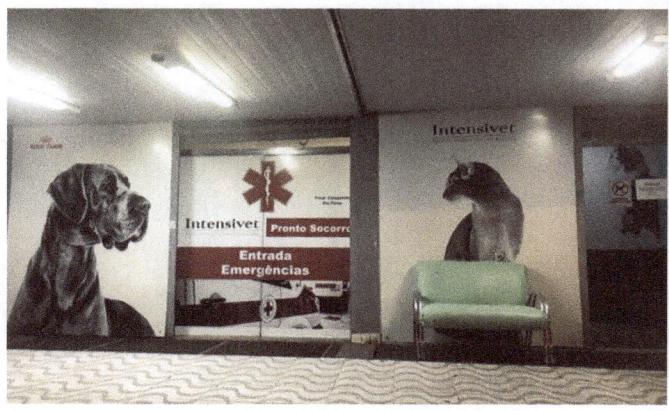

Figura 16.6. – Entrada ampla e separada da recepção e entrada de emergências (Intensivet DF, Brasília/DF)

Figura 16.8. – O ambiente de urgências deve proporcionar a execução de todas as manobras necessárias durante um atendimento como a desfibrilação durante RCP (Intensivet DF, Brasília/DF).

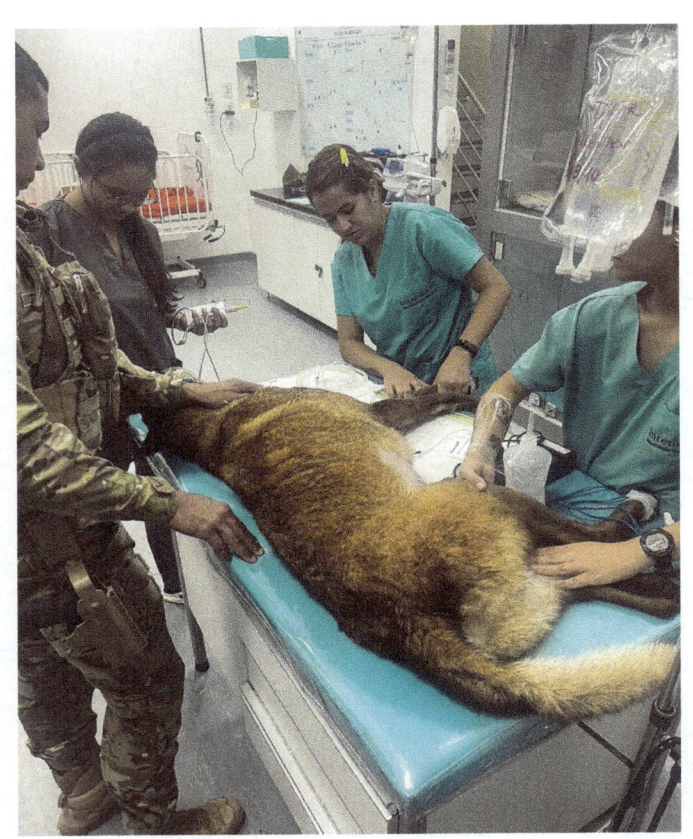

Figura 16.8A. – O local de atendimento de uma urgência deve permitir a boa circulação de pessoal e clientes a fim de reduzir o risco de acidentes e permitir um bom fluxo de trabalho (Intensivet DF, Brasília/DF).

4. FLUXOS E COMUNICAÇÃO

Conforme mencionado, a habilitação técnica dos profissionais é indispensável, exigindo formação contínua. Cursos como "ABC Trauma" e "ABC Cuidados Intensivos", validados pela Sociedade Latino-Americana de Emergências e Cuidados Intensivos (LAVECCS), bem como o programa "RECOVER", certificado pelo Colégio Americano de Emergências e Cuidados Intensivos (ACVECC), são indispensáveis para a aquisição de competências específicas.

Estes programas educacionais são fundamentais para o desenvolvimento de fluxos de trabalho e protocolos personalizados para cada unidade de emergência. Esses protocolos devem ser facilmente acessíveis nas áreas de urgência, garantindo que informações críticas estejam ao alcance imediato em situações de emergência. Adicionalmente, quadros informativos destacando informações vitais sobre os pacientes contribuem para a eficiência e eficácia do atendimento prestado (**Figuras 16.9. até 16.9C.**).

5. EQUIPAMENTOS E MATERIAIS

Os equipamentos devem se encontrar em prontas condições para uso, possibilitando economia de tempo na abordagem. Esparadrapos e insumos já cortados, cateteres disponíveis, con-

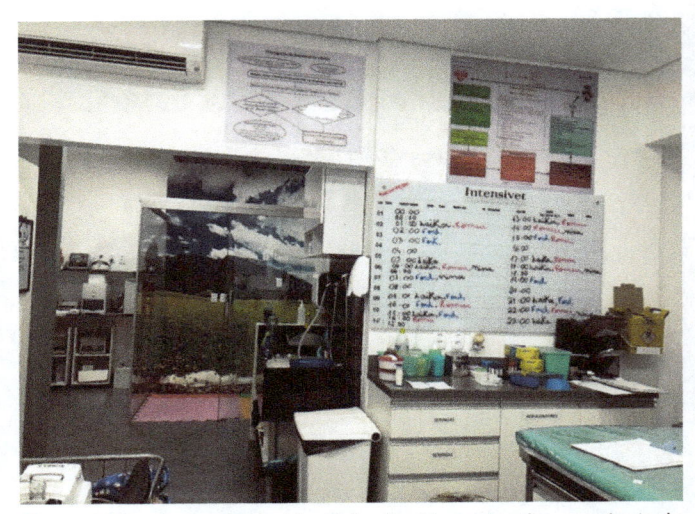

Figura 16.9. – Protocolos à vista. Linha da vida, protocolos, sequência de atendimento, RCP, XABCDE (Intensivet DF, Brasília/DF).

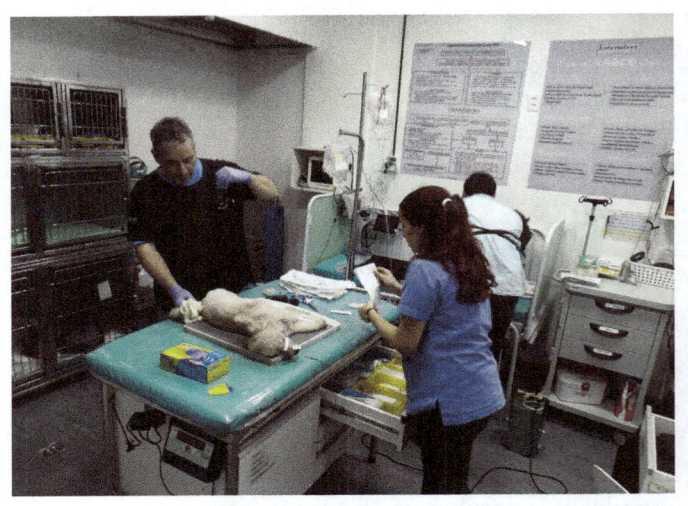

Figura 16.9A. – Atendimento de urgência da Grey Zone, com atenção especial à disposição dos leitos, proximidade do carro de parada e dos protocolos de trabalho visíveis para a equipe (Intensivet DF, Brasília/DF).

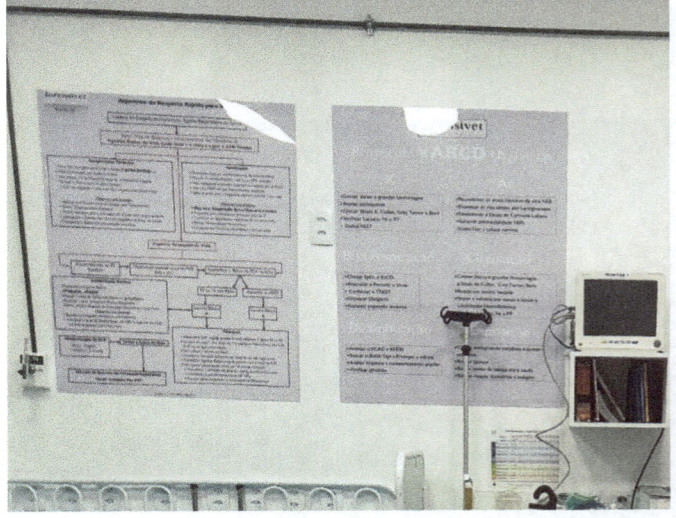

Figura 16.9B. – Protocolos à vista: RCP e Sequência de atendimento XABC-DE (Intensivet DF, Brasília/DF).

Seção III

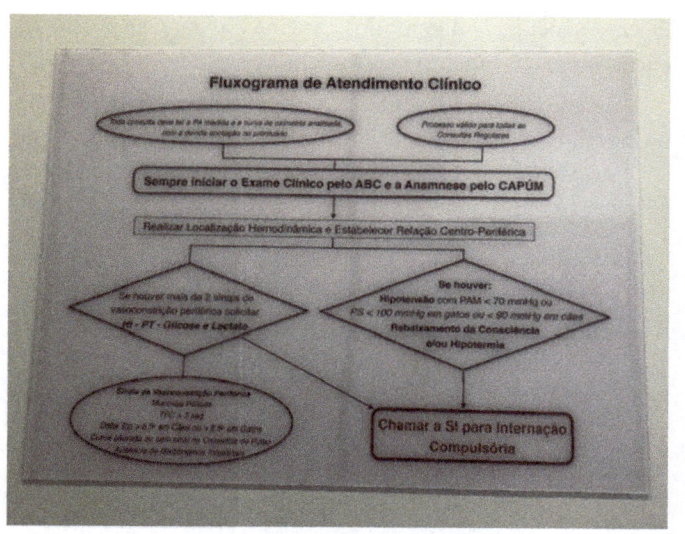

Figura 16.9C. – Fluxograma de Atendimento Clínico para triagem no consultório (Intensivet DF, Brasília/DF).

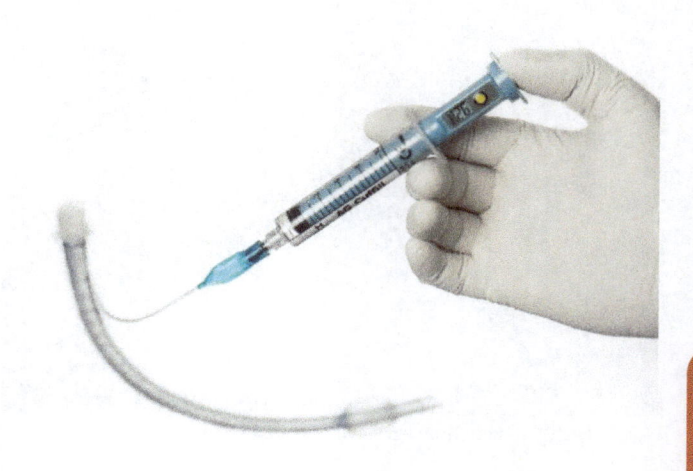

Figura 16.10A. – Medidor de pressão do balão (cuff). Modelo AG Cuffill Digital.

juntos para fluidoterapia já montados, tubos endotraqueais com *cuff* estéreis, medidor de pressão de *cuff* para teste dos balões, conjuntos completos de máscara laríngea, kits de toracocentese, e selo torácico são alguns exemplos de dispositivos indispensáveis para otimizar o tempo e a qualidade na "hora de ouro" (**Figuras 16.10. até 16.10D.**).

O Carro de emergência

Recomenda-se o uso do "carro de parada" para que todos os equipamentos e fármacos estejam concentrados e organizados em um só local, de acordo com o estabelecido. Cabe reforçar a importância de manter todos os medicamentos repostos, assim como equipamentos limpos e organizados, após cada uso (**Figura 16.11.**).

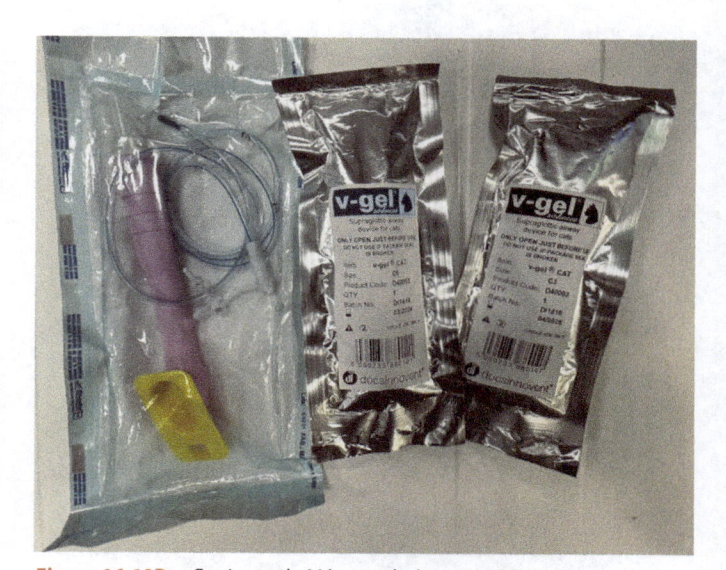

Figura 16.10B. – Conjunto de Máscaras laríngeas V-GEL

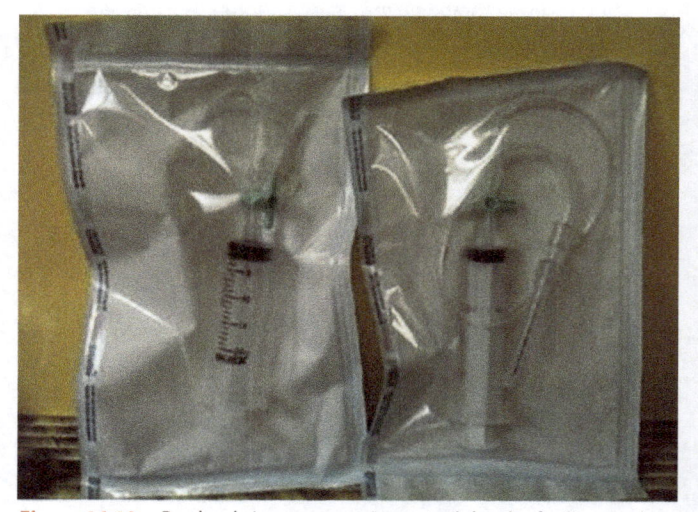

Figura 16.10. – Bordas de insumos previamente dobradas facilitam a abertura rápida de cada item, e as tiras de esparadrapo previamente cortadas e com suas pontas dobradas permitem o acesso rápido mesmo que o profissional esteja portando luvas de procedimento.

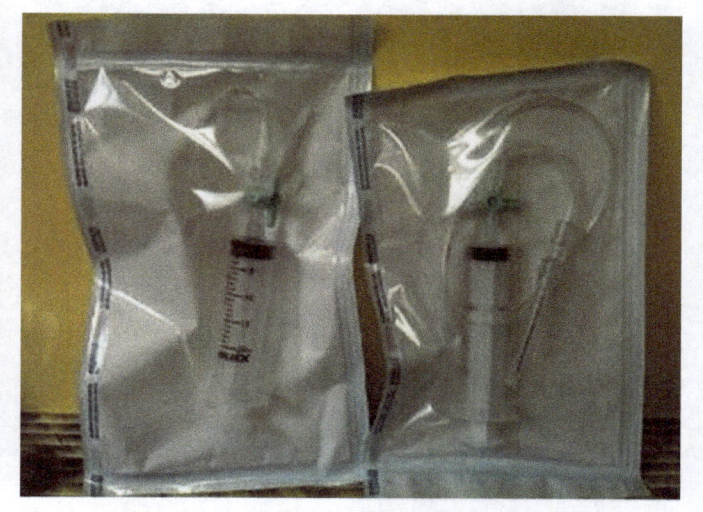

Figura 16.10C. – Conjunto de toracocentese já preparado e devidamente acondicionado em envelope selado, pronto para uso.

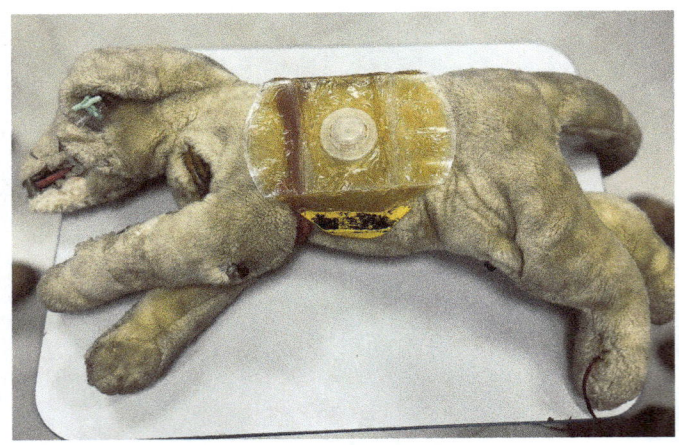

Figura 16.10D. – Selo Torácico Valvulado SAM-Chest™

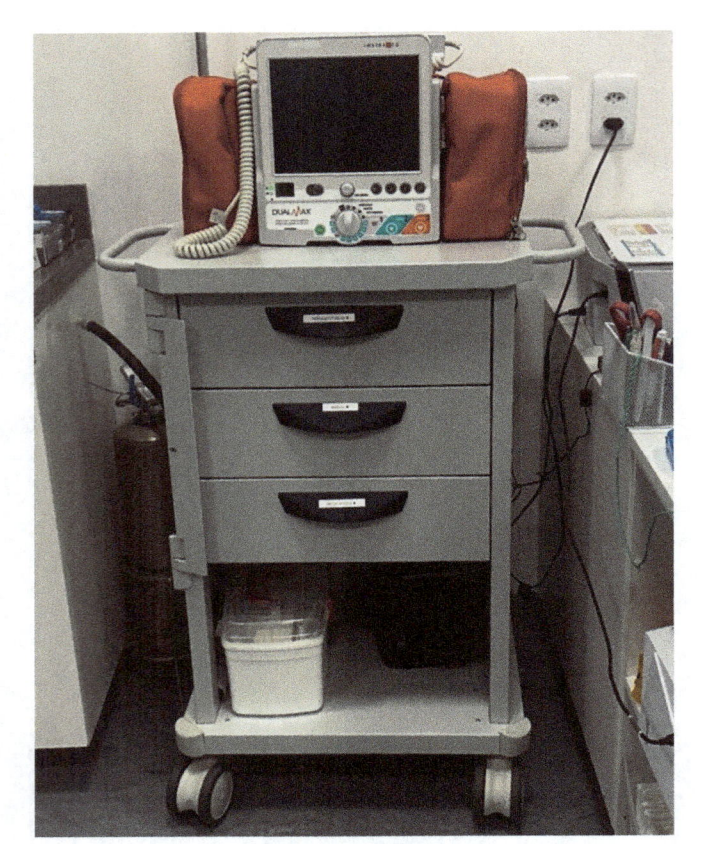

Figura 16.11. – Carro de Emergência (Intensivet DF, Brasília/DF)

No carro de parada ou emergência, deve-se armazenar apenas os equipamentos e medicamentos estritamente necessários, para evitar a sobrecarga de itens que possam comprometer a agilidade do atendimento. A utilização de maletas e mochilas especializadas é apropriada para intervenções de emergência pré-hospitalar, permitindo mobilidade e eficiência no campo. No entanto, esse tipo de solução não é recomendado em ambientes hospitalares, onde pode obstruir o acesso aos recursos e impactar negativamente a rapidez na prestação dos cuidados. Portanto, é crucial que o arranjo e a organização dos carrinhos

de emergência sejam pensados para maximizar a eficiência e a eficácia do atendimento dentro do hospital.

Segue abaixo a sugestão de composição para a montagem do carrinho de emergência com os itens necessários, dividido em 6 principais gavetas/compartimentos (**Tabelas 16.1. a 16.6.**) (**Figura 16.12.**):

Tabela 16.1. – 1º compartimento: Material necessário para controle de hemorragias massivas (X) (**Figuras 16.13. e 16.13A.**)

- Bandagem israelense e Bandagem elástica.
- Gaze estéril.
- Torniquete SWAT T™ ou TACMED K9™.
- Gaze de combate para preenchimento, com e sem agente hemostático (Combat Gauze™, Quick Clot™, ChitoGauze XR PRO™ ou Celox™, por exemplo).

Tabela 16.2. – 2º compartimento: Material necessário para abertura de vias aéreas (**A**) (**Figura 16.14.**)

- Conjunto de sucção.
- Laringoscópio.
- Guia de intubação, *Bougie*.
- Máscara laríngea.
- Conjunto para abordagem cirúrgica – Cricotireotomia/traqueostomia.

Tabela 16.3. – 3º compartimento: Material necessário para garantir a Boa Respiração (**B**) (**Figuras 16.15. e 16.15A.**)

- Bolsa de reanimação manual (tipo Ambú™) com válvula de PEEP.
- Conjunto de toracocentese – por cateter, por *Seldinger*.
- Selo torácico.

Tabela 16.4. – 4º compartimento – Material necessário para garantir a Circulação (**Figura 16.16.**)

- Bolsa de fluido – Ringer Lactato (conectado a equipo, pronto para uso).
- Tiras de esparadrapo ou fitas adesivas (prontas para uso).
- Gaze estéril.
- Cateteres intravasculares periféricos (24 G a 14 G).
- Agulhas (40x12 e 27x8).
- Conjunto para sutura rápida (Nylon 2-0, porta-agulhas, pinça hemostática halsted curva, tesoura).
- Conjunto sutura em grampo.
- Oclusor de vias.
- Seringas (1ml, 3ml, 10ml, 20ml) – agulhadas *Luer-lock*.
- Lâminas de bisturi – nº11 e 23.
- Dispositivos para acesso intraósseo – EZ-IO™, B.I.G™, NIO™.

Tabela 16.5. – 5º compartimento: Fármacos de Urgência

- Vasopressores: Noradrenalina, Vasopressina, Adrenalina.
- Sedativos: Acepran, Fentanil, Cetamina.
- Reversores: Atipamezole, Flumazenil, Naloxona.
- Distúrbios eletrolíticos: Cloreto de potássio 10% ou 19,1%, Bicarbonato de sódio 8,4%.
- Diuréticos: Furosemida, Manitol.
- Anti-histamínico: Prometazina.
- Cortisona: Hidrocortisona, Dexametasona.

Tabela 16.6. – Sugestão de equipamentos e acessórios adicionais para o carro de parada

- Termômetros periféricos: laser duplo e emissividade ajustável (E=0,98).
- Doppler, gel para Doppler.
- Fonte de luz.
- Monitor multiparâmetro.
- Cardioversor.
- Ultrassom.
- Material de segurança e EPI (Focinheiras, Luvas, Óculos, Máscara, etc.).
- Termflow™ ou similar para aquecimento.
- Tapete higiênico.
- Conjunto para manobra de compressão abdominal (toalhas grandes, toalhas pequenas, ataduras, ataduras elásticas, esparadrapo, sonda uretral, manguito).
- Compressas estéreis, campos cirúrgicos.
- Instrumental cirúrgico esterilizado (tesoura Metzenbaum 25cm curva, 2 pinças halsted curvas pequenas).

As figuras a seguir (**Figuras 16.17. a 16.17H.**) demonstram alguns dos equipamentos mais importantes que devemos utilizar na formatação do serviço de urgências, anteriormente descritos nas tabelas deste capítulo.

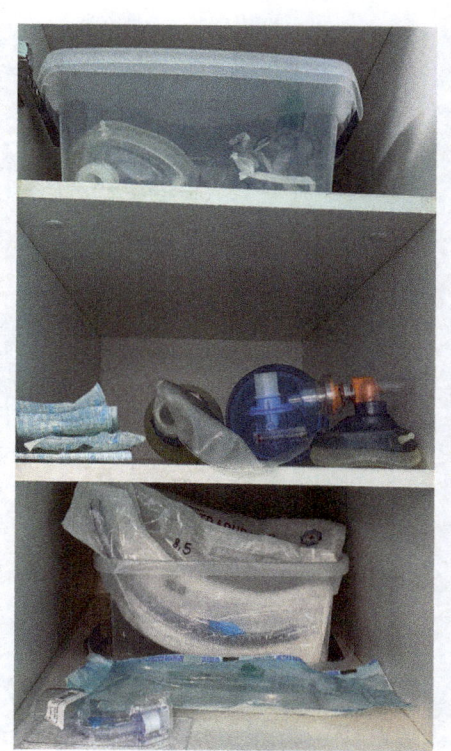

Figura 16.12A. – A distribuição dos compartimentos também pode ser feita em prateleiras embutidas em armário, como estação de urgência acessória em consultório simples (Intensivet DF, Brasília/DF)

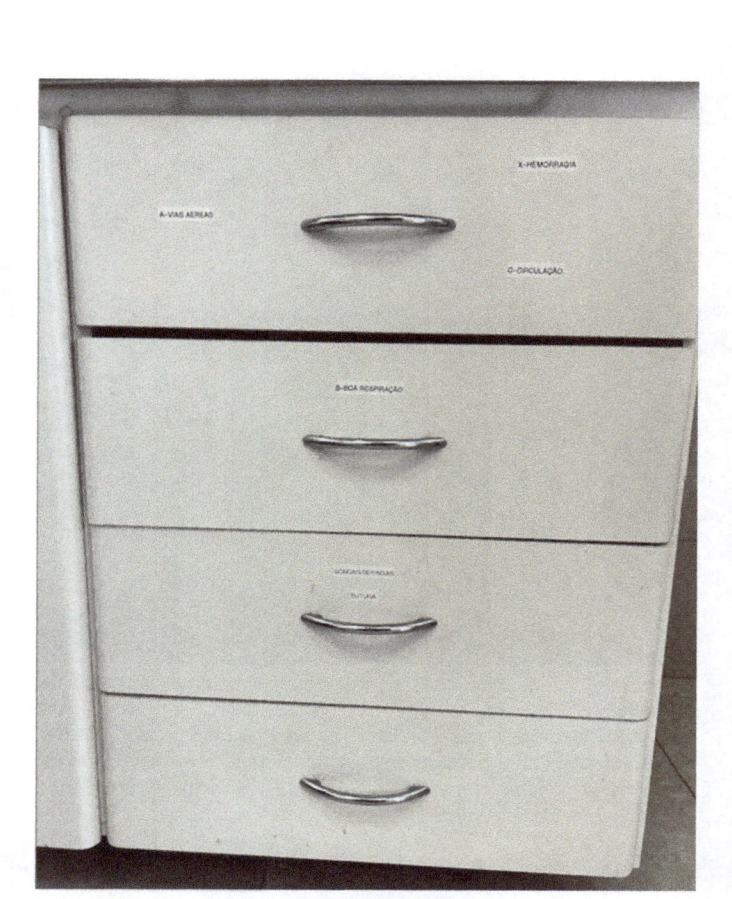

Figura 16.12. – Sugestão de distribuição das gavetas na mesa de atendimento como estação de urgência (Intensivet DF, Brasília/DF)

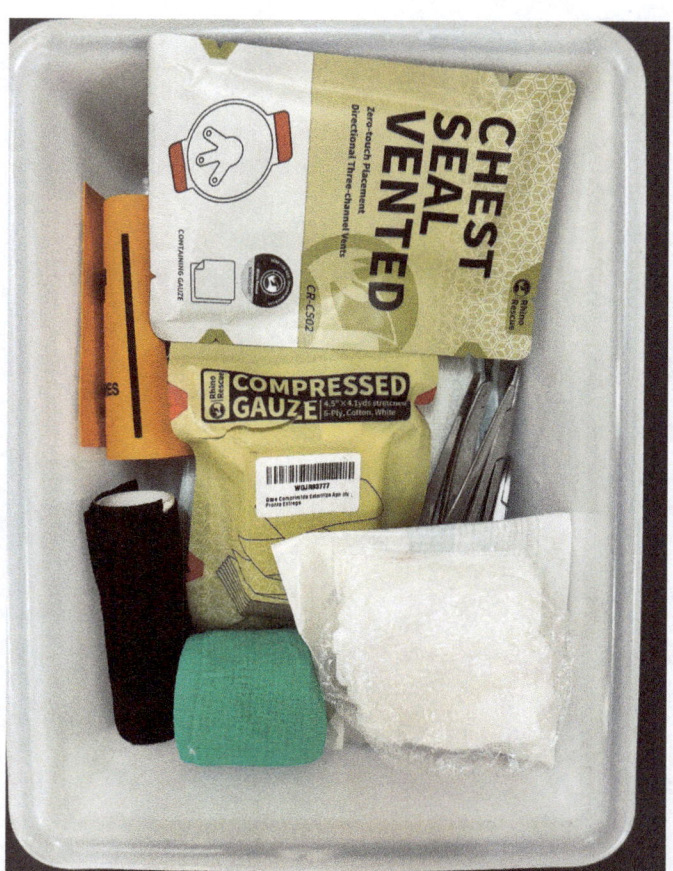

Figura 16.13. – Gaveta de (X) para controle de hemorragias (Intensivet DF, Brasília/DF).

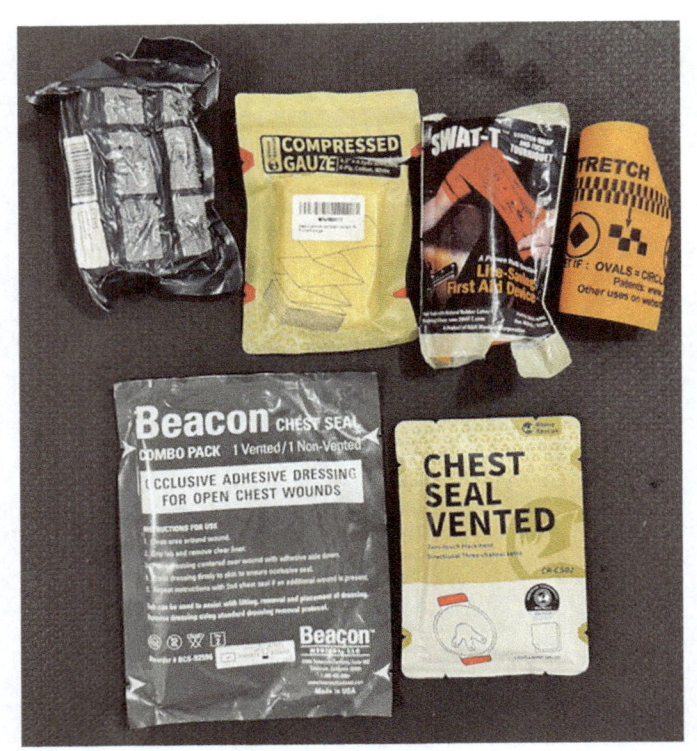

Figura 16.13A. – Equipamentos do compartimento (X): Bandagem Is-raelense, Gazes de combate (com e sem agente hemostático), torniquete aprovado para uso em cães (SWAT-T) e selo torácico valvulado para lesões penetrantes em tórax.

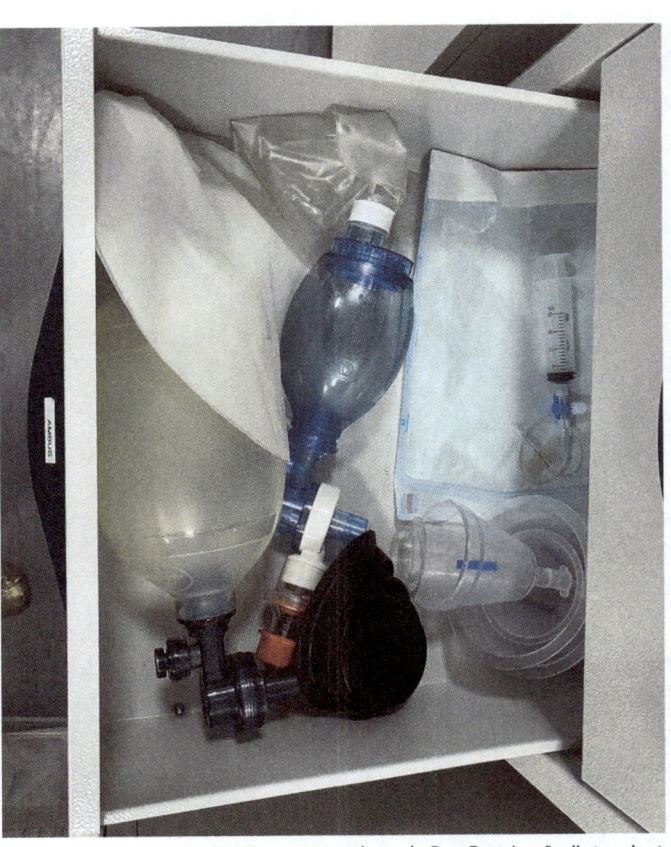

Figura 16.15. Gaveta de **(B)** para manobras da Boa Respiração (Intensivet DF, Brasília/DF)

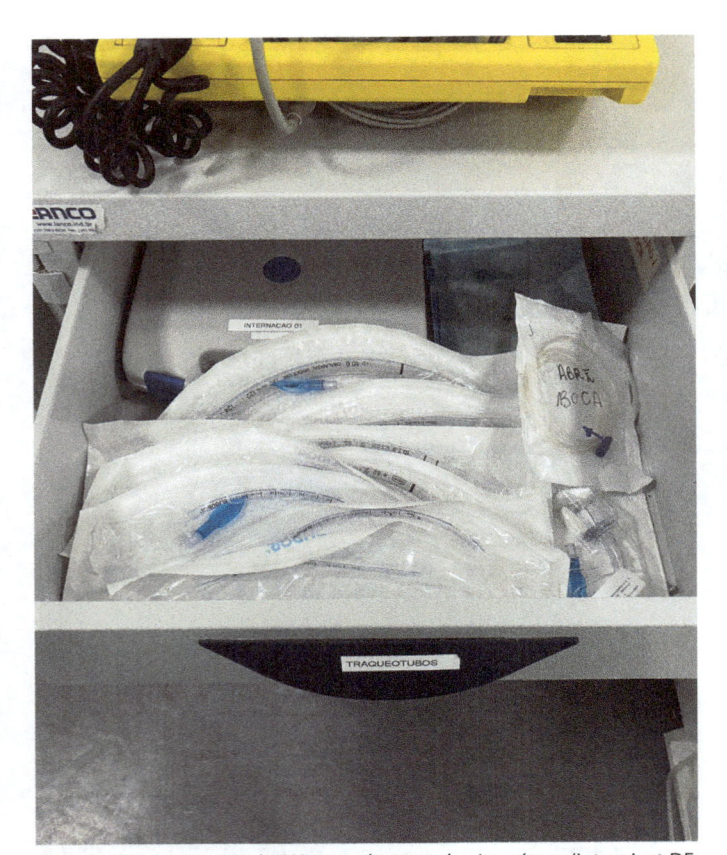

Figura 16.14. – Gaveta de **(A)** para abertura de vias aéreas (Intensivet DF, Brasília/DF)

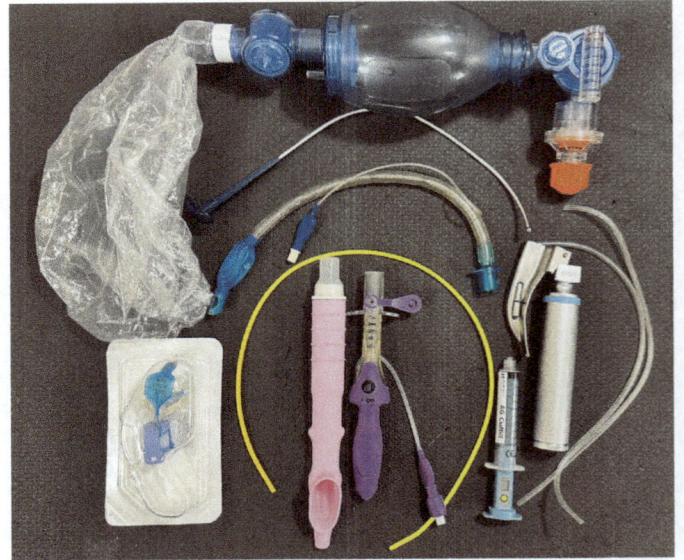

Figura 16.15A. – Nas gavetas **(A)** e **(B)** alguns equipamentos são indispen-sáveis como Laringoscópio, Cuffômetro, Estilete guia para tubo traqueal, Bougie, Máscaras Laríngeas, Cânula de traqueo/cricotirotomia, tubos tra-queais aramados, abre-bocas e conjunto completo de reanimador manual tipo Ambú (com bolsa reservatória, válvula de pressão inspiratória e válvula de PEEP)

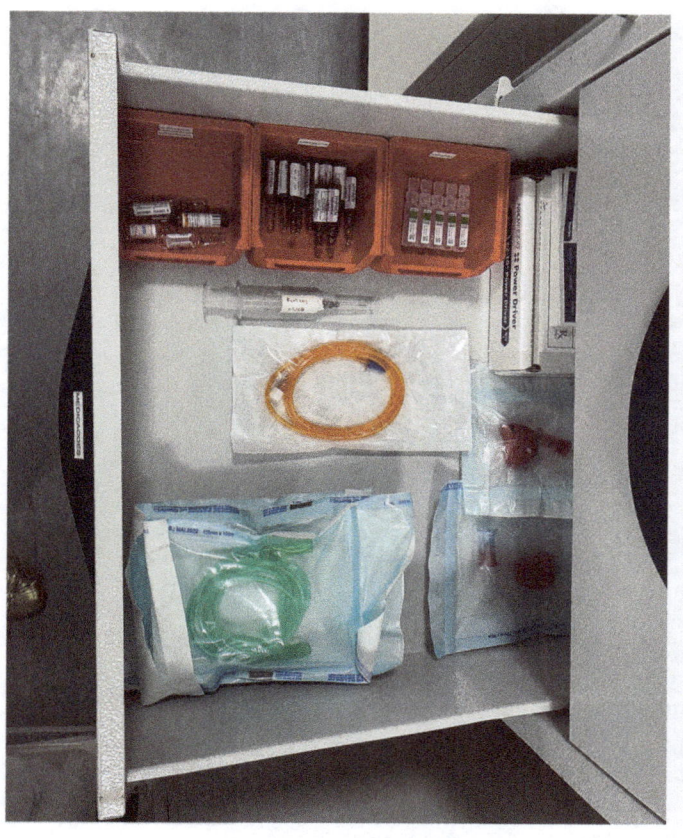

Figura 16.16. – Gaveta de **(C)** para manobras de Circulação (Intensivet DF, Brasília/DF)

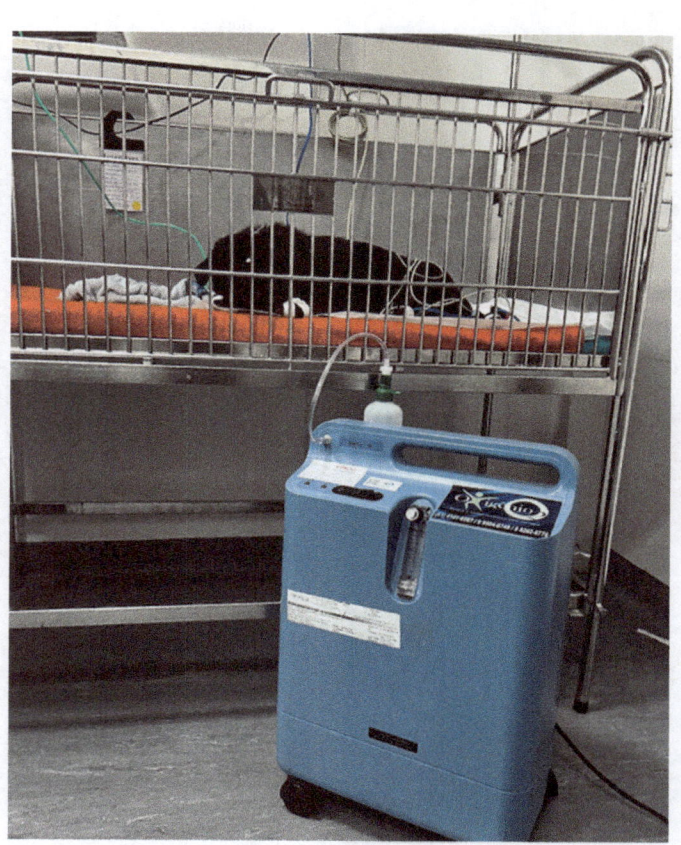

Figura 16.17A. – Concentrador de oxigênio com fluxômetros de 1 a 5L

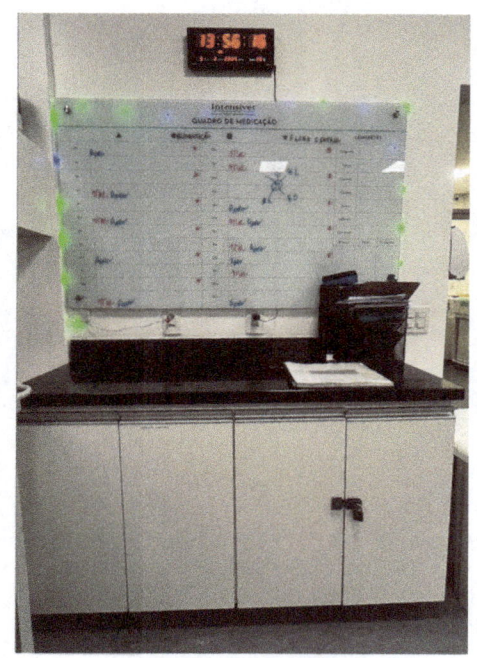

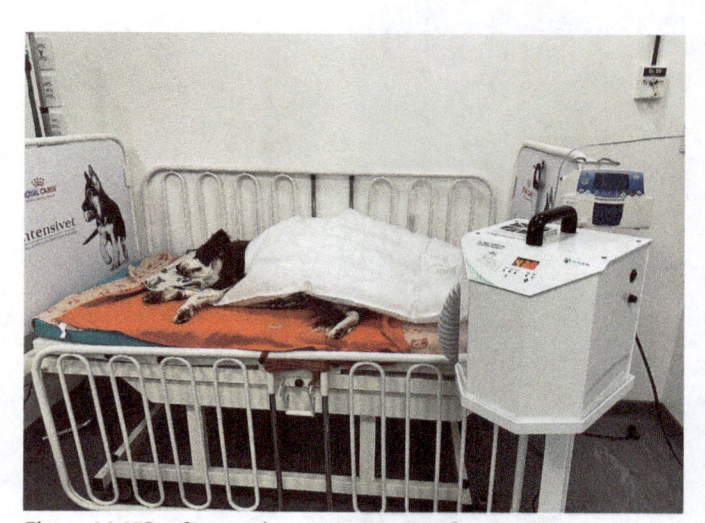

Figura 16.17B. – Sistema de aquecimento Termflow DL3000

Figura 16.17. – Relógio visível, quadro de anotações e armário com tranca para controle de fármacos e equipamentos sensíveis.

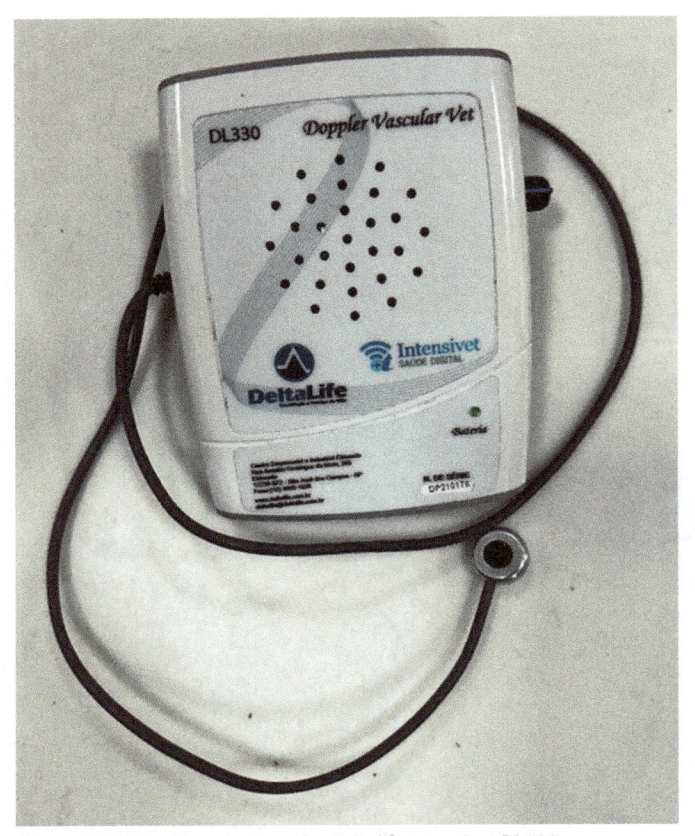

Figura 16.17C. – Doppler Vascular Deltalife Intensivet DL330

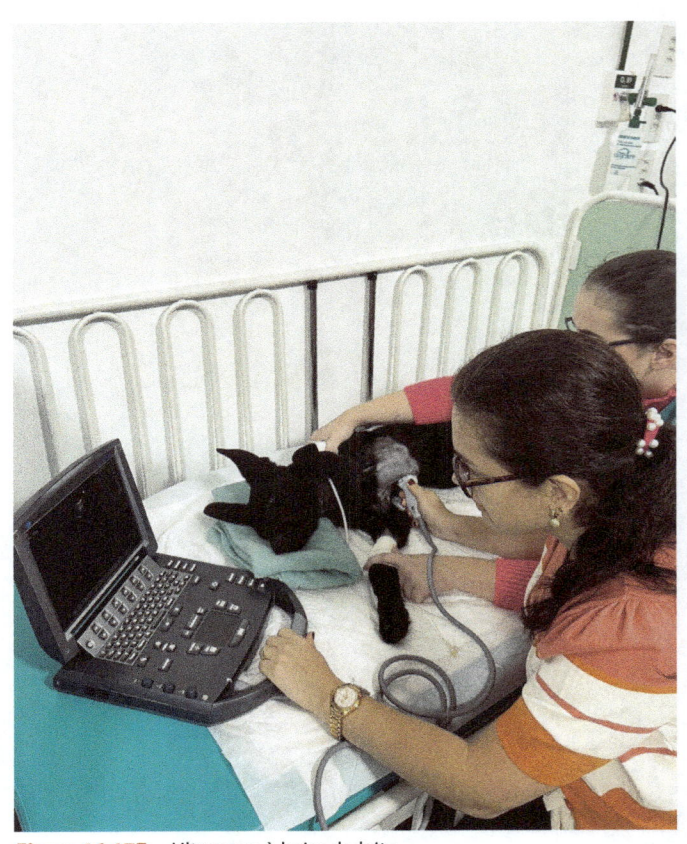

Figura 16.17E. – Ultrassom à beira do leito

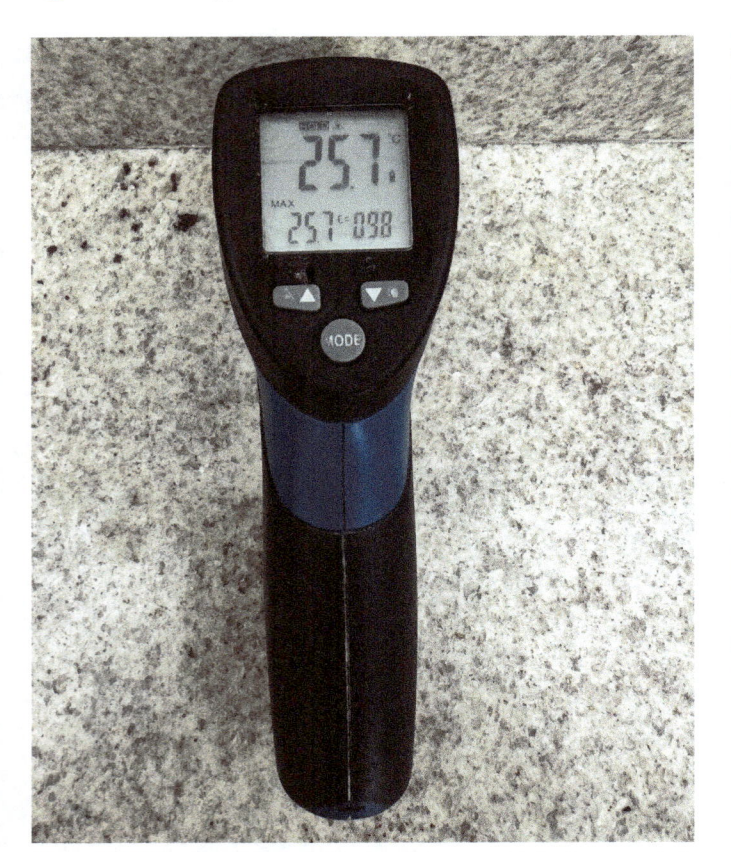

Figura 16.17D. – Termômetro Infravermelho com ponteira laser, e emissividade ajustável entre 0,95 e 0,98

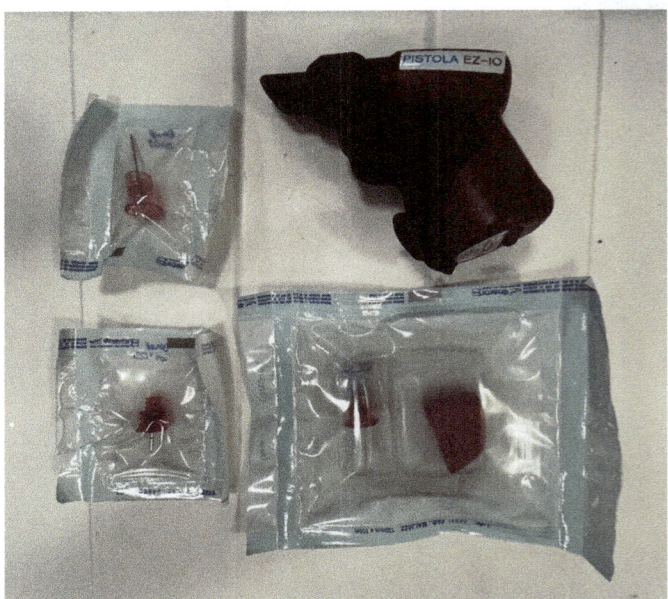

Figura 16.17F. – Equipamento EZ-IO© para punção Intraóssea posicionado na gaveta

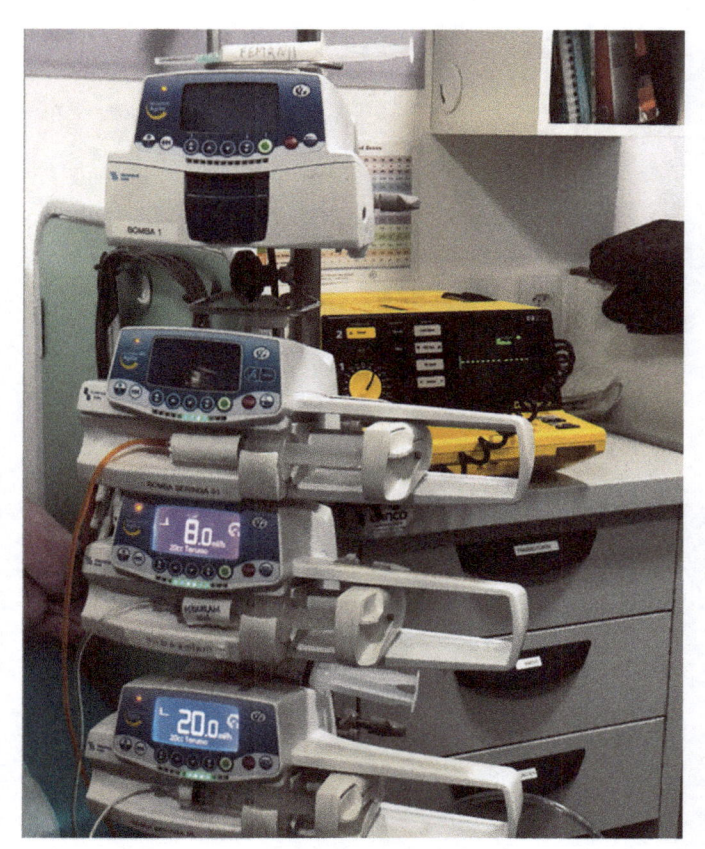

Figura 16.17G. – Conjunto de bombas de infusão e de seringa (CriticalStore)

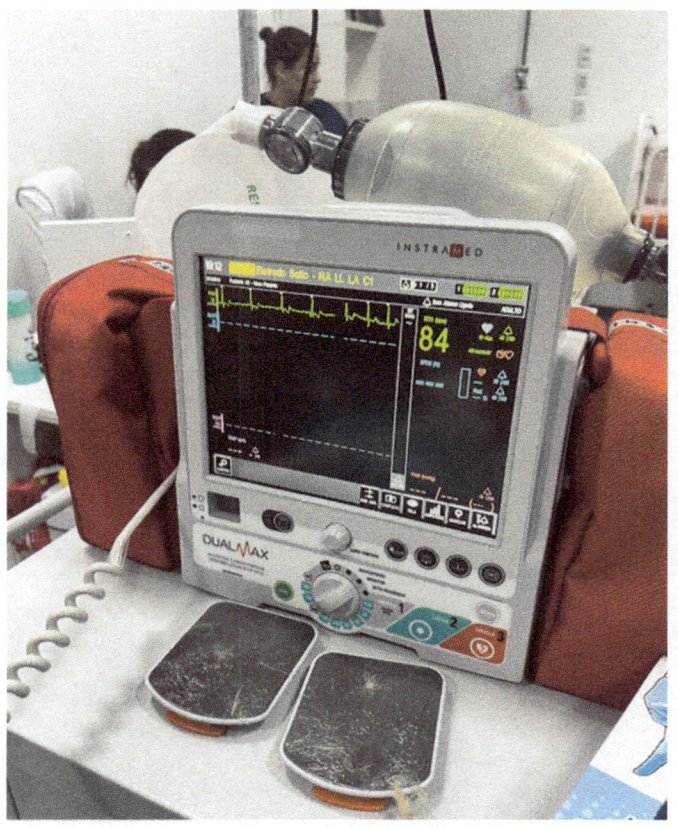

Figura 16.17H. – Cardioversor multiparâmetros (PANI, ECG e SpO2) com pás adulta e pediátrica (Intensivet DF, Brasília/DF)

Cabe recordar que podemos distribuir estações de urgência ao longo do fluxo de atendimento nos locais sensíveis (sala de imagem, bloco cirúrgico, e internação, por exemplo) onde o risco de descompensação do paciente seja iminente. As estações podem estar organizadas em armários ou prateleiras, caso seja necessário otimizar o espaço de cada ambiente.

Importante:

- Necessário manter a organização constante.
- Treinar com os equipamentos corretos repetidamente.
- Equipamentos corretos e treinamento exaustivo salvam vidas.

6. EQUIPE DE URGÊNCIAS

Já são conhecidos: o impacto negativo em morbidade e mortalidade, incremento em tempo de internação e maiores custos, relacionados a ausência de capacitação da equipe, desorganização, ausência de liderança, de protocolos e treinamentos.

Com o objetivo de implementação da segurança do trabalho, a Associação de Medicina Intensiva Brasileira – AMIB (que possui um Departamento de Medicina Veterinária Intensiva) criou o projeto denominado GUTIS – Guia da UTI Segura. Apesar desse projeto estar direcionado para a criação de unidades de terapia intensiva, é extremamente pertinente sua utilização na rotina de urgências também.

Ao analisarmos os dados publicados sobre acidentes e eventos adversos em ambiente hospitalar de pacientes graves os achados são alarmantes, certamente ao extrapolarmos para o cenário da segurança no ambiente na medicina veterinária, onde a cultura da segurança continua não sendo ensinada nos cursos de graduação, além do que é possível perceber a grande susceptibilidade dos médicos-veterinários aos riscos sanitários.

Em publicação pivotal no contexto da segurança hospitalar, Rothschiled JM e colaboradores publicaram o maior estudo de qualidade e segurança em 2005, conhecido como Critical Care Study (CCS). Foram pontos importantes citados pelos autores:

- Mais de 20% dos doentes sofrem algum evento adverso durante a hospitalização em UTI, sendo que mais de 45% desses eventos poderiam ter sido prevenidos.
- Falhar em realizar o tratamento proposto como intencionado foi um dos maiores causadores dessa estatística, sendo a medicação fonte de mais de 11% dos erros fatais.
- A presença de eventos adversos aumentou o tempo de hospitalização, os custos inerentes à permanência hospitalar e as mortes.

Basicamente, os autores adjudicam os eventos adversos a uma série de causas que estão ao lado do médico-veterinário no dia a dia:

- Múltiplos profissionais trabalham em paralelo, sem intercâmbio de ideias e protocolos.
- Sobrecarga de trabalho.
- Ausência de cultura de segurança.
- Ausência de um consenso sobre como, quando, por que, com quem, para quem.
- Há um descompasso entre o "*Fazer*" e "*Achar que foi feito*".

Portanto, torna-se clara a necessidade de implantar um programa semelhante em nossas unidades, como os propostos em unidades humanas (seja o GUTIS-AMIB, ou o Centro de Inovação da Qualidade da Faculdade Johns Hopkins, nos Estados Unidos). Uma sequência sugerida poderia ser composta de:

a) Treinar o staff com o objetivo de otimização da segurança. Se pelo menos 60% da equipe estiver empenhada no programa, os demais tendem a seguir o processo.

b) Envolver o staff para identificar erros.

c) c) Criar reuniões e rounds de segurança com o staff e a administração.

d) Implementar instrumentos.

e) Aprender com defeitos e problemas.

É recomendada a implementação de frentes de trabalho comuns a áreas de grande risco operacional (HRO's – *High Risk Operation*), como porta- aviões, centrais nucleares, bancos de investimento etc. nesses cenários o objetivo destas frentes é a implantação de sistemas que não permitam erros, firmados nos seguintes tópicos:

- Comando e controle.
- Auditoria de processos.
- Gerenciamento de riscos.
- Garantia de qualidade.
- Gerar feedback de recompensa

Para o início da implementação da cultura de segurança, o passo mínimo é o treinamento técnico sobre os procedimentos mais comuns em urgência, que deve ser obtido por meio de prática em manequins, cadáveres e mesmo durante as situações reais. O mais importante é que seja mantida a sequência, obedecendo aos protocolos internacionais (**Figura 16.18.**).

Cabe ressaltar a importância do engajamento dos times no que diz respeito ao reconhecimento da equipe multidisciplinar, enfermagem, *trainees*, e residentes, além de toda a grade de funcionários responsável pela manutenção da coesão do serviço. Segue abaixo (**Tabelas de 16.7 a 16.10**) com as sugestões de competências para cada setor.

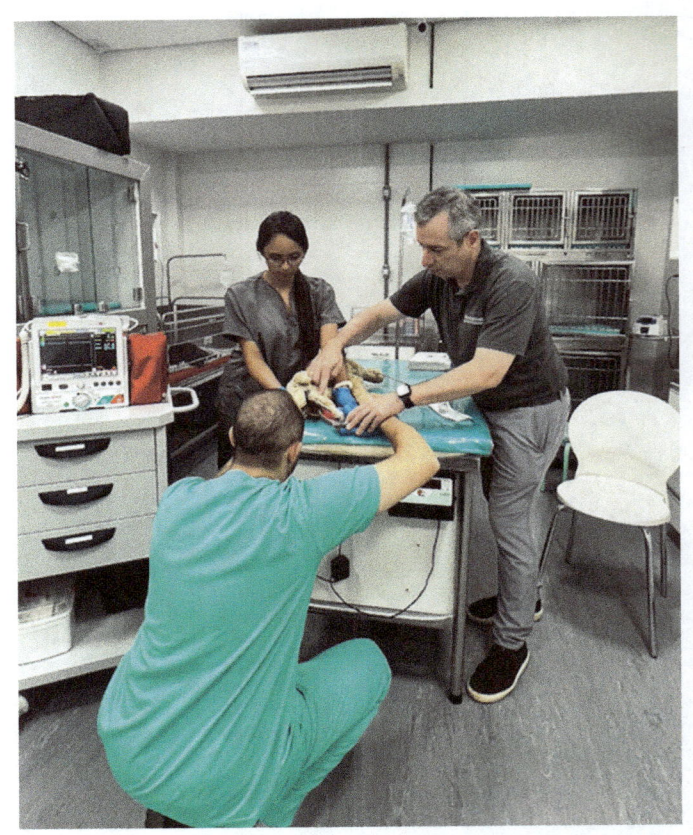

Figura 16.18. – Treinamento de equipe em manequim, Intensivet Núcleo de Medicina Veterinária Avançada, Brasília/DF. (Manequim RICO – Critical Store/Intensivet)

Tabela 16.7. – Sugestão de funções setor de recepção

1 – Secretária/ Recepcionista
→ Atender os clientes ao telefone (proporcionar as instruções descritas na ficha de anamnese de urgência – CAPUM, guiando o cliente com calma desde o local da chamada até o hospital, em segurança).
→ Deve ser clara, explicativa, e confortar o cliente mais ansioso.
→ Pode iniciar a história clínica de urgência utilizando a ficha de CAPUM, sempre após garantir que tem anotados os dados do cliente, telefone de contato e dados básicos do animal que será trazido.
→ Quando da chegada de uma urgência, manter a calma, encaminhar o doente diretamente para a sala de urgências, mesmo antes de produzir ou redigir qualquer documento. O atendimento primário é obrigatório e deve ser realizado de forma rápida. Enquanto o médico-veterinário faz o XABC de urgências, a recepção inicia a coleta de dados definitiva por meio de fichas próprias ou, se possível, já dentro do sistema informático do estabelecimento.
→ É a responsável por criar o vínculo e a comunicação entre os proprietários e a equipe médica, enquanto dá atenção primária à sala de urgências.
→ Proporciona a noção inicial de gastos após a primeira avaliação da equipe médica e inicia o recolhimento de firmas para os consentimentos necessários.

Tabela 16.8. – Sugestão de funções setor de auxiliares não treinados

2 – Pessoal auxiliar não treinado (estudantes, ajudantes)
→ Repor o material utilizado e anotar o material gasto. → Preparar a mesa de atendimento. → Anotar os parâmetros ditados pela equipe médica. → Participar da contenção ou de procedimentos segundo a experiência e necessidade. → Buscar a ficha CAPUM ou anamnese preenchida pelos tutores e levar até a equipe médica.

Tabela 16.9. – Sugestão de funções setor de auxiliares treinados

3 – Pessoal auxiliar treinado (enfermeiros, residentes, estagiários)
→ Iniciar rapidamente a tricotomia bilateral de pescoço (jugulares, para avaliar o tempo de enchimento jugular), de cicatriz umbilical e regiões axilar e inguinal (em busca de lesões ou hematomas). → Checar os parâmetros básicos iniciais: FC, pulso, FR, coloração de mucosas, tempo de preenchimento capilar, temperatura central e periférica, nível de consciência, peso. → Iniciar fornecimento de oxigênio de acordo com a necessidade e permissão de cada animal. → Cobrir ferimentos abertos com compressas estéreis e úmidas em solução salina. → Assegurar a viabilidade e funcionamento dos equipamentos da sala, checar o sistema de fluidos, verificar os fármacos (doses, vias de aplicação) utilizados.

Tabela 16.10. – Sugestão de funções/ fluxos para o médico-veterinário

4 – Médico–veterinário
→ O chefe da equipe assume a liderança do atendimento, passa a ser o responsável único pelos atos médicos realizados. É o profissional que dita as ordens. → Tem que manter treinamento regular em gestão de urgências. → Deve seguir um método estabelecido e deve saber priorizar as diferentes classes de triagem.

Além disso, é indispensável que sejam implementados *checklists* distribuídos dentro de cada setor, de acordo com as demandas individualizadas. Desta forma é possível que o serviço seja padronizado, obedecendo aos fluxos adequados, e assim minimizados os erros e crises, como, por exemplo, no *checklist* para o setor de enfermagem (**Tabela 16.11.**).

Tabela 16.11. – Checklist organizacional

Checklist para o Serviço de Enfermagem
1 – Nos horários do plantão (noturnos, domingos e feriados) sempre chame pelo veterinário responsável na escala de plantões.
2 – Nunca deixa um animal sozinho em cima da mesa.
3 – Jamais toque em um paciente sem a contenção correta, pelo menos a focinheira adequada. Se o paciente for agressivo, nunca fique sozinho.
4 – No caso da abordagem aos felinos, trabalhe com uma toalha para auxiliar na contenção.
5 – Nunca realize acessos venosos sem luva e/ou pré-higienização adequada.
6 – Não solte animais na internação sem autorização do médico-veterinário.
7 – Jamais deixar os canis e gatis com fezes.
8 – Realizar a higienização adequada dos dispositivos (tubos, sondas, acessos), no mínimo a cada 8 horas, sempre no sentido do paciente para a saída do dispositivo.
9 – Registrar no caderno específico todo acidente com picada por agulhas, corte com lâminas, mordeduras ou arranhaduras.
10 – Sempre siga as recomendações escritas mais atualizadas.
11 – Não discuta com os outros funcionários ou com o veterinário de plantão na frente de outras pessoas. O alinhamento poderá ser feito em particular ou em conjunto com o setor de RH.
12 – Interromper consultas somente se for urgente, neste cenário, entrar com calma, pedir desculpas, cumprimentar o cliente e solicitar que o veterinário se apresente por um momento para resolução de um problema.
13 – Sempre checar ao início dos plantões os níveis de oxigênio nos cilindros, os balonetes dos tubos traqueais, as pilhas e lâmpadas dos laringoscópios e os carros de emergências.
14 – Manter a mesa de urgências organizada de forma adequada, tanto em consultório, quanto em internação (três tiras de esparadrapo já cortadas e afixadas na mesa, um frasco de Ringer com lactato já fixado ao equipo macrogotas, preenchido sem bolhas e com a tampa devidamente colocada.

7. LITERATURA RECOMENDADA

1. Cochran D, Swartz J, Elahi B, Smith J. Using the Collective System Design Methodology to Improve a Medical Center Emergency Room Performance. J Med Syst. 2018 Oct 18;42(12):242.
2. Buljac-Samardzic M, Doekhie KD, van Wijngaarden JDH. Interventions to improve team effectiveness within health care: a systematic review of the past decade. Hum Resour Health. 2020 Jan 8;18(1):2.
3. Boller M, Fletcher DJ. Update on Cardiopulmonary Resuscitation in Small Animals. Vet Clin North Am – Small Anim Pract. 2020;50(6):1183–202
4. Allaudeen N, Vashi A, Breckenridge JS, Haji-Sheikhi F, Wagner S, Posley KA, Asch SM. Using Lean Management to Reduce Emergency Department Length of Stay for Medicine Admissions. Qual Manag Health Care. 2017 Apr/Jun;26(2):91-96
5. Kayser RG, Ornato Jp, Peberdy MA. Cardiac Arrest in the Emergency Department: a report from the National Registry of Cardiopulmonary Resuscitation. Resuscitation. 2008;78(2):151–160.
6. Duffy T. What's New in Cardiopulmonary Cerebral Resuscitation? AAHA. Tampa, Florida: Netsymposium Digitell, Inc, 2008.
7. Kruse–Elliot KT. Cardiopulmonary resuscitation: strategies for maximizing success. Veterinary Medicine. 2001;16(1):51–58.
8. Paradis NA, Halperin HR, Kern KB, Wenzel V, Chamberlain DA. Cardiac Arrest: the science and practice of resuscitation medicina, 2nd Ed. Cambridge: Cambridge University Press, 2007.
9. Gutis – Guia de UTI Segura. Associação de Medicina Intensiva Brasileira. 1ª Ed. São Paulo. 2010.
10. Fletcher DJ, Boller M, Brainard BM, Haskins SC, Hopper K, McMichael MA, Rozanski EA, Rush JE, Smarick SD; American College of Veterinary Medicine; Veterinary Emergency and Critical Care Society. RECOVER evidence and knowledge gap analysis on veterinary CPR. Part 7: Clinical guidelines. J Vet Emerg Crit Care (San Antonio). 2012 Jun;22 Suppl 1:S102-31.
11. Brasil. Ministério da Saúde. Secretaria de Assistência à Saúde. Departamento de Sistemas e Redes Assistenciais. Padronização da nomenclatura do censo hospitalar / Ministério da Saúde, Secretaria de Assistência à Saúde, Departamento de Sistemas e Redes Assistenciais. – 2.ed. revista – Brasília: Ministério da Saúde, 2002.

17

Laboratório de Urgências

João Carlos Toledo Júnior

1. INTRODUÇÃO

Na medicina veterinária intensiva, a eficácia do laboratório como recurso de apoio é medida pelo Tempo de Atendimento Total (TAT), que abrange o intervalo desde a coleta da amostra até a disponibilização dos resultados. A agilidade neste processo é crucial, porém, deve ser alcançada sem comprometer a precisão e a confiabilidade dos dados analíticos. Neste contexto de otimização do tempo de abordagem, podem ser consideradas estratégias, como, por exemplo, o aproveitamento da amostra presente no canhão do cateter utilizado para realização do acesso venoso (**Figura 17.1.**). Apesar da pouca quantia, já é o suficiente para iniciar o direcionamento diagnóstico diante de 4 análises muito importantes neste contexto: hematócrito, lactato, proteína total e glicemia (**Figura 17.1A.**). Considerando o contexto crítico das unidades de tratamento intensivo, onde decisões rápidas podem ser determinantes para a sobrevida do paciente, a demora na obtenção de resultados laboratoriais é inadmissível.

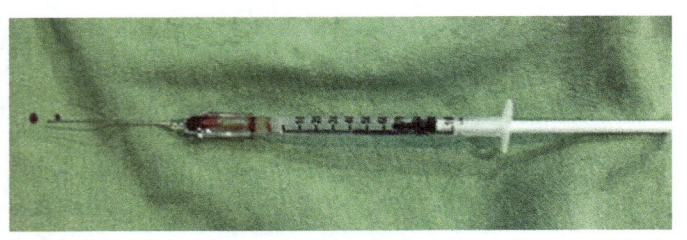

Figura 17.1. – Coleta de amostra de urgências diretamente do canhão da agulha do cateter utilizado para o acesso vascular.

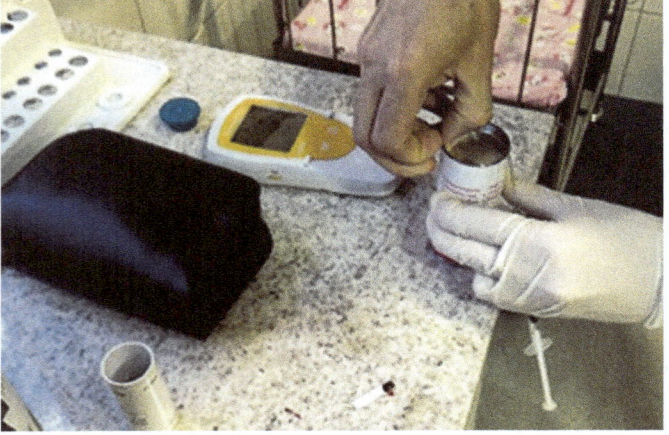

Figura 17.1A. – Utilização da amostra de urgência nos aparelhos portáteis do serviço emergencial (hematócrito, lactato, glicemia, proteína total)

A confiabilidade dos resultados laboratoriais é frequentemente comprometida durante a fase pré-analítica, que envolve a seleção dos exames, a coleta e o manuseio das amostras. Este período crítico requer uma atenção meticulosa para evitar erros que possam prejudicar a qualidade dos resultados. Apesar da urgência inerente ao ambiente de cuidados intensivos, é imperativo não negligenciar as etapas e procedimentos laboratoriais.

Além disso, é essencial considerar o custo associado a esses testes laboratoriais, visto que eles podem representar uma carga financeira significativa no tratamento do paciente. Para otimizar a entrega de resultados rápidos e confiáveis, recomenda-se que as unidades de emergência estejam equipadas com dispositivos próprios, dando preferência a aparelhos de fácil operação e, idealmente, portáteis, conhecidos como "*point of care*". Equipamentos de maior porte, que requerem um espaço considerável, treinamento especializado e manutenção frequente, podem elevar os custos operacionais e, por isso, são menos recomendáveis.

Os dispositivos "*point of care*" de tamanho reduzido têm ganhado popularidade, apesar de oferecerem uma mobilidade limitada em comparação com os verdadeiramente portáteis. Esses equipamentos, embora compactos, necessitam de fontes de energia fixas e devem permanecer estacionários durante o uso, caracterizando uma portabilidade condicionada. Baseando-se em testes práticos, observa-se que nem todos os dispositivos "*point of care*" atendem integralmente às necessidades das unidades de cuidados intensivos, não podendo substituir completamente os modelos genuinamente portáteis.

Mesmo em cenários onde os equipamentos demandam treinamento básico, é crucial designar membros específicos da equipe responsáveis pelo processamento das amostras. Esses indivíduos devem possuir uma formação fundamentada no manuseio e na manutenção dos dispositivos, bem como no uso adequado de reagentes e kits. A ausência dessa especialização pode levar a resultados imprecisos e prejudicar a durabilidade dos equipamentos.

A equipe encarregada dessa tarefa deve estar equipada com um conhecimento profundo que lhes permita realizar uma avaliação crítica dos dados obtidos, possuindo a competência e a autoridade para reanalisar amostras ou solicitar novas coletas caso identifiquem discrepâncias. É essencial que tenham a capacidade de identificar e corrigir eventuais falhas no processamento das amostras para assegurar a integridade dos resultados.

É imperativo que toda a equipe reconheça a importância de cada etapa do processo, desde a pré-análise até a pós-análise, compreendendo que a omissão de etapas ou a não conformidade com os protocolos estabelecidos pode comprometer significativamente a qualidade e a confiabilidade dos resultados. A máxima "o que começa errado, termina errado" ressoa com particular relevância no contexto da medicina laboratorial, enfatizando a necessidade de rigor e precisão em cada fase do processo analítico.

2. HEMATOLOGIA

Na unidade de terapia intensiva, a análise detalhada do perfil hematológico do paciente, incluindo a contagem de hemácias, o volume globular (VG) ou hematócrito (Ht) (**Figura 17.2.**), e os níveis de hemoglobina (Hb), é fundamental. Esses parâmetros são cruciais para avaliar a capacidade de transporte de oxigênio (O_2) e outros gases pelo sangue, além de fornecerem insights valiosos sobre o volume sanguíneo do paciente, entre outras funções vitais.

A tecnologia atual oferece uma variedade de hemocitômetros automáticos capazes de fornecer resultados rápidos e confiáveis para esses indicadores críticos. Esses aparelhos, que funcionam independentemente da marca, podem efetuar a contagem de hemácias, a mensuração dos níveis de Hb e a determinação do VG (Ht) de maneira eficiente, exigindo apenas uma pequena amostra de sangue tratada com anticoagulantes como EDTA, citrato de sódio ou fluoreto de sódio. É importante ressaltar que cada anticoagulante possui características específicas e pode afetar a integridade celular se a amostra não for analisada em tempo hábil.

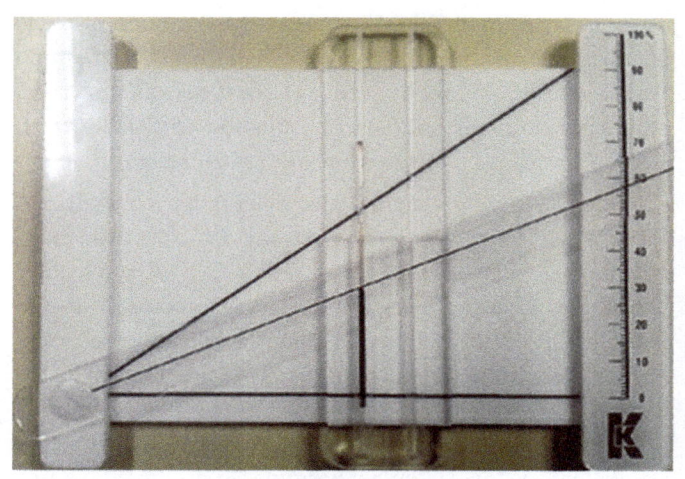

Figura 17.2. – Análise do microhematócrito após centrifugação, em medidor portátil.

Além disso, a precisão dos resultados depende da calibração específica dos equipamentos para cada espécie, um aspecto crucial para garantir a relevância dos dados no contexto veterinário. A manipulação adequada da amostra é outra questão primordial: antes da análise, a amostra deve ser homogeneizada cuidadosamente para evitar a formação de coágulos, que poderiam não só distorcer os resultados mas também danificar o equipamento. A não homogeneização correta da amostra resulta em contagem errônea de hemácias, interferência no VG (Ht), índices hematimétricos, contagem global de leucócitos e plaquetas.

Alguns dos parâmetros hematológicos tais como Hb e VG podem ser obtidos também em aparelhos portáteis de gasometria. Na rotina do intensivismo, algumas condições podem resultar em complicações, pois o valor expresso dos resultados obtidos podem não suportar a condição clínica do paciente, gerando a afirmativa *"este resultado não é compatível com a clínica do paciente"*, muitas vezes usado como indicativo de que o resultado do exame está errado para a condição do doente. Como, por exemplo, em pacientes com alcalose metabólica, o desequilíbrio ácido-base resulta em maior fixação de O_2 pelas moléculas de Hb e por conseguinte em menor perfusão tecidual, mesmo com valores de saturação de O_2, Hb e Ht "dentro dos valores de normalidade", além de normocoloração das mucosas do animal. Em outra situação, é comum que pacientes anêmicos, por estarem hipovolêmicos e desidratados com redução do volume plasmático, apresentarem valores de VG (Ht) dentro da normalidade. Os resultados laboratoriais devem sempre ser considerados em conjunto com a avaliação clínica e a evolução do paciente, garantindo que as decisões terapêuticas sejam baseadas em uma compreensão completa do quadro clínico.

Ao abordar a contagem de plaquetas em hemocitômetros automatizados, é essencial exercer cautela e atenção aos detalhes, pois diversos fatores podem levar a resultados imprecisos, conhecidos como "pseudo trombocitopenia". Fatores como a temperatura baixa da amostra ou do ambiente, agitação excessiva da amostra, condições inflamatórias, estados de hipercoagulabilidade, excesso de anticoagulante ou a escolha inadequada do tipo de anticoagulante podem induzir à formação de agregados plaquetários, tanto in vivo quanto in vitro. Esses agregados, quando presentes, podem resultar em uma contagem artificialmente baixa de plaquetas. É imperativo, portanto, que a análise de esfregaços sanguíneos corados seja realizada para verificar a presença de agregados plaquetários, avaliar a concentração, o tamanho e a necessidade de ajustes na contagem total de plaquetas. Esta análise requer profissionais com habilidades técnicas especializadas e recursos adequados para uma avaliação precisa.

Os testes de hemostasia, incluindo o Tempo de Protrombina (TP), Tempo de Tromboplastina Parcial Ativada (TTPa) e Tempo de Sangria (TS), são ferramentas valiosas quando combinadas à contagem de plaquetas para a avaliação de distúrbios da coagulação, intoxicações e a preparação para procedimentos cirúrgicos invasivos. O TP é um indicador crucial da via extrínseca da coagulação, refletindo a funcionalidade dos fatores V, X, protrombina e fibrinogênio, sendo particularmente sensível a deficiências de vitamina K e efeitos de anticoagulantes. O intervalo normal para este teste em animais saudáveis situa-se entre 5 a 9 segundos. Por outro lado, o TTPa foca nas vias intrínsecas da coagulação, abrangendo os fatores VIII, IX, XI e XII, além dos componentes da via comum, sendo essencial para o monitoramento de terapias com heparina e o diagnóstico de intoxicações por anticoagulantes. O intervalo de normalidade para o TTPa em animais varia de 4 a 18 segundos.

Com relação aos testes de hemostasia (**Tabela 17.1.**), apresenta as variações de resultados comuns em quadros de trombocitopenia e hipofibrinogenemia.

Tabela 17.1. – Variações de resultados comuns em quadros de trombocitopenia e a Hipofibrinogenemia

PROBLEMAS	TP	TTPa	TS
Trombocitopenia	Normal	Normal	aumentado
Hipofibrinogenemia	Aumentado	Aumentado	normal

3. BIOQUÍMICA CLÍNICA

No contexto da obtenção de parâmetros bioquímicos clínicos em ambientes de urgência, a disponibilidade de equipamentos capazes de fornecer resultados rápidos é fundamental. Existem diversas marcas no mercado, cada uma com características, custos e particularidades próprias, que devem ser avaliadas considerando-se fatores regionais, como a proximidade de fornecedores e fabricantes, bem como outras variáveis relevantes. É importante ressaltar que, devido às diferenças regionais, não se pode generalizar as recomendações aplicáveis a todos os contextos.

A importância dos testes laboratoriais não se restringe apenas à fase inicial do diagnóstico; eles desempenham um papel crucial no acompanhamento contínuo e na monitoração da eficácia dos tratamentos aplicados em unidades de terapia intensiva. Portanto, ao considerar o custo desses equipamentos, deve-se levar em conta a necessidade de repetição frequente de certos parâmetros, como glicose, proteínas, lactato, entre outros, para garantir um monitoramento efetivo da condição do paciente.

Ao avaliar a aquisição de equipamentos para análises bioquímicas, diversos fatores devem ser considerados, incluindo o tamanho da unidade de saúde, o volume de pacientes atendidos, a rotina de exames desejada e as especialidades médicas presentes. Essa análise criteriosa é essencial para determinar quais analitos serão necessários, uma vez que nem todos os equipamentos são capazes de realizar todas as análises possíveis.

Quanto aos tipos de equipamentos disponíveis, tem-se a opção entre dispositivos semi automáticos, que requerem intervenção manual e podem ter um tempo de resposta mais demorado, e dispositivos automatizados, que minimizam a necessidade de manipulação por parte dos técnicos. Entre os automatizados, destacam-se os equipamentos de bioquímica úmida, que utilizam reagentes líquidos em suas análises e, como consequência, geram efluentes que necessitam de tratamento adequado conforme as diretrizes do Plano de Gerenciamento de Resíduos de Serviços de Saúde (PGRSS). Por outro lado, os equipamentos de bioquímica seca, apesar do custo mais elevado por análise e manutenção, produzem menos resíduos, facilitando o processo de descarte. Essa escolha entre equipamentos de bioquímica úmida e seca deve considerar não apenas o aspecto financeiro, mas também as implicações ambientais e operacionais, visando uma prática de saúde responsável e sustentável.

Embora tenhamos sugerido um conjunto básico de analitos, é fundamental reconhecer que a seleção final deve ser uma decisão coletiva da equipe médica, tomada antes da escolha do equipamento.

Os valores de proteínas e eletrólitos são essenciais na avaliação inicial e monitoramento dos desequilíbrios hidroeletrolíticos. Os valores de proteínas usualmente estão elevados em pacientes desidratados e as concentrações dos eletrólitos variando conforme o status do paciente e a causa determinante do tratamento de urgência. Nestes casos é de extrema importância a mensuração o mais precisa possível destes valores, para que as medidas de reposição eletrolítica sejam feitas corretamente. Quaisquer outras tentativas, baseadas somente em respostas clínicas e alterações de sinais, podem comprometer o resultado dos procedimentos. Dentro desta linha, a dosagem de proteínas totais sanguíneas, albumina e globulinas, serve entre outras coisas como auxiliar na avaliação de volemia em pacientes juntamente com os valores de Ht, mostrando ser parâmetros mais confiáveis em pacientes desidratados, situação em que normalmente estão aumentados, principalmente a albumina. Além do que, a hipoalbuminemia, pode significar lesão hepática grave com perda de função tecidual.

Dentre as proteínas, devemos considerar a importância das chamadas proteínas de fase aguda (PFA), obtidas a partir do plasma (fração líquida obtida com uso de anticoagulantes); cujos valores podem auxiliar na detecção, prognóstico e monitoração de doenças, principalmente em processos inflamatórios.

Dentre as PFA podemos citar a albumina, a globulina, o fibrinogênio (Fator I da cascata de coagulação), a proteína C reativa (PCR) nos cães e o Soro Amilóide A (SAA) em felinos. Quando se fala de proteínas de fase aguda temos as proteínas de fase aguda positivas, que aumentam os seus valores em condições de inflamação como, por exemplo, a globulina, o PCR, o fibrinogênio e o SAA, enquanto a albumina é uma proteína de fase aguda negativa, diminuindo os seus valores em condições de inflamação ativa. Com a determinação do proteinograma básico – Proteínas totais e mais as frações albumina e globulina, onde são medidos os valores de Proteínas totais (PT) e albumina e por então calculado o valor de globulina, podemos determinar a relação albumina:globulina (RA:G). A RAG agrega bastante valor prognóstico e diagnóstico em processos inflamatórios com ou sem doença infecciosa. Em pacientes sem inflamação o valor esperado da RA:G é 1,0 ou valores próximos de 1,0. Em pacientes com quadros inflamatórios, a albumina como proteína de fase aguda vai diminuir suas concentrações enquanto a globulina como proteína de fase aguda positiva, aumenta suas concentrações. Portanto, ao dividirmos a concentração da albumina com valores menores pelo da Globulina com valores maiores, quanto mais intenso o processo inflamatório menor será o valor da RA:G. Em nossa rotina clínico laboratorial, é comum em pacientes com Leishmaniose (condição inflamatória) que os valores de RA:G estejam bem abaixo de 0,6 chegando a valores em torno de 0,2 ou até mesmo menores. Em alguns casos estes valores são determinados em avaliações de rotina em pacientes clinicamente saudáveis e que acabam sendo encaminhados para avaliação laboratorial para detecção de doenças infecciosas epidemiologicamente mais comuns na região. No monitoramento de pacientes com inflamação se apresenta como ferramenta que permite avaliar o prognóstico e o processo de recuperação, quando os valores da RA:G baixos na inflamação, vão aumentando e se aproximando de 1,0 à medida que o controle da inflamação seja efetivo.

Nos processos inflamatórios, com a liberação de citocinas e fator de necrose tumoral, há estímulos sobre o fígado que apresenta resposta de fase aguda, aumentando os níveis plasmáticos das PFA. Dentre as proteínas, o fibrinogênio mesmo não sendo considerado de grande valor diagnóstico por alguns pesquisadores, é a PFA com maior facilidade e baixo custo na sua análise. Pode ser facilmente obtida por refratometria do plasma antes e após aquecimento em um procedimento relativamente rápido e de baixo custo. A dosagem do fibrinogênio, pode auxiliar também em problemas de hemostasia, já que é o fator I da cascata de coagulação, sintetizado pelo fígado. A sua diminuição, neste caso, pode servir então como indicador de insuficiência hepática. Hipofibrinogenemia leva a déficits na hemostasia secundária.

No caso dos eletrólitos, Sódio (Na), Potássio (K) e Cálcio (Ca), são parâmetros que devem ser considerados importantes na avaliação de atividade eletromiofuncional. O K, é achado primariamente no meio intracelular, é excretado pelos rins sob influência da aldosterona, com pequena quantidade sendo perdida nas fezes. A concentração sérica do potássio, portanto, pode estar alterada nas lesões renais, principalmente nas crônicas, em desordens gastrointestinais (diarreias e vômitos), nos casos de necrose tecidual, nos distúrbios hidroeletrolíticos e ácido base. Com hipercalemia acontecendo nos casos de desidratação, insuficiência renal crônica (IRC), obstruções de vias urinárias, hipoadrenocorticismo, acidose metabólica e necrose tecidual. Enquanto na alcalose aguda, hipotermia, vômitos, diarreias,

poliúria, hipotermia e na utilização de insulina para controle dos níveis de glicose, normalmente observa-se hipocalemia.

O sódio, apresenta variações dos seus níveis sanguíneos, com hiponatremia acontecendo em pacientes com diarreia, vômitos, doença renal, diabetes mellitus, hipoadrenocorticismo e hipernatremia nas desidratações, independente de suas causas. E mineralocorticóides, diuréticos osmóticos ou drogas contendo sódio podem causar retenção iatrogênica e hipernatremia.

Com relação ao cálcio, observamos hipercalcemia em pacientes com lesão óssea osteolítica (séptica ou tumoral), pseudo-hiperparatireoidismo, hiperparatireoidismo, hipervitamoses D, linfossarcoma, hemoconcentração, hipoadrenocorticismo, IRC e hiperproteinemia. A hipocalcemia pode ser encontrada em animais com hipoalbuminemia, além de necrose pancreática, IRC (cães podem ter tanto hipo quanto hipercalcemia), hipoparatireoidismo e fase pós-puerperal.

Sem determinar os valores sanguíneos de glicose, por ser uma molécula carreadora e principalmente fonte de energia, a simples extrapolação de seus parâmetros torna-se um exercício irresponsável e com graves consequências para o equilíbrio ácido-base, metabolização de drogas e balanço hidroeletrolítico. A determinação dos valores de glicose é facilmente obtida por meio de equipamentos portáteis, conhecidos como glicosímetros, com eficiência já reconhecida em medicina veterinária. A determinação seriada da glicemia também pode ser feita em pacientes em inflamação, quando os fatores de inflamação causam hiperglicemia por resistência insulínica e à medida que a inflamação vai sendo controlada, a resistência insulínica diminui, reduzindo os valores de glicemia. Como dito anteriormente, os parâmetros no monitoramento são repetidos com frequência de horas ao longo dos dias conforme a gravidade do quadro e a intensidade do tratamento para controle da inflamação. Tal controle, no entanto, pode ser comprometido em pacientes obesos e/ou portadores de hipercortisolemia, ambos sendo considerados causadores primários de resistência insulínica.

Os parâmetros de avaliação hepática e renal podem ser necessários na avaliação da capacidade de excreção e metabolização das drogas utilizadas e também no acompanhamento da evolução das lesões e na determinação do grau de comprometimento que o paciente pode ter com os procedimentos de urgência. Com relação aos parâmetros de monitoração hepática, ressaltamos de maneira resumida a importância das enzimas Fosfatase alcalina (FA) e Gama GT (GGT). A primeira encontra-se alterada principalmente nos distúrbios que envolvem a drenagem biliar (doenças colestáticas), com recomendação de determinação de seus valores, quando se usa drogas que passam por excreção hepática. No entanto, os valores da FA, sofrem elevações por ação de corticosteroides e anticonvulsivantes, sendo tais elevações dose dependente (quanto maior a dose, maior a elevação da FA no sangue). A GGT, é uma enzima que participa de modo ativo no fígado, nos processos de metabolismos envolvidos com detoxificação de drogas e medicamentos, aumentando para proteger as células das injúrias oxidativas. Sendo assim, valores diminuídos de GGT, podem significar menor capacidade hepática para detoxificação em casos de envenenamentos ou uso de drogas de metabolização e excreção hepática. Nos casos de doenças colestáticas, está invariavelmente aumentado, juntamente com a FA, sendo que a GGT sofre menos interferência que a FA, quando do uso de corticosteroides e anticonvulsivantes em cães, principalmente deste último. Enquanto em felinos esta interferência ainda é indeterminada. A alaninoaminotransferase (ALT) e a aspartatoaminotransferase (AST), são enzimas que sofrem elevações principalmente nos casos de necrose e inflamação hepatocelular. Em pequenos animais, devido à quantidade e localização intracelular, os valores de ALT, nestes casos acima, estão sempre apresentando variações maiores que a AST. Na presença das lesões descritas, a elevação destas enzimas não é imediata, sendo que a ALT pode gastar de 12 a 48 horas para atingir valores até 100X os valores de normalidade, atingindo o pico da elevação em torno de 2 a 5 dias depois da lesão inicial e mantendo valores elevados por 2 a 3 semanas, conforme a capacidade funcional do fígado. Nos casos de utilização de glicocorticóides esta enzima aumenta os seus valores de 2 a 5X, efeito parecido acontece quando do uso de anticonvulsivantes. A AST gasta em média 72 horas para atingir valores 10 a 30 vezes acima da normalidade em cães e até 50X nos felinos, em casos de necrose aguda ou inflamação no fígado, com uma meia vida que pode variar de 2 a 3 semanas, conforme a capacidade de clearence hepático. A AST também tem elevação moderada (5 a 10X os valores de normalidade) nos casos de uso de corticosteroides em cães, podendo manter estes valores por várias semanas. Tal efeito ainda é indeterminado nos felinos. ALT e AST, são enzimas que participam dos processos de síntese protéica, neoglicogênese e da biotransformação hepática da amônia em ureia. Sendo assim, valores constantemente baixos de ALT e AST, podem significar insuficiência do fígado nestes processos. Monitoramentos com valores persistentemente diminuídos podem significar perda de massa funcional hepática, como no caso de cirrose.

As dosagens dos valores das bilirrubinas, é importante em pacientes ictéricos, por permitir juntamente com os valores de (VG) Ht e urinálise, orientar na determinação da causa ou causas mais prováveis do quadro ictérico. De uma maneira geral, a **Tabela 17.2.** a seguir apresenta as alterações comuns de acontecerem nos casos de icterícia, seja ela hemolítica (pré-hepática) hepática com perda da capacidade de excreção de bilirrubina para o intestino (mais de 90% dos casos), hepática com perda da capacidade de captação e excreção da bilirrubina e a pós-hepática, comum nas doenças obstrutivas pós-hepáticas ou nos processos inflamatórios na região da desembocadura ileal do ducto colédoco.

Com relação aos parâmetros de verificação da função renal, ureia e creatinina, os valores se encontram aumentados nos casos de diminuição da capacidade de filtração glomerular. Nos casos de alterações com catabolismo e lesões degenerativas, observa-se aumento dos valores de ureia. No entanto, estas elevações normalmente são em média de 5X os valores de normalidade, enquanto nas doenças renais as elevações são usualmente maiores que 10X os valores de normalidade. A creatinina usualmente não sofre elevação de seus valores sanguíneos, nos casos de catabolismo e doenças degenerativas, como a ureia, mas em pacientes com quadros avançados de caquexia ou perda acentuada de massa muscular por quaisquer razões, não se pode esperar elevações significativas dos valores, sendo que estes podem até mesmo estar dentro do que é considerado parâmetro de normalidade, mesmo nos casos de doença renal com diminuição da filtração glomerular ou em casos de desidratação.

4. GASOMETRIA

Dados de gasometria, essenciais na avaliação e monitoração da capacidade respiratória, transporte e eliminação de gases e equilíbrio ácido base, podem ser fácil e rapidamente obtidos, via aparelhos portáteis. Gasômetros de bancada representam custos de manutenção maiores e ocupam espaços que podem ser essenciais, fugindo um pouco do conceito de *"point of care"*, mas principalmente perdendo a mobilidade oferecida pelos portáteis. Vários parâmetros podem ser obtidos conforme os

Tabela 17.2. – Diferenciação de icterícias a partir dos valores de Ht, bilirrubinas e bilirrubina na urina.

Origem da icterícia	Ht	Bilirrubina total	Bilirrubina indireta	Bilirrubina direta	Bilirrubina na urina Urofita
Pré hepática Hemolítica	Diminuído	Aumentada	Pouco aumentada	Aumentada	Aumentada
Pós-hepática Obstrutiva	Usualmente Normal	Aumentada	Pouco aumentada	Aumentada	Negativo
Hepática menor excreção.	Usualmente normal	Aumentada	Pouco aumentada	Aumentada	Negativo
Hepática menor captação	Usualmente normal	Aumentada	Aumentada	Normal ou diminuída	Negativo.

kits dos equipamentos, mas principalmente as medidas de PCO_2, PO_2, HCO_3^-, Na, K, Cl, Ht, Hb, Proteínas totais, Glicose, pH, Excesso de base, lactato e outros.

Cuidados a serem tomados quando da coleta da amostra para os testes. O anticoagulante indicado para estas dosagens é a heparina, não podendo ser a sódica quando da dosagem do sódio juntamente com os outros parâmetros. O tipo de sangue a ser coletado, entre venoso e arterial, depende do que se quer avaliar. A partir do sangue arterial, é avaliado a função e capacidade pulmonar, enquanto com o sangue venoso avaliamos a perfusão e equilíbrio ácido base. Independente do tipo de sangue a ser coletado não pode de modo algum apresentar ar presente na agulha ou seringa durante a coleta sob o risco de interferência na determinação de PO_2 principalmente.

5. ANÁLISE LABORATORIAL DE EFUSÕES CAVITÁRIAS.

A análise das efusões cavitárias, usualmente encontradas em quadro de atendimentos de urgência, podem ser feitas de forma rápida e com relativamente baixo custo. O valor destas análises se dá pela determinação ou indicação das causas prováveis envolvidas nos processos, sejam elas oriundas de processos inflamatórios, traumáticos e/ou neoplásicos, bem como do prognóstico e acompanhamento nos momentos seguintes aos protocolos de tratamentos emergenciais. As amostras são colhidas a partir de punção aspirativa cavitária, seja tórax, pericárdio, abdome ou articulações. Deve ser coletado um volume entre 2 a 10 ml do líquido, conforme a cavidade e o tanto de líquido presente. Antes de coletar o material, deve se ter em mãos, um tubo de até 10 ml sem anticoagulante, um tubo com EDTA, caso haja coagulação do material imediatamente após a coleta, o que é comum nos casos de alterações inflamatórias ou hemorragias recentes e um frasco estéril, caso haja interesse na realização de culturas.

Os testes podem ser feitos principalmente, por meio de coloração de esfregaço obtido a partir do sedimento da amostra centrifugada para estudo citopatológico, dosagem de proteínas (refratometria ou fita de urinálise), dosagem de glicose (fita de urinálise ou espectrofotometria), creatinina (espectrofotometria ou kits bioquímicos), pH (fita de urinálise), citometria por contadores hematológicos automatizados ou câmara de Neubauer e densidade (refratometria). Eventualmente, quando da ocorrência de efusões hemorrágicas, pode ser feita a medida do hematócrito do líquido, para ser comparado com o do sangue. Permite diferenciar hemorragias abdominais recentes de hemorragias crônicas.

Dentre os parâmetros avaliados, a citologia fornece informações importantes. O material deve ser centrifugado e um "esfregaço" deve ser feito a partir do sedimento. O esfregaço pode ser fixado (secado) ao ar, ou por chama, desde que não haja o superaquecimento da lâmina a ponto de "*fazer ferver*" o material. Após fixado, as lâminas podem ser coradas por corantes rápidos do tipo "Panótico" (**Figura 17.3.**) ou "Giemsa-May

Grunwald". A leitura é feita por microscopia de luz, com objetiva de imersão (óleo). Deve-se procurar por células inflamatórias, hemácias, células neoplásicas ou microrganismos como, por exemplo, bactérias. A visualização dos tipos celulares presentes nas efusões e da composição bioquímica destes líquidos, tem valor diagnóstico e prognóstico em casos de traumas com ou sem perfuração/ruptura de vísceras, ou suspeitas de tumores.

Os valores de densidade, proteínas totais e citometria, juntamente com o aspecto da efusão, permitem que se faça a distinção entre transudato, transudato modificado e exsudato, como descreve a **Tabela 17.3.**

Com a determinação do tipo da efusão, fica mais fácil a determinação da causa que levou ao acúmulo deste líquido. A dosagem de creatinina, nos casos de peritonites, pode ser feita para ser comparada aos valores de creatinina do sangue. O método de dosagem pode ser o mesmo usado para dosar no sangue. Em casos de peritonite por ruptura de bexiga, o valor da creatinina na efusão será maior do que o valor da creatinina sanguínea, confirmando então a ocorrência de lesão vesical.

Algumas publicações sugerem que seja avaliado também a concentração de glicose da efusão em busca de determinar se ela está menor, igual ou maior que a do sangue, acreditando que em casos de efusões infectadas por bactérias teriam valores de glicose mais baixos que a glicemia, no entanto, esta observação não é de todo garantida, pois algumas condições como, por exemplo, efusões em casos de linfoma podem apresentar concentrações baixa de glicose sem que haja bactérias, em efusões sépticas (com bactérias) os valores de glicose podem estar semelhantes aos do sangue. Então concluímos que esta observação pode induzir a erros ao tentar determinar pela concentração de glicose da efusão se há ou não infecção bacteriana.

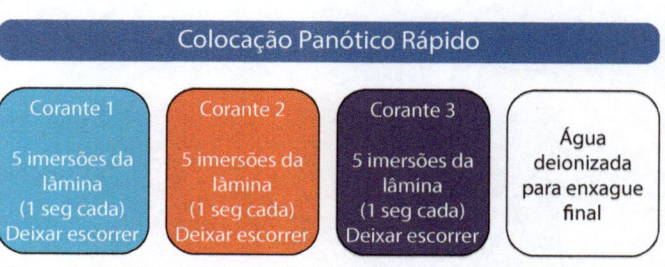

Figura 17.3. – Etapas de coloração utilizando kit Panótico Rápido

Tabela 17.3. – Distinção dos diferentes fluidos cavitários

	Transudato	Transudato modificado	Exudato
ASPECTO	Claro ou discretamente turvo	Claro, discretamente turvos ou sanguinolentos	Turvos e ou sanguinolentos
PROTEÍNAS	< 2,5 g/dL	2,5 a 7,5 g/dL	> 3 g/dL
CITOMETRIA	Até 1500 cels/mL	1000 a 7000 cels/mL	> 7000 cels/mL
DENSIDADE	< 1018	1018 a 1025	> 1030

Não obstante, ter relacionado aqui, os parâmetros principais, cabe lembrar que a avaliação do paciente, com o histórico geral é que determina quais os exames laboratoriais deverão ser pesquisados, considerando estado geral do paciente e custo, mas principalmente a relevância dos resultados frente aos procedimentos necessários para a recuperação do animal.

6. LITERATURA RECOMENDADA

1. Céron, JJ, Eckersall PD. Acute phase proteins in dogs and cats: current knowledge and future perspectives. Vet Clin Pathology. 2005; 34 (2) 85–99.
2. Eckersall PD, Conner JG. Bovine and Canine acute phase proteins. Vet Res. Comun. 1988. 12. 169-178.
3. Eckersall, PD.Acute phase proteins as markers of inflammatory lesions. Comparative Haematology International.. 1995; 5(2), 93-97.

Abordagem Primária e Secundária - XABCDE

18

Rodrigo Cardoso Rabelo
Camila Molina Soares

1. INTRODUÇÃO

Pacientes em estado crítico são caracterizados pela desestabilização de sua homeostase, apresentando um risco iminente de morte. Estes casos exigem uma abordagem prioritária focada na estabilização ventilatória e hemodinâmica, na correção de distúrbios eletrolíticos e no manejo da dor, demandando monitoramento contínuo.

Frequentemente, esses pacientes são encaminhados ao pronto-socorro, onde o médico-veterinário é responsável por assegurar um atendimento ágil e eficiente às urgências e emergências. Os casos podem variar desde condições pré-existentes agudizadas, como edema pulmonar cardiogênico, hemoperitônio devido à ruptura de neoplasias, cetoacidose diabética, até situações de trauma em pacientes anteriormente saudáveis.

A avaliação da gravidade é fundamental e deve ser realizada pelo profissional de saúde responsável. Diferenciam-se atendimentos de urgência, que demandam intervenções imediatas devido à gravidade que compromete a vida do paciente, dos atendimentos de emergência, caracterizados por situações críticas de surgimento abrupto que requerem soluções rápidas.

A atuação em um contexto de emergência requer não apenas competência técnica e especialização, mas também habilidades interpessoais como inteligência emocional, empatia e eficiência comunicativa. Em um ambiente de alta tensão, como o da sala de emergência, a comunicação efetiva com os familiares dos pacientes é crucial e contribui significativamente para a construção do diagnóstico por meio de uma anamnese rápida e objetiva.

2. A HORA DE OURO

Na medicina de emergência, especialmente no contexto de trauma, a análise dos padrões de mortalidade revela três picos distintos:

a) **Mortalidade imediata:** Este primeiro pico ocorre imediatamente, até poucos minutos após a agressão traumática, e ocorre devido a lesões extremamente graves e incompatíveis com a vida. Causas comuns de óbito imediato incluem: concussão cerebral; ruptura da medula espinhal cervical; hemorragias maciças (ruptura de câmara cardíaca, lesões arteriais ou venosas de maior calibre). As intervenções críticas nesses momentos iniciais envolvem: assegurar a contenção imediata do sangramento massivo; garantir a patência das vias aéreas; manter a ventilação adequada; e restabelecer o volume sanguíneo e o débito cardíaco, tudo em questão de segundos a poucos minutos.

b) **Mortalidade na primeira hora:** Este intervalo envolve a "hora de ouro" do atendimento emergencial e é crucial para os esforços de reanimação. É essencial entender que muitas agressões ao organismo são multifatoriais, podendo envolver, por exemplo: lesões torácicas acompanhadas de trauma cranioencefálico e/ou abdominal, ou mesmo um trauma de menor importância, mas que ocorre em um paciente sem reserva orgânica (comorbidades ou idade avançada, por exemplo). Os pacientes afetados nesse segundo pico podem não morrer imediatamente, mas a ausência de uma reanimação eficaz e tempestiva quase certamente resultará em fatalidades. É importante reconhecer que o tempo crítico começa no momento do trauma, não apenas com a chegada ao hospital, e isso se aplica igualmente a emergências clínicas como a sepse ou a síndrome de dilatação-torção-vôlvulo gástrico (SDTVG). A fase inicial do trauma é compensatória, o que pode ocultar as sequelas mais graves durante o transporte até o atendimento hospitalar. Portanto, é vital dedicar cada momento ao rápido reconhecimento e tratamento das lesões.

Os fatores que aumentam a eficácia do atendimento incluem uma triagem precisa, uma sala de emergência bem equipada e organizada. Vale notar que a "hora de ouro" pode ser menor que 60 minutos, particularmente na veterinária. Pacientes de certos grupos, como felinos, pediátricos ou geriátricos, apresentam vulnerabilidades específicas e menor tolerância a períodos prolongados de descompensação, exigindo uma abordagem ainda mais ágil.

É crucial enfatizar que falhas na abordagem inicial podem não ser imediatamente aparentes, mas podem afetar adversamente o prognóstico e aumentar a mortalidade, especialmente nos pacientes que se enquadram na terceira faixa de mortalidade, não mencionada aqui, mas igualmente importante na continuidade do cuidado e na gestão de complicações subsequentes.

a) **Mortalidade tardia:** Esta terceira categoria abrange os óbitos que ocorrem dias ou semanas após o atendimento inicial. Esses casos podem incluir pacientes cujo tratamento inicial foi inadequado ou falho, seja por desatenção aos protocolos estabelecidos ou por negligência das lesões iniciais. Complicações graves, como a sepse, podem surgir como consequência direta de uma abordagem inicial ineficaz, que pode incluir técnicas impróprias, falta de assepsia ou uso de materiais e equipamentos inadequados.

Essa fase destaca a importância crítica de um atendimento inicial correto baseado em evidências. A ocorrência de óbitos nesse período tardio muitas vezes reflete as consequências acumuladas de decisões e ações tomadas nas fases anteriores do atendimento. Portanto, é fundamental que cada passo, desde a chegada do paciente até as intervenções subsequentes, seja conduzido com a máxima atenção aos detalhes, precisão e aderência aos melhores padrões de prática médica. A qualidade do atendimento inicial não apenas salva vidas no curto prazo, mas também tem um impacto significativo no prognóstico a longo prazo dos pacientes críticos.

3. PRIMEIROS SOCORROS

A equipe de recepção desempenha um papel crucial como primeiro ponto de contato com os tutores dos pacientes. É essencial que membros dessa equipe recebam treinamentos específicos para lidar com situações de urgência, capacitando-os a oferecer orientações iniciais eficazes por telefone, direcionar adequadamente o atendimento e fornecer instruções precisas sobre o transporte e os primeiros socorros que podem ser administrados ao paciente até a chegada à clínica. A elaboração e a constante atualização de um protocolo de comunicação específico para essas situações, desenvolvido pela equipe médica, são fundamentais para garantir que todos os envolvidos estejam preparados para agir de forma eficiente e coordenada diante de uma emergência.

Dessa forma, o manejo inicial de pacientes críticos começa ainda no ambiente pré-hospitalar (**Capítulo 19 – Bases do APH-K9**). A orientação fornecida por telefone, antes da chegada à clínica, é um componente crítico para melhorar as chances de recuperação do paciente. Esse primeiro contato pode oferecer orientações vitais sobre como proceder em emergências, desde a estabilização básica do paciente até medidas específicas para preservar a vida, minimizar a dor e prevenir o agravamento das lesões até que o atendimento profissional seja possível.

A seguir, apresentamos um exemplo de orientação que pode ser fornecida pela equipe de recepção no pronto atendimento:

Duas pessoas ligam para 2 hospitais diferentes e contam que seus animais, fêmeas caninas, foram castradas há 3 dias em outro serviço veterinário, e agora estão com uma pequena elevação no abdômen adjacente à incisão, com presença de secreção de coloração rósea.

Este exemplo destaca a importância crucial das instruções iniciais dadas pela equipe de recepção em uma urgência pós-operatória. Vejamos os dois cenários:

- **No hospital A:** a recepcionista apenas instruiu o tutor a levar o animal para avaliação veterinária, sem fornecer orientações específicas sobre como manejar a situação até a chegada à clínica. Como resultado, o paciente sofreu evisceração dos órgãos abdominais após um movimento brusco ao sair do carro, levando a complicações graves como peritonite e, infelizmente, resultando em óbito por choque séptico.

- **No hospital B:** a recepcionista fornece orientações detalhadas sobre como proteger a ferida e estabilizar o animal para o transporte, aconselhando o uso de uma toalha ou fralda limpa sobre a incisão e a aplicação de uma bandagem ao redor do abdome. Essas medidas preventivas ajudaram a evitar a exposição e agravamento da lesão, permitindo que o animal chegasse ao hospital sem complicações adicionais. Após a chegada, foi constatada a deiscência da sutura, mas sem evisceração dos órgãos, permitindo uma intervenção cirúrgica bem-sucedida e uma recuperação rápida.

Este exemplo ilustra a diferença significativa que as orientações corretas podem fazer no desfecho do atendimento de emergência. A capacitação da equipe de recepção para fornecer primeiros socorros básicos e orientações de transporte seguro é essencial para prevenir complicações e melhorar as chances de recuperação dos pacientes. A comunicação eficaz e as instruções precisas podem salvar vidas e evitar desfechos trágicos, sublinhando a importância de um protocolo de atendimento bem estruturado e de uma equipe bem treinada.

Portanto, é fundamental enfatizar a importância de fornecer orientações apropriadas aos tutores de animais de estimação. Os treinamentos em primeiros socorros para pequenos animais não só capacitam os tutores a agir de forma eficaz em situações de emergência, mas também reforçam a segurança e a confiança na equipe médica. Incentivar a realização desses treinamentos em eventos regulares pode aumentar a participação e o engajamento dos tutores, além de promover a fidelização ao serviço veterinário. Essas sessões educativas podem abranger uma variedade de tópicos, incluindo como identificar sinais de emergência, técnicas básicas de primeiros socorros, e as melhores práticas para o transporte seguro de animais em situações críticas. Ao investir na educação contínua dos tutores, as clínicas veterinárias não apenas melhoram o bem-estar dos animais, mas também fortalecem a relação de confiança e compromisso com a comunidade que atendem.

4. SEQUÊNCIA DO ATENDIMENTO PADRÃO AO PACIENTE EMERGENCIAL

4.1. Triagem

"A atenção meticulosa aos detalhes num paciente recém traumatizado, por meio de inúmeras pequenas práticas, pode prevenir um problema mais sério e até mesmo reduzir o tempo de convalescência; se este estágio for negligenciado pode custar a vida do nosso paciente"

Ernest Sachs, 1945

Através da triagem é possível realizarmos a classificação da gravidade para que seja possível definir a ordem de atendimento ideal, principalmente quando são admitidos mais de um paciente ao mesmo tempo no serviço hospitalar.

Nos casos de descompensação aguda por doença clínica, ou nos casos de trauma, a hora de ouro deve ser respeitada, uma vez que conduzida da forma correta, otimiza-se a possibilidade de melhor recuperação. Sendo assim é importante que seja realizado o primeiro cuidado, pré-hospitalar, pela família até a chegada ao hospital de acordo com as orientações principalmente comunicadas por telefone, conforme citado anteriormente.

A triagem deve ser realizada com base em risco de óbito, auxiliando na condução da sequência de atendimento e priorização de pacientes mais graves. Recomendamos que seja seguida a classificação em 4 classes, adaptada pelo autor (**Figura 18.1.**).

É importante que esta classificação seja difundida de forma homogênea entre as equipes para evitar ruídos de comunicação, bem como alocação de processos indevidos, podendo levar a gasto de tempo e maior risco de erros.

A evolução entre as classes é dinâmica e por isso é necessário que a avaliação e reclassificação do paciente seja realizada durante todo o período de atendimento/hospitalização.

Cabe ressaltar a importância da utilização da classificação pelos serviços de recepção, auxiliando assim no direcionamento de gravidade aos atendimentos que necessitem de intervenções mais rápidas. É uma dificuldade frequentemente observada a capacidade de as famílias reconhecerem que o seu animal está em uma condição grave, por vezes o paciente está evoluindo de forma desfavorável há dias e ainda assim esse reconhecimento é negligenciado, fato que prejudica o entendimento inicial sobre o real comprometimento orgânico.

Com isso recomendamos que mesmo para as consultas com hora marcada seja disponibilizada uma equipe para triagem (auxiliares ou residentes, por exemplo) do animal na chegada ao hospital. Com um exame clínico rápido e superficial, em posse da queixa principal, formula-se uma sequência de atendimento por gravidade, e a prioridade é dada àqueles em descompensação mais avançada. Com a avaliação do nível de consciência, frequência cardíaca, padrão respiratório, pressão arterial, ausculta tóraco-abdominal, avaliação das mucosas, do enchimento jugular e das temperaturas central e periférica é possível traçar um perfil preciso do estado clínico do animal através de sua localização hemodinâmica (consultar capítulo exame físico, sinais vitais e linha da vida).

4.2. Anamnese

Este é o primeiro contato do tutor com a equipe de urgência, deverá ser conduzido de forma rápida (no máximo 1 minuto) e eficaz, em conjunto com o exame físico inicial de urgência. Recomendamos que seja realizada com base no acrônimo CAPÚM, a fim de facilitar a anamnese e não deixar faltar nenhuma informação importante. Este acrônimo foi adaptado pelo autor a partir do correspondente em inglês AMPLE (*Allergy; Medications; Past ilness; Last meal; Event*) (**Figura 18.2.**).

Este momento do atendimento pode ocorrer ainda ao telefone, quando o proprietário liga para o serviço e pode ser orientado por qualquer atendente, quando utilizamos a ficha de anamnese padrão para atendimento telefônico. Isso facilita a preparação da área de urgência de forma mais individualizada ao paciente que chegará. A ficha utilizada por nós em nosso serviço está exemplificada abaixo **Figura 18.3.**:

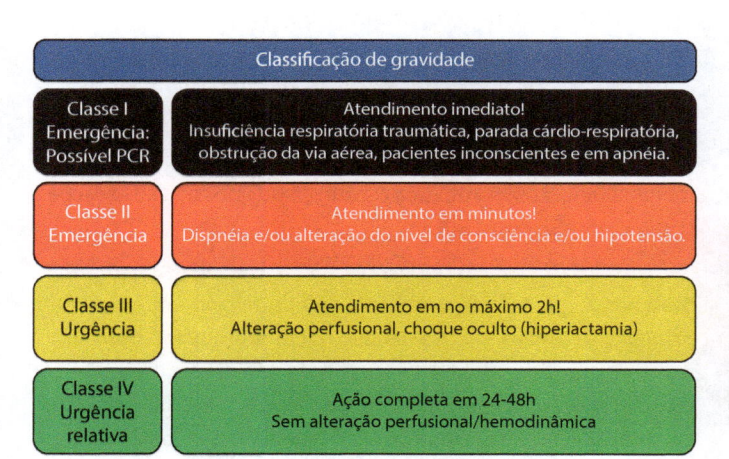

Figura 18.1. – Classificação de gravidade por classes.

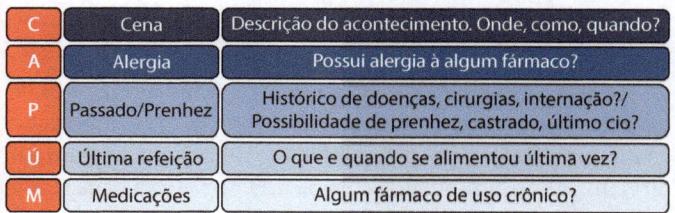

Figura 18.2. – Acrônimo CAPÚM para realização de anamnese direcionada e eficaz no cenário de urgência/emergência

Ficha de Triagem de Urgências ao Telefone – Data _____/_____/_____

Identificar a ligação: _____ Hora da chamada: _____

1.Nome:_____ Hora da chegada do animal: _____

2. Telefone e detalhes para conta_____

3. O animal já tem ficha no Hospital? (   ) SIM (   ) NÃO

4. Local onde se encontra e tempo aproximado para chegar ao Hospital _____

5. Nome do animal:_____ Raça:_____ Sexo: _____
Idade aproximada:_____ Peso aproximado: _____

6. Queixa ou motivo do atendimento. _____

7. O animal está acordado ? (   ) SIM (   ) NÃO

8. O animal tentou morder ou está agressivo? (   ) SIM (   ) NÃO

9. Consegue ver se o animal respira? (   ) SIM (   ) NÃO

10. Pode ver algum sangramento ou ferimento? (   ) SIM (   ) NÃO

Se positivo consegue localizar onde? _____

Figura 18.3. – Modelo de ficha para triagem telefônica.

Orientações para o transporte

- Mantenha a coluna do animal sempre reta, não dobre o pescoço do animal.

- Evite que ele se mova bruscamente.

- Se ele não estiver respirando, mantenha-o deitado do lado direto com o pescoço reto, se possível colocar a língua esticada para evitar obstrução de via aérea, e comece a massagear o peito cerca de 120 vezes por minuto, sempre no centro do peito, com calma e sem parar até chegar à Clínica/Hospital, não realize respiração boca-focinho e jamais pare de massagear o peito do animal.

- Caso haja algum sangramento ou ferida, cubra com uma gaze (ou uma fralda, pano ou roupa) limpos, e umedecidos com soro fisiológico. Caso esteja sangrando, faça pressão com a mão sobre o local por pelo menos 10 minutos.

- Se houve intoxicação, jamais ofereça leite ou água, o ideal é oferecer carvão ativado, se disponível (Enterex Vetnil, diminuindo o sachê em água filtrada) e, somente se o animal estiver completamente acordado e puder deglutir a solução sem risco de aspiração (falsa via).

- Se possível, traga o animal sempre enrolado em um cobertor ou toalha grandes, cuidado com a cabeça e evite manipular para que ele não sinta dor e tente morder.

Caso o cliente se apresente diretamente no serviço, sem ligar antes para receber orientação, a ficha de anamnese é entregue ao mesmo para que seja preenchida à mão enquanto o animal é diretamente encaminhado à sala de urgências (esta ficha tem a diferença de não conter as orientações de primeiros socorros). Esta atitude traz algumas vantagens para o atendimento:

- Mantêm a recepcionista livre, enquanto o cliente preenche a ficha de próprio punho, o que diminui o estresse inicial de solicitar documentos, preencher fichas e ocupar o funcionário.

- Acelera a atenção primária efetiva, pois esta não dependerá de um cadastro ou ficha completa do cliente.

- Diminui o estresse na área de recepção junto a outros clientes, já que preencher a ficha de CAPÚM necessita concentração e calma.

4.3 Abordagem Primária pelo Protocolo XABCDE

"A chance de sobrevivência do paciente é muito aumentada quando a equipe não perde tempo tentando determinar qual a melhor alternativa de abordagem. Os protocolos asseguram que os passos indispensáveis não serão esquecidos ou trocados, dando um padrão seguro ao tratamento"

Shock Trauma Critical Care Manual

Um protocolo básico desenvolvido pelo **Colégio Americano de Cirurgia para Suporte à Vida no Trauma Avançado** foi adaptado com sucesso na Medicina Veterinária. Ele começa com uma abordagem inicial que envolve exame físico rápido e direcionado aos problemas que podem matar o paciente.

O tratamento começa antes do diagnóstico – uma necessidade, já que na maioria das vezes não há tempo para se estabelecer. Depois de realizada a estabilização inicial, o paciente é encaminhado para a secundária, caracterizada por um exame clínico mais minucioso e completo de todos os sistemas, e então é definida a conduta de forma mais precisa, bem como o diagnóstico.

É documentado na literatura médica o aumento do sucesso das abordagens de urgência quando realizadas através do uso dos algoritmos. Sua realização de forma rápida e direcionada permite otimização com relação às tomadas de decisão, bem como gestão do tempo. Sendo importante a padronização e a capacidade de "resposta medular" da equipe médica no atendimento aos pacientes em cenário de gravidade.

Para a abordagem padronizada e rápida ela deve ser regida pelo algoritmo XABCDE, representado por: controle de hemorragias massivas; obtenção de via aérea patente; assegurar ventilação adequada; reanimação circulatória com base em metas; avaliação neurológica e avaliação de possíveis alterações ambientais (**Figura 18.4.**).

Todos os protocolos devem estar visíveis ao grupo de atendimento, o que facilita a manutenção do respeito ao protocolo principal de atenção. É importante relembrar que um bom algoritmo deve ser simples o suficiente para não causar confusão ou dúvidas na equipe, deve ser redigido de forma sequencial para orientar a ação de forma clara, não deve conter muitos itens, mas sim, concentrar-se nas ações consideradas chave para o

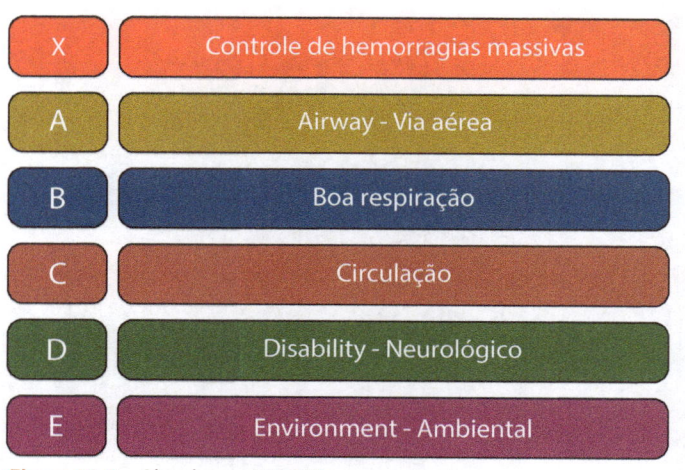

X	Controle de hemorragias massivas
A	Airway - Via aérea
B	Boa respiração
C	Circulação
D	Disability - Neurológico
E	Environment - Ambiental

Figura 18.4. – Abordagem XABCDE para o paciente grave

atendimento. Protocolos não foram criados com o objetivo de tornar-se uma receita pronta de atendimento, mas para guiar e sistematizar uma atenção médica em meio ao caos, de forma que nada seja esquecido.

Para a abordagem padrão do paciente emergencial recomendamos o decúbito lateral direito, a ser reconsiderado somente em caso de lesão torácica que exija o decúbito contralateral (**Quadro 18-1**).

Quadro 18.1. – Sequência de apoio com descrição em tópicos da abordagem XABCDE

ABORDAGEM DE URGÊNCIA PRIMÁRIA
DEVE SER UTILIZADA SEM EXCEÇÃO – EM TODOS OS ATENDIMENTOS

X: Conter hemorragias massivas
Procedimentos a serem treinados: técnicas de contenção – compressão, torniquetes, preenchimento, contrapressão abdominal, manobra de Pringle, autotransfusão.
A: Reconhecer sinais de via aérea difícil, examinar as vias aéreas, classificar Cormack-Lehane de acordo com laringoscopia, garantir patência, estabilizar a coluna cervical.
Procedimentos a serem treinados: Intubação Orotraqueal (com e sem Bougie), Cricotireoidostomia, Traqueostomia, Punção Cricoide
B: Garantir boa respiração e ventilação, checar SpO$_2$ e a Capnografia, ecografia de tórax, oferta de O2, considerar sedação se necessário.
Procedimentos a serem treinados: Técnicas para oxigenioterapia, toracocentese, ecografia de tórax.
C: Garantir acesso vascular, reanimar baseado em metas, considerar necessidade de hemocomponente, classificar o choque, identificar hemorragias cavitarias.
Procedimentos a serem treinados: Punção vascular percutânea e por dissecção, punção intra-óssea, ecografia de abdômen.
D: Avaliação neurológica do paciente, classificação e reavaliação momento a momento.
Procedimentos a serem treinados: Escala de coma de Glasgow.
E: Avaliar a possibilidade de exposição ambiental: Hipotermia, hipertermia
Procedimentos a serem treinados: Técnicas de aquecimento e esfriamento.

O médico deve se aproximar de frente (**Figura 18.5.**) para o paciente e imediatamente checar se há expansão torácica e/ou algum tipo de assimetria, em seguida deve ser iniciada a palpação completa do paciente em busca de sangramentos, coleções de líquido, lesões abertas ou fraturas expostas.

É de grande importância que o atendimento seja realizado com a ajuda de um auxiliar, que deve estar posicionado atrás do animal, sem ocupar espaço e prejudicar o fluxo no local de maior movimentação junto ao líder da equipe. O auxiliar também deverá estar apto para realizar manobras, como abertura da boca para laringoscopia e/ou intubação orotraqueal e contenção. Quando houver inconsciência, será necessário abrir a via aérea do doente e conter o mesmo para evitar acidentes. Neste caso utilizamos sondas flexíveis de PVC como abre-bocas, pois são seguras, distanciam a mão de quem contém o doente da boca do paciente e abrem espaço para que o líder examine as vias aéreas com mais segurança e tranquilidade (**Figura 18.6.**).

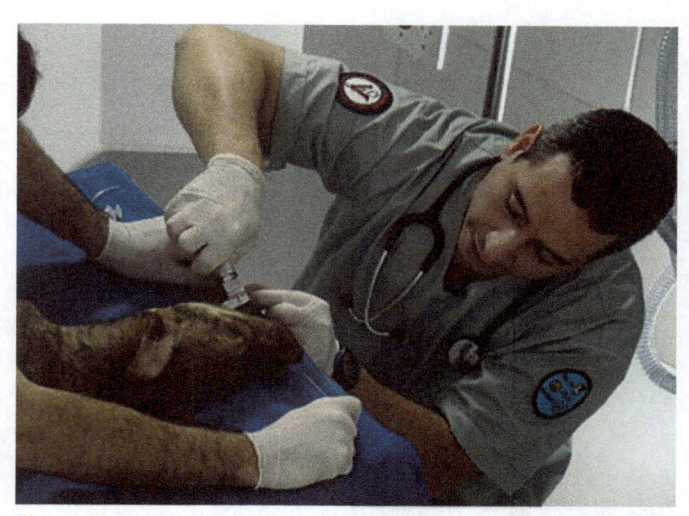

Figura 18.5. – Abordagem frontal do paciente posicionado em decúbito lateral direito

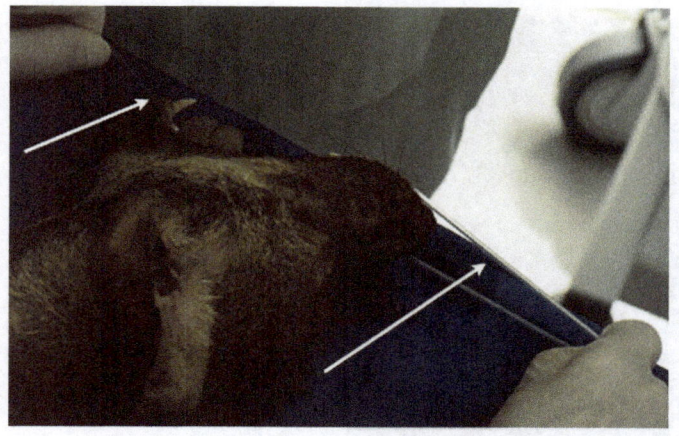

Figura 18.6. – Realização de procedimento para abertura de boca, com auxílio de sondas flexíveis, a ser conduzido pelo auxiliar.

5. X – CONTENÇÃO DE HEMORRAGIAS MASSIVAS

- Avaliar a localização da zona de sangramento para o grau de compressibilidade.
- Checar pontos de hemorragia pelo pentagrama da hemorragia (**Figuras 18.7. a 18-7E.**).
- Avaliar a localização e o tipo de técnica ideal a ser empregado de acordo com a topografia.

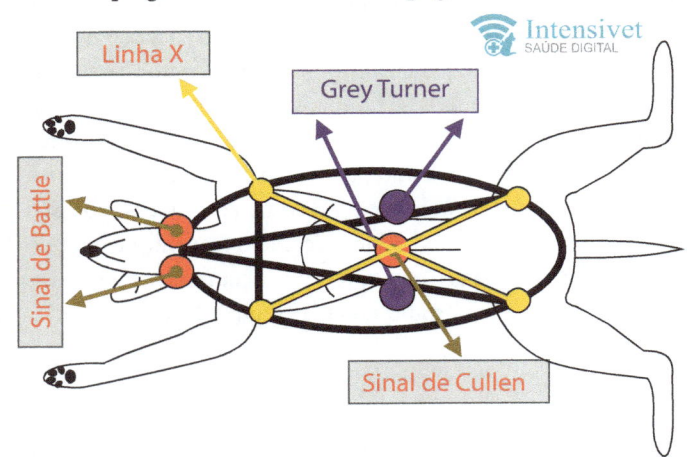

Figura 18.7. – O pentagrama dos pontos de contenção de hemorragia em urgências

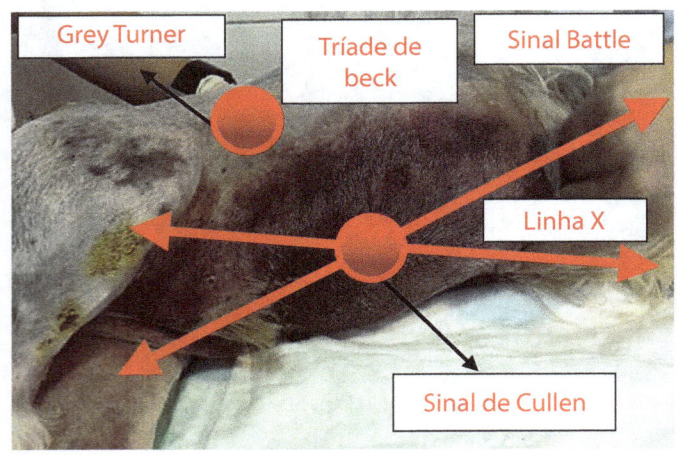

Figura 18.7A. – Nomes e localizações dos pontos de hemorragias em paciente com trauma.

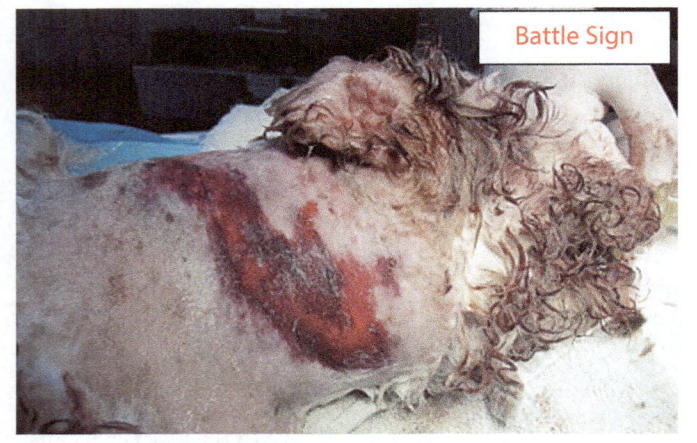

Figura 18.7B. – Sinal de Battle, após traumatismo craniano.

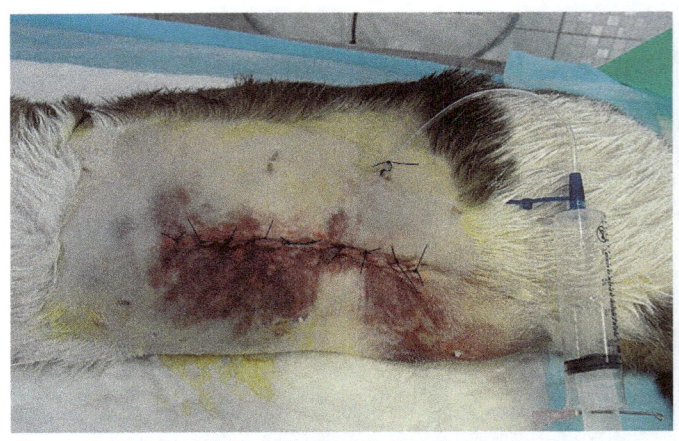

Figura 18.7C. – Sinal de Grey Turner, após cirurgia de mastectomia.

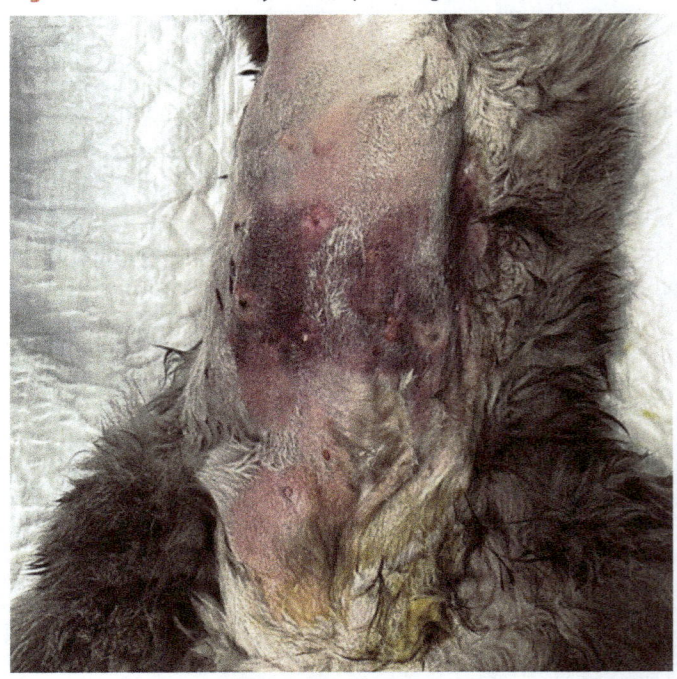

Figura 18.7D. – Sinal de Cullen associado com Grey Turner em flanco esquerdo, após trauma por mordedura em felino.

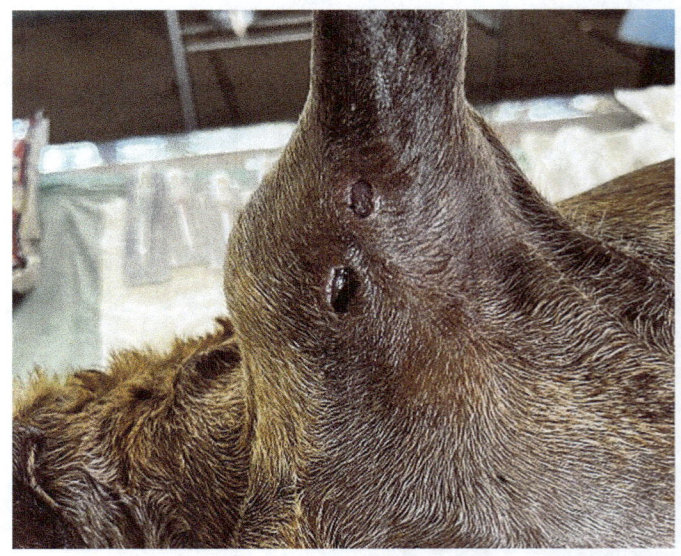

Figura 18.7E. – Hematoma em região axilar após trauma por projétil balístico

A pigmentação do paciente pode confundir o exame físico em busca dos sinais de hematoma, portanto é necessário estar atento e observar cada um dos pontos indicados com o máximo detalhe (**Figura 18.8.**).

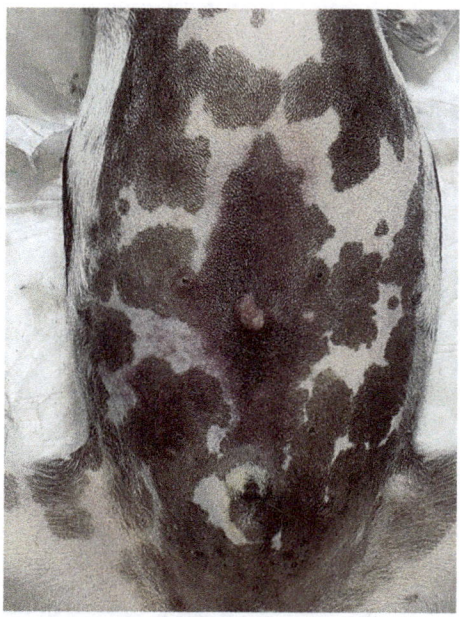

Figura 18.8. – Paciente canino pigmentado e com sinal de Cullen por hemorragia intra-abdominal

5.1 Zonas de Hemorragia Compressíveis

Cabe ressaltar a importância em avaliar a etiologia, se é arterial ou venosa, sendo a pressão necessária para a contenção de cada uma delas, entre $90 \, cmH_2O$ e $5 \, cmH_2O$, respectivamente.

As localizações passíveis de receberem esses métodos de contenção são as extremidades, conforme indicado na **Figura 18.9.**

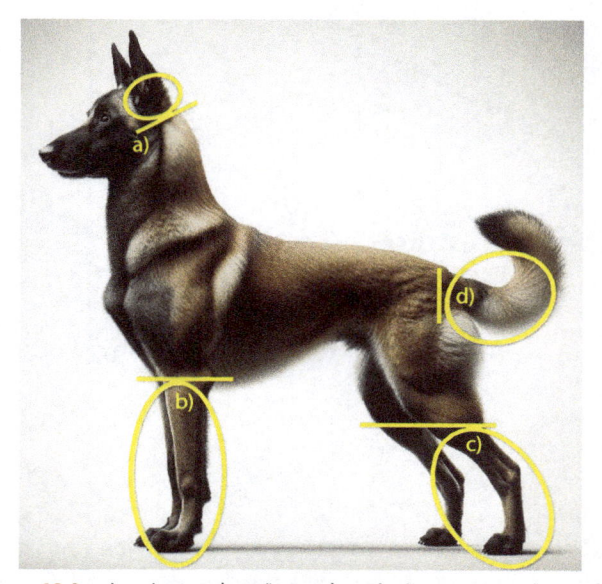

Figura 18.9. – Locais que deverão receber técnicas compressão total: a) Base da orelha; b) Região abaixo na linha do cotovelo; c) Região abaixo da linha do joelho; d) Base da cauda.

Técnicas a serem utilizadas

a) Compressão direta

Pode ser realizada utilizando a bandagem israelense ou Robert Jones adaptada.

b) Torniquetes:

É crucial diferenciar torniquete e garrote, sendo este último contraindicado no cenário do trauma. O garrote consiste em uma técnica que promove uma obliteração abrupta e localizada do fluxo, aumentando o risco de necrose tissular e lesão neurológica periférica.

Os torniquetes promovem uma pressão contínua de um segmento mais extenso, promovendo redução gradual do fluxo ao reduzir o raio do vaso, respeitando a lei de fluxo de Poiseuille. São aprovados na utilização em cães, os torniquetes SWAT® (**Figura 18.10.**) e o TacMed – K9®.

Para colocação do torniquete, recomenda-se: distanciamento de cerca de 3 dedos da ferida, nunca sobre a lesão, nem em articulação; o horário deverá ser anotado, e o membro elevado acima da linha do tórax. Evitar a sua manutenção por mais de 2 horas e remover somente em centro especializado.

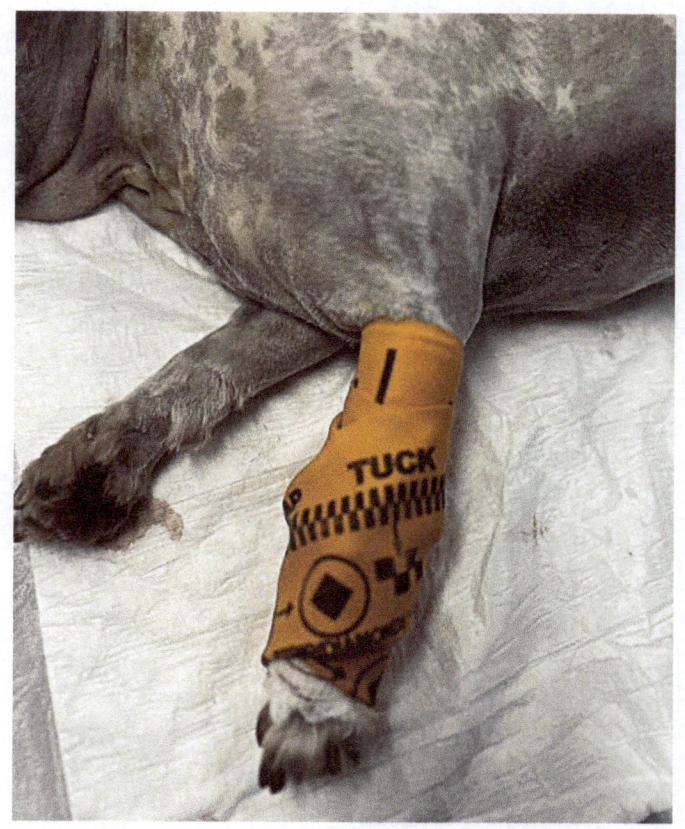

Figura 18.10. – Torniquete SWAT® aplicado em membro torácico

5.2 Zonas de Hemorragia Parcialmente Compressíveis

Estão indicados na **Figura 18.11.** os pontos considerados parcialmente compressíveis.

Seção III

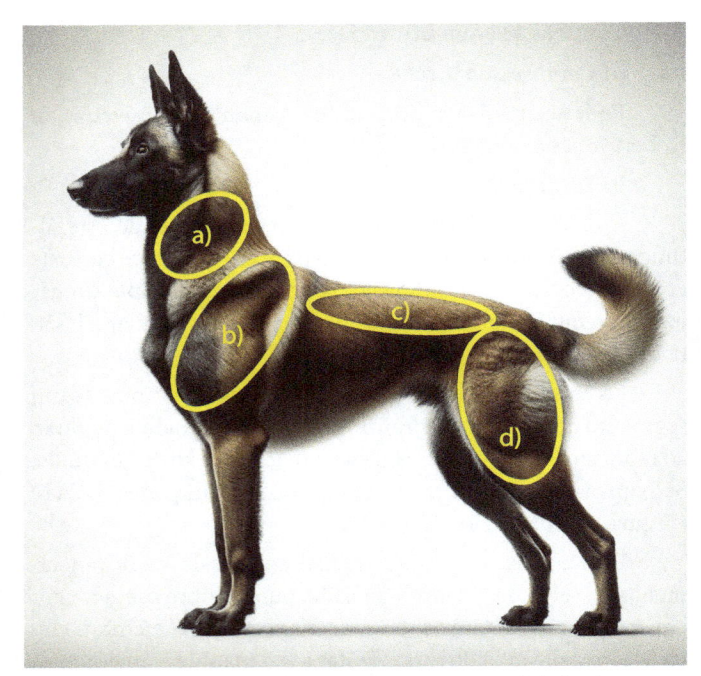

Figura 18.11. – a) Região do Pescoço; b) Região acima da linha do cotovelo; c) Região lombar, d) Região acima da linha do joelho.

Técnicas a serem utilizadas

a) Compressão direta

Pode ser realizada utilizando a bandagem israelense ou Robert Jones adaptada.

b) Preenchimento

A técnica de preenchimento consiste na introdução da bandagem de gaze estéril específica, com ou sem substância hemostática (**Figura 18.12. até 18.12B.**). A introdução deverá ser realizada de forma contínua, alocando toda a extensão do material no local da lesão, e posteriormente seguida de bandagem compressiva.

O processo de aplicação envolve as seguintes etapas:

- Avaliar rapidamente a ferida para determinar a fonte da hemorragia (**Figura 18.12.**).

- Aplicar pressão direta na ferida com o curativo hemostático (**Figura 18.12A.**).

- Preencher a ferida com a *Combat Gauze* (ou gaze alternativa), garantindo que esteja firmemente contra a fonte do sangramento, alternando os dedos polegares, ou indicadores, para o preenchimento (**Figura 18.12B.**).

- Continuar a aplicar pressão após a gaze estar no lugar para auxiliar na hemostasia:

  o 4 minutos para gaze de combate, com agente hemostático.

  o 10 minutos para gaze de combate, sem agente hemostático.

- Fixar o curativo no lugar e monitorar a ferida para sangramento contínuo.

- Se necessário, completar com bandagem israelense.

- Preparar para a evacuação imediata para uma instalação de tratamento veterinário especializada.

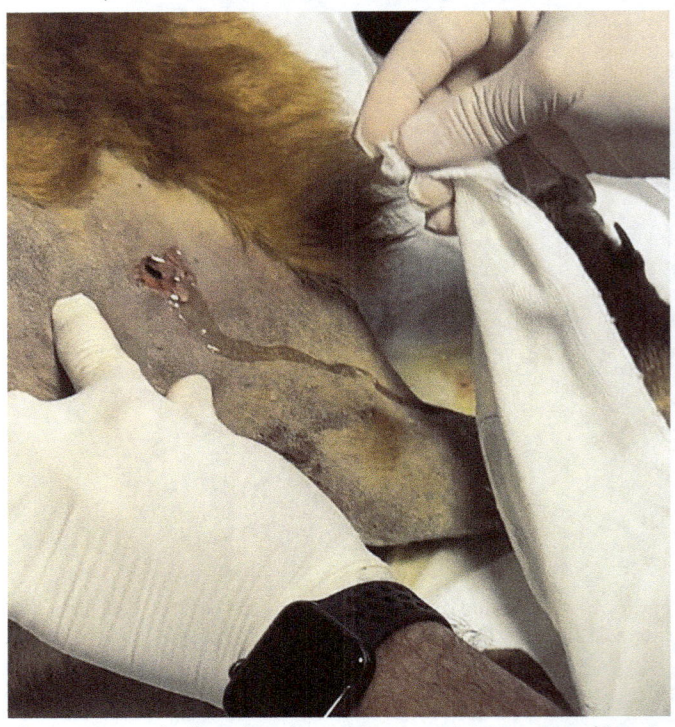

Figura 18.12. – Avaliar a área de sangramento, e iniciar o preenchimento com a gaze.

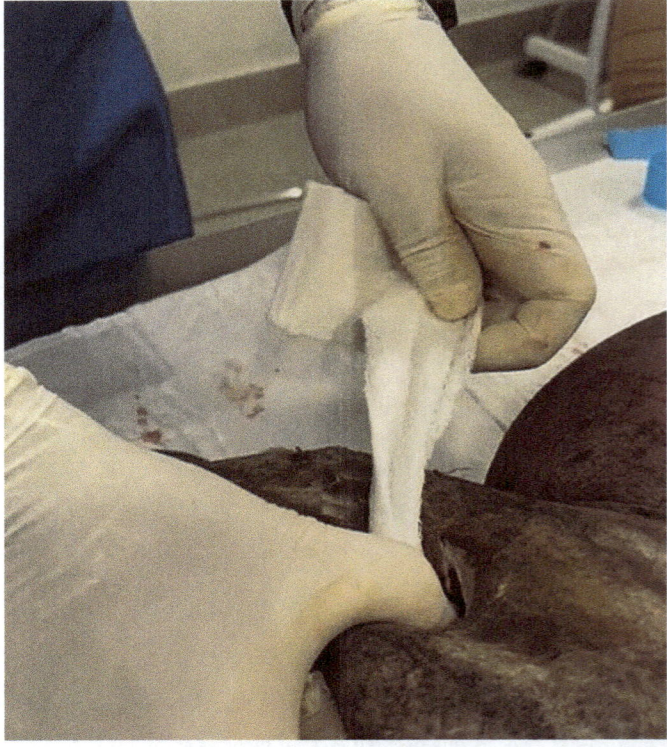

Figura 18.12A. – Aplicar pressão direta na ferida com o curativo hemostático.

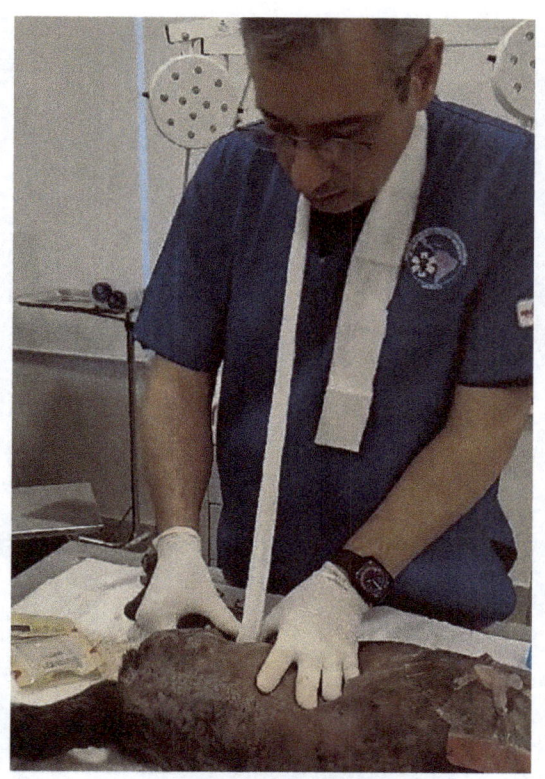

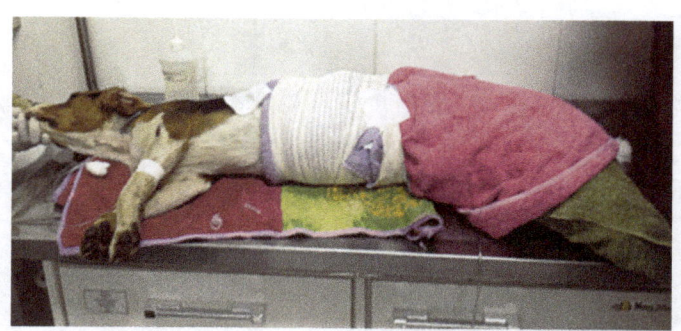

Figura 18.14. – Paciente submetido à técnica de contrapressão abdominal devido a quadro de hemorragia intracavitária

A técnica de contrapressão abdominal (**Figura 18.14.**) deverá ser realizada através do enfaixamento do paciente, respeitando o sentido caudo-cranial, iniciando-se na cauda do paciente, evoluindo para os membros e sendo ancorado em última costela. Cabe ressaltar a importância do preenchimento dos espaços vazios com toalhas, promovendo a compressão adequada, cujo principal objetivo é garantir a diminuição ou interrupção do sangramento até que seja possível a intervenção cirúrgica indicada.

A autotransfusão deverá ser considerada em caso de restrição à recursos como acesso a hemocomponentes. A técnica a ser empregada consiste na coleta (a ser realizada de forma asséptica) do conteúdo hemorrágico através de aspiração direta, utilizando bolsa específica e posteriormente transfundida no paciente, sendo importante a utilização de equipo com filtro (**Figuras 18.15 até 18.15E.**). Técnica não recomendada para peritonite fecal, ruptura de alças, ruptura de neoformações.

Figura 18.12B. – Técnica de preenchimento alternando os dedos polegares para o preenchimento, com a gaze de combate estável sobre o operador.

5.3 Zonas de Hemorragias Cavitarias (Internas)

São representadas pelas hemorragias cavitarias (**Figura 18.13.**) que deverão receber prioridade no transporte.

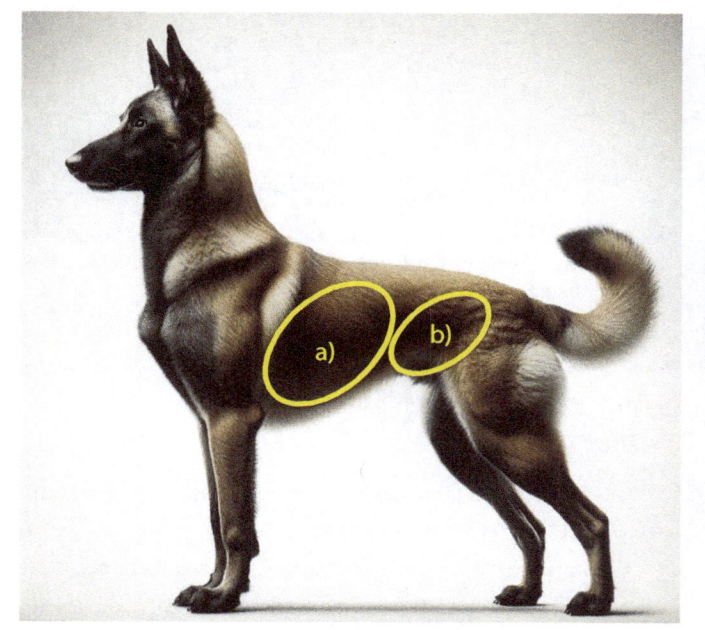

Figura 18.13. – Hemorragias em cavidade torácica (**A**) necessitam de controle de danos cirúrgico imediato, e no caso de hemorragia abdominal (**B**) pode haver controle prévio por contrapressão abdominal (até 24 horas), e depois seguir para correção cirúrgica definitiva.

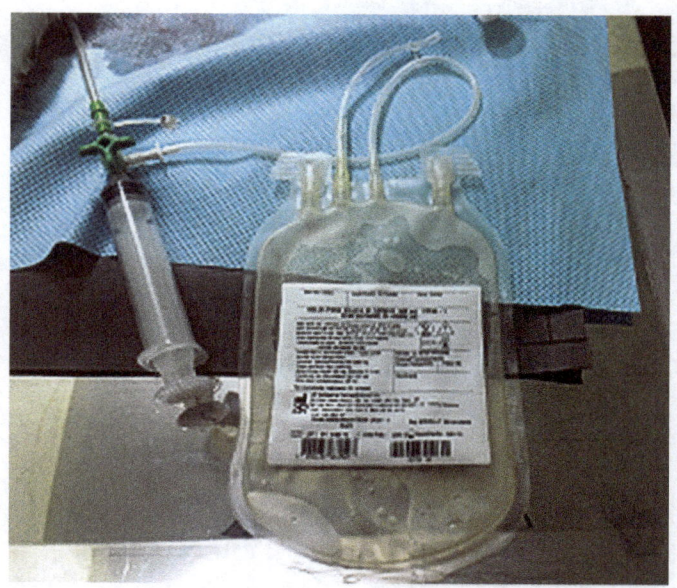

Figuras 18.15. – Bolsa de coleta adaptada.

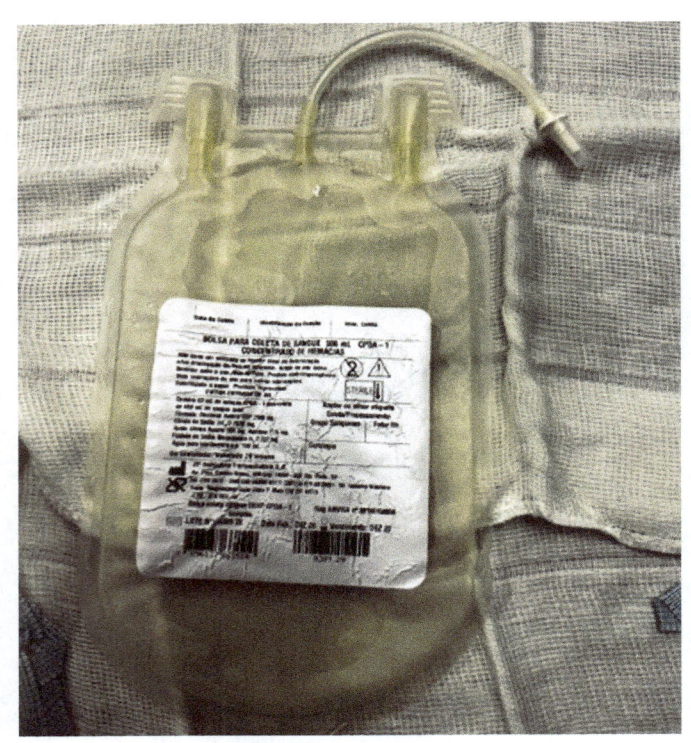

Figuras 18.15A. – Bolsa de coleta adaptada.

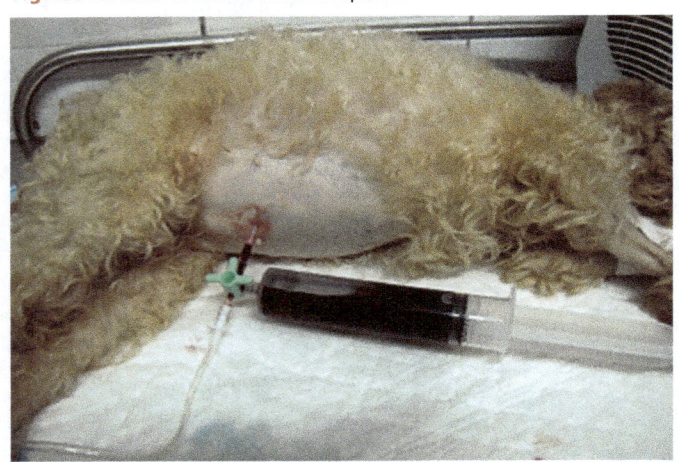

Figura 18.15B. – Aspiração direta do líquido livre abdominal hemorrágico.

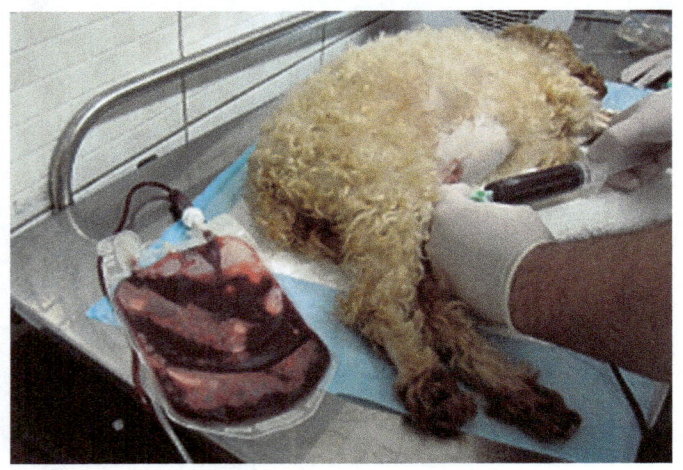

Figura 18.15C. – Conteúdo aspirado sendo alocado em bolsa de forma asséptica em via fechada com auxílio de torneira de três vias.

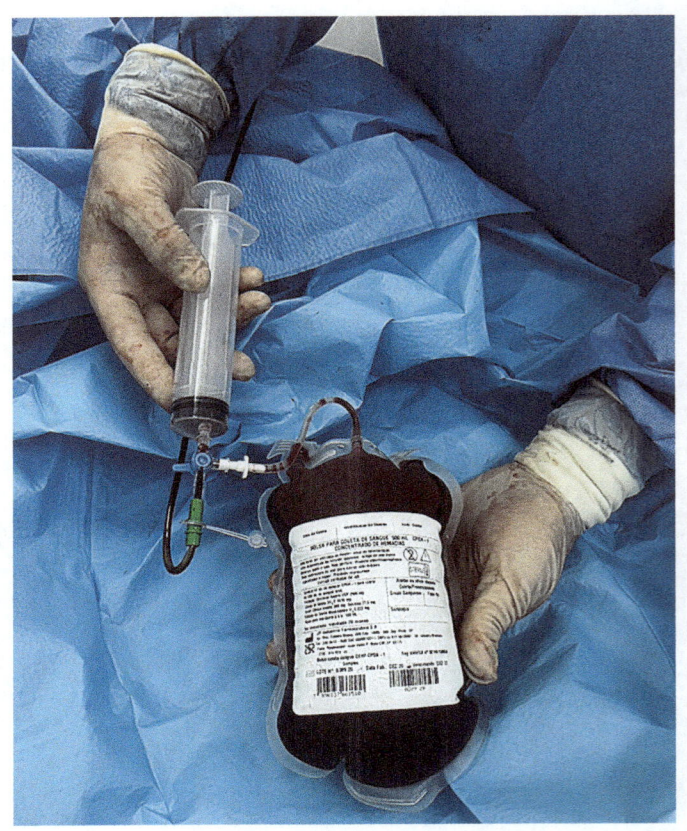

Figura 18.15D. – Conteúdo já alocado em bolsa de coleta.

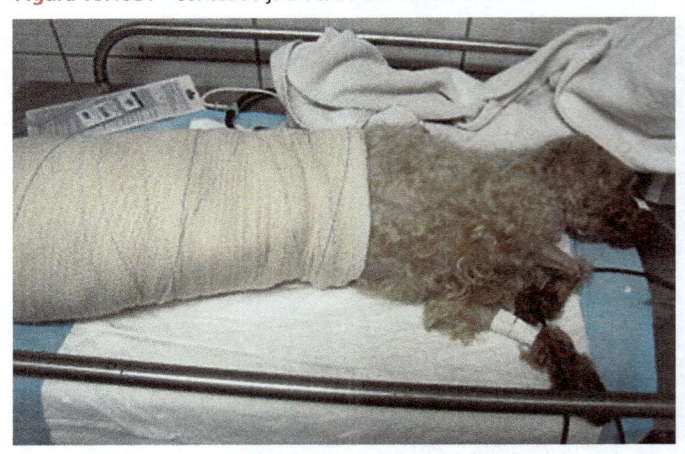

Figura 18.15E. – Paciente recebendo a autotransfusão é submetido a técnica de contrapressão abdominal.

6. AB – *AIRWAY* E BOA RESPIRAÇÃO

A – Vias Aéreas

- Reconhecer sinais de Via Aérea Difícil – VAD (braquicefálicos, obesos, gatos).
- Laringoscopia e Classificação Cormack-Lehane.
  - o Cormack I e II – Intubação orotraqueal, dispositivos supraglóticos.
  - o Cormack III e IV – Cricotireodeostomia/Traqueostomia.

- Garantir total permeabilidade das vias aéreas.
- Estabilização cervical: decúbito lateral direito, focinho alinhado com a cervical.

O manejo das vias aéreas é crucial em diversas situações médicas, sobretudo nos atendimentos de emergência. Manter uma via aérea desobstruída é fundamental para assegurar uma oxigenação e ventilação adequadas. A dificuldade no acesso ou estabelecimento de uma via aérea em um paciente crítico pode resultar em consequências irreversíveis, que não estão relacionadas ao problema primário ou à doença de base, e caracterizam a Via Aérea Difícil (VAD).

A distinção entre a Via Aérea Difícil (VAD) e a Via Aérea Fisiologicamente Difícil (VAFD) é crucial para o entendimento e a abordagem adequada desses cenários.

A Via Aérea Difícil (VAD) se refere às condições anatômicas que tornam a intubação ou a ventilação com máscara facial mais desafiadoras. Estes desafios podem incluir características físicas específicas do paciente, como uma mandíbula pequena, uma via aérea superior anormal, ou obstruções que complicam o acesso às vias aéreas.

A Via Aérea Fisiologicamente Difícil (VAFD) por outro lado, abrange os desafios impostos por condições fisiológicas adversas que aumentam o risco de complicações durante o manejo da via aérea. Isso pode incluir estados de hipoxemia, instabilidade hemodinâmica, ou distúrbios ácido-base, que requerem uma abordagem cuidadosa e adaptada para garantir a oxigenação adequada e a estabilidade do paciente.

A abordagem tradicional da VAD muitas vezes focou apenas nos aspectos anatômicos, negligenciando os fatores fisiológicos críticos que podem levar a morbidades e mortalidades significativas. No entanto, a prática moderna evoluiu para uma abordagem mais holística que enfatiza a importância dos fatores peri-intubação, incluindo a gestão da oxigenação hemodinâmica e os distúrbios ácido-base.

É essencial estar preparado para cada via aérea como se fosse uma via aérea de alto risco, dada a variação nas apresentações clínicas e a falta de um corpo robusto de evidências que apoie métodos específicos para abordar cada um desses fatores complicadores. A preparação e a vigilância constantes são, portanto, mandatórias para o manejo eficaz das vias aéreas difíceis e fisiologicamente desafiadoras, minimizando o risco de resultados adversos e melhorando a segurança do paciente. De forma geral, durante nosso capítulo vamos abordar as duas modalidades como VAD.

Riscos Associados à Obtenção de uma Via Aérea

A obtenção de uma via aérea em pacientes críticos é um procedimento que, embora muitas vezes salve vidas, não está isento de riscos significativos. O estudo INTUBE (*Intubation Practices and Adverse Per-Intubation Events*) definiu eventos adversos maiores durante a peri-intubação, como pelo menos 1 dos seguintes eventos ocorrendo dentro de 30 minutos a partir do início do procedimento de intubação (sendo que cerca de 45,2% da amostra sofreu pelo menos um destes eventos):

- **Instabilidade cardiovascular** (seja: pressão sistólica <65 mmHg pelo menos uma vez, <90 mmHg por >30 minutos, nova ou maior necessidade de vasopressores, ou bolus de fluido >15 mL/kg) – Incidência de 42,6% no estudo
- **Hipoxemia grave** (SpO_2 <80%) – Incidência de 9,3% dos casos
- **Parada cardiorrespiratória** – Incidência de 3,1% dos casos

A dificuldade no acesso às vias aéreas aumenta significativamente o tempo de internação do paciente em unidades de terapia intensiva. As principais causas de complicações incluem: a não identificação de pacientes de risco, planejamento ineficaz ou incompleto, erro na interpretação da capnografia, provisão de pessoal não qualificado e equipamentos inadequados para lidar com essas situações.

Preditores e Escores Anatômicos e Fisiológicos para a VAD e VAFD

A avaliação prévia de pacientes para identificar potenciais dificuldades na obtenção da via aérea é um aspecto crítico do manejo anestésico e emergencial. Diversos preditores anatômicos e fisiológicos podem ajudar os profissionais de saúde a antecipar desafios e se preparar adequadamente.

Preditores Anatômicos

Infelizmente, uma fração importante dos casos de VAD não podem ser previstos, como demonstrou Norsko em 2015, registrando que quase 90% das intubações difíceis não foram antecipadas em mais de 188.000 pacientes avaliados por anestesistas. Por isso devemos estar preparados para todas as situações. Para tanto, sugerimos o algoritmo **FECHOU** para que o médico-veterinário investigue os principais sinais indicadores de possível evento adverso e VAD em cães e gatos:

- **F**ace: A estrutura facial, como uma mandíbula pequena ou uma distância tireomentoniana reduzida, pode indicar uma via aérea difícil (braquicéfalos e felinos, por exemplo).
- **E**xtensão do Pescoço: A mobilidade cervical limitada e a obesidade podem dificultar a alinhamento das vias aéreas.
- **C**lassificação de Cormack-Lehane: Graus mais altos nesta classificação indicam uma visualização mais difícil da laringe durante a laringoscopia.
- **H**emorragias e Secreções (**Figura 18.15.**).

- **O**bstruções: Tumores, edema ou outras anormalidades na via aérea superior podem obstruir a passagem do tubo endotraqueal.
- **U**rgências: Comorbidades, traumatismos e maior gravidade sempre tornam a obtenção de vias aéreas um desafio (**Figura 18.17.**).

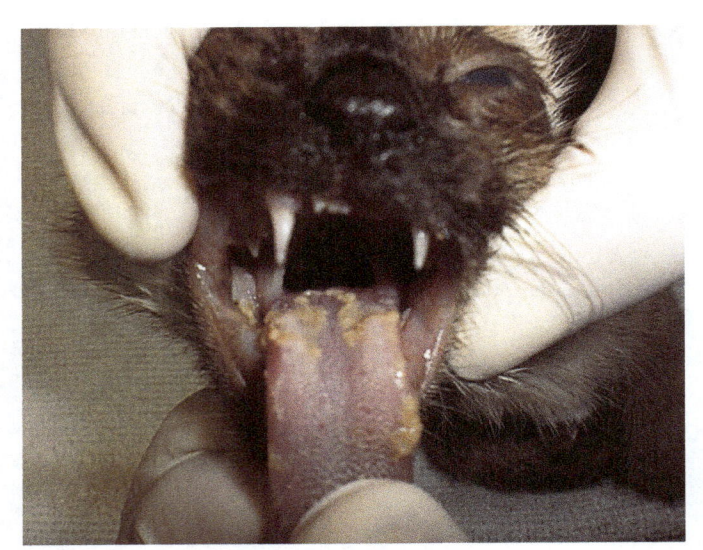

Figura 18.16. – Checar a presença de secreção que possa ser aspirada ou obstruir as vias aéreas.

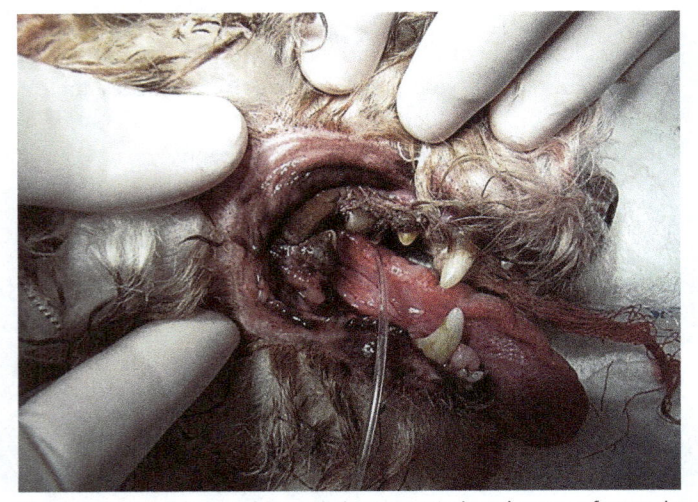

Figura 18.17. – Edema sublingual, doença periodontal grave, e fratura de mandíbula geram um potencial ambiente de adversidade para a obtenção da patência de vias aéreas.

Classificação de Cormack-Lehane

A classificação de Cormack-Lehane é usada para descrever o grau de visualização glótica durante a laringoscopia direta (**Figuras 18.18. a 18.23.**). A visibilidade da epiglote e das cordas vocais, sem a interferência do palato mole ou da base da língua (especialmente em raças braquicefálicas), define o grau I. No grau II, apenas a parte posterior da glote é visível. No grau III, somente a epiglote é visível e, no grau IV, nem a epiglote, nem a glote são visíveis.

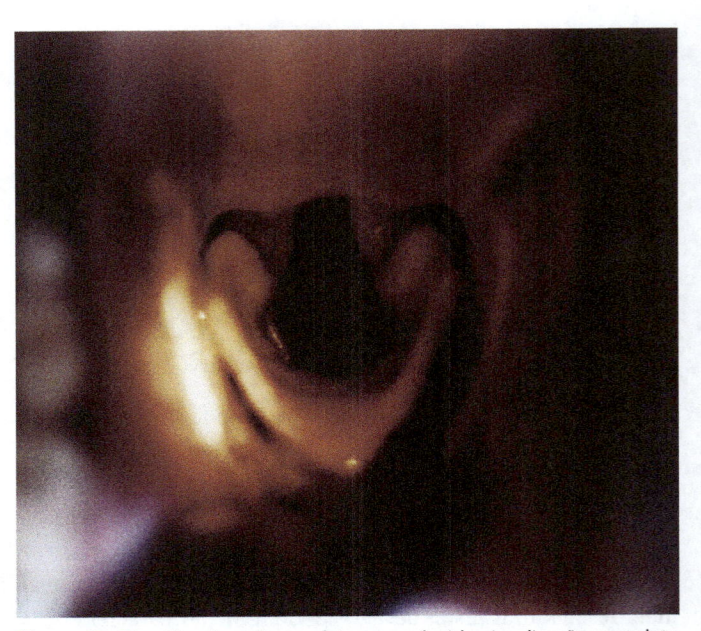

Figura 18.18. – Via aérea Cormack I, com a devida visualização completa da entrada da glote.

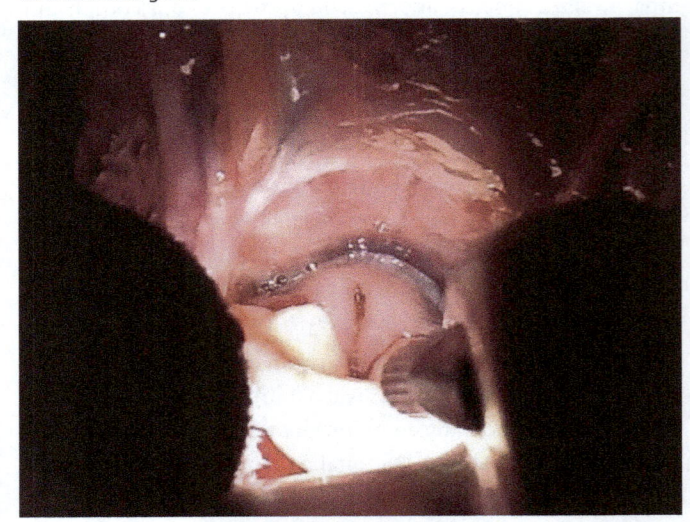

Figura 18.19. – Via aérea Cormack II para III, necessita avaliação de passagem do Bouguie ou definir Cricotirotomia de acordo com o a avaliação

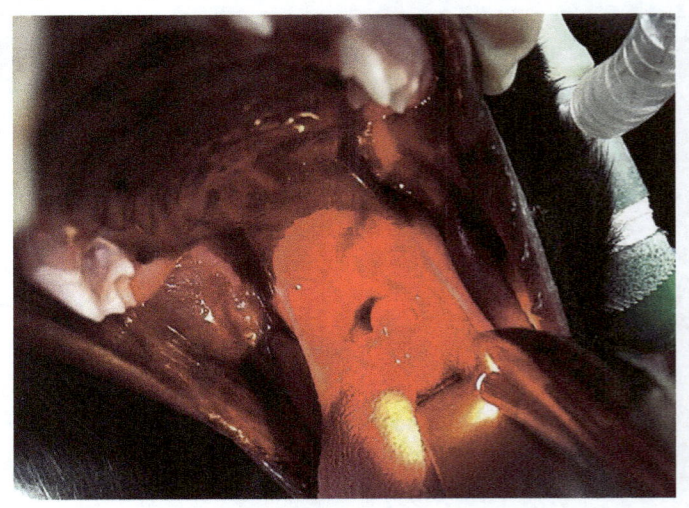

Figura 18.20. – Via aérea Cormack III.

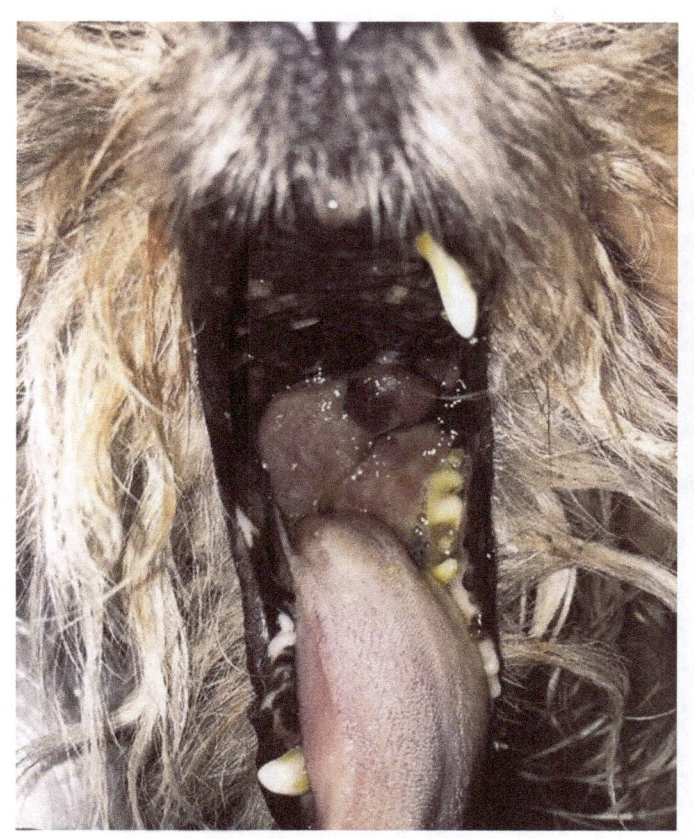

Figura 18.21. – Via aérea Cormack IV, com fechamento total por tumor em região peri-glótica.

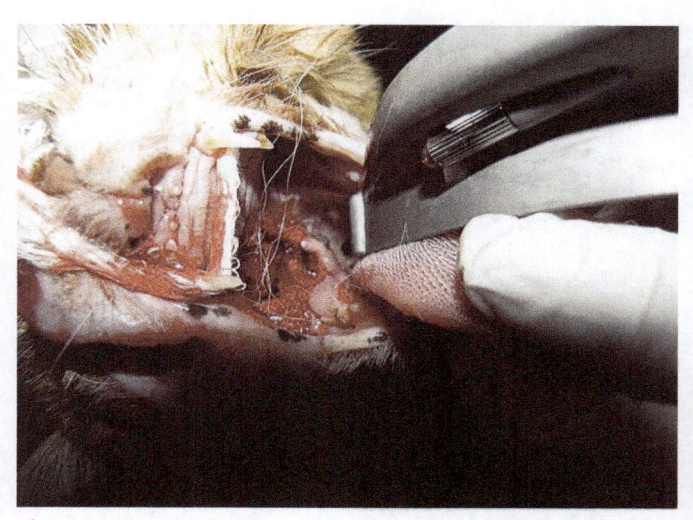

Figura 18.23. – Via aérea Cormack IV provocada por trauma cranioencefálico em gato que possuía uma massa em região oral.

Preditores Fisiológicos

Além dos desafios anatômicos, os preditores fisiológicos podem aumentar o risco de complicações durante a intubação. Esses incluem:

- Hipoxemia Pré-intubação.
- Ausência de Pré-oxigenação.
- Hipotensão Pré-intubação.
- A hipotensão pode resultar de vários fatores, incluindo falência simpática devido à sedação, estimulação vagal durante o procedimento, aumento abrupto da pressão intratorácica com o início da ventilação com pressão positiva, hipovolemia relativa e acidose.
- Elevação do índice de choque (IC) pré-intubação.
- Acidose.

Manejo das Complicações nas Vias Aéreas

O manejo das complicações associadas à obtenção da via aérea é uma parte crítica do cuidado a pacientes em estados críticos, especialmente aqueles submetidos a procedimentos de intubação. As principais complicações incluem hipoxemia, hipotensão e parada cardiorrespiratória (PCR), cada uma exigindo estratégias específicas de prevenção e tratamento.

Hipoxemia

A manutenção da oxigenação adequada durante todo o processo de obtenção da via aérea é fundamental. A hipoxemia, definida por uma saturação de oxigênio periférica inferior a 80%, pode ser mitigada através de:

- Permeabilidade total das vias aéreas: Definir a manobra de acordo com a escala de Cormack-Lehane.

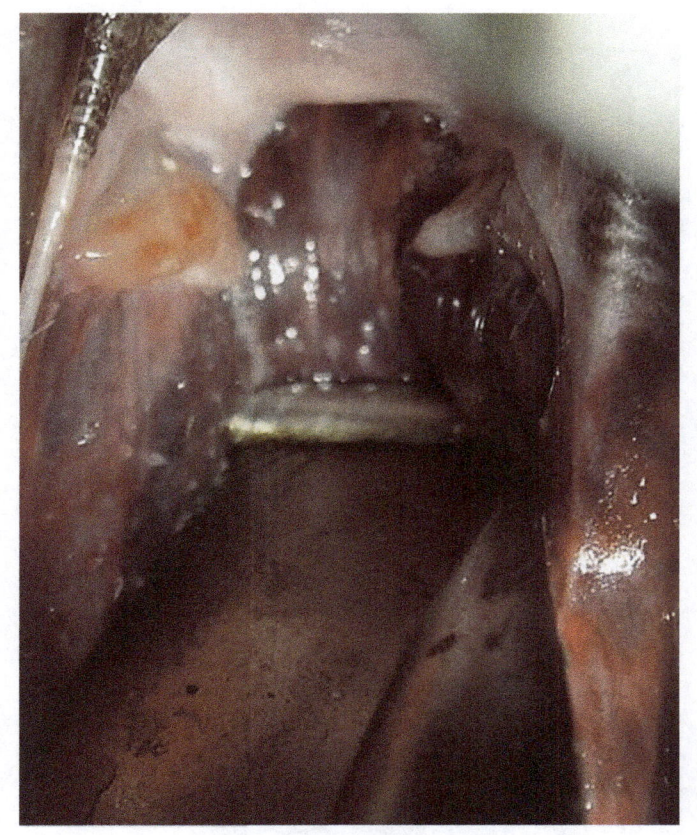

Figura 18.22. – Via aérea Cormack IV provocada por acidente com abelhas africanas em um cão Poodle.

- Pré-oxigenação: Aumenta a fração de oxigênio alveolar e a pressão arterial de oxigênio (PaO2), enquanto reduz a fração de nitrogênio, prolongando o tempo até a dessaturação durante a apneia. Pacientes saudáveis pré-oxigenados por aproximadamente 3 a 5 minutos ou 8 respirações de capacidade vital têm, em média, 8 minutos até a dessaturação para níveis inferiores a 90%. Em contraste, pacientes críticos dessaturam mais rapidamente e têm um risco aumentado de arritmias e instabilidade hemodinâmica durante a tentativa de intubação.

Hipotensão

A hipotensão peri-intubação, definida como pressão arterial sistólica inferior a 65 mmHg ou inferior a 90 mmHg (cães) ou 100 mmHg (gatos), por mais de 30 minutos, pode resultar de várias causas, incluindo:

- Falência Simpática.
- Estimulação Vagal.
- Aumento agudo da pressão intratorácica.
- Hipovolemia absoluta ou relativa (acidose e vasodilatação, por exemplo).

Primun Non Nocere

Em todas as intervenções, o princípio fundamental é "em primeiro lugar, não causar mal" (primum non nocere), ressaltando a importância de abordagens cuidadosas e baseadas em evidências no manejo da via aérea para minimizar o risco de complicações graves

Preparo do Time e dos Recursos

O preparo adequado da sala onde as manobras de VAD serão realizadas é de suma importância. Isso inclui a disponibilidade de todos os equipamentos necessários para o manejo da via aérea difícil, como dispositivos supraglóticos, kits para cricotiroidotomia de emergência e um plano claro para "Não consigo intubar, não consigo oxigenar" – *Can't Intubate Can't Oxygenate* (CICO).

Manobras de obtenção das Vias Aéreas em Urgências

Na gestão emergencial das vias aéreas, diversas manobras e procedimentos são empregados para assegurar a patência e a oxigenação adequadas do paciente. Cada técnica tem suas indicações, vantagens e sequências específicas de execução.

a) Intubação Orotraqueal (IOT) com auxílio de Bougie

A Intubação Orotraqueal é o método padrão para assegurar uma via aérea definitiva em situações de emergência.

O Bougie é um dispositivo flexível utilizado para auxiliar na intubação difícil, agindo como um guia sobre o qual o tubo endotraqueal pode ser avançado. Ele pode ser indicado quando a visualização da glote é parcial ou quando a intubação direta é difícil (Cormack 2). Inserido através das cordas vocais, seguido pela passagem do tubo endotraqueal sobre ele.

Pontos importantes para uma intubação bem-sucedida incluem:

- Posicionamento adequado do paciente, com a cabeça em extensão para alinhar as vias aéreas.
- Uso de laringoscópio para visualizar a glote e confirmar o Cormack-Lehane 1 ou 2 (**Figura 18.24.**).
- Introduzir o Bougie (**Figura 18.25.**).
- Segurar o estilete, retirar o laringoscópio.
- Fazer deslizar a prótese endotraqueal previamente lubrificada com Xilocaína® Gel sobre o estilete até a passagem pela entrada da laringe (**Figura 18.26.**).
- Insuflar o cuff, confirmar a medida pelo cuffômetro (12-15 cmH2O).
- Retirar o guia Bouguie segurando a cânula de intubação.
- Auscultar e/ou usar o capnógrafo. Fixar o tubo.

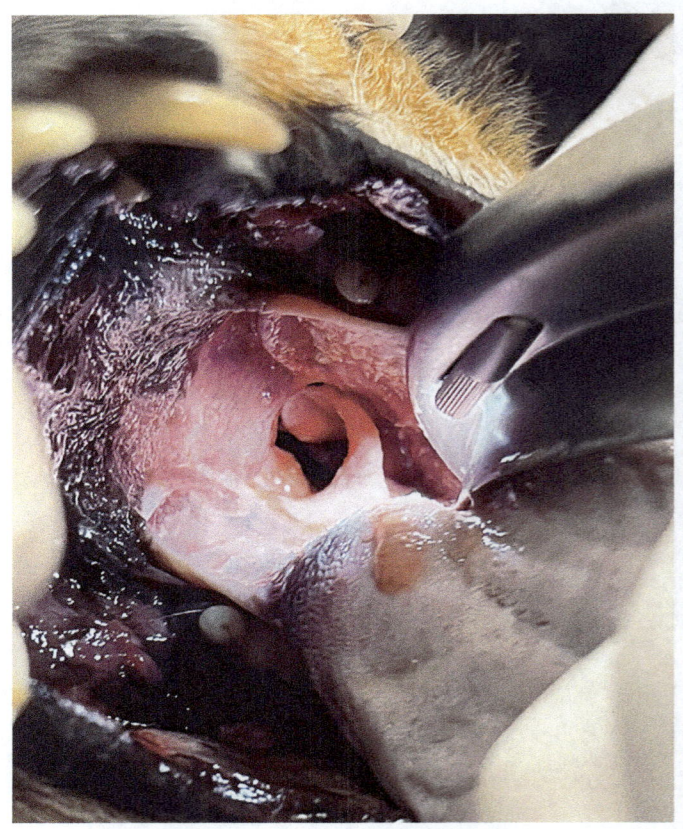

Figura 18.24. – Confirmação do Cormack por Laringoscopia

Seção III

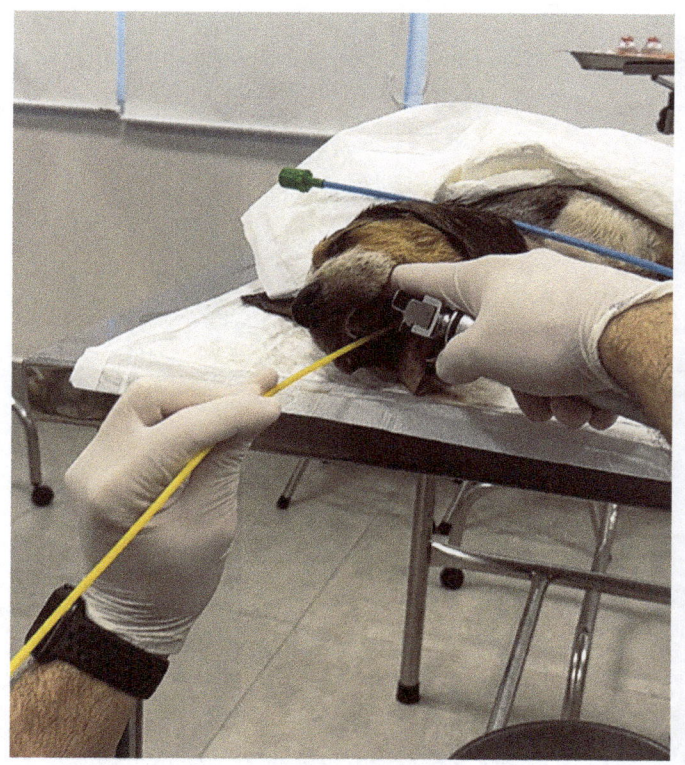

Figura 18.25. – Passagem do Bougie pela fenda glótica.

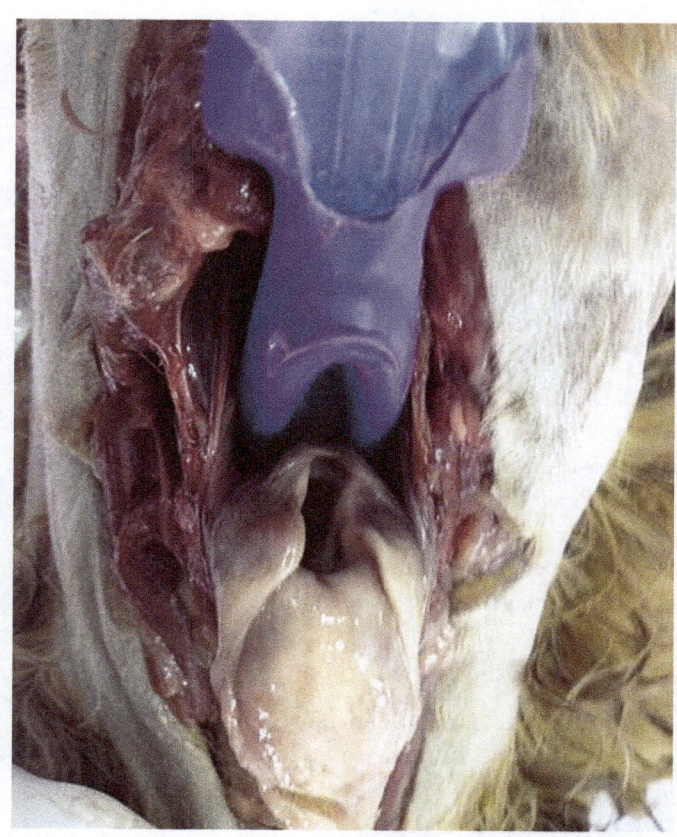

Figura 18.27. – Peça anatômica demonstra o acoplamento anatômico entre a máscara laríngea e a glote do felino

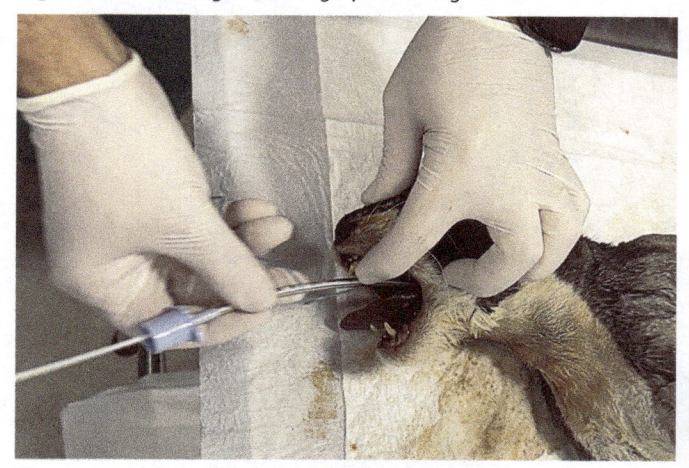

Figura 18.26. – Tubo traqueal deslizado sobre o Bougie

- Introduzir com delicadeza a máscara laríngea com a mão direita, orientado com o dedo indicador esticado, até sentir uma resistência (**Figura 18.28.**).
- Insuflar o *cuff*.
- Auscultar e/ou usar o capnógrafo. Fixar a máscara.

b) Intubação com máscara laríngea

Os dispositivos supraglóticos, como a máscara laríngea, representam uma ferramenta valiosa no manejo da via aérea, especialmente em situações em que a intubação endotraqueal se torna complicada (Cormack-Lehane 1-2 em felinos ou braquicéfalos). Estes dispositivos são projetados para se assentar sobre a entrada da laringe, permitindo a ventilação sem a necessidade de um tubo endotraqueal na traqueia, e com inserção às cegas (**Figura 18.27.**).

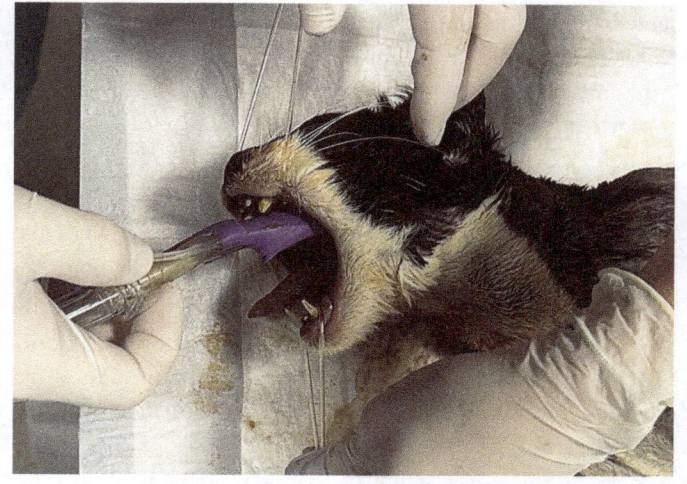

Figura 18.28. – Máscara sendo inserida guiada pelo palato até que haja a acomodação final em articulação temporomandibular

Via Aérea Cirúrgica

Durante o atendimento emergencial ou nos cuidados intensivos, quando há uma falha na principal função da via aérea anterior (ou superior), que é permitir a passagem livre do ar, é necessário adotar manobras corretivas. A intubação traqueal frequentemente surge como a primeira opção na mente dos profissionais da área. Contudo, como já observado, existem outros dispositivos que permitem uma eficaz passagem de ar sem a necessidade de invasão traqueal.

Para que esses métodos alternativos sejam efetivos, a cavidade oral e a estrutura faringo-laringeana devem estar funcionais. No entanto, quando o uso de dispositivos supraglóticos não é viável e a intubação traqueal não é permitida, o acesso à via aérea deve ser estabelecido cirurgicamente. As opções incluem: a punção cricoide com ventilação transtraqueal a jato, a cricotireideotomia e a traqueotomia. Todos esses procedimentos têm o objetivo comum de garantir que o oxigênio alcance os pulmões.

Cricotireoideotomia

A cricotireoidotomia é um procedimento emergencial para o manejo rápido de vias aéreas obstruídas, sendo uma opção menos invasiva e de execução rápida e simples, principalmente para Cormack-Lehane 3 e 4.

Indicada principalmente para animais com lesões severas na face e vias aéreas superiores, como traumas e paralisias laríngeas, este procedimento também é recomendado para casos de edema de glote, lacerações ou avulsão dos condutos respiratórios superiores. É uma alternativa em situações em que o animal perdeu o reflexo de tosse, está em coma sem perspectiva de recuperação imediata, ou em casos de intoxicação por monóxido de carbono.

Embora as indicações para a cricotireoidotomia sejam semelhantes às da traqueotomia, suas vantagens incluem uma técnica mais rápida e menos danosa, com risco reduzido de lesões nos tecidos moles ou nervos, além de causar menos desconforto ao animal.

Para realizar a cricotireoidotomia, é essencial ter o mínimo de cuidados com a antissepsia no local, como tricotomia e limpeza com solução de clorexidina a 2%. Deve-se escolher uma cânula de tamanho apropriado, geralmente 2/3 do diâmetro da traqueia do animal.

Os materiais necessários são simples: uma lâmina de bisturi n.º 23 com cabo, uma cânula de cricotireoidotomia ou traqueotomia, ou um kit percutâneo específico para tal procedimento.

O processo inicia com o animal em decúbito dorsal. Identifica-se a membrana cricoide com o dedo indicador, deslizando-o sobre a traqueia da entrada do tórax em direção cranial. Após localizar a membrana, faz-se uma incisão transversal na pele e, em seguida, na própria membrana. Frequentemente, assim que

a membrana é incisada e a via aérea é estabelecida, o animal começa a respirar. Depois, insere-se a cânula ou tubo adequado para manter a via aérea aberta (**Figuras 18.29. a 18.31.**).

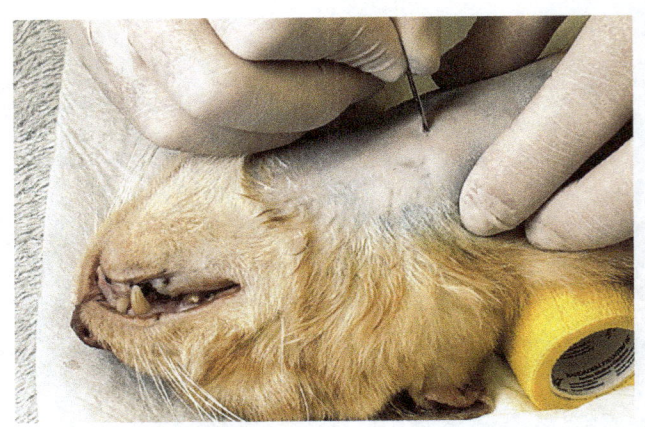

Figura 18.29. – Incisão sobre a membrana cricotireoidea com lâmina de bisturi.

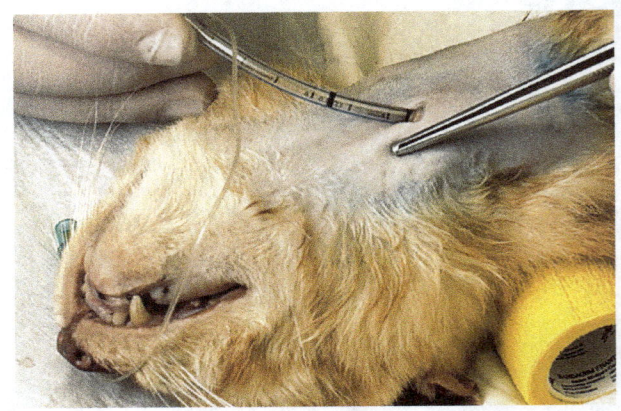

Figura 18.30. – Colocação da cânula ou tubo pela incisão garante a via aérea em poucos segundos.

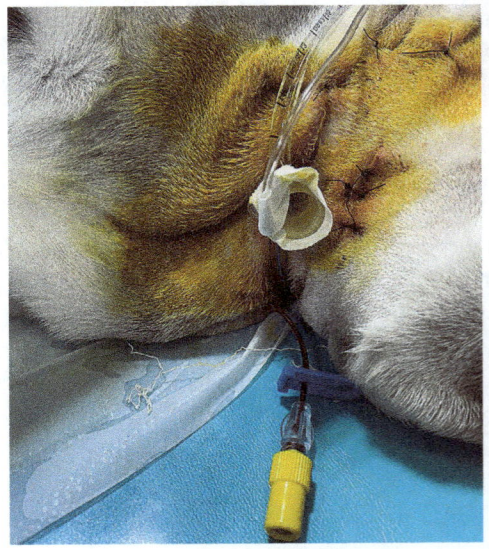

Figura 18.31. – Pacientes obesos, com pescoço curto e grande volume de pele sempre dificultam o procedimento, exigindo perícia e agilidade durante a crico de urgência

Traqueotomia

A traqueostomia é um procedimento invasivo destinado a garantir a permeabilidade da via aérea em situações em que as porções anteriores do trato respiratório de pequenos animais (como cavidade nasal, boca, orofaringe, laringe e membrana cricotireoidea) estão obstruídas ou não permitem passagem de ar suficiente para os pulmões, confirmando Cormack-Lehane 3 e 4 sem viabilidade para Cricotireoideostomia. Isso pode ocorrer devido a ferimentos por mordeduras, traumas, tumores ou outras lesões que tornem a região da laringe inacessível.

Embora o procedimento possa variar ligeiramente com base na anatomia específica do paciente e nas preferências do cirurgião, os passos básicos são geralmente os seguintes:

- Realize a antissepsia da região ventral do pescoço.
- Palpe cuidadosamente para localizar a traqueia e os anéis traqueais na região ventral do pescoço, geralmente abaixo da laringe.
- Realize uma incisão cutânea mediana de aproximadamente 2-4 cm, longitudinal à traqueia, de maneira a expor entre 3 e 4 anéis traqueais (**Figura 18.32.**).
- Disseque cuidadosamente os tecidos subcutâneos e a fáscia para expor a traqueia.
- Identifique os anéis traqueais e faça uma incisão vertical entre dois anéis, preferencialmente na região média da traqueia (entre o 2° e 3° anéis) – **Figura 18.33.**
- Insira cuidadosamente um tubo de traqueotomia estéril através da incisão. O tamanho do tubo deve ser adequado para o diâmetro traqueal do cão (**Figura 18.33.**).
- Deixe as suturas de resgate posicionadas (**Figura 18.34.**).

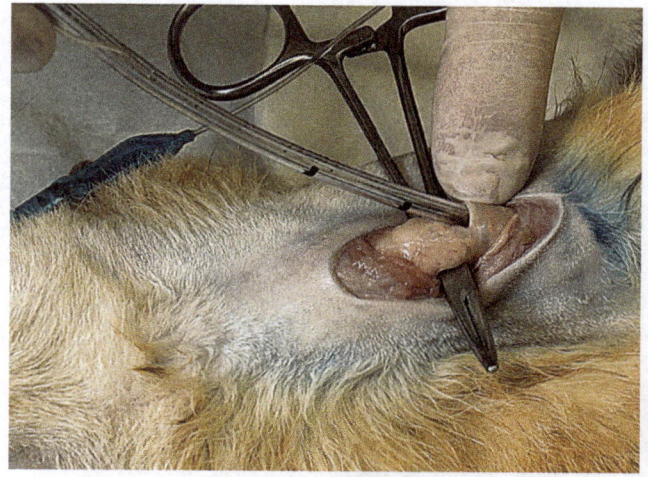

Figura 18.33. – Colocação da sonda sob estabilização da traqueia

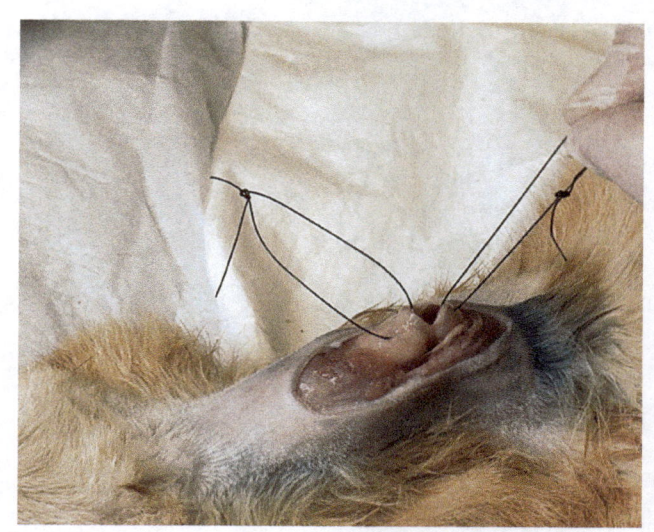

Figura 18.34. – Manutenção da sutura de resgate entre os anéis

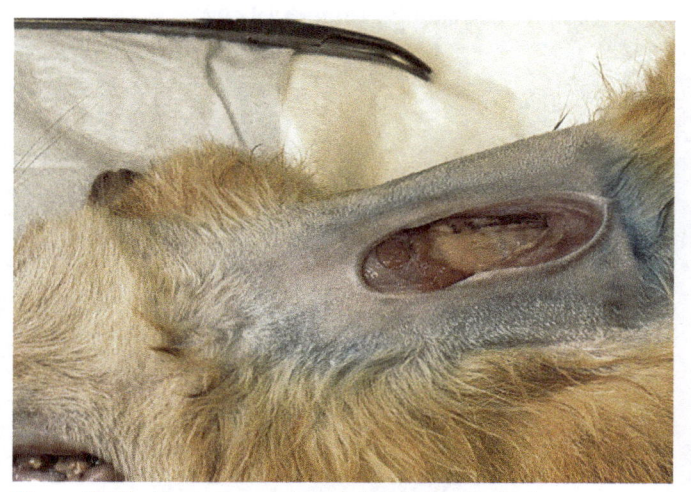

Figura 18.32. – Traqueia exposta após incisão longitudinal

Devido à sua natureza invasiva e necessidade de ser realizada em ambiente cirúrgico, a traqueostomia emergencial deve ser considerada um último recurso para obtenção e controle da via aérea. Técnicas menos invasivas e que preservem a fisiologia devem ser priorizadas, recorrendo-se às abordagens mais complexas e invasivas apenas quando as alternativas mais simples se mostrarem ineficazes. Portanto, as indicações e contraindicações para cada técnica devem ser cuidadosamente avaliadas, considerando-se a que melhor se adapta às condições do paciente e oferece o menor risco possível.

B – Boa respiração

Este é o momento em que a performance da expansão torácica, a qualidade da ventilação e a oxigenação devem ser priorizados.

- Checar troca gasosa – SpO_2/$EtCO_2$ ou análise de gases.
- Ausculta, percussão, T-FAST.

- Oferta de oxigênio.
- Garantir a expansão torácica:

o Selo de tórax deverá ser empregado de forma emergencial em caso de pneumotórax aberto (**Figuras 18.35. e 18.36.**).

o Considerar toracocentese em caso de doença de ocupação pleural (**Figuras 18.37. a 18.44.**).

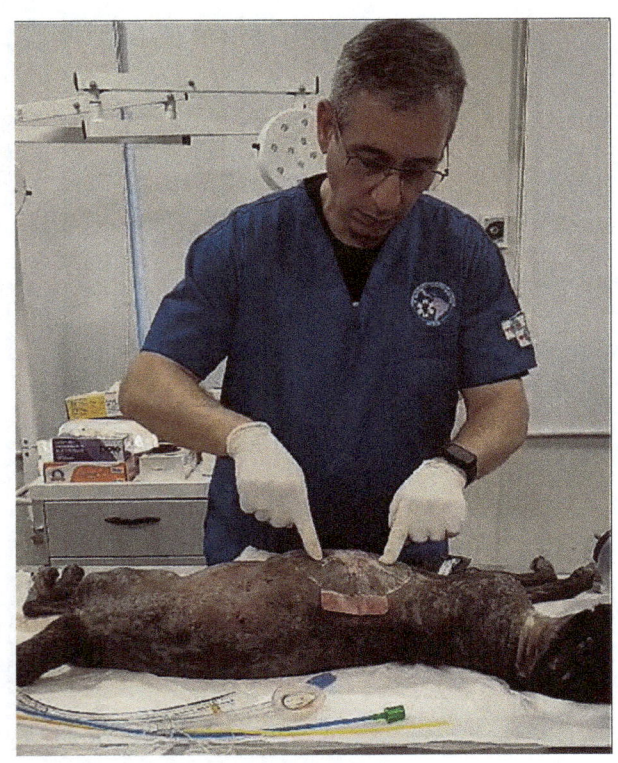

Figura 18.35. – Selo de tórax aplicado no cenário emergencial em caso de pneumotórax aberto em canino

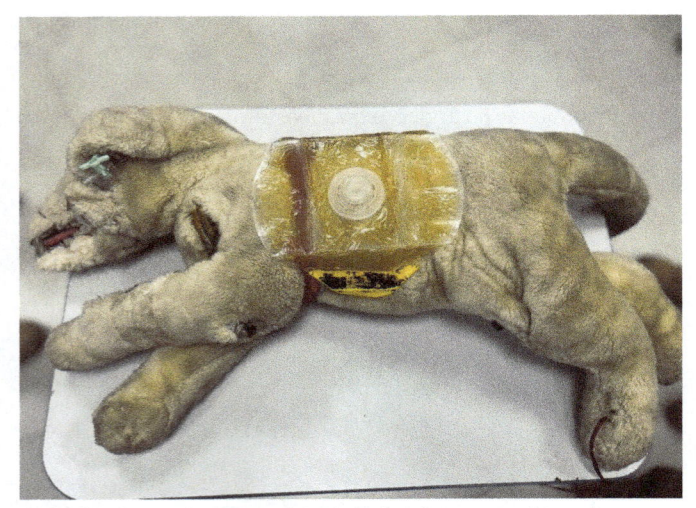

Figura 18.36. – Selo torácico valvulado devidamente posicionado

A toracocentese por cateter (ou agulha) é um procedimento emergencial utilizado para remover líquido, ar ou sangue da cavidade torácica, que pode ser crucial para aliviar a pressão e melhorar a função respiratória. Aqui está uma descrição passo a passo do procedimento:

Avaliação e preparação

- Avalie o paciente para confirmar a indicação para toracocentese, como efusão pleural ou pneumotórax.
- Estabilize o cão com suporte de oxigênio e fluidoterapia, se necessário.
- Posicione o animal em estação ou decúbito lateral, dependendo da condição clínica e do conforto do animal.

Antissepsia e bloqueio local

- Realize a antissepsia da área de inserção, geralmente entre a 7ª e a 9ª costela na linha axilar, usando soluções antissépticas apropriadas.
- Aplique anestesia local na área para minimizar o desconforto durante a inserção do cateter.

Marcação e Inserção do Dispositivo

- Palpe cuidadosamente as costelas na região selecionada para identificar o espaço intercostal ideal para a inserção do cateter (**Figura 18.37.**).
- Utilize uma agulha de calibre adequado, cateter ou um kit de toracocentese.
- Insira a agulha no espaço intercostal, direcionando-a o mais paralelamente à parede costal, penetrando pelo borde cranial e evitando danificar a artéria e a veia intercostais.
- Aspire suavemente com uma seringa para confirmar a presença de líquido ou ar na cavidade torácica, checando o posicionamento correto da torneira de 3 vias para aspiração (**Figuras 18.38. e 18.39.**).
- Se necessário, a técnica de toracocentese por cateter permite a conversão para um mini tubo torácico pela técnica de Seldinger (**Figura 18.40.**).

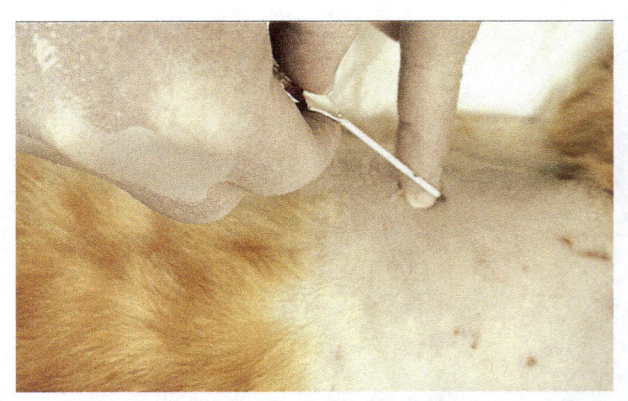

Figura 18.37. – Após a localização, realizar a inserção do cateter conforme angulação descrita.

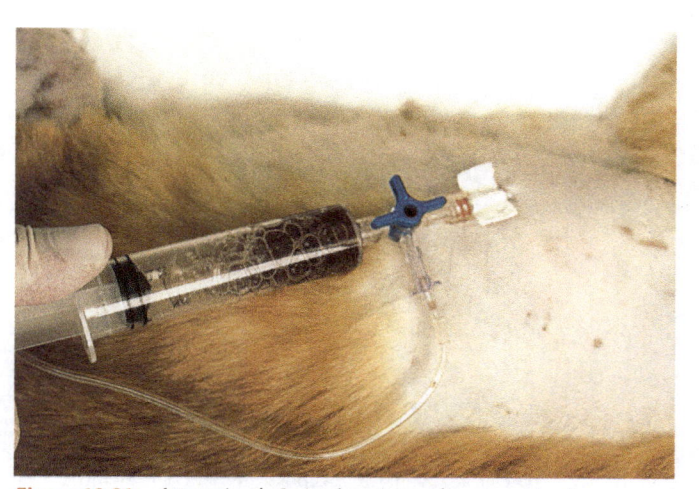

Figura 18.38. – A torneira de 3 vias é posicionada para aspiração.

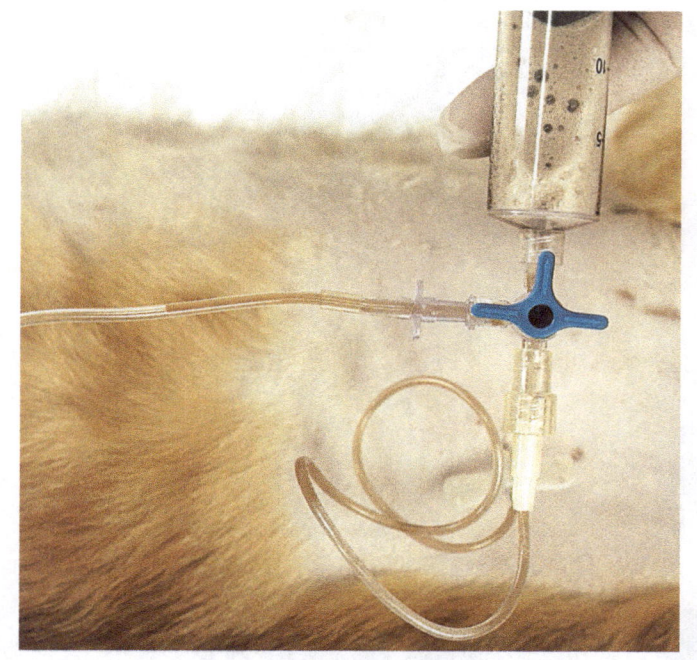

Figura 18.39. – Após a aspiração, a torneira de 3 vias é posicionada para retirada do conteúdo.

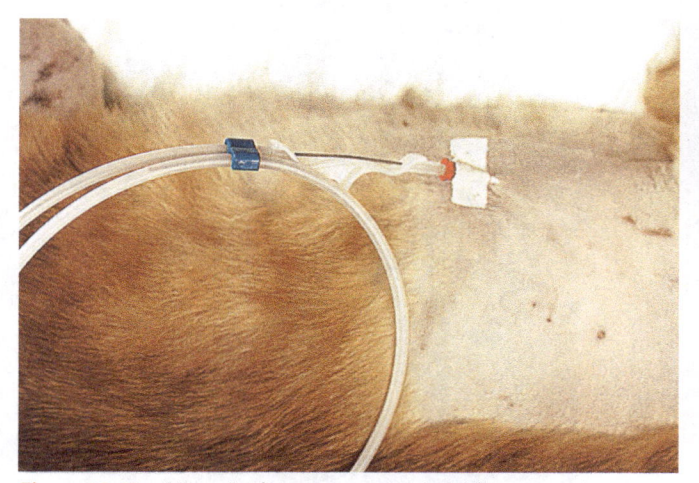

Figura 18.40. – Migração da toracocentese via Seldinger permite uma inserção rápida do tubo torácico.

7. C – CIRCULAÇÃO

C – Circulação

- Buscar acesso venoso (percutâneo – **Figuras 18.41. e 18.42.**, dissecção venosa – **Figuras 18.43. a 18.45.**, ou intraósseo – **Figuras 18.46. a 18.51.**).
- Repor volemia baseado em metas.
- Estabelecer localização hemodinâmica do paciente.
- A-FAST: pesquisa por líquido livre/ sangramento cavitário.
- Buscar classificação do choque e fenótipo hemodinâmico.
- Entrega de oxigênio (DO_2): considerar necessidade de hemocomponentes.

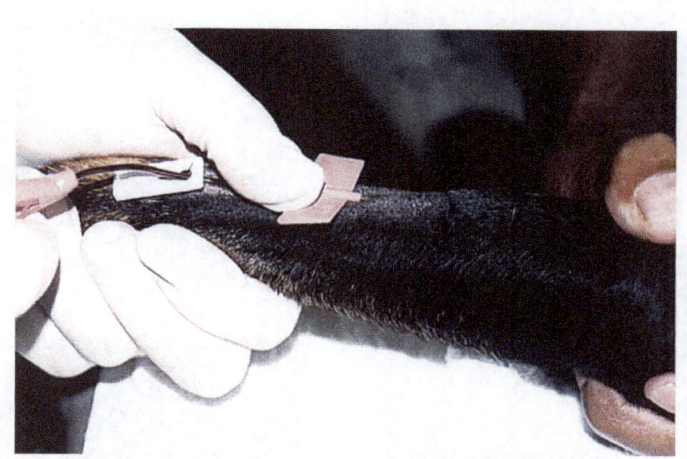

Figura 18.41. – Inserção de dispositivo percutâneo Safe T Intima.

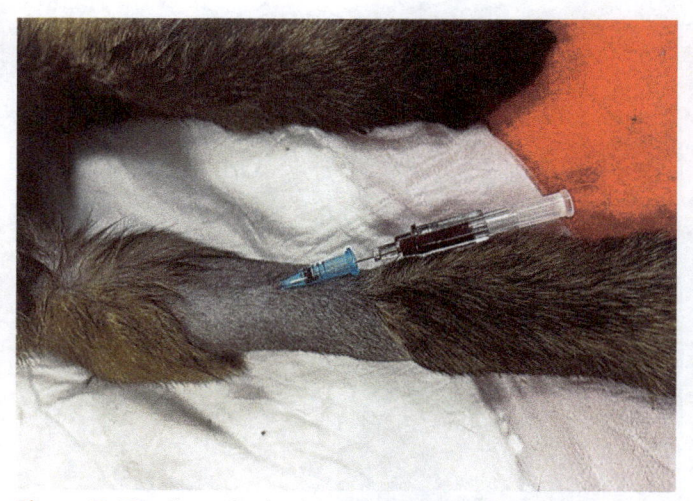

Figura 18.42. – Remoção da amostra para exames de urgência pelo canhão do cateter (Lactato, Ht, Proteínas Totais e Glicemia)

Seção III

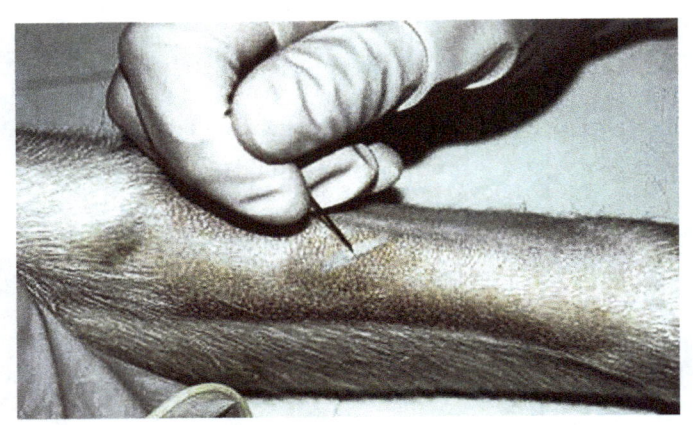

Figura 18.43. – Dissecção ou "Mini Cutdown" que pode ser realizado nas veias Safena Lateral, Jugular ou Cefálica com auxílio de agulha.

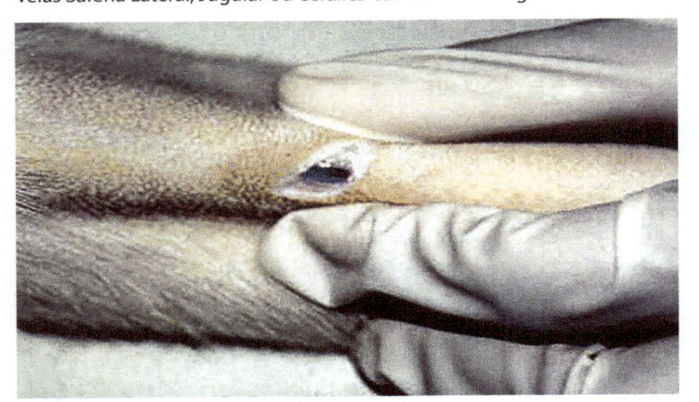

Figura 18.44. – Exposição da veia

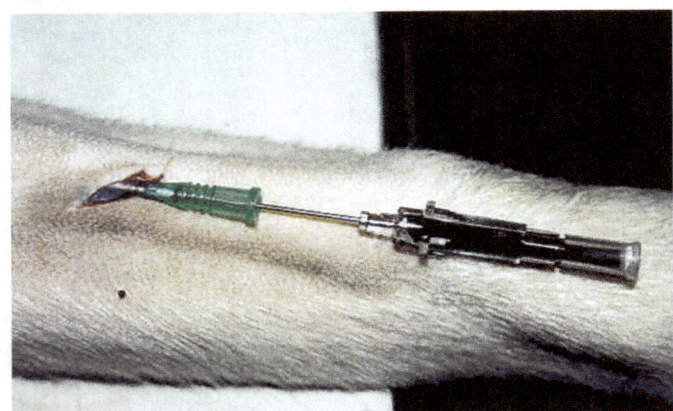

Figura 18.45. – Canulação por dissecção

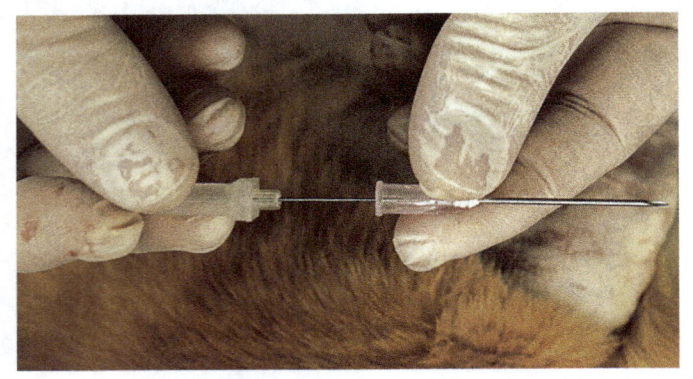

Figura 18.46. – Mandril guia de um cateter 20G sendo posicionado por dentro de uma agulha 40x12 para punção intraóssea.

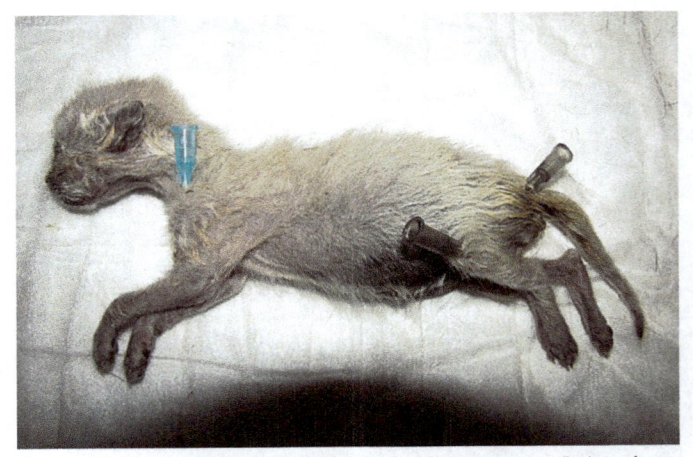

Figura 18.47. – Localizações anatômicas possíveis para punção intraóssea (platô tibial, cabeça do úmero e fêmur). O platô tibial é o ponto de eleição para esta técnica em qualquer raça canina ou felina, de qualquer idade, pela sua versatilidade e segurança.

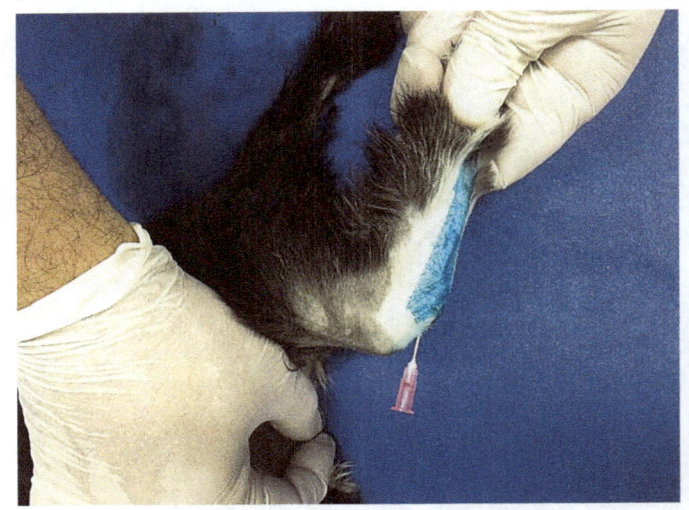

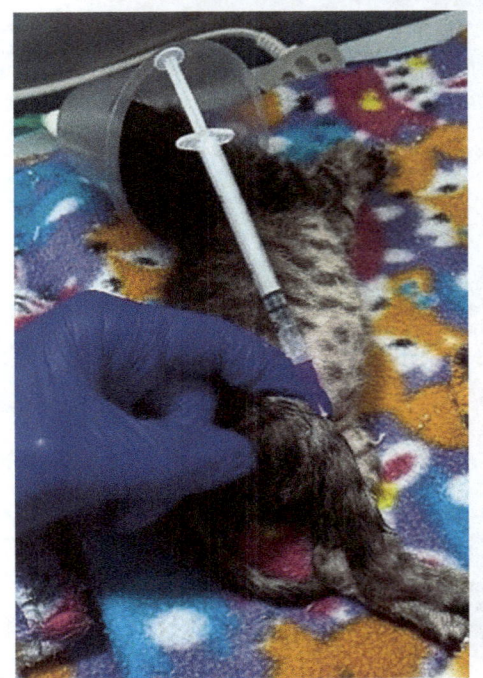

Figura 18.48. – Agulha posicionada em felino e em primata.

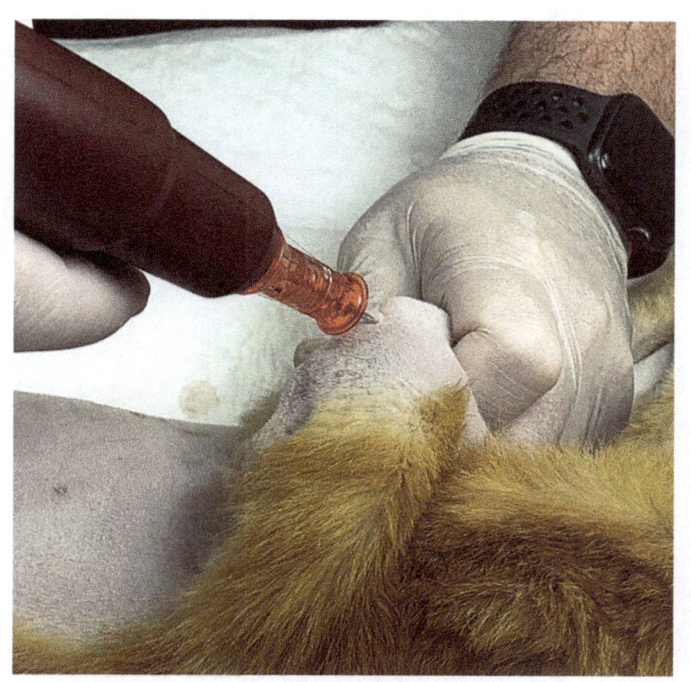

Figura 18.49. – Equipamento EZ-IO posicionado em platô tibial

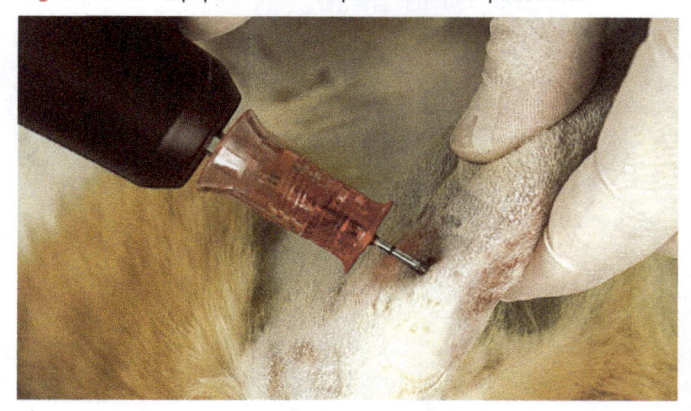

Figura 18.50. – Equipamento EZ-IO posicionado em porção lateral da tíbia. O mesmo também pode ser utilizado em região umeral com total segurança.

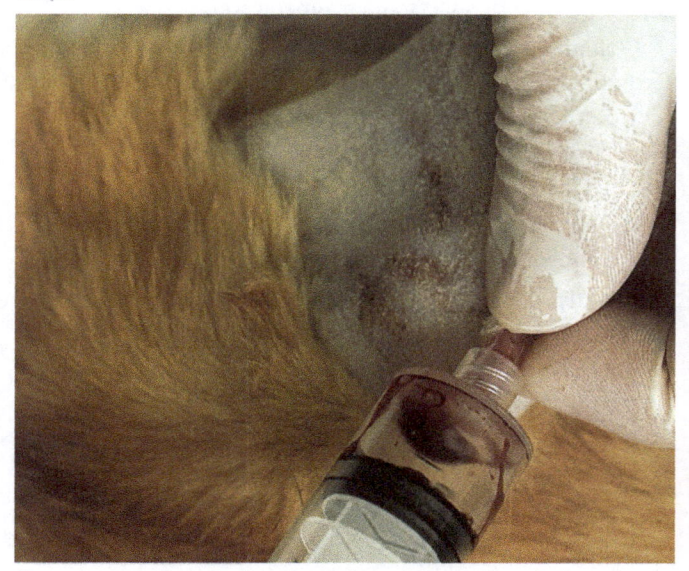

Figura 18.51. – Retirada de amostra da medula para exames de urgência

8. D – *DISABILITY* (AVALIAÇÃO NEUROLÓGICA)

D– *Disability* (Deambulação) Avaliação neurológica

- Escala simplificada AVDN < A
  A – Alerta.
  V – Responsivo a estímulo verbal.
  D – Responsivo a estímulo doloroso.
  N – Não responsivo.
- Escala de como de Glasgow
- Avaliação da atividade motora.
- Avaliação do tronco encefálico.
- Avaliação do nível de consciência.

9. E – *ENVIRONMENT* (AVALIAÇÃO À EXPOSIÇÃO AMBIENTAL)

E– *Environment* – Avaliação à exposição ambiental

- Hipotermia.
- Hipertermia.
- Tóxicos.
- Lesões abaixo da pelagem.
- Checagem de corpo estranho em cavidade oral.
- Risco de exposição a zoonoses, produtos perigosos, itens radioativos.

10. ABORDAGEM SECUNDÁRIA

Após a estabilização inicial deverá ser conduzido o exame físico completo e com maior direcionamento, em busca de alterações que comprometam a abordagem inicial. O acrônimo mnemônico ABORDAGEM, criado pelo autor, é um método eficiente para que nada seja esquecido no exame e todos os sistemas sejam abordados, nesta segunda fase de atendimento (**Quadro 18.1.**).

Quadro 18.1. – Sequência de apoio com descrição em tópicos da abordagem XABCDE

ABORDAGEM SECUNDÁRIA
REALIZAR SEMPRE EM SEGUIDA AO **XABCDE** E ESTABILIZAÇÃO DO PACIENTE

A: Ar (Cheque novamente e constantemente as vias aéreas).
B: Boa respiração (Garanta a oxigenação e a ventilação sempre).
O: Oxigenação (Confira a relação saturação/FiO_2).
R: Retroperitônio (Sempre suspeite de hemorragias, use o FAST em todo trauma).
D: Desidratação e Dor (Avaliar a reposição volêmica e manter analgesia).
A: Abdômen (Ausculte, palpe, percuta).
G: Gânglios e Glicemia (Avalie os linfonodos e cheque o nível glicêmico).
E: Encéfalo (Exame neurológico completo, manter a pontuação da escala de coma adaptada de Glasgow sempre entre >17).
M: Membros (Painel radiológico completo, exame ortopédico).

Esta é uma sequência importante, devendo ser repetida em todo exame clínico de manutenção do paciente grave, e realizada em períodos determinados pela gravidade do processo (a cada 10 minutos, a cada hora ou continuamente, por exemplo).

10.1 Exames Laboratoriais

No atendimento de urgências, o diagnóstico da causa base não é obrigatório, conforme citado anteriormente a prioridade neste momento é garantir a vida do paciente e controlar as possíveis situações de risco. Sendo assim, não devemos aguardar por resultados de exames complementares para dar início à abordagem inicial.

Alguns exames complementares são de fácil realização, apresentam baixo custo e devem ser realizados no próprio serviço, além de oferecer dados iniciais importantes sobre a condição geral do paciente numa situação de emergência. São eles: lactato, hematócrito, proteínas totais, glicemia e fita de urina, capazes de auxiliar de forma importante no delineamento da gravidade, tomada de decisões, gestão de recursos e direcionamento terapêutico, como, por exemplo, avaliando a necessidade de hemocomponente ou direcionando a manobra de reanimação volêmica.

Devemos reforçar que no cenário de emergência é muito importante considerar a volemia do paciente (cães 8-9% peso corporal, gatos 6%), principalmente em cenários com históricos de perdas, como, por exemplo, diante de processos hemorrágicos. Além do que a retirada de sangue para exames também pode implicar em prejuízo, principalmente para pacientes menores do que 1 kg.

10.2 Monitoração

O período de monitoração deve ser iniciado assim que o paciente se apresentar estável, com normalização dos parâmetros macro e micro-hemodinâmicos. Neste momento deverá ser considerada sua transferência para a unidade de internação, onde deve contar com profissionais especializados, tecnicamente capacitados para monitoramento e acompanhamento da evolução, bem como reconhecimento precoce das instabilidades eventuais que podem acontecer neste cenário. Apesar da tecnologia disponível, atualmente o exame físico bem-feito continua sendo o padrão ouro de acompanhamento contínuo (consultar Capítulo de Monitorização, Exame Físico, Sinais Clínicos e Linha da Vida), associado às técnicas automatizadas. É importante que sejam utilizados alguns parâmetros de referência para o exame clínico sequencial de urgência, conforme as **Quadros 18.2. e 18.3.**

Durante a permanência no serviço hospitalar, devemos aliar cuidado médico ao conforto necessário para que o paciente se sinta melhor de forma continuada. A colocação de brinque-

Quadro 18.2. – Sinais de gravidade em cães

Sinais de gravidade e necessidade de ativação da equipe – Cães
– AVDN <A ou Glasgow <17
– PAM <65mmHg ou >120mmHg
– PS <90mmHg ou >150mmHg
– PD <40mmHg ou >100mmHg
– FC <60bpm, >150bpm, arritmias
– FR >30mpm, <15mpm
– TR <37,5ºC, >39,6ºC
– Delta Tcp >6,5ºC
– Mucosas pálidas/ TPC >3s/ TEJ >2s
– Ausência de borborigmos intestinais
– Ausência de curva de pulso - oxímetro
– SpO2 <92%, padrão respiratório irregular
– Lactato > 3,2mmol/L

Quadro 18.3. – Sinais de gravida em gatos

Sinais de gravidade e necessidade de ativação da equipe – Gatos
– AVDN <A ou Glasgow <17
– PAM <65mmHg ou >120mmHg
– PS <100mmHg ou >150mmHg
– PD <40mmHg ou >100mmHg
– FC <140bpm, >180bpm, arritmias
– FR >30mpm, <15mpm
– TR <37,5ºC, >39,6ºC
– Delta Tcp >8,5ºC
– Mucosas pálidas/ TPC >3s/ TEJ >2s
– Ausência de borborigmos intestinais
– Ausência de curva de pulso - oxímetro
– SpO2 <92%, padrão respiratório irregular
– Lactato > 2,5mmol/L

dos, o acolchoamento adequado e o tratamento com carinho garantem melhores resultados.

Devemos levar em consideração alguns princípios básicos da enfermagem do paciente crítico, a fim de minimizar as sequelas e garantir sucesso na recuperação:

Nenhum paciente está bem hoje somente porque estava bem ontem, os quadros podem evoluir de forma inesperada dentro do cenário da terapia intensiva, por isso o monitoramento permite o reconhecimento precoce.

A avaliação clínica deverá ser periódica, contínua nos pacientes mais críticos e a cada 2-4 horas nos pacientes fora de risco imediato.

Registros escritos de todos os parâmetros e acontecimentos devem ser realizados para que um prognóstico mais seguro seja traçado através de uma tendência, e se possa prever os problemas antes que eles causem complicações.

10.3 Enfermagem com amor, carinho e cuidado

Todo paciente crítico deve ser tratado com muita atenção e paciência. Devem receber cuidado direcionado com relação à mobilização precoce, alimentação personalizada, higiene, terapias alternativas (acupuntura, fisioterapia) ao longo do processo de internação, principalmente com o objetivo de conferir conforto e minimizar o estresse durante este período.

Nos exames físicos periódicos, que devem fazer parte da rotina, deve-se estabelecer contato com o paciente para fazê-lo sentir-se melhor. Alguns procedimentos devem ser adotados na rotina da enfermagem:

- Evitar decúbito prolongado (troca de posição a cada 2h), de preferência com um protocolo completo de reabilitação pela equipe de fisioterapia.

- Prevenir infecções, manter o ambiente sempre limpo. Utilize fraldas descartáveis para manter a higiene.

- Manter as necessidades nutricionais supridas, sempre lembrando que o paciente crítico é hipermetabólico, e pode necessitar de, pelo menos, uma vez e meia a necessidade nutricional de um paciente comum. Por isso é de suma importância que seja seguida a prescrição dietética adequada, a ser realizada pelo médico-veterinário. Deve-se atentar também a manutenção das sondas, sejam nasoesofágicas/gástricas.

- Prover bem-estar psicológico, realizar caminhadas frequentes, estimular o paciente e oferecer muito carinho.

- Conferir ao paciente a possibilidade de descanso respeitando ciclos dia/noite, permitindo minimização de alarmes e barulhos, a depender de cada cenário individual.

11. CONSIDERAÇÕES FINAIS

"Na recepção, deve-se assumir que todos os pacientes estão à beira da morte e que muito da "Hora de Ouro" já se passou. Portanto, a luta pela sobrevivência começa imediatamente. O tratamento é iniciado antes do diagnóstico - uma quebra no protocolo necessária. A ressuscitação e a estabilização têm prioridade, já que muitas das vítimas de trauma morrem esperando um diagnóstico"

Shock trauma critical care

Devemos entender que a especialidade de urgências e terapia intensiva é um mundo diferente na medicina veterinária, por corresponder a uma grande faixa de pacientes que deverão receber atendimento rápido, eficaz e especializado.

Nosso paciente não se limita a um órgão, sistema ou doença. O paciente deve ser compreendido como um todo, levando em consideração todos os sistemas fisiológicos que atuam simultaneamente em prol da homeostase. O paciente sempre deverá ser individualizado e compete a capacidade técnica altamente especializada do médico-veterinário intensivista a individualização de protocolos e monitoramento de forma contínua.

O profissional que se habilita a atuar nesta área deve receber treinamento especializado constante (cursos ABC Trauma e ABC Cuidados Intensivos – www.laveccs.org), devido às mudanças e avanços contínuos no atendimento do paciente crítico. É imperativo termos em mente que o paciente crítico é diferente, por possuir requerimentos elevados, apresentar hipermetabolismo e na maioria das vezes não ser capaz de sustentar suas funções vitais de forma autônoma.

12. LITERATURA RECOMENDADA

1. Rabelo, RC, Guia de conduta para o médico-veterinário. 2a edição. 2018.
2. Silverstein, D. C., Hopper, K. Smal animal critical care medicine. 3th edition. St Louis. Elsevier; 2023.
3. Vincent, JL., Moore, FA., Bellomo, R., Marini, JJ. Textbook of critical care. 8th edition. St. Louis. Elsevier; 2023.
4. Réa-Neto, A., Rezende, E., Mendes, CL, David, CD. Consenso Brasileiro de Monitorização e Suporte Hemodinâmico - Parte IV: Monitorização da Perfusão Tecidual, RBTI 2006 18 (2), 154-60.
5. Puryear B, Roarty J, Knight C. EMS Tactical Combat Casualty Care. 2022 Oct 3. In: StatPearls [Internet]. Treasure Island (FL): StatPearls Publishing; 2024 Jan–. PMID: 30335293.
6. Giebner SD. The Transition to the Committee on Tactical Combat Casualty Care. Wilderness Environ Med. 2017 Jun;28(2S):S18-S24. doi: 10.1016/j.wem.2016.11.005. Epub 2017 Mar 6. PMID: 28279652.
7. Edwards TH, Palmer LE, Baxter RL, Sager TC, Coisman JG, Brown JC, George C, McGraw AC. Canine Tactical Combat Casualty Care (K9TCCC) Guidelines. J Spec Oper Med. 2020 Spring;20(1):101-111. doi: 10.55460/YUMR-DBOP. PMID: 32203614.
8. Palmer LE, Maricle R, Brenner JA. The Operational Canine and K9 Tactical Emergency Casualty Care Initiative. J Spec Oper Med. 2015 Fall;15(3):32-38. doi: 10.55460/RMVA-7381. PMID: 26360351.
9. Cormack RS, Lehane J. Difficult tracheal intubation in obstetrics. Anaesthesia. 1984; 39: 1105-11.
10. Barash PG, Cullen BF, Stoelting RK. American Society of Anesthesiologists (ASA). Practice guidelines of management of the difficult airway. Anesthesiology. 2003;98:1269-77.
11. Lavery GG, McCloskey BV. The difficult airway in adults critical care. Crit Care Med. 2008; 36(7):2163-76.
12. Nørskov AK, Rosenstock CV, Wetterslev J, Astrup G, Afshari A, Lundstrøm LH. Diagnostic accuracy of anaesthesiologists' prediction of difficult airway management in daily clinical practice: a cohort study of 188 064 patients registered in the Danish Anaesthesia Database. Anaesthesia. 2015 Mar;70(3):272-81. doi: 10.1111/anae.12955. Epub 2014 Dec 16.
13. Russotto V, Myatra SN, Laffey JG, Tassistro E, Antolini L, Bauer P, Lascarrou JB, Szuldrzynski K, Camporota L, Pelosi P, Sorbello M, Higgs A, Greif R, Putensen C, Agvald-Öhman C, Chalkias A, Bokums K, Brewster D, Rossi E, Fumagalli R, Pesenti A, Foti G, Bellani G; INTUBE Study Investigators. Intubation Practices and Adverse Peri-intubation Events in Critically Ill Patients From 29 Countries. JAMA. 2021 Mar 23;325(12):1164-1172. doi: 10.1001/jama.2021.1727. Erratum in: JAMA. 2021 May 24.

19

Bases do Atendimento Pré-Hospitalar (APH-K9)

Rodrigo Cardoso Rabelo
Camila Molina Soares

1. INTRODUÇÃO

A abordagem inicial deste capítulo não poderia ser mais apropriada, ecoando o lema "*Our Companions, our Teammates, our Defenders – Let's protect those who protect us*". Esta poderosa afirmação, oriunda do guia tático K9 *Tactical Emergency Casualty Care* (K9-TECC), não só ressoa com a essência do conteúdo em discussão, mas também sublinha a importância e o impacto dessa abordagem tanto no contexto da medicina veterinária, quanto no âmbito civil.

Em situações onde indivíduos enfrentam incidentes traumáticos ou crises de saúde fora de estabelecimentos médicos, é prática comum recorrer aos serviços de atendimento pré-hospitalar, que em território brasileiro são providenciados pelo SAMU, Corpo de Bombeiros e entidades privadas. Enquanto essa prática está solidificada na medicina humana há várias décadas, na veterinária, tal atendimento ainda é limitado a poucos centros de referência. As clínicas e hospitais veterinários frequentemente não possuem funcionários treinados para orientar os donos dos animais em primeiros socorros, e muitas universidades carecem de programas específicos em emergência veterinária, resultando na inserção de profissionais no mercado que não estão adequadamente capacitados para lidar com emergências e, por extensão, o atendimento pré-hospitalar.

O ambiente de cuidado pré-hospitalar apresenta desafios singulares: não é suficiente focar apenas no paciente, é crucial que o emergencista esteja ciente do seu entorno e garanta a segurança da equipe. Cada situação é única, demandando do profissional, assertividade, rapidez, raciocínio lógico e controle emocional para navegar com eficácia no complexo espectro do Atendimento Pré-Hospitalar Veterinário (APHV), evidenciando a importância de desenvolver tais habilidades e conhecimentos específicos no campo da veterinária.

2. FORMAÇÃO DO SERVIÇO

O Atendimento Pré-Hospitalar Veterinário (APHV) apresenta características distintas em sua implementação e operação, as quais são determinantes para a eficácia desse serviço. Elementos críticos dessa estrutura incluem o centro de comunicação, a unidade móvel de atendimento e a equipe de primeiros socorros.

No cerne do APHV está o centro de comunicação, essencial para o gerenciamento inicial dos casos. Ali, operadores treinados atendem chamadas, fornecem orientações iniciais de socorro e mobilizam os recursos necessários. É imperativo que os atendentes registrem detalhes vitais da emergência, como a natureza do incidente, a quantidade de pacientes envolvidos, localização exata e contato, além de tranquilizar quem está na linha e fornecer orientações básicas para o cuidado imediato.

Quanto aos primeiros respondentes, são eles que se deslocam para o local da emergência. A equipe típica é composta por, no mínimo, dois profissionais — um condutor habilitado em primeiros socorros e um médico veterinário. Equipes com três integrantes são ideais, permitindo que o terceiro socorrista, também capacitado, possa auxiliar o veterinário com procedimentos enquanto estão a caminho do local do incidente

3. TREINAMENTO INDIVIDUALIZADO NO APH

Os veterinários são formados em condições controladas de hospital, em ambientes esterilizados, climatizados e equipados com os recursos necessários, onde o risco predominante é o de lesões causadas pelos animais. No entanto, o atendimento pré-hospitalar veterinário (APHV) apresenta um conjunto diversificado de desafios que tornam cada intervenção única, exigindo um planejamento meticuloso para enfrentar um espectro amplo de condições médicas e locais de ocorrência.

Uma das principais diferenças é a necessidade de deslocamento rápido e seguro até o local do incidente. A agilidade deve ser equilibrada com a observância das normas de trânsito, pois mesmo veículos de emergência estão sujeitos às leis, incluindo o respeito aos semáforos e limites de velocidade. A segurança no trânsito é uma responsabilidade legal do motorista, que também deve garantir a sinalização adequada da área de atendimento com cones, fitas e o posicionamento estratégico do veículo de emergência.

Além disso, o ambiente externo expõe a equipe a uma variedade de riscos que devem ser avaliados cuidadosamente antes de prestar socorro (**Tabela 19.1.**). A prioridade do médico-

Tabela 19.1. – Riscos encontrados em uma cena de APH

Trânsito	Energia elétrica	Atendimento em ambiente aquático
Incêndio/Explosão	Estrutura colapsada	Perigos biológicos (incluindo zoonoses)
Gases tóxicos	Produtos perigosos	Condições Climáticas
Baixa iluminação	Pessoas agressivas	

Adaptado de Rabelo & Valerio. Cap 2 Atendimento Pré-Hospitalar. In: Jericó, MM. Tratado de Medicina Interna de Cães e Gatos. 2a Ed. Rio de Janeiro, Guanabara Koogan, 2023. E

Tabela 19.2. – Metas da abordagem tática

Metas da abordagem tática
Cumprir a missão com o mínimo de acidentes possível.
Manter a superioridade tática.
Manter a equipe K9 (manipulador e/ou K9) engajada ao máximo na neutralização da ameaça existente.
Manter a segurança da equipe, garantindo que o condutor K9 sempre esteja envolvido ao lidar com o k9 lesionado.
Mover a equipe atingida para um local seguro e evitar danos adicionais.
Trazer imediatamente hemorragias potencialmente fatais.
Minimizar o dano público.

-veterinário é a segurança de todos os envolvidos, autorizando o início do atendimento apenas quando for seguro. A serenidade e a avaliação precisa da cena são cruciais; o socorrista só pode auxiliar efetivamente se não se tornar uma vítima adicional. Cabe também ao médico a solicitação de apoio adicional, quando necessário, como forças policiais, serviços de trânsito, bombeiros ou outros recursos de APHV. Essa avaliação inicial deve ser constante, pois as condições podem mudar rapidamente, ameaçando a segurança dos socorristas, da vítima, do tutor e dos espectadores.

4. A EXECUÇÃO DO APH

A análise das principais metas do APH-K9, como delineado no guia (**Tabela 19.2.**), revela uma notável consonância com os objetivos adotados nas rotinas de atendimento hospitalar, enfatizando a continuidade entre o atendimento pré-hospitalar e o gerenciamento das equipes de resposta, incluindo a segurança em todos os procedimentos. Este paralelo destaca a integração das práticas de emergência em diferentes ambientes, sublinhando a universalidade dos princípios de cuidado e a importância de um sistema de resposta bem estruturado e eficaz.

Portanto, é possível padronizar os objetivos do atendimento pré-hospitalar mantendo os cuidados da rotina operacional:

• Tratar os feridos com segurança.

• Limitar o risco de baixa.

• Alcançar o sucesso na missão.

• Manter o racional das fases de atendimento (**Figura 19.1.**).

■ Cuidado sob o fogo (CUF - *Care Under Fire*) – *Quente.*

■ Cuidado tático em campo (TFC - *Tactical Field Care*) – Morno.

■ Cuidado tático de evacuação (TACEVAC - Tactical Evacuation Care) – *Frio.*

A fase de cuidado sob fogo (CUFF) ocorre na "Zona quente", e está relacionada com a preocupação em controlar as ameaças diretas à vida com máxima segurança (**Figuras 19.2. e 19.2A.**).

• *Muzzle, move* – Contenção do animal com focinheira, e transporte para local seguro.

• Avaliar rapidamente, reagir, sair:

■ Esta fase resume o momento crítico do atendimento realizado em ambiente não seguro e recorda que devemos executar apenas a contenção de hemorragias maciças e garantir a segurança da equipe envolvida caso haja risco iminente (atendimento domiciliar, cliente agressivo, ou mesmo no ambiente tático)

O cuidado tático em campo (TFC) ocorre na conhecida "Zona morna", e deve ser iniciado após a abordagem da ameaça à vida, já em um cenário de maior segurança (**Figura 19.3.**). Foco em tratar as causas evitáveis de morte e executar o restante do protocolo XABC.

O cuidado tático de evacuação (TACEVAC) se refere ao transporte da vítima para um cenário de cuidado definitivo e inclui a abordagem final do APH em um local seguro considerado "Zona Fria" após a estabilização de zona morna (**Figuras 19.4. e 19.4A.**).

A triagem por gravidade é essencial neste passo, pois determinará quais recursos serão utilizados e quais necessidades irão advir do atendimento.

• Triagem; reporte para o serviço que regulará; evacuação para o serviço médico-veterinário capacitado.

• Suporte avançado (telemedicina).

Sendo assim, todo o cenário costuma ser crítico, sendo o tempo um importante aliado nas tomadas de decisões, contudo devemos sempre manter em foco a meta de **conter os danos com processos claros e se proteger.**

O conceito acerca da abordagem do paciente grave deverá seguir a mesma ordem, independente do cenário pré ou hospitalar.

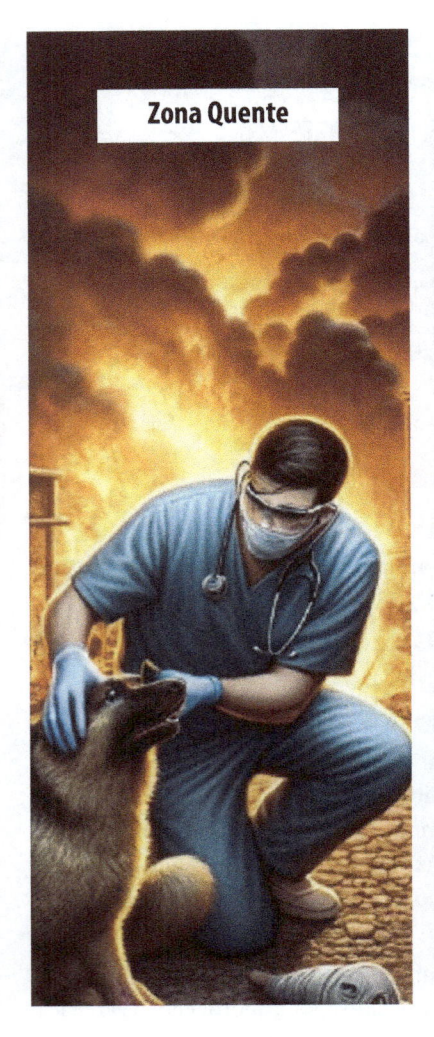
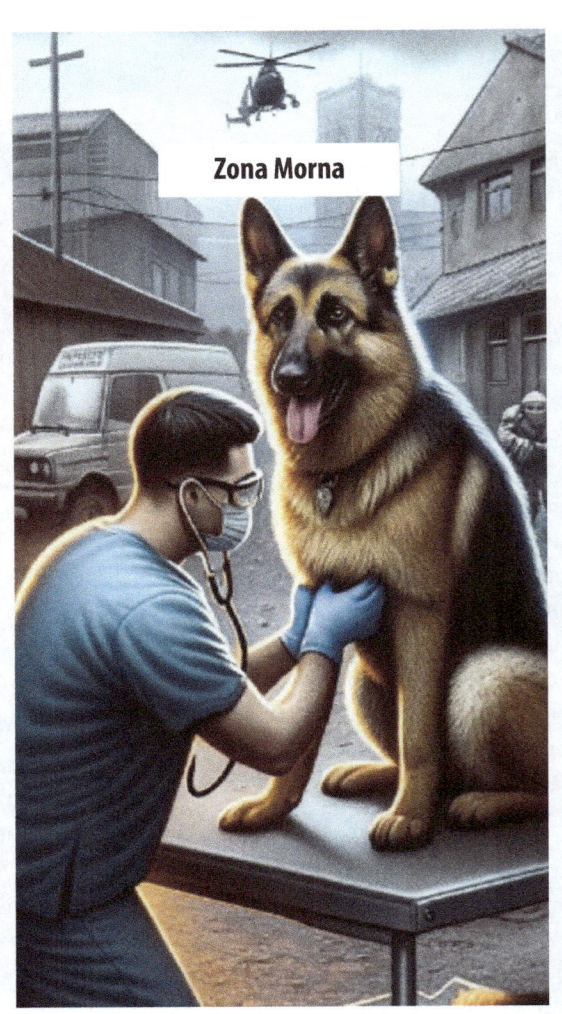
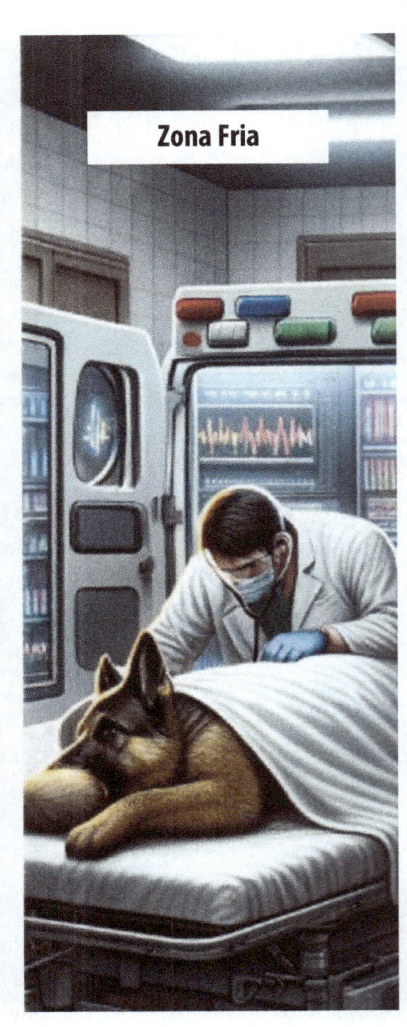

Figura 19.1. – Zonas de ação de acordo com o nível de segurança, recursos disponíveis e capacidade de atendimento.

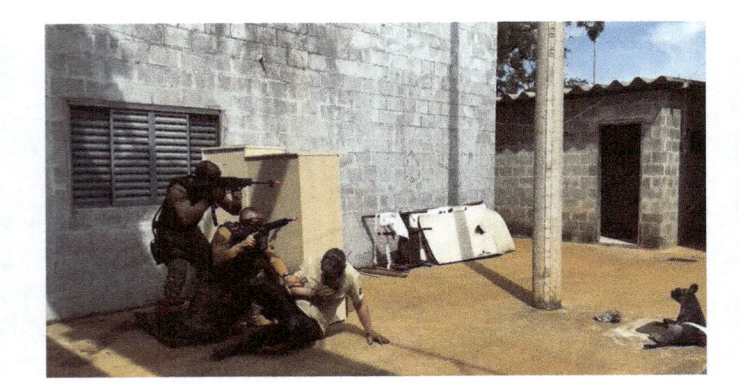

Figura 19.2. – Zona Quente: Ambiente de insegurança para o time, requer contenção do animal de maneira rápida, controle da hemorragia maciça, e busca de um abrigo ou ambiente de maior segurança. A prioridade é a segurança do socorrista antes da vítima.

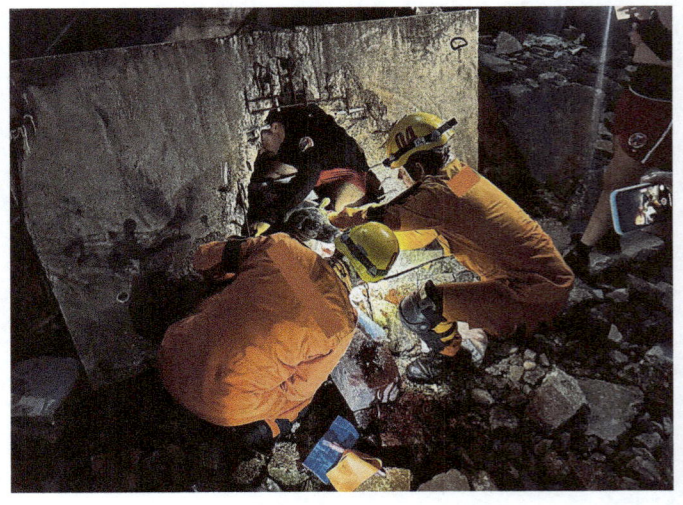

Figura 19.2A. – A zona quente é definida pelo perigo iminente ao socorrista e à vítima, e pode ser representada por diversos cenários, como no resgate de locais de difícil acesso.

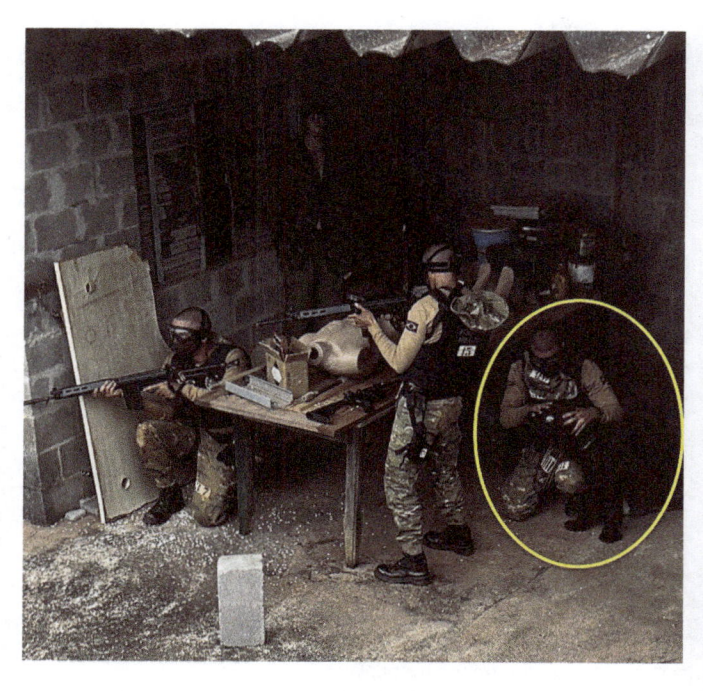

Figura 19.3. – Zona Morna: Local com mais recursos, mais protegido e com melhor cenário para continuar o protocolo XABC de atendimento à vítima.

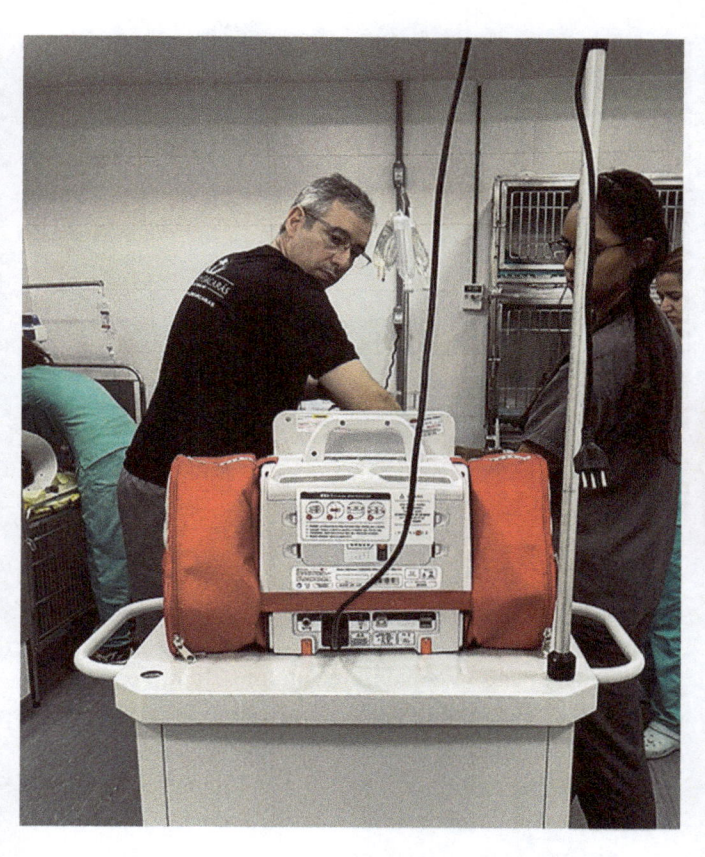

Figura 19.4A. – Zona Fria: Ambiente hospitalar totalmente controlado, seguro e que disponha dos recursos necessários para finalizar o atendimento.

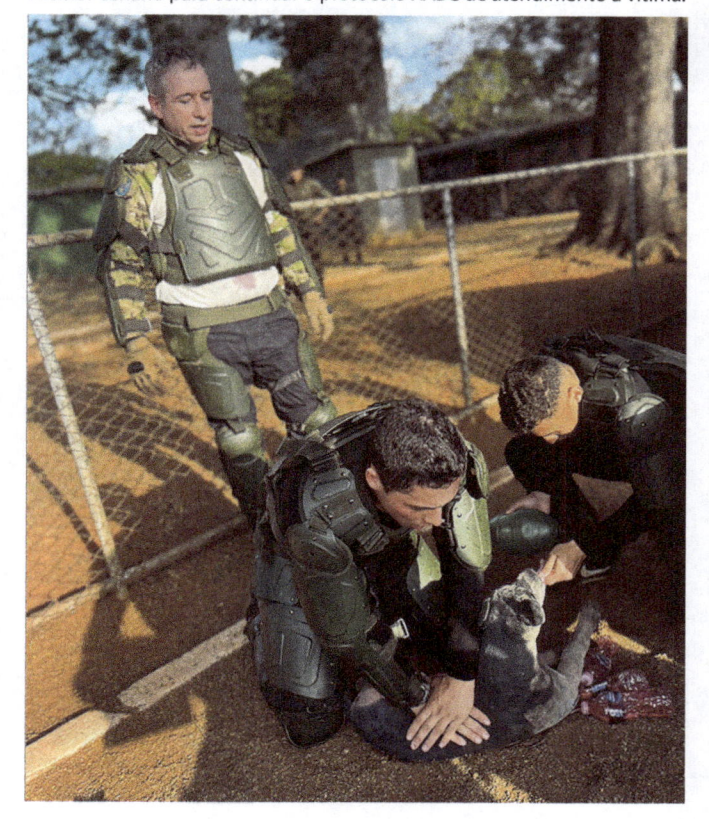

Figura 19.4. – Zona Fria: Ambiente seguro, sem risco à equipe de socorristas, e preparada para iniciar transporte para um ambiente hospitalar.

1. Estabilidade primária e classificação de gravidade.
2. XABCDE/ MARCH.
3. Terapêutica definitiva, além de monitorar e vigiar complicações.

O protocolo MARCH foi criado pelo *Tactical Combat Casualty Care* (TCCC) com o principal objetivo a disseminação e padronização das técnicas e estratégias de salvamento. Trazendo o conceito para o contexto do APH-K9 na medicina veterinária podemos ainda fazer algumas considerações, principalmente no domínio M, priorizando o uso da focinheira com o objetivo de preconizar maior segurança no cenário do atendimento, considerando a situação de estresse que o animal se encontra, além de fatores como dor e ansiedade (**Figura 19.5.**).

Ainda sobre o uso da focinheira, somente deverá ser reconsiderada em casos específicos como: obstrução de via aérea superior; complicações respiratórias graves; trauma facial grave; intermação; inconsciência.

No MARCH, conforme demonstrado na **Figura 19.5.**, a ordem respeita:

- Colocação da focinheira, planejar a movimentação para zona segura e contenção de hemorragias maciças.
- Garantir permeabilidade de via aérea.
- Garantir respiração e função de caixa torácica.
- Reanimação circulatória baseada em metas.
- Avaliação neurológica em conjunto com minimização dos efeitos ambientais como hipotermia e hipertermia.

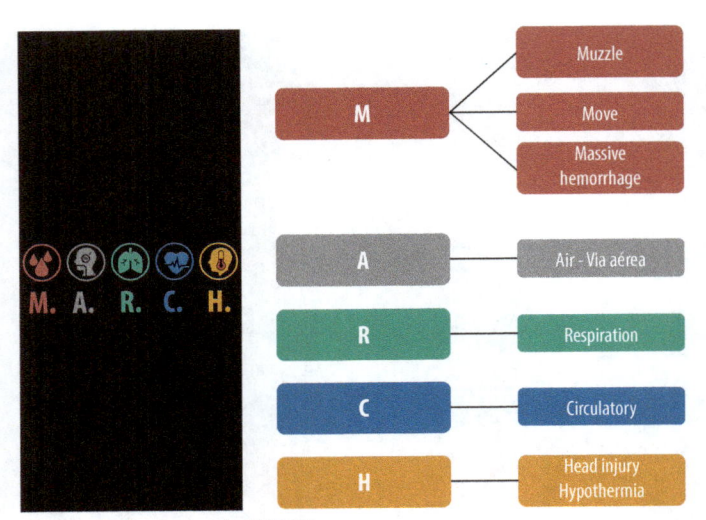

Figura 19.5. – Protocolo MARCH

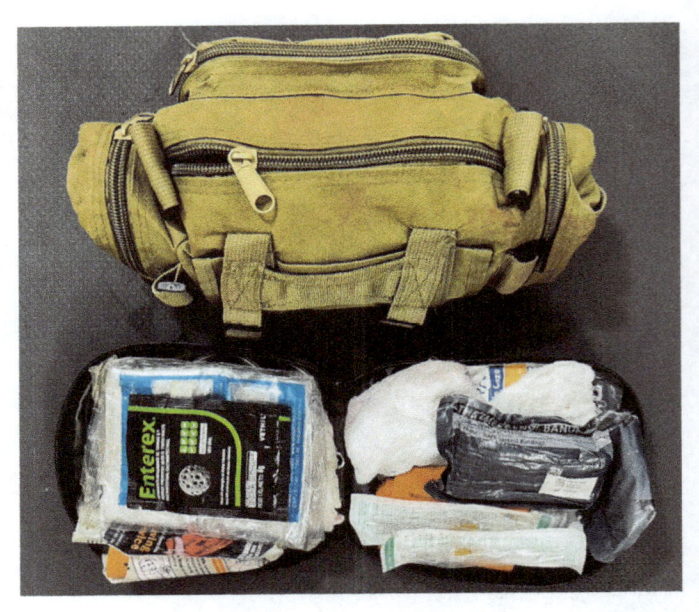

Figura 19.6. – Kit de primeiros socorros recomendado com ferramentas para uso na abordagem pré-hospitalar

Portanto, a abordagem MARCH e XABCDE são muito semelhantes, inclusive contendo os mesmos domínios e ordem de processos, sendo assim consideramos que a diferenciação está apenas relacionada à nomenclatura. Com isso, podem ser consideradas ambas abordagens para o atendimento (consultar o **Capítulo 18 Abordagem Primária e Secundária – XABCDE**).

Por fim, é importante citarmos a necessidade de carregarmos no cenário pré-hospitalar o kit de primeiros socorros (*Individual First Aid Kit – IFAK*), com ferramentas indicadas para que sejam possíveis as manobras de MARCH/ XABCDE (**Figura 19.6.**).

O kit poderá ser organizado de acordo com o objetivo (uso direto no cinto de utilidades ou colete, ou ainda como mochila na viatura de transporte). A sequência a seguir determina os recursos básicos (**Figura 19.6A.**):

- Bolso 1 – Contenção de hemorragias massivas:
  - Bandagem israelense.
  - Torniquete SWAT-T.
  - Gaze de preenchimento (com ou sem agente hemostático).
- Bolso 2 – Abordagem de via aérea:
  - Kit de Cricotirotomia (lâmina de bisturi 23, cânula).
  - Máscara laríngea.
- Bolso 3 – Boa respiração:
  - Selo torácico (com e sem válvula).
- Bolso 4 – Circulação:
  - Bolsa de ringer lactato e equipo macrogotas.
  - Cateter intravascular.
  - Esparadrapo.
- Bolso 6 – Antídotos e medicamentos.

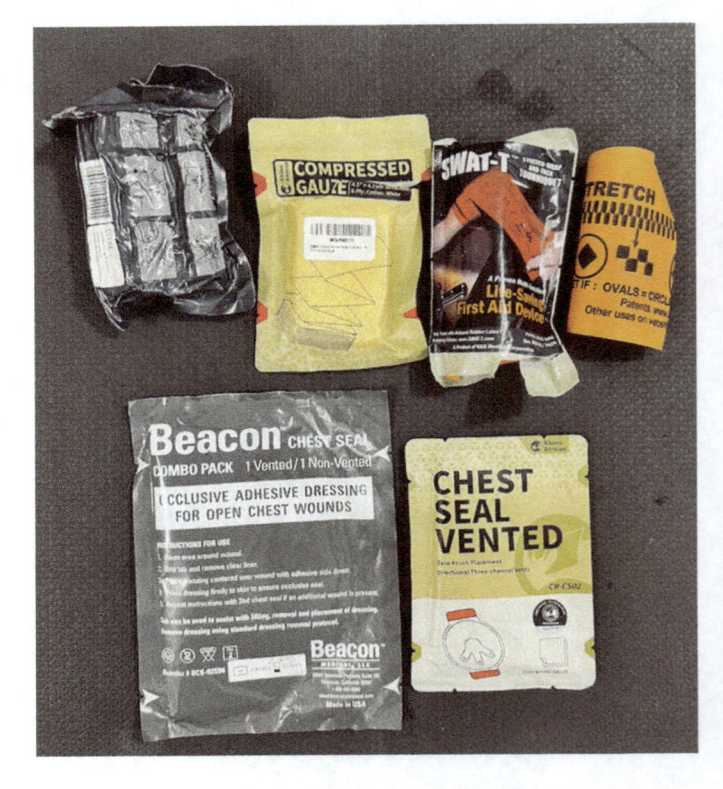

Figura 19.6A. – Detalhes dos principais itens do IFAK (Bandagem israelense, torniquete SWAT-T, Gaze de Combate e Selos de Tórax).

5. CONCLUSÃO

"O destino do traumatizado está na mão de quem faz o primeiro curativo."

Nicholas Senn, 1904

A assertiva do Dr. Nicholas Senn, proferida em 1904, ressoa com profunda veracidade no contexto do APH Veterinário. Essa percepção sublinha a importância crítica da formação de um serviço estruturado e devidamente equipado. A capacitação adequada dos primeiros socorristas, que são muitas vezes o divisor de águas entre a vida e a morte, é essencial. Eles devem estar prontos para avaliar e agir com precisão no momento crítico inicial, determinando assim o curso subsequente do tratamento e, por extensão, o prognóstico do animal.

Inspirados por essa máxima, a sinergia entre as equipes de campo e as clínicas veterinárias torna-se um elo vital no *continuum* do cuidado. A qualidade da primeira intervenção e o transporte eficiente para uma unidade especializada são elementos que podem definir o resultado do tratamento. A integração e a comunicação fluida entre os diferentes níveis de atendimento asseguram que o fundamento estabelecido pelos primeiros respondentes seja adequadamente construído e ampliado pelos profissionais subsequentes, consolidando a base para a recuperação do animal.

Por fim, a incorporação de tecnologias avançadas e novos equipamentos no APHV não é apenas uma extensão da máxima de Senn, mas uma evolução necessária. A habilidade de realizar diagnósticos imediatos e precisos no local do incidente é uma realidade tangível que, quando utilizada por socorristas treinados, redefine o "primeiro curativo" no contexto moderno. Para o profissional veterinário que busca adentrar e se destacar no APHV, o compromisso com a atualização contínua e a adoção de inovações é um imperativo que honra o legado do Dr. Nicholas Senn, elevando o padrão do atendimento emergencial e influenciando positivamente o destino dos animais traumatizados

6. LITERATURA RECOMENDADA

1. Palmer, L., Yee, A., K9 Tactical emergency casualty care. (K9-TECC) – Direct threat care (DTC) – Guidelines, 2016.
2. Brasel KJ. Advanced trauma life support (ATLS®): The ninth edition. J Trauma Acute Care Surg. 2013;74(5):1363–6.
3. Ali J, Sorvari A, Camera S, Kinach M, Mohammed S, Pandya A. Telemedicine as a potential medium for teaching the advanced trauma life support (ATLS) course. J Surg Educ. 2013;70(2):258–64.
4. Brown HA, Tidwell C, Prest P. Trauma training in low- and middle-income countries: A scoping review of ATLS alternatives. African J Emerg Med. 2022;12(1):53–60.
5. Rabelo & Valerio. Cap 2 Atendimento Pré-Hospitalar. In: Jericó, MM. Tratado de Medicina Interna de Cães e Gatos. 2a Ed. Rio de Janeiro, Guanabara Koogan, 2023.
6. Puryear B, Roarty J, Knight C. EMS Tactical Combat Casualty Care. 2022 Oct 3. In: StatPearls [Internet]. Treasure Island (FL): StatPearls Publishing; 2024 Jan–. PMID: 30335293.
7. Giebner SD. The Transition to the Committee on Tactical Combat Casualty Care. Wilderness Environ Med. 2017 Jun;28(2S):S18-S24. doi: 10.1016/j.wem.2016.11.005. Epub 2017 Mar 6. PMID: 28279652.
8. Edwards TH, Palmer LE, Baxter RL, Sager TC, Coisman JG, Brown JC, George C, McGraw AC. Canine Tactical Combat Casualty Care (K9TCCC) Guidelines. J Spec Oper Med. 2020 Spring;20(1):101-111. doi: 10.55460/YUMR-DBOP. PMID: 32203614.
9. Palmer LE, Maricle R, Brenner JA. The Operational Canine and K9 Tactical Emergency Casualty Care Initiative. J Spec Oper Med. 2015 Fall;15(3):32-38. doi: 10.55460/RMVA-7381. PMID: 26360351.

20 As Bases da Fluidoterapia para o Paciente Grave

Camila Molina Soares
Rodrigo Cardoso Rabelo

1. INTRODUÇÃO

A fluidoterapia é amplamente utilizada no cenário de terapia intensiva, os principais objetivos de seu uso incluem: a normalização do débito cardíaco através da reidratação, objetivando restaurar a entrega de oxigênio de acordo com a otimização de fluxo e consequente reversão da hipóxia tecidual, além de possibilitar a correção de desequilíbrios eletrolíticos e ácido-base.

Na medicina humana os estudos acerca do tema são cada vez mais explorados, o que torna ainda maior a exigência de atualização a respeito da temática. A literatura veterinária ainda é escassa no que diz respeito a estudos multicêntricos randomizados de qualidade, sendo assim é importante mantermos a nossa atualização também junto ao acompanhamento da literatura médica que já tem bem estabelecido o impacto deletério do emprego de excesso de volume (*overload*) no tratamento de pacientes graves.

2. CONCEITOS BÁSICOS DE FLUIDOTERAPIA

Sabemos que a fluidoterapia consiste em um dos principais pilares terapêuticos para o paciente grave, devendo sempre ser considerada uma prescrição individualizada, como para qualquer outro fármaco utilizado. Para que possa ser utilizado o racional correto para cada prescrição é indispensável que se tenha conhecimento sobre os mecanismos de troca de fluidos entre os compartimentos corporais, hemodinâmica, composição dos fluidos comercialmente disponíveis, métodos de monitoramento e reconhecimento precoce da necessidade de proscrição. A água corporal total (ACT) representa a totalidade de água do corpo composta pela segmentação de alguns compartimentos individualizados, líquido extracelular e líquido intracelular, LEC e LIC, respectivamente (**Figura 20.1.**):

O LEC representa 33% da água corporal total, sendo ainda subdividido em porção intravascular, presente dentro dos vasos (cerca de 25% do líquido extracelular) e porção intersticial (cerca de 75% do líquido extracelular). O LIC é composto pelos líquidos presentes no interior das células. Representando cerca de 66% da água corporal total. Esta noção básica nos permite entender sobre a importante diferença nos conceitos de desidratação, que é a perda de líquido intersticial e a hipovolemia, relacionada a perda de líquido intravascular.

Além do entendimento sobre os volumes é necessário ter também o entendimento sobre as forças que atuam nos compartimentos, possibilitando desta forma a compreensão sobre a movimentação de líquido entre eles. A pressão hidrostática (PH) é a força que o fluido exerce na parede do compartimento (vasos), ela é dependente do débito cardíaco e da resistência vascular periférica. Por sua vez, a pressão coloidosmótica (PCO) é gerada pelas proteínas plasmáticas, albumina, fibrinogênio, globulinas, que atuam atraindo o líquido para o compartimento, propiciando desta forma que o líquido fique dentro do vaso. É importante termos o conhecimento acerca dos valores de pressão coloidosmótica para cada espécie que varia de 16,7 a 28,9 mmHg para cães e de 21 a 34 mmHg para gatos.

Cristaloides

A composição dos cristaloides é caracterizada pela presença de moléculas pequenas, principalmente eletrólitos, que possuem baixo poder oncótico e alta permeabilidade às membranas, o que permite seu trânsito entre compartimentos. Dada sua baixa capacidade oncótica e alta permeabilidade, sua capacidade expansora é temporária, o que confere, por vezes, a falsa segurança de um resultado positivo diante de uma reanimação volêmica em um paciente que se apresente em choque, por exemplo. Após a reanimação volêmica esta movimentação dos fluidos pode resultar em hipotensão tardia devido ao mecanismo de desvio do conteúdo intravascular para o intersticial, que pode ocorrer ainda dentro da primeira hora após aplicação endovenosa. Sabe-se que o paciente tende a perder cerca de 70% do volume infundido para o interstício. Cabe ressaltar que o trânsito de fluido entre os compartimentos têm relação direta com a ação do potencial osmótico, principalmente ditado pelas concentrações de sódio. Sendo assim, a utilização de fluidos cristaloides não é sinônimo de manter o volume intravascular e a perfusão tecidual, por isso não deve ser considerada como terapia única, principalmente no cenário do choque.

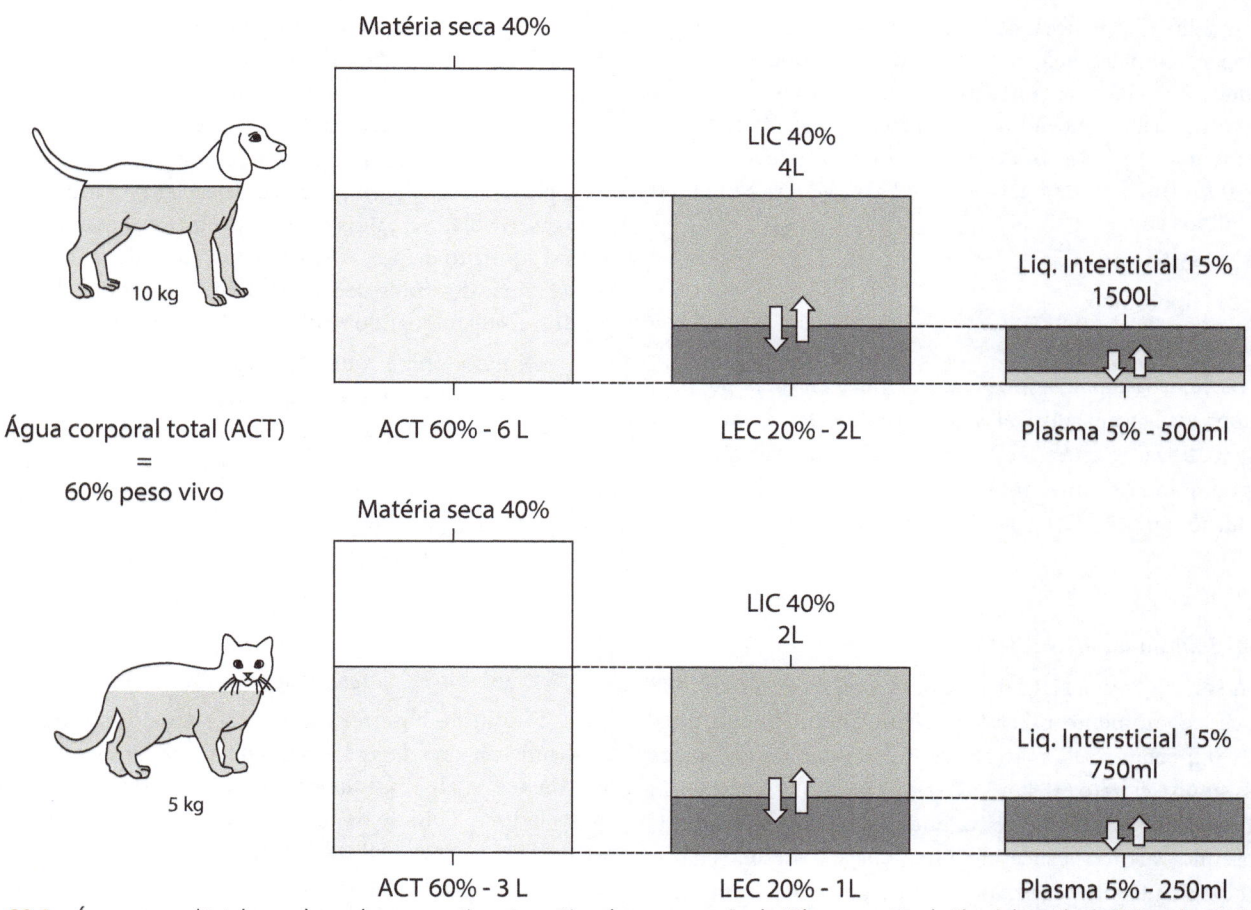

Figura 20.1. – Água corporal total e o volume dos compartimentos estimados para um cão de 10kg e um gato de 5kg. Adaptado de DiBartola, 2012

São inúmeros os efeitos deletérios descritos causados pelo extravasamento e acúmulo de líquido em espaço intersticial, dentre eles: inflamação; prejuízo ao nível de perfusão tecidual, frente a situações de edema que dificultam a permeabilidade de O_2 e correlação direta com síndromes compartimentais, principalmente caracterizada por aumento de pressão intra-abdominal e prejuízo de função para inúmeros sistemas. Para um melhor entendimento sobre o tema é necessário a estratificação sobre as classificações existentes. Os cristaloides são divididos em soluções não balanceadas, representadas pela solução salina 0,9% e as balanceadas, representadas principalmente por ringer lactato, ringer acetato e *plasmalyte*, que utilizam como tampões o lactato, acetato e o gluconato, respectivamente (**Tabela 20.1.**).

Tabela 20.1. – Principais soluções cristaloides.

	mEq/L							
Fluido	**Na**	**Cl**	**K**	**Ca**	**Mg**	**Tampões**	**pH**	**mOsm/L**
Plasma	140	103	5	5	2	HCO₃⁻ (25)	7,4	290
NaCl 0,9%	154	154	-	-	-	-	5,7	308
Ringer Lactato	130	109	4	3	-	Lactato (28)	8,4	273
Plasmalyte	140	98	5	3	3	Acetato (27) Gluconato (23)	7,4	295

As soluções balanceadas foram propostas com o intuito de solucionar o impacto deletério que a solução salina 0,9% pode gerar devido às suas altas concentrações de cloro. Os cristaloides podem ainda ser classificados de acordo com a sua tonicidade, em comparação direta com o plasma, que para cães varia de 290-310 mOsm/L e para gatos 311-322 mOsm/L. São então subdivididos em:

(1) Isotônicos.

(2) Hipotônicos.

(3) Hipertônicos.

Os fluidos isotônicos (do grego *iso: igual; tonos: tensão*) possuem tonicidade similar à do plasma e do líquido extracelular. Sua principal utilização está relacionada a reidratação de pacientes. São os comumente utilizados na prática da medicina veterinária: solução salina NaCl 0,9%, ringer com lactato e plasmalyte.

1. Isotônicos

a) Solução salina NaCl 0,9%

A solução salina NaCl 0,9% é uma solução isotônica (308 mOsm/L), comumente utilizada na reposição volêmica. Entretanto, é importante salientar que seus níveis suprafisiológicos de íons sódio e cloreto (154 mEq/L) contraindicam esta solução para reposição volêmica maciça, podendo levar à acidose hiperclorêmica, além de exacerbar a inflamação tissular. Seu uso é principalmente empregado na expansão de volume inicial, e para correção de hiponatremia e hipocloremia, principalmente em casos de alcalose metabólica proveniente de quadros de vômitos de difícil controle.

b) Solução de Ringer com lactato

A solução de ringer com lactato também é uma solução isotônica (273 mOsm/L), poliônica, que tem sua composição mais semelhante à do plasma, quando comparada à solução salina 0,9%. Contém lactato de sódio, forma encontrada para transportar mais sódio sem a necessidade de levar a mesma quantidade de cloro. Essa molécula será utilizada na troca por íons hidrogênio ao nível renal, o que explica o efeito tampão da solução.

c) PlasmaLyte 148

O *Plasmalyte* possui osmolaridade de 294 mOsm/L, em sua composição o sódio é representado pela quantia de 140mmol/L e o cloro 98 mmol/L, desta forma conferindo maior similaridade com relação à composição plasmática. Além disso, possuem também como tampão magnésio, acetato, potássio e gluconato.

2. Hipotônicos

Os fluidos hipotônicos são aqueles que representam uma osmolaridade inferior à do plasma e do líquido extracelular. São os principais representantes: solução salina 0,45%, glicose 5% e a água destilada, porém esta última não devendo ser administrada de forma isolada, principalmente pelo seu alto potencial em causar quadros de hemólise. A recomendação para utilização dos fluidos hipotônicos está direcionada para pacientes com histórico de perda de água livre, comumente identificados pela presença de hipernatremia. Não devem ser utilizados para expansão volêmica, pois podem promover efeitos deletérios como aumento de pressão intracraniana e edema cerebral, em decorrência do rápido decaimento do sódio e *shift* intravascular >> intracelular, quando realizados de forma rápida.

Os fluidos hipertônicos são caracterizados por possuírem uma osmolaridade maior que a do plasma, sendo o principal representante da solução salina hipertônica NaCl 3% e 7,5%. Seu potencial osmótico promove desvio entre os compartimentos intracelular e intersticial para intravascular. Seus principais usos estão relacionados a necessidade de rápida expansão volêmica, como em casos de choque e quadros de edema cerebral.

3. Hipertônicos

a) Solução de cloreto de sódio a 3% e 7,5%

A solução hipertônica pode ser uma opção inicial a ser utilizada na abordagem emergencial do choque hemorrágico, inclusive, algumas literaturas recentes descrevem seu uso associado ao coloide de baixo peso molecular, neste cenário específico. O principal racional para sua utilização é pautado pela rápida restauração da pressão arterial, volume sistólico, débito cardíaco e a oferta de oxigênio.

A adição de coloides à solução hipertônica NaCl 7,5% revelou-se benéfica de acordo com seu efeito expansor, quando comparada aos dois solutos administrados de forma isolada, sendo tal efeito mais rápido e prolongado, sem perda dos efeitos hemodinâmicos. A associação das duas soluções aumentou a taxa de sobrevida no choque hemorrágico em comparação com o uso isolado da solução hipertônica. Neste cenário de choque hipovolêmico, principalmente proveniente do trauma, é necessário ressaltar a importância da normohidratação para os pacientes submetidos a esta terapia. A recomendação consiste na diluição da solução hipertônica 23,4% na proporção de 1:2,5 partes de coloide sintético (*hetastarch 6%* ou outro amido), gerando uma solução a 7,5%. Recomenda-se 5-10mL/kg para cães e 2mL/kg para gatos, não devendo ser excedida a velocidade de 1mL/kg/min.

De modo geral, a velocidade da administração das soluções hipertônicas não deve exceder 1mL/kg/min porque o aumento abrupto da osmolaridade pode levar a bloqueio do centro vasomotor ou a alterações vasomotoras diretas, culminando principalmente com hipotensão e bradicardia.

a.1) Coloides

Os coloides são fluidos compostos tanto por moléculas médias (íons de alta permeabilidade) quanto por moléculas de alto peso molecular, suspensas em uma solução eletrolítica com uma concentração de sódio semelhante à do plasma (**Tabela**

20.2.). Sua infusão promove aumento da pressão coloidosmótica, propiciando maior manutenção do volume intravascular segundo a atração provocada por suas moléculas, que devido ao seu tamanho não atravessam o endotélio, permanecendo em leito vascular de forma mais duradoura. Isso confere ao coloide a propriedade de expansão, sendo recomendados em quadros de diminuição de pressão coloidosmótica, como nos casos de hipoalbuminemia grave, ou em quadros de choque hipovolêmico, permitindo o restabelecimento do *status* volumétrico sem predispor a situações de hemodiluição grave.

Os coloides podem ser classificados em **naturais**: sangue total, hemocomponentes e albumina concentrada, ou **sintéticos**: amidos, dextranos, gelatinas e hemoglobinas polimerizadas.

1A. Coloides naturais – Sangue total e hemocomponentes

Ao citarmos os coloides naturais, cabe a ressaltar que o concentrado de hemácias apesar de ser um hemocomponente não deve ser considerado coloide, uma vez que possuem uma pressão coloidosmótica (COP) inferior ao sangue total, em torno de 5mmHg. Tal fato se dá devido ao processo de separação das proteínas durante seu processamento.

O plasma por sua vez possui COP 20mmHg, semelhante ao sangue, porém recomenda-se que seu uso seja direcionado ao efeito terapêutico nos distúrbios de coagulação, e não como expansor de volume ou reposição de albumina. Porque ao considerarmos os volumes necessários para cada finalidade, pensando em reposição de albumina o volume seria alto para um incremento discreto (45mL/kg de plasma para o incremento de 1g/dL de albumina sérica), enquanto com a finalidade terapêutica direcionada a reposição de fatores de coagulação a dose recomendada seria de 6 a 20mL/kg.

1B. Coloides naturais – Albumina

A utilização do coloide natural (albumina) é um ponto de grande discussão ainda no cenário atual. Estudos comparativos ainda não foram capazes de demonstrar benefício explícito de sua utilização para todos os pacientes. O estudo SAFE é um dos mais famosos, no qual foi comparada a reanimação de pacientes graves de UTI com albumina 4% e NaCl 0,9%, em desfecho de mortalidade em 28 dias não foi observada diferença entre os grupos no contexto geral, porém foi sugerido benefício da utilização da albumina para os pacientes do subgrupo sepse. Uma meta análise comparando o uso de cristaloides e albumina, no cenário de sepse e choque séptico, também demonstrou benefício evidente com relação à diminuição da mortalidade em 90 dias para os pacientes que receberam albumina.

O uso da albumina humana na medicina veterinária ainda é palco de algumas discussões principalmente devido à imunogenicidade. A albumina canina é cerca de 79,3% análoga à estrutura da albumina humana, porém ainda assim podem ocorrer as reações de hipersensibilidade agudas ou tardias após o seu uso. As reações de hipersensibilidade do tipo I possuem apresentações agudas como edema facial, anafilaxia, colapso, podendo ocorrer em minutos a horas após a exposição e geralmente é necessário que tenha ocorrido exposição prévia. Sinais como vômito, febre, taquipneia, hipotensão, fraqueza, também podem ocorrer. Já as reações de hipersensibilidade tipo III são consideradas tardias, pois estão relacionadas à deposição de imunocomplexos, principalmente em endotélio e órgãos, podendo ocorrer de uma a três semanas após a exposição, neste cenário é importante destacar que os sintomas apresentados podem coexistir com os relacionados à doença de base, como, por exemplo: vasculite generalizada, febre, letargia, efusão articular, aumentando ainda mais a morbidade e mortalidade. É importante que os sinais de hipersensibilidade devem ser reconhecidos precocemente, podendo se fazer necessária administração de dexametasona 0,15mg/kg IV ou difenidramina 1-2mg/kg IM, IV, além da abordagem mandatória XABCDE quando necessária.

Tabela 20.2. – As principais soluções coloides.

	Albumina (4%)	Plasmion Geloplasma®	Gelofusine®	Voluven® (HES 6% 130/0,40)	Volulyte® (HES 6% 130/0,40)
Sódio	140	150	154	154	137
Potássio	0	5	0	0	4
Cloro	128	100	125	154	110
Cálcio	0	0	0	0	0
Magnésio	0	1,5	0	0	1,5
Bicarbonato	0	0	0	0	0
Lactato	0	30	0	0	0
Malato	0	0	0	0	0
Octanoato	6,4	0	0	0	0
Acetato	0	0	0	0	34

Estudos com animais foram conduzidos, demonstrando alguns pontos interessantes a serem considerados. Um estudo que administrou albumina humana 25% em 6 cães saudáveis (2mL/kg IV em 1 hora) demonstrou que um animal apresentou vômito e edema facial 15 minutos após aplicação e 5 não apresentaram reações agudas, porém todos apresentaram reações de hipersensibilidade tipo III de 5 a 37 dias após terem recebido a albumina e 2 evoluíram a óbito, devido à glomerulonefrite e vasculite generalizada. Entretanto, um estudo retrospectivo italiano não documentou reações adversas graves (apenas 3 cães apresentaram letargia, claudicação, urticária) ao utilizar a albumina humana 25% diluída a 5%, 2mL/kg/h por 10 horas, até atingir albumina sérica de 2g/dL em 418 cães e 170 gatos.

Devemos trazer o questionamento acerca do seu custo-benefício, quando comparado aos cristaloides, tendo em vista que ainda não há evidência substancial de benefícios quando comparados os dois tipos de solução, porém cabe análise criteriosa para os pacientes que se apresentem com hipoalbuminemia grave e dificuldade em manter volume intravascular por déficit de pool coloidosmótico.

A albumina pode ser recomendada para pacientes com valores iguais ou menores a 1,5g/dL, principalmente naqueles com sintomatologia associada como: edema de membros, efusões, hipotensão. Podendo ser adotada meta inicial de albumina sérica 2,0 g/dL. Recomenda-se a seguinte fórmula para o cálculo do déficit de albumina:

Albumina (g) = 10 x (2.0g/dL – albumina do paciente g/dL) x peso (kg) x 0,3 A forma inespecífica de suplementação refere incremento de 0,5g/dL para a dose de 450 mg/kg.

Recomenda-se a diluição a 5%, devendo ser realizado de forma lenta em taxa de 1 a 2mL/kg, na ausência de reações em 20 a 30 minutos o volume pode ser calculado a ser infundido em 3 a 4 horas.

A albumina canina liofilizada (800 a 844mg/kg em 6 horas) parece ser uma alternativa mais segura com relação à minimização de reações de hipersensibilidade, porém além do alto custo ($ 275/5g) ainda não é uma realidade disponível em cenário nacional.

2. Coloides sintéticos

Os principais coloides sintéticos são os dextranos e os hidroxietilamidos (HESs). Os principais representantes dos HESs são *hetastarch, pentastarch e o tetrastarch,* diferenciando-se entre si de acordo com o peso das partículas e nível de substituição de unidades de glicose por um grupo hidroxietil, na partícula de amido. Estes dois fatores determinam a COP e seu tempo de degradação, quanto maior a substituição, maior o tempo de permanência intravascular, sendo a duração estimada do *hetastarch* de 24 horas e de 12 horas para os demais.

De acordo com estudos provenientes da medicina humana, a recomendação da utilização de coloides sintéticos vem sendo descontinuada desde sua associação com maior risco de mortalidade e dependência de diálise em 90 dias, quando comparado a solução balanceada. Em pacientes críticos, provenientes de diversos cenários, também foi demonstrado prejuízo com relação à função renal quando comparada a utilização de amidos e solução salina NaCl 0,9%.

3. PRESCRIÇÃO RACIONAL E APLICAÇÃO PRÁTICA DA FLUIDOTERAPIA

A quantidade de fluidos administrados para pacientes graves é motivo de discussão há anos, sendo esta principalmente aquecida após a publicação do *"Early goal directed therapy",* pelo professor Rivers *et al.,* em 2001. Ao longo dos anos a estratégia recomendada tem sido cada vez mais restritiva quando comparada aos moldes de utilização inicial, principalmente devido aos estudos que demonstram prejuízo claro no que diz respeito a evolução de pacientes que recebem manejo inadequado de fluidos, tanto com relação às altas dosagens quanto às dosagens insuficientes.

Em editorial publicado em 2016 por Rivers *et al.*, discute-se o conceito de hidrofilia e hidrofobia para o paciente crítico (*"Hydrophobia is unwarranted but drink responsibly")*, trazendo em conjunto a abordagem inicial das fases da reanimação, bem como a titulação do fluido com base na fase em que o paciente se encontra. As fases de tratamento do paciente com choque, publicadas em 2013 por Jean Louis Vincent, traz o conceito de resgate (*salvage*), otimização (*optimization*), estabilização (*stabilization*) e descalonamento.

- **Resgate:** fase inicial da abordagem, com objetivo de melhorar o estado geral atingindo a pressão arterial minimamente aceitável
- **Otimização:** esta fase é caracterizada pela otimização da perfusão e controle do desbalanço oferta X consumo de oxigênio
- **Estabilização:** monitoramento relacionado às condutas iniciais e suporte de disfunções orgânicas
- **Descalonamento:** relacionado a fase de desmame de vasopressores e balanço negativo como objetivo

Atualmente recomendamos a utilização da abordagem ROSE, proposta por Malbrain (**Figura 20.2.**), que permeia a descrição referida acima.

Recomendamos ainda, de modo adicional, a abordagem conjunta através do mnemônico TROL no que diz respeito à prescrição racional da fluidoterapia, proposta também pelo mesmo grupo citado acima.

- **Type:** Tipo de solução a ser utilizada (cristaloide ou coloide; balanceado X não balanceado).
- **Rate:** Dose e taxa de infusão a serem utilizados.

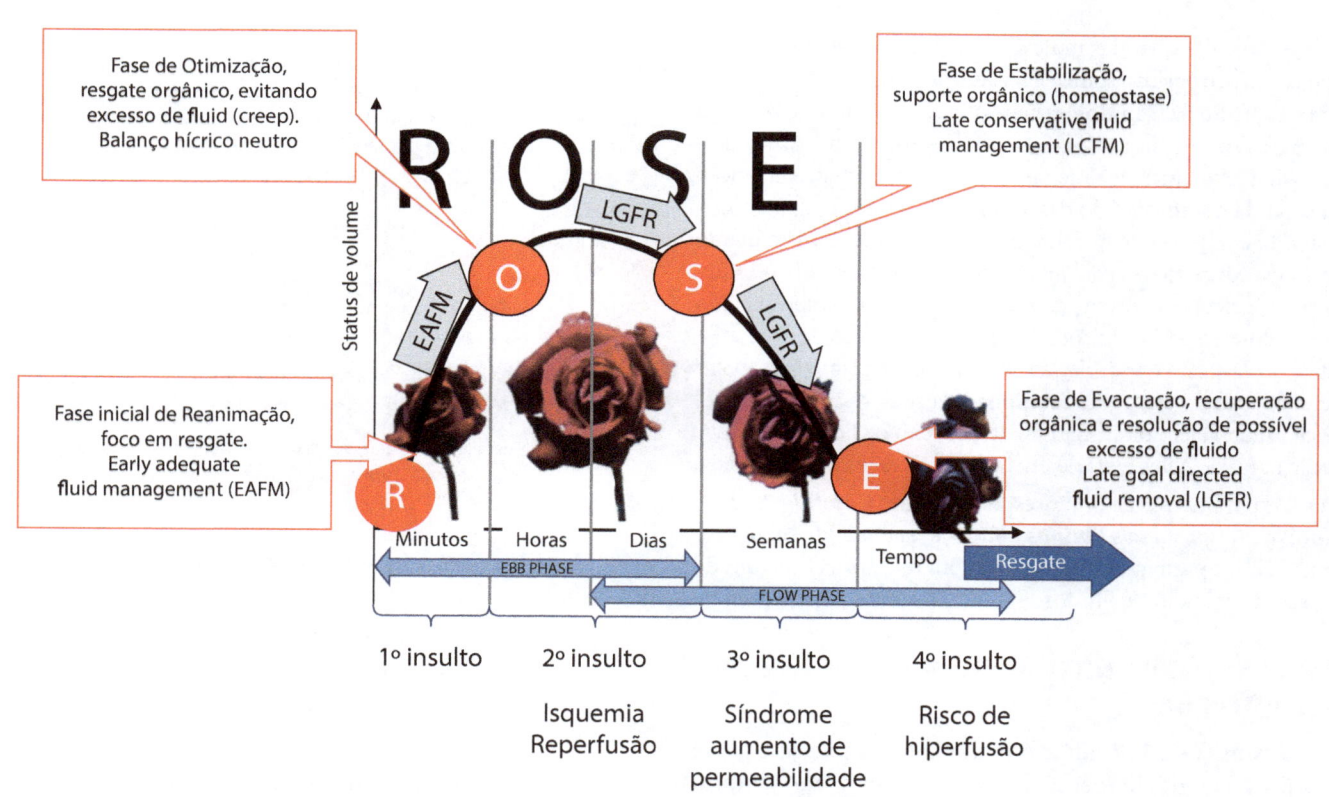

Figura 20.2. – Conceito R.O.S.E e as quatro fases da fluidoterapia. Traduzido/adaptado de Malbrain, 2020.

- **Objective:** Quais são os objetivos para o emprego do fluido escolhido, reanimação baseada em metas (normalização de macrocirculação, microcirculação).
- **Limits:** Quais são os limites de segurança a serem considerados, relacionados ao possível efeito deletério associado a utilização de fluidos (aumento de pressão venosa central, água pulmonar extravascular).

O tipo de fluido a ser escolhido vem sendo amplamente discutido nos últimos anos, com uma forte tendência de recomendação para a utilização de soluções cristaloides balanceadas, principalmente em decorrência do conhecimento acerca dos efeitos deletérios da hipercloremia e hipernatremia que podem ser ocasionadas através da administração de grandes concentra-

ções de solução na balanceada, salina NaCl 0,9%. Cabe ressaltar que diante de evidência recente apresentada no estudo BaSICS, a solução salina NaCl 0,9% pode ser indicada como primeira escolha para os pacientes provenientes do trauma de crânio de acordo com o racional de manter níveis de sódio sérico mais elevados neste contexto.

Ao considerarmos os limites de segurança, um dos pontos principais de análise deve ser com relação ao entendimento acerca da relação entre lado direito e lado esquerdo do coração, entendendo desta forma a capacidade acomodação de volume individualmente para cada paciente. Tal entendimento é possível quando considerada a utilização da curva de Frank Starling interposta com a análise de pressões de enchimento (**Figura 20.3.**)

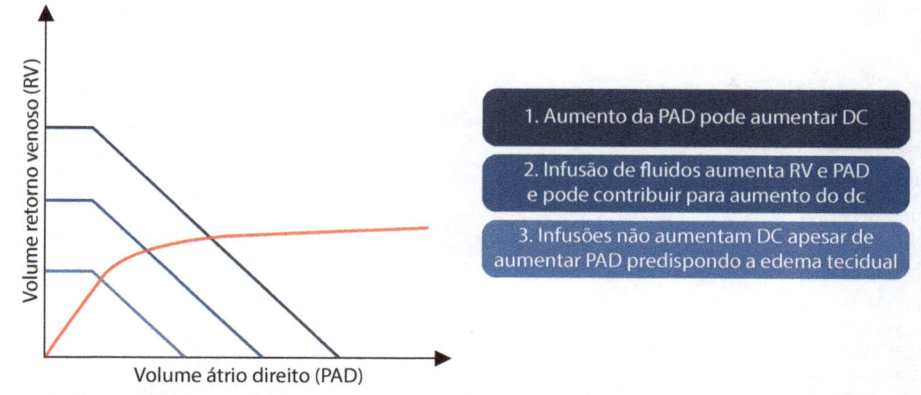

Figura 20.3. – Modelo clássico de Frank Starling, com aumento de volume intravascular ocorre incremento do volume do ventrículo direito. Na parte ascendente da curva, o aumento do enchimento ventricular aumenta o débito cardíaco. À direita da curva, a administração adicional de fluido pode não aumentar o débito cardíaco.

Acerca das quantias indicadas, recomenda-se utilização de balanço hídrico positivo somente na fase inicial da abordagem (consultar **Capítulo 21: Fluidoterapia Aplicada Overload e Balanço Hídrico**). A perpetuação de balanço hídrico positivo é associado a piores desfechos, principalmente no cenário do choque, disfunção renal aguda e síndrome do desconforto respiratório agudo. Sendo assim, é importante ressaltar a necessidade do conhecimento acerca do conceito de *creep fluid,* que compreende todo o fluido dado ao paciente de forma "não intencional", sendo representado principalmente pelas diluições de fármacos, diluição de dieta, manutenção, lavagem de sondas. O principal mecanismo para evitar o incremento do *creep* está relacionado a prescrição de soluções concentradas, além da suspensão do conceito de fluido de manutenção para pacientes que tolerem hidratação via oral ou via sonda.

Os parâmetros de fluidoresponsividade (*Capítulo 22: Preditores de Resposta aos Fluidos Fluido-Responsividade*) devem ser utilizados para maior segurança com relação às tomadas de decisão do manejo de fluidos.

4. AVALIAÇÃO CLÍNICA DA DESIDRATAÇÃO E DA HIPOVOLEMIA

Assim que é iniciado o atendimento do paciente grave deverá ser seguida abordagem XABCDE (descrita no **Capítulo 18 – Abordagem Primária e Secundária – XABCDE**), sendo considerada a terapia com fluido no domínio C, relacionado a circulação. Os critérios a serem considerados envolvem: grau de desidratação, estimativa de perdas contínuas, capacidade de tolerar fluidos de acordo com comorbidades (por exemplo, cardiopatias), distúrbios ácido-base e eletrolíticos.

É descrita a utilização de sinais clínicos para previsão de desidratação (**Tabela 20.3.**), porém tal abordagem quando utilizada de forma isolada, pode ser inespecífica em pacientes graves, além de ser uma análise avaliador-dependente, podendo conferir ruídos de comunicação e prejuízo de padronização entre as trocas de turno. Sendo assim, recomendamos a aplicação da abordagem de avaliação quantitativa (**Tabela 20.4.**), que utiliza parâmetros clínicos objetivos e não somente avaliação qualitativa como na empregada pelo método dos sinais clínicos.

Tabela 20.3. – Parâmetros clínicos auxiliares para estimar a % de desidratação.

% estimada de desidratação	Sinais Clínicos
< 5%	Não detectável clinicamente
5 – 6%	Mucosas pegajosas, alteração inicial de turgor cutâneo
6 – 8%	Mucosas secas, diminuição de turgor cutâneo
8 – 10%	Enoftalmia, diminuição evidente de turgor cutâneo
10 – 12%	Hipovolemia evidente, tenda cutânea persistente e perda de elasticidade
> 12%	Choque hipovolêmico, morte

Adaptado de Silverstein, DC, 2023.

Tabela 20.4. – Parâmetros fisiológicos com base em linha hemodinâmica como auxiliar na estimativa de % de desidratação. Considerar parâmetros de vasoconstrição periférica: ausência de pulso, alteração em coloração de mucosas, aumento do tempo de preenchimento capilar, alargamento do delta temperatura centro-periférica, ausência de borborigmos intestinais.

% estimada de desidratação	Parâmetros fisiológicos hemodinâmicos
5%	Taquicardia, dois ou três sinais de vasoconstrição periférica.
7%	Taquicardia, 3 ou mais sinais de vasoconstrição periférica, hiperlactatemia, normotensão.
10-12%	3 ou mais sinais de vasoconstrição periférica, hiperlactatemia, hipotensão.

Algumas particularidades devem ainda ser consideradas ao avaliar a hidratação do paciente:

- O histórico sempre deverá ser considerado, principalmente com relação ao entendimento sobre a cronicidade do problema.

- Cães obesos possuem maior deslizamento da pele, dando impressão de hidratação normal, assim como outras raças de gordura aparente e excesso de pele (Molossos, Shar-pei, Chow-chow, etc.), cães jovens e filhotes também aparentam maior elasticidade.

- Pacientes desnutridos ou extremamente magros podem parecer desidratados mesmo estando normais, pois têm menor elasticidade de pele, assim como idosos.

Há variações nos tipos de desidratação e a classificação baseia-se na tonicidade do LEC, sendo a concentração de sódio plasmático considerada normal entre 145 – 147mEq/L:

- **Desidratação hipertônica:** Sódio maior 158 mEq/L.

- **Perda de água:** *Diabetes insipidus*, *Diabetes mellitus* descompensada, hipertermia.

- **Perda de fluido hipotônico:** vômito, diarreia, insuficiência renal.

- **Desidratação isotônica:** concentração de sódio semelhante aos níveis plasmáticos.

- Vômito, diarreia.

- **Desidratação hipotônica:** Sódio menor que 143mEq/L normalmente causado por perda de líquido hipertônico. Ex.: diuréticos, perda de fluido isotônico com reposição de água livre (por exemplo, em quadro de diarreia tratado com fluido glicosado a 5%).

5. REPOSIÇÃO VOLÊMICA DE URGÊNCIA

A fluidoterapia utilizada no cenário de emergência está comumente relacionada a apresentação de quadros de choque, que comumente se beneficiarão desta terapia associada às adjuntas, como vasopressores, por exemplo (consultar capítulos de choque). Cabe ressaltar acerca da importância do diagnóstico diferencial do choque, já nessa primeira abordagem, porque a conduta poderá ser direcionada de forma diferentes a depender da causa da descompensação. Por exemplo, um paciente com choque cardiogênico não se beneficiaria de grandes alíquotas de volume, neste cenário seria possível o direcionamento à causa de falha sistólica, direcionando a terapêutica para o manejo do choque cardiogênico. Recomendamos na abordagem inicial 10mL/kg em aproximadamente 30 minutos de infusão (considerando a necessidade de alargar o tempo de infusão para pacientes com comprometimento de acomodação de volume como felinos, idosos, pediátricos, doentes renais ou cardiovasculares).

Sugere-se a utilização de até 3 ciclos, devendo ser considerada a utilização de metodologias auxiliares como as técnicas de monitorização e avaliação da fluido-responsividade (consultar **Capítulo 22 – Preditores da Resposta aos Fluidos: Fluido--responsividade**) para o ajuste individualizado momento a momento. Atualmente é bem estabelecida a recomendação acerca da utilização precoce dos vasopressores, sendo a norepinefrina a medicação de primeira escolha. Seu benefício está relacionado não só ao seu efeito vasoativo direto, contribuindo para a manutenção de níveis pressóricos, mas também se relaciona ao recrutamento volumétrico, demonstrado através da otimização do débito cardíaco. Com isso, é possível que tal conduta também permita que menores volumes de fluido sejam utilizados, tendo em vista as metas pré-estabelecidas inicialmente.

É importante frisar que pacientes que possuem tendência a hibernação termodependente, cursando com vasoplegia e inativação simpática, como felinos e filhotes, a estratégia de aquecimento deve preceder o manejo de fluidos. É recomendado o aquecimento centro-periférico, com incremento de 0,5-1ºC/h, tendo inicialmente como meta valores >36ºC, quando é reiniciada a ativação simpática. Ainda sobre a espécie felina, possuem menor volume circulante (6% peso vivo), o que deve suscitar a necessidade de menores volumes, sendo maiores infusões compatíveis com a predisposição a hemodiluição, edema tecidual, translocação para terceiro espaço e prejuízo de perfusão. Por isso o seguimento dos parâmetros de perfusão periférica, principalmente os deltas de temperatura, auxiliam de forma contundente no direcionamento.

O principal objetivo da fluidoterapia é a restauração do fluxo tecidual, otimizando a entrega de oxigênio e perfusão. Recomenda-se que seja utilizada a menor quantia de fluidos possível para o restabelecimento das metas. Além disso, a velocidade com a qual a terapia de fluidos é conduzida também é importante e deve ser avaliada de acordo com a individualidade, inclusive tendo como objetivo a minimização de possíveis danos ao endotélio através da "lavagem" de glicocálix que ocorre quando realizados grandes volumes em curto espaço de tempo, culminando inclusive com piora do perfil inflamatório do pa-

ciente e contribuindo para o maior extravasamento de líquido para terceiro espaço e prejuízo de perfusão tecidual.

Após a reanimação volêmica (fase R) deverá ser utilizado o cálculo de estimativa de déficit de hidratação para que tal reposição seja planejada para as próximas 12 a 24 horas, a depender da quantidade necessária.

6. CÁLCULO DE FLUIDOTERAPIA DE MANUTENÇÃO DIÁRIA

Depois das provas de carga e da estabilização do estado de choque, podemos iniciar o cálculo de reposição para 12-24 horas, descontando o volume infundido na sala de urgências durante as provas iniciais de volume.

O requerimento metabólico de água (24h) é coincidente com a necessidade calórica, podendo ser calculado através da fórmula: mL de água = (30 x peso) + 70. Não deve ser mantido o conceito de fluidoterapia de manutenção, exceto em pacientes que não tolerem a via enteral. Alguns protocolos são descritos como adotar volume de 50mL/kg/dia, caso haja vômitos; 50mL/kg/dia caso haja diarreia; e outros 40-80mL/kg/dia para a manutenção diária, a depender da idade e estado geral do paciente. Porém, reforçamos sobre a estratégia de individualização, devendo ser considerado o balanço hídrico individual.

É mandatório que a fluidoterapia seja aplicada com o auxílio da bomba de infusão, possibilitando desta forma a infusão do volume ideal calculado, além de conferir maior segurança no que diz respeito aos alertas sonoros em situações de obstrução.

Apesar da recomendação expressa do uso de bombas de infusão, deixamos abaixo os valores gotas/ml dos equipos comerciais de infusão:

*Macrogotas: 20 gotas/mL

*Microgotas: 60 gotas/mL

*Bureta Microgotas: 60 gotas/mL*Fluido com Bombas Automáticas Descartáveis: valor fixo

*Fluido com Bomba de Infusão: cálculo automático

Além do conhecimento sobre os equipos, devemos ter em mente o fluxo e vazão dos cateteres a serem utilizados, fazendo nossa escolha sempre pelo menor calibre possível para entrega do volume calculado (**Tabela 20.5.**).

Tabela 20.5. – Relação de fluxo e calibre de cateteres

Cor	Calibre	Vazão	3 min/Peso	6 min/Peso
	24 G	17 ml/min	Até 5 kg	10 kg
	22 G	33 ml/min	10 kg	20 kg
	20 G	55 ml/min	15 kg	30 kg
	18 G	105 ml/min	30 kg	60 kg
	16 G	155 ml/min	45 kg	90 kg
	14 G	333 ml/min	100 kg	200 kg

Ainda sobre a administração, devemos citar a importância da escolha do acesso a ser utilizado, seguindo a ordem sugerida de punção vascular em urgências (**Tabela 20.6.**).

Tabela 20.6. – Tabela de acesso periférico por ordem de tentativa na urgência

Veia	Ordem
Punção Cefálica	1º
Dissecar Safena	2º
Dissecar Jugular	3º

Geralmente preconiza-se o uso da cefálica para administração da fluidoterapia e a jugular para coleta de exames, principalmente devido ao volume de amostra necessário. Caso não seja possível, outros locais de punção devem ser devidamente conhecidos para que possam ser utilizados com rapidez e eficiência:

- Acesso Safeno (lateral ou medial), Femoral, auricular quando for periférico.
- Acesso Jugular se a opção for pela linha central.
- Acesso intraósseo ou até mesmo umbilical (filhotes e neonatos).

7. MONITORIZAÇÃO DA FLUIDOTERAPIA

Como mencionado diversas vezes ao longo desta obra, o monitoramento é imprescindível tanto para a segurança do paciente quanto para melhor condução das estratégias definidas ao longo da terapia, com base na resposta individual.

O status de hipervolemia deve ser banido, principalmente quando iatrogênico. Para tal recomendamos algumas medidas:

- Pesagem diária do paciente, em alguns casos de 2-3x ao dia (incrementos de peso estão diretamente relacionados a infusões excessivas, correlaciona-se com piora do prognóstico o incremento de 10% do peso ao dia).
- Exame físico sequencial ao longo do período diário, bem como monitoramento de parâmetros.
- Avaliação contínua de débito urinário através da pesagem de tapetes, drenagem de caixas de areia (não recomendado manter o paciente com sonda de demora para esta finalidade).
- Contabilização do balanço hídrico.

Devemos suspeitar de hipervolemia em casos de aparecimento repentino de taquipneia, tosse, secreção nasal sero-sanguinolenta, ascite, efusão pleural, estertores a ausculta pulmonar. Lembrando que tais manifestações podem ser consideradas tardias, por isso a importância de seguir esse paciente com base nas análises dinâmicas, como, por exemplo ecografia beira leito através da avaliação dos artefatos pulmonares, índice de colapsabilidade de veia cava caudal, etc.

8. CONCLUSÃO

A prescrição da fluidoterapia deve ser considerada tão importante quanto para qualquer outro medicamento, sendo um dos pilares principais de terapia para o paciente crítico. Através de seu uso, o prognóstico do paciente poderá ser impactado de forma positiva ou negativa, sendo assim é mandatória sua prescrição racional e criteriosa, sendo inconcebível a iatrogenia neste cenário. Portanto, reiteramos que a abordagem de fluidos não é sobre estratégia liberal ou restritiva, ela precisa ser individualizada de acordo com a necessidade de cada paciente. Recomenda-se o estabelecimento de metas, acompanhamento dos índices de perfusão, avaliação da fluido-responsividade e análise criteriosa sobre os benefícios e tolerância individuais.

LITERATURA RECOMENDADA

1. Muir W. Effect of Intravenously Administered Crystalloid Solutions on Acid-Base Balance in Domestic Animals. J Vet Intern Med. 2017;31(5):1371–81.
2. Muir WW, Hughes D, Silverstein DC. Editorial: Fluid Therapy in Animals: Physiologic Principles and Contemporary Fluid Resuscitation Considerations. Front Vet Sci. 2021;8(October):1–11.
3. Silverstein, D. C., Hopper, K. Smal animal critical care medicine. 3th edition. St Louis. Elsevier; 2023
4. Mazzaferro E, Powell LL. Fluid Therapy for the Emergent Small Animal Patient: Crystalloids, Colloids, and Albumin Products. Vet Clin North Am - Small Anim Pract. 2022;52(3):781–96.
5. Zampieri FG, Bagshaw SM, Semler MW. Fluid Therapy for Critically Ill Adults With Sepsis: A Review. Jama. 2023;329(22):1967–80.
6. Zampieri FG, Machado FR, Biondi RS, Freitas FGR, Veiga VC, Figueiredo RC, et al. Effect of Intravenous Fluid Treatment with a Balanced Solution vs 0.9% Saline Solution on Mortality in Critically Ill Patients: The BaSICS Randomized Clinical Trial. JAMA - J Am Med Assoc. 2021;326(9):818–29.
7. Vincent JL, Cecconi M, Backer D De. The fluid challenge. Crit Care 2020;1–3.
8. Care I, Malbrain MLNG, Langer T, Annane D, Gattinoni L, Elbers P, et al. Intravenous fluid therapy in the perioperative and critical care setting : Executive summary of the International Fluid Academy (IFA). Ann Intensive Care. 2020;
9. Malbrain MLNG, Regenmortel N Van, Saugel B, Tavernier B De, Gaal PJ Van, Boyau OJ, et al. Principles of fluid management and stewardship in septic shock : it is time to consider the four D's and the four phases of fluid therapy. Ann Intensive Care. 2018;
10. Scheeren TWL, Bakker J, Kaufmann T, Annane D, Asfar P, Boerma EC, et al. Current use of inotropes in circulatory shock. Ann Intensive Care. 2021;11(1).
11. Persichini R, Lai C, Teboul J-L, Adda I, Guérin L, Monnet X. Venous return and mean systemic filling pressure: physiology and clinical applications. Crit Care. 2022;26(1):1–11.
12. Vincent JL, Singer M, Einav S, Moreno R, Wendon J, Teboul JL, et al. Equilibrating SSC guidelines with individualized care. Crit Care. 2021;25(1):10–3.
13. Conner BJ. Treating H ypoalbuminemia. Vet Clin NA Small Anim Pract [Internet]. 2017;47(2):451–9.
14. Mazzaferro EM, Edwards T. Update on Albumin Therapy in Critical Illness. Vet Clin North Am – Small Anim Pract [Internet]. 2020;50(6):1289–305.
15. Vigano F, Perissinotto L, Bosco VRF. Administration of 5% human serum albumin in critically ill small animal patients with hypoalbuminemia: 418 dogs and 170 cats (1994-2008). J Vet Emerg Crit Care (San Antonio) 2010;20(2):237–43

16. Finfer S, Belomo R, French J. A Comparison of Albumin and Saline for Fluid Resuscitation in the Intensive Care Unit. Surv Anesthesiol. 2005;49(6):299

17. Bakker J, Kattan E, Annane D, Castro R, Cecconi M, Backer D De. Current practice and evolving concepts in septic shock resuscitation. Intensive Care Med. 2021

18. Persichini R, Lai C, Teboul J-L, Adda I, Guérin L, Monnet X. Venous return and mean systemic filling pressure: physiology and clinical applications. Crit Care. 2022;26(1):1–11.

19. Vincent J, Leone M. Expert Review of Anti-infective Therapy Optimum treatment of vasopressor-dependent distributive shock. Expert Rev Anti Infect Ther. 2017;0(0).

20. Gattinoni, L.; Brazzi, L.; Pelosi, P.; Latini, R.; Tognoni, G.; Pesenti, A.; FUMAGALLI, R. A trial of goal-oriented hemodynamic therapy in critically ill patients. For the SvO2 Collaborative Group. New England Journal of Medicine, v.333, n.16, p.1025-32, 1995.

21. Rivers, E.; Nguyen, B.; Havstad, S.; Ressler, J.; Muzzin, A.; Knoblich, B.; Peterson, E.; Tomlanovich, M.; Early Goal-Directed Therapy Collaborative Group. Early goal-directed therapy in the treatment of severe sepsis and septic shock. New England Journal of Medicine, v.345, n.19, p.368-77, 2001.

22. DGOMES, C.; TUDURY, E.A.; RABELO, R.C. Reposição volêmica na Terapia Intensiva. In: RABELO, R.C.; CROWE, D.T. Fundamentos de Terapia Intensiva Veterinária em Pequenos Animais – Condutas no Paciente Crítico, Rio de Janeiro, LF Livros, p.631-650, 2005.

21 Fluidoterapia Aplicada, Overload e Balanço Hídrico

Jéssica de Assis Marques Garcia
Ananda Porto Barbosa Azevedo

1. INTRODUÇÃO

A evolução adaptativa dos mamíferos proporcionou uma série de mecanismos compensatórios frente a quadros de hipovolemia, como, por exemplo, nas hemorragias. A retenção de sódio e água e aumento da ingesta hídrica pelo estímulo da sede, são a base da resposta fisiológica frente a um cenário de depleção de volume circulante ou desidratação. Com a intervenção médica, através da possibilidade de repor fluidos diretamente no leito vascular, um novo cenário se instala, relacionado ao que atualmente é conhecido por *fluid overload* ou sobrecarga de fluidos, uma realidade que não existiu anteriormente na história da evolução e, consequentemente, não houve uma adaptação fisiológica frente a essa situação.

Diante do fato de que a fluidoterapia é um dos principais e mais utilizados arsenais terapêuticos no ambiente da terapia intensiva, com benefícios há muito tempo conhecidos; seus potenciais danos, como degradação do glicocálix, lesão endotelial e sobrecarga de volume vem sendo cada vez mais discutidos. Sendo assim, a prescrição da fluidoterapia deve ser realizada de forma racional e criteriosa, como qualquer outra droga, bem como a monitoração dos seus potenciais efeitos colaterais.

Primeiramente descrita na medicina, na década de 1970, como uma condição médica a ser evitada, o acúmulo de fluidos foi alvo de diversos estudos, associando-a com pior desfecho e maior mortalidade em pacientes hospitalizados, independente da causa base inicial da doença. Em um estudo prospectivo observacional, em uma população de pacientes humanos adultos sépticos hospitalizados por mais de 48 horas, Acheampong & Vincent (2015), encontraram que o balanço hídrico (BH) positivo foi um fator independente associado a um aumento no risco de óbito.

Diante dessa realidade, o acompanhamento do BH dentro do ambiente de internação e UTI faz-se primordial como forma de evitar o acúmulo de fluidos e as complicações inerentes a essa condição.

2. FLUIDOTERAPIA

O planejamento da fluidoterapia representa uma parte fundamental do protocolo do paciente crítico, assegurando a distribuição de fluidos intra e extracelular e do equilíbrio hidroeletrolítico, essenciais para a homeostase. Nos últimos anos, a medicina tem sido cada vez mais restritiva no que diz respeito à administração de fluidos, visto que por um lado, sua falta é deletéria, por outro lado, o excesso pode ser ainda pior.

A abordagem de fluidos baseado no acrônimo, do inglês, *ROSE* – reanimação (R), otimização (O), estabilização (S) e evacuação (E); abrange um modelo conceitual dividido em 4 fases (Figura 1). A fase inicial (R) consiste no escalonamento de fluidos, no momento de reanimação do paciente que frequentemente é admitido em estado de hipovolemia; na fase seguinte (O), espera-se o retorno a normovolemia, dando início ao descalonamento de fluidos, seguindo para as fases subsequentes (S) no qual o objetivo da fluidoterapia é manter a homeostase e, por fim, a evacuação (E) a fim de eliminar o fluido que tenha acumulado no paciente (**Figura 21.1.**).

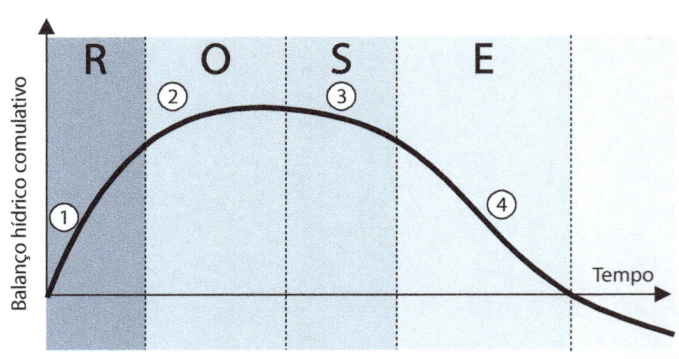

Figura 21.1. – Princípio ROSE: fluido cumulativo ao longo do tempo durante as distintas fases: 1: ressuscitação, 2: otimização, 3: estabilização e 4: evacuação. Adaptado e traduzido de: Malbrain et al. Principles of fluid management and stewardship in septic shock: it is time to consider the four D's and the four phases of fluid therapy. Ann. Intensive Care (2018) 8:66. (http://creativecommons.org/licenses/by/4.0/)

3. ACÚMULO DE FLUIDOS

Na literatura, ainda não há uma definição única ou global para sobrecarga ou acúmulo de fluidos. Em um paciente que esteja recebendo fluidoterapia intravenosa, a sobrecarga de fluidos pode ser definida pelo acúmulo de fluido corporal acima de 10%

e/ou ganho de peso acima de 10% do basal. É uma condição relacionada com acúmulo patológico de água corporal, levando à hiper-hidratação, associado a impacto clínico e piores desfechos que podem variar dependendo da idade, comorbidade e fase da doença. Pode ocorrer concomitantemente com hipovolemia, normovolemia e hipervolemia.

A hipervolemia, definida pelo volume de sangue circulante excessivo, pode ocasionar elevação da pressão média de enchimento circulatório (PMEC), que consiste na pressão transmural média do sistema circulatório quando o coração e o fluxo sanguíneo são interrompidos, bastante próxima da pressão ao nível venoso pós-capilar. Quando o aumento da PMEC é excessivo, a elevação da pressão venosa demanda um aumento na pressão capilar a fim de manter o fluxo sanguíneo, gerando como consequência, o extravasamento do fluido do leito capilar, para o espaço intersticial, levando ao quadro de sobrecarga ou acúmulo de fluido. Entretanto, para que seja observado edema intersticial causado por excesso de fluido é preciso que o paciente apresente uma excreção de água comprometida ou uma função alterada do compartimento intersticial, ou seja, é especialmente relevante em pacientes com doença renal, hepática ou cardíaca.

Ao tratar-se de pacientes graves, com os mais diversos quadros inflamatórios sistêmicos, diversos outros fatores podem contribuir para o extravasamento do fluido capilar e levar ao edema intersticial, incluindo redução da concentração plasmática de albumina e consequente redução da pressão oncótica, além do rompimento da barreira endotelial pelo glicocálix capilar e liberação de peptídeo natriurético atrial secundária à hipervolemia.

Portanto, a ocorrência do edema intersticial em pacientes críticos, pode ocorrer por uma somatória de fatores, seja pelas respostas patofisiológicas secundárias ao processo de doença, e/ou de forma iatrogênica secundária à administração de fluidos no ambiente hospitalar.

Ao detectar edema através da visualização ou palpação da superfície corporal (pele/subcutâneo), deve-se considerar que, da mesma forma, esse processo está ocorrendo nos tecidos internos do paciente. As consequências da sobrecarga de fluido que levam ao edema intersticial podem ser drásticas e danosas; a circulação sistêmica pode ser comprometida e com isso impactar na difusão de oxigênio entre os tecidos, assim como obliterar o fluxo sanguíneo capilar e a drenagem linfática, distorcer a arquitetura normal das estruturas e prejudicar as interações intercelulares.

Enquanto a pele, por exemplo, pode permanecer maiores períodos com oferta de oxigênio reduzida sem consequências graves, outros órgãos, não. O acúmulo de fluido nos capilares pulmonares compromete a hematose, podendo predispor a formação de edema pulmonar não cardiogênico e/ou efusão pleural. O edema intersticial intestinal leva à distensão das alças, podendo predispor a formação de ascite, sendo que ambas as situações favorecem a compressão de vasos mesentéricos,

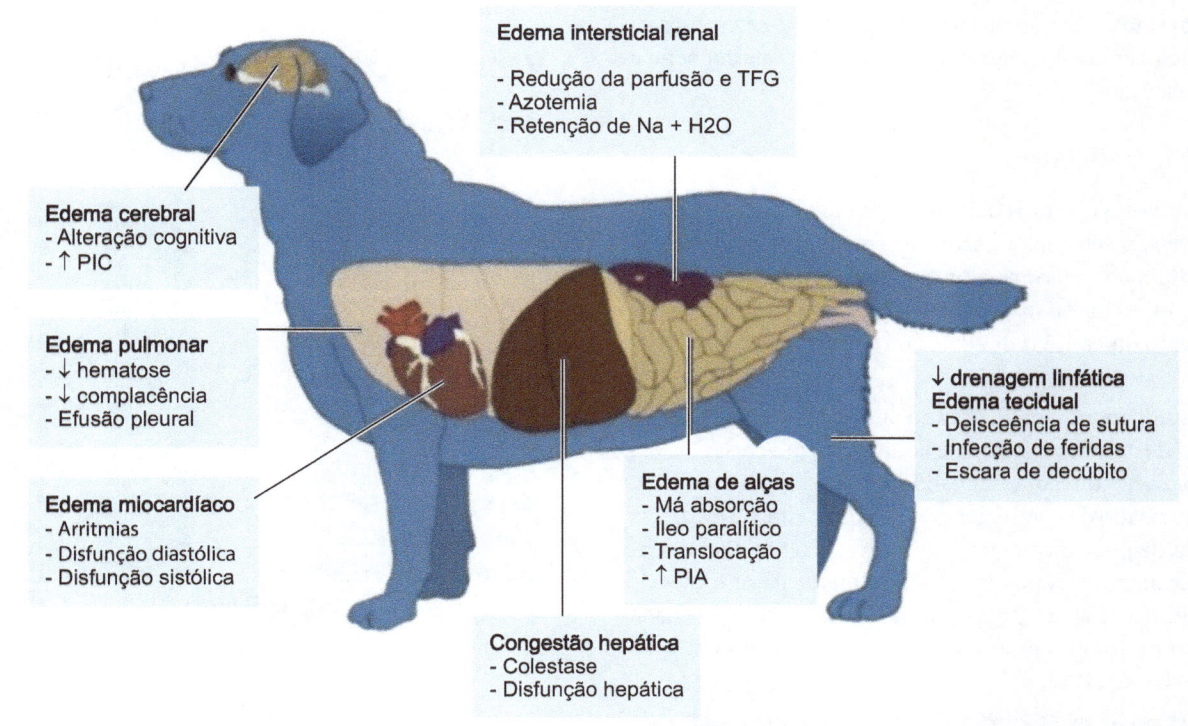

Figura 21.2. – Efeitos do acúmulo de fluido nos órgãos-alvo. PIC: pressão intracraniana; PIA: pressão intra abdominal; Na: sódio; H2O: água; TFG: Taxa de filtração glomerular. Adaptado e traduzido de: Langston C, Gordon D. Effects of IV fluids in dogs and cats with kidney failure. Front. Vet. Sci., 2021. Créditos para Prowle et al. Fluid balance and acute kidney injury. Nat Rev Nephrol, 2010.

levando a congestão venosa hepática e diminuindo a complacência abdominal. Todos esses eventos culminam em aumento da pressão intra-abdominal, como resultado, podem ser encontradas diminuição da função hepática, diminuição da motilidade gastrointestinal e aumento da permeabilidade intestinal.

Órgãos envoltos por estruturas rígidas, como o encéfalo, são especialmente afetados no cenário de sobrecarga de volume, assim como aqueles encapsulados, como os rins, que apresentam uma menor complacência e capacidade de adaptação a alterações em sua pressão de perfusão. Desta forma, o edema intersticial também está correlacionado com quadros de oligúria, mesmo em casos em que ainda não está presente a hipertensão intra-abdominal. Neste cenário, a estratégia de fluidoterapia liberal visando aumentar a taxa de filtração glomerular pode ser deletéria e propagar a injúria renal.

A síndrome de acúmulo de fluidos descreve a presença de qualquer porcentagem de acúmulo ou sobrecarga de fluidos com impacto negativo na função de um órgão-alvo, representados na **Figura 21.2.**

O estudo retrospectivo de Cavanagh, Sullivan & Hansen (2016), teve como objetivos determinar se cães criticamente doentes teriam um risco aumentado de sobrecarga de fluido durante a hospitalização em comparação com cães menos gravemente doentes, e determinar se a mesma estaria associada ao aumento da mortalidade durante a hospitalização. Como resultado, foi observado que cães mais graves possuem maior risco de sobrecarga de fluidos em comparação aqueles menos graves, assim como houve uma associação com o aumento da sobrecarga de fluidos e risco de mortalidade. Da mesma forma, em gatos machos com obstrução uretral, associou-se a sobrecarga de fluidos a aumentos significativos no custo e permanência na hospitalização.

4. BALANÇO HÍDRICO

Reconhecer que um paciente esteja com acúmulo de fluido ou ainda, que ele tenha riscos de evoluir para esse cenário, é primordial para evitar as graves consequências inerentes a essa situação. Além disso, o reconhecimento precoce, antes da apresentação clínica óbvia de edema ou efusões, pode ser crucial para a evolução positiva.

O acompanhamento diário do peso do paciente pode ser uma forma de monitorar ganho de líquidos em um paciente hospitalizado. Na medicina, essa realidade é um desafio na rotina clínica do cuidado dos pacientes graves, entretanto, na medicina veterinária de pequenos animais pesar o paciente diariamente pode ser uma tarefa possível, especialmente gatos e cães de pequeno porte. A sobrecarga de fluido pode ser determinada pelo ganho de 10% do peso vivo basal [(peso máximo x peso basal/peso basal)x100].

O BH, por sua vez, é uma forma mais comumente utilizada na medicina para controle da sobrecarga de volume em pacientes humanos. Consiste na quantificação de todos os fluidos de entradas (*in*) e todos os fluidos de saídas (*out*) (**Figura 21.3.**), sendo que o resultado das entradas menos saídas corresponde ao BH do paciente. Dessa forma, é possível calcular o acúmulo de fluido do paciente como [(balanço hídrico acumulado/peso basal)x100], sendo que acúmulos acima de 10% são considerados excessivos.

As entradas devem ser contabilizadas independente da via de administração, e compõem: fluidoterapia (IV, SC); ingesta hídrica; dieta hospitalar parenteral; *creep* de fluidos (infusões contínuas, diluições de dietas administrada por via enteral e diluições de medicações); hemocomponentes e hemoderivados. As saídas mensuradas incluem: vômito; diarreia; débito urinário; exsudatos oriundos de feridas (drenos); perdas para terceiro espaço (efusões); aspirados gástricos e perdas sanguíneas. As perdas insensíveis, como pela respiração, idealmente deveriam ser contabilizadas nos volumes de saídas, entretanto são difíceis de estimar e incluir no cálculo final do BH.

Na determinação dos fluidos de saídas, a quantificação da produção urinária é essencial para realização do cálculo do BH; sendo assim, o cenário ideal contempla que o paciente esteja com uma sonda uretral instalada. Entretanto, em pacientes que não tenham indicação da cateterização, é recomendado que seja feita a quantificação através da pesagem da urina, sempre após a micção do paciente, com o uso de tapetes higiênicos, ou no caso dos gatos, das caixas de areia. Para isso, deve-se conhecer o peso prévio desses materiais sem a urina, e após realizar pesagem com a urina; permitindo obter o peso (em g ou kg) do volume urinado pelo paciente; dessa forma, considera-se que

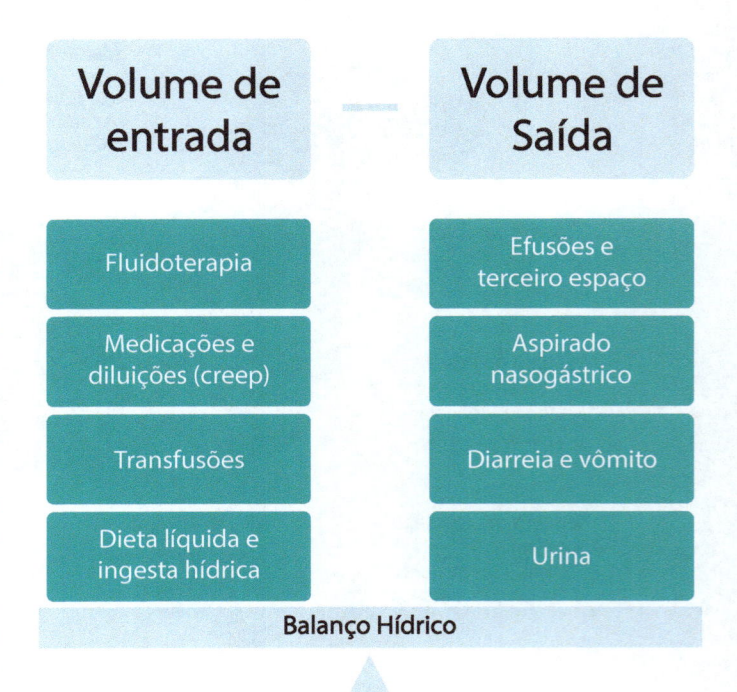

Figura 21.3. – Representação dos fluidos que devem ser contabilizados nas entradas e saídas do paciente para quantificar o balanço hídrico.

a densidade da urina é próxima da densidade da água, convertendo 1g de urina = 1mL.

Da mesma forma, como frequentemente são utilizados tapetes higiênicos para absorção de líquidos nos leitos que fornecem um volume em g ou Kg a partir da sua pesagem e a unidade de medida do BH é em mL, é importante que seja feita a correção: peso do tapete com fluido (êmese, diarreia, regurgitação, sangue) – peso do tapete seco.

Na homeostase, espera-se o balanço hídrico neutro, ou seja, a quantidade de entrada de líquidos e saídas se equivalem. O BH negativo ocorre quando a quantidade de perdas é maior do que os líquidos infundidos, e o BH positivo quando a quantidade de líquidos eliminados é menor do que a entrada de fluidos. Dentro do conceito ROSE, o balanço de fluido no paciente ao longo do tempo, é esperado que seja positivo na fase de ressuscitação (minutos), neutro na fase de otimização (horas), neutro a negativo na fase de estabilização (dias) e negativo na fase de evacuação (semanas), conforme ilustra a **Figura 21.1**. Ou seja, o BH positivo não deve ser permitido após a fase inicial de fluidoterapia, sendo almejado manter o paciente assim que passada a fase R, com BH neutro a negativo.

Pacientes que mantêm um balanço hídrico positivo, relacionado à sobrecarga de fluido, possuem indicação de intervenção. Acúmulo de fluido levando à edema renal e oligo-anúria ou edema pulmonar são situações óbvias que podem ser vivenciadas na rotina clínica e demandam intermediação médica. Medidas como restrição de água, uso de diuréticos e, em alguns casos, hemofiltração podem ser necessários.

Para a quantificação do BH na rotina hospitalar, é fundamental que haja treinamento e união de todos os membros da equipe. O trabalho da enfermagem é essencial para que seja possível esse acompanhamento. É recomendado que seja instituída uma ficha diária de controle de BH, contemplando todos os fluidos de entradas e saídas do paciente no período de 24h, para que assim nenhum dado e volume sejam esquecidos ou perdidos durante os dias de hospitalização do paciente. Com a colaboração do time, é possível garantir o correto monitoramento do BH, um parâmetro precioso para controle terapêutico e norteador da tomada de decisão do paciente à beira leito.

5. CONCLUSÃO

O acúmulo de fluidos é uma condição patológica de hiper-hidratação, relacionada com piores desfechos e prognóstico, podendo levar a diversas consequências deletérias, incluindo falências orgânicas. O acompanhamento diário do BH no ambiente de internação é uma forma não invasiva de monitoramento do tratamento, bem como complementar para tomada de decisão a respeito prescrição de fluidoterapia.

Pontos-chaves

- Sobrecarga de fluidos é uma condição relacionada com acúmulo patológico de água corporal, sendo definida

pelo acúmulo de fluido corporal e/ou ganho de peso acima de 10% do basal

- O BH consiste na diferença entre quantificação de todos os fluidos de entradas menos todos os fluidos de saídas

- O BH positivo é permitido na fase inicial de reanimação do paciente, nos primeiros minutos a horas após abordagem inicial

- O BH neutro a negativo deve ser almejado com o passar dos dias de internação

- Pacientes que mantenham um balanço hídrico positivo podem possuir indicação de intervenção

- O trabalho em equipe é essencial para que o monitoramento do BH seja efetivo no ambiente de internação e terapia intensiva

6. LITERATURA RECOMENDADA

1. Acheapong A, Vincent JL. A positive fluid balance is an independent prognostic factor in patients with sepsis. Critical Care. 2015: 19:251. DOI: 10.1186/s13054-015-0970-1.

2. Cavanagh A, Sullivan L, Hansen B. D. Retrospective evaluation of fluid overload and relationship to outcome in critically ill dogs. Journal of Veterinary Emergency and Critical Care. 2016: 00(0), 1–9,. DOI: 10.1111/vec.12477.

3. Hansen B. Fluid Overload. Frontiers in Veterinary Science. Jun 2021 (V8). DOI: 10.3389/fvets.2021.668688.

4. Hoste EA, Maitland K, Brudney CS, Mehta R, Vincent JL, Yates D, Kellum JA, Mythen MG, Shaw AD. Four phases of intravenous fluid therapy: a conceptual model. Br J Anaesth. Nov 2014; 01; 113(5): 740–747. DOI:10.1093/bja/aeu300

5. Langston C, Gordon D. Effects of IV fluids in dogs and cats with kidney failure. Front. Vet. Sci. 2021; 8:659960. DOI: 10.3389/fvets.2021.659960.

6. Malbrain ML, Marik PE, Witters I, Cordemans C, Kirkpatrick AW, Roberts DJ, Van Regenmortel N. Fluid overload, de-resuscitation, and outcomes in critically ill or injured patients: a systematic review with suggestions for clinical practice. Anaesthesiol Intensive Ther. 2014;46(5):361–80.

7. Malbrain MLNG, Martin G, Ostermann M. Everything you need to know about deresuscitation. Intensive Care Med. 2022; 48:1781–1786. https://doi.org/10.1007/s00134-022-06761-7

8. Malbrain MLNG, Regenmortel NV, Saugel B, Tavernier BD, Gaal PJV, Joannes-Boyau O, Teboul JL, Rice TW, Mythen M, Monnet X. Principles of fluid management and stewardship in septic shock: it is time to consider the four D's and the four phases of fluid therapy. Ann. Intensive Care. 2018; 8:66. https://doi.org/10.1186/s13613-018-0402-x.

9. Messmer AS, Zingg C, Müller M, Gerber JL, Schefold JC, Pfortmueller CA. Fluid Overload and Mortality in Adult Critical Care Patients—A Systematic Review and Meta-Analysis of Observational Studies. Critical Care Medicine. Dez 2020; v48 (12): 1862-1870. DOI: 10.1097/CCM.0000000000004617.

10. Ostroski CJ, Drobatz KJ, Reineke EL. Retrospective evaluation of and risk fator analysis for presumed fluid overload in cats with urethral obstruction: 11 cases (2002–2012). Journal of Veterinary Emergency and Critical Care. 2017: 00(0), 1–8. DOI: 10.1111/vec.12631.

11. Prowle JR, Echeverri JE, Ligabo EV, Ronco C, Bellomo R. Fluid balance and acute kidney injury. Nat Rev Nephrol. 2010; 6:107–15. DOI: 10.1038/nrneph.2009.213

12. Roumelioti ME, Glew RH, Khitan ZJ, Rondon-Berrios H, Argyropoulos CP, Malhotra D, et al. Fluid balance concepts in medicine: Principles and practice. World Journal of Nephrology. 2018 Jan 6;7(1):1–28

13. Silverstein, D. C. Hopper, K. Small Animal Critical Care Medicine, 3rd ed, St. Louis, Missouri: Elsevier; 2023.

22 Preditores de Resposta aos Fluidos: Fluido-Responsividade

Pablo Donati

1. INTRODUÇÃO

O estado de choque circulatório ocorre quando há um desequilíbrio entre a disponibilidade de oxigênio para os tecidos (DO_2) e a necessidade de consumo por eles (VO_2), devido a uma alteração na circulação. A DO_2 depende principalmente de três fatores e é explicada através da seguinte fórmula:

> DO_2 = débito cardíaco (DC) x (1,34 x concentração de hemoglobina (Hb) x saturação de oxigênio da Hb (SaO_2) + (0,003 x pressão arterial de oxigênio (PaO_2).

Desses três determinantes, o fator que tem maior impacto na DO_2 é o DC. Consequentemente, em um paciente com instabilidade hemodinâmica, a principal estratégia usualmente utilizada para aumentar a DO_2 é aumentar o DC.

2. CURVAS DE FUNÇÃO CARDÍACA (FRANK-STARLING)

A curva de função cardíaca (Frank-Starling) nos mostra que, à medida que a pré-carga do coração aumenta, o DC também aumenta até atingir um ponto em que o grau de estiramento das fibras miocárdicas é máximo e aumentos subsequentes na pré-carga não estão associados com aumento concomitante do DC. Consequentemente, podemos observar duas regiões bem definidas em tal curva: uma região ascendente conhecida como zona de pré-carga de dependência e uma região plana conhecida como zona de pré-carga de independência. Em pacientes com disfunção sistólica (por exemplo, aqueles com cardiomiopatia dilatada ou disfunção miocárdica por sepse), esse ponto é alcançado com valores de DC menores.

Do ponto de vista prático, estamos interessados em saber se nosso paciente em particular está na zona de pré-carga de dependência e, portanto, se administrarmos uma carga de fluidos, seu DC aumentará ou se ele está na zona de pré-carga de independência e, portanto, se administrarmos uma carga fluida, seu DC não aumentará.

A curva de Marik-Phillips mostra a relação entre o aumento da pré-carga e o aumento da água extravascular pulmonar. Ao sobrepor a curva de Frank-Starling com a de Marik-Phillips,

fica claro que o aumento da pré-carga em pacientes cuja função cardíaca está na zona de pré-carga independente da curva de Frank-Starling, aumenta o risco que se produza edema pulmonar (**Figura 22.1.**).

Consequentemente, o uso de ferramentas diagnósticas que permitam detectar em qual área da curva de Frank-Starling se encontra a função cardíaca de um determinado paciente pode ser útil para a prática clínica de terapia intensiva. Em um estudo multicêntrico anterior realizado em humanos internados em terapia intensiva, observou-se que o uso de ferramentas de monitoramento que permitem prever a resposta a fluidos foi associado de forma independente a um aumento na sobrevida.

Na medicina humana, foi demonstrado que as melhores ferramentas de monitoramento disponíveis para prever a resposta a fluidos são as chamadas "variáveis dinâmicas". Essas variáveis de monitoração caracterizam-se por refletir a resposta a uma alteração da circulação, como aquela gerada pela ventila-

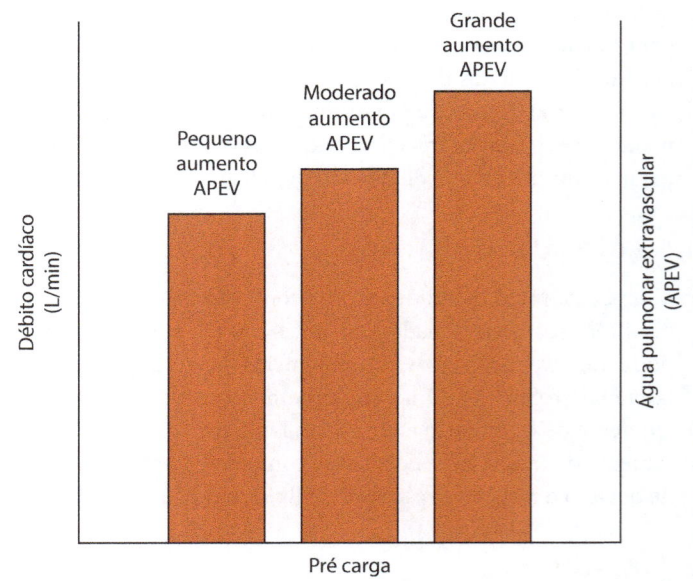

Figura 22.1. – A curva de Marik-Phillips mostra como o aumento da pré-carga na zona de pré-carga independente aumenta a água pulmonar extravascular.

ção espontânea ou mecânica (essa alteração é conhecida como interação cardiorrespiratória).

Aquelas variáveis de monitorização hemodinâmica que não são afetadas por nenhum tipo de "distúrbio" são conhecidas como variáveis de monitorização estáticas. Esses tipos de variáveis, como pressão venosa central, frequência cardíaca, entre outras, mostraram baixo desempenho na detecção de resposta a fluidos em pacientes humanos graves.

3. FISIOLOGIA DAS INTERAÇÕES CARDIORRESPIRATÓRIAS

Durante a inspiração espontânea, a pressão pleural torna-se mais negativa, gerando aumento do retorno venoso. Isso ocorre em parte porque a pressão atrial direita se torna mais negativa, aumentando o gradiente de pressão do fluxo sanguíneo para o coração. Por outro lado, o diafragma recua gerando um aumento da pressão intra-abdominal. Isso se traduz em aumento do volume estressado nos grandes vasos de capacitância abdominal, o que, por sua vez, gera aumento do gradiente de retorno venoso. Durante a ventilação com pressão positiva, a compressão da veia cava caudal pelo pulmão inflado geralmente diminui a pré-carga do ventrículo direito.

A pós-carga ventricular direita é afetada por diferentes mecanismos. É preciso lembrar que no pulmão existem dois tipos de capilares (de acordo com sua localização). Os capilares alveolares são encontrados ao redor dos alvéolos e são comprimidos a cada inspiração, e os capilares extra-alveolares são encontrados no interstício e são comprimidos na expiração. O volume pulmonar afetará o tipo de capilares que são comprimidos e, portanto, aumentará sua resistência, aumentando a pós-carga do ventrículo direito. A utilização de volumes correntes excessivamente altos pode gerar compressão dos capilares alveolares, enquanto a utilização de volumes correntes muito pequenos pode estar associada a um aumento da resistência dos capilares extra-alveolares.

Durante a inspiração com pressão positiva, a compressão dos capilares alveolares pelos alvéolos inflados pode causar aumento transitório do enchimento ventricular esquerdo, aumentando sua pré-carga. Esse fenômeno geralmente é mais pronunciado em pacientes caninos com aumento da pressão hidrostática no pulmão (como pacientes com insuficiência cardíaca congestiva). No entanto, os fenômenos previamente descritos para o ventrículo direito (diminuição da pré-carga e aumento da pós-carga a cada inspiração em pressão positiva) costumam levar a uma diminuição da pré-carga do ventrículo esquerdo alguns batimentos após o início da inspiração. Esses mecanismos são exacerbados em pacientes hipovolêmicos. Esses fenômenos são responsáveis pela variação (delta) da pressão de pulso (dPP), variação do volume sistólico (VVS) e pelo índice de variação pletismográfica (PVI) que descreveremos mais adiante. A pós-carga ventricular esquerda costuma diminuir durante a inspiração com pressão positiva, pois a pressão positiva, ao gerar

alguma "compressão extrínseca", que favorece o esvaziamento do ventrículo esquerdo.

Em pacientes ventilados com pressão positiva, deve-se levar em consideração que o grau de transmissão ao espaço pleural da pressão positiva aplicada as vias aéreas é afetado pela complacência pulmonar. Pulmões com queda significativa na complacência (por exemplo, aqueles que sofrem de fibrose pulmonar idiopática ou Síndrome do Desconforto Respiratório Agudo) transmitem pouca pressão ao espaço pleural. Enquanto em pacientes com boa complacência pulmonar, mas baixa complacência torácica, as pressões tendem a ser transmitidas mais para o tórax, o que pode causar queda mais pronunciada da pré-carga do ventrículo direito.

Conforme descrito anteriormente, variáveis dinâmicas são aquelas variáveis de monitoramento que são afetadas por interações cardiorrespiratórias. Essas variáveis demonstraram ter melhor desempenho na detecção de pacientes humanos que respondem ou não respondem a fluidos. Deve-se levar em consideração que o simples fato de um paciente ser dependente de pré-carga não significa que seja necessário administrar uma carga de fluidos. Espera-se que a maior proporção de animais saudáveis com função ventricular preservada seja responsiva a fluidos. A presença de anormalidades circulatórias sugere a necessidade de avaliar se o paciente responde ou não a fluidos. Aqueles pacientes com anormalidades circulatórias que respondem a fluidos podem se beneficiar da carga de fluidos por meio de um aumento no DC após a expansão.

4. VARIÁVEIS DINÂMICAS EM PACIENTES VENTILADOS COM PRESSÃO POSITIVA

Nos últimos tempos, vários estudos realizados em pacientes caninos demonstraram a utilidade dessas variáveis para determinar a resposta aos fluidos. As variáveis mais estudadas são a variação (delta) da pressão de pulso (dPP) e o índice de variação pletismográfica (PVI).

O dPP é uma das variáveis que têm apresentado melhor desempenho no diagnóstico. Para determinar esta variável, é necessária a colocação de um cateter arterial e a medição da pressão de pulso máxima e mínima (**Figura 22.2.**).

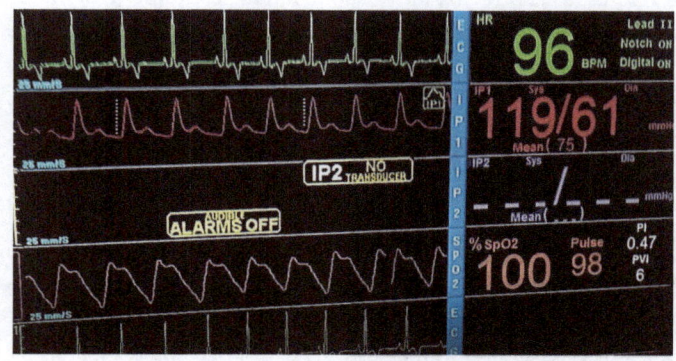

Figura 22.2. – Imagem da pressão arterial invasiva em função do tempo onde pode ser realizada a medição da variação da pressão de pulso para determinar a resposta a fluidos.

O índice é calculado através da seguinte fórmula:

$$100 \times (PPmax - PPmin)/[1/2\ (PPmax + PPmin)]$$

Deve-se levar em consideração que essas variáveis não podem ser utilizadas em pacientes com arritmias ou esforços inspiratórios espontâneos. Como essas variáveis dependem de interações cardiorrespiratórias, deve-se levar em consideração que elas podem ser altamente influenciadas pelo volume corrente utilizado e pela complacência da caixa torácica e do pulmão. Na medicina humana, observou-se que a capacidade preditiva dessas ferramentas diminui quando se utilizam volumes correntes de 6mL/kg (que é o volume corrente mais utilizado atualmente para ventilar pacientes críticos). O aumento transitório de um volume corrente de 6mL/kg para 8mL/kg demonstrou aumentar significativamente a capacidade preditiva da ferramenta. Atualmente existe controvérsia sobre qual é o volume corrente normal para cães e o que deve ser usado nesses pacientes em estado grave. O volume corrente utilizado nos diferentes estudos realizados em cães não foi homogêneo, variando entre 10 e 15mL/kg. O melhor ponto de corte para discriminar entre cães responsivos e não responsivos a fluidos varia nos diferentes estudos entre 7 e 16%. Dadas as diferentes estratégias ventilatórias utilizadas nos diferentes trabalhos publicados sobre o uso dessa ferramenta em caninos, na opinião do autor, os pontos de corte sugeridos devem ser tomados com cautela. No entanto, nos extremos (valores de dPP inferiores a 7 ou superiores a 16) é provável que esta ferramenta permita uma correta classificação dos doentes como respondedores ou não respondedores a fluidos no contexto clínico.

A PVI, embora tenha as mesmas limitações discutidas anteriormente para o dPP, tem a vantagem de poder ser determinada de forma não invasiva e calculada diretamente pelo oxímetro de pulso. O melhor ponto de corte varia entre os diferentes trabalhos entre 11 e 12%. Alguns trabalhos mostraram que a capacidade preditiva dessa ferramenta é inferior à do dPP.

Deve-se levar em consideração que em pacientes com insuficiência cardíaca congestiva pode haver um dPP acentuado, mas devido a um mecanismo diferente. Imediatamente após o início da inspiração, a pressão alveolar "espreme" o sangue dos capilares alveolares, aumentando a pré-carga ventricular esquerda. Consequentemente, poderia ocorrer um aumento do dPP, não associado à queda dos batimentos da pressão de pulso após o início da inspiração (como descrito anteriormente em pacientes hipovolêmicos), mas devido a um aumento da pressão de pulso no início da inspiração. Essa diferenciação é importante para evitar a administração de uma carga de fluidos a esse tipo de paciente devido a uma interpretação incorreta da ferramenta.

Outra situação que deve ser considerada é em pacientes com hipertensão pulmonar grave. Nesses pacientes, é possível que haja uma variação acentuada na pressão de pulso, mas que, após a carga de fluido, o DC não aumente. Isso ocorreria porque as pressões elevadas nas arteríolas pulmonares impediriam que o líquido "passasse" através do pulmão para o ventrículo esquerdo.

Embora o dPP e o PVI prevejam quais pacientes aumentarão o DC após a carga de fluidos, essas variáveis não preveem quais pacientes aumentarão sua pressão arterial após a expansão. Pacientes sépticos gravemente vasodilatados podem aumentar seu DC após a carga de fluidos, sem que isso esteja necessariamente associado a um aumento da pressão arterial. O aumento ou não da pressão arterial (em pacientes responsivos a fluidos) após uma carga de fluidos depende da complacência vascular. Quanto mais distensíveis as artérias, menos a pressão sanguínea aumentará após a carga de fluido. A complacência é definida como a variação de pressão gerada, após uma dada variação de volume. Como o dPP representa a variação da pressão e a variação do volume sistólico (VVS) representa a variação do volume, avaliar a relação entre o dPP e o VVS pode estimar a complacência vascular e, portanto, não apenas prever se o paciente aumentará o débito cardíaco após a carga de fluidos, mas também aumentará a pressão arterial.

Quanto maior o dPP para uma determinada VVS, menor a complacência vascular e, portanto, maior a possibilidade de que a pressão arterial aumente após a carga de fluidos. O problema que encontramos em nosso meio é que a determinação do VVS requer equipamentos caros que não estão normalmente disponíveis na medicina veterinária. Na medicina humana, foi demonstrado que pacientes com reduções acentuadas na pressão arterial diastólica são mais propensos a necessitar de suporte vasomotor. Consequentemente, pacientes gravemente enfermos com hipotensão diastólica acentuada que respondem a fluidos podem se beneficiar da coadministração de fluidos e vasopressores.

5. VARIÁVEIS DINÂMICAS EM PACIENTES EM VENTILAÇÃO ESPONTÂNEA

Outro índice que pode ser usado para avaliar a resposta aos fluidos é a avaliação do índice de colapsibilidade da veia cava caudal (ICVCC). Durante a ventilação espontânea, a pressão pleural torna-se mais negativa, gerando diminuição da pressão atrial direita e, portanto, aumento do gradiente de retorno venoso. Ao mesmo tempo, o diafragma se contrai e se move caudalmente, gerando um aumento transitório da pressão intra-abdominal. Esses efeitos geram uma diminuição do diâmetro inspiratório da veia cava caudal (seja pelo efeito de "sucção" que gera a diminuição da pressão atrial direita, seja pela "compressão" que gera o aumento inspiratório da pressão intra-abdominal). Este colapso será muito mais acentuado em pacientes hipovolêmicos. Foi demonstrado na medicina humana que aqueles pacientes que apresentam um ICVCC avaliado pela equação 100 x (Diâmetro Máximo - Diâmetro Mínimo / Diâmetro Máximo) maior que 40% são geralmente fluidos responsivos. Em um estudo anterior realizado pelo autor em

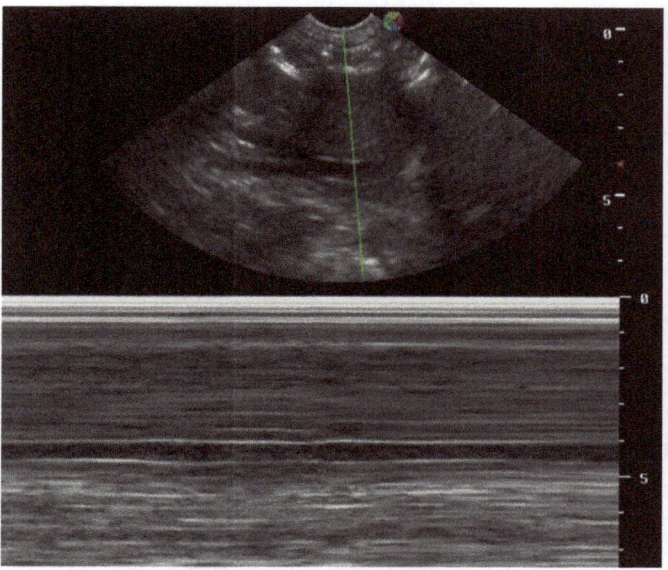

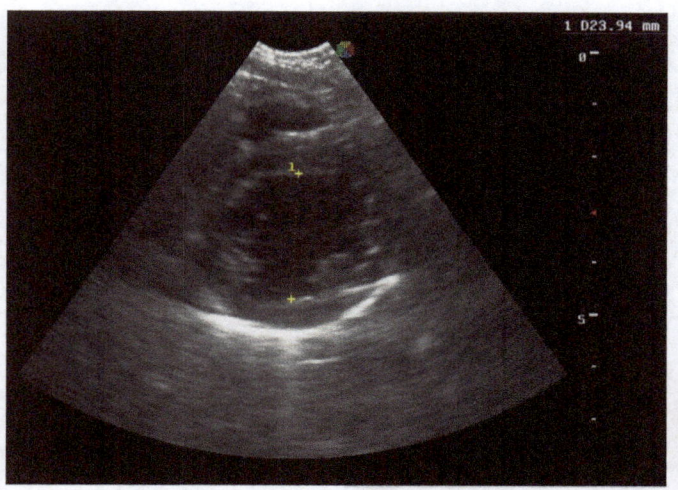

Figura 22.4. – Imagem ecocardiográfica paraesternal direita em eixo curto mostrando a medida do diâmetro diastólico final do ventrículo esquerdo.

Figura 22.3. – Janela trans-hepática direita utilizada para avaliar o índice de colapsabilidade da veia cava caudal em um cão. Observe a colocação do cursor do modo M, 1 a 2 cm caudal à inserção da veia hepática na veia cava usando a janela trans-hepática direita. A medição é feita sem incluir as bordas endoteliais (método interno).

pacientes caninos com instabilidade hemodinâmica, o ICVCC mostrou uma grande capacidade preditiva para diferenciar entre respondedores e não respondedores a fluidos. O melhor ponto de corte obtido foi de 27%, com 100% de sensibilidade e 83% de especificidade. Em outro estudo publicado anteriormente pelo autor, a veia cava caudal foi avaliada em gatos hospitalizados com instabilidade hemodinâmica. A capacidade preditiva do ICVCC foi menor que a observada em cães, com ponto de corte de 31%.

Para a realização das medidas, o autor recomenda a janela trans-hepática direita (**Figura 22.3.**) e a colocação do modo M imediatamente caudal à inserção da veia hepática, na veia cava caudal. As medidas são feitas sem incluir as bordas endocárdicas (método interno).

Deve-se levar em consideração que existe a possibilidade de falsos positivos (por exemplo, em pacientes com aumento da pressão intra-abdominal ou com aumento do esforço respiratório). Uma vez que ambos os estudos mostraram um valor preditivo negativo muito alto, na opinião do autor, a principal utilidade desta ferramenta é detectar o verdadeiro não responsivo aos fluidos.

6. ECOCARDIOGRAFIA E RESPOSTA A FLUIDOS

Estudos recentes mostraram que a ecocardiografia é uma ferramenta útil para orientar a fluidoterapia em cães gravemente doentes. O ecocardiograma permite a avaliação do DC. Através do uso da janela ultrassonográfica apical esquerda, a determinação da velocidade tempo integral (VTI) pode ser realizada. O DC pode ser calculado multiplicando o valor de VTI obtido

pela área da aorta e depois pela frequência cardíaca do paciente. Como a área aórtica geralmente não se altera durante a reanimação com fluidos, foi proposto que somente as alterações do VTI podem ser usadas para determinar a resposta aos fluidos.

Embora as variáveis ecocardiográficas sejam consideradas variáveis de monitoramento estático, em um estudo anterior realizado em cães hospitalizados que necessitavam de expansão de fluidos, as variáveis ecocardiográficas VTI e diâmetro da cavidade ventricular esquerda normalizado pelo peso (LVIDdN) tiveram bom poder preditivo, para diferenciar cães responsivos e não responsivos a fluidos. Em estudo anterior realizado pelo autor em 44 cães hospitalizados com instabilidade hemodinâmica, a ecocardiografia também se mostrou útil (**Figura 22.4.**). Como no caso do ICVCC, essas medições são particularmente úteis para detectar pacientes caninos que não respondem a fluidos devido ao seu alto valor preditivo negativo.

7. ESTADO DE VOLEMIA E RESPOSTA A FLUIDOS

Em medicina humana, propõe-se para o monitoramento o uso de variáveis dinâmicas, principalmente para pacientes críticos não hipovolêmicos que apresentam distúrbios circulatórios e de perfusão tecidual. É muito importante levar em consideração que a maioria dos estudos realizados até o momento em cães hospitalizados incluiu uma alta porcentagem de animais hipovolêmicos. O estado da volemia e a resposta a fluidos costumam estar altamente associados nos extremos. Ou seja, geralmente os animais hipovolêmicos são responsivos a fluidos e os hipervolêmicos não. Por esse motivo, é possível que variáveis hemodinâmicas estáticas, como a ecocardiografia, tenham mostrado excelente poder preditivo em estudos realizados em caninos. Nesse contexto, são necessários mais estudos de variáveis de monitoramento dinâmico em animais gravemente doentes com estados intermediários de volume sanguíneo, (ou seja, nem hipovolêmico, nem hipervolêmico) para avaliar a capacidade preditiva das ferramentas descritas neste capítulo.

8. CONCLUSÃO

Ferramentas de monitoramento dinâmico e ecocardiografia provaram ser muito úteis na medicina veterinária para orientar a fluidoterapia. Os pontos de corte sugeridos para dPP e PVI em cães devem ser tomados com cautela devido às diferentes estratégias ventilatórias utilizadas nos estudos realizados. O ICVCC em caninos e o diâmetro máximo e mínimo da veia cava caudal em felinos têm se mostrado de grande valor preditivo negativo, favorecendo a detecção de animais que não respondem a fluidos. A ecocardiografia permite o monitoramento não invasivo do DC, da função sistólica e do estado volêmico, tornando-se uma ferramenta muito útil para a tomada de decisão em relação à administração de fluidos em pacientes críticos.

9. LITERATURA RECOMENDADA

1- Cecconi M, De Backer D, Antonelli M, et al. Consensus on circulatory shock and hemodynamic monitoring. Task force of the European Society of Intensive Care Medicine. Intensive Care Med. 2014 Dec;40(12):1795-815. doi: 10.1007/s00134-014-3525-z.

2- Monnet X, Pinsky MR. Predicting the determinants of volume responsiveness. *Intensive Care Med*. 2015 Feb;41(2):354-6. doi: 10.1007/s00134-014-3637-5.

3- Sano H, Seo J, Wightman P, Cave NJ, et al. Evaluation of pulse pressure variation and pleth variability index to predict fluid responsiveness in mechanically ventilated isoflurane-anesthetized dogs. J Vet Emerg Crit Care (San Antonio). 2018 Jul;28(4):301-309.

4- Endo Y, Tamura J, Ishizuka T, et al. Stroke volume variation (SVV) and pulse pressure variation (PPV) as indicators of fluid responsiveness in sevoflurane anesthetized mechanically ventilated euvolemic dogs. J Vet Med Sci. 2017 Aug 18;79(8):1437-1445.

5- Oricco S, Rabozzi R, Meneghini C, Franci P. Usefulness of focused cardiac ultrasonography for predicting fluid responsiveness in conscious, spontaneously breathing dogs. Am J Vet Res. 2019 Apr;80(4):369-377.

6- Donati PA, Villalta C, Tarragona L, et al. Echocardiographic indicators of fluid responsiveness in hospitalized dogs with compromised hemodynamics and tissue hypoperfusion. J Vet Emerg Crit Care (San Antonio). 2023 Jan;33(1):22-28.

7- Donati PA, Guevara JM, Ardiles V, et al. Caudal vena cava collapsibility index as a tool to predict fluid responsiveness in dogs. J Vet Emerg Crit Care (San Antonio). 2020 Nov;30(6):677-686.

8- Donati PA, Tunesi M, Araos J. Caudal vena cava measurements and fluid responsiveness in hospitalized cats with compromised hemodynamics and tissue hypoperfusion. J Vet Emerg Crit Care (San Antonio). 2023 Jan;33(1):29-37.

Reanimação Cardiopulmonar

Rodrigo Cardoso Rabelo
César Ribeiro

23

1. INTRODUÇÃO

A parada cardiorrespiratória (PCR) caracteriza-se pela interrupção súbita da circulação e as manobras de reanimação cardiopulmonar (RCP) estão reservadas apenas para resgatar os pacientes onde este evento não era esperado. Nos casos de doenças terminais, crônicas ou incuráveis, principalmente em pacientes com idade avançada, que sofrem de dor agônica e incontrolável, a morte deve ser considerada como a evolução natural da doença e, na maioria das situações, sua evolução não deve ser impedida.

O objetivo primário do processo de RCP é restaurar a circulação espontânea, conhecido no ambiente médico pela sigla em inglês ROSC (*Return of Spontaneous Circulation* – Retorno da Circulação Espontânea). À vista disso, o ato de sobreviver a uma PCR não remete somente ao fato de apenas não morrer; pois deve envolver o retorno aceitável das funções neurológicas também, principalmente no caso dos animais de companhia. Portanto, é de suma importância que o médico-veterinário tenha a consciência de que as manobras devem ser realizadas com eficiência total, para evitar que sequelas pós-reanimação se instalem e provoquem situações que sejam incompatíveis com a vida social de um animal de estimação. Este objetivo pode se tornar um grande pesadelo, já que em medicina veterinária existe uma obrigação e uma cobrança por parte das famílias com relação ao estado neurológico e as sequelas motoras e cognitivas que possam advir do processo.

Por isso, há de se entender que a RCP mais efetiva é aquela evitada, ou seja, antecipar ou prever o colapso cardiopulmonar é fundamental para o sucesso terapêutico. Todo o cuidado deve se iniciar no preparo da área, dos equipamentos e dos recursos humanos, com a manutenção de um treinamento repetitivo e sistemático, de forma a incorporar cada detalhe do protocolo no âmago mais profundo dos profissionais responsáveis pelo pronto atendimento.

Em 2012, a iniciativa RECOVER (*Reassessment Campaign on Veterinary Resuscitation*, ou Campanha de Reavaliação da Reanimação Veterinária) publicou um consenso para a prática da RCP em cães e gatos, baseado em uma revisão de evidências extensa e sistemática, similar ao sistema utilizado pelo ILCOR (*International Liaison Committee on Resuscitation*, ou Comitê de Ligação Internacional sobre Reanimação) na medicina humana há mais de 30 anos. Desde sua publicação em 2012, até o presente momento não foram realizadas alterações oficiais no protocolo inicial, porém uma série de evidências publicadas na população de cães e gatos sugerem algumas mudanças em relação às abordagens que serão descritas neste capítulo.

De maneira geral, o consenso RECOVER divide as manobras de manutenção da cadeia da vida em subtópicos, classificados a seguir:

a) Preparo e Prevenção.

b) Suporte básico à vida (SBV).

c) Suporte avançado à vida (SAV).

d) Monitoramento da RCP.

e) Cuidados pós-reanimação.

Iremos focar neste capítulo os principais temas que envolvem o SBV e SAV, pois os autores atribuem a esses subtópicos os principais pontos que contribuem para o sucesso das manobras de RCP dentro do ambiente hospitalar.

2. SUPORTE BÁSICO À VIDA

O consenso veterinário RECOVER e o humano ILCOR sugerem uma sequência muito similar para o BLS, que inclui o reconhecimento precoce da parada, o manejo imediato das vias aéreas e da ventilação, suportados simultaneamente pelo início das massagens torácicas externas. A grande diferença reside no uso do desfibrilador ainda no suporte básico (no caso do ILCOR) ou no avançado (no caso do RECOVER). Como em medicina humana o uso do DEA (Desfibrilador Elétrico Automático) é comum no ambiente extra-hospitalar, e em veterinária ele não é útil, como será discutido no tópico correspondente, a desfibrilação elétrica em cães e gatos será incluída no suporte avançado de vida.

Define-se, portanto, como SBV todas as manobras imprescindíveis para a manutenção da circulação mecânica e ventilação, necessárias para a manutenção do fluxo cerebral e coronariano durante a PCR intra hospitalar. Para tanto, podemos dividir as manobras em 2 passos:

a) Diagnóstico da PCR e chamar por ajuda.

b) Início precoce das compressões torácicas e ventilação.

2.1 Diagnóstico

É apropriado que se conheçam os principais mecanismos e causas de PCR para acelerar o diagnóstico e o início do tratamento. Segundo a AHA (*American Heart Association*), devemos sempre estar atentos aos chamados "5Hs e os 5Ts", por se tratar das 10 causas de PCR mais comuns, consideradas reversíveis. Os 5 "Hs" incluem a **H**ipovolemia, **H**ipóxia, **H**⁺ (acidose), **H**ipo/**H**ipercalemia, **H**ipoglicemia e **H**ipotermia; e os 5 "Ts" estão compostos por **T**óxicos, **T**amponamento Cardíaco, Pneumotórax de **T**ensão, **T**romboembolismo Pulmonar e **T**romboembolismo Sistêmico.

Em medicina veterinária, há um entendimento de que as paradas causadas por eventos anestésicos possuam um papel mais importante que em medicina humana, o que pode superestimar a taxa de PCR's nesta especialidade, e nos remete a maior necessidade de melhorar a segurança de todo período perioperatório, pois é justamente neste grupo de pacientes que os melhores resultados de retorno à circulação espontânea (ROSC) se concretizam, provavelmente por apresentarem melhor condição orgânica no momento da parada, além do diagnóstico, ocorrerem em um ambiente mais controlado, com pacientes já monitorizados, com acessos vasculares e geralmente intubados.

O consenso RECOVER sugere que o BLS seja iniciado imediatamente em cães ou gatos à menor suspeita de colapso cardiovascular, caracterizado pela presença de apneia associada a inconsciência. A inconsciência e a não responsividade, simultâneos à ausência de movimentos respiratórios (ou à presença de movimentos agônicos, ou ainda distrição respiratória grave) são suficientes para identificar um doente potencialmente tratável por RCP. Em momento algum deve-se perder tempo buscando a identificação pela palpação de pulso, e não há estudos que garantam que o uso de quaisquer equipamentos acelere o diagnóstico de parada.

2.2 Compressões Torácicas e Ventilação

Infelizmente, a melhor técnica de compressão torácica externa ainda é extremamente ineficiente em promover uma boa circulação sistêmica, alcançando no máximo entre 25-30% do débito cardíaco. Mesmo assim, a massagem torácica externa ainda é o maior alicerce terapêutico para o suporte básico de vida e deve ser iniciado com toda atenção e rapidez possíveis. Sempre que a parada for testemunhada, as compressões devem ser iniciadas com total prioridade, e mantidas por até 2 minutos de maneira ininterrupta.

Apesar de mundialmente divulgadas, de estarem presentes em todos os manuais de RCP, e de aparentarem simplicidade na técnica, as compressões exigem uma tática precisa e um controle tanto psicomotor, quanto cognitivo para atingir o seu nível máximo de eficácia, que ainda seria insuficiente para uma boa circulação conforme mencionado anteriormente.

Alguns pontos devem ser observados durante o exercício das compressões externas, a fim de garantir melhores resultados:

- Posição do animal para a massagem.
- Localização e posição das mãos do resgatista no tórax do animal.
- Frequência e ritmo das compressões torácicas.
- Profundidade das compressões torácicas.
- Recuo torácico necessário.
- Monitorização dos ciclos de RCP e dos intervalos entre ciclos.
- Decisão do término das compressões.

Dados experimentais sugerem maiores pressões intraventriculares, fluxo aórtico e retorno à circulação espontânea (ROSC) quando os animais se apresentam em decúbito lateral quando comparado ao decúbito dorsal. Tanto o decúbito lateral esquerdo, quanto o direito são aceitos em cães e gatos, mas os autores preferem o lado direito por se tratar do decúbito padrão de atendimento de emergência.

A teoria da bomba cardíaca sugere que os ventrículos são diretamente comprimidos entre o esterno e a coluna nos pacientes em decúbito dorsal, ou entre os hemitórax direito e esquerdo nos pacientes em decúbito lateral, proporcionando fluxo. Já a teoria da bomba torácica propõe que as compressões aumentem a pressão intratorácica, secundariamente comprimindo a aorta e colapsando a veia cava, e finalmente gerando o fluxo sanguíneo sistólico. Durante o recuo do tórax, a pressão intratorácica subatmosférica produz um gradiente de pressão que favorece o fluxo sanguíneo da periferia de volta ao tórax e para dentro dos pulmões, onde ocorre a troca de oxigênio com gás carbônico.

Na maioria dos cães de raça média, grande ou gigante, com tórax arredondado (Golden retriever, Labrador, Rottweiler, Pastor alemão e Pitbull, por exemplo), um efeito sobre o coração a partir de compressões externas diretas é mais improvável. Sendo assim, a teoria da bomba cardíaca não se aplicaria, e sim a teoria de bomba torácica, onde a massagem deve ser realizada na porção mais larga do tórax para permitir o aumento máximo da pressão intratorácica, sempre com as mãos em forma de "concha", ou com os dedos entrelaçados, adaptando-se ao formato torácico (**Figuras 23.1., 23.2., 23.3. e 23.4.**).

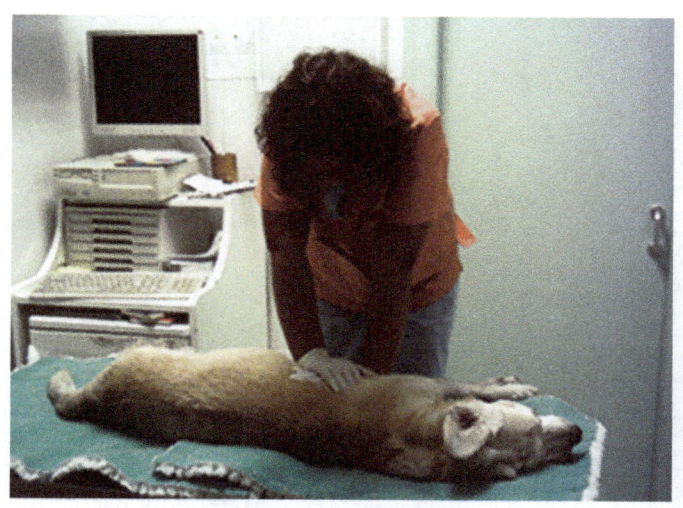

Figura 23.1. – Posicionamento para RCP, em pacientes de raças grandes com tórax côncavo. Notar posição das mãos na área sobre o tórax.

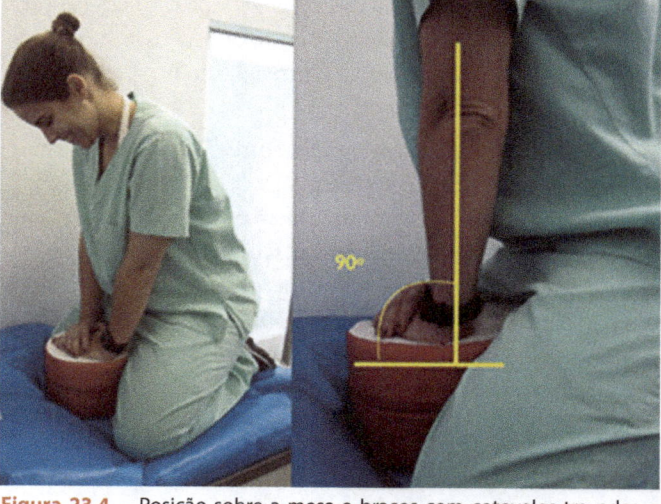

Figura 23.4. – Posição sobre a mesa e braços com cotovelos travados e posicionados perpendicularmente ao tórax do paciente.

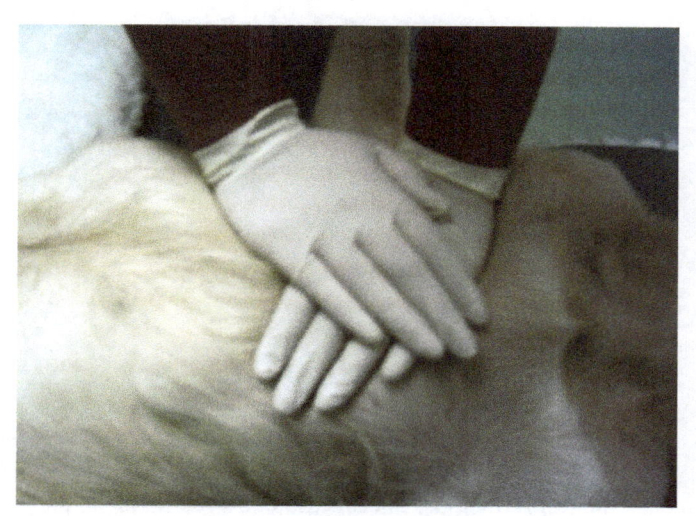

Figura 23.2. – Mãos em forma de "concha", para melhor adaptação ao tórax.

Já nos animais com tórax em forma de quilha, como nos cães do grupo "*hound*" (Afghan hound, Borzoi, Saluki, Greyhounds, por exemplo), ou nos animais portadores de tórax muito profundo lateralmente, mas estreitos (Setter irlandês, inglês ou Gordon, e Doberman por exemplo), a massagem deve ser aplicada com as mãos posicionadas diretamente sobre o coração em decúbito lateral, sempre com uma mão sobre a outra, abaixo do 4º-5º Espaço Intercostal, logo abaixo da ponta do cotovelo (**Figura 23.5.**).

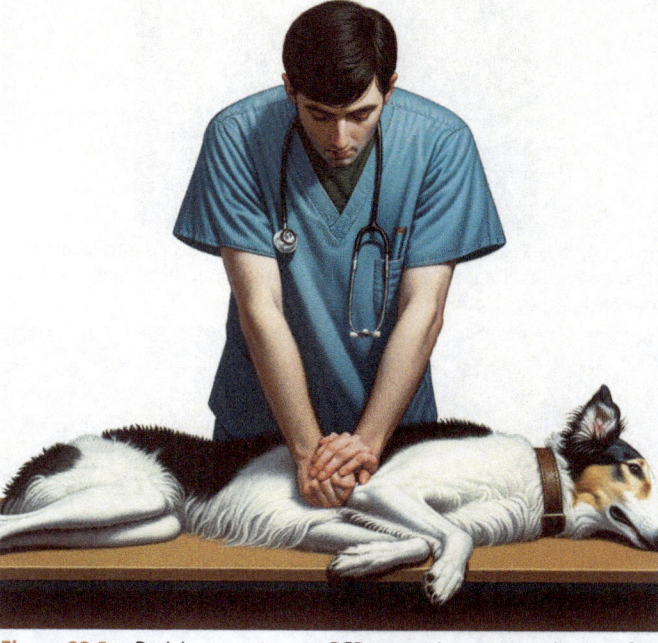

Figura 23.5. – Posicionamento para RCP, em pacientes com tórax em formato de "quilha". Notar posição das mãos diretamente na área do coração.

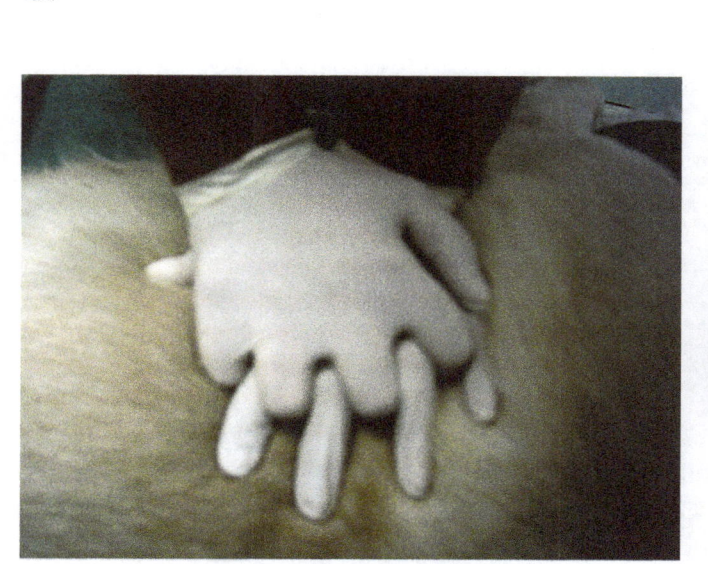

Figura 23.3. – Mãos com dedos entrelaçados, para melhor adaptação ao tórax. Dedos entrelaçados.

Em cães com tórax em formato de barril (como o Bulldogue inglês, por exemplo), a massagem externa deve ser realizada em decúbito dorsal, com as mãos diretamente sobre o esterno, em busca do cumprimento da teoria de bomba cardíaca (**Figura 23.6.**). Nestes casos, a acomodação do animal com bolsas de areia ou colchões de posicionamento é muito útil para manter a posição durante a RCP.

Gatos e cães pequenos (Yorkshire, Maltês, Shih Tzu e Chihuahua, por exemplo) apresentam uma parede torácica mais complacente e dessa forma a massagem pode ser realizada com uma mão posicionada no nível do coração, e realizada de forma circular em decúbito lateral ou com as duas mãos envolvendo o tórax ou com os dedos em casos de animais pequenos (filhotes), mas com o cuidado de não promover aumento contínuo da pressão intratorácica durante o recuo (**Figuras 23.7., 23.8. e 23.9.**).

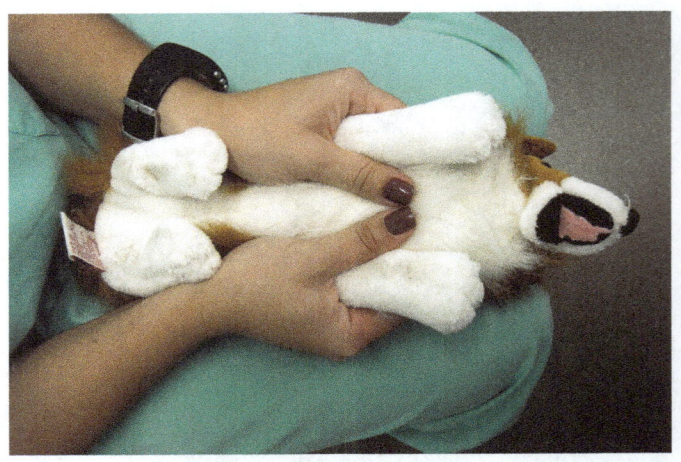

Figura 23.8. – Posicionamento para RCP, em pacientes de raças pequenas e gatos. Notar posição das mãos diretamente na área do coração, com paciente em decúbito dorsal.

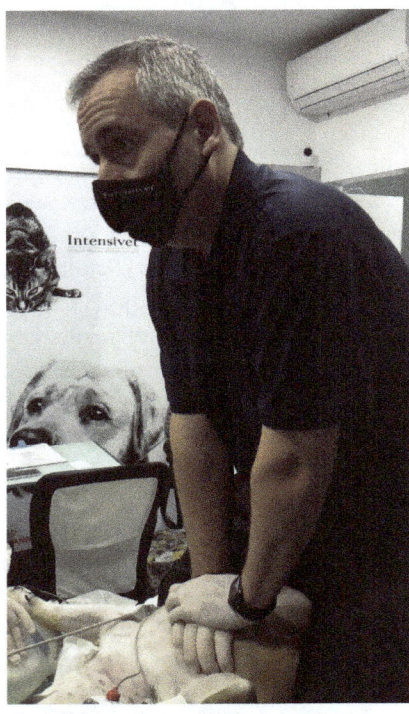

Figura 23.6. – Posicionamento para RCP, em pacientes com tórax em formato de "barril". Notar posição das mãos diretamente na área do esterno, com paciente em decúbito dorsal.

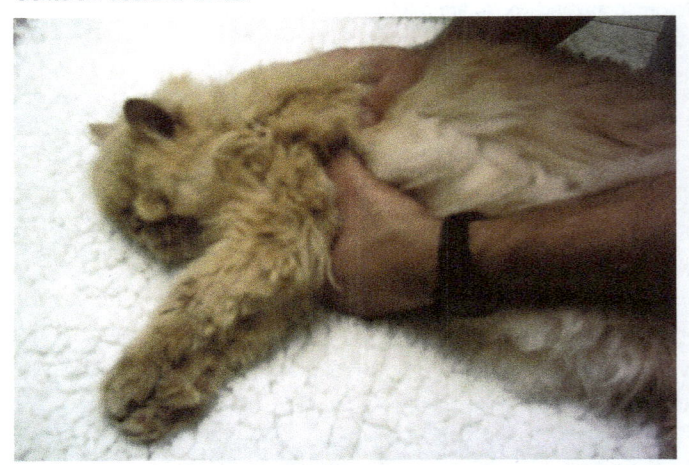

Figura 23.9. – Posicionamento para RCP, em paciente felino. Notar posição das mãos diretamente na área do coração, com paciente em decúbito lateral.

Em todos os casos, é necessário que a superfície do local de RCP seja rígida, por isso é necessário ter em mãos pranchas rígidas apropriadas para garantir a transmissão total de força durante as compressões (**Figura 23.10.**).

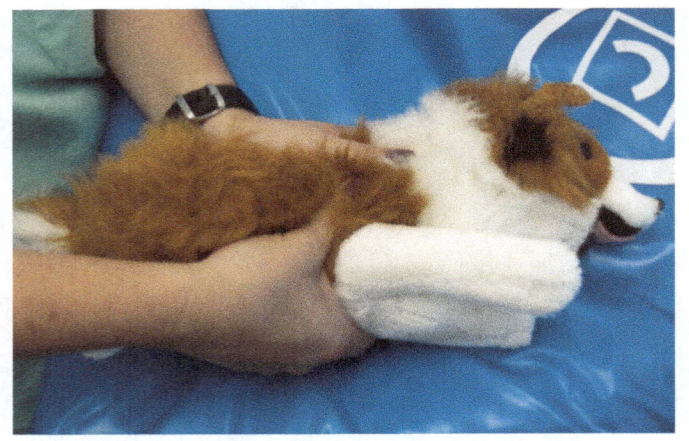

Figura 23.7. – Posicionamento para RCP, em pacientes de raças pequenas e gatos. Notar posição das mãos diretamente na área do coração, com paciente em decúbito lateral.

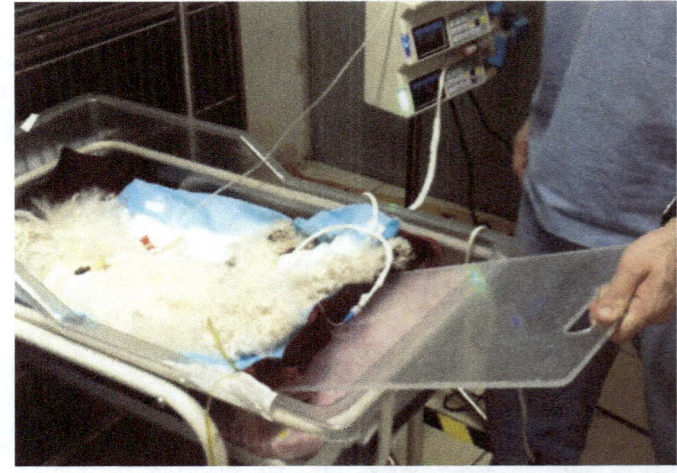

Figura 23.10. – Em casos de PCR, em superfície não rígida (berços de UTI, por exemplo), recomenda-se realizar a RCP após a colocação de superfície rígida apropriada.

Observaram-se maiores taxas de ROSC e de sobrevivência a 24 horas quando se realizou 100-120 compressões torácicas por minuto em cães e gatos. Em relação à profundidade da massagem, as evidências sugerem que elas devem alcançar em torno de ⅓ a ½ da largura torácica. Nos casos de RCP conduzidas em decúbito dorsal, principalmente em animais com tórax em barril (bulldogs), recomenda-se a profundidade de ¼ do diâmetro torácico. Recomenda-se o recuo total do tórax entre as compressões em todas as manobras, a fim de melhorar a perfusão coronária e cerebral por diminuir o tempo sob altas pressões intratorácicas. A recomendação do consenso humano, conhecida como *"push hard, push fast"*, ou seja, realizar as compressões com boa velocidade e força, parecem aplicar-se à rotina veterinária e está indicada.

As massagens devem ser realizadas em ciclos de 2 minutos, sem interrupção, para pacientes intubados e quando mais de 1 socorrista estiver disponível; ou ainda em ciclos de 2 minutos, com uma interrupção máxima de 10 segundos a cada 30 compressões, para permitir que duas rápidas ventilações sejam aplicadas no caso de socorrista único (I-A). A cada ciclo de 2 minutos, recomenda-se a troca do massageador para evitar a fadiga e o comprometimento da eficácia e qualidade da massagem.

O uso de contrapressões abdominais em conjunto com as compressões torácicas pode ser considerado se existir uma equipe treinada e familiarizada com a técnica a fim de facilitar o retorno venoso e melhorar o débito cardíaco. De uma forma geral, estes autores acreditam que com uma equipe composta por menos de 4-5 pessoas é fisicamente impossível realizar todas as tarefas essenciais com alta qualidade, e garantir uma boa contrapressão no abdômen. Além disso, a realização sincronizada de massagens torácicas e abdominais sob uma frequência maior que 100 movimentos por minutos exige muito mais que treinamento e coordenação motora, sendo uma execução considerada de nível extremamente elevado.

Como em todos os protocolos de emergência, é crucial que uma via aérea patente seja obtida o mais rápido possível durante a RCP, principalmente pelo fato da perpetuação da hipóxia e da hipercapnia diminuírem a chance do retorno à circulação espontânea.

A grande questão ainda reside no benefício do tempo gasto para obtenção de uma via área *versus* o tempo sem compressões torácicas durante a PCR. Em virtude disso, os algoritmos humanos mais atuais enfatizam a importância da massagem (C – Circulação) em relação à ventilação (A – Vias Aéreas e B – Boa Ventilação) no BLS, já que a maioria dos adultos humanos padece de paradas causadas por falha cardiovascular direta e poderiam se beneficiar do início precoce da massagem antes mesmo da obtenção da via aérea, respeitado um limite de tempo. Já em recém-nascidos, há evidências de que a ventilação precoce seja mais importante, pois a maioria das paradas se dá por causas não cardíacas. Como em cães e gatos a maioria das paradas também parece ocorrer sem vínculo direto com as causas cardíacas diretas, a intubação traqueal precoce e a ventilação podem apresentar maiores benefícios.

O consenso RECOVER não discute a possibilidade de que o número de socorristas seja menor que 2 indivíduos durante uma RCP, por isso torna-se uma decisão de suma importância para o médico-veterinário, se inicia as massagens ou se busca uma via aérea em primeiro lugar. Neste caso, estes autores recomendam que o profissional inicie as massagens imediatamente após chamar por ajuda, e caso ela não chegue até o final do segundo ciclo (ao redor de 4 minutos de massagem torácica), iniciar uma sequência 30:2 (trinta compressões torácicas para cada 2 ventilações) após obter a patência da via aérea. Caso haja suspeita imediata de que a parada foi causada por um evento respiratório (sinal clássico de parada com cianose, ou histórico altamente compatível com processo obstrutivo das vias aéreas), o médico deve iniciar pelos procedimentos de abertura de via aérea, realizar 2 ventilações de resgate e em seguida dar início às compressões torácicas.

A facilidade de intubar cães e gatos no ambiente intra-hospitalar praticamente obriga o profissional a realizar este procedimento para obtenção de vias aéreas não obstruídas, ao invés de realizar ventilações boca-máscara ou boca-focinho. Ela deve ser realizada em decúbito lateral para que não haja interrupção nas massagens, o balonete deve ser inflado e a ventilação acontecer simultaneamente às compressões torácicas sempre que houver pelos menos 2 resgatistas, ou em ciclos 30:2, conforme mencionado, se apenas 1 socorrista estiver em ação. A sonda deve ser devidamente fixada no focinho ou na mandíbula para evitar que saia da posição. O consenso recomenda uma frequência respiratória de 10 movimentos por minuto (1 a cada 6 segundos) com um volume corrente de 10ml/kg e um tempo inspiratório curto de 1 segundo, sempre evitando o aumento da pressão intratorácica prolongado durante o procedimento, e com os objetivos clínicos de alcançar a normocapnia e evitar a hipoxemia a qualquer custo.

Estes autores contraindicam expressamente o uso da ventilação boca-focinho, principalmente em ambiente intra-hospitalar, tanto pelo alto potencial de transmissão de doenças e pela baixa segurança do procedimento, quanto por não admitir que um ambiente de atendimento clínico de emergência não esteja devidamente equipado e com pessoal capacitado a realizar os procedimentos de obtenção de vias aéreas, invasivos ou não. Evidências sugerem que a próxima atualização do RECOVER não incluirá a ventilação boca-focinho nas diretrizes.

3. SUPORTE AVANÇADO À VIDA

Esta fase do atendimento está didaticamente disposta após o BLS, mas em uma situação com equipe completa deve ser realizado simultaneamente aos procedimentos básicos. Este passo compreende todas as manobras de uso intra hospitalar mais avançadas e necessárias para que se obtenha o ROSC. O conjunto de manobras desta etapa inclui a avaliação do ritmo de PCR através do eletrocardiograma (ECG) e escolha da conduta terapêutica (fármacos ou desfibrilação) de acordo com o diagnóstico do ritmo. Para tanto indica-se que após o início do SBV a instalação dos eletrodos para monitoramento do ECG seja feita de maneira imediata.

Entende-se como "PCR testemunhada" aquela onde o ritmo de ECG associado à apneia e inconsciência é conhecido, e portanto, as medidas terapêuticas podem ser realizadas juntamente com as manobras de SBV. As "PCR não testemunhadas" são aquelas onde o ritmo de ECG não é conhecido durante o diagnóstico da PCR, dependendo, portanto, do término do primeiro ciclo de SBV (2 minutos) para a escolha da conduta mais adequada. De maneira sistemática, recomenda-se a obtenção do ritmo de ECG em todos os pacientes que apresentem sinais de PCR.

3.1 Identificação do Ritmo de PCR

A importância da identificação do ritmo recai na necessidade de diferenciação em ritmos considerados chocáveis e ritmos não chocáveis. Entende-se com ritmos chocáveis aqueles que após o diagnóstico, necessitam de desfibrilação elétrica o mais precoce possível. Já os ritmos não chocáveis são abordados com conduta farmacológica o mais brevemente possível. Existem 4 ritmos de PCR, sendo 2 deles chocáveis: taquicardia ventricular sem pulso (TV sem pulso) e fibrilação ventricular (FV) e 2 não chocáveis: atividade elétrica sem pulso (AESP) e assistolia (**Figura 23.11.**).

A presença de onda R no traçado de ECG associa-se a 2 ritmos de PCR: AESP e TV s/ pulso; o que difere esses dois ritmos é a frequência de onda R. Frequências de ondas R abaixo de 200 por minuto diagnosticam AESP e frequências de onda R acima de 200 por minuto diagnosticam TV s/ pulso. Já ausência de onda R em ritmo conhecido como "linha plana" ou padrão isoelétrico diagnosticam assistolia. E por último, o traçado sem nenhum padrão de ritmo ou um padrão caótico diagnosticam FV. Recomenda-se o seguinte algoritmo para diagnóstico e tomada de decisão (**Figura 23.12.**).

Para os ritmos chocáveis recomenda-se a desfibrilação precoce e os ritmos não chocáveis necessitam de terapia com catecolaminas (adrenalina) de forma mais rápida possível.

3.2 Adrenalina

Corresponde a uma catecolamina que age como agonista adrenérgico não específico, indispensável durante a RCP que apresenta ritmo não chocável, provocada por qualquer causa. As doses altas (0,1mg/kg IV) foram associadas a maiores taxas de ROSC, porém não puderam ser relacionadas com a maior sobrevivência e alta clínica, possivelmente devido aos efeitos adrenérgicos exacerbados, responsáveis pelo aumento do consumo de oxigênio do miocárdio e pela predisposição a arritmias cardíacas, sendo seu uso não mais recomendado. Recomenda-se o uso de doses baixas (0,01mg/kg IV) a cada 2 ciclos, ou 4 minutos, nos casos de PCR associado a AESP e assistolia.

3.3 Vasopressina

Seus efeitos vasopressores são mediados pelo receptor *V1* localizados na musculatura lisa dos vasos, e o mecanismo de ação é totalmente independente dos efeitos α-1 adrenérgicos. Os receptores V1 se mantêm responsivos em ambiente ácido, ao contrário dos receptores α-1 utilizados pela adrenalina, o que pode ser uma vantagem nas situações de parada total prolongada. A vasopressina não possui efeito cronotrópico ou inotrópico, que poderiam piorar a isquemia do miocárdio, e por isso ela foi estudada como alternativa à adrenalina durante a RCP. A evidência da sua eficácia ainda é limitada, e apesar de ter o seu uso associado a uma maior sobrevivência em humanos

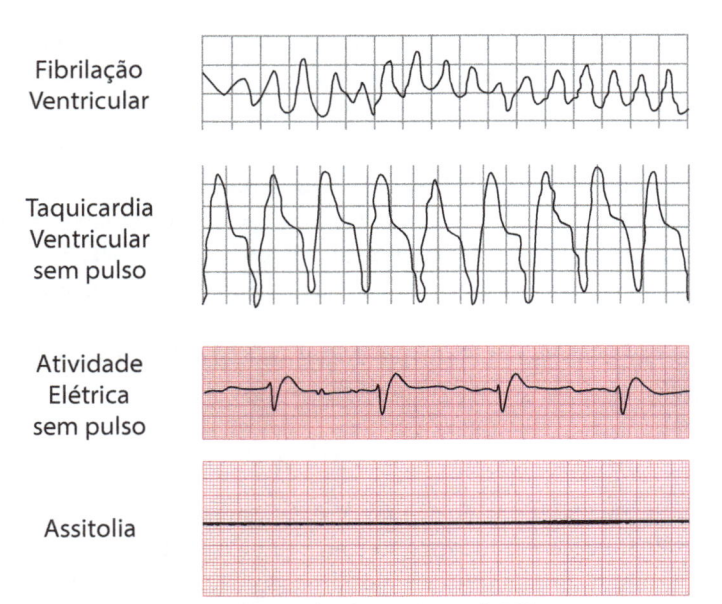

Figura 23.11. – Representação de ECG nos ritmos de PCR.

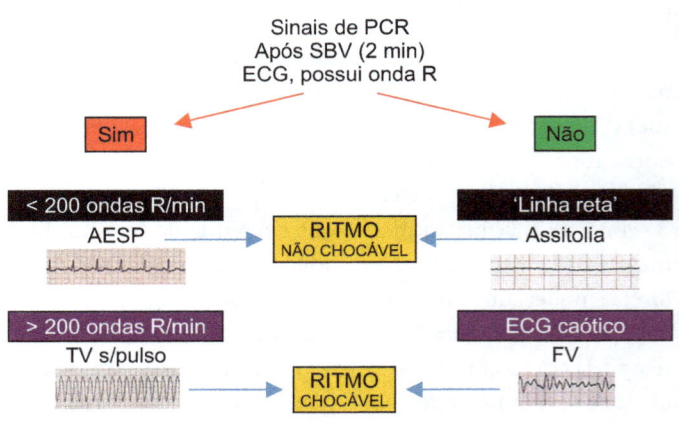

Figura 23.12. – Algoritmo para diagnóstico e tomada de decisão.

com assistolia, PCR prolongada ou hipovolemia, uma grande metanálise falhou em demonstrar este benefício na comparação direta com a epinefrina. Mesmo que mais estudos sejam necessários em cães e gatos, o uso da vasopressina na dose de 0,8U/kg IV como um substituto ou em combinação com a epinefrina em dose baixa deve ser considerado.

3.4 Atropina

É um agente parassimpatolítico que foi amplamente utilizado durante a RCP. Porém, jamais foi demonstrado qualquer benefício na sua utilização, assim como não se encontraram evidências de risco aumentado em pacientes com atividade elétrica sem pulso ou assistolia, na dose padrão de 0,04mg/kg. Já as doses mais altas (0,1; 0,2 e 0,4mg/kg) foram associadas com piores resultados nos estudos experimentais em cães. Embora não totalmente apoiado pela literatura, a única dose padrão (não deve ser repetida durante a PCR) de 0,04mg/kg parece ser benéfica para PCR por assistolia ou atividade elétrica sem pulso associadas com um excessivo tônus vagal, e pode ser considerada.

Portanto, há de se tomar extremo cuidado com a indicação da atropina na RCP, com sua reserva para os casos especiais como doenças ou pacientes mais sensíveis à produção e ao próprio efeito vagal em si (animais braquicéfalos, doenças do trato digestivo, descompressões abdominais agudas, cirurgias de cabeça e pescoço, ou doenças respiratórias, por exemplo). Cabe ainda ressaltar que a atropina jamais deve ser utilizada sem um diagnóstico eletrocardiográfico inicial, pois a mínima possibilidade de uma fibrilação ventricular é suficiente para descartar seu uso.

3.5 Desfibrilação Elétrica

Tanto a TV como a TV sem pulso, são resultados de uma atividade anormal de um grupo de células do miocárdio e não do eixo marcapasso. O objetivo da desfibrilação é despolarizar o maior número possível de células, parando a atividade elétrica aleatória e a atividade mecânica incoordenada. Se bem-sucedido, o procedimento produzirá o retorno do ritmo sinusal ou assistolia.

Há dois tipos básicos de desfibriladores, os monofásicos e os bifásicos. O que diferencia as duas categorias é a baixa energia e maior segurança oferecida pelo modelo bifásico.

Todo desfibrilador monofásico tradicional utiliza a mesma tecnologia de forma de onda (monofásica senoidal amortecida de alta energia), liberada em sentido único de uma pá em direção à outra. Já os aparelhos bifásicos liberam a corrente em dois sentidos, de ida e de volta entre as pás, que podem ser do tipo BET (Bifásica Truncada Exponencial), já validadas pelo consenso ILCOR 2010, ou Bifásica Retilínea (menos comum na atualidade). Estes tipos de tecnologia diminuem o limiar de desfibrilação, a carga de energia necessária, e reduz os principais efeitos adversos como as queimaduras externas e internas, além de produzir maior efetividade (**Figura 23.13.**).

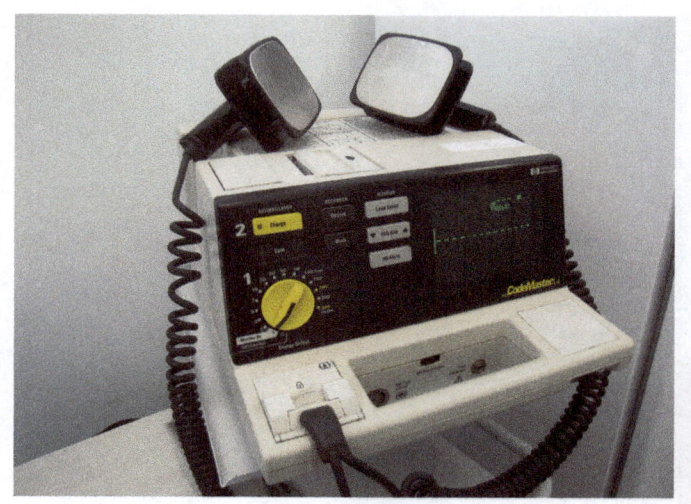

Figura 23.13. – Modelo de desfibrilador bifásico.

No caso dos desfibriladores convencionais, as pás devem ser posicionadas em lados opostos do tórax, logo acima da junção costocondral e diretamente sobre o coração. O decúbito dorsal facilita esta manobra, mas caso não seja possível é necessário cuidado absoluto para que o operador não toque a mesa durante a descarga, e a melhor opção é mesclar uma pá externa comum (que será posicionada sobre o tórax) com uma interna plana (posicionada entre a mesa e o tórax do animal). As **Figuras 23.14., 23.15. e 23.16.** demonstram o melhor uso do desfibrilador.

A dose recomendada é de 4-6J/Kg para os aparelhos monofásicos e de 2-4J/Kg para os bifásicos.

Assim que o desfibrilador é carregado, o socorrista que aplica a descarga deve se assegurar de que mais ninguém está em contato com o paciente ou com a mesa, em seguida anunciar em voz alta com a palavra "**AFASTAR**", e visualmente confirmar se todos realmente se afastaram da mesa. O desfibrilador

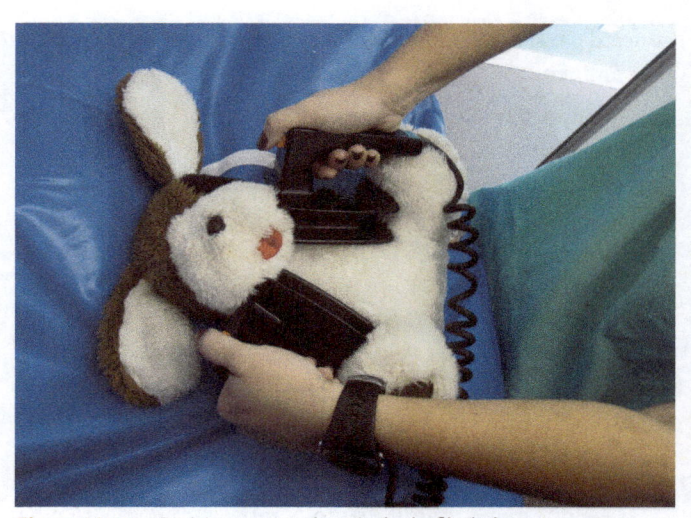

Figura 23.14. – Posicionamento das pás do desfibrilador com paciente em decúbito dorsal.

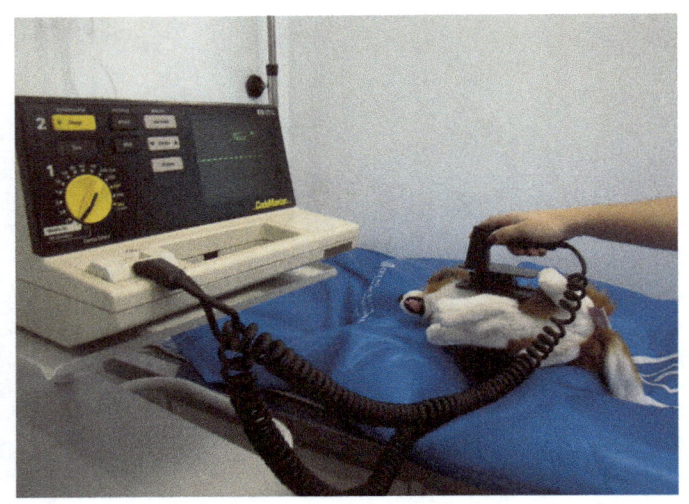

Figura 23.15. – Posicionamento das pás do desfibrilador com paciente em decúbito lateral.

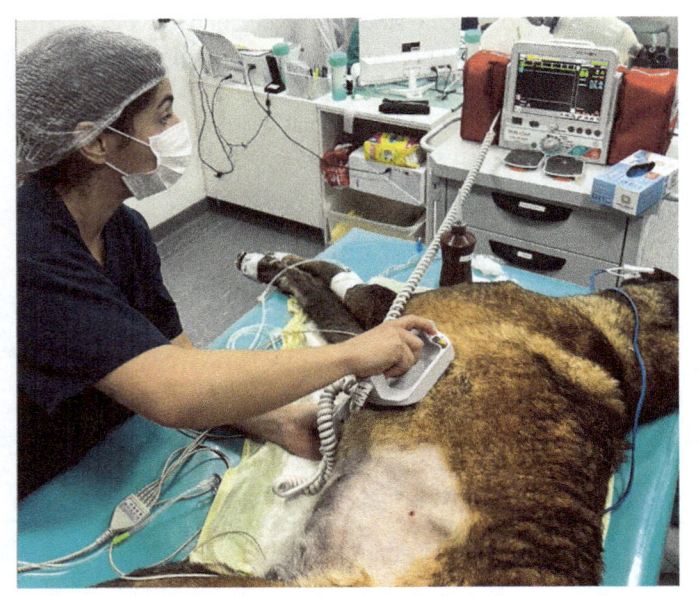

Figura 23.16. – Posicionamento das pás do desfibrilador com paciente em decúbito lateral.

nunca deve ser utilizado se houver álcool no pelo, devido ao risco iminente de fogo.

Sempre que a primeira descarga for ineficiente, a voltagem pode ser aumentada para o próximo ciclo (2 minutos) com o cuidado de não causar lesões ao miocárdio. Atualmente recomenda-se que após a primeira desfibrilação, a próxima tenha aumento de 100% e após não se aumente mais. É importante lembrar que após a desfibrilação o ciclo de massagem e ventilação (SBV) deve ser instituído imediatamente, não sendo recomendado a checagem de ritmo ou pulso nesse momento. Não se recomenda o choque precordial como manobra de RCP.

3.6 Terapia Anti-arrítmica

A lidocaína continua sendo o antiarrítmico de escolha para uso em cães em PCR, na dose de 2mg/kg, por via intrave-

nosa. Seu uso tem limitações, sendo recomendada atualmente somente em caso de ritmos chocáveis refratários à 2 ciclos após a desfibrilação elétrica.

A amiodarona demonstrou benefícios consistentes na dose de 2,5 a 5mg/kg pela via intravenosa, sendo mais recomendada para os pacientes felinos. Porém, seu uso também possui limitações, sendo recomendada somente em caso de ritmos chocáveis refratários à 2 ciclos após a desfibrilação elétrica.

3.7 Agentes Reversores

Dos agentes reversores disponíveis, apenas a naloxona foi avaliada em animais com PCR, que deve ser usada durante a RCP nos casos de intoxicação por opioides. Porém, mesmo quando não houver uma evidência de toxicidade, mas um histórico positivo recente do uso de opioides (24 horas antes da PCR), o uso da naloxona pode ser considerado. Embora não existam estudos específicos avaliando o uso de outros agentes reversores em cães e gatos que receberam anestésicos ou sedativos reversíveis, a administração dos reversores durante a RCP deve ser considerada, principalmente atipemazole para uso recente de alfa 2 agonistas, flumazenil para uso de benzodiazepínicos.

3.8 Corticosteroides

Apenas um estudo prospectivo demonstrou um aumento da taxa de ROSC em cães e gatos após a administração de corticosteroide, porém, os tipos e as doses administrados foram muito variáveis, o que não permitiu uma definição sobre a relação de causa e efeito. Devido à falta de evidências comprovando resultados favoráveis, e levando em consideração os efeitos deletérios do seu uso, especialmente em animais com baixa perfusão, seu uso não está recomendado.

3.9. Administração de Fármacos, Fluidos e Oxigênio

- **Administração Intratraqueal de Fármacos:** Em animais onde as vias intravenosa ou intraóssea não estão disponíveis, o uso da via intratraqueal pode ser considerado para epinefrina e vasopressina. A localização ideal no trato respiratório para a administração desses medicamentos ainda não foi validada, assim como as doses, volumes e tipos de diluentes ideais. Normalmente a indicação é a de diluir quaisquer dos fármacos em água para injeção, e administrar preferencialmente através de um cateter longo ou sonda uretral, inseridos pelo tubo endotraqueal e que alcancem a bifurcação dos brônquios principais. As doses devem ser pelo menos 10 vezes a dose padrão (no caso de epinefrina).

Convém ressaltar que a utilização da via intracardíaca como meio de ofertar as drogas durante a RCP não é mais considerada pelo consenso ILCOR há mais de 20 anos, e não possui qualquer nível de comentário ou recomendação pelo estudo RECOVER.

- **Reposição de Fluidoterapia Intravenosa:** Alguns estudos indicam que pacientes hipervolêmicos ou normovolêmicos não se beneficiaram da administração de fluidos durante a RCP, e por isso sua administração não está recomendada. Em pacientes hipovolêmicos não há evidências dos benefícios da fluidoterapia, porém, ela pode ser considerada útil nestes casos.

- **Administração suplementar de oxigênio:** O uso de uma fração inspirada de oxigênio a 100% durante a RCP está justificada com o intuito de maximizar o conteúdo de oxigênio arterial e compensar o baixo débito cardíaco durante as massagens cardíacas externas. Entretanto, a presença de hiperóxia pode resultar em altas concentrações de espécies reativas de oxigênio, agravando o dano tecidual durante a RCP. Evidências sugerem menores índices de lesão neurológica quando a suplementação é titulada para alcançar a normoxemia (PaO_2 entre 80-105mmHg). Devido essa evidência durante a RCP em cães e gatos, o uso de um FiO_2 de 21% pode ser considerada, entretanto, na ausência do controle por hemogasometria, o risco de hipoxemia é maior que o risco de hiperoxemia, portanto, o uso de um FiO_2 de 100% é mais seguro nos momentos iniciais.

4. RCP COM TÓRAX ABERTO

A massagem cardíaca direta é mais efetiva, quando comparada com o procedimento efetuado com tórax fechado, em restaurar o ROSC e promover melhores resultados em cães com parada por FV. Porém, essa técnica envolve a necessidade de mais recursos, além de uma equipe multidisciplinar altamente qualificada. Em pacientes com doença intratorácica, como o pneumotórax hipertensivo ou efusão pericárdica, a RCP com o tórax aberto é a mais indicada (IIb-C).

5. MONITORAMENTO DA PCR

Estudos recentes comprovam que a melhor estratégia de monitoramento das manobras de RCP recaem sobre o monitoramento da capnometria. A utilização precoce do capnógrafo é determinante para avaliação da qualidade do SBV (compressões torácicas) e possibilidade de ROSC. Valores superiores a $EtCO_2$ de 18mmHg durante os ciclos de RCP, estão associados a melhores desfechos, portanto, sendo considerado meta durante a realização dos ciclos. Os autores recomendam o uso de equipamentos com a tecnologia "*mainstream*" devido a maior rapidez e precisão em cães e gatos.

Segundo as novas diretrizes, as manobras de RCP podem ser interrompidas, caso o paciente durante o monitoramento apresente concomitantemente valores de $EtCO_2$ superiores a

Tabela 23.1. – (Modificada de Fletcher DJ, Boller M, Brainard BM, Haskins SC, Hopper K, McMichael MA et al. RECOVER evidence and knowledge gap analysis on veterinary CPR. Part 7: Clinical guidelines, 2012).

FÁRMACO	POSOLOGIA
Epinefrina (dose baixa) 1:1000; (1mg/mL)	0,01mg/kg, IV/IO q4min
Vasopressina (20U/mL)	0,8U/kg, IV/IO dose única
Atropina (0,25-0,50mg/mL)	0,04mg/kg, IV/IO dose única
Amiodarona (50mg/mL)	5mg/kg, IV/IO dose única
Lidocaína (20mg/mL)	2mg/kg, IV/IO dose única
Naloxona (0,4mg/mL)	0,04mg, kg/IV/IO dose única
Flumazenil (0,1mg/mL)	0,01mg/kg, IV/IO dose única
Atipamezole (5mg/mL)	100mcg/kg, IV/IO dose única
Desfibrilação Externa*	4-6J/kg, aumento único de 100% a partir do 2 choque (desfibrilador monofásico)
	2-4J/kg aumento único de 100% a partir do 2 choque (desfibrilador bifásico)
Desfibrilação Interna*	0,5-1J/kg aumento único de 100% a partir do 2 choque (desfibrilador monofásico)

35mmHg em presença de pulso. Nesses casos considera-se a presença de ROSC, e o paciente deve ser encaminhado a unidade de cuidados intensivos, para cuidados pós-parada.

Todos os procedimentos de BLS e ALS devem ser treinados contínua e exaustivamente, garantindo total confiança e preparo às equipes envolvidas com os eventos de PCR. Para ilustrar e resumir, a **Tabela 23.1.** descreve as doses de fármacos e manobras recomendadas durante a RCP.

6. CONCLUSÃO

A PCR corresponde a um evento altamente letal e sua reversão ainda apresenta um baixo índice de sucesso, apesar de todos os anos de pesquisa e convivência com o tema. O total conhecimento tanto do seu diagnóstico como das ferramentas disponíveis para seu tratamento são essenciais para a melhora nas taxas de sobrevivência dos pacientes que apresentam essa condição. É preciso ressaltar que as maiores falhas ainda ocorrem por atraso na identificação precoce e início dos procedimentos básicos, principalmente com relação à massagem cardíaca efetiva e os procedimentos de ventilação. Somente uma equipe completamente especializada, treinada, e de pronta resposta pode ser capaz de realizar as manobras da RCP de forma sincronizada e segundo indicado pelo protocolo baseado em evidências, e somente assim mudar os dados futuros e o trajeto histórico negativo da sobrevida de pacientes que padecem da parada cardiopulmonar.

7. LITERATURA RECOMENDADA

1. BOLLER M, KELLET-GREGORY L, SHOFER FS, RISHNIW M. The clinical practice of CPCR in small animals: an internet-based survey. J Vet Emerg Crit Care (San Antonio) 2010; 20:558-570.

2. MATON B, SMARICK S. 2010. AHA guidelines and veterinary medicine? J Vet Emerg Crit Care 2012; 2:148-159.

3. COLE SG, OTTO CM, HUGHES D. Cardiopulmonary cerebral resuscitation in small animals – a clinical practice review (part 1). Journal of Veterinary Emergency and Critical Care Society 12(4), 2002, p.261-267.

4. COLE SG, OTTO CM, HUGHES D. Cardiopulmonary cerebral resuscitation in small animals – a clinical practice review (part 2). J Vet Emerg Crit Care (San Antonio) 13(1), 2003, p.13-23.

5. BRODBELT DC, BLISSITT KJ, HAMMOND RA, NEATH PJ, YOUNG LE, PFEIFFER DU et al. The risk of death: the confidential enquiry into perioperative small animal fatalities. Vet Anaesth Analg 2008; 35(5): 365–373.

6. HOPPER K, EPSTEIN SE, FLETCHER DJ, BOLLER M, RECOVER Basic Life Support Domain Worksheet Authors. RECOVER evidence and knowledge gap analysis on veterinary CPR. Part 3: Basic Life Support. J Vet Emerg Crit Care 2012; 22(S1): 26-43.

7. HACKETT TB, VAN PELT DR. Cardiopulmonary resuscitation. In: Bonagura J, ed. Kirk´s Current Veterinary Therapy XII. Philadelphia, PA: Saunders; 1995. p.167-175.

8. HOFMEISTER EH, BRAINARD BM, EGGER CM, KANG S. Prognostic indicators for dogs and cats with cardiopulmonary arrest treated by cardiopulmonary cerebral resuscitation at a university teaching hospital. J Am Vet Med Assoc 2009; 235(1): 50–57.

9. WINGFIELD WE, VAN PELT DR. Respiratory and cardiopulmonary arrest in dogs and cats: 265 cases (1986-1991). J Am Vet Med Assoc 1992; 200:1993-1996.

10. PEBERDY MA, KAYE W, ORNATO JP, et al. Cardiopulmonary resuscitation of adults in the hospital: a report of 14720 cardiac arrests from the National Registry of Cardiopulmonary Resuscitation. Resuscitation 2003; 58:297-308.

11. MEANEY PA, NADKARNI VM, KERN KB, et al. Rhythms and outcomes of adult in-hospital cardiac arrest. Crit Care Med 2010; 38:101-108.

12. AUFDERHIDE TP, YANNOPOULOS D, LICK CJ, et al. Implementing the 2005 American Heart Association Guidelines improves outcomes after out-of-hospital cardiac arrest. Heart Rhythm 2010; 7(10): 1357-62.

13. WHITE L, ROGERS J, BLOOMINGDLAE M, et al. Dispatcher-assisted cardiopulmonary resuscitation: risks for patients not in cardiac arrest. Circulation 2010; 121(1): 91-97.

14. HALEY KB, LERNER EB, PIRRALLO RG, et al. The frequency and consequences of cardiopulmonary resuscitation performed by bystanders on patients who are not in cardiac arrest. Prehosp Emerg Care 2011; 15(2): 282-287.

15. IDRIS AH, WENZEL V, BECKER LB, et al. Does hypoxia or hypercarbia independently affect resuscitation from cardiac arrest ? Chest 1995; 108(2): 522-528.

16. KERBER RE, SARNAT W. Factors influencing the success of ventricular defibrillation in man. Circulation 1979; 60(2): 226-230.

17. FIELD JM, HAZINSKI MF, SAYRE MR, CHAMEIDES L, SCHEXNAYDER SM, HEMPHILL R, et al. Part 1: executive summary: 2010 American Heart Association Guidelines for Cardiopulmonary Resuscitation and Emergency Cardiovascular Care. *Circulation*. 2010;122(suppl 3):S640 –S656.

18. KITAMURA T, IWAMI T, KAWAMURA T, NAGAO K, TANAKA H, HIRAIDE A, et al. Bystander-initiated rescue breathing for out-of-hospital cardiac arrests of noncardiac origin. Circulation 2010;122(3):293-99.

19. FLETCHER DJ, BOLLER M, BRAINARD BM, HASKINS SC, HOPPER K, MCMICHAEL MA, et al. RECOVER evidence and knowledge gap analysis on veterinary CPR. Part 7: Clinical guidelines. J Vet Emerg Crit Care 2012; 22(S1):102-131.

20. SMARICK SD, RYLANDER H, BURKITT JM, SCOTT NE, WOELZ JS, JANDREY KE, et al. Treatment of traumatic cervical myelopathy with surgery, prolonged positive pressure ventilation, and physical therapy in a dog. J Am Vet Med Assoc 2007; 230(3):370-374.

21. BENDIXEN HH, LAVER MB, FLACKE WE. Influence of respiratory acidosis on circulatory effect of epinephrine in dogs. Circ Res 1963;13:64-70.

22. YAKAITIS RW, THOMAS JD, MAHAFFEY JE. Influence of pH and hypoxia on the success of defibrillation. Crit Care Medicine 1975;3(4):139-142.

23. CHANDRA NC, GRUBEN KG, TSITLIK JE, et al. Observations of ventilation during resuscitation in a canine model. Circulation 1994; 90(6): 3070-3075.

24. TUCKER KJ, SAVITT MA, IDRIS A, REDBERG RF. Cardiopulmonary resuscitation. Historical perspectives, physiology, and future directions. Arch Intern Med 1994; 154(19): 2141-50.

25. ZUERCHER M, HILWIG RW, RANGER-MOORE J, NYSAETHER J, NADKARNI VM, BERG MD, et al. Leaning during chest compressions impairs cardiac output and left ventricular myocardial blood flow in piglet cardiac arrest. Crit Care Med 2010; 38(4): 1141-46.

26. BERG RA, HEMPHILL R, ABELLA BS, et al. Part 5: Adult Basic Life Support: 2010 American Heart Association Guidelines for Cardiopulmonary Resuscitation and Emergency Cardiovascular Care. Circulation 2010; 122(18 Suppl 3): S685-S705.

27. BASSIAKOU E, XANTHOS T, PAPADIMITRIOU L. The potential beneficial effects of beta adrenergic blockade in the treatment of ventricular fibrillation. Eur J Pharmacol 2009; 616(1-3): 1-6.

28. VANDYCKE C, MARTENS P. High dose versus standard dose epinephrine in cardiac arrest – a meta analysis. Resuscitation 2000; 45(3): 161-166.

29. BUCKLEY GJ, ROZANSKI EA, RUSH JE. Randomized, blinded comparison of epinephrine and vasopressin for treatment of naturally occurring cardiopulmonary arrest in dogs. J Vet Intern Med 2011; 25(6): 1334-40.

30. WENZEL V, KRISMER AC, ARNTZ HR, SITTER H, STADLBAUER KH, LINDNER KH, et al. A comparison of vasopressin and epinephrine for out-of-hospital cardiopulmonary resuscitation. N Engl J Med 2004; 350(2): 105-113.

31. AUMG K, HTAY T. Vasopressin for cardiac arrest: a systematic review and meta analysis. Arch Intern Med 2005; 165(1): 17-24.

32. DEBEHNKE DJ, SWART GL, SPRENG D, AUFDERHEIDE TP. Standard and higher doses of atropine in a canine model of pulseless electrical activity. Acad Emerg Med 1995; 2(12): 1034-41.

33. TRAVERS AH, REA TD, BOBROW BJ, EDELSON DP, BERG RA, SAYRE MR, et al. Part 4: CPR Overview: 2010 American Heart Association Guidelines for Cardiopulmonary Resuscitation and Emergency Cardiovascular Care. Circulation 2010; 122(18 Suppl 3): S676-S684.

34. LENG CT, PARADIS NA, CALKINS H, BERGER RD, LARDO AC, RENT KC, et al. Resuscitation after prolonged ventricular fibrillation with use of monophasic and biphasic waveform pulses for external defibrillation. Circulation 2000; 101(25): 2968-74.

35. LINK MS, ATKINS DL, PASSMAN RS, HALPERIN HR, SAMSON RA, WHITE RD, et al. Part 6: Electrical therapies: automated external defibrillators, defibrillation, cardioversion, and pacing: 2010 American Heart Association Guidelines for Cardiopulmonary Resuscitation and Emergency Cardiovascular Care. Circulation 2010; 122(18 suppl3): 706-719.

36. WEISFELDT ML, BECKER LB. Resuscitation after cardiac arrest a 3 phase time-sensitive model. J Am Med Assoc 2002; 288(23):3035-38.

37. AMIR O, SCHLIAMSER JE, NEMER S, ARIE M. Ineffectiveness of precordial thump for cardioversion of malignant ventricular tachyarrhythmias. Pacing Clin Electrophysiol 2007; 30(2):153-156.

38. HAMAN L, PARIZEK P, VOJACEK J. Precordial thump efficacy in termination of induced ventricular arrhythmias. Resuscitation 2009; 80(1): 14-16.

39. ANASTASIOU-NANA MI, NANAS JN, NANAS SN, RAPTI A, POYADJIS S, STATHAKI S, et al. Effects of amiodarone on refractory ventricular fibrillation in acute myocardial infarction: experimental study. J Am Coll Cardiol 1994; 23(1): 252-258.

40. SAYBOLT MD, ALTER SM, DOS SANTOS, CALELLO DP, RYNN KO, NELSON DA. et al. Naloxone in cardiac arrest with suspected opioid overdoses. Resuscitation 2010; 81(1): 42-46.

41. FERNANDEZ, A. L., LEE, J. A., RAHILLY, L., HOVDA, L., BRUTLAG, A. G. AND ENGEBRETSEN, K. (2011), The use of intravenous lipid emulsion as an antidote in veterinary toxicology. Journal of Veterinary Emergency and Critical Care, 21: 309–320.

42. FLETCHER DJ, BOLLER M. Updates in small animal cardiopulmonary resuscitation. Vet Clin Small Anim 2013; 43(4): 971-987.

43. LIU Y, ROSENTHAL RE, HAYWOOD Y, MILJKOVIC-LOLIC M, VANDERHOEK JY, FISKUM G, et al. Normoxic ventilation after cardiac arrest reduces oxidation of brain lipids and improves neurological outcome editorial comment. Stroke 1998; 29(8): 1679-86.

Monitorização em Urgências

IV

Exame Físico – Sinais Vitais e a Linha da Vida

24

Rodrigo Cardoso Rabelo
Camila Molina Soares

1. INTRODUÇÃO

No cenário hospitalar, principalmente nos setores de atendimento a pacientes com maior gravidade como na urgência/emergência e unidade de terapia intensiva, se faz mandatório o exame físico completo de todos os pacientes, não somente no momento da admissão, mas também durante toda a permanência na hospitalização.

Apesar de a tecnologia corroborar cada vez mais para o avanço das técnicas de monitorização automatizados, o exame físico adequado realizado por profissional qualificado, em conjunto com o conhecimento de fisiologia e utilização de um raciocínio clínico permitem um melhor entendimento sobre as doenças e a individualização de cada paciente, possibilitando reconhecimento precoce e intervenções direcionadas objetivando maior sucesso terapêutico.

A utilização de metodologias minimamente invasivas vêm ganhando cada vez mais espaço no cenário da terapia intensiva devido aos principais benefícios relacionados a diminuição dos riscos de complicações, infecções, estresse, dor, necessidade de sedação, entre outros. Com isso, é possível notar resultados otimizados na diminuição do tempo de hospitalização, custos e minimização dos erros médicos. Por exemplo, para avaliação da perfusão periférica em pacientes humanos podem ser utilizadas técnicas como o tempo de preenchimento capilar, avaliação do *mottling score,* capnometria sublingual, microscopia de vídeo sublingual, entre outras. Citaremos a seguir as recomendações para a avaliação do paciente grave como um todo, principalmente relacionado ao monitoramento perfusional e a localização do paciente na linha hemodinâmica.

2. SINAIS VITAIS

A avaliação dos sinais vitais do paciente é mandatória e configura um dos passos mais importantes acerca do reconhecimento do cenário real no qual ele se apresenta. Quaisquer dados obtidos através dos sistemas de monitoramento devem ser reavaliados de forma criteriosa pelo médico veterinário, correlacionando tal achado com o racional clínico e o contexto em que esse paciente se enquadra. A análise dos parâmetros respiratórios e cardiovasculares representam uma abordagem indispensável no momento inicial de atenção ao doente grave, devendo ser acrescidos outros parâmetros de acordo com a individualização, conforme descrito a seguir.

2.1. Parâmetros Respiratórios

As alterações respiratórias encontradas na abordagem inicial, podem ser em decorrência de processos patológicos em sistema respiratório ou também secundário a patologias relacionadas a outros sistemas. Por isso a abordagem completa trará informações indispensáveis para o entendimento completo da situação.

Com relação a avaliação completa dos componentes do sistema respiratório, deverão ser considerados principalmente: vias aéreas superiores, inferiores, parênquima pulmonar, espaço pleural e caixa torácica. Desta forma é possível segmentar a avaliação e abordar de forma individualizada cada situação. A frequência e o padrão respiratório dos pacientes devem ser examinados de forma criteriosa, uma vez que sua alteração pode estar relacionada a processos patológicos em todas as vias citadas acima, desde via aérea superior até o funcionamento adequado da caixa torácica.

Conforme citado, as patologias não relacionadas diretamente ao sistema respiratório, como, anemia, febre, dor, hipertensão intra-abdominal, entre outras, também podem levar à alteração dos parâmetros ventilatórios, no momento da admissão.

Com isso, se faz ainda mais importante a abordagem ampla do paciente, com uma avaliação respiratória minuciosa através da ausculta dos quatro quadrantes em busca de alteração dos sons inspiratórios/expiratórios ou abafamento de bulhas, detecção de padrão inspiratório ou expiratório de dispneia, percussão e avaliação de amplitude da caixa torácica. Além disso, sabemos que hoje em dia a ecografia torácica (Protocolo VetBlue®, T-FAST) se tornaram parte fundamental da avaliação inicial, uma vez que através dela é possível a identificação precoce de alterações graves que necessitam de terapia rápida e imediata, como por exemplo nos casos de efusão pleural.

Cabe ressaltar que a frequência respiratória demonstrada pelos monitores multiparamétricos pode não expressar a realidade, sendo importante sempre realizar a avaliação clínica pareada para confirmação de tal parâmetro. Tal fato ocorre porque a metodologia utilizada pode apresentar alguns fatores confundidores em seus sensores, principalmente em decorrência da movimentação do paciente.

2.2. Parâmetros cardiovasculares

No que diz respeito aos parâmetros cardiovasculares, a frequência cardíaca e o ritmo são considerados pontos de partida, devendo ser analisados continuamente. As metodologias empregadas podem variar desde menos invasivas, como por exemplo, no caso da ausculta cardíaca, ou até mesmo através através da aplicação do doppler vascular diretamente no tórax (principalmente para pacientes de pequeno porte ou pediátricos). A avaliação do traçado eletrocardiográfico também traz informações relevantes acerca do estado elétrico de condução, sendo também uma importante ferramenta a ser considerada. É importante citar que a avaliação da frequência e a qualidade do pulso podem ser importantes indicadores de perfusão periférica, tendo em vista a alteração compensatória comumente presente em cenários de incongruência entre oferta e consumo de oxigênio como por exemplo, taquicardia e vasoconstrição periférica. Além disso, a frequência deve ser avaliada em conjunto com a qualidade do pulso, cabe lembrar que a presença de frequências discordantes pode estar relacionada a presença de arritmias. Importante ressaltar que uma das arritmias mais comuns em nossa rotina de urgência, associada à parada cardiorrespiratória, é a atividade elétrica sem pulso (AESP). Portanto, a ausculta direta dos batimentos cardíacos ou do pulso arterial (por doppler ou pelo sensor de oximetria), e suas correlações de sincronia, são obrigatoriamente simultâneos à visualização do traçado eletrocardiográfico.

O nível de consciência deve ser classificado como um sinal hemodinâmico central, baseado na resposta do paciente aos estímulos efetuados pelo clínico. A utilização de escores simples torna factível sua utilização em cenários de emergência e urgência de forma direcionada e rápida, sendo recomendada a escala AVDN nesse contexto:

- **A:** relacionado ao paciente que se encontra alerta.
- **V:** relacionado ao paciente que responde ao estímulo verbal.
- **D:** relacionado ao paciente que responde ao estímulo doloroso.
- **N:** relacionado ao paciente que não responde.

Escalas que possuem maior complexidade de análise, como, por exemplo, a Escala de Coma de Glasgow Modificada também devem ser utilizadas para uma abordagem ainda mais precisa, em um escore com pontuação de 3-18 com avaliação de cada segmento proposto (atividade motora, reflexos de tronco e nível de consciência). Considera-se como meta a obtenção de pontuação igual ou acima de 17 pontos.

A temperatura central (esofágica ou retal) é um sinal macro hemodinâmico e comumente apresenta descompensação tardia, assim como a pressão arterial média. Cabe ressaltar que pacientes com predisposição a estímulo vagal como no caso dos filhotes, felinos ou idosos, devem ter sua temperatura central medida através da técnica esofágica, axilar ou auricular (com termômetros validados), assim como os pacientes portadores de trauma localizado ou fratura pélvica. Tal recomendação se dá devido ao risco de estímulo vagal secundário causado pela colocação do termômetro retal.

2.3. Sistema Periférico

Além da avaliação da linha hemodinâmica central, conforme mencionado acima, os sinais de perfusão periférica devem ser continuamente avaliados, tendo em vista que todo o sistema se relaciona entre si, principalmente no que diz respeito às manobras fisiológicas compensatórias. São parâmetros importantes a serem considerados:

- Coloração de mucosas.
- Tempo de preenchimento capilar (TPC).
- Delta (ou Gradiente) de Temperatura Centro-Periférico (Delta Tcp).
- Presença de borborigmos intestinais.
- Presença de onda de pulso (verificada pela curva pletismográfica no Oxímetro de Pulso).
- Débito urinário (em 6 horas de avaliação).

A avaliação destes parâmetros auxilia na localização hemodinâmica do doente grave. O diagnóstico da vasoconstrição periférica deve ser reconhecido de forma precoce, podendo vir representado através de hipotermia periférica, mucosas pálidas, aumento do tempo de preenchimento capilar, oligúria/anúria (DU menor que 1mL/kg)

O Tempo de Preenchimento Capilar (TPC) representa uma importante ferramenta a ser utilizada, consagrada principalmente após a publicação do estudo ANDROMEDA, 2019, Hernández, G. onde foi comparada a reanimação baseada em perfusão periférica versus níveis séricos de lactato em pacientes humanos com choque séptico, não havendo diferença de mortalidade em 28 dias entre os dois grupos.

A avaliação da temperatura periférica deve ser realizada utilizando um termômetro infravermelho com emissividade ajustável 0,98. Deverá ser posicionado na membrana interdigital metatársica ou no coxim plantar (importante certificar sobre a superfície lisa e com ausência de hiperqueratose). Deve ser encorajada a mensuração concomitante de outros leitos periféricos como trufa, prega axilar, prega inguinal, para que seja avaliado o padrão de homogeneidade entre os locais, sendo correlacionado com pior prognóstico os casos de discordância entre as localizações, comumente observados em quadros de sepse e choque séptico. A padronização da técnica do delta se dá através da mensuração da temperatura em membro pélvico esquerdo. (**Figura 24.1.**).

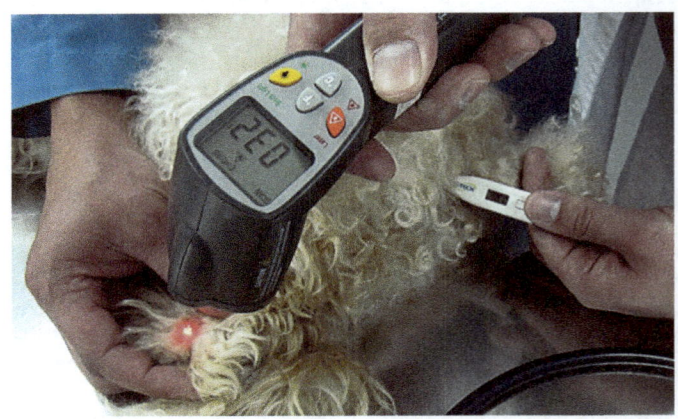

Figura 24.1. – Mensuração simultânea da temperatura periférica no membro posterior esquerdo (espaço interdigital) e a temperatura retal.

Em estudo multicêntrico mundial, realizado pelo nosso grupo, foram comparados 523 pacientes atendidos em serviços de urgência, onde a maioria dos pacientes se apresentavam com nível de consciência, frequência cardíaca, pressão arterial e temperatura retal dentro dos limites de normalidade para a espécie. Tal fato pode se tornar um importante fator confundidor relacionado ao prejuízo do reconhecimento precoce da gravidade, por isso a importância do senso crítico ao analisar esses parâmetros como indicadores de perfusão sistêmica. Nosso estudo demonstrou que nesses casos já podia ser observada hipotermia periférica e hiperlactatemia, além da diminuição do débito urinário e ausência de borborigmos para alguns pacientes. Cabe o racional fisiológico de que os parâmetros centrais citados inicialmente se apresentavam normais, possivelmente em vigência do desvio do fluxo do leito periférico.

Ao analisarmos a linha da vida (**Figura 24.2.**) é possível perceber que o mecanismo mais precoce em resposta a manutenção de normotensão é a taquicardia, seguida pela vasoconstrição periférica. Tal fato se dá em resposta ao reconhecimento precoce das variações de pressão pelos barorreceptores, presentes nos grandes vasos, que sinalizam ao núcleo do trato solitário a necessidade de recrutamento de sistema nervoso autônomo simpático.

Na ausência de compensação inicial ocorre a evolução do quadro de choque levando a exaustão das respostas compensatórias dependentes de recrutamento periférico. Na ausência da capacidade de manutenção do volume central haverá queda da temperatura central, da pressão arterial, diminuição do nível de consciência e aumento da frequência cardíaca, porém agora todos associados a descompensação da linha periférica.

O estágio final da compensação hemodinâmica é caracterizado pela hipotermia central e exaustão completa dos mecanismos de segurança periféricos. Com isso ocorre a inativação do sistema nervoso simpático que tem como principal consequência a vasodilatação periférica, agravando ainda mais a hipotensão arterial. Neste cenário possivelmente ocorrerá normalização indevida do delta de temperatura, em decorrência da diminuição da linha central, associada a proximidade de valores de temperatura da linha periférica. Portanto, é indispensável que o delta Tcp seja analisado sempre com a temperatura central sendo o pilar inicial da avaliação. Consideramos valores normais para cães Delta Tcp < 6,5ºC e para gatos < 8,0ºC.

Pontos importantes na utilização do Delta Tcp:

- Se o Delta Tcp se apresenta normalizado de acordo com a espécie, na presença de linha central normalizada, indica adequação da relação periferia x central.

- Se o Delta Tcp estiver aumentado, porém, ainda preservada a linha central, estamos diante de uma vasoconstrição periférica compensando a linha central.

- Se o Delta Tcp estiver normalizado, porém, a linha central mal perfundida há indicação de maior gravidade, possivelmente relacionada a vasodilatação periférica, sob risco iminente de síndrome da disfunção de múltiplos órgãos e hipotermia central.

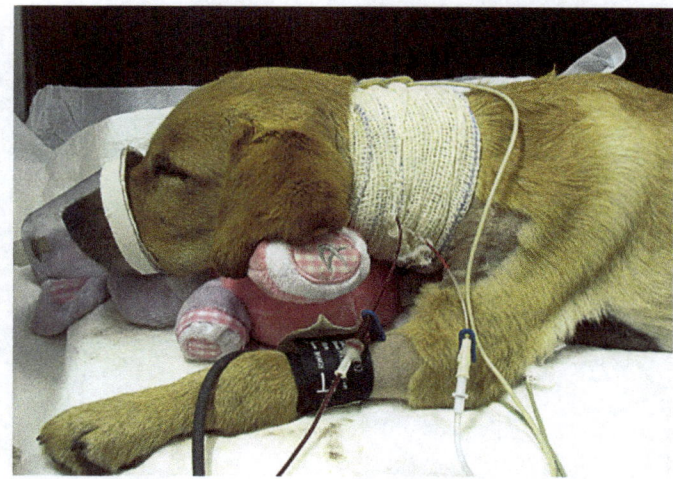

Figura 24.3. – Paciente com máscara de oxigênio conectada ao concentrador de oxigênio, que fornece o gás em temperatura ambiente, reduzindo o risco de hipotermia.

Não recomendamos as técnicas de aquecimento periférico se a hipotermia for central, e principalmente se houver comprometimento da pressão arterial média, porque ao aquecer a linha periférica a vasodilatação local é ocasionada.

Para o aquecimento de linha central é recomendada a infusão de soluções aquecidas através de sondagem nasogástrica, vesical e enemas, além da recomendação para o aquecimento do ar inspirado (**Figura 24.3.**).

O tratamento da hipotensão deve ser realizado de acordo com a sua causa, sendo as principais a serem consideradas, hipovolemia, vasoplegia – baixa resistencia vascular, processo obstrutivo em fluxo e alteração cardiogênica.

O centro cirúrgico é um ambiente que deve ser analisado com critério, além da hipotermia central comum nesse ambiente, a utilização de anestésicos halogenados pode corroborar com a disfunção do sistema nervosa autônomo simpático, piorando a vasoplegia e hipotensão arterial. Por isso é de importante ressaltar que nesse contexto a terapia indicada não é volume, e sim o restabelecimento do tônus vascular através do aquecimento.

Por fim, não menos importante, a avaliação da motilidade intestinal através da ausculta de borborigmos compreende um passo limitante auxiliar ao estabelecer a patência de fluxo periférico. Os sons intestinais devem ser auscultados bilateralmente. A ausência de borborigmos pode indicar o prejuízo da circulação mesentérica em decorrência do desvio de leito periférico, comumente associado a "quebra" no mecanismo de motilidade gástrica e intestinal, sugerindo íleo paralítico. O exame retal diário permite ao clínico determinar a presença ou ausência de fezes, e a presença de sangue, muco ou corpo estranho. A desidratação, em algumas situações, pode ser também estimada pela viscosidade e grau de umidade da mucosa retal. Além disso, a artéria pudenda interna pode ser palpada no interior do reto, permitindo avaliação da circulação regional.

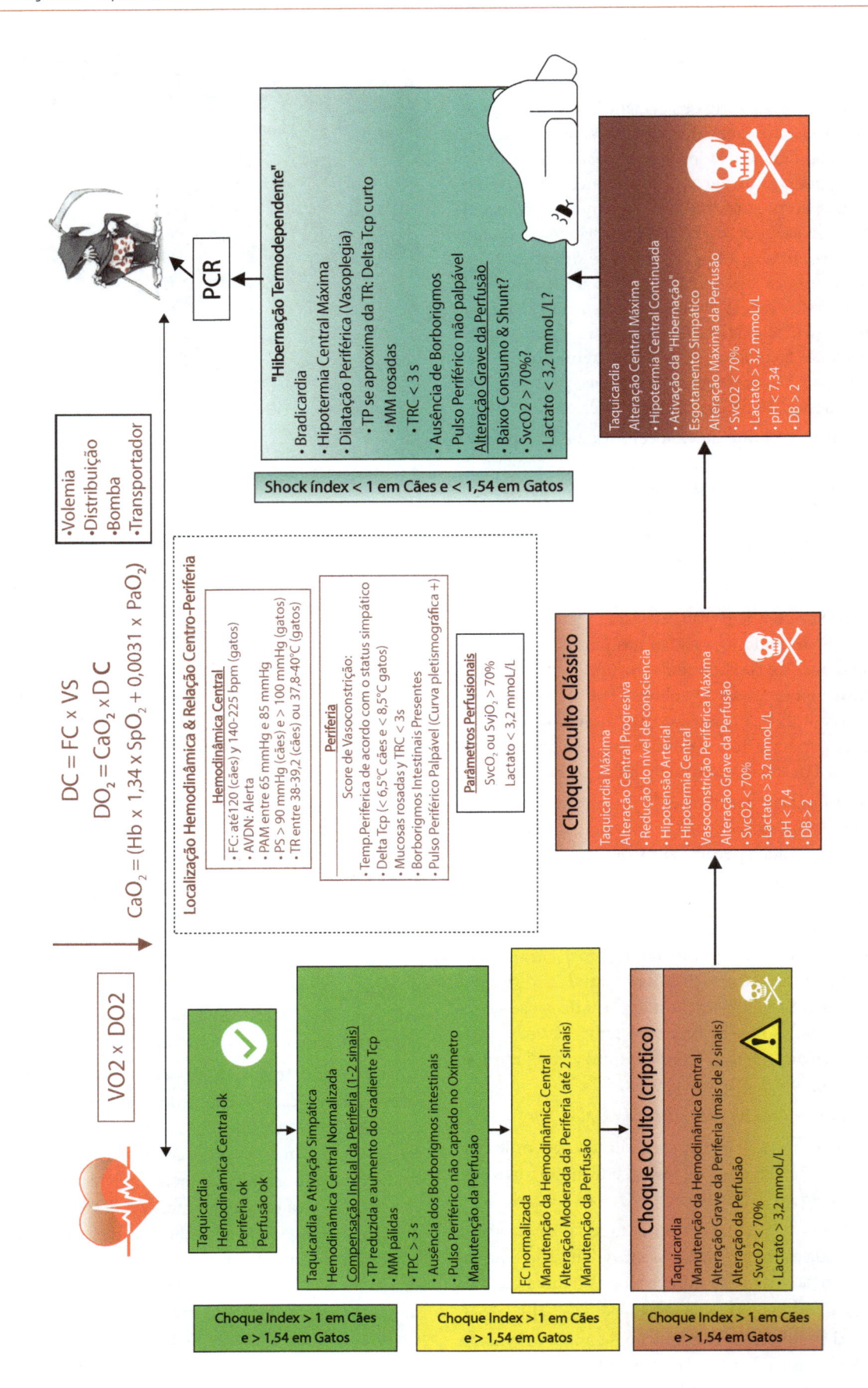

Figura 24.2. – Representação esquemática da Linha da Vida.

3. LITERATURA RECOMENDADA

1. Hernández G, Ospina-Tascón GA, Damiani LP, Estenssoro E, Dubin A, Hurtado J, et al. Effect of a Resuscitation Strategy Targeting Peripheral Perfusion Status vs Serum Lactate Levels on 28-Day Mortality among Patients with Septic Shock: The ANDROMEDA-SHOCK Randomized Clinical Trial. JAMA - J Am Med Assoc. 2019;321(7):654–64.

2. Schaefer JD, Reminga CL, Reineke EL, Drobatz KJ. Evaluation of the rectal-interdigital temperature gradient as a diagnostic marker of shock in dogs. J Vet Emerg Crit Care. 2020;30(6):670–6.

3. Conti-Patara A, de Araujo Caldeira J, de Mattos-Junior E, et al. Changes in tissue perfusion parameters in dogs with severe sep- sis/septic shock in response to goal-directed hemodynamic optimiza- tion at admission to ICU and the relation to outcome. J Vet Emerg Crit Care. 2012;22:409-418.

4. Ateca LB, Reineke EL, Drobatz KJ. Evaluation of the relationship between peripheral pulse palpation and Doppler systolic blood pres- sure in dogs presenting to an emergency service. J Vet Emerg Crit Care. 2018;28:226-231

5. Morrison SF, Nakamura K. Central Mechanisms for Thermoregulation. Annu Rev Physiol. 2019;81:285–308.

6. Hariri G, Joffre J, Leblanc G, Bonsey M, Lavillegrand JR, Urbina T, et al. Narrative review: clinical assessment of peripheral tissue perfusion in septic shock. Ann Intensive Care [Internet]. 2019;9(1):1–9.

7. Joly HR, Weil MH. Temperature of the Great Toe as an Indication of the Severity of Shock. *Circulation* 1969; 39;131-138

8. Lima A, Jansen TC, Van Bommel J, et al. The prognostic value of the subjective assessment of peripheral perfusion in critically ill patients. Crit Care Med 2009 Vol. 37, No. 3, p 934- 938.

9. Kaplan LJ, McPartland K, Santora TA, et al: Start with a subjective assessment of skin temperature to identify hypoperfusion in intensive care unit patients. *J Trauma* 2001; 50:620–627

10. Pezawas T, Rajek A, Plochl W: Core and skin surface temperature course after normothermic and hypothermic cardiopulmonary bypass and its impact on extubation time. EurJ Anaesthesiol 2007; 24:20–25

11. De Backer D, Creteur J, Dubois MJ, et al: The effects of dobutamine on microcirculatory alterations in patients with septic shock are independent of its systemic effects.Crit Care Med 2006; 34:403–408

12. Rabelo, RC; Crowe, DT: Fundamentos de Terapia Intensiva Veterinária, LF Livros, Rio de Janeiro, 772 p., 2005

13. Vincent, IC; Michell, AR; Leahy, RA: Non-invasive measurement of arterial blood pressure in dogs: a potential indicator for the identification of stress.Research in Veterinary Science,v.54, n.2, p.195- 201, 1993.

Seção IV

25 Gradientes de temperatura

Jéssica de Assis Marques Garcia
Rodrigo Cardoso Rabelo

1. INTRODUÇÃO

A monitorização hemodinâmica é a base fundamental dos cuidados do paciente grave. Identificar precocemente a hipoperfusão tecidual é crucial para o manejo assertivo e intervenção terapêutica direcionada neste grupo de pacientes, prevenindo assim, disfunções orgânicas, síndrome de disfunção de múltiplos órgãos e morte.

Como resposta fisiológica frente a uma queda do débito cardíaco (DC), mecanismos contra regulatórios são ativados, levando ao aumento da frequência cardíaca e da resistência vascular periférica, principalmente na pele, músculo esquelético, rins, trato gastrointestinal e leito vascular esplâncnico. Marcadores de perfusão periférica têm sido utilizados como determinantes precoces do choque circulatório, pois se alteram de forma precoce quando comparados aos parâmetros macro circulatórios.

A predominância da resposta neuro-humoral simpática e redução da atividade vagal eferente resultam na diminuição da perfusão cutânea e, portanto, em uma redução da temperatura. Diante desse racional, a temperatura da pele e gradientes de temperatura foram propostos como ferramentas dinâmicas e não invasivas de avaliação da perfusão periférica.

É válido ressaltar que não existe um método único que seja 100% sensível e específico para a monitorização hemodinâmica à beira leito, sendo primordial o médico-veterinário intensivista lançar mão dos arsenais disponíveis e acessíveis a fim de otimizar o cuidado e avaliação plena do paciente.

A vasoconstrição na linha periférica é um espelho do que acontece na linha hemodinâmica e, portanto, um marcador precoce de alteração circulatória, tornando a utilização dos gradientes de temperatura uma importante aliada no monitoramento na rotina da terapia intensiva.

2. TEMPERATURA PERIFÉRICA

O *status* termorregulatório fornece informações valiosas sobre a condição clínica de pacientes críticos. Na presença de choque circulatório, a vasoconstrição periférica tem como função direcionar o volume circulante de órgãos periféricos para órgãos centrais, com o objetivo de garantir a oxigenação para os componentes da linha central. Sendo assim, os órgãos considerados periféricos são os primeiros a apresentarem hipoperfusão em uma situação de choque, por redução do fluxo sanguíneo, o que reflete em queda da temperatura regional; além disso, são os últimos a restabelecerem a perfusão durante as manobras de otimização hemodinâmica e reanimação.

A temperatura fria da pele é, portanto, um sinal tradicional de vasoconstrição periférica e de redução do fluxo sanguíneo e está relacionada a um menor índice cardíaco e maior lactato arterial, sendo utilizada como um indicador do estado hemodinâmico.

Em 1969, Joly & Weil avaliaram a temperatura do dedão do pé de 100 pacientes em choque circulatório como indicador da gravidade do choque, no qual encontraram uma correlação significativa entre a temperatura periférica e o débito cardíaco, trazendo notória importância da avaliação da perfusão periférica para monitorização do estado hemodinâmico.

Contextualizar a temperatura periférica com o cenário clínico do paciente é fundamental, visto que um parâmetro isolado não deve ser determinante para critério de intervenção terapêutica. Situações como estresse, medo, dor ou frio (**Tabela 25.1.**), podem ocasionar vasoconstrição e redução da temperatura periférica, portanto um olhar global do contexto hemodinâmico do paciente deve sempre ser realizado.

3. GRADIENTES DE TEMPERATURA

A monitorização dos gradientes de temperatura é uma ferramenta bastante útil na avaliação à beira leito, possui baixo custo, é acessível e não causa dano ou desconforto ao paciente. Além disso, as medições de temperatura periférica podem ser realizadas de forma rápida e fácil, fornecendo medidas objetivas e valiosas do *status* da perfusão periférica.

A temperatura da pele pode ser medida usando termômetro infravermelho ou termografia infravermelha. Os gradientes são calculados a partir da diferença de temperatura entre dois pontos de medição. Na medicina, os gradientes mais comumente descritos são: centro-periferia (ΔTc-p), antebraço-ponta do dedo ($\Delta Tskin$-*diff*) e periférico-ambiental (ΔTp-a).

Tabela 25.1. – Correlação entre temperatura periférica e perfusão tecidual. Traduzido e adaptado de Schey e colaboradores. Skin temperature and core-peripheral temperature gradient as markers of hemodynamic status in critically ill patients: A review. Heat & Lung, 2010.

Periferia fria com hipoperfusão	Periferia quente com hipoperfusão	Periferia fria sem hipoperfusão
Perfusão tissular prejudicada associada à vasoconstrição, subsequente a: • Função cardíaca prejudicada; • Estados de choque compensados ou descompensados (hipovolemia, fase hipodinâmica da sepse, choque cardiogênico).	Perfusão tissular prejudicada associada à vasodilatação, subsequente a: • Fase hiperdinâmica da sepse, anafilaxia, choque neurogênico; • Síndrome de reperfusão; • Medicamentos vasodilatadores.	Vasoconstrição sem perfusão tissular prejudicada, subsequente a: • Baixa temperatura ambiente; • Doença vascular periférica; • Vasopressores; • Resposta nervosa simpática à dor/ansiedade.

Em situações de choque, ocorre a diminuição do fluxo sanguíneo nas extremidades dos dedos, o que faz com que os gradientes de temperatura Tc-p e T*skin-diff* aumentem. Da mesma forma que o gradiente de temperatura entre periferia do paciente e ambiente diminui em condições de temperatura ambiental constante.

Um gradiente de temperatura T*skin-diff* considerado normal em humanos é 0ºC; sendo que valores maiores que 4ºC estão correlacionados com vasoconstrição periférica importante; assim como valores de ΔTc-p normais estão entre 3 a 7°C. Por sua vez, valores de ΔTp-a menores que 4ºC em ambiente de temperatura termoneutra (24ºC) são considerados anormais e estão relacionados com maior probabilidade de óbito.

Em pacientes com choque séptico, foi demonstrada associação entre ΔTc-p (centro-dedo) acima de 7ºC, como sendo um preditor de mortalidade no oitavo dia, além de haver correlações entre este gradiente de temperatura e outros parâmetros de hipoperfusão, como lactato arterial, TPC e pontuação de Mottling.

Da mesma forma, em um estudo observacional prospectivo de pacientes sépticos, o ΔTp-a (dedo do pé-ambiente), refletiu a gravidade da doença e se correlacionou com os parâmetros de perfusão tecidual. Além disso, esse gradiente e suas variações após a reanimação foram preditores independentes de mortalidade por falência múltipla de órgãos nessa população de pacientes.

Os gradientes de temperatura corporal fornecem melhor reprodutibilidade do que avaliação clínica e subjetiva de extremidades frias e são reflexos mais precisos do fluxo sanguíneo periférico do que a avaliação isolada da temperatura cutânea. Gradientes anormais podem ser usados como indicadores precoces de perfusão comprometida, enquanto a melhora clínica pode ser monitorada pela normalização do gradiente.

Apesar de ser uma técnica prática e rápida, a avaliação dos gradientes de temperatura corporal possui limitações descritas na medicina em determinadas populações, incluindo pacientes anestesiados. Além disso, diferenças na temperatura ambiental entre os dois locais de medição também podem influenciar os gradientes, entretanto, no caso do gradiente T*skin-diff*, as flutuações na temperatura ambiente devem afetar ambos os

locais de medicação de maneira semelhante e minimizar essa interferência.

Em cães e gatos, ainda existem poucos estudos sobre o assunto, porém já foram relatados os gradientes de temperatura em cães e gatos hígidos, bem como cães com doença mixomatosa valvar mitral e em gatos saudáveis acima de 7 anos. As técnicas para aferição descritas incluem utilização de termômetro infravermelho com laser duplo (distância aproximada de 13 centímetros, equivalente ao ponto de união das duas ponteiras do laser) e emissividade ajustável em 0,98 (padrão de emissividade para avaliar da pele de mamíferos).

Em cães hígidos, foram avaliados os 3 gradientes de temperatura previamente citados em uma população de 90 animais de diferentes raças, pesos, sexos e idades. A temperatura interdigital foi aferida entre o segundo e o terceiro dígitos abertos, de forma que o termômetro infravermelho captasse a temperatura da pele (e não do pelo) no espaço interdigital. Da mesma forma, em uma população de 98 gatos hígidos de 1 a 7 anos e em outro estudo com 47 gatos acima de 7 anos, foram avaliados os gradientes de temperatura, com aferição da temperatura periférica do membro torácico esquerdo em dois pontos distintos: coxim palmar e região proximal medial do rádio e do membro pélvico esquerdo (MPE) no coxim plantar (Figura 25.1). Em todos os estudos mencionados, a temperatura central aferida foi a retal, avaliada com utilização de termômetro digital e realizada em ambiente com temperatura controlada em 24ºC.

A **Tabela 25.2.** apresenta os valores de normalidade encontrados na literatura para os gradientes de temperatura em cães e gatos, com os respectivos valores de alerta, como forma de auxiliar na localização do fenótipo hemodinâmico do paciente e nortear a conduta médica.

3.1 ΔTc-p

O delta ou gradiente de temperatura centro-periferia consiste na mensuração da temperatura retal ou esofágica, e dela diminui a temperatura periférica, aferidas simultaneamente.

Em cães e gatos são considerados valores normais abaixo de 6,5ºC e 8,0ºC, respectivamente, na presença de uma temperatura central dentro dos limites normais. Valores acima destes,

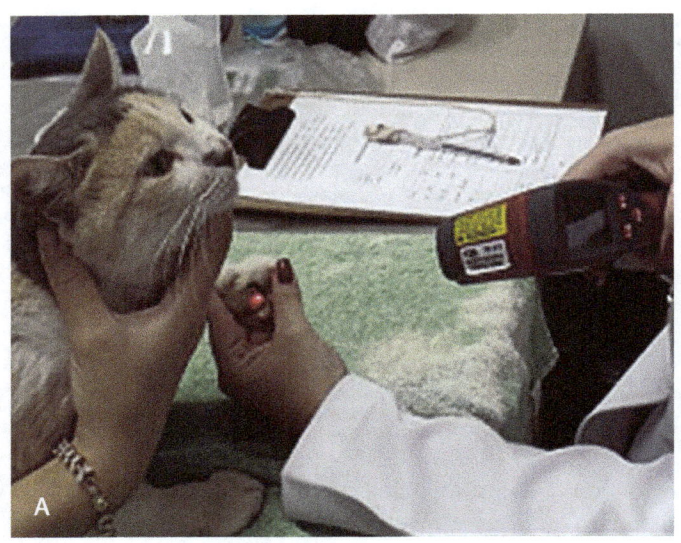 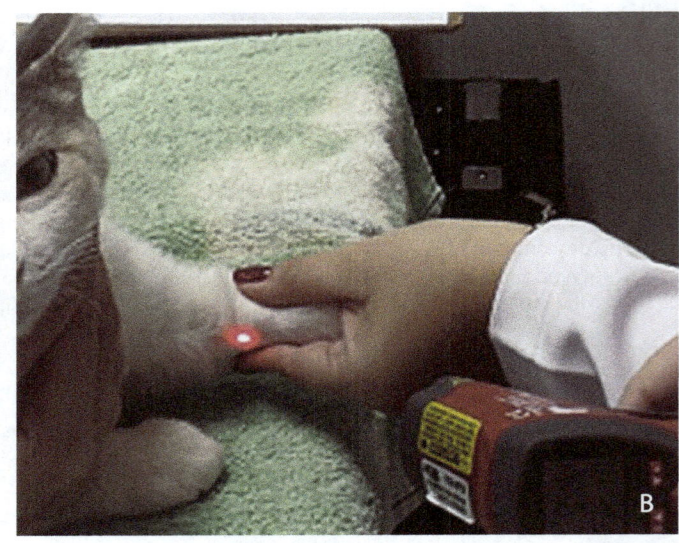

Figura 25.1. – Método de aferição da temperatura periférica em gatos, com termômetro de laser duplo e emissividade ajustável em 0,98, com afastamento do pelo no local da medição. (**A**): aferição da temperatura periférica do membro torácico esquerdo no coxim palmar. (**B**): aferição da temperatura periférica do membro torácico esquerdo na região proximal medial do rádio. Fonte: Morais KS. Avaliação dos gradientes de temperatura em gatos hígidos, 2016.

Tabela 25.2. – Gradientes de temperatura normais para avaliação da perfusão periférica em cães e gatos e respectivos valores para alarme da equipe médica.

	CÃO	GATO	Alarme
Δ Tc-p	< 6,5ºC	< 8,0ºC	**> 10ºC**
Δ Tskin-diff	< 1,3ºC	< 2,6ºC	**> 4ºC**
Δ Tp-a	> 7,43ºC	> 7,0ºC	**< 4-6ºC**

indicam que o paciente apresenta vasoconstrição periférica significativa, sendo que ΔTc-p acima de 10ºC é considerado alarmante e correlacionado com maior mortalidade.

Em gatos, o valor considerado normal é maior que em cães, podendo ser justificado devido ao comportamento da espécie em situações de estresse, levando a maior liberação de adrenalina e, consequentemente, maior vasoconstrição reflexa das arteríolas da pele.

A técnica descrita na literatura consiste na aferição da temperatura na membrana interdigital (em cães) ou no coxim plantar (em gatos) do MPE, devido ao fato da manipulação do membro pélvico durante a hospitalização ser menor em comparação aos membros torácicos, visto que a veia de acesso periférica preferível, é a cefálica.

É sugerida que seja avaliada a temperatura periférica em outros pontos como ponta do nariz, axilas e região inguinal, a fim de detectar heterogeneidade de fluxo periférico, alterações comuns no choque séptico, indicativo de mau prognóstico.

Aspectos relevantes na avaliação do ΔTc-p:

- Consiste em uma monitorização baseada na resposta compensatória precoce ao baixo débito.
- Quanto maior a vasoconstrição periférica, maior o gradiente, mediante a temperatura central normalizada.

- Alerta especialmente quando o gradiente é maior que 10ºC ou quando permanece acima do valor normal por mais de 24 horas.
- Aferição da temperatura periférica em local onde a produção de calor com o movimento seja mínima (padrão: espaço interdigital ou coxim plantar do MPE).
- Aferição de temperatura periférica em membro que não esteja com acesso venoso, flebite, ferida, edema ou outras alterações.
- A oscilação da temperatura ambiente pode limitar o uso do gradiente.
- Nos casos de vasoplegia grave o gradiente tende a ficar mais curto com hipotermia central associada.

3.2 ΔTskin-diff

Este gradiente é obtido pela diferença entre a temperatura de dois pontos no mesmo membro. Na medicina, a aferição é realizada do antebraço até a ponta do primeiro dedo. Para tal, o membro deve ser posicionado sem inclinação e estar exposto à mesma temperatura ambiente, reduzindo o impacto da temperatura ambiental na resposta de vasoconstrição periférica, assumindo que, quando alterado o gradiente, é decorrente de vasoconstrição periférica secundária a um quadro de hipoperfusão. Um ΔT*skin-diff* acima de 4ºC indica vasoconstrição importante.

Em gatos hígidos, com até 7 anos, foi demonstrado um valor de normalidade para ΔT*skin-diff* de 2,6ºC, enquanto em gatos acima de 7 anos esse valor correspondeu a 2,74ºC, não havendo diferença estatística entre as duas populações de gatos. Em cães hígidos, valores normais são próximos de 1,3ºC.

O ΔT*skin-diff* é especialmente útil em pacientes anestesiados, no trans e pós-operatório, identificando precocemente sinais de vasoconstrição em pacientes cujo reflexo simpático pode estar comprometido.

Aspectos importantes na avaliação do ΔT*skin-diff*:

- Avaliação comparativa das temperaturas periféricas de um mesmo membro (padrão: região medial do rádio e espaço interdigital em cães ou coxim palmar em gatos, do membro torácico esquerdo).

- A variação da temperatura ambiental interfere de forma menos significativa neste gradiente como ocorre nos demais, pois se espera um impacto similar de temperatura ambiente nos 2 pontos de aferição.

- Especialmente útil para avaliação de pacientes que estejam em ambientes com oscilação de temperatura, como centro cirúrgico.

- Um gradiente maior que 4°C indica vasoconstrição periférica grave em pacientes anestesiados.

3.3. ΔTp-a

O delta de temperatura periférica-ambiente, consiste na diferença entre a temperatura periférica do paciente e a temperatura do ambiente estável.

No estudo que avaliou tal gradiente em gatos hígidos entre 1 e 7 anos, encontrou um valor de gradiente de 7°C na espécie, avaliando a temperatura periférica nos coxins palmares ou plantares dos membros torácicos, ou pélvicos, respectivamente. Em cães, esse gradiente equivale a 7,43°C. Normalmente esses valores não devem estar abaixo de 4°C – 6°C, havendo uma redução na sobrevida quando esse gradiente é sustentado abaixo desses valores por um período maior que 12 horas no período de internação.

Em pessoas com choque cardiogênico, quanto menor esse gradiente, maior o lactato, sendo que um delta menor que 5°C é correlacionado com índices cardíacos mais baixos.

Pontos relevantes sobre a utilização do Δ Tp-a:

- Consiste na diferença da temperatura periférica do paciente e a temperatura ambiental.

- O menor Δ Tp-a tem boa correlação com maior lactato.

- Quando o gradiente se mantém acima de 4–6°C ao longo de 12 horas de hospitalização, há maior correlação com sobrevida.

4. CONCLUSÃO

A monitorização hemodinâmica do paciente grave inclui avaliações clínicas além de ferramentas não invasivas e invasivas. Uma vez que a hipoperfusão tecidual pode existir mesmo com normalidade macro hemodinâmica, o acompanhamento dos gradientes de temperatura é uma forma simples, barata e não invasiva que pode ser utilizada na rotina do intensivista.

É importante ressaltar que não existe um parâmetro único de monitorização da perfusão capaz de localizar o fenótipo hemodinâmico sem contextualização e individualização do paciente, se tornando imperativa a monitoração multimodal da perfusão.

Considerando que a avaliação dos gradientes de temperatura fornece informações quantitativas com boa reprodutibilidade, se utilizada em associação com outros métodos de avaliação da perfusão tecidual, é um parâmetro norteador da gravidade, bem como da resposta e evolução clínica do paciente.

Pontos-chave:

- Identificar precocemente a hipoperfusão tecidual é fundamental no cuidado à beira leito do paciente grave.

- Em resposta à redução do DC, a ativação neuro-humoral simpática e redução da atividade vagal eferente resulta na diminuição da perfusão cutânea e, portanto, em uma redução da temperatura.

- A utilização dos gradientes de temperatura é um marcador precoce de alteração circulatória e hipoperfusão tecidual.

- Os gradientes são calculados a partir da diferença de temperatura entre dois pontos de medição.

- Os gradientes mais descritos são ΔTc-p (diferença entre a temperatura central e a temperatura do membro pélvico esquerdo), ΔTskin-diff (diferença de temperatura entre a face medial do antebraço e interdigito ou coxim palmar do membro torácico esquerdo) e ΔTp-a (diferença entre as temperaturas ambiental e do membro pélvico esquerdo).

- O termômetro indicado para aferição da temperatura periférica em cães e gatos é do tipo infravermelho com laser duplo e emissividade ajustável em 0,98.

- Gradientes anormais podem ser usados como indicadores precoces de perfusão comprometida, enquanto a melhora clínica pode ser monitorada pela normalização do gradiente.

5. LITERATURA RECOMENDADA

1. Amson H, Vacheron CH, Thiolliere F, Piriou V, Magnin M, Allaouchiche B. Core-to-skin temperature gradient measured by thermography predicts day-8 mortality in septic shock: A prospective observational study. Journal of Critical Care. 2020; 60: 294–299. https://doi.org/10.1016/j.jcrc.2020.08.022.

2. Beccon C.F. Gradiente de temperatura em cães saudáveis. Congresso de Iniciação Científica do Distrito Federal de Ciência, Cultura e Cidadania, Brasília, 2013, p.356.

3. Monografia – Universidade de Brasília/Faculdade de Agronomia e Medicina Veterinária, 2013.

4. Bourcier S, Pichereau C, Boelle PY, Nemlaghi S, Dubée V, Lejour G, Baudel JL, Galbois A, Lavillegrand JR, Bigé N, Tahiri J, Leblanc G, Maury E, Guidet B, Ait-Oufella H. Toe-to-room temperature gradient correlates with tissue perfusion and predicts outcome in selected critically ill patients with severe infections. Ann. Intensive Care. 2016; 6 (63). doi: 10.1186/s13613-016-0164-2

5. Falotico JM, Shinozaki K, Saeki K, Becker LB. Advances in the approaches using peripheral perfusion for monitoring hemodynamic status. Front. Med. Dez 2020: 7 (614326). doi: 10.3389/fmed.2020.614326.

6. Hariri G, Jofre J, Leblanc G, Bonsey M, Lavillegrand JR, Urbina T, Guidet B, Maury E. Bakker J, Ait-Oufella H. Narrative review: clinical assessment of peripheral tissue perfusion in septic shock. Ann. Intensive Care. 2019; 9:37. https://doi.org/10.1186/s13613-019-0511-1.

7. Joly HR, Weil MH. Temperature of the great toe as an indication of the severity of shock. Circulation, Jan 1969; Volume XXXIX, 131-138. Downloaded de http://ahajournals.org by on June 14, 2023.

8. Lima A, Jansen TC, Bommel JV, Bakker J. The prognostic value of the subjective assessment of peripheral perfusion in critically ill patients. Crit Care Med. 2009; 37 (3): 934-938. doi: 10.1097/CCM.0b013e31819869db.

9. Morais KS. Avaliação dos gradientes de temperatura em gatos hígidos. Brasília: Faculdade de Agronomia e Medicina Veterinária, Universidade de Brasília, Dissertação de Mestrado. 2016, 42p.

10. Rabelo RC. Emergências de pequenos animais: condutas clínicas e cirúrgicas no paciente grave, 1 ed. Rio de Janeiro:Elsevier, 2012.

11. Rabelo R.C. Emerging monitoring techniques. 2018; 1011-1018. In: Textbook of Small Animal Emergency Medicine. Wiley Blackwell, Oxford.

12. Rabelo RC, Neto GBP, Carvalho VJ, Carvalho GJ. Temperature gradients in domestic cats over seven-years-old: descriptive analysis. Pesq. Vet. Bras. Mar 2020; 40(3):197-201, doi: 10.1590/1678-5150-PVB-6180.

13. Schey BM, Williams DY, Bucknall T. Skin temperature and core-peripheral temperature gradient as markers of hemodynamic status in critically ill patients: A review. Heat & Lung. Jan/Fev 2010; 39 (1): 27-40. doi:10.1016/j.hrtlng.2009.04.002.

14. Sivakorna C, Schultzb MJ, Dondorpb AM. How to monitor cardiovascular function in critical illness in resource-limited settings. Curr Opin Crit Care. Jun 2021; 27(3): 274–281.

15. Soares FB, Pereira-Neto GB, Rabelo RC. Assessment of plasma lactate and core-peripheral temperature gradient in association with stages of naturally occurring myxomatous mitral valve disease in dogs. Journal of Veterinary Emergency and Critical Care. 2018; 0(0): 1–9. doi: 10.1111/vec.12771.

Oximetria de Pulso

26

Pablo E. Otero
Diego A. Portela

1. INTRODUÇÃO

Embora a determinação tradicional da gasometria sanguínea continue sendo o método padrão para a determinação do conteúdo arterial de oxigênio (PaO_2), a medição da porcentagem de saturação de oxigênio no sangue arterial (SpO_2) surge como uma alternativa, pois fornece de forma rápida e acessível informações sobre a oxigenação do sangue arterial do paciente.

A curva pletismográfica construída pelo oxímetro de pulso permite analisar alguns parâmetros hemodinâmicos de forma não invasiva, especialmente relevantes no manejo do paciente crítico e fundamentais na reanimação com fluidos.

A curva do oxímetro de pulso é construída com base no volume ejetado pelo ventrículo esquerdo. Embora pareça semelhante à curva de pressão arterial, seu comportamento e interpretação diferem em vários aspectos.

Como a curva é construída com base no volume que entra no território vascular periférico, ela fornece informações sobre o fluxo tecidual.

Dado que o fluxo tecidual é um pré-requisito para a atividade metabólica normal, a oximetria se torna uma ferramenta fundamental para monitorar o paciente crítico.

2. OXIMETRIA DE PULSO.

- Determina a porcentagem de saturação da hemoglobina no sangue arterial (SpO_2).
- Não fornece os dados totais sobre a DO_2 (entrega de oxigênio) nem o consumo de oxigênio.
- Sua determinação é essencial durante:
- A anestesia.
  - o Fase de indução-intubação.
  - o Período de recuperação, pelo menos até 30 minutos após a retirada do tubo endotraqueal (em pacientes conscientes, o registro pode ser intermitente).
  - o Pacientes em recuperação que recebem opioides e/ou agonistas alfa-2 em infusão contínua.
- Em pacientes críticos em UTI e Semi-intensiva.
- Normalmente o transdutor é posicionado na língua durante o período trans-anestésico. Demais mucosas também podem ser utilizadas nos lábios ou membros.
- Para melhorar a leitura, quando a língua é usada, pode-se interpor uma gaze entre os leitores do transdutor.
- Para monitorar pacientes conscientes, o transdutor pode ser posicionado sobre a pele depilada, na parte de trás do metacarpo/metatarso ou na base da cauda (**Figura 26.1.**).
  - o Para esses casos, existem transdutores específicos acoplados à braceletes ajustáveis (**Figura 26.1A.**).
- Existem transdutores intraretais que podem ser de utilidade durante o período de recuperação.

3. PLETISMOGRAFIA

- A pletismografia essencialmente desenha duas curvas (**Figura 26.2.**):
  - o Uma onda de pulso de alta frequência que, da mesma forma que a curva da pressão arterial, possui uma fase sistólica e uma diastólica. Alterações na elasticidade da aorta e no tônus vascular afetam ambas as curvas de forma semelhante, tornando o pletismograma um método sensível para avaliar o sistema vascular.
  - o A onda que reflete as mudanças respiratórias é uma curva de baixa frequência, resultado das flutuações cíclicas causadas pelas variações na descarga sistólica durante o ciclo respiratório.

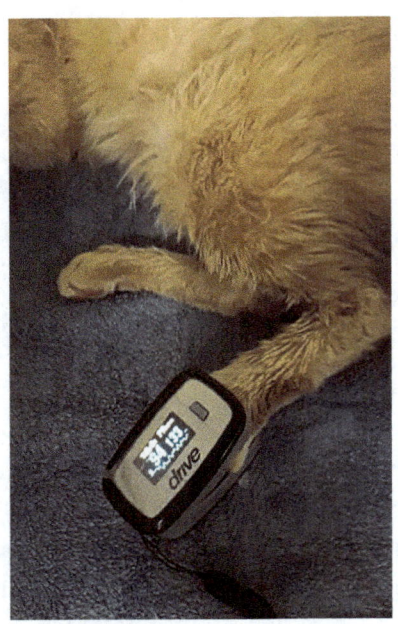

Figura 26.1A. – Transdutor do oxímetro de pulso colocado distal ao membro, sobre a pele depilada do metatarso.

Figura 26.1. – Transdutor do oxímetro de pulso diretamente sobre o leito arterial.

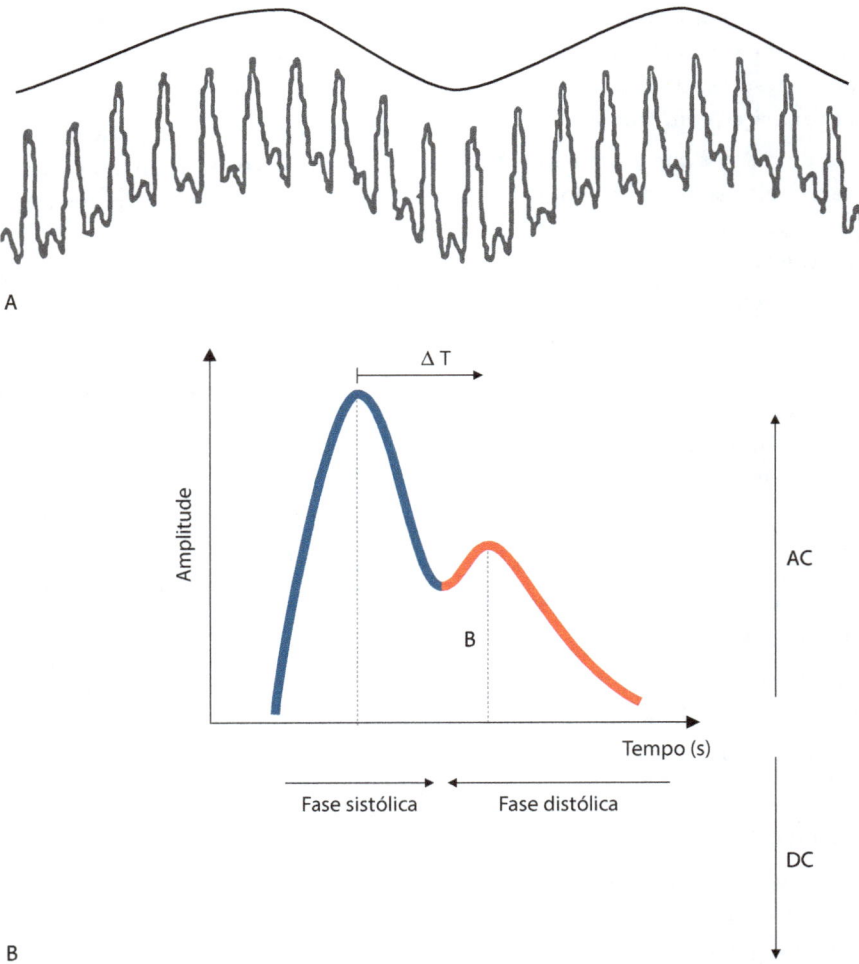

Figura 26.2. – Curva pletismográfica. **(A)** É uma curva de baixa frequência na qual as oscilações respiratórias podem ser observadas. **(B)** A curva pletismográfica de alta frequência é composta por uma grande curva sistólica (azul) e uma pequena curva diastólica (vermelha). A curva é construída a partir de um sinal pulsátil (**AC**) que contrasta com outro não pulsátil (**DC**). O tempo entre os picos de cada componente (**ΔT**) está relacionado com a rigidez do sistema arterial. A relação entre as amplitudes de B e A, bem como entre AC e DC, está relacionada com a resistência do sistema vascular e a perfusão local.

3.1. Alterações na onda de pulso

3.1.1. Amplitude

- A amplitude é o produto da descarga sistólica e da resistência periférica.
  - o Se aumenta a resistência – diminui a amplitude e vice-versa.
- *Interpretação das alterações da amplitude da onda de pulso* (**Figura 26.3.**).
  - o Aumento significativo da amplitude.
    - Vasodilatação.
    - Fármacos.
    - Hipertermia.
    - Anestesia.
  - o Diminuição da amplitude.
    - Vasoconstrição.
    - Hipovolemia.

3.1.2. Área sob a curva (AUROC – Area Under the Curve)

- Representa o volume de sangue escaneado pelo transdutor no tecido.
  - o Diretamente relacionado com o débito sistólico e o tônus vasomotor do tecido.
- Possui três componentes:

  - o **Ramo ascendente da onda (fase sistólica do ciclo cardíaco).**
- Correspondente à fase inicial do enchimento do leito arterial com o débito sistólico e a subsequente chegada do sangue ao tecido.
- Depende da contratilidade do músculo cardíaco.
- Geralmente mais curta.
  - o **Platô e ramo descendente.**
- Correspondente à distribuição, no sistema arterial, do sangue ejetado durante a sístole.
- Depende do tônus vasomotor.
- O fluxo diastólico é altamente influenciado pela frequência cardíaca (taquicardia).
- Geralmente tem uma duração várias vezes maior do que a fase anterior.
  - o **Linha de base.**
- Correspondente à linha de base da pressão diastólica.
- Durante esta fase, o fluxo de entrada se iguala ao fluxo de saída, sempre em correspondência com o local do transdutor.
- Habitualmente mais curta.

- *Interpretação das alterações na* área sob a curva *da onda de pulso* (**Figura 26.4.**).
  - o Diminuição da área.

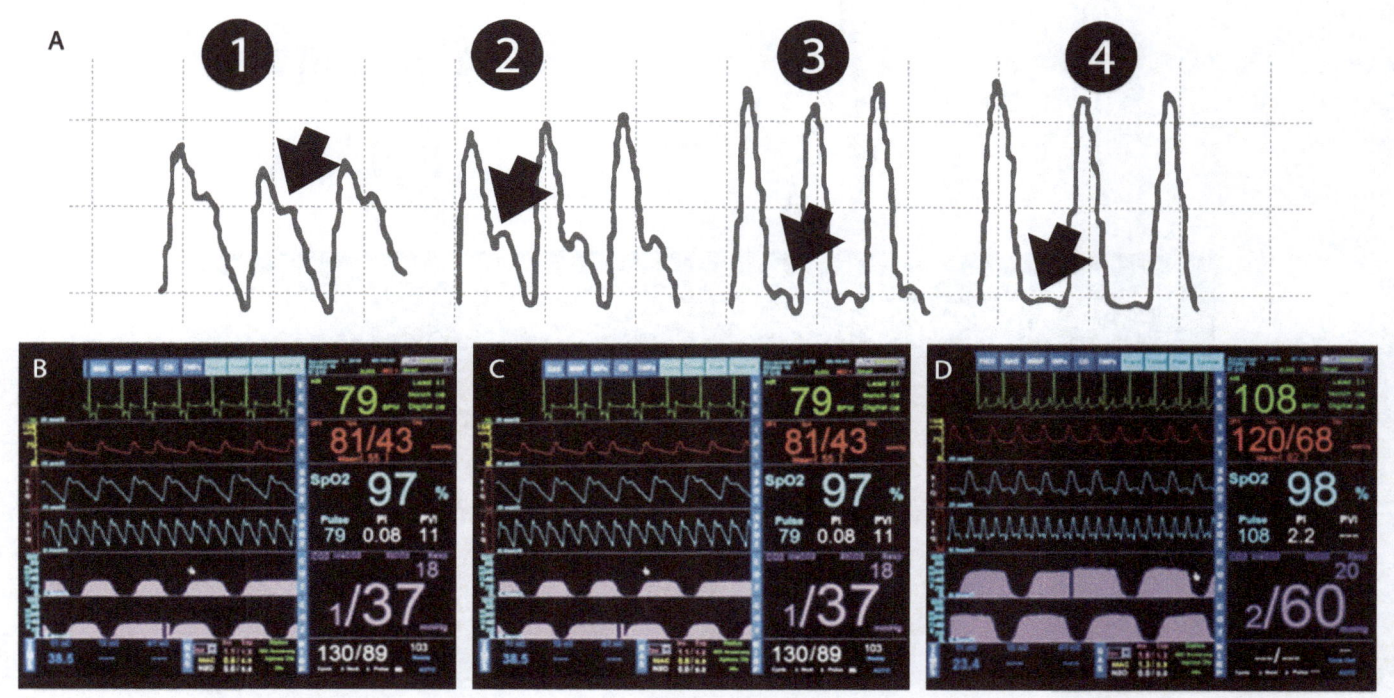

Figura 26.3. – (A) Deslocamento da incisura em direção à linha de base. A onda de pulso deixa de refletir o fechamento da válvula aórtica. A vasodilatação periférica impede a marcação da onda reflexiva. O desaparecimento da incisura indica uma perfusão basal. Observe como a amplitude da onda aumenta à medida que o estado de vasodilatação avança. **(B-D)** Monitores com o traçado das ondas descritas.

- Com a vasodilatação, o tempo de platô (largura da curva) reduzirá e a curva ficará mais "espiculada".

- Com hipovolemia e consequente vasoconstrição.

- A base e a amplitude da curva diminuirão e a incisura se deslocará para cima, identificando um fechamento precoce da valva aórtica.

3.1.3. Incisura dicrótica

- Localiza-se na fase descendente da onda.

- Representa o momento do fechamento da válvula aórtica.

- É um indicador do tônus vasomotor.

- *Interpretação das alterações na posição da incisura dicrota* (**Figura 26.4.**).

  o **Vasodilatação (descida da incisura).**

- Conforme a vasodilatação progride, as veias periféricas se dilatam, o sinal do pulso aumenta e a incisura desce em direção à linha de base da pressão diastólica.

  o **Vasoconstrição (subida da incisura).**

- A incisura sobe em direção ao ápice da onda de pulso em relação à vasoconstrição.

  o **Vasodilatação extrema (migração da incisura para o ramo ascendente).**

- O traçado se inverte e aparece uma incisura na fase sistólica da onda de pulso (**Figura 26.5.**).

- Isso é observado em períodos de vasodilatação extrema, aumento do débito cardíaco e taquicardia.

- A utilidade deste sinal depende da comparação de traçados sucessivos.

3.1.4. Largura da base da curva pletismográfica (Figura 26.6.).

A comparação entre a largura da base e a distância entre dois picos sucessivos indica a relação entre o enchimento do leito vascular (descarga sistólica) e o tônus vasomotor.

Uma onda com uma rápida queda e uma linha de base que se prolonga no tempo poderia indicar uma descarga sistólica inadequada.

3.2. Oscilações respiratórias no traçado pletismográfico.

- **Interação respiratória:**

  o As alterações na pressão intratorácica durante o ciclo respiratório são refletidas no pletismograma, deslocando a linha de base e modificando a amplitude da onda.

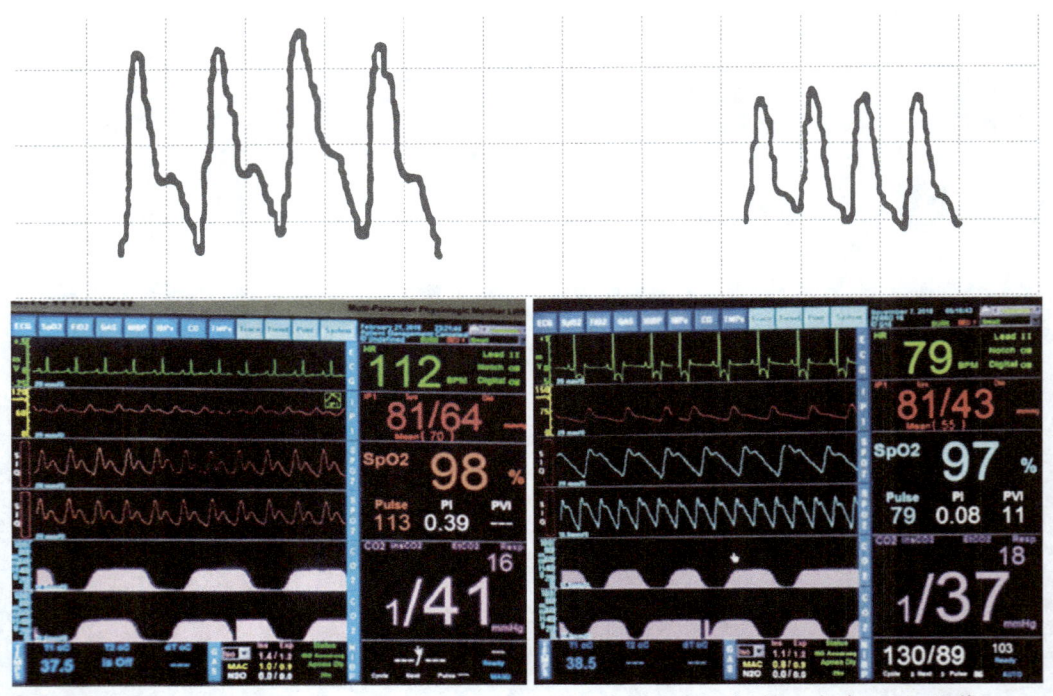

Figura 26.4. – (A) Mudanças na área sob a curva. Na parte superior, o traçado de um paciente com adequada descarga sistólica, caracterizado por uma grande área sob a curva. Na parte inferior, o mesmo paciente após um processo de vasodilatação. No traçado, podem ser observados os sinais típicos da perda de resistência vascular: maior amplitude, menor área sob a curva (em parte promovida pela taquicardia), descida da incisura e maior oscilação respiratória. Este último sinal também pode estar relacionado com a diminuição da pré-carga (PVC) ou com altas pressões inspiratórias. **(B)** Monitor com o traçado da onda descrita.

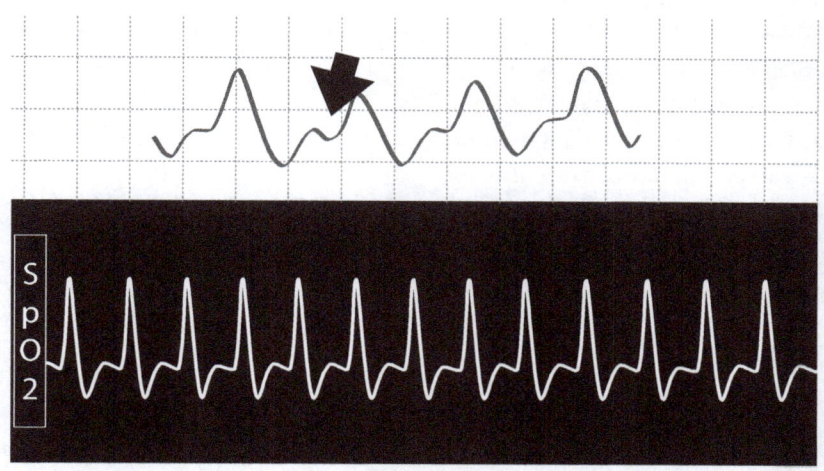

Figura 26.5. – (A) A incisura dicrota se interpõe na fase sistólica da onda de pulso. Isso pode indicar uma vasodilatação extrema. **(B)** Monitor com o traçado da onda descrita.

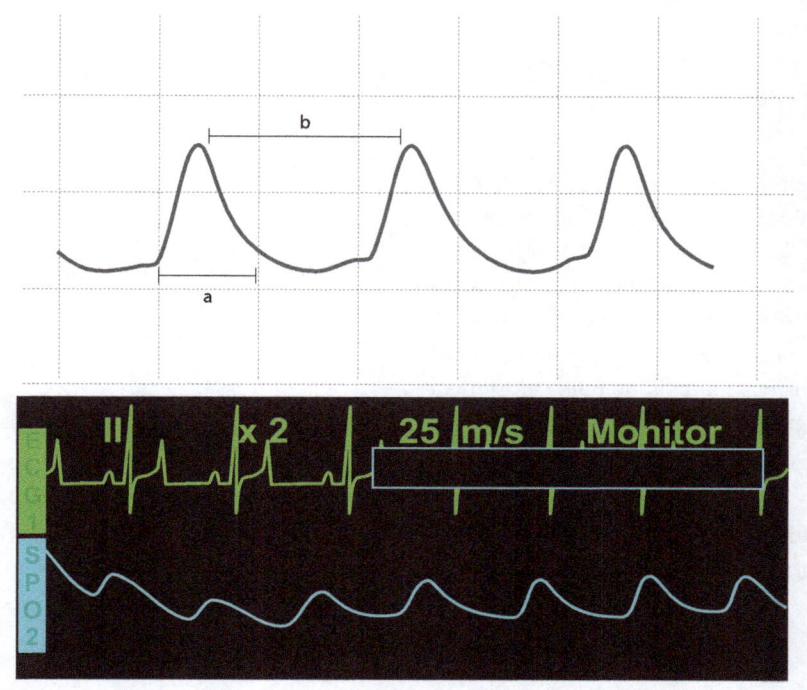

Figura 26.6. – (A) O monitor exibe uma relação desequilibrada entre **(A)** a duração da onda de pulso e **(B)** o tempo entre dois picos sucessivos. Este traçado, caracterizado por uma rápida queda da onda e uma linha de base que se prolonga no tempo, poderia indicar uma descarga sistólica inadequada. **(B)** pode-se observar um caso clínico real com as ondas descritas.

- Essas mudanças são um reflexo das variações na PVC durante o ciclo respiratório.
  - **Ventilação espontânea:**
- Fase inspiratória:
  - Durante a inspiração, a pressão subatmosférica que se forma na cavidade torácica atrai tanto o ar quanto o sangue para os pulmões.
  - O sangue é direcionado da veia cava para o lado direito do coração e, a partir daí, para o leito vascular pulmonar.
  - É observada uma leve diminuição da pressão venosa periférica.

- Ao mesmo tempo, o ventrículo esquerdo reduz (por 1-2 batimentos) a ejeção sistólica devido à retenção de sangue no circuito pulmonar.
- Fase expiratória:
  - A pressão positiva registrada durante a expiração aumenta a descarga sistólica e, com ela, o fluxo periférico, a amplitude do pulso e a pressão venosa periférica.
  - Embora essas mudanças sejam mínimas, podem ser observadas como uma onda de baixa frequência no pletismograma (pulso paradoxal).

o **Ventilação a pressão positiva (VPP).**

- As variações registradas no pletismograma são opostas aos observados durante a ventilação espontânea.

- Os fatores que contribuem para aumentar a descarga sistólica e, portanto, a amplitude da onda de pulso são:

- Aumento da pré-carga (o sangue é forçado do pulmão para o circuito esquerdo do coração).

- A compressão direta do ventrículo esquerdo e dos pulmões:

  o Reduz a pós-carga do ventrículo esquerdo.

  o Reduz o volume do ventrículo direito devido ao deslocamento do septo.

  o Aumenta o enchimento do ventrículo esquerdo devido ao aumento de sua complacência.

3.3. Monitorização do pletismograma para a detecção de pacientes responsivos a fluidos (ΔPpleth)

- O pletismograma obtido com o oxímetro de pulso pode fornecer informações valiosas sobre as mudanças hemodinâmicas, especialmente para prever a resposta aos fluidos e classificar os pacientes como respondedores e não respondedores ao desafio de carga volêmica.

  o Entre os indicadores dinâmicos que quantificam as variações observadas na onda de pulso, durante a ventilação com pressão positiva, o ΔPpleth (variação pletismográfica) é o mais estudado.

- **ΔPpleth**

- É determinado de forma não invasiva através da análise da curva pletismográfica obtida pelo oxímetro de pulso (**Figura 26.7.**).

- Como a curva pletismográfica obtida pelo oxímetro de pulso não possui unidade, a variação é calculada como uma porcentagem da amplitude da linha de base, obtida durante a apneia (sem pressão positiva intratorácica).

- Fórmula para o cálculo do ΔPpleth:

$$\Delta Ppleth\ (\%) = 100 \times (Ppleth_{max} - Ppleth_{min})/[(Ppleth_{max} + Ppleth_{min})/2]$$

  o ΔPpleth >9 - 15% pacientes potencialmente responsivos aos fluidos.

3.4. Índice de perfusão (IP)

A contração do ventrículo esquerdo gera a ejeção de um volume específico de sangue (descarga sistólica), que invade a árvore arterial durante a sístole. A expansão que ocorre no território arterial onde o transdutor do pulsioxímetro está posicionado gera uma curva volumétrica (curva pletismográfica), cujo contorno depende da contratilidade do ventrículo esquerdo, do volume ejetado por ele e da resistência vascular (pós-carga).

A curva pletismográfica resulta da relação entre o componente pulsátil (AC) do sistema, representado pelas artérias, e o componente não pulsátil (DC), representado principalmente pelo sangue venoso e capilar, tecidos e ossos. O índice de perfusão (IP) é construído a partir da relação entre esses dois componentes (DC/AC) e é um indicador da perfusão dos tecidos. Atualmente, existem dispositivos equipados com o software necessário para calcular este índice, que é expresso numericamente de forma contínua na tela do monitor (**Figura 26.8.**).

Não existe atualmente um consenso sobre o ponto de corte a partir do qual o valor do IP reflete uma hipoperfusão tissular. No entanto, sua evolução permite construir uma curva de tendência e acompanhar o progresso do paciente e da terapia

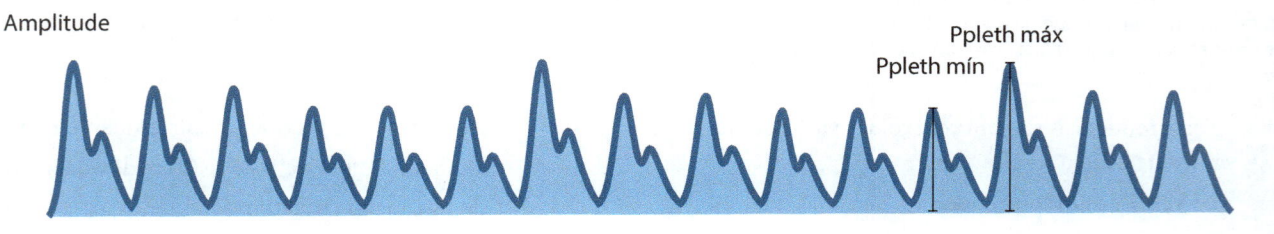

$$\Delta Ppleth\ (\%) = 100 \times (Pplethmax - Pplethmin) / [(Pplethmax + Pplethmin) / 2]\ cm\ H_2O$$

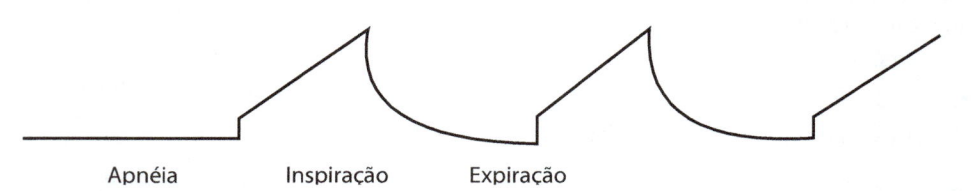

Apnéia   Inspiração   Expiração

Figura 26.7. – (A) O monitor exibe uma relação desequilibrada entre (a) a duração da onda de pulso e (b) o tempo entre dois picos sucessivos. Este traçado, caracterizado por uma rápida queda da onda e uma linha de base que se prolonga no tempo, poderia indicar uma descarga sistólica inadequada. Na Figura **(B)** pode-se observar um caso clínico real com as ondas descritas.

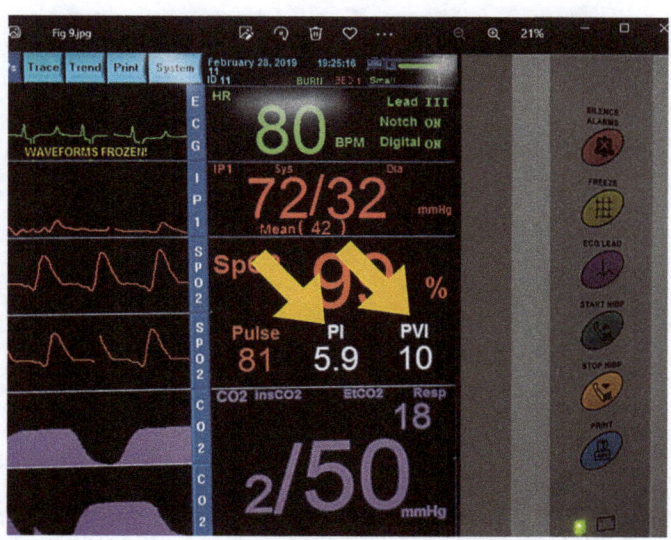

Figura 26.8. – Na tela do monitor, você pode ver os dados das variáveis índice de perfusão (IP) e índice de variação pletismográfica (IVP). Esses índices são usados para estimar e avaliar a perfusão dos tecidos periféricos e a condição de resposta a fluidos do paciente anestesiado

indicada. O valor numérico da variável aumenta à medida que a perfusão melhora. Em seres humanos, o ponto de corte é de 1,4% (intervalo de 0,3-6,3%), considerando valores <1,4% como hipoperfusão e valores >1,4% como normoperfusão.

4. LITERATURA SUGERIDA

1. Renner J, Broch O, Gruenewald M, et al. Non-invasive prediction of fluid responsiveness in infants using pleth variability index. Anaesthesia. 2011;66(7):582-589.

2. Zimmermann M, Feibicke T, Keyl C, et al. Accuracy of stroke volume variation compared with pleth variability index to predict fluid responsiveness in mechanically ventilated patients undergoing major surgery. Eur J Anaesthesiol. 2010;27(6):555-561.

3. Westphal GA, Silva E, Gonçalves AR, Caldeira Filho M, Poli-de-Figueiredo LF. Pulse oximetry wave variation as a noninvasive tool to assess volume status in cardiac surgery. Clinics (Sao Paulo). 2009;64(4):337-343.

4. Murray WB, Foster PA. The peripheral pulse wave: information overlooked. J Clin Monit 1996;12:365-377.

27 Capnografia

Diego A. Portela
Pablo E. Otero

1. INTRODUÇÃO

O dióxido de carbono (CO_2) é produzido pelo organismo como resultado do consumo celular de oxigênio (O_2). Este produto do metabolismo celular é conduzido em direção ao pulmão pelo sangue venoso para sua eliminação mediante a ventilação alveolar. A capnografia representa um monitoramento não invasivo dos níveis de dióxido de carbono no ar expirado em função do tempo.

Um ponto relevante deste método é que a concentração de CO_2 ao final da expiração ($ETCO_2$) está estreitamente relacionada com o conteúdo de CO_2 no sangue arterial ($PaCO_2$). Então, mediante a capnometria ($ETCO_2$) podemos fazer um cálculo estimativo do consumo de O_2, estimar a PaO_2 e ponderar o débito cardíaco. Da mesma maneira, a partir do capnograma (área abaixo da curva de eliminação de CO_2) podemos avaliar uma série de situações clínicas, relevantes no monitoramento do doente crítico.

Em um paciente hígido, normalmente existe uma diferença de 3 a 5mmHg entre o valor alveolar de CO_2 ($PACO_2$) e o valor presente no sangue arterial ($PaCO2$). Esta diferença é conhecida como gradiente alvéolo-arterial ou A-a. O valor de $PaCO_2$ é considerado igual ao obtido ao final da expiração ($ETCO_2$), o que pode ser monitorado facilmente por meio de análise dos gases sanguíneos.

O valor normal de CO_2 ao final da expiração ($ETCO_2$) está situado entre 35 e 45mmHg.

- Capnografia.
  - É um indicador confiável da atividade metabólica do organismo.
  - A produção de CO_2 é diretamente proporcional ao volume minuto cardíaco (DC).
  - Mensura os níveis de CO_2 no ar inspirado ($InsCO_2$) e alveolar expirado ($ETCO_2$).
    - $ETCO_2$ menor que 35mmHg: hiperventilação.
    - $ETCO_2$ maior que 45mmHg: hipoventilação.
  - O desenho da curva [CO_2] *vs.* tempo permite realizar uma série de diagnósticos.

2. SISTEMAS DE MENSURAÇÃO DA CAPNOGRAFIA

- Existem dois sistemas diferentes para analisar o CO_2 no ar expirado.
  - Sistema *mainstream*.
    - A tecnologia *mainstream* incorpora o sensor dentro do circuito respiratório entre o paciente e o sistema respiratório.
    - Este tipo de sistema produz uma rápida resposta às mudanças ventilatórias, mas devido ao sensor encontrar dentro do circuito respiratório, o torna sensível aos danos ou contaminações por água e secreções.
    - É ideal para pacientes com baixo volume corrente, mas o peso dos dispositivos pode deslocar o tubo endotraqueal, o que é uma consideração importante durante a execução de manobras de RCP, por exemplo.
  - Sistema *sidestream*.
    - O sistema *sidestream*, ao contrário, retira uma amostra do volume do ar expirado, o qual é conduzido por um tubo de fino calibre em direção ao sensor localizado dentro do monitor.
    - Este tipo de sistema produz uma resposta defasada em relação ao tempo, além de uma leitura pouco precisa em pacientes de baixo volume corrente.

3. INDICAÇÕES DA CAPNOGRAFIA

- A capnografia é geralmente definida como um "parâmetro respiratório vital" e deve ser utilizada para:
  - Monitorar a função ventilatória do paciente.
  - Verificar perdas ou interrupções no circuito respiratório.
  - Confirmar a correta intubação traqueal, detectando prontamente uma intubação esofágica.
  - Considerar que em pacientes em assistolia o valor de CO_2 tende a zero.
  - Monitorar a manobra de RCP.
  - Uma massagem cardíaca fará circular o sangue, e o mobilizará até o pulmão.
  - Assim, a detecção de CO_2 no monitor durante a massagem indicará, indiretamente, uma manobra produtiva.

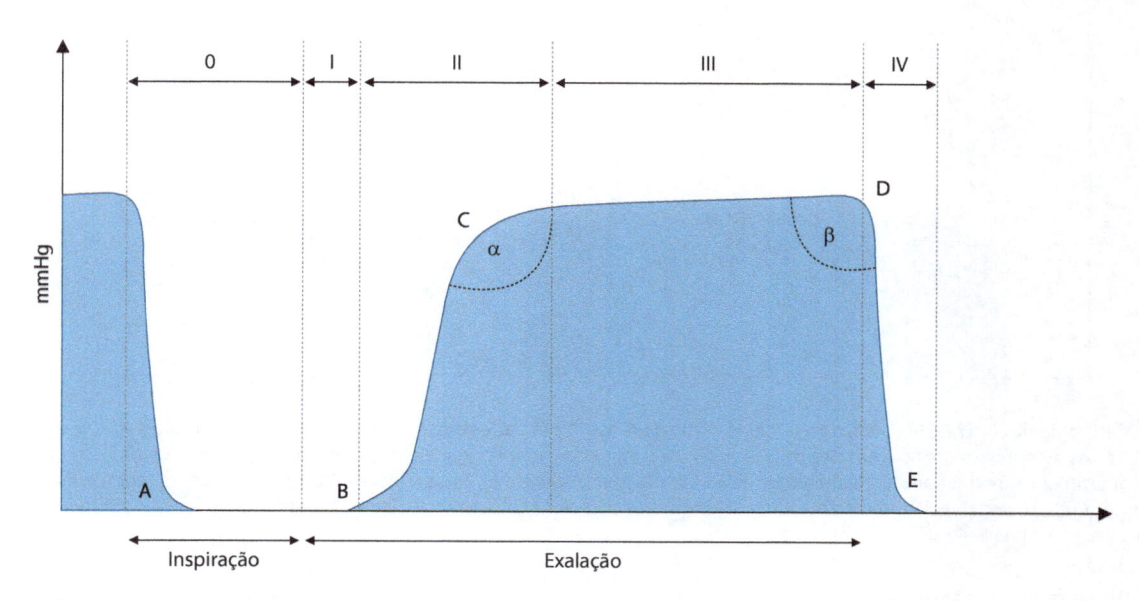

Figura 27.1. – Capnograma normal em um animal normoventilado.

- A capnometria representa somente o valor de concentração de CO_2 ao final da expiração ($ETCO_2$), enquanto que o capnograma também nos rende uma curva de concentração de CO_2 em função do tempo, a qual pode individualizar distintas situações clínicas. A **Figura 27.1.** mostra o capnograma de um paciente normalmente ventilado.

4. ANÁLISE DO CAPNOGRAMA

- O capnograma normal é dividido em 4 fases: (**Figura 27.1.**).
  - o Período inspiratório.
- **Fase 0:** quando não há reinalação de CO_2 esta fase se corresponde com a linha de base, quando a fração inspirada é 0mmHg ($FiCO_2 = 0$).
- A parte final desta linha se une com a linha da fase I do período expiratório.
  - o Período expiratório
- **Fase I:** normalmente contínua com a linha de base da fase inspiratória e corresponde à expiração do volume de ar contido no espaço morto anatômico (sem CO_2).
- **Fase II (B-C):** é a alça ascendente da curva capnográfica. Representa a eliminação crescente de CO_2.
- Esta alça da curva deve ter uma inclinação elevada. À medida que o paciente exala, o gás fresco presente no espaço morto anatômico (sem CO_2) é substituído gradualmente pelo gás alveolar, rico em CO_2.
- **Fase III (C-D):** é a fase de *platô* expiratória, o qual normalmente tem uma pequena inclinação ascendente.
- Esta ligeira inclinação se deve, inclusive em condições normais, à existência de uma pequena diferença em algumas regiões do pulmão entre a ventilação e a perfusão (gradiente V/Q). Os alvéolos com baixo gradiente V/Q, os quais tendem a uma alta concentração de CO_2, se es-

vaziam mais lentamente que aqueles com um gradiente V/Q mais alto.

- O ponto D da curva indica o valor de CO_2 ao fim da expiração ($ETCO_2$).
- Uma vez terminada a expiração, o *platô* continua porque o CO_2 fica no ponto de amostra até a próxima inspiração.
- **Fase IV (D-E):** corresponde a uma diminuição abrupta do valor de CO_2 devido à inspiração de gás fresco que recoloca o gás alveolar presente no local de amostra.
- Em fêmeas gestantes ou em pacientes obesos ventilados de forma intermitente, à pressão positiva (IPPV), pode ser verificado um pequeno pico antes do reinício da inspiração seguinte (**Figura 27.2.**).

- O capnograma apresenta dois ângulos:
- **Ângulo alfa (α).**
- O ângulo α é normalmente de 110° e aumenta conforme cresce a inclinação da fase III.
- A fase III da curva depende do gradiente V/Q e o ângulo que forma com a fase II (ângulo α) pode ser utilizado para detectar uma obstrução na via aérea (por exemplo: doença pulmonar obstrutiva ou obstruções mecânicas do circuito respiratório).
- As alterações do ângulo α parecem estar diretamente relacionados com a gravidade do broncoespasmo e inversamente com o recrutamento pulmonar.
- Normalmente, quanto mais grave o desequilíbrio entre V/Q, mais inclinada será a fase III.
- Os fatores que produzem alteração no débito cardíaco, a produção de CO_2, a resistência da via aérea e a capacidade residual funcional afetam a relação V/Q e, portanto, modificam a inclinação da fase III do capnograma. Entretanto, deve ser considerado que uma frequência

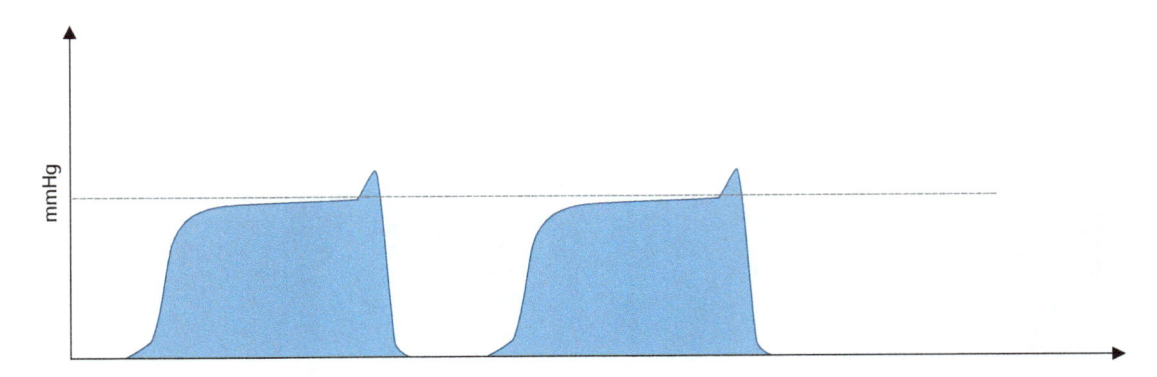

Figura 27.2. – Capnograma com fase IV em pico ascendente no final da fase III. Em pacientes sem doença pulmonar, esta característica pode ser observada em fêmeas gestantes ou em pacientes obesos devido à redução da complacência pulmonar e da capacidade residual funcional. Nestes pacientes, podem existir dois compartimentos pulmonares com diferentes propriedades mecânicas e diferentes relações V/Q (compartimento de esvaziamento rápido e esvaziamento lento). O efeito dos alvéolos lentos, com elevadas concentrações de CO_2 fica muito evidente durante a anestesia e na ventilação mecânica com altos volumes correntes e baixa frequência respiratória.

respiratória alta, uma válvula em mal estado ou um fluxo de gás fresco muito alto afetarão artificialmente a fase III e, portanto, o ângulo α.

- **Ângulo beta (β).**
- O ângulo β, normalmente de 90º, pode ser utilizado para detectar o grau de reinalação de CO_2, já que a inclinação volta menos vertical quando existe uma certa quantidade de CO_2 no ar inspirado.

- O registro de um capnograma normal indica que o paciente está corretamente intubado e ventilado (ventilação espontânea, assistida ou controlada).
- Nas **Figuras 27.3. a 27.12.** são demonstrados diferentes registros capnográficos presentes em diferentes situações clínicas.

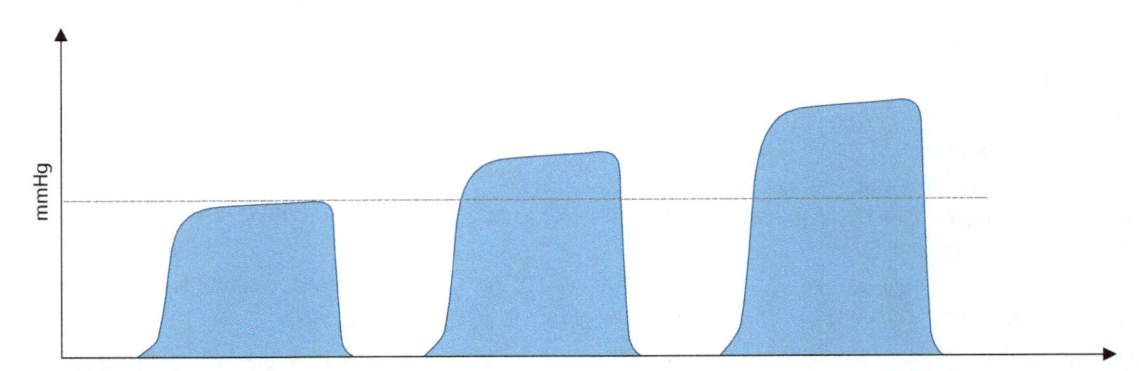

Figura 27.3. – Hipoventilação. Observa-se que a concentração de CO_2 (ETCO₂) ao final da expiração aumenta gradativamente. Um aumento rápido da ETCO₂ pode ser causado por fornecimento exógeno de CO_2 no sangue (terapia com bicarbonato ou pneumoperitôneo laparoscópico com CO_2) ou por otimização da perfusão pulmonar após um período de baixo débito cardíaco. Na sepse ou na hipertermia maligna, o valor expirado de CO_2 também aumenta, mas geralmente tem uma evolução mais lenta.

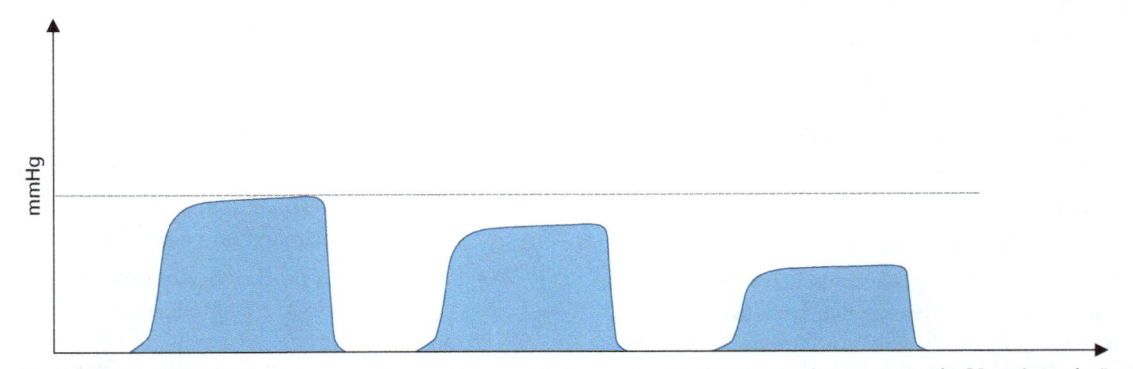

Figura 27.4. – Diminuição da ETCO₂. Pode ser a causa de uma hiperventilação ou de uma diminuição do transporte de CO_2 até o pulmão devido a uma redução do débito cardíaco ou por embolismo pulmonar. Durante a parada cardíaca, o valor de ETCO₂ tende a zero.

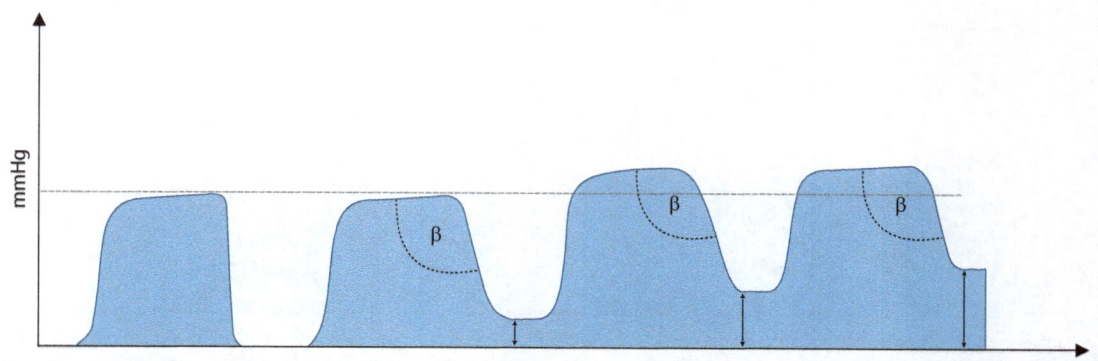

Figura 27.5. – Reinalação de CO_2. No gráfico observa-se o aumento do ângulo beta e o aumento do valor da linha base, o qual determina uma concentração de CO_2 inspirado maior que zero. Esta situação pode ser devido a válvula expiratória do circuito que não fecha corretamente durante a inspiração, à cal sodada inadequada ou à adição de um espaço morto excessivo no tubo endotraqueal. As flechas indicam o aumento da linha de base.

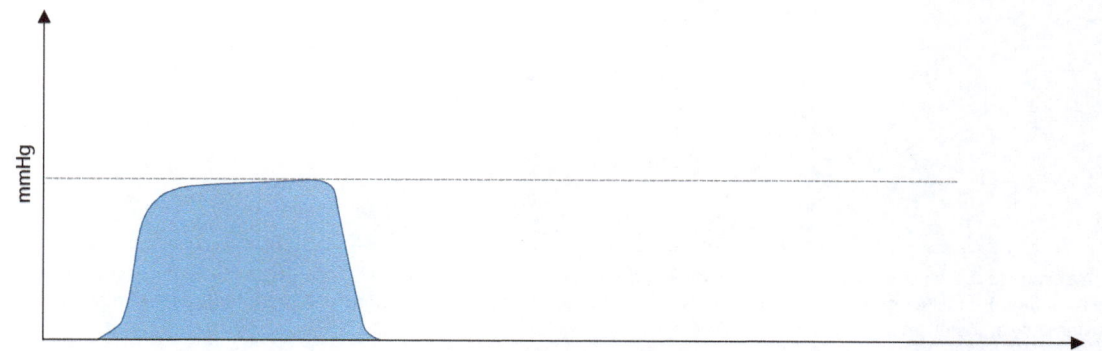

Figura 27.6. – Perda brusca da ventilação. Pode ser ocasionado por apneia, desconexão do capnógrafo do circuito respiratório, extubação, colapso ou oclusão do traqueotubo.

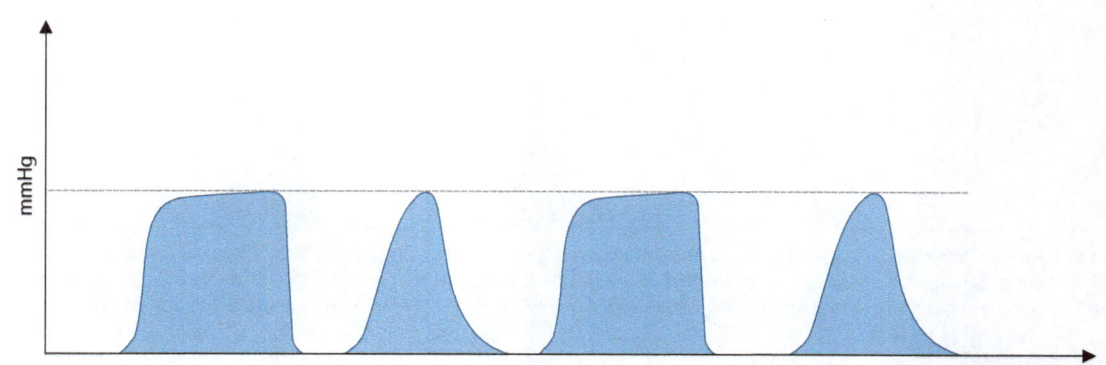

Figura 27.7. – Interrupção do platô do capnograma (fase III) devido à inspiração espontânea do paciente durante a ventilação mecânica. A inspiração espontânea produz um volume corrente suficientemente alto para levar a concentração de CO_2 a zero.

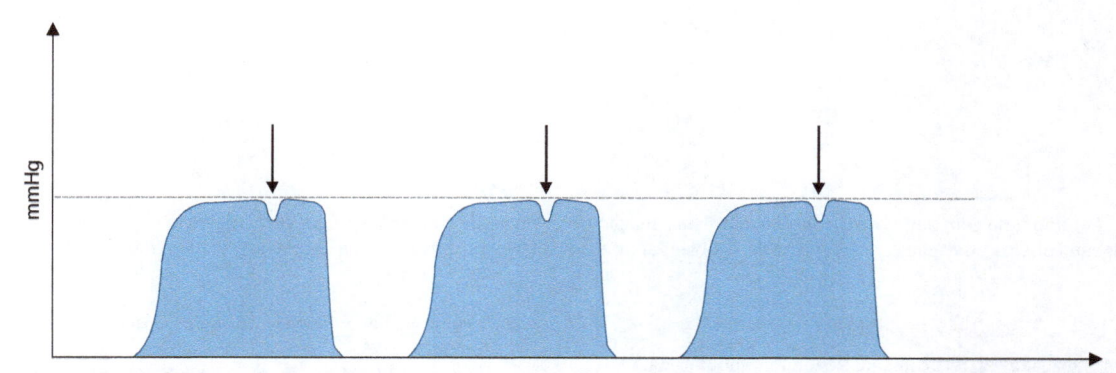

Figura 27.8. – Interrupção do platô do capnograma (fase III) devido a pequenos esforços respiratórios do paciente. Esta situação pode ser observada durante a ventilação mecânica em pacientes sob plano leve de anestesia, ou durante a recuperação do efeito de um bloqueador neuromuscular, por exemplo nos casos de resposta nociceptiva. Compressões da caixa torácica por parte de um operador também podem causar irregularidades na fase III do capnograma.

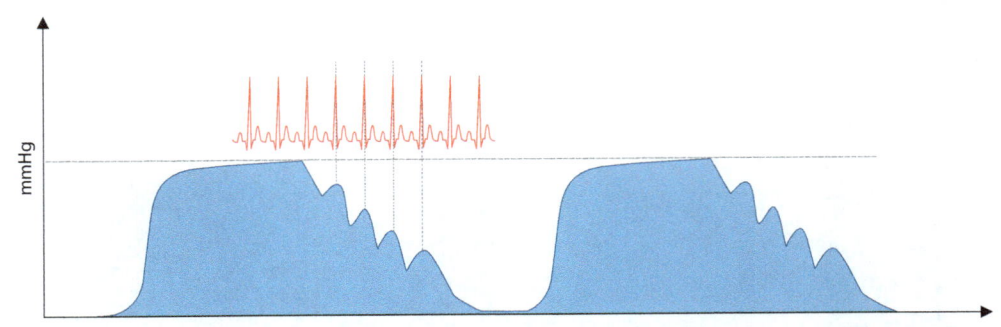

Figura 27.9. – Oscilações cardiogênicas do capnograma. Estas oscilações são devido a contrações cardíacas que produzem compressões de pequenas áreas pulmonares determinando uma pequena mobilização do ar da via aérea, a qual em determinadas situações pode ser registrada pelo capnógrafo. Normalmente é observado em pacientes com uma adequada contratilidade miocárdica.

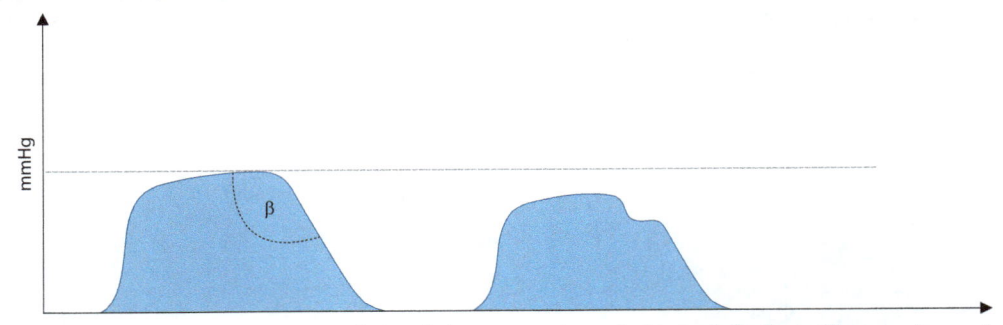

Figura 27.10. – Na primeira curva observa-se um aumento do ângulo beta que pode ser devido à reinalação de CO_2 ou perdas no circuito (p.ex.: manguito do traqueotubo desinflado), e neste último caso o valor da $ETCO_2$ só pode ser mais baixo que o normal. A morfologia da segunda curva pode ser devido a uma perda do sistema de amostra.

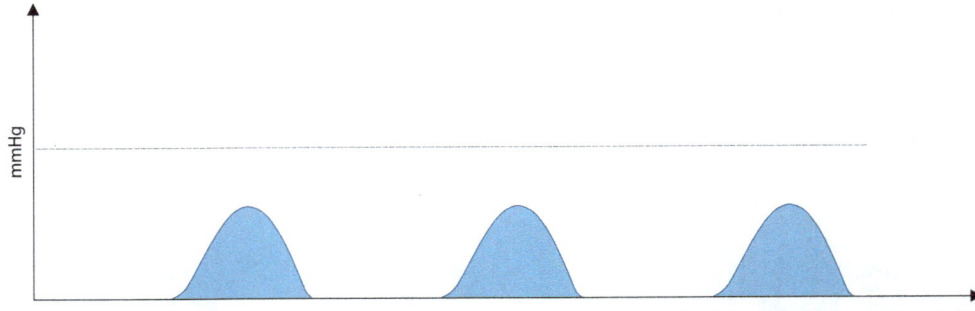

Figura 27.11. – Capnograma "amortecido" (damped). Fases não distinguíveis e erro na mensuração da $ETCO_2$. Estas curvas são difíceis de interpretar corretamente e sua morfologia geralmente obedece ao uso de um fluxo de gás fresco elevado em pacientes que respiram espontaneamente, geralmente em circuitos lineares. Este tipo de curva não permite obter conclusões sobre a qualidade da ventilação nem tampouco do valor de $ETCO_2$.

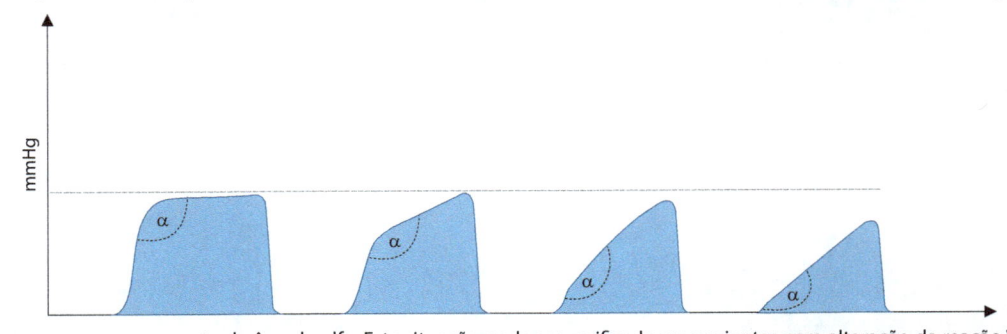

Figura 27.12. – Capnograma com aumento do ângulo alfa. Esta situação pode ser verificada em pacientes com alteração da reação V/Q. Além do mais, é característico de uma obstrução da via aérea como pode se observar no caso de laringoespasmo, asma ou em um problema do circuito respiratório.

5. LITERATURA RECOMENDADA

1. Eskaros SM, Papadakos PJ, B Lachmann. Respiratory monitoring. In: Miller´s Anesthesia (7 ed). Miller E (ed) 2010.
2. Akça O. Carbon dioxide and tissue oxygenation: is there sufficient evidence to support application of hypercapnia for hemodynamic stability and better tissue perfusion in sepsis? Intensive Care Med. 2008;34(10):1752-1754.
3. Palmon SC, Liu M, Moore LE, Kirsch JR: Capnography facilitates tight control of ventilation during transport. Crit Care Med 1996;24:608-611.

Débito Cardíaco

28

Henrique Augusto Souza Andrade
Celina Camargo Tonzar Silva
Taísa Matamoros Amaral

1. INTRODUÇÃO

Para manutenção da vida cabe ao sistema cardiovascular integrar perfeitamente a oferta e o consumo de oxigênio, remoção de resíduos metabólicos celulares e fornecimento de substratos vitais à função celular, uma vez que a quantidade de sangue bombeada pelo coração está intimamente ligada às necessidades metabólicas globais. A bomba de todo sistema hidráulico confere força ao fluxo, o coração representa o centro dessa mecânica e graças às propriedades elásticas do leito vascular a força aplicada ao volume ejetado flui ao longo do ciclo cardíaco.

Por definição, o débito cardíaco (DC = L/min) é o volume de sangue transferido do ventrículo esquerdo para a circulação sistêmica ao longo do tempo, com valores para o cão e o gato expressos em torno de 120-200mL/kg/min. Embora na medicina veterinária o volume (mL) seja indexado (normalizado) pelo peso corporal (kg) e pelo tempo (por minuto), e por um princípio matemático, seria essa uma forma de índice cardíaco (IC). Ao se referir a DC comumente a unidade mL/kg/min é usada em função da heterogeneidade do porte dos animais, enquanto o IC é formalmente conhecido ao dividir o DC pela área de superfície corporal do animal (L/min/m2), pois acredita-se que ela se relacione melhor com a taxa metabólica do que o peso.

2. PILARES DO DÉBITO CARDÍACO E CORRELAÇÕES CLÍNICAS

Apesar de relacionados, DC e pressão arterial não são sinônimos. As quatro determinantes do débito são a frequência cardíaca (FC), contratilidade, pré-carga e pós-carga. A compreensão de cada um desses pilares traz relevância prática ao médico. O médico e autor Jean-Louis Vincent utiliza uma analogia simples, que será descrita a seguir, igualando o débito cardíaco (ou seja, a quantidade de sangue bombeada pelo coração durante um período) com a velocidade de uma bicicleta (Figura 28.1.).

Quanto mais rápido o coração bate (↑FC), mais sangue pode ser bombeado por minuto. Usando sua analogia, quanto mais rápido o ciclista pedalar (coração bater), mais rápido a bicicleta

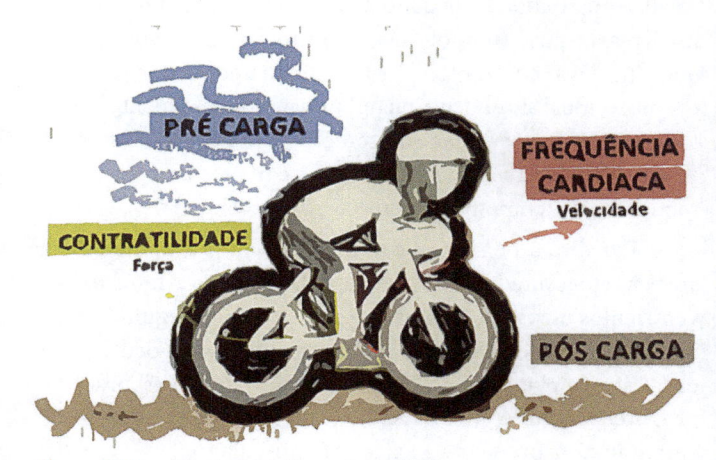

Figura 28.1. – Adaptado de Vincent, J.L., 2008

irá se deslocar. Em um ritmo lento a bicicleta não se moverá rápido o suficiente para cobrir a distância necessária, enquanto pedalar muito rápido, por muito tempo, exige do ciclista um desempenho que não será sustentado por muito tempo, devido à exaustão. Em outras palavras, existe um ritmo ideal para pedalar e para o coração bater. Bradiarritmias (bloqueios de condução atrioventricular, doença do nó sinusal) e taquicardias supra ou ventriculares prejudicam o DC e em alguns casos podem ser a causa de choque cardiogênico.

A força vem da contração muscular. Se o ciclista flexionar mais os músculos e forçar mais os pedais, a bicicleta se moverá mais rápido. Como tal, o aumento da contratilidade miocárdica aumenta o débito cardíaco e o contrário é verdadeiro. Similar aos excessos anteriores, muito esforço contínuo resultará em fadiga e alto consumo de oxigênio que não poderá ser sustentado. Pacientes com cardiomiopatia dilatada, disfunção miocárdica por sepse, miocardite, cardiopatias com comprometimento sistólico e em síndrome congestiva, sofrem por baixo débito pelo inotropismo escasso.

É uma propriedade intrínseca das células miocárdicas que a força de contração dependa proporcionalmente do estiramento de suas fibras, ou seja, quanto maior o estiramento (dentro de limites fisiológicos) maior será a força de contração. O que é conhecido como mecanismo de Frank-Starling, que referencia o impacto da pré carga no grau de distensão do miocárdio, induzido pelo enchimento ventricular oriundo do retorno venoso. Na analogia da bicicleta, citada anteriormente, a pré-carga pode ser comparada ao vento a favor do ciclista, permitindo que se mova mais rápido e com menor esforço. No paciente desidratado, o baixo volume sanguíneo não promove o estiramento miocárdico adequado e estratégias de reposição e resgate hídrico são necessárias. No entanto, como os cardiomiócitos possuem uma capacidade máxima de estiramento, ao atingir esse limite cria-se um platô na curva do volume sistólico. Como em todo excesso, existe a possibilidade de dano ao aumentar a pré carga de forma irresponsável (fluidoterapia em excesso/ hipervolemia), o que pode levar ao dano aos cardiomiócitos, congestão venosa e edema tecidual sistêmico e/ou pulmonar, principalmente se não for respeitada a capacidade do coração de transportar o retorno venoso para a circulação arterial, que é menos complacente e requer maior tempo para acomodação de volume.

Por fim, a pós-carga é a força gerada pela impedância aórtica representada pelo tônus vascular/pressão arterial que os ventrículos devem vencer para ejetar o sangue. Seguindo com a analogia do ciclista explorada neste capítulo, ao pedalar em uma estrada plana em declive ou em uma subida esburacada, proporcionará diferente velocidades da bicicleta, com o esforço variando de acordo com a exigencia muscular.

Sendo assim, um coração sobrecarregado pode ter sua função prejudicada por esses aspectos, além do que a redução da pós-carga pode contribuir para o aumento do DC. Esse é um dos motivos da indicação de terapia vasodilatadora para otimização do DC em pacientes com insuficiência cardíaca congestiva e alta resistência vascular sistêmica, em perfil hemodinâmico úmido e quente (normotenso ou hipertenso).

3. MÉTODOS DE MENSURAÇÃO DO DÉBITO CARDÍACO

Em cenários de instabilidade hemodinâmica o DC e seus pilares devem ser interrogados. Cenários clínicos como disfunção sistólica, aumento da resistência vascular sistêmica, hipovolemia ou hipervolemia, a medida que é atingido o platô da curva de Frank-Starling sem incremento do DC, ainda que sob infusão de mais fluido, são cenários rotineiros da terapia intensiva.

Saber que um paciente instável não é responsivo a fluidos, ou que apesar de responsivo não significa que precise, pode levar o clínico a buscar terapias alternativas para melhorar a perfusão (inotrópicos, vasopressores, hemoderivados). Além disso, determinar quando um paciente chegou ao ponto em que mais fluidos não trariam incremento em DC, identificar necessidade de inotrópico e entender que a vasodilatação pode favorecer o volume ejetado, são situações em que o monitoramento direto do DC deve ser utilizado.

3.1 Método de Fick

O método Fick é o padrão-ouro de monitoramento do DC, embora várias desvantagens o impeçam de ser implantado na rotina de todos os pacientes. Nele é presumido que a taxa de consumo de oxigênio é determinada pela taxa de fluxo sanguíneo e pela taxa de extração de oxigênio pelos tecidos. Portanto, em cenários de baixo débito e de redução do fluxo sanguíneo tecidual, a taxa de fluxo diminui e mais tempo é necessário para o oxigênio ser extraído do sangue. De acordo com o método de Fick, o DC. é determinado através de uma fórmula matemática (DC = VO2/ CaO2 - CvO2), onde os valores são obtidos em um paciente intubado. O consumo de oxigênio (VO2) é determinado comparando a concentração de oxigênio entre o ar inalado e o ar exalado em um período de aproximadamente 3 minutos, e as amostras de sangue arterial (CaO2) e arteriovenoso misto (CvO2) (geralmente da artéria pulmonar, embora o sangue venoso central da veia cava cranial também seja aceitável) são coletadas do paciente.

Além de não ser uma medição em tempo real do DC por depender da coleta e análise de amostras, requer paciente intubado em anestesia geral e ventilação mecânica. Outro fator se dá por presença de shunt intracardíaco ou intrapulmonar de sangue, que alteram os dados usados na fórmula e são independentes do DC e perfusão tecidual, tornando o método menos preciso no doente hemodinamicamente instável.

Na monitorização não invasiva do DC pela reinalação de CO2, ao invés de avaliar o consumo de oxigênio, o DC é calculado usando uma equação de Fick modificada, com uma precisão limitada. O CO2 expirado é produto da respiração celular que é conduzido dos tecidos periféricos para os pulmões através do retorno venoso. Em ventilação controlada, esse CO2 no ar expirado (ETCO2) reflete as alterações na perfusão (DC) em relação às alterações no CO2 inspirado. Um paciente intubado é conectado a um sistema de reinalação que contém CO2 e sensores de fluxo que consideram a fração de shunt pulmonar comparando o oxigênio inspirado com a saturação arterial de oxigênio.

3.2 Método de termodiluição

Considerado o "novo padrão-ouro", a termodiluição da artéria pulmonar é a forma mais amplamente estudada para determinação de DC, através da diluição de um indicador e mudança de temperatura após a instilação de solução salina fria por um cateter de artéria pulmonar (CAP) de Swan-Ganz que é inserido pela veia jugular até alcançar a artéria pulmonar, confirmado por fluoroscopia ou pela detecção da onda da pressão da artéria pulmonar. Uma quantidade fixa de solução salina fria injetada se misturará no átrio direito e eventualmente passará pela artéria pulmonar para ser detectada pelo termistor. As medições são repetidas em triplicata e submetidas ao cálculo da média. Um outro tipo é a termodiluição transpulmonar, onde um indicador (corante, lítio ou solução salina fria) é injetado

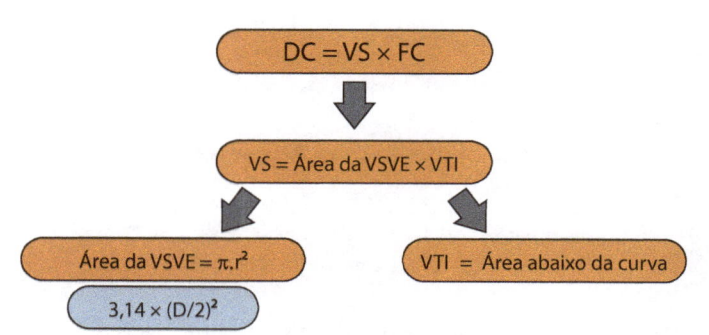

DC = VS × FC

VS = Área da VSVE × VTI

Área da VSVE = π.r²   VTI = Área abaixo da curva

3,14 × (D/2)²

Quadro 28.1. – Esquema de fórmulas para obter o débito cardíaco.

geralmente na veia jugular e depois medido em uma amostra coletada na artéria femoral. Apesar da qualidade do dado obtido, é um método invasivo, que exige o catéter de artéria pulmonar e pode predispor a sobrecarga de volume, devido as instilações repetitivas dos indicadores.

3.3 Ecocardiograma

Métodos menos invasivos têm ganhado cada vez mais espaço na prática de terapia intensiva. A fórmula do débito cardíaco é dada pelo volume sistólico multiplicado pela frequência cardíaca e o ecocardiograma nos permite calcular esses dois parâmetros. O volume sistólico é calculado pela área da via de saída do ventrículo esquerdo (por onde o sangue sai em direção à valva aórtica) multiplicada pela VTI (integral de velocidade e tempo) dessa área. O VTI é a mensuração da velocidade ao longo do tempo, ou seja, afere a velocidade do fluxo da via de saída do ventrículo esquerdo desde o momento inicial da sístole, ápice, até o momento final, visto que a velocidade é diferente de acordo com cada fase da contração ventricular. A área da via de saída do ventrículo esquerdo é calculada pela fórmula da área de um cilindro (π.r²). Por fim, multiplicando o VTI pela área, temos o volume sistólico de ejeção, que pode ser aplicado na fórmula para obter o débito cardíaco. Dividindo o débito cardíaco pela área de superfície corporal obtemos o índice cardíaco, que nada

mais é que o débito cardíaco indexado pelo peso do paciente, como demonstra o Quadro 28.1.

Para aferição do VTI, posicionamos a probe setorial na janela paraesternal caudal esquerda, abrimos o corte apical com a via de saída do ventrículo esquerdo (VSVE) em evidência, posicionamos o marcador na VSVE, logo antes da valva aórtica e acionamos o doppler pulsado. Seleciona-se a curva, o aparelho calcula as velocidades e fornece o VTI (Figura 28.2.).

O uso da ecocardiografia tem boa correlação quando comparado ao DC determinado por termodiluição ou ressonância magnética cardíaca, mas a necessidade de treinamento extensivo para obter com precisão as imagens e medições necessárias é um fator limitante. Técnicas usando a ecografia transtorácica foram desenvolvidas, mas nenhum estudo clínico foi realizado para que fosse justificada sua sobreposição ao ecocardiograma.

3.4 Contorno e Pressão de pulso

Aqui o diferencial está na análise por tempo real, similar ao ecocardiograma. A análise do contorno do pulso e da pressão do pulso utilizam a área da onda de pressão para calcular o DC através das diferenças na complacência vascular. Porém, é frustrante reconhecer que estudos falharam em mostrar uma boa correlação ou tendência entre DC medido por termodiluição e qualquer um desses sistemas em animais, talvez devido ao fato de a técnica ter sido validada para humanos, não considerando a complacência vascular de animais em suas fórmulas matemáticas.

3.5 Tempo de trânsito da onda de pulso

Estima-se que o tempo desde a contração cardíaca até a geração de um pulso está inversamente relacionado ao DC. O tempo de trânsito da onda de pulso (Pulse Wave Transit Time/ PWTT) é o tempo desde o pico da onda R do eletrocardiograma até o ponto em que 30% da altura do pico do oxímetro de pulso é alcançada, mensurado por um software de forma contínua. Até o momento, é um modelo experimental.

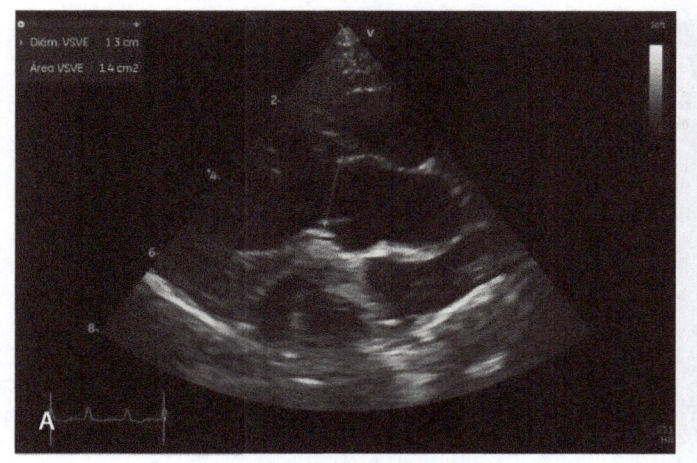

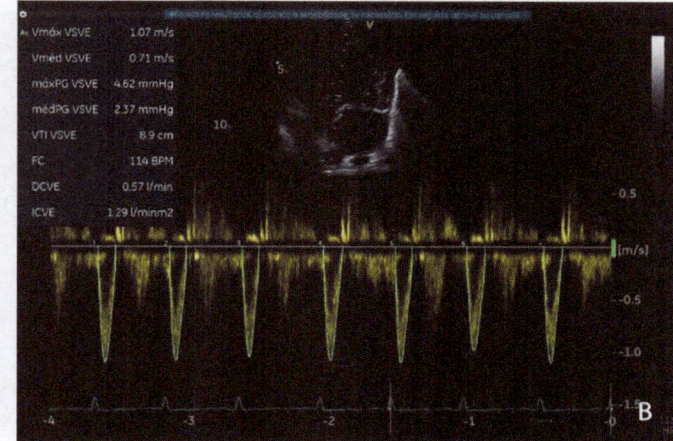

Figura 28.2. – **(A)** Visão da via de saída do ventrículo esquerdo (VSVE) avaliada por ecocardiografia transtorácica. **(B)** A integral velocidade-tempo (VTI) do fluxo aórtico calculada pelo contorno do fluxo sanguíneo da VSVE obtido pelo Doppler Pulsado. Arquivo Pessoal: MV Dr André Gimenes.

4. CAUSAS QUE INFLUENCIAM NO DÉBITO CARDÍACO E INDICAÇÕES PARA MONITORIZAÇÃO

Os fenótipos hemodinâmicos de choque e sua influência sobre o DC estão descritos abaixo, na **Tabela 28.1**.

Por princípio fisiológico, todo paciente que sofre com as mudanças de pré-carga, pós-carga, contratilidade e frequência cardíaca se beneficia com o estudo do DC. Na sepse, em fase inicial, espera-se um DC elevado com vasodilatação sistêmica. Porém, se detectarmos baixo DC com hipocinesia podemos estar diante de injuria miocárdica pela sepse.

Em animais que sao submetidos ao uso de vaso/inodilatadores, por exemplo no edema pulmonar em perfil úmido quente, pode ser observada melhora significativa do DC pela redução da pós carga e aumento da contratilidade.

Também pode ser utilizado para validar a melhora da contração em resposta ao uso agudo de inotrópicos e até mesmo suspeitar do esgotamento da reserva funcional miocárdica no uso abusivo de dobutamina. Ao incluir um vasopressor em protocolo, a análise do DC pode auxiliar na titulação do fármaco, principalmente se em algum momento a resistência sistêmica for capaz de aumentar a impedância aórtica o suficiente para contribuir para a redução do DC.

Pareado com métodos de fluido-responsividade, verificar o DC pode responder em qual fase da curva de Frank-Starling o paciente se encontra (**Tabela 28.2.**).

5. CONCLUSÃO

O DC é incansavelmente estudado, na busca de métodos mais acessíveis e confiáveis para sua mensuração. O ecocardiograma é o método que mais se aproxima do uso frequente pela boa correlação com padrão ideal e menor invasão ao doente.

A dinâmica cardiovascular tem impacto direto no DC, tornando sua aplicabilidade muito valiosa na prática clínica. Porém, os parâmetros básicos da avaliação inicial (frequência cardíaca, coloração da mucosa, tempo de preenchimento capilar, qualidade do pulso, deltas de temperatura, nível de consciência, pressão arterial, lactato) são indispensáveis para definir o fenótipo perfusional central e periférico, quando não utilizados para entendimento fisiopatológico do choque em curso, tornam a avaliação isolada do DC o "horóscopo do coração", um valor entregue ao acaso.

Tabela 28.1. – Adaptado de Cooper (2023).

Causas de diminuição do débito cardíaco
Redução da pré-carga   • Hipovolemia – Hemorragia, desidratação grave, edema/ derrames cavitários   • Obstrutivo – Dilatação-vôlvulo gástrica, vôlvulo mesentérico, oclusão venosa cava/porta, derrame pericárdico, doença de ocupação do espaço pleural, tromboembolismo pulmonar
Redução da função cardíaca   • Primário – Cardiopatia, doença valvar, taqui ou bradiarritmias   • Secundário – SIRS, sepse, anormalidades eletrolíticas, hipóxia grave, acidose ou alcalose grave
Aumento da pós-carga   • Vasoconstrição periférica, hipertensão sistêmica, estenose aórtica, regurgitação aórtica

Pontos-chave

- O Débito Cardíaco é uma avaliação seriada que deve ser pareada ao perfil clínico hemodinâmico e histórico do paciente.
- O débito cardíaco deve ser interpretado interrogando variáveis como pré-carga, pós-carga, contratilidade e frequência cardíaca
- Várias ferramentas são estudadas para avaliação do débito cardíaco, porém, na atualidade o ecocardiograma pode ser considerado o método mais acessível para avaliação a beira-leito.

Tabela 28.2. – Contratilidade e resistência vascular sistêmica, nos diferentes tipos de choque

	Débito cardíaco	Contratilidade	Resistência vascular sistêmica	Terapia recomendada
Hipovolêmico	Diminuído	Aumentado	Aumentado	Reanimação com fluidos
Obstrutivo	Diminuído	Normal/ aumentado	Aumentado	Correção da causa base
Cardiogênico	Diminuído	Diminuído	Aumentado	Inotrópica
Distributivo	Aumentado (fase inicial) ou diminuído	Aumentado ou diminuído	Diminuído	Vasopressores

LITERATURA RECOMENDADA

1. Alessio Vigani. Cardiac Output Measurement. 2017 Apr 28;473–82.

2. Arya V, Kobe J, Mishra N, Al-Moustadi W, Nates W, Kumar B. Cardiac output monitoring: Technology and choice. Annals of Cardiac Anaesthesia [Internet]. 2019;22(1):6. Available from: https://www.ncbi.nlm.nih.gov/pmc/articles/PMC6350438/

3. Atkins CE, Curtis MB, McGurik SM, Kittleson MD, Sato T, Snyder PS. The use of M-mode echocardiography in determining cardiac output in dogs with normal, low, and high output states: comparision to thermodilution method. Veterinary Radiology Ultrasound. 1992 Sep;33(5):297–304.

4. Cooper ES, Muir WW. Continuous cardiac output monitoring via arterial pressure waveform analysis following severe hemorrhagic shock in dogs*. Critical Care Medicine. 2007 Jul;35(7):1724–9.

5. Cooper ES. Cardiac Output Monitoring. In: Hopper D. Small Animal Critical Care Medicine. S.L.: Saunders; 2022.

6. Day TA, Boyle CR, Holland M. Lack of agreement between thermodilution and echocardiographic determination of cardiac output during normovolemia and acute hemorrhage in clinically healthy, anesthetized dogs. 2007 Mar 1;17(1):22–31.

7. Gehrcke MI, Cardoso HM, Regalin D, Silva G da, Padilha VS, Moraes AN de, et al. Cardiac index by thermodilution or transthoracic echocardiography in dogs at different hemodynamic states. Ciência Rural. 2016 Aug 15;46(11):2049–54.

8. Haskins SC. Output performance: cardiac output by pulse contour analysis. Journal of Veterinary Emergency and Critical Care. 2011 Aug;21(4):305–8.

9. King J, Lowery DR. Physiology, Cardiac Output. In: StatPearls. StatPearls Publishing, Treasure Island (FL); 2022. PMID: 29262215.

10. LeBlanc NL, Scollan KF, Stieger-Vanegas SM. Cardiac output measured by use of electrocardiogram-gated 64-slice multidetector computed tomography, echocardiography, and thermodilution in healthy dogs. American Journal of Veterinary Research. 2017 Jul;78(7):818–27.

11. Mantovani MM, Fantoni DT, Gimenes AM, de Castro JR, Flor PB, Ida KK, et al. Clinical monitoring of cardiac output assessed by transoesophageal echocardiography in anesthetized dogs: a comparison with the thermodilution technique. BMC veterinary research [Internet]. 2017 Nov 9 [cited 2023 Jun 21];13(1):325.

12. Marshall K, Thomovsky E, Johnson P, Brooks A. A Review of Available Techniques for Cardiac Output Monitoring. Topics in Companion Animal Medicine. 2016 Sep;31(3):100–8.

13. Meyer J, Wefstaedt P, Dziallas P, Beyerbach M, Nolte I, Hungerbühler SO. Assessment of left ventricular volumes by use of one-, two-, and three-dimensional echocardiography versus magnetic resonance imaging in healthy dogs. American Journal of Veterinary Research. 2013 Sep;74(9):1223–30.

14. Morgaz J, Granados MM, Muñoz-Rascón P, Dominguez JM, José Andrés Fernández-Sarmiento, Gómez-Villamandos RJ, et al. Comparison of thermodilution, lithium dilution, and pulse contour analysis for the measurement of cardiac output in 3 different hemodynamic states in dogs. 2014 Aug 20;24(5):562–70.

15. Souza V de, Zeitoun SS, Barros ALBL de. Débito cardíaco diminuído: revisão sistemática das características definidoras. Acta Paulista de Enfermagem. 2011;24(1):114–9.

16. Thiele RH, Bartels K, Gan TJ. Cardiac Output Monitoring. Critical Care Medicine. 2015 Jan;43(1):177–85.

17. Vincent JL. Understanding cardiac output. Critical Care [Internet]. 2008 Aug 22;12(4):174.

29
Índice de Choque

Leandro Fadel
Aline Fantinel Pazzim

1. INTRODUÇÃO

O índice de choque é uma ferramenta fácil, que auxilia o atendimento dos estados de choque, sendo especialmente útil quando parâmetros macro hemodinâmicos não estão classicamente alterados.

No século 18, o cirurgião francês Le Dran referiu o termo choque para descrever o estado em que se encontravam os soldados portadores de lesões traumáticas graves, com perda sanguínea massiva. Na literatura médica o termo "choque" foi inicialmente relatado no século 19, quase sempre como sinônimo de hipotensão.

O equívoco no conceito de que a hipotensão é necessária para definir o estado choque ainda persiste, apesar de evidências e recomendações de reuniões de consenso internacional declararem o contrário.

2. O CHOQUE

O choque pode ser definido como um estado de oferta inadequada de oxigênio e nutrientes para a demanda metabólica tecidual, normalmente ocasionado por déficit perfusional tecidual ou por aumento súbito da demanda.

A avaliação do estado de choque, normalmente, está baseada nas respostas fisiológicas compensatórias consequentes ao déficit da relação oferta-demanda de oxigênio. Tradicionalmente utiliza-se a frequência cardíaca, a frequência respiratória e a pressão arterial como parâmetros iniciais de avaliação durante a triagem de urgências, porém, quando estimados de maneira isolada, eles apresentarão baixa sensibilidade e especificidade em predizer a real condição perfusional do doente. Essa abordagem retarda a identificação do estado de choque, e este atraso refletirá negativamente no desfecho clínico.

Devido à dificuldade de identificar precocemente os pacientes em estado de choque por meio do exame físico, atualmente são utilizados biomarcadores para essa finalidade, e o lactato é um dos testes padrão mais adotados na atualidade.

3. O ÍNDICE DE CHOQUE

O índice de choque (IC) é calculado através da divisão da frequência cardíaca pela pressão arterial sistólica, e foi inicialmente introduzido em 1967, pelo Dr. Allgower, como preditor de choque hemorrágico iminente em pessoas. Foi desenvolvido como um meio simples de quantificar a gravidade do choque na apresentação ao pronto-socorro e tem sido usado para monitorar a resposta ao tratamento em pessoas.

A identificação precoce do choque é fundamental na triagem e na implementação da terapia guiada por metas em um cenário de emergência. Como o choque é um contribuinte significativo para a morte de pacientes de uma variedade de doenças, a identificação de sinais precoces de hipoperfusão torna-se fundamental para guiar o tratamento e dar um prognóstico sobre a evolução.

Na rotina clínica veterinária, o diagnóstico de choque é realizado através de indicadores da resposta compensatória do corpo ao choque, ou seja, aumentos na frequência cardíaca (FC) e redução da pressão arterial (PA), bem como a presença de outros achados do exame físico, como mucosas pálidas, diminuição do nível de consciência, pulso fraco/filiforme, tempo de preenchimento capilar (TPC) aumentado. Nos estágios iniciais do choque (fase compensatória), a FC e a PA podem não se apresentar alteradas, de modo que o choque pode não ser reconhecido rapidamente, podendo progredir para um quadro de choque descompensado. Como essas variáveis muitas vezes carecem de especificidade e sensibilidade para prever a perfusão tecidual, a capacidade de reconhecer pacientes em choque continua sendo um desafio.

A vantagem proposta do IC é que ele permite a identificação de distúrbios na perfusão diante de parâmetros cardiovasculares aparentemente normais, especificamente em casos de choque oculto, além de ser um parâmetro de execução simples e de baixo custo.

A avaliação do IC demonstrou ser melhor que a frequência cardíaca e a pressão arterial sistólica isoladamente para determinar uma perda sanguínea aguda.

Este índice é comumente usado para avaliar a quantidade de perda de sangue em casos de choque hipovolêmico. No entanto, o índice de choque na prática clínica é usado para avaliar o choque hipovolêmico ou a gravidade do choque não hipovolêmico.

Tem sido um preditor de desfecho clínico melhor do que a pressão arterial e a frequência cardíaca avaliados isoladamente em pacientes que não estão em choque, mas que têm condições graves. Assim, o índice de choque tem sido usado por alguns departamentos de emergência como um escore de gravidade clínica para pacientes críticos.

Em um estudo publicado foram validados os valores de IC em cães. No trabalho foram avaliados cães atendidos no setor de emergência que tinham sinais clássicos de choque e hiperlactatemia e os resultados demonstraram que um IC maior que 1,0 é um indicador altamente sensível e específico para distinguir cães em choque de cães saudáveis. Já na espécie felina, temos poucas informações disponíveis sobre valores de IC. Um resumo publicado por Costa (2018), na Conferência *American Association of Feline Practitioners* (AAFP), avaliou o IC em felinos atendidos no setor de emergência de um hospital universitário, e obtiveram valores acima de 1,54 já se pode considerar um IC de felinos em quadros de choque.

4. CONCLUSÕES

O índice de choque é um parâmetro de fácil utilização na rotina de emergências e internações na medicina veterinária, pois sua avaliação é rápida e pode ser feita em poucos minutos e de forma não invasiva e com seus resultados podemos dar mais atenção aos pacientes que apresentam os valores elevados, fazendo com que os quadros de choque sejam identificados de forma precoce.

Nenhum dos autores citados neste capítulo indica o uso do IC de forma isolada, sempre devemos avaliar o paciente de uma forma integral, para assim identificar as alterações compatíveis com quadros de choque.

5. LITERATURA RECOMENDADA

1. STREHLOW MC. Early identification of shock in critically ill patients. Emerg Clin N Am. 28(2010):57-66.
2. ANTONELLI M, LEVY M, ANDREWS PJ, ET AL. Hemodynamic monitoring in shock and implications for management. International Consensus Conference, Paris, France, 27–28 April 2006. Intensive Care Med 2007; 33:575.
3. PORTER, ADAM E ET AL. "Evaluation of the shock index in dogs presenting as emergencies." Journal of veterinary emergency and critical care (San Antonio, Tex.: 2001) vol. 23,5 (2013): 538-44. doi:10.1111/vec.12076
4. PETERSON, K.L. et al. "Assessment of shock index in healthy dogs and dogs in hemorrhagic shock." **Journal of veterinary emergency and critical care** (San Antonio, Tex.: 2001) vol. 23,5 (2013): 545-50. doi:10.1111/vec.12090
5. MUTSCHLER M, NIENABER U, MÜNZBERG M, et al. The shock index revisited – a fast guide to transfusion requirement? A retrospective analysis on 21,853 patients derived from the Trauma Register DGU. Crit Care 2013, 17:R172.
6. RIVERS E, NGUYEN B, HAVSTAD S, ET AL. Early goal-directed therapy in the treatment of severe sepsis and septic shock. New Eng J Med 2001; 345(19): 1368:77
7. STENVENSON CK, KIDNEY BA, DUKE T, ET AL. Serial blood lactate concentration in systemically ill dogs. Vet Clin Pathol. 2007; 36:234-39.
8. NGUYEN HB, LOOMBA M, YANG JJ, ET AL Early lactate clearance is associated with biomarkers of inflammation, coagulation, apoptosis, organ dysfunction and mortality in severe sepsis and septic shock. J Inflam 2010 7:6 11pp
9. SENEKJIAN, L. et al. Nonoperative Management in Blunt Splenic Trauma: Can Shock Index Predict Failure? **The Journal of surgical research** vol. 276 (2022):340-346. doi:10.1016/j.jss.2022.02.035
10. RADY, M.Y.; RIVERS, E.P; NOWAK, R.M. Resuscitation of the critically ill in the ED: responses of blood pressure, heart rate, shock index, central venous oxygen saturation, and lactate. **American Journal Emergency Medicine**. 1996; 14(2):218–225. [PubMed: 8924150]
11. RIVERS, E.P. et al. "The influence of early hemodynamic optimization on biomarker patterns of severe sepsis and septic shock." **Critical care medicine** vol. 35,9 (2007): 2016-24. doi:10.1097/01. ccm.0000281637.08984.6e
12. PARKS, JENNIFER K ET AL. "Systemic hypotension is a late marker of shock after trauma: a validation study of Advanced Trauma Life Support principles in a large national sample." **American journal of surgery** vol. 192,6 (2006):727-31. doi:10.1016/j.amjsurg.2006.08.034
13. DE LAFORCADE, A.M.; SILVERSTEIN, D.C. Shock. In: Silverstein, DC.; Hopper, K., editors. **Small Animal Critical Care Medicine**. 1st ed. St. Louis: Saunders; 2009. p.41-45.
14. RADY, M.Y. et al. "A comparison of the shock index and conventional vital signs to identify acute, critical illness in the emergency department." **Annals of emergency medicine** vol. 24,4 (1994): 685-90. doi:10.1016/s0196-0644(94)70279-9
15. MCGOWAN, E.E. et al. "Evaluation of the use of shock index in identifying acute blood loss in healthy blood donor dogs." **Journal of veterinary emergency and critical care** (San Antonio, Tex.:2001) vol. 27,5 (2017): 524-531. doi:10.1111/vec.12640
16. CANNON, C. M. et al. "Utility of the shock index in predicting mortality in traumatically injured patients." **The Journal of trauma** vol. 67,6 (2009): 1426-30. doi:10.1097/TA.0b013e3181bbf728
17. BIRKHAHN, R.H. et al. "The ability of traditional vital signs and shock index to identify ruptured ectopic pregnancy." **American journal of obstetrics and gynecology** vol. 189,5 (2003): 1293-6. doi:10.1067/s0002-9378(03)00663-x
18. COSTA, F.V.A. et al. Shock Index Evaluation in Cats. Clinical/research abstracts accepted for presentation at AAFP Conference 2018. **Journal of Feline Medicine and Surgery**. 2019;21(1):47-55. doi:10.1177/1098612X18818670

30 Pressão Arterial

Pablo E. Otero
Diego A. Portela

1. INTRODUÇÃO

A PA (Pressão Arterial) é uma variável macro-hemodinâmica, e seu valor mínimo é usado para estimar a pressão de perfusão dos órgãos periféricos. A Pressão Arterial Média (PAM) deve ser mantida acima de 65 mmHg para garantir que os mecanismos de autorregulação do fluxo sanguíneo permaneçam competentes. Ainda assim, cabe recordar que em casos específicos, como no trauma craniano grave, a PAM mínima necessária deverá estar em torno de 80 mmHg.

- Seu valor **não** reflete dados diretos sobre a entrega de oxigênio (DO_2) nem sobre consumo (VO_2) tissular.
- **ATENÇÃO**: a utilização de vasopressores com a finalidade de aumentar a pós carga por vasoconstrição aumentará a pressão arterial, em detrimento da perfusão tissular, principalmente na vigência de hipovolemia.

2. MÉTODOS PARA DETERMINAR A PRESSÃO ARTERIAL

2.1. – Pressão arterial não invasiva (NIBP – Non Invasive Blood Pressure)

Os dispositivos para medir a pressão arterial não invasiva, automatizados, fornecem medições frequentes e regulares da pressão arterial sem distrair o operador. Além disso, eles possuem alarmes sonoros que, quando ajustados adequadamente, auxiliam na detecção rápida de problemas. Os dispositivos NIBP mais utilizados são baseados na oscilometria e no Doppler.

2.1.1. – NIBP pelo método oscilométrico

Para realizar a medição da pressão arterial não invasiva pelo método oscilométrico, um manguito com um balão inflável é colocado ao redor do antebraço ou do metatarso.

Para que o registro seja confiável, a largura do manguito deve ser de aproximadamente 40% da circunferência do membro utilizado para a medição (antebraço, metatarso, cauda).

Em intervalos predefinidos, o balão é inflado e desinflado, registrando as variações de pressão que ocorrem em sincronia com as pulsações de uma artéria de grande calibre.

- Idealmente realiza-se um registro a cada 5 minutos.
- Sugere-se o máximo de 1 registro a cada 3 minutos, pois as mensurações muito frequentes alteram o resultado final devido à estimulação excessiva do leito arterial.

Como é o mecanismo de mensuração da pressão oscilométrica ?

Quando o pulso arterial atinge o manguito, ocorrem oscilações de maior ou menor intensidade, dependendo da insuflação do manguito e da pressão com que o sangue pulsa. A pressão na qual ocorrem as oscilações de maior amplitude corresponde à PAM (Pressão Arterial Média). Este é o valor mais confiável fornecido por este método. Tanto a PAS (Pressão Arterial Sistólica) quanto a PAD (Pressão Arterial Diastólica) são calculadas pelo software do monitor com base nas variações registradas antes e depois da determinação da PAM. Portanto, a PAS e a PAD são menos confiáveis do que os valores de PAM. As pulsações que registram entre 25% e 50% da amplitude máxima e precedem a determinação da PAM são utilizadas para calcular a PAS. A pressão diastólica é a medição menos confiável fornecida pelo método oscilométrico. Geralmente, é registrada quando a amplitude do pulso diminui para uma pequena fração do seu valor máximo

Técnica para o método oscilométrico:

1. Coloque o manguito ao redor do membro (**Figura 30.1.**).
2. Escolha do manguito:
   - A largura do manguito deve corresponder a cerca de 40% da circunferência do antebraço em que será aplicado.
   - A maioria dos manguitos possui indicações marcadas para o intervalo de circunferência em que devem ser utilizados.
3. Registre a PAM (Pressão Arterial Média), que é o valor mais confiável, bem como a PAS (Pressão Arterial Sistólica) e a PAD (Pressão Arterial Diastólica).

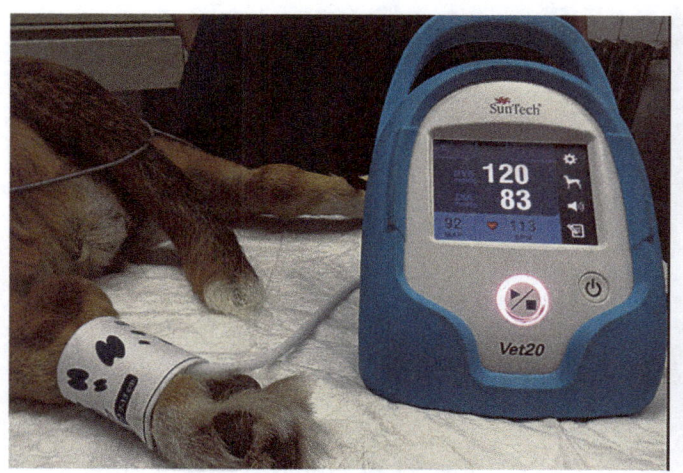

Figura 30.1. – Bracelete (manguito) do oscilômetro posicionado no metatarso.

2.1.2. – NIBP pelo método Doppler

O sistema de medição Doppler consiste em três componentes (**Figura 30.2.**):

- Um dispositivo que converte a pulsação arterial em som.
- Um cristal piezoelétrico.
- Um manguito conectado a um esfigmomanômetro para oclusão do fluxo sanguíneo.

Técnica de medição:

1. Coloque o transdutor (cristal piezoelétrico) sobre a pele depilada, alinhado com uma artéria de grande calibre, como o palmar/plantar do metacarpo/metatarso ou na base da cauda.

2. Comprima o transdutor até obter um registro sem interferências.

3. Posicione o manguito sobre o transdutor, conectado ao esfigmomanômetro.

4. Infle o manguito até interromper o fluxo sanguíneo. Neste momento, o som previamente audível desaparece.

5. Ao liberar a pressão do manguito, o fluxo sanguíneo é restabelecido, podendo ser detectado pela recuperação do som.

A leitura da pressão registrada quando os primeiros ruídos são ouvidos durante a desinsuflação do manguito corresponde à pressão sistólica (PAS). Preste atenção à posição da agulha do esfigmomanômetro durante a fase de desinsuflação. À medida que a pressão do manguito diminui ainda mais, é possível que você ouça um som de tom diferente, sempre coincidindo com a pulsação arterial, o que indicaria a pressão diastólica (PAD).

2.2. – Pressão arterial por método invasivo (iBP – Invasive Blood Pressure)

O valor da PA (Pressão Arterial) determinado de forma invasiva é uma variável macro-hemodinâmica. Seu valor

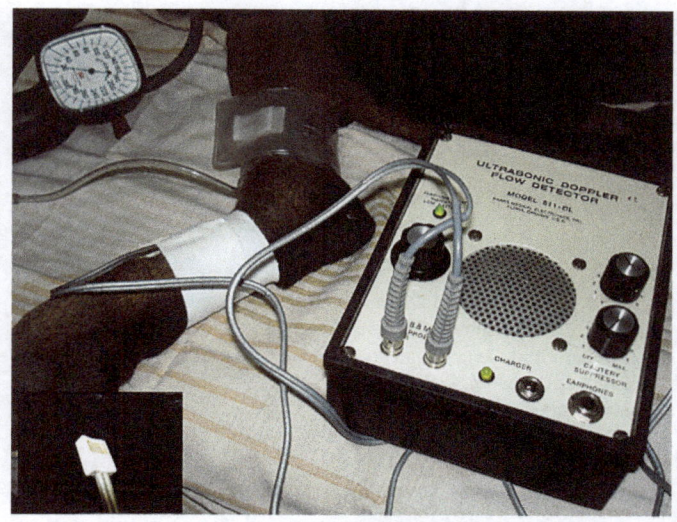

Figura 30.2. – Para realizar a medição de NIBP (Pressão Arterial Não Invasiva) pelo método Doppler, o transdutor é posicionado em alinhamento com uma artéria pulsátil, e é aplicado um gel sobre a pele depilada para melhorar o contato. O manguito, conectado a um esfigmomanômetro, é posicionado na região do metatarso, acima do transdutor. Na figura em destaque, encontra-se o cristal piezoelétrico.

mínimo é utilizado para estimar a pressão de perfusão dos órgãos periféricos.

Técnica de acesso vascular arterial:

Para determinar a pressão arterial de forma invasiva, é necessário inserir um cateter arterial, e a via percutânea da artéria metatarsiana dorsal (**Figura 30.3.**) é a escolha preferencial (alternativamente, pode ser utilizada a artéria femoral). Uma vez garantido o acesso arterial, é importante mantê-lo continuamente perfundido com uma solução heparinizada.

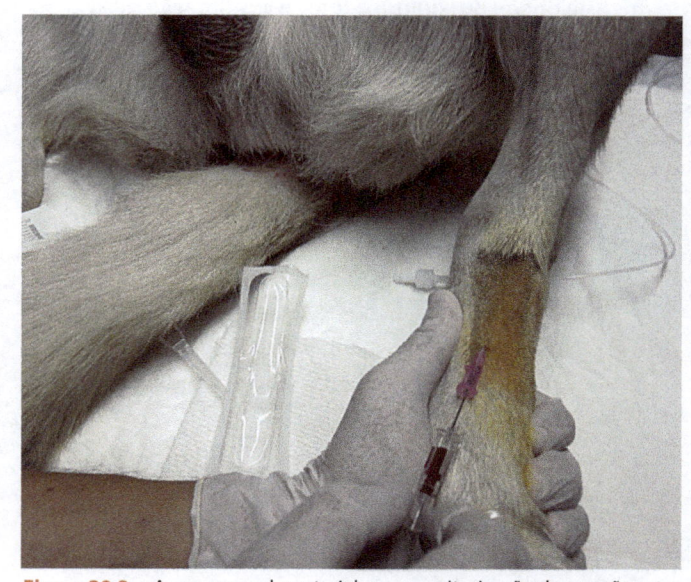

Figura 30.3. – Acesso vascular arterial para monitorização da pressão arterial. O cateter é inserido através do metatarso (**A**), na artéria metatarsiana dorsal (**B**). A saída de sangue sob pressão (**C**) confirma o posicionamento correto.

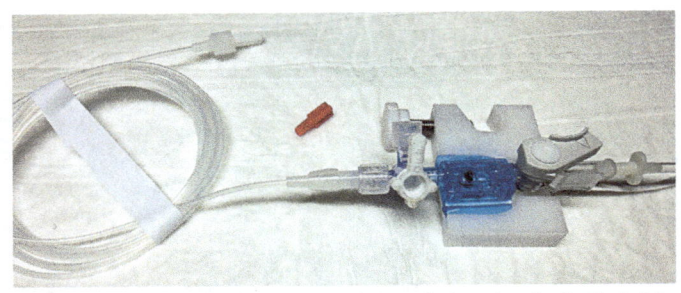

Figura 30.4. – Transdutor do monitor de pressão invasiva. A válvula de três vias conecta alternadamente o transdutor à extensão arterial ou ao ar ambiente. A extremidade proximal do dispositivo permite a conexão ao sistema de preeenchimento. Observe a alavanca retrátil que permite a lavagem rápida do sistema.

A artéria é conectada a um transdutor (esfigmomanômetro ou monitor) por meio de um tubo de baixa complacência (rígido). Para garantir que o registro da pressão arterial seja preciso, o transdutor deve ser posicionado corretamente e calibrado para zero.

2.2.1. – Posição e calibração do transdutor para medir a PAI por meio eletrônico

O sistema que conecta a artéria ao transdutor consiste essencialmente em uma fina extensão de baixa distensibilidade, preenchida com solução heparinizada. Este sistema possui dois extremos, um deles se conecta ao catéter arterial e o outro se conecta, através de uma torneira de três vias, ao transdutor do monitor (**Figura 30.4.**).

Passos a seguir para obter uma leitura confiável:

1. Após preencher a extensão e garantir rigorosamente a ausência de bolhas em seu interior, proceda ao posicionamento do transdutor e à calibração do sistema para zero.
   - Uma bolha de apenas 1 mm pode causar uma séria distorção na leitura da curva.
   - Certifique-se firmemente de cada conexão do sistema.
2. Coloque o transdutor à altura do átrio esquerdo (eixo flebostático).
   - O eixo flebostático está localizado na altura da articulação escápulo-umeral quando o paciente está em decúbito dorsal ou à altura do esterno quando está em decúbito lateral.
3. O primeiro passo no processo de calibração para zero é ativar a conexão entre o transdutor e o ar ambiente, girando a torneira de três vias. Com a válvula de três vias na posição correta, ative o controle de "calibração" no monitor. Desta forma, o equipamento atribui um valor de zero à pressão atmosférica do local de trabalho (760 mmHg ao nível do mar). Com o equipamento

calibrado, ative novamente a torneira de três vias para conectar a extensão (artéria) ao monitor. A partir desse momento, a curva de pressão com suas respectivas medições é registrada na tela (**Figura 30.5.**).

4. Para manter o cateter preenchido e prevenir a formação de coágulos, é necessário preencher o sistema regularmente com uma solução heparinizada. Esta solução é mantida sob pressão (300 mmHg) em uma bolsa específica (**Figura 30.6.**) ou em uma seringa de 60 mL, conectada a uma das portas do transdutor.

5. O ponto de "encontro entre a coluna de líquido e o ar (interface ar-líquido)" deve sempre permanecer nivelado em correspondência com o eixo flebostático. Para cada centímetro que a interface ar-líquido se desloca para cima ou para baixo do eixo flebostático (átrio esquerdo), será adicionado ou subtraído 0,74 mmHg de pressão hidrostática. Se o transdutor estiver posiciona-

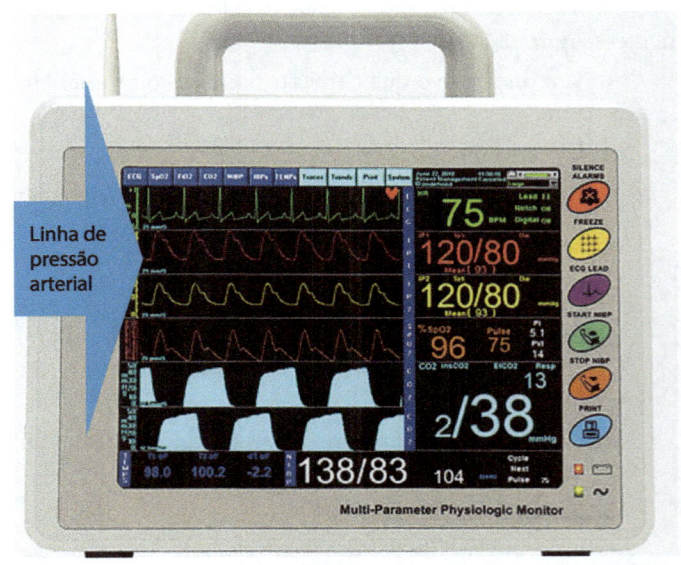

Figura 30.5. – Monitor multiparamétrico. As curvas de pressão arterial invasiva podem ser observadas em vermelho e amarelo. À direita, os valores registrados pelo dispositivo são exibidos.

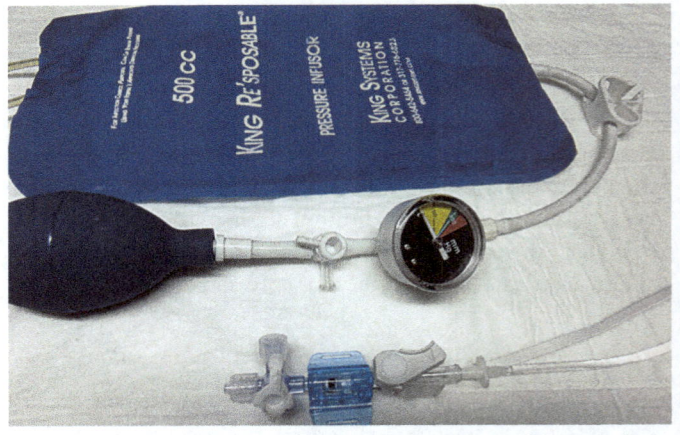

Figura 30.6. – Equipamento usado para pressurizar o sachê com solução heparinizada. A pressão é mantida em 300 mmHg

do 10 cm abaixo do eixo flebostático, o registro poderá superestimar a pressão arterial em 7,4 mmHg. Quando se mede a pressão venosa ou em circuitos de menor resistência, como a artéria pulmonar, essa distorção pode ser significativa.

6. Após a conclusão do posicionamento e da calibração, é realizado o teste de resposta dinâmica para confirmar a fidedignidade do registro.

2.2.2. – Posição e calibração do transdutor para medir a PAI por meio eletrônico

Quando se utiliza um manômetro aneróide, é importante empregar o mínimo de conexões e uma extensão de baixa distensibilidade própria para mensurar a pressão arterial invasiva (equipo PAM) (**Figura 30.7.**).

Após a conexão, o cateter é preenchido retrogradamente com solução heparinizada até atingir 250 mmHg no manômetro.

Em seguida, após pressurizar o sistema, habilita-se a conexão entre a artéria e o manômetro através de um giro na torneira de três vias. Como a pressão arterial será menor que 250 mmHg, a coluna de solução heparinizada entrará na artéria e a agulha do manômetro cairá, oscilando ao redor da PAM (Pressão Arterial Média). Uma vez alcançado o equilíbrio, a interface ar-líquido é posicionada em alinhamento com o eixo flebostático.

2.2.3. – Teste de resposta dinâmica do sistema de monitoramento invasivo da pressão arterial.

Para determinar se o equipamento utilizado para monitorar a pressão arterial é adequado e confiável, após a nivelação e calibração, é necessário realizar um teste de resposta dinâmica.

O equipamento é composto por: extensões, torneiras de três vias, conectores, cateteres, etc.

Somente após confirmar a "confiabilidade" do sistema, a curva e as medições obtidas podem ser aceitas como reflexo do estado hemodinâmico do paciente. A resposta dinâmica do sistema de medição é definida pela frequência natural e pelo coeficiente de amortecimento (damping coefficient) do sistema. A frequência natural (Fn) do sistema indica a velocidade com que o sistema de monitoramento vibra quando uma onda de pulso ou um teste de lavagem rápida a alta pressão (*fast-flush* test) o invade.

É importante que a calibração do monitor ultrapasse a faixa dos 300 mmHg durante o teste para não perder informações ao sair do intervalo de leitura (**Figura 30.8.**).

O coeficiente de amortecimento (*Damping Coefficient*) (**Figura 30.9.**) quantifica as forças de atrito atuando sobre o sistema e determina a rapidez com que o sistema retorna ao repouso.

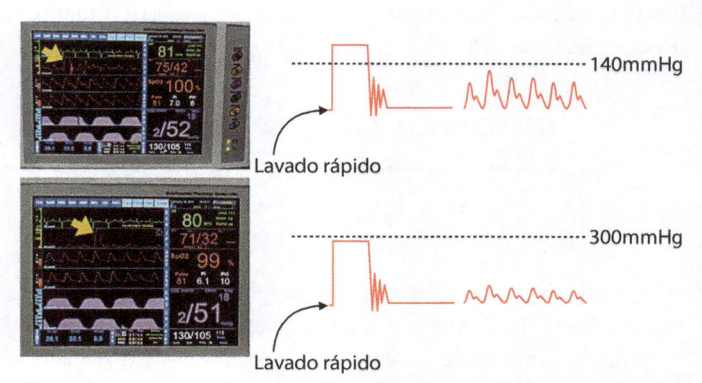

Figura 30.8. – O transdutor é posicionado à altura do átrio esquerdo (eixo flebostático) através de um suporte ajustável

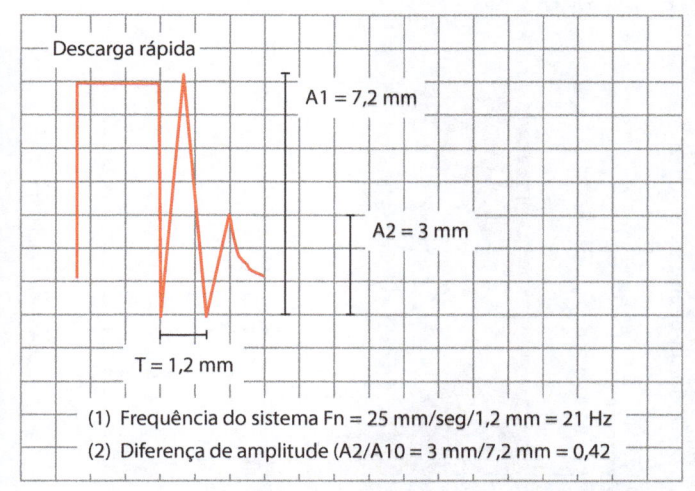

Figura 30.9. – O gráfico representa a curva obtida em uma execução em papel a 25 mm por segundo, após um rápido flush (fast-flush). O gráfico mostra um traçado da curva de pressão arterial obtida com um sistema de resposta dinâmica inadequada (superamortecido). O registro demonstra uma superestimação da pressão sistólica e artefatos de ondas que dificultam a leitura precisa do traçado.

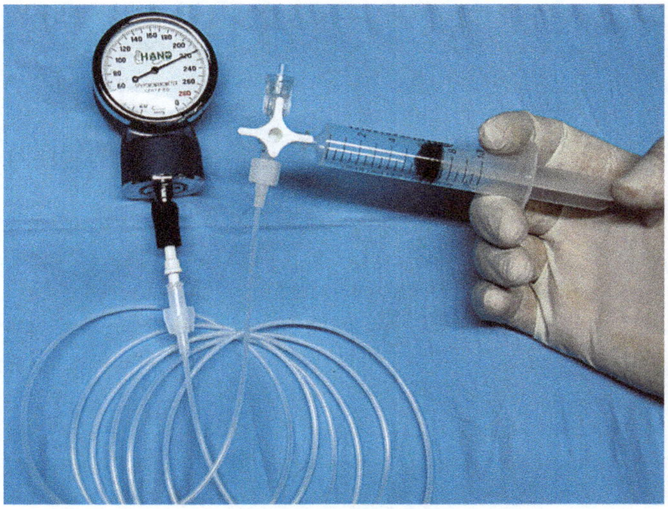

Figura 30.7. – Dispositivo usado para a determinação manual da pressão arterial invasiva (iBP). Após conectar o sistema à linha arterial, ele é carregado retrogradamente com solução heparinizada. É importante que a extensão usada seja de baixa distensibilidade.

2.2.4. – Prova de resposta dinâmica

O teste começa com um rápido flush a alta pressão (300 mmHg). Isso resultará em uma curva quadrada, seguida por uma série de eventos (curvas menores abaixo). A análise desses eventos (curvas) permite determinar a resposta dinâmica do sistema.

O estudo das curvas é preferencialmente realizado em papel impresso. Após imprimir o evento em papel de eletrocardiograma (a maioria dos monitores possui essa função), cuja grade fina é representada por quadrados de 1 mm², as medições são realizadas.

Quando a tela do monitor possui a grade, a medição pode ser feita na imagem congelada.

A mensuração se realizará em 3 passos:

(1) Determinar a frequência natural do sistema (**Figura 30.9.**).

A distância "t" entre duas oscilações consecutivas é medida em milímetros. A frequência natural do sistema (Fn) é calculada como a razão entre a velocidade da corrida (geralmente 25 mm/s) e "t".

$$Fn = \frac{\text{velocidade do papel}}{t}$$

(2) Determinar a diferença de amplitude entre duas oscilações consecutivas após um teste de lavagem rápida (figura 9). Calcula-se a amplitude de duas oscilações, A1 e A2, e determina-se a razão entre ambas, A2/A1 (**Figura 30.9.**).

(3) Classificar a resposta do sistema de monitorização (**Figura 30.10.**).

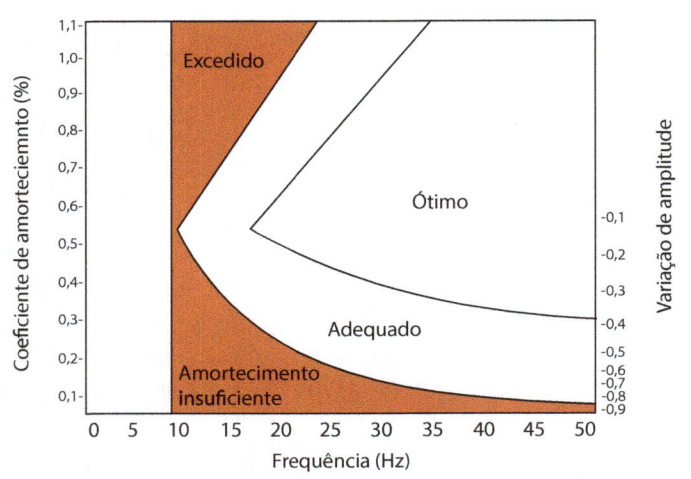

Figura 30.10. – Gráfico da diferença de amplitude versus frequência natural do sistema. O ponto onde os dados de amplitude e frequência se cruzam revela o coeficiente de amortecimento (damping coefficient) e permite qualificar a resposta do sistema.

Com os dados obtidos nos passos 1 e 2, é calculado o *damping coefficient* para qualificar a resposta do sistema em 5 opções:

- Ótima
- Adequada
- *Underdamped* (sub-amortecida, registra uma pressão maior que a real)
- Overdamped (super-amortecida, registra uma pressão menor que a real)
- Inaceitável

Comentários:

- Com um breve treinamento, o teste de resposta dinâmica pode ser realizado em menos de 2 minutos.
- Se a distância entre duas oscilações for de 1,2 mm, então a frequência natural do sistema é de 21 (adequada).
- Se a distância for ≤ 1 mm, então a frequência do sistema é de 25 ou mais e funcionará de maneira adequada com quase qualquer grau de amortecimento.
- Como regra geral, quanto maior for a frequência natural do equipamento, melhor será a resposta dinâmica do sistema.
- O sistema estará na faixa de "superamortecimento" (overdamped) se as oscilações que seguem o teste de lavagem rápida forem tardias ou inexistentes (**Figura 30.10.**).
- Se a onda quadrada produzida pelo teste de lavagem rápida mostrar ondulações ou rebotes, o sistema estará na faixa de "subamortecimento" (underdamped) (**Figura 30.10.**).
- Tanto o superamortecimento quanto o subamortecimento indicam que a resposta dinâmica do sistema é insatisfatória.
- Deve-se ter em mente (especialmente em pacientes de baixa estatura) que quanto mais rápido for o ritmo cardíaco e mais pronunciada for a inclinação ascendente da pressão sistólica, maior será a demanda pela resposta dinâmica do sistema de monitoramento (mais Hz).

Em resumo, um sistema de monitoramento da pressão terá uma resposta dinâmica ideal se sua frequência natural for alta. Teoricamente, isso é alcançado melhor limitando o comprimento das extensões usadas e escolhendo aquelas projetadas especialmente para monitoramento hemodinâmico. As extensões para via intravenosa não devem ser usadas porque são muito complacentes (distensíveis), o que leva a uma frequência natural muito baixa no sistema, resultando em amortecimento excessivo. Coágulos sanguíneos e bolhas de ar presentes nas extensões, transdutores e válvulas de três vias afetarão a frequência natural de maneira semelhante. Esses coágulos e bolhas frequentemente são retidos e escondidos nas válvulas de passagem e outros pontos de conexão, portanto, é melhor manter o sistema de monitoramento com o menor número possível de componentes.

3. CONSIDERAÇÕES E DIAGNÓSTICO

Quando as artérias são estreitas ou há vasoconstrição periférica, os registros não invasivos perdem confiabilidade. Causas mais comuns de hipotensão arterial em pacientes traumatizados (**Figura 30.11.**).

- Hipocinesia miocárdica:
  - o Diminui a inclinação da ramificação anacrótica (primeira inflexão positiva) na curva pletismográfica.
- Hipovolemia (hemorragia):
  - o Diminui a área sob a curva pletismográfica (parte da curva que expressa o tempo de ejeção e/ou o volume ejetado pelo ventrículo esquerdo).
- Vasodilatação periférica (medicamentos, patologia preexistente, sepse):
  - o A morfologia dicrota da curva pletismográfica é perdida.

4. MONITORIZAÇÃO DA PRESSÃO ARTERIAL PARA PREDIZER A RESPOSTA À OFERTA DE FLUIDOS (ΔPS, ΔPP, ΔPPLETH)

O ponto de partida para a reanimação hemodinâmica começa com a otimização da pré-carga cardíaca. Os indicadores estáticos da pré-carga, como a pressão venosa central, a frequência cardíaca e a pressão arterial, têm várias limitações para detectar e avaliar a hipovolemia.

Atualmente, há evidências de que os marcadores dinâmicos usados para identificar os pacientes "responsivos" à administração de fluidos fornecem informações úteis para determinar o endpoint da reanimação de volume. Os indicadores dinâmicos mais estudados são aqueles que quantificam as variações observadas na pressão arterial (ou nos componentes da curva de pressão) durante a ventilação com pressão positiva.

- o ΔPS (variação da pressão sistólica)
- o ΔPp (variação da pressão de pulso)

Linha de base: pressão sistólica obtida durante um período de apneia que abrange pelo menos 5 ciclos: PSmáx (pressão sistólica máxima); PSmín (pressão sistólica mínima); Δ up (diferença entre a linha de base e PSmáx); Δ down (diferença entre a linha de base e PSmín) e ΔPS (Δ up + Δ down). Pp máx: pressão de pulso máxima; Pp mín: pressão de pulso mínima;

$$\Delta Pp\,(\%) = 100\,x\,(Pp\,máx - Pp\,mín)\,/\,[(Pp\,máx + Pp\,mín)\,/\,2].$$

As alterações na pressão arterial resultantes da ventilação com pressão positiva (VPP) são facilmente reconhecidas no monitor.

4.1. – Alterações no ventrículo esquerdo (VE) durante a VPP.

As mudanças que o ventrículo esquerdo (VE) experimenta dependem principalmente das variações na pressão intratorácica e no volume pulmonar. Durante a inspiração com pressão positiva, observa-se:

- Aumento da pré-carga devido ao aumento do volume pulmonar e ao subsequente deslocamento do reservatório venoso pulmonar para o circuito esquerdo.
- Redução da pós-carga do VE, devido à diminuição das forças que se opõem à ejeção do ventrículo.

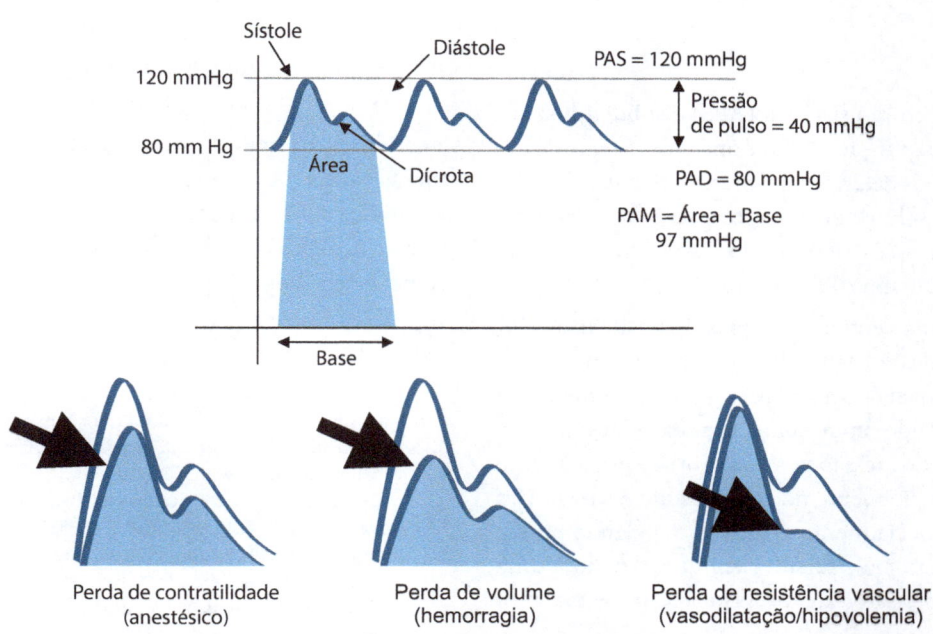

Figura 30.11. – O gráfico mostra as mudanças de pressão registradas no ventrículo esquerdo e na artéria aorta durante o ciclo cardíaco (na imagem superior). Nos gráficos inferiores, são esquematizados diferentes cenários de hipotensão e suas causas. PAS: pressão arterial sistólica. PAD: pressão arterial diastólica. PAM: pressão arterial média.

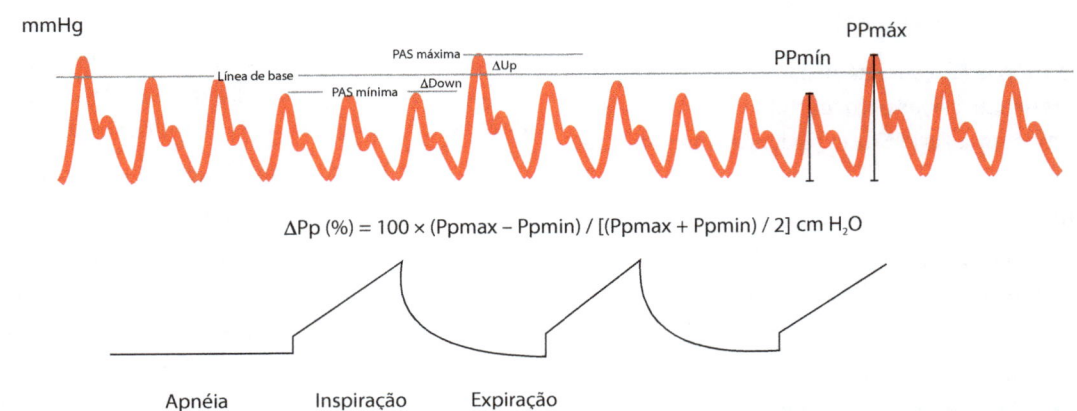

Figura 30.12. – Flutuações na curva pletismográfica obtida de uma linha arterial durante a ventilação com pressão positiva (VPP). A pressão sistólica e a pressão de pulso são máximas durante a inspiração e diminuem durante a expiração.

Essa combinação de aumento da pré-carga do VE (volume do VE antes da contração) e diminuição da pós-carga (resistência à ejeção) promove um aumento na pressão arterial sistêmica.

4.2. – Alterações no ventrículo direito (VD) durante a VPP.

O aumento da pressão intratorácica resulta em uma diminuição do retorno venoso sistêmico e da pré-carga do ventrículo direito (VD). O aumento do volume pulmonar aumenta a resistência vascular pulmonar e, com ela, a pós-carga do VD. Esses efeitos combinados resultam em uma diminuição da ejeção do VD durante a inspiração.

As variações cíclicas na pressão arterial sistêmica devido às mudanças na pressão intratorácica podem ser medidas e quantificadas por meio de marcadores dinâmicos, como a variação da pressão sistólica (ΔPS) e a variação da pressão de pulso (ΔPp).

4.3. – ΔPS

A variação da pressão sistólica (ΔPS) é subdividida em um componente de inspiração (ΔUp) e um componente de expiração (ΔDown). Após determinar a pressão sistólica durante um período de apneia (linha de base), calcula-se as diferenças entre os picos superior (ΔUp) e inferior (ΔDown), e a soma dessas diferenças resulta no ΔPS (**Figura 30.12.**).

Em pacientes com ventilação de pressão positiva, o valor normal de ΔPS varia de 7 a 10 mmHg e consiste em um Δ Up de 2 a 4 mmHg e umΔDown de 5 a 6 mmHg. O ΔPS é usado como um indicador precoce de hipovolemia. Em pacientes hipovolêmicos, a ventilação de pressão positiva provoca um aumento drástico no ΔPS, especialmente no componente ΔDown. Um aumento no ΔPS, especialmente no ΔDown, permite prever a hipovolemia, mesmo em pacientes em que, devido a uma vasoconstrição compensatória, a pressão arterial se mantém próxima do normal.

- ΔPS < 12 mmHg: não responsivo a fluidos.
- ΔPS ≥ 12 mmHg: responsivo a fluidos.

O ΔPS pode não ser o melhor indicador de variação da pressão sistólica, pois essas variações também podem ocorrer devido a mudanças na pressão intratorácica.

4.4. – ΔPp

A pressão de pulso (Pp) é a diferença entre a pressão sistólica e a pressão diastólica. O ΔPp é definido como a diferença máxima na pressão de pulso arterial medida ao longo de um ciclo respiratório (com pressão positiva), dividida pela média da pressão de pulso máxima e mínima (**Figura 30.12.**).

$$\Delta Pp\ (\%)= 100 \times (Pp_{max} - Pp_{min}) / [(Pp_{max} + Pp_{min}) / 2]$$

A ΔPp é um indicador mais confiável, pois, ao contrário da ΔPS, não está sujeita às variações da pressão intra-torácica.

- ΔPp ≤ 13 mmHg não responsivo a fluidos.
- ΔPp > 13 mmHg responsivo a fluidos.

IMPORTANTE: Os indicadores dinâmicos usados para identificar pacientes responsivos a fluidos que se baseiam em curvas e medições de pressão invasiva (ΔPS, ΔPp) não podem ser usados como indicadores confiáveis em pacientes com arritmias cardíacas, mudanças significativas na parede torácica ou na distensibilidade pulmonar.

LITERATURA RECOMENDADA

1. McGhee BH, Bridges MEJ (2002) Monitoring arterial blood pressure: what you may not know. Critical Care Nurse. 2002;22(2):60-79.
2. Zimmermann M, Feibicke T, Keyl C, et al. Accuracy of stroke volume variation compared with pleth variability index to predict fluid responsiveness in mechanically ventilated patients undergoing major surgery. Eur J Anaesthesiol. 2010;27(6):555-561.
3. Westphal GA, Silva E, Gonçalves AR, Caldeira Filho M, Poli-de-Figueiredo LF. Pulse oximetry wave variation as a noninvasive tool to assess volume status in cardiac surgery. Clinics (Sao Paulo). 2009;64(4):337-343.

Pressão Venosa Central

31

Pablo E. Otero
Lisa Tarragona
Diego A. Portela

1. INTRODUÇÃO

A PVC, que é a pressão na luz da veia cava anterior intratorácica, se aproxima da pressão do átrio direito. A pressão do átrio direito é um determinante do volume no final da diástole do ventrículo direito. Em animais saudáveis, o desempenho do ventrículo esquerdo e direito deve ser proporcional, o que significa que a PVC pode ser usada para estimar o enchimento ventricular esquerdo.

No entanto, é importante ressaltar que a PVC não é uma medida da pré-carga, mas sim da pressão de pré-carga. Portanto, é um estimador inadequado da descarga sistólica e do débito cardíaco. A avaliação da PVC por meio da inspeção do pescoço é um passo na avaliação clínica de pacientes com problemas cardíacos. No entanto, em muitas situações, principalmente em pacientes críticos, o valor da inspeção visual é relativo.

Por essa razão, a medição direta por meio de um método invasivo se torna necessária tanto no manejo de pacientes com instabilidade hemodinâmica, quanto naqueles submetidos a procedimentos cirúrgicos importante.

Dentro das indicações para a cateterização de uma veia central estão:

- Medição da PVC (Pressão Venosa Central).
- Monitoramento da administração de fluidos, incluindo monitoramento hemodinâmico para estabelecer metas durante a reanimação volêmica.
- Atenção especial aos pacientes classe II na internação.
- Administração de drogas, incluindo drogas vasoativas em altas concentrações, nutrição parenteral total, quimioterapia, agentes irritantes para as veias periféricas, antibioticoterapia prolongada (por exemplo, em casos de endocardite).
- Em cirurgias maiores e em animais com maior gravidade.
- Quando o acesso venoso periférico é inadequado.
- Para múltiplas extrações de sangue venoso.

A PVC depende de:

- Retorno venoso (RV).
- Tônus vascular venoso.
- Débito cardíaco (DC).

Valor normal para a PVC:

- Caninos: 0-10mmHg (0-14 cm H_2O).
- Felinos: 0-5mmHg (0-7 cm H_2O).
  - o 1mmHg = 1,4 cm H_2O.

Existem cateteres de diferentes comprimentos, espessuras, composições e número de lumens. A escolha dependerá da indicação médica. Os cateteres de múltiplos lumens são melhores para a administração simultânea de fluidos e drogas incompatíveis.

2. TÉCNICA

A técnica empregada para aplicar uma via central é conhecida como Seldinger.

- Materiais para o cateterismo:
  - o Agulha de calibre adequado para passar a guia metálica.
  - o Guia metálica flexível.
  - o Lâmina de Bisturi 11, para facilitar a entrada do dilatador.
  - o Dilatador.
  - o Cateter central multi-lúmen ou mono-lúmen.
  - o Material de fixação (sutura, cola cirúrgica).
- Material para monitorização:
  - o Régua para medir a PVC em centímetros.
  - o Monitor para determinar a curva de pressão (o mesmo canal de pressão invasiva empregado para medir a pressão arterial).
- Posição do cateter:
  - o Por definição, o cateter a partir do qual a PVC será determinada deve ser posicionado em uma cavidade corporal (tórax ou abdômen).

- o Normalmente, o lúmen distal do cateter é colocado na veia cava cranial.
- o O cateter nunca deve penetrar o átrio direito e sua localização deve ser confirmada por exame de imagem.
- **Passo 1:**
- Preparação do campo.
  - o Tricotomia (remoção dos pelos) e desinfecção.
  - o Colocação de um pano cirúrgico, com abertura fenestrada para garantir a esterilidade do procedimento.
  - o Uso de luvas estéreis.
- Posição do paciente.
  - o Decúbito dorsal (deitado de costas), com o pescoço estendido e ligeiramente elevado (mais alto que o coração).
- **Passo 2:**
- Posicionar as linhas de monitoramento.
  - o O cateterismo central não deve ser realizado sem a monitorização constante do ECG (eletrocardiograma).
- **Passo 3:**
  - o Após a distensão da veia jugular, é realizada uma punção percutânea na direção crânio-caudal, com um ângulo de cerca de 45° (**Figura 31.1.**).

- Neste passo, utiliza-se uma agulha hipodérmica 12G acoplada a uma seringa de 5mL.
  - o A confirmação da posição correta da agulha é feita através de uma leve aspiração com a seringa.
  - o Uma vez dentro da veia, a seringa é desconectada para dar continuidade à técnica (**Figura 31.1.**).
- Se a PVC do paciente não estiver excessivamente alta, o sangue não fluirá para fora; em vez disso, ficará oscilando com cada movimento respiratório no canhão da agulha.
- É importante garantir que o ar contido no canhão da agulha não entre na corrente sanguínea.
- Se o paciente tiver uma PVC abaixo da pressão atmosférica, o ar será absorvido para dentro do vaso, causando um êmbolo gasoso.
- **Passo 4:**
  - o Introduz-se a guia metálica flexível através do lúmen da agulha, sem entrar excessivamente no lúmen vascular.
- As guias têm uma extremidade curva que, ao passar pela extremidade da agulha, a fixa dentro do lúmen da veia.

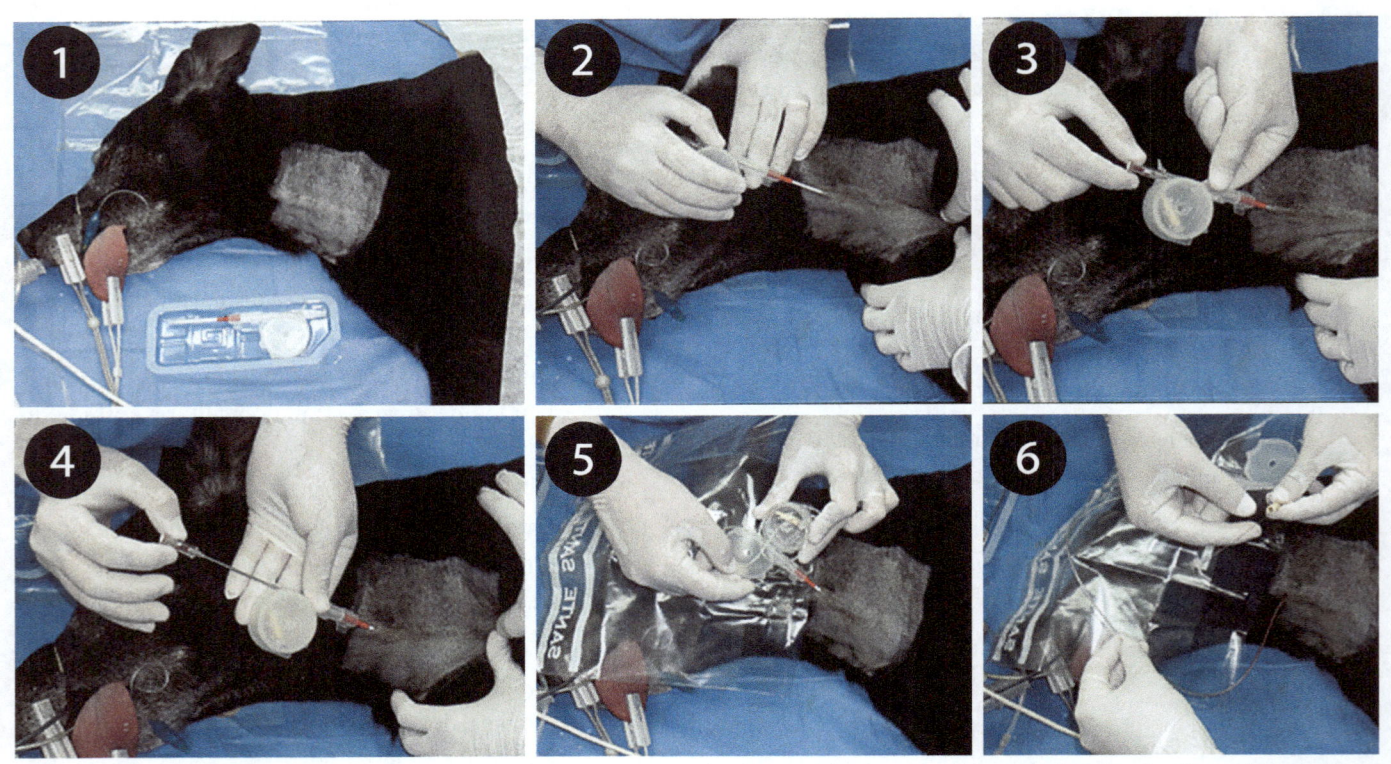

Figura 31.1. – 1. Preparação do campo para a colocação de um cateter central e a veia jugular. Para permitir uma melhor visualização, a colocação de um pano cirúrgico não foi mostrada. No entanto, a preparação adequada do campo é indispensável para evitar o contato do cateter com áreas não esterilizadas. 2) Após a ingurgitação da veia jugular, é realizada uma punção percutânea na direção craniocaudal, com um ângulo de aproximadamente 45 graus. 3) A visualização de sangue na ponta da agulha confirma a posição correta da agulha. 4) Uma vez na veia, a agulha é removida do cateter. 5) Após a medição adequada, o cateter é inserido diretamente através da luz do introdutor até a posição correta. 6) O introdutor do cateter é retirado da veia, assim como o fio guia da luz do cateter de medição.

- **Passo 5:**
  - o Retira-se a agulha com cuidado, mantendo o fio--guia dentro da veia.
- **Passo 6:**
  - o Utilizando o fio-guia, introduz-se o dilatador, que tem como objetivo alargar a perfuração da veia e permitir a passagem do cateter.
  - o Para facilitar a passagem pelo dilatador, faz-se uma pequena incisão na pele com o bisturi.
  - o O introdutor é movido lentamente, com pequenos movimentos giratórios que facilitam o avanço (**Figura 31.1.**).
- **Passo 7:**
  - o Retira-se o introdutor e introduz-se o cateter.
- Certifique-se, antes de passar pela pele com o cateter, de que o fio-guia saiu pela extremidade proximal do cateter.
- O cateter é interrompido antes de atingir o átrio direito.
  - o Quando se utiliza um cateter através da agulha, retira-se o cateter introdutor da veia e o fiador do lúmen do cateter de medição (**Figura 31.1.**).
  - o Uma vez posicionado, o cateter é preenchido com solução salina heparinizada.
- **Passo 8:**
  - o Retirar o fio guia e fixar o cateter.
- **Passo 9:**
  - o Conectar o cateter ao sistema de mensuração.

3. MENSURAÇÃO DA PVC

Com coluna de água:

- O cateter é conectado através de uma extensão a uma torneira de três vias.
- Um conjunto de infusão, acoplado a uma bolsa de solução cristaloide, é conectado a uma das portas livres da válvula de três vias.
- Uma segunda extensão ou régua para medição da PVC, que funciona como manômetro (marcada em centímetros), é conectada à porta restante da torneira de três vias (**Figura 31.2.**).

O zero da escala é ajustado ao nível do átrio direito, ao nível do manúbrio do esterno em pacientes em decúbito dorsal, ou ao nível da quarta união costocondral em pacientes em decúbito lateral.

Para medir a PVC, a torneira de três vias é movida para permitir que a solução eletrolítica preencha a coluna da extensão que funciona como manômetro ou régua para medição de PVC (**Figura 31.3.**).

A conexão do paciente permanece fechada. A torneira de três vias permite a conexão entre o manômetro e a veia jugular. O nível da coluna de água irá diminuir até se equilibrar com a PVC do paciente. Se o cateter estiver bem posicionado, o menisco da interface líquido-ar flutuará alguns milímetros. O diagnóstico é feito analisando a tendência da PVC. Um único registro geralmente não é suficiente para concluir um diagnóstico.

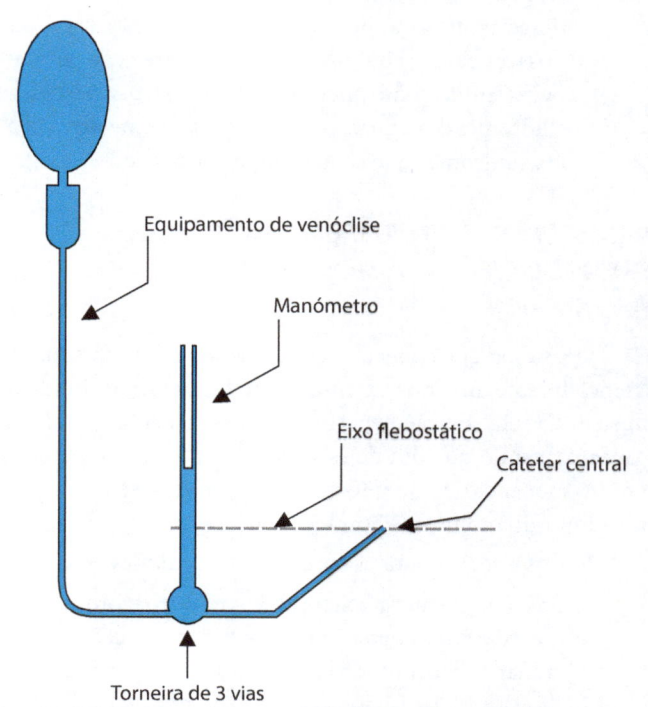

Figura 31.2. – Esquema do equipo de mensuração da PVC com régua

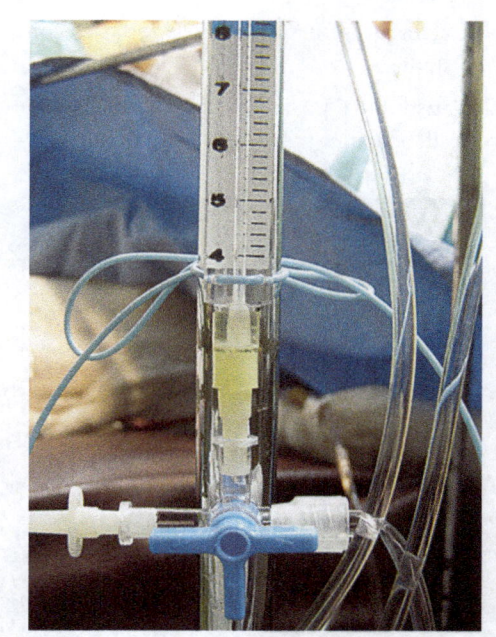

Figura 31.3. – Régua para medição da pressão venosa central, graduada em centímetros de H2O. Observe as conexões da torneira de três vias, cateter central (esquerda), coluna de medição (centro) e conjunto de infusão intravenosa (direita).

- Uma PVC < 0cm H_2O indicaria provavelmente hipovolemia.
- Se a PVC estiver dentro de uma faixa normal ou 2-5cmH_2O acima do normal, é seguro administrar fluidos sem um risco significativo de edema.
- Se a PVC estiver mais de 5cmH_2O acima do valor normal, a terapia com fluidos deve ser restritiva devido ao alto risco de edema agudo. Nesses casos, é necessário descartar todas as possíveis síndromes obstrutivas que possam causar aumento da PVC sem relação com hipervolemia (como pneumotórax hipertensivo e outras síndromes de ocupação pleural, tamponamento cardíaco, síndromes que causam hipertensão abdominal).

4. POSICIONAMENTO E CALIBRAÇÃO DO TRANSDUTOR PARA MONITORIZAÇÃO ELETRÔNICA

O sistema que conecta o cateter de PVC ao transdutor é essencialmente uma fina extensão, com baixa distensibilidade, preenchida com solução heparinizada. Esse sistema possui dois extremos, sendo que um deles se conecta ao cateter venoso e o outro, por meio de uma torneira de três vias, se conecta ao transdutor do monitor (**Figura 31.4.**).

Passos a seguir para obter uma leitura confiável:

1. Após preencher a extensão e garantir rigorosamente que não haja bolhas em seu interior, proceda a posicionar o transdutor e calibrar o sistema para zero.
   - Uma bolha de apenas 1mm pode causar uma distorção severa na leitura da curva.
   - Certifique-se firmemente de todas as conexões do sistema.
2. O transdutor é posicionado à altura do átrio direito (eixo flebostático).

- O eixo flebostático do circuito venoso está localizado no manúbrio do esterno em pacientes em decúbito dorsal e ao nível da quarta junção costocondral em pacientes em decúbito lateral.
3. O primeiro passo no processo de calibração do zero é habilitar a conexão entre o transdutor e o ar ambiente, girando a torneira de três vias.
4. Com a torneira de três vias na posição correta, ative o controle de "calibração" do monitor. Dessa forma, o equipamento atribui um valor zero à pressão atmosférica do local de trabalho (760mmHg ao nível do mar).
   a. É importante que a escala de medição do equipamento esteja calibrada na faixa de medição da PVC (≤ 20mmHg) para obter uma curva com detalhes legíveis.
5. Com o equipamento calibrado, acione novamente a torneira de três vias para conectar a extensão (veia) ao monitor. A partir desse momento, a curva de pressão venosa com sua respectiva medição é registrada na tela (**Figura 31.5.**).

Para manter o cateter limpo e evitar a formação de coágulos, o sistema é regularmente perfundido com solução heparinizada. O ponto de encontro entre a coluna de líquido e ar (interface ar-líquido) deve sempre permanecer nivelado em correspondência com o eixo flebostático. Para cada centímetro que a interface ar-líquido se deslocar para cima ou para baixo do eixo flebostático, serão adicionados ou subtraídos 0,74mmHg de pressão hidrostática. Se o transdutor estiver posicionado 10 cm abaixo do eixo flebostático, o registro superestimará a PVC em 7,4mmHg. Quando a PVC é medida, essa distorção pode ser significativa.

IMPORTANTE: Atualmente, sabemos que o valor da PVC como preditor da resposta à administração de fluidos e detecção de pacientes respondedores é muito limitada.

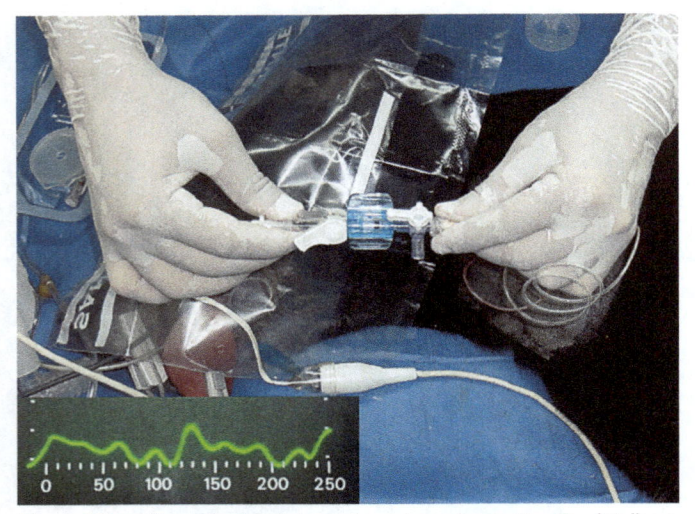

Figura 31.4. – Conexão do cateter ao transdutor do monitor. Em detalhe, o traçado típico de uma curva de pressão venosa central.

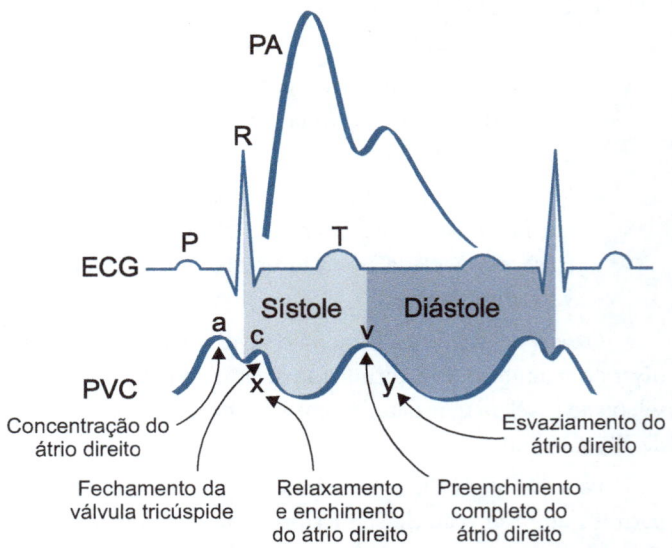

Figura 31.5. – Esquema das curvas de pressão venosa central (PVC) e sua relação com o eletrocardiograma (ECG) e a onda de pressão arterial (PA).

Tabela 31.1. – Morfologia da onda de PVC em diferentes patologias

Patologia	Características do traçado
Fibrilação atrial	Perda da onda **a** Onda **c** proeminente
Dissociação atrioventricular	Onda **a** tipo desfiladeiro
Regurgitação tricúspide	Complexo **c-v** de maior amplitude Perda da onda **x** descendente
Estenose tricúspide	Onda **a** de maior amplitude Onda **y** descendente, atenuada
Isquemia do ventrículo direito	Onda **a** & **c** de maior amplitude Onda **x** ascendente & onda **y** descendente
Constrição pericárdica	Ondas **a** & **v** de maior amplitude Onda **x** ascendente & onda **y** descendente
Tamponamento cardíaco	Predomínio de **x** descendente Onda **y** descendente, atenuada
Variação respiratória em ventilação espontânea ou mecânica	Medir a pressão ao final da expiração

5. COMPLICAÇÕES ASSOCIADAS AO MONITORAMENTO DA PVC

- Mecânicas:
  - Lesão vascular.
    - Arterial.
    - Venosa.
    - Hemotórax.
    - Tamponamento cardíaco.
- Comprometimento respiratório:
  - Compressão da via aérea por hematoma.
  - Lesão da traqueia e/ou laringe.
  - Pneumotórax.
- Lesão nervosa
- Arritmias.
- Enfisema subcutâneo/mediastinal.
- Tromboembolismo: Ar ou coágulo.
- Infecções.
- Falsa interpretação dos dados.
- Uso equivocado do equipamento de mensuração.

6. LITERATURA RECOMENDADA

1. Schroeder RA, Barbeito A, Bar-Yosef S, Mark JB. Cardiovascular monitoring. In: Miller´s Anesthesia (7ed). Miller E (ed) 2010.
2. Claude AK, Riedesel DH, Riedesel EA. Electrocardiography-guided and retrospective analysis of central venous catheter placement in the dog. Vet Anaesth Analg. 2010;37(2):97-105.
3. Beal MW, Hughes D. Vascular access: theory and techniques in the small animal emergency patient. Clin Tech Small Anim Pract 2000;15, 101–109.

Seção IV

32 Pressão Intracraniana

Felipe Javier Lillo-Araya

1. INTRODUÇÃO

A monitorização de um paciente crítico é fundamental para tomada de decisão sobre alguma conduta terapêutica e avaliação de seu resultado segundo um objetivo proposto. Em um paciente neurocrítico, a necessidade de contar com métodos de monitorização que complementam o exame clínico e neurológico é muitas vezes necessário.

A pressão intracraniana (PIC) é o método mais amplamente utilizado para determinar a gravidade e o prognóstico de uma enfermidade intracraniana e assim optar pela conduta terapêutica adequada. O aumento da PIC é inequivocadamente um sinal de degradação do prognóstico do paciente.

A PIC, junto com a pressão arterial média, é um determinante direto da pressão de entrada ao encéfalo. Sob enfermidade intracraniana grave, como o trauma cranioencefálico, o fluxo sanguíneo cerebral se faz dependente dela. De maneira contrária, o FSC em condições normais se mantém constante apesar de mudanças na PPC numa amplitude definida (50 a 150mmHg). Analiticamente podemos entender a PPC como:

PPC = PAM – PIC

Como podemos observar, a PIC é um indicador neuro hemodinâmico que tem papel preponderante na oxigenação e na perfusão do encéfalo, e, portanto, tem alto valor prognóstico sendo muito importante na determinação e no acompanhamento de estratégias terapêuticas para controlar a hipertensão intracraniana, como no trauma craniano grave (TCE), acidentes vasculares encefálicos (AVE), hidrocefalia descompensada, etc.

2. INDICAÇÕES

Existem múltiplas indicações para monitorar a PIC. Entretanto, focaremos nossa atenção em pacientes que ingressam na urgência.

A indicação mais amplamente aceita é a valorização da gravidade neurológica através da escala de coma de Glasgow modificada (GCS) (**Tabela 32.1.**). Este sistema, mundialmente

Tabela 32.1. – Escala de coma de Glasgow modificada

Atividade motora	Pontuação
Marcha e reflexos espinhais normais	6
Hemiparesia, tetraparesia ou descerebração	5
Decúbito, rigidez extensora intermitente	4
Decúbito, rigidez extensora constante	3
Decúbito, rigidez extensora constante com opistótono	2
Decúbito, diminuição ou ausência de reflexos espinhais, hipotonia muscular	1
Reflexos do tronco encefálico	**Pontuação**
Reflexos pupilares normais e reflexo oculocefálico (OC) normal	6
Reflexos pupilares lentos a luz com reflexo OC normal ou diminuído	5
Miose bilateral sem resposta a luz com reflexo OC normal ou diminuído	4
Pupilas ponta de alfinete com reflexo OC diminuído ou ausente	3
Midríase unilateral sem resposta a luz com reflexo OC diminuído ou ausente	2
Midríase bilateral sem resposta a luz com reflexo OC diminuído ou ausente	1
Nível de consciência	**Pontuação**
Períodos de alerta ocasional e responde ao ambiente	6
Depressão ou delírio, capaz de responder, mas talvez inapropriadamente	5
Semicomatoso, responde a estímulos visuais	4
Semicomatoso, responde a estímulos auditivos	3
Semicomatoso, responde a estímulos dolorosos	2
Comatoso, não responde a estímulos dolorosos	1
Pontuação final (3-18) = Atividade motora + Reflexos do tronco encefálico + nível de consciência	

utilizado, especialmente em pacientes com trauma de crânio, é um recurso clínico relativamente simples que permite ao médico veterinário valorizar o estado neurológico do paciente atendido na emergência. Para pontuações abaixo de 8 pontos se considera alta gravidade e prognostico neurologico desfavorável, sendo recomendado o monitoramento da PIC para estes pacientes.

Se o paciente que sofreu um TCE grave não apresenta um valor de escala de coma inferior a 8 na sua admissão, mas sua situação neurológica clínica piora progressivamente e relativamente muito rápido, também está indicada a monitorização da PIC. Neste contexto, não é necessário que o paciente baixe sua pontuação na GCS para menos de 8 se o deterioramento da condição é importante.

Outras indicações para o uso desta ferramenta são mais específicas e requerem diagnóstico definido como hidrocefalia, encefalite infecciosa grave, lesão ocupante de espaço na tomografia axial computadorizada e pós-operatório de neurocirurgia. Os acidentes vasculares encefálicos (AVE), tanto isquêmicos como hemorrágicos, se manifestam de forma aguda e, inicialmente, avalia-se também seguindo a escala de coma de Glasgow de maneira semelhante a um paciente traumatizado. Entretanto, frente ao diagnóstico confirmado por imagem de um AVE em paciente com compromisso neurológico progressivo, também está altamente indicada a mensuração da PIC.

3. TÉCNICA DE OBTENÇÃO E MANEJO POSTERIOR

Para conseguir a monitorização contínua da PIC pode-se utilizar distintos métodos que dependem do lugar anatômico ao qual se introduz o cateter e do sistema que se utiliza para a quantificação da PIC; a saber, pode ser um sistema hidráulico, mediado por fibra óptica ou por transdução eletrônica.

Para a obtenção da PIC, todos os sistemas requerem uma microcraniectomia da largura necessária, usualmente 5mm, para introduzir a sonda escolhida. A abordagem comum é rostrotentorial fazendo a trepanação do osso parietal com broca de profundidade controlada ou um rotor fresador. O cateter de medição pode ser introduzido nos ventrículos laterais, no parênquima cerebral, no espaço subaracnóide ou no espaço epidural. Todos estes métodos tem seus benefícios e contraindicações.

Os **cateteres intraventriculares** são artefatos que conectam diretamente o espaço intracranial com um transdutor de pressão externa através de uma sonda com solução fisiológica (NaCl 0,9%). O transdutor de pressão é conectado a um monitor de pressão invasiva e posicionado ao nível do conduto auditivo externo para um correto reflexo da PIC. Usualmente, a sonda é conectada com o transdutor de pressão e com uma via de drenagem ao mesmo tempo, utilizando uma torneira de 3 vias. Esta é a maior vantagem desse tipo de cateter, o qual permite mensurar a PIC e drenar o líquido cerebroespinhal (LCE) do

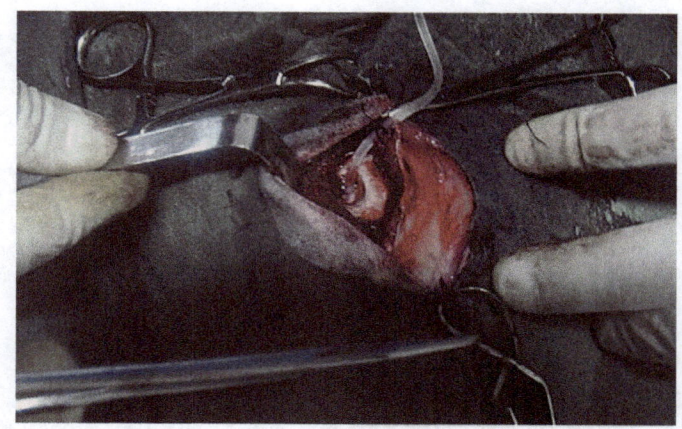

Figura 32.1. – Sonda subaracnóidea para mensuração direta da PIC

ventrículo. A principal desvantagem é que possui um alto risco de infecção e é de difícil instalação.

Os **transdutores de pressão intraparenquimatosos** são dispositivos descartáveis que incorporam um fino cabo de fibra óptica ou um microssensor flexível. Estes cateteres podem ser introduzidos entre o parênquima cerebral ou no ventrículo. A vantagem desse sistema é que o risco de infecção secundária é muito baixo, são fáceis de posicionar, mantém registros confiáveis por muito tempo e não afetam por obstruções como no sistema hidráulico. As desvantagens são que a aquisição desses cateteres são custosas e a medição obtida que se obtém é a da PIC local.

Por último, o **cateter epidural ou subaracnóide** é um sistema inserido profundamente a cortical interna do crânio e superficial a dura-máter ou profundo a dura-máter no espaço subaracnóide (**Figura 32.1.**). Este sistema é hidráulico e a sonda se conecta a um transdutor de pressão da mesma maneira do sistema intraventricular. O risco de infecção é baixo, é muito fácil de instalar e não requer insumos muito caros, mas o deslocamento da linha basal da leitura pode exceder 5 a 10mmHg depois de alguns dias. Seu uso é mais rentável nos pacientes que precisam de registros da PIC durante períodos de sete dias ou mais.

Uma vez instalado, o cateter deverá ser interpretado quantitativamente como qualitativamente a pressão intracraniana; a saber, identificar o número medido em mmHg, a forma da curva e as tendências do monitor.

4. INTERPRETAÇÃO

4.1 Avaliação numérica da PIC

Apesar de o nível da PIC em mmHg depender da idade, postura e condição clínica, aceita-se de forma geral que na posição horizontal a PIC de um cão adulto hígido seja de 0 a 15 mmHg.

Os valores da PIC podem ser considerados altos dependendo da patologia que cursa no paciente. Na hidrocefalia, a

PIC acima de 15 se considera normal. Porém, no TCE acima de 20 deve ser considerada abordagem terapêutica. Entretanto, as principais decisões devem ser tomadas com base nas curvas e tendências da PIC, em associação com a sintomatologia clínica e a resposta ao tratamento.

4.2 Morfologia das curvas da PIC

Os registros rápidos da PIC (25mm/seg) possibilitam visualizar seu componente básico: a curva de pulso cerebral. Esta, com morfologia parecida com a onda de pressão arterial, tem três componentes (P_1, P_2 e P_3), sendo a maior o componente P_1 quando a curva de pulso cerebral é normal (**Figura 32.2.**).

À medida que a PIC aumenta, a onda de pulso cerebral perde a definição de seus 3 componentes que adquirem maior amplitude alcançando 10 a 15mmHg e chegando a ter uma conformação piramidal. Também, P_2 sobrepassa P_1 em amplitude e quando a relação entre elas (P_1/P_2) é maior que 0,8 classifica-se como patológica, em resposta a este aumento sustentado da PIC (**Figura 32.3.**). Isto se explica devido à perda da complacência cerebral; a saber, o cérebro é afetado com grandes mudanças na pressão em consequência da alteração de volume normal, causado pelo volume sistólico de cada batimento.

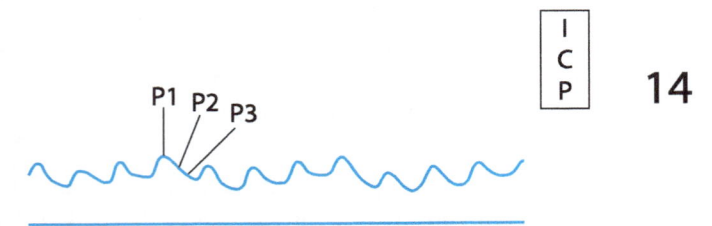

Figura 32.2. – Curva de pulso de pressão intracraniana de um paciente com morfologia normal, em um monitor de pressão invasiva. Indicam-se as subunidades P_1, P_2 e P_3.

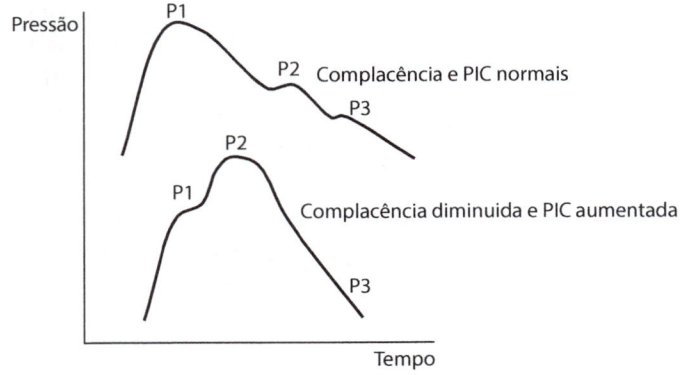

Figura 32.3. – Esquema de comparação entre uma curva de pulso normal (acima) e uma com complacência diminuída e PIC aumentada (abaixo). Indicam-se as subunidades P_1, P_2 e P_3.

Em condições normais, cada um desses picos na onda de frequência rápida tem um significado hemodinâmico: P_1 com pico agudo e amplitude consistente, representa as pulsações arteriais. P_2 tem amplitude e forma variável e termina em um entalhe e reflete a adaptabilidade intracranial. P_3 se encontra depois do entalhe e termina na posição diastólica basal, representando as pulsações venosas.

Quando se registra a baixa velocidade, a morfologia normal do traçado de tendência da PIC apresenta-se com um aspecto plano, como oscilações de pouca amplitude e duração curta, consequência das pulsações transmitidas dos vasos cerebrais. Ao contrário, quando a complacência cerebral está alterada, o registro gráfico da PIC mostra uma série de ondas patológicas de diferentes graus de significado. Lundberg descreveu três tipos de ondas: A, B e C.

As ondas A ou ondas plateau compreendem um incremento na tendência de forma muito empinada, a qual a PIC pode chegar a 50mmHg ou mais, persistindo por 5 a 20 minutos para logo cair de forma abrupta. Estas ondas sempre são patológicas e indicam uma grande redução da complacência. Estão acompanhadas frequentemente de uma deterioração neurológica.

As ondas B são oscilações rítmicas que ocorrem cada um ou dois minutos e duram aproximadamente 12 minutos. A PIC aumenta a níveis de 20-30mmHg sobre a linha basal e logo cai abruptamente. Também podem ser encontradas em pacientes ventilados e provavelmente estão relacionados com mudanças no volume sanguíneo cerebral. As ondas B também são indicativas de uma queda na complacência intracraniana.

As ondas C ocorrem com uma frequência de 4 a 8 minutos e tem uma amplitude menor que as ondas B. Estão relacionadas com movimentos e provavelmente têm uma significância patológica limitada.

LITERATURA RECOMENDADA

1. Czosnyka M, Pickard J. Monitoring and interpretation of intracranial pressure. Journal of Neurology, Neurosurgery and Psychiatry 2004; 75:813-821.

2. Sande A, West Ch. Traumatic brain injury: a review of pathophysiology and management. Journal of veterinary emergency and critical care 2010; 20(2); 177-190.

3. Chorral E, Chico M, Fonseca F. Monitorización de la Presión intracraneal. In: Chamorro C, Planas A, López E. Monitorización en anestesia, cuidados intensivos y medicina de urgencias. Génova, España: Elsevier; 2004:410-420.

O Papel do Lactato na Monitorização do Doente Grave

33

Jéssica de Assis Marques Garcia
Rodrigo Cardoso Rabelo
Taísa Matamoros Amaral

1. INTRODUÇÃO

O lactato é um produto do metabolismo fisiológico, resultante da quebra da glicose na ausência de oxigênio, tendo sido primeiramente descrito em 1780 como sendo um produto do metabolismo dos lácteos. A produção normal desse metabólito em mamíferos depende do equilíbrio entre sua oferta e consumo, e é próxima de 1500 mmol/L/dia. Alguns tecidos e células são os responsáveis pela maior parte dessa produção, como os eritrócitos e a musculatura, e seu metabolismo é realizado essencialmente pelo fígado e rins.

Apesar do lactato ser um produto da glicólise que ocorre ao nível fisiológico, a hiperlactatemia no cenário hospitalar e no contexto do doente grave, é um marcador metabólico que pode indicar o desbalaço entre oferta e consumo de oxigenio, neste contexto ocorrendo aumento do metabolismo anaeróbio como provedor de energia. Portanto, valores aumentados de lactato em pacientes críticos, acendem o alerta de que são necessárias medidas para que seja restabelecida a perfusão adequada do paciente.

Diversos estudos já demonstraram que a hiperlactatemia está correlacionada com pior prognóstico e probabilidade de óbito, assim como a limpeza do lactato, ou seja, a redução dos valores nas horas subsequentes do atendimento emergencial, está correlacionada com maiores taxas de sobrevida.

Sendo assim, o lactato é uma ferramenta prática, acessível e de grande valia tanto para determinação prognóstica como para a detecção precoce do choque oculto. Sua utilização na rotina clínica é viável e deve ser estimulada no ambiente hospitalar veterinário.

2. O LACTATO NA FISIOLOGIA

Ao se tratar do metabolismo normal tecidual e da produção fisiológica do lactato, são três os principais setores de envolvimento orgânico: eritrócitos, tecido neuronal, musculatura estriada e cardíaca, além dos rins e fígado.

Os eritrócitos maduros dos mamíferos são células anucleadas e não possuem mitocôndria, portanto, perdem a capacidade de realizar o Ciclo de Krebs e a fosforilação oxidativa. A conversão de glicose em lactato para produção de ATP é a única fonte geradora de energia nestas células, por isso são grandes produtoras de lactato.

A musculatura estriada cardíaca e o tecido neuronal, juntos, produzem grande parte do lactato diário, além de serem grandes consumidores do lactato como fonte energética.

A importância dos rins e do fígado no metabolismo do lactato se dá pelo fato de que esses órgãos são os responsáveis pela gliconeogênese a partir do lactato, pelo Ciclo de Cori, ou seja, são órgãos que conseguem sintetizar glicose a partir do lactato.

2.1. – VIAS METABÓLICAS

2.1.1. – Via de Embden-Meyerhof

Em 1922, Meyerhof e Hill ganharam o prêmio Nobel de fisiologia e medicina, devido aos resultados de suas análises sobre o ciclo do ácido lático e sua relação com a respiração. Essa descoberta, forneceu a primeira evidência da natureza cíclica da transformação de energia nas células e, além disso, esses resultados também confirmaram e ampliaram a teoria de Louis Pasteur de que menos glicogênio é consumido na metabolização muscular na presença de oxigênio do que na sua ausência.

A via glicolítica (**Figura 33.1.**) determinada pela quebra da glicose e sua conversão em piruvato, ocorre no citosol. Na presença de oxigênio, a nível mitocondrial, a partir do Ciclo de Krebs e da fosforilação oxidativa, tem-se a produção de 36 moles de ATP por mol de glicose, enquanto em situação de anaerobiose, o piruvato é convertido em lactato gerando 2 moles de ATP por mol de glicose, por meio da enzima citosólica lactato desidrogenase.

2.1.2. – Ciclo de Cori

O Ciclo de Cori (**Figura 33.2.**), consiste na síntese de glicose a partir do lactato pelos rins e fígado, com objetivo de oferecer e manter o estoque de glicose para os tecidos que demandam da sua utilização como fonte energética, como os eritrócitos. É a única via que leva uma "desvantagem" energética sobre as demais devido ao gasto de ATP.

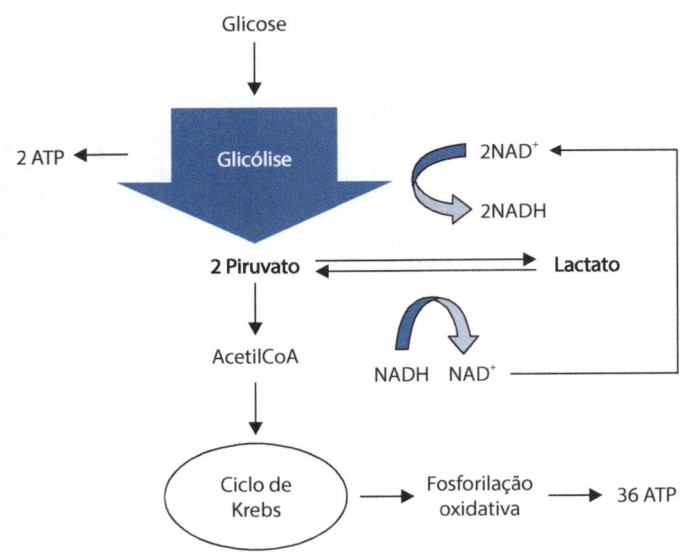

Figura 33.1. – Glicólise e produção de ATP a partir da via aeróbia pelo ciclo de Krebs e Fosforilação oxidativa e em situação de anaerobiose pela conversão de piruvato em lactato.

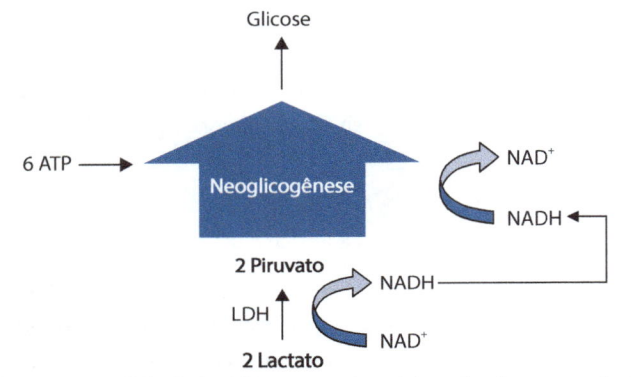

Figura 33.2. – Ciclo de Cori demonstrando a síntese de glicose a partir do lactato que ocorre nos rins e fígado.

3. HIPERLACTATEMIA

A hiperlactatemia, definida pelo aumento da concentração sanguínea do lactato, pode ocorrer em situações fisiológicas, como na atividade física de alta demanda energética; ou em situações patológicas, pelas quais tem maior relevância clínica, sendo classificada em 2 tipos: Tipo A ou Tipo B (**Figura 33.3.**).

A hiperlactatemia do Tipo A ocorre secundária à disóxia tecidual, em situações em que a oferta de oxigênio é inadequada, como nos diferentes tipos de choque e quadros de anemia grave; enquanto no Tipo B não há evidência de oxigenação tecidual inadequada e a hiperlactatemia ocorre secundária a uma doença de base, intoxicações ou ainda, falhas no metabolismo celular, são exemplos falência hepática, isquemia intestinal e uso prolongado de catecolaminas exógenas. Ambos os cenários, Tipo A e B, podem coexistir em um mesmo paciente.

Sendo assim, pode-se observar que o lactato é, principalmente, um marcador da via metabólica pela qual ele é produzido e não apenas de hipóxia tecidual.

4. MENSURAÇÃO DO LACTATO

Em 1996, foi publicado o primeiro trabalho com aferição de lactato em humanos com choque séptico e, apenas 2 anos depois, foi realizada a primeira aferição de lactato de um paciente com sepse na medicina veterinária no Brasil. Após processos de validação, o lactímetro da *Accutrend plus* foi o primeiro aparelho portátil utilizado na rotina clínica de pequenos animais com valores de corte para hiperlactatemia em cães maiores que 3,2mmol/L e em gatos acima de 3,0mmol/L. Atualmente, diversos laboratórios utilizam aparelhos de bancada para mensuração do lactato e outros aparelhos portáteis estão em processo de

Classificação e etiologia da hiperlactatemia	
TIPO A Oferta inadequada de oxigênio para as células	**TIPO B** Sem evidência clínica de baixa oferta de oxigênio
Choque (cardiogênico, séptico, hipovolêmico, hipoxêmico)	1B – Relacionada com uma doença de base: Diabetes mellitus, doença hepática, neoplasia, sepse, feocromocitoma, deficiência de tiamina
Hipoxemia grave (PaO2 < 40 mmHg)	
Anemia grave/aguda (hematócito < 15%)	2B – Causada por intoxicação ou drogas: Etanol, metanol, etilenoglicol, sorbitol, xilitol, salicilatos, acetominofeno, epinefrina, terbutalina, cianeto, propilenoglicol
Intoxicação por monócido de carbono	3B – Secundário à falhas no metabolismo
Atividade muscular (convulsões, tremores, exercício)	Doenças de reserva do glicogênio, deficiência da fosfatase piruvato desidrogenase–1, desordens de fosforilação oxidativa mitocondrial

Figura 33.3. – Classificação e etiologia da hiperlactatemia.

validação, é importante certificar-se qual a referência para cada metodologia utilizada.

A amostra sanguínea ideal para aferição do lactato é a arterial, entretanto é necessário reconhecer as implicações e, muitas vezes, dificuldades dentro da sala de emergência para uma coleta arterial. Pacientes chocados, com pulso fraco ou não palpável, sem avaliação do *status* de coagulação imediato, equipe sem treinamento, entre outros fatores, tornam essa prática menos real no dia a dia do plantonista. Sendo assim, quando não é possível obter uma amostra arterial, o lactato deve ser idealmente mensurado através de uma amostra venosa jugular, pois é uma veia de fácil acesso e que melhor reflete o lactato central do paciente pelo leito venoso, sendo que quanto mais periférica a amostra venosa obtida, maior interferência no valor real da lactatemia, visto que a vasoconstrição periférica interfere diretamente nessa leitura e é uma alteração frequente em pacientes graves.

Além disso, quando se trata da mensuração do lactato, é importante que as aferições subsequentes que forem realizadas do paciente sejam obtidas a partir de coletas do mesmo vaso a fim de manter o padrão de comparação.

5. O PAPEL PROGNÓSTICO DO LACTATO

Visto que o lactato indica uma compensação tecidual metabólica, devido à falha do acoplamento entre entrega e consumo de oxigênio, sua avaliação tem sido fonte de diversas pesquisas e, atualmente, faz parte do cenário diário da terapia intensiva humana e veterinária.

Ao longo dos anos, diversos estudos na medicina demonstraram que a hiperlactatemia é um marcador prognóstico, sendo relacionada, primeiramente, à maior probabilidade de óbito e, posteriormente foi demonstrado que a manutenção do lactato em valores mais baixos, está correlacionada com maior sobrevida.

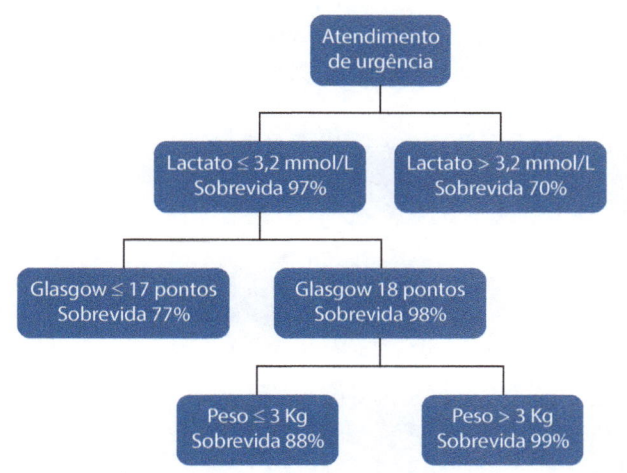

Figura 33.4. – Árvore de sobrevivência para 24h, correlacionando a hiperlactatemia com menor sobrevida em cães, adaptado de Rabelo & Fragio, 2008.

Em 2008, através do *RICO Score Study* demonstrou-se que cães que mantiveram os valores de lactato acima de 3,2mmoL/L em 24h, apresentavam uma sobrevida máxima de 70%; enquanto pacientes com lactato menor ou igual à 3,2mmoL/L tiveram uma sobrevida de até 97% (**Figura 33.4.**), o que relaciona diretamente, a hiperlactatemia com pior prognóstico.

É importante ressaltar que a hiperlactatemia em si não é a causa do óbito, ou seja, a sua correlação com mortalidade difere de causa e efeito; visto que o aumento do lactato não traz danos diretos que sejam causadores de óbito, porém o que o seu aumento representa traz essa determinação prognóstica. Portanto, o objetivo não é tratar a hiperlactatemia, mas sim o que a originou pela via metabólica anaeróbica.

6. O LACTATO NO CHOQUE

No conceito de choque, a inadequação entre oferta e consumo de oxigênio, o lactato tem um papel fundamental como marcador prognóstico. Em situações de anaerobiose, seja por uma oferta deficiente de oxigênio ou consumo exacerbado, observa-se que a gravidade do choque aumenta com o aumento do lactato.

Em situações de choque oculto, onde os sinais de vasoconstrição periférica estão presentes, como aumento do tempo de preenchimento capilar e aumento da diferença de temperatura central e periférica, a hiperlactatemia é a alteração subsequente a ser detectada na linha da vida, precedendo os demais sinais de choque central como queda de pressão arterial sendo, portanto, um marcador precoce do choque.

Entretanto, é preciso salientar que o lactato, como marcador, deve ser avaliado em conjunto com o fenótipo hemodinâmico do paciente, principalmente nos felinos, em que ocorre mais comumente, do que em cães, o estado de hibernação-termodependente. Neste cenário, os valores de lactato podem se encontrar normais devido ao fato de o paciente estar na fase final do choque e, portanto, sem substratos para a sua produção. Sendo possível existirem pacientes bradicárdicos, hipotérmicos, hipotensos, sem alteração do delta de temperatura central e periférica e com valores de lactato baixos, já na fase final da linha da vida.

Em pacientes chocados, além da hiperlactatemia estar correlacionada com maior risco de óbito, a obtenção da limpeza do lactato pode ser ainda mais importante que o seu valor inicial. A redução do valor do lactato após as manobras e terapias iniciais para restabelecimento da homeostase e perfusão do paciente, está relacionada com maior chance de sobrevida. Quanto maior a limpeza do lactato ao longo das horas, maior a sobrevida.

Na presença de hiperlactatemia, recomenda-se que seja obtida uma redução de, pelo menos, 30% em relação ao valor inicial do lactato mensurado do paciente. Foi demonstrado, que a variável com maior relação estatística na sobrevida em 24 horas em caninos é o nível de lactato (estando também relacionado à taxa de sobrevida em 7 e 28 dias, em todos os casos houve menor sobrevida nos pacientes que mantiveram lactato aumentado), o que destaca a importância de restaurar a perfusão nesses pacientes, assim como realizar a avaliação sistemática e limpeza do lactato em pacientes chocados admitidos na sala de emergência.

7. CONCLUSÃO

O lactato é uma ferramenta valiosa na monitorização do paciente grave assim como um guia terapêutico. A hiperlactatemia pode indicar que estamos diante de um quadro que demanda atenção e que se não forem tomadas medidas imediatas a probabilidade de mortalidade do paciente se eleva, em comparação aqueles que possuem valores normais de lactato. Paciente que apresentam limpeza do lactato (clearance) adequado apresentam maior sobrevida quando comparado àqueles que mantiveram a hiperlactatemia permanente.

Não existe um biomarcador único que tenha uma sensibilidade e especificidade de 100%, é necessário unir as informações para que seja possível compreender e interpretar o que os valores indicam e representam.

O lactato é um marcador laboratorial, de fácil e rápida mensuração, inclusive a beira leito, que auxilia a avaliar o estado perfusional do paciente de forma mais precoce, principalmente quando aliamos o valor obtido com sinais de vasoconstrição periférica. Se nos atentarmos à linha da vida, observamos que antes mesmo da queda da pressão arterial, parâmetros clínicos básicos se alteram como taquicardia, aumento do TPC e, na sequência, a hiperlactatemia.

Através de um exame físico minucioso e detalhado, somado à mensuração do lactato, o intensivista consegue avaliar o perfil hemodinâmico e perfusional do paciente e ser precoce na detecção do choque. A aplicabilidade do lactato é fácil, não demanda alta tecnologia nem treinamento técnico de alto nível, sendo, portanto, um aliado indispensável na monitorização do paciente grave.

LITERATURA RECOMENDADA

1- Levy, B. Lactate and shock state: the metabolic view. Curr. Opin. Crit. Care. 2006;12:315–321.

2- Kreisberg, RA. Glucose-lactate inter-relations in man. The New England Journal of Med. 1972; 287(3):132-7.

3- Jansen TC, van Bommel J, Schoonderbeek FJ, Sleeswijk Visser SJ, van der Klooster JM, Lima AP, Willemsen SP, Bakker J. Early lactate-guided therapy in intensive care unit patients: a multicenter, open-label, randomized controlled trial. Am J Respir Crit Care Med. 2010;182(6):752–761.

4- Nguyen HB, Loomba M, Yang JJ, Jacobsen G, Shah K, Otero RM, et al. Early lactate clearance is associated with biomarkers of inflammation, coagulation, apoptosis, organ dysfunction and mortality in severe sepsis and septic shock. J Inflamm (Lond).2010;7:6.

5- Bakker J, Nijsten MWN, Jansen TC. Clinical use of lactate monitoring in critically ill patients. Annals of Intensive Care. 2013;3:12.

6- Meyerhof O, Junowicz-Kocholaty R. The Equilibria of Isomerase and Aldolase, and the Problem of the Phosphorylation of Glyceraldehyde Phosphate. J. Biol. Chem. 1943;149,71-92.

7- Bakker J, Gris P, Coffernils M, Kahn RJ, Vincent JL. Serial blood lactate levels can predict the development of multiple organ failure following septic shock. Am J Surg.1996;171:221-6.

8- Peretz DI, Scott HM, Duff J, Dossetor JB, MacLean LD, McGregor M. The significance of lactic acidemia in the shock syndrome. Departments of Medicine and Surgery Royal Victoria Hospital, Montreal, Canada. In: Ann. NY Acad. Sci. 119: 1133–1141, 1965.

9- Rabelo RC, Fragio C. Factors related with survival at 7 days in dogs after emergency admission: the RICO score study. 7th European Veterinary Emergency and Critical Care Society Meeting, Gothenburg, Suecia, Proceedings 2008.

10- Reineke EL, Rees C, Drobatz KJ. Association of blood lactate concentration with physical perfusion variables, blood pressure, and outcome for cats treated at an emergency service. J Am Vet Med Assoc. 2015;1;247(1):79-84.

Síndromes de Interesse:
- SIRS
- Tipos de Choque
- Sepse
- Síndromes compartimentais
- Reperfusão

V

34

Síndrome da Resposta Inflamatória Sistêmica (SIRS)

Rachel C. Clarkin-Breslin
Deborah Silverstein

1. INTRODUÇÃO

A Síndrome da Resposta Inflamatória Sistêmica (*Systemic Inflammatory Response Syndrome*) é um estado clínico caracterizado pela desregulação imune em resposta a um gatilho. Essa síndrome ocorre quando a resposta normal do corpo à lesão tecidual, desafio antigênico ou infecção torna-se excessiva e interrompe o equilíbrio entre os sistemas pró e anti-inflamatórios. O reconhecimento precoce da SIRS é importante na medicina veterinária e se não for tratada a tempo, pode evoluir para hipoperfusão, distúrbios celulares, disfunção ou falência de órgãos e, por fim, morte.

As causas da SIRS são variáveis e incluem qualquer doença que estimule a liberação de mediadores inflamatórios endógenos. Em humanos, as causas mais comuns de SIRS incluem sepse, trauma, queimaduras, cirurgia de grande porte e pancreatite. Em pequenos animais, as etiologias comuns podem incluir sepse, insolação, pancreatite, doenças imunes, neoplasia, queimaduras e politrauma grave.

2. FISIOPATOGENIA

A patogênese da SIRS envolve um gatilho inicial que estimula uma resposta pró-inflamatória mediada pela ativação de citocinas. Os leucócitos circulantes, principalmente neutrófilos, podem fagocitar, degranular, produzir espécies reativas de oxigênio ou até expelir seu conteúdo celular (aprisionamento extracelular de neutrófilos [Neutrophil Extracellular Traps]) para capturar e eliminar patógenos. Simultaneamente, uma síndrome de resposta anti-inflamatória compensatória (Compensatory Anti-inflammatory Response Syndrome) é ativada e objetiva o controle do estado pró-inflamatório. Em um sistema bem regulado, essas duas respostas são protetoras e apropriadas em magnitude. A SIRS ocorre quando a homeostase é interrompida. Pode resultar em perda do tônus vascular (secundário à liberação excessiva das enzimas óxido nítrico sintases (iNOS - Inducible Nitric Oxyde Synthase) e deficiência de vasopressina, entre outros), interrupção da permeabilidade endotelial (devido a citocinas), hipercoagulabilidade (induzida por expressão de fator tecidual mediado por citocina na superfície dos leucócitos) e fibrinólise alterada.

3. DIAGNÓSTICO

A SIRS é uma síndrome clínica inespecífica que descreve a desregulação de mediadores pró-inflamatórios e anti-infla-

matórios. A apresentação é altamente variável e depende do gatilho da doença subjacente. Achados históricos inespecíficos, como letargia, perda de apetite e desconforto gastrointestinal, são comumente relatados. Os achados do exame físico podem incluir hiper ou hipotermia, taquicardia sinusal e taquipneia. Parâmetros de perfusão alterados também podem estar presentes. A vasodilatação geralmente causa mucosas congestas, aumento do tempo de preenchimento capilar (TPC) e pulsos periféricos hiperdinâmicos em cães, embora os gatos apresentem mais comumente mucosas pálidas, baixa qualidade de pulso e bradicardia (**Tabela 34.1.**). É importante reconhecer que esses parâmetros são sensíveis, mas inespecíficos, e podem levar a resultados falsos positivos.

Sepse e SIRS foram previamente descritas em uma associação comum, com a última representando uma versão leve da primeira, entretanto atualmente a sepse e a SIRS são conceitualmente distintas de acordo com as diretrizes propostas no *Surviving Sepsis*, de 2016. No entanto, é necessário descartar um foco ou focos sépticos em potencial como parte de um trabalho diagnóstico para SIRS, pois há um cruzamento clínico significativo entre as duas condições. Vários termos importantes frequentemente associados à SIRS precisam ser identificados e estão listados abaixo (**Tabela 34.2.**).

As alterações laboratoriais, em pacientes com SIRS, dependem da etiologia subjacente. Um hemograma pode revelar leucocitose neutrofílica, com ou sem desvio à esquerda, e alte-

Tabela 34.1 – Critérios propostos para o diagnóstico de SIRS em cães e gatos

	Cães (2/4 necessário)	Gatos (3/4 necessário)
Temperatura (°C)	<38,1 ou >39,2	< 37,7 ou > 40,0
Frequência cardíaca (bpm)	>120	<140 or >225
Frequência respiratória (ir/min)	>20	>40
CCB* (x10^3); % bastões	<6 ou >16; >3%	<5 ou >19

*CCB: Contagem de células brancas.

Tabela 34.2. – Definições de termos associados a SIRS

Termo	Definição
SIRS	Síndrome da resposta inflamatória sistêmica.
Sepse	Disfunções orgânicas causadas por uma resposta desregulada do hospedeiro à infecção
Choque séptico	Hipotensão, não responsiva à reposição volêmica, com necessidade de uso de vasopressores e associada a hiperlactatemia.
Bacteremia	Presença de bactérias vivas na corrente sanguínea.
SDMO	Síndrome da disfunção múltipla de órgãos.
CID	Coagulação intravascular disseminada.
CARS	Síndrome da resposta anti-inflamatória compensatória

rações tóxicas, hemoconcentração e trombocitopenia. Achados na química sérica podem incluir hiper ou hipoglicemia (devido ao metabolismo alterado de carboidratos) e hipoalbuminemia (devido à diminuição da produção no fígado em favor de proteínas de fase aguda e aumento da perda devido a alteração da permeabilidade endotelial). Alanina aminotransferase (ALT) e aspartato aminotransferase (AST) podem estar elevadas devido a alterações na perfusão tecidual e falta de oferta de oxigênio aos tecidos, e hiperbilirrubinemia pode resultar de colestase ou hemólise. Alterações bioquímicas adicionais podem ocorrer secundárias à disfunção orgânica ou ao processo patológico subjacente. Em contraste com os pacientes caninos, os pacientes felinos são mais propensos a ter bradicardia, hipotensão, hipoglicemia e hiperbilirrubinemia. A tromboelastografia pode revelar evidências de hipercoagulabilidade em ambas as espécies. Se houver preocupação com a coagulação intravascular disseminada (CID), a equipe médica pode optar por monitorar a tromboelastografia e os testes padrão de hemostasia (tempo de protrombina, tempo de tromboplastina parcial ativada, D-dímeros) para direcionar adequadamente a terapia. Diagnósticos auxiliares adicionais (por exemplo, radiografias, imagens avançadas, citologia e cultura de efusão cavitária, escarro, urina, sangue ou bile) são recomendados como parte da avaliação completa do sistema.

4. BIOMARCADORES DE SEPSE E SIRS

Na medicina humana, a busca por biomarcadores precoces de sepse em pacientes com sinais de SIRS revelou alguma utilidade da proteína C reativa (PCR), procalcitonina (PCT) e *high mobility group Box 1* (HMGB1). Esses marcadores têm utilidade variável em termos de previsão de sobrevivência e gravidade da doença, e sua aplicação na medicina veterinária está atualmente sob investigação. Aumentos na proteína C-reativa, uma proteína de fase aguda, foram relatados em cães com SIRS secundária a piometra, e a transcrição extratireoidiana do gene da procalci-

tonina (CALCA) também foi documentada em cães com sinais de SIRS. Aumentos de HMGB1, uma citocina intranuclear de ligação ao DNA e ativador tardio da cascata inflamatória, foram relatados em cães como indicador prognóstico.

Armadilhas extracelulares de neutrófilos (NETs) surgiram como biomarcadores promissores em sepse e SIRS em espécies veterinárias. Compostos de DNA nuclear, histonas e elastase, os NETs representam a interação excessiva que ocorre entre os sistemas imunológico e de coagulação. O DNA livre de células mostrou-se elevado em cães com SIRS e sepse em relação aos controles saudáveis e foi positivamente correlacionado com a não sobrevivência no mesmo estudo. Um estudo de 2018, em cães com sepse, demonstrou a presença de NETs no sangue, líquido de lavagem endotraqueal ou broncoalveolar, derrame abdominal e derrame pleural e em amostras de citologia, usando microscopia de imunofluorescência. Componentes NETs, como proteínas granulares de neutrófilos (por exemplo, elastase de neutrófilos, mieloperoxidase) e proteínas antimicrobianas (por exemplo, histonas) também estão disponíveis para mensuração e testes. Há pesquisas em andamento em torno da combinação ideal de biomarcadores NETs e metodologia para maximizar a sensibilidade e especificidade em pequenos animais.

5. TRATAMENTO

A fluidoterapia na SIRS é crucial para o fornecimento adequado de oxigênio aos tecidos. Animais em choque hipovolêmico ou distributivo podem receber cristaloides iso ou hipertônicos e hemoderivados, que podem ser escolhidos dependendo do quadro clínico, disponibilidade do produto ou recursos do tutor. Uma abordagem criteriosa para fluidoterapia é indicada em qualquer paciente com SIRS. Animais com doença crítica podem estar em maior risco dos efeitos adversos observados com a fluidoterapia agressiva (por exemplo, sobrecarga de volume resultando em edema pulmonar, de órgãos e cerebral; distúrbios eletrolíticos e ácido-base). A terapia coloidal sintética pode causar hemodiluição e alterações hemostáticas em animais. Avaliação cuidadosa e reavaliação dos parâmetros de perfusão, pressão arterial, lactato sanguíneo e ecografia do coração e cava caudal são recomendados para avaliar a capacidade de resposta a fluidos. A terapia com vasopressores é indicada se o paciente não conseguir manter uma pressão arterial média de 65mmHg ou mais em face de reanimação com volume adequado.

O tratamento definitivo para SIRS deve ser direcionado para a causa subjacente. A terapia empírica com antimicrobianos de amplo espectro somente deve ser iniciada nos casos em que existe a suspeita de infecção. Outros tratamentos a serem considerados incluem oxigenoterapia, suplementação de eletrólitos, suporte nutricional precoce, protetores gastrointestinais, antieméticos e analgésicos. Terapias adicionais foram investigadas para o tratamento de SIRS em pacientes humanos são direcionadas à modulação da resposta inflamatória. O surgimento da pandemia de COVID-19 revigorou os esforços para elucidar os benefícios da modulação imune. Pacientes humanos com COVID-19 têm níveis elevados de biomarcadores NET, incluindo cfDNA, mieloperoxidase e histona citrulinada H3, indicando a necessidade da avaliação de inibidores NET endógenos e exógenos nesses pacientes. Na medicina veterinária existem pesquisas em andamento nesta área. O uso de glicocorticoides sem um diagnóstico específico ou forte raciocínio clínico não é atualmente recomendado em pacientes veterinários com SIRS com base na falta de benefício comprovado e na possibilidade de efeitos colaterais graves. Os anti-inflamatórios não esteroides devem ser considerados com maior restrição dada a possibilidade de efeitos adversos em animais.

6. PROGNÓSTICO

O prognóstico na SIRS é variável e depende da causa subjacente. Complicações, incluindo colapso cardiovascular, SDMO e CID ocorrem com frequência. O tratamento agressivo precoce é crucial para maximizar o desfecho positivo do paciente.

7. PONTOS-CHAVE

- A SIRS é uma síndrome inflamatória caracterizada pela resposta do organismo a um processo patológico subjacente.

- Causas comuns de SIRS em pequenos animais incluem: sepse, insolação, pancreatite, doença imune, neoplasia, queimaduras e politrauma grave.

- A SIRS é identificada pela avaliação dos parâmetros do exame físico e dados clínicos, incluindo temperatura corporal, frequência cardíaca, frequência respiratória e contagem de leucócitos. Um processo de doença subjacente deve ser investigado.

- O tratamento inicial da SIRS deve se concentrar na restauração da estabilidade cardiovascular e inclui reanimação volêmica, se indicado.

- O tratamento definitivo da SIRS é baseado na causa subjacente.

- A identificação precoce da SIRS e o tratamento agressivo são essenciais para otimizar o resultado do paciente.

8. COMPLICAÇÕES

As complicações da SIRS são comuns e incluem várias anomalias do sistema corporal associadas à SDMO. A SDMO envolve distúrbios de pelo menos 2 sistemas orgânicos, como função cardiovascular, pulmonar, coagulação, neurológica, renal, gastrointestinal e hepática e pode incluir:

- Hipotensão.
- Coagulopatias.
- Alterações da permeabilidade vascular.

- Arritmias.
- Lesão pulmonar aguda (LPA) e síndrome do desconforto respiratório agudo (SDRA).
- Lesão renal aguda.
- Disfunção hepática.
- Insuficiência adrenal.
- Translocação bacteriana do trato gastrointestinal.

9. LITERATURA RECOMENDADA

1. Al-Kuraishy HM, Al-Gareeb AI, Al-Hussaniy HA, et al: Neutrophil Extracellular Traps (NETs) and Covid-19: A new frontiers for therapeutic modality. *Int Immunopharmacol* 2022; 104: 108516.
2. Alves F, Prata S, Nunes T, et al: Canine parvovirus: a predicting canine model for sepsis. BMC Vet Res 1, 2020;16: 199.
3. Boller EM. Sepsis and septic shock. In: Silverstein DC, Hopper K, eds. Small Animal Critical Care Medicine. St. Louis: Saunders Elsevier; 2023:518-526.
4. Brady CA, Otto CM. Systemic inflammatory response syndrome, sepsis and multiple organ dysfunction. *Vet Clin North Am Small Anim Prac* 2001; 31:1147-1162.
5. Dandekar AA, Perlman S. Immunopathogenesis of coronavirus infections: implications for SARS. Nat Rev Immunol. 2005;5(12):917-927.
6. De Laforcade AM 2009. Systemic inflammatory response syndrome, pp 46-49. *In* Silverstein DC and Hopper K (eds.) *Small animal critical care medicine*. Saunders Elsevier, St. Louis MO.
7. Evans L, et al. Surviving sepsis campaign: international guidelines for management of sepsis and septic shock 2021. Intensive Care Med 2021;47:1181–1247.
8. Fransson BA, Lagerstedt A, Bergstrom A, et al. C-reactive protein, tumor necrosis factor α, and interleukin-6 in dogs with pyometra and SIRS. *J Vet Emerg Crit Care* 2007; 17: 373-381.
9. Giunti M, Peli A, Battilani M, et al. Evaluation of CALC-1 gene (CALCA) expression in tissues of dogs with signs of the systemic inflammatory response syndrome. *J Vet Emerg Crit Care* 2010; 20: 523-527.
10. Goggs R, Jeffery U, LeVine DN, Li RHL. Neutrophil-Extracellular Traps, Cell-Free DNA, and Immunothrombosis in Companion Animals: A Review. Vet Pathol. 2020;57(1):6-23.
11. Hauptman JG, Walshaw R, Olivier NB. Evaluation of the sensitivity and specificity of diagnostic criteria for sepsis in dogs. *Vet Surg* 1997; 26:393-397.
12. Letendre JA, Goggs R. Determining prognosis in canine sepsis by bedside measurement of cell-free DNA and nucleosomes. J Vet Emerg Crit Care. 2018;28(6):503-511.
13. Li RHL, Johnson LR, Kohen C, Tablin F. A novel approach to identifying and quantifying neutrophil extracellular trap formation in septic dogs using immunofluorescence microscopy. BMC Vet Res. 2018;14(1):210.
14. Otto CM. Clinical trials in spontaneous disease in dogs: a new paradigm for investigations of sepsis. *J Vet Emerg Crit Care* 2007; 17: 359-367.
15. Otto CM. Sepsis in veterinary patients: what do we know and where do we go? *J Vet Emerg Crit Care* 2007; 17: 329-332.
16. Rank K, Hansen B. SIRS, MODS, and sepsis. In: Silverstein DC, Hopper K, eds. Small Animal Critical Care Medicine. St. Louis: Saunders Elsevier; 2023:41-48.
17. Torrente C, et al. Plasma iron, C-reactive protein, albumin, and plasma fibrinogen concentrations in dogs with systemic inflammatory response syndrome. J Vet Emerg Crit Care San Antonio Tex 2001 2015;25:611–619.
18. Yu D, Nho D, Song R, et al. High-mobility group box 1 as a surrogate prognostic marker in dogs with systemic inflammatory response syndrome. *J Vet Emerg Crit Care* 2010; 20: 298-302.

35

Choque

Camila Molina Soares
Rodrigo Rabelo

1. INTRODUÇÃO

Este capítulo tem como objetivo abordar a visão do cenário macro relacionado ao choque, possibilitando ao leitor um entendimento global inicial, para que ao longo da seção seja realizada a abordagem direcionada a cada tipo de choque.

É necessário que alguns conceitos básicos sejam sedimentados para um melhor entendimento acerca desta condição, que além de ser muito frequente nos cenários da emergência e da terapia intensiva, a ausência de seu reconhecimento precoce pode estar diretamente relacionada à disfunção de múltiplos órgãos e morte.

2. DEFINIÇÃO

O choque ocorre frente ao prejuízo da entrega de oxigênio (O_2) para os tecidos, caracterizando um desbalanço entre oferta e consumo de O_2, o que desencadeia déficit na obtenção de energia sendo necessária a busca por alternativas secundárias menos eficientes (metabolismo anaeróbio), culminando com disfunção orgânica e morte, quando não revertido de forma adequada.

De forma simplificada, a obtenção de energia ocorre principalmente através da quebra de carbono da glicose ($C_6H_{12}O_6$) via glicólise (glicose + 2 ATP + 2 NAD+ + 2 fósforo inorgânico = 2 piruvato + 2 ATP + 2 $NADH_+$ +2H + $2H_2O$), ou seja, gerando 2 piruvatos, que na presença de oxigênio, entram na mitocôndria através dos receptores MCT, para que seja seguida a via metabólica do ciclo do ácido cítrico. Na ausência do oxigênio ocorre o acúmulo de piruvato no citosol, que passa a ser convertido em lactato pela enzima lactato desidrogenase. A produção de energia, via glicólise, tem como produto final 38 ATPs, enquanto na via anaeróbica esta produção é representada por um produto final de 2 ATPs.

De acordo com o princípio de Fick, o consumo de oxigênio (VO_2) é determinado pelo fluxo e pela extração de O_2 pelos tecidos, que pode ser sugerida através da avaliação da concentração arterial de oxigênio (CaO_2) e concentração venosa de oxigênio (CvO_2). Ou seja, existe um importante impacto do fluxo sanguíneo e débito cardíaco (DC) neste contexto:

$$DC = VO_2/CaO_2 - CvO_2$$

Tendo em vista o conceito *Guytoniano* de sistema em alça fechada, o sistema é contemplado por uma via de entrada no lado direito (retorno venoso, pré-carga), bomba cardíaca e via de saída no lado esquerdo (débito cardíaco, pós-carga), sendo assim a alteração em qualquer um destes componentes acarretará prejuízo circulatório.

Ao citarmos "desbalanço entre oferta e consumo" devem ser recordados alguns conceitos importantes sobre o metabolismo celular:

- A entrega de oxigênio "*oferta*" (DO_2) representa o oxigênio transportado pelo sangue até os tecidos. É calculada pelo produto entre conteúdo arterial de oxigênio (CaO_2) e débito cardíaco (DC):

$$DO_2 = CaO_2 \times DC$$

- O conteúdo arterial de oxigênio é calculado considerando o grande impacto da hemoglobina em seu transporte, devido a sua baixa solubilidade no plasma:

$$CaO_2 = (1,36 \times SpO_2 \times Hb) + (0,003 \times PaO_2)$$

- O débito cardíaco (CO) representa o volume de sangue que sai do coração a cada minuto, sendo o produto entre volume sistólico (VS) e frequência cardíaca (FC):

$$DC = VS \times FC$$

- O volume sistólico é definido como a quantidade de sangue ejetada do ventrículo esquerdo a cada sístole, sendo representado pela subtração do volume diastólico final do ventrículo esquerdo (VDE) do volume sistólico final do ventrículo esquerdo (VSE):

$$VS = VDE - VSE$$

- A relação oferta X consumo (DO_2:VO_2) deve ser continuamente balanceada, uma vez iniciado quadro de desbalanço medidas compensatórias são iniciadas para minimização do dano.

O consumo (VO_2) é ditado pela demanda metabólica do organismo, ou seja, não depende inicialmente da oferta. Porém, na tentativa de manter a homeostase metabólica em situações de diminuição da oferta, a taxa de extração de O_2 (TEO_2) passa a

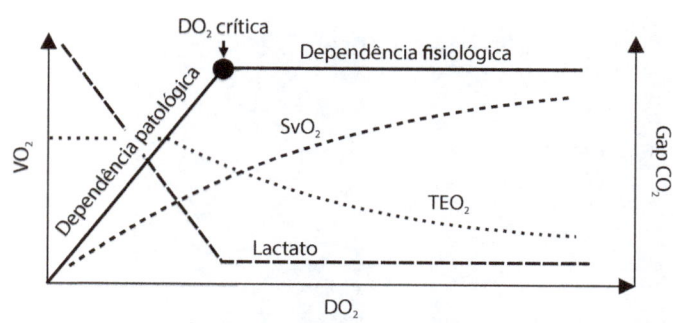

Figura 35.1. – Relação entre oferta, consumo, taxa de extração, saturação venosa mista e lactato.

ser aumentada, por isso, a saturação venosa mista de O_2 pode ser um marcador precoce de diminuição da perfusão tecidual. Esse processo adaptativo ocorre até certo momento, conhecido como DO_2 crítico, e a partir de então as diminuições subsequentes de oferta acarretam também na diminuição de consumo (dependência patológica da oferta de O_2) (**Figura 35.1.**).

Todo este mecanismo metabólico está relacionado à necessidade do oxigênio para a produção de ATP, que é a principal fonte de energia utilizada pelo corpo para que seja possível manter todos os sistemas funcionantes. A produção de ATP é contínua através da fosforilação oxidativa da glicose, que ocorre na mitocôndria, não sendo possível fazer grandes estoques. Por isso, qualquer falha neste processo pode ser altamente deletéria.

O choque circulatório é classificado em 4 grandes grupos:

– **Choque cardiogênico:** caracterizado principalmente pela disfunção cardíaca sistólica ou diastólica

– **Choque hipovolêmico:** caracterizado pela diminuição de volume, seja por perdas "indiretas" (vômito, diarreia, desidratação) ou diretas (choque hemorrágico)

– **Choque distributivo:** caracterizado pela alteração na distribuição do volume devido a vasoplegia

– **Choque obstrutivo:** caracterizado por interrupção total ou parcial do fluxo.

Para a escolha da estratégia terapêutica mais assertiva, é indispensável o entendimento sobre a causa e os mecanismos individualizados em cada cenário (**Figura 35.2.**).

De acordo com Vincent, JL e De Backer, D. o diagnóstico do choque pode ser pautado em 3 componentes: clínico; hemodinâmico e bioquímico.

Caracterizando a alteração clínica, é comum o achado de hipotensão neste cenário, porém cabe ressaltar que nem todos os pacientes vão se apresentar hipotensos em um primeiro momento, principalmente devido aos inúmeros mecanismos contrarregulatórios da pressão arterial. Ou seja, a ausência de hipotensão não deve encorajá-los sobre ausência de um cenário de gravidade, principalmente porque deve ser considerado o diagnóstico diferencial de choque oculto, caracterizado por disfunção perfusional, associado a hiperlactatemia, ainda sob pressão arterial normalizada, sustentada por mecanismos compensatórios de resposta deflagrados principalmente pela resposta barorreflexa e ativação de sistema nervoso autônomo simpático.

A hipoperfusão denota o prejuízo hemodinâmico que pode ser principalmente avaliado em três grandes "janelas": cutânea (vasoconstrição), renal (oligúria) e neurológica (alteração de estado mental). Ainda no contexto de hipoperfusão nos cabe citar os 5 principais domínios avaliadores da perfusão periférica (pulso, coloração de mucosas, gradiente de temperatura centro-periférico, tempo de preenchimento capilar, presença de borborigmos).

No contexto bioquímico, a hiperlactatemia pode ser um dos principais indicadores de metabolismo celular de oxigênio inadequado, sendo um importante preditor da gravidade. Porém cabe ressaltar que existem outros mecanismos além da hipoperfusão que também podem estar associados a hiperlactatemia, diferenciando principalmente a hiperlactatemia tipo A do tipo B.

Sendo assim, o sucesso da terapêutica do choque está vinculado ao diagnóstico precoce da causa que levou o paciente ao quadro de desbalanço hemodinâmico. Podemos ilustrar a abordagem de forma simplificada, conforme visto abaixo (**Figura 35.3.**).

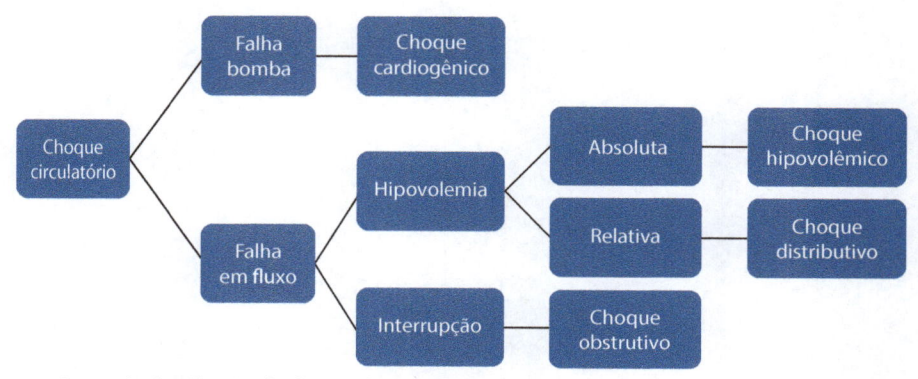

Figura 35.2. – Principais mecanismos de classificação do choque de acordo com a origem.

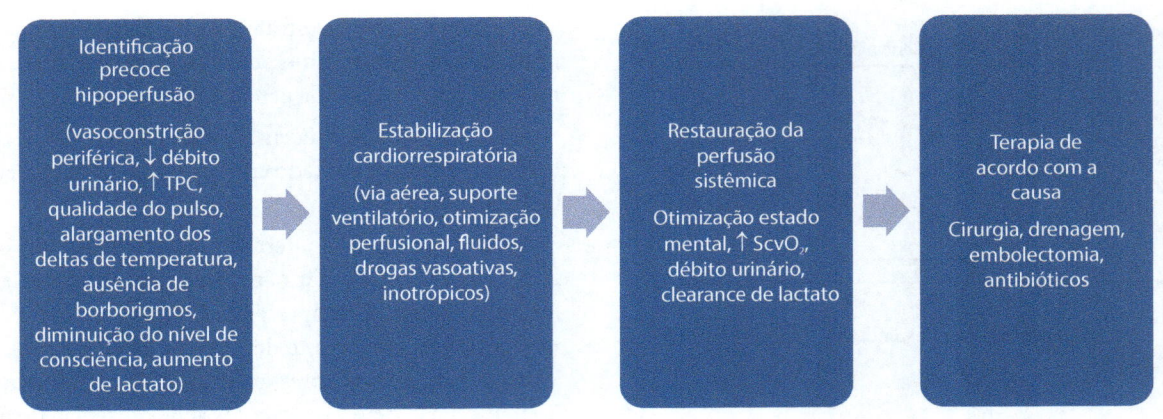

Figura 35.3. – Abordagem inicial simplificada do choque. Adaptado de Astiz, ME in Vincent, JL, Textbook of critical care, 8rth edition.

3. LITERATURA RECOMENDADA

Vincent JL, Backer D De. Circulatory Shock. N Engl J Med. 2013;369:1726–34

Vincent JL, Moore FA, Bellomo R, Marini JJ. Textbook of critical care. 8th edition. Canadá. Elsevier. 2023

Silverstein DC, Hooper K. Small animal critical care medicine. 3th edition. Missouri. Elsevier 2023

Jansen TC, Van Bommel J, Schoonderbeek FJ, Sleeswijk Visser SJ, Van Der Klooster JM, Lima AP, et al. Early lactate-guided therapy in intensive care unit patients: A multicenter, open-label, randomized controlled trial. Am J Respir Crit Care Med. 2010;182(6):752–61

Choque Hipovolêmico

36

Denise Fantoni
Aline M. Ambrósio

1. INTRODUÇÃO

O choque hipovolêmico é uma emergência médica que ocorre quando há uma diminuição significativa do volume de sangue circulante, levando a redução do fluxo sanguíneo para os órgãos vitais e, consequentemente, a disfunção orgânica. O quadro de choque se estabelece quando a oferta de oxigênio se torna insuficiente para suprir a demanda tecidual.

É uma condição grave, que pode levar à morte se não for tratada rapidamente. Entretanto, quando comparada aos quadros de choque séptico, a mortalidade no choque hipovolêmico é menor. Em estudo que avaliou, ao longo de 12 anos, a etiologia do choque em pacientes humanos atendidos no departamento de emergência, a mortalidade no 7.º e no 90.º dia em pacientes diagnosticados com choque hipovolêmico foi de 19,2 e 36,8%, respectivamente, ao passo que para o choque séptico a mortalidade foi de e 30,3% e 52%. Entretanto, na dependência da causa do choque hipovolêmico a mortalidade pode ser consideravelmente alta, sobretudo quando associada a outros tipos de choque. O paciente em choque cardiogênico e com choque hipovolêmico associado irá apresentar mortalidade muito mais alta do que o paciente em choque cardiogênico e que se encontre normovolêmico.

A fisiopatologia do choque hipovolêmico está centrada na diminuição da perfusão tecidual e consequente queda da oferta de oxigênio. Sendo assim, é muito importante que os fatores que definem a oferta de oxigênio sejam levados em conta, pois todo o tratamento estará embasado justamente em readequar estas variáveis a depender da etiologia do choque.

A oferta de oxigênio (DO_2) é determinada pelo débito cardíaco (DC) e pelo conteúdo arterial de oxigênio (CaO_2), ou seja: $DO_2 = DC \times CaO_2$. O DC, por sua vez, é o resultado da frequência cardíaca (FC) X o volume sistólico (VS). O volume sistólico é o volume de sangue ejetado pelo coração em cada batimento e depende de três variáveis: pré-carga, pós-carga e contratilidade. A pré-carga é refletida pelo retorno venoso e a pós-carga pela resistência vascular sistêmica. Já o CaO_2 é representado pela seguinte equação: $CaO_2 = Hb \times SaO_2 \times 1,36 + PaO_2 \times 0,003$ onde: Hb é a hemoglobina (g/dL), SaO_2 é a saturação arterial de oxigênio (%), 1,36 é o número de mililitros de oxigênio ligados a 1g de Hb saturada, PaO_2 é a pressão parcial de oxigênio no sangue arterial e finalmente 0,003 é a solubilidade do oxigênio no plasma.

Analisando-se estes fatores, pode-se perceber que a manutenção de uma adequada oferta de oxigênio aos tecidos depende de uma estreita relação entre todos estes componentes e que a alteração de um deles poderá comprometer o todo, caso não haja um ajuste apropriado. Por exemplo, na vigência de uma hemorragia aguda importante (perda maior de 40% da volemia), a diminuição da hemoglobina implicará numa queda importante do CaO_2. Há, também, redução da pré-carga por redução do volume sanguíneo circulante e, consequentemente, do retorno venoso. Se o DC não aumentar consideravelmente em resposta a estas quedas (inicialmente com aumento da FC), fatalmente a oferta de oxigênio também diminuirá, ocasionando alterações importantes do metabolismo celular, ou seja, existe um equilíbrio que deve ser mantido para que as necessidades do metabolismo sejam garantidas e se uma das variáveis sofre uma alteração importante, as demais devem se modificar para compensar a alteração.

Obviamente, o organismo apresenta uma reserva fisiológica que permite que as funções orgânicas básicas sejam mantidas em situações especiais. É o caso do exercício físico. O aumento da demanda metabólica e, por conseguinte, do consumo de oxigênio, faz com que o organismo se adapte para esta nova demanda. Neste caso, a resposta inicial consiste no aumento de pronto da FC, da frequência respiratória (FR) e da contratilidade no sentido de que seja assegurada a oferta de oxigênio e que seja mantido o equilíbrio entre a oferta e demanda de oxigênio. O choque hipovolêmico ocorre quando este equilíbrio não consegue ser mantido a despeito da resposta do organismo frente à diminuição do volume sanguíneo circulante.

A capacidade que o organismo tem para responder a estas mudanças se altera à medida que se envelhece e em decorrência da presença de comorbidades, como discutiremos à frente. Também deve-se mencionar que as respostas são muito particulares, havendo indivíduos que suportam uma perda excessiva de sangue sem maiores problemas, ao passo que outros com um pequeno volume de sangue perdido já entram em choque hemorrágico. Os gatos também apresentam uma resposta menos marcante que os cães. Por esta razão é tão importante que o conceito de oferta de oxigênio e todos os seus elementos estejam bem claros, pois o tratamento bem-sucedido dependerá de nossa habilidade em compreender quais componentes estão contribuindo para que o equilíbrio seja rompido e que tipo de paciente estamos tratando.

A hipovolemia pode ser causada por diversas condições, como hemorragia, desidratação, queimaduras, entre outras. O diagnóstico precoce e o tratamento imediato são fundamentais para o sucesso do tratamento do choque hipovolêmico. A identificação precoce dos sinais clínicos e a instituição imediata da terapia de suporte e da fluidoterapia são essenciais para reverter o quadro de hipoperfusão e evitar complicações.

Como veremos, os sinais clínicos do choque podem ser facilmente identificados e ocorrem em razão da resposta do organismo à diminuição do DC e da pressão arterial (PA) e à cascata de eventos que é desencadeada (**Figura 36.1.**).

A primeira resposta desencadeada é a estimulação do sistema nervoso simpático por ativação do barorreflexo. Esta resposta ocasiona uma descarga de catecolaminas que resulta no aumento da FC, vasoconstrição periférica e aumento da força de contração do miocárdio na tentativa de restauração da PA e do DC. Outro efeito observado é o desvio do fluxo sanguíneo do território esplâncnico para os órgãos vitais, na tentativa de se preservar ao máximo a perfusão do coração e cérebro. Como o território esplâncnico e os rins recebem cerca de 50% de todo o DC, quando ocorre o desvio de sangue, este território pode ser gravemente afetado pela hipoperfusão na dependência do tempo em que o indivíduo permanecer em choque.

Assim é que se estabelece a insuficiência renal aguda (IRA) nos quadros de hipovolemia grave ou mesmo a evolução do choque hipovolêmico para um quadro de choque séptico. O paciente que apresenta hipoperfusão importante do trato gastrointestinal ou por longos períodos apresenta perda da barreira mucosa intestinal e consequente translocação bacteriana. Essa translocação pode levar o paciente a um quadro de choque séptico. Outra resposta é a ativação do sistema renina-angiotensina, que leva à liberação de hormônio antidiurético (ADH) e diminuição ainda maior do débito urinário. À medida que são desencadeadas outras respostas o quadro do paciente vai se deteriorando. Deve ficar claro que em um momento inicial essas respostas ocorrem para salvaguardar a vida do indivíduo, mas se não são interrompidas pela instituição rápida da reanimação volêmica realizada com fluidos acelulares ou hemocomponentes levarão o paciente ao óbito.

2. CAUSAS

Várias alterações orgânicas podem levar o animal ao choque hipovolêmico, sendo a identificação da causa de fundamental importância para a instituição do tratamento correto.

- **Hemorragia:** é uma das causas mais comuns de choque hipovolêmico em cães e gatos, em geral, decorrente de traumas, cirurgias, coagulopatias e neoplasias.
- **Desidratação:** pode levar ao choque hipovolêmico em casos de perda excessiva de líquidos, como em vômitos e diarreia profusos
- **Queimaduras:** podem levar ao choque hipovolêmico devido à perda de líquidos e eletrólitos pela pele lesada.
- **Outras causas:** outras causas de choque hipovolêmico incluem pancreatite, insuficiência renal aguda, peritonite, dermatite exsudativa e diurese excessiva (ex.: diabetes).

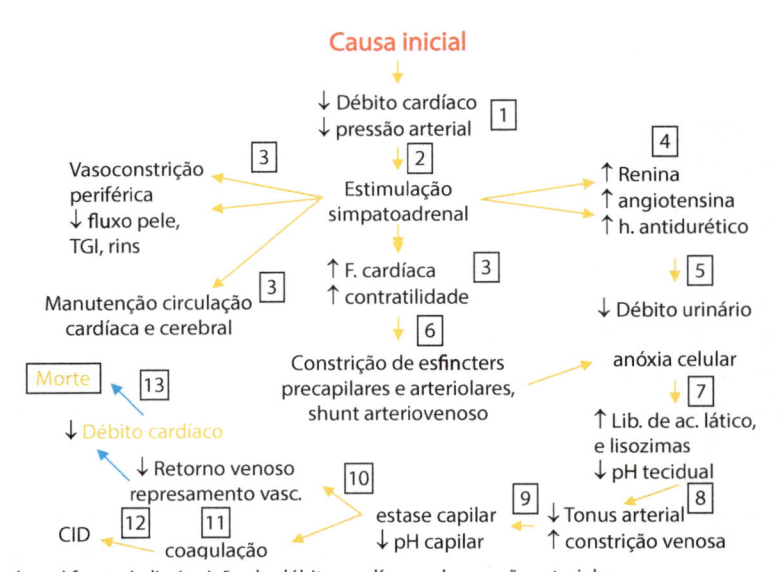

Figura 36.1. – Resposta simpatoadrenal frente à diminuição do débito cardíaco e da pressão arterial

3. DIAGNÓSTICO

O diagnóstico do choque hipovolêmico é baseado na anamnese e na avaliação clínica do paciente, que apresenta sinais como: **taquicardia**, **hipotensão**, **taquipneia**, **mucosas pálidas**, e **oligúria**. Estes sinais são fruto da resposta compensatória à perda do volume circulante e dependerão de quanto volume foi perdido. À medida que o quadro evolui e a perfusão piora, verifica-se a presença de outros sinais como extremidades frias, rebaixamento da consciência e anúria. Além disso, exames complementares, como hemograma; bioquímica sérica; gasometria arterial; lactato sérico; entre outros (a depender da causa do choque), devem ser realizados sempre que possível para auxiliar no diagnóstico e na avaliação da gravidade do quadro.

A mensuração da pressão arterial é fundamental para a avaliação da gravidade do quadro e deve ser realizada de maneira cuidadosa para que o valor obtido reflita a realidade. Uma vez que o método de Doppler para a avaliação da pressão arterial oferece pouca acurácia para cães com peso inferior a 5kg e nos quadros de hipotensão, o emprego de equipamentos que disponibilizem a oscilometria de alta definição ou mesmo a mensuração pelo método invasivo podem representar uma melhor opção.

O valor de pressão arterial média ideal para ser alcançado na terapia do choque é de 65mmHg. Embora este valor seja utilizado também na Medicina, deve-se lembrar que todos os trabalhos de choque hemorrágico/hipovolêmico que nortearam as bases da terapêutica e de toda a fisiologia ao longo dos últimos 100 anos foram realizados experimentalmente no cão e que, portanto, este valor é o mais adequado para esta espécie também. Outra razão para se mensurar a pressão arterial é que nos diferentes tipos de trauma é ela quem guiará as opções de tratamento adequadas para cada situação. Por exemplo, um animal com hemorragia ativa decorrente de trauma perfurante (ou durante o procedimento cirúrgico), a pressão arterial sistólica e a pressão arterial média não devem ser corrigidas para valores superiores a 80 e 50mmHg respectivamente para que não exacerba a perda de sangue. Já no trauma contuso a pressão arterial sistólica pode permanecer nos 90mmHg. Já quando o trauma envolver a cabeça, a pressão arterial sistólica deve ser mantida em valores acima dos 120mmHg para que seja mantida a pressão de perfusão cerebral. Esta medida somente será factível se a PA estiver sob monitoração. Estudos experimentais e clínicos mostram que quando a pressão é restituída para valores pré-hemorragia a taxa de sobrevida é significativamente mais baixa.

O tempo de preenchimento capilar e avaliação do estado de consciência são parâmetros que podem ser utilizados para avaliar a perfusão tecidual, sendo que um tempo prolongado (> 3 segundos) e a consciência rebaixada são sinais indicativos de hipoperfusão tecidual. O rebaixamento do estado de consciência é um sinal de gravidade e indica disfunção cerebral decorrente da hipoperfusão.

O *lactato sérico* é um marcador de hipoperfusão tecidual e pode ser utilizado para avaliar a gravidade do quadro, sendo que valores elevados indicam hipoperfusão grave. A mensuração do lactato é valiosa por poder ser utilizada como um indicador prognóstico em cães com choque hemorrágico e/ou hipovolêmico. Um estudo demonstrou que a sobrevida de cães hipotensos sem hiperlactatemia foi maior do que aqueles com hiperlactatemia. Por outro lado, o lactato venoso mensurado na admissão de cães em choque não distinguiu os sobreviventes daqueles que vieram a óbito. Entretanto, o *clearance* (velocidade de desaparecimento) de lactato foi significativamente maior nos animais que sobreviveram. No homem, um estudo, publicado em 2022, que avaliou os valores de lactato e déficit de base em pacientes com politrauma, demonstrou que nos sobreviventes e não sobreviventes, os valores de lactato sérico (2,46 ± 1,46 versus 4,15 ± 2,99, p <0,001) e de déficit de base (-3,17 ± 2,58 versus -6,5 ± 4,91, p <0,001) diferiram significativamente.

O *gradiente veno arterial de dióxido de carbono* (CO_2) é outro parâmetro muito útil para avaliar a perfusão tecidual sendo que uma diferença acima de 6mmHg denota hipoperfusão importante. Este gradiente tem sido considerado um valor preditivo de mortalidade ainda mais acurado que a própria saturação venosa de oxigênio e o lactato.

O índice de choque (IC) é uma ferramenta que pode ser utilizada para avaliar a gravidade e necessidade de intervenção precoce nos pacientes em choque, sendo uma medida bem simples de ser realizada. O IC é calculado dividindo-se a frequência cardíaca pela pressão arterial sistólica. No homem, alguns estudos têm demonstrado a validade do IC como um indicador prognóstico no choque. Em pacientes humanos com trauma torácico fechado, os pacientes com o maior valor do IC, foram aqueles que apresentaram injúrias mais graves, requerendo mais transfusão e maior ativação do protocolo de transfusão maciça. A mortalidade nos pacientes com IC alto foi de 8,2% enquanto a dos pacientes com IC baixo foi de 0,8%. Um estudo realizado em cães mostrou que o valor do IC foi significativamente mais alto nos animais em choque (1,37) do que nos cães saudáveis (0,78) ou naqueles atendidos no serviço de emergência, mas que não estavam em choque (0,73). Outro estudo realizado em cães submetidos experimentalmente ao choque hemorrágico (retirada de 60% da volemia) o IC aumentou de 1,08 ± 0,35 no momento pré-hemorragia para 1,90 ± 0,73 após a estabilização da pressão arterial em 40mmHg e se correlacionou positivamente com o montante de sangue retirado.

O *déficit de base* (DB) e o bicarbonato são parâmetros utilizados para avaliar o equilíbrio ácido-base e no choque particularmente importantes, pois valores baixos indicam a presença de acidose metabólica. A acidose metabólica, neste caso, se origina da passagem do metabolismo de aerobiose para anaerobiose, consequente da hipoperfusão, e aponta para a hipovolemia grave. Como veremos à frente, o valor do DB foi incorporado na avaliação da gravidade do choque.

Frente a estas informações denota-se que vários parâmetros podem nos guiar para estabelecer o diagnóstico do choque. Entretanto, a despeito das evidências que indicam a maior chance de sobrevida de um paciente com os diferentes índices apontados, no caso de pacientes em choque hemorrágico há a necessidade de um identificador que mostre qual a dimensão da perda de sangue para que as medidas adequadas sejam tomadas prontamente. Na verdade, a literatura aponta uma classificação do choque hipovolêmico/hemorrágico baseado em um escore que envolve a associação de parâmetros clínicos e o DB. Trata-se da classificação de choque hemorrágico e perda de sangue proposta pelo Colégio Americano de Cirurgiões (**Tabela 36.1.**). Publicada inicialmente em 1960 e revisada e republicada em 2019, é uma classificação que visa ajudar os profissionais de saúde a avaliar e tratar pacientes com choque hemorrágico, levando em conta a mudança gradativa dos sinais vitais frente à hemorragia. Como mencionado anteriormente, a perda de sangue ativa o sistema nervoso simpático, que desencadeia respostas fisiológicas na tentativa de preservar a vida. São justamente estas respostas que nos auxiliam a avaliar o montante de perda de sangue, a gravidade do choque e, portanto, se a terapêutica envolve a transfusão imediata de sangue ou o tratamento com fluidos acelulares.

Sendo assim, o choque hipovolêmico pode ser classificado em quatro estágios, de acordo com a gravidade do quadro: Estágio I, Estágio II, Estágio III e Estágio IV:

– **Estágio I:** Perda de sangue de até 15% do volume sanguíneo total. Neste estágio, o paciente pode apresentar uma leve taquicardia, com poucos sinais de vasoconstrição periférica e manutenção na pressão arterial sem demais alterações. Neste estágio, o tratamento inclui apenas a reposição de líquidos intravenosos para manter o fluxo sanguíneo adequados.

– **Estágio II:** Perda de sangue de 15% a 30% do volume sanguíneo total. Neste estágio, o paciente apresenta uma taquicardia mais acentuada, mais sinais de vasoconstrição, pode haver queda inicial da pressão arterial, e haverá hiperlactatemia com choque oculto. A consciência ainda se encontra normal e mucosas hipocoradas. Para a maioria dos pacientes, o tratamento inclui a reposição de líquidos intravenosos cristaloides. Em animais com comorbidades, como os oncológicos, cardiopatas instáveis e idosos, pode ser necessário a transfusão de sangue para repor os componentes sanguíneos perdidos, pois o esforço que o organismo necessita fazer para manter a oferta de oxigênio pode ser deletéria. A taquicardia e a taquipneia são respostas que aumentam o gasto energético e a necessidade de oxigênio, cujo suprimento na maioria das vezes já está comprometido. No animal em estado crítico, estas respostas podem causar mais malefício que benefício. Ademais, a manutenção da taquicardia e taquipneia a despeito da fluidoterapia pode ser indicativa de necessidade de transfusão.

– **Estágio III:** Perda de sangue de 30% a 40% do volume sanguíneo total. Neste estágio, o paciente apresenta uma taquicardia importante e uma queda acentuada na pressão arterial, além de sinais de hipoperfusão (como hiperlactatemia, palidez, rebaixamento de consciência e extremidades frias). O déficit de base começa a aumentar, bem como o lactato. O tratamento inclui a reposição de líquidos intravenosos associada à transfusão de sangue, além de medidas para controlar a hemorragia (como cirurgia ou embolização).

– **Estágio IV:** Perda de sangue acima de 40% do volume sanguíneo total. Neste estágio, o paciente apresenta uma taquicardia extrema, uma queda grave na pressão arterial, cianose, extremidades frias e sinais de falência de múltiplos órgãos. Verifica-se oligúria e rebaixamento da consciência com obnubilação. O tratamento inclui a reposição de líquidos intravenosos e transfusão de sangue, além de medidas para controlar a hemorragia e suporte intensivo em uma unidade de terapia intensiva.

Observando-se desta maneira a evolução dos parâmetros do paciente, estabelecemos a necessidade da transfusão imediata de sangue ou de tratamento com os fluidos acelulares. Esta

Tabela 36.1. – Classificação do choque hemorrágico de acordo com parâmetros e perda aproximada

Parâmetro	Classe I	Classe II	Classe III	Classe IV
Perda aproximada	< 15%	15 a 30%	31 a 40%	> 40%
Frequência Cardíaca	Taquicardia	Taquicardia	Taquicardia	Taquicardia
Vasoconstrição Periférica	< 3 Sinais	> 3 Sinais	> 3 Sinais	> 3 Sinais
Lactatemia	Normal	Aumentado	Aumentado	Aumentado
Pressão Arterial	Normal	Normal	Diminuída	Diminuída
Nível de consciência	Alerta	Alerta/Verbal	Verbal/Dor	Dor/ Não responde
Déficit de Base	-2 a + 2 mEq/L	-2 a -6 mEq/L	-6 a - 10 mEq/L	-10 mEq/L
Necessidade de Transfusão	Monitorar	Possível	Sim	Transfusão Maciça

Adaptado de Rossaint, R., 2023

classificação ajuda em demasia a identificação do choque hemorrágico, principalmente nos pacientes vítimas de trauma bem como nos de pós-operatório que porventura ainda manifestem sangramento ou que foram tratados de maneira inadequada. Porém, em algumas situações, o acompanhamento destes parâmetros é insuficiente para ditar a terapêutica no choque. É o que ocorre, por exemplo, durante o ato anestésico. No paciente anestesiado a sensibilidade dos barorreceptores encontra-se diminuída pelos anestésicos, ou seja, a resposta de taquicardia frente a hipotensão pode não ocorrer. Caso o anestesista ou o intensivista não esteja atento com a perda de sangue, ou com os demais sinais, não fará o diagnóstico rapidamente. Uma forma acurada e que deveria ser obrigatória nos centros cirúrgicos para se avaliar a perda de sangue é a pesagem das gazes e compressas durante todo e qualquer procedimento cirúrgico. Empregando-se uma balança confiável, o anestesista deve apenas conhecer o peso inicial da gaze ou da compressa e subtrair este valor quando se realizar a pesagem destas embebidas com sangue. Levando-se em conta que a taxa de reposição de 1mL de sangue é de cerca de 3 ml de solução de cristaloide, ou seja, 1:3 sabendo-se que o indivíduo perdeu 100 ml de sangue, a reposição inicial deverá ser realizada com 300mL de solução cristaloide. A diferença de mL de sangue para gramas é pequena, mas para um cálculo acurado podemos fazer a conversão sabendo que 1mL de sangue equivale a 1,04 gramas. Não existe nenhuma outra forma de se avaliar com segurança a quantidade de sangue perdido durante a cirurgia.

O gatilho transfusional, ou seja, o valor de hemoglobina que norteia a transfusão de sangue já foi alvo de muitos estudos, mas a despeito das controvérsias estima-se que o paciente com valor de hemoglobina entre 7 e 9g/dL a princípio não requer a transfusão desde que esteja com parâmetros vitais e de perfusão normais, excetuando-se os idosos e com comorbidades.

A tomografia computadorizada também tem sido utilizada para auxiliar no diagnóstico do choque hipovolêmico e consiste na avaliação de achados em vísceras ou vasos. Os critérios envolvem a análise do intestino, fígado, baço, veia cava e aorta e podem ser utilizados para incrementar o diagnóstico de choque hipovolêmico. Os achados viscerais incluem a presença de intestino dilatado e cheio de líquido com parede intestinal espessada e realce da mucosa (intestino em choque), realce heterogêneo do parênquima hepático (fígado em choque), realce reduzido do baço (baço em choque), aumento da parede da vesícula biliar e hiper reforço adrenal. Achados vasculares incluem veia cava inferior colapsada ou achatada e diâmetro aórtico reduzido. Um estudo em humanos demonstrou que em um grupo de 100 pacientes diagnosticados com diferentes quadros de choque (distributivo, cardiogênico, hipovolêmico, obstrutivo e multifatorial) e que não apresentaram sinal de choque hipovolêmico de acordo com tomografia computadorizada (TC) ou seja, o intestino, fígado, baço ou a cava sem alterações, a mortalidade foi de 43,2%, ao passo que aqueles que tiveram dois sinais de choque hipovolêmico na TC a mortalidade foi de 73,5%.

4. TRATAMENTO DO CHOQUE HIPOVOLÊMICO

4.1. – Fluidoterapia: Objetivos e princípios da fluidoterapia

A fluidoterapia tem como objetivo restaurar o volume sanguíneo circulante e melhorar a perfusão tecidual. Os princípios da fluidoterapia incluem a escolha adequada do tipo de solução, a determinação da dose e velocidade de infusão, o monitoramento da resposta ao tratamento e a prevenção de complicações.

O restabelecimento do volume plasmático é considerado uma das intervenções terapêuticas mais importantes em pacientes cirúrgicos ou clínicos com graves afecções, devendo ser realizado em conjunto com a hemostasia em casos de choque hemorrágico. A reanimação precoce com o uso dos diferentes tipos de soluções intravenosas deve ser realizada baseada em metas, em que se objetiva a estabilização dos parâmetros fisiológicos vitais, podendo ser guiada pela normalização da FC, pressão arterial, débito urinário, lactato e pela saturação venosa de oxigênio. Excetuando-se as situações nas quais a quantidade de sangue perdida pode ser estimada com a devida acurácia (pesagem das gazes e compressas) ou pelo quadro clínico (conforme a Classificação da Sociedade Americana de Cirurgiões) nos quadros de choque hemorrágico, o desafio volêmico (ou prova de carga) permanece como a primeira linha de tratamento e auxílio diagnóstico nos pacientes em choque hipovolêmico ou naqueles hipotensos. São incontáveis os estudos publicados na literatura que evidenciaram a utilidade de tal manobra, não havendo razão científica para não o empregar. Assim sendo, diante de um quadro de choque deve-se instituir primeiramente e rapidamente o "desafio hídrico", a fim de se restituir a pressão arterial a valores fisiológicos, normalizando a perfusão esplâncnica e renal e da microcirculação como um todo.

Várias taxas de reposição volêmica inicial já foram propostas na literatura e giram em torno de 10 a 25mL/kg, administrados de 3 a 20 minutos. A taxa de 15mL/kg em 15 minutos em animais fluidos responsivos promove a resposta de aumento de 15 a 20% do DC, resultado considerado positivo no desafio volêmico. Deve-se entender que essa terapêutica deve ser controlada, pois se a fluidoterapia, sobretudo aquela realizada com as soluções de cristaloides, for feita lentamente, dificilmente se obterá aumento adequado do volume plasmático e o incremento da pressão arterial necessários para tirar o animal do quadro de choque e má perfusão periférica. Por outro lado, volumes ofertados em maior velocidade podem aumentar o risco de lesão endotelial e perda intersticial.

Outro aspecto importante a ser considerado é o nível de pressão arterial a ser alcançado no tratamento do choque. Valores de pressão arterial média ao redor de 65mmHg, já são adequados. Como já apontado, na vigência de hemorragia não controlada a manutenção de valores de pressão arterial média abaixo desses índices (hipotensão permissiva) é indicado, pois resultam em diminuição do sangramento. Sabe-se que quando a pressão arterial sistólica atinge valores acima de 80mmHg pode ocorrer deslocamento do coágulo, por tanto, a meta inicial na terapêutica do choque hemorrágico não é a total normalização da pressão arterial e sim a obtenção de níveis adequados de pressão para garantir o fluxo sanguíneo na microcirculação.

Além da reposição de volume, o desafio hídrico pode ser utilizado para avaliar a resposta do paciente ao tratamento e para identificar a necessidade de terapias adicionais. No homem, a manobra de se levantar as pernas de maneira passiva é reconhecidamente uma das melhores alternativas para se avaliar a fluida responsividade de forma rápida e precisa. Se após esta manobra verificar-se o aumento de 15% do DC, o paciente é considerado fluido-responsivo e se faz a terapia com volume. Nas situações nas quais esta manobra não é factível, o desafio volêmico é a outra opção empregada. Em porcos, esta manobra mostrou-se efetiva, mas em outras espécies animais há uma total carência de estudos, deixando o desafio hídrico, a alternativa viável.

Outros índices de fluido-responsividade têm sido descritos na literatura, sendo que sua utilização pode auxiliar na identificação dos pacientes que irão se beneficiar ou não da fluidoterapia. A vantagem do emprego destas ferramentas é que se evita fazer a fluidoterapia se o paciente não é fluido-responsivo, e se parte para outra terapia mais prontamente. Estes índices podem ser obtidos de diferentes maneiras. O índice de variação da pressão arterial sistólica (VPS) e o índice de variação da pressão de pulso (VPP) são obtidos por meio da curva de pressão arterial e se mostraram boas ferramentas para auxiliar a tomada de decisão no cão em diferentes situações clínicas, inclusive no choque hemorrágico. Já o índice de variação do volume sistólico (VVS), o índice da variação da velocidade máxima do fluxo aórtico, ou da variação do VTI do fluxo aórtico, são exemplos de índices de fluido-responsividade obtidos por meio da ecocardiografia. O estudo de Fantoni *et al.* (2017) avaliou a eficácia do uso do VPP como índice de fluido-responsividade em cães com hipotensão durante a anestesia. Os autores concluíram que o VPP pode ser utilizado como uma ferramenta útil na avaliação da resposta à fluidoterapia em cães. O principal problema dos índices de fluido-responsividade citados é que os mesmos se tornam pouco confiáveis se o paciente se encontra em ventilação espontânea. A colapsibilidade da veia cava abdominal seria uma opção para a avaliação da fluido-responsividade na ventilação espontânea, embora haja divergência entre os autores acerca de seu valor preditivo.

4.2. – Composição dos Principais Fluidos

Ainda não há um consenso sobre qual é a solução mais adequada para se realizar a reposição, havendo diversas opções disponíveis que vão desde as soluções cristaloides, com menor poder de expansão, coloides até o uso de sangue e seus derivados (**Figura 36.2.**).

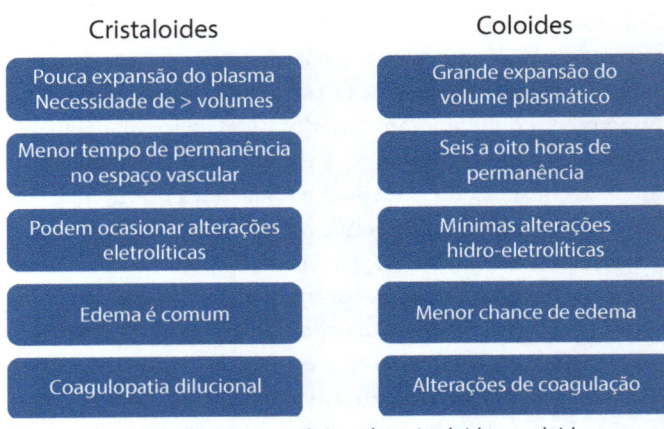

Figura 36.2. – Principais características dos cristaloides e coloides

4.3. – Cristaloides

As soluções mais utilizadas na rotina do médico-veterinário são os cristaloides (moléculas de peso menor que 30 kDa), devendo-se adequar a escolha da solução de acordo com o quadro e necessidade do paciente. Dentre as vantagens no uso de cristaloides podemos citar a observação de melhora da função de alguns órgãos no pós-operatório, menores custos e menores riscos de anafilaxia. Porém, estudos no homem demonstraram associações significativas entre grandes volumes de cristaloides e resultados adversos, como aumento da incidência de coagulopatia dilucional, síndrome do desconforto respiratório agudo, falência de múltiplos órgãos, síndromes de extremidade e compartimento abdominal e mortalidade em pacientes com trauma grave. Embora os clínicos agora reconheçam as complicações significativas associadas à infusão de grandes volumes de cristaloides em pacientes com trauma grave, a segurança de volumes relativamente pequenos de cristaloides também foi questionada. Um estudo retrospectivo de mais de 3.000 pacientes com trauma constatou que a infusão de ≥1,5 litros de cristaloides no departamento de emergência foi independentemente associada ao aumento da mortalidade, embora os autores não tenham relatado ou incluído em suas análises o uso de hemoderivados. Um estudo retrospectivo de mais de 1.200 pacientes com trauma contuso dicotomizou os pacientes em grupos alto (>500mL) e baixo (≤500mL) com base na infusão de cristaloides pré-hospitalares e pacientes estratificados pela presença de hipotensão pré-hospitalar. Após ajuste de propensão incluindo unidades de hemácias transfundidas, os investigadores relataram que não houve diferença na mortalidade em pacientes com hipotensão pré-hospitalar, mas >500mL de cristaloide pré-hospitalar foi associado a aumento da mortalidade e aumento da coagulopatia em pacientes sem hipotensão pré-hospitalar. Embora esteja claro que a infusão liberal de cristaloides em pacientes com trauma é prejudicial, é interessante que qualquer volume de cristaloide possa causar danos – ou, pelo menos, não oferecer nenhum benefício.

Os cristaloides podem ser classificados de acordo com sua tonicidade em relação ao plasma, em soluções hipotônicas (solução com glicose), isotônicas (solução de NaCl a 0,9%, Ringer Lactato de sódio) e hipertônicas (solução de NaCl a 7,5%). Considerando a redistribuição dos cristaloides, torna-se necessária a infusão de um volume de três a quatro vezes maior que o déficit intravascular para correção da hipovolemia (**Tabela 36.2.**).

A reposição de perdas sanguíneas com o uso de cristaloides é altamente recomendada, pois há evidências de que estas resultem em menor interferência na geração de trombina, formação de coágulos e ativação plaquetária quando comparados à soluções hiperoncóticas. Contudo, a infusão de ringer lactato para reanimação volêmica pode resultar em ativação neutrofílica, portanto, inflamação. Por outro lado, de todos os cristaloides disponíveis no mercado nacional e de preço mais acessível o Ringer lactato é o mais adequado para a reposição volêmica no choque hipovolêmico. A infusão de solução 0,9% salina é contraindicada, pois essa solução, por apresentar concentração de íons cloreto muito acima do plasma, resulta em acidose hiperclorêmica, a qual pode ser grave na dependência do volume infundido; além de diminuir a velocidade do fluxo sanguíneo renal e a perfusão do tecido cortical renal, aumentando a incidência de lesão renal e reduzindo a taxa de sobrevivência.

A redistribuição da solução cristaloide do compartimento vascular para o extracelular começa imediatamente após o início da sua infusão e após uma hora de infusão de um litro de solução de Ringer lactato obtém-se menos de 200mL de expansão plasmática. Além disso, após uma hora de infusão de solução de glicose a 5%, apenas 8% do volume infundido permanece no espaço intravascular, não devendo ser então utilizada na reanimação volêmica. A pressão coloidosmótica (que mantém o balanço entre o volume intravascular e o intersticial) das soluções cristaloides é definida como sendo zero e sua administração é acompanhada pela diminuição da pressão oncótica plasmática, havendo maior risco de edema pulmonar e periférico.

Soluções cristaloides isotônicas, como Ringer com lactato, devem ser evitadas em pacientes com TCE, a fim de minimizar uma mudança de fluido no tecido cerebral danificado. A análise secundária do estudo "Prospectivo, Observacional, Multicêntrico, Transfusão de Trauma Grave (PROMMTT) revelou que as soluções de Ringer com lactato foram associadas com maior mortalidade em comparação com a solução salina normal. Um estudo recente sugeriu que soluções com o potencial para restaurar o pH também podem ser vantajosas. A solução de Ringer acetato melhorou a disóxia esplâncnica mais rapidamente, evidenciado por tonometria gástrica, do que o Ringer lactato. Se existem benefícios associados ao uso de certas soluções isotônicas cristaloides balanceadas em relação à redução da morbidade ou mortalidade, esta ainda não é clara e continua a ser avaliada.

4.4. – Solução Hipertônica

O uso de solução hipertônica para reanimação em hipovolemia grave e choque baseia-se na mobilização instantânea de fluidos endógenos do compartimento intracelular para o intravascular, de acordo com o gradiente osmótico. O fluido hipertônico promove reanimação com volume menor que os cristaloides isotônicos. A infusão de 200mL de solução de NaCl a 7,5% expande o espaço intravascular em 1.600mL. Entretanto, a expansão é de curta duração, tornando a consideração de seu uso em associação com coloides bastante interessante, com a finalidade de garantir a expansão plasmática por um maior período de tempo. A solução hipertônica de cloreto de sódio a 7,5% diminui o conteúdo cerebral de água promovendo redução da pressão intracraniana, efeito benéfico nos pacientes com histórico de trauma craniano. Os efeitos sobre a pressão intracraniana representam uma combinação de desidratação intersticial e celular. Atualmente, há grande interesse em sua atividade sobre a resposta imune, o que pode atenuar a resposta inflamatória exacerbada observada após traumas. Essa ação imunomoduladora é uma característica importante a ser observada na escolha do fluido de reposição, já que alterações na resposta imune podem levar a síndrome do desconforto respiratório agudo e disfunção de múltiplos órgãos. A dose da solução hipertônica é de 4mL/kg, devendo sua administração ser realizada em 5 minutos. Seu emprego é contraindicado quando a hemorragia não está controlada e nos casos de desidratação.

Porém, uma análise retrospectiva recente em 34 pacientes com trauma demonstrou que soluções hipertônicas interferem na coagulação. Duas metanálises, uma incluindo nove ensaios com 3490 pacientes que sofreram trauma e uma incluindo 12 ensaios, com 2.932 pacientes com choque hemorrágico, confirmaram que não há nenhum efeito benéfico da solução salina

Tabela 36.2. – Composição dos principais fluidos cristaloides

Fluido	mEq/L					Tampões	pH	mOsm/L
	Na	Cl	K	Ca	Mg			
Plasma	140	103	5	5	2	HCO_3^- (25)	7,4	290
NaCl 0,9%	154	154	-	-	-	-	5,7	308
Ringer Lactato	130	109	4	3	-	Lactato (28)	8,4	273
Plasmalyte	140	98	5	3	3	Acetato (27) Gluconato (23)	7,4	295

hipertônica com ou sem dextran em pacientes com trauma em geral. As soluções salinas hipertônicas não demonstram nenhuma vantagem em comparação a outros cristaloides. A evidência sugere que as soluções salinas hipertônicas são seguras, mas não melhoram a sobrevida nem o resultado neurológico depois do TCE.

4.5. – Coloides

A reanimação com coloides requer um menor volume e tempo para ser administrada, além de estar relacionada à melhora do transporte de oxigênio, melhora da contratilidade miocárdica e débito cardíaco. Quando comparados aos cristaloides, os coloides demandam uso de menor volume de infusão para reposição volêmica em um menor intervalo de tempo, levando a uma ação mais rápida e efetiva no paciente em choque, pois promovem restabelecimento da pressão oncótica do sangue por maior tempo, pela sua meia-vida maior, restaurando a volemia. Há ainda outros benefícios no uso de coloides, como melhor perfusão tecidual, oferta de oxigênio, redução nas lesões pulmonares e intestinais. Contudo, há diversos estudos experimentais que alertam sobre os riscos potenciais no uso de coloides, como falência renal, coagulopatias, prurido, reações anafilactoides e disfunção hepática; além disso, seu custo é considerado alto em relação aos cristaloides. Não só o peso molecular define o volume de expansão dos coloides, mas também outras características como sua distribuição, pressão oncótica, taxa de degradação, limiar de eliminação renal, forma molecular e carga elétrica, além de sua interação com o glicocálix, importante estrutura do endotélio. Os coloides podem ser divididos de acordo com sua origem em naturais (como a albumina) ou sintéticos (dextranas, gelatinas, amidos) (**Tabela 36.3.**).

Devido a sua capacidade em aumentar a pressão coloidosmótica, levam a um menor edema intersticial, já que eles não podem ultrapassar em sua totalidade a barreira endotelial, fazendo com que o coloide permaneça por mais tempo no espaço intravascular. Apresentam, ainda, capacidade de expansão equivalente à do plasma, ou seja, em teoria, um litro de sangue, ou plasma, perdido pode ser substituído por um litro de solução de coloides, enquanto seriam necessários de três a cinco litros de cristaloides para a mesma função. Dentre os diversos coloides existentes, a albumina e os amidos são os de maior interesse clínico. As gelatinas, embora ainda comercializadas, não são comumente utilizadas e apresentam maior incidência de reações anafilactoides e de resposta inflamatória exacerbada.

As gelatinas são produzidas a partir de colágeno bovino. Suas moléculas possuem baixo peso molecular (30-35kDa), resultando em baixo efeito e duração de expansão volêmica baixa (entre uma e duas horas, como relatado em humanos). A gelatina não possui limite de volume de infusão e é principalmente excretada pelos rins. A taxa de reações anafilactoides é a maior quando comparada a outros coloides.

A albumina é uma proteína com peso molecular que pode variar entre 66-69kDa. A meia-vida média da albumina exógena varia em torno de oito horas e ela é capaz de aumentar o volume intravascular em até cinco vezes o volume infundido. Após duas horas da sua administração, somente 10% das moléculas deixaram a circulação. As suas vantagens, quando comparadas a outros coloides, são, entre outras, o menor risco de interferir na coagulação sanguínea, ausência de deposição nos tecidos e incidência menor de reações anafiláticas, porém os custos podem limitar sua utilização. Em um estudo em ratos com choque hemorrágico, o poder de expansão da albumina foi superior ao da gelatina e do amido hidroxietílico quando administrados em volumes iguais. Esse resultado pode ser explicado pelo fato de a albumina não ser filtrada pelos rins nem degradada, podendo retornar ao espaço intravascular pela circulação linfática quando extravasada. Seu poder de expansão foi ainda melhor do que aquele obtido com infusão de gelatina. Esse volume manteve-se por três horas na circulação, tornando-se uma boa opção na reposição volêmica.

Tabela 36.3. – Principais coloides utilizados na reposição volêmica

	Albumina (4%)	Plasmion Geloplasma®	Gelofusine®	Voluven® (HES 6% 130/0,40)	Volulyte® (HES 6% 130/0,40)
Sódio	140	150	154	154	137
Potássio	0	5	0	0	4
Cloro	128	100	125	154	110
Cálcio	0	0	0	0	0
Magnésio	0	1,5	0	0	1,5
Bicarbonato	0	0	0	0	0
Lactato	0	30	0	0	0
Malato	0	0	0	0	0
Octanoato	6,4	0	0	0	0
Acetato	0	0	0	0	34

Os amidos são derivados da amilopectina, um polímero da glicose obtido do milho ou da batata. Os amidos (ou HES, do inglês *hydroxethyl starches*), além de diferir em sua origem, podem ter diferentes efeitos de expansão, na resposta inflamatória e na coagulação. As soluções atualmente disponíveis são caracterizadas por sua concentração, substituição e peso molecular. Quanto maior o peso molecular e maior seu poder de expansão, maior o tempo para sua eliminação. As soluções mais novas têm características muito diferentes das anteriores, pois o peso molecular alto levava a alterações na coagulação e falência renal hiperoncótica. Assim, a segunda geração de HES possuía menores efeitos adversos e a terceira e mais recente geração possui propriedades físico-químicas ainda mais favoráveis ao seu uso na reposição volêmica. O uso de amidos para reposição volêmica tem aumentado devido ao grande número de estudos realizados nos últimos anos. Com eles, pode-se observar a rápida expansão dos amidos, especialmente o HES 130/0,4, com bons efeitos hemodinâmicos sem alterar a função renal e a coagulação, além de não resultar em reações alérgicas. Além disso, outros efeitos benéficos têm sido relatados, como melhora na resposta inflamatória, que usualmente torna-se exacerbada no choque. Com as causas externas de perda de líquidos, um dos prováveis fatores que contribuem ou agravam a hipovolemia no paciente grave é a ativação da resposta inflamatória sistêmica, que promove aumento da permeabilidade capilar e consequente hipovolemia por deslocamento dos fluidos do compartimento intravascular para o interstício. Entre as alterações fisiológicas causadas pela ativação da resposta inflamatória, pode-se citar: lesões de isquemia-reperfusão; liberação de citocinas pró inflamatórias (TNF alfa, interleucinas 1 e 6); ativação do sistema complemento e ativação de adesão de neutrófilos, levando a liberação de enzimas proteolíticas e radicais livres.

Os coloides são frequentemente administrados em situações em que há necessidade de reposição rápida de volume devido a choque grave. No entanto, ainda não está claro se os coloides realmente têm um efeito benéfico na morbidade ou mortalidade. O mais recente estudo de metanálise, o pareamento de coloides ou cristaloides falhou em demonstrar que qualquer coloide reduz a morbidade ou mortalidade em comparação com reanimação com cristaloides em pacientes críticos ou pacientes de cirurgias eletivas. Os autores concluíram que não há evidências de que a reposição volêmica com coloides tenha qualquer efeito benéfico na sobrevivência. No entanto, nem o momento da reanimação com fluidos, nem a duração e dosagens de fluidos de reposição foram analisados ou discutidas abertamente. Sendo assim, no momento, faltam dados para demonstrar o benefício dos coloides na sobrevivência em comparação com outros tipos de soluções.

4.6. – Hemoderivados

4.6.1. – Sangue Total

O sangue total fresco (STF) pode ser armazenado em temperatura ambiente por até 8 horas e em temperatura ≤ 6°C por 24 – 48 horas, dependendo das diretrizes institucionais. Vários fatores tornam o STF uma opção atraente para a reanimação do choque hemorrágico. O efeito de diluição secundário aos anticoagulantes e aditivos em cada hemocomponente reduz o hematócrito, a atividade do fator e a contagem de plaquetas se a terapia for baseada na proporção de 1:1:1 (1 unidade de papa de hemácias, 1 unidade de plasma e 1 unidade de plaquetas) em comparação com uma unidade de STF. Um estudo in vitro comparou os parâmetros de STF e terapia de componente de proporção 1:1:1 e relatou achados semelhantes aos cálculos teóricos. Outra vantagem do uso do STF é o impedimento da perda de qualidade dos componentes de produtos sanguíneos devido ao tempo de armazenamento, pois o uso de hemoderivados com maior duração de armazenamento está associado ao aumento da mortalidade e morbidade. O uso do STF também pode reduzir o número de doadores aos quais o receptor está exposto e assim reduzir o risco de patógenos transmitidos pelo sangue. Finalmente, a transfusão de uma unidade de STF é logisticamente mais simples do que a transfusão de múltiplos componentes e pode reduzir os danos causados por erros administrativos.

A disponibilidade limitada de refrigeração e a potencial escassez de componentes de produtos sanguíneos significam que o STF sempre terá um espaço no ambiente austero. A experiência militar com a transfusão de STF é extensa, datando desde a Primeira Guerra Mundial, e inclui a transfusão de mais de 9.000 unidades de sangue total durante os recentes conflitos militares no Afeganistão e no Iraque. Duas análises retrospectivas de vítimas de combate (tratadas em um hospital de apoio ao combate e por equipes cirúrgicas avançadas relataram uma melhora na sobrevida em pacientes que receberam STF em comparação com a terapia de componentes (apenas papa de hemácias e plasma fresco congelado – sem plaquetas devido à escassez). Questões persistentes sobre o uso do STF incluem armazenamento no ambiente versus geladeira, prazo de validade e a capacidade de rastrear rapidamente para agentes infecciosos e compatibilidade.

4.6.2. – Plasma

O plasma é indicado para a correção de coagulopatia induzida pelo trauma, coagulopatia dilucional, coagulopatia induzida por cumarínicos e na coagulação intravascular disseminada. A dose de 10 a 15mL/kg incrementa de 20 a 30% os níveis dos fatores de coagulação do paciente.

O controle definitivo precoce da hemorragia e o protocolo de transfusão maciça (PTM) associado ao controle de danos (*damage control resuscitation* = DCR) são o tratamento de escolha para o paciente traumatizado em choque hemorrágico grave. A composição real de um PTM mudou drasticamente nos últimos 20 anos. Antes do advento da DCR, um paciente traumatizado submetido a PTM teria recebido reanimação passo a passo com cristaloides, coloides artificiais e papa de hemácias. O plasma e plaquetas não seriam administrados até que 1–2 volumes de sangue já tivessem sido substituídos. Tudo isso mudou após a mudança para DCR, que começou a sério com o estudo histórico de Borgman *et al.* em 2007, um estudo retrospectivo de 246 transfusões massivas de pacientes com trauma militar tratados em um hospital de apoio de combate dos EUA no Iraque. Os autores separaram os pacientes em 3 grupos por proporção de plasma para papa de hemácias: baixo (relação mediana de 1:8), médio (relação mediana de 1:2,5) e alto (relação mediana de 1:1,4). A mortalidade por todas as causas para os 3 grupos foi de 65%, 34% e 19%, respectivamente, enquanto a mortalidade por hemorragia foi de 93%, 78% e 37%, respectivamente. Cada aumento de 1 unidade na proporção de plasma para papa de hemácias foi associado a uma razão de chances de 8,6 na probabilidade de melhora de sobrevivência. No mesmo ano, Johansson *et al.* demonstraram que a transfusão precoce de altas proporções de plasma e plaquetas em pacientes submetidos ao reparo de aneurisma da aorta abdominal rompido melhorou significativamente a sobrevida em 30 dias (66% versus 44%) em comparação com controles.

O primeiro estudo de controle randomizado que investigou a proporção ideal de produtos sanguíneos foi o estudo *Pragmatic, Randomized Optimal Platelet and Plasma Ratios* (PROPPR), um estudo multicêntrico que randomizou 680 pacientes gravemente feridos e traumatizados com sangramento para ressuscitação com uma proporção de 1:1:1 ou 1:1:2 proporção de plasma, plaquetas e papa de hemácias. Os investigadores não encontraram diferenças na mortalidade de 24 horas ou 30 dias, mas os pacientes no grupo de maior proporção de plasma e plaquetas (1:1:1) tiveram desempenho significativamente aumentado de hemostasia (86% X 78%) e diminuição da mortalidade por sangramento (9% versus 15%) em comparação com o grupo de baixa proporção (1:1:2). Outros estudos demonstraram melhores resultados para os pacientes após a implementação dos princípios do DCR. Shrestha *et al.* mostraram maior probabilidade de manejo não cirúrgico bem-sucedido e sobrevivência em pacientes civis com lesões hepáticas de alto grau após trauma contuso. No ambiente militar, soldados feridos em combate também estão sobrevivendo com ferimentos mais graves após a implementação do DCR. Com base nesses estudos, as Diretrizes de Transfusão Massiva em Trauma recomendam DCR em pacientes que atendem aos gatilhos de PTM.

O mecanismo subjacente por trás desses benefícios, no entanto, não é claro. A restauração do volume intravascular e a correção da coagulopatia são aspectos claramente importantes. Em modelos animais de choque hemorrágico, a reposição baseada em plasma mitigou a hiperfibrinólise e a disfunção plaquetária em comparação com a reanimação com cristaloide. No entanto, as proteínas envolvidas com a coagulação representam apenas uma pequena fração do proteoma do plasma humano. Além da restauração do volume intravascular e dos fatores de coagulação, outro benefício é o provável reparo da lesão endotelial. Sabe-se que traumas graves, bem como várias outras condições inflamatórias, incluindo diabetes, sepse e isquemia-reperfusão, resultam em lesão do endotélio com perda da integridade microvascular, resultando em extravasamento de líquido intravascular para o espaço intersticial. A reanimação liberal com cristaloides e coloides artificiais aumenta a pressão hidrostática sem reparar a lesão endotelial, resultando em edema e nas complicações relacionadas ao edema que eram comuns antes do DCR ser instituído. Em contraste, modelos de choque hemorrágico *in vitro* e em animais demonstram que o plasma restaura a integridade microvascular, em parte pelo reparo da camada de glicocálix. Em um grande modelo animal de choque hemorrágico concomitante a TCE, a reanimação com PFC resultou em menos lesão cerebral secundária em comparação com a reposição com cristaloide ou coloide artificial, provavelmente secundária à restauração do endotélio cerebral. Em pacientes com trauma, há fortes correlações entre o aumento dos níveis circulantes de componentes do glicocálix (um marcador para lesão EGL) e a gravidade do trauma, coagulopatia e mortalidade, embora ainda não esteja claro se essas relações são causais ou meramente associativas.

Há muito se sabe que o tempo está contra o paciente com trauma hemorrágico e que o início mais rápido de intervenções que salvam vidas melhora os resultados. Diante disso, os principais obstáculos logísticos devem ser superados para acelerar a administração do plasma. Os bancos de sangue armazenam plasma fresco congelado (PFC), que tem uma vida útil de até um ano a -18°C, mas requer 20 a 30 minutos de tempo de descongelamento antes do uso, limitando a disponibilidade imediata. As opções para tornar o plasma prontamente disponível para uso de emergência incluem estocagem de plasma descongelado e plasma líquido. Após o descongelamento do PFC, os fatores de coagulação mais lábeis (V e VIII) mantêm 65% de sua atividade no final de sua vida útil de 5 dias. O plasma líquido, por outro lado, nunca congelado, inclui conservante para manter a estabilidade da maioria dos fatores de coagulação por até 26 dias. No final de sua vida útil, a maioria dos fatores de coagulação mantém 88% de atividade e estudos *in vitro* demonstram que o plasma líquido nunca congelado tem um perfil de coagulação melhor do que o plasma descongelado.

4.6.3. – Plaquetas

A inclusão de plaquetas com uma abordagem PTM balanceada é intuitiva para simular com mais precisão o sangue total que foi perdido. Estudos retrospectivos relatam aumento da sobrevida em pacientes com transfusão massiva que receberam altas proporções de plaquetas para papa de hemácias. O estudo PROMMTT forneceu dados observacionais prospectivos demonstrando que cada aumento de unidade na proporção de plaquetas para papa de hemácias diminui a taxa de risco de mortalidade nas primeiras 6 horas. Como foi o caso do plasma, essa relação é paralela à risco de morte por hemorragia e tornou-se mais fraco com o tempo, de modo que a proporção de plaquetas para papa de hemácias após 24 horas não estava mais significativamente associada à mortalidade. No estudo randomizado do PROPPR, os pacientes no grupo com alta proporção de plasma e plaquetas tiveram menor mortalidade por hemorragia, embora os efeitos independentes do plasma e das plaquetas não possam ser separados neste estudo. As diretrizes mais recentes do Comitê de Trauma do Colégio Americano de Cirurgiões recomendam a transfusão de uma unidade de plaquetas para cada 6 unidades de papa de hemácias.

4.6.4. – Crioprecipitado e Concentrado de Fibrinogênio

O crioprecipitado, coletado como precipitado de plasma após um ciclo de congelamento-descongelamento, é enriquecido em fatores VIII e XIII, fator de von-Willebrand, fibronectina e fibrinogênio. Esses fatores são teoricamente substituídos em níveis fisiológicos pelo plasma durante o curso da PTM, e a discussão sobre o uso do crioprecipitado concentra-se na necessidade de bolus adicionais desses componentes, principalmente o fibrinogênio. Embora dados anteriores sugerissem um limiar crítico de fibrinogênio de 100 mg/dL (1,0g/L), estudos mais recentes encontraram sangramento significativo nesse nível, indicando a necessidade de um corte mais alto. Atualmente, o Comitê de Trauma do Colégio Americano de Cirurgiões recomenda a transfusão de crioprecipitado para manter o fibrinogênio ≥180mg/dL, enquanto as diretrizes europeias descrevem um corte mínimo de 150–200mg/dL. Uma análise de amostras de sangue de 52 pacientes com transfusão massiva descobriu que o fibrinogênio era comumente o primeiro fator a atingir níveis criticamente baixos, e uma revisão de 1.332 vítimas de combate transfundidas massivamente constatou que o uso de crioprecipitado nas primeiras 24 horas foi independentemente associado à melhora da sobrevida. Esses dados sugerem um benefício potencial com a entrega precoce de fibrinogênio, seja por concentrado de fibrinogênio ou crioprecipitado.

5. LESÃO PULMONAR AGUDA RELACIONADA À TRANSFUSÃO

A complicação mais notável resultante da transfusão de produtos sanguíneos é a lesão pulmonar aguda relacionada à transfusão, conhecida como TRALI (*transfusion reaction acute lung injury*), caracterizada por edema pulmonar mediado por inflamação resultando em hipóxia horas após a transfusão. Embora qualquer produto sanguíneo possa precipitar TRALI, o risco foi historicamente mais alto com plasma. Reconhecendo que uma fonte significativa de casos de TRALI foi precipitada por plasma doado por mulheres multíparas que provavelmente desenvolveram aloanticorpos após ficarem sensibilizadas durante a gravidez, iniciativas foram introduzidas em 2006 para reduzir a incidência de TRALI. Isso inclui programas de triagem e preferencialmente usando plasma de doadores masculinos para transfusão. Após a implementação dessas iniciativas, a Cruz Vermelha Americana relatou que a incidência de TRALI diminuiu de 18,6 casos por milhão de unidades de plasma transfundidas para 4,2 casos por milhão, não diferindo do risco de TRALI associado à PRBC.

Há poucas informações sobre a incidência de TRALI em pacientes veterinários. Um estudo prospectivo investigando a incidência de TRALI em cães relatou uma ocorrência de 3,7% (2/54) em indivíduos inscritos. Ambos os cães apresentaram alterações radiográficas após transfusão de PFC que poderia ser consistente com TRALI, embora nenhum cão teve dificuldade respiratória aguda e ecocardiogramas não foram realizados. Um dos 2 cães morreu, embora a incidência de TRALI neste estudo

fosse muito baixa para determinar uma verdadeira taxa de mortalidade. Outro relato de caso descreve um cão com mordidas que desenvolveu desconforto respiratório agudo após uma transfusão de sangue total. As alterações apreciadas nas radiografias torácicas eram sugestivas de TRALI, mas não havia menção de ecocardiograma e os sinais clínicos de desconforto respiratório começaram 8 horas após o término da transfusão. O cão acabou sendo submetido a ventilação mecânica, mas morreu após parada cardiorrespiratória.

Não se sabe com que frequência cadelas multíparas são usadas como doadoras de sangue. Uma baixa incidência de doadoras de cadelas multíparas pode teoricamente contribuir para a baixa incidência de TRALI relatada em pacientes veterinários. No entanto, um estudo demonstrou a falta de aloanticorpos induzidos pela gravidez em cadelas e sugeriu que cadelas multíparas não devem ser excluídas do pool de doadores. Não há estudos avaliando anticorpos leucocitários ou neutrófilos em cadelas, ou gatas.

Atualmente, acredita-se que a incidência de TRALI em medicina veterinária seja rara. Isso pode ocorrer porque a maioria das doadoras (pelo menos na América do Norte) são castradas e nulíparas. A presença de anticorpos leucocitários e neutrófilos em cães e gatos com ninhadas anteriores deve ser investigada. Um esforço internacional para triagem de TRALI, por meio de grandes estudos prospectivos multicêntricos, forneceria mais informações sobre essa condição em pacientes veterinários.

6. TRATAMENTO FARMACOLÓGICO

6.1. – Antifibrinolíticos

Agentes antifibrinolíticos, como ácido aminocapróico (ACA) e ácido tranexâmico (TXA), podem retardar a fibrinólise e reduzir a perda de sangue em pacientes com condições hiperfibrinolíticas. Ambos os medicamentos são análogos sintéticos da lisina que se ligam reversivelmente ao plasminogênio, impedindo a ligação da plasmina à fibrina. Os resultados de um grande estudo prospectivo de pacientes humanos com lesões traumáticas revelaram uma taxa de mortalidade significativamente menor para aqueles tratados com TXA, em comparação com pacientes que não receberam tratamento antifibrinolítico. Notavelmente, o uso de antifibrinolítico naquele estudo não resultou em aumento da incidência de eventos trombóticos. A administração de TXA a pacientes humanos após cirurgia cardíaca que inclui circulação extracorpórea reduz a hemorragia em um terço, e esse tratamento também reduz o sangramento pós-operatório após procedimentos ortopédicos eletivos. Em cães, foi relatada hiperfibrinólise após trauma grave e desenvolvimento de hemoperitônio agudo grave. A administração perioperatória de ACA demonstrou diminuir a incidência de sangramento pós-operatório em galgos de corrida aposentados submetidos a amputações eletivas de membros ou gonadectomia.

Uma variedade de doses de TXA variando de 10mg/kg a 50mg/kg administrados IV foram avaliadas em cães saudáveis. Tais investigações tentaram avaliar as propriedades antifibrinolíticas do TXA por meio do teste de coagulação viscoelástica não modificada (tromboelastografia ou tromboelastometria rotacional), com resultados variados. Embora úteis para avaliar a coagulação, esses testes mostram fibrinólise relativamente mínima em amostras de sangue de cães saudáveis, dificultando a avaliação precisa dos efeitos farmacodinâmicos dos agentes antifibrinolíticos. Um ensaio de tromboelastografia modificado recentemente descrito que induz um estado hiper fibrinolítico in vitro foi usado para avaliar a farmacodinâmica do ACA no sangue de cães saudáveis. A potência do TXA é 10 vezes maior que a do ACA. Informações limitadas de dosagem e falta de familiaridade com o TXA neste contexto podem comprometer potencialmente o atendimento veterinário ao paciente. Em pacientes humanos adultos com trauma, o TXA é administrado IV como uma dose de ataque inicial de 1g seguida de 1g administrado por meio de infusão contínua durante 8 horas. Esse tipo de administração (uma dose de ataque de aproximadamente 14mg/kg, seguida de 14mg/kg administrados durante 8 horas, assumindo um peso típico de paciente humano de 70kg) não foi avaliado em cães; no entanto, uma abordagem semelhante deve ser avaliada para avaliar se manteria as concentrações plasmáticas efetivas por um período de tempo mais longo e reduzir a incidência de vômitos e sinais de náusea em cães, efeito colateral comumente encontrado, principalmente na administração de bolus rápido.

7. CONCLUSÃO

Para que o tratamento do choque hipovolêmico seja bem-sucedido, a compreensão dos mecanismos compensatórios deflagrados pela hipovolemia e o diagnóstico precoce baseado nos sinais clínicos e exames complementares que determinarão a gravidade do quadro, são o primeiro passo para o estabelecimento da terapêutica mais apropriada. Para o paciente com hemorragia maciça, a transfusão sanguínea imediata pode ser a única opção, mas para aquele animal sem comorbidades que apresentou apenas uma perda de sangue, a transfusão pode ter efeitos muito deletérios. Sendo assim, a chave do sucesso é a escolha da reposição volêmica pautada por uma indicação precisa que leve em consideração as características individuais de cada paciente e do quadro apresentado. A avaliação continuada com monitoração das funções vitais e dos parâmetros de perfusão e da evolução do quadro são essenciais para ditar adequação da terapia e ajustes necessários.

8. LITERATURA RECOMENDADA

1. HOLLER, J. et al. Etiology of Shock in the Emergency Department : A 12-Year Population-Based Cohort Study. Shock, p. 7, 2019.
2. SELIŠKAR, A. et al. Comparison of high definition oscillometric and Doppler ultrasound devices with invasive blood pressure in anesthetized dogs. Vet Anaesth Analg, v. 40, n. 1, p. 21-7, Jan 2013. ISSN 1467-2995.
3. ATECA, L. B.; DOMBROWSKI, S. C.; SILVERSTEIN, D. C. Survival analysis of critically ill dogs with hypotension with or without hyperlactatemia: 67 cases (2006-2011). J Am Vet Med Assoc, v. 246, n. 1, p. 100-4, Jan 01 2015. ISSN 1943-569X.
4. ZOLLO, A. M. et al. Utility of admission lactate concentration, lactate variables, and shock index in outcome assessment in dogs diagnosed with shock. J Vet Emerg Crit Care (San Antonio), v. 29, n. 5, p. 505-513, Sep 2019. ISSN 1476-4431.
5. JYOTI, D. et al. The Association Between Serum Lactate Concentration, Base Deficit, and Mortality in Polytrauma Patients as a Prognostic Factor: An Observational Study. Cureus, v. 14, n. 8, p. e28200, Aug 2022. ISSN 2168-8184.
6. WU, S. C. et al. Shock index increase from the field to the emergency room is associated with higher odds of massive transfusion in trauma patients with stable blood pressure: A cross-sectional analysis. PLoS One, v. 14, n. 4, p. e0216153, 2019. ISSN 1932-6203.
7. ASIM, M. et al. Shock Index for the Prediction of Interventions and Mortality in Patients With Blunt Thoracic Trauma. J Surg Res, v. 283, p. 438-448, Mar 2023. ISSN 1095-8673.
8. PORTER, A. E. et al. Evaluation of the shock index in dogs presenting as emergencies. J Vet Emerg Crit Care (San Antonio), v. 23, n. 5, p. 538-44, 2013. ISSN 1476-4431.
9. TALBOT, C. T. et al. Shock index is positively correlated with acute blood loss and negatively correlated with cardiac output in a canine hemorrhagic shock model. J Am Vet Med Assoc, v. 261, n. 6, p. 874-880, Jun 01 2023. ISSN 1943-569X.
10. SPAHN, D. R. et al. The European guideline on management of major bleeding and coagulopathy following trauma: fifth edition. Crit Care, v. 23, n. 1, p. 98, Mar 2019. ISSN 1466-609X.
11. COHEN, I. et al. CT signs of hypovolemic shock complex in patients with non-traumatic shock. Abdom Radiol (NY), v. 48, n. 1, p. 229-235, Jan 2023. ISSN 2366-0058.
12. GONÇALVES, L. A. et al. Comparison of pulse pressure variation versus echocardiography-derived stroke volume variation for prediction of fluid responsiveness in mechanically ventilated anesthetized dogs. Vet Anaesth Analg, v. 47, n. 1, p. 28-37, Jan 2020. ISSN 1467-2995.
13. FANTONI, D. T. et al. Pulse pressure variation as a guide for volume expansion in dogs undergoing orthopedic surgery. Vet Anaesth Analg, v. 44, n. 4, p. 710-718, Jul 2017. ISSN 1467-2995.
14. CHANG, R.; HOLCOMB, J. B. Optimal Fluid Therapy for Traumatic Hemorrhagic Shock. Crit Care Clin, v. 33, n. 1, p. 15-36, Jan 2017. ISSN 1557-8232.
15. HOLCOMB, J. B. et al. The PRospective Observational Multicenter Major Trauma Transfusion (PROMMTT) study. J Trauma Acute Care Surg, v. 75, n. 1 Suppl 1, p. S1-2, Jul 2013. ISSN 2163-0763.
16. BORGMAN, M. A. et al. The ratio of blood products transfused affects mortality in patients receiving massive transfusions at a combat support hospital. J Trauma, v. 63, n. 4, p. 805-13, Oct 2007. ISSN 1529-8809.
17. HOLCOMB, J. B. et al. Transfusion of plasma, platelets, and red blood cells in a 1:1:1 vs a 1:1:2 ratio and mortality in patients with severe trauma: the PROPPR randomized clinical trial. JAMA, v. 313, n. 5, p. 471-82, Feb 03 2015. ISSN 1538-3598.
18. SHRESTHA, B. et al. Damage-control resuscitation increases successful nonoperative management rates and survival after severe blunt liver injury. J Trauma Acute Care Surg, v. 78, n. 2, p. 336-41, Feb 2015. ISSN 2163-0763.
19. DAVIDOW, E. B. et al. Association of Veterinary Hematology and Transfusion Medicine (AVHTM) Transfusion Reaction Small Animal Consensus Statement (TRACS). Part 1: Definitions and clinical signs. J Vet Emerg Crit Care (San Antonio), v. 31, n. 2, p. 141-166, Mar 2021. ISSN 1476-4431.
20. KELLEY, M.; SINNOTT-STUTZMAN, V.; WHELAN, M. Retrospective analysis of the use of tranexamic acid in critically ill dogs and cats (2018-2019): 266 dogs and 28 cats. J Vet Emerg Crit Care (San Antonio), v. 32, n. 6, p. 791-799, Nov 2022. ISSN 1476-4431.
21. OSEKAVAGE, K. E. et al. Pharmacokinetics of tranexamic acid in healthy dogs and assessment of its antifibrinolytic properties in canine blood. Am J Vet Res, v. 79, n. 10, p. 1057-1063, Oct 2018. ISSN 1943-5681.

Choque Cardiogênico

37

Henrique Augusto Souza Andrade
Caio Vaz Baqui Lima
André Martins Gimenes

1. INTRODUÇÃO

A disparidade entre a oferta (DO_2) e a demanda (VO_2) de oxigênio ao nível celular culminando em disfunção orgânica, classicamente caracterizado por hipotensão arterial, associado à hipoperfusão tecidual, redução do nível de consciência, oligúria, comprometimento das funções renal e hepática, taquicardia e hiperlactatemia, é definido como choque circulatório. Quando esse estado hemodinâmico é fruto de uma doença cardíaca estrutural e incapacidade na manutenção do débito cardíaco, passa a ser classificado como choque cardiogênico. Portanto, o choque cardiogênico é, pragmaticamente, definido como um estado no qual o débito cardíaco ineficaz é causado por um distúrbio cardíaco primário e resulta em manifestações clínicas e bioquímicas de perfusão tissular inadequada. Embora algumas definições incluam que o choque cardiogênico pode ocorrer com qualquer doença que cause dano ao miocárdico ou iniba o mecanismo contrátil cardíaco, essa não é a definição clássica, e faria mais sentido nos casos de choque misto (exemplo: choque séptico com disfunção miocárdica; choque obstrutivo por torção vólvulo gástrica com taquicardia ventricular).

Considerado potencialmente fatal, o choque cardiogênico depende do reconhecimento precoce com tratamento focado em restaurar o débito cardíaco, interromper os estragos provocados pela inflamação, isquemia e piora progressiva da função miocárdica.

2. FISIOPATOGENIA

A progressão de uma cardiopatia passa por diferentes fases (**Figura 37.1.**). Na fase assintomática, apesar de clinicamente oculta, anormalidades como sopro; arritmia; disfunção miocárdica inicial ou pequenas alterações morfológicas estruturais podem ser detectadas por meio de exames físicos e exames complementares. O agravamento da doença cardíaca sobrepõe os mecanismos compensatórios endógenos que sustentavam o estado assintomático, dando espaço para as manifestações de insuficiência cardíaca congestiva (ICC), como taquipneia, dispneia por congestão pulmonar, síncope por arritmia ou distensão abdominal por ascite cardiogênica. Se essas anormalidades não

Progressão da Cardiopatia

01 Cardiopatia assintomática (sopro/arritmia a ausculta, disfunção miocárdica inicial, alterações estruturais)

02 Esgotamento progressivo dos mecanismos compensatórios

03 Manifestação clínica de ICC (taquipneia, dispneia, congestão pulmonar, sincope por arritmia, distensão abdominal por ascite)

04 Choque cardiogênico (hipoperfusão sistêmica secundária a doença cardíaca primária com disfunções orgânicas por débito cárdico)

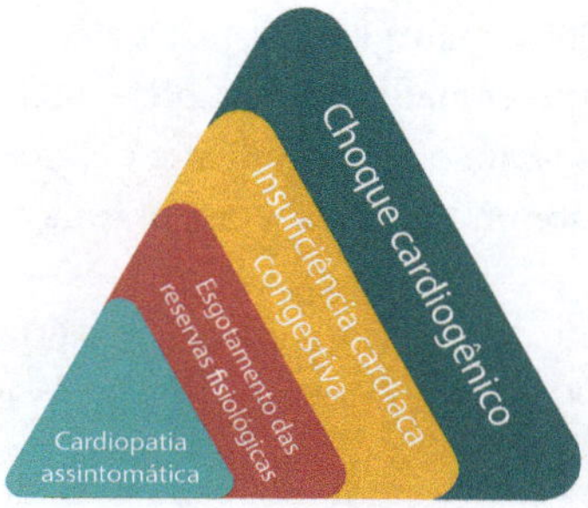

Figura 37.1. – Sequência esperada da progressão de uma cardiopatia para choque cardiogênico. Ilustração: Arquivo pessoal de Henrique Augusto Souza Andrade

forem controladas rápido e adequadamente, a deterioração do quadro clínico por disfunção cardíaca sistólica ou diastólica, resultando em anormalidades hemodinâmicas por uma doença cardíaca primária com múltiplas disfunções, arquiteta o choque cardiogênico. É fundamental reconhecer que nem toda cardiopatia cursa com choque cardiogênico, mas quando presente, o choque cardiogênico está associado a uma cardiopatia de base, com características fisiopatológicas próprias que diferem cães e gatos cardiopatas.

3. CHOQUE CARDIOGÊNICO NA DEGENERAÇÃO MIXOMATOSA VALVAR MITRAL

Na espécie canina, a cardiopatia adquirida mais frequente, em raças de pequeno porte, acima de 6 anos de idade é a degeneração mixomatosa valvar mitral (DMVM). A doença tem um longo curso assintomático, até que o comprometimento do débito cardíaco secundário ao aumento das pressões de enchimento e disfunção sistólica do ventrículo esquerdo com extenso remodelamento e fibrose miocárdica se manifestem estágios C e D da doença, segundo a classificação pelas diretrizes de consenso ACVIM para o diagnóstico e tratamento da doença mixomatosa da válvula mitral em cães (2019). Cães em estágios sintomáticos e avançados com ICC crônica podem também apresentar descompensação aguda, com piora do débito cardíaco, instabilidade hemodinâmica e manifestações de hipoperfusão características do choque.

Nenhuma estrutura do aparato valvar (exemplo: cúspides; anel valvar e cordoalhas) está protegida da degeneração. Uma das graves complicações de manifestação aguda na DMVM é a ruptura de cordoalha tendínea. Nesse caso, o edema pulmonar agudo e a repentina redução significativa do débito cardíaco ocorrem quando o aumento súbito da fração regurgitante mitral eleva a pressão diastólica final do átrio, do ventrículo esquerdo, e das veias pulmonares. Embora não seja rotineiro, a ruptura atrial não é incomum, principalmente em cães com remodelamento atrial esquerdo importante, secundário à sobrecarga de volume. Jatos regurgitantes, provenientes da insuficiência valvar mitral, direcionados a uma única porção da parede atrial esquerda, reforçam o adelgaçamento e esgarçamento das fibras miocárdicas com fragilidade segmentar na área afetada ("*jet lesion*").

4. CHOQUE CARDIOGÊNICO NA CARDIOMIOPATIA DILATADA

Na cardiomiopatia dilatada (CMD) canina o músculo cardíaco é estrutural e funcionalmente anormal. É válido recordar que o fenótipo de dilatação e de CMD pode ocorrer secundário a outras doenças como miocardite; taquiarritmias crônicas; deficiência de taurina; dieta *grain free*, porém a CMD primária tem origem genética, cabendo ao clínico realizar triagem de acordo. A ICC e morte súbita são marcas da CMD primária em raças de portes médio, grande e gigante, como o Doberman Pinscher, Boxer, Dogue Alemão, Cocker Spaniel.

O aparecimento súbito de uma arritmia (exemplo: fibrilação atrial; taquicardia ventricular sustentada ou não sustentada), é uma manifestação de choque cardiogênico pela síndrome de baixo débito em cães com CMD. Devido ao potencial arritmogênico, uma nova classificação com base em cinco estágios da doença foi proposta em 2021 (estágios A, B1, B2, C e D). Embora estágios B1 e B2 não demonstrem sinais clínicos, presença de arritmia sem disfunção sistólica ou remodelamento ventricular (B1), ou alterações ecocardiográficas de disfunção sistólica e remodelamento do ventrículo esquerdo, secundário à sobrecarga de volume (B2) existem. A importância dessa informação é lembrar ao clínico que quando uma doença tem sua fase de curso silenciosa, é fundamental recordar sua classificação frente a manifestações sintomáticas agudas, uma vez que a doença já vem de um desenvolvimento crônico invisível aos primeiros olhos de uma anamnese sem rastreio pregresso.

As manifestações clínicas de ICC e refratariedade ao tratamento inotrópico e diurético ocorrem na fase C e D, mas diferente da DVMM, o comprometimento da função sistólica é uma característica fundamental do curso clínico, e quando descompensado, invariavelmente findará no choque cardiogênico.

5. CHOQUE CARDIOGÊNICO NAS CARDIOMIOPATIAS FELINAS

As cardiomiopatias felinas são classificadas em cinco tipos, de acordo com as Diretrizes de Consenso ACVIM para a classificação, diagnóstico e tratamento de cardiomiopatias em gatos (2020) baseados nas suas características fenotípicas:

a) Cardiomiopatia hipertrófica (CMH – a mais prevalente na espécie).

b) Cardiomiopatia restritiva (CMR).

c) Cardiomiopatia dilatada (CMD).

d) Cardiomiopatia arritmogênica do ventrículo direito (CAVD).

e) Cardiomiopatia não específica (CMNE).

Além do cenário clássico de ICC, a espécie felina é um desafio no choque cardiogênico. A variedade fenotípica extensa propõe cenários múltiplos, mas que muitas vezes têm desfechos comuns, como edema pulmonar cardiogênico, tromboembolismo arterial e arritmias. Gatos com CMH podem ser admitidos com obstrução dinâmica da via de saída do ventrículo esquerdo e redução do volume sistólico, ou em ICC sob uso de beta-bloqueador associado à disfunção sistólica. Na CMD, assim como nos cães, a falha sistólica é o grande mal. Fenótipos que tenham o AE marcadamente remodelado são riscos eminentes do tromboembolismo arterial sistêmico (TEA). Uma vez formado, o trombo pode se desprender, passar ao ventrículo esquerdo e ganhar a circulação sistêmica, onde, a depender de suas dimensões, obstruirá a aorta abdominal ou alguma ramificação de menor calibre, como uma artéria ilíaca ou artéria renal. É importante considerar que o TEA pode ser a primeira manifestação clínica de um gato cardiopata. As arritmias supraventriculares e ventriculares podem surgir em todos os fenótipos de cardiomiopatias, cursando com instabilidade hemodinâmica, hipoperfusão tecidual, alteração no estado de consciência, intolerância a exercícios, pré-síncopes ou síncopes, até morte súbita.

5.1. – Choque cardiogênico nas cardiopatias congênitas

Não diferente do esperado, as cardiopatias congênitas também são capazes de reduzir o débito cardíaco e promover descompensação aguda ICC em um estado de choque hemodinâmico. É válido ter em mente que se a cardiopatia for significativa o suficiente para causar hipoperfusão global, é provável que o paciente apresente também algum grau de comprometimento respiratório, com presença de dispneia secundária a edema pulmonar ou efusão pleural, uma vez que nem todo defeito congênito cursa com progressão clínica (exemplo:

alguns pequenos defeitos de septo interatrial ou perimembranoso de septo ventricular). Alguns defeitos comuns a levarem complicações cardiovasculares são:

a. Desvios sanguíneos

1. Persistência do ducto arterioso (PDA):
   a. Predisposição: cães de pequeno porte (Spitz Alemão, Maltês e Yorkshire).
   b. Definição: permanência da comunicação entre as artérias pulmonar e aorta após o nascimento e desenvolvimento pediátrico.
2. Falhas de septação: Comunicação interatrial ou interventricular (CIA e CIV)
   a. Predisposição: Mais comum em felinos. Cães de pequeno porte, mas podendo afetar raças variadas.
   b. Definição: defeito estrutural na formação do septo interatrial ou septo ventricular, mantendo comunicação entre os átrios (AE e AD) ou ventrículos esquerdo e direito.
   c. Complicação inicial: manutenção do fluxo no sentido da aorta em direção à artéria pulmonar (PDA) ou do AE/VE para AD/VD (*"shunt"* ou desvio do tipo esquerda/direita), levando ao hiperfluxo pulmonar e remodelamento de átrio e ventrículo esquerdos e ICC esquerda.
   d. Complicação tardia: hipertensão pulmonar com a reversão do "shunt", que passa a ser então da artéria pulmonar à aorta (PDA reverso) ou AD/VD para AE/VE (CIA/CIV reverso) (*"shunt"* direita/esquerda), com sinais clínicos de hipertensão pulmonar, hipoxemia tecidual global, dispneia, taquipneia, intolerância a exercícios, cianose diferencial, pré-síncopes, síncopes, convulsões, eritrocitose e hiperviscosidade sanguínea secundária.

b. Estenoses valvares semilunares (b)

1. Predisposição:
   a. cães de raças de grande porte: estenose sub aórtica, estenose aórtica.
   b. raças braquicefálicas (boxer, buldogue inglês e buldogue francês): estenose pulmonar.
2. Complicação inicial: sobrecarga ventricular esquerda com hipertrofia concêntrica (estenose aórtica), sobrecarga ventricular direita (estenose pulmonar), ambos com potencial arritmogênico ventricular e baixo volume sistólico.
3. Complicação tardia: síndrome de baixo débito sistêmico (estenose aórtica) e pulmonar (estenose pulmonar), com falência sistólica ventricular esquerda e direita.

6. SINAIS CLÍNICOS DO CHOQUE CARDIOGÊNICO

Os sinais clínicos do choque cardiogênico em geral cursam com sinais de baixo débito cardíaco e consequentemente baixa perfusão tecidual. Além disso, podem variar a depender da condição de base que levou ao choque cardiogênico (**Tabela 37.1.**).

7. DIAGNÓSTICO

Na veterinária, apesar da falta de uma diretriz específica e da escassez de estudos sobre o assunto, os critérios diagnósticos na medicina são úteis e adaptados para cães e gatos. São eles:

1. Presença de hipotensão persistente (PAS < 90mmHg por mais de trinta minutos) associado a sinais de comprometimento da perfusão de órgãos-alvo como:
   - alteração do nível de consciência;
   - extremidades frias/sinais de vasoconstrição;
   - oligúria;
   - aumento do lactato sérico.
2. Sinais de baixo débito cardíaco na presença de uma doença cardíaca estrutural.

Tabela 37.1. – Sinais Clínicos Frequentes no Choque Cardiogênico

Prostração (nível de consciência reduzido)
Tempo de preenchimento capilar (TPC) >2 segundos
Mucosas   • Hipocoradas (vasoconstrição/hiperfluxo arterial por baixo débito).   • Cianóticas (hipóxia severa, obstrução de fluxo/TEA).   • Congestas (falência ventricular direita/ICCD, congestão por venosa).
Hipotensão   • Pressão sistólica <90mmHg em cães e <100mmHg em gatos.   • Pressão arterial média <65mmHg).
Extremidades frias   Delta da temperatura central (retal) da periférica (Δ Tcp) >6.°
Anúria/Oligúria   • Débito urinário < 1mL/kg/h sem evidência de obstrução.
Taquicardia   • Cão >170bpm.   • Gato >220bpm (felinos podem fazer bradicardia em estado de hibernação FC <140bpm).
Sinais de tamponamento cardíaco (Tríade de Beck):   • Hipotensão.   • Abafamento de bulhas cardíacas.   • Distensão venosa-jugular.
Outros sinais de insuficiência cardíaca: • Taquipneia/Ortopneia/Dispneia ou tosse por congestão pulmonar.Aumento de sons pulmonares ou crepitação pulmonar.   • Síncope por arritmia.Distensão abdominal por ascite cardiogênica.   • Ortopneia.   • Pulso arterial femoral fraco.   • Alterações auscultatórias como sopros, ritmos de galope, taquiarritmias, bradiarritmias, hipofonese cardíaca.

7.1. – Achados Laboratoriais

Em geral, os achados laboratoriais esperados no choque cardiogênico são indicativos de baixa perfusão tecidual como acidose metabólica, azotemia (elevação da ureia e creatinina secundários à baixa perfusão renal por baixo débito cardíaco), hiperlactatemia (lactato sérico > 3,2mmoL/L em cães e > 2,5mmoL/L em gatos), além de elevação dos biomarcadores de lesão cardíaca como o NT-Pro BNP (> 1800 em cães e > 270pmoL/L em gatos).

7.2. – Ecocardiograma e Eletrocardiograma

Ao avaliar um paciente com suspeita de choque cardiogênico, um eletrocardiograma (ECG) sempre deve ser realizado. O objetivo é determinar quais células cardíacas estão atuando como células marca-passo e se a condução elétrica está ocorrendo de maneira organizada. Embora a presença de taquicardia sinusal não permita o diagnóstico de choque cardiogênico (espera-se que a taquicardia sinusal ocorra na maioria dos estados de choque, independentemente da etiologia), a presença de taquicardia ventricular paroxística corrobora o diagnóstico (**Figura 37.2.**). Além disso, o achado de ectopia ventricular multiforme ou alternância elétrica (**Figura 37.3.**) pode aumentar a suspeita clínica de choque de origem cardíaca. O ECG também pode revelar taquicardia supraventricular sustentada, fibrilação ou flutters atriais, parada atrial, bradicardia sinusal grave e bloqueio atrioventricular completo.

Os achados ecocardiográficos variam de acordo com a causa subjacente, podendo incluir remodelamento cardíaco, disfunção sistólica e/ou diastólica ventricular direita ou esquerda, insuficiência valvar e até mesmo tumores intracardíacos. A avaliação da função ventricular e das pressões de enchimento em pacientes com doença valvar crônica, reconhecimento claro de ruptura de cordas tendíneas, insuficiência valvular, síndrome cava ou hipertensão pulmonar provavelmente exigirá avaliação de um cardiologista veterinário. A ecocardiografia também pode ser usada para identificar causas raras de choque cardiogênico, como tumores intracardíacos.

Alguns índices de ecocardiográficos, em especial, merecem destaque como bússola diagnóstica. Os índices considerados ótimos para identificação de congestão em cães podem ser consultados na **Tabela 37.2.**, também disponível no capítulo de crise congestiva (**Capítulo 127: Crise congestiva**). A **Tabela 37.3.** contempla alguns dos achados de disfunção sistólica e diastólica, vistos principalmente em cães e gatos com cardiomiopatia dilatada (CMD) (**Figuras 37.4. e 37.5.**).

Na ausência do ecocardiograma, o estudo radiográfico do tórax pode fornecer pistas sobre a causa do choque, como uma silhueta cardíaca globóide, edema pulmonar caracterizado pela presença de padrão pulmonar alveolar simétrico peri-hilar e caudal em cães ou distribuição heterogênea em gatos, além de derrames pleurais.

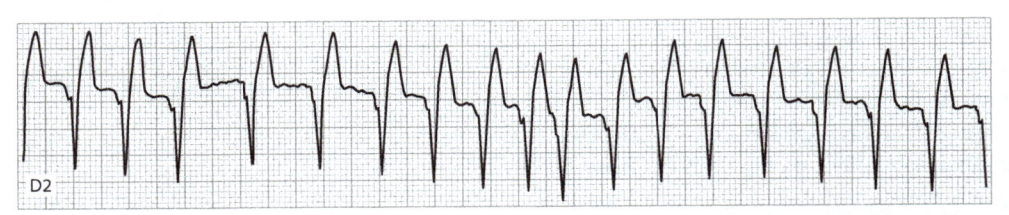

Figura 37.2. – Complexos ventriculares de configuração bizarra em ritmo sustentado, frequência cardíaca elevada (~190 bpm). (Canino, labrador, 7 anos, 25 kg, macho. Derivação II, velocidade 25mm/s – calibração 10mm/1mV). Fonte: Setor de Cardiologia Veterinária – Universidade Federal de Lavras

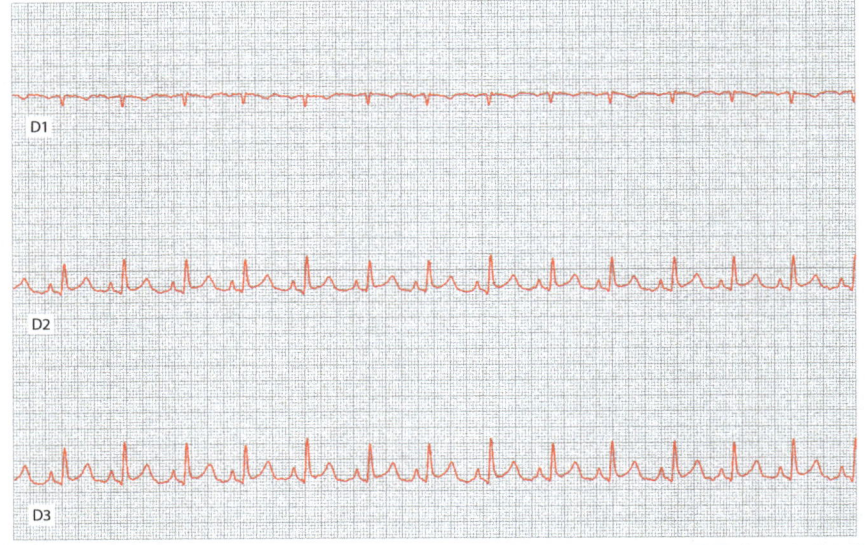

Figura 37.3. – Traçado eletrocardiográfico de uma gata com efusão pericárdica e pleural graves, evidenciando a alternância elétrica do QRS. Note a variação de amplitudes das ondas R. Velocidade 50mm/s – calibração 30mm/1mV) (Arquivo pessoal MV. Caio Vaz Baqui Lima)

Tabela 37.2. – Índices Considerados Ótimos Para Identificação de Congestão em Cães

Parâmetro	Valor de Referência	95% CI	Sensibilidade	Especificidade
E/TRIV	2,5	0,92-1,02	92%	96%
Frequência Respiratória em Repouso	41 movimentos/min.	0,84-1,04	92%	94%
Classe da Disfunção Diastólica	Tipo 2	0,85-1,01	92%	100%
AE/Ao	2,52	0,81-0,99	92%	81%
E/A	1,58	0,78-0,99	87%	86%
Vel. Máx. E (m/s)	1,08 m/s	0,77-0,98	96%	71%
TRIV (ms)	46 ms	0,75-0,98	88%	76%
NT-proBNP (pmol/L)	1,951 pmol/L	0,75-0,98	75%	86%
NT-proANP (pmol/L)	584 pmol/L	0,71-0,95	78%	71%

Tabela 37.3. – Principais Critérios de Disfunção Sistólica e Diastólica Encontrados Na CMD em Cães e Gatos

CRITÉRIO	ESPÉCIE	VALOR NA CMD
Diâmetro sistólico final do ventrículo esquerdo (DSFVE)	Canina	95% acima do valor de referência para o peso corporal
	Felina	(comumente > 1,1Ecm)
Fração de encurtamento (Teichholz)	Canina	20 – 25% abaixo da referência
	Felina	< 25%
Volume sistólico final	Canina	>3,3 ml/kg, ou 92/ml/m² (no caso de Dobermans) pelo método de Simpson
	Felina	-
Distância "E septo" (*E point to septal separation* - *EPSS*)	Canina	>0,65 cm;
	Felina	>0,4 cm
Índice de esfericidade	Canina	<1,65
	Felina	-
Fração de ejeção	Canina	<40% pelo modo bidimensional
	Felina	Reduzida

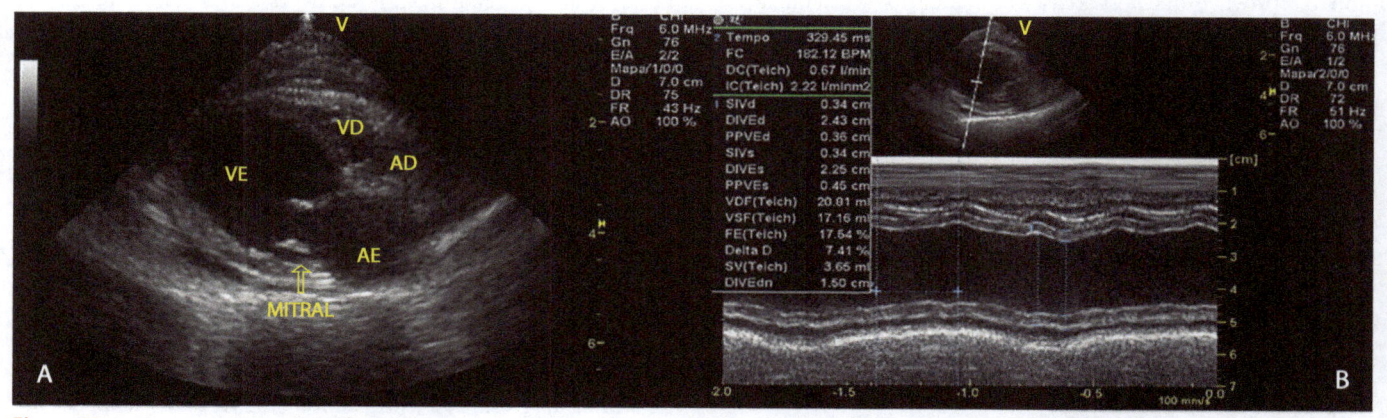

Figura 37.4. – Imagens Ecocardiográficas de um Gato com Cardiomiopatia de Fenótipo Dilatado **(A)** Janela paraesternal direita, no corte longitudinal de 4 câmaras, evidenciando a dilatação das câmaras, sobretudo as esquerdas. **(B)** Janela paraesternal direita, modo M do ventrículo esquerdo no corte longitudinal 4 câmaras, evidenciando a disfunção sistólica grave com fração de encurtamento de 7,41% e diâmetro sistólico final de 2,25 cm. (Arquivo pessoal MV. Caio Vaz Baqui Lima)

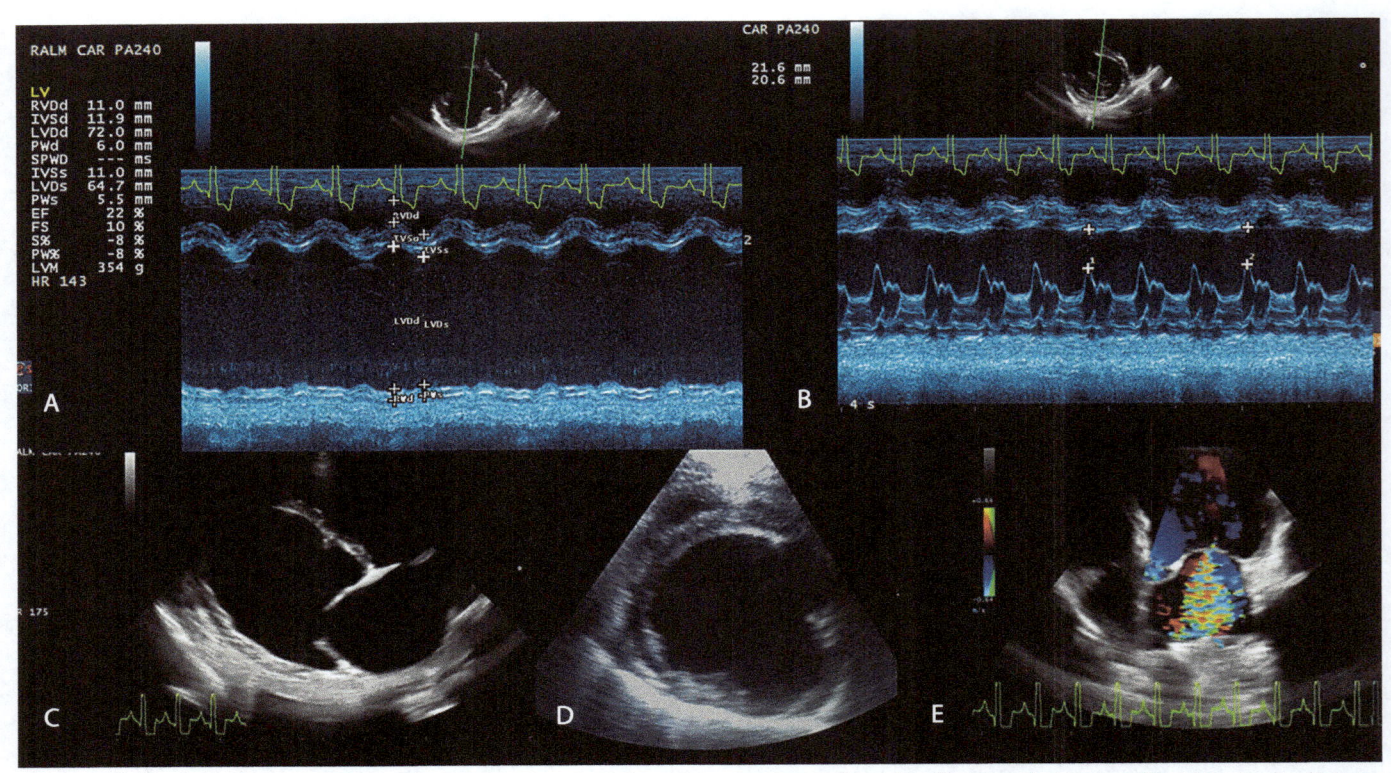

Figura 37.5. – Janela paraesternal direita, no corte transversal na altura dos músculos papilares (*A* e *D*) e da válvula mitral (**B**), evidenciando dilatação ventricular, fração de encurtamento (22%) e ejeção (10%) diminuídas, distância E-septo aumentada (21,6mm), além do corte longitudinal de 4 câmaras evidenciando a dilatação das câmaras, sobretudo as esquerdas. Janela paraesternal esquerda (*E*), no corte apical 4 câmaras, evidenciando a insuficiência importante pelo efeito "Tethering" por dilatação do ventrículo esquerdo e afastamento dos folhetos valvares da mitral. Fonte: Setor de Cardiologia da Universidade Federal de Lavras.

8. ABORDAGEM TERAPÊUTICA PRIMÁRIA

Quadros de choque, sejam eles cardiogênicos ou de outra categoria, devem ser considerados como emergências. A abordagem rápida e assertiva reduz o impacto negativo na função orgânica e aumenta as chances de um desfecho positivo. Por esse motivo, é provável que nesses casos as manobras de estabilização hemodinâmica tenham que ser realizadas em concomitância com os procedimentos diagnósticos, o que exige atenção e treinamento adequados por parte do profissional.

O choque cardiogênico é uma forma única de choque que geralmente não responde aos tratamentos tradicionais para outros tipos de choque (exemplo: reanimação volêmica e suporte vasopressor), e inclusive administração de altos volumes de fluido e terapia vasopressora isolada com aumento da pós-carga sem aporte inotrópico, podem ser prejudiciais ou mesmo fatais quando administradas a um paciente com choque cardiogênico.

A meta inicial é manter viável o aporte celular de oxigênio, através de oxigenioterapia quando saturação baixa e dispneia presentes, uso de diuréticos em casos de congestão, aporte inotrópos e vasoativos no caso de hipotensão severa e antiarrítmicos quando necessários.

Abaixo seguem algumas sugestões de abordagem sistemática, com a premissa de que a manobra XABCDE já foi iniciada

e a tentativa de identificar a causa de base (histórico, exame físico detalhado e ecocardiograma à beira-leito) está em curso.

8.1. – Suplementação de oxigênio

O fornecimento de oxigênio deve ser iniciado imediatamente após o reconhecimento do estado de choque, em um esforço para maximizar o conteúdo de oxigênio arterial, principalmente na presença de dispneia. Pacientes muito ansiosos, com sinais de edema pulmonar, podem se beneficiar de tranquilização, porém no choque cardiogênico deve-se ter critério para definir a real necessidade e os riscos de opioides/anestésicos visto a instabilidade hemodinâmica, evitando sempre fármacos com depressão cardiovascular.

8.2. – Estimulo a diurese

Os casos de edema pulmonar, devem receber diuréticos de alça na apresentação (furosemida 2mg/kg) por via intramuscular e repetida a cada 30-60 minutos, conforme necessário e monitorando resposta clínica. É possível que esses pacientes tenham maior refratariedade a furosemida secundária a hipoperfusão renal no choque cardiogênico. Por esse motivo, o uso do diurético não deve atrasar o restante da abordagem e a sua boa resposta depende da melhora da função cardíaca.

8.3. – Suporte inotrópo

Inotrópicos positivos devem ser usados em animais com disfunção sistólica documentada. Em situações clínicas em que a disfunção sistólica não pode ser confirmada, devido à indisponibilidade de ecocardiograma, o clínico confiará na sinalização e nos resultados de outros testes diagnósticos para determinar se a disfunção sistólica é provável. A disfunção sistólica em gatos pode ser difícil de confirmar devido à sua condição heterogênea miocárdica, variando de formas obstrutivas a dilatadas, porém deve ser considerado em qualquer gato que apresente insuficiência cardíaca e bradicardia.

A primeira opção intravenosa é a dobutamina (agonista beta-adrenérgico) por infusão contínua iniciada a uma taxa de 2,5μg/kg/min para cães e 1μg/kg/min para gatos. A dose é aumentada a cada cinco minutos até que a função sistólica melhore ou até uma taxa máxima de 10-20μg/kg/min para cães e 5μg/kg/min para gatos. **Cuidado:** a dobutamina não apenas aumenta a contratilidade cardíaca, mas também aumenta o consumo de oxigênio pelo miocárdio. Doses elevadas > 8μg/kg/min em cães pode ser um gatilho para taquiarritmias (exemplo: taquicardia ventricular, supraventricular). Os efeitos adversos em gatos (> 5μg/kg/min) podem incluir náusea, convulsões e taquiarritmias. Em caso de efeitos deletérios da dobutamina, a taxa de infusão é reduzida em 50% ou descontinuada. Sua meia vida útil na circulação é de 2 minutos.

O Pimobendan (0,25-0,3mg/kg q8-12h/VO) (inibidor da fosfodiesterase III) aumenta o inotropismo enquanto reduz o tônus vascular (inodilatador), extremamente atraente para manejo de muitas causas de choque cardiogênico. Infelizmente, até a data dessa obra, o pimobendan só está disponível para uso oral no Brasil, limitando seu uso em emergências. Pacientes em choque cardiogênico estão com trato gastrointestinal subperfundido, e a administração oral de fármacos pode não atingir o efeito desejado. Porém, se animal tolerar a administração oral sem exacerbar estresse, essa pode ser feita com o discernimento médico de que na vigência de disfunção sistólica e hipoperfusão, essa conduta não exime do uso de um inotrópico por via parenteral e as concentrações séricas do pimobendan não serão completamente garantidas. Como o pimobendan não aumenta o consumo de oxigênio pelo miocárdio e não compete pelo mecanismo de ação com a dobutamina, seu uso pode ser feito associado.

8.4. – Suporte Vasopressor

Quase nunca um paciente com choque cardiogênico se beneficiará apenas de um aumento no tônus vascular. O uso isolado de noradrenalina em doses altas (> 0,5μg/kg/min) em pacientes com disfunção sistólica pode exigir muito de um ventrículo incapaz de manter seu débito cardíaco, e além de não ser encorajado no primeiro cenário é contraindicado por algumas literaturas. O aumento da pós-carga não é benéfico nessas si-

tuações por motivos claros e inclusive por agravar a morbidade. Porém, a pequena parcela de pacientes que talvez se beneficie do vasopressor pode incluir cenários de comorbidades (choque séptico/distributivo associado ao choque cardiogênico) ou quando mesmo em uso de inotrópico com melhora dos índices ecocardiográficos sistólicos, a hipoperfusão se mantém com uma pressão arterial sistólica gravemente reduzida, sugerindo talvez, uma etiologia multifatorial quando a hipotensão não seja sustentada apenas pela falha contrátil, mas sim por componente vasogênico misto. Outro detalhe é que a dobutamina promove vasodilatação de musculatura esquelética (agonista beta-2), e quando os esses efeitos sobrepõem a resposta inotrópica comprometendo equilíbrio perfusional, o vasopressor poderá ser pensado. Como discutido, não alcançar uma boa perfusão comprometerá todo o quadro (exemplo: ausência de resposta ao diurético, disfunções orgânicas), e se julgado seguro e benéfico, a noradrenalina deve iniciada por via intravenosa em infusão contínua nas doses baixas (0,01-0,1μg/kg/min), titulada lentamente (exemplo: a cada 10-15 min) até 0,5mcg/kg/min em busca da resposta desejada, sabendo que, se preciso, doses acima (> 0,5-2μg/min/kg) terão maior estímulo vasoconstritor. Na medicina, literaturas atuais trazem a recomendação do vasopressor no choque cardiogênico antecedendo até mesmo inodilatadores, porém o cenário clínico de humanos muitas vezes está associado a infarto agudo do miocárdio, o que não pode ser generalizado para cardiomiopatia dilatada e degeneração mixomatosa mitral em cães, duas doenças crônicas com resistência vascular por muito tempo aumentada (**Tabela 37.4.**). A falta de ensaios clínicos bem desenhados em cães e gatos no perfil de choque cardiogênico com componente misto compromete uma recomendação sólida, porém, o conhecimento clínico das vantagens, indicações e riscos de cada fármaco e seu uso racional pelo médico devem ser suficientes nesse cenário crítico.

Tabela 37.4. – Possíveis Apresentações Hemodinâmicas de Choque Cardiogênico

	Perfil de congestão	
	Úmido	Seco
Perfil perfusional — Frio	Choque cardiogênico clássico (↓DC; ↑RVS; ↑PCP)	Choque cardiogênico euvolêmico (↓DC; ↑RVS; ⇆PCP)
Quente	Choque cardiogênico vasodilatado (↓DC; ↓ ou ⇆RVS; ↑PCP)	Choque Distributivo (não cardiogênico) (↑DC; ↓RVS; ↓PCP)

DC: débito cardíaco; RVS: resistência vascular sistêmica; PCP: pressão capilar pulmonar. Adaptado da Declaração Científica da American Heart Association sobre tratamento contemporâneo do choque cardiogênico (2017)

8.5. – Suporte vasodilatador

Diferente do vasopressor, a terapia vasodilatadora é encorajada em paciente com ruptura de cordoalha tendínea ou cardiomiopatia dilatada (pacientes com insuficiência cardíaca congestiva avançada). Seu uso, geralmente, será associado ao inotrópico, a fim de otimizar o débito através da melhora da contratilidade, redução da pós-carga e redistribuição da pré--carga. É fundamental perceber que o vasodilatador não será usado, principalmente isoladamente, em um paciente hipotenso, assim como devemos relembrar do princípio básico de que hipoperfusão não é sinônimo de hipotensão, e um paciente com ICC congestiva aguda em edema pulmonar, pode estar mal perfundido (choque cardiogênico) com a PAS temporariamente preservada (perfil hemodinâmico úmido/quente). Nesse cenário, o medicamento mais eficaz para obter uma vasodilatação rápida e consistente é o nitroprussiato, como uma infusão de taxa constante a partir de 1μg/kg/min e, assim como com a dobutamina, a dose deve ser aumentada até que o efeito desejado seja alcançado, ou uma dose máxima de 10μg/kg/min. Os pacientes tratados com nitroprussiato devem ter sua pressão arterial monitorada constantemente a cada 10-15 minutos sem reduzir a valores abaixo de 70mmHg e 90mmHg de pressão arterial média e pressão arterial sistólica. O vômito é um sinal que pode ocorrer precocemente a hipotensão em pacientes recebendo nitroprussiato e, se for o caso, PAS deve ser verificada imediatamente e a taxa de CRI ajustada. A meia-vida muito curta do fármaco, permite que a descontinuação resulte em rápida recuperação da pressão arterial, porém, a interrupção inadvertida e abrupta deve ser evitada devido ao risco de hipertensão rebote.

8.6. – Suporte vasodilatador pulmonar

O sildenafil (inibidor da fosfodiesterase V) é muito útil no tratamento da hipertensão pulmonar em cães 1-2mg/kg/VO/8h), embora seus benefícios no cenário agudo sejam menos claros. Seu início de ação rápido é uma grande vantagem, porém com a má perfusão intestinal, nos faz acreditar que ao menos alguma melhora na pressão pulmonar será possível. Seu uso é indicado nos casos de disfunção ventricular direita levando ao baixo débito cardíaco, secundário a alta probabilidade de hipertensão pulmonar. Casos de hipertensão pulmonar pós-capilar (secundária a congestão pulmonar não tratada), o sildenafil só deve ser usado após resolução da crise congestiva aguda, pois vasodilatar um pulmão congesto pode piorar o edema.

8.7. – Pericardiocentese

Pericardiocentese é o tratamento imediato do tamponamento pericárdico agudo. Deve sempre ser guiada por eletrocardiografia, e verificando a quantidade de volume pelo ecocardiograma. Nos casos de ruptura atrial, a sobrevivência de parte dos pacientes está atrelada a formação do coágulo sobre a lesão. Por um tempo, a pressão intrapericárdica ficará aumentada, mas pode ser tolerável desde que hemodinamicamente estável e sem recidiva. Em caso de hemorragia extensa com necessidade de drenagens sucessivas, na ausência de tampão hemostático, uma toracotomia com sutura atrial de emergência é o último recurso frente ao risco de morte iminente.

8.8. – Suporte antiarrítmico

Alguns pacientes podem cursar o quadro de choque cardiogênico associado a arritmias. Nos casos em que a reversão completa da taquiarritmia não pode ser obtida, a meta passa a ser o controle da frequência ventricular. Em função do quadro emergencial e necessidade de resposta rápida, em geral, preconiza-se a utilização preferencial de antiarrítmicos injetáveis.

Dentre os antiarrítmicos de primeira escolha para quadros de taquicardia ventricular, estão a lidocaína, sulfato de magnésio e amiodarona. A lidocaína deve ser iniciada em bolus (cães: 2mg/kg/IV, gatos 0,2-0,5mg/kg) lenta (2-5 minutos) e, se necessário, pode ser repetida após 10 minutos do primeiro bolus e sem ultrapassar dose de 8mg/kg para cães e 2-4mg/kg para gatos, sendo mantido em infusão contínua (cães: 25-80μg/kg/min, gatos 10mcg/kg/min) para controle do ritmo. Extrema cautela deve ser dada aos felinos pelo potencial de intoxicação (manifestações de náusea e neurológica). Invariavelmente, existirão casos refratários nos quais essa primeira abordagem não será eficaz, por isso uma segunda opção pode ser a administração do sulfato de magnésio e a terceira amiodarona, além do sotalol e amiodarona oral. Os betabloqueadores (esmolol, atenolol) podem ser a primeira escolha na TV para felinos na ausência de ICC ou disfunção sistólica devido às controvérsias da lidocaína na espécie. Detalhes com a sequência da terapia antiarrítmica estão disponíveis no capítulo à parte.

Cães em choque cardiogênico com taquicardia sinusal ou supraventricular (> 180bpm) mesmo após os cuidados iniciais, podem se beneficiar do uso de betabloqueadores ou bloqueadores do canal de cálcio. No entanto, faz-se necessário que outras causas do choque sejam descartadas e o paciente não esteja em quadro de insuficiência cardíaca congestiva. Betabloqueadores não devem ser usados em pacientes com ICC e disfunção sistólica. Dentre os betabloqueadores injetáveis de primeira opção estão o esmolol e o diltiazem. Para o uso do esmolol, é preconizado um primeiro bolus de 0,05-0,1mg/kg/IV seguido de infusão contínua na taxa de 25-200μg/kg/min. Dentre os principais efeitos adversos está a bradicardia, que se ocorrer, deve ser revertida com a redução ou suspensão da infusão do medicamento. Já o diltiazem é outra opção injetável para esses casos e a dose preconizada é de 5-20μg/kg/min. Quando não disponíveis, o diltiazem oral pode ser uma opção na dose de ataque de 0,5mg/kg VO seguido de 0,25mg/kg VO a cada 1h para um total de 1,5 (2,0) mg/kg, com dose de manutenção de 0,5-1mg/kg (até 2-3mg/kg VO) a cada 8h. Alguns tipos de arritmias como a taquicardia ventricular paroxística e a fibrilação atrial, podem ser revertidos com o uso de um desfibrilador.

Bradiarritmias com repercussão hemodinâmica muitas vezes necessitam de colocação de marcapasso, caso a origem seja degeneração do tecido de condução, com resposta limitada a agonistas beta-adrenérgicos. As síncopes recorrentes podem afetar por completo a qualidade de vida e pausas prolongadas aumentam a chance de morte súbita.

8.9. – Suporte ventilatório

Pacientes que apresentam a pressão venosa central (PVC) elevada, com sinais de edema pulmonar cardiogênico refratário, hipoventilando com consciência reduzida, necessitam de suporte com ventilação mecânica (verificar capítulo sobre o tema).

9. CONCLUSÃO

O prognóstico é ruim no choque cardiogênico. Os diferentes fenótipos cardiovasculares presentes (arritmias, disfunção sistólica, congestão) dificultam uma abordagem única, e exigem, além da intervenção sistemática, avaliação regular dos parâmetros hemodinâmicos.

10. PONTOS-CHAVE

- Diferentemente das outras classes de choque, o choque cardiogênico é caracterizado pela presença de disfunção sistólica e/ou diastólica, gerando impactos hemodinâmicos graves secundários à etiologia primária cardíaca.

- Dentre os principais achados no choque cardiogênico estão a elevação da frequência cardíaca, a redução do volume sistólico com consequente redução do débito cardíaco e pressão arterial e o aumento da resistência vascular periférica de forma compensatória.

- A falha funcional muitas vezes é acompanhada do estado congestivo, agravando o prognóstico.

- O ecocardiograma e o eletrocardiograma são fundamentais para triagem e monitoração.

11. LITERATURA RECOMENDADA

1. Boag AK, Hughes D. Assessment and treatment of perfusion abnormalities in the emergency patient. Veterinary Clinics of North America: Small Animal Practice. 2005 Mar;35(2):319–42.
2. Bolfer L, Sleeper MM. Cardiogenic Shock. In: Drobatz, Kenneth J, Kate Hopper, Elizabeth A Rozanski, and Deborah C Silverstein. 2019. *Textbook of Small Animal Emergency Medicine*. Hoboken, Nj: Wiley. Oct 7;993–9.
3. Boswood A, Häggström J, Gordon SG, Wess G, Stepien RL, Oyama MA, et al. Effect of Pimobendan in Dogs with Preclinical Myxomatous Mitral Valve Disease and Cardiomegaly: The EPIC Study-A Randomized Clinical Trial. Journal of Veterinary Internal Medicine. 2016 Sep 28;30(6):1765–79.
4. Cooper HA, Panza JA. Cardiogenic Shock. Cardiology Clinics. 2013 Nov;31(4):567–80.
5. de Chambrun MP, Donker DW, Combes A. What's new in cardiogenic shock? Intensive Care Medicine. 2020 Feb 26;46(5):1016–9.
6. DeFrancesco TC. Management of Cardiac Emergencies in Small Animals. Veterinary Clinics of North America: Small Animal Practice. 2013 Jul;43(4):817–42.
7. Gordon SG, Saunders AB, Wesselowski SR. Asymptomatic Canine Degenerative Valve Disease. Veterinary Clinics of North America: Small Animal Practice. 2017 Sep;47(5):955–75.
8. Keene BW, Atkins CE, Bonagura JD, Fox PR, Häggström J, Fuentes VL, et al. ACVIM consensus guidelines for the diagnosis and treatment of myxomatous mitral valve disease in dogs. Journal of Veterinary Internal Medicine. 2019 Apr 11;33(3):1127–40.
9. Larsson M. H. M. A. Tratado de Cardiologia de Cães e Gatos. São Caetano do Sul – SP: Interbook Editorial; 2020.
10. Oyama MA, Sisson DD, Bulmer BJ, Constable PD. Echocardiographic estimation of mean left atrial pressure in a canine model of acute mitral valve insufficiency. Journal of Veterinary Internal Medicine [Internet]. 2004 [cited 2023 Jun 18];18(5):667–72. Available from: http://www.ncbi.nlm.nih.gov/pubmed/15515583
11. Mcmichael M, Fries R. Life-threatening cardiac emergencies for the small animal practitioner. Ames, Iowa, Usa: John Wiley & Sons, Inc; 2016.
12. Peterson NW, Barr J. Cardiogenic Shock. In: Bruyette D. Clinical small animal internal medicine. Chichester: Wiley Blackwell; 2020. Apr 30;413–20.
13. Puymirat E, Fagon JY, Aegerter P, Diehl JL, Monnier A, Hauw-Berlemont C, et al. Cardiogenic shock in intensive care units: evolution of prevalence, patient profile, management and outcomes, 1997–2012. European Journal of Heart Failure. 2016 Oct 6;19(2):192–200.
14. Schober KE, Fuentes VL. Doppler echocardiographic assessment of left ventricular diastolic function in 74 boxer dogs with aortic stenosis. Journal of Veterinary Cardiology. 2002 May;4(1):7–16.
15. Schrope DP. Prevalence of congenital heart disease in 76,301 mixed-breed dogs and 57,025 mixed-breed cats. Journal of Veterinary Cardiology. 2015 Sep;17(3):192–202.
16. Serres F, Chetboul V, Tissier R, Sampedrano CC, Gouni V, Nicolle AP, et al. Chordae Tendineae Rupture in Dogs with Degenerative Mitral Valve Disease: Prevalence, Survival, and Prognostic Factors (114 Cases, 2001–2006). Journal of Veterinary Internal Medicine. 2007;21(2):258.
17. Soong JTY, Soni N. Circulatory shock. Medicine. 2013 Feb;41(2):64–9.
18. Thiele H, Ohman EM, de Waha-Thiele S, Zeymer U, Desch S. Management of cardiogenic shock complicating myocardial infarction: an update 2019. European Heart Journal. 2019 Jul 4;40(32).
19. van Diepen S, Katz JN, Albert NM, Henry TD, Jacobs AK, Kapur NK, et al. Contemporary Management of Cardiogenic Shock: A Scientific Statement From the American Heart Association. Circulation [Internet]. 2017 Oct 17;136(16):232–68. Available from: https://www.ahajournals.org/doi/pdf/10.1161/CIR.0000000000000525
20. Visser LC, Ciccozzi MM, Sintov DJ, Sharpe AN. Echocardiographic quantitation of left heart size and function in 122 healthy dogs: A prospective study proposing reference intervals and assessing repeatability. Journal of Veterinary Internal Medicine. 2019 Jul 16;33(5):1909–20.
21. Ware WA, Bonagura JD. *Heart Rhythm Disturbances. In:* Cardiovascular Disease in Companion Animals. CRC Press; 2021.
22. Wess G, Domenech O, Dukes-McEwan J, Häggström J, Gordon S. European Society of Veterinary Cardiology screening guidelines for dilated cardiomyopathy in Doberman Pinschers. Journal of Veterinary Cardiology [Internet]. 2017 Oct [cited 2021 Jan 2];19(5):405–15. Available from: https://livrepository.liverpool.ac.uk/3020158/1/Wess%20Dobe%20ESVC%20DCM%20guidelines-Final%20version%20submitted-accepted.pdf
23. Wess G. Screening for dilated cardiomyopathy in dogs. Journal of Veterinary Cardiology. 2021 Oct;40.

38 Choque obstrutivo

Camila Molina Soares
Luciano César Pontes de Azevedo

1. INTRODUÇÃO

O choque circulatório é caracterizado pelo desbalanço entre oferta e consumo de oxigênio. Sua classificação é representada por quatro tipos principais: hipovolêmico; cardiogênico; distributivo e obstrutivo. Teremos como enfoque deste capítulo o choque obstrutivo.

2. FISIOPATOLOGIA

De acordo com o conceito Guytoniano sabe-se que o sistema cardiocirculatório compõe um sistema em alça fechada dependente de um fluxo contínuo que possui variáveis que se correlacionam entre si: pré-carga; contratilidade; pós-carga. Ou seja, qualquer alteração em uma destas três variáveis poderá contribuir para o quadro de choque (**Figura 38.1.**)

No contexto do choque obstrutivo as patologias comumente relacionadas à interferência em pré-carga incluem, processos obstrutivos mecânicos, como compressões e efeitos de ocupação por neoplasias; tromboembolismo venoso e dilatação vólvulo-gástrica. Outros possíveis mecanismos incluem o tromboembolismo pulmonar e as neoplasias mediastinais ou cardíacas levando ao aumento da pós-carga do ventrículo direito e de forma concomitante à diminuição da pré-carga do ventrículo esquerdo em consequência da obstrução do fluxo.

Com relação às alterações diretamente relacionadas à função cardíaca e débito cardíaco (DC) podemos incluir o pneumotórax hipertensivo e o tamponamento cardíaco, que prejudicarão o enchimento diastólico consequentemente comprometendo o DC. Cabe ressaltar que a ventilação mecânica, com elevada pressão expiratória final positiva (PEEP), também poderá prejudicar o enchimento nesse contexto, sendo um dos motivos pelo qual não se recomenda esse tipo de estratégia para pacientes hemodinamicamente instáveis.

Fatores que influenciam na pós-carga ventricular esquerda também deverão ser considerados, principalmente a estenose valvar aórtica e dissecção da aorta.

3. MANIFESTAÇÕES CLÍNICAS E ACHADOS LABORATORIAIS

As manifestações clínicas do choque obstrutivo são inespecíficas, sendo a maioria delas consonantes com as apresentadas

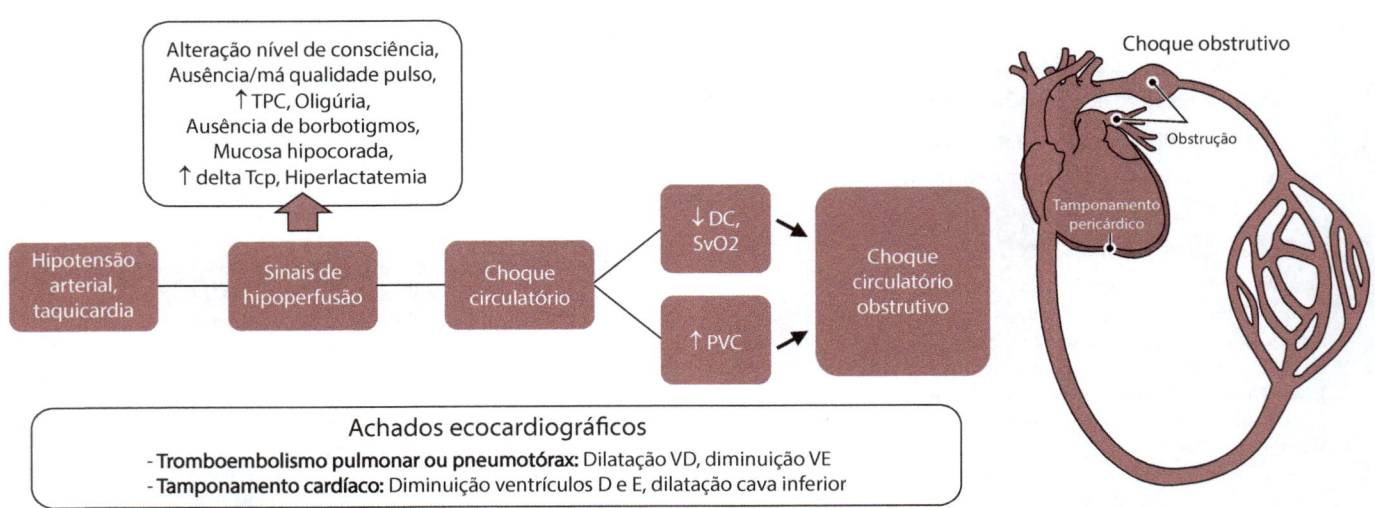

Figura 38.1. – Representação do choque circulatório obstrutivo e seus mecanismos fisiopatológicos. Adaptado de Finfer, SR; Vincent, JL, 2013

frente a qualquer etiologia de choque. Podem estar presentes simultaneamente ou não, de acordo com a magnitude do evento e tempo de evolução. Costumam ser os principais achados clínicos e laboratoriais: taquicardia; taquipneia; hiperlactatemia; hipotensão; alteração do nível de consciência; oligúria; alteração em coloração de mucosas; ausência de curva de pulso em oxímetro; aumento do tempo de preenchimento capilar; alargamento do delta temperatura centro-periférica e ausência de borborigmos.

A presença da tríade de Beck (hipofonese de bulhas cardíacas, ingurgitamento jugular bilateral e hipotensão arterial), caracteriza o quadro de tamponamento cardíaco, sendo esta uma das principais causas de choque obstrutivo na medicina veterinária. A presença de pulso paradoxal, redução de 10mmHg na pressão sistólica durante a inspiração, também pode sugerir o tamponamento cardíaco, porém cabe ressaltar a importância em obedecer à padronização técnica adequada para a mensuração da pressão arterial, evitando desta forma erros pré-analíticos.

As disfunções orgânicas, como, por exemplo, renal e hepática, podem estar presentes a depender do impacto causado pelo choque e/ou comorbidades. A dosagem de dímero D; fibrinogênio; tempos de coagulação; além da tromboelastometria, podem contribuir com informações a respeito da hemostasia, principalmente nos cenários suspeitos para tromboembolismo. A gasometria arterial comumente apresenta alterações, sendo comum a acidemia e acidose. Um dos mecanismos mais explorados está relacionado a acidose metabólica e hiperlactatemia, secundária a alteração da via metabólica em decorrência da produção insuficiente de energia celular na presença de hipoperfusão.

4. DIAGNÓSTICO

O diagnóstico deverá ser realizado principalmente com base na pesquisa direcionada para as possíveis causas do choque obstrutivo. O exame físico completo é de extrema importância, podendo trazer informações valiosas capazes de auxiliar no diagnóstico diferencial das possíveis causas envolvidas. Os protocolos de ecografia *point-of-care* são importantes aliados, principalmente por possibilitar a avaliação rápida e precisa, facilitando assim o delineamento dos diagnósticos diferenciais, bem como nas tomadas de decisões. A avaliação torácica permite o diagnóstico das doenças que promovem ocupação pleural como efusões e pneumotórax. Enquanto a avaliação abdominal pode auxiliar na pesquisa por alterações principalmente em veia cava caudal, como, por exemplo, através de sinais de "congestão relativa" secundária a aumento da pressão venosa central e/ou intratorácica. A avaliação ecocardiográfica também pode contribuir com achados característicos, como presença de efusão pericárdica e tamponamento cardíaco, além do achatamento do septo interventricular (**Figura 38.2.**).

5. TRATAMENTO

Como premissa para a abordagem terapêutica do paciente grave deverá ser seguido inicialmente o protocolo xABCDE (consultar o capítulo **Abordagem Inicial ao Doente Grave**). Os principais objetivos terapêuticos deverão incluir a otimização hemodinâmica e perfusional, visando a correção do desbalanço entre a oferta e o consumo de oxigênio. O tratamento direcionado à correção da causa do choque obstrutivo é um dos pilares fundamentais da abordagem. Sendo assim, deverão ser considerados:

- **Pericardiocentese:** em casos de efusão pericárdica e tamponamento cardíaco.

- **Toracocentese:** em caso de doenças de ocupação pleural como pneumotórax, efusões.

- **Embolectomia/trombólise:** nos casos de tromboembolismo passíveis de abordagem cirúrgica e/ou acesso intervencionista mecânico e farmacológico.

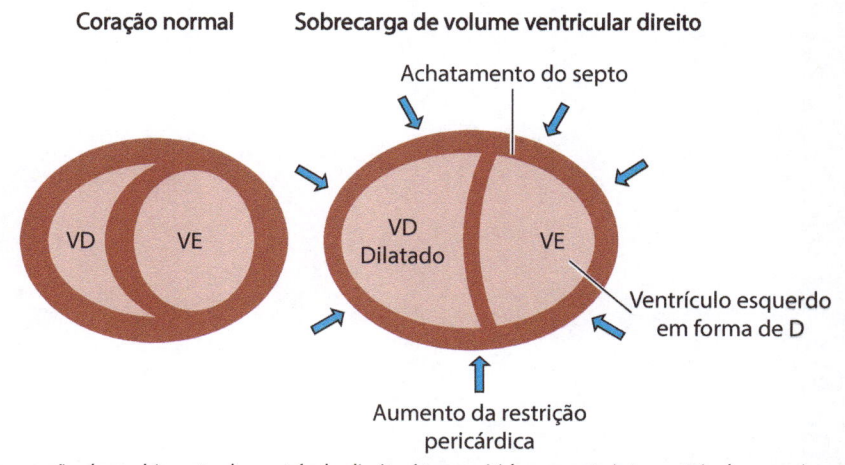

Figura 38.2. – O aumento da pressão de enchimento do ventrículo direito é transmitido ao septo interventricular, com isso ocorre alteração na geometria do ventrículo esquerdo, contribuindo para diminuição do débito cardíaco em decorrência da limitação do enchimento diastólico. O desvio do septo secundário a restrição pericárdica também influencia na relação geométrica ventricular, prejudicando também a contratilidade do ventrículo direito. Adaptado de Konstam, MA, 2018.

– **Gastrocentese/descompressão gástrica:** Para alívio emergencial da pressão intra-abdominal nos casos de dilatação vólvulo-gástrica, com posterior planejamento para a intervenção cirúrgica.

6. CONCLUSÃO

O reconhecimento do choque obstrutivo pode ser desafiador, principalmente devido à inespecificidade de manifestações clínicas apresentadas por este grupo de pacientes. Entretanto, seu reconhecimento precoce é indispensável para que seja possível o direcionamento terapêutico assertivo e imediato.

7. LITERATURA RECOMENDADA

1. Vincent J, Backer D De. Circulatory Shock. The new england journal of medicine.2013; 369;18
2. Standl T, Annecke T, Cascorbi I, Heller AR, Sabashnikov A, Teske W. The Nomenclature, Definition and Distinction of Types of Shock. Dtsch Arztebl Int. 2018;115(45):757–67
3. Konstam MA, Kiernan MS, Bernstein D, Bozkurt B, Jacob M, Kapur NK, et al. Evaluation and Management of Right-Sided Heart Failure: A Scientific Statement From the American Heart Association. Vol. 137, Circulation. 2018. 578–622 p.
4. Silverstein, D. C., Hopper, K. Smal animal critical care medicine. 3th edition. St Louis. Elsevier; 2023
5. Vincent, JL., Moore, FA., Bellomo, R., Marini, JJ. Textbook of critical care. 8th edition. St. Louis. Elsevier; 2023

Choque distributivo

39

Camila Molina Soares

1.INTRODUÇÃO

O choque distributivo é caracterizado pela hipoxemia tecidual (desbalanço entre oferta e consumo de oxigênio) em decorrência da diminuição da resistência vascular, o que leva ao quadro de hipovolemia relativa. Podem ser achados frequentes a taquicardia e o aumento do débito cardíaco, em fases iniciais, como no caso da fase hiperdinâmica na sepse.

2. FISIOPATOLOGIA

A redistribuição do volume circulatório ocorre principalmente devido à perda do tônus vascular, geralmente associada a alteração da permeabilidade, que possibilita a translocação de fluido entre os compartimentos.

Apesar de o choque séptico ser o principal representante deste subgrupo de choque (cerca de 90%), outras causas também podem ser observadas, inclusive em cenários de ausência de agente infeccioso envolvido, como, por exemplo, em casos de anafilaxia, choque neurogênico ou síndrome da resposta inflamatória sistêmica (SIRS) (**Figura 39.1.**).

3. MANIFESTAÇÕES CLÍNICAS

São comumente observados os achados característicos dos quadros de choque relacionados aos déficits perfusionais, entre eles:

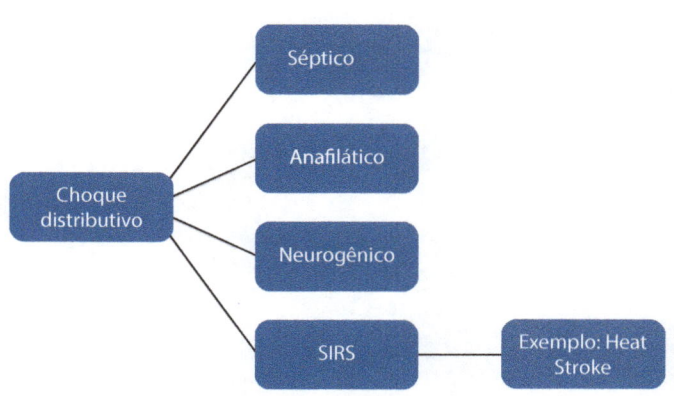

Figura 39.1. – Principais tipos de choque distributivo

- Alentecimento do tempo de preenchimento capilar (> 3 segundos).
- Ausência de pulso – curva pletismográfica.
- Mucosas hipocoradas.
- Ausência de borborigmos.
- Alargamentos dos deltas de temperatura.

A hipotensão também é característica do quadro, tanto a sistólica quanto a diastólica, sendo esta última uma das principais indicadoras de vasoplegia.

Os demais achados costumam estar relacionados às disfunções orgânicas envolvidas, principalmente devido à privação de oxigênio tecidual, sendo os mais comumente observados:

- Diminuição/ausência do débito urinário (oliguria/anuria).
- Alteração do nível de consciência.
- Aumento de marcadores de disfunção perfusional, como, por exemplo, lactato.

4. TERAPIA

A abordagem terapêutica do choque distributivo está relacionada diretamente a sua causa principal, sendo assim, é de extrema importância que ela seja identificada de forma precoce.

Ainda no cenário de abordagem emergencial cabe ressaltar a importância da reanimação volêmica guiada por metas, administração precoce de vasopressores e demais fármacos que poderão se fazer necessários a depender da individualização de cada apresentação, como, por exemplo, a segunda linha de vasopressores, vasopressina, ou a necessidade de terapia combinada com corticosteroides em cenários de refratariedade.

Ao longo das próximas seções, as principais causas serão discutidas separadamente, promovendo melhor detalhamento de cada apresentação, bem como alinhamento diagnóstico e terapêutico para cada uma delas.

5. LITERATURA RECOMENDADA

1.   Khorsand S, Helou MF, Satyapriya V, Kopanczyk R, Khanna AK. Not all Shock States Are Created Equal: A Review of the Diagnosis and Management of Septic, Hypovolemic, Cardiogenic, Obstructive, and Distributive Shock. Anesthesiol Clin. 2023;41(1):1–25

2.   Laforcade A., Silverstein DC. Classification and initial management of shock states. 3rd edition. 2022

3.   Boller EM, Silverstein DC. Sepsis and septic shock in Small animal critical care medicine. 3rd edition. 2022

4.   Silverstein DC, Kleiner J, Drobatz KJ. Effectiveness of intravenous fluid resuscitation in the emergency room for treatment of hypotension in dogs: 35 cases (2000-2010). J Vet Emerg Crit Care. 2012;22(6):666–73

5.   Boysen SR, Gommeren K. Assessment of Volume Status and Fluid Responsiveness in Small Animals. Front Vet Sci. 2021;8(May):1–23.

6.   Vincent J, Backer D De. Circulatory Shock. N Engl J Med. 2013;369:1726–34

7.   Standl T, Annecke T, Cascorbi I, Heller AR, Sabashnikov A, Teske W. The Nomenclature, Definition and Distinction of Types of Shock. Dtsch Arztebl Int. 2018;115(45):757–67

Choque Anafilático

40

Leandro Fadel

1. DESTAQUES

O choque anafilático é um dos tipos de choque que compõem o choque distributivo, o qual possui como característica hemodinâmica principal o colapso circulatório devido à intensa vasodilatação causada pela liberação de citocinas, principalmente a histamina. Vários gatilhos podem estar envolvidos, tais como fármacos e imunoprofiláticos. São casos potencialmente letais se forem diagnosticados e tratados prontamente, exigindo avaliação e intervenções rápidas.

2. INTRODUÇÃO

A anafilaxia é uma reação de hipersensibilidade potencialmente letal que pode afetar vários sistemas orgânicos. As diferentes espécies e os diferentes antígenos podem induzir respostas em diferentes órgãos ou conjunto deles. A Organização Mundial de Alergia define anafilaxia como "reação de hipersensibilidade séria, com risco de vida, generalizada ou sistêmica".

3. ETIOLOGIA

A etiologia da anafilaxia é bem extensa e deve-se considerar ampla gama de possibilidades, incluindo venenos (por exemplo: abelha; formiga; aranha; cobras), hormônios (por exemplo: vasopressina; insulina; glicocorticoides), antibióticos (por exemplo: penicilinas e cefalosporinas), anti-inflamatórios não esteroidais (por exemplo: aspirina), anestésicos e sedativos (por exemplo: acepromazina; cetamina; lidocaína; opioides), antiparasitários (por exemplo: diclorvós; piperazina e levamisol) e alimentos (por exemplo: leite; ovo; grãos). É importante ressaltar que condições físicas, apesar de incomum, podem causar anafilaxia, tais como frio, calor e exercício. Quimioterápicos, vitamina K, vacinas, fluidos à base de gelatina e dextrana, além de hemocomponentes, também podem ser estímulos ao choque anafilático.

4. FISIOPATOLOGIA

Tradicionalmente existem quatro tipos de reação de hipersensibilidade que se diferem entre si pela resposta imunológica efetuada. Essa resposta pode ser imediata (Tipo I), citotóxica (Tipo II), por imunocomplexo (Tipo III) e tardia (Tipo IV). A reação do Tipo I é mediada pela imunoglobulina E (IgE), já as do Tipo II e III estão relacionadas as IgG e IgM, no entanto, no Tipo II é dependente das IgG e IgM e no Tipo III a partir dos imunocomplexos formados a partir delas. Por último, no Tipo IV é mediada por linfócitos T. A anafilaxia vem ao longo do tempo sendo atribuída às reações de hipersensibilidade do tipo I e os demais tipos normalmente são considerados reações anafilactóides, entretanto sabe-se que reações à transfusão de hemocomponentes são reações do Tipo II e podem causar anafilaxia.

Isso ocorre pois há duas vias de anafilaxia que foram identificadas em ratos. A via clássica mediada pela IgE e a alternativa pela IgG. Para que ocorra a ativação da via clássica, é necessária uma quantidade mínima de IgE, a qual normalmente não é possível mensurar sericamente, seguida da degranulação de mastócitos e basófilos com a liberação de diversas citocinas, principalmente histamina. Já para que a IgG consiga levar ao quadro anafilático é necessária uma quantidade muito maior e, por essa via, haverá também liberação de substâncias vasoativas, principalmente do fator ativador de plaquetas (PAF, do inglês *platelet-activating factor*).

5. ALTERAÇÕES E MECANISMOS ESPECÍFICOS

A histamina é um potente vasodilatador, além de aumentar a permeabilidade vascular. Esse aumento da permeabilidade permite extravasamento para o interstício de fluido e proteínas. Essas alterações culminam em perda do tônus vasomotor, caracterizando um dos tipos de choque distributivo. A vasodilatação leva ao sequestro de volume e, associado ao extravasamento de volume para o interstício, pode gerar hipovolemia relativa, levando à queda aguda significativa do débito cardíaco.

Existem três receptores de histamina que podem estar envolvidos na patogênese da anafilaxia e do choque anafilático. Eles são definidos como H_1, H_2 e H_3. Os receptores H_1 mediam constrição coronariana e depressão cardíaca e são responsáveis pela broncoconstrição, prurido e pelo estímulo na produção

255

de óxido nítrico, um potente vasodilatador. Os receptores H_2 mediam a produção de ácido gástrico e produzem vasodilatação coronariana e sistêmica e, incrementam a frequência cardíaca e contratilidade ventricular. Os receptores H_3 inibem a liberação de norepinefrina, bloqueando a resposta compensatória neural adrenérgica. A ativação dos receptores H_3 está associada a sinais clínicos mais graves devido a inibição da resposta compensatória.

6. DIAGNÓSTICO

Deve-se sempre suspeitar de anafilaxia/choque anafilático na presença de síncope e/ou colapso cardiovascular súbito. Dentre outros diferenciais, não devemos esquecer de outras fontes de choque distributivo. Crise aguda de asma, feocromocitoma, mastocitoma e mastocitose devem estar entre as hipóteses diagnósticas.

A anamnese deve ser sucinta e precisa para buscar a possibilidade de exposição a algo que possa ser o gatilho da resposta exacerbada do sistema imunológico. Normalmente as reações anafiláticas têm cunho agudo e contínuo, tanto para o estabelecimento como para a resolução do quadro.

Em gatos, o sinal clínico principal e inicial é respiratório, podendo apresentar também prurido, vômito, diarreia e choque.

Em cães, os principais sinais são vômito e diarreia causado pela venoconstrição hepática e hipertensão hepática, progredindo para sinais respiratórios e choque. Outros sinais que podem ser identificados nesses pacientes podem envolver o tegumento, tais como, angioedema, urticária, eritema e prurido; a cavidade oral pode ser afetada apresentando edema laríngeo e/ou faríngeo. Esses pacientes podem apresentar ainda taquicardia e arritmias. A taquicardia está associada principalmente a ativação da via clássica, ou seja, mediada por IgE e com liberação substancial de histamina.

Nos exames laboratoriais normalmente é visto aumento de ALT em cães devido à alteração hepática, a qual não é patognomônica, mas pode ser vista nesses pacientes durante a avaliação ultrassonográfica da cavidade abdominal, na qual a vesícula biliar pode estar espessada e edemaciada com presença de halo hipoecoico em torno dela (**Figura 40.1.**).

7. TRATAMENTO

Como toda emergência deve-se seguir os protocolos consagrados. No caso do choque anafilático é importante ressaltar que o protocolo ABC ajuda a não cometer erros negligenciando alterações que podem causar o óbito do paciente (**Figura 40.2.**). É válido lembrar que o protocolo deve ser realizado o mais

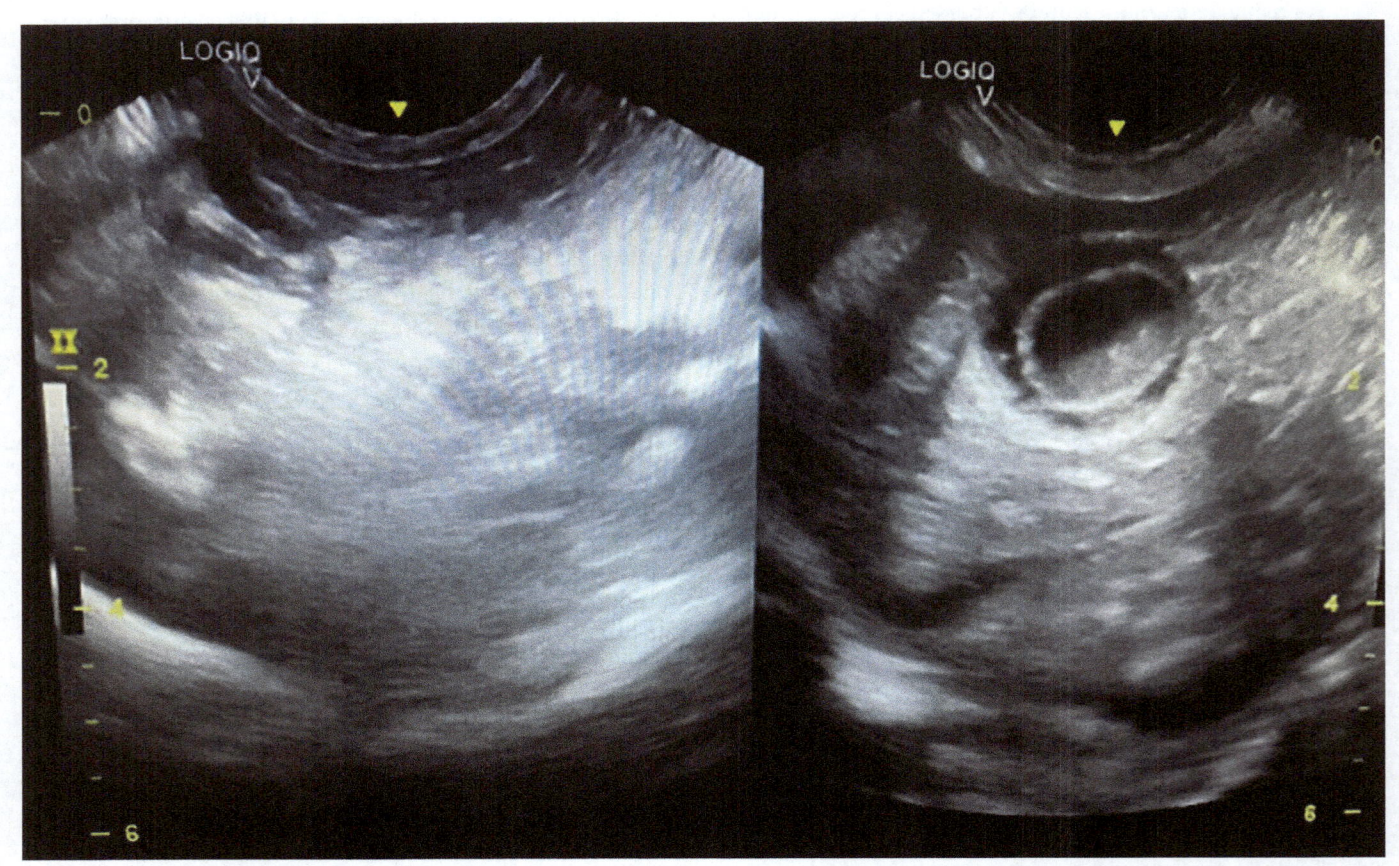

Figura 40.1. – Paciente canino em choque anafilático após uma reação vacinal. Na imagem evidencia avaliação ultrassonográfica mostrando edema da parede da vesícula biliar e halo hipoecogênico no entorno dela.

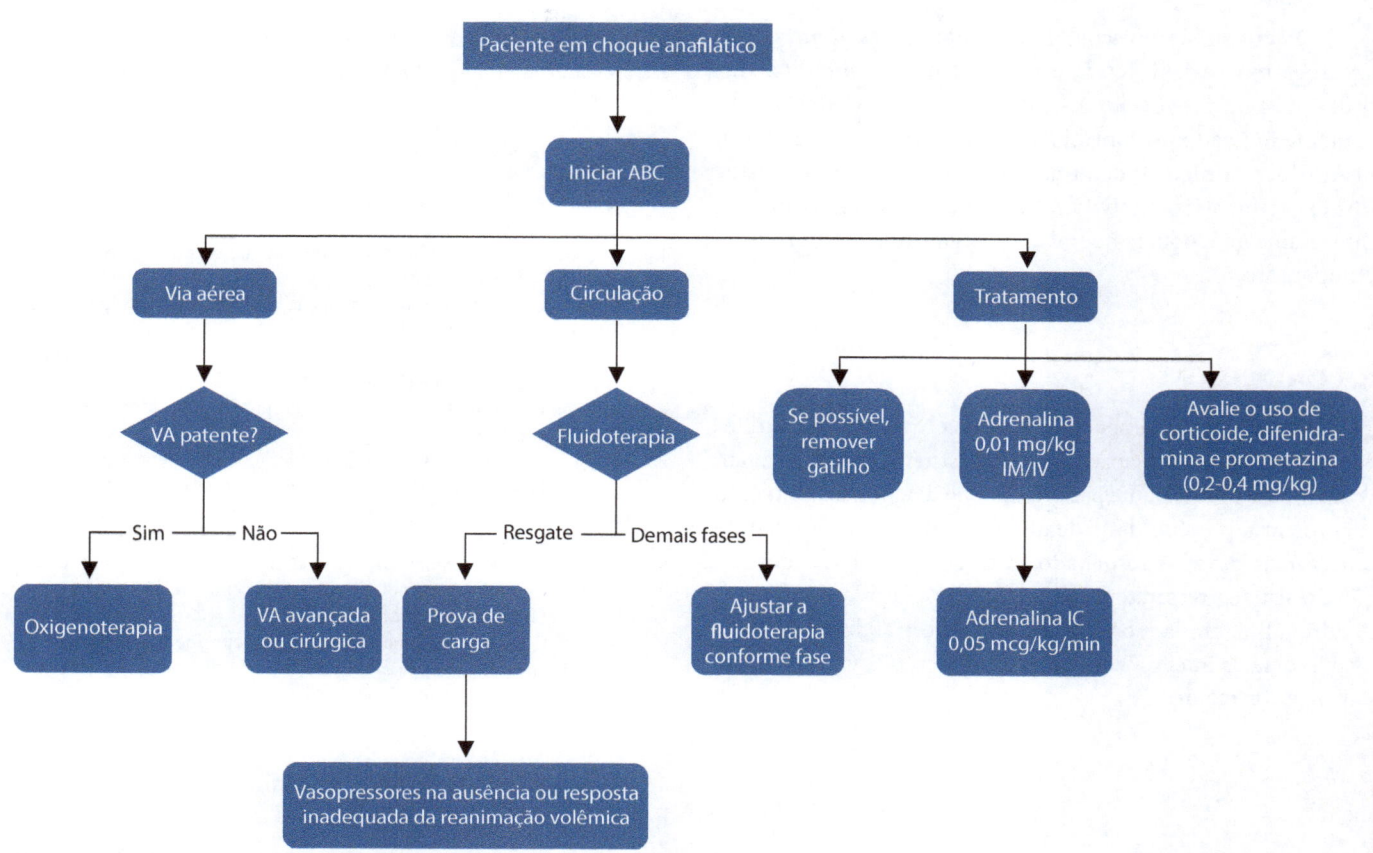

Figura 40.2. – Fluxograma de atendimento do paciente em anafilaxia ou choque anafilático.

sincronizado possível. Na avaliação da via aérea e ventilação é importante buscar obstruções que podem ocorrem devido a edema tanto da laringe como da faringe e se necessário deve-se realizar via aérea avançada ou cirúrgica. Caso não exista obstrução pode-se manter o paciente na oxigenoterapia. Na avaliação da ventilação (B), a broncoconstrição pode ser um problema e deve ser tratado, podendo ser usado broncodilatadores tópicos (salbutamol 90mg/paciente na via aérea) ou mesmo parenteral como a terbutalina.

A adrenalina é o tratamento de escolha para a reversão do colapso cardiovascular no choque anafilático e curiosamente a maioria dos *guidelines* derivaram a partir disso. Acredita-se que o efeito benéfico da adrenalina venha da estimulação β-adrenérgica, o qual ativa a produção de adenilciclase que converte o ATP em AMP cíclico. O AMP cíclico inibe a secreção de histamina.

Uma vez o paciente em colapso circulatório, a via que mais aparenta ter uma boa resposta é a intravenosa (adrenalina 0,01mg/kg IV lento ou IM) e deve ser repetido conforme necessidade que pode variar entre 5 e 15 minutos. Recomenda-se que para cães com mais de 40 kg use a dose fixa de 0,5mg. A infusão contínua de adrenalina 0,05μg/kg/min apresenta melhora mais significativa nos índices hemodinâmicos (débito cardíaco; pressão arterial média e volume sistólico) em relação à aplicação intravenosa em *bolus*. A aplicação intravenosa em bolus

ou intramuscular apresenta resultados mais significativos no controle de broncoconstrição, edema laríngeo e hipotensão leve.

A fluidoterapia deve ser ajustada a fase da reposição volêmica que o paciente se encontra. Na fase de resgate, pode ser necessário o uso de prova de carga de solução balanceada. Estando o paciente, na fase de otimização ou estabilização deve-se optar por manejo mais zeloso do volume a ser administrado a esse paciente fazendo uma avaliação mais precisa e integrada com lactato, avaliação da colapsibilidade da veia cava caudal, mensurações ecocardiográficas e com o débito urinário. Oficialmente não há contraindicação ao uso de coloides, porém sugere-se cautela, pois os coloides são passíveis de serem gatilhos de anafilaxia. Na ausência de resposta para a reanimação volêmica desse paciente, persistindo o quadro de hipotensão, deve-se instituir terapia com vasopressor que pode ser realizada com infusão contínua de noradrenalina. Pode-se usar bolus vasopressina (0,03 a 0,1U/Kg) visto que o tempo de meia-vida da vasopressina é superior à das catecolaminas.

Os glicocorticoides apresentam seu efeito em pelo menos quatro a seis horas após a aplicação e sua indicação está no bloqueio da fosfolipase A e cascata do ácido araquidônico. O uso deve ser feito com cuidado, pois os corticoides são fármacos passíveis de causar anafilaxia. A sugestão de uso é a dexametasona intravenosa na dose de 0,1 a 0,5mg/kg.

Os anti-histamínicos H_1 e H_2 não apresentam efeito significativo na fase aguda e não possuem resultados significativos na prevenção do colapso cardiovascular, sendo somente indicado no controle de prurido e secreção gástrica. O anti-histamínico H_3 demonstrou bons resultados em estudos experimentais, efetivo na melhora da função cardíaca e importante no bloqueio neural adrenérgico (da norepinefrina) compensatório.

8. CONCLUSÃO

A anafilaxia deve ser considerada como diagnóstico diferencial em casos de colapsos agudos do sistema cardiovascular. A anamnese é importante para auxiliar no diagnóstico, tentando identificar a possibilidade de algum gatilho. O protocolo de emergência deve ser respeitado, visto que pode haver obstrução do sistema respiratório e a presença de broncoconstrição. A adrenalina ainda é o pilar principal do tratamento e deve avaliar demais intervenções como fluidoterapia, vasopressores e uso de corticoide.

9. LITERATURA RECOMENDADA

1. Simons FER, Ardusso LRF, Bilò MB, et al. World Allergy Organization guidelines for the assessment and management of anaphylaxis. *World Allergy Organ J* 2011;4(2):13–36.
2. Kemp SF, Lockey RF: Anaphylaxis: a review of causes and mechanisms, J Allergy Clin Immunol 110:341-348, 2002.
3. Shmuel DL, Cortes Y. Anaphylaxis in dogs and cats. *J Vet Emerg Crit Care*. 2013; 23:377–394.
4. Finkelman FD: Anaphylaxis: lessons from mouse models, J Allergy Clin Immunol 120:506-515, 2007
5. Khan BQ, Kemp SF. Pathophysiology of anaphylaxis: *Curr Opin Allergy Clin Immunol* 2011;11(4):319–325.
6. Chrusch C, Sharma S, Unruh H, Bautista E, Duke K, Becker A, Kepron W, Mink SN. Histamine H3 receptor blockade improves cardiac function in canine anaphylaxis. Am J Respir Crit Care Med. 1999 Oct;160(4):1142-9.
7. Quantz JE, Miles MS, Reed AL, et al. Elevation of alanine transaminase and gallbladder wall abnormalities as biomarkers of systemic anaphylaxis in canine hypersensitivity patients. *J Vet Emerg Crit Care*. 2009; 19:536–544
8. Miyaji K, Suzuki A, Shimakura H, et al: Large-scale survey of adverse reactions to canine non-rabies combined vaccines in Japan, Vet Immunol Immunopathol 145:447-452, 2012
9. Bautista E, Simons FE, Simons KJ, et al. Epinephrine fails to hasten hemodynamic recovery in fully developed canine anaphylactic shock. *Int Arch Allergy Immunol*. 2002; 128:151–164.

Choque Térmico - Heat Stroke

41

Elisa M. Mazzaferro

1. INTRODUÇÃO

A hipertermia é definida como uma elevação importante da temperatura corporal, para valores entre 40,5°C a 43°C, após exposição a temperaturas ambientes elevadas ou atividade física extenuante. A hipertermia pode ser secundária a toxinas, infecção bacteriana, viral ou fúngica, sendo conhecida como hipertermia pirogênica ou febre. A hipertermia não pirogênica ocorre quando um animal não é capaz de dissipar o calor e é conhecida com insolação. Ocorre quando os animais fazem esforço ou exercício em ambientes com a temperatura e a umidade altas, ou em situações em que o animal não consegue se afastar de uma fonte de calor, como em situações em que fica trancado em veículos no sol.

A termorregulação é um processo em que a temperatura corporal permanece constante, apesar da exposição a uma ampla gama de temperaturas e condições ambientais. O corpo tem um equilíbrio entre os mecanismos de ganho e perda de calor. Os mecanismos de dissipação de calor que ajudam a prevenir a hipertermia incluem mudanças comportamentais, como a busca de um local mais fresco, mudanças na circulação que incluem vasodilatação periférica, resfriamento evaporativo principalmente na forma de troca respiratória de calor, radiação e convecção.

Vários fatores podem aumentar o risco de insolação e incluem a alta umidade ambiente, obstrução das vias aéreas superiores, paralisia laríngea, síndrome dos braquicefálicos, colapso da traqueia, obesidade, exposição a toxinas e história prévia de hipertermia ou doença induzida pelo calor. Além disso, a falta de sombra e a falta de um período de resfriamento após o exercício podem predispor o paciente ao desenvolvimento de insolação ou hipertermia por esforço. Qualquer animal que trabalhe ou se exercite em um clima quente e úmido sem aclimatação deve ter tempo para descansar em um local fresco e sombreado com bastante água a cada 30 a 60 minutos.

2. SINAIS CLÍNICOS

Pacientes com insolação ou hipertermia apresentam geralmente sinais que incluem: taquipneia, colapso, vômito, ataxia, hipersalivação, convulsões ou diarreia. Apatia, tremores musculares, alteração do nível de consciência, hematúria, cianose, epistaxe, língua inchada, tremores na cabeça, vocalização, estridor e pupilas dilatadas também são descritos com menos frequência. Alterações no estado mental, oligúria, vômitos, hematêmese, diarreia, dispneia, icterícia e desenvolvimento de petéquias podem ocorrer quase imediatamente após a doença induzida pelo calor ou podem se tornar aparentes entre 3 a 5 dias após o evento desencadeante. Portanto, todos os animais que sofreram insolação e hipertermia devem ser observados cuidadosamente durante esse período. Os diagnósticos diferenciais para insolação são descritos na **Lista 41.1.**

Como a hipertermia não pirogênica ocorre quando um animal é incapaz de dissipar o calor os agentes antipiréticos, como anti-inflamatórios não esteroides ou dipirona, não são eficazes na redução da temperatura e podem ser prejudiciais, por potencialmente causarem diminuição da perfusão renal e gastrointestinal. Portanto, o uso de um agente antipirético em um paciente com insolação é contraindicado.

3. ABORDAGEM PRIMÁRIA

Os objetivos do tratamento em qualquer paciente com doença induzida pelo calor são controlar a hipertermia, fornecer suporte ao sistema cardiovascular e tratar ou prevenir quaisquer

Lista 41.1. – Diagnósticos diferenciais

Hipertermia pirogênica
Sistema Nervoso central
- Lesões hipotalâmicas que afetam o centro termorregulador.
- Meningites.
- Encefalites.
- Hipertermia maligna.
- Convulsão.
- Toxinas.
- Metaldeído.
- Estricnina.
- Micotoxinas neurogênicas.
- Drogas inibidoras seletivas da recaptação da serotonina.
- Cocaína.
- Metanfetamina.
- Anfetamina.

complicações associadas à hipertermia. O rápido reconhecimento da hipertermia e sinais de insolação são muito importantes. O animal deve ser movido para um local fresco, na sombra e deve ser borrifado com água fresca, não gelada. Ar-condicionado ou ventiladores também podem ser usados. Assim que o animal chega ao hospital veterinário, toalhas embebidas em água em temperatura ambiente podem ser colocadas sobre o paciente. O paciente deve ser resfriado a uma temperatura corporal de 39,5°C e, em seguida, as medidas de resfriamento devem ser removidas para evitar a queda excessiva da temperatura.

Não se recomenda mergulhar o paciente em água gelada, indica-se gelo (com a devida proteção para evitar queimaduras de pele) nas regiões axilares e inguinais, além do uso de enemas com água fria. A vasoconstrição periférica excessiva, induzida pelo frio, pode prejudicar a capacidade do corpo de dissipar o calor e resultar em um aumento da temperatura corporal central. A circulação prejudicada no trato gastrointestinal pode piorar a incidência de translocação bacteriana e sepse secundária. Recentemente a hemofiltração contínua tem sido indicada com sucesso em cães com insolação, principalmente nas situações em que a hipertermia é refratária às medidas tradicionais de resfriamento.

Os pilares da terapia incluem a restauração do volume sanguíneo intravascular, com consequente melhora da filtração glomerular e fluxo sanguíneo renal, estabilização do equilíbrio eletrolítico e administração de antibióticos de amplo espectro com objetivo de minimizar as complicações da translocação bacteriana e sepse.

Fluidos intravenosos devem ser administrados criteriosamente durante os estágios iniciais de hipertermia e doença induzida pelo calor, pois no início do curso da doença, o volume de perda de fluido não é grande e a suplementação excessiva de cristaloides pode resultar em edema cerebral e causar sobrecarga de fluido pulmonar. Um fluido eletrolítico balanceado, como Normosol-R, Plasmalyte-M ou solução de Ringer com lactato, pode ser administrado conforme determinado pelos déficits calculados de desidratação intersticial e consequente impacto perfusional. As necessidades de fluidos devem ser adaptadas às necessidades individuais de cada paciente e podem ser administradas com base no estado ácido-base e eletrolítico, pressão arterial, ausculta torácica e pressão oncótica coloide.

O oxigênio deve ser administrado em animais com sinais de dificuldade ventilatória. Se houver paralisia laríngea ou síndrome do braquicefálico, agentes sedativos e ansiolíticos, como acepromazina ou butorfanol, devem ser considerados. O clínico deve estar preparado para entubar, pois os pacientes com prolongamento de palato e/ou colapso de laringe podem apresentar piora clínica com a sedação. Os glicocorticoides também podem ser administrados para diminuir o edema das vias aéreas, porém o uso em pacientes sem sinais de obstrução das vias aéreas é contraindicado, pois podem prejudicar ainda mais a perfusão

renal e predispor à ulceração gastrointestinal. Em casos graves de obstrução das vias aéreas superiores, incluindo colapso laríngeo, anestesia geral e intubação, devem ser consideradas. Antibióticos de amplo espectro, como Cefalotina (30mg/kg IV Q8h) ou Ampicilina (22mg/kg IV Q6h) associado a enrofloxacina (10mg/kg IV Q24h) e, às vezes, metronidazol (10mg/kg IV Q8h) devem ser administrados nas situações em que se suspeita de quebra de barreira intestinal (melena ou hematoquezia). O débito urinário deve ser quantificado e calculado para observar se há insuficiência renal oligúrica ou anúrica. Após a reanimação volêmica, o débito urinário normal deve ser de 1 a 2mL/kg/hora. Arritmias ventriculares devem ser monitoradas por ECG e tratadas, quando necessário, com lidocaína (1-2mg/kg IV em bolus, e então 50-75mcg/kg/min em infusão contínua). As convulsões devem ser controladas com Diazepam (0,5mg/kg/IV).

4. ABORDAGEM SECUNDÁRIA

À medida que a temperatura corporal aumenta, ocorre lesão térmica generalizada no tecido neuronal, miócitos cardíacos, hepatócitos, parênquima renal e células tubulares, função de barreira gastrointestinal e glicocálix. A hipertermia também induz dano endotelial generalizado, um dos principais fatores que desencadeia o desenvolvimento da coagulação intravascular disseminada (CID). A tríade de Virchow, que consiste em lesão endotelial vascular, estase venosa e estado de hipercoagulabilidade, ocorre durante a hipertermia.

O cuidado definitivo do paciente com doença induzida pelo calor envolve o suporte dos principais órgãos que são afetados pela hipertermia. Esta lista pode ser adaptada à gravidade clínica de cada paciente. As anormalidades devem ser tratadas adequadamente. A Dr.ª Rebecca Kirby descreveu uma lista (**Lista 41.2.**) de verificação de 20 fatores importantes a serem considerados em qualquer paciente com sinais de síndrome de resposta inflamatória sistêmica, ou SIRS:

Lista 41.2. – Regra dos Vinte de Kirby

1. Oxigenação e ventilação.	1. Nutrição.
2. Função e ritmo cardíaco.	2. Estado imunológico/contagem de leucócitos/dosagem e seleção de antibióticos.
3. Estado de consciência/pressão intracraniana.	
4. Pressão arterial e perfusão.	3. Coagulação.
5. Hemácias e hemoglobina.	4. Integridade e motilidade da mucosa gastrointestinal.
6. Balanço de fluidos.	
7. Perfil oncótico.	5. Doses de drogas e metabolismo.
8. Albumina.	
9. Equilíbrio ácido-base.	6. Controle da dor.
10. Na, K, Cl, Ca_2+.	7. Cuidados de enfermagem/mobilidade do paciente/cuidados com cateteres.
11. Função renal e débito urinário.	
	8. Curativos e cuidado com feridas.
	9. Cuidados com carinho.

5. PROGNÓSTICO

Os animais que se apresentam ao veterinário dentro de 90 minutos após o desenvolvimento da insolação têm um prognóstico mais favorável do que os animais que se apresentam mais tardiamente. Em um estudo retrospectivo, os animais que foram resfriados por seus tutores, no atendimento pré-hospitalar, tiveram prognóstico mais favorável e diminuíram o risco de mortalidade quando comparados aos animais que não foram resfriados no momento da lesão inicial. Anormalidades neurológicas graves, em particular o coma, estão associadas a um resultado negativo. Um resultado menos favorável também foi associado ao desenvolvimento de estupor, coma ou convulsões dentro de 45 minutos após a apresentação.

Na maioria dos casos, o prognóstico para animais com insolação é reservado a grave, dependendo da presença de doenças subjacentes e complicações. As taxas de mortalidade estão diretamente associadas à duração e gravidade da hipertermia. Em um estudo, a taxa de mortalidade foi de 50%. Obesidade, insuficiência renal e CID aumentam o risco de morte por hipertermia. Animais que apresentam coma ou hipotermia após um evento hipertérmico geralmente têm prognóstico muito grave, mesmo com terapia extremamente agressiva. O óbito geralmente ocorre nas primeiras 24 horas após os incidentes.

6. LITERATURA RECOMENDADA

1. Hemmelgarn C, Gannon K. Heatstroke: Clinical signs, diagnosis, treatment and prognosis Compend Contin Educ Vet. 2013; 35(7):E3.
2. Hemmelgarn C, Gannon K. Heatstroke: Thermoregulation, pathophysiology and predisposing factors. Compend Contin Educ Vet. 2013; 35(7):E4.
3. Bruchim Y, Klement E, Saragusty J, et al. Heat stroke in dogs: A Retrospective Study of 54 Cases (1999 – 2004) and Analysis of Risk Factors for Death. J Vet Int Med 2006, 20:38.
4. Sergev G, Aroch I, Savoray M, Kass PH, Bruchim Y. A novel scoring system for dogs with heatstroke. J Vet Emerg Crit Care 2015; 25(2):240-247.
5. Bruchim Y, Kelmer E, Cohen A, Codner C, Segev G, Aroch I. Hemostatic abnormalities in dogs with naturally occurring heatstroke. J Vet Emerg Crit Care 2017; 27(3):315-324.
6. Moon KE, Wang S, Bryant K, Gohlke JM. Environmental heat exposure among pet dogs in rural and urban settings in the southern United States. Front Vet Sci 2021;8:742926.
7. Characterization of kidney damage using several renal biomarkers in dog with naturally occurring heat stroke. Sergev G, Daminet S, Meyer E, DeLoor J, Cohen A, Aroch I, Bruchim Y. Vet J 2015; 206(2):231-235
8. Bruchim Y, Loeb E, Saragusty J, Aroch I. Pathological findings in dogs with fatal heatstroke. J Comp Pathol 2009; 140(2-3):97-104.
9. Aroch I, Segev G, Loeb E, Bruchim Y. Peripheral nucleated red blood cells as a prognostic indicator in heatstroke in dogs. J Vet Int Med 2009; 23(3):544-551.
10. Chen GM, Xu HN, Gao LF, Lu JF, Wang WR, Chen J. Effect of continuous haemofiltration on serum enzyme concentrations, endotoxemia, homeostasis and survival in dogs with severe heat stroke. Resuscitation 2012; 83(5):657-662.

Seção V

42 Choque Neurogênico e Psicogênico

Andreza Conti-Patara

1. INTRODUÇÃO

O paciente em choque possui produção de energia celular inadequada devido ao desequilíbrio entre a oferta e o consumo. As causas mais comuns de choque neurogênico incluem lesões na coluna; trauma cranioencefálico; acidente vascular cerebral; infecções no sistema nervoso central e convulsões. Em felinos, o estresse deve ser considerado como fator desencadeante do choque neurogênico. Nessas condições, o cérebro, coração e pulmão interagem de forma complexa promovendo edema pulmonar neurogênico, arritmias, hipotensão arterial, desconforto respiratório agudo, disfunções ventriculares e choque cardiogênico. O pronto atendimento pode ser determinante para a sobrevivência desses pacientes.

2. FISIOPATOLOGIA

O sistema nervoso central e cardiovascular compartilham dos mesmos neurônios simpáticos e parassimpáticos e algumas das mesmas respostas hormonais. Eventos traumáticos envolvendo a coluna espinhal promovem perda das vias simpáticas distais à lesão espinhal. Como consequência, bradicardia e hipotensão arterial são observadas promovendo choque neurogênico (também classificado como distributivo). Em pacientes com trauma cranioencefálico o insulto ao sistema nervoso central envolve inicialmente aumento da atividade simpática e diminuição da atividade parassimpática. A liberação de adrenalina e noradrenalina estimula respostas cardiovasculares que incluem taquicardia; elevação da pressão arterial; aumento do volume sistólico; vasoconstrição em órgãos periféricos; vasodilatação nos vasos coronarianos e nos músculos esqueléticos em atividade. Estas respostas poderão ser exacerbadas por outros hormônios circulantes, como o hormônio antidiurético, a angiotensina II e o hormônio adrenocorticotrófico. O choque neurogênico ocorre em resposta ao intenso estímulo adrenérgico inicial. A taquicardia e hipertensão sistêmica estimula reflexos inibitórios no sistema cardiovascular promovendo bradicardia e hipotensão arterial. Estas alterações neurais promovem vasodilatação nos órgãos periféricos e diminuição na resistência periférica total. A frequência e o débito cardíaco também diminuem, ocasionando diminuição abrupta da pressão arterial. Clinicamente o paciente apresenta hipotensão arterial, bradicardia, e como consequência decréscimo da perfusão tecidual e choque. Em casos extremos, assistolia evolui para parada cardiorrespiratória. Um exemplo comumente observado na emergência é o trauma cranioencefálico. Em razão do trauma, edema e hemorragia cerebral é desencadeada a resposta adrenérgica promovendo hipertensão sistêmica. A hipertensão desencadeia bradicardia e hipotensão via sistema nervoso parassimpático. Caso não haja intervenção, o paciente pode evoluir com parada cardiorrespiratória.

3. EXAME FÍSICO E MONITORIZAÇÃO

O exame físico deve ser rápido e eficaz, e tem por objetivo identificar condições que precisam ser prontamente corrigidas. Deve-se verificar a coloração das mucosas aparentes, salientando que a palidez pode indicar vasoconstrição periférica, e a cianose que pode ser consequência de edema pulmonar neurogênico. A frequência cardíaca e o traçado eletrocardiográfico devem ser avaliados sempre em conjunto com a pressão arterial durante a decisão de tratar farmacologicamente ou não distúrbios de ritmo e frequência cardíaca. A monitoração da pressão arterial deve ser feita de maneira direta especialmente nesses casos de choque distributivo. Entretanto, a pressão arterial não pode ser considerada como único parâmetro na avaliação do paciente grave. A pressão arterial é um parâmetro pouco sensível para determinar hipoperfusão moderada a grave, uma vez que os mecanismos homeostáticos corpóreos atuam aumentando a frequência cardíaca, o volume sistólico e a resistência vascular sistêmica com o objetivo de manter a pressão dentro dos valores normais. Animais com baixo débito cardíaco e vasoconstrição periférica acentuada podem apresentar pressão arterial normal concomitante à hipoperfusão tecidual, daí a importância de marcadores como o lactato. O índice de choque – frequência cardíaca dividida pela pressão arterial sistólica é facilmente calculado e útil para prognóstico. A pressão venosa central constitui um parâmetro que fornece informações hemodinâmicas no paciente em choque, entretanto, trata-se de uma medida estática com interferência de vários fatores como alteração das pressões torácica e abdominal. Devido a estas limitações, atualmente parâmetros dinâmicos obtidos durante o T-FAST e A-FAST tem sido mais utilizado na avaliação hemodinâmica desses pacientes. Os parâmetros obtidos no exame físico neurológico são úteis para calcular a pontuação do Glasgow modificado, o que auxilia na definição do prognóstico desses pacientes.

4. ACHADOS LABORATORIAIS

O hematócrito e a proteína total são parâmetros básicos obtidos na emergência que podem auxiliar a monitoração desses pacientes. É importante lembrar que o hematócrito pode se apresentar elevado inicialmente por conta de contração esplênica, mascarando quadro de hemorragia. A concentração de proteínas plasmáticas totais seriada auxilia na suspeita de sangramento ativo em pacientes com trauma. A glicemia deve ser mensurada em todos os pacientes em estado grave, pois seus valores distantes dos considerados normais para a espécie em questão podem servir como indicadores de prognóstico. Valores de glicemia abaixo de 50mg/dL devem ser evitados, pois podem levar a convulsões. O lactato sérico apresenta-se inicialmente elevado por conta da conversão do metabolismo celular de aeróbico para anaeróbico diante da baixa oferta de oxigênio às células. Sua redução ao longo do tempo indica que o tratamento está sendo efetivo. Entretanto, outros fatores exercem influência nos valores de lactato como a diminuição da recaptação por insuficiência renal ou hepática, a hiperventilação, a administração de glicose, insulina ou adrenalina. A gasometria é recomendada e, assim como a determinação do lactato sérico, deve ser realizada de forma seriada. Os pacientes em choque apresentam frequentemente acidose metabólica por conta da liberação de ácido lático como produto do metabolismo anaeróbico que se instala na hipoperfusão tecidual. Os eletrólitos devem ser avaliados, com atenção especial ao sódio e ao potássio.

5. IMAGEM

Os pacientes em choque não devem ser transportados por conta da instabilidade hemodinâmica. Entretanto, imagens com a tomografia computadorizada e ressonância magnética são imprescindíveis em pacientes com alterações neurológicas. Para isso, a estabilização imediata deve ser feita antes da realização de imagem. Em casos de trauma, radiografias torácicas são mandatórias para esclarecer lesões torácicas, como contusões pulmonares que se presentes, aumentam a gravidade do paciente.

6. DIAGNÓSTICO DIFERENCIAL

O diagnóstico diferencial deve ser feito com os demais tipos de choque de choque. Muitas vezes, é possível fazer o diagnóstico diferencial com base no histórico clínico e na anamnese do paciente. Este é um quadro frequente associado ao choque térmico e precipitado por momentos de contenção exagerada em doentes com extrema ansiedade.

7. TRATAMENTO

A meta para o tratamento do choque neurogênico está centrada em restaurar a perfusão tecidual e o aporte de energia às células, restaurando o equilíbrio entre a oferta e o consumo de oxigênio aos tecidos. Em pacientes com trauma cranioencefálico é possível suspeitar aumento de pressão intracraniana quando visualizamos hipertensão sistêmica simultânea a bradicardia (resposta parassimpática à hipertensão sistêmica). Solução salina hipertônica ou manitol podem ser utilizados para reduzir a pressão intracraniana em pacientes hidratados e sem a presença de hipernatremia. Manter e monitorar a volemia é imprescindível. Os cristaloides isotônicos são comumente utilizados para reposição volêmica. Em casos em que não se observa restauração da pressão arterial e não há melhora da perfusão tecidual os vasopressores são indicados. A noradrenalina promove vasoconstrição sistêmica via estimulação de receptores alfa adrenérgicos, costuma ser o fármaco de eleição para pacientes com choque distributivo, como o neurogênico. A oxigenoterapia deve ser instituída imediatamente e titulada conforme as mensurações seriadas de eletrólitos e gases sanguíneos. A ventilação mecânica pode ser necessária em pacientes com lesão cranioencefálica ou em coluna cervical. A analgesia também tem grande importância no tratamento. Fentanil e outros opioides μ-agonistas puro ,como metadona podem ter grande valia.

8. CONCLUSÃO

A compreensão dos mecanismos fisiopatológicos envolvidos no choque neurogênico é importante para que possamos diagnosticar e prevenir o progresso e perpetuação da doença. A escolha do tipo de fluido utilizado para reposição da volemia, bem como o uso de vasopressores, analgésicos e sedativos deve ser feito de forma individualizada e considerando prévias comorbidades que o paciente possa apresentar.

9. PONTOS-CHAVE

– Intensa descarga adrenérgica causada por insultos ao sistema nervoso central promove hipertensão sistêmica momentânea seguida de bradicardia e hipotensão arterial. Pacientes com trauma na coluna espinhal também podem apresentar choque neurogênico devido à inibição de vias simpáticas que inervam os segmentos caudais à lesão.

– O tratamento baseia se na remoção cirúrgica do insulto ou tratamento de suporte com o intuito de incrementar e manter a perfusão tecidual com o uso de cristaloides, solução salina hipertônica e vasopressores se necessário.

10. LITERATURA RECOMENDADA

1. Mrozek S, Gobin J, Constantin JM, Fourcade O. Geeraerts T. Crosstalk between brain, lung and heart in critical care. Anaesth Crit Care Pain Med 39 (2020) 519–530.

1. Mark, A.L. The Bezold-Jarisch reflex revisited: clinical implications of inhibitory reflexes originating in the heart. J Am Coll Cardiol, 1: 90-102, 1983.

2. Rogelio, M.G., et al. The elusive Pathophysiology of neurally mediated syncope. Circulation, 102: 2898-2906, 2000.

3. Kraenzlin MN, Cortes Y, Fettig PK, Bailey DB. Shock index is associated with mortality in canine vehicular trauma patients. J Vet Emerg Crit Care 2020, 30(6): 706-711 doi: 10.1111/vec.13013

4. Cameron S, Weltman JG, Fletcher DJ. The prognostic value of admission point-of-care testing and modified Glasgow Coma Scale score in dogs and cats with traumatic brain injuries (2007-2010): 212 cases. J Vet Emerg Crit Care (San Antonio) 2022 Jan;32(1):75-82. doi: 10.1111/vec.13108.

5. Andrews, F.J.; Nolan, J.P. Critical care in the emergency department: monitoring the critical ill patient. Emergency medicine journal, 23:561-564, 2006.

Seção V

43 Infecção, Sepse e Choque Séptico – Alinhando conceitos

Rodrigo Cardoso Rabelo
Camila Molina Soares
César Ribeiro

1. INTRODUÇÃO

Uma síndrome que impacta todas as espécies, sem distinção de gênero ou status social, tem se tornado um desafio de grande complexidade para a saúde no mundo. No Brasil, assim como em outras nações, vários fóruns foram estabelecidos para debater o assunto, visto que os resultados dos tratamentos sugeridos não atingiram os níveis esperados.

A sepse é uma resposta desregulada do organismo a infecções graves, podendo levar à morte, com a sua compreensão avançando significativamente nos últimos séculos. Historicamente, infecções menores que provocam uma reação localizada não são classificadas como sepse, que é caracterizada por uma resposta sistêmica ameaçadora à vida. Esta condição é uma preocupação global, causando quase 20% das mortes no mundo, e é a principal causa de óbitos em UTIs não cardíacas. Estima-se que 1 pessoa morre por segundo no mundo em decorrência da sepse.

Embora os esforços tenham diminuído as taxas de mortalidade em países de alta renda, o impacto da sepse continua significativo, especialmente em nações com menos recursos, onde a heterogeneidade das taxas de sobrevivência é notória. Enquanto os países desenvolvidos relatam taxas de mortalidade para sepse e choque séptico abaixo de 25%, países como Paquistão, Turquia ou Tailândia registram taxas de mortalidade entre 80 a 92%.

A medicina veterinária também enfrenta desafios com a sepse, com taxas de mortalidade variando de 20% a 68%, porém, sem dados precisos sobre sua incidência, e ainda sem uma classificação padronizada que permita o entendimento mais preciso dos dados analisados. Em ambos os seres humanos e animais, o reconhecimento precoce e a intervenção terapêutica rápida são essenciais, com atrasos no tratamento levando a piores resultados, e sem uma definição adequada, o atraso pode ser fatal.

Além do desafio da definição, atualmente ainda não há testes padronizados que diagnostiquem a sepse de forma direta. Isso evidencia a necessidade de critérios claros e objetivos baseados na patofisiologia da doença, que possam ser aplicados de maneira prática e econômica em diversos contextos. O conceito PIRO, embora não amplamente adotado, oferece uma estrutura para entender a heterogeneidade da sepse e poderia ajudar no estadiamento da doença de forma semelhante ao câncer.

Clinicamente, é preferível um diagnóstico sensível de sepse, mesmo que aumente a taxa de falso positivo, a fim de não negligenciar nenhum caso potencialmente fatal. Por outro lado, para a pesquisa clínica e o desenvolvimento de novas terapias, uma definição mais específica é necessária para identificar corretamente os candidatos para estudos e evitar descartar tratamentos promissores.

A sepse afeta negativamente a economia devido aos altos custos associados ao tratamento e aos cuidados intensivos necessários. Na medicina veterinária, a situação é agravada pela negligência e pela falta de reconhecimento precoce da doença, bem como pela carência de estudos robustos e de uma padronização nos conceitos aplicados, que atualmente ainda se baseiam em grande parte no conhecimento proveniente da medicina humana.

As definições de sepse em seres humanos e animais divergiram após a introdução do Sepsis-3, criando desafios para a aplicação do conhecimento médico humano no tratamento veterinário. A Sociedade Brasileira de Emergência e Cuidados Intensivos Veterinários (BVECCS) respondeu a essa mudança estabelecendo novas definições consensuais para a sepse, em 2017. Essa iniciativa destacou a variabilidade nas definições de sepse na medicina veterinária ao redor do mundo, ressaltando a necessidade de uma redefinição formal que facilite a identificação precisa da sepse em ambientes clínicos e o avanço da pesquisa.

Para enfrentar essa questão, uma força tarefa de 12 especialistas em sepse em todo o mundo foi formada. Iniciou-se um processo colaborativo para estabelecer uma definição unificada de sepse, adequada para a medicina veterinária, e que ainda não alcançou seu último passo até a presente data. Este grupo visa identificar tanto os fatores que predizem o desenvolvimento da sepse quanto aqueles que determinam a sua gravidade em animais, um método semelhante ao usado na definição de sepse pediátrica.

Este registro está alinhado com esforços anteriores semelhantes, como os registros VetCOT e RECOVER, e tem como objetivo final utilizar dados coletados para aprimorar ou desenvolver novas definições consensuais para a sepse veterinária.

Até a presente data cabe ressaltar a produção da revisão de literatura mais importante sobre sepse em medicina veterinária, produzida por esta Força Tarefa de Sepse, que se torna a base de todos os futuros esforços para o progresso na medicina veterinária:

"Cortellini S, DeClue AE, Giunti M, Goggs R, Hopper K, Menard JM, Rabelo RC, Rozanski EA, Sharp CR, Silverstein DC, Sinnott-Stutzman V, Stanzani G. Defining sepsis in small animals. J Vet Emerg Crit Care (San Antonio). 2024 Feb 13. Epub ahead of print."

2. MECANISMO DE CONSTRUÇÃO DOS GUIAS

Por ser uma situação muito presente em diferentes cenários, a padronização das terminologias é de extrema importância, visando minimizar vieses de comunicação entre clínicos e pesquisadores, otimizar o reconhecimento precoce e disseminar de forma coesa o tema.

Sendo assim, com o objetivo de padronização da linguagem médica ao longo dos anos, as definições foram recebendo as devidas atualizações.

2.1. – Consenso Sepsis 1 (*American College of Chest Physicians* – ACCP & Society of Critical Care Medicine – SCCM), 1992

O primeiro consenso para definição ocorreu em 1991, e ficou conhecido como Sepsis-1. Foram estabelecidos três graus de gravidade da sepse (sepse, sepse grave e choque séptico), conceitos que permaneceram em uso até 2016. O cerne das definições de 1991 residia no conceito da Síndrome da Resposta Inflamatória Sistêmica (SIRS), na qual a sepse era identificada pela presença de SIRS decorrente de um foco infeccioso confirmado ou suspeito.

Essa definição originou-se da premissa predominante na época de que a sepse era consequência de uma resposta hiperinflamatória à infecção. A inflamação é um componente crucial da resposta imunológica à lesões ou infecções, que geralmente é localizada, restrita, controlada e protetora. Por outro lado, quando a resposta inflamatória a um insulto profundo ou prolongado deixa de ser localizada e torna-se generalizada, ela é denominada inflamação sistêmica ou SIRS.

Com base em duas ou mais alterações em alguns parâmetros clínicos e laboratoriais, era possível determinar o quadro de SIRS (temperatura, frequência cardíaca, frequência respiratória e leucometria). A sepse seria então definida pela resposta inflamatória sistêmica à infecção, representada por dois ou mais sinais de SIRS.

Outros termos foram propostos e tiveram suas definições criadas durante este consenso, como resumido na **Tabela 43.1.**

Os critérios utilizados no material receberam críticas devido sua alta sensibilidade e baixa especificidade, uma vez que os critérios de SIRS são frequentemente observados em situações exclusivamente inflamatórias que não envolvem processo infeccioso, como, por exemplo, pancreatite; queimaduras; grandes cirurgias, ou até mesmo um exercício vigoroso. Além disso, falta de correlação com a gravidade, o pobre fundamento fisiopatológico com auxílio limitado na prática clínica, também representaram pontos negativos à iniciativa.

Tabela 43.1. – Terminologia adotada pelo Sepsis-1 humano de 1991.

Termo ou Conceito	Definição
Infecção	Fenômeno microbiano caracterizado por uma resposta inflamatória à presença de microrganismos ou à invasão de tecido hospedeiro, normalmente estéril por esses organismos.
Bacteremia	Presença de bactérias viáveis no sangue.
Septicemia	Termo que deve ser abandonado por não expressar a realidade.
Hipotensão induzida por sepse	Pressão arterial sistólica < 90mmHg ou uma redução de ≥ 40mmHg do ponto de partida na ausência de outras causas de hipotensão.
Síndrome da Disfunção de Múltiplos Órgãos (MODS)	Presença de função orgânica alterada em um paciente gravemente doente de tal forma que a homeostase não pode ser mantida sem intervenção.
Síndrome da Resposta Inflamatória Sistêmica (SIRS)	A resposta inflamatória sistêmica a uma variedade de insultos clínicos graves. A resposta é manifestada por dois ou mais dos seguintes:
Sepse	A resposta sistêmica à infecção manifestada por SIRS resultante de infecção.
Sepse Grave	Sepse associada a disfunção orgânica, hipoperfusão ou hipotensão. Hipoperfusão inclui, mas não se limita a, acidose láctica, oligúria, alteração aguda no estado mental.
Choque Séptico	Hipotensão induzida por sepse apesar de ressuscitação volêmica adequada com hipoperfusão, incluindo, mas não se limitando a, acidose láctica, oligúria, alteração aguda no estado mental.

Adaptada de Cortellini S, DeClue AE, Giunti M, Goggs R, Hopper K, Menard JM, Rabelo RC, Rozanski EA, Sharp CR, Silverstein DC, Sinnott-Stutzman V, Stanzani G. Defining sepsis in small animals. J Vet Emerg Crit Care (San Antonio). 2024 Feb 13. Epub ahead of print

De qualquer forma, estes foram os critérios adotados pelos 15 anos seguintes, e ficaram ainda mais reforçados com a publicação do estudo *pivot* de Rivers e colaboradores em 2001, que mudou a forma de abordar o doente séptico e utilizou o Sepsis-1 como base de classificação.

2.2. – Consenso Sepsis 2 (*International Sepsis Consensus Definitions* 2001; SCCM, European Society of Intensive Care Medicine – ESICM, ACCP, American Thoracic Society – ATS, Surgical Infection Society – SIS), 2003

Foi então, em 2001, que a segunda conferência, conhecida como Sepsis-2, foi publicada em 2003. Nesta publicação as críticas acerca da alta sensibilidade dos conceitos de SIRS foram consideradas, e o diagnóstico de sepse passou a ser considerado na presença de infecção suspeita ou confirmada associada a alterações descritas em pelo menos 5 grandes domínios, conforme descrito na **Tabela 43.2.**

Porém a definição de 2003 não alcançou a aderência desejada na comunidade científica mundial, principalmente por sua complexidade e excesso de preciosismo diagnóstico, atrelados à falta de evidência científica suficiente para garantir a acurácia da nova proposta.

2.2.1. O conceito PIRO

Um desafio crucial para a definição de pesquisa e o diagnóstico clínico da sepse é a heterogeneidade da doença. Um filhote de cão com cinomose ou gastroenterite hemorrágica por parvovírus se apresenta forma totalmente distinta de um gato adulto com peritonite séptica por uma perfuração intestinal, e que será é novamente diferente de um cão idoso com sepse por pielonefrite. No entanto, todos esses pacientes poderiam ser descritos como "sépticos". Para abordar essas diferentes manifestações da doença, as definições de consenso humano de 2001 introduziram o conceito PIRO, para o estadiamento da sepse em humanos.

P: Predisposição.

I: Infecção.

R: Resposta do Organismo.

O: Disfunção Orgânica.

O modelo PIRO foi pensado para fundamentar pesquisas e garantir maior homogeneidade na metodologia de amostragem, mas não foi diretamente validado quando foi proposto, e teve sua adoção prejudicada. Atualmente parece estar novamente em destaque, dada sua importância na classificação da gravidade de cada caso, o que pode melhorar o curso de novos estudos e diretrizes sobre a sepse.

Mesmo sem a aderência esperada, tivemos boas experiências a utilizar o PIRO com detector de maior gravidade e

Tabela 43.2. – Variáveis diagnósticas para classificação da sepse segundo Sepsis-2

A Sepse pode ser confirmada na presença de foco infeccioso confirmado ou suspeito e "algumas das variáveis" abaixo	
Variáveis Gerais	Febre.
	Hipotermia.
	Taquicardia ou FC >2 desvios padrão (DP) acima do valor normal para a idade.
	Taquipneia.
	Alteração do estado mental.
	Edema significativo ou balanço hídrico positivo (>20mL/kg em 24 horas).
	Hiperglicemia na ausência de diabetes.
Variáveis Inflamatórias	Leucocitose.
	Leucopenia.
	Contagem leucocitária normal mas com >10% de formas imaturas.
	PCR >2 SD acima do valor normal.
	PCT >2 SD acima do valor normal.
Variáveis Hemodinâmicas	Hipotensão arterial.
	SvO_2 >70%.
	Índice cardíaco aumentado.
Variáveis de Disfunção Orgânica	Hipoxemia arterial (PaO_2/FiO_2 <300).
	Oligúria aguda (DU <0,5mL/kg/h).
	Aumento da Creatinina >0,5mg/dL.
	Alterações da Coagulação (INR ou TTPA).
	Íleo paralítico (ausência de borborigmos).
	Trombocitopenia.
	Hiperbilirrubinemia.
Variáveis de Perfusão Tissular	Hiperlactatemia.
	Aumento do tempo de preenchimento capilar ou alteração do Escore de *Mottling*.

Abreviaturas: FC (Frequência cardíaca); DP (Desvio Padrão); PCR (Proteína C Reativa); PCT (Procalcitonina); S_vO_2 (Saturação Venosa Central de Oxigênio); PaO_2 (Pressão arterial de oxigênio); DU (Débito Urinário); INR (International Normalized Ratio – expressa a relação entre o tempo de protrombina do doente e um valor padrão); TTPA (Tempo de Tromboplastina Parcial Ativada). (valores indicados apenas para seres humanos)

um marcador de evolução do doente séptico, mesmo que com caráter indicador, como exemplificado abaixo:

Caso 1: Paciente canino, 3 meses, 1kg, Rottweiler, positivo para parvovirose. Apresenta leucopenia, com neutropenia, hipoproteinemia, redução do nível de consciência, hiperlactatemia, hipotensão arterial, hiperbilirrubinemia, ausência de borborigmos intestinais. Neste caso teríamos uma alta **P**redisposição (idade, raça, baixo peso), causado por uma **I**nfecção, sabidamente grave para a espécie e raça (Parvovirose), com

Resposta inadequada (leucopenia com neutropenia), e com 5 disfunções **O**rgânicas (hiperlactatemia; hipotensão arterial; hiperbilirrubinemia; ausência de borborigmos intestinais).

Caso 2: Paciente canino, 3 anos, fêmea, 20kg, Sem Raça Definida (SRD), com uma piometra positiva para Escherichia coli. Apresenta leucocitose e hiperlactatemia. Neste caso teríamos uma **P**redisposição sem maior importância (apenas o sexo fêmea para Piometra), causado por uma **I**nfecção oportunista por microrganismo conhecido e não resistente, com **R**esposta esperada para o quadro (leucocitose), e apenas 1 disfunção **O**rgânica (hiperlactatemia).

Por meio destes exemplos, é possível entender melhor o papel do PIRO na rotina clínica e perceber como ele pode ser utilizado tanto na classificação inicial de gravidade, como o próprio controle de cada animal ao longo de sua evolução por meio da história de sua **R**esposta e Disfunções **O**rgânicas ao longo do tempo.

2.3. – Consenso Sepsis-3 (SCCM, ESICM), 2016

No ano de 2016 foi realizada a terceira conferência mundial, denominada Sepsis-3, quando a definição de sepse (ainda válida até esta data), foi proposta como

"Uma disfunção de órgãos ameaçadora à vida causada por resposta desregulada do organismo à infecção".

Paralelamente à introdução dos novos conceitos de sepse, houve a avaliação de vários índices de gravidade aplicáveis tanto em departamentos de emergência quanto em unidades de terapia intensiva (UTI). Foram comparados índices como SIRS, SOFA, qSOFA e *Logistic Organ Dysfunction System* (LODS), verificando sua eficácia na previsão de mortalidade nestes dois cenários.

Pela primeira vez, o conceito de sepse era *"Data Driven"*, ou seja, guiado por estudos científicos e validação em populações reais de pacientes.

Como grandes alterações neste consenso com relação as anteriores podemos mencionar:

- O conceito de SIRS foi removido como diagnosticador de sepse, considerando as críticas descritas anteriormente e a possibilidade de um paciente séptico não apresentar estes critérios no momento do diagnóstico.
  - o Cabe ressaltar que o conceito de resposta inflamatória desregulada (e não somente aumentada) passa a ser um importante marco do consenso, considerando o cenário de CARS (*Compensatory Anti-inflammatory Response Syndrome)*, descrito em 1996.

- O termo "sepse grave" também foi removido, por ser considerado redundância.
- Os índices SOFA e LODS destacaram-se na UTI, apresentando maior precisão prognóstica em comparação ao SIRS, enquanto no departamento de emergência, o qSOFA mostrou-se mais efetivo.

Portanto, segundo o Sepsis-3, o diagnóstico de sepse passaria a ser considerado na presença de um foco infeccioso confirmado ou suspeito, associado a pelo menos 1 disfunção orgânica – DO (de uma lista de disfunções associadas ao escore SOFA) e com a seguinte estratificação proposta:

- Infecção não complicada.
- Sepse.
- Choque séptico.

O conceito de choque séptico também passou por releitura, sendo considerado

"um subgrupo grave da sepse, caracterizado por anormalidades circulatórias (hipotensão refratária a fluidos dependente de suporte vasopressor) e no metabolismo celular (hipoperfusão sustentada), associadas a maior risco de mortalidade do que a sepse isolada".

Foram considerados como critérios diagnósticos, a necessidade de vasopressores para manter uma PAM > 65mmHg associada à hiperlactatemia, na ausência de hipovolemia.

Na ausência de disponibilidade do lactato no momento do diagnóstico, poderia ser considerada como variável de disfunção metabólica celular outro parâmetro de perfusão, como, por exemplo, o tempo de preenchimento capilar acima de 3 segundos, como posteriormente validado pelo estudo ANDROMEDA.

Ainda como novidade anteriormente mencionada, e maior polêmica do estudo, foi sugerida a utilização do Quick-Sofa (qSOFA), um novo escore de triagem, com base somente em parâmetros clínicos, para diagnosticar a sepse de maneira mais rápida no pronto atendimento, antes que o paciente tivesse acesso às provas laboratoriais necessárias para completar o "screening" completo de disfunções orgânicas proposto no escore SOFA (bilirrubinas, creatinina, gasometria, hemograma completo com plaquetas e lactato). Após a análise de dados provenientes de uma amostra de seres humanos (meramente norte-americanos e europeus) ficou estabelecida a sugestão de qSOFA positivos para os pacientes com pelo menos dois dos seguintes critérios (para humanos):

- Hipotensão igual ou < 100mmHg.
- Frequência respiratória igual ou superior a 22 mrpm.
- Alteração do estado de consciência (Escala de coma de Glasgow < 13).

Apesar de que posteriormente, ficou confirmado que este novo escore não deveria diagnosticar nem definir sepse, mas sim auxiliar na identificação precoce do paciente com maior característica de gravidade, a polêmica foi instaurada e perpetuou pelo menos até 2018 quando Machado e colaboradores publicam os resultados do uso do QSofa em população humana no Brasil.

Este estudo foi crucial para entender as limitações do uso do qSOFA, particularmente em países com menos recursos. A pesquisa revelou que o qSOFA tem baixa sensibilidade para prever mortalidade em pacientes com suspeita de infecção ou sepse fora da UTI no Brasil, um país de renda média. Isso sugere que confiar apenas no qSOFA para rastrear a sepse pode resultar em não identificar pacientes gravemente doentes com alta taxa de mortalidade. Alternativas para melhorar a sensibilidade, como o uso de qualquer disfunção orgânica ou a combinação de SIRS com disfunção orgânica, foram propostas, e posteriormente adotadas pela BVECCS (*Brazilian Veterinary Emergency and Critical Care Society*) para a construção de sua diretriz para sepse em medicina veterinária. A pesquisa destaca a necessidade de cautela no uso do qSOFA como ferramenta de triagem e a busca por métodos mais eficazes para identificar e tratar a sepse em contextos com recursos limitados, onde a mortalidade por sepse continua alta.

Resumidamente podemos assumir que a maior vantagem do Sepsis-3 foi a redefinição da sepse como uma disfunção orgânica ameaçadora à vida, causada por uma resposta do hospedeiro, desregulada à infecção, eliminando a necessidade dos critérios de SIRS para o diagnóstico de sepse e simplificando a nomenclatura ao remover o termo "sepse grave".

Por outro lado, as críticas incluem uma menor sensibilidade na detecção de casos, o que pode levar ao reconhecimento tardio da sepse, especialmente em países em desenvolvimento, onde os recursos são limitados. A aplicação prática das novas definições poderia resultar em um atraso no diagnóstico e no tratamento, pois a pontuação SOFA não é bem conhecida por profissionais fora das unidades de terapia intensiva, e muito menos pelos médicos-veterinários já que este escore não possui validação em animais, exigindo testes laboratoriais adicionais, complicando sua utilização em melhorias de qualidade e programas educacionais. Além disso, o QSofa já foi reportado em animais como um escore de gravidade, sem qualquer poder diagnóstico para a sepse.

Isso sugere que as definições podem não ser inteiramente aplicáveis na prática clínica sem risco de redução na sensibilidade e atraso no reconhecimento da sepse em países em desenvolvimento, onde a prevalência e as taxas de mortalidade por sepse ainda são altas.

3. MEDICINA VETERINÁRIA

A medicina veterinária ainda sofre na atualidade com a ausência de publicação em nível de consenso mundial sobre o tema, que se encontra em andamento. Como mencionado anteriormente, a Sociedade Brasileira de Emergência e Cuidados Intensivos Veterinários (BVECCS) produziu a base de um consenso em 2017 e foi a única entidade veterinária no mundo a se pronunciar, até a criação da Força Tarefa mundial em 2024.

Atualmente a definição veterinária brasileira para Sepse é representada por

"Disfunção Orgânica ameaçadora à vida secundária à resposta desregulada do hospedeiro a uma infecção",

sendo infecção não complicada definida como

"Processo patológico causado pela invasão de tecido, fluido ou cavidade corporal estéril por microrganismos patogênicos ou potencialmente patogênicos."

O Choque Séptico está definido como Sepse associada à hipotensão arterial e hiperlactatemia (ou sinais de hipoperfusão) sustentados e refratários à terapia volêmica emergencial, dependente de terapia vasopressora.

A importância do reconhecimento precoce e terapia assertiva é estendido ao cenário veterinário, diante desta necessidade de promover equidade do cuidado, facilitar a comunicação e otimizar a difusão do tema.

Sendo assim, o diagnóstico de sepse deve ser suspeitado na presença de infecção associada a qualquer disfunção orgânica, de uma lista das 8 principais, não sendo mandatória a apresentação dos critérios de SIRS, porém ressaltamos que tais critérios ainda são considerados de grande importância para a triagem de gravidade desses pacientes.

As disfunções orgânicas foram definidas de acordo com consenso produzido pela BVECCS em 2018, acrescentando às 6 disfunções clássicas do SOFA, o Lactato como disfunção metabólica (assim como o material do ILAS – Instituto Latinoamericano de Sepse de 2018) e o Íleo Paralítico como marcador de disfunção orgânica intestinal (como proposto no Sepsis-2 e verificado em estudos veterinários no Brasil) – **Figura 43.1.**

Desta forma, fica sugerido o algoritmo oficial da BVECCS para diagnóstico da sepse e do choque séptico (**Figura 43.2.**).

4. TRATAMENTO

Dada a importância da sepse no cenário mundial da saúde, os consensos são importantes no que diz respeito tanto às definições quanto aos protocolos de tratamento.

Sendo assim, desde 2002 foi formado um comitê internacional conhecido como *Surviving Cepsis Campaign (SSC)*, composto pela *Society of Critical Care Medicine, European So-*

→Neurológica:
Escala de coma de Glasgow < 17 ou AVDN < A

→Circulatória:
PAM < 65 mmHg, PAS , 90 mmHg (cães) < 100 mmHg (gatos) ou queda abrupta de > 40 mmHg

→Respiratória:
PaO_2/FiO_2 **< 300 ou sinais graves e infiltrado bilateral**

→Renal:
Oligúria, débito urinário < 0,5 ml/kg/h ou vreatinina > 2,0 mg/dL

→Hepática:
Bilirrubina total > 0,5 mg/dL

→Intestinal:
Íleo paralítico, ausência de ruídos à ausculta

→Perfusional:
Hiperlactatemia > 3,2 mmol/L (cães) > 2,5 mmol/l (gatos)

→Coagulação:
Trombocitopenia < 100.000 mm^3 ou queda 50% em 12h
Aumento TP/TTPA/D-dímero
Queda do fibrinogênio

Figura 43.1. – Critérios BVECCS para o diagnóstico de disfunções orgânicas associadas à sepse em cães e gatos.

ciety of Intensive Care Medicine e International Sepsis Forum. Foi então em 2004 a publicação do primeiro *guideline* de abordagem terapêutica para a sepse. Ao longo dos anos os protocolos foram sendo revisados, sendo a publicação mais recente a de 2021, que trouxe novas recomendações, que serão abordadas adiante. Cabe ressaltar que ainda não há uma SSC validade para medicina veterinária, portanto seguem as sugestões adaptadas pelos autores para utilizar a campanha proposta para medicina humana no contexto clínico da medicina veterinária. Ainda merece destaque o fato que as iniciativas Sepsis (1-2-3) para definir a Sepse ocorrem de maneira paralela às definições terapêuticas propostas pela SSC (2004-2008-2012-2016-2018-2021) tornando a atualização geral da abordagem um desafio de acoplamento das duas iniciativas.

Priorizando a abordagem precoce e assertiva foi criado o *Bundle* de 1 hora pela *Surviving Sepsis Campaign*, para pacientes em sepse ou choque séptico (presença de infecção presumida ou confirmada, associada a disfunção orgânica). Preconizamos então os pilares de abordagem propostos, fazendo as devidas ressalvas para nossa aplicação na medicina veterinária.

1. Coleta de lactato e culturas (proveniente do foco suspeito e/ou hemoculturas), previamente a administração do antimicrobiano.

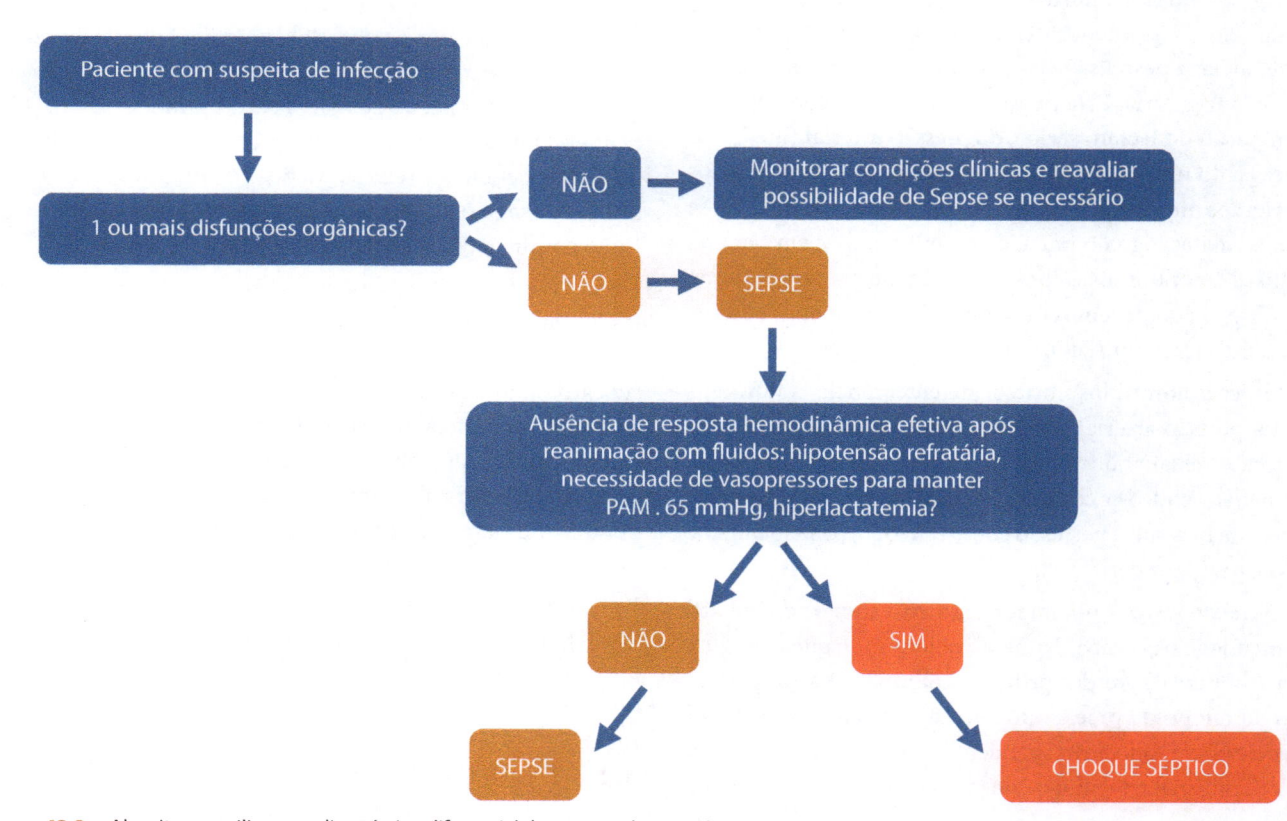

Figura 43.2. – Algoritmo auxiliar para diagnóstico diferencial de sepse e choque séptico

Adaptado de Castro, G.A., 2018.

2. Terapia antimicrobiana com espectro estendido, de acordo com critérios adequados para foco de infecção e patógeno suspeito, após a coleta de culturas, ainda dentro da primeira hora de atendimento. Planejamento de controle de foco (consultar **Capítulo 46 – Sumário para o Diagnóstico e Tratamento de Infecções em Cães e Gatos**).

3. Reanimação hemodinâmica de acordo com parâmetros dinâmicos individualizada para cada paciente. Recomenda-se o uso de solução cristaloide balanceada (Ringer Lactato ou Ringer Acetato) na dose inicial 10mL/kg em 30 a 60 minutos, num volume total de 30mL/Kg entre 90 minutos e 3 horas totais de acordo com a necessidade e sem a obrigatoriedade de realizar o volume total.

   - Fica recomendada a utilização precoce de vasopressores (noradrenalina entre 0,01 e 0,1 mcg/kg/min como resgate de pré-carga simultâneo à infusão de volume).

4.1. – O Lactato e a Reanimação hemodinâmica

O principal objetivo da reanimação hemodinâmica é restaurar a perfusão do paciente, devendo ser direcionada com base em metas. Assim que houver o alarme de classificação de SEPSE, ainda no consultório ou sala de urgência (suspeita de foco infeccioso e primeiras disfunções orgânicas detectadas), deve-se iniciar a pesquisa pelas disfunções orgânicas restantes de forma obrigatória. Esta pesquisa inicial deve contemplar a determinação do lactato sérico, da pressão arterial (média ou sistólica) e do nível de consciência, padrão respiratório e dos borborigmos intestinais, já que estas são análises rápidas e que podem ser feitas logo no início do atendimento, e em seguida as análises laboratoriais e clínicas pertinentes a cada sistema orgânico avaliado devem ser completadas (plaquetas; bilirrubinas; creatinina; FiO_2/PaO_2 e imagem pulmonar).

Em cães admitidos no setor de emergência, a normalização da pressão arterial se associou a maiores taxas de alta. Porém, cabe ressaltar que a pressão arterial é somente um indicador, não devendo ser considerado como parâmetro absoluto de correção, mas sim a perfusão como um todo, principalmente quanto a perfusão periférica.

O lactato sérico é um importante marcador de gravidade, é recomendado o acompanhamento objetivando queda de 20% a cada 2 horas, dentro das primeiras 8 horas. O acompanhamento do tempo de preenchimento capilar também deve ser utilizado em conjunto, principalmente tendo em vista seu baixo custo operacional e facilidade de execução.

Assim que possível, confirmada a suspeita de Sepse, inicia-se o pacote (*bundle*) inicial de tratamento.

Sugerimos a reanimação inicial com solução cristaloide balanceada (Ringer com lactato), 10mL/kg em 30-60 minutos (podendo realizar esta manobra por até 3 tentativas conforme mencionado), em detrimento do possível impacto desfavorável da solução salina NaCl 0,9% no equilíbrio ácido-base e incremento de cloro (consultar **Capítulo 20 "As bases da fluidoterapia para o paciente grave"**). É importante que a prescrição seja individualizada, de acordo com o monitoramento dos parâmetros dinâmicos de fluido-responsividade e níveis de segurança, como índice de colapsibilidade da veia cava, pressão venosa central, ou variações na pressão de pulso/débito cardíaco, visando minimizar qualquer possibilidade de iatrogenia quanto ao excesso de volume e sobrecarga de lado direito.

O vasopressor de primeira escolha é a norepinefrina, devendo ser considerado seu uso de forma precoce, inicialmente em doses baixas (0,01 a 0,1mcg/kg/min) conjuntas com a fluidoterapia. O racional para tal conduta envolve o recrutamento volumétrico endógeno, principalmente de leito esplâncnico. Seu efeito vasopressor é dose dependente, 0,1 a 1mcg/kg/min.

O vasopressor de segunda escolha deverá ser empregado em casos de refratariedade, sendo a vasopressina recomendada atualmente neste cenário, 0,5-5mU/kg/min. A refratariedade deve ser considerada diante de pacientes que necessitem de incremento de norepinefrina a partir de 0,3mcg/kg/min.

O uso do corticoide também deverá ser considerado em conjunto com a vasopressina, de acordo com o mesmo critério citado anteriormente. O racional terapêutico envolvido está relacionado ao conceito de CIRCI (*Critical Illness-Related Corticosteroid Insufficiency*) (consultar **Capítulo 171 – CIRCI**). A dose recomendada é referente a dose de reposição fisiológica, hidrocortisona 0,5 mg/kg a cada 6 horas ou em regime de infusão contínua 0,1-0,12mg/kg/h.

A dobutamina tem sua aplicação direcionada aos pacientes que apresentem disfunção sistólica, comumente associada a disfunção miocárdica associada a sepse. O monitoramento ecocardiográfico deve ser realizado de forma seriada, principalmente através da avaliação da fração de encurtamento ou mesmo análise qualitativa de contração, mais bem observada no corte transversal ao nível dos músculos papilares. Contudo, o uso do fármaco deve ser avaliado de forma criteriosa, principalmente em pacientes hipotensos, devido sua ação em receptores beta 2, promovendo vasodilatação. Doses recomendadas para cães, 5-20mcg/kg/min, para gatos 5-10mcg/kg/min, podendo ser observados sinais neurológicos como convulsões ou sialorreia para doses superiores a estas.

4.2. – Terapia antimicrobiana

O uso empírico deve ser guiado pela epidemiologia local e considerando tipo de foco, critérios PIRO de cada animal, panorama de multirresistência na unidade, perfil da família responsável pelo animal (se da área da Saúde), uso prévio de antimicrobianos, e comorbidades.

A prescrição definitiva deverá ser reavaliada de acordo com o resultado da cultura e antibiograma, sendo recomendada prescrição efetiva por menor tempo possível de uso e espectro mais estrito possível de acordo com o teste de sensibilidade. O acompanhamento da procalcitonina sérica pode ser utilizado como uma ferramenta auxiliar no que diz respeito ao planejamento e monitoramento da terapia antimicrobiana.

Além disso, deverão ser utilizados os princípios de farmacocinética e farmacodinâmica de acordo com a concentração inibitória mínima que deve impreterivelmente estar contida em um teste de sensibilidade a antimicrobianos de boa qualidade. Assim como os marcadores de multirresistência.

Consultar os **Capítulos 44 – Características Farmacológicas e Padrões de Resistência de Antimicrobianos; 45 – Protocolo de Profilaxia Cirúrgica Antimicrobiana; e 46 – Sumário para o Diagnóstico e Tratamento de Infecções em Cães e Gatos para maiores detalhes sobre os protocolos antimicrobianos.**

5. CONSIDERAÇÕES FINAIS

Diante de todo o conteúdo exposto ao longo do capítulo cabe ressaltar que a utilização de *guidelines* é importante para que a estrutura do atendimento siga a mesma padronização no que diz respeito aos pilares essenciais, porém é importante citar a necessidade de individualização dos protocolos com base na apresentação de cada paciente.

Os avanços para estabelecer, estruturar e detectar a sepse tanto em seres humanos quanto em animais revelam a complexidade de caracterizar essa condição médica e encontrar os métodos mais eficazes para sua identificação. É imprescindível formar um entendimento comum sobre o que constitui a sepse no âmbito veterinário, sincronizar as diretrizes aplicáveis a humanos e animais, e oferecer direcionamentos claros e fundamentados cientificamente aos profissionais de saúde animal. A adoção de uma estratégia metódica é esperada para gerar definições funcionais e critérios clínicos que melhorem o diagnóstico da sepse e impulsionem a pesquisa na área. Uma perspectiva abrangente e integrada da sepse em medicina veterinária é vital, considerando o conceito de Saúde Única, e promete estabelecer normativas de ampla aplicabilidade que contribuam para a melhoria do tratamento dos pacientes.

LITERATURA RECOMENDADA

1. Cortellini S, DeClue AE, Giunti M, Goggs R, Hopper K, Menard JM, Rabelo RC, Rozanski EA, Sharp CR, Silverstein DC, Sinnott-Stutzman V, Stanzani G. Defining sepsis in small animals. J Vet Emerg Crit Care (San Antonio). 2024 Feb 13. Epub ahead of print.

2. Machado FR, Assunção MS, Cavalcanti AB, Japiassú AM, Azevedo LC, Oliveira MC. Getting a consensus: advantages and disadvantages of Sepsis 3 in the context of middle-income settings. Rev Bras Ter Intensiva. 2016 Oct-Dec;28(4):361-365.

3. Machado FR, Cavalcanti AB, Monteiro MB, Sousa JL, Bossa A, Bafi AT, Dal-Pizzol F, Freitas FGR, Lisboa T, Westphal GA, Japiassu AM, Azevedo LCP; Instituto Latino-Americano de Sepsis network investigators. Predictive Accuracy of the Quick Sepsis-related Organ Failure Assessment Score in Brazil. A Prospective Multicenter Study. Am J Respir Crit Care Med. 2020 Apr 1;201(7):789-798.

4. Isola, José Geraldo Meirelles Palma [UNESP]. *Parâmetros Clínicos E Laboratoriais Relacionados Ao Prognóstico Em Cães Com Gastroenterite Hospitalizados.* 2014.

5. Hernández G, Ospina-Tascón GA, Damiani LP, Estenssoro E, Dubin A, Hurtado J, Friedman G, Castro R, Alegría L, Teboul JL, Cecconi M, Ferri G, Jibaja M, Pairumani R, Fernández P, Barahona D, Granda-Luna V, Cavalcanti AB, Bakker J; The ANDROMEDA SHOCK Investigators and the Latin America Intensive Care Network (LIVEN); Hernández G, Ospina-Tascón G, Petri Damiani L, Estenssoro E, Dubin A, Hurtado J, Friedman G, Castro R, Alegría L, Teboul JL, Cecconi M, Cecconi M, Ferri G, Jibaja M, Pairumani R, Fernández P, Barahona D, Cavalcanti AB, Bakker J, Hernández G, Alegría L, Ferri G, Rodriguez N, Holger P, Soto N, Pozo M, Bakker J, Cook D, Vincent JL, Rhodes A, Kavanagh BP, Dellinger P, Rietdijk W, Carpio D, Pavéz N, Henriquez E, Bravo S, Valenzuela ED, Vera M, Dreyse J, Oviedo V, Cid MA, Larroulet M, Petruska E, Sarabia C, Gallardo D, Sanchez JE, González H, Arancibia JM, Muñoz A, Ramirez G, Aravena F, Aquevedo A, Zambrano F, Bozinovic M, Valle F, Ramirez M, Rossel V, Muñoz P, Ceballos C, Esveile C, Carmona C, Candia E, Mendoza D, Sanchez A, Ponce D, Ponce D, Lastra J, Nahuelpán B, Fasce F, Luengo C, Medel N, Cortés C, Campassi L, Rubatto P, Horna N, Furche M, Pendino JC, Bettini L, Lovesio C, González MC, Rodruguez J, Canales H, Caminos F, Galletti C, Minoldo E, Aramburu MJ, Olmos D, Nin N, Tenzi J, Quiroga C, Lacuesta P, Gaudín A, Pais R, Silvestre A, Olivera G, Rieppi G, Berrutti D, Ochoa M, Cobos P, Vintimilla F, Ramirez V, Tobar M, García F, Picoita F, Remache N, Granda V, Paredes F, Barzallo E, Garcés P, Guerrero F, Salazar S, Torres G, Tana C, Calahorrano J, Solis F, Torres P, Herrera L, Ornes A, Peréz V, Delgado G, López A, Espinosa E, Moreira J, Salcedo B, Villacres I, Suing J, Lopez M, Gomez L, Toctaquiza G, Cadena Zapata M, Orazabal MA, Pardo Espejo R, Jimenez J, Calderón A, Paredes G, Barberán JL, Moya T, Atehortua H, Sabogal R, Ortiz G, Lara A, Sanchez F, Hernán Portilla A, Dávila H, Mora JA, Calderón LE, Alvarez I, Escobar E, Bejarano A, Bustamante LA, Aldana JL. Effect of a Resuscitation Strategy Targeting Peripheral Perfusion Status vs Serum Lactate Levels on 28-Day Mortality Among Patients With Septic Shock: The ANDROMEDA-SHOCK Randomized Clinical Trial. JAMA. 2019 Feb 19;321(7):654-664.

6. Evans L, Rhodes A, Alhazzani W, Antonelli M, Coopersmith CM, French C, et al. Surviving sepsis campaign : international guidelines for management of sepsis and septic shock 2021. Intensive Care Med [Internet]. 2021

7. Singer M, Deutschman CS, Seymour C, Shankar-Hari M, Annane D, Bauer M, et al. The third international consensus definitions for sepsis and septic shock (Sepsis-3). JAMA - J Am Med Assoc. 2016;315(8):801–10

8. Levy MM, Fink MP, Marshall JC, Abraham E, Angus D, Cook D, et al. International Sepsis Definitions Conference. Intensive Care Med. 2003;29(4):530–8

9. Bone RC, Balk RA, Cerra FB, Dellinger RP, Fein AM, Knaus WA, et al. Definitions for sepsis and organ failure and guidelines for the use of innovative therapies in sepsis. Chest. 1992;101(6):1644–55

10. Vincent JL, Singer M, Einav S, Moreno R, Wendon J, Teboul JL, et al. Equilibrating SSC guidelines with individualized care. Crit Care [Internet]. 2021;25(1):10–3

11. Kumar A, Roberts D, Wood KE, Light B, Parrillo JE, Sharma S, et al. Duration of hypotension before initiation of effective antimicrobial therapy is the critical determinant of survival in human septic shock. Crit Care Med. 2006;34(6):1589–96

12. Castro BGA, Rabelo RC. Sepsis-3: uma análise aplicada à medicina veterinária. Journal LAVECCS. 2017;9(3):1–40

13. Boller EM, Silverstein DC. Sepsis and septic shock in Small animal critical care medicine. 3rd edition. 2022

14. Silverstein DC, Kleiner J, Drobatz KJ. Effectiveness of intravenous fluid resuscitation in the emergency room for treatment of hypotension in dogs: 35 cases (2000-2010). J Vet Emerg Crit Care. 2012;22(6):666–73.

15. Marchetti M, Pierini A, Favilla G, Marchetti V. Critical illness-related corticosteroid insufficiency in dogs with systemic inflammatory response syndrome: A pilot study in 21 dogs. Vet Journal. 2021

16. Martiny P, Goggs R. Biomarker guided diagnosis of septic peritonitis in dogs. Front Vet Sci. 2019;6(JUN):1–13.

17. Goggs R, Milloway M, Troia R, Giunti M. Plasma procalcitonin concentrations are increased in dogs with sepsis. Vet Rec Open. 2018;5(1):1–9.

Características farmacológicas e padrões de resistência de antimicrobianos

44

Mareliza Menezes

1. INTRODUÇÃO

As informações aqui expostas são complementares ao "Guia de Uso Racional de Antimicrobianos em Cães e Gatos" (MAPA, 2022) **Colocar QR CODE** e tem como objetivo fornecer um resumo das características farmacológicas (mecanismo, sítio e espectro de ação), resistência intrínseca e adquirida, toxicidade, efeitos adversos e interações medicamentosas dos principais antimicrobianos utilizados no tratamento de infecções clínicas em cães e gatos baseado em evidências e adaptado para aplicação em clínicas e hospitais veterinários no Brasil.

Considerações importantes para escolha do protocolo de terapia antimicrobiana:

- Agentes antimicrobianos de amplo espectro utilizados para tratamento de infecções graves na medicina humana, como imipenem, meropenem, vancomicina e polimixina B não devem ser utilizados no tratamento de infecções bacterianas em animais, com exceção em infecções graves para as quais não há outra opção de tratamento, sob consulta de especialistas e resultados de TSA.

- A escolha do agente para terapia deve ser baseada na avaliação individual de cada paciente (classificação ASA), no sítio de infecção (patógenos esperados) e no tipo de afecção a ser tratada.

- A escolha do regime de dose e vias de administração devem ser consultadas em bulário específico.

LITERATURA RECOMENDADA

1. Giguère S, Prescott JF, Doeling PM. Antimicrobial Therapy in Veterinary Medicine [Internet]. Giguère S, Prescott JF, Dowling PM, editors. Wiley; 2013 [cited 2022 Apr 14]. Available from: https://onlinelibrary.wiley.com/doi/book/10.1002/9781118675014

2. American Veterinary Medical Association. ANTIMICROBIAL RESISTANT PATHOGENS AFFECTING ANIMAL HEALTH IN THE UNITED STATES. 2020.

3. Jessen LR, Damborg PP, Spohr A, Sørensen TM, Langhorn R, Goericke-Pesch SK, et al. Antibiotic Use Guidelines for Companion Animal Practice (2 nd edition) [Internet]. 2019. Available from: https://www.ddd.dk/sektioner/familiedyr/antibiotikavejledning/Documents/AB_uk_2019.pdf

4. STANFORD UNIVERSITY MEDICAL CENTER. (2022). *ANTIBIOTICS REVIEW*. http://errolozdalga.com/medicine/pages/OtherPages/AntibioticReview.ChanuRhee.html

Mecanismo de ação	Sub-classe	Agentes	Sítio de Ação	Espectro de ação	Resistência intrínseca e padrões de resistência adquirida	Toxicidade e efeitos adversos	Observações e interações medicamentosas
Bactericidas; Tempo-dependente; Inibem a síntese da parede celular.	Cefalosporinas de primeira geração (1ªG)	Cefalexina; Cefazolina; Cefalotina; Cefadroxila.	Amplamente distribuídas em todos os tecidos, porém não atravessam bem membranas biológicas; Podem atingir concentrações razoáveis no LCR na presença de inflamação.	Principalmente bactérias Gram-positivas (incluindo MSS, *Streptococcus* spp., *Bacillus* spp., *Listeria monocytogenes*); Podem possuir efeito moderado contra bactérias produtoras de beta-lactamase.	*Pseudomonas* spp; *Serratia* spp.; *Acinetobacter* spp.; *Enterococcus* spp.; *Enterobacter* spp; MRS.	Doença imunomediada; Urticária; Reações alérgicas (uso parenteral); Necrose tubular aguda; Distúrbios de coagulação; Vômitos após administração oral (especialmente cefalexina).	Outros medicamentos com ligação proteica acentuada (furosemida, cetoconazol, AINEs) podem competir com as cefalosporinas (especialmente a cefovecina) levando à redução da eficácia. Certas cefalosporinas podem dar reações falso-positivas para glicose na urina. Possuem atividade sinérgica com aminoglicosídeos.
	Cefalosporinas de segunda geração (2ªG)	Cefoxitina.		Bactérias Gram-negativas e anaeróbias.	*Pseudomonas* spp; *Enterococcus* spp., MRS.		
		Cefuroxima.		Bactérias Gram-positivas e mais Gram-negativas do que 1ªG; *Haemophilus. influenza*; *Enterobacter* spp.; *Neisseria* spp.	*Pseudomonas* spp; *Enterococcus* spp.; MRS.		
	Cefalosporinas de terceira geração (3ªG)	Cefotaxima; Ceftriaxona; Cefovecina;* Ceftiofur.*		Em geral, a atividade é maior em bactérias Gram-negativas, mas possuem alguma atividade em Gram-positivas (maior contra *Streptococcus* spp.). Boa atividade contra *Haemophilus* spp., *Pasteurella* spp. e *Clostridium* spp.	*Pseudomonas* spp.; *Enterobacter* spp.; *Serratia* spp.; *Enterococcus* spp; MRS; Espécies de *Bacteroides* são frequentemente resistentes.		
		Ceftazidima**		Bactérias Gram-negativas, incluindo *P. aeruginosa*.	*Enterococcus* spp; MRS.		
	Cefalosporinas de quarta geração (4ªG)	Cefepime**		Bactérias Gram-positivas e Gram-negativas (incluindo *P. aeruginosa*); *Haemophilus* spp.; *Clostridium perfringes*.	*Enterococcus* spp.; *L. monocytogenes*; *Bacteroiedes* spp.; *Clostridium difficile*.		
	Benzilpenicilinas	Penicilina G benzatina Penicilina G procaína	Amplamente distribuídas em todos os tecidos, porém não atravessam bem membranas biológicas; Podem atingir concentrações razoáveis no LCR na presença de inflamação.	Maioria das bactérias Gram-positivas aeróbias, incluindo *Streptococcus* spp. beta-hemolítico, algumas espécies de *Staphylococcus* spp. não resistentes, e algumas espécies de *Enterococcus* spp.; *Lysteria* spp. (optar por ampicilina) e *Bacillus* spp.; Algumas bactérias aeróbias Gram-negativas, incluindo *Haemophilus* spp., *Pasteurella* spp. e *Lesptospira* spp. (optar por amoxacilina); Bactérias anaeróbias, incluindo *Clostridium* spp. e *Bacteroides* spp.	São inativadas pelas enzimas beta-lactamase; Não possuem atividade contra Enterobactérias, *Bacteroides fragilis*, *Nocardia* spp., e *Pseudomonas* spp.; A maiorias de espécies de *Campylobacter* e *Staphylococcus* são resistentes.	Reações de hipersensibilidade, como urticária, febre, edema, anafilaxia aguda (mais comum em administrações parenterais); Anemia hemolítica; Trombocitopenia.	Penicilinas geralmente apresentam sinergismo com aminoglicosídeos contra bactérias que são susceptíveis aos fármacos. Para o tratamento de cepas *Staphylococus* produtoras de penicilase (exceto MRS) pode-se associar penicilinas com aminoglicosídeos ou inibidores das enzimas beta-lactamase.
	Amino-benzilpenicilinas	Ampicilina Amoxacilina		Ação semelhante às benzilpenicilinas contra Gram-positivas (*Streptococcus* spp., *Enterococcus* spp.); Ação moderada contra *Campylobacter* spp.	São inativadas pelas enzimas beta-lactamases, geralmente não possuem efeito contra MSS. Ação limitada para bactérias Gram-negativas (optar por associações com IBL), principalmente devido à resistência adquirida; Não possui atividade contra *Pseudomonas* spp., *Bacteroides fragilis*, *Citrobacter* spp., *Enterobacter* spp., *Klebsiella* spp.; *Proteus* spp.; *Serratia* spp.		

	Penicilina-penicilase resistentes	Meticilina Oxacilina**		Ação semelhante a benzilpenicilinas; Atividade contra *Staphylococcus* spp. produtores de penicilase e MSS.	*Staphylococcus* spp. coagulase negativa normalmente são resistentes; MRS.		
	Carboxipenicilinas	Ticarcilina;** Piperacilina.**		Bactérias Gram-positivas e Gram-negativas, incluindo, *E. coli*, *P. aeruginosa* e *Proteus* spp.; Bactérias anaeróbias, incluindo *Bacteroides fragilis* (Piperacilina).	A maioria das cepas de *Klebsiella* spp., *Citrobacter* spp., *Serratia* spp. e todas as espécies de *Enterobacter* são resistentes a Ticarcilina; Podem ser associadas a aminoglicosídeos ou inibidores de beta-lactamase para o tratamento de infecções sérias por bactérias Gram-negativas; IBL não adicionam efeito contra *Pseudomonas*, recomendado utilizar apenas Piperacilina.		
Se ligam irreversivelmente às proteínas ligadoras de penicilinas.	Inibidores de betalacatamase	Amoxacilina+ Clavulanato		Bactérias Gram-positivas (MSS; *Streptococcus* spp.); Maior atividade contra algumas espécies Gram-negativas; Bactérias anaeróbias.	*Acinetobacter* spp.; *Pseudomonas* spp.; *Proteus* spp., *Citrobacter* spp.; *Enterobacter* spp.; *Serratia* spp.		IBL são utilizados em associação com drogas β-lactamase instáveis, potencializando o efeito desses β-lactâmicos.
		Ampicilina+ Sulbactam		Semelhante a Amoxacilina+Clavulanato; Atividade contra *Acinetobacter* spp.	*Pseudomonas* spp.; *Proteus* spp., *Citrobacter* spp.; *Enterobacter* spp.; *Serratia* spp.		
		Piperacilina+ Tazobactam**		Bactérias Gram-positivas e Gram-negativas, incluindo *Pseudomonas* spp.; Bactérias Anaeróbias;	MRS; VRE; ESBLs		
		Ticarcilina+ Clavulanato**		Semelhante a Piperacilina+Tazobactam	Menos efetivo contra *Pseudomonas* spp. e *Enterococcus* spp. do que Piperacilina+Tazobactam		
Bactericidas; Tempo-dependente; Inibem a síntese da parede celular.	Carbapenêmicos	Imipenem;** Meropenem.**	Amplamente distribuída em todos os tecidos, porém não atravessam bem membranas biológicas.	Ativos contra quase todos cocos e bacilos Gram-positivos e negativos, aeróbios e anaeróbios de importância clínica, incluindo ESBL e *P. aeruginosa*. Não são inibidos pelas enzimas β-lactamases.	Bactérias produtoras de carbapenemases; MRS; VRE.	Náusea, vômitos e diarreia (humanos); Hipersalivação e vocalização pode ocorrer em cães (IV)	Podem apresentar sinergismo com aminoglicosídeos no tratamento de *P. aeruginosa*.
	Monobactans	Aztreonam*	Boa distribuição em todos os tecidos, incluindo LCR.	Bactérias Gram-negativas; Atividade semelhante a Ceftazidima.	Bactérias Gram-positivas; anaeróbias; ESBL e MRS; Altas taxas de resistência em espécies de *Pseudomonas*.	Similar às benzil-penicilinas	Podem apresentar sinergismo com aminoglicosídeos no tratamento de *P. aeruginosa*.

ESBL: Bactérias produtoras de Beta-lactamase de espectro estendido (Extended Spectrum Beta-Lactamase); IBL: Inibidores de Beta-lactamase; LCR: Líquido Cefalo-raquidiano; MRS: Staphylococcus spp. resistente a meticilina (Methicillin-resistant Staphylococcus spp.); MSS: Staphylococcus sensível a meticilina (Methicillin-susceptible Staphylococcus spp.); VRE: Enterococcus resistente a vancomicina (Vancomycin-resistant Enterococcus spp.);

*Fármacos de uso exclusivo veterinário.
**Fármacos utilizados para tratamento de infecções graves em humanos.

Quadro 44.2. – Características farmacológicas e padrões de resistência de antimicrobianos aminoglicosídeos, anfenicóis, fluoroquinolonas, fosfomicinas, lincosamidas, nitroimidazóis e sulfonamidas e associações.

Classe	Mecanismo de ação	Sub-classe	Agentes	Sítio de Ação	Espectro de ação	Resistência intrínseca e padrões de resistência adquirida	Toxicidade e efeitos adversos	Observações e interações medicamentosas
Aminoglicosídeos	Bactericidas Concentração-dependente Interferem na síntese da parede celular.	-	Amicacina Gentamicina Estreptomicina Tobramicina	Infecções sanguíneas; Endocardites; Osteomielites e infecções articulares; Pouca penetração na urina, LCR e pulmão.	Bactérias Gram-negativas aeróbias (incluindo Pseudomonas aeruginosa); Staphylococcus spp. (incluindo cepas MRS).	Enterococcus spp. (associar com beta-lactâmicos); Bactérias Gram-positivas (exceto quando associados com cefalosporinas); Patógenos intracelulares (Salmonella spp., Brucella spp.); Bactérias anaeróbias (estritas e facultativas) e aeróbias sob condições anaeróbias.	Disfunção dos túbulos renais; Bloqueio neuromuscular; Ototoxicidade; Nistagmo.	Usar com cautela em pacientes com doença renal e hipovolemia; Possui atividade sinérgica com beta-lactâmicos; O aumento da nefrotoxicidade pode ocorrer quando coadministrado com cefalosporinas de primeira geração, anfotericina B, diuréticos e manitol.
Anfenicóis	Bacteriostático; Tempo-dependente; Inibem a síntese proteica	-	Cloranfenicol Florfenicol	Atinge a maioria dos tecidos e fluidos corpóreos, incluindo o LCR e SNC.	Bactérias aeróbias Gram-positivas (incluindo MRS e VRE); Gram-negativas (enterobactérias, Pasteurella spp.); Anaeróbias (Bacteroides spp., Clostridium spp.); Ricketssia spp., Erlichia spp.	Pseudomonas spp.	Supressão da medula óssea/anemia aplástica (maior risco em gatos do que cães); Redução no metabolismo de outras medicações.	Cloranfenicol é um inibidor do citocromo P-450, e pode prevenir o metabolismo de outras medicações (p. ex.: barbitúricos); Anemia aplástica pode ser induzida em humanos que tiverem contato com o medicamento (instruir os tutores a administrar a medicação com luvas); Apresenta efeito antagonista com muitos outros antimicrobianos.
Fluoroquinolonas	Bactericidas; Concentração-dependente; Agem afetando o metabolismo do ácido nucleico.	Segunda-geração	Ciprofloxacina Norfloxacina Enrofloxacina*	Boa distribuição na maioria dos tecidos. Norfloxacina apresenta absorção pobre.	Melhor ação contra bactérias Gram-negativas; Enrofloxacina e ciprofloxacina possuem efeitos contra P. aeruginosa;	Segunda-geração são menos ativas contra bactérias Gram-positivas (principalmente enterococos) e anaeróbias; Apresentam facilidade para desenvolver resistência adquirida após início da terapia (repetir testes a cada 3 dias); Resistência cruzada dentro da classe de fluoroquinolonas e entre outras classes, como cefalosporinas, carbapenêmicos e tetraciclinas é possível.	Dano nas cartilagens em articulações dos membros em animais em crescimento; Toxicidade em retina em gatos (especialmente altas doses de enrofloxacina); Limiar convulsivo reduzido.	Fluoroquinolonas inibem o metabolismo de algumas medicações pela inibição da via citocromo P450 (p. ex.: teofilina, propranolol)
		Terceira geração	Levofloxacina** Moxifloxacina Marbofloxacino* Pradofloxacina*	Boa distribuição na maioria dos tecidos. Levofloxacina possui boa ação no trato respiratório. Moxifloxacino não possui ação no trato urinário.	Bactérias Gram-negativas, incluindo P. aeruginosa (menos do que enro e ciprofloxacina); Excelente atividade contra Streptococcus pneumoniae; Boa ação contra Pneumococcus spp.; Moxifloxacino e pradofloxicina tem a melhor ação contra bactérias Gram-positivas, anaeróbias (incluindo Clostridium spp. e Bacteroides spp.) e organismos atípicos.			
Fosfomicinas	Bactericida; Tempo-dependente; Inibe a síntese da parede celular;		Fosfomicina	Infecções do trato-urinário.	Amplo espectro contra bactérias Gram-positivas, incluindo MRS e VRE; Bactérias Gram-negativas, incluindo Pseudomonas spp. e algumas cepas ESBL.	Desenvolvimento rápido de resistência (repetir testes a cada 3 dias durante tratamento).	-	Apresenta sinergismimo com beta-lactâmicos, aminoglicosídeos e fluoroquinolonas

Lincosamidas	Podem ter ação bactericida ou bacteriostática; Concentração e tempo-depen-dente; Inibem a síntese proteica.		Clindamicina	Pele; Tecidos moles; Trato respiratório; Infecções prostáticas; Feridas por mordedura; Doença periodontal; Baixas concentrações em osso e LCR.	Excelente atividade contra Bactérias Gram-positivas (*Staphylococcus* e *Streptococcus*), incluindo organismos MRS; Bactérias anaeróbias; Ação contra *Toxoplasma* spp.	Bactérias Gram-negativas aeróbias; *Enterococcus* spp. Não é uma boa opção contra infecções intra-abdominais (aumento da resistência de *Bacteroides* spp.); Confirmar susceptibilidade de cepas estafilocócicas sensíveis a clindamicina e resistente à eritromicina com o teste-D, pois podem apresentar resistência induzida a clindamicina. Se o teste-D for positivo, não escolha Clindamicina.	Diarreia devido a alterações na microbiota intestinal; Esofagite e estenose esofágica em gatos após administração de clindamicina em cápsulas (especialmente altas doses para tratamento de toxoplasmose); Bloqueio neuromuscular.	Reduzir a dose na presença de disfunção hepática ou colestase; A eritromicina e o cloranfenicol não devem ser associados com lincosaminas (efeitos bloqueadores); Possuem atividade sinérgica com aminoglicosídeos ou fluoroquinolonas para o tratamento de infecções mistas; Possui antagonismo com macrolídeos e cloranfenicol (*in vitro*).
Nitroimidazóis	Bactericidas; Concentração--dependente.		Metronidazol Ronidazol	Penetra o LCR. Peritonites.	Atividade contra bactérias anaeróbias, incluindo *C. diffile* e *Bacteroides* spp., e microaerofílicas como *Helicobacter pilori* (deve ser associado a outros agentes). Possui atividade contra protozoários como *Giardia* spp., *Trichomonas* spp.	Não possui atividade contra bactérias aeróbias e *Streptococcus* microaerofílicos. Boa associação com beta--lactâmicos, levofloxacina, etc.)	Neutropenia (metronidazol); Toxicidade em Sistema Nervoso Central; Salivação excessiva após administração oral em gatos.	Não deve ser utilizado como terapia única no tratamento de infecções bacterianas, pois possui atividade restrita a bactérias anaeróbias, e infecções por bactérias anaeróbias geralmente estão associadas a outros agentes.
Sulfonamidas e associações	Bacteriostáticos; Tempo-depen-dente; Interferem na biossíntese do ácido fólico na célula bacteriana.		Sulfametaxazol +Trimetoprima	Boa distribuição na maioria dos tecidos moles.	Ampla ação conta bactérias Gram-positivas (pode ter efeito contra MRS, e *S. penumoniae*). Possuem boa susceptibilidade em *Bacillus* spp., *Brucella* spp., *Lysteria* spp., e *Streptococcus* spp., e atividade moderada contra bactérias Gram-negativas; Possuem ação contra protozoários (*Toxoplasma gondii*, *Isospora* spp.).	*Pseudomonas* spp.; *Enterococcus* spp; Para infecções estreptocócicas, considerar associar cefalexina.	Colestase ou necrose hepática aguda (raro); Anemia macrocítica (longo prazo em gatos); Erupções dermatológicas; Trombocitopenia; Poliartrite supurativa não séptica; Ceratoconjuntivite seca; Cristalúria renal (raro); Hipercalemia; Hipotireoidismo funcional (reversível com a interrupção).	Sulfonamidas apresentam importante sinergismo com diaminopirimidinas (p. ex.: trimetoprima), principalmente no tratamento de protozoários; Não há informações sobre variações na prevalência de efeitos colaterais com diferentes sulfonamidas em cães; Apresentam limitações devido à emergência de cepas resistentes nos últimos 70 anos.

ESBL: Bactérias produtoras de Beta-lactamase de espectro estendido (Extended Spectrum Beta-Lactamase); LCR: Líquido Cefalo-raquidiano; MRS: Staphylococcus spp. resistente a meticilina (Methicillin-resistant Staphylococcus spp.); SNC: Sistema Nervoso Central; VRE: Enterococcus spp. resistentes a vancomicina (Vancomycin-resistant Enterococcus spp.);

*Fármacos de uso exclusivo veterinário.

**Fármacos utilizados para tratamento de infecções graves em humanos.

Quadro 44.3. – Características farmacológicas e padrões de resistência de antimicrobianos glicopeptídeos, macrolídeos, nitrofuranos, oxazolidinonas, polimixinas e rifampicinas.

Classe	Mecanismo de ação	Agentes	Sítio de Ação	Espectro de ação	Resistência intrínseca e padrões de resistência adquirida	Toxicidade e efeitos adversos	Observações e interações medicamentosas
Glicopeptídeos	Bactericidas; Tempo-dependente; Inibem a síntese da parede celular das bactérias Gram-positivas	Vancomicina*; Teicoplamina*	Pouca penetração nos tecidos, mas pode atingir o LCR na presença de inflamação; Sistema Respiratório; Infecções sanguíneas.	Possuem espectro de ação estrito contra cocos Gram-positivos e são considerados alternativas para o tratamento de infecções graves causadas por MRS em UTIs humanas.	Não possuem efeito em bactérias Gram-negativas; VRE.	Reações de hipersensibilidade; Anafilaxia (Vancomicina); Flebite; Nefrotoxicidade.	Apresentam sinergismo com aminoglicosídeos contra cocos Gram-positivos e com rifampin contra *S. aureus*. Apresenta antagonismo com muitas outras drogas.
Macrolídeos	Bacteriostático; Bactericida em altas concentrações; Tempo-dependente; Inibem a síntese proteica.	Eritromicina	Boa distribuição nos tecidos.	*Campylobacter* spp.; *Lepstospira* spp.; *Clostridium* spp.; *Staphylococcus* spp.; *Streptococcus* spp.; *Brucella* spp.; *Chlamydia; Mycoplasma; Ligionella; Bacillus* spp.	Enterobactérias; *Pseudomonas* spp; *Mycobacterium* spp.	Náusea, diarreia e dor abdominal; Vômitos e hipermotilidade intestinal (eritromicina) devido a ação colinérgica.	A eritromicina previne o metabolismo de medicamentos através da inibição do citocromo P450 e pode prevenir a degradação da teofilina, benzodiazepinas e digoxina; A coadministração de eritromicina com ciclosporina pode resultar em nefrotoxicidade; Atenção: evitar a coadministração com lincosamidas.
		Azitromicina*		Semelhante a eritromicina, porém possui mais atividade contra bactérias Gram-negativas.	Atividade contra bactérias anaeróbias pode ser variável.		
Nitrofuranos	Bactericidas; Tempo-dependente	Nitrofurantoína	Agentes excretados na urina, são utilizados para o tratamento de infecções urinárias baixas (cistites). Não possuem boa penetração no tecido renal (não utilizar para tratar pielonefrite).	Amplo espectro contra bactérias Gram-positivas, incluindo *Staphylococcus* spp., *Streptococcus* spp., *Enterococcus* spp. (alguns VRE) e bactérias Gram-negativas, incluindo ESBL.	*Pseudomonas* spp.	Possuem potencial carcinogênico.	Não apresentam resistência cruzada com outras classes de antimicrobianos, por isso são indicados como primeira linha no tratamento de infecções urinárias agudas ou recorrentes.
Oxazolidinonas	Bacteriostático (*Staphylococcus* spp. e *Enterococcus* spp.) ou bactericida (*Streptococcus* spp.); Tempo-dependente; Inibidor da síntese proteica.	Linezolida*	Ótima distribuição na maioria dos tecidos, incluindo LCE. Apresenta concentração variável em fluidos corporais, como o sangue ou a urina, não sendo a opção mais recomendada para tratar infecções sanguíneas ou do trato urinário.	Atividade contra a maioria das bactérias Gram-positivas (incluindo *Streptococcus* spp, MRS e VRE) e anaeróbias (incluindo *Clostridium* spp.); Boa atividade contra *Mycobacterium tuberculosis* e *Listeria monocytogenes*.	Não possuem efeito em bactérias Gram-negativas; *Bacteroides fragilis* são resistentes ou apresentam susceptibilidade intermediária.	Normalmente associados com uso a longo prazo. Os efeitos adversos relatados em humanos são: Diarreia; Cefaleia; Náuseas; vômitos. Mielosupressão; Disfunção hepática; Acidose lática.	Não há doses estabelecidas para o uso em animais domésticos.

| Polimixinas | Bactericidas; Concentração e tempo-dependente. | Polimixina E (colistina)* Polimixina B* | Pouco difundida no líquido sinovial, fluído pleural e trato biliar. Indicado no tratamento de infecções sanguíneas, trato urinário, sítio cirúrgico e pneumonias. Em meninges deve ser administrado pela via intratecal pois tem baixa passagem na barreira liquórica. | Possuem atividade contra bactérias Gram-negativas, incluindo *Pseudomonas* spp., *Klebsiella* spp., *Enterobacter* spp., *Acinetobacter* spp. Ação limitada contra bactérias anaeróbias. | Não possuem efeito em bactérias Gram-positivas; Espécies de *Proteus* e *Serratia* são geralmente resistentes. | Uso sistêmico pode causar nefrotoxicidade, neurotoxicidade e bloqueio neuromuscular. | Colistina apresenta sinergismo com rifampin ou ceftazidima contra *P. aeruginosa* MDR, e com carbapenêmicos (*in vitro*) para cepas de bactérias Gram-negativas susceptíveis a colistina e resistentes a carbapenêmicos. Evitar uso em formulações tópicas (p. ex. colírios oftálmico sem resultados de teste de susceptibilidade. |
| Rifampicinas | Bacteriostáticos; Tempo-dependente. | Rifampin | Boa penetração na maioria dos tecidos, incluindo osso e SNC. | Melhor atividade contra bactérias Gram-positivas (incluindo MRS). | Bactérias Gram-negativas são menos susceptíveis (confirmar em testes de susceptibilidade). | Hepatotoxicidade; Sinais de SNC; Eritema em pavilhão auricular. | A rifampicina induz as enzimas e glicoproteínas do citocromo P450 e pode resultar na redução da eficácia de outros medicamentos; Causa descoloração alaranjada da urina e lágrimas. |

ESBL: Bactérias produtoras de Beta-lactamase de espectro estendido (Extended Spectrum Beta-Lactamase); LCR: Líquido Cefalo-raquidiano; MDR: Bactérias resistentes a múltiplas drogas (Multi-drug resistant); MRS: Staphylococcus spp. resistente a meticilina (Methicillin-resistant Staphylococcus spp.); SNC: Sistema Nervoso Central; VRE: Enterococcus spp. resistentes a vancomicina (Vancomycin-resistant Enterococcus spp.);

*Fármacos utilizados para tratamento de infecções graves em humanos.

45 Protocolo de profilaxia cirúrgica antimicrobiana recomendada para hospitais e clínicas veterinárias no Brasil

Mareliza Menezes

1. INTRODUÇÃO

A profilaxia antimicrobiana perioperatória é caracterizada pela administração de fármacos antimicrobianos em pacientes cirúrgicos, na ausência de infecção, pouco antes do início da cirurgia. Tem como objetivo reduzir a carga microbiana na ferida cirúrgica para que as defesas do hospedeiro possam prevenir a infecção.

Para atingir tal objetivo os agentes antimicrobianos devem ser aplicados adequadamente, baseado em evidências e diretrizes de prática clínica publicadas. A aplicação deve ser cronometrada buscando atingir uma concentração bactericida do fármaco nos tecidos e sangue no momento em que a incisão cirúrgica for realizada.

Apesar de ser importante estratégia de redução da incidência de infecção do sítio cirúrgico (ISC), a profilaxia antimicrobiana quando realizada de forma inadequada pode aumentar as taxas de ISC causadas por bactérias multirresistentes devido à pressão de seleção imposta pelo uso de antimicrobianos.

A ausência de protocolos padronizados e o uso indiscriminado de fármacos antimicrobianos na rotina cirúrgica já foram apontados como um dos principais fatores para aquisição de infecções por pacientes cirúrgicos e do aumento na prevalência de bactérias resistentes no ambiente hospitalar.

Diante do exposto, torna-se primordial o estabelecimento de diretrizes específicas para aplicação da profilaxia antimicrobiana perioperatória buscando reduzir a incidência de ISC e minimizar a seleção e disseminação de bactérias multirresistentes no ambiente cirúrgico veterinário.

As informações aqui expostas são complementares ao **"Guia de Uso Racional de Antimicrobianos em Cães e Gatos" (MAPA, 2022) colocar QR CODE do Guia** e tem como objetivo a recomendação de um protocolo de profilaxia antimicrobiana perioperatória baseado em evidências e adaptado para aplicação em clínicas e hospitais veterinários no Brasil.

Considerações importantes antes de escolher o fármaco utilizado para profilaxia antimicrobiana cirúrgica:

- Antimicrobianos utilizados na profilaxia perioperatória devem ter **ação bactericida** e ser administrados idealmente pela **via endovenosa**.

- Cefalosporinas de primeira geração (cefazolina, cefalotina) ou ampicilina devem ser a **primeira escolha** para a realização de profilaxia antimicrobiana perioperatória, pois possuem baixa toxicidade, boa penetração na maioria dos tecidos, espectro de ação restrito e baixo custo. Podendo ser substituídas em casos específicos.

- O **fármaco e o regime de dose** escolhidos devem ser baseados na avaliação individual de cada paciente (classificação ASA), no sítio cirúrgico abordado (patógenos esperados) e na classificação da ferida cirúrgica.

- Cefalosporinas de terceira geração (ceftriaxona, ceftazidima, cefovecina, ceftiofur) **não devem ser utilizadas em substituição** à cefalosporinas de primeira ou segunda geração. Sua utilização será justificada apenas em situações específicas por se tratar de fármacos de amplo-espectro de ação indicados no tratamento de pacientes críticos.

- Cefovecina (Convênia®) e Penicilina G benzatina, assim como qualquer outro antimicrobiano que possua meia-vida acima de 12h e dependam de ligação de proteínas séricas para sua ação (conhecido como fármacos de depósito), não devem ser utilizados na profilaxia antimicrobiana perioperatória, antes, durante ou após o procedimento cirúrgico.

- Optar preferencialmente pela menor dose (**Tabela 46.1.**) do fármaco possível para a profilaxia, exceto em casos específicos, como sepse ou outras comorbidades, nos quais os regimes precisam ser adequados individualmente.

Considerações importantes antes de escolher um protocolo de profilaxia antimicrobiana cirúrgica:

É importante ressaltar que a eficácia da profilaxia antimicrobiana perioperatória é limitada e está relacionada apenas ao paciente no momento da realização do procedimento, dessa forma, as boas práticas e medidas adequadas de assepsia não devem ser substituídas em hipótese alguma.

Antes de definir o protocolo de profilaxia antimicrobiana da sua clínica/hospital, alguns fatores devem ser considerados:

- O **momento de administração** do fármaco antimicrobiano depende da meia-vida do agente utilizado (**Tabela 46.1.**). Em geral, cefalosporinas de primeira e segunda geração (por exemplo: cefazolina, cefoxitina) e penicilinas devem ser administradas por **via endovenosa** entre **30-60 minutos antes da incisão**. Enquanto fluoroquinolonas (por exemplo: enrofloxacina) devem ser administradas 120 minutos antes da incisão cirúrgica.

- Para a maioria das cirurgias **apenas as doses do intraoperatório são efetivas**, não sendo recomendada a administração de doses do antimicrobiano após o fechamento da ferida cirúrgica.

- Em cirurgias limpas e limpas-contaminadas **não devem ser administradas doses após o fechamento da ferida,** mesmo quando houver aplicação de implantes ou drenos.

- Para **cirurgias prolongadas** que excedam duas meias-vidas do antimicrobiano escolhido, doses adicionais devem ser aplicadas de acordo com o descrito na **Tabela 46.1.**

- No caso de cirurgias eletivas: **avaliar focos de infecção prévios**, no sítio ou distantes, e tratá-los antes do procedimento. Por exemplo, presença de nódulos cutâneos infectados, piodermites, abcessos, otites, etc.

- Sempre que houver resultados de cultura anterior a cirurgia, realizar profilaxia com fármaco que apresente sensibilidade e, preferencialmente, iniciar terapia antes do procedimento.

- **Biópsias incisionais**, assim como outras cirurgias de pele simples, **não têm indicação de profilaxia** antimicrobiana.

- Realize a **colheita de material** para cultivo e teste de susceptibilidade aos antimicrobianos de forma asséptica.

- Pacientes cirúrgicos com **suspeita de sepse** devem ser mantidos em centros de internação intensiva e abordados de acordo com diretrizes específicas.

- O fármaco antimicrobiano pode ter que ser alterado de acordo com disponibilidade e características dos pacientes (por exemplo: idade, presença de comorbidades, alergias, etc.).

O protocolo sugerido a seguir (**Tabelas 46.2.-46.6.**) tem como objetivo facilitar a escolha da profilaxia antimicrobiana cirúrgica na rotina de clínicas e hospitais veterinários brasileiros baseado em evidências publicadas em medicina humana e veterinária, porém pode variar de acordo com características do paciente, tipo de procedimento e padrões de resistência local. O foco do material aqui exposto é apenas a prevenção/redução da incidência de ISC e não o tratamento de infecções.

Tabela 45.1. – Dose, via de administração, meia-vida plasmática, regime de doses e possíveis substituições de fármacos que podem ser utilizados na profilaxia antimicrobiana cirúrgica.

Fármaco	Dose (IV)*	Meia-vida	Doses adicionais*	Na ausência ou contraindicação, pode ser substituído por:
Ampicilina sódica	20mg/kg	1-1,9h	q. 2h	Cefalotina sódica, Ampicilina sódica, Clindamicina
Cefazolina Sódica	20mg/kg	1,2-2,2h	q. 4h	Cefalotina sódica, Ampicilina sódica, Clindamicina
Cefalotina sódica	20mg/kg	2-3h	q. 4h	Cefazolina sódica, Ampicilina sódica, Clindamicina
Cefoxitina	20mg/kg	0,7-1,1h	q. 2h	Enrofloxacina, Clindamicina + Gentamicina, Gentamicina + Metronidazol
Ceftriaxona	25mg/kg	5,4-10,9h	Não indicado	Ampicilina + Enrofloxacina, Clindamicina + Gentamicina, Gentamicina + Metronidazol
Clindamicina	10mg/kg	2-4h	q. 6h	Cefazolina + Metronidazol
Enrofloxacina**	5mg/kg	4-8h	Não indicado	Gentamicina, Ampicilina+sulbactam, Ceftriaxona
Gentamicina	6mg/kg	2-3h	Não indicado	Enrofloxacina
Metronidazol	10mg/kg	6-8h	Não indicado	Clindamicina (substitui Cefazolina + Metronidazol)

*Doses adicionais só devem ser aplicadas em cirurgias prolongadas que excedam 2 meias-vidas do fármaco.

**Não exceder 5mg/kg diários quando administrado em gatos.

Protocolo de profilaxia sugerido de acordo com o procedimento

Tabela 45.2. – Fármacos, regime de doses e duração da profilaxia antimicrobiana perioperatória sugerida para cirurgias de cabeça e pescoço e cirurgias gerais de pele

CIRURGIAS DE CABEÇA E PESCOÇO E CIRURGIAS GERAIS DE PELE			
Procedimento	**Fármaco**	**Doses adicionais**	**Duração profilaxia/Observações**
Limpa sem lesão de mucosa	Não indicado	–	–
Limpa com incisão de mucosa ou uso de dreno/implante	CFZ	Não indicado.	Dose única.
Profilaxia dentária eletiva	CFZ	Não indicado.	Dose única.
Abscessos dentários	CLI	q. 6h	Iniciar terapia empírica com CLI (VO) e adequar a terapia com resultados de cultivo e TSA colhidos no intraoperatório.*
Oncológica limpa	CFZ	q. 4h	Intraoperatório.
Oncológica potencialmente contaminada	CFZ + MTZ	q. 4h (CFZ) + q. 6h (MTZ)	Intraoperatório.
Oncológica infectada	CFX	q. 12h	Recomenda-se iniciar terapia anteriormente ao procedimento baseado nos resultados de cultivo e TSA. Na ausência dos testes: iniciar terapia empírica com AMC (VO) e adequar a terapia com resultados de cultura colhidos no intraoperatório.* **Obs.: nódulos cutâneos de fácil ressecção sem lesão adjacente de pele não necessitam de terapia pós-operatória, mesmo que infectados.**
Esôfago	CLI	q. 6h	24-48 horas (CLI, q. 12h).
Trauma em Esôfago cervical penetrante	CLI	q. 6h	Até 48h (CLI, q. 12h) para traumas <4h. Se trauma ocorreu >4h iniciar terapia empírica com CLI (VO, q 12h) e adequar a terapia com resultados de cultivo e TSA colhidos no intraoperatório.*

*Descontinuar terapia após 24-48h de remissão dos sinais clínicos.
CFZ: Cefazolina; CFO: Cefoxitina; CFX: Ceftriaxona; CLI: Clindamicina; ENO: Enrofloxacina; MTZ: Metronidazol; TSA: Teste de Susceptibilidade aos Antimicrobianos.

Tabela 45.3. – Fármacos, regime de doses e duração da profilaxia antimicrobiana perioperatória sugerida para cirurgias torácicas.

CIRURGIAS TORÁCICAS			
Procedimento	**Fármaco**	**Doses adicionais**	**Duração profilaxia/Observações**
Cardíaca e/ou vascular	CFZ	q. 4h	24 horas (CFZ, q. 8h).
Outras cirurgias não infectadas (por exemplo: PAAD, PDA, ruptura ou hérnia diafragmática/Biópsia pulmonar)	CFZ	q. 4h	Intraoperatório.
Trauma torácico penetrante em esôfago com contaminação	CLI	q. 6h	Até 48h (CLI, q. 12h) para traumas <4h. Se trauma >4h iniciar terapia empírica com CLI (VO, q 12h) e adequar a terapia com resultados de cultivo e TSA colhidos no intraoperatório.*
Toracoscopia vídeo-assistida	CFZ	q. 4h	Intraoperatório.

*Descontinuar terapia após 24-48h de remissão dos sinais clínicos.

CFZ: Cefazolina; CLI: Clindamicina; PAAD: Persistência do arco-aórtico direito; PDA: Persistência do ducto arterioso; TSA: Teste de Susceptibilidade aos Antimicrobianos.

Tabela 45.4. – Fármacos, regime de doses e duração da profilaxia antimicrobiana perioperatória sugerida para cirurgias abdominais.

CIRURGIAS ABDOMINAIS			
Procedimento	**Fármaco**	**Doses adicionais**	**Duração profilaxia/Observações**
Oncológica limpa	CFZ	Não indicado.	–
Oncológica potencialmente contaminada	CFZ + MTZ	q. 4h CFZ + q. 6h MTZ	24 horas (CFZ, q. 8h + MTZ, q. 12h).
Oncológica infectada	CFX	q. 12h	Iniciar terapia empírica com AMC (VO, q. 12h) e adequar a terapia com resultados de cultivo e TSA colhidos no intraoperatório.
Herniorrafias (sem encarceramento de vísceras)	CFZ	q. 4h	Intraoperatório.
Gastroduodenal sem obstrução grave	CFZ	q. 4h	Intraoperatório.
Gastroduodenal com obstrução grave	CFO	q. 2h	Se o paciente está estável descontinuar profilaxia 24-48 horas (CFO, q. 6h). Reavaliar paciente a cada 24h e adequar terapia com resultados de cultivo e TSA colhidos no intraoperatório.*
Trato gastrointestinal baixo e pâncreas	CFO	2h	48 horas (CFO, q. 6h). Em casos graves, reavaliar o paciente a cada 24h e adequar terapia com resultados de cultivo e TSA colhidos no intraoperatório.*
Colecistectomia (sem incisão da vesícula ou intestino)/ Esplenectomia	CFZ	q. 4h	Intraoperatório.
Colecistoduodenostomia/ Jejunostomia	CFO	q. 2h	24-48 horas (CFO, q. 6h). Em casos graves, reavaliar paciente a cada 24h e adequar terapia com resultados de cultura colhidas no intraoperatório.*
Hepatectomia (neoplasia)	CFO ou CFX	q. 2h (CFO) ou q. 12h (CFX)	48 horas (CFO, q. 6h ou CFX, q. 12h). Em casos graves, reavaliar paciente a cada 24h e adequar terapia com resultados de cultivo e TSA colhidos no intraoperatório.*
Trauma abdominal ou toracoabdominal penetrante/fechado com penetração/ ruptura de órgãos internos	CFO	q. 2h	24-48h (CFO, q. 6h). Se trauma >4h iniciar terapia empírica após 48h com AMC (VO, q. 12h) e adequar a terapia com resultados de cultura colhidas no intraoperatório.*
Cirurgias laparoscópicas eletivas de baixo risco	Não indicado	–	–

*Descontinuar terapia após 24-48h de remissão dos sinais clínicos.
CFZ: Cefazolina; CFO: Cefoxitina; CFX: Ceftriaxona; CLI: Clindamicina; ENO: Enrofloxacina; MTZ: Metronidazol; TSA: Teste de Susceptibilidade aos Antimicrobianos.

Tabela 45.5. – Fármacos, regime de doses e duração da profilaxia antimicrobiana perioperatória sugerida para cirurgias urogenitais.

CIRURGIAS UROGENITAIS			
Procedimento	**Fármaco**	**Doses adicionais**	**Duração profilaxia/Observações**
Orquiectomia eletiva	Não indicado	–	–
Ovariohisterectomia eletiva/Cesárea não complicada	CFZ	Não indicado	Dose única.

CIRURGIAS UROGENITAIS

Procedimento	Fármaco	Doses adicionais	Duração profilaxia/Observações
Piometra	ENO	Não indicado*	**Leucocitose sem desvio a esquerda** e/ou procedimento sem extravasamento de conteúdo: Intraoperatório. **Leucocitose com desvio a esquerda** e/ou extravasamento de conteúdo: iniciar terapia empírica com ENO (SC ou VO, q. 24h), reavaliar paciente a cada 24h e adequar a terapia com resultados de cultivo e TSA colhidos no intraoperatório.**
Abcesso Prostático	ENO	Não indicado*	Iniciar terapia empírica com ENO (SC ou VO, q. 24h) e adequar a terapia com resultados de cultivo e TSA colhidos no intraoperatório.**
Nefrectomia (hidronefrose)	CFX	Não indicado	Intraoperatório.
Nefrectomia (neoplasia ou pielonefrite)	CFX	q. 12h	Iniciar terapia empírica com CFX (IV, q. 12h) ou ENO (VO, q. 24h), reavaliar paciente a cada 24h e adequar a terapia com resultados de cultivo e TSA colhidos no intraoperatório.**
Cistotomia e uretrostomia	CFZ	q. 4h	Na **ausência de infecção urinária**: Intraoperatório. Na **presença de infecção urinária**: iniciar terapia empírica com AMC (VO, q. 12h) e adequar a terapia com resultados de cultivo e TSA colhidos no intraoperatório.**. Infecções agudas podem ser tratadas durante 5-7 dias enquanto infecções crônicas ou recorrentes podem necessitar de até 4 semanas de tratamento.

*Fluoroquinolonas não devem ser administradas doses adicionais.
**Descontinuar terapia após 24-48h de remissão dos sinais clínicos.
CFZ: Cefazolina; CFX: Ceftriaxona; ENO: Enrofloxacina; TSA: Teste de Susceptibilidade aos Antimicrobianos.

Tabela 45.6. – Fármacos, regime de doses e duração da profilaxia antimicrobiana perioperatória sugerida para cirurgias neurológicas e ortopédicas.

CIRURGIAS NEUROLÓGICAS E ORTOPÉDICAS

Procedimento	Fármaco	Doses adicionais	Duração profilaxia/Observações
Craniotomia	CFZ	q. 4h	Até 24 horas (q. 8h).
Laminectomia, slot ventral, hemilaminectomia, pediculectomia	CFZ	q. 4h	Intraoperatório.
Estabilização de coluna	CFZ	q. 4h	Intraoperatório.
Cirurgias articulares sem aplicação de implante	CFZ	Não indicado	–
Osteotomias (TPLO, TTA, Prótese de quadril)	CFZ	q. 4h	Intraoperatório.
Osteossínteses (fratura fechada)	CFZ	q. 4h	Intraoperatório
Osteossíntese (fratura exposta tipo I)	CFZ	q. 4h	Iniciar terapia empírica com AMC (VO, q. 12h) e adequar a terapia com resultados de cultivo e TSA colhidos no intraoperatório.* Se houver sinais de osteomielites o tratamento antimicrobiano deve se estender por cerca de 4–8 semanas.
Osteossíntese (fratura exposta tipo II e III)	CFZ + ENO	q. 4h CFZ**	Iniciar terapia empírica com AMC (VO, q. 12h) ou ENO (VO, q. 24h) e adequar a terapia com resultados de cultivo e TSA colhidos no intraoperatório*. Se houver sinais de osteomielites o tratamento antimicrobiano deve se estender por cerca de 4 – 8 semanas.
Amputação limpa	CFZ	q. 4h	Intraoperatório.
Amputação por gangrena úmida/seca	CFX ou CFZ + MTZ	q. 12h CFX ou q. 4h CFZ + q. 6h MTZ	**Leucocitose sem desvio a esquerda**: Intraoperatório. **Leucocitose com desvio a esquerda**: 48h (CFX, q. 12h ou CFZ, q. 8h + MTZ, q. 12h). Após, iniciar terapia empírica com AMC (VO, q. 12h) e adequar a terapia com resultados de cultivo e TSA colhidos no intraoperatório.*

*Descontinuar terapia após 24-48h de remissão dos sinais clínicos.
**Fluoroquinolonas não devem ser administradas doses adicionais.
CFZ: Cefazolina; CFO: Cefoxitina; CFX: Ceftriaxona; CLI: Clindamicina; ENO: Enrofloxacina; MTZ: Metronidazol; TSA: Teste de Susceptibilidade aos Antimicrobianos.

2. LITERATURA RECOMENDADA

1. Agência Nacional de Vigilância Sanitária. (2022). *Antimicrobianos - Bases teóricas e uso clínico*. http://www.anvisa.gov.br/servicosaude/controle/rede_rm/cursos/rm_controle/opas_web/modulo1/conceitos.htm

2. Aiken, M. J., Hughes, T. K., Abercromby, R. H., Holmes, M. A., & Anderson, A. A. (2015). Prospective, Randomized Comparison of the Effect of Two Antimicrobial Regimes on Surgical Site Infection Rate in Dogs Undergoing Orthopedic Implant Surgery. *Veterinary Surgery*, *44*(5), 661–667. https://doi.org/10.1111/vsu.12327

3. Albert Einsten Sociedade Beneficente Israelita Brasileira. (2014). *MANUAL DE PREVENÇÃO DE INFECÇÃO DE SÍTIO CIRÚRGICO*. http://medicalsuite.einstein.br/pratica-medica/guias-e-protocolos/Documents/manual_infeccao_zero_compacto.pdf

4. Allegranzi B, Bischoff P, de Jonge S, Kubilay NZ, Zayed B, Gomes SM, et al. New WHO recommendations on preoperative measures for surgical site infection prevention: an evidence-based global perspective. Vol. 16, The Lancet Infectious Diseases. Lancet Publishing Group; 2016a. p. e276–87.

5. Allegranzi B, Zayed B, Bischoff P, Kubilay NZ, de Jonge S, de Vries F, et al. New WHO recommendations on intraoperative and postoperative measures for surgical site infection prevention: an evidence-based global perspective. Vol. 16, The Lancet Infectious Diseases. Lancet Publishing Group; 2016b. p. e288–303.

6. Andrade N, Schmiedt CW, Cornell K, Radlinsky MG, Heidingsfelder L, Clarke K, et al. Survey of Intraoperative Bacterial Contamination in Dogs Undergoing Elective Orthopedic Surgery. Veterinary Surgery. 2016 Feb 1;45(2):214–22.

7. Berríos-Torres, S. I., Umscheid, C. A., Bratzler, D. W., Leas, B., Stone, E. C., Kelz, R. R., Reinke, C. E., Morgan, S., Solomkin, J. S., Mazuski, J. E., Dellinger, E. P., Itani, K. M. F., Berbari, E. F., Segreti, J., Parvizi, J., Blanchard, J., Allen, G., Kluytmans, J. A. J. W., Donlan, R., & Schecter, W. P. (2017). Centers for Disease Control and Prevention Guideline for the Prevention of Surgical Site Infection, 2017. *JAMA Surgery*, *152*(8), 784. https://doi.org/10.1001/jamasurg.2017.0904

8. Boothe, D. M., & Boothe, H. W. (2015). Antimicrobial Considerations in the Perioperative Patient. In *Veterinary Clinics of North America - Small Animal Practice* (Vol. 45, Issue 3, pp. 585–608). W.B. Saunders. https://doi.org/10.1016/j.cvsm.2015.01.006

9. Bratzler, D. W., Dellinger, E. P., Olsen, K. M., Perl, T. M., Auwaerter, P. G., Bolon, M. K., Fish, D. N., Napolitano, L. M., Sawyer, R. G., Slain, D., Steinberg, J. P., & Weinstein, R. A. (2013). Clinical practice guidelines for antimicrobial prophylaxis in surgery. *American Journal of Health-System Pharmacy*, *70*(3), 195–283. https://doi.org/10.2146/ajhp120568

10. Budsberg, S. C., Torres, B. T., & Sandberg, G. S. (2021). Efficacy of postoperative antibiotic use after tibial plateau leveling osteotomy in dogs: A systematic review. In *Veterinary Surgery* (Vol. 50, Issue 4, pp. 729–739). Blackwell Publishing Inc. https://doi.org/10.1111/vsu.13603

11. Burgess BA. Prevention and surveillance of surgical infections: A review. Vol. 48, Veterinary Surgery. Blackwell Publishing Inc.; 2019. p. 284–90.

12. Dyall, B., & Schmökel, H. (2018). Surgical Site Infection Rate after Hemilaminectomy and Laminectomy in Dogs without Perioperative Antibiotic Therapy. *Veterinary and Comparative Orthopaedics and Traumatology*, *31*(03), 202–213. https://doi.org/10.1055/s-0038-1639365

13. Giguère S, Prescott JF, Dowling PM, editors. Wiley; 2013 [cited 2022 Apr 14]. Available from: https://onlinelibrary.wiley.com/doi/book/10.1002/9781118675014

14. Howe, L. M., & Boothe, H. W. (2006). Antimicrobial Use in the Surgical Patient. In *Veterinary Clinics of North America - Small Animal Practice* (Vol. 36, Issue 5, pp. 1049–1060). https://doi.org/10.1016/j.cvsm.2006.05.001

15. Jessen, L. R., Damborg, P. P., Spohr, A., Sørensen, T. M., Langhorn, R., Goericke-Pesch, S. K., Houser, G., Willesen, J., Schjærff, M., Eriksen, T., Jensen, V. F., & Guardabassi, L. (2019). *Antibiotic Use Guidelines for Companion Animal Practice (2 nd edition)*. https://www.ddd.dk/sektioner/familiedyr/antibiotikavejledning/Documents/AB_uk_2019.pdf

16. Mangram, A. J.; Horan, T. C.; Pearson, M. L., *et al*. Guideline for prevention of surgical site infection. Centers for disease control and prevention (CDC) hospital infection control practices advisory committee. Am J Infect Control. 27, 97–132, 1999.

17. Markey, B., Leonard, F., Archambault, M., Cullinane, A., & Maguire, D. (2013). *Clinical Veterinary Microbiology* (2nd ed.). Mosby Ltd.

18. Martin, C. *et al*. Antimicrobial prophylaxis in surgery: general concepts and clinical guidelines. Infection Control & Hospital Epidemiology, 15(7), 463-471, 1994. https://doi.org/10.2307/30148496.

19. Napier, B. A. *et al*. Clinical use of colistin induces cross-resistance to host antimicrobials in Acinetobacter baumannii. MBio, 4(3), e00021-13, 2013. https://doi.org/10.1128/mBio.00021-13.

20. Nicholson, M., Beal, M., Shofer, F., & Brown, D. C. (2002). Epidemiologic evaluation of postoperative wound infection in clean-contaminated wounds: A retrospective study of 239 dogs and cats. *Veterinary Surgery : VS : The Official Journal of the American College of Veterinary Surgeons*, *31*(6), 577–581. https://doi.org/10.1053/jvet.2002.34661

21. Pratesi A, Moores AP, Downes C, Grierson J, Maddox TW. Efficacy of Postoperative Antimicrobial Use for Clean Orthopedic Implant Surgery in Dogs: A Prospective Randomized Study in 100 Consecutive Cases. Veterinary Surgery. 2015 Jul 1;44(5):653–60.

22. Rabelo, R. C (2022). Capítulo 4: Profilaxia Antimicrobiana Perioperatória e os Cuidados com a Ferida Cirúrgica. Em: Guia de Uso Racional de Antimicrobianos para Cães e Gatos. Ministério de Agricultura, Pecuária e Abastecimento. Secretaria de Defesa Agropecuária (1. ed., pp. 53-59). MAPA/AECS.

23. Singh, A., & Weese, J. S. (2017). Wound infections and antimicrobial use. In S. A. Johnston & K. M. Tobias (Eds.), *Veterinary Surgery: Small Animal* (2nd ed., Vol. 2, pp. 530–548). Elsevier.

24. Spencer, D. D.; Daye, R. M. A prospective, randomized, double-blinded, placebo-controlled clinical study on postoperative antibiotherapy in 150 arthroscopy-assisted tibial plateau leveling osteotomies in dogs. *Veterinary Surgery*, *47*(8). 2018. https://doi.org/10.1111/vsu.12958

25. Weese JS, Blondeau J, Boothe D, Guardabassi LG, Gumley N, Papich M, et al. International Society for Companion Animal Infectious Diseases (ISCAID) guidelines for the diagnosis and management of bacterial urinary tract infections in dogs and cats. The Veterinary Journal, 247, 8–25. 2019.

26. World Health Organization. (2016). *Global guidelines for the prevention of surgical site infection*. http://www.who.int

Seção V

46 Sumário para o Diagnóstico e Tratamento de Infecções em Cães e Gatos

Mareliza Menezes

1. INTRODUÇÃO

As informações aqui expostas são complementares ao "Guia de Uso Racional de Antimicrobianos em Cães e Gatos" (MAPA, 2022) **colocar QR Code** e tem como objetivo fornecer um resumo de diretrizes para diagnóstico e tratamento de infecções clínicas em cães e gatos baseado em evidências e adaptado para aplicação em clínicas e hospitais veterinários no Brasil.

Considerações importantes para o diagnóstico e tratamento de infecções:

- A seleção da **terapia antimicrobiana empírica** deve ser realizada apenas em casos em que não se pode esperar o resultado dos testes de susceptibilidade aos antimicrobianos (TSA).

- A **escolha do agente** para terapia empírica deve ser baseada no agente provável e nos agentes utilizados como primeira linha de prescrição na clínica ou hospital veterinário, de acordo com o histórico de resistência aos antimicrobianos do local. Além disso, deve ser direcionada pela citologia e coloração de Gram quando possível e ajustada de acordo com os resultados de cultivo microbiológico e TSA.

- Toda terapia antimicrobiana instituída deve ser **reavaliada a cada 24-48 horas** com base nos dados clínicos, hematológicos e microbiológicos. A terapia deve ser descontinuada 24-48 horas após a remissão dos sinais clínicos.

- **Agentes antimicrobianos de amplo espectro** como ceftazidima, ceftriaxona, cefovecina, ceftiofur e levofloxacina devem ser utilizados apenas com resultados de TSA e/ou em casos de infecção por bactérias multirresistentes.

- **Agentes antimicrobianos de amplo espectro utilizados para tratamento de infecções graves na medicina humana**, como imipenem, meropenem, vancomicina e polimixina B **não devem ser utilizados no tratamento de infecções bacterianas em animais**, com exceção em infecções graves para as quais não há outra opção de tratamento, sob consulta de especialistas e resultados de TSA.

Sistema	Sistema Respiratório				Sistema geniturinário				Sistema Gastrointestinal			Abdômen
	Cranial		Caudal		Trato urinário cranial	Trato urinário caudal	Reprodutor		Estômago e intestino		Fígado e Vesícula	
Processos mais frequentes	Rinite/ DTRSF	Bronquite/ Complexo respiratório	Pneumonia bacteriana	Piotórax	Pielonefrite	Cistite	Piometra	Abcesso prostático	Gastroenterite	Colecistite Colangio-hepatite	Tríade Felina	Peritonite
Sinais clínicos	Secreção nasal e ocular mucopurulenta; Epistaxe; Espirro; Conjuntivite.	Tosse; Espirro; Secreção nasal e ocular; mucopurulenta.	Tosse; Febre; Taquipneia.	Lesões externas (mordedura); Dispneia.	Febre; Leucocitose; Azotemia.	Hematúria; Disúria.	Aumento de volume abdominal; Secreção vaginal purulenta.	Tenesmo; Disúria; Urina turva; Hematúria.	Êmese; Diarreia; Hematoquesia; Esteatorreia.	Dor abdominal; Êmese; Diarreia; Icterícia.	Anorexia; Emagrecimento; Dor abdominal; Êmese; Diarreia; Icterícia.	Distensão e dor abdominal; Efusão peritoneal; Sinais sistêmicos.
Diagnóstico	Histórico (vacinação, estresse); Exame físico; Sorologia FIV e FeLV; Cultivo microbiológico geralmente sem indicação devido à presença de microbiota comensal.	**Radiografia;** PCR e sorologia para *Mycoplasma* spp. e doenças virais; Cultivo microbiológico geralmente sem indicação devido à presença de microbiota comensal.	Radiografia; Exames de sangue; Lavado broncoalveolar (Citologia e cultivo microbiológico); Investigar causa base (Viral).	Histórico; Radiografia; Citologia; **Cultivo microbiológico (aeróbio e anaeróbio)**	**Urinálise e Urocultura** (Cistocentese); **Cultivo microbiológico;** Coloração de Gram; Hemocultura; Sorologia ou PCR para Leptospirose.	Urinálise; Urocultura (colheita por cistocentese); Coloração de Gram.	Histórico; Exame físico; **Ultrassonografia;** Hematologia; Bioquímica sérica (avaliar disfunções orgânicas); **Cultivo microbiológico** do conteúdo após excisão cirúrgica; Coloração de Gram imediata.	Histórico; Palpação retal; **Ultrassonografia;** Hematologia; **Urocultura** (cistocentese) Lavado prostático ou aspiração por agulha fina (**citologia e cultura**); Sorologia para *Brucella canis.*	Histórico; Sinais clínicos; Hematologia; PCR; Coproparasitológico.	Histórico; Sinais clínicos; **Ultrassonografia;** Hematologia; Bioquímica sérica; PCR ou sorologia para Leptospirose.	Histórico; Sinais Clínicos; **Ultrassonografia;** Citologia e/ou Biópsia guiada por Ultrassom; Realizar cultivo microbiológico dos fragmentos ou aspirado.	Histórico; **Ultrassonografia;** Hematologia; Bioquímica sérica; Hemogasometria; Pressão intra-abdominal; **Citologia Coloração de Gram Cultivo microbiológico**
Agente patogênico provável	Viral.	Viral.	*Escherichia coli; Staphylococcus* spp.; *Streptococcus* spp.; *Pasteurella multocida; Bordotella* spp.; *Mycoplasma* spp.; *Haemophilus aphrophilus*	Anaeróbios; *Pasteurella multocida; Streptococcus* spp.; *Mycoplasma* spp.;	*E. coli; Staphylococcus* spp.; *Leptospira* spp.	*E. coli; Staphylococcus* spp.; *Proteus* spp.;	*E. coli* (Infecção pode ser mista com *Staphylococcus* spp.)	*E. coli; Staphylococcus* spp.; *Brucella canis*	Viral; Endoparasitas (*Dipylidium, Giardia*)	Intoxicação; *Leptospira* spp.; Infecção bacteriana secundária: Enterobactérias e/ou Anaeróbias	Inflamatório; Infecção secundária pode acontecer: Enterobactérias e/ou Anaeróbias	*E. coli;* Anaeróbios (*Clostridium* spp; e/ou *Bacteroides* spp.)

Terapia antimicrobiana empírica*	Indicado apenas na suspeita de infecção bacteriana secundária: Doxiciclina ou amoxacilina	Indicado apenas na suspeita de infecção bacteriana secundária: Doxiciclina ou amoxacilina com clavulanato	Doxiciclina (VO) em pacientes sem alterações sistêmicas; Enrofloxacina ou marbofloxacina (felinos) + ampicilina (IV) ou clindamicina (IV) em pacientes com alterações sistêmicas	Ampicilina ou clindamicina associada a enrofloxacina ou marbofloxacina (felinos) (IV)	Iniciar imediatamente até resultados do TSA; Enrofloxacina ou marbofloxacina (felinos); Ampicilina se houver suspeita de Leptospirose	**Não indicada;** Se sensível no TSA: nitrofurantoína, ou amoxacilina com clavulanato de potássio, ou Enrofloxacina.	Indicado iniciar no pré e intraoperatório: enrofloxacina.	Enrofloxacina ou marbofloxacina (felinos)	Não indicado Autolimitante	Indicado apenas em casos de Leptospirose (Ampicilina) ou na suspeita de infecção bacteriana secundária: Cefoxitina ou cefazolina + metronidazol	Em casos de infecção secundária (leucocitose com desvio): Amoxacilina com clavulanato de potássio ou cefazolina + Metronidazol	Cocos Gram-positivos: Ampicilina ou cefazolina; Bastonetes Gram-negativos: Cefoxitina; Mista: Ampicilina + enrofloxacina; Associar metronidazol na suspeita de anaeróbios, exceto quando utilizar cefoxitina.
Duração da terapia*	7-10 dias	7-10 dias	4-6 semanas	4-6 semanas	10-14 dias	5-28 dias	7-10 dias	28 dias ou mais	–	–	–	7-14 dias
Observações da terapêutica	–	Internação	Internação. Suspeitar de contaminação em cultivo microbiológico positivo para *Staphylococcus* e *Bacillus*. Na presença de sinais de infecção sistêmica ver tópico de sepse.	Drenagem de secreção intratorácica. Na presença de sinais de infecção sistêmica ver tópico de sepse.	Internação; Evitar o uso de agentes nefrotóxicos (amicacina). Na presença de sinais de infecção sistêmica ver tópico de sepse.	Repetir cultura em casos de falha na terapêutica. Cistite esporádica/aguda tratamento entre 5-7 dias. Casos crônicos: até 28 semanas. Administração intravesicular não é recomendada	Terapia só deve ser estendida no pós-operatório se paciente crítico com leucocitose com desvio à esquerda. Internação Ovariohisterectomia (Urgência). Na presença de sinais de infecção sistêmica ver tópico de sepse.	Drenagem por cirurgia ou guiada por ultrassom. Na presença de sinais de infecção sistêmica ver tópico de sepse.	Internação em casos graves. Em casos de endoparasitose realizar protocolo com antiparasitários. Na presença de sinais de infecção sistêmica ver tópico de sepse.	Internação em casos graves. Na presença de sinais de infecção sistêmica ver tópico de sepse.	Internação. Na presença de sinais de infecção sistêmica ver tópico de sepse.	Internação. Identificar e tratar causa primária (urgência/emergência). Intervenção cirúrgica geralmente é necessária.

DTRSF: Doença do trato respiratório superior felino; FIV: Vírus da Imunodeficiência Felina; FeLV: Vírus da Leucemia Felina; PCR: Reação em Cadeia da Polimerase (Polymerase Chain Reaction); TSA: Teste de Susceptibilidade Antimicrobiana.

Quadro 46.2. – Patógenos prováveis, sinais clínicos, métodos diagnósticos e indicação de tratamento para diversas infecções em pele, cavidade oral, sistema musculoesquelético, sistema neurológico e sangue

Sistema	Pele				Cavidade Oral	Sistema Musculoesquelético		Sistema Neurológico	Sangue
Processos mais frequentes	**Piodermite superficial**	**Piodermite profunda**	**Feridas infectadas**	**Otite externa**	**Doença periodontal (Gengivite, periodontite)**	**Artrite séptica**	**Osteomielite**	**Discoespondilite**	**Sepse**
Sinais clínicos	Eritema Alopecia Pápulas Pústulas Prurido (+/-)	Eritema intenso Tratos fistulosos Edema Secreção sanguinolenta Pode levar a sinais sistêmicos: Linfadenopatia Pirexia.	Eritema Secreção purulenta Necrose Pode levar a sinais sistêmicos (febre)	Prurido Hiperemia do conduto auditivo Otalgia Secreção otológica	Bolsa periodontal Retração gengival Mobilidade dental Halitose	Claudicação Aumento de volume articular.	Claudicação. Pode haver aumento de volume na região acometida. Leucocitose (osteomielites crônicas).	Dor a palpação epaxial. Graus variados de disfunção neurológica.	Hipotensão. Febre. Taquipneia. Taquicardia. Alteração do estado mental.
Diagnóstico	Sinais clínicos **Raspado cutâneo Citologia cutânea Exame micológico** Exame Histopatológico (lesões crônicas) Cultivo microbiológico em casos não responsivos ao tratamento convencional.	Sinais clínicos **Raspado cutâneo Citologia cutânea Exame micológico** Exame Histopatológico (lesões crônicas) Cultivo microbiológico	Histórico Citologia e Coloração de Gram **Cultivo microbiológico**	Histórico Sinais clínicos **Otoscopia Citologia** Cultivo microbiológico	Histórico **Avaliação periodontal** **Radiografia intraoral**	Histórico Sinais Clínicos Radiografia **Análise do líquido sinovial (citologia com contagem elevada de neutrófilos) Biópsia incisional da membrana sinovial Cultivo microbiológico**	Histórico Sinais Clínicos Radiografia **Biópsia incisional óssea** Hematologia (controverso, pode haver leucocitose em osteomielites crônicas) **Cultivo microbiológico** Coloração de Gram	Histórico Sinais Clínicos Exame físico e neurológico **Radiografia, TC ou RM** Exames de sangue (pode haver leucocitose) Urinálise e urocultura Sorologia/ PCR (Brucelose) Aspiração por agulha fina ou biópsia incisional do disco vertebral acometido. **Cultivo microbiológico Coloração de Gram**	Sinais Clínicos; Hematologia (Leucocitose ou leucopenia); Bioquímica sérica (Disfunções orgânicas); Hemogasometria; **Hemocultura; Citologia e Coloração de Gram**
Agente patogênico provável	*Staphylococcus spp.*, principalmente *Staphylococcus pseudintermedius*	*Staphylococcus pseudintermedius* Pode haver contaminação por bactérias Gram-negativa (Limpar foco antes da coleta)	*Staphylococcus* spp. *Streptococcus* spp. *Escherichia coli* *Proteus* spp. Limpar foco antes da coleta	*S. pseudointermedius* *Malassezia pachydermatis*	Diversos Na doença periodontal grave há predomínio de Bactérias Gram Negativas Anaeróbias	*Streptococcus* ssp. *Staphylococcus* ssp. *Pasteurella multocida* (felinos)	*Staphylococcus* spp. *Streptococcus* spp. *E. coli* (Pode haver infecções mistas)	*Staphylococcus* spp *Streptococcus* spp *E. coli* *Brucella canis*	*Staphylococcus* Bastonestes Gram-negativos

Seleção antimicrobiana empírica	Terapia tópica (banhos e soluções antissépticas)	Terapia tópica (banhos e soluções antissépticas)	Terapia baseada nos testes de sensibilidade.	Não indicada	Amoxicilina + clavulanto de potássio ou Clindamicina ou Espiramicina + Metronidazol	Amoxicilina + clavulanato de potássio ou Cefalexina	Terapia parenteral inicial com cefalosporina de 1ª geração (cefalotina, cefazolina) ou amoxicilina com clavulanato por 3-5 dias	Cefalexina ou amoxicilina + clavulanato	Iniciar terapia na 1ª hora após diagnóstico
	Em casos não responsivos ao tratamento tópico: Cefalexina ou Amoxicilina com clavulanato	Em casos não responsivos ao tratamento tópico: Cefalexina ou Amoxicilina com clavulanato	Terapia empírica: Amoxicilina com clavulanato ou Clindamicina (feridas por mordedura)	Para otites externas brandas a solução de límpeza e antissépticos são geralmente suficientes Em casos graves e não responsivos ao tratamento tópico, a terapia sistêmica deve ser baseada nos resultados da cultura.		Após, adequar terapia com resultados do TSA	Após, adequar terapia com resultados do TSA	Casos graves: Iniciar terapia parenteral com cefazolina (IV)	Cocos Gram-positivos: Ampicilina ou clindamicina; Bastonetes Gram-negativos: Cefoxitina ou enrofloxacina; Mista: Ceftriaxona ou ampicilina + enrofloxacina
Duração da terapia	Variável Até 3 semanas. Descontinuar o tratamento (tópico ou sistêmico) 7 dias após a resolução clínica.	Variável Até 6-8 semanas Descontinuar o tratamento (tópico ou sistêmico) 2 semanas após a resolução clínica.	Variável. Geralmente não se recomenda o uso de antibiótico tópico em feridas com tecido de granulação.	Se necessário, manter terapia antimicrobiana por 21 dias.	Se necessário, iniciar terapia antimicrobiana 2 dias antes do procedimento e manter por 5 dias após o procedimento.	28 dias.	4-8 semanas.	6-8 semanas.	7-10 dias.
Observações da terapêutica	Considerar o uso exclusivo de tratamento tópico em infecções brandas	Investigar causa de base Uso de corticoide pode ser necessário.	Avaliar comorbidades. Lavagem. Desbridamento (se necessário). Troca periódica dos curativos (no mínimo q. 24h). Na presença de sinais de infecção sistêmica ver tópico de sepse.	Avaliar fatores predisponentes e tratar causa de base. Antes da aplicação do antimicrobiano deve-se realizar limpeza previa do conduto. Avaliar infecções associadas a *Malassezia pachydermatis*	Tratamento periodontal. Terapia antimicrobiana é indicada em animais com alterações sistêmicas (Febre, Linfadenomegalia).	Lavagem articular com solução isotônica. Repetir análise citológica do líquido sinovial ao fim dos 28 dias, se contagem de neutrófilo permanecer anormal continuar com a terapia antimicrobiana até sua normalidade.	Remover tecido desvitalizado e implantes soltos Lavagem da região com solução isotônica. Estabilização da fratura, se necessário.	–	Paciente crítico Internação. Identificar se infecção é mista ou não. Identificar e tratar foco de infecção primário, cirurgia pode ser necessária.

PCR: Reação em Cadeia da Polimerase (Polymerase Chain Reaction); RM: Ressonância Magnética; TC: Tomografia computadorizada; TSA: Teste de susceptibilidade aos antimicrobianos.

2. LITERATURA RECOMENDADA

1. Almeida, M. de S., Santos, S. B., Mota, A. da R., Silva, L. T. R. da, Silva, L. B. G., & Mota, R. A. (2016). Isolamento microbiológico do canal auditivo de cães saudáveis e com otite externa na região metropolitana de Recife, Pernambuco. *Pesquisa Veterinária Brasilica*, *36*(1), 29–32. https://doi.org/10.1590/S0100-736X2016000100005

2. Antonia da Cruz Furini, A., Thais Ortuzal dos Santos Silva, B., Chiaparini, J., Paula Sanchez Curti Mota Ramos, M., Alves Martins, E., Salum Calile Atique, T., Atique Netto, H., Daniela Dan de Nardo, C., & Ferreira de Castro, K. (2013). ANÁLISE EPIDEMIOLÓGICA, IDENTIFICAÇÃO E PERFIL DE SUSCEPTIBILIDADE A ANTIMICROBIANOS ISOLADOS DE CÃES COM INFECÇÃO DO TRATO URINÁRIO. *Acta Veterinaria Brasilica*, *4*, 288–293.

3. Baltazar, F. N., Cortez, M. B. X., Cirillo, T., Trevisan, R., Júnior, W. M., Franco, C. R., & Berl, C. A. (2018). Perfil de suscetibilidade a antimicrobianos de bactérias isoladas da secreção uterina de cadelas com piometra atendidas em hospital veterinário localizado em São Paulo, SP, Brasil, no período de 2010 a 2015. *Revista de Educação Continuada Em Medicina Veterinária e Zootecnia Do CRMV-SP*, *16*(3), 36–42.

4. Barbato, L. (2012). Detecção e caracterização de bactérias Gram-negativas produtoras de β-lactamases de espectro estendido (ESBL) e AmpC plasmidial isoladas de animais de companhia e búfalos no estado de São Paulo. In *Instituto de Ciências Biomédicas, Universidade de São Paulo*.

5. Basso, P. C., Raiser, A. G., Brun, M. v., Santos, L. R., Muller, D. C. M., & Trindade, A. B. (2009). IDENTIFICAÇÃO BACTERIANA E SENSIBILIDADE ANTIMICROBIANA DO FLUIDO DE LAVAGEM TRAQUEOBRÔNQUICA DE CÃES SADIOS E DOENTES. *Ciência Animal Brasileira*, *10*(3), 947–954. https://www.researchgate.net/publication/228963714

6. Beco, L., Guaguère, E., Méndez, C. L., Noli, C., Nuttall, T., & Vroom, M. (2013). Suggested guidelines for using systemic antimicrobials in bacterial skin infections: part 2- antimicrobial choice, treatment regimens and compliance. *Veterinary Record*, *172*(6), 156–160. https://doi.org/10.1136/vr.101070

7. BORDIN, J. T., SFACIOTTE, R. A. P., CORONEL, L. G., VIGNOTTO, V. K. C., MARTINS, R. R., & WOSIACKI, S. R. (2013). INDICE DE RESISTÊNCIA MULTIPLA A ANTIMICROBIANOS EM AMOSTRAS DE FERIDAS DE ANIMAIS ATENDIDOS NO HOSPITAL VETERINÁRIO DA UNIVERSIDADE ESTADUAL DE MARINGÁ – CAMPUS DE UMUARAMA-PR / MULTIPLE ANTIMICROBIAL RESISTANCE INDEX IN WOUND SAMPLES OF ANIMALS ... *Ars Veterinaria*, *29*(4), 21. https://doi.org/10.15361/2175-0106.2013v29n4p21

8. Braga, C. A. da S. B., Resende, C. M. F., Pestana, A. C. N. R., Carmo, L. S., Costa, J. E., Silva, L. A. F., Assis, L. N. de, Lima, L. de A., Farias, L. M., & Carvalho, M. A. R. (2005). Isolamento e identificação da microbiota periodontal de cães da raça Pastor Alemão. *Ciência Rural*, *35*(2), 385–390. https://doi.org/10.1590/S0103-84782005000200022

9. Carvalho, R. R. (2015). Perfil de resistência antimicrobiana de isolados bacterianos de infecções clínicas do hospital veterinário Anhembi Morumbi. *Anais Do 15º Congresso Nacional de Iniciação Científica*.

10. Carvalho, V. M., Spinola, T., Tavolari, F., Irino, K., Oliveira, R. M., & Ramos, M. C. (2014). Infecções do trato urinário (ITU) de cães e gatos: etiologia e resistência aos antimicrobianos. *Pesquisa Veterinária Brasileira*, *34*(1), 62–70.

11. Center, S. A. (2009). Diseases of the Gallbladder and Biliary Tree. *Veterinary Clinics of North America: Small Animal Practice*, *39*(3), 543–598. https://doi.org/10.1016/j.cvsm.2009.01.004

12. Ciasca dos Santos, T. C., Vulcano, L. C., Mamprim, M. J., & Vasconcellos Machado, V. M. (2006). Principais afecções da coluna vertebral de cães. *Veterinária e Zootecnia*, *13*(2), 144–152. https://doi.org/10.35172/rvz.2006.v13.262

13. Domingues, L. M., Alessi, A. C., Schoken-Iturrino, R. P., & Dutra, L. S. (1999). Microbiota saprófita associada a doença periodontal em cães.

14. Federation of European Companion Animal Veterinary Associations. (2013). *Recomendações da FECAVA para uma antibioticoterapia adequada* (pp. 1–1). https://www.fecava.org/wp-content/uploads/2020/01/FECAVA-Recommendations-for-Appropriate-Antimicrobial-PORTUGUES.pdf

15. Fitch, R. B., Hogan, T. C., & Kudnig, S. T. (2003). Hematogenous Septic Arthritis in the Dog: Results of Five Patients Treated Nonsurgically With Antibiotics. *Journal of the American Animal Hospital Association*, *39*(6), 563–566. https://doi.org/10.5326/0390563

16. Fonseca, S. A. da, Galera, P. D., Brito, D. L., Perecmanis, S., Silva, A. S., Cardoso, L. B., Marçola, T. G., Drummond, V. O., & Pimentel, C. M. (2011). Análise microbiológica da placa bacteriana da doença periodontal em cães e o efeito da antibioticoterapia sobre ela. *Ciência Rural*, *41*(8), 1424–1429. https://doi.org/10.1590/S0103-84782011000800020

17. Fonseca-Alves, os E., Correa, A. G., Santos-Junior, H. L., Alves, F., Costa, S. dos S., & Moura, V. M. B. D. de. (2012). Abscesso prostático em cães. *Semina: Ciências Agrárias*, *33*(3), 1157–1164. https://doi.org/10.5433/1679-0359.2012v33n3p1157

18. Hagman, R. (2018). Pyometra in Small Animals. *Veterinary Clinics of North America: Small Animal Practice*, *48*(4), 639–661. https://doi.org/10.1016/j.cvsm.2018.03.001

19. Hillier, A., Lloyd, D. H., Weese, J. S., Blondeau, J. M., Boothe, D., Breitschwerdt, E., Guardabassi, L., Papich, M. G., Rankin, S., Turnidge, J. D., & Sykes, J. E. (2014). Guidelines for the diagnosis and antimicrobial therapy of canine superficial bacterial folliculitis (Antimicrobial Guidelines Working Group of the International Society for Companion Animal Infectious Diseases). *Veterinary Dermatology*, *25*(3). https://doi.org/10.1111/vde.12118

20. Ishii, J. B., Freitas, J. C., & Arias, M. V. B. (2011). Resistência de bactérias isoladas de cães e gatos no Hospital Veterinário da Universidade Estadual de Londrina (2008-2009). *Pesquisa Veterinária Brasileira*, *31*(6), 533–537.

21. Jessen, L. R., Damborg, P. P., Spohr, A., Sørensen, T. M., Langhorn, R., Goericke-Pesch, S. K., Houser, G., Willesen, J., Schjærff, M., Eriksen, T., Jensen, V. F., & Guardabassi, L. (2019). *Antibiotic Use Guidelines for Companion Animal Practice (2 nd edition)*. https://www.ddd.dk/sektioner/familiedyr/antibiotikavejledning/Documents/AB_uk_2019.pdf

22. Kalenski, T. A., Reinoldes, A., KITSIS, M., Faustino, M., Talib, M. S. F., & Cortopassi, S. R. G. (2012). Identificação das bactérias envolvidas na sepse grave de fêmeas caninas com piometra. *Brazilian Journal of Veterinary Research Animaml Science*, *49*(2), 130–138.

23. Lahm Cardoso, M. J., Raújo Machado, L. H., Melussi, M., Zamarian, T. P., Carnielli, C. M., & Melo Ferreira Júnior, J. C. (2011). DERMATOPATIAS EM CÃES: REVISÃO DE 257 CASOS. *Archives of Veterinary Science*, *16*(2). https://doi.org/10.5380/avs.v16i2.18482

24. Lappin, M. R., Blondeau, J., Boothe, D., Breitschwerdt, E. B., Guardabassi, L., Lloyd, D. H., Papich, M. G., Rankin, S. C., Sykes, J. E., Turnidge, J., & Weese, J. S. (2017). Antimicrobial use Guidelines for Treatment of Respiratory Tract Disease in Dogs and Cats: Antimicrobial Guidelines Working Group of the International Society for Companion Animal Infectious Diseases. *Journal of Veterinary Internal Medicine*, *31*(2), 279–294. https://doi.org/10.1111/jvim.14627

25. Lara, V. M., Donadeli, M. P., Cruz, F. S. F., & Carregaro, A. B. (2008). Multirresistência antimicrobiana em cepas de Escherichia coli isoladas de cadelas com piometra. *Arquivo Brasileiro de Medicina Veterinária e Zootecnia*, *60*(4), 1032–1034.

26. MARCHEVSKY, A., & READ, R. (1999). Bacterial septic arthritis in 19 dogs. *Australian Veterinary Journal*, *77*(4), 233–237. https://doi.org/10.1111/j.1751-0813.1999.tb11708.x

27. Mendes, R. S., Souza, A. P., Torres, L. M., Silva, R. M. N., Dantas, A. K. F. P., & Borges, O. M. M. (2012). Perfil leucocitário e eficácia clínica da enrofloxacina (fórmula BAIK9) em dose única no tratamento de cães com gastroenterite por Parvovírus. *Revista Portuguesa de Ciências Veterinárias*, *111*, 43–49.

Arquivo Brasileiro de Medicina Veterinária e Zootecnia, *51*(4), 329–332. https://doi.org/10.1590/S0102-09351999000400007

28. Menezes, M. P., Facin, A. C., Cardozo, M. V., Costa, M. T., & Moraes, P. C. (2021). Evaluation of the Resistance Profile of Bacteria Obtained From Infected Sites of Dogs in a Veterinary Teaching Hospital in Brazil: A Retrospective Study. *Topics in Companion Animal Medicine, 42.* https://doi.org/10.1016/j.tcam.2020.100489

29. Menezes, M. P., Borzi, M. M., Ruaro, M. A., Cardozo, M. V., Rabelo, R. C., Verbisck, N. V., & Moraes, P. C. (2022). Multidrug-Resistant Bacteria Isolated From Surgical Site of Dogs, Surgeon's Hands and Operating Room in a Veterinary Teaching Hospital in Brazil. *Topics in Companion Animal Medicine, 49.* https://doi.org/10.1016/j.tcam.2022.100638

30. Oliveira, F. S., Paz, L. N., Mota, T. M., Oriá, A. P., Silva, M. C. A. da, & Pinna, M. H. (2016). PERFIL DE RESISTÊNCIA DE ISOLADOS DE Escherichia coli A PARTIR DE PIOMETRA CANINA. *Ciência Animal Brasileira, 17*(4), 615–621. https://doi.org/10.1590/1089-6891v17i438817

31. Oliveira, L. C., Medeiros, C. M. O., Silva, I. N. G., Monteiro, A. J., Leite, C. A. L., & Carvalho, C. B. M. (2005). Susceptibilidade a antimicrobianos de bactérias isoladas de otite externa em cães. *Arquivo Brasileiro de Medicina Veterinária e Zootecnia, 57*(3), 405–408. https://doi.org/10.1590/S0102-09352005000300021

32. Rabelo, R. C. (2012). Sepse, sepse grave e choque séptico. In R. C. Rabelo (Ed.), *Emergências de pequenos animais – Condutas clínicas e cirúrgicas no paciente grave* (pp. 323–340). Elsevier.

33. Redfern, A., Suchodolski, J., & Jergens, A. (2017). Role of the gastrointestinal microbiota in small animal health and disease. *Veterinary Record, 181*(14), 370–370. https://doi.org/10.1136/vr.103826

34. Ribeiro, R. A. C. (2017). *AVALIAÇÃO DA FORMAÇÃO DE BIOFILME POR BACTÉRIAS ISOLADAS DE AMOSTRAS DE URINA DE CÃES COM CISTITE.* Universidade Federal de Uberlândia.

35. Sanches, F. C. da S., Pereira, G. Q., Moura Filho, M. D. de, Silva, L. C. da, Okano, W., Kemper, D. A. G., & Kemper, B. (2015). Bacteriological evaluation of bitches with uterine pyometra. *Revista Brasileira de Higiene e Sanidade Animal, 9*(1). https://doi.org/10.5935/1981-2965.20150012

36. Scharf, V., Lewis, S., Wellehan, J., Wamsley, H., Richardson, R., Sundstrom, D., & Lewis, D. (2015). Retrospective evaluation of the efficacy of isolating bacteria from synovial fluid in dogs with suspected septic arthritis. *Australian Veterinary Journal, 93*(6), 200–203. https://doi.org/10.1111/avj.12328

37. Silva, A. P. da, Schmidt, C., Vargas, A. C. de, Maboni, G., Rampelotto, C., Schwab, M. L., Escobar, T. P., & Amaral, A. S. do. (2014). Suscetibilidade antimicrobiana de Staphylococcus spp. isolados de cães com pioderma superficial. *Pesquisa Veterinária Brasileira, 34*(4), 355–361. https://doi.org/10.1590/S0100-736X2014000400010

38. Silveira, M. M. da, Cândido, S. L., Santos, K. R. dos, Maia, M. O., Souza, R. L. de, Sousa, V. R. F., Almeida, A. do B. P. F. de, Dutra, V., & Nakazato, L. (2018). Polymerase Chain Reaction and blood culture for diagnosis of canine sepsis. *Ciência Rural, 48*(6). https://doi.org/10.1590/0103-8478cr20170871

39. Simionato, A. C., Ramos, M. C. C., & Coutinho, S. D. A. (2003). Isolamento de bactérias aeróbias e sua sensibilidade a antimicrobianos em processos de osteomielite canina. *Arquivo Brasileiro de Medicina Veterinária e Zootecnia, 55*(2), 148–154.

40. Simpson, K. W. (2015). Pancreatitis and triaditis in cats: causes and treatment. *Journal of Small Animal Practice, 56*(1), 40–49. https://doi.org/10.1111/jsap.12313

41. Siqueira, A. K., Ribeiro, M. G., Salerno, T., Takahira, R. K., Lopes, M. D., Prestes, N. C., & Silva, A. v. (2008). Perfil de sensibilidade e multirresistência em linhagens de Escherichia coli isoladas de infecção do trato urinário, de piometra e de fezes de cães. *Arquivo Brasileiro de Medicina Veterinária e Zootecnia, 60*(5), 1263–1266.

42. Siqueira, E. G. M., Rahal, S. C., Ribeiro, M. G., Paes, A. C., Listoni, F. P., & Vassalo, F. G. (2014). Exogenous bacterial osteomyelitis in 52 dogs: a retrospective study of etiology and *in vitro* antimicrobial susceptibility profile (2000–2013). *Veterinary Quarterly, 34*(4), 201–204. https://doi.org/10.1080/01652176.2014.974000

43. Teixeira, M. G. F., Lemos, T. D., Bobany, D. M., Silva, M. E. M., Bastos, B. F., & Mello, M. L. v. (2019). Diagnóstico citológico de otite externa em cães. *Brazilian Journal of Animal and Environmental Research, 2*(5), 1693–1701.

44. Thawley, V. (2017). Acute Liver Injury and Failure. *Veterinary Clinics of North America: Small Animal Practice, 47*(3), 617–630. https://doi.org/10.1016/j.cvsm.2016.11.010

45. Trautwein, L. G. C., Sant'Anna, M. C., Justino, R. C., Giordano, L. G. P., Flaiban, K. K. M. da C., & Martins, M. I. M. (2017). PIOMETRAS EM CADELAS: RELAÇÃO ENTRE O PROGNÓSTICO CLÍNICO E O DIAGNÓSTICO LABORATORIAL. *Ciência Animal Brasileira, 18*(0). https://doi.org/10.1590/1089-6891v18e-44302

46. Weese, J. S., Blondeau, J., Boothe, D., Guardabassi, L. G., Gumley, N., Papich, M., Jessen, L. R., Lappin, M., Rankin, S., Westropp, J. L., & Sykes, J. (2019). International Society for Companion Animal Infectious Diseases (ISCAID) guidelines for the diagnosis and management of bacterial urinary tract infections in dogs and cats. *The Veterinary Journal, 247*, 8–25. https://doi.org/10.1016/j.tvjl.2019.02.008

47. Weese, J. S., Giguère, S., Guardabassi, L., Morley, P. S., Papich, M., Ricciuto, D. R., & Sykes, J. E. (2015). ACVIM Consensus Statement on Therapeutic Antimicrobial Use in Animals and Antimicrobial Resistance. *Journal of Veterinary Internal Medicine, 29*(2), 487–498. https://doi.org/10.1111/jvim.12562

48. Weiss, R. R., Calomeno, M. A., Sousa, R. S., Briersdorf, S. M., Calomeno, R. A., & Muradás, P. (2004). AVALIAÇÃO HISTOPATOLÓGICA, HORMONAL E BACTERIOLÓGICA DA PIOMETRA NA CADELA. *Archives of Veterinary Science, 9*(2), 81–87.

Disfunção Miocárdica na Sepse (DMS)

Gláucia Bueno Pereira Neto

47

1. INTRODUÇÃO

A presença de disfunção miocárdica na sepse ou no choque séptico foi descrita em humanos há décadas, e aproximadamente 50% desses pacientes apresentam qualquer forma de comprometimento da função sistólica ventricular. Estudos demonstram que 40% dos casos que apresentam disfunção miocárdica como complicação da sepse, possuem aumento da mortalidade em 70% a 90%. Já em cães e gatos, existem poucos dados epidemiológicos descritos na literatura, no entanto, as evidências clínicas e alguns relatos de caso sugerem a presença de disfunção miocárdica na sepse e choque séptico nessas espécies.

Os mecanismos propostos para a disfunção miocárdica resultante da sepse se baseiam na atividade exagerada de vários componentes da cascata inflamatória, ou seja, de muitos mediadores inflamatórios e substâncias depressoras do miocárdio, as quais levam a redução da função contrátil, como, por exemplo, o fator de necrose tumoral α, interleucina 1β, interleucina 6, interleucina 8, interleucina 12, lipopolissacarídios, toll like receptor, fator ativador plaquetário e proteína C kinase, metaloproteinase de matriz e proteínas de choque térmico. Outros eventos também estão relacionados com a depressão do miocárdio na sepse. Entre eles, está a disfunção mitocontrial por meio do óxido nítrico e presença de espécies reativas de oxigênio; utilização anormal do cálcio; redução da sinalização beta-adrenérgica; excesso de catecolaminas; disfunção microvascular, o que provavelmente gera isquemia relativa e indução de disfunção cardíaca e apoptose.

A sepse e o choque séptico fazem parte de uma das mais complexas síndromes hemodinâmicas que podem causar alterações nos três principais elementos da homeostase cardiovascular: retorno venoso, tônus vascular e função global do coração. Assim, o paciente séptico pode apresentar redução absoluta ou relativa do volume de sangue central, ou seja, redução da pré-carga, grave vasodilatação periférica com diminuição da pós-carga e insuficiência ventricular.

A depressão miocárdica é caracterizada pela queda na contratilidade miocárdica associada a dilatação ventricular, pelo aumento do diâmetro diastólico final do ventrículo esquerdo.

Esse mecanismo permite que o coração mantenha o volume de ejeção adequado, apesar da contratilidade diminuída. Assim, verifica-se que sobreviventes de choque séptico tendem a apresentar dilatação aguda do ventrículo esquerdo e menor fração de ejeção quando comparados aos não sobreviventes, os quais tipicamente mantém os volumes cardíacos e a fração de ejeção do ventrículo esquerdo normais.

O débito cardíaco geralmente está normal ou elevado na sepse, mesmo na presença da disfunção miocárdica com diminuição da fração de ejeção. Já a sua diminuição nos pacientes sépticos, quando ocorre, geralmente é na fase final descompensada da depressão miocárdica.

Embora ocorra mais comumente a disfunção sistólica do ventrículo esquerdo associada a sepse, há estudos que também demonstram a presença de disfunção diastólica, a qual está associada aos piores desfechos clínicos.

O ventrículo direito também pode estar acometido, tanto diretamente pela disfunção sistólica (diminuição da contratilidade) /diastólica, como de forma secundária pela hipertensão pulmonar, uma vez que a sepse pode levar a lesão pulmonar aguda, a qual provoca o aumento da pós-carga ao ventrículo direito.

2. MANIFESTAÇÕES CLÍNICAS

As alterações nos volumes cavitários e na função do ventrículo esquerdo secundárias à sepse podem aparecer dentro de 24 a 48 horas do momento inicial da sepse ou do choque séptico e persistir durante os quatro primeiros dias da doença, apresentando gradual resolução entre os sete a dez dias seguintes, ou seja, a disfunção miocárdica associada à sepse pode ser um evento reversível.

É importante recordar que os doentes que respondem à sepse com o quadro de dilatação ventricular e acomodação da nova situação hemodinâmica, são os doentes com maior probabilidade de sobrevida, pois a complacência ventricular parece ser fator predominante para melhora dos doentes, já que se considera a dilatação um mecanismo adaptativo para preservar o VS e o DC.

Os sinais clínicos do doente séptico estão descritos no **Capítulo 43 – Infecção, Sepse e Choque Séptico**. No entanto, pode ser difícil o reconhecimento da insuficiência cardíaca aguda na sepse, já que é uma doença que cursa com débito cardíaco normal a elevado e baixa resistência vascular sistêmica, mas suspeita-se da DMAS nesses pacientes quando se tornam irresponsivos ao tratamento padrão com volume e vasopressor, apresentando-se hipotensos ou normotensos com sinais de baixa perfusão periférica, como a hiperlactatemia.

Além disso, pode-se suspeitar da DMS nos animais em sepse, sem doença cardíaca prévia, que iniciem sinais clínicos compatíveis com insuficiência cardíaca congestiva esquerda aguda (congestão pulmonar), como taquipnéia, dispneia, ortopneia, pulso arterial fraco e estertores pulmonares presentes ou ausentes, no entanto, deve ser confirmado pelo exame ecocardiográfico, uma vez que esses sinais também podem estar relacionados a SARA secundária a sepse.

3. DIAGNÓSTICO

O diagnóstico da DMS baseia-se primeiramente no diagnóstico prévio de sepse (ver **Capítulo 43 – Infecção, Sepse e Choque Séptico**) e nas manifestações clínicas descritas acima.

A confirmação do diagnóstico definitivo é realizada por meio da avaliação ecocardiográfica à beira do leito, a qual permite identificar quais elementos hemodinâmicos estão alterados na avaliação inicial (volume, pós-carga e bomba cardíaca), monitorar a evolução e resposta ao tratamento e identificar novos problemas. Vale ressaltar que os achados ecocardiográficos devem ser sempre integrados aos dados clínicos e aos outros exames complementares, principalmente os relacionados a avaliação da perfusão tecidual periférica, como SVO_2 e lactato.

Devemos lembrar que o paciente em sepse/choque séptico é um paciente crítico em ameaça de vida, portanto os cuidados iniciais de reposição volêmica devem ser realizados imediatamente, antes da solicitação do exame ecocardiográfico.

O *speckle tracking* com *strain* longitudinal ventricular são novas tecnologias ecocardiográficas mais sensíveis em detectar disfunção miocárdica subclínica do que as medidas da função sistólica global. A deformação longitudinal global (GLS) é uma medida mais sensível do desempenho do VE do que a fração de ejeção, e demonstrou-se alterada em pacientes com sepse. Embora o GLS possa ser superior à FE na predição de mortalidade cardiovascular em longo prazo em pacientes com insuficiência cardíaca, esse prognóstico ainda não foi demonstrado em pacientes com cardiomiopatia séptica.

Os achados ecocardiográficos relacionados à DMS são:

- Débito Cardíaco / Índice Cardíaco normal, elevado ou diminuído;
- Diminuição da Fração de Ejeção;
- Diminuição da Fração de Encurtamento;

- Dilatação ventricular esquerda;
- Hipocinesia global;
- Diminuição da velocidade de pico sistólico no ânulo mitral septal;
- Diminuição da deformação longitudinal global (GLS < -18% a -20%).
- Redução da relação das velocidades das ondas E/A mitral;
- Redução da velocidade de pico sistólico no ânulo tricúspide;

Em relação aos biomarcadores na DMS, é frequente o aumento de troponinas e peptídeos natriuréticos. Observam-se níveis elevados de troponina I e troponina T plasmáticas associados a presença de disfunção sistólica do VE e lesão miocárdica, como também maior mortalidade. Os hormônios peptídeos natriurético tipo B (BNP) e pró-BNP N-terminal (NT-proBNP) são secretados pelo miocárdio em resposta ao estiramento da parede. Devido à hemodinâmica lábil em pacientes com sepse, os níveis plasmáticos de BNP e NT-proBNP são propostos como marcadores substitutos de sobrecarga hídrica e como indicadores precoces de depressão miocárdica. No entanto, esses marcadores correlacionam-se mais estreitamente com a gravidade da doença do que com as pressões de enchimento do lado esquerdo.

4. DIFERENCIAIS

A disfunção miocárdica associada à sepse deve ser diferenciada de outras condições inflamatórias sistêmicas não infecciosas, como também da presença de cardiopatias concomitantes ou não ao doente séptico.

5. TRATAMENTO

Como descrito acima, a depressão miocárdica pode ser reversível com o tratamento da sepse/choque séptico, o qual visa restaurar a adequada perfusão tecidual. Para isso, o objetivo inicial nas primeiras 6 horas de tratamento é realizar a estabilização hemodinâmica buscando pressão arterial média maior que 65mmHg, pressão venosa central entre 8 e 12mmHg, débito urinário maior de 0,5mL/kg/hora e saturação de oxigênio venosa central maior ou igual a 65% a 70%, por meio da correção da causa de base e abordagem emergencial e precoce do quadro séptico com fluidoterapia baseada em metas, uso de antibióticos, vasopressores e inotrópicos positivos (ver **Capítulo 43 – Infecção, Sepse e Choque Séptico**).

A dobutamina é o inotrópico positivo mais indicado pela literatura para corrigir essa disfunção miocárdica e pode ser administrada de acordo com o algoritmo ilustrado na **Figura 44.1**. A dose inicial deve ser 5mcg/kg/minuto, caso não se observem efeitos adversos, como arritmias, por exemplo, pode ser elevada até 20mcg/kg/minuto.

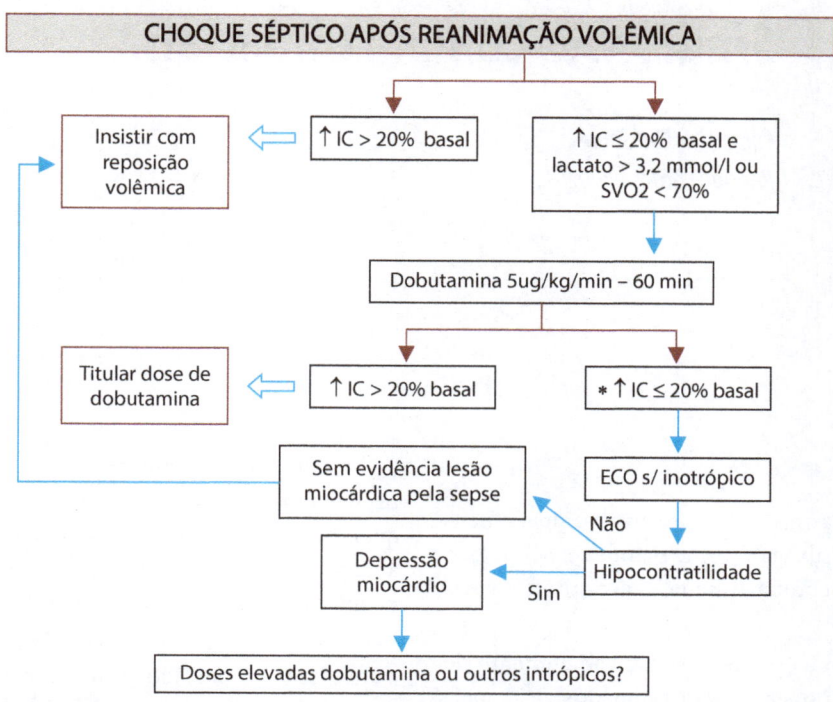

Figura 47.1. – Algoritmo para o uso da dobutamina na disfunção miocárdica pela sepse, com base no índice cardíaco (IC)

Adaptação do algoritmo de Krishnagoplan S et al. y Vallet B, et al.

Apesar de ainda não fazer parte das recomendações em nenhum consenso ou guia clínico, por falta de evidências fortes, a levosimendana demonstrou possuir propriedades imunomodulatórias, antiapoptótica e antioxidante, ação inotrópica positiva por aumentar a sensibilidade dos miócitos ao cálcio, aumentando a eficiência miocárdica sem elevar a demanda cardíaca de oxigênio. Diante desta situação e de acordo com a experiência dos autores deste capítulo, a pimobendana, um inodilatador de ação semelhante ao levosimendana, porém somente com indicação na medicina veterinária, foi utilizado na dose de 0,5mg/kg/SID/PO, como primeira opção de inotrópico positivo em alguns casos de DMS, observando início da melhora clínica após 40 minutos da administração, com redução significativa das concentrações de lactato, podendo talvez ser uma outra alternativa ao uso da dobutamina, mas ainda sem evidências claras sobre efeitos em mortalidade a longo prazo na população analisada.

A administração do inotrópico positivo deve ser realizada durante o período em que estiver presente a depressão miocárdica ou até a resolução do quadro séptico.

6. CONSIDERAÇÕES FINAIS

- A disfunção miocárdica pode ocorrer dentro de 24 a 48 horas do início do evento de sepse grave/choque séptico;

- As características da depressão miocárdica são a diminuição da contratilidade com dilatação ventricular esquerda;

- Os pacientes que não apresentam dilatação ventricular compensatória possuem maior risco de morte;

- A disfunção miocárdica pode ser reversível em sete a dez dias com o tratamento da sepse;

- O uso de inotrópicos positivos é o tratamento de escolha para a DMS, além do tratamento da causa de base.

7. LITERATURA RECOMENDADA

1. BULMER, B. J. Cardiovascular Dysfunction in Sepsis and Critical Illness. The Veterinary Clinics of North America: Small Animal Practice. v. 41, n. 4, p. 717-726, 2011.
2. HOLLENBERG, S. M.; SINGER, M. Pathophysiology of sepsis-induced cardiomyopathy. Nature Reviews Cardiology. V. 18, p. 424–434, 2021.
3. KHALID N, PATEL P D, ALGHAREEB R, ET AL. The Effect of Sepsis on Myocardial Function: A Review of Pathophysiology, Diagnostic Criteria, and Treatment. Cureus 14(6): e26178, 2022.
4. NASERI, A. et.al. Sepsis-induced cardiomyopathy in animals: From experimental studies to echocardiography-based clinical research. Canadian Veterinary Journal. v. 64, p. 871-877, 2023.
5. MOURA, T.B.A.; RABELO, R;C.; PEREIRA-NETO, G.B.; DEUS, P.D.; DAUDT, A.S. Terapia Baseada em Metas em Cão com Sepse Grave. Resumo expandido. Anais do VIII Congresso Ibero-americano FIAVAC, 2011.
6. SOUZA, C.F. Coração e SEPSE. São Paulo: Atheneu, 2010.

48 Síndromes Compartimentais

Camila Molina Soares
Rodrigo Cardoso Rabelo

1. INTRODUÇÃO

O termo cavidade, na anatomia, se refere a compartimentos "ocos" e fechados que abrigam principalmente: conteúdos e vísceras. Os principais compartimentos são: crânio, tórax, abdômen e membros.

Ao submetermos uma cavidade fechada ao aumento de pressão, inúmeros danos poderão ser ocasionados, principalmente em decorrência do prejuízo das pressões de perfusão, levando a prejuízos importantes no que diz respeito a manutenção da hemodinâmica, perfil inflamatório, função e viabilidade orgânica.

A pressão compartimental é a pressão estática que reflete a relação entre a cavidade e o conteúdo presente em seu interior. Uma vez alterada, inúmeros efeitos deletérios podem ser ocasionados. Valores acima de 12mmHg já são considerados como hipertensão, sendo os valores crescentes os principais responsáveis pelo desenvolvimento das síndromes compartimentais, que são definidas como aumento crítico da pressão de determinado compartimento, causando o declínio na pressão de perfusão deste local.

A síndrome compartimental em membros ocorre devido à constituição anatômica local, que tem todo o conteúdo (musculatura, vasos sanguíneos, nervos) encoberto por tecido conjuntivo denominado de fáscia, que não possui capacidade elástica. Sendo assim, frente a qualquer situação que altere o volume de seus componentes, como, por exemplo, alterações traumáticas ou inflamatórias, ocorre a diminuição da irrigação sanguínea local, levando a quadros de prejuízo perfusional e consequente necrose. Inclusive, o prejuízo permanente em nervos pode ser observado após 12 a 24 horas de compressão.

Com o acometimento do tórax, neste cenário de síndrome compartimental, inúmeros efeitos podem ser observados, inclusive sendo os principais hemodinâmicos, em consequência do prejuízo em manutenção do retorno venoso e débito cardíaco. São as principais causas de aumento da pressão intratorácica (PIT): as doenças de ocupação pleural, efusões, pneumotórax hipertensivo, tamponamento cardíaco, neoplasias ocasionando efeitos de massa.

A alteração relacionada ao crânio pode ser demonstrada principalmente nos casos de traumatismo cranioencefálico, nos quais ocorre aumento da pressão intracraniana (PIC) de forma abrupta após evento traumático, porém outros fatores como neoplasias também podem ser relacionados como causais.

O enfoque na hipertensão da cavidade abdominal (HIA) é um palco já conhecido na literatura médica, porém o conceito pode ser atribuível a todas a demais localizações como, tórax, crânio e grandes musculaturas, uma vez que o raciocínio é o mesmo no que diz respeito às forças físicas presentes em cada compartimento. Além disso, é importante que seja reforçado o conceito de comunicação entre as cavidades, ou seja, o aumento da pressão em uma delas poderá reverberar na pressão das demais.

2. O CONCEITO DE PRESSÃO INTRA ABDOMINAL (PIA), HIPERTENSÃO ABDOMINAL E PRESSÃO DE PERFUSÃO ABDOMINAL (PPA)

Dada a importância do tema foi criada em 2004 a Sociedade Mundial para a Síndrome Compartimental de Abdômen (*World Society for the Abdominal Compartment Syndrome – WSACS*), com o intuito de promover a pesquisa, fomentar os estudos e otimizar a sobrevida de pacientes com hipertensão abdominal/síndrome compartimental. O primeiro consenso foi publicado em 2006 e 2007, além do algoritmo de tratamento em 2009. Em 2013 foi publicada sua atualização, de acordo com a metodologia GRADE, trazendo renovação de alguns conceitos importantes, conforme abaixo:

- A PIA reflete a pressão estacionária da cavidade abdominal.
- A HIA é definida por um aumento sustentado ou repetido na PIA ≥ 12 mmHg.
- A síndrome compartimental abdominal (SCA) é definida como aumento da PIA sustentado > 20mmHg (com ou sem presença de pressão de perfusão abdominal < 60 mmHg), associada a nova disfunção orgânica.
- Pressão de perfusão abdominal = pressão arterial média - pressão intra-abdominal, ou seja, PPA = PAM - PIA.

Seção V

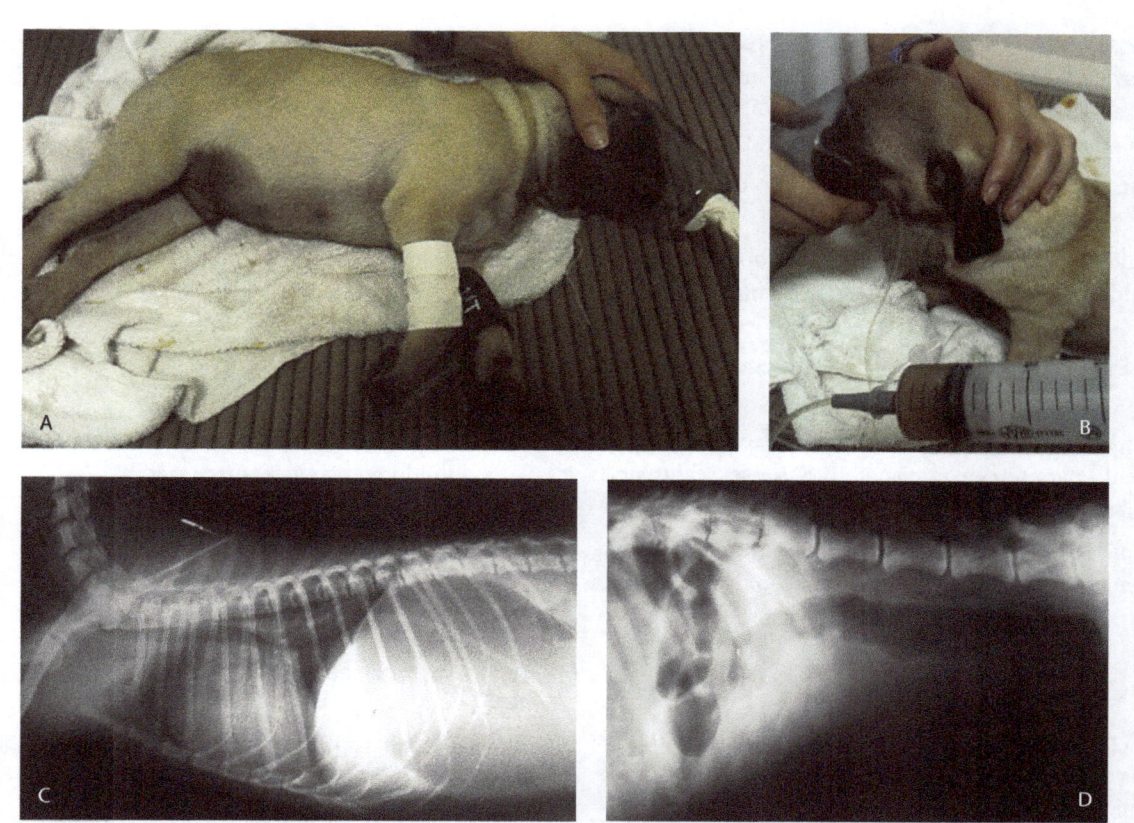

Figura 48.1. – (A) Filhote em sala de urgência após ingestão de raticida e grande quantidade de água, no momento com PIA: 16 cmH$_2$O (Intensivet Núcleo de Medicina Veterinária Avançada). **(B)** Doente em suporte respiratório e com a passagem de sonda nasogástrica, todo o conteúdo foi removido e a PIA reduzida a 5 cmH$_2$O (Intensivet Núcleo de Medicina Veterinária Avançada). **(C)** Paciente com HIA por dilatação gástrica devido à aerofagia. Note a distensão do estômago. **(D)** Paciente com HIA devido à obstrução intestinal.

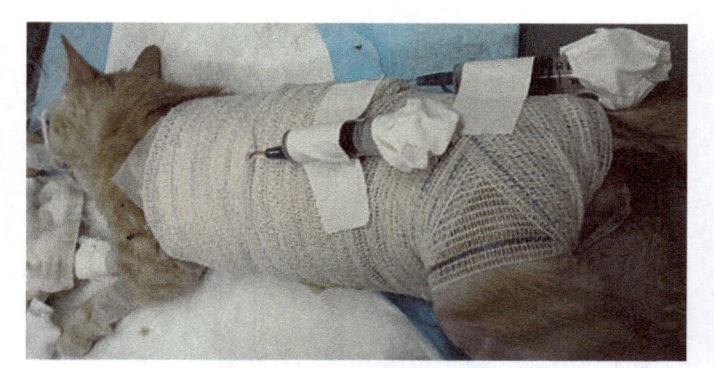

Figura 48.2. – Paciente sob risco de HIA após mastectomia bilateral extensa.

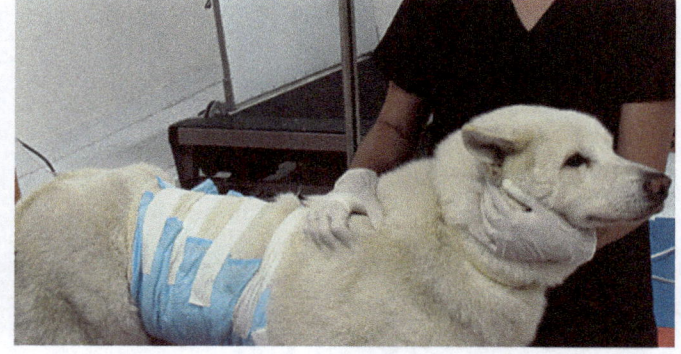

Figura 48.3. – Paciente em pós-operatório de peritonite com abdômen aberto e contido (Intensivet Núcleo de Medicina Veterinária Avançada)

- A síndrome poli compartimental é a síndrome resultante de dois ou mais compartimentos anatômicos que apresentam suas pressões compartimentais elevadas.

- HIA ou SCA primária está relacionada a doença, ou lesão em região abdominal ou pélvica que frequentemente requer intervenção precoce.

- HIA ou SCA secundárias são definidas como consequência de condições que não se originam na cavidade abdominopélvica.

- HIA ou SCA recorrente está relacionada a quadros de hipertensão intra-abdominal que se desenvolve nova-

mente após tratamento médico ou cirúrgico prévio de HIA ou SCA primária.

- A complacência abdominal é a medida da facilidade de expansão abdominal, determinada pela elasticidade da parede e do diafragma.

- O abdômen aberto é aquele que requer fechamento abdominal temporário, devido ao fato de não haver fechamento de fáscia e pele após laparotomia.

- A lateralização da parede abdominal é quando a musculatura (reto abdominal) e sua fáscia movem-se lateralmente para longe da linha média.

A pressão intra-abdominal (PIA) é a pressão existente dentro da cavidade abdominal, e a hipertensão intra-abdominal (HIA) é caracterizada pelo aumento da PIA , podendo estar relacionada ou não à síndrome compartimental.

As condições que resultam em aumento de HIA e SCA costumam ser categorizadas em 4 grupos:

- condições relacionadas ao aumento do conteúdo intraluminal de vísceras, como, por exemplo, estômago, intestinos (**Figuras 48.1A-D.**).
- acúmulo de fluido intraperitonial (ascite, hemoperitoneo, pneumoperitoneo).
- situações relacionadas a *"capillary leak"*, extravasamento para terceiro espaço, SIRS, sepse, reanimação volêmica exacerbada, trauma.
- situações que diminuem a complacência abdominal, como: cirurgias com grande remoção de pele, tensão de musculatura (**Figuras 48.2.** e **3.**).

3. DIAGNÓSTICO

A PIA pode ser diretamente afetada pelo volume dos órgãos sólidos ou das vísceras ocas (preenchidas com ar, líquido, bolo alimentar).

Abaixo segue descrição dos principais exemplos relacionados à cada um dos mecanismos para instalação da HIA e SCA, confirmando a necessidade imprescindível de monitoração nestes cenários.

- Condições que diminuem a complacência da parede abdominal.
  - o Pós-laparotomia extensa com grande manipulação;
  - o Trauma abdominal;
  - o Fraturas pélvicas sangrantes;
  - o Ventilação mecânica + outra disfunção orgânica;
  - o Peritonites + Abdômen Aberto e contido;
  - o Ressuscitação volêmica agressiva;
  - o Uso de pressão positiva no fim da expiração (PEEP);
  - o Alto índice de massa corpórea;
  - o Queimaduras com cicatrizes abdominais.
- Condições que aumentem os componentes intra-abdominais:
  - o Gastroparesia e Íleo Paralítico;
  - o Distensão gástrica;
  - o Tumores abdominais.
- Condições relacionadas ao aumento do conteúdo intra-abdominal:
  - o Hemoperitôneo/pneumoperitôneo;
  - o Ascite;
  - o Cirurgia de controle de danos;
  - o Infecções abdominais;
  - o Diálise peritoneal.
- Condições relacionadas à permeabilidade capilar e fluidoterapia de ressuscitação:
  - o Acidose – Hipotensão – Hipotermia;
  - o Politransfusão;
  - o Coagulopatias;
  - o Infusão maciça de fluidos;
  - o Pancreatite;
  - o Sepse.

A influência de uma cavidade sob a outra é evidente, conhecida como comunicação intercompartimental.

A relação entre pressão intra-abdominal e pressão intracraniana foi descrita ao final da década de 1990, por Bloomfield *et al*. Em trabalho mais recente também foi demonstrado, em pacientes que foram submetidos ao aumento da PIA, o consequente aumento de pressão intraocular. Devem ser consideradas estratégias para diminuição da PIA, clínicas ou cirúrgicas (a depender da gravidade) em situações de aumento da pressão intracraniana, antes de considerar a craniotomia como primeira escolha, conforme descrito por Saggi *et al*.

A PIA pode ser medida, de acordo com a lei de Pascal, que refere que o aumento de pressão dentro de uma víscera oca é

Tabela 48.1. – Níveis de graduação da hipertensão intra-abdominal

Nivel	PIA (cmH$_2$O)	PIA (mmHg)
I	16 – 20	12 - 15
II	21 - 27	16 - 20
III	28 - 34	21 - 25
IV	> 34	> 25

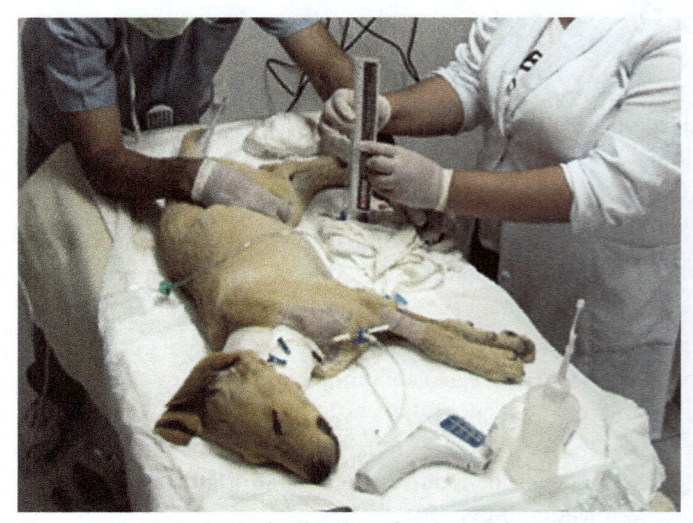

Figura 48.4 – Paciente em decúbito lateral, após ABC de urgências, preparado para medida de PIA (Intensivet Núcleo de Medicina Veterinária Avançada).

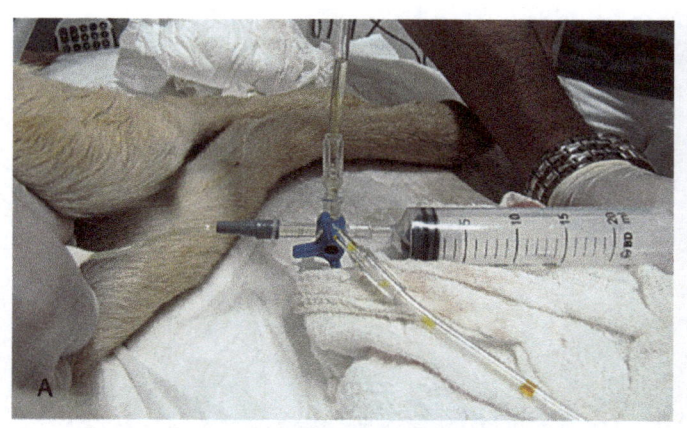 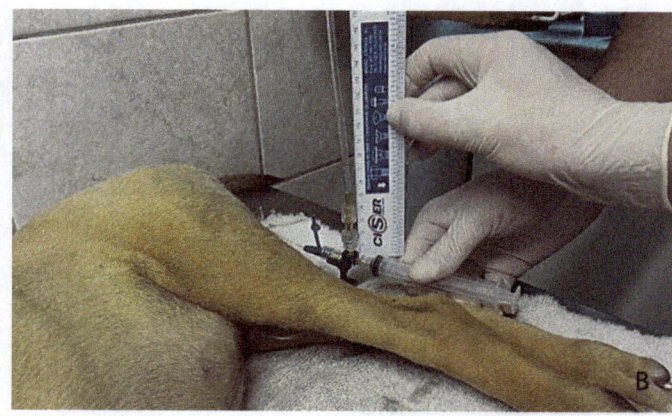

Figura 48.5. – (A) e (B) Sistema conectado (sonda uretral, torneira de três vias acoplada à coluna de água e seringa com fluido para infusão vesical) (Intensivet Núcleo de Medicina Veterinária Avançada).

transmitido para o compartimento. Sendo assim, pode ser mensurada por meio da colocação de cateteres na veia cava inferior, estômago, cavidade peritoneal e, mais facilmente, na vesícula urinária. Com base no material fornecido pelo *International Conference of Experts on Intra-abdominal Hypertension and Abdominal Compartment Syndrome*, publicado por Malbrain e colaboradores, e descrições da literatura veterinária, adaptamos a seguinte metodologia para mensuração:

- O paciente é colocado em decúbito lateral direito (**Figura 48.4.**).

- Uma sonda uretral é inserida de maneira asséptica, de forma que a ponta da sonda esteja localizada no trígono vesical, um sistema estéril coletor de urina é conectado à sonda de maneira usual e uma torneira de três vias é acoplada ao sistema (**Figuras 48.5A-B.**).

- Em seguida, um sistema eletrônico em um canal de pressão invasiva (que medirá a pressão em mmHg e fornecerá uma curva contínua) ou uma coluna de água (que medirá a pressão em cmH_2O) são conectados à sonda.

- A bexiga é esvaziada e em seguida preenchida lentamente com solução salina NaCl 0,9%, respeitando as seguintes dosagens 0,5ml/kg em gatos e 1ml/kg em cães.

- O sistema é posicionado de tal forma que o ponto zero esteja alinhado com a sínfise púbica do paciente (**Figura 48.6.**).

- A torneira de três vias é então fechada para a fonte de NaCl 0,9% e estabelece-se o fluxo bexiga-sistema de mensuração, obtendo-se a PIA, em mmHg ou em cm de H_2O, após 30-60 segundos de equilíbrio da coluna de pressão, sem contração abdominal no momento da medida.

Para a mensuração da pressão dentro do compartimento muscular deve ser utilizado o mesmo racional, porém recomendamos a inserção de agulha 40 x 12 no membro, conectada à seringa de três vias para posterior mensuração da coluna (**Figura 48.7.**).

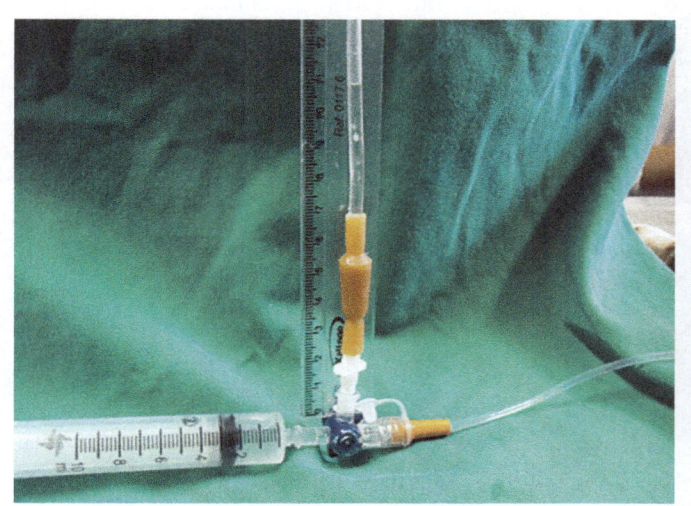

Figura 48.6. – Sistema em equilíbrio, já com a medida de 11 cmH_2O

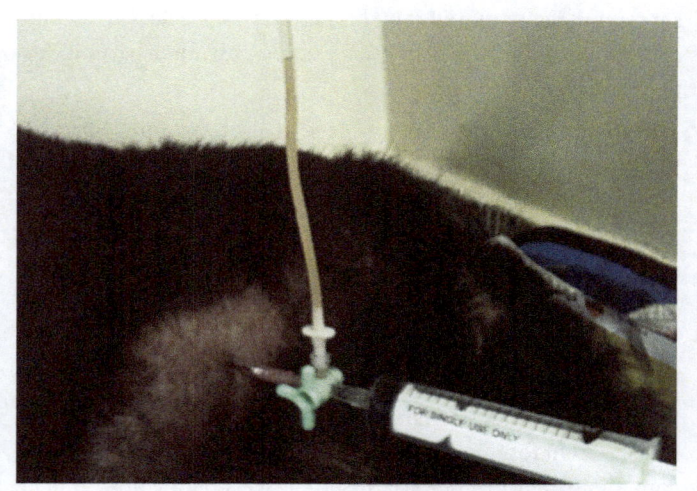

Figura 48.7. – Medida da pressão intra-membro em paciente com flegmão em MPE. Pressão maior que 25 cmH_2O, caracterizando síndrome compartimental de membro.

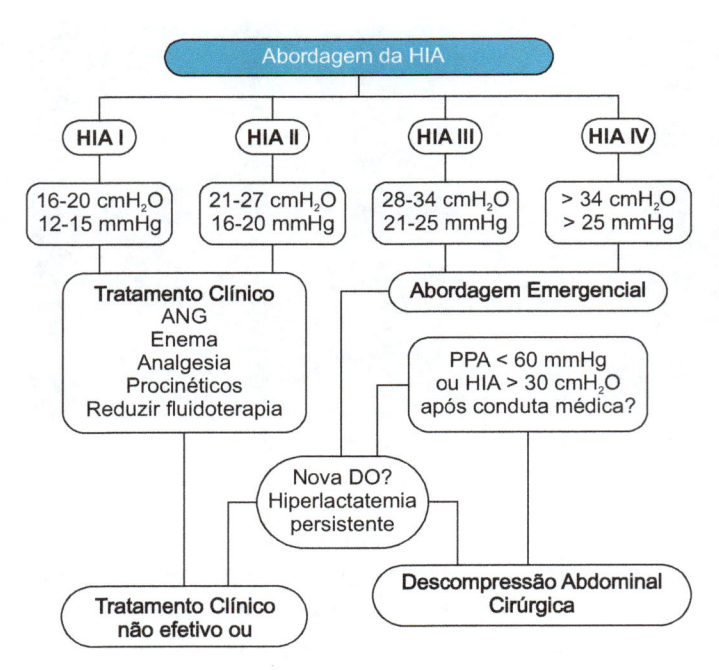

Abordagem da HIA

- HIA I — 16-20 cmH$_2$O / 12-15 mmHg
- HIA II — 21-27 cmH$_2$O / 16-20 mmHg
- HIA III — 28-34 cmH$_2$O / 21-25 mmHg
- HIA IV — > 34 cmH$_2$O / > 25 mmHg

Tratamento Clínico
ANG
Enema
Analgesia
Procinéticos
Reduzir fluidoterapia

Abordagem Emergencial

PPA < 60 mmHg ou HIA > 30 cmH$_2$O após conduta médica?

Nova DO? Hiperlactatemia persistente

Tratamento Clínico não efetivo ou

Descompressão Abdominal Cirúrgica

PPA: Pressão de perfuração abdominal
HIA: Hipertensão intra-abdominal

Figura 48.8 – Algoritmo de classificação e tratamento da hipertensão intra-abdominal

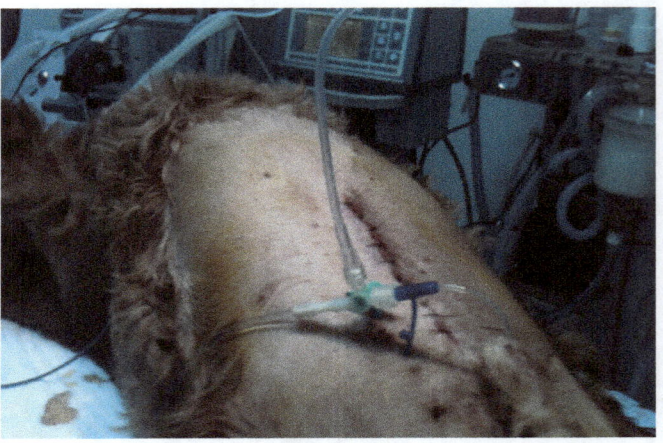

Figura 48.9. – Paciente em pós pós-operatório imediato, já com sistema posicionado para monitorização (Intensivet Núcleo de Medicina Veterinária Avançada).

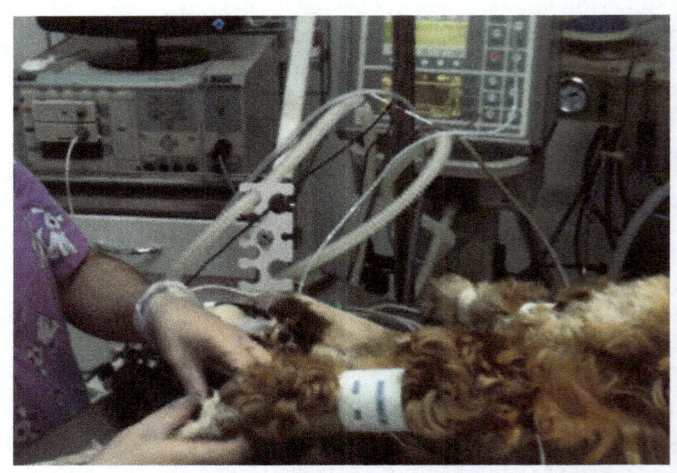

Figura 48.10. – O mesmo doente em mensuração simultânea da PAM, para cálculo final da PPA (PPA = PAM - PIA).

Seguindo as diretrizes da medicina, foi proposto pelo nosso grupo o seguinte algoritmo de classificação e tratamento, no cenário da medicina veterinária (**Figura 48.8.**).

Na medicina veterinária, a PIA foi avaliada em cães, gatos e equinos. A PIA normal em cães varia de 0 a 5cm de H$_2$O e um estudo realizado com gatos saudáveis determinou PIA de 5,2 a 8,8cm de H$_2$O. Uma vez estabelecido o valor da PIA, deve-se avaliar a pressão de perfusão abdominal, de acordo com a fórmula citada anteriormente. Este valor é uma medida da pressão disponível para perfusão dos órgãos intra-abdominais que deve ser sempre maior que 60 mmHg (**Figuras 48.9.** e **48.10.**). Como comentado anteriormente, estes valores e fórmulas são válidos para as demais cavidades

O aumento progressivo da PIA pode se apresentar de forma silenciosa inicialmente, o que leva muitas vezes ao diagnóstico tardio, suspeitado inclusive pelo desenvolvimento de novas disfunções orgânicas. Por isso, o monitoramento contínuo é de extrema importância, visando reconhecimento precoce e diagnóstico de situações agudas, onde pode ocorrer de forma abrupta tal incremento e desenvolvimento, além da hipertensão intra-abdominal, as síndromes de compartimentalização.

A literatura veterinária a respeito da temática ainda é escassa, porém foram propostos valores para cães, que de acordo com alguns autores poderiam ser factíveis para gatos (Tabela 48.X2). Além disso, cabe ressaltar que existem estudos que avaliaram populações de animais saudáveis, submetidos a cirurgias eletivas, o que demanda análise crítica ao extrapolar as referências para o cenário do paciente grave. Os autores utilizam em suas rotinas a classificação proposta pela WSACS, individualizando cada paciente com a aplicabilidade criteriosa das descrições veterinárias.

- Normal: 0-7,4mmHg (5-10cmH$_2$O).
- Leve: 7,4-14,7 mmHg (10-20cmH$_2$O).
- Moderado a severo: 14,7-25,7mmHg (20-35cmH$_2$O).
- Severo: > 25,7mmHg (> 35cmH$_2$O)

3. EFEITOS DA HIA

3.1. – Efeitos cardiovasculares hemodinâmicos/cardiovasculares

A HIA/SCA gera impacto nos três componentes da função cardíaca: pré-carga, pós-carga e contratilidade (**Figura 48.11.**).

As alterações hemodinâmicas inicialmente são caracterizadas pelo aumento das pressões (pressão venosa central - PVC,

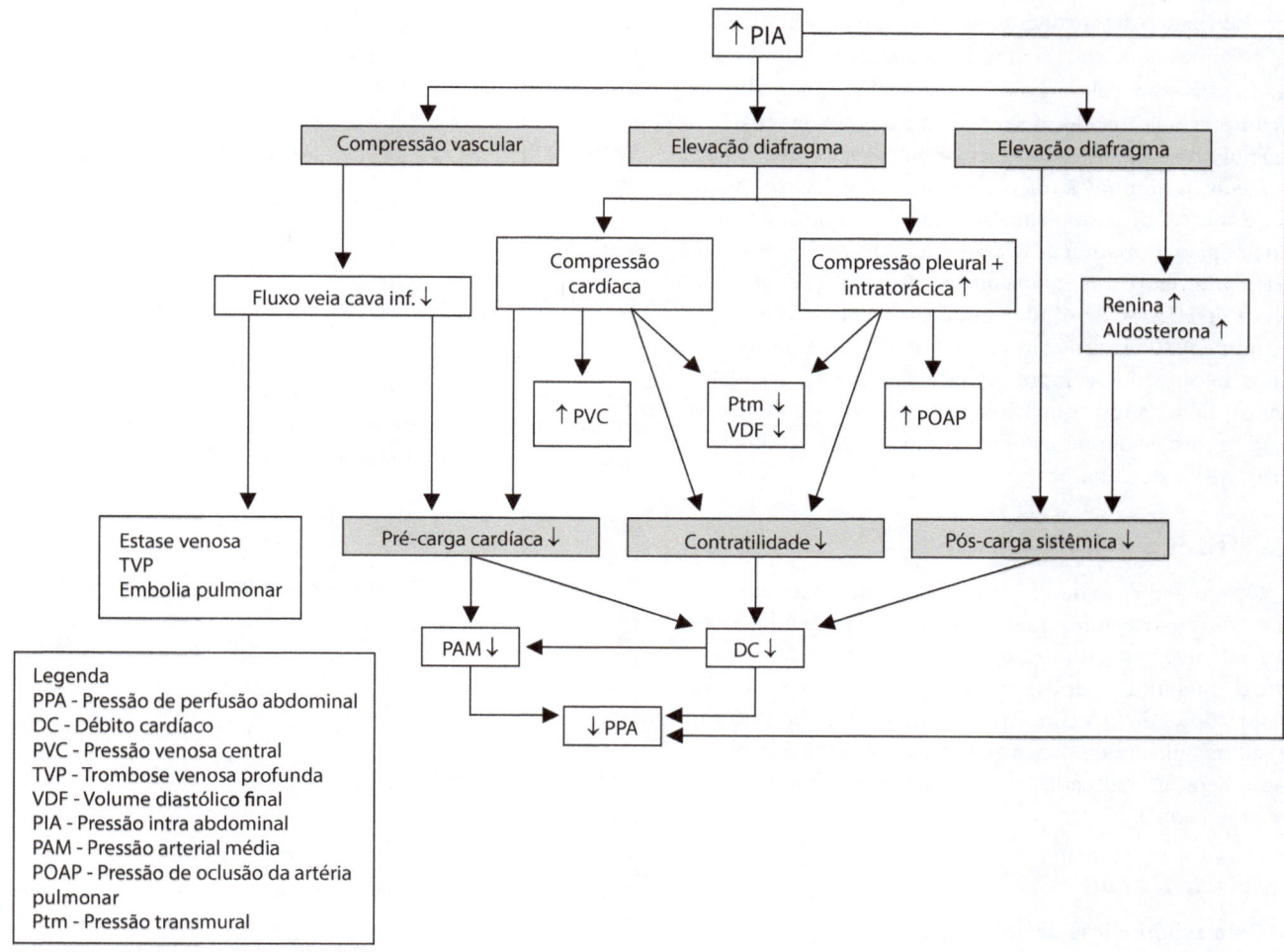

Figura 48.11. – Efeitos cardiovasculares da HIA.

Adaptado de Amelook, K.,2012

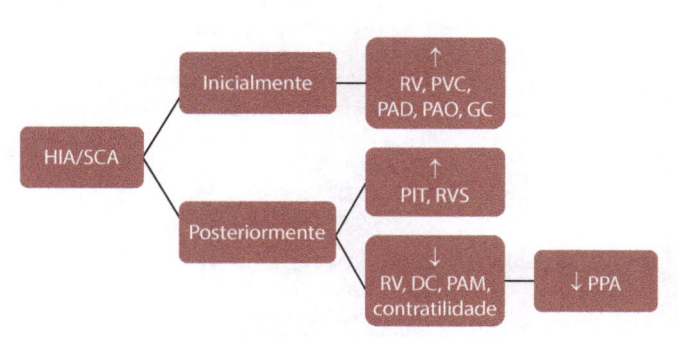

Figura 48.12. – Fatores determinantes a serem considerados na escolha da terapêutica.

Adaptado de Malbrain, M.L.N.G, 2020

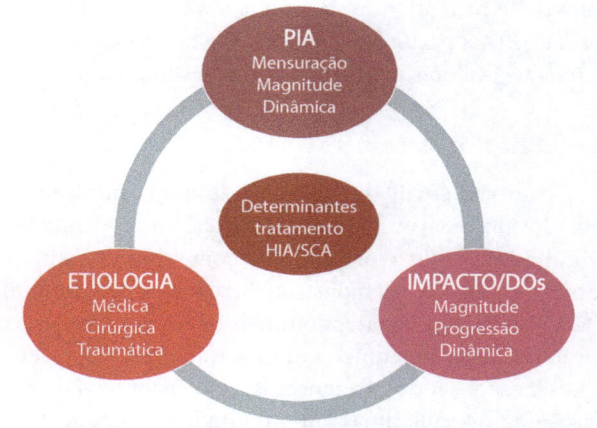

Figura 48.13. – Principais determinantes do tratamento para HIA/SCA

pressão artéria pulmonar - PAP, pressão de átrio direito - PAD, pressão pulmonar, pressão arterial média - PAM e resistência vascular sistêmica - RVS), devido ao deslocamento de volume provocado pelo aumento da PIA. Porém, tais efeitos são transitórios, levando a alterações tardias caracterizadas principalmente pela diminuição da pressão de perfusão abdominal (PPA), que idealmente deveria ser >60. (**Figura 48.12**)

Com o incremento da PIA ocorre o deslocamento diafragmático, que contribui para o aumento da PIT devido à limitação do movimento de expansão torácica, além disso, também ocorre a diminuição do retorno venoso, principalmente devido à compressão de veia cava inferior. Com as pressões venosas femorais aumentadas, o aumento da pressão hidrostática venosa contribui para o edema periférico, colocando o paciente em maior risco para o desenvolvimento de trombose venosa. Além disso, podem ser descritos efeitos diretos sobre a contratilidade cardíaca, pois com a elevação da PIT o parênquima pulmonar gera compressão direta local, levando a aumento da pressão de artéria pulmonar e resistência vascular pulmonar, o que impacta diretamente na diminuição da pré-carga do ventrículo esquerdo, além de contribuir para o aumento da pós-carga direita, causando prejuízo na manutenção do débito cardíaco. A disfunção ventricular direita é um importante ponto a ser considerado na presença de HIA/SCA. Ainda em decorrência de todo o quadro, o aumento da resistência vascular periférica pode ocorrer por dois mecanismos, compressão direta da aorta e vasculatura sistêmica, além da resposta fisiológica devido à diminuição do retorno venoso e volume sistólico, ambos contribuindo para o prejuízo na via de saída.

3.2. – Efeitos pulmonares

Com o aumento da PIT ocorre a compressão do parênquima pulmonar e consequente disfunção, podendo levar à atelectasia alveolar e diminuição do transporte de oxigênio através da membrana capilar pulmonar, que parece haver relação com valores de PIA entre 16 e 30mmHg. Podem contribuir para seu reconhecimento: a radiografia, que pode demonstrar elevação hemidiafragmática e a gasometria, revelando hipoxemia e hipercapnia.

3.3. – Efeitos renais

Com a diminuição de fluxo sanguíneo na artéria renal e compressão da veia renal, a perfusão do órgão passa a ser prejudicada, levando a disfunção. Sendo assim, a oligúria pode ser um dos sinais primários de HIA, podendo ser observada já com valores de PIA a partir de 15mmHg, já a anúria costuma estar relacionada a valores mais altos, acima de 30mmHg.

3.4. – Efeitos gastrointestinais

Devido ao envolvimento local direto, o intestino é um dos órgãos mais sensíveis às elevações da PIA, podendo já haver diminuição de fluxo mesentérico, com valores próximos de 10mmHg. Um estudo demonstrou fluxo sanguíneo diminuído em todos os órgãos intra-abdominais e retroperitoneais, com exceção do fluxo sanguíneo adrenal, que parece apresentar-se preservado, sendo um mecanismo de sobrevivência pela liberação de catecolaminas em um estado de choque. Com a compressão ocasionada pela HIA há hipertensão venosa em leito mesentérico contribuindo para o edema intestinal. Além disso, o quadro de isquemia local contribui para a acidose e quebra da barreira epitelial intestinal, predispondo à translocação bacteriana.

3.5. – Efeitos hepáticos

A HIA causa impacto direto na redução do fluxo sanguíneo na artéria hepática, veia hepática, veia porta e veias hepáticas, devido à compressão extrínseca do fígado. Além disso, o fluxo arterial hepático é diretamente afetado pela diminuição do débito cardíaco.

4. EFEITOS GLOBAIS X CLASSIFICAÇÃO HIA

Os efeitos globais podem ser caracterizados de acordo com a magnitude da hipertensão intra-abdominal (**Tabela 48.2**)

4. TRATAMENTO

Foi proposto pela WSACS a análise conjunta de 3 fatores para a escolha do tratamento ideal: o valor medido ou magnitude de aumento; características de disfunção orgânica; natureza e curso da doença subjacente (**Figura 48.14.**).

Tabela 48.2. – Graduação sugerida para classificação da hipertensão intra-abdominal em cães

Nivel	PIA (cmH$_2$O)	PIA (mmHg)
Normal	5 - 10	0 – 7,4
HIA leve	10 - 20	7,4 – 14,7
HIA moderada a grave	20 - 35	14,7 – 25,7
HIA grave	> 35	> 25,7

Tabela 48.3. – Efeitos globais esperados de acordo com a magnitude da HIA

	Efectos
PIA 12 – 15 mmHg	- ↑ RVS - Elevação diafragmática - ↓ Perfusão intestinal e isquemia inicial - Prejuízo em cicatrização - ↑ Risco de trombose venosa profunda - ↑ Resposta inflamatória sistêmica, interleucinas - ↓ Débito urinário - ↓ Pre-carga - ↓ Débito cardíaco
PIA 16 – 20 mmHg	- ↑ Pressão intracraneana (PIC) - ↓ Pressão de perfusão cerebral (PPC) - Disfunção pulmonar - Prejuízo em expansão torácica - Edema intestinal e isquemia - Acidose - ↓↓ Retorno Venoso - ↓↓ Débito cardíaco
PIA > 20 mmHg	- Edema cerebral - Isquemia - ↑ Pressão de pico - Prejuízo ventilatório/ oxigenação - Síndrome do desconforto respiratório agudo (SDRA) - Isquemia e necrose intestinal - Anúria - Colapso hemodinâmico

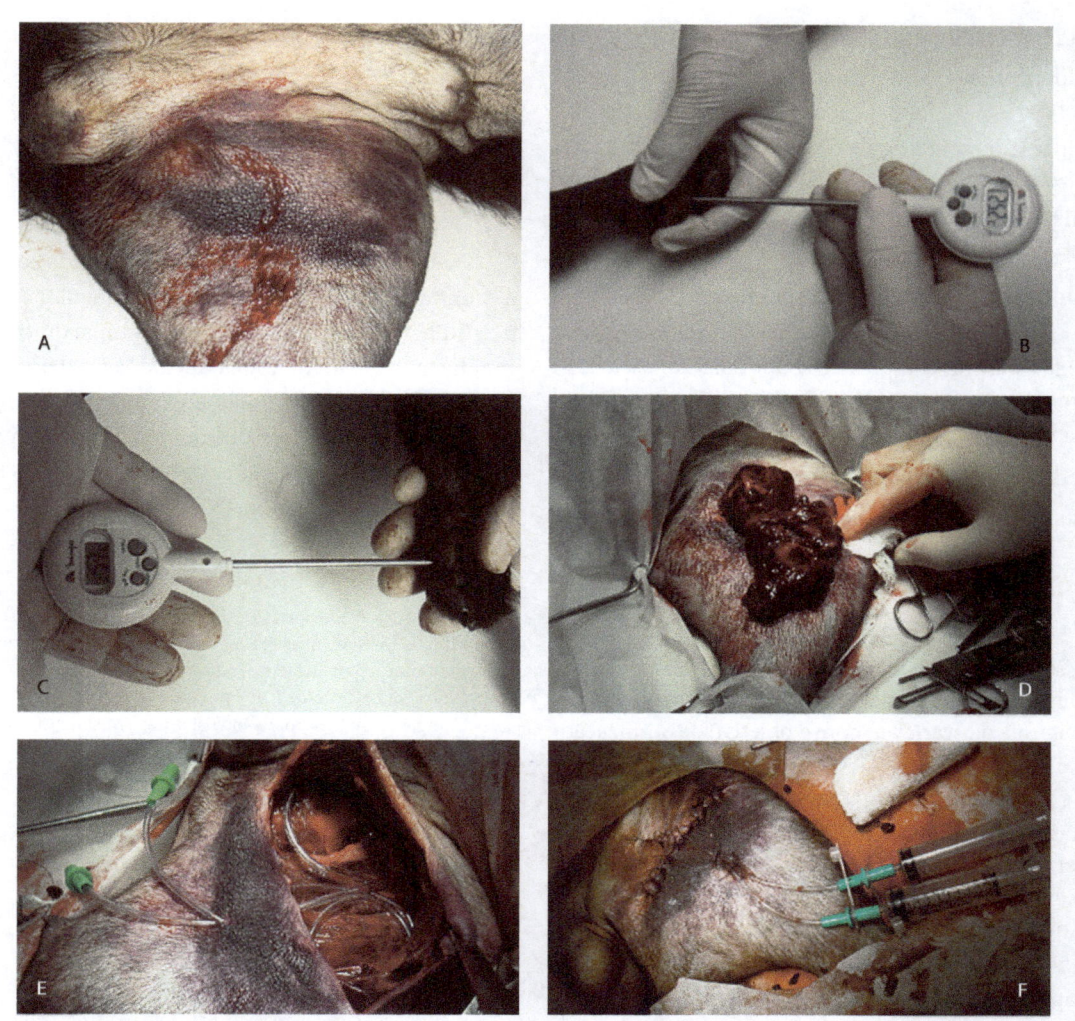

Figuras 48.14. – A intervenção cirúrgica deve ser considerada de acordo com os critérios acima para qualquer compartimento, inclusive intra-membro. **(A)** Lesão compartimentalizada em face ventral do MPE. **(B) e (C)** Temperatura periférica do membro afetado de 25,2°C, indicando vasoconstrição periférica grave e comparada em seguida com a temperatura do membro contralateral. **(D)** Realizada abordagem cirúrgica, onde foi possível retirada de um grande hematoma que comprimia a vasculatura do membro afetado, causando a compartimentalização. **(E) e (F)** Instalação do dreno fechado a vácuo para redução do espaço morto e controle do edema pós-operatório, potencial causador de nova compartimentalização.

Cabe frisar a importância da curva de monitoramento para que seja realizada avaliação da dinâmica de incremento, principalmente tendo em vista que fatores patológicos crônicos, como, por exemplo, obesidade, podem influenciar na PIA basal de cada indivíduo, sendo assim é importante que se conheça o ponto de partida individualizado, para que o melhor entendimento sobre a curva de incremento possa ser realizado.

Ou seja, uma vez estabelecido o diagnóstico de HIA/SCA, deve-se estabelecer um plano terapêutico na tentativa de redução da PIA. É recomendado início das intervenções terapêuticas para pacientes com PIA > 12mmHg, devendo ser monitorado a cada 4 a 6 horas e titulada terapia com base em valores meta < 15mmHg. Algumas estratégias terapêuticas devem ser seguidas:

- **Minimização de conteúdos intra-luminais.**
- Sondagem nasogástrica e/ou enemas para esvaziamento.
- Utilização de agentes pró-cinéticos (quando confirmada ausência de processo obstrutivo).

- Avaliar diminuição/readequação/suspensão da nutrição enteral.
- **Identificação de lesões de ocupação abdominal**
- Tomografia computadorizada, ultrassonografia abdominal.
- Considerar intervenção cirúrgica em caso de alterações (neoplasias, etc.).
- **Otimizar da complacência abdominal.**
- Adequar sedação e analgesia.
- Remover bandagens de contenção.
- Considerar inclinação do paciente.
- **Readequação/ Individualização da fluidoterapia.**
- Evitar reanimação volêmica excessiva.
- Buscar balanço hídrico neutro ou discretamente negativo.

- Considerar reanimação com fluido hipertônico.
- Considerar remoção de fluidos através de otimização de diurese.
- Considerar terapia de substituição renal em casos de prejuízo de filtração.
- **Otimização de perfusão sistêmica.**
- Terapia guiada por metas.
- Monitoramento hemodinâmico contínuo.

Cabe ressaltar que deverá ser considerado intervenção cirúrgica de urgência para descompressão abdominal, em pacientes que apresentem:

- PIA > 20mmHg.
- Nova disfunção orgânica associada.
- Refratariedade ao tratamento clínico.

5. CÁLCULOS DE INTERRELAÇÃO ENTRE AS PRESSÕES

Cabe ressaltar a importância de uma análise minuciosa com relação à interação entre as pressões e a necessidade de intervenção em alguma das variáveis com o objetivo de otimização perfusional.

Pacientes que apresentam HIA devem ter sua hemodinâmica avaliada de forma contínua, principalmente através dos parâmetros perfusionais centrais e periféricos, associados aos marcadores. Nem sempre essa monitoração é simples, uma vez que os conceitos de interação entre as pressões devem ser avaliados sempre em conjunto.

Por exemplo, um paciente admitido na emergência apresentando pressão arterial média 68mmHg, a princípio não suscitaria grande preocupação relacionada a esse dado exclusivo, tendo em vista o valor acima de 65 que costumamos considerar para o parâmetro. Porém, ao mensurar a PIA do paciente foi constatado valor de 11mmHg. Ou seja, ao fazermos a avaliação conjunta da pressão de perfusão abdominal (PPA) frente aos valores de PAM e PIA (PPA = PAM - PIA), teremos o valor de 57, que é inferior ao 60, que é o mínimo valor indicado para a PPA.

Além disso, cabe ressaltar que ao analisar a pressão venosa central (PVC) desse paciente, certamente haverá comprometimento de acordo com os mecanismos citados anteriormente, principalmente o colabamento de veia cava. Então neste cenário devemos realizar o cálculo da PVC corrigida, dado pela fórmula: PVC corrigida = PVC - (0,5 x PIA). Por exemplo, um paciente com PVC 10mmHg e PIA 10mmHg teria sua PVC corrigida em 5mmHg

Ainda sobre a interação entre as pressões, cabe ressaltar a importante correlação entre HIA e injúria renal aguda, conforme citado anteriormente. Isto se deve ao fato de o gradiente de filtração (GF) ser representado pela pressão de filtração glomerular (PFG) - pressão do túbulo proximal (PTP): GF = PFG - PTP. Porém, em situações de HIA o cálculo de pressão de perfusão do rim passa a ser realizado através da fórmula: PAM - 2 x PIA, devido ao impacto da HIA sob a PTP. Ou seja, neste cenário o

mesmo paciente do exemplo anterior (PAM 68mmHg e PIA 11) teria sua pressão de perfusão renal em 46mmHg, ainda mais abaixo do 60mmHg recomendado, culminando diretamente com a disfunção renal associada.

6. CONCLUSÃO

É mandatória e inerente ao bom cuidado ao paciente crítico a monitoração das pressões compartimentais, tendo em vista a existência da comunicação intercompartimental e os graves prejuízos, principalmente associados ao déficit perfusional e hemodinâmico, relacionado ao aumento das pressões e comprometimento das pressões de perfusão, culminando com o desenvolvimento de novas disfunções orgânicas e síndrome de disfunção de múltiplos órgãos.

7. LITERATURA RECOMENDADA

1. Kirkpatrick AW, Roberts DJ, De Waele J, Jaeschke R, Malbrain MLNG, De Keulenaer B, et al. Intra-abdominal hypertension and the abdominal compartment syndrome: Updated consensus definitions and clinical practice guidelines from the World Society of the Abdominal Compartment Syndrome. Intensive Care Med. 2013;39(7):1190–206

2. Fetner M, Prittie J. Evaluation of transvesical intra-abdominal pressure measurement in hospitalized dogs. J Vet Emerg Crit Care. 2012;22(2):230–8.

3. Smith SE, Sande AA. Measurement of intra-abdominal pressure in dogs and cats. J Vet Emerg Crit Care. 2012;22(5):530–44.

4. De Laet IE, Malbrain MLNG, De Waele JJ. A Clinician's Guide to Management of Intra-Abdominal Hypertension and Abdominal Compartment Syndrome in Critically Ill Patients. Crit Care. 2020;24(1):1–9.

5. Kimball EJ. Intra-abdominal hypertension and abdominal compartment syndrome: a current review. Curr Opin Crit Care. 2021;27(2):164–8.

6. Schellenberg M, Chong V, Cone J, Keeley J, Inaba K. Extremity compartment syndrome. Curr Probl Surg [Internet]. 2018;55(7):256–73

7. Siebert M, Le Fouler A, Sitbon N, Cohen J, Abba J, Poupardin E. Management of abdominal compartment syndrome in acute pancreatitis. J Visc Surg. 2021;158(5):411–9.

8. Jang M, Son W gyun, Jo S min, Kim H, Shin CW, Lee I. A novel balloon technique to induce intra-abdominal hypertension and its effects on cardiovascular parameters in a conscious dog model. J Vet Emerg Crit Care. 2018;28(4):326–33

9. Way L., Monnet E. Determination and validation of volume to be instilled for standardized intra-abdominal pressure measurement in dogs. J Vet Emerg Crit Care (San Antonio). 2014;24(4):403–7

10. CCHEATHAM, M. L.; MALBRAIN, M. L. N.G.; KIRKPATRICK, A.; SUGRUE, M.; PARR, M.; WAELE, J. D.; BALOGH, Z.; LEPPÄNIEMI, A.; OLVERA, C.; IVATURY, R.; D'AMOURS, S.; WENDON, J.; HILLMAN, K.; WILMER, A. Results from the International Conference of Experts on Intra-abdominal Hypertension and Abdominal Compartment Syndrome. II. Recommendations. Intensive Care Medicine, 2007; 33(6). p.951-962.

11. CHEATAM, M.L. Abdominal compartment syndrome: pathophysiology and definitions. Scandinavian journal of trauma, resuscitation and emergency medicine, 2009, 17:10.

12. MALBRAIN, M. L. N.G.; CHEATHAM, M. L.; KIRKPATRICK, A.; SUGRUE, M.; PARR, M.; WAELE, J. D.; BALOGH, Z.; LEPPÄNIEMI, A.; OLVERA, C.; IVATURY, R.; D'AMOURS, S.; WENDON, J.; HILLMAN, K.; JOHANSSON, K.; KOLKMAN, K.; WILMER, A. Results from the International Conference of Experts on Intra-abdominal Hypertension and Abdominal Compartment Syndrome. I. Definitions. Intensive Care Medicine, 2006; 32(11). p.1722–1732.

Lesão de Reperfusão

49

Henrique Augusto Souza Andrade
Jéssica Correa Rodrigues

1. INTRODUÇÃO

A Lesão de Reperfusão Isquêmica (LRI) é uma condição clínica grave emergencial que promove dano celular e disfunção orgânica. Caracteriza-se por uma restrição inicial do suprimento de sangue para um órgão/tecido seguida pela restauração subsequente da perfusão e reoxigenação concomitante. A oclusão do suprimento sanguíneo arterial resulta em grave desequilíbrio entre oferta e demanda metabólica, causando hipóxia tecidual e paradoxalmente, a restauração do fluxo sanguíneo e da perfusão está frequentemente associada à exacerbação da lesão tecidual e a resposta inflamatória acentuada (chamada "lesão de reperfusão"). Tal evento evolui para a ativação de uma cascata complexa e multifatorial, que inclui a ativação de neutrófilos, plaquetas, citocinas, espécies reativas de nitrogênio, espécies reativas de oxigênio (ERO), o sistema de coagulação, o endotélio e o sistema enzimático xantina óxido-redutase. As consequências dessas ativações são danos celulares, morte celular, aumento da permeabilidade vascular, necrose e disfunção de múltiplos órgãos. Na medicina veterinária, as causas mais comuns de LRI incluem a dilatação vólvulo gástrica (DVG), tromboembolismo arterial (TEA), correção do choque hemorrágico, hérnia diafragmática, traumatismo craniano, torção mesentérica, encarceramento intestinal e trauma medular.

2. PATOFISIOLOGIA

O processo de isquemia impede o adequado fornecimento de oxigênio, resultando em hipóxia tecidual. A partir daí, inicia-se uma série de eventos que preparam as células para disfunção e necrose após a reintrodução do fluxo sanguíneo. Como consequência da isquemia, ocorre o acúmulo de íons de hidrogênio e lactato como produtos do metabolismo anaeróbio, resultando em acidose intracelular e disfunção enzimática, além de danificar proteínas reguladoras dos canais de membrana. A falha na geração de ATP e disfunção da bomba de ATPase resulta em efluxo de potássio e influxo de sódio, cloreto e cálcio.

A entrada de sódio nas células promove o influxo de água concomitantemente, e como consequência o edema celular com ruptura da arquitetura mitocondrial, o que prejudica ainda mais a produção de ATP. A ruptura da membrana plasmática, bem como das membranas das organelas intracelulares, secundária ao inchaço e aos movimentos iônicos alterados, permite que os componentes intracelulares extravasem para o fluido extracelular e interrompam o metabolismo energético. O aumento do cálcio no citoplasma também está relacionado a apoptose e necrose celular. A **Figura 49.1.** elucida o mecanismo fisiopatológico da LRI.

Outros eventos ocorrem durante a isquemia, como a ativação do fator nuclear-kB (NFkB) que leva ao aumento de mediadores inflamatórios. Através do NFkB, ocorre a expressão aumentada de moléculas de adesão levando a aumento da adesão leucocitária no local da lesão IR durante a reperfusão. O oxigênio é necessário para a síntese de óxido nítrico (NO) e durante a hipóxia, a inativação da formação de NO endotelial leva a vasoconstrição, o que colabora para agregação plaquetária.

Embora necessária para a oxigenação celular, a reperfusão está associada a disfunção endotelial grave e paradoxalmente cria mais lesão do que o evento isquêmico. Isso é mais provável devido a uma combinação de fatores, incluindo danos provocados por ERO ao endotélio, diminuição da liberação de NO e aumento da endotelina, causando acentuada vasoconstrição, prejudicando ainda mais o fluxo sanguíneo. Ao ser reintroduzido, o oxigênio, permite a conversão de água e hipoxantina em urato e superóxido. Uma explosão de formação de ERO ocorre rapidamente (70% do oxigênio fornecido ao tecido é oxidado a superóxido). Em consequência ocorre a peroxidação lipídica das membranas celulares, dano oxidativo ao DNA, perda de permeabilidade seletiva da membrana e degradação de proteínas estruturais.

Os neutrófilos são atraídos para o tecido isquêmico e sua infiltração é mediada por adesão aumentada da expressão molecular. Neutrófilos também ativam o complemento e liberam várias enzimas proteolíticas, como a colagenases e elastases, as quais danificam o endotélio vascular. Por fim, neutrófilos aderindo ao endotélio induzem edema endotelial, ativação plaquetária, formação de trombos e mais recrutamento de quimiotaxia neutrofílica.

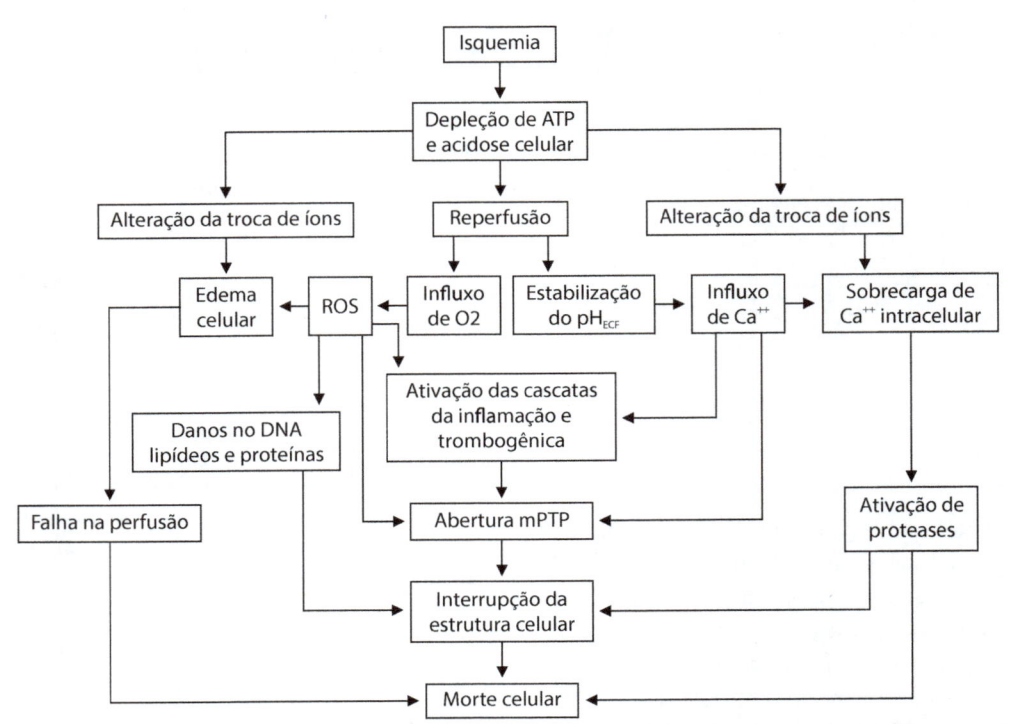

Figura 49.1. – Principais eventos patológicos que contribuem para lesão de isquemia/reperfusão. Quando o suprimento de sangue é acentuadamente reduzido ou ausente, as células isquêmicas mudam para o metabolismo anaeróbico para fornecer ATP. No entanto, isso resulta em acidose celular e produção insuficiente de ATP para atender à demanda metabólica. Como consequência, as ATPases são inativadas, enquanto o efluxo de Ca^{2+} ativo e a recaptação de Ca^{2+} pelo retículo endoplasmático são acentuadamente reduzidos, com o efeito líquido desse transporte iônico aberrante produzindo sobrecarga de Ca^{2+} na célula. Na reperfusão, o fornecimento de oxigênio e substratos necessários para a geração de ATP aeróbico é restaurado, assim como o pH extracelular por lavagem do H + acumulado (paradoxo do pH). O último evento promove um influxo adicional de Ca^{2+} (paradoxo do cálcio), enquanto o influxo de oxigênio alimenta a produção de ROS (paradoxo do oxigênio). As ROS ativam cascatas inflamatórias e trombogênicas. (Adaptado de Meng-Yu Wu et al., 2018)

3. COMPLICAÇÕES RELACIONADAS A LRI

As principais condições clínicas emergenciais em cães e gatos que contribuem para o desenvolvimento da LRI, tais quais, suas complicações estão listadas na **Tabela 49.1.** Uma das principais desordens é a síndrome da torção vólvulo-gástrica (STVG), na qual a dilatação e torção do estômago promovem um aumento expressivo na pressão intragástrica, o que resulta na diminuição do retorno venoso. Por essa razão, a STVG evoluiu para choque obstrutivo e hipovolemia associada, com importante falha na perfusão tecidual, observada pela acidose metabólica lática pronunciada, além da diminuição da perfusão da parede gástrica. O tratamento, nesse cenário, envolve restauração do volume intravascular, descompressão gástrica e cirurgia de correção. Quanto maior o tempo, até o procedimento cirúrgico e consequente desobstrução do fluxo sanguíneo, mais grave será a repercussão da LRI, podendo afetar vários órgãos além do estômago, como todo o trato gastrointestinal, baço, fígado, coração, pulmões e cérebro.

Outra causa de alta mortalidade de LRI em pequenos animais, é o tromboembolismo arterial (TEA). Em gatos com cardiomiopatias, a artéria ilíaca é a mais afetada pela interrupção do fluxo sanguíneo devido ao deslocamento de um trombo intracardíaco A terapia trombolítica, embora controversa, tem sido fortemente recomendada em pacientes felinos com TEA de ocorrência e diagnóstico imediato (horas após o evento).

Tabela 49.1. – Doenças em Cães e Gatos Associadas a Lesão de Reperfusão Isquêmica

Tromboembolismo arterial.
Parada Cardiorrespiratória.
Trauma por esmagamento.
Ruptura diafragmática.
Dilatação vólvulo-gástrica.
Encarceramento intestinal.
Vólvulo mesentérico.
Trauma medular.
Trauma encefálico.

Adaptado de Smith & Goggs (2019)

Em pacientes que sobrevivem a uma parada cardiorrespiratória (PCR), em que há estagnação da circulação sanguínea por um determinado período, com retorno da circulação espontânea (ROSC), um dos grandes desafios é controlar os danos ocasionados pela LRI após a restauração da perfusão nos tecidos que sofreram com a hipoxemia.

4. DIAGNÓSTICO DA LRI

A identificação precoce da LRI é um desafio para o clínico veterinário emergencista/intensivista. A dosagem de biomarcadores de estresse oxidativo, produtos originados da LRI, antioxidantes endógenos, ou marcadores de inflamação pode ser uma alternativa para confirmação da síndrome. Porém, infelizmente, há pouca disponibilidade desses testes na rotina clínica, assim como a falta de validações e o tempo do resultado impossibilitam que seu uso seja largamente empregado. Biomarcadores como o fator de necrose tumoral, fator-alfa, interleucinas IL-1, IL-6, IL-8, foram avaliados para detecção de LRI, porém a concentração desses pode variar muito durante o curso da doença. Sendo assim, devido à dificuldade no diagnóstico laboratorial da LRI, sua identificação é baseada na associação do histórico do paciente, sinais clínicos, exame físico, e exames complementares à beira-leito, como gasometria, dosagem de lactato, pressão arterial, saturação periférica de oxigênio, e outros métodos de avaliação da perfusão sistêmica.

O exame de gasometria é uma importante ferramenta para condução de pacientes com LRI. Devido à acentuada hipóxia tecidual causada pela má perfusão sistêmica, as células passam a realizar o metabolismo anaeróbio, com a consequente formação de ácido lático. Este, por sua vez, dissocia-se em H^+ e íons Lactatos, daí a extrema importância da monitoração da lactatemia. O excesso de íons Hidrogênio causa queda na concentração de íons Bicarbonato, como resultado do mecanismo do sistema tampão bicarbonato/ácido carbônico (**Figura 49.2.**), na tentativa de tamponar esse excesso de ácidos. Logo, no exame de gasometria, nota-se acidemia importante evidenciada pelo valor diminuído de bicarbonato e, mais ainda, pelo valor mais negativo (< -10) do excesso de bases (BE), revelando que o paciente encontra-se em acidose metabólica grave e pH abaixo de 7,2.

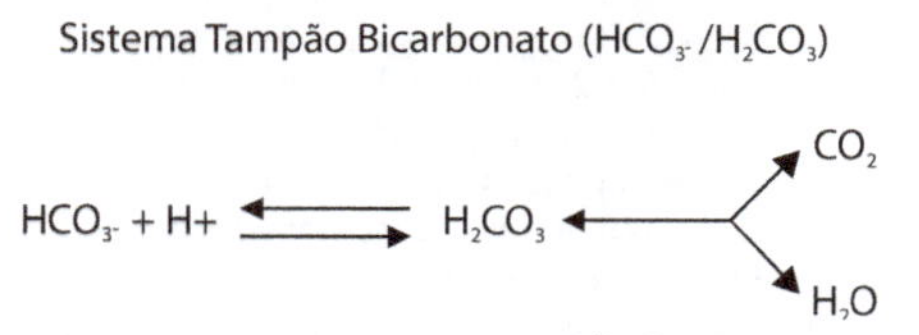

Sistema Tampão Bicarbonato (HCO_3^- /H_2CO_3)

$$HCO_3^- + H^+ \rightleftharpoons H_2CO_3 \rightarrow \begin{matrix} CO_2 \\ H_2O \end{matrix}$$

Figura 49.2. – Sistema Tampão Bicarbonato/Ácido Carbônico

O lactato, marcador de perfusão tecidual, tem seu papel fundamental na conduta clínica na LRI. Como visto, a LRI leva à acidose metabólica lática, sendo a mensuração seriada do lactato indicada para avaliação da sua depuração (*clearance* de lactato) no decorrer do tratamento instituído e evolução do caso. Em outras palavras, a mensuração seriada do lactato é um importante marcador de prognóstico em pacientes com distúrbios na perfusão sistêmica.

Além do desequilíbrio ácido-base, a gasometria nos ajuda a detectar possíveis alterações eletrolíticas, como alterações nos valores de potássio, geralmente elevado na LRI. A hipercalemia deve ser imediatamente corrigida.

5. MANEJO CLÍNICO DA LRI

Fármacos, com diferentes mecanismos de ação e terapias, têm sido estudados na prevenção e tratamento de LRI. A forma mais eficaz é prevenir a evolução agressiva da LRI, adotando o manejo terapêutico de forma precoce quando houver suspeita

de potencial dano endotelial ocasionado pela reperfusão, porém esse cenário ideal, muitas vezes não é detectado previamente.

Algumas manobras terapêuticas e fármacos podem contribuir no manejo da LRI. A N-acetilcisteína (NAC) pode atuar como potencial antioxidante repondo as concentrações intracelulares de glutationa melhorando o desempenho celular. Vários estudos experimentais em modelos animais estão disponíveis, e alguns sugerem que a NAC tem potencial terapêutico adjuvante com resultados favoráveis ao reduzir a lesão miocárdica após reperfusão coronariana e a lesão pulmonar por reperfusão após PCR. Contudo, embora evidências esmagadoras sugiram que as propriedades terapêuticas estabelecidas da NAC por meio do aumento de antioxidantes endógenos como a glutationa para bloquear o estresse oxidativo e atenuar a inflamação, a sua responsabilidade em reduzir a gravidade, tempo de hospitalização ou o desfecho de mortalidade permanece incompreendida. Em humanos, a NAC permanece essencial para melhorar a função hepática em pacientes submetidos ao transplante hepático com estresse oxidativo, embora alguns estudos clínicos não mostraram efeitos benéficos em pacientes que receberam NAC durante o transplante. Da mesma forma, a administração intravenosa de NAC pode reduzir a incidência de lesão renal e arritmia em pessoas após cirurgia cardíaca, mas não reduziu a mortalidade. Para cães e gatos, alguns autores sugerem que a evidência de segurança de NAC é clara, mas a evidência de eficácia de desfechos clínicos é ambígua e até que mais estudos sejam realizados, o uso de NAC é uma escolha pragmática razoável. A administração intravenosa de NAC a 10% (100mg/mL) deve ser lenta (30 minutos a 1 hora) geralmente adotando doses maiores de manutenção (por exemplo, 70mg/kg) com intervalo a cada 6 horas, diluída a uma concentração de 5% (50mg/mL) com solução NaCl 0,45% ou glicose 5% por ser considerada um agente hiperosmolar. Vitamina C e vitamina E também participam da reposição de defesas antioxidantes a fim de diminuir a intensidade da LRI, situadas no campo de evidência limitada.

A lidocaína é um fármaco interessante devido a seus efeitos multimodais antagonistas de canais de sódio, usada como anestésico local e agente antiarrítmico classe Ib. Além disso, é um antagonista do potássio, modulador inflamatório e inibidor de granulócitos. Há evidência para o uso profilático de lidocaína em pacientes com SDVG. Quando administrado antes da descompressão e, portanto, antes do provável pico da lesão de reperfusão, a lidocaína diminuiu significativamente a incidência de lesões renais, arritmias cardíacas e distúrbios da coagulação, além de diminuir o tempo de hospitalização.

Outros fármacos, como Alopurinol, Remifentanil e Ciclosporina, já foram estudados na conduta clínica da LRI, porém ainda sem evidências em relação ao melhor ou pior desfecho clínico.

De forma geral, o tratamento da LRI é baseado em controlar as consequências da lesão de reperfusão, na tentativa de restabelecer a perfusão tecidual adequada do paciente e evitar os danos causados pelos mediadores inflamatórios lançados abruptamente na circulação sistêmica. A mensuração da pressão arterial sistêmica de forma contínua, preferencialmente pelo método invasivo, em cães e gatos após LRI, é fundamental. Em casos de hipotensão, o uso de fármacos vasoconstritores deve ser iniciado por infusão contínua. A norepinefrina é um fármaco simpatomimético com ação vasoconstritora importante, recomendado para manter a resistência vascular periférica em casos de choque distributivo e vasoplégico.

A avaliação do débito urinário em pacientes graves, juntamente com o cálculo do balanço hídrico diário, faz-se necessária para definição da quantidade de fluidoterapia ofertada e a produção urinária. Tanto o excesso, quanto uma terapia muito restrita da administração de cristaloides devem ser evitados em cães e gatos após LRI.

A monitoração do traçado de eletrocardiograma em pacientes com LRI faz-se necessária, uma vez que, distúrbios eletrolíticos podem causar arritmias. Muitos mediadores inflamatórios e fatores de necrose celular lançados na circulação durante a reperfusão são potenciais causadores de arritmias, e geralmente são originadas a partir de estresse do tecido miocárdico. As arritmias mais comuns são as extrassístoles supraventriculares e ventriculares, podendo evoluir para taquicardias supra e ventriculares, sendo necessário o tratamento das mesmas com antiarrítmicos.

Alguns pacientes podem evoluir para quadros de insuficiência respiratória aguda, devido à inflamação do endotélio vascular pulmonar, podendo evoluir para quadros graves de Síndrome de Desconforto Respiratório Agudo (SDRA). Em alguns pacientes, a administração de oxigênio de forma não-invasiva (cânulas nasais, máscaras ou gaiolas de oxigênio) pode ser eficaz para manter a saturação arterial de oxigênio em valores aceitáveis (acima de 92%), porém em situações mais graves, devido ao extenso comprometimento da barreira alvéolo-capilar, com formação de shunt intrapulmonar, marcado pela hipoxemia e saturação arterial de oxigênio diminuída, o suporte ventilatório invasivo, com uso de ventilação mecânica, pode ser necessário.

6. PROGNÓSTICO

O prognóstico da LRI depende da gravidade da LRI, do tempo da suspeita diagnóstica até estabilização e tratamento do paciente, e principalmente dos cuidados intensivos e monitoração contínua de parâmetros vitais e de perfusão sistêmica por uma equipe de veterinários intensivistas habilitada e qualificada.

7. CONCLUSÕES E RECOMENDAÇÕES CLÍNICAS

A lesão tecidual provocada pela LRI resulta tanto da diminuição do fluxo sanguíneo (isquemia) e posterior reperfusão. A hipoxemia degrada as células e prepara o tecido para lesões após restauração do fluxo sanguíneo, em que a geração de espécies reativas de oxigênio e ativação da cascata da inflamação ocorrem. Condições comumente associadas incluem síndrome DVG, tromboembolismo arterial felino, lesão cerebral e medular. A LRI pode ser difícil de identificar, e os testes bioquímicos necessários, raramente são realizados em um ambiente clínico. Portanto, a seu diagnóstico é baseado no histórico e evolução clínica do paciente, e o manejo terapêutico apoia-se em fornecer suporte avançado à vida do paciente, mantendo-o em ambiente de terapia intensiva,

com monitorização contínua de seus parâmetros vitais, oxigenação e marcadores de perfusão. Ainda faltam evidências de eficácia para a maioria das terapias disponíveis.

8. PONTOS-CHAVE:

- o Lesão isquêmica seguida de reperfusão é uma causa elevada de morbidade e mortalidade em medicina veterinária de cães e gatos;Os principais eventos patológicos que levam à LRI são a SDTG, TEA, traumas como trauma cranioencefálico e o trauma medular;

- o O diagnóstico específico ainda não é acessível na rotina clínica, portanto se baseiae na suspeita da evolução clínica do paciente após uma lesão isquêmica importante;

- o Marcadores de perfusão sistêmica, como a mensuração de lactato e déficit de bases, auxiliam a guiar a conduta terapêutica em pacientes com LRI;O prognóstico é reservado e agrava-se conforme o grau da severidade da lesão de reperfusão pós-isquemia e o tempo até estabilização e manejo em terapia intensiva do paciente.

9. LITERATURA RECOMENDADA

1. Wu MY, Yiang GT, Liao WT, Tsai AY, Cheng YL, Cheng PW, et al. Current Mechanistic Concepts in Ischemia and Reperfusion Injury. Cellular Physiology and Biochemistry. 2018;46(4):1650–67.
2. Yellon DM, Hausenloy DJ. Myocardial reperfusion injury. N Engl J Med. 2007; 357:1121–1135.
3. Korthuis RJ, Granger DN, Townsley MI, et al. The role of oxygen-derived free radicals in ischemia-induced increases in canine skeletal muscle vascular permeability. Circ Res 1985; 57:599–609.
4. Smith J, Goggs R. Ischemia-Reperfusion Injury. In Drobatz KJ, Hopper K, Rozanki E, Silverstein DC. Textbook of Small Animal Emergency Medicine. 2ª edição. Hoboken, NJ USA. Willey; 2019. 1019-1029.
5. Kalogeris T, Baines CP, Krenz M, Korthuis RJ. Ischemia/Reperfusion. Comprehensive Physiology. 2016 Dec 6;7(1):113–70.
6. Granger DN. Ischemia–reperfusion: mechanisms of microvascular dysfunction and the influence of risk factors for cardiovascular disease. Microcirculation 1999; 6:167–178.
7. Kuijper PH, Gallardo Torres HI, Lammers JW. Platelet and fibrin deposition at the damaged vessel wall: cooperative substrates for neutrophil adhesion under flow conditions. Blood 1997;89(1): 166–175.
8. Sharp CR. Gastric dilatation-volvulus. In: Small Animal Critical Care Medicine, 2nd edn (eds Silverstein DC, Hopper D). Elsevier Saunders, Philadelphia, 2015, pp. 649–653.
9. Luis Fuentes V. Arterial thromboembolism: risks, realities and a rational first-line approach. J Feline Med Surg 2012;14(7):459–470.
10. Saint-Pierre LM, Hopper K, Epstein SE. Retrospective evaluation of the prognostic utility of plasma lactate concentration and serial lactate measurements in dogs
11. and cats presented to the emergency room (January 2012 –December 2016): 4863 cases. J Vet Emerg Crit Care. 2021;1–8.
12. Welch KM, Rozanski EA, Freeman LM, Rush JE. Prospective evaluation of tissue plasminogen activator in 11 cats with arterial thromboembolism. J Feline Med Surg 2010;12(2):122–128
13. Cassutto BH, Gfeller RW. Use of intravenous lidocaine to prevent reperfusion injury and subsequent multiple organ dysfunction syndrome. J Vet Emerg Crit Care 2003;13(3):137–148.
14. Zhao, J., Li, M., & Tan, C. Efficacy of N-acetylcysteine in preventing acute kidney injury and major adverse cardiac events after cardiac surgery: A meta-analysis and trial sequential analysis. *Frontiers in medicine*, 2022; 9, 795839.
15. Ntamo, Y., Ziqubu, K., Chellan, N., Nkambule, B. B., Nyambuya, T. M., Mazibuko-Mbeje, S. E., ... & Dludla, P. V. Clinical use of N-acetyl cysteine during liver transplantation: Implications of oxidative stress and inflammation as therapeutic targets. Biomedicine & Pharmacotherapy, 2022; 147, 112638.

Trauma VI

Resposta orgânica e Epidemiologia do Trauma

50

César Ribeiro
Dennis T. (Tim) Crowe, Jr.

1. INTRODUÇÃO

O reconhecimento imunológico do dano tecidual é necessário para iniciar a cicatrização. Esse reconhecimento ocorre por meio da imunidade inata, que é um sistema evolutivamente conservado importante para a sobrevivência do organismo e a primeira linha de defesa contra antígenos não próprios. O sistema imunológico inato reconhece insultos de numerosos invasores microbianos ou dano tecidual de um insulto traumático. Apesar de um foco local, a inflamação induzida por trauma pode resultar em inflamação sistêmica virtualmente indistinguível de um insulto infeccioso. O trauma grave e o choque hemorrágico ativam a resposta imune do corpo, levando à síndrome da resposta inflamatória sistêmica (SRIS), distúrbio de coagulação, falência múltipla de órgãos (SDMO) e óbito.

2. TRÍADE LETAL DO TRAUMA

Entende-se como tríade letal os componentes encontrados após o trauma grave, que irão, quando associados, aumentar a mortalidade nesse grupo de pacientes. São componentes da tríade letal: Coagulopatia, Hipotermia e Acidose Metabólica.

Podemos dizer, que os principais mecanismos que irão desencadear a tríade letal do trauma são: (Figura 50.1.).

a) Lesão tecidual: será proporcional à energia (cinética/química/física) a qual o doente foi submetido. Quanto maior a energia e/ou menor a massa corpórea do paciente, maiores serão os danos teciduais, e esses serão responsáveis pela ativação da cascata de inflamação, ativação da resposta por proteínas de fase aguda e lesão endotelial. A lesão endotelial será a principal causadora da coagulopatia.

b) Hemorragia: considerado a principal causa de morte no trauma, o processo hemorrágico irá desencadear, dependendo da gravidade, o choque hipovolêmico. A diminuição do volume sanguíneo ativa barorreceptores que ativam a resposta autonômica simpática e essa gera aumento da resistência vascular sistêmica e taquicardia reflexa. Juntamente, com a ativação simpática, ocorre a ativação do sistema renina angiotensina aldosterona (SRAA) que resultará em diminuição da filtração glomerular, objetivando a retenção de volume. Ambos os mecanismos são compensatórios, entretanto caso a hemorragia persista, ocorrerá falha na manutenção da perfusão de órgãos. Sem a devida perfusão (falta de oxigênio aos tecidos), o metabolismo passará a ser anaeróbio e ocorrerá disfunção celular. Quanto maior

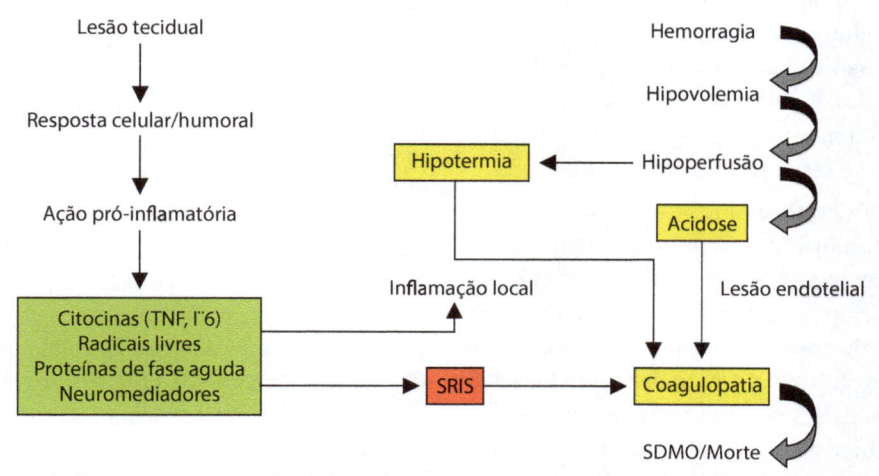

Figura 50.1. – Mecanismos envolvidos para a ocorrência da tríade letal no trauma. Fonte: Imagem pessoal César Ribeiro.

a hemorragia, maior será a hipoperfusão e como consequência haverá diminuição do metabolismo celular resultando em hipotermia. Durante o metabolismo anaeróbio também ocorrerá aumento dos níveis de lactato sérico e acidose metabólica. A hipotermia e a acidose são responsáveis pelo agravamento da coagulopatia.

3. TEORIA DA DUPLA ONDA

Após o episódio traumático 2 determinantes principais ditam a complexa cascata da resposta de defesa do hospedeiro. O primeiro e principal condutor da inflamação é o dano tecidual resultante diretamente do trauma; o segundo são sequelas da resposta inflamatória (Figura 50.2.). A força do trauma primário e a gravidade do impacto determinam o escopo e a importância dos danos aos órgãos sólidos, lesões nos tecidos moles e fraturas por meio da ruptura mecânica real do tecido traumatizado e são referidos como o "primeiro golpe". Este primeiro hit, por sua vez, dita a gravidade da resposta secundária que pode ser considerada como variedades endógenas ou exógenas dos chamados "segundos hits". Os segundos golpes endógenos são complicações diretas

da lesão inicial e incluem hipóxia por desconforto respiratório, hipovolemia, hipoperfusão, acidose metabólica, lesões de isquemia e reperfusão, além de necrose das feridas. Um dos principais fatores que contribuem para as mortes tardias por trauma é a lesão de isquemia e reperfusão (LIR) secundária ao choque e subsequente reperfusão.

Lesões primárias (1 hit) nos órgãos podem variar de contusões a lacerações. A lesão de órgãos abdominais é um dos problemas clínicos mais comumente reconhecidos associados ao trauma contuso. A hemorragia, associada a fraturas ou avulsões do fígado, baço, rins e grandes vasos sanguíneos, é a principal fonte de patologia das lesões traumáticas. Lesões por esmagamento nos órgãos abdominais podem ser particularmente graves devido à quantidade de lesão mecânica do tecido que ocorre no momento do trauma. Lesões torácicas, como fraturas de costelas, contusões pulmonares, pneumotórax traumático e contusões miocárdicas são frequentemente complicadas por choque e hipóxia associados. A inflamação sistêmica pode piorar a disfunção orgânica diminuindo o inotropismo ou induzindo a síndrome de desconforto respiratório agudo (SDRA).

Lesões secundárias (2 hit) geralmente resultam de tentativas de tratar o evento traumático. Os episódios de hipotensão que podem ocorrer durante a anestesia podem contribuir significativamente para a lesão de "segundo golpe". Quanto mais tempo durar um episódio anestésico, maior a chance de um evento hipotensor e mais LIR. Se o reparo definitivo for realizado, os procedimentos cirúrgicos serão necessariamente mais longos do que os procedimentos em que não se tenta o cuidado definitivo. As tentativas de reparação cirúrgica da lesão primária

resultam em trauma tecidual adicional com possíveis consequências não intencionais, como hipotermia e perda de sangue, exacerbando o impacto da nova carga de trauma. As infecções secundárias são um problema significativo que geram lesões secundárias e incluem pneumonia nosocomial, infecções no local do cateter ou relacionadas ao cateter urinário, infecções essas que podem ser causadas por agentes multirresistentes. Outras causas de lesões secundárias incluem uso de drogas, transfusão de sangue e hemocomponentes, administração de fluidoterapia e nutrição enteral ou parenteral.

4. RESPOSTA IMUNOLÓGICA/INFLAMATÓRIA

Após o trauma, o dano tecidual direto (carga de trauma exógeno) leva à expressão de padrões moleculares associados ao dano (PMADs) que são então reconhecidos pelos receptores de reconhecimento padrão (RRPs). PMADs são moléculas de origem do hospedeiro que somente são expressas quando há dano tecidual. Uma resposta celular idêntica é desencadeada quando o padrão molecular estimulante é associado ao patógeno (PMAPs). Importante, a imunidade inata participa tanto na inflamação sistêmica não infecciosa, quanto na infecciosa. É bem reconhecido que o dano tecidual e a morte celular causam inflamação.

Os RRPs estão presentes em um grande número de tipos de células imunes e não imunes e estão constantemente coordenando a resposta às doenças. É importante ressaltar que os padrões reconhecidos estão presentes apenas em estados de doença. Os RRPs são um conjunto relativamente pequeno de receptores capazes de reconhecer uma ampla gama de patógenos, como vírus, bactérias e fungos. Todos os tipos de células que participam da função imune, incluindo macrófagos, monócitos, células dendríticas, neutrófilos e células epiteliais, expressam RRPs. Os RRPs mais estudados e mais conhecidos são os receptores toll-like, mas muitos outros, incluindo os receptores NOD-like, os receptores de lectina tipo-C, os receptores RIG e os receptores RAGE foram definidos e são importantes para a função coordenada do sistema imunológico. O dano tecidual extenso, como visto no trauma, é um mecanismo pelo qual os RRPs induzem resposta imune inata. Como resultado da ativação dos RRPs, uma resposta coordenada do sistema imunológico recruta células para lutar contra infecções e tecidos danificados.

A resposta de fase aguda participa da inflamação sistêmica induzida por trauma. É desencadeada por células inflamatórias através da liberação de citocinas pró-inflamatórias e é realizada pelo fígado. A produção de proteínas de fase aguda, como proteína C-reativa, fibrinogênio e protrombina é aumentada, denominando-se proteína de fase aguda positiva. As proteínas de fase aguda negativa são proteínas cuja produção é diminuída em resposta à inflamação e incluem albumina, proteína C, proteína S e antitrombina. Cada uma das proteínas de fase aguda, seja positiva ou negativa, tem algum efeito sistêmico. Geralmente, no entanto, a resposta de fase aguda é considerada pró-inflamatória e destina-se a combater a infecção ou controlar o trauma tecidual.

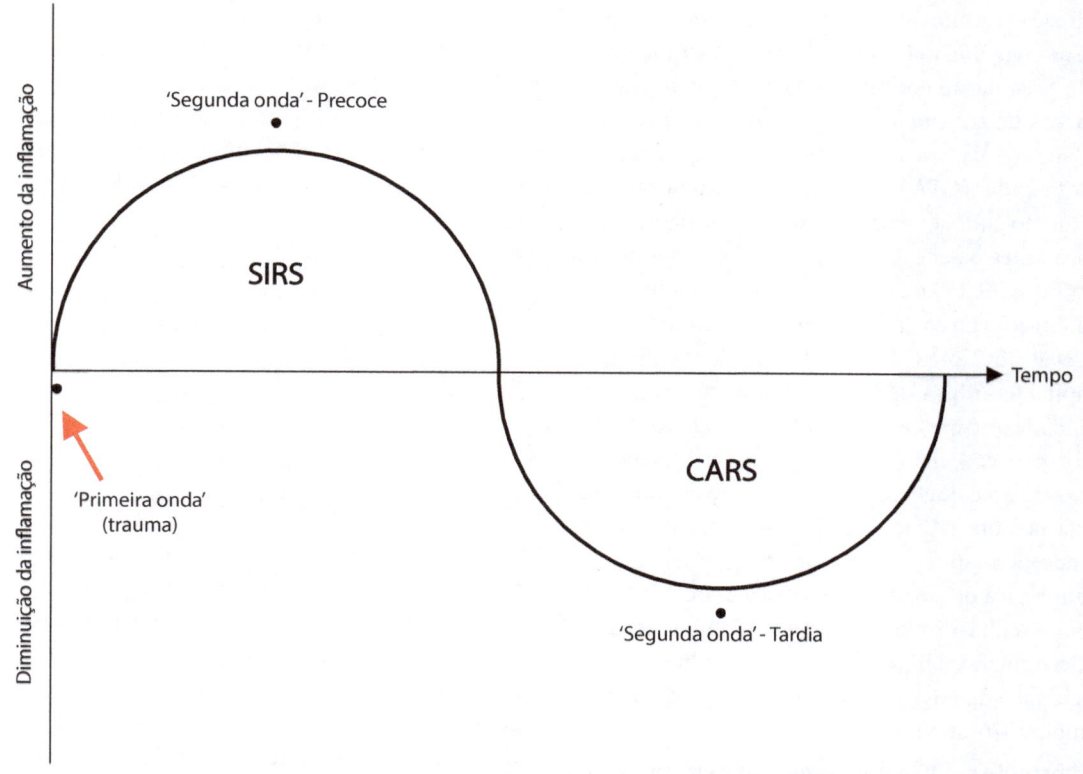

Figura 50.2. – Teoria da dupla onda: o trauma extenso ativa e desencadeia a resposta imunológica – a primeira onda; (1 hit); – deixando-o suscetível a uma segunda onda (2 hit) que leva o organismo à resposta inflamatória descontrolada secundária a hemorragias tardias, hipóxia, isquemia/ reperfusão, reanimação com transfusão volumosa, intervenção cirúrgica, infecção, e subsequente a SDMO. Adaptado de Sailhamer et. al, 2008).

Os estados hiperinflamatórios criam e agravam o dano e a disfunção dos órgãos durante a inflamação sistêmica. Um exemplo clássico de disfunção orgânica secundária a trauma é a SDRA, em que o aumento da permeabilidade capilar pulmonar devido à presença de mediadores inflamatórios leva ao acúmulo de edema pulmonar, mesmo que a origem da inflamação esteja em um local distante do pulmão. A SDRA induzida por trauma é reconhecida há décadas e se tornou um problema significativo à medida que os primeiros socorros e os cuidados médicos de emergência melhoraram e os pacientes sobrevivem mais aos ferimentos iniciais. A hiperinflamação por si só não explica, no entanto, todas as manifestações clínicas reconhecidas de disfunção imune induzida por trauma, e uma chamada síndrome de resposta anti-inflamatória compensatória (CARS) foi reconhecida em algumas vítimas de trauma humano, bem como em pacientes com sepse. O desenvolvimento de CARS pode levar à infecção secundária do local primário da lesão tecidual ou de órgãos distantes, como os pulmões (ou seja, pneumonia).

5. INTERAÇÃO INFLAMAÇÃO E COAGULAÇÃO

A reação inflamatória pós-traumática envolve a interação entre o sistema hemostático e a resposta neuroendócrina secundária aos danos causados tanto por hipoperfusão, quanto por reperfusão. O endotélio vascular ativado pela exposição às citocinas inflamatórias se torna permeável, permitindo a passa-gem dos mediadores de lesão tecidual para o espaço intersticial. A resposta inflamatória ao trauma grave associa-se com uma redução da capacidade de controlar infecções, provocando uma atividade inflamatória ainda mais exacerbada. O endotélio vascular é um dos protagonistas na fisiopatologia do distúrbio de coagulação. O dano tecidual e endotelial, especialmente na área da lesão traumática, desencadeia o processo de coagulação após exposição ao colágeno tipo III subendotelial e à tromboplastina. Eles se ligam às plaquetas, fator de Von Willebrand, e fator VIIa. Por fim, o complexo tromboplastina-Fator VIIa ativa proteínas de coagulação do plasma, o que resulta na formação de trombina e fibrina.

Em humanos as anormalidades na coagulação estão presentes em 25-34% das vítimas de trauma no momento da apresentação hospitalar e a presença de coagulopatia na admissão estão associadas ao aumento da morbidade (por exemplo, necessidades de transfusão e desenvolvimento de falência de múltiplos órgãos) e uma probabilidade 3 a 4 vezes maior de mortalidade. Vinte e nove por cento de todos os pacientes humanos, vítimas de trauma associado à coagulopatia desenvolvem SDMO durante a hospitalização, em comparação com apenas 12% dos pacientes sem distúrbios significativos da coagulação. A coagulopatia nessa população de pacientes foi historicamente atribuída à hemodiluição, acidose progressiva, hipotermia e inflamação sistêmica que se desenvolve durante e em parte secundária aos esforços iniciais de reanimação. Embora a lesão durante a reanimação certamente tenha demonstrado ser um fator importante na coagulopatia após o trauma, a documentação do distúrbio da coagulação em muitos pacientes com trauma antes dos esforços de reanimação levou a uma investigação mais aprofundada das causas subjacentes. O termo "coagulopatia traumática aguda" (CTA) tem sido usado para descrever o comprometimento endógeno da hemostasia que ocorre após lesão traumática antes da abordagem inicial. Já "coagulopatia induzida por trauma" (CIT) é um termo usado para descrever o espectro de alterações na coagulação que ocorrem após lesões traumáticas graves devido à CTA e tentativas de reanimação. Existem múltiplos fenótipos de CIT, que podem resultar em hipocoagulabilidade ou hipercoagulabilidade e/ou hipofibrinólise ou hiperfibrinólise. A manifestação clínica é influenciada principalmente pelo grau de alteração na produção de trombina, função plaquetária e fibrinólise. O acúmulo de catecolaminas e metabólitos após a lesão, a extensão da ativação endotelial e a resposta imunológica do paciente também afetam o fenótipo da CIT. Todavia, acredita-se que a CIT seja predominantemente um estado anticoagulante e hiperfibrinolítico resultante da hipoperfusão tecidual e da ativação da proteína C mediada pelo complexo trombina/trombomodulina.

A hiperfibrinólise é bem documentada em humanos após o trauma. Lesões traumáticas graves resultam em liberação maciça de ativador de plasminogênio tecidual (tPA), que sobrecarrega a capacidade neutralizadora de inibidores fibrinolíticos, especialmente o inibidor-1 do ativador de plasminogênio (PAI-1). Esse desequilíbrio pró-fibrinolítico é eventualmente contrabalançado pela regulação do PAI-1, que ocorre dentro de horas após a lesão. Esse desequilíbrio inicial entre ativação e inibição da fibrinólise após trauma grave pode explicar por que a administração de ácido tranexâmico (TXA) dentro de 3 horas da lesão tem sido associada a uma redução na mortalidade em pessoas com trauma grave.

Existem poucos estudos avaliando o estado de coagulação de pacientes veterinários após trauma. As hemorragias internas são relatadas em até 38% dos pacientes veterinários traumatizados. Além disso, até 36% dos cães podem necessitar de transfusão de concentrados de hemácias após trauma grave. Distúrbios hemostáticos já foram relatados em gatos e cães após trauma, entretanto um consenso definindo características de CIT e CTA em espécies veterinárias ainda não foi alcançado. A evidência da presença de CTA, caracterizada em humanos por hipocoagulação e hiperfibrinólise com base em testes viscoelásticos, é limitada em pacientes caninos traumatizados. Dois relatos de casos separados documentaram hipocoagulação e hiperfibrinólise usando tromboelastometria rotacional e tromboelastografia, em cães com politrauma grave. Um estudo que utilizou tromboelastometria rotacional para avaliar o estado de coagulação em 33 cães que se apresentaram dentro de 6 horas após o trauma relatou hipocoagulabilidade em 33% dos cães, dos quais 9% também apresentaram hiperfibrinólise. No entanto, em contraste com estudos previamente publicados em humanos, Birkbeck et al. (2024) avaliando a função plaquetária, medida pelo teste de agregação plaquetária induzida por múltiplos eletrodos (MEPA) e a fibrinólise com a tromboelastografia (TEG), demonstrou ausência de diferença entre os grupos de trauma e controle. Além disso, a gravidade do choque em cães com trauma não apresentou correlação com a função plaquetária ou a fibrinólise.

Os dados limitados existentes em cães e gatos sugerem que anormalidades hemostáticas estão presentes após o trauma, porém mais estudos no futuro poderão definir quais as melhores estratégias de diagnóstico e terapia.

6. ASPECTOS RELACIONADOS À RESPOSTA DO ORGANISMO E IMUNONUTRIÇÃO

Os traumas de maior complexidade induzem primeiramente alterações físicas sistêmicas que refletem a gravidade e o local do trauma. A dor é um dos principais resultados do trauma grave e gera importantes alterações metabólicas e neuro-hormonais no paciente grave. Os animais com trauma grave podem apresentar dor principalmente quando tratados com a administração intermitente de analgésicos, contribuindo significativamente para a supressão do sistema imune, aumento do risco de infecção e falência de órgãos pós-trauma. Esses riscos são intensificados pela queda abrupta das reservas de glutamina e carnitina no organismo, ocorrendo geralmente dentro de 24 horas após o trauma, devido ao acentuado aumento da taxa metabólica, a qual pode ser estimada simplesmente pela observação do esforço, profundidade e frequência respiratória.

Quanto maior o aumento dessas variáveis respiratórias, maior a taxa metabólica basal que é proporcional ao consumo de oxigênio. Portanto, o estado hipercatabólico dos pacientes com politrauma deve ser reconhecido e tratado com o manejo nutricional adequado com o objetivo de evitar complicações posteriores. Estudos clínicos recentes descrevem o conceito de "imunonutrição", a qual considera a suplementação de ácidos graxos ômega três e aminoácidos essenciais, como glutamina, aos pacientes com trauma grave.

Muitos aspectos das estratégias nutricionais para o paciente com politrauma ainda continuam controversos, como o tempo exato, duração, quantidade de calorias e de proteína, e escolha da via enteral ou parenteral. Os tópicos a seguir fornecerão elementos da patofisiologia das alterações metabólicas após um trauma grave, os quais justificam a imunonutrição precoce no paciente politraumatizado.

a) O trauma grave leva a alterações massivas no estado fisiológico pela modificação das vias metabólicas e ativação do sistema imune inato. As alterações metabólicas pós-traumáticas são caracterizadas pelo hipermetabolismo com aumento do gasto de energia e do catabolismo proteico, resistência à insulina associada a hiperglicemia, intolerância à glicose, e elevados níveis de insulina plasmática ("diabetes do trauma").

b) As alterações das vias metabólicas fisiológicas levam ao desenvolvimento de acidose metabólica e hiperlactatemia. O estado de baixa perfusão ocorre devido: a) perda de volume sanguíneo; b) lesão miocárdica decorrente do trauma direto ou da influência da liberação tecidual de citocinas; c) vasodilatação devido à liberação de mediadores inflamatórios e endotoxinas/exotoxinas provenientes do trato gastrointestinal e posteriormente da translocação bacteriana intestinal; d) aumento da permeabilidade capilar pela perda de glicocálice na superfície endotelial capilar; e) má distribuição do fluxo sanguíneo causada pela perda da flexibilidade das hemácias, aumento da adesão endotelial e formação de microtrombos, os quais obstruem o capilar. A elevação das demandas de oxigênio no paciente politraumatizado agrava ainda mais o estado hipermetabólico, devido ao aumento da utilização do oxigênio mitocondrial.

c) As alterações metabólicas após o trauma foram descritas há mais de seis décadas por Cuthbertson e são caracterizadas pela ocorrência em duas diferentes fases, denominadas do inglês de "ebb phase", ou seja, fase inicial de refluxo e hipodinâmica, e "flow phase", fase tardia de fluxo e hiperdinâmica (Tabela 50.1.).

A "ebb phase" se inicia dentro de minutos após o trauma e persiste por várias horas após a lesão inicial. Caracteriza-se pelo declínio da temperatura corporal e do consumo de oxigênio, com o objetivo de reduzir a depleção de energia pós-traumática.

Tabela 50.1. – Alterações metabólicas após o trauma grave

"Ebb phase" (horas)	"Flow phase" (dias a semanas)
Diminuição da temperatura corporal	Aumento da temperatura corporal
Diminuição do consumo de oxigênio	Aumento do consumo de oxigênio
Acidose lática	Balanço negativo de nitrogênio
Aumento dos níveis do hormônio de estresse	Aumento dos níveis do hormônio de estresse
Diminuição dos níveis de insulina	Níveis de insulina normais ou elevados
Hiperglicemia, resistência insulínica	Hiperglicemia, resistência insulínica
Gliconeogênese	Gliconeogênese
Aumento do consumo de substratos	Proteinólise ("autocanibalismo")
Resposta de fase aguda hepática	Lipólise
Ativação imune	Imunossupressão

Entretanto, a curta duração dessa fase limita a sua relevância clínica. Já a "flow phase" ocorre após o estado compensatório do choque traumático-hemorrágico e está associada ao aumento da alteração metabólica, ativação do sistema imune inato e indução da resposta de fase aguda hepática. Isso resulta no aumento do estado catabólico com significativa elevação do consumo de energia e oxigênio. A quantidade de consumo e demanda de oxigênio nos pacientes com choque traumático-hemorrágico pode ser calculada utilizando a fórmula de cálculo do oxigênio disponível (DO2 em mL/min) nos pacientes politraumatizados, descrita por Nunn e Freeman em 1964.

DO2 = DC × SaO2 × Hb × 1.34 Onde: [DC, débito cardíaco (mL/min); SaO2, saturação de oxigênio arterial (%); Hb, concentração de hemoglobina (g%); 1.34, constante da capacidade de afinidade pelo O2 (mL O2/g Hb)]

d) É importante ressaltar que em todos os pacientes com trauma grave os quatro elementos de reanimação e a terapia intensiva devem ser considerados, além de conter a hemorragia e corrigir as lesões orgânicas e teciduais. Assim, os principais objetivos do tratamento ao paciente traumatizado com relação às alterações metabólicas, incluem pelo menos o seguinte:

I. Promover adequada oferta de oxigênio (preservar e fornecer hemácias a fim de manter o hematócrito > 20%, preservar e restaurar o volume plasmático, e fornecer suplementação de oxigênio, necessário para aumentar a pressão parcial de oxigênio arterial, a qual é essencial para a máxima saturação da hemoglobina e melhora da difusão;

II. Promover adequada monitorização da dor e fornecer continuamente analgésicos até observar melhora da resposta dolorosa;

III. Promover precocemente o suporte nutricional incluindo elementos-chave como proteína, carnitina, glutamina, arginina (se não estiver em sepse) e ácidos graxos ômega-3;

IV. Realizar fisioterapia, assim que possível, a fim de se evitar a trombose venosa profunda e a perda de massa muscular.

7. ASPECTOS RELACIONADOS ÀS CONDIÇÕES DE SUPORTE DA RESPOSTA ORGÂNICA

Alguns programas de qualidade no tratamento do doente grave com trauma já foram propostos, principalmente no âmbito pós-operatório (como o ERAS – Enhanced Recovery After Surgery, e no Brasil o programa ACERTO).

A ideia destes programas é reduzir a resposta orgânica sofrida pelo indivíduo após o trauma cirúrgico. A nossa proposta é a implantação dos mesmos conceitos para o doente pós-trauma no consultório de urgências, além de obviamente os animais provenientes de trauma cirúrgico nas unidades veterinárias.

O conceito geral dos programas envolve os seguintes tópicos:

- Utilizar a cirurgia endoscópica sempre que possível, pois reduz o trauma cirúrgico significativamente.
- Utilizar a nutrição pré e pós-operatória protocolada.
- Iniciar cuidados de retirada precoce de drenos e próteses do doente traumatizado.
- Diminuir o uso abusivo de opioides e anti-inflamatórios não esteroidais.
- Não manter sonda nasogástrica pós-operatória sem indicação expressa.
- Controlar a náusea pós-operatória.

Dentre estes tópicos, podemos ampliar as seguintes discussões:

7.1. – Nutrição Pré e Pós-operatória Protocolada

É importante que o doente cirúrgico eletivo, sem contraindicações, receba uma carga calórica líquida mínima até 4 horas antes da cirurgia. O jejum de apenas 2 horas é preferível nestes pacientes, pois há uma menor mobilização de gordura/proteína com manutenção dos níveis de insulina, reduzindo as complicações.

O uso de arginina por 5 a 7 dias antes de uma cirurgia possui recomendação forte (1A) pelas diretrizes, mas, em contrapartida, a recomendação mais atual é a de não suplementar os doentes graves (principalmente com SDRA) com ácidos ômega-3. A nutrição enteral precoce sempre é preferível pois reduz a incidência de infecções e complicações.

No pós-operatório, não é necessário, nem recomendado, aguardar ruídos intestinais para iniciar a nutrição, esta deve começar a partir de 4 horas de pós-operatório a não ser que haja indicações expressas com relação ao esvaziamento gástrico (nutrição trófica de pelo menos 20 kcal/dia).

A cirurgia intestinal, e mesmo a manutenção do abdômen aberto e contido NÃO SÃO contraindicações do uso de nutrição enteral precoce. Este é um paradigma que deve ser rompido, principalmente pelas equipes cirúrgicas. Os problemas de deiscência e infecção pós-operatória ocorrem muito mais por ineficácia cirúrgica, mal preparo pré-operatório e má gestão hemodinâmica transoperatória, que pela presença de conteúdo calórico líquido precoce no trato gastrointestinal. Uma ferida necessita de calorias para cicatrizar, e o trato digestivo deve estar devidamente reanimado do ponto de vista hemodinâmico para receber este suporte, sob pena de isquemia intestinal grave. Por isso a importância da manutenção das metas propostas e indicadas em vários momentos ao longo desta obra.

8. EPIDEMIOLOGIA DO TRAUMA

O trauma é umas das principais razões que levam os tutores a procurarem cuidados veterinários de emergência, sendo apontado como uma das principais causas de óbito em cães, independentemente da faixa etária. Contudo, o entendimento da epidemiologia do trauma em cães e gatos permanecia limitado. A literatura veterinária sobre o tema era predominantemente composta por estudos de instituições isoladas, muitos dos quais são retrospectivos e tendem a focar em um único mecanismo de trauma.

Em 2011 o American College of Veterinary Emergency and Critical Care (ACVECC), fundou o Veterinary Committee on Trauma (VetCOT), com o propósito de estabelecer uma rede de estabelecimentos para impulsionar o desenvolvimento de sistemas de atendimento e otimização para o atendimento de pacientes com trauma. A visão era que esses hospitais colaborassem para definir padrões de cuidado elevados e compartilhar informações que aprimorassem a eficiência no manejo e os resultados para esses pacientes. Em 2012, formou-se o Subcomitê de Registro VetCOT (VetCOT-RS) para desenvolver, implementar e administrar o registro de trauma. A partir de setembro do mesmo ano, nove Centros de Trauma Veterinário (CTVs) começaram a inserir dados de casos de trauma em cães e gatos. Desde então, o VetCOT é considerado a referência mundial para a coleta de dados multi-institucional, voltado para a padronização e consolidação dos dados clinicamente úteis que descrevem o trauma em pequenos animais.

Em 2018 os primeiros registros foram publicados. Esse registro durou 42 meses e contou com dados coletados de vinte e nove CTVs localizados nos Estados Unidos, Canadá, Europa e Austrália e 17.335 casos de trauma em cães e 3.435 em gatos contribuíram com as informações para a construção dos dados epidemiológicos. O trauma contuso foi a fonte mais comum de lesão em gatos (56,7%), enquanto o trauma penetrante foi a fonte mais comum de lesão em cães (52,3%). A proporção de animais que sobreviveram até a alta foi de 92,0% para cães e 82,5% para gatos.

Em 2023 novos dados foram publicados. Nesse registro, trinta e um CVTs contribuíram com dados de 20.842 casos de trauma em cães e 4.003 em gatos ao longo de um período de relato de 33 meses (Tabela 50-2). As taxas de internação foram ligeiramente menores em cães (27,8%) do que em gatos (32,7%). As maiores taxas de mortalidade por mecanismo de lesão em cães foram atropelamento por veículo, lesão balística, feridos dentro do veículo, ferida de mordida não penetrante e lesão por sufocamento. As maiores taxas de mortalidade por mecanismo de lesão em gatos foram atropelamento por veículo, ejeção do veículo, lesão de mordedura não penetrante, lesão balística e lesão por sufocamento/puxão (Figuras 50.3. e 50.4.). A proporção de animais que sobreviveram até a alta foi de 93,1% para cães e 82,5% para gatos.

Tabela 50.2. – Taxa de letalidade em cães e gatos, por causa da lesão

Mecanismo de trauma	Cães Total de casos	Óbitos	Fatalidade	Gatos Total de casos	Óbitos	Fatalidade
Contuso (todos)	9468	983	10,4%	2473	511	20,7%
Atropelamento	3486	638	18,3%	561	243	43,3%
Lesão dentro do veículo	76	10	13,2%	9	1	11,1%
Mordedura não penetrante	925	94	10,2%	199	61	30,7%
Engasgamento/Sufocamento	130	11	8,5%	24	6	25%
Quedas	2130	125	5,9%	613	52	8,5%
Lesão por objetos	242	14	5,8%	112	14	12,5%
Desconhecido (contuso)	715	36	5%	510	90	17,6%
Ejeção do veículo	76	3	3,9%	6	2	33,3%
Outros (contuso)	1642	62	3,8%	433	42	9,7%
Lesão por armas	46	0	0%	6	0	0%
Penetrante (todos)	11923	471	3,9%	1554	188	12,1%
Balístico	91	16	17,6%	18	5	27,8%
Mordedura penetrante	8354	403	4,8%	739	130	17,6%
Empalamento	208	9	4,3%	23	5	21,7%
Outros (penetrante)	826	13	1,6%	191	15	7,9%
Laceração por metal	762	12	1,6%	99	2	2%
Desconhecido (penetrante)	1271	17	1,3%	437	31	7,1%
Laceração por vidro	189	1	0,5%	38	0	0%
Laceração por faca	32	0	0%	7	0	0%

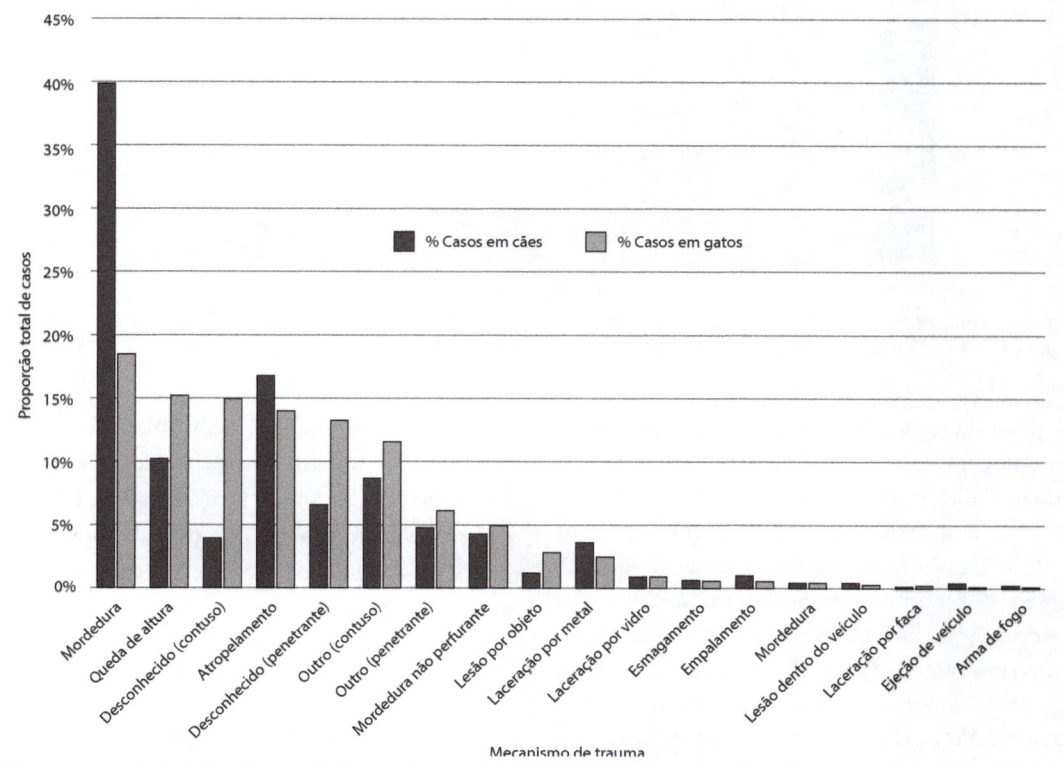

Figura 50.3. – Gráfico representando a distribuição de frequência dos mecanismos de trauma em gatos e cães

Seção VI

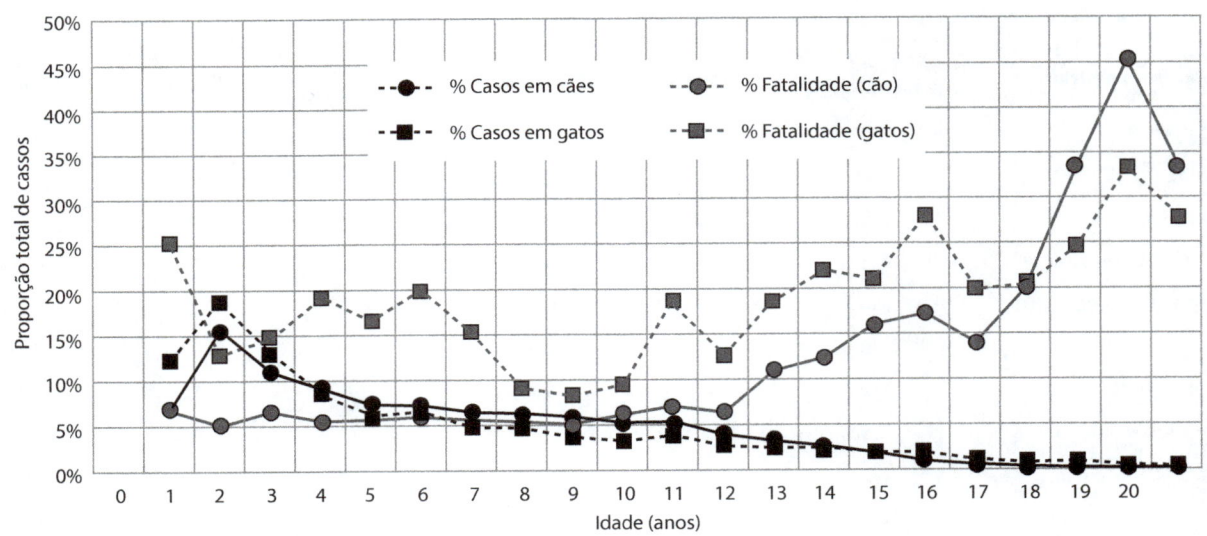

Figura 50.4. – Dados do registro do American College of Veterinary Emergency and Critical Care (ACVECC)-Veterinary Committee on Trauma de 2017 a 2019.

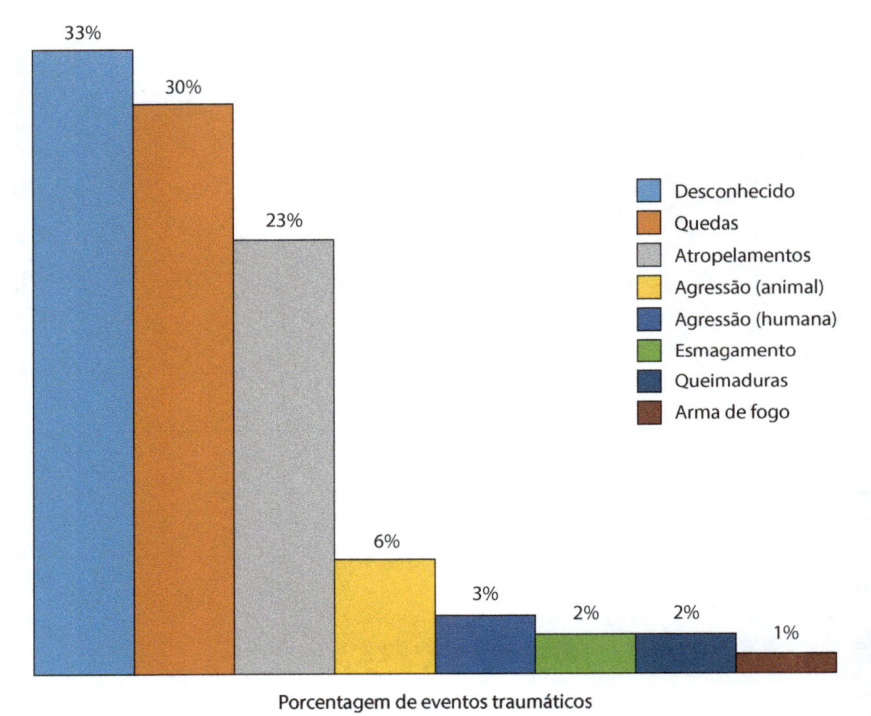

Figura 50.5. – Gráfico de linha representando a porcentagem de casos totais e taxas de letalidade em relação à idade de cães e gatos com trauma. Dados do registro do American College of Veterinary Emergency and Critical Care (ACVECC)-Veterinary Committee on Trauma de 2017 a 2019.

No Brasil, poucos estudos foram conduzidos para a avaliação da epidemiologia em pacientes vítimas de trauma. Um estudo publicado em 2021, relatou o perfil clínico epidemiológico e fatores de risco associados à mortalidade em gatos com trauma. Nesse estudo unicêntrico, 89 gatos foram admitidos em 12 meses, dos quais 90% eram jovens, 54% eram machos, 79% não eram castrados, 59% eram gatos que não tinham acesso à rua e 92% eram sem raça definida. O trauma contuso foi a causa mais prevalente de lesões, relatada em 76% dos gatos, dados semelhantes ao VetCOT e acidentes envolvendo quedas que afetam os membros pélvicos foram os mais comumente

relatados (Figura 50.5.). A prevalência de morte entre gatos admitidos no setor de emergência foi 9,44 vezes maior do que a de animais tratados no centro cirúrgico e os traumas resultantes de atropelamento e trauma torácico foram associados a uma maior probabilidade de morte, principalmente quando estavam associados à hipotermia.

8. CONCLUSÃO

As alterações da resposta inflamatória causada diretamente pelo trauma, constituem as lesões primárias, já aquelas ocasionadas pela lesão de isquemia, reperfusão e medidas terapêuticas são as lesões secundárias. Ambas contribuem para a lesão endotelial, desequilíbrio imunológico e inflamatório e coagulopatia, que resultarão em aumento de mortalidade. O entendimento de todos os mecanismos envolvidos na resposta orgânica ao trauma se torna imprescindível, pois pode ajudar a equipe médica no entendimento das complicações esperadas além de auxiliar durante toda a abordagem.

A colaboração multi-institucional no registro de casos de trauma em cães e gatos tem proporcionado uma valiosa fonte de dados para a compreensão e melhoria do tratamento de lesões traumáticas em pequenos animais. A análise desses dados não apenas destaca a favorabilidade geral na taxa de sobrevivência até a alta, mas também identifica oportunidades significativas para aprimorar os resultados em casos mais graves. Além disso, a utilização do registro em iniciativas como melhoria de desempenho, design de ensaios clínicos e estudos observacionais prospectivos multicêntricos demonstra seu papel crucial na evolução contínua dos esforços para aprimorar o tratamento de cães e gatos vítimas do trauma.

9. LITERATURA RECOMENDADA

1. Dara L. Gottlieb, DVM, Jennifer Prittie, Yekaterina Buriko, and Kenneth E. Lamb, Evaluation of acute traumatic coagulopathy in dogs and cats following blunt force trauma, Journal of Veterinary Emergency and Critical Care 00(0) 2016, pp 1–9

2. Edwards JD, Redmond AD, Nightingale P, Wilkins RG. Oxygen consumption following trauma: a reappraisal in severely injured patients requiring mechanical ventilation. Br J Surg. 1988 Jul;75(7):690-2.

3. Frankenfield DC, Wiles CE 3rd, Bagley S, Siegel JH. Relationships between resting and total energy expenditure in injured and septic patients. Crit Care Med. 1994 Nov;22(11):1796-804.

4. Frith D, Brohi K. The pathophysiology of trauma-induced coagulopathy. Curr Opin Crit Care. 2012;18(6):631-6.

5. Griffiths RD, Hinds CJ, Little RA. Manipulating the metabolic response to injury. Br Med Bull. 1999;55(1):181-95.

6. Lord JM, Midwinter MJ, Chen YF, Belli A, Brohi K, Kovacs EJ, et al. The systemic immune response to trauma: an overview of pathophysiology and treatment. Lancet. 2014;384(9952):145565.

7. Sailhamer EA, Li Y, Smith EJ, Shuja F, Shults C, Liu B, et al. Acetylation: a novel method for modulation of the immune response following trauma/hemorrhage and inflammatory second hit in animals and humans. Surgery. 2008;144(2):204-16.

8. Brohi K, Singh J, Heron M, Coats T. Acute traumatic coagulopathy. J Trauma. 2003;54(6):1127-1130.

9. Kutcher ME, Redick BJ, McCreery RC, et al. Characterization of platelet dysfunction after trauma. J Trauma Acute Care Surg. 2012; 73(1):13-19.

10. Verni CC, Davila A, Balian S, Sims CA, Diamond SL. Platelet dysfunction during trauma involves diverse signaling pathways and an inhibitory activity in patient-derived plasma. J Trauma Acute Care Surg. 2019;86(2):250-259.

11. Moore HB, Moore EE, Gonzalez E, et al. Hyperfibrinolysis, physiologic fibrinolysis, and fibrinolysis shutdown. J Trauma Acute Care Surg. 2014;77(6):811-817.

12. Fletcher DJ, Rozanski EA, Brainard BM, de Laforcade AM, Brooks MB. Assessment of the relationships among coagulopathy, hyperfibrinolysis, plasma lactate, and protein C in dogs with spontaneous hemoperitoneum. J Vet Emerg Crit Care. 2016;26(1):41-51.

13. Simpson S A, Syring R, Otto C M. Severe blunt trauma in dogs: 235 cases (1997-2003). J Vet Emerg Crit Care. 2009;19(6):588-602.

14. Lisciandro G R, Lagutchik M S, Mann K A, et al. Evaluation of an abdominal fluid scoring system determined using abdominal focused assessment with sonography for trauma in 101 dogs with motor vehicle trauma. J Vet Emerg Crit Care. 2009;19(5):426-437.

15. Lynch AM, O'Toole TE, Respess M. Transfusion practices for treatment of dogs hospitalized following trauma: 125 cases (2008–2013). J Am Vet Med Assoc. 2015;247(6):643-649.

16. 18. Mischke R. Acute haemostatic changes in accidentally traumatized dogs. Vet J. 2005;169(1):60-64.

17. Birkbeck, R , Chan, D. L., McBride, D., Cortellini S., Prospective evaluation of platelet function and fibrinolysis in 20 dogs with trauma, J Vet Emerg Crit Care. 2024; 34:40–48.

18. Nascimento, D.; Neto J.M.C., Solcà, M.S.M; Estrela-Lima, A.; Barbosa, V.; Clinicoepidemiological profile and risk factors associated with mortality in traumatized cats admitted to a veterinary teaching hospital in Brazil; Journal of Feline Medicine and Surgery 2021; 1-8.,

19. Hall, K.E.; Rutten, J.I.; Baird, T.N.; Boller, M.; Edwards, M.; Hickey, M.; Raffe, M.R; ACVECC-Veterinary Committee on Trauma registry report 2017–2019, J Vet Emerg Crit Care. 2023;33:289–297.

20. Hall, K.E.; Boller, M; Hoffberg, J.; McMichael, M.; Raffe M.R.; Sharp, C.; ACVECC-Veterinary Committee on Trauma Registry Report 2013–2017, Journal of Veterinary Emergency and Critical Care 0(0) 2018, pp 1–6

51

Trauma Crânio Encefálico

Rodrigo Cardoso Rabelo
Felipe Javier Lillo-Araya

1. INTRODUÇÃO

O tratamento e a avaliação inicial para qualquer paciente traumatizado deve ser estabelecido segundo o padrão ABC e o de reanimação básica. Após ter o paciente estabilizado e com sinais de HIC, devemos começar com uma estratégia terapêutica baseada em etapas bastante claras.

Durante muitos anos, o controle imediato, e praticamente exclusivo, da pressão intracraniana foi considerado a base para o tratamento do trauma cranioencefálico. No entanto, outros parâmetros importantes, particularmente a manutenção da pressão de perfusão cerebral (PPC) otimizada, da hemodinâmica e do metabolismo cerebral, ganharam destaque. A reanimação guiada por metas adquiriu grande popularidade, ao basear-se na garantia de perfusão microcirculatória primária e na detecção precoce da falência orgânica.

É interessante notar que mesmo com o passar dos anos e a evolução da medicina, a abordagem do trauma craniano continue se baseando em dois parâmetros principais apenas

(PAM e PPC) e o arsenal farmacológico de tratamento não ultrapasse mais que 4-5 fármacos, o que comparado aos eventos cardiovasculares parece ínfimo.

2. PATOFISIOLOGIA

O TCE está frequentemente associado a traumatismos múltiplos, sendo a hemorragia e o edema cerebral, os grandes responsáveis pela evolução de processos autolíticos secundários causadores do óbito. Algumas lesões são consideradas incompatíveis com a vida, e alguns pacientes são admitidos sem vida no serviço de urgência, dada a gravidade da lesão (**Figuras 51.1. e 51.2.**).

É importante recordar que o edema cerebral é a presença de líquido no interstício; já o inchaço cerebral é causado por vasodilatação (principalmente pela hipercapnia) exagerada.

Não há relação entre o número e a extensão das contusões ou lacerações com o nível de consciência (este dependerá do grau de edema, inchaço, desvios estruturais e fenômenos

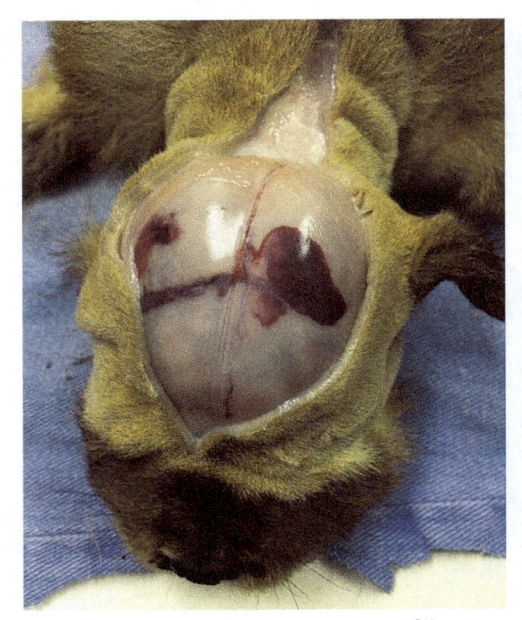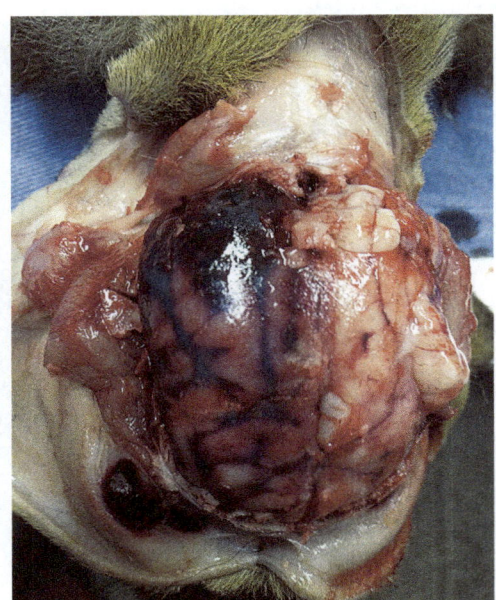

Figura 51.1. – Paciente canino neonato, após trauma cranioencefálico provocado por queda, revela área extensa de hemorragia após fratura.

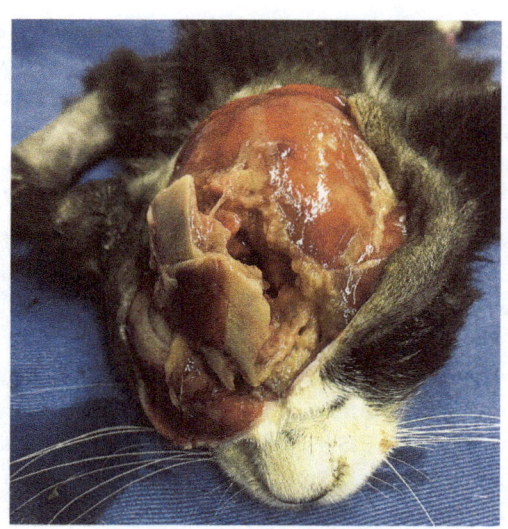

Figura 51.2. – Paciente felino, após trauma cranioencefálico provocado por mordedura de um cão, com fratura exposta.

vasomotores, que muitas vezes são secundários). Os danos aos vasos sanguíneos podem resultar em hemorragia intracraniana, edema vasogênico e diminuição da perfusão encefálica.

A abordagem e o tratamento do paciente com trauma craniano ainda apresentam aspectos controversos e, devido à falta de estudos clínicos retrospectivos e prospectivos de grande porte em pequenos animais, a maioria das recomendações para a medicina veterinária advém de estudos em humanos e experimentais, sendo provadas na rotina clínica.

3. ABORDAGEM TERAPÊUTICA CLÍNICA

Assim que o paciente dá entrada no serviço de urgência deve-se iniciar o atendimento emergencial padrão, procedendo-se à anamnese emergencial (CAPÚM – Cena, Alergias, Passado, Última Refeição e Medicamentos em Uso), utilizada para facilitar a anamnese e não omitir nenhuma pergunta importante, seguida do exame primário (ABC), e após a esta-

bilização e eliminação do risco de morte imediato o doente é abordado secundariamente com o acrônimo ABORDAGEM, e um exame neurológico completo deve ser realizado. Essa sequência fundamentalmente protege o cérebro da hipóxia, da hipoventilação e da hipotensão, fatores determinantes do mau prognóstico (consultar o Capítulo 18 – Abordagem Primária e Secundária – xABCDE).

Portanto, atualmente, é cada vez mais reforçado o conceito de que a abordagem ao doente com TCE deve ser sistematizada e obedecer aos protocolos de urgência básicos, dando total prioridade ao controle das vias aéreas, da boa respiração e da ventilação e à correção dos distúrbios circulatórios.

Além da abordagem clínica emergencial, devemos nos concentrar em manobras específicas no TCE, para garantir o suporte integral ao sistema nervoso central. As estratégias clínicas individualizadas, baseadas em evidências, para o doente com TCE, concentram-se em alguns conceitos.

Em primeira instância devemos realizar manobras básicas como elevar a cabeça de nosso paciente a mais de 30º, sem hiperestender o pescoço nem comprimir as veias jugulares, manter um nível de pressão arterial normal e aumentar o aporte de oxigênio dentro das primeiras duas horas (posição de Trendelenburg). (**Figura 51.3**)

Na abordagem de um paciente com TCE, a pressão sanguínea deve ser restaurada aos níveis normais, tão logo seja possível. O valor de 90mmHg como limiar de pressão sistólica para hipotensão arterial tem sido aumentado de modo arbitrário e é um parâmetro mais estatístico que fisiológico. Devido à influência na pressão de perfusão cerebral (PPC) no prognóstico, é possível que pressões sistólicas maiores que 90mmHg sejam desejáveis durante a fase de tratamento pré e intra-hospitalar, porém nenhum estudo foi realizado de maneira tão ampla para confirmar essa hipótese.

A fluidoterapia é considerada um dos pontos-chave na abordagem de um paciente com TCE. Os coloides são os fluidos mais utilizados pelos neurocirurgiões, pois eles são excluídos pela barreira hematoencefálica, restaurando o volume intravascular sem alterar o teor hídrico cerebral. Em contrapartida, os defensores da utilização de cristaloides isotônicos argumentam que o coloide pode atravessar a barreira hematoencefálica lesionada e exacerbar o edema pelo acúmulo de água na área afetada. A solução de Ringer lactato na dose de 40 a 90mL/kg/h demonstrou ser imprópria para uso em pacientes com trauma craniano, entretanto, a solução salina hipertônica (7,5%), pela via intravenosa, na dose de 4 a 5mL/kg em cães e gatos hipotensos, demonstrou aumentar a contratilidade miocárdica e o débito cardíaco, seu emprego melhora substancialmente a pressão sistêmica, produz ação anti-inflamatória e antirradicais livres, aumenta a osmolaridade, mantém o volume intravascular, gera um gradiente osmótico na barreira hematoencefálica intacta, reduz o edema, promove diurese e diminui considera-

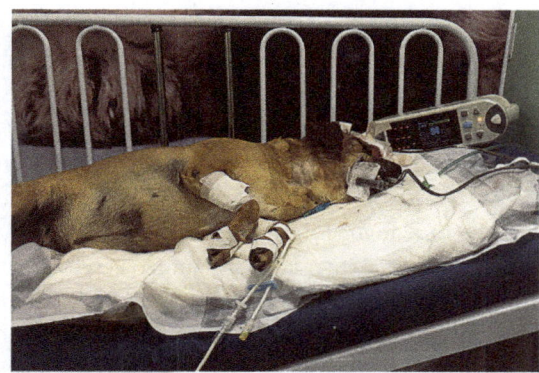

Figura 51.3. – Paciente em decúbito lateral, inclinado a 30º no leito. Detalhe para não permitir que o pescoço esteja inclinado isoladamente, mas sim o corpo todo do paciente.

velmente a PIC de forma rápida, com maior benefício do que soluções salinas isotônicas para a redução do teor hídrico cerebral e restauração da pressão arterial sistêmica.

O protocolo mais atual sugerido está baseado no uso da solução hipertônica a 3% em bolus de 4-8mL/kg a cada 4-6 horas, com objetivo de manter a PIC menor que 20mmHg, e em seguida manter a infusão contínua de 0,1-1mL/kg/h com objetivo de manter o sódio entre 150-160meq/L, máximo 170meq/L, sem permitir que aumente mais que 15 meq ao dia, e caso ultrapasse esta faixa de segurança (fato improvável com este protocolo) ou o doente se mantenha com a PIC estável, inicia-se o desmame da solução não permitindo uma queda maior que 10meq/L de sódio ao dia.

Uma vez com a volemia restabelecida, o paciente pode ser submetido a uma terapia hiperosmolar baseado inicialmente no manitol a dose 0,5 a 1g/kg em bolus lento, se houver hipertensão refratária, já que a abordagem osmótica mais atual recomenda a utilização de salina hipertônica a 3%.

Atualmente, sabe-se que as alterações da pressão intra-abdominal, podem causar uma mudança significativa da pressão intracraniana em pacientes com trauma cranioencefálico grave, por meio do mecanismo de aumento da pressão intratorácica e pressão venosa central, principalmente, gerando HIC refratária (consultar Capítulo 48 – Síndromes Compartimentais).

A partir dessa fisiopatogenia, os protocolos de descompressão abdominal, começaram a ser introduzidos no final da década de 1990, na tentativa de solucionar a queda da pressão arterial, a diminuição da pressão de perfusão cerebral, e o aumento da pressão intracraniana, refratários à terapia empregada.

Após a estabilização, se é possível obter uma neuroimagem, como uma tomografia computadorizada de emergência, devemos indicá-la, buscando sinais de lesão ocupante. No caso de trauma é importante determinar a presença de hematomas epidurais ou subaracnoides. Uma vez determinada uma LOE, sempre deve eliminar mediante neurocirurgia. Se não é possível realizar uma TC, dirigimos a terapia clinicamente.

O paciente com sinais de HIC refratária deve ser mantido em sedação, e para isso pode- se utilizar qualquer hipnótico ou opioide associado a um agente benzodiazepínico. A cetamina costuma ser contraindicada nos casos de PIC aumentada; entretanto, foi provado sua inocuidade em infusão contínua, em doses não anestésicas, por ser um excelente bloqueador dos receptores NMDA. Idealmente, os pacientes sedados devem ser intubados apesar da ausência de uma lesão pulmonar, porque as lesões encefálicas graves comprometem os centros respiratórios e as alterações ventilatórias resultantes produzem um desequilíbrio na oxigenação e principalmente na eliminação do CO_2. Sendo assim, o acúmulo de CO_2 causa uma vasodilatação encefálica aumentando o volume de sangue intracraniano incrementando a PIC. Em primeira instância, a PaO_2 ou seu efeito no $ETCO_2$ deve ser mantido nos níveis normais.

É importante que se realize a monitorização da PIC, já que a partir da interpretação do seu valor e da suas curvas podemos guiar os nossos esforços terapêuticos. Sob essa diretriz devemos manter a pressão de perfusão cerebral (PPC) acima de 70mmHg, mas para isso não devemos aumentar iatrogenicamente a pressão arterial média (PAM) a níveis suprafisiológicos. O uso da terapia hiperosmolar é de grande importância; se o uso do manitol não é suficiente pode-se agregar a terapia solução salina hipertônica (NaCl 10%), cuja dose é 0,9mL/Kg em bolus lento. Não deve ser utilizado essa terapia com repetição horárias, mas sim com objetivos terapêuticos que incluam a diminuição do valor da PIC, eliminação de ondas patológicas ou alcançar uma natremia entre 145-155mEq/L ou 320mOSm mensurados com osmômetro. Se a terapia é realizada somente com manitol, a natremia deve se manter normal e a terapia deve ser guiada somente pela osmolaridade. A utilização de furosemida está contraindicada nos guias atuais de tratamento do TCE, já que causam hipotensão por hipovolemia e distúrbios eletrolíticos importantes que podem aumentar a mortalidade.

O passo terapêutico seguinte é a utilização de hipotermia terapêutica, cujo objetivo é reduzir o consumo de oxigênio cerebral e assim melhorar o equilíbrio energético. Deve-se obter uma temperatura central de 34-36ºC esfriando lentamente o paciente com uso de mantas frias e gelo em região de grandes vasos (axilar e inguinal), ou com a administração de solução de ringer lactato a 4ºC em veia central. O estado de hipotermia deve manter-se por mais de 48 horas. O reaquecimento deve ser lento, também é importante a monitorização de complicações como infecções, alterações de coagulação ou arritmias.

O coma barbitúrico é uma estratégia que tem uma lógica similar à hipotermia terapêutica, diminui o metabolismo encefálico e protege o encéfalo da excitotoxicidade. A forma mais comum de realizá-la é através da infusão contínua de tiopental sódico de 1-3mg/kg/hora, posterior a um bolus de indução. Está indicado quando os passos anteriores fracassaram. Uma forma de guiar esta terapia é através da eletroencefalografia quantitativa através do índice biespectral ou número BIS. O protocolo com propofol é atualmente mais utilizado na maioria dos serviços de neurointensivismo.

A hiperventilação consiste em diminuir a $PaCO_2$ abaixo de 35mmHg, por meio do aumento do volume minuto respiratório. Entretanto, esta estratégia deve ser evitada especialmente dentro das primeiras 24 horas do trauma ou da lesão primária, já que produz vasoconstrição e consequentemente diminuição do volume de sangue intracraniano, o que diminui a PIC, mas também compromete o fluxo sanguíneo cerebral, que em períodos prolongados pode aumentar o grau de isquemia/hipóxia cerebral e causar mais lesão citotóxica secundária. Só está indicada como terapia de resgate na presença de uma possível hérnia encefálica e para estabilizar o paciente na espera de uma craniectomia descompressiva.

A resposta ao estresse em pacientes com trauma, incluindo aqueles com TCE grave, gera um estado de hipercatabolismo, que gera a decomposição rápida da proteína do músculo e a hiperglicemia. A hiperglicemia está diretamente associada ao aumento da mortalidade em pessoas com trauma craniano grave, e já foi verificado que essa relação também é verdadeira nos pacientes graves em unidades de cuidados intensivos com outras patologias. Há evidências substanciais destacando os efeitos adversos da hiperglicemia em pacientes críticos e o controle glicêmico, tornou-se uma parte da gestão geral da rotina de pacientes de cuidados intensivos (consultar o Capítulo 173 – Controle Glicêmico no Paciente Grave).

Apesar da sua excelente ação anti-inflamatória sobre o SNC, ainda havia controvérsia e poucos estudos para suportar o uso dos glicocorticoides em vítimas graves de trauma craniano até alguns anos atrás. No entanto, diversos estudos prospectivos em seres humanos não demonstraram vantagens significativas da utilização em pacientes com TCE. O estudo randomizado Crash Trial, com resultados finais apresentados em 2006, concluiu que a porcentagem de óbito e de disfunções, a longo prazo, em adultos com trauma de crânio grave e consciência prejudicada, e que fizeram uso de corticosteroides em doses altas, foi maior do que no grupo controle. Esses resultados foram capazes de romper com um paradigma de mais de trinta anos, tornando-se referência para formulação de protocolos de TCE nos grandes centros. Infelizmente, as informações baseadas em evidência tardam algum tempo para serem devidamente implantadas em todo mundo, fato ainda mais prejudicial no contexto da medicina veterinária. De qualquer forma, a atualidade científica avalia com segurança a não utilização de protocolos com altas doses de corticosteroides, mantendo a sugestão de uso desse grupo de fármacos apenas em doses fisiológicas de efeito meramente anti-inflamatório (Figura 51.3).

As crises epiléticas podem levar à hipoxemia e hipercapnia com aumento da PIC e do FSC. A maioria dos estudos em seres humanos, não apoiam o uso profilático de anticonvulsivantes na prevenção da crise convulsiva após TCE. O uso profilático de anticonvulsivante além de uma semana após o trauma não está recomendado (consultar o Capítulo 147 – Delírio). Se ocorrer uma convulsão tardia após o trauma o paciente deve ser tratado conforme protocolo sugerido no Capítulo 145 – Crises epilépticas em cães e gatos.

4. ABORDAGEM TERAPÊUTICA CIRÚRGICA

Por último, a craniectomia descompressiva mais durotomia é um dos tratamentos mais efetivos e também mais complexos na HIC. Esta técnica cirúrgica é empregada para diminuir a PIC mediante a retirada de um segmento da calota craniana e abertura da dura-máter subjacente. Pode ser uni ou bilateral e seu êxito depende integralmente da sua extensão, que deve ser a mais ampla possível, inclusive passando a linha média do crânio se o cirurgião tem experiência na hemostasia do seio sagital dorsal (Figura 51.4.). Sua indicação pode ser tanto

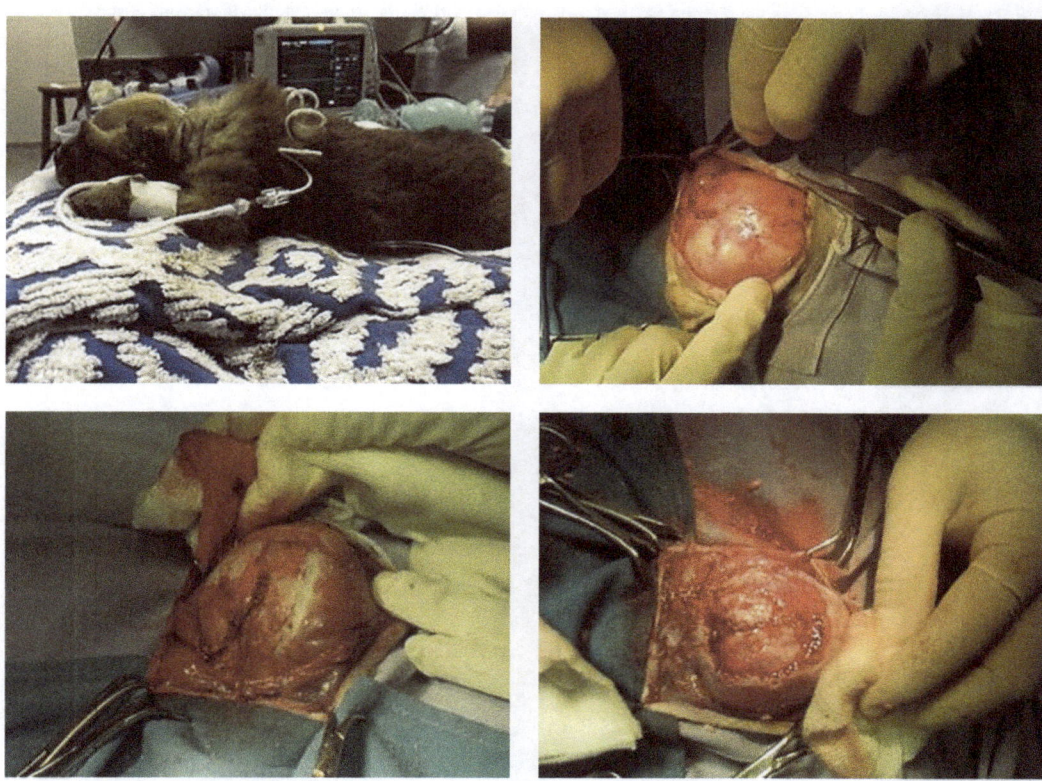

Figura 51.4. – Sequência de craniotomia em paciente canino.

profilática como terapêutica, e assim sendo pode ser realizada em qualquer etapa do processo terapêutico, tendo ou não a mensuração da PIC.

É realizada quando o paciente ingressa com uma escala de coma de Glasgow menor de 8 pontos e piora rapidamente, se há uma deterioração abrupta do estado de consciência, se os sinais neurológicos de entrada são assimétricos, se existe evidência na TC de lesão ocupante ressecável no encéfalo, se existe uma fratura aberta ou deprimida e se há certeza de fratura de base de crânio.

Se estamos em fase de reanimação avançada cerebral e existe mensuração da PIC, a craniectomia como método de resgate está indicado quando a PIC alcança 20mmHg ou mais nas primeiras 24 horas apesar dos objetivos terapêuticos estarem cumpridos, quando houver a persistência das ondas de Lundeberg A ou sua morfologia ser P2 = 2P1 por 3 horas ou mais, se a PIC alcança 40mmHg ou mais e por último, em forma urgente, quando estiver presente a tríade de Cushing.

Idealmente, a craniectomia descompressiva deve-se realizar sempre antes da presença destes sinais altamente malignos e associados a um diagnóstico desfavorável.

Ainda é possível realizar a craniotomia descompressiva, quando a calota craniana é preservada durante o tratamento da HIC refratária, acomodada na cavidade peritoneal para posterior reimplantação, o que permitirá a preservação do tecido durante os dias de tratamento em terapia intensiva.

5. CONCLUSÃO

O funcionamento do sistema nervoso depende do conjunto harmônico de vários outros sistemas, e o manejo correto do trauma cranioencefálico grave requer uma visão geral do paciente, de forma sistêmica. A grande maioria dos pacientes portadores de TCE apresenta-se em choque associado à hipovolemia, por isso não se deve direcionar a totalidade das atenções para o quadro neurológico na abordagem inicial. Por isso, está totalmente contraindicado limitar o volume durante a fluidoterapia para o paciente com TCE, enquanto a hipotensão é combatida, já que a mortalidade e a PIC aumentada de forma sustentada serão maiores. E é de extrema importância entender que todo paciente politraumatizado (atropelamento, quedas, ferimento por mordeduras) tem um trauma de crânio associado, mesmo que não apresente lesões evidentes na cabeça, e devem ser abordados como proposto neste capítulo.

Provavelmente o futuro no reservará mais condições de entender e monitorar o cérebro traumatizado (meios de oxigenação cerebral como o Licox ou NIRS; Microdiálise Cerebral, SvjO2; exames de eletrofisiologia como EEG, SSP ou o BAER, além do Laser Doppler, TCD, CBF etc.) e nos permitirá avançar na busca por melhores resultados.

6. LITERATURA RECOMENDADA

1. BRAUND, K. G. *Clinical Syndromes in Veterinary Neurology*. 2. ed. St. Louis: Mosby, 1994, p. 476.
2. AGLEY, R. S.; HARRINGTON, M. L.; PLUHAR, G. E.; KEEGAN, R. D.; GREENE, S. A.; MOORE, M. P.; GAVIN, P. R. Effect of craniectomy/durotomy alone and in combination with hyperventilation, diuretics, and corticosteroids on intracranial pressure in clinically normal dogs. *Am J Vet Res* 1996, v. 57, n. 1, p. 116-20.
3. PITTELLA, J. E. H.; GUSMÃO, S. S. Hipertensão intracraniana em vítimas fatais de acidente de trânsito. *Arq Neuro Psiquiatr* 1999, v. 57, n. 3B, p. 843-47.
4. PETROIANU, A. *Urgências clínicas e cirúrgicas*. 1ª Ed. Rio de Janeiro: Guanabara Koogan, 2002.

Trauma Espinhal Agudo

52

Ragnar Franco Schamall

1. INTRODUÇÃO

O trauma vertebral e medular, aqui tratado como trauma raquimedular (TRM), é uma causa frequente de atendimento emergencial, podendo ter etiologias internas ou externas. Após a lesão inicial (primária), ocorre uma sequência de alterações morfológicas e bioquímicas, induzindo a lesões secundárias. A lesão primária não é controlável, pois é ligada a um trauma. Assim, nossos esforços são direcionados às lesões secundárias, diminuindo a destruição neuronal continuada. No trauma medular, ficam claros os benefícios de um atendimento primário adequado, resultando em um menor número de pacientes sequelados.

2. FISIOPATOGENIA

As etiologias do TRM são diversas. As causas externas compreendem atropelamentos, projéteis de arma de fogo, quedas, brigas com outros animais e maus tratos. A doença discal (extrusões e protrusões) e vascular são as mais frequentes etiologias internas, seguidas das malformações e instabilidades vertebrais. Além disso, os sinais clínicos podem ser agudos, subagudos ou crônicos (Figuras 52.1. e 52.2.). Neste texto, a ênfase será no TRM agudo.

Como qualquer trauma, existem dois estágios importantes no processo de disfunção. As lesões primárias provocam o estágio inicial, em que existe a transferência de energia cinética para o parênquima medular (ou, no caso de lesões vasculares, o comprometimento da irrigação ou drenagem e, consequentemente a isquemia tecidual). Neste momento, temos a lesão direta, mecânica ou hipóxica, do tecido nervoso. Não podemos interferir nesta fase, pois são acidentes e acontecem longe do local de atenção médica primária. Na fase secundária, contudo, os eventos bioquímicos e vasculares decorrentes da lesão inicial são passíveis de intervenção, no momento do atendimento.

Quatro mecanismos primários são importantes: impacto associado à compressão persistente, impacto com compressão transitória, tração e laceração/transecção. Associados em maior ou menor grau, resultam na primeira lesão imposta à medula espinhal, provocando perda da sua estrutura anatômica/fisio-

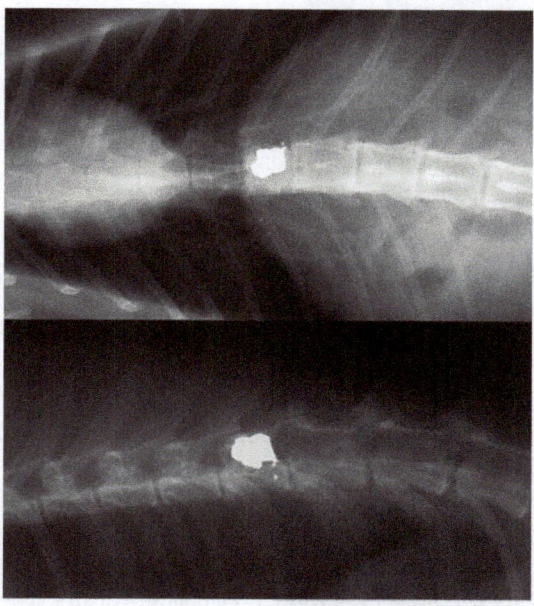

Figura 52.1. – Exemplo de trauma raquimedular agudo, causado por projétil de arma de fogo, em gato. Notar a localização do projétil no interior do canal vertebral. Paraparesia grau V.

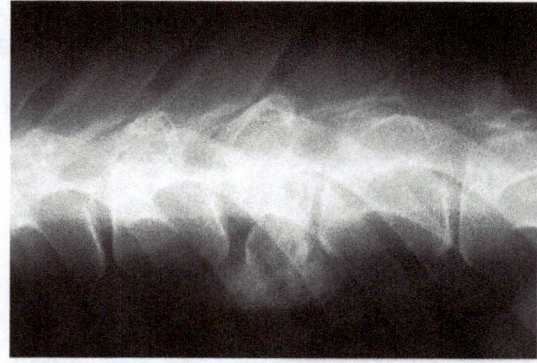

Figura 52.2. – Fratura espontânea por impactação, em cão Rottweiler adulto, secundária a osteossarcoma vertebral. Apesar de tratar-se de uma condição com evolução subaguda ou crônica, a fratura é aguda e causa TRM grave, na maioria dos casos. Paraparesia grau IV.

lógica e consequente redução da função medular, levando a paresias ou plegias.

A apresentação mais comum é o impacto associado à compressão persistente, sendo evidente nas fraturas com impactação do corpo vertebral e deslocamento de fragmentos ósseos, fraturas-luxações e hérnias discais agudas (Figura 52.3.). A tração, que é o estiramento forçado da medula espinal e de sua irrigação sanguínea no plano axial, ocorre secundariamente às forças de flexão, extensão, rotação ou luxação. Se isolada, este tipo de lesão pode produzir sinais clínicos graves, mesmo sem alteração radiográfica evidente. A laceração-transecção medular ocorre devido a projéteis de arma de fogo, fraturas-luxações com deslocamento de fragmentos cortantes, feridas com elementos perfurantes ou cortantes, ou tração grave. A laceração pode ter gravidade variada, desde uma lesão menor até uma secção medular completa.

O trauma mecânico, após a lesão inicial, induz a liberação de várias substâncias vasoativas, resultando em vasoconstrição inicial, seguida de vasodilatação, tendo como consequência alterações do fluxo sanguíneo local, como as isquemias, infartos e hemorragias. Estes eventos iniciam um processo que se autoperpetua, sendo tanto ou mais prejudicial para o tecido nervoso do que a lesão mecânica inicial.

Associado a estes eventos locais, temos a resposta sistêmica ao trauma: alterações da pressão arterial sistêmica (por perda sanguínea ou pela resposta simpática exagerada por dor / medo), piorando os eventos vasculares medulares. Apesar de inicialmente preservada, ocorre disfunção gradativa da autorregulação vascular medular após o trauma. Estes eventos isquêmicos levam a diminuição do aporte de oxigênio tecidual, interrupção da fosforilação oxidativa e início da glicólise anaeróbica, provocando grave déficit na produção de ATP e aumento da produção de ácido lático. Como resultado, temos a disfunção da bomba Na/K e consequente disfunção eletrolítica e edema intracelular. O Na+, o Ca2+ e a água entram na célula, provocando edema; a saída de K+ para o espaço extracelular favorece a despolarização permanente da membrana. O cálcio ionizado livre intracelular ativa proteases e fosfolipases, levando a destruição de diversos componentes intracelulares e a membrana plasmática. Durante

a isquemia, o neurônio é incapaz de manter a polarização da membrana, o que condiciona a abertura dos canais de cálcio voltagem-dependentes e o desbloqueio dos canais de cálcio dependentes de receptores. Estes mecanismos ocasionam um aumento da concentração de cálcio intracelular de aproximadamente o dobro do valor inicial; esta concentração, contudo, não é capaz de iniciar o processo de morte celular, mas sim de originar uma brusca despolarização da membrana, que induz ao aumento da liberação de quantidades excessivas de glutamato e outros aminoácidos excitatórios, que irão estimular os receptores NMDA e AMPA, provocando aumento progressivo das concentrações de cálcio e sódio intracelulares, respectivamente. Este fenômeno, denominado excitotoxicidade, é o responsável pelo início dos processos que levarão à morte celular.

O estresse oxidativo, lesões imunológicas e ativação de apoptose são também importantes na lesão tecidual pós-traumática, mas não serão discutidos aqui. Recomendamos a leitura das referências.

Todos estes eventos levam a perda tecidual, em níveis variáveis. No seu lugar, forma-se uma cicatriz glial, objeto de intenso estudo atualmente, uma vez que constitui barreira importante para a regeneração dos cones de crescimento e, portanto, retorno à funcionalidade. Além disso, a compreensão do descrito nos permite dispensar ao paciente uma terapia mais racional.

3. MANEJO EMERGENCIAL NO TRAUMA MEDULAR

Se possível, o paciente deve ser imobilizado imediatamente para evitar danos adicionais à coluna, estabilizando-a através da colocação do animal em superfície rígida lateral e/ou ter a coluna cervical estabilizada, com o uso de colares cervicais (Figura 52.4.). Esta prática nem sempre é confortável para o animal ou possível de ser utilizada, devido à falta de cooperação. Uma maca improvisada com um pano ou uma toalha pode ser mais adequada, disponível e fácil de manobrar do que uma tábua rígida. Deve-se orientar os tutores que, no momento do transporte do animal, exercitem a calma, reduzam a manipulação ao mínimo e tenham cuidado para não serem agredidos, pois os animais com trauma medular ficam ansiosos e agressivos, se conscientes, pois a dor e/ou incapacitação são intensos. Infelizmente, por isso, o que se observa com frequência é o transporte não cuidadoso de um animal muito pouco cooperativo.

Na recepção do paciente, deve ser feita uma abordagem inicial emergencial baseada na sequência de atendimento ABC. Verifica-se e se estabelece a patência da via aérea, tomando cuidado com possíveis lesões da coluna cervical. Se houver desconforto ventilatório, possivelmente será necessário o uso da sedação e intubação orotraqueal. A necessidade desta manobra é incomum. Na maioria das vezes, a oferta de oxigênio adicional, a fim de aumentar a fração inspirada de oxigênio, pode ser feita

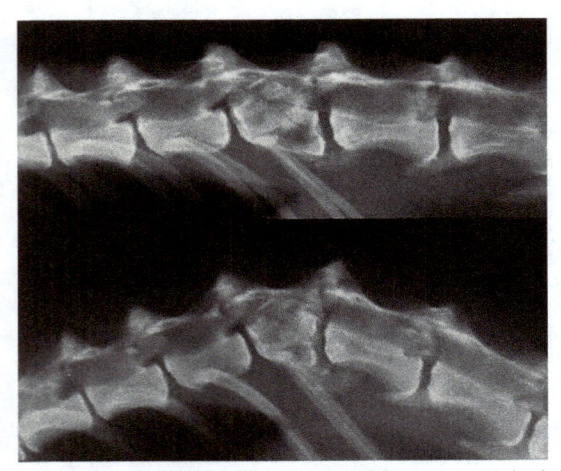

Figura 52.3. – Exemplo de fratura cominutiva do corpo vertebral de T13 em gato adulto, secundário a queda. Note a grave instabilidade e presença de fragmentos no interior do canal vertebral. Paraparesia grau V.

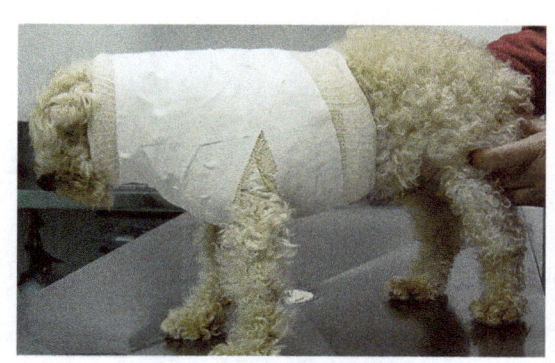

Figura 52.4. – Exemplo de colete cervical em cão com fratura de C6, sem comprometimento neurológico importante – tetraparesia grau II. Para que seja efetivo, este dispositivo deve ser colocado de forma a restringir o movimento da região cervical em relação ao tórax. Se a fratura for mais cranial, a restrição de movimento deve incluir também a cabeça. O uso de acolchoamento adequado é importante para evitar complicações. SEMPRE avalie a patência das vias respiratórias após a colocação destes dispositivos.

por cateter nasal. Vale recordar que todo traumatizado apresenta em maior ou menor grau hipoxemia e hipercapnia, portanto o uso de oxigenioterapia é aconselhável. Por fim, avalia-se o sistema circulatório, devendo ser tratado o choque hipovolêmico / neurogênico, para restabelecer a pressão arterial a níveis que garantam perfusão adequada a todos os tecidos.

Para a avaliação neurológica, após os procedimentos iniciais e tendo em mente o estado psicológico do animal, utilizamos a calma e cuidado, a fim de evitar avaliações errôneas. Neste momento, avaliamos o nível de consciência, sensibilidade à dor profunda em todos os membros, reflexos pupilares à luz e dor paravertebral, além da integridade física de todos os membros e do crânio. Após isso, se necessário e possível, podemos realizar a sedação e a analgesia. Podem ser utilizados opioides, benzodiazepínicos (a disforia paradoxal não é muito vista em animais politraumatizados, levando a uma boa sedação e relaxamento) e baixas doses de fenotiazínicos (considerar seus efeitos hipotensores, que podem ser intensos em animais nestas condições). A anestesia geral é desencorajada, uma vez que diminui o tônus muscular e consequentemente o reflexo muscular protetor, necessário para a manutenção da estabilidade vertebral, mesmo que precária. Mas, se a agitação for intensa, pode ser necessário induzir plano anestésico superficial com propofol ou barbitúricos (que tendem a ter efeitos neuroprotetores adicionais). Independente da escolha, o importante é acalmar o animal.

A dor é uma constante no TRM, com algumas exceções notáveis. É importante lembrar que a síndrome da dor, em geral, indica uma etiologia compressiva ou inflamatória. Mas, alguns pacientes com TRM não a demonstram e existem três grupos importantes que devemos ter em mente: muitos casos crônicos (por ex. protrusões discais crônicas e alguns casos de luxação atlantoaxial), alguns casos agudos (notadamente hérnias extrusas graves, após a formação de mielomalácia isquêmica focal) e os casos com lesão simultânea de tronco cerebral e, portanto,

apatia, torpor ou coma. Sendo a dor uma experiência individual, o examinador deve sempre considerar o comportamento do paciente. É notável a diferença de expressão clínica de dor em relação às diferentes raças e a forma como os animais são criados. Tanto animais muito estoicos, quanto os muito agitados ou bravos oferecem desafios na determinação do ponto exato da dor (ou até mesmo da presença dela) na coluna vertebral.

4. DIAGNÓSTICO

Considerando o paciente como um todo, devemos considerar as lesões concomitantes mais comuns: contusões pulmonares e pneumotórax (principalmente em felinos), hemorragias abdominais e fraturas de ossos longos e pelve. Encorajamos a leitura dos capítulos correspondentes em busca da semiologia destas cavidades. Este é um bom momento para um conselho: nunca desvie a atenção do restante do corpo quando se depara com uma fratura óbvia de ossos longos/pelve. Estes são animais com múltiplas lesões e é comum a coexistência de disfunção de vários órgãos. Corrigir uma fratura de ossos longos em um animal com uma medula espinhal seccionada por uma fratura vertebral não é tão incomum na prática e pode originar sérios problemas jurídicos para o veterinário responsável.

Depois da avaliação e estabilização inicial, em geral, já podemos ampliar a nossa semiologia neurológica, caso esteja indicado, seja com o exame clínico mais aprofundado, seja com imagens. Reunimos abaixo algumas informações importantes. A avaliação neurológica deve ser cuidadosa, mas resumida. A possibilidade de segmentos instáveis na coluna vertebral nos impele a resumir a avaliação neurológica. Apresentamos um esquema que tem nos mostrado ser útil na prática clínica.

- Verificação do nível de consciência e função de nervos cranianos, principalmente sinais de disfunção vestibular, forma e simetria das pupilas, reflexos pupilares à luz e posição/movimentação dos olhos. Alterações nestes segmentos indicam lesão encefálica e o paciente deve ser tratado segundo os protocolos para trauma craniano, além de avaliado para lesões no restante da coluna vertebral.

- Se o paciente for capaz de caminhar, observamos sua marcha, buscando claudicações, ataxias e paresias. Seguimos avaliando a propriocepção nos quatro membros, além de dores paravertebrais, que possam denunciar áreas instáveis. A avaliação dos reflexos segmentares (exceto o flexor) é opcional nestes pacientes.

- Se o animal não for capaz de caminhar, avaliamos então a sensibilidade profunda dos quatro membros (se pode andar, em geral, ela está presente). Não confie na sensibilidade superficial. Não é um bom parâmetro. A avaliação do reflexo flexor é obrigatória nestes pacientes.

- Observamos também sua postura (valores entre parênteses sugerem a localização da lesão em um segmento medular):

  o espasticidade dos quatro membros – coluna cervical (C1-C5);

  o flacidez (mesmo que leve) dos membros anteriores com espasticidade dos posteriores – coluna cervicotorácica (C6-T2);

  o postura de Schiff-Sherrington – coluna toracolombar (T3-L3) (Figuras 52.5. e 52.6.);

  o se tenta e consegue ficar de pé com os anteriores – considerar coluna toracolombar, lombar ou lombossacra;

  o se tenta e não consegue ficar de pé com os membros anteriores (ou se nem tenta, com ou sem espasticidade) – considerar coluna cervical, cervicotorácica ou torácica cranial;

  o não estimule o animal a fazer estes movimentos – na dúvida ou falta de segurança, siga o modelo tradicional, descrito abaixo (Quadro 52.1).

Quadro 52.1. – Racional para auxílio na detecção da localização da lesão

No exame neurológico tradicional do trauma medular, avalia-se respostas que estão associadas ao neurônio motor superior (NMS) ou ao neurônio motor inferior (NMI). Lesão no NMS produz paresia espástica ou hipertônica, exacerbando os reflexos espinhais. Já a lesão de NMI resulta em paresia flácida causando hiporreflexia ou arreflexia. Pacientes com lesão no segmento cervical apresentarão clínica de MNS nos quatros membros. Em lesões cervicotorácicas a clínica será de NMI nos membros torácicos e de NMS nos membros pélvicos. Se a lesão for no segmento toracolombar os sinais serão de NMS nos membros pélvicos e finalmente, caso a lesão seja lombossacra a clínica será de NMI nos membros pélvicos.

Membros anteriores espásticos, paraplegia e consciência normal (Figura 52.5.) (note a contenção pelo proprietário). Contraste com a Figura 52.6.

Dentre os exames de imagens, o radiográfico é a primeira e necessária opção. Ele é usado para identificação de fraturas e instabilidades. Rápido, simples, de custo acessível e amplamente disponível, deve ser feito sempre que possível em duas incidências, devendo o veterinário ou técnico ter cuidado na mudança de decúbito do paciente, a fim de evitar novos deslocamentos vertebrais. Isto é especialmente verdade em animais sedados. As radiografias devem ser preferencialmente panorâmicas – toda a coluna, sem preocupação exagerada com o rigor do posicionamento radiográfico –, pois é surpreendente a quantidade de lesões multifocais nos animais politraumatizados. Lembrar que a avaliação das radiografias deve ser feita com atenção, pois os sinais radiográficos de lesões podem ser sutis e facilmente não notados. Fraturas e luxações óbvias são fáceis de notar, mas tendem a desviar a atenção de outras áreas das radiografias que poderão indicar lesões adicionais, como pneumotórax, hema-

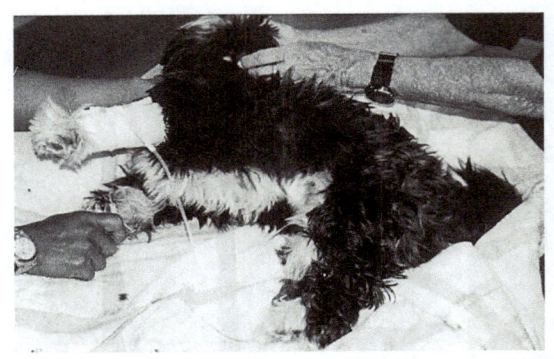

Figura 52.5. – Postura de Schiff-Sherrington em cão com herniação discal aguda.

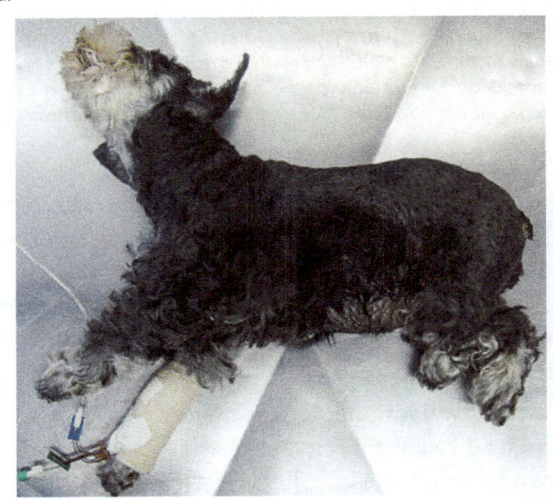

Figura 52.6. – Postura de descerebelação em cão com TCE (neste caso, com maior componente de lesão cerebelar). Embora a postura seja parecida com a da Figura 52.5., note que o cão tem flexão ativa dos posteriores, leve torção de cabeça e torpor.

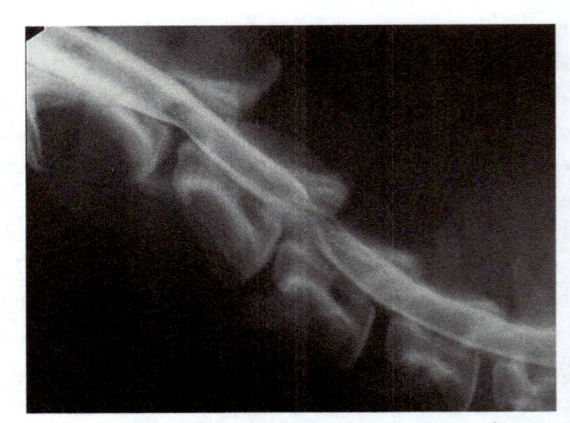

Figura 52.7. – A mielografia pode ser uma boa opção para locais que não contam com a possibilidade de imagens de tomografia e ressonância magnética. Neste caso, podemos notar a grave hérnia discal C3-4, ventral, em cão Rottweiler. Tetraparesia grau IV. A cirurgia por fenda ventral possibilitou a completa e rápida recuperação do animal.

tomas retroperitoneais, enfisemas subcutâneos, etc. Por último, animais podem ter múltiplas lesões vertebrais e, por isso, mesmo que exista uma lesão óbvia, procure outras mais sutis.

Existem alguns parâmetros para o estabelecimento de prognóstico nos casos de trauma medular. Não confie no grau

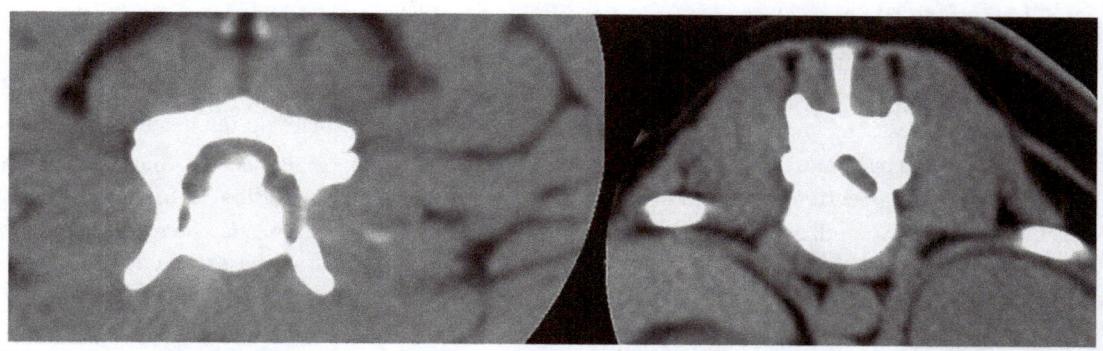

Figura 52.8. – Exemplos de imagem de tomografia computadorizada mostrando uma hérnia discal extrusa C3-4 em um cão Buldogue francês (à esquerda da foto) e T12-T13, lateralizada à direita, em cão Shih tzu (à direita da foto). Tetraparesia grau II e IV respectivamente.

de deslocamento vertebral para estabelecer prognóstico. O melhor parâmetro é o clínico e não o radiográfico.

A mielografia tem sua indicação quando há dúvida na avaliação radiográfica simples, sobre se a lesão é um processo compressivo ou concussivo, bem como para identificar adequadamente o local da lesão discal (Figura 52.7.). Ela deve ser sempre feita pela punção lombar. A injeção do contraste pelo forâmen magno é cercada de problemas, a saber: morte súbita, instabilidades cardiorrespiratórias, convulsões, ausência de deslocamento caudal do contraste (muito frequente) e marcação errônea do local da lesão (o contraste fica retido alguns segmentos craniais a lesão, pelo edema medular). Este é um exame invasivo e com potencial de agravamento das lesões secundá-

rias. Por isso, avalie cuidadosamente o valor e a relevância das informações produzidas. Ele pode ser substituído, mas ainda tem seu valor, uma vez que tomografias e ressonâncias não estão acessíveis em todas as regiões do nosso país. A tomografia é o exame de eleição para avaliação adicional de lesões ósseas sutis e hérnias discais extrusas, sendo muito úteis no planejamento do tratamento cirúrgico das fraturas/luxações (Figura 52.8.). A maior disponibilidade deste exame na atualidade diminuiu o número de mielografias utilizadas em casos de herniação discal e a substituiu quase completamente nos casos de fraturas e luxações. Os aparelhos mais modernos permitem a realização deste exame em segundos ou poucos minutos, tornando possíveis de serem feitos sem o uso de anestesia, em casos selecionados.

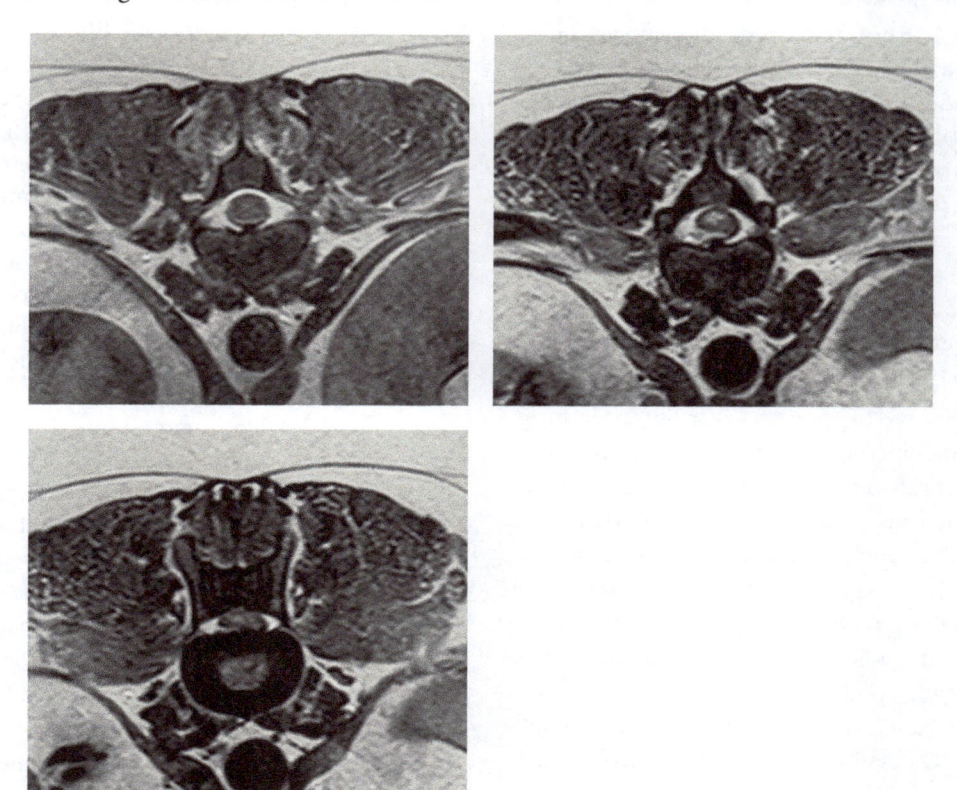

Figura 52.9. – Exemplo de ressonância magnética, imagens ponderadas em T2, em um caso de um cão SRD com herniação discal T13-L1. À esquerda, um segmento normal, cranial à lesão. No centro da fotografia, lesão intramedular hiperintensa, imediatamente cranial à lesão, com a medula já sendo deformada pelo material herniado. À direita, o material herniado comprime gravemente a medula. Note a persistência do hipersinal medular no local da compressão. A ressonância magnética, embora de difícil acesso, é o melhor método de imagem para lesões que afetem o sistema nervoso. Paraparesia grau IV.

A ressonância magnética é superior às duas anteriores no tocante à avaliação da medula espinhal e outros tecidos moles (Figura 52.9.). Mas a avaliação dos tecidos ósseos é restrita e a disponibilidade dos aparelhos é escassa, implicando em grandes deslocamentos para maioria dos pacientes, bem como o tempo aumentado de realização do exame (entre 30 e 45 minutos, com o animal anestesiado), tornando sua utilização reduzida.

5. TRATAMENTO

O tratamento pode ser conservador ou cirúrgico, a depender do tipo de lesão. Nas lesões compressivas, fraturas e instabilidades a recomendação é cirúrgica. Com relação ao tempo de tratamento, podemos considerar dois grupos distintos. O primeiro compreende os animais com fraturas e luxações, cujo tratamento cirúrgico, se aplicável, deve ser instituído o mais brevemente possível, pois, em geral, são lesões instáveis e podem agravar com a movimentação do animal. O segundo são os animais acometidos por hérnias discais. Atualmente existem evidências de que, embora estes pacientes devam ser tratados como urgências, tanto por motivos fisiológicos quanto humanitários, pois estão com dor, a demora no tratamento não parece ser tão danosa quanto antes pensada. O ponto principal é que o animal que está paralisado grau V por uma herniação discal pode se beneficiar de uma descompressão, mesmo após as icônicas 48 horas do passado.

Como em todo caso de trauma, o atendimento pré-hospitalar é importante. No nosso contexto, a maioria dos pacientes tem sua lesão agravada, tanto pela lesão autoinfligida na tentativa de fuga do animal da cena do acidente, quanto pela pessoa que prestou o socorro, em geral, sem qualificação. Sempre que possível, oriente de forma a minimizar as lesões provenientes do atendimento pré-hospitalar inadequado. Em medicina veterinária, a cooperação do paciente nem sempre existe; animais bravos e assustados representam um problema adicional. A cooperação do paciente e o repouso são muito importantes em todas as fases do tratamento.

Não existe, para efeitos práticos (ver Seção de Prognóstico), tratamento clínico ou cirúrgico capaz de melhorar o prognóstico de um cão, ou gato que apresente uma secção medular por qualquer causa. Qualquer tratamento de suporte (repouso, GC, AINE, terapias complementares etc.), quando utilizado com critério e responsabilidade, produzirá efeitos semelhantes naqueles casos com sintomatologias leves ou moderadas. Por outro lado, qualquer tratamento ou medida de suporte mal-empregados pode e vai piorar os sinais clínicos ou danos, reversíveis ou não, em pacientes com sinais clínicos leves ou moderados. O desafio de interpretação surge naquele grupo de animais em que a lesão é intermediária. A variedade de interação entre as diversas variáveis torna a análise da eficácia das diversas modalidades terapêuticas difícil e imprecisa, provocando mudanças constantes nos benefícios / malefícios dos inúmeros agentes terapêuticos. Muitos fármacos surgem como promissores no tratamento do TRM, somente para serem esquecidos após alguns anos. E os GC não são diferentes. A nossa opinião a respeito do seu uso no TRM é a seguinte:

- Não existe mais base científica sólida para a utilização do succinato sódico de metilprednisolona em altas doses. Ele é caro e não oferece qualquer vantagem em relação às outras bases. Estudos recentes mostram que os efeitos colaterais não justificam os benefícios, que são mínimos, mesmo na excessiva dose preconizada. Certos autores vão além: demonstram inibição da proliferação de células progenitoras neuronais, provam que a morte isquêmica não pode ser prevenida pela sua utilização, demonstram ausência de efeitos histológicos e funcionais em lesões medulares experimentais em ratos e questionam os resultados obtidos nos ensaios clínicos (National Acute Spinal Cord Injury Study – NASCIS I, II e III), considerando, inclusive, que os riscos de lesões secundárias, principalmente pneumonias, não justificam a sua utilização.

- A dexametasona, na ultrapassada dose recomendada em muitos livros-texto mais antigos (1 a 2mg/kg IV), é muito ulcerogênica e não mais eficaz do que uma dose mais conservadora e segura (0,1 a 0,2mg/kg IV, uma ou duas doses, a cada 24 horas).

- A prednisona (0,5 a 1mg/kg VO, uma a duas vezes ao dia) é segura e pode ser útil.

- Mas, quando os GC são úteis? No controle da dor (principalmente de discopatia extrusa) e na diminuição do edema vasogênico (associado ao trauma) – ainda que este não seja o principal causador da dor e lesões medulares. Os alegados efeitos hormonais, quelantes de radicais livres e estabilizador de membranas das altas doses não são suficientes para contrapor os potentes agentes presentes no local da lesão, conforme demonstrado em inúmeros trabalhos publicados. Além disso, nos casos mais graves, onde a isquemia é o evento mais importante, os GC nem mesmo alcançam o seu alvo (o local de maior compressão e, portanto, de maior isquemia), tornando seus efeitos ainda mais questionáveis. Pequenas doses por curtos períodos trazem conforto ao paciente e benefícios imediatos, ao alcance da observação clínica. Em outras palavras, seu uso racional pode ser útil para conter parte da lesão secundária produzida pelo edema vasogênico e inflamação descontrolada, além de fornecer uma boa analgesia para o paciente, principalmente nos casos de herniações discais.

- Com relação à produção de úlceras gastrointestinais, chamamos a atenção para o fato que elas são frequentes nos pacientes com TRM, com ou sem o seu uso. Desta forma, a prevenção ou diminuição de sua incidência, pelo uso de inibidores da secreção ácida estomacal, está plenamente indicada, com ou sem o uso de GC.

O controle da dor deve ser potencializado pelo uso de outros opioides, como morfina, metadona, meperidina, tramadol, etc. e pela dipirona. Podemos também utilizar doses baixas de fenotiazínicos (clorpromazina – um quarto a metade da dose pré-anestésica), a fim de produzir um estado de calma e relaxamento no animal. Normalmente, isto só é necessário nas primeiras 24 ou 48 horas. Caso não sejam utilizados GC, os AINEs, como carprofeno, meloxicam, firocoxib, robenacoxib, etc. serão a segunda escolha. Previna-se com relação às ulcerações gastrointestinais e lesões renais, assim como nos GC. Mantenha o intestino funcionando com nutrição microenteral, utilize inibidores de H2 ou inibidores da bomba de prótons, como o omeprazol. Considere também o uso do sucralfato.

A descompressão cirúrgica, quando indicada, deverá ser feita na dependência da etiologia. Hérnias discais deverão ser tratadas de acordo com a sua localização: fenda ventral para as hérnias cervicais ventrais, hemilaminectomia para as laterais; foraminectomia/hemilaminectomia para as hérnias toracolombares; e laminectomia para as hérnias lombossacras. Já as fraturas e luxações são mais bem tratadas pela fixação com pino ou parafuso e cimento acrílico (Figura 52.10.). Esta é a técnica

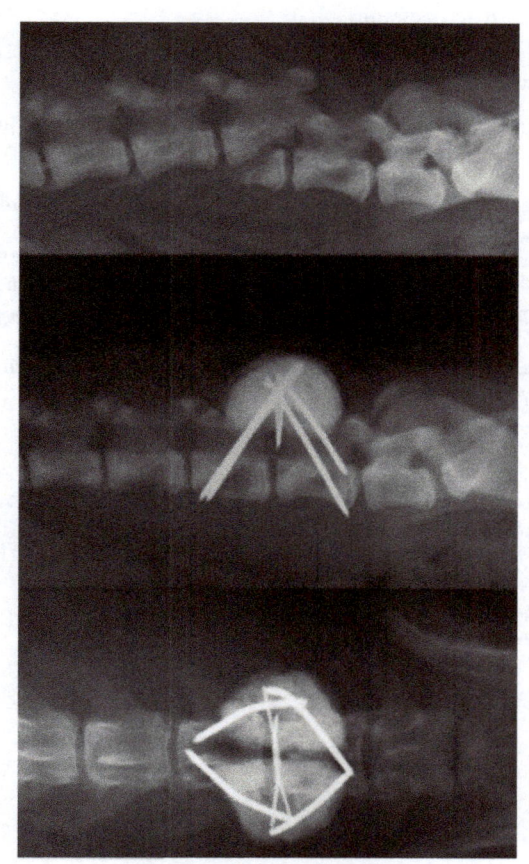

Figura 52.10. – Exemplo de fratura de corpo vertebral de L5, com deslocamento dorsal sobre L6, em um cão. Optou-se pelo uso da técnica de pino e cimento, uma vez que é versátil, adaptável a praticamente todos os casos e utiliza materiais que podem ser encontrados na maioria dos centros cirúrgicos. Apesar do grave deslocamento, a recuperação foi completa, com leve sequela de incontinência urinária. Lembrar que, em cães, a este nível, em geral, não temos mais a presença da medula espinhal.

mais versátil, permitindo adaptação para todas as regiões da coluna vertebral, utilizando-se materiais de fácil acesso e conhecimento do clínico geral. A colocação dos implantes exige prática, a fim de evitar lesões medulares, vasculares ou de estruturas perivertebrais. A descrição da técnica está além do objetivo deste livro. O leitor é orientado a consultar as referências.

Nas lesões concussivas a indicação terapêutica é conservadora. Repouso, uso de analgésicos/GC, fisioterapia e terapias complementares são indicados. O uso do repouso é questionável, em lesões concussivas sem instabilidade. Ele é mais indicado nas hérnias não cirúrgicas. Lembrar que o repouso em medicina veterinária é uma questão de bom senso: um animal muito agitado em uma gaiola, tentando sair e latindo o tempo inteiro está se movimentando mais do que se estivesse solto, em casa, ao lado do seu tutor. Uma observação crítica poderá fornecer uma resposta. Além disso, devemos orientar as famílias a não estimular o movimento. Deixe o animal em um espaço mais restrito, sem estímulos para a movimentação anormal e forçada. O pilar da terapia é o repouso prolongado com restrição de espaço por 4 a 6 semanas, se possível. A terapia analgésica é muito importante, sendo muitas vezes necessário utilização de opioides, é importante que seja monitorada a ventilação durante o uso destas substâncias.

Vários outros fármacos testados no passado, como os antioxidantes (vitamina E e C), dimetilsulfóxido, bloqueadores de canal de cálcio, etc., não demonstraram vantagens terapêuticas, não sendo mais indicados.

A terapia de suporte e enfermagem do paciente é importante, principalmente naqueles que estão sem controle dos esfíncteres. São necessários troca de decúbito em intervalos fixos (a cada 4-6 horas), manutenção da higiene do ambiente e massagem vesical para estimular a micção e defecação, ambiente confortável, controle da temperatura ambiental, alimentação e hidratação assistidas, conforto psicológico e outras medidas de cuidados gerais.

O prognóstico de animais com lesões medulares é difícil de predizer, estando sujeito a muitas variáveis. Alguns indicadores podem ser úteis:

- As fibras de sensibilidade a dor profunda, devido à sua localização e resistência a lesão, têm sido o melhor indicador prognóstico nos casos de TRM. Se a sensibilidade profunda está preservada, o animal tem melhores chances de recuperação (por volta de 70-80%) do que na ausência de sensibilidade (15 a 20%, talvez menos). Logicamente, a etiologia do trauma, tempo de estabelecimento e curso são muito importantes para a definição da probabilidade de recuperação. Estas estatísticas são variadas e podemos observar tantas exceções à regra que recomendamos que seja utilizada muita cautela na formulação do prognóstico. Outra informação importante é que até 30 a 50% dos animais sem dor profunda por lesões discais podem recuperar a marcha, funcional e coordenada, em um intervalo de tempo variável, sem que isto signifique marcha medular. As estatísticas mudaram significativamente nas últimas duas décadas. Assim, o prognóstico baseado apenas em um parâmetro é desaconselhado.

- A cauda equina aceita grandes deslocamentos, de forma que a maioria das lesões nesta região carrega um bom prognóstico. Considerar a permanência da incontinência, fecal ou urinária, devido a lesão de NMI.

- Na coluna toracolombar frequentemente presenciamos secção medular, uma vez que o canal vertebral é muito estreito. A ausência de dor profunda, originada de trauma externo, em geral, indica prognóstico grave (contrastar com o prognóstico indicado acima para lesão discal).

- A coluna cervical, por ter um canal vertebral mais amplo, em geral, produz um prognóstico melhor. Porém, grandes lesões podem causar morte por incapacidade ventilatória, naquelas lesões de C1 a C5. Felizmente, são lesões menos comuns.

Lembramos que a sensibilidade profunda é acessada no leito ungueal, e não na prega interdigital, se necessário com auxílio de uma pinça hemostática. O animal deve demonstrar a percepção da dor. A simples flexão do membro, sem resposta comportamental, não indica percepção de dor e sim um reflexo segmentar, de modulação medular. Isto é notadamente importante nos felinos.

O tempo de recuperação também varia bastante. Animais com sinais clínicos leves, em geral, se recuperam rapidamente – algo em torno de alguns dias a algumas semanas. Os animais com sinais clínicos mais graves podem demorar muitas semanas ou meses e ainda mostrar alguma sequela.

No ambiente de trauma é comum que a emoção seja a norteadora do processo terapêutico. Casos de trauma medular devem ser acessados de forma racional, explicando muito claramente para o proprietário quais são as chances estatísticas de recuperação funcional do paciente, bem como a imprecisão relativa deste parâmetro. Uma secção medular óbvia e completa vista em exames de imagem avançada, em um animal sem qualquer dor profunda, obviamente, não evoluirá com retorno da marcha funcional. Assim como o animal que tem apenas uma fratura do processo espinhoso ou lateral de L1, por exemplo, e que anda normalmente, não evoluirá com a paralisia definitiva. O maior problema se encontra no prognóstico daqueles casos pouco claros. Nestes, temos que ter experiência, compaixão, cuidado e racionalidade, bem como discutir com colegas, a fim de aproximar-se da resposta mais precisa possível. Erros no prognóstico inevitavelmente ocorrerão. Isto é normal e, por isso, a decisão do tutor responsável deve ser baseada em fatos. E estes serão explicados por você, veterinário a cargo do atendimento. E este é o seu papel - orientação baseadas em fatos e, em menor parte, instinto clínico e experiências prévias. A vida com um cão ou gato paralisado, ou com sequelas é perfeitamente possível, mas o tutor tem que estar disposto a isso. Discuta o tema com compaixão e seriedade e escute atentamente qual é o pensamento da família. Considere a avaliação de um neurologista veterinário antes de seguir em frente. Não forneça falsas esperanças nem tampouco as retire, a menos que você tenha absoluta certeza do que vai dizer. Na dúvida, dê o benefício do tratamento ao paciente.

6. LITERATURA RECOMENDADA

1. Schamall RF, Pellegrino FC. Trauma medular. Em: Jericó MM, Kogika MM, Andrade Neto JP de, org. Tratado de medicina interna de cães e gatos. 1 ed. São Paulo: Grupo Gen - Ed Roca; 2015. p. 2159–75.
2. Coughlan AR. Secondary injury mechanisms in acute spinal cord trauma. J Small Animal Practice. March 1993;34(3):117–22.
3. Jeffery ND, Barker AK, Hu HZ, Alcott CJ, Kraus KH, Scanlin EM, et al. Factors associated with recovery from paraplegia in dogs with loss of pain perception in the pelvic limbs following intervertebral disk herniation. JAVMA. Feb 15th 2016;248(4):386–94.
4. Hurlbert, RJ. Methylprednisolone for acute spinal cord injury: an inappropriate standard of care. J Neurosurg (Spine 1). 2000;93:1–7.
5. Sharp NJH, Wheeler SJ. Small animal spinal disorders: diagnosis and surgery. 2nd ed. Edinburgh: Elsevier Mosby; 2005. 379 p.
6. Shores A, Brisson BA, org. Current Techniques in Canine and Feline Neurosurgery. Hoboken, NJ, USA: John Wiley & Sons, Inc.; 2017.
7. Schamall RF. Hérnia Discal. Em: Lopes RS, Diniz R, org. Fisiatria em Pequenos Animais. 1 ed. São Paulo: Editora Inteligente; 2018. p. 169–76.
8. Jeffery ND, Blakemore WF. Spinal cord injury in small animals - Mechanisms of spontaneous recovery. The Veterinary Record. 1999;144:407–13.

Contusão pulmonar

Leandro Fadel

53

1. DESTAQUES

Dentre as consequências mais comuns do trauma contuso torácico está a contusão pulmonar, que consiste no quadro de hemorragia e edema pulmonar. A gravidade pode variar e normalmente o tratamento é baseado em terapias de suporte. A ultrassonografia pulmonar vem ganhando grande importância no diagnóstico dessa enfermidade, trazendo agilidade e permitindo a identificação, mesmo em paciente em processo de estabilização.

2. INTRODUÇÃO

As contusões pulmonares são as complicações mais comuns reconhecidas no paciente que sofreu trauma contuso de tórax devido principalmente a lesão de compressão-descompressão da cavidade torácica. A partir desse mecanismo, gera hemorragia intersticial e alveolar associados ao edema. A contusão pulmonar normalmente está associada a acidentes com veículos automotores, podendo também ser causado por brigas entre animais, abuso humano e ondas de choque, e em felinos se destaca em trauma por queda.

A gravidade da lesão varia de leve a grave. As contusões pulmonares leves podem não ser clinicamente diagnosticadas e podem até mesmo não causar alterações no estudo radiográfico da cavidade torácica. Os sinais radiográficos da contusão podem demorar a aparecer de 12 a 24 horas depois de instalada a lesão, já a avaliação ultrassonográfica tem-se mostrado com maior sensibilidade. As contusões pulmonares graves podem ser profundas o suficiente para promoverem insuficiência respiratória e tornar-se causa importante de óbito.

3. FISIOPATOLOGIA

A lesão na contusão pulmonar pode ocorrer por três mecanismos:

a. Aumento súbito da pressão intra-alveolar, quando o tórax é repentinamente comprimido, gerando o "efeito de fragmentação", um fenômeno de cisalhamento ou explosão, rompendo o alvéolo.

b. Forças de concussão e lacerantes diretas no parênquima pulmonar e forças perfurocortantes geradas com movimentos súbitos do pulmão dentro da cavidade torácica e devido às diferentes densidades dos tecidos. Com a descontinuidade do parênquima pulmonar, os capilares, arteríolas e vênulas na área próxima, tornam-se não funcionais. A hemorragia ao redor da via aérea patente se mistura com o ar e produz uma infinidade de pequenas bolhas que obstruem as vias aéreas inferiores. Em um estudo foi demonstrado que 4mL/Kg de sangue infundido experimentalmente dentro da traqueia de um cão, em torno de 30-60 minutos, podem reduzir rapidamente a PaO2 para níveis abaixo de 60mmHg com mínima alteração na PaCO2 ou na resistência das vias aéreas.

c. Pacientes com sangramentos intrabronquiais morrem por ocupação do alvéolo, e não por choque hipovolêmico; entretanto, quando associados, são altamente letais e podem rapidamente diminuir o transporte de oxigênio para valores abaixo de 25% do normal.

Depois do trauma, ocorre hemorragia intersticial seguido de edema intersticial e infiltração de células polimorfonucleares durante as primeiras horas, e logo após se inicia o bloqueio das vias aéreas inferiores preenchidas por proteínas, eritrócitos e células inflamatórias. Com isso desenvolve-se edema grave secundário que ocasiona atelectasia significativa e desequilíbrio na relação ventilação-perfusão.

A hipoxemia resultante causa vasoconstrição arteriolar e hipertensão pulmonar. Ocorre aumento da circulação nas partes íntegras do parênquima pulmonar e o aumento da pressão hidrostática nessas partes leva ao possível edema intersticial com diminuição da complacência do parênquima pulmonar culminando em hipoventilação.

A atelectasia também pode se desenvolver secundariamente à diminuição do surfactante. A perda de surfactante promove lise dos macrófagos alveolares, com liberação de eicosanoides ativos e enzimas. A diminuição do surfactante ocorre depois do trauma por vários mecanismos: hipoxemia alveolar, microtrombos liberados do local para outros tecidos, extravasamento microvascular e edema alveolar.

A hipoxemia aguda e grave, por si só, é capaz de promover edema pulmonar fulminante, através de mediação neurogênica central da hipertensão pulmonar. Basicamente, a insuficiência respiratória aguda ocorre quando a hipoxemia não responde a simples suplementação com o oxigênio. Como a saturação de oxigênio diminui abaixo de 80%, torna-se progressivamente mais difícil mantê-la em valores compatíveis com a demanda total de oxigênio dos tecidos. A hipoxemia estimula o aumento do esforço respiratório e, este aumenta a demanda de oxigênio, principalmente pela grande atividade da musculatura torácica. Eventualmente, a fadiga dos músculos respiratórios ocorre levando os pacientes a óbito.

4. DIAGNÓSTICO

Os achados clínicos podem ser inespecíficos e estar associados a outras lesões, visto que a contusão pulmonar está especialmente atrelada ao trauma. A taquipneia e o aumento do esforço respiratório são comumente vistos nestes enfermos. O diagnóstico definitivo envolve o uso de técnicas de diagnóstico por imagem, como radiografia, ultrassonografia e tomografia computadorizada. A seleção de qual tipo de estudo será utilizado dependerá da disponibilidade e do estado clínico do paciente.

Tradicionalmente, a radiografia torácica foi designada como método para o diagnóstico da contusão pulmonar, que normalmente são identificados infiltrados intersticiais e/ou alveolar e normalmente a localização anatômica dessas áreas são coincidentes com o local do trauma. Entretanto, o estudo radiográfico pode apresentar um atraso para que os achados sejam detectados, normalmente entre 12 e 24 horas após o trauma. Outro ponto importante é que a avaliação radiográfica deve ser realizada somente e exclusivamente após a estabilização do paciente, sob risco de agravar a distrição respiratória durante o posicionamento para a aquisição das imagens. Já a tomografia computadorizada se demonstrou mais sensível para detectar lesões iniciais, todavia há falta de ampla disponibilidade do equipamento.

Na última década, a ultrassonografia pulmonar vem ganhando destaque com método sensível e ágil para identificação de diversas condições emergenciais. O ultrassom apresenta uma série de vantagens: a possibilidade de realizar o exame na sala de emergência, avaliação na posição em que o paciente se encontra mais confortável, repetitividade e não emissão de radiação. Atualmente há dois protocolos veterinários descritos para a avaliação pulmonar, sendo eles: TFAST® (Thoracic Focused Assessment with Sonography for Trauma) e o Vet BLUE® (Veterinary Brief Lung Ultrasound Exam). No TFAST® a avaliação é focada apenas em um ponto de cada hemitórax e no Vet BLUE® é realizado em quatro pontos de cada lado do tórax. Em ambos os protocolos o foco é buscar as linhas B, que são linhas hipere-

coicas transversais a linha PP, indicativas de presença de líquido alvéolo-intersticial e em situações em que esse acúmulo é alto, as linhas B podem se fusionar levando ao achado rotulado de "pulmão branco" (Figura 53.1.).

5. TRATAMENTO

O tratamento da contusão geralmente é de suporte e depende da gravidade, uma vez passado o trauma inicial tende a se resolver em sete dias.

A abordagem da hemorragia intrapulmonar grave pode necessitar, em situações extremas, de toracotomia emergencial para conter o sangramento pulmonar dentro da árvore brônquica.

Todas as formas de administração de oxigênio podem ser boa escolha no paciente hipóxico com contusões pulmonares graves. No paciente chocado e instável, o clínico pode utilizar o flow by, máscara ou procedimentos de via aérea avançada para abordagem imediata. Uma vez que o paciente esteja estabilizado, o oxigênio pode ser administrado pela via nasal. Em pacientes mais graves pode ser necessário o uso de ventilação mecânica para evitar áreas de atelectasia e com cuidado realizar o recrutamento de áreas já atelectásicas, sempre atento a realizar aspiração da via aérea conforme a necessidade. A sedação desse paciente pode ser realizada com uso de diversos fármacos a depender do objetivo.

É importante reconhecer que a gravidade do comprometimento do parênquima pulmonar pode piorar nas primeiras 24 horas após a reanimação volêmica. Estudos sugerem que esta progressão está relacionada ao volume de fluido da reanimação e que a hemorragia inicial está subsequentemente acompanha-

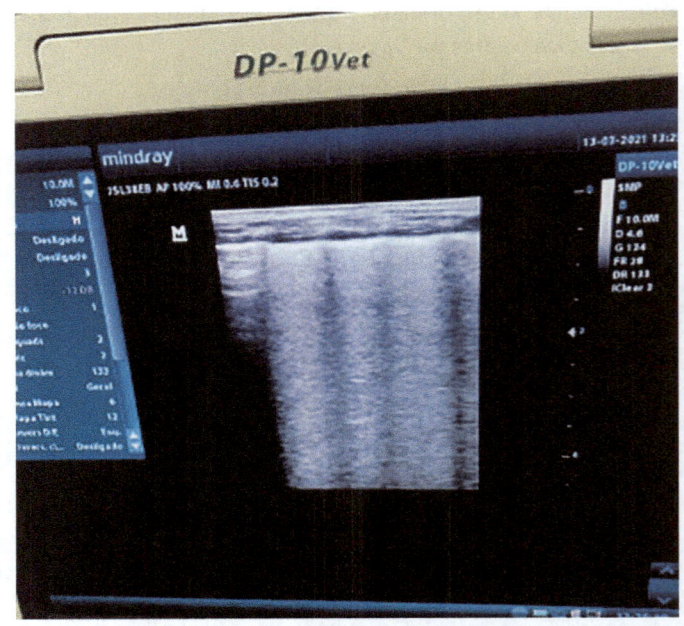

Figura 53.1. – Foto de realização de TFAST®, evidenciando a presença de pulmão branco em felino que sofre trauma por agressão por cão

da por graus variados de edema pulmonar. A fluidoterapia no choque associado ao trauma deve ser realizada sempre para manter adequada perfusão, considerando que as decisões devem ser tomadas baseadas no principal sistema afetado. Para isso, deve-se realizar a avaliação cautelosa de qual fase da fluidoterapia o paciente se encontra, e posteriormente monitorar e ajustar conforme a necessidade.

Ainda não foi possível demonstrar o valor dos corticosteroides na abordagem do paciente com contusões pulmonares, existindo poucos estudos justificando seu uso. A priori não deve ser utilizado em doses altas. Já em relação a antibioticoterapia, existe a possibilidade do paciente com contusões pulmonares ser predisposto ao desenvolvimento de pneumonia, embora seja um evento raro. A pneumonia não ocorre devido às defesas pulmonares prejudicadas, mas está associada a influência de outras variáveis, tais como: má nutrição, mau funcionamento da mucosa intestinal, imobilização, diminuição do reflexo da tosse e hipoventilação devido à dor, além de inabilidade do aparelho ciliar em retirar agentes contaminantes por depressão causada por anestésicos.

6. CONCLUSÃO

A contusão pulmonar apresenta vários graus de gravidade e seu sucesso está diretamente associado a identificação rápida através de protocolos de ultrassonografia e da implementação de técnicas de suporte eficientes.

LITERATURA RECOMENDADA

1. Scheepens ET, Peeters ME, Éplattenier HF, Kirpensteijn J: Thoracic bite trauma in dogs: a comparison of clinical and radiological parameters with surgical results, J Small Anim Pract 47(12):721, 2006.
2. Vnuk D, Pirkic B, Maticic D, et al: Feline high-rise syndrome: 119 cases (1998-2001), J Feline Med Surg 6:305, 2004.
3. Cohn SM, Dubose JJ. Pulmonary contusion: an update on recent advances in clinical management. World J Surg 34(8):1959-70. 2010.
4. Powell L, Rozanski EA, Tidwell A, et al. A retrospective analysis of pulmonary contusion secondary to motor vehicle accidents in 143 dogs: 1994-1997. *J Vet Emerg Crit Care*. 1999; 9:127–136.
5. Lisciandro GR, Fosgate GT, Fulton RM. Frequency and number of ultrasound lung rockets (B-lines) using a regionally based lung ultrasound examination named vet BLUE (veterinary bedside lung ultrasound exam) in dogs with radiographically normal lung findings. *Vet Radiol Ultrasound*. 2014;55(3):315–322.

54 Afundamento Costal (Flail Chest)

Wendell M. Barboza

1. DEFINIÇÃO

Fraturas de costelas são comuns em pacientes com traumas torácicos contusos e geralmente são lesões que, tanto em humanos, quanto em animais, apresentam uma alta taxa de morbidade e mortalidade. O tórax instável acontece quando pelo menos duas costelas adjacentes são fraturadas em mais de um local. Esse padrão de lesão cria um segmento livre do restante da caixa torácica, que se move independentemente, causando um movimento paradoxal durante a respiração.

2. EPIDEMIOLOGIA, MORTALIDADE E MORBIDADE

As fraturas de costelas são mais comuns em cães do que em gatos, sendo ainda mais incidente em cães abaixo de 25kg. Os principais traumas torácicos que levam a fraturas são decorrentes de atropelamentos, brigas de animais, armadilhas, armas e maus tratos, contudo dados apontam mordeduras e atropelamento como as causas mais comuns.

São relatadas fraturas de costelas em gatos idosos secundárias a doenças hormonais, renais e/ou tumorais em via aérea superior, sendo que nesses casos o número de fraturas costuma ser maior que sete costelas, sem histórico de trauma.

Estudos apontam que a taxa de mortalidade global de cães com tórax flutuante foi de 16,7%, com uma taxa de sobrevivência de 93,3% nos pacientes tratados clinicamente e uma taxa de sobrevivência de 66,7% nos pacientes tratados cirurgicamente. Porém, não foram descritas a padronização da terapêutica clínica, levando a um viés de interpretação, não sendo possível a comparação entre os dois tipos de terapia. Já estudos retrospectivos com humanos demonstram que pacientes operados tiveram menor taxa de pneumonia e necessitaram de menor tempo de internação. Porém, quanto à mortalidade, não houve diferença significativa.

Durante muitos anos pensou-se que os sinais clínicos da dificuldade respiratória que frequentemente acompanhava o tórax instável eram devidos, em grande parte, ao movimento paradoxal do segmento instável. Porém, experimentos em animais demonstraram que pacientes com tórax instável, sem outros danos como contusão pulmonar e dor, não apresentavam alterações funcionais, a menos que tenham fraturado mais de cinco costelas. Portanto, a gravidade da disfunção respiratória está relacionada à energia liberada no tórax durante o trauma, causando alterações como pneumotórax, hemotórax, contusão pulmonar, hemopericárdio, contusão cardíaca, lacerações dos músculos intercostais, dentre outros. Ainda, a dor gerada pelo tórax flutuante é uma das principais causas da dificuldade respiratória nesses pacientes, levando a hipoventilação.

3. SINAIS CLÍNICOS E DIAGNÓSTICO

Animais com tórax instável apresentam taquipneia e dispneia. A instabilidade torácica fica evidente com o movimento paradoxal da parede torácica. Durante a expiração, a porção da parede torácica livre se desloca para fora e durante a inspiração essa porção se desloca para dentro. É possível palpar crepitação na área da lesão porque muitas vezes existe enfisema subcutâneo proveniente de laceração do parênquima pulmonar por uma costela fraturada, por mordeduras, por traumas perfurantes ou até mesmo por contusão pulmonar grave. Traumas nos tecidos moles, e especialmente nos músculos intercostais, irão prejudicar ainda mais a ventilação.

A função pulmonar é ainda mais comprometida por contusões pulmonares, derrame pleural e pneumotórax associados, resultante do trauma inicial que induziu o tórax instável. A ausculta pode revelar crepitações se houver contusões e abafamento, ou ainda se houver pneumotórax, ou hemotórax.

Os protocolos de ecografia torácica e pulmonar de beira leito, (T-FAST®; VetBlue®) são de grande importância no atendimento de emergência, tendo como principal objetivo o melhor entendimento sobre a possibilidade de ocupação pleural (hemotórax, pneumotórax) além da avaliação de artefatos que possam sugerir lesões pulmonares, como, por exemplo, a presença de linhas B indicando a presença de edema intersticial, comum em casos de contusão. Já o exame radiográfico pode ser restrito a pacientes com achados anormais da ausculta respiratória, a fim de diferenciar e classificar anormalidades em cães e gatos com trauma contuso, sendo importante para confirmar o diagnóstico de tórax instável, além de avaliar o espaço pleural e o parênquima pulmonar. Ocasionalmente, radiografias oblíquas podem ser requeridas para melhor visualização das fraturas ao longo das costelas, porém cabe ressaltar que a radiografia deverá ser realizada, somente, após estabilização inicial do paciente. Tomografias também podem ser utilizadas para avaliar lesões torácicas, porém, os pacientes devem ser submetidos à anestesia, o que nem sempre é recomendado para esses pacientes devido à instabilidade.

4. TRATAMENTO

Indiscutivelmente, o protocolo de xABCDE do trauma deve ser instituído na admissão do paciente e os fatores ameaçadores à vida, tais como hemotórax, pneumotórax e hipovolemia, deverão ser tratados tão logo diagnosticados. Após a estabilização do paciente, o tórax flutuante deve ser abordado para contrapor as principais causas da dificuldade respiratória, sendo elas: controle da dor, suporte de oxigênio, estabilização do segmento instável e, quando necessário, suporte ventilatório.

O controle da dor talvez seja um dos principais desafios em pacientes com tórax flutuante, tornando-o, obrigatório e urgente. O uso precoce de analgesia melhora a eficiência respiratória, como o uso de fentanil intravenoso, na dose de 2-4µg/kg/h. Bloqueios do nervo intercostal podem ser realizados com lidocaína ou bupivacaína (1,5mg/kg dose total). O bloqueio do nervo intercostal é feito dorsal à fratura, próximo à raiz nervosa intercostal, na junção costovertebral, na borda caudal da costela e ventral aos locais de fratura. Se um dreno foi instalado previamente por causa de um pneumotórax ou derrame pleural grave, o mesmo pode ser utilizado para injeção intrapleural de lidocaína ou bupivacaína.

Cães e gatos com tórax instável apresentam-se frequentemente em estado de choque, sendo assim a fluidoterapia deve ser titulada cuidadosamente e com base em metas, pois as contusões pulmonares podem ser facilmente exacerbadas com a hiper-hidratação (consultar o Capítulo de Fluidoterapia). Portanto, o monitoramento cuidadoso da perfusão associados a achados de imagem, são fundamentais.

O suporte de oxigênio é comumente utilizado para aumentar a oferta de oxigênio. Como os pacientes com tórax instável comumente apresentam contusão pulmonar concomitante, a resposta costuma ser positiva após início da suplementação com oxigênio. Casos em que o paciente apresente hipoxemia grave (PaO2 < 60), hipoventilação (PaCO2 > 60), recomenda-se a terapia de ventilação mecânica. O controle adequado da dor e o tratamento adequado das contusões pulmonares subjacentes, podem contribuir para a diminuição da necessidade de ventilação.

O tratamento cirúrgico é recomendado caso a terapia clínica não seja capaz de promover estabilização do paciente ou em casos de necessidade de intervenção cirúrgica para controle de pneumotórax, hemotórax. Diversas técnicas foram descritas, dentre elas, fixação interna com placa e parafusos, cerclagem, pinos e até mesmo agulhas, porém é importante atentar-se ao tempo cirúrgico que podem contribuir para piores desfechos. Em pacientes que sofreram mordeduras, os músculos intercostais devem ser desbridados se estiverem rompidos, sendo possível complementar o reparo utilizando o músculo latíssimo dorsal ou um retalho de omento para auxiliar na estabilização do tórax instável. Nesse cenário pode haver a indicação de colocação de dreno torácico, com avaliação contínua do conteúdo aspirado. O dreno é mantido até que não haja produção de ar e a quantidade de efusões regrida. Técnicas de imobilização foram descritas para estabilização do tórax instável sem que haja a necessidade de toracotomia. Para isso, usa-se sutura passando ao redor da costela e de um suporte rígido na parede torácica, para auxiliar na estabilidade. As suturas são passadas ao redor de um suporte e ao menos por uma costela cranial e caudal ao segmento do tórax instável. O suporte pode ser construído com hastes de alumínio, talas moldáveis ou abaixadores de língua, dependendo do tamanho do paciente. Se o espaço pleural for penetrado o dreno torácico também poderá ser necessário até estabilização. As trocas de curativo inicialmente podem ser diárias, atentando-se a presença de secreção, nos primeiros 4 dias. Posteriormente, se houver evolução positiva ao longo desse período, a frequência de troca poderá ser individualizada.

5. LITERATURA RECOMENDADA

1.   FOWLER, T. T.; TAYLOR, B. C.; BELLINO, M. J.; ALTHAUSEN, P. L. Surgical Treatment of Flail Chest and Rib Fractures. Journal of the American Academy of Orthopaedic Surgeons, v. 22, n. 12, p. 751-760, 2014.
2.   SIGRIST, N. E.; DOHERR, M. G.; SPRENG, D. E. Clinical findings and diagnostic value of post-traumatic thoracic radiographs in dogs and cats with blunt trauma. Journal of Veterinary Emergency and Critical Care, v. 14, n. 04, p. 259-268, 2004.
3.   OLSEN, D.; RENBERG, W.; PERRET, J.; HAUPTMAN, J. G.; WALDRON, D. R.; MONNET, E. Clinical Management of Flail Chest in Dogs and Cats: A Retrospective Study of 24 Cases (1989-1999). Journal of the American Animal Hospital Association, v. 38, p. 315–320, 2002.
4.   WOUK, F. Thoracic Trauma in Dogs and Cats. World small animal veterinary association world congress proceedings, 2009.
5.   ADAMS, C.; STREETER, E. M.; KING, R.; ROZANSKI, E. Cause and clinical characteristics of rib fractures in cats: 33 cases (2000-2009). Journal of Veterinary Emergency and Critical Care (San Antonio), v. 20, n. 4, p. 436-440, 2010.
6.   MONNET, E. Chest Wall Disease: Flail Chest. In: BLACKWELL, W. Small Animal Surgical Emergencies, 1ª edição. Editora Lillian R. Aronson. Publicado por John Wiley & Sons. Cap. 38, 2016.
7.   AHN, S.; JEONG, S.; YOON, H. Repair of flail chest using interfragmentary wiring and stability augmentation with basket-weave fashion sutures in a toy breed dog: a case report. Veterinary Medicine, v. 61, n. 06, p. 348–352, 2016.
8.   MELE, E.; LÓPEZ, A. Manejo Incial del Paciente Traumatizado: trauma en pequeños animales. Buenos Aires: Ed. Intermédica, 2007.
9.   SCHUURMANS, J.; GOSLINGS, J. C.; SCHEPERS, T. Operative management versus non-operative management of rib fractures in flail chest injuries: a systematic review. European Journal of Trauma and Emergency Surgery, v. 43, n. 02, p. 163-168, 2017.
10. BEKS, R.B.; PEEK, J.; JONG, M. B.; WESSEM, K. J. P.; ÖNER, C. F.; HIETBRINK, F.; LEENEN, L. P. H.; GROENWOLD, R. H. H.; HOUWERT, R. M. Fixation of flail chest or multiple rib fractures: current evidence and how to proceed. A systematic review and meta-analysis. European Journal of Trauma and Emergency Surgery v. 45, p. 631–644, 2019.

55 Pneumotórax

Ananda Porto Barbosa Azevedo

1. INTRODUÇÃO

O pneumotórax é definido como a presença de ar livre na cavidade pleural, devido à perda da integridade anatômica da pleura visceral ou parietal, geralmente causado pelo aumento da pressão intratorácica ou secundário a um evento traumático. Como o mediastino de cães e gatos é fenestrado, o que permite a passagem de líquido e ar para equilibrar a pressão entre ambos hemitórax, a maioria dos casos que se inicia de forma unilateral progride rapidamente para bilateral. O pneumotórax unilateral ocorre somente em casos de afecções que acometem a integridade do mediastino, como a pleurite ou o mesotelioma. Em caso de ruptura de via aérea superior, o pneumotórax pode estar associado ao pneumomediastino. Pode ser classificada quanto à sua etiologia, podendo ser espontâneo (primário ou secundário) ou adquirido (traumático ou iatrogênico).

O pneumotórax espontâneo ocorre por entrada de ar no espaço pleural sem evento traumático, sendo subdividido em primário ou secundário. O Pneumotórax Espontâneo Primário (PEP) ocorre em pulmões saudáveis, sem causa de base iatrogênica ou traumática. Em cães, a causa mais comum é a ruptura de bolhas subpleurais ou bolhas pulmonares. As bolhas subpleurais são lesões formadas entre as camadas da pleura visceral que ocorrem quando há escape de ar do parênquima pulmonar para a superfície do pulmão. As bolhas pulmonares são um conjunto de ar secundário à ruptura do septo entre alvéolos adjacentes. O mecanismo de formação dessas lesões na veterinária ainda é desconhecido. Em humanos, estudos sugerem que o tabagismo e a presença de lesões microscópicas pulmonares são um fator de risco.

O Pneumotórax Espontâneo Secundário (PES) ocorre de forma aguda quando há doença pulmonar em desenvolvimento, levando à fragilidade tecidual e ruptura de alvéolos.

O pneumotórax traumático pode ser aberto ou fechado. O trauma contuso leva a um pneumotórax fechado, no qual a parede torácica se encontra intacta. A suspeita neste caso é que a energia absorvida pela parede torácica no impacto traumático seja transmitida aos pulmões, levando ao aumento da pressão nas vias aéreas e ruptura de alvéolos. Já o pneumotórax aberto ocorre em casos de trauma penetrante, por entrada de ar pela ferida ou saída de ar pela lesão alveolar. O pneumotórax iatrogênico ocorre como complicação de procedimentos médicos ou cirúrgicos que causam a ruptura alveolar.

Já o pneumotórax hipertensivo é a forma mais grave de apresentação. Este caso pode ter qualquer uma das etiologias já descritas, mas só irá ocorrer quando ocorrer uma lesão pulmonar grande e que leva ao acúmulo rápido dentro da cavidade torácica na inspiração, mas que na expiração a lesão será ocluída, impedindo a saída do ar. Ocorre quando a pressão intrapleural se apresenta maior do que a pressão venosa central e das artérias pulmonares, podendo ocasionar a compressão veia cava, reduzindo o retorno venoso, causando hipoxemia e choque obstrutivo, se não houver intervenção rápida.

A Tabela 54.1. cita as causas de pneumotórax já documentadas em cães e gatos.

2. FISIOPATOLOGIA

As pleuras produzem uma pequena quantidade de fluido seroso no espaço pleural para que seja possível o deslizamento do pulmão na parede torácica. A drenagem linfática desse fluido gera uma pressão levemente negativa ($-5cmH2O$) que garante a aderência entre as pleuras. A manutenção da pressão negativa intrapleural é responsável pela abertura dos alvéolos durante a respiração, permitindo que ocorra a hematose. Na inspiração, a pressão intrapleural torna-se mais negativa devido à expansão do tórax e aumento do volume pulmonar, gerando um gradiente de pressão alveolar que leva a entrada de ar. Na expiração, o relaxamento dos músculos respiratórios diminui o volume pulmonar, igualando a pressão alveolar e intrapleural, e o ar sai dos pulmões.

A pressão transpulmonar (diferença de pressões nos alvéolos e na cavidade pleural) contribui para a retração pulmonar e saída do ar dos alvéolos, o que está relacionado à propriedade de distensibilidade pulmonar, ou seja, da complacência pulmonar. No pneumotórax, devido ao aumento na pressão intrapleural, a complacência fica reduzida.

Tabela 54.1. – Causas de pneumotórax de acordo com a etiologia em cães e gatos

Classificação	Espécie	Causas
Espontâneo primário	Cães	Bolhas subpleurais. Bolhas pulmonares.
	Gatos	Não descrito na literatura.
Espontâneo secundário	Cães	Neoplasia. Pneumonia bacteriana. Granuloma micótico ou parasitário. Infecções parasitárias. Tromboembolismo pulmonar. Enfisema lobar congênito. Broncopneumopatia reativa. Pneumonite urêmica.
	Gatos	Doença de vias aéreas inferiores. Neoplasia. Infecções parasitárias. Abscesso pulmonar. Displasia broncopulmonar. Pneumonia bacteriana. Tromboembolismo pulmonar.
Traumático	Cães e gatos	Trauma contuso: Acidente automobilístico. Quedas de grandes alturas ("síndrome do gato paraquedista").
		Trauma penetrante: Trauma por mordedura. Trauma por projétil. Trauma por arma branca. Migração de corpo estranho.
Iatrogênico	Cães e gatos	Toracocentese. Citologia coletada por PAAF ou biópsia. Lobectomia pulmonar. Toracostomia. Intubação traumática (gatos). Barotrauma. Broncoscopia. Punção jugular. Esofagostomia. Fenestração de disco intervertebral.

Adaptado e traduzido de: Silverstein DC, Drobatz KJ. Textbook of small animal emergency medicine, 2nd ed. Wiley; 2019.

Quando há presença de ar na cavidade pleural, ocorre aumento na pressão intrapleural e, consequentemente, atelectasia pulmonar. Quanto maior a extensão do pneumotórax, mais alvéolos são afetados e isto pode levar a formação de shunts pulmonares e prejudicar a hematose. Esta alteração pressórica também interfere na circulação, pois comprime os vasos intratorácicos, reduzindo a sua capacitância venosa e, consequentemente, o retorno venoso.

Os quimiorreceptores periféricos possuem aferências para o centro respiratório no bulbo, e respondem primariamente à hipóxia. A ativação do centro respiratório leva a estimulação de mecanorreceptores que ativa os nervos que chegam até a musculatura intercostal, resultando no aumento da ventilação alveolar. A ventilação é ajustada de acordo com a frequência e amplitude da respiração; como a amplitude é comprometida, o paciente apresentará aumento da frequência respiratória.

3. SINAIS CLÍNICOS

A apresentação clínica do paciente depende da extensão do pneumotórax e da função pulmonar. Pacientes com PEP tendem a apresentar um quadro de início agudo, sem histórico prévio de sinais de doença respiratória, como tosse, dispneia, cansaço fácil e cianose de mucosas como ocorre no PES, devido à manifestação clínica da pneumopatia de base. Em alguns casos, há apenas sinais inespecíficos, como letargia e anorexia, antes do desenvolvimento de dificuldade respiratória aguda. Já os pacientes oriundos do trauma podem apresentar exacerbação das alterações respiratórias devido à presença de comorbidades como contusão pulmonar ou fratura de costela.

O padrão respiratório tende a ser restritivo, com a frequência respiratória aumentada, e movimentação paradoxal. Este padrão respiratório é caracterizado pela movimentação em direções opostas do tórax e abdômen durante o ciclo respiratório, o que indica esforço respiratório intenso.

A presença de ar na cavidade pleural leva à diminuição ou ausência dos sons na ausculta dos campos pulmonares e das bulhas cardíacas. No paciente dispneico, é esperado o aumento dos sons respiratórios pelo aumento da turbulência de ar nas vias aéreas com o aumento da frequência cardíaca.

Na percussão, a parede torácica no paciente hígido apresenta-se ressonante; enquanto no pneumotórax possui som timpânico. A palpação abdominal reduz o volume torácico, consequentemente, acentuando a frequência respiratória e podendo ser interpretado falsamente como dor abdominal.

A diminuição do retorno venoso causada pelo aumento da pressão intratorácica leva a ingurgitação jugular bilateral, hipotensão e instabilidade hemodinâmica.

4. DIAGNÓSTICO

4.1. – Ecografia Point-of-care

A utilização da técnica de Thoracic Focused Assessment Sonography for Trauma (TFAST) é amplamente utilizada na rotina, pois permite a avaliação de pacientes críticos sem necessitar a mobilização do paciente dispneico para adequar o posicionamento, gerando menos estresse e possibilidade de descompensação do paciente hemodinamicamente instável. Os critérios que definem o pneumotórax na avaliação pelo TFAST pelo modo B incluem:

- Ausência de deslizamento pleural (lung sliding);
- Ausência de linhas B;
- Presença de lung point.

Através do modo M, pode ser avaliado o padrão do deslizamento pleural ao posicionar o cursor localizado na linha da pleura. Podem ser identificados dois padrões:

- As estruturas anatômicas torácicas sem movimentação acima da pleura criam linhas horizontais e, em condições normais, o deslizamento pleural forma um padrão granular logo abaixo. A figura resultante assemelha-se a imagem de ondas colidindo com a areia e é denominada seashore sign (sinal de praia).
- Na ausência de lung sliding, ou durante a pausa expiratória, há perda da formação do seashore sign e a imagem formada abaixo das linhas paralelas assemelha-se a um código de barras.

No pneumotórax, o modo M apresentará apenas o segundo padrão descrito, devido à ausência de movimentação da pleura. A formação de uma imagem ecográfica na mesma janela apresentando os dois padrões descritos é consistente com a identificação do lung point.

Apesar de não ser relatada como critério diagnóstico em cães e gatos para a detecção do pneumotórax, a avaliação complementar do modo M foi utilizada em conjunto com a avaliação do modo B em um estudo de 2018 com cães por Hwang et al. para o diagnóstico de pneumotórax. Em humanos, utiliza-se a combinação de alterações avaliadas pelo TFAST para diagnóstico do pneumotórax, apesar da sensibilidade e especificidade da avaliação combinada das alterações descritas comparada à identificação individual de cada uma não ser bem estabelecida.

4.2. – Toracocentese

É um procedimento tanto diagnóstico, quanto terapêutico para os pacientes com pneumotórax. No entanto, a menos que seja realizado após a confirmação através dos exames de imagem, não é possível distinguir se a causa do pneumotórax é iatrogênica após a sua realização.

4.3. – Radiografia Torácica

Entre os exames de imagem, a radiografia ainda é a metodologia de predileção para o diagnóstico de pneumotórax. No entanto, o posicionamento pode ser um fator estressante que pode levar à descompensação e até mesmo ao óbito durante a realização do exame. Desta forma, é recomendado que seja realizada somente quando paciente apresentar estabilidade respiratória e hemodinâmica.

Na imagem, o pneumotórax é visualizado como uma área radioluscente adjacente à parede torácica ou diafragma, sem visualização do parênquima pulmonar. Na projeção látero-lateral, em pneumotórax extensos, o coração pode apresentar-se elevado do esterno. A presença de enfisema subcutâneo pode dificultar a identificação das alterações.

4.4. – Tomografia Computadorizada (TC)

A tomografia é considerada o exame padrão-ouro para a identificação do pneumotórax por ser capaz de identificar menores quantidades de extravasamento de ar do que a radiografia. No entanto, não é uma ferramenta diagnóstica utilizada rotineiramente, pois exige anestesia geral, que pode acentuar a instabilidade do paciente.

A tomografia é indicada para auxiliar na identificação da etiologia do pneumotórax, pois fornece informações adicionais às radiografias torácicas, além de ser fundamental para o planejamento de casos cirúrgicos visando maximizar o sucesso cirúrgico.

A TC é mais sensível que as radiografias para a identificação de lesões bolhosas. Porém, resultado falso negativo pode ocorrer em ambos os métodos. Para diminuir essa possibilidade e facilitar a identificação das lesões, é indicado minimizar a atelectasia diminuindo o volume de pneumotórax por toracocentese ou usando sucção contínua em pacientes com tubos de toracostomia. A literatura também sugere a realização de TC em decúbito dorsal e esternal para melhorar a capacidade de detectar bolhas.

5. TRATAMENTO

Pacientes com hipoxemia devem receber suporte de oxigênio, e a tranquilização pode ser necessária para aqueles que se apresentarem ansiosos devido à dispneia.

Se presença de manifestações clínicas compatíveis com pneumotórax, a toracocentese deve ser realizada obrigatoriamente. Em pacientes com PES, a manifestação dos sinais clínicos pode ocorrer com o extravasamento de menores volumes de ar devido ao comprometimento da função pulmonar pré-existente na doença de base. Assim que identificadas, estas devem receber o tratamento direcionado a causa de base.

O tratamento médico inclui oxigenioterapia, tranquilização, toracocentese e/ou colocação de dreno torácico para estabelecer drenagem contínua.

A colocação de tubo de toracostomia (dreno torácico) deve ser realizada em pacientes com necessidade contínua de toracocentese visando restabelecer a pressão negativa intrapleural. Os critérios que indicam a colocação de drenos torácicos incluem:

- Pneumotórax hipertensivo, o que representa uma quantidade de extravasamento de ar;
- Necessidade de mais de duas toracocenteses em um intervalo de 24h;
- Após realização de toracotomia.

A colocação de dreno torácico gera desconforto e, portanto, a analgesia deve ser instituída no protocolo após a sua colocação. Pode ser necessário o uso de colar elizabetano para evitar que o paciente danifique ou remova os drenos.

No geral, é descrito a necessidade de permanência dos drenos por uma média de 4 a 5 dias. A formação contínua de pneumotórax após dois a cinco dias deve ser interpretada como falha da eficácia do tratamento clínico, e o tratamento cirúrgico não deve ser postergado.

O dreno torácico pode ser aspirado manualmente ou, se disponível, através de sucção contínua, o que inclui técnicas de drenagem passiva e ativa. A válvula de Heimlich é um dispositivo passivo de sucção contínua que permite que o ar pleural seja expelido durante a expiração devido à pressão pleural positiva, mas evitam que o ar entre no espaço pleural na inspiração. Cães pequenos podem não produzir pressão suficiente na expiração para expelir o ar para uma drenagem eficaz, por isso, deve ser reservada para cães de raças de médio e grande porte.

A drenagem ativa é necessária em pacientes com vazamentos de ar contínuos. Esta permite a expansão pulmonar sustentada, o que facilita a cicatrização e evita a descompensação aguda. Um dispositivo de sucção com selo d'água de três câmaras é recomendado. Uma vez que a pressão negativa foi atingida por pelo menos 24 horas, o paciente pode ser convertido para aspiração manual usando uma seringa a cada seis a oito horas com acompanhamento da formação de pneumotórax através de avaliações de TFAST seriadas.

Os drenos torácicos podem ser removidos se não houver produção de ar residual após no mínimo 24 horas de aspiração manual.

A ventilação mecânica invasiva (VM) em pacientes com pneumotórax hipertensivo pode agravar a formação do pneumotórax devido à pressão positiva nas vias aéreas, favorecendo o extravasamento de ar para o espaço pleural; se houver indicação expressa da VM, é primordial que paciente esteja com dreno torácico, mantendo drenagem contínua do pneumotórax e com monitorização hemodinâmica contínua.

Como a principal causa de pneumotórax em cães ocorre secundário à ruptura de bolhas pulmonares, na maioria das vezes, o tratamento exclusivamente medicamentoso pode não obter bom sucesso, pois as taxas de recorrência e mortalidade relatadas são de, respectivamente, 50 e 53%. Por isso, o tratamento cirúrgico é recomendado em cães com pneumotórax espontâneo que não possuem doença pulmonar difusa identificada nos exames de imagem.

Em contrapartida, o tratamento médico é preconizado em gatos, sendo a sobrevida mais alta do que os pacientes tratados cirurgicamente (54% e 20%, respectivamente). Isto se deve porque cães tendem a apresentar lesões bolhosas localizadas enquanto gatos com pneumotórax espontâneo tendem a apresentar comprometimento pulmonar generalizado, o que pode

não ser tratado de forma eficaz com a abordagem cirúrgica. Portanto, a cirurgia em felinos somente é utilizada em casos de pneumotórax que não obtiveram boa resposta com o tratamento inicial.

O pneumotórax traumático geralmente não possui critérios de indicação cirúrgica para remoção do tecido pulmonar lesionado. A intervenção cirúrgica precoce em cães com pneumotórax espontâneo primário está associada a melhores resultados, quando há indicação. Em cães, bolhas e algumas causas de pneumotórax secundário (por exemplo, neoplasia rompida, abscesso) frequentemente afetam um único ou um pequeno número de lobos pulmonares que podem ser removidos sem comprometer a ventilação. Se a TC falhar na identificação de lesões bolhosas em conjunto com a alta prevalência de lesões múltiplas com recidiva permanente do pneumotórax bilateral, pode ser necessária a exploração torácica completa.

Quando as lesões não podem ser identificadas imediatamente durante a cirurgia, banhar a cavidade torácica com solução salina estéril pode facilitar a localização da lesão devido ao borbulhamento no local do vazamento de ar. Uma vez que as lesões são identificadas, uma lobectomia pulmonar completa ou parcial é realizada.

A pleurodese é um procedimento que visa obliterar o espaço pleural e prevenir a recorrência do pneumotórax, diminuindo o espaço em potencial para o acúmulo de ar. O objetivo terapêutico leva a produção de um estímulo inflamatório para a formação de aderências entre as pleuras parietais e viscerais para que estas apresentem-se fusionadas. Esta técnica pode ser realizada através da abrasão manual em toracotomia, esclerose química ou injeção de sangue autólogo pelo tubo torácico. A utilização da abrasão não é mais considerada efetiva porque não reduz a ocorrência de pneumotórax espontâneo em cães e em humanos. Na medicina humana, a injeção de substâncias irritativas (talco, tetraciclina e transfusão de sangue autólogo) é capaz de induzir essa reação inflamatória, mas às custas de efeitos adversos que podem piorar a apresentação clínica do paciente.

A literatura descreve a possibilidade da infusão de sangue autóloga intrapleural, tanto após a lobectomia como em associação ao tratamento medicamentoso. Esta técnica consiste em uma das formas de pleurodese associada às menores intercorrências e relatada com menor tempo de resolução do pneumotórax persistente de diferentes etiologias. Duas teorias são consideradas neste caso; a hipótese de que a formação do coágulo causa tamponamento da lesão pulmonar causando o pneumotórax ou que a presença de sangue cause uma resposta inflamatória que é capaz de causar aderência entre a pleura e o pulmão lesionado. O tamponamento através do coágulo tende a diminuir o pneumotórax em até 24h enquanto a formação de aderências tende a aumentar este tempo em até três a cinco dias. A injeção de sangue autólogo é realizada através da coleta de

5-10mL/kg de sangue da jugular e infundida imediatamente no dreno torácico sem uso de anticoagulante, seguida por um bolus de solução salina e o dreno não deve ser utilizado pelo menos nas próximas quatro horas. A injeção de sangue autólogo tem como principal efeito colateral a infecção secundária, por isso, é fundamental que a técnica seja realizada de maneira estéril. O uso de antimicrobianos preventivos não é indicado, apenas se justificado no caso de suspeita de foco infeccioso.

Essa modalidade terapêutica não exclui a necessidade do tratamento multimodal e não descarta a possibilidade da evolução do caso para uma intervenção cirúrgica. Na literatura, essa técnica é indicada em pacientes que não possuem estabilidade para cirurgia, em casos de pneumotórax refratário ao tratamento medicamentoso e cirúrgico e tutores com restrição financeira, mas ainda são necessários mais estudos para determinação da aplicabilidade desta técnica na medicina veterinária.

6. CONCLUSÕES

Por se tratar de uma emergência respiratória, o atraso do tratamento – clínico ou cirúrgico –, de acordo com a etiologia do pneumotórax, coloca em risco a vida do paciente e pode aumentar o tempo de resolução desta enfermidade, corroborando com o prolongamento da internação e, consequentemente, aumentando o ônus financeiro ao responsável pelo paciente. Quando diagnosticado e identificado a causa de base para direcionamento terapêutico, o prognóstico costuma ser favorável tanto em cães como em gatos.

7. PONTOS-CHAVE

- O pneumotórax é caracterizado pelo acúmulo de ar no espaço pleural e que pode causar instabilidade hemodinâmica;

- Em cães, a principal causa é o pneumotórax espontâneo devido à ruptura de lesões bolhosas, enquanto gatos apresentam o quadro secundário à pneumopatias de base, geralmente inflamatórias;

- A estabilização do paciente inclui oxigenioterapia, tranquilização, drenagem contínua ou intermitente do extravasamento de ar e terapia suporte para causa de base;

- É importante tentar determinar a etiologia para assertividade no tratamento. A tomografia pode ser utilizada para complementar o diagnóstico da etiologia, além de fornecer informações para o planejamento cirúrgico, quando indicado.

8. LITERATURA RECOMENDADA

1. Bersenas AM, Hoddinott KL. Allogenic blood patch pleurodesis for continuous pneumothorax in three cats. JFMS open reports. 2020;6(2):2055116920945595

2. Dickson R, Scharf VF, Michael AE, Walker M, Thomson C, Grimes J, et al. Surgical management and outcome of dogs with primary spontaneous pneumothorax: 110 cases (2009-2019). Journal of the American Veterinary Medical Association. 2021 Jun 1;258(11):1229-35

3. Howes CL, Sumner JP, Ahlstrand K, Hardie RJ, Anderson D, Woods S, et al. Long-term clinical outcomes following surgery for spontaneous pneumothorax caused by pulmonary blebs and bullae in dogs – a multicentre (AVSTS Research Cooperative) retrospective study. Journal of Small Animal Practice. 2020 May 13;61(7):436-41.

4. Hwang TS, Yoon YM, Jung DI, Yeon SC, Lee HC. Usefulness of transthoracic lung ultrasound for the diagnosis of mild pneumothorax. Journal of Veterinary Science. 2018;19(5):660.

5. Lisciandro GR. Abdominal and thoracic focused assessment with sonography for trauma, triage, and monitoring in small animals. Journal of Veterinary Emergency and Critical Care. 2011 Apr;21(2):104-22.

6. Lipscomb VJ, Hardie RJ, Dubielzig RR. Spontaneous Pneumothorax Caused by Pulmonary Blebs and Bullae in 12 Dogs. Journal of the American Animal Hospital Association. 2003 Sep;39(5):435-45.

7. Liu DT, Silverstein DC. Feline secondary spontaneous pneumothorax: A retrospective study of 16 cases (2000-2012). Journal of Veterinary Emergency and Critical Care. 2014 Apr 3;24(3):316-25.

8. Mooney ET, Rozanski EA, King RG, Sharp CR. Spontaneous pneumothorax in 35 cats (2001-2010). Journal of Feline Medicine and Surgery. 2012 Feb 16;14(6):384-91.

9. Oppenheimer N, Klainbart S, Merbl Y, Bruchim Y, Milgram J, Kelmer E. Retrospective evaluation of the use of autologous blood-patch treatment for persistent pneumothorax in 8 dogs (2009-2012). Journal of Veterinary Emergency and Critical Care. 2014 Mar;24(2):215-20.

10. Puerto DA, Brockman DJ, Lindquist C, Drobatz K. Surgical and nonsurgical management of and selected risk factors for spontaneous pneumothorax in dogs: 64 cases (1986-1999). Journal of the American Veterinary Medical Association. 2002 Jun;220(11):1670-4.

11. Silverstein DC, Drobatz KJ. Textbook of small animal emergency medicine, 2nd ed. Wiley; 2019.

12. White HL, Rozanski EA, Tidwell AS, Chan DL, Rush JE. Spontaneous pneumothorax in two cats with small airway disease. Journal of the American Veterinary Medical Association. 2003 Jun 1;222(11):1573-5, 1547.

Miocardite Traumática

56

Gláucia Bueno Pereira Neto
Luis H. Tello

1. INTRODUÇÃO

A definição de miocardite traumática é um desafio na Medicina Veterinária e ainda é controversa, visto que algumas delas foram derivadas de estudos em humanos. Outras controvérsias adicionais desprendem de seu nome, sendo aceito os termos miocardite traumática, lesão miocárdica contusa, lesão celular miocárdica, contusão miocárdica, contusão cardíaca, entre outras.

Os diferentes autores que se referem a esta lesão a definem como uma lesão traumática não-penetrante do miocárdio, usualmente associado ao trauma torácico contuso, uma vez que pode resultar em lesão interna significativa, incluindo lesão cardíaca contusa, sem evidência de trauma visível ao tutor ou ao clínico, devido, em parte, à natureza elástica da cavidade torácica.

Atualmente, a expressão miocardite traumática refere-se à apresentação de arritmias associadas ao trauma de tórax, mais do que a miocardite como tal, a qual se associa melhor ao trauma direto sobre o coração e se relaciona à contusão cardíaca.

2. INCIDÊNCIA

Cinco estudos veterinários, dois retrospectivos e três prospectivos, avaliaram a prevalência de miocardite traumática em cães, concluindo uma variação de 10 a 96%. As variações do desenho, a terminologia e o critérios para identificar as lesões miocárdicas, contribuem para a grande variação de frequências descritas, entretanto os autores dos estudos concordam que são lesões subdiagnosticadas.

3. ETIOLOGIA E FISIOPATOLOGIA

O trauma torácico é comum em cães que são atropelados, atacados por outros animais (mordidas, patadas) e que sofrem quedas. Devido à natureza elástica do tórax, o trauma contuso pode submeter o miocárdio às forças compressivas e contusas, sendo o mecanismo mais comum a compressão lateral do tórax, mas também são observados traumas espinhais e abdominais.

Além da lesão por contato forçado com as costelas, esterno e vértebras; quando ocorre aceleração e desaceleração rápida, foi proposto que a distorção da caixa torácica resulta em um aumento da pressão intratorácica e intracardíaca que causa contusões e rupturas do miocárdio.

Outras condições não relacionadas diretamente com a lesão miocárdica podem causar arritmias em cães traumatizados: transtornos fisiológicos associados ao trauma e choque como a acidose metabólica, hipóxia, alterações eletrolíticas, TCE e liberação massiva de citocinas que podem predispor a coração a desenvolvimento de arritmias, dentre as quais, as ventriculares são as mais comuns e podem ser negligenciadas, a menos que o paciente seja monitorado continuamente.

Outras manifestações decorrentes da lesão cardíaca direta incluem lesões estruturais (ruptura septal, valvar ou de parede livre), hipotensão, derrame pericárdico, fibrilação atrial ou depressão, ou elevação do segmento ST, entre outras.

Em um estudo com 25 cães, foi feita a correlação da lesão miocárdica com as áreas de lesão encontradas durante o exame ecocardiográfico. Se o trauma é recebido pelo lado esquerdo do tórax, as anormalidades estarão localizadas principalmente na parede craniolateral do ventrículo esquerdo. O trauma torácico direito produz lesão septal e dano na parede ventricular direita.

Os achados histopatológicos do coração traumatizado caracterizam-se por edema local, equimose e formação de hematomas intramiocárdicos. A área de lesão é geralmente transmural, sendo a superfície epicárdica a mais gravemente afetada.

As arritmias e os defeitos de condução são as consequências mais comuns depois da lesão miocárdica. Variados mecanismos foram propostos como a origem dessas alterações. A diminuição do potencial de membrana em repouso, como também a efetividade do período refratário e a duração do potencial de ação das células miocárdicas, estão danificadas. Além disso, o trauma miocárdico pode levar a alterações dos fluxos de sódio e cálcio através dos transportadores de membrana, aumentando a disponibilidade intracelular de cálcio. Esta combinação de alterações intracelulares secundárias ao trauma pode se a causa potencial da arritmogênese.

A acidose local, a hipóxia e os efeitos das catecolaminas promovem alterações no transporte de membrana e na permeabilidade destes cátions sódio, potássio e cálcio, o que leva a uma diminuição no potencial de membrana em repouso, facilitando a despolarização espontânea.

As anormalidades no ECG ocorrem quando o miocárdio se transforma no local predominante para a formação de impulsos, superando o nó sinusal como marcapasso dominante. O novo marcapasso, originado no miocárdio danificado, propaga a arritmia pelo coração, despolarizando o nó sinusal antes que se tenha a oportunidade de descarregar e recapturar o ritmo cardíaco.

Estudos realizados em corações isolados de coelhos para identificar a origem das arritmias no miocárdio danificado, identificaram os mecanismos de reentrada como os mecanismos mais frequentes de geração de arritmias na contusão miocárdica.

O local de impacto fica eletricamente "silencioso" por um tempo, o que provoca um bloqueio de condução que causa o início do mecanismo de reentrada. Assim, as arritmias mais comuns secundárias à lesões do miocárdio em cães, incluem as contrações ventriculares prematuras, taquicardia ventricular e a elevação ou depressão do segmento ST. Entretanto, também já foram observadas outras arritmias como a fibrilação atrial, a parada sinusal, o complexo de escape ventricular e o bloqueio atrioventricular de segundo e terceiro grau.

4. DIAGNÓSTICO

O diagnóstico inicial da lesão cardíaca deve ser feito a partir do exame físico e eletrocardiograma, já que a biópsia miocárdica é pouco frequente na prática clínica.

Deve-se suspeitar de miocardite traumática em qualquer cão que tenha sofrido lesões do tipo:

1. fratura de extremidade, coluna ou pelve;
2. evidência externa de trauma torácico;
3. evidência radiográfica de trauma torácico, como contusão pulmonar, pneumotórax, hemotórax, hérnia diafragmática e fraturas de costelas ou de escápula;- trauma neurológico.

Deve-se realizar ECG na derivação II em qualquer paciente com este tipo de lesão e deve ser mantido sob monitorização constante ou repetir a cada 12 ou 24 horas. As anormalidades do ECG podem não ser aparentes até as 48 horas pós-trauma contuso de tórax.

A monitorização por meio do Holter é descrita como o método mais sensível para detecção de arritmias em cães com lesão grave, no entanto, não é um exame frequente na clínica. Dentro das primeiras 48 horas de lesão, deve ser considerada uma avaliação ecocardiográfica em cães com traumatismo grave e com resposta pouco significativa à terapia de reanimação e com evidência de lesão mesmo sem alterações no ECG.

Nos cães, a ecocardiografia transtorácica pode identificar e localizar as anormalidades estruturais e funcionais do miocárdio danificado por trauma torácico contuso. As características da lesão miocárdica por trauma contuso em cão são:

1. Aumento da espessura da livre no fim da diástole.
2. Alterações de contratilidade (anormalidades de movimento da parede) e diminuição da fração de encurtamento.
3. Aumento de ecogenicidade do miocárdio.
4. Áreas anecoicas na parede miocárdica, o que coincide com hematomas intramurais.

Em seres humanos, a análise de proteínas e isoenzimas miocárdicas séricas é utilizada para o diagnóstico de lesão miocárdica. A isoenzima utilizada para identificar a necrose miocárdica na medicina humana é a creatinofosfoquinase miocárdica (CPK-MB).

Vários trabalhos informam sobre o uso das Troponinas Cardíacas (T e I) no diagnóstico de lesão miocárdica em pessoas. As isoformas proteicas da troponina expressadas no músculo cardíaco são diferentes daquelas expressadas no músculo esquelético. A análise atual da troponina está baseada na detecção imunológica (anticorpos monoclonais) de 2 das 3 isoformas específicas das troponinas cardíacas: troponina T (cTnT) e troponina I (cTnTI).

Em cães e humanos, a elevação das troponinas na circulação ocorre entre 4 e 6 horas depois da lesão do cardiomiócito e as anormalidades séricas se mantém até 7 dias. A estrutura da troponina se conserva na maioria das espécies, permitindo assim a aplicação das provas usadas na medicina humana.

Estudos que avaliaram a viabilidade de detectar lesão miocárdica por meio dos níveis de troponina, CPK-MB e ECG, encontraram que a cTnI foi o indicador mais sensível de lesão celular miocárdica em cães politraumatizados, coincidindo com estudos humanos que já haviam confirmado a sua habilidade preditiva; positiva ou negativa da elevação das troponinas em pacientes com trauma contuso de tórax, como mensuração única ou combinada com o ECG.

A concentração sérica normal da cTnI associada ou não ao ECG normal na admissão possui valor preditivo negativo de 100% para descartar o desenvolvimento de arritmias importantes que necessitarão de terapia antiarrítmica nas primeiras 12 a 24 após o trauma. O uso desses testes auxilia a determinar quais pacientes devem ter monitorização eletrocardiográfica contínua por telemetria, uma vez que a lesão cardíaca contusa é difícil de ser diagnosticada com base somente no exame físico. O ECG inicial normal isolado apresentou VPN de 95% para descartar o desenvolvimento de arritmias importantes, mas ainda assim pode ser útil quando a medida de cTnI não está disponível. O prognóstico de sobrevida para os pacientes que apresentam cTnI e ECG normais na admissão foi de 89,4% em estudo recente envolvendo 42 cães com trauma contuso.

Diante disso, seria recomendável avaliar os níveis de cTnI dentro das primeiras 4 horas após o trauma, mantendo monitoramento contínuo de ECG para os pacientes que apresentarem alterações nos níveis de troponina.

5. TRATAMENTO

O tratamento deve ser orientado essencialmente a suprimir as arritmias potencialmente fatais, não devendo tratar aquelas quando existe normalidade hemodinâmica avaliada por meio de parâmetros macro e microhemodinâmicos.

A terapia antiarrítmica deve iniciar quando os pacientes foram adequadamente estabilizados (fluidoterapia, eletrólitos, terapia de dor, etc.), mas que podem desenvolver arritmias como complexo ventricular prematuro multiformes, taquicardia ventricular e o fenômeno onda R sobre onde T.

O tratamento também requer quando as arritmias acompanham de evidência de diminuição do débito cardíaco, como hipotensão, debilidade, mucosas pálidas, tempo de reperfusão capilar lento, colapso ou síncope. A hiperlactatemia após a reanimação completa por metas em animais suspeitos de padecer desta patologia pode ser um indicativo de alteração local que mereça uma abordagem sistematizada. O início do tratamento é indicado quando a arritmia apresenta uma frequência ventricular que exceda os 140-180 bpm por tempo superior a 30 segundos.

Os batimentos ectópicos ventriculares em cães traumatizados que resultam em instabilidade hemodinâmica são tratados inicialmente com bolus de 2mg/kg de lidocaína intravenosa em cães de 10kg ou mais, e 1mg/kg em cães mais leves, os quais podem ser repetidos a cada 10 a 20 minutos até alcançar a dose máxima de 8 mg/kg. Em casos refratários, a amiodarona é uma boa opção, por via intravenosa (5mg/kg), podendo ser repetida com metade da dose se necessário.

Deve-se considerar adicionar beta bloqueadores: propanolol, carvedilol, metoprolol, atenolol, sotalol em todos os cães traumatizados que receberam fluidoterapia para o choque e que não respondem aos antiarrítmicos classe I.

As arritmias induzidas por trauma que não respondem aos tratamentos descritos são, geralmente, autolimitantes e na maioria dos casos resolvem-se espontaneamente em 3 a 7 dias. A meta da terapia, não é exclusivamente a eliminação da arritmia, sendo que muitas vezes, conseguir frequências cardíacas menores que 140 bpm e o retorno da estabilidade hemodinâmica já é suficiente.

Embora seja possível descontinuar a terapia dentro de 48-72 horas, recomenda-se o monitoramento intermitente com ECG por, pelo menos, os primeiros sete dias posteriores ao evento. Antes da reavaliação, deve-se descontinuar as medicações antiarrítmicas por pelo menos 24 horas.

Toda vez que for possível, deve ser utilizado o monitoramento por Holter, mas caso não esteja disponível, pode ser utilizado monitoramento intermitente na derivação II, a cada 12-24 horas pós-trauma, espaçando à medida que as arritmias se resolvem.

6. LITERATURA RECOMENDADA

1. Abbot, J.A. 1995. Traumatic myocarditis. In: Bonagura, J. (ed) Kirks Current Veterinary Therapy XII: Small Animal Practice. Philadelphia, W.B. Saunders, pp: 846-5

2. Alexander, J.; Bolton, G. And Koslow, G. 1975. Electrocardiographic changes in nonpenetrating trauma to the chest. J.Am. Anim.Hosp. Assoc. 11:160 – 166.

3. Abbot, J. 2000. Traumatic Myocarditis. In: Abbot, J. Small animal cardiology secrets. Philadelphia, Hanley and Belfus publ. pp: 272 – 275

4. Biddick, A.A; Bacek, L.M; S Fan; Kuo, K.W. 2018. Association between cardiac troponin I concentrations and electrocardiographic abnormalities in dogs with blunt trauma. Journal of Veterinary Emergency and Critical Care. 1-8.

5. DeHoff, W. 1998. Managing patients with thoracic trauma. In Waltham/OSU symposium. Emergency care of trauma patients. Waltham USA Inc. California. pp: 60 – 65.

6. Kyriazidis *et al. 2023.* Accuracy of diagnostic tests in cardiac injury after blunt chest trauma: a systematic review and meta-analysis. *World Journal of Emergency Surgery.* 18:36

7. Raffe, M. Y O´Toole, E. 2002. Arrythmias in critical care. In: Wingfield, W. Raffe, M. The Veterinary ICU Book, Wyoming, Teton New Media. 1a ed. pp: 488 – 523.

8. Rush, J. 1998. Managing myocardial contusion and arrhytmias. In Waltham/OSU symposium. Emergency care of trauma patients. Waltham USA Inc. California. pp: 71 – 77.

57

Trauma abdominal

Camila Molina Soares
Rodrigo Cardoso Rabelo

1. INTRODUÇÃO

O trauma abdominal é caracterizado por uma ação súbita com aplicação de força mecânica sobre a cavidade abdominal, que pode ser proveniente de inúmeras origens. Os eventos traumáticos contemplam grande parte dos atendimentos emergenciais na rotina da medicina, tanto veterinária, quanto humana, sendo uma importante causa de óbito.

O trauma abdominal pode ser classificado em dois grandes grupos: fechado e aberto. No fechado, também conhecido como contuso, os tecidos são submetidos a forças de compressão, distensão, deformação e estiramento, levando ao prejuízo tecidual/orgânico direto. Já no trauma abdominal aberto, também denominado penetrante, existe uma solução de continuidade da pele, podendo ser causado por inúmeros agentes, dentre os principais, penetração de corpo estranho e acidentes balísticos.

É importante ressaltar que o aspecto externo da lesão, não reflete a magnitude do comprometimento, tendo em vista que apesar de a pele apresentar-se integra, a lesão interna pode ser gravíssima, sendo assim é muito importante que a avaliação do paciente seja minuciosa e conte com todos os artefatos que podem auxiliar na tomada de decisões: localização hemodinâmica, marcadores de perfusão, avaliação de hematócrito, proteína total, albumina e glicemia, avaliação ecográfica A-FAST, análise rápida do líquido livre, caso presente, considerando os principais diferenciais (hemoabdômen, uroperitôneo).

É mandatória a abordagem xABCD para estes pacientes, até que se tenham maiores informações e detalhes sobre o histórico. A contenção da hemorragia é prioridade, de acordo com o posicionamento do domínio x, referente ao controle de hemorragias maciças.

Em seguida à estabilização inicial, o paciente deve ser submetido às avaliações descritas acima, principalmente ao A-FAST para que seja possível a classificação referente ao abdominal fluid score (AFS), que deverá ser utilizado como medida auxiliar na tomada de decisão no que diz respeito a abordagem cirúrgica (consultar o Capítulo Ecografia em Urgências).

O paciente também deve passar por inspeção criteriosa, devendo inclusive ser submetido à tricotomia para melhor visualização. Traçamos uma linha imaginária, denominada linha X, que liga região inguinal direita à axilar esquerda e região inguinal esquerda a região axilar direita. Com isso podemos evidenciar os principais locais de hemorragia, sendo denominado sinal de Cullen, o ponto hemorrágico evidente ao redor do umbigo e sinal de Grey-turner, o ponto hemorrágico em região de flancos, a presença denota hemorragia abdominal, retroperitoneal, graves (Figura 57.1.).

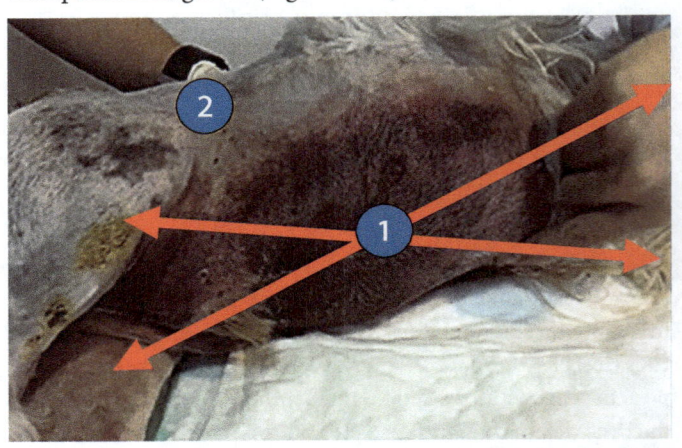

Figura 57.1. – Paciente proveniente do trauma, apresentando sinal de Cullen em avaliação de linha X.

2. QUANTIFICAÇÃO DAS PERDAS

A volemia de cães corresponde a 8-9mL/kg de peso vivo, enquanto a dos gatos 6-7mL/kg. Este entendimento é necessário para a quantificação de perdas e avaliação da porcentagem aproximada, uma vez que a classificação de choque poderá ser pautada neste dado, de acordo com o American College of Surgeons Advanced Trauma Life Support (ATLS), que apesar de ser proveniente da medicina humana utilizamos de forma recorrente para auxiliar na quantificação das perdas e tomadas de decisões (Tabela 57.1.). Em conjunto com a linha hemodinâmica e os parâmetros de perfusão em associação.

Ainda sobre a quantificação das perdas outras fórmulas podem ser utilizadas:

- Vpa = [Vet (Htinicial – Htfinal)]/Htinicial

Tabela 57.1. – Classificação do Choque Hemorrágico de Acordo com Parâmetros e Perda Aproximada.

Parâmetro	Classe I	Classe II	Classe III	Classe IV
Perda aproximada	< 15%	15 a 30%	31 a 40%	> 40%
Frequência Cardíaca	Taquicardia	Taquicardia	Taquicardia	Taquicardia
Vasoconstrição Periférica	< 3 Sinais	> 3 Sinais	> 3 Sinais	> 3 Sinais
Lactatemia	Normal	Aumentado	Aumentado	Aumentado
Pressão Arterial	Normal	Normal	Diminuída	Diminuída
Nível de consciência	Alerta	Alerta/Verbal	Verbal/Dor	Dor/ Não responde
Déficit de Base	-2 a +2mEq/L	-2 a -6mEq/L	-6 a -10 mEq/L	-10mEq/L
Necessidade de Transfusão	Monitorar	Possível	Sim	Transfusão Maciça

Adaptado de Rossaint, R., 2023

- Vpa – volume de perda
- Vet – volume estimado espécie
- Htinicial – Ht normal do paciente
- Htfinal – Ht no momento

Exemplo: Um canino com 10kg, que sempre teve 45% de hematócrito (dados do prontuário) e chega com 30% após um evento traumático:

- Vpa = 9%10kg (45-30)/45
- Vpa = 300mL

Ou seja, nesse cenário o paciente deveria receber a reposição volêmica de acordo com o volume de perda.

IMPORTANTE: A reposição com cristaloides deve ser minuciosamente avaliada, uma vez que a reposição de volume não está relacionada com otimização da entrega de oxigênio, em vigência da diminuição do conteúdo arterial.

- Htfinal = Vet (Htinicial/(Vet + Vinfundido)

Esta fórmula utilizamos para entender o potencial de hemodiluição.

Exemplo: O mesmo paciente do exemplo acima, tendo recebido 500mL de cristaloide

- Htfinal = 9% 10kg (45/(9% 10kg + 500mL)
- Ht final = 900 (45/900 + 500) = 28,9%

Ou seja, o paciente foi de um Ht inicial de 45% para um final de 28,9%, após a infusão de 500mL de cristaloide.

3. TRÍADE DA MORTE NO TRAUMA

A tríade do trauma é composta por: acidose, hipotermia e distúrbio de coagulação. Esta importante alteração pode estar presente em até 1/3 dos pacientes, por isso é importante que essas alterações sejam monitoradas, devido à gravidade do quadro uma vez que instalada no paciente.

A utilização do ácido tranexâmico é indicada, da forma mais precoce possível (idealmente até 3 horas após o trauma),

na dose de 10-20mL/kg em bolus de 10 minutos, seguida de infusão contínua 1mg/kg/h por 8 horas.

Devemos atentar para pacientes que apresentam na admissão a diminuição de hemoglobina, podendo este ser um indicativo de consumo por coagulopatia. Sendo assim, é importante guiar de forma paralela com lactato e déficit de base. A realização dos tempos de coagulação (TP e TTPA) associada ao fibrinogênio também é indispensável.

4. CONTRAPRESSÃO ABDOMINAL

Na suspeita de hemorragia intra-abdominal e/ou retroperitoneal e ausência de possibilidade de intervenção cirúrgica imediata, poderá ser considerada a utilização da técnica de contrapressão abdominal, que tem como principal objetivo a diminuição do fluxo sanguíneo na região afetada, possibilitando um controle temporário do foco hemorrágico. Também deve ser considerada para as abordagens pré-hospitalares (consultar **Capítulo 19: Bases do Atendimento Pré-Hospitalar (APH-K9)**).

A técnica consiste na compressão externa da cauda, membros pélvicos, região pélvica e abdominal, com auxílio de preenchimento de espaços vazios e posterior envolvimento de bandagens compressivas, e posterior ancoragem em última costela. Cabe ressaltar a importância da sondagem prévia do paciente, tanto para monitoramento de débito urinário, quanto monitoramento da pressão intra-abdominal (Figura 57.2.). Em pacientes com porte compatível, poderá ser utilizada estratégia com o manguito de uso humano (Figura 57.2A. e 2B.), para que seja aplicada pressão com seu enchimento e monitoramento através do esfigmomanômetro (Figura 57.2C.). A pressão a ser colocada não deve exceder 15mmHg, para evitar desenvolvimento de síndrome compartimental, porém se a origem do sangramento for arterial a pressão adequada para contenção deve ser em torno 50mmHg, por isso a necessidade extrema de rapidez com relação ao diagnóstico, contenção e abordagem cirúrgica, em 1 a 2 horas no máximo (tempo considerado já excessivo a depender do vaso em questão). Enquanto para as

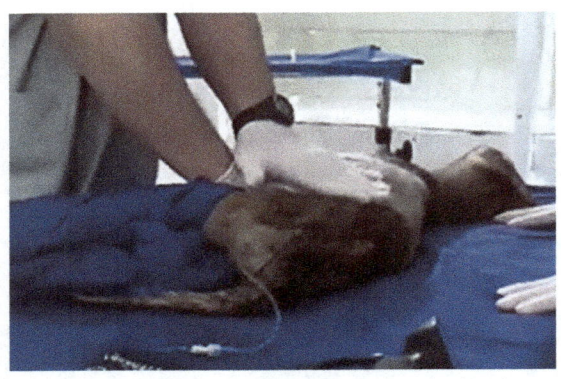

Figura 57.2. – Contrapressão abdominal iniciada pelas bandagens compressivas em membros pélvicos. Paciente previamente sondado.

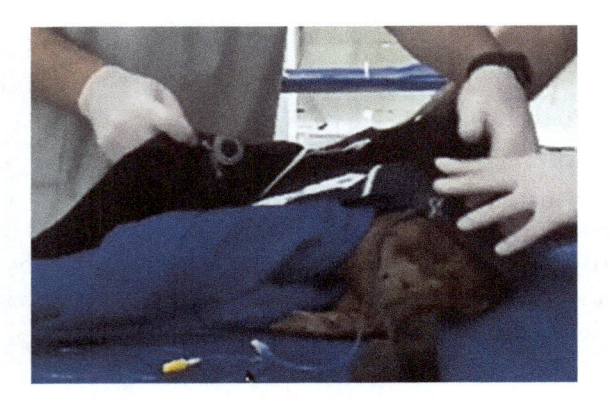

Figuras 57.2A. e B. – Paciente recebendo o envoltório com manguito de uso humano, manguito e esfigmomanômetro alocados ao lado de fora para posterior monitoramento da pressão insuflada.

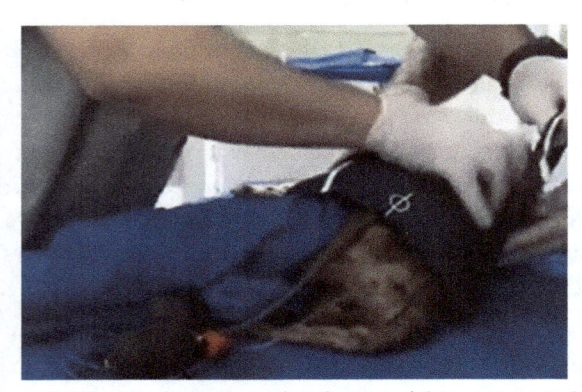

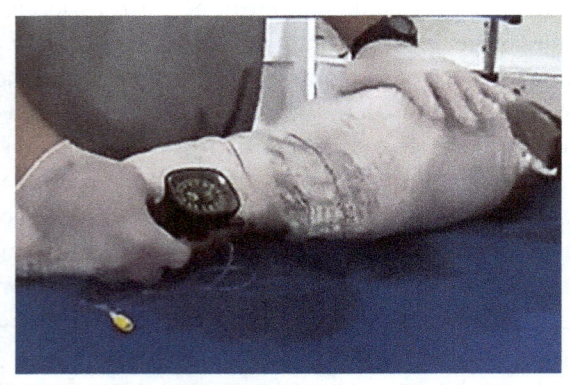

Figura 57.2C. – Compressão finalizada, com enchimento do manguito e monitoramento da pressão de enchimento através do esfigmomanômetro.

hemorragias venosas recomenda-se pressão de 15mmHg, podendo ser mantida por até 24 horas, em vigência de estabilidade de parâmetros e ausência de declínio nos sinais que devem ser monitorados, parâmetros perfusionais, AFS, conforme citado anteriormente.

A pressão aplicada não deve ser superior a 1kg/polegada quadrada (40-60mmHg), devendo sempre ser mantido monitoramento respiratório, principalmente em casos de suspeita de lesão diafragmática.

A compressão poderá ser mantida por até 24 horas, até definição da terapêutica definitiva, porém é importante que a tomada de decisões seja realizada da forma mais rápida e assertiva possível. Importante que o paciente permaneça continuamente monitorado, inclusive através de sondagem vesical e monitoramento de débito urinário.

O procedimento de descompressão é o mais delicado, principalmente devido à preocupação em evitar a síndrome descompressiva. Caso a pressão diminua mais de 5mmHg, seguida de taquicardia, sinais de vasoconstrição periférica, ou mesmo queda da PVC, a retirada é interrompida, volume é infundido e a retirada é recomeçada, uma vez que a pressão tenha sido estabilizada.

Na ausência de otimização hemodinâmica, evolução desfavorável dos parâmetros de perfusão e/ou evolução com relação ao volume de líquido presente na cavidade (monitoramento do AFS) a abordagem cirúrgica deverá ser considerada emergencial (consultar Capítulo de Ecografia na Emergência).

5. AUTOTRANSFUSÃO

Em cenários de indisponibilidade de acesso aos hemocomponentes a autotransfusão pode ser necessária em pacientes com comprometimento hemodinâmico grave, secundário ao processo hemorrágico.

Em casos de hemorragia cavitária, tórax ou abdômen, o sangue disposto na cavidade poderá ser coletado de forma completamente asséptica e transfundido em equipo com filtro. Cabe frisar que é indispensável a avaliação do conteúdo antes do procedimento, não sendo recomendado em caso de ruptura de vísceras como (intestinos e vesícula biliar), e devendo ser coletado antes da utilização de qualquer tipo de agente hemostático (sponges).

Sangramentos importantes, com evoluções temporais maiores, tendem a formar coágulos, porém cabe frisar que tal capacidade de formação é limitada principalmente frente ao contato com peritônio, no abdômen, e pleura, no tórax. Portanto, se houver a presença de coágulos já, em decorrência deste maior tempo de evolução, não deverá ser utilizado anticoagulantes. Caso a apresentação seja aguda, ainda com ausência de coágulo, a coleta deverá ser realizada com anticoagulante, respeitando os cálculos de volume e regra de três: cada bolsa possui

63mL de citrato com capacidade para 450mL de sangue. Deve ser considerado como um dos principais fatores complicadores o excesso de anticoagulação para estes pacientes.

A coleta poderá ser realizada com aspirador estéril, ou com auxílio de torneira de 3 vias.

6. INTERVENÇÕES CIRÚRGICAS

As intervenções cirúrgicas deverão ser consideradas de maneira compulsória diante de algumas situações:

- Objeto perfurocortante empalado.
- Presença de gás na cavidade.
- Vísceras expostas.
- Presença de Grey-turner e/ou Cullen.
- Evolução de AFS.
- Evolução clínica desfavorável.

Consultar o Capítulo 58 sobre Controle de Danos: Tecidos Moles para maior detalhamento sobre abordagem cirúrgica.

7. COMPLICAÇÕES DO TRAUMA ABDOMINAL

A hérnia diafragmática traumática deve ser considerada em situações de trauma abdominal, podendo ser facilmente diagnosticada através de radiografia simples, que na maioria das vezes demonstra conteúdo visceral abdominal na cavidade torácica. O trauma hepático é uma das principais consequências do traumatismo, principalmente devido à grande amplitude do órgão. Sua principal complicação associada é a hemorragia, além de ruptura de vesícula biliar, levando a quadro de peritonite biliar.

O trauma esplênico também é comum, sendo frequentemente associado a grandes hemorragias. A identificação de comprometimento pancreático, secundário ao trauma, costuma ser tardia devido ao fato de que na maioria das vezes não é possível identificar alterações agudas no órgão através de exames de imagem. Porém, esse diagnóstico diferencial deverá ser considerado em casos de evolução desfavorável com sintomatologia e evolução clínica compatíveis com o quadro. A ruptura das vísceras gastrointestinais também podem ser um importante achado, é comumente associado a cenários de gravidade, podendo evoluir para quadros de sepse e choque séptico. A correção cirúrgica também pode trazer complicações secundárias, como deiscência de pontos e por vezes necessidade de reintervenção.

8. CONCLUSÃO

Todo paciente proveniente de eventos traumáticos deve ser considerado um paciente grave, com isso é importante que seu monitoramento seja próximo, principalmente para seguimento de sua localização hemodinâmica, bem como acompanhamento de possíveis disfunções. A tomada de decisão rápida com relação às medidas terapêuticas poderão impactar de forma direta no prognóstico, bem como na possibilidade de salvar a vida deste paciente.

9. LITERATURA RECOMENDADA

1. Rossaint R, Afshari A, Bouillon B, Cerny V, Cimpoesu D, Curry N, et al. The European guideline on management of major bleeding and coagulopathy following trauma: sixth edition. Crit Care. 2023;27(1):1-45
2. Edwards TH, Rizzo JA, Pusateri AE. Hemorrhagic shock and hemostatic resuscitation in canine trauma. Transfusion. 2021;61(S1):S264-74
3. Bouzat P, Valdenaire G, Gauss T, Charbit J, Arvieux C, Balandraud P, et al. Early management of severe abdominal trauma. Anaesth Crit Care Pain Med. 2020;39(2):269-77
4. Gutierrez G, Reines HD, Wulf-gutierrez ME. Clinical review : Hemorrhagic shock. 2004;373-81.
5. Rabelo RC & Crowe DT. Fundamentos de Terapia Intensiva Veterinária, LF Livros, Rio de Janeiro, 2005.
6. Sharp K, Locicero R. Abdominal packing for surgically uncontrollable hemorrhage. Ann Surg. 1992; 215: 467-474.
7. Rotondo M, Schwab CW, McGonigal M,et al. Damage control: an approach for improved survival in exsanguinating penetrating abdominal injury. J Trauma.1993; 35: 375-383.

58 Controle de Danos em Tecidos Moles

Rodrigo Cardoso Rabelo
Camila Molina Soares

1. INTRODUÇÃO

O sangramento massivo pós-traumático é uma das principais causas de morte, com isso estratégias passaram a ser desenvolvidas objetivando um controle primário destas perdas, conhecido como Abordagem Primária, até que o paciente apresente estabilidade suficiente para a abordagem secundária, terciária, etc. para o controle definitivo.

É importante que o cirurgião tenha conhecimento sobre a fisiologia do trauma para que a conduta possa ser explorada da forma mais direcionada possível, uma vez que a tríade do trauma (Figura 58.1.) pode ser uma das principais responsáveis pelos desfechos desfavoráveis neste cenário (consultar o Capítulo 50 – Resposta Orgânica ao Trauma, para melhor entendimento sobre o tema).

2. ABORDAGEM DO PACIENTE

Os pacientes provenientes dos eventos traumáticos podem apresentar instabilidades hemodinâmicas graves, sendo necessário neste cenário o reconhecimento rápido e as tomadas de decisões imediatas. A abordagem xABCDE é indispensável no atendimento inicial a estes pacientes (Figura 58.2.), devendo ser considerada a inspeção minuciosa de ouvidos, narinas e toque retal, principalmente em pacientes com trauma em coxal, é importante frisar que é comum apresentação de pacientes politraumatizados, sendo necessário exame físico amplo.

A abordagem xABCDE deve ser seguida pelos exames laboratoriais de urgência (hematócrito, lactato, albumina, glicemia) e exames de imagem, de acordo com os protocolos de ecografia à beira leito (A-FAST/ T-FAST) para identificação de coleções líquidas, processos hemorrágicos, pneumotórax, pneumoperitônio, etc. (Figura 58.3.). Na abordagem abdominal, frente a presença de coleções líquidas, deverá ser utilizado o abdominal fluid score como auxiliar nas tomadas de decisão com relação à definição de abordagem clínica ou cirúrgica (Figura 58.4.). Cabe ressaltar que é muito importante a coleta de amostras para análise laboratorial (glicose, hematócrito, potássio, creatinina, lactato) para análise conjunta com o pareamento de amostras séricas.

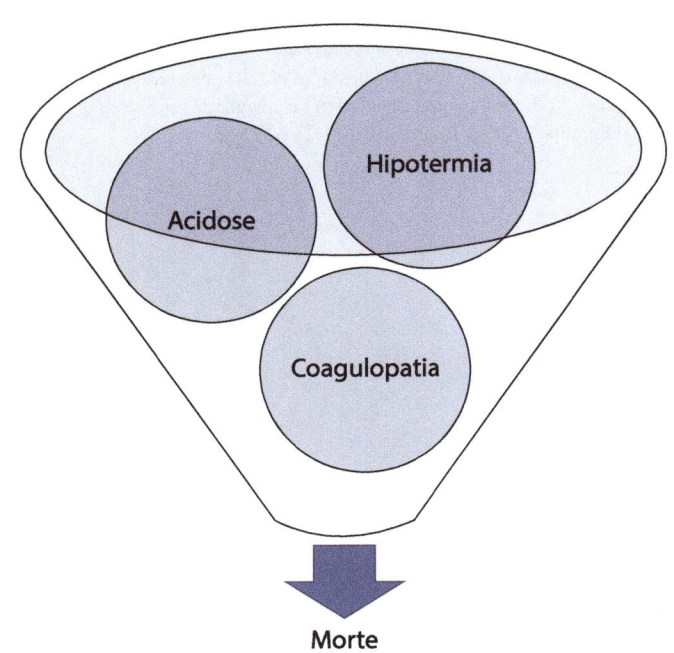

Figura 58.1. – Tríade mortal do trauma.

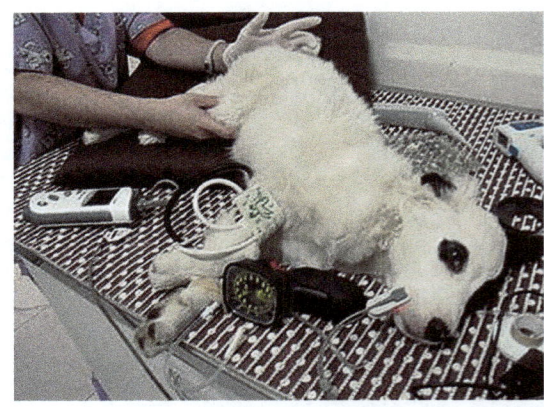

Figura 58.2. – A abordagem xABCDE em paciente proveniente de queda de altura, seguido por toque retal para inspeção frente a suspeita de espículas ósseas, perfurações, etc. (Intensivet Núcleo de Medicina Veterinária Avançada)

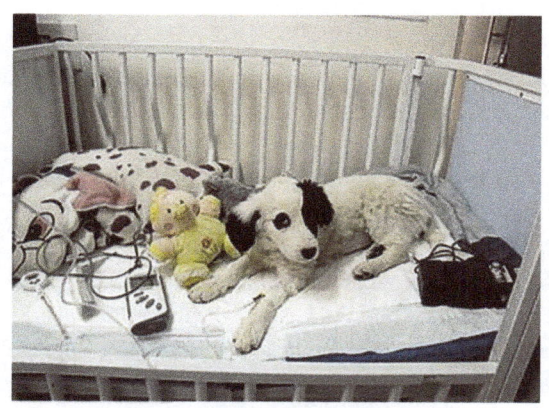

Figura 58.3. – O mesmo paciente, após abordagem secundária, em cuidados semi-intensivos e sob monitorização contínua. (Intensivet Núcleo de Medicina Veterinária Avançada)

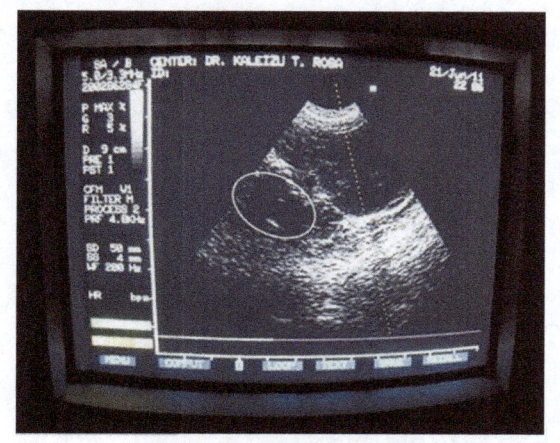

Figura 58.4. – Exame A-FAST detecta apenas um ponto de sangramento contido em abdome, o que caracteriza um AFS (escore de fluido abdominal – Abdominal Fluid Score) = 1, sugerindo monitorização, contenção, controle de dor e reavaliação sequencial. (Intensivet Núcleo de Medicina Veterinária Avançada).

Informações importantes também podem ser obtidas através da detecção precoce de hematomas em pontos específicos (Figura 58.5.), sendo importante uma tricotomia ampla que facilite a visualização:

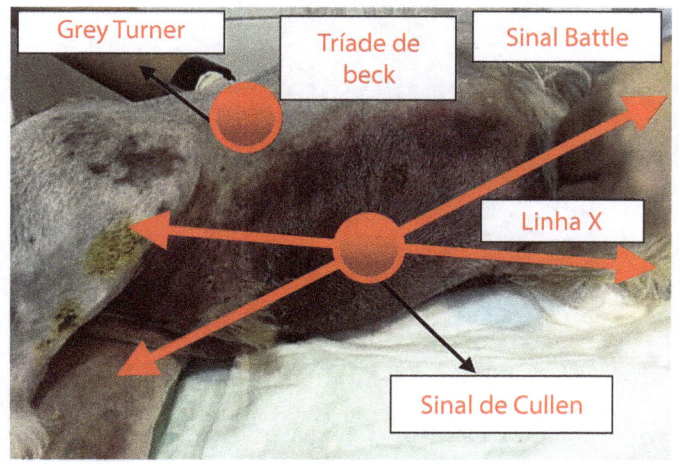

Figura 58.5. – Pontos que evidenciam processos hemorrágicos importantes e devem ser inspecionados no atendimento emergencial:

Linha X: traçar um X da região axilar à região inguinal contralateral do paciente, bilateralmente. A presença de hematoma em qualquer um destes pontos pode indicar hemorragia abdominal.

Sinal de Cullen: hematoma periumbilical.

Sinal de Grey-Turner: hematoma em flanco, pode indicar sangramento em espaço retroperitoneal.

É importante que esses pacientes sigam em monitoramento contínuo do fenótipo hemodinâmico, em conjunto com a avaliação seriada de lactato sérico, hematócrito e proteínas totais.

O controle de danos em tecidos moles se faz necessário comumente às vítimas de trauma abdominal, devendo ser considerados o controle dos principais focos: fígado, intestinos, baço, sistema urinário.

Após iniciada a abordagem cirúrgica a decisão de suspender o procedimento definitivo e partir para a abordagem para contenção de danos deve ser tomada pela equipe de cirurgia em conjunto com equipe de anestesistas e intensivistas, e para isso deverão ser adotados alguns critérios:

- pH < ou igual a 7,2.
- lactato > 3,2.
- Temperatura central < ou igual a 34°C.
- Transfusão > ou igual 50mL/kg.

Na abordagem de contenção de danos a intervenção cirúrgica deve ter como objetivos:

- Avaliação do foco.
- Checagem da irrigação.
- Controle rápido de hemorragia e contaminação.

Com isso a abordagem para controle de danos pode ser segmentada em 3 etapas:

- Etapa 1 – em centro cirúrgico
  - Controle da hemorragia.
  - Controle da contaminação.
  - *Packing.*
  - Fechamento temporal.
- Etapa 2 – em unidade de terapia intensiva
  - Garantir homeostase térmica.
  - Correção da coagulopatia.
  - Otimização hemodinâmica.
  - Apoio ventilatório, se necessário.
  - Identificação de lesões/disfunções orgânicas.
- Etapa 3 – em centro cirúrgico, geralmente 6 a 8 horas após abordagem da etapa 1
  - Retirada *packing.*
  - Abordagem terapêutica definitiva.

A abordagem clínica consiste principalmente no emprego do empacotamento (Figura 58.6.), a ser definido de acordo com os critérios detalhados no capítulo Trauma abdominal.

Seção VI

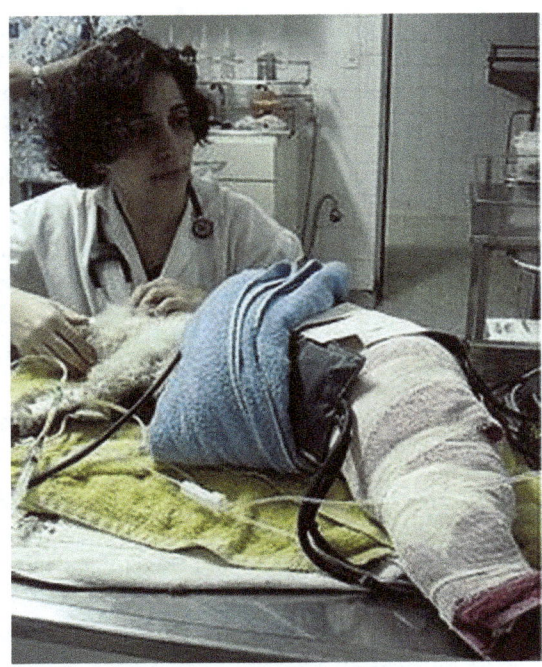

Figura 58.6. – Paciente após empacotamento abdominal, mantido sob sedação para posterior intervenção cirúrgica para esplenectomia, devido à ruptura completa de baço, diagnosticada em A-FAST (Intensivet Núcleo de Medicina Veterinária Avançada).

Frente à abordagem cirúrgica serão necessárias técnicas específicas para localização e contenção da hemorragia, sendo as principais:

2.1. – Manobra de Pringle adaptada

Ao ter acesso à cavidade de um paciente com hemoperitônio toda a visualização fica prejudicada devido às coleções de sangue que impedem a visualização adequada das estruturas anatômicas. Portanto, é recomendado, neste cenário, que seja utilizada a manobra adaptada de Pringle para que o foco hemorrágico possa ser elucidado para posterior controle.

A manobra deve ser iniciada com a compressão digital dorsal da aorta abdominal, localizada cranialmente à artéria mesentérica cranial. Assim que comprimida, o sangramento irá cessar, possibilitando a aspiração estéril do sangue acumulado, para que seja utilizado na autotransfusão caso necessário (consultar Capítulo 56 – Trauma abdominal, para maior detalhamento sobre o procedimento).

A oclusão deverá então ser liberada de forma intermitente para que cada quadrante seja inspecionado, em busca do foco hemorrágico, que quando localizado deverá passar por ligadura e/ou técnica para resolução definitiva.

Casos em que o sangramento não puder ser, de modo inicial, controlado totalmente, poderão ser utilizadas compressas e pinças para contenção, e posterior fechamento da cavidade, de acordo com os critérios já elucidados acima para que seja adotada a manobra de contenção de danos. Após a estabilidade do quadro deverá ocorrer a nova exploração cirúrgica para o controle definitivo.

2.2. – Manobra de Pringle

Recomendada para contenção das hemorragias hepáticas, que são uma das principais advindas dos traumatismos abdominais. Manobra de Pringle: Deve ser iniciada com a localização do ligamento gastro-duodenal (Figura 58.7.), localizado entre o estômago e o duodeno, próximo à curvatura do estômago. Dentro dele passam três estruturas importantes: ducto biliar comum, artéria hepática e veia porta (Figura 58.8.). Deverá então ser passado sonda por ele, realizando um torniquete de Hummel adaptado para contenção da hemorragia (Figura 58.9.).

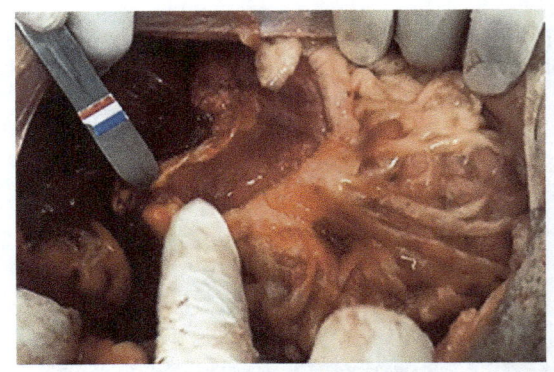

Figura 58.7. – Localização do ligamento gastro-duodenal na realização da manobra de Pringle.

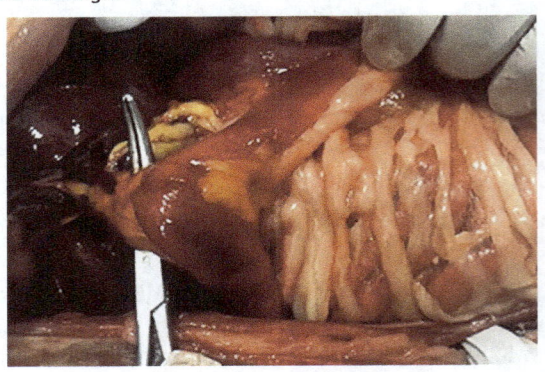

Figura 58.8. – Evidenciando a suspensão do ligamento e das estruturas contidas nele.

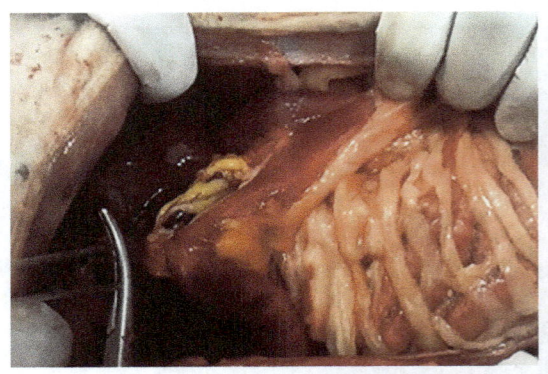

Figura 58.9. – Torniquete de Hummel adaptado com auxílio de sonda e pinça.

Poderá ser necessário ainda, na etapa inicial, o "packing" intra-abdominal, conforme citado anteriormente, com a utilização de compressas estéreis dispostas sobre o local de sangramento, fechamento da cavidade, para posterior abordagem definitiva.

Erros comuns na abordagem do paciente politraumatizado:

- Não reconhecer os sinais de gravidade.
- Subvalorizar as lesões.
- Não considerar as lesões e os parâmetros críticos do transoperatório.

O atual Consenso da Sociedade Europeia (The European guideline on management of major bleeding and coagulopathy following trauma: sixth edition – Rossaint et al.) sugere a realização de um check-list, visando garantir um padrão uniforme de atendimento (Figura 58.10):

a. Ressuscitação inicial e prevenção de novos sangramentos.

b. Diagnóstico e monitoramento do sangramento.

c. Oxigenação tecidual, volume, fluidos e temperatura.

d. Controle rápido do sangramento.

e. Manejo inicial de sangramento e coagulopatia.

f. Mais gerenciamento de coagulação direcionado a objetivos.

g. Gestão de agentes antitrombóticos.

h. Tromboprofilaxia.

i. Implementação da diretriz e controle de qualidade.

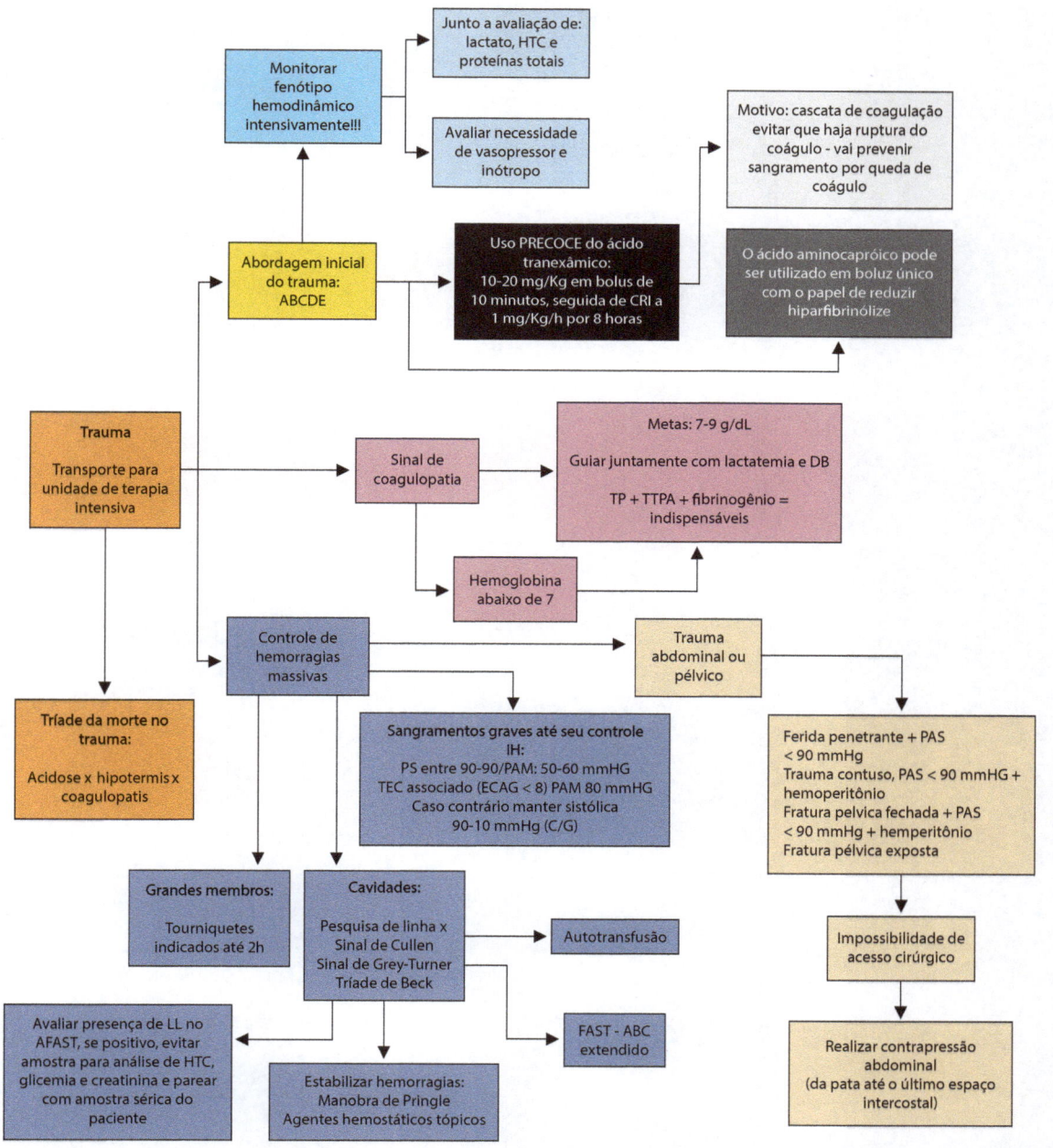

Figura 58.10. – Fluxograma de acordo com *The European guideline on management of major bleeding and coagulopathy following trauma: sixth edition - Rossaint et al.)*

3.LITERATURA RECOMENDADA

1. Rossaint R, Afshari A, Bouillon B, Cerny V, Cimpoesu D, Curry N, et al. The European guideline on management of major bleeding and coagulopathy following trauma: sixth edition. Crit Care. 2023;27(1):1-45

2. Edwards TH, Rizzo JA, Pusateri AE. Hemorrhagic shock and hemostatic resuscitation in canine trauma. Transfusion. 2021;61(S1):S264-74

3. Bouzat P, Valdenaire G, Gauss T, Charbit J, Arvieux C, Balandraud P, et al. Early management of severe abdominal trauma. Anaesth Crit Care Pain Med. 2020;39(2):269-77

4. Higgs VA, Rudloff E, Kirby R, Linklater AK. Autologous blood transfusion in dogs with thoracic or abdominal hemorrhage: 25 cases (2007-2012). J Vet Emerg Crit Care (San Antonio). 2015 Nov-Dec;25(6):731-8.

5. Sharp K, Locicero R. Abdominal Packing for Surgically Uncontrollable Hemorrhage. Ann Surg. 1992;215:467-474

6. Green JM. When is faster better? Operative timing in acute care surgery. Curr Opin Crit Care. 2008 Aug;14(4):423-7. doi: 10.1097/MCC.0b013e328306589e. PMID: 18614906.

7. Herold, L.V., Devey, J.J., Kirby, R. and Rudloff, E. (2008), Clinical evaluation and management of hemoperitoneum in dogs. Journal of Veterinary Emergency and Critical Care, 18: 40-53.

8. Hirshberg A, Wall M, Mattox K. Planned Reoperation for Trauma: a two year experience with 124 consecutive patients. J Trauma. 1994;37:365-369.

9. Rotondo M, Schwab CW, McGonigal M, et al. Damage Control: an approach for improved survival in exsanguinating penetrating abdominal injury. J Trauma. 1993;35:375-383.

Trauma ortopédico

59

Wendell M. Barboza

1. INTRODUÇÃO

A emergência ortopédica está restrita a poucas lesões traumáticas e infecções articulares, uma vez que a maioria das lesões ortopédicas não representa ameaça imediata à vida, exceto em traumas cranianos e vertebrais. Estudos em humanos mostram que até 30% do volume de sangue pode ser sequestrado em um local de fratura, especialmente em fêmur, contribuindo dessa forma para um estado hemodinâmico instável. Neste capítulo abordaremos apenas emergências ortopédicas e não neurológicas, proporcionando ao clínico condições de desenvolver um plano de ação que seja benéfico para o paciente como um todo, assim como para o membro lesionado.

2. ABORDAGEM DO TRAUMA ORTOPÉDICO

Após avaliar e realizar as manobras de emergência de forma criteriosa (xABCDE), como descrito em capítulos an-

teriores, a fim de manter o paciente fora de risco iminente de morte, uma avaliação completa e sistemática de todos os ossos longos deve ser realizada (Figura 59.1.). A palpação suave e a avaliação da amplitude de movimento revelarão a localização da maioria das fraturas ou luxações. Lesões neurais concomitantes, especialmente o nervo radial nas fraturas de úmero, e do nervo ciático nas fraturas de fêmur, são comuns e devem ser avaliadas minuciosamente, pois estas lesões poderão ser mais graves do que as próprias fraturas. Aproximadamente 60% dos animais com fraturas de membros apresentam evidências radiográficas, eletrocardiográficas ou outras evidências de trauma torácico.

Uma vez identificada a injúria, uma bandagem de cobertura e/ou de imobilização pode ser aplicada ao(s) membro(s) afetado(s). Após a estabilização do paciente, o mesmo deve ser ajudado a ficar em estação e se possível permitir a deambulação, objetivando a avaliação de alterações proprioceptivas. Além disso, o toque retal é um exame importante para avaliar

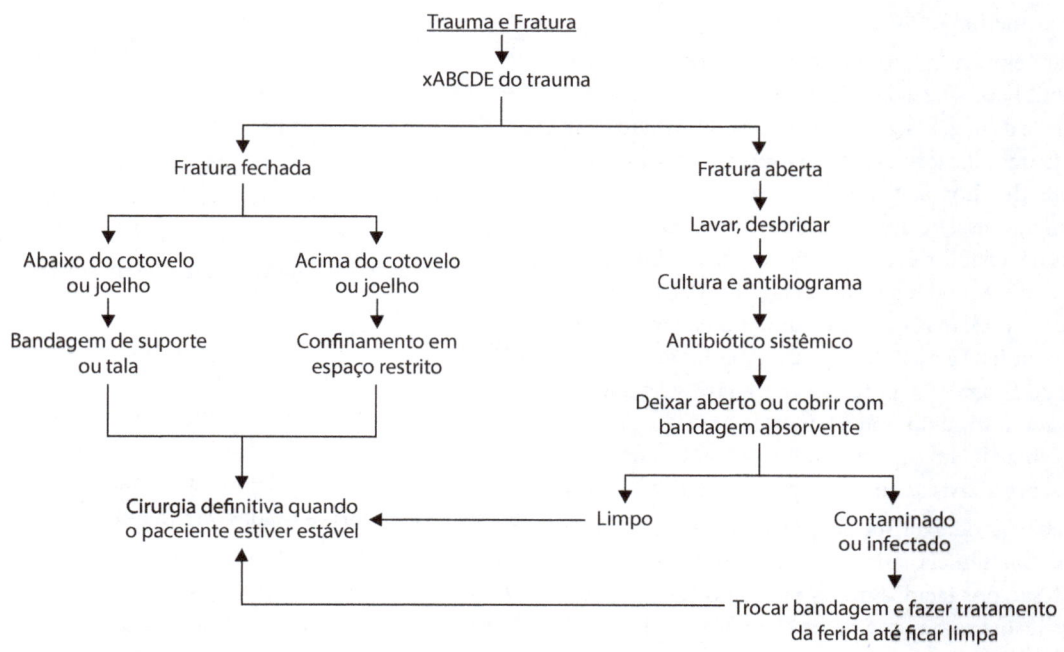

Figura 59.1. – Adaptado de Withrow e Moore (1981).

a integridade pélvica e se há perfurações retais por esquírolas ósseas. Um exame neurológico completo deve ser realizado para avaliar lesões neurais concomitantes. As imagens radiográficas serão realizadas apenas quando o paciente estiver estável, e podem ser realizadas com a bandagem ou tala provisória. Se necessário poderão ser repetidas com mais detalhes para um planejamento cirúrgico.

As fraturas podem ser classificadas como abertas e fechadas. Fraturas fechadas são aquelas onde a pele está intacta e fraturas abertas são aquelas em que existe algum grau de lesão da pele. A maioria das fraturas fechadas não representa ameaça imediata à vida (a não ser aquelas que geram hemorragia ativa) e o reparo definitivo pode ser adiado por pelo menos 24h para que o clínico possa avaliar com mais segurança o desenvolvimento de problemas mais preocupantes, tais como trauma urológico, esplênico, gastrointestinal, hepático ou pulmonar.

Quando a fratura ocorre abaixo dos cotovelos ou dos joelhos, bandagem ou talas de suporte devem ser aplicadas pelos seguintes motivos: proporcionar alívio da dor, evitar inchaço do membro, evitar que uma fratura fechada se torne aberta, evitar lesões adicionais em tecidos moles (músculos, nervos e vasos sanguíneos) circundantes ao foco de fratura e para permitir que o transporte do paciente seja feito com segurança.

Tentativas de redução fechada sem anestesia geral devem ser evitadas, a não ser que exista uma deformidade angular muito grave, causando isquemia distal do membro. Talas acolchoadas devem ser aplicadas imobilizando desde a articulação proximal à fratura até os dedos, que devem ficar parcialmente descobertos para que se possa avaliar edema, cor, dor, secreção, odor e temperatura. Essas talas acolchoadas ou bandagem são denominadas Tala de Robert Jones, ou Robert Jones modificada. Estas são bandagens de pressão e devem ser aplicadas com cuidado já que uma vez aplicada com pressão excessiva resultará em maior comprometimento vascular e edema do membro.

As fraturas acima dos cotovelos e dos joelhos são difíceis de estabilizar com bandagens ou talas. A imobilização da articulação proximal e da articulação distal do osso fraturado é um dos princípios da imobilização externa. Dispositivos como talas em espiga ou tala de Thomas têm sido utilizados com sucesso variável. Geralmente, essas fraturas não são imobilizadas antes da cirurgia, mas o paciente deve ser estritamente confinado em espaço restrito. Bandagens de suporte para fraturas diafisárias de úmero ou de fêmur podem resultar no aumento do movimento da fratura se não for feita a estabilização da articulação acima da fratura. As talas de Thomas, quando não aplicadas corretamente, podem alavancar a fratura umeral e femoral com o anel envolvente. Quando utilizado um suporte temporário nessas fraturas, a cirurgia deve ser realizada assim que o paciente estiver estável.

Fraturas abertas ou expostas são decorrentes de traumas de alta energia. Elas são classificadas em grupos que descrevem o grau de lesão dos tecidos moles presentes. Comumente utilizamos na veterinária o esquema de classificação de Gustilo-Anderson (Tabela 59.1.).

Tabela 59.1. – Esquema de Classificação de Gustilo-Anderson.

TIPO	CLASSIFICAÇÃO
I	Fratura exposta com ferida < 1cm; hematomas leves a moderados em tecidos moles.
II	Fratura exposta com ferida > 1cm sem extensa lesão de partes moles.
III	Fratura exposta com extensa lesão de partes moles.
IIIA	Trauma extenso com cobertura tecidual adequada remanescente, independente do tamanho da ferida.
IIIB	Trauma extenso com perda de tecidos moles, descolamento periosteal e exposição óssea.
IIIC	Trauma extenso associado a lesão do suprimento sanguíneo arterial.

As fraturas expostas, com feridas graves associadas, devem receber terapia inicial para controlar a perda de sangue e limitar a infecção posterior. Os vasos com sangramento significativo devem ser isolados e ligados para interromper a hemorragia contínua. O principal objetivo do tratamento de uma fratura exposta é limitar a infecção aguda e prevenir osteomielite. Os tecidos devem ser coletados e submetidos à swab para cultura inicial e sensibilidade para ajudar a direcionar a terapia antimicrobiana. Atualmente, a coleta de culturas no desbridamento inicial tem sido questionada pela baixa correlação entre os microrganismos nela isolados e o real agente causador de uma eventual infecção. Importante ressaltar que o uso precoce de antibióticos de amplo espectro é primordial no tratamento de fraturas expostas. As cefalosporinas parecem ser a classe de antibiótico de escolha para fraturas expostas em humanos. Aminoglicosídeos e penicilina sintética podem ser indicados em fraturas gravemente infectadas por bactérias gram negativas, sem evidências de osteomielite. O uso de penicilina e ampicilina não são aconselháveis em cães com osteomielite, pois estudos demonstram que dois terços dos cães com osteomielite foram resistentes a essas drogas.

A cicatrização óssea está diretamente ligada à saúde dos tecidos moles adjacentes e a cicatrização geral da ferida, portanto o tratamento das feridas com avaliação diária é fundamental. Após a estabilização inicial do paciente, o mesmo deve ser levado ao centro cirúrgico para o tratamento local da fratura. Inicialmente, cobre-se a ferida com pomada e gaze estéril e procede-se com a assepsia e antissepsia de todo o membro. Após, o ferimento é descoberto e se necessário ampliado para melhor visualização dos tecidos profundos. Em seguida é realizada lavagem com solução salina (NaCl 0,9%) aquecida, até que não sejam mais observados debris e sujidades. Em humanos, o volume de solução utilizado para lavagem do local é normalmente ao redor de 10 litros, já na veterinária utiliza-se de um a dois litros, podendo esse valor ser aumentado de acordo com a necessidade. O uso de lavagem pulsada é controverso, mas existem seus defensores.

A água de torneira é uma solução de lavagem que apresenta uma osmolaridade diferente dos tecidos lesionados, sendo assim, não recomendada em ambiente hospitalar, além do que por ser hipotônica pode causar desidratação e edema intersticial, além de contaminação por não ser estéril. Todos os detergentes e sabões são citotóxicos e devem ser evitados. O processo de lavagem visa reduzir o número absoluto de bactérias infectantes e retirar as sujidades não passíveis de remoção manual. Após a lavagem, é feita a troca da paramentação cirúrgica e nova antissepsia. Realiza-se então a remoção de tecidos desvitalizados. Os músculos são avaliados quanto à cor, consistência, contratilidade e capacidade de sangramento. Os músculos que não apresentarem esses critérios podem estar inviáveis. Tendões devem ser sempre mantidos, a não ser que estejam afuncionais ou com contaminação grosseira.

Algumas fraturas, por seu alto grau de contaminação, podem ser desbridadas novamente após 48 horas do primeiro procedimento de limpeza cirúrgica, lembrando que bactérias hospitalares são muitas vezes mais resistentes ao tratamento. Somente luvas e pinças estéreis devem ser utilizadas na limpeza da ferida. Compressas estéreis ao redor da ferida durante a limpeza ajudarão a evitar mais contaminação. Assim que a fase de desbridamento for concluída, bandagens não aderentes devem ser colocadas sobre a lesão. Vários fatores devem ser considerados antes de fechar uma ferida, tais como tempo de lesão, aparência, carga bacteriana e mecanismo causador. O restauro do comprimento e do alinhamento do membro, aposição dos fragmentos, estabilização de fraturas, assim como a reconstrução da superfície articular envolvida, reparação de danos dos tecidos moles e prevenção de infecção são os objetivos dessa etapa.

O fechamento precoce de uma ferida infectada pode piorar a celulite, levar à sepse e/ou resultar em osteomielite, portanto os métodos de fixação eleitos devem permitir fácil acesso à ferida cirúrgica e mobilização precoce do membro. A fixação definitiva imediata da fratura pode ser considerada na urgência se houver condições locais e sistêmicas, ou seja, ausência de lesões em partes moles ou contaminação excessiva e ausência de instabilidade clínica, procedimento conhecido em humanos como early total care.

O tempo desde a lesão até o reparo cirúrgico definitivo das fraturas expostas varia. Quando o reparo definitivo não for possível, a fixação esquelética externa tem se demonstrado a que melhor se adapta à estabilização de fraturas de ossos longos, fazendo um controle de danos, já que é uma forma rápida e pouco invasiva de proporcionar estabilidade e restauro do alinhamento e comprimento do membro, contribuindo para redução da resposta inflamatória relacionada ao trauma, evitando danos subsequentes às partes moles e permitindo fácil acesso à ferida. O reparo definitivo deve acontecer quando o paciente estiver estabilizado e os tecidos moles estiverem suficientemente saudáveis para o fechamento, enxertos ou terapia continuada

da ferida aberta. Radiografias são necessárias após coaptação para verificar a redução adequada da fratura.

A redução aberta é o tratamento de escolha na maioria das fraturas, porém atualmente as cirurgias minimamente invasivas, que incorporam a teoria da osteossíntese biológica, tem sido utilizada com mais frequência, proporcionando assim menor interrupção dos tecidos moles e vascularização, e consequentemente menor risco de infecção e menor tempo de cicatrização. Essa teoria coloca menos ênfase em fatores mecânicos e maior ênfase na preservação do suprimento sanguíneo e da biologia tecidual durante o reparo da fratura. Estabilizações internas ou externas têm sido utilizadas para o tratamento de fraturas abertas ou fechadas. A técnica escolhida deve ser a mais simples e que maximiza a estabilidade dos fragmentos da fratura, permite o acesso às lesões dos tecidos moles e minimiza as interrupções dos tecidos moles e do suprimento sanguíneo.

Quando possível, a abordagem de uma fratura exposta para uma redução aberta deve ser escolhida o mais longe possível da ferida inicial. Uma gama de dispositivos são utilizados com sucesso em fraturas expostas tipo I, tais como placa e parafuso, pinos, cerclagens e haste bloqueada. Fraturas tipo II também podem ser tratadas com sucesso com diversos tipos de fixação interna. O uso de fixação interna é questionável em fraturas que apresentem áreas de contaminação ou infecção, principalmente nas fraturas tipo III. Geralmente, as fraturas articulares são tratadas com fixação interna, já que a aposição perfeita dos fragmentos deve ser alcançada. Se o dano for muito grave para permitir a fixação e estabilização, procedimentos de salvamento, tais como prótese, artrodese e até mesmo a amputação, devem ser considerados como forma de tratar a ferida.

O fechamento precoce de feridas infectadas é o maior risco individual para o cirurgião no tratamento de fraturas expostas. A sensação de economia de tempo é falsa, o período de 4-10 dias é o tempo ideal para um fechamento secundário. Se for realizada uma redução aberta da fratura, a ferida pode ser deixada aberta para fechamento posterior. Fechar os tecidos infectados potencializa a celulite profunda que, na melhor das hipóteses, prolongará a recuperação geral do paciente e, na pior das hipóteses, levará à sepse, osteomielite e/ou morte.

Fraturas em linha de crescimento de animais imaturos devem ser avaliadas imediatamente e, se possível, tais fraturas devem ser reparadas dentro de três dias após o trauma. Muitas vezes não é evidente no momento da lesão, mas tais fraturas podem causar deformidade angular nos membros e incongruência articular, portanto, os tutores devem ser avisados quanto a essas consequências.

As articulações também podem vir a ser uma urgência e até mesmo uma emergência ortopédica quando ocorre a invasão do espaço articular. O tratamento deve ser imediato e de forma semelhante ao tratamento de feridas abertas envolvendo ossos. O retardo no tratamento pode provocar infecção aguda e artrite séptica. Embora casos de artrite infecciosa possam ocorrer a partir de lesões traumáticas penetrantes, ela também pode se desenvolver por disseminação hematogênica ou disseminação local de tecidos adjacentes, especialmente após cirurgia prévia. Para uma exploração adequada, a artrotomia ou artroscopia podem ser utilizadas para remoção de corpo estranho, osso ou cartilagem desvitalizados e lavagem. Estruturas intra e extra articulares devem ser avaliadas quanto à integridade. Amostras de tecidos devem ser coletadas e enviadas para cultura bacteriana e antibiograma. Em lesões graves não é indicado a rafia, logo essas feridas deverão permanecer abertas, cobertas com gaze estéril e imobilizadas para cuidados diários das feridas até que a infecção seja controlada. Lesões penetrantes, porém leves, com mínimo dano aos tecidos moles justificam a exploração articular com muita irrigação e podem ser fechadas primariamente. Os pacientes com tais lesões devem ser colocados em tratamento antimicrobiano empírico até que a seleção antimicrobiana direcionada possa ocorrer com base nos resultados da cultura e antibiograma.

Luxações articulares ocorrem como resultado de lesões ligamentares, tendões, cápsula articular e outros tecidos moles circundantes à articulação. Reduções articulares devem acontecer o mais rápido possível após a adequada estabilização do paciente. Radiografias ortogonais devem ser obtidas, ou seja, duas projeções são adquiridas para determinar o grau da lesão e a orientação da luxação, assim como para localizar fraturas concomitantes. Quando a redução fechada é eleita como forma de tratamento, o paciente deve ser submetido à anestesia geral objetivando o conforto do paciente e relaxamento muscular. Entretanto, em alguns casos uma sedação profunda é suficiente.

Após a redução, a articulação deve ser imobilizada, como, por exemplo, o cotovelo, e tipoias podem ser aplicadas na articulação do ombro e do quadril para limitar as forças de suporte do peso, podendo ser mantidas por algumas semanas para que os tecidos periarticulares, responsáveis pelo suporte articular, cicatrizem ou até que forme fibrose ao redor da articulação. Reduções abertas deixam de ser emergências ortopédicas já que são necessárias quando o paciente apresenta uma luxação crônica, recidiva após a redução fechada, insucesso na redução fechada, fraturas intra-articulares concomitantes ou quando a estabilização interna se faz necessária.

3. LITERATURA RECOMENDADA

1. WALT, A. J.; WILSON, R. F. Management of Trauma: Pitfals and Practice. 2ª edição, Philadelphia, Williams & Wilkins, 1996.
2. BENITEZ, M. E.; JOHNSTON, S. A. Traumatic Orthopedic Emergencies. In: DROBATZ, K. J.; HOPPER, K.; ROZANSKI, E.; SILVERSTEIN, D. C. Textbook of Small Animal Emergency Medicine, 1ª edição, John Wiley & Sons, Inc. p. 1072-1078, 2019.
3. WITHROW, S. J.; MOORE, R. W. Orthopedic Emergencies in Small Animals. Veterinary Clinics of North America: Small Animal Practice, v. 02, n. 01, p. 171-182, 1981.
4. ROUSH, J. K. Management of Fractures in Small Animals. Vet Clin Small Anim, v. 35, p. 1137–1154, 2005.
5. SELCER, B. A.; BUTTRICK, M.; BARSTAD, R.; RIEDESEL, D. The incidence of thoracic trauma in dogs with skeletal injury. Journal of Small Animals Practice, v. 28, p.21-27, 1987.
6. GIGLIO, P. N.; CRISTANTE, A. F.; PÉCORA, J. R.; HELITO, C. P.; LIMA, A. L. L. M.; SILVA, J. S. Avanços no tratamento das fraturas expostas. Revista Brasileira de Ortopedia, v. 50, n. 02, p.125–130, 2015.
7. HIRSH, D.C.; SMITH, T.M. Osteomyelitis in the dog: Microorganisms isolated and susceptibility to antimicrobial agents. Small Animals Practice, v. 19, p. 679-687, 1978.
8. ANGLEN, J. O. Wound irrigation in musculoskeletal injury. Journal of the American Academy of Orthopaedic Surgeons, v. 09, n. 04, p. 219-226, 2001.
9. VALENZIANO, C. P.; CHATTAR-CORA, D.; O'NEILL, A.; HUBLI, E. H.; CUDJOE, E. A. Efficacy of primary wound cultures in long bone open extremity fractures: are they of any value? Archives of Orthopaedic and Trauma Surgery, v. 122, n. 05, p. 259–261, 2002.

Controle de danos ortopédicos - fixadores externos e bandagens

60

Fernanda Fiuza Bittencourt Cardoso
Rubem Bittencourt Cardoso Jr.
Eduardo Fiuza Cardoso

1. INTRODUÇÃO

O politrauma é definido como o conjunto de lesões múltiplas e simultâneas de vários segmentos do corpo, onde uma ou mais combinações se torna potencialmente fatal. O objetivo da abordagem ortopédica emergencial é promover auxílio no controle das lesões de partes moles, síndromes compartimentais de membros e estabilidade provisória de fraturas ou luxações, o objetivo desta abordagem é salvar a vida do paciente, adiando assim o reparo definitivo, até que a condição seja estável clinicamente.

O melhor método para controle de danos na ortopedia é a fixação externa. Estes dispositivos são mais versáteis, possibilitando diversas montagens e configurações, sendo de implantação rápida, fator fundamental no tratamento das fraturas no cenário da emergência. São aplicados de forma percutânea, minimamente invasiva, causando menos dano aos tecidos moles, trazendo benefícios ao paciente.

Conforme citado anteriormente, o tratamento definitivo imediato não é aconselhável, pois os pacientes frequentemente apresentam lesões em outros sistemas, como, por exemplo, a lesão pulmonar imediata ou tardia após o trauma, principalmente em felinos. A fisiopatologia deste quadro está relacionada à resposta inflamatória sistêmica, desencadeada pelo trauma, que pode induzir a uma síndrome da angústia respiratória aguda (SDRA). Portanto, a prioridade é salvar a vida do paciente, respeitando a abordagem inicial do xABCDE, para posterior resolução dos danos ortopédicos.

Os casos de fratura ou luxações demandam uma abordagem individualizada, que envolve diversos fatores que influenciam nas tomadas de decisões, devido à multiplicidade de variáveis, determinadas pelo mecanismo e energia do trauma, qualidade óssea e particularidades dos pacientes, como, por exemplo, espécie e idade.

Quando optamos pela utilização de fixadores externos na emergência, devemos determinar se será o tratamento definitivo ou temporário. Sendo temporário, ele deve ser convertido para outro tipo de fixação em poucos dias. A característica temporária do tratamento não autoriza o uso de técnica inadequada. O rigor técnico deve ser empregado da mesma forma que no tratamento definitivo, evitando assim as complicações (Figura 60.1.).

O uso de fixadores externos na emergência não está restrito somente às fraturas expostas. Pacientes com polifraturas e fraturas fechadas com alta energia também podem se beneficiar da utilização de fixadores externos.

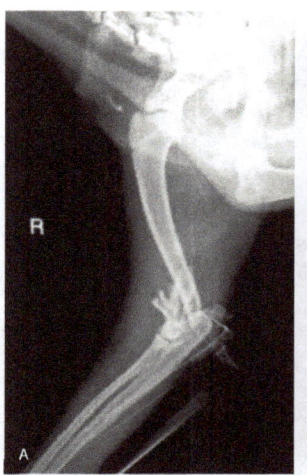 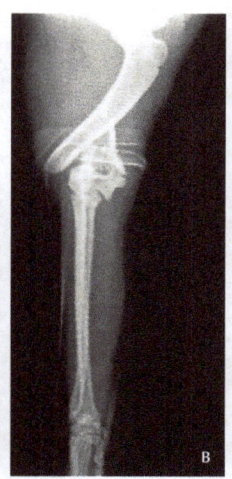 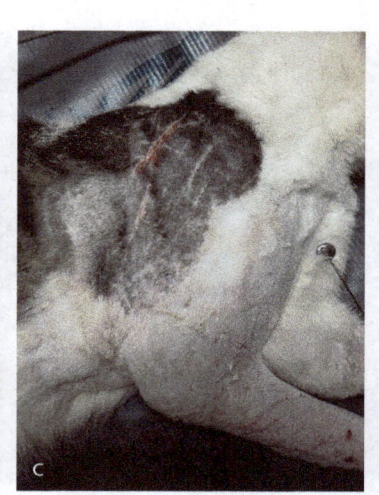 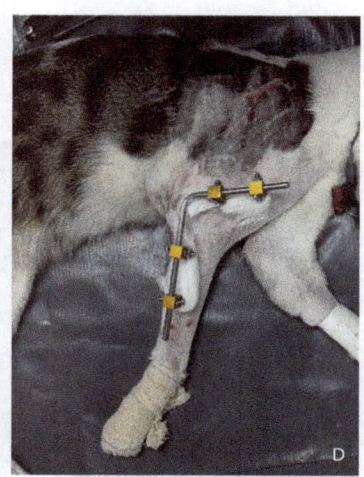

Figura 60.1. – Radiografias de membro anterior direito lateral **(A)** e craniocaudal **(B)**, mostrando fratura exposta grau 1, cominutiva distal de úmero. Em **(C)** observamos lesões cutâneas por mordedura e em **(D)** o resultado da fixação temporária com fixador externo.

2. FRATURAS EXPOSTAS

As fraturas expostas são caracterizadas pela comunicação entre o local da fratura e o meio externo. São o resultado de um trauma direto, geralmente de alta energia. Essas lesões têm grande potencial de contaminação, sendo de gravidade variável e com possibilidade de alterações vasculares e nervosas como fatores complicantes adicionais. O prognóstico é determinado principalmente pela desvitalização dos tecidos moles e pelo nível de contaminação.

O choque hipovolêmico ou neurogênico são condições adicionais, que podem reduzir ainda mais o aporte sanguíneo para os ossos e músculos, piorando a oxigenação tecidual e desvitalização dos tecidos. Como resultado final, estas alterações propiciam a proliferação bacteriana no local da fratura. A infecção do foco de fratura, quando não tratada da maneira correta, pode evoluir para um quadro de sepse, podendo ser indicado a amputação do membro.

O tratamento de fraturas expostas envolve o controle da infecção, promoção da estabilidade óssea e retorno da função do membro. A escolha do tratamento baseia-se na classificação do grau da fratura.

2.1. – Classificação de Fraturas Expostas de Gustilo-Anderson Adaptada

Esta classificação nos oferece subsídio para escolha do tratamento mais indicado e direciona o prognóstico. Nela, as fraturas expostas são classificadas em três tipos, em ordem ascendente de gravidade, que variam de acordo com o mecanismo do trauma e gravidade das lesões dos tecidos moles e ósseos (Tabela 60.1). As fraturas de grau III possuem subclassificação A, B ou C. Esta se dá devido à variedade de complicações que podem ocorrer, como, por exemplo, falha nos implantes, osteomielite, união retardada e não união, todas influenciando no prognóstico (Figura 60.2.).

3. ABORDAGEM DAS FRATURAS EXPOSTAS

3.1. – Limpeza das Feridas e Bandagens

Em pacientes politraumatizados, com frequência o tratamento de fraturas expostas é realizado tardiamente, devido às necessidades prioritárias. Nestes casos, é recomendado a utilização de bandagens, para dar mais conforto ao paciente, por tempo não superior a 24 horas. Estas bandagens devem ser associadas à terapia local, com sulfadiazina de prata ou antibióticos, gaze antimicrobiana ou curativos com carvão ativado. Após a estabilização do paciente, procedemos ao tratamento definitivo. Pode ser necessário sedação ou anestesia, devido à dor e desconforto do procedimento de limpeza.

O primeiro passo é a realização de tricotomia de forma ampla. Para evitar a contaminação da ferida com pelo, recomendamos a aplicação de gel aquoso no leito da ferida. Em seguida, lavamos a ferida, em duas etapas:

Tabela 60.1. – Esquema de classificação Gustilo-Anderson Adaptada.

Classificação	Mecanismo do trauma	Lesão do tecido mole	Lesão do tecido ósseo	Outras caraterísticas
Grau I	Baixa energia	Menos de 1 cm de comprimento.	Fratura simples, podendo ser transversa ou oblíqua.	Baixa contaminação bacteriana. Pode ser tratada de forma fechada.
Grau II	Alta energia	Lesão maior que 1 cm	Fratura simples, podendo ser transversa ou oblíqua	Moderado nível de contaminação
Grau III A	Alta energia	Lesão extensas, incluindo musculatura e nervos	Fraturas segmentares ou cominutivas	Tecido cutâneo viável, ausência de necrose - contaminada
Grau III B	Alta energia	Lesão extensas, incluindo musculatura e nervos	Fraturas segmentares ou cominutivas	Deslocamento do periósteo, necrose tecidual - contaminação extensa.

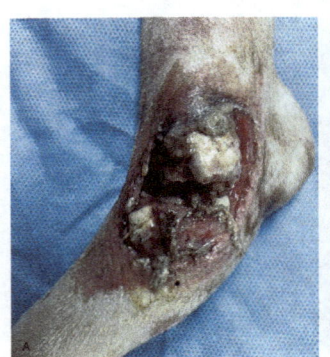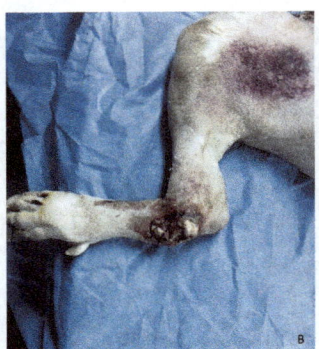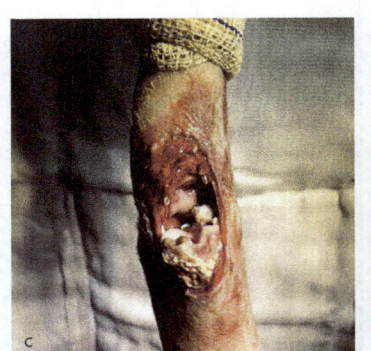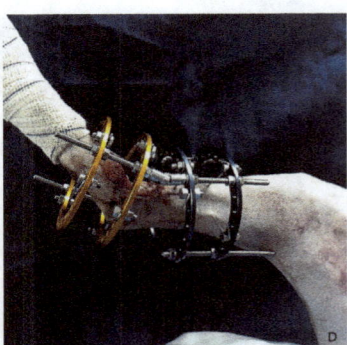

Figura 60-2. – Fratura exposta grau III C na articulação tibiotársica (A) com necrose tecidual e óssea, exposição da superfície articular (B). Em (C) mostrando a ferida após a limpeza e em (D) resultado da fixação externa temporária com fixador Ilizarov.

- A primeira é a lavagem geral, para a remoção de sujidades, que deve abranger tanto a ferida quanto as adjacências. No tecido exposto o uso de soluções degermantes ou cáusticas é desaconselhável, devendo ser restritos à pele intacta.

- A segunda lavagem deve ser realizada com solução estéril, podendo ser morna ou à temperatura ambiente. Para maior efetividade, a lavagem deve ser com jato ou sob pressão. Durante a limpeza, pode ser realizado o desbridamento da ferida, removendo os tecidos desvitalizados e necróticos, que são substratos que favorecem o crescimento bacteriano. Fragmentos ósseos soltos devem ser removidos. Os conectados aos tecidos moles, preservados. Os tecidos de viabilidade questionável devem ser preservados e avaliados na próxima limpeza.

Além dos compostos citados anteriormente, podemos utilizar gazes embebidas em gel com PHMB (hidratante com polihexmetileno de biguanida) que confere uma potente ação antimicrobiana, que pode durar até 72 horas, e promove limpeza, hidratação, descontaminação e remoção do biofilme bacteriano.

3.2. – Antibimicrobianos

O uso precoce de antimicrobiano sistêmico pode ser importante, devendo ser considerado de forma criteriosa. O uso das cefalosporinas de primeira geração pode reduzir as taxas de infecção, uma vez que os microrganismos mais frequentemente isolados de osteomielites em cães e gatos incluem *Streptococcus sp*. e *Staphylococcus sp*. Em infecções graves, pode se fazer necessária associação/ escalonamento, a depender do resultado obtido em cultura e antibiograma, sendo frequentemente metronidazol e aminoglicosídeos.

O fechamento da ferida é adiado até que os tecidos estejam viáveis e o risco de infecção seja mínimo. Pode ocorrer a ação pode ocorrer inadequada dos antibióticos no sítio da fratura, devido às lesões vasculares e ao edema tecidual local. Em alguns casos, em nossa prática, utilizamos biomateriais combinados a antibióticos tópicos de liberação lenta, com resultados encorajadores.

Os antibióticos devem ser descontinuados após a estabilização da fratura e fechamento primário da ferida, a menos que ainda existam sinais clínicos de infecção local ou sistêmica, como febre, inapetência, dor, edema, exsudação, sinais radiográficos de osteomielite ou leucocitose.

As culturas bacterianas são de suma importância e tem indicações em todos os casos, principalmente em casos com fraturas expostas de tipo II ou III, devendo ser realizadas no momento da limpeza definitiva da ferida. Em casos em que ocorra persistência dos sinais infecciosos, devem ser realizadas novas culturas no período pós-operatório.

3.3. – Aplicação dos Fixadores

O fixador externo é usado para manter o comprimento e alinhamento do eixo ósseo, até que o edema dos tecidos moles diminua e a condição do paciente apresente melhora clínica, permitindo que seja realizada a osteossíntese definitiva. A decisão do tipo de tratamento deve ser baseada na classificação da fratura, grau de lesão presente nos tecidos moles e ósseo, gravidade do dano vascular, estado geral de saúde e idade do paciente, recursos técnicos disponíveis.

O fixador deve ser posicionado fora da zona de lesões. As principais complicações observadas estão relacionadas a problemas com infecção, trajeto dos pinos, alinhamento inadequado, união retardada e cooperação inadequada do paciente. Se a intenção for o tratamento temporário, a nova intervenção deverá ser realizada em até 15 dias da lesão inicial, se não houver infecção.

A correta colocação dos pinos de Schanz é elemento fundamental para o sucesso do tratamento com fixadores externos, diminuindo o risco de complicações da interface pino-osso, como soltura e osteólise. Para inserção do pino, faz-se uma incisão de aproximadamente 1 cm ou o suficiente para não ocorrer tensão entre a pele e o pino. É necessária a dissecção romba, separando as partes moles e osso. O orifício deve ser realizado com a broca, ultrapassando as duas corticais. A introdução do pino deve ser feita manualmente, evitando a necrose térmica pelo uso de perfuradores de alta rotação, evitando a osteólise precoce. A inserção dos pinos deve seguir uma lógica de aplicação, onde os dois primeiros serão os mais proximal e mais distal, paralelamente às articulações do membro acometido. Independente da localização do foco de fratura, o fixador deve ser posicionado ao longo de todo o osso. Esses dois primeiros pinos serão os responsáveis por direcionar o alinhamento axial do membro. Posteriormente são aplicados os pinos próximos ao foco de fratura. Após a colocação desses quatro pinos, deve-se avaliar o alinhamento e desvio da fratura. Caso algum pino esteja no foco de fratura, deverá ser feito o seu reposicionamento. O excesso dos pinos deve ser cortado, para evitar que ocorra ferida pelo contato com outras partes do corpo.

Alguns fatores podem influenciar na escolha dentre os mais variáveis tipos de montagens e configurações dos fixadores externos:

1. A distância entre os pinos: quanto maior a distância entre os pinos de Schanz de um mesmo segmento, maior a estabilidade e resistência na montagem.

2. O número de barras: fixadores com barras duplas resistem melhor às forças de compressão axial, quando comparados aos uni-planares.

3. A distância barra-osso: quanto menor a distância, maior a estabilidade.

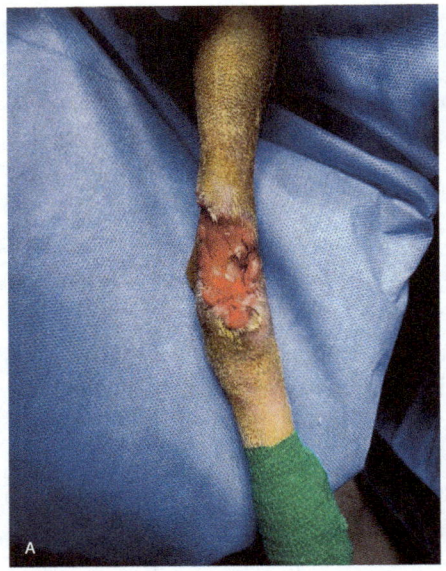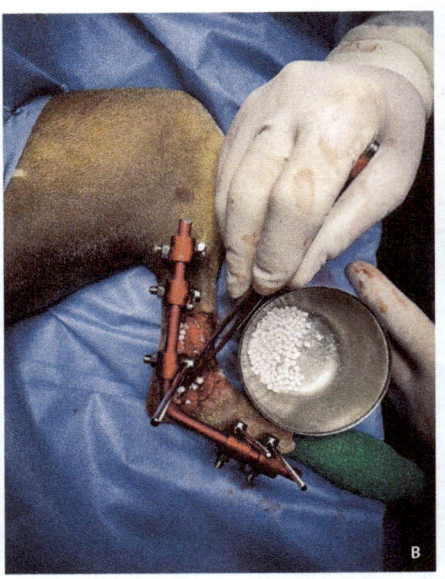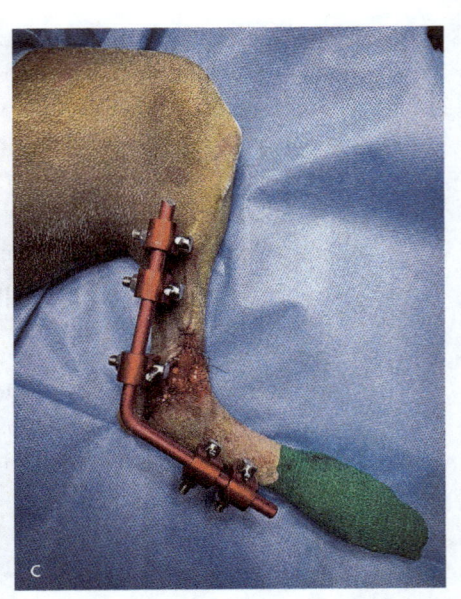

Figura 60.3. – (A) Leão tibiotársica por acidente com linha de pipa, mostrando ruptura de musculatura, tendões e pele. Em **(B)** após a rafia dos tendões aplicação do New Osteo (Enxerto ósseo sintético de liberação lenta, composto por sulfato de cálcio) associado a antibiótico (vancomicina e amicacina). Em **(C)** resultado final da artrodese temporária com o fixador externo, rafia parcial da pele devido à presença de secreção.

As estruturas neurovasculares precisam ser evitadas, reduzindo o grau de problemas pós-operatórios. Evitar danos aos tecidos moles geralmente é mais fácil com a configuração uniplanar e armação unilateral. Porém, armações bi-planares, apresentam vantagens mecânicas. Para melhorar o desempenho mecânico em uma armação uniplanar, é necessário colocar duas barras. As configurações triangulares (bi-planares com uma estrutura adicional no aspecto cranial) são muito rígidas e podem ser consideradas para fraturas graves, com lesão significativa dos tecidos moles e um longo tempo de cicatrização previsto.

O diâmetro dos pinos escolhidos para um determinado local não deve ser superior a 25% do diâmetro do osso. Obtemos essa informação a partir de mensuração radiográfica, analógica ou digital (lembrar da correção da magnificação).

Se o espaço em um fragmento for restrito, pode ser benéfico usar mais pinos de menor diâmetro do que um maior. Os pinos não devem estar localizados muito perto das extremidades do fragmento, especialmente se houver probabilidade de fissuras (Figura 60.3.).

4. COMPONENTES DO FIXADOR EXTERNO

Existe uma grande variedade de fixadores. Os componentes básicos de um fixador externo são: pinos, barras e conectores.

4.1. Pinos de Fixação

A maioria dos pinos utilizados são de aço inoxidável. Eles obrigatoriamente penetram as duas corticais. Os pinos podem ter desenho liso, total ou parcialmente rosqueados, sendo o último o mais utilizado. A rosca pode ser negativa, confeccionada na haste do pino ou rosca positiva que possuem um diâmetro maior do que a haste. Pinos com rosca negativa são mais utilizados em ossos esponjosos; os de rosca positiva, para ossos corticais.

4.2. Barra de Conexão

A barra ou haste mantém a conexão dos pinos de fixação, que estão inseridos nos fragmentos ósseos, fornecendo estabilidade suficiente para a calcificação. As barras podem ser sólidas de aço inoxidável, alumínio e metilmetacrilato.

4.3. Conectores

São braçadeiras de conexão, utilizadas para fixar os pinos à barra de conexão, podendo ser simples, duplas, múltiplas e rotacionáveis. A inserção de pinos extras ao fixador depende do tipo de conector. Alguns permitem sua acoplagem a aparelhos previamente montados; outros devem ser planejados antes da primeira montagem do fixador.

5. CONFIGURAÇÃO DOS FIXADORES EXTERNOS LINEARES

Essa classificação é dada de acordo com o número de lados e planos que abrangem. Os lados correspondem a região cranial, caudal, medial e lateral de cada membro. Os planos, geralmente, são determinados por cada face: mediolateral e craniocaudal.

5.1. Tipo Unilateral – Uniplanar – IA

Abrangem apenas uma face e um plano. É uma barra de tala única, uniplanar, dando uma estabilidade adequada para o tratamento da maioria das fraturas simples. Em casos de fraturas menos estáveis, uma segunda barra pode ser adicionada e conectada aos pinos de fixação, duplicando a resistência (Figura 60.4.).

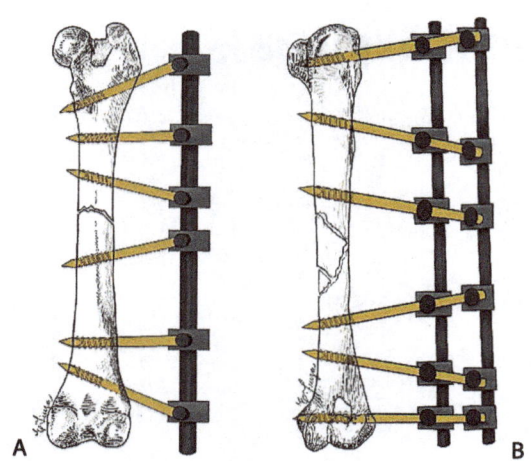

Figura 60.4. – Em **(A)** ilustração do fixador externo tipo IA e em **(B)** fixador externo tipo IA com haste dupla.

5.2. Tipo unilateral – Uniplanar – IB

Abrangem uma face mais de um plano (Figura 60.5.).

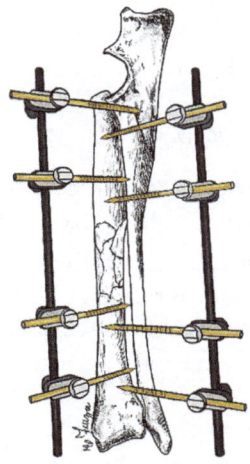

Figura 60.5. – Ilustração do fixador externo tipo IB.

5.3. Tipo Bilateral – Uniplanar – II

Abrangem uma única face e dois planos (Figura 60.6.).

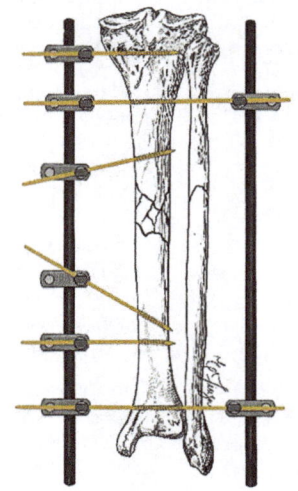

Figura 60.6. – Ilustração do fixador externo tipo II.

5.4. Tipo Bilateral – Biplanar – III

Abrangem mais de uma face e mais de um plano (Figura 60.7.).

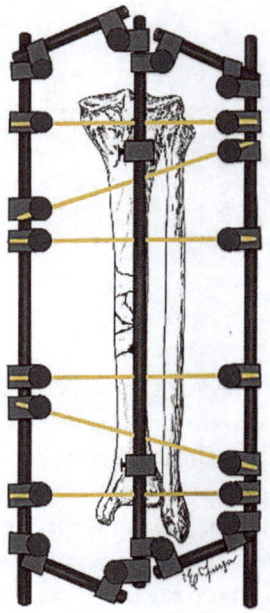

Figura 60.7. – Ilustração do fixador externo tipo III.

6. CUIDADOS PÓS-OPERATÓRIOS

A aplicação de bandagens acolchoadas com gazes estéreis é recomendada para ajudar a estabilizar os tecidos moles e proteger a ferida de contaminações, principalmente quando não é possível realizar o fechamento por primeira intenção. A troca dessa bandagem varia de acordo com a gravidade de cada lesão. Porém, em um primeiro momento, é recomendado que ela seja realizada diariamente. Em casos mais graves, pode ser necessário o desbridamento da ferida, a cada 2 a 3 dias, até que a ferida mostre sinais de crescimento do tecido de granulação.

7. CONCLUSÃO

O tratamento provisório ou definitivo através da utilização do método de fixação externa na emergência é o mais utilizado pelo médico ortopedista. O método é amplamente conhecido, sua aplicação é minimamente invasiva e traz mínimos danos às partes moles. Para o sucesso da técnica depende dos princípios básicos aplicados, montagens adequadas a cada tipo de caso e sempre seguindo as regras de estabilização e de redução das fraturas.

8. LITERATURA RECOMENDADA

1. Fossum, T.W, SmallAnimal Surgery, Mosby: Elsevier; 2007: 31
2. Brinker, Piermattei e Flo, Ortopedia e Tratamento das Fraturas dos Pequenos Animais Editora: Manole, Edição: 4, 2009:
3. Olmstead: Small Animal Orthopedics: Edição: 1ª: 199
4. Gustilo, RB, Mendoza, RM, Williams, DM. Problems in the management of type III (severe) open fractures: a new classification of type III open fractures 1984.

Seção VI

61

Abordagem das Fraturas Expostas

Danilo Roberto Custódio Marques

1. INTRODUÇÃO

As fraturas abertas, antigamente chamadas de fraturas expostas, são encontradas em muitos pacientes politraumatizados. Estas, muitas vezes, passam despercebidas durante o tratamento emergencial, e representam de 5 a 10% dos atendimentos ortopédicos. Por definição, as fraturas abertas são caracterizadas pela existência de uma lesão cutânea promovendo comunicação do local da fratura com o meio externo, mas não necessariamente com visualização de fragmento ósseo para fora da pele. Os locais mais comuns de ocorrência são os ossos com pouco recobrimento muscular, como a região de tíbia e fíbula, distal de rádio e ulna e distal de fêmur.

A lesão potencial gerada por trauma está relacionada à energia dissipada. De acordo com a equação Ec = mv2/2 (EC: energia cinética; m: massa; v: velocidade) quanto maior a velocidade, maior o trauma muscular e lesões ósseas observadas.

A grande maioria dos atendimentos iniciais das fraturas abertas são realizados pelos plantonistas ou clínicos gerais, portanto a identificação e o tratamento inicial dos pacientes portadores desta afecção deve ser realizado precocemente devido ao potencial de causar infecção local e o desenvolvimento posterior de osteomielite.

O objetivo deste capítulo é descrever de forma organizada e sincrônica o tratamento inicial das fraturas abertas.

2. CLASSIFICAÇÃO DAS FRATURAS ABERTAS

As fraturas abertas são classificadas em três tipos, sendo o tipo três subdivido em IIIA, IIIB e IIIC (Tabela 61.1.).

Em fraturas causadas por projéteis de arma de fogo ainda são observadas em algumas regiões. Os projéteis de baixa energia tendem a causar um trauma muscular e ósseo bem menor do que os projéteis de alta energia. Para alguns autores, as fraturas

Tabela 61.1. – Classificação das Fraturas Abertas em Cães e Gatos

Classificação	Energia do trauma	Lesão de tecidos moles	Lesão do tecido ósseo	Outras
Grau I	Baixa	Lesão cutânea de até 1cm devido à passagem do tecido ósseo ao meio externo.	Maioria das fraturas são de traço simples, com mínima cominução.	Local da lesão cutânea relativamente limpo, sem colonização evidente.
Grau II	Alta	Lesão cutânea maior que 1cm, moderada lesão de partes moles.	Geralmente fraturas traço simples, oblíqua ou transversa, com moderada cominução.	Ferida com colonização evidente. Moderada colonização.
Grau IIIA	Alta, lesão por projéteis, amputações traumáticas e fratura aberta por mais de 8 horas.	Grande lesão de partes moles, associando pele, musculatura, nervos e vasos sanguíneos. Ferida maior que 10cm.	Fraturas cominutivas graves e segmentares.	Partes moles viáveis que permitem o fechamento da ferida. Ausência de necessidade de cirurgia reconstrutiva. Alta colonização.
Grau IIIB				Contaminação extensa com lesão do periósteo (deslocamento). Procedimento cirúrgico reconstrutivo para fechamento da ferida. Alta colonização.
Grau IIIC				Dano arterial grave sendo necessário reparo para preservação do membro. Alta colonização.

Adaptado de Gustillo et al., 1984.

causadas por projéteis são classificadas como fraturas abertas grau III, devido à grande lesão de partes moles. As Figuras 61.1. e 61.2, são fotos ilustrativas de fraturas abertas.

3. EXAME CLÍNICO INICIAL

Quando o tutor presenciar o evento traumático e estiver prestando os primeiros socorros ao paciente, o mesmo deve ser orientado a cobrir a lesão ou ferimentos com toalhas limpas para evitar maior colonização com microrganismos no local, devendo também ter cuidado durante o transporte do paciente para evitar maiores danos às partes de tecidos moles e estruturas neurovasculares.

Inicialmente, o plantonista deve realizar o atendimento mediante breve anamnese utilizando o algoritmo CAPÚM, para obtenção do histórico. A abordagem inicial do paciente politraumatizado deve sempre ser realizada com base na abordagem xABCDE (consultar o **Capítulo 18: Abordagem Primária e Secundária - XABCDE**), pois a condição clínica geral do paciente é primordial. Após a estabilização inicial do paciente, toda ferida deve ser coberta com compressa ou gaze estéril e atadura.

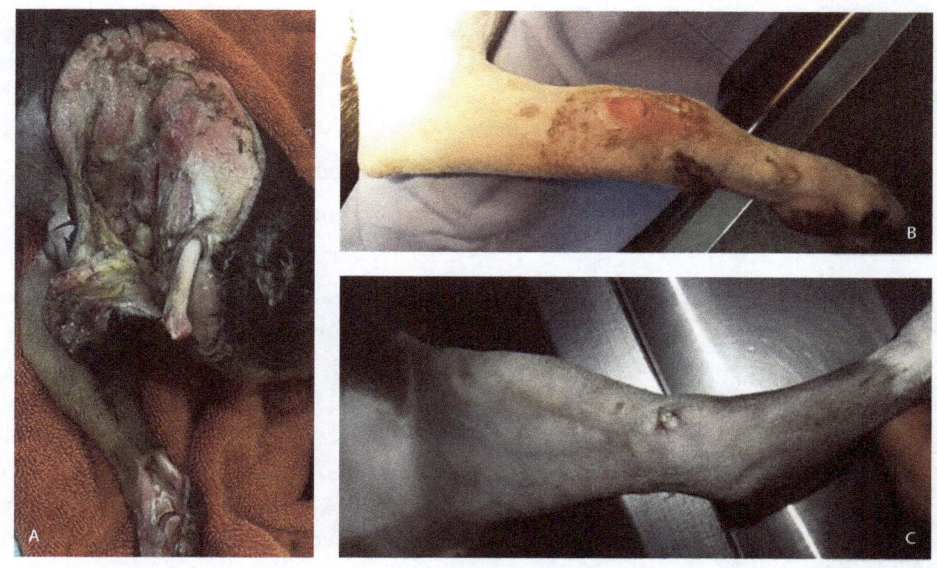

Figura 61.1. – (A) Fratura aberta grau IIIB, com extensa lesão de partes moles. **(B)** Fratura aberta grau II, podendo observar o tecido ósseo. **(C)** Fratura aberta grau I. Observa-se pequena lesão, a qual muitas vezes não é visualizada. A realização da tricotomia ajuda a avaliar o local da lesão.

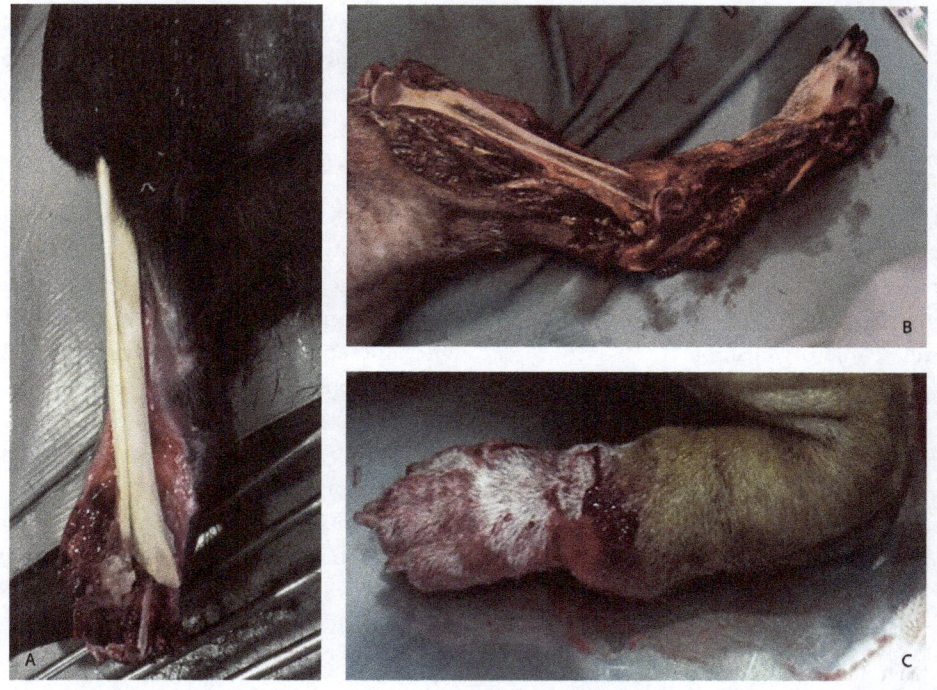

Figura 61.2. – (A) Fratura aberta grau IIIC, com grande lesão de partes moles. Observa-se a tíbia e fíbula sem recobrimento de tecido musculoesquelético. **(B)** – Fratura aberta grau IIIC, observa-se a grande perda de partes moles e tecido ósseo. **(C)** Fratura aberta IIIA, fratura causada por arma de fogo.

Após estabilização inicial, o paciente deverá ser submetido ao exame clínico/ortopédico, e a equipe médica deve avaliar minuciosamente toda a superfície corpórea do paciente e realizar palpação, principalmente dos ossos longos, sempre buscando sinais de instabilidade, crepitação e dor.

O diagnóstico nem sempre é óbvio, pois depende de um exame clínico/ortopédico cuidadoso. Em caso de dúvida se houve exposição, deverá ser realizada tricotomia ampla do local para melhor visualização da lesão de partes moles. O histórico do paciente também é parte importante, auxiliando no melhor entendimento sobre a energia envolvida, por exemplo, se o paciente é oriundo de trauma automobilístico, ferimentos por arma branca, etc. Além disso, é importante que haja o bom julgamento clínico (na dúvida, trate a qualquer fratura como aberta até a avaliação do ortopedista). Quando existir uma ferida localizada no mesmo segmento de uma fratura, considere esta lesão como fratura aberta até que se prove o contrário.

4. OBJETIVO DO TRATAMENTO

Os principais objetivos do tratamento são:

- Restaurar a função.
- Prevenir a infecção, SIRS e sepse.
- Restauração dos tecidos moles.
- Consolidação da fratura.

5. IMPORTÂNCIA DO TEMPO NO ATENDIMENTO DO PACIENTE COM FRATURA ABERTA

O tratamento precoce do paciente com fratura aberta é de suma importância para o melhor prognóstico. O tempo livre de Friederich é o tempo do ciclo do microrganismo, sendo de aproximadamente 10 horas. Para alguns autores, após 10 horas do trauma, a lesão é considerada infectada, por ocorrer a multiplicação dos microrganismos. Mas, segundo Fossum (2019), já se considera uma ferida suja ou infectada, aquela que evolui com mais de 4 horas, dependendo do contato que a lesão teve com sujidades, urina e fezes. Quando se atende o paciente com fratura aberta até 10 horas, a ferida é considerada contaminada, após as 10 horas sem tratamento, deve-se considerá-la infectada (já houve multiplicação de microrganismos).

Os microrganismos mais encontrados nas fraturas abertas são os Staphylococcus sp e Streptococcus sp.

6. TRATAMENTO

Normalmente, o primeiro atendimento do paciente com fratura aberta é realizado pelo plantonista, sendo a abordagem inicial recomendada xABCDE, priorizando sempre a vida do paciente, pois atrás de um osso fraturado existe uma vida em risco.

Os princípios básicos no tratamento das fraturas abertas (esses princípios são utilizados na Medicina, mas que podem ser utilizados na Medicina Veterinária para o tratamento de fraturas abertas em pequenos animais):

1. Tempo livre de Friederich: atender e iniciar o tratamento antes das 10 horas do início da lesão. Às vezes, não é possível na Medicina Veterinária devido aos tutores demorarem para levar ao atendimento inicial.

2. Imobilização da fratura: cobrir a ferida com compressas/gaze estéreis e umedecidas com solução salina ou ringer e realizar uma bandagem de Robert Jones.

3. Profilaxia antitetânica (muito pouco utilizado na Medicina Veterinária).

4. Antibioticoterapia: Esse deve ser administrado intravenoso, o mais rápido possível e com critérios.

5. Lavagem (irrigação) mecânica-cirúrgica.

6. Desbridamento dos tecidos moles.

7. Desbridamento do tecido ósseo.

8. Redução da fratura.

9. Osteossíntese.

10. Fechamento do tecido cutâneo sem tensão.

Realizar a palpação dos membros (sempre com luva estéril, evitando mais contaminação no local das lesões) da região distal até a mais proximal possível à procura de fraturas. Após, examinar cuidadosamente a pele do animal a procura de feridas abertas e queimaduras. Se observar corpos estranhos, eles podem ser retirados com auxílio de uma pinça. Para a realização da tricotomia, a ferida deve ser coberta com gel estéril, evitando assim maior contaminação, principalmente por pelos (Figura 61.3A.).

Após a lavagem, a fratura aberta deve ser coberta com gaze ou compressa estéril, e recomenda-se a realização de bandagem de Robert Jones, para proporcionar conforto, menor mobilidade dos fragmentos ósseos e prevenir novas contaminações.

6.1. – Desbridamento

Após a constatação da fratura aberta, recomenda-se a limpeza utilizando-se de solução NaCl 0,9% ou Ringer com lactato, estéril e aquecida. Atualmente, indica-se a lavagem com solução Ringer com lactato, devido ao pH da solução ser mais próximo ao fisiológico. A lavagem da lesão deve ser realizada com a montagem de um sistema de lavagem (Figura 61.3B.), que consiste na utilização de solução + equipo (macro ou microgotas) + torneira de 3 vias + seringa de 10, 20 ou 60mL + agulha 40x12 ou 40x16. O autor prefere a utilização de seringa de 60mL + agulha 18G, pois se observa uma pressão de 7 a 8PSI, que é a pressão ideal para remover os microrganismos e sujidades. Pode-se utilizar também seringa de 20mL + cateter 20G (8PSI). Esse sistema permite o desbridamento do tecido, possibilitando a retirada de microrganismos e não a introdução a tecidos mais profundos. Recomenda-se a lavagem com 3, 6 e 9 litros nas fraturas abertas grau 1, 2 e 3, respectivamente. Vantagens do

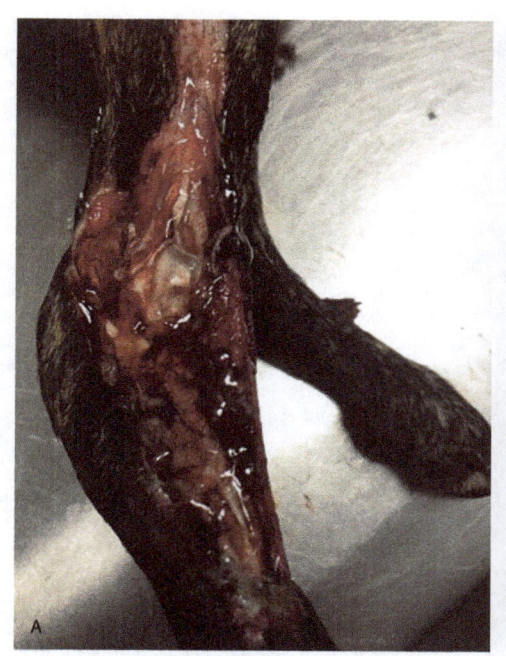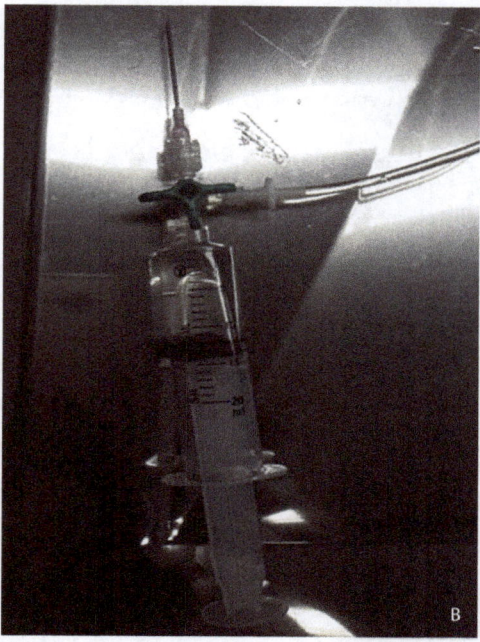

Figura 61.3. – (A) Observa-se a colocação de gel estéril na ferida, antes da realização da tricotomia. **(B)** Sistema para lavagem das feridas abertas.

desbridamento mecânico são remoção de coágulo (na fratura aberta o mesmo serve de meio de cultura aos microrganismos), possibilidade maior visualização de tecidos necróticos, remoção de debris colonizados, restauração da coloração do tecido (permitindo melhor visualização de tecidos necróticos), diminuição do número de microrganismos, retirada de corpos estranhos. A adição de antimicrobiano à solução de lavagem não altera o resultado, e segundo alguns autores, atrapalha a fase fibroblástica da cicatrização. "A diluição é a solução para a poluição", frase encontrada no livro de David Brown, quanto maior for a lavagem da ferida, melhor será o resultado no tratamento das fraturas abertas.

6.2. – Antimicrobianos

O uso de antimicrobianos precoce tem papel de importância para o sucesso do tratamento das fraturas abertas. A escolha do antimicrobiano depende do agente contaminante, da microbiota local e da extensão dos danos nos tecidos moles. Nas fraturas abertas grau 1 e 2 recomenda-se o uso de cefalosporina de primeira geração como a cefalotina (30mg/kg/IV/TID) ou cefazolina (30mg/kg/IV/TID). As cefalosporinas 1ª geração são eficazes contra bactérias gram+ e algumas gram-, exceto Pseudomonas. Nas fraturas abertas grau 3 pode-se associar junto a cefalosporina de 1ª geração um aminoglicosídeo como a amicacina na dose de 10mg/kg/SC/Sid. Na presença de grande comprometimento vascular ou lesão com tecido necrosado, a penicilina pode ser indicada principalmente a fim de prevenir infecções por clostridios. Recomenda-se a avaliação criteriosa da evolução e busca de sinais de controle de infecção. Recomenda-se o menor tempo de antimicrobianos possível, e

o descalonamento ou suspensão deve ser realizado a partir de sinais de controle da infecção.

O uso de antissépticos e antimicrobianos tópicos, não é recomendado devido ao efeito tóxico sobre as células do tecido ósseo.

7. CONSIDERAÇÕES FINAIS

O veterinário plantonista deve trabalhar em equipe para otimizar a abordagem e tratamento do paciente com fraturas abertas. Após a abordagem inicial o ortopedista realizará a osteossíntese, a fim de controlar os danos ou até mesmo realizar o tratamento definitivo.

8. LITERATURA RECOMENDADA

1. BEHRENS, F.: Bone grafting: general principles and use in open fractures. Instructional Course Lectures, The American Academy of Orthopaedic Surgeons, St. Louis, C.V. Mosby, 1981. Vol. 30, p. 152-156.
2. BRUMBACK, R.J.; JONES, A.L.. Interobserver agreement in the classification of open fractures of the tibia. The results of a survey of 245 orthopedic surgeons. *J Bone Joint Surg [Am] v.* 76:, p. 1162-1166, 1994.
3. COURT-BROWN C.M.; BREWSTER N: "Management of open fractures" in: Epidemiology of open fractures. London, Martin Dunitz, p. 25-35, 1996.
4. GRISTINA, A.G. et al: "Molecular mechanisms in musculoskeletal sepsis: the race for the surface", in Greene, W.B. (ed.), AAOS Institutional Course Lectures XXXIX, p. 471-482, 1990
5. GROSS A.;,CUTRIGHT, D.E.;,BHASKAR S.N. Effectiveness Of Pulsating Water jet lavage in treatment of contaminated crushed wounds. Am J Surg, v.124, p. 373-377, 1972.
6. GIGLIO, P. N.; CRISTANTE, A. F; PECORA, J. R.; HELITO, C. P.; IMA, A. L. L.; SILVA, J. S. Avanço no tratamento das fraturas expostas. Rev Bras. Ortop., v.50, n. 2, p.125-130, 2015.
7. GUSTILLO,R.B.; ANDERSON,J.T.. Prevention Of Infection The Treatment of one thousand and twenty five open fractures of long

Seção VI

bones. Retros- pective and prospective analyses. *J Bone Joint Surg [Am]*, v.58, p.453-458, 1976.

8. GUSTILLO, R. B.; MERKOW, R. L.; TEMPLEMAN, D.: Current concepts re- view: The management of open fractures. *J Bone Joint Surg [Am]*, v.72, p 299-304, 1990.

9. GUSTILLO, R. B.; MENDOSA, R. M.; WILLIANS, D. N. Problems The Management of type III twenty open fractures. A new classification for type III fractures. *J Trauma, v.* 24, p. 742-746, 1984.

10. HENRY,S. L.; OSERMAN, P. A.; SELLINGSON,D. The Antibiotic Bead Pouch technique: the management of severe compound fracture. *Clin Orthop., v.*295, p.54-62, 1993.

11. JOHNSON, A. L. Management of open fractures in dogs and cats. Waltham Focus, v.9, n.4, p.11-17, 1999.

12. KIRKBY, K. A.; WHEELER, J. L.; FARESE, J. P. et al. Vacuum-assisted wound closure: application and mechanism of action. Comp Contin Educ Vet, v.31, n.1, 2009.

13. LEE, J.; GOLDESTEIN, J.; CHAPMAN, M. The value of pre and post debridement in the management of open fractures. *Orthop Trans* 15: 776- 777, 1991.

14. LANGE, R. H.; BACH, A. W.; HANSEN, T. S.; JOHANSEN, K. H. Open tibial fractures with associated vascular injuries: Prognosis for limb salvage. J Trauma. 1985;25(3):203–8.

15. LEE, J. Efficacy of cultures in the management of open fractures. Clinical Orthopedic and Related Research. v. 339, p. 71-75. 1997.

16. MACHADO, T. V.; BRIZZOTTI, M. M.; OLIVEIRA, H. P.; PELOI, C.; COCHI, I. C. R.; RABELO, R. C. Técnica de controle de dano ortopédico em um cão politraumatizado: relato de caso. Medvep – Revista Científica de Medicina Veterinária – Pequenos Animais e Animais de Estimação, v.8, n.25, p. 250-254, 2010.

17. MILLARD, R. P; TOWLE, H. A. Open Fractures. In: Tobias, KM; Johnston, SA. Veterinary Surgery Small Animal. Elsevier: St. Louis. 2012.

18. NESS, M. G. Treatment of inherently unstable open or infected fractures by open wound management and external skeletal fixation. J Small Anim Pract. 2006 Feb;47(2):83-8.

19. POPOVITCH, C. A.; NANNOS, A. J. Emergency management of open fractures and luxations. Veterinary Clinics of North America, v. 30, n. 3, 2000.

20. PATZAKIS, M. J.; WILKINS, J. Factors influencing infection rate in open fracture wounds. Clinical Orthopedic and Related Research, v.243, p. 36-40, 1989.

21. PUERTO, D. A.; ARONSON, L. R. Use of a semitendinosus myocutaneous flap for soft- tissue reconstruction of a grade IIIB open tibial fracture in a dog. Vet Surg 33:629, 2004.

22. RODEHEAVER G.T., PETTRY D., THACKER J.G. et al: Wound cleansing by high pressure irrigation. Surg Gynecol Obstet 141: 357-362, 1975.

23. SANDERS, R., SWIONTKOWSKI, M., NUNLEY, J. et al: The management of open fractures with soft-tissue disruptions. Instructional Course Lectures, The American Academy of Orthopaedics Surgeons. *J Bone Joint Surg [Am]* 75: 778-789, 1993.

24. SEGAL U, SHANI J: Surgical management of large segmental femoral and radial bone defects in a dog: through use of a cylindrical titanium mesh cage and a cancellous bone graft. Vet Comp Orthop Traumatol 23:66, 2010.

25. TSCHERNEH.,SUDKAMPN.P.:Pathophysiology Of Openfracturesandprin- ciples of their treatment: review. Acta Chir Orthop Traumatol Cech 57: 193-212, 1990.

26. Weitz-Marshall, A. D.; Bosse, M. J. Timing of closure of open fractures. J Am Acad Orthop Surg 10:379, 2002.

Trauma por Mordedura

62

Jéssica de Assis Marques Garcia
Leandro Fadel
Rodrigo Cardoso Rabelo

1. INTRODUÇÃO

As lesões traumáticas de tecidos moles são frequentes na rotina clínica de pequenos animais, sendo os traumas por mordeduras uma das causas mais comuns em cães e gatos.

As lesões por mordedura podem ser associadas tanto por trauma contuso, quanto por trauma penetrante. O dano primário ocorre como resultado do contato físico dos dentes com tecidos e órgãos, com lesões que variam de pequenas contusões a feridas complicadas com ou sem efeitos sistêmicos. A ruptura física da pele e demais estruturas como músculos, ossos, vasos e outros tecidos pode ocasionar variados graus de alterações devido à tração e forças compressivas secundárias à mordedura, podendo causar lesões por esmagamento, rasgo, avulsão, perfuração e laceração, gerando danos severos, especialmente em cães de pequeno porte e gatos.

As lesões penetrantes por mordeduras podem ser classificadas como contaminadas ou infectadas, favorecendo quadro de infecção bacteriana secundária originária da flora cutânea, ambiental ou da flora da cavidade oral do animal agressor. Além disso, espaço morto, tecidos desvitalizados e suprimento sanguíneo comprometido podem promover o crescimento bacteriano.

Devido à maior mobilidade da pele e tecido subcutâneo, tecidos mais profundos e órgãos internos podem ser comprometidos sem danos superficiais aparentes, caracterizando as lesões do tipo iceberg, em que muitas vezes é visualizado apenas o orifício de lesão, porém uma série de alterações podem estar inaparentes e camufladas (Figuras 62.1A., 62.1B., 62.1C.). Sendo assim, um trauma penetrante por mordedura, não deve ser subestimado ou negligenciado na avaliação inicial.

O paciente vítima de trauma por mordedura deve ser atendido seguindo os mesmos preceitos de qualquer atendimento do trauma. Para tal, primeiramente deve ser realizada a abordagem pela mnemônica xABCDE. Uma vez estabilizado, procede-se à avaliação da ferida para que seja estabelecido o tratamento mais adequado.

Os cuidados intensivos são muitas vezes necessários, uma vez que, grande parcela dos pacientes atendidos são politraumatizados e possuem múltiplos danos. O controle da dor

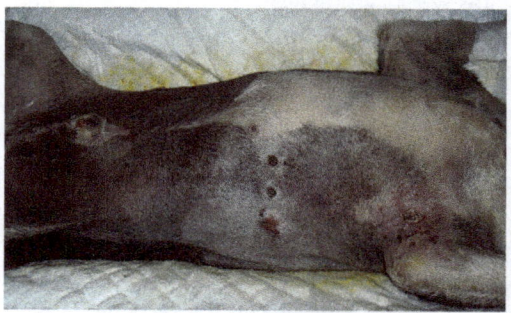

Figura 62.1A. – Lesões por mordedura em tórax, de pequeno diâmetro externo, sem áreas de hematoma aparentes.

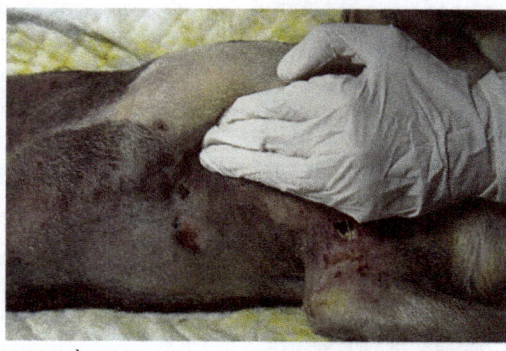

Figura 62.1B. – À palpação observação afundamento costal importante.

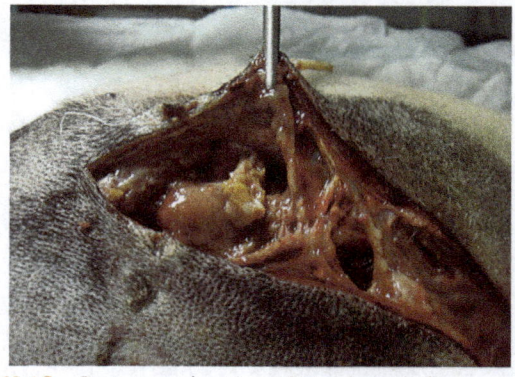

Figura 62.1C. – Durante exploração cirúrgica é possível notar a presença de fraturas múltiplas de costela, além da perda de tecido muscular grave, associada às lesões externas.

e demais potenciais complicações do trauma por mordedura, como pneumotórax, hemorragia, evisceração ou sepse, precisam ser devidamente conduzidos e monitorados.

2. FERIDAS POR MORDEDURA EM GATOS

Um estudo retrospectivo envolveu 72 gatos com feridas por mordedura de cães, sendo que a maior parte desses pacientes apresentou múltiplas lesões, havendo uma associação significativa entre o número de áreas corporais lesadas e a sobrevida. A idade média desses pacientes era de 13 meses de vida, sendo esse dado atribuído ao comportamento dos gatos mais jovens. Além disso, proteína total e albumina foram significativamente menores e alanina aminotransferase significativamente maior em não sobreviventes. Cinquenta por cento dos gatos foram tratados de forma conservadora, 32% por desbridamento cirúrgico local e 18% foram submetidos a um procedimento exploratório, sendo que 57 gatos (79%) sobreviveram até a alta. Antimicrobianos como terapia inicial foi prescrito em 90% dos gatos do presente estudo, sendo a droga mais utilizada a amoxicilina-clavulanato.

Hekkel e Halfacree (2019) analisaram, de forma retrospectiva, 22 gatos com ferida por mordedura torácica por cães. Dos 18 gatos em que a radiografia de tórax foi realizada, todos, exceto um, apresentavam pelo menos uma lesão radiográfica, sendo que pneumotórax foi diagnosticado na maioria dos casos, sugerindo lesão penetrante ou laceração do lobo pulmonar e potencialmente requerendo outras intervenções. Esses resultados sugerem que a radiografia de tórax deve ser realizada em todos os gatos com feridas torácicas por mordedura canina, concordando com recomendações anteriores da literatura. Em 16 gatos foi realizada cultura e antibiograma, dos quais seis foram positivos, sendo Staphylococcus (3/6) e Escherichia coli (2/6) as bactérias mais comumente isoladas.

Uma complicação potencial em traumas por mordedura contempla o piotórax. Um estudo retrospectivo com 29 gatos e 60 cães com piotórax, identificou as mordeduras como a causa mais provável desse achado. Nesses indivíduos com mordidas, a Pasteurella spp. e Bacteroides/Prevotella sp. foram os organismos mais comumente isolados, seguidos por Actinomyces sp.

3. FERIDA POR MORDEDURA EM CÃES

Um estudo retrospectivo com 62 pacientes, sendo 54 cães e 8 gatos, com trauma torácico por mordedura, encontrou dentro da população de cães, que as raças de pequeno porte, especialmente Poodle, Chihuahua e Yorkshire Terrier, foram super-representadas, dado já relatado em outras publicações, podendo ser justificada pelo comportamento menos dócil de alguns indivíduos dessa população, bem como pela apresentação de lesões mais graves em cães de raças pequenas. Nesse mesmo estudo, 22% dos pacientes com padrão respiratório normal apresentaram pelo menos uma lesão radiográfica, acendendo o alerta de que padrão respiratório alterado pode ser sugestivo de trauma interno, mas não é um parâmetro confiável como um indicador preciso de lesões internas. Além disso, não ter feridas ou lesões aparentes, não descarta comprometimento dos tecidos internos, sendo comprovado por três cães neste estudo,

que não apresentaram feridas secundárias ao trauma, porém dois desses pacientes sofriam de tórax instável e apresentavam lesões radiográficas. A presença de uma lesão penetrante, mais de três lesões radiográficas ou ambas juntas pareceram indicar a necessidade para uma toracotomia.

Em um recente estudo retrospectivo com 1526 cães com feridas por mordedura de outros cães, Kalnins et al. (2021), tiveram por objetivos relatar resultados de culturas de feridas por mordedura, incluindo padrões de sensibilidade antimicrobiana bem como determinar os antimicrobianos mais comumente prescritos e sua adequação para o tratamento desses pacientes. Neste trabalho, a amoxicilina-clavulanato foi prescrita em 73,4% dos casos, sendo que antimicrobianos foram prescritos em 88,1%. O teste de cultura e suscetibilidade foi realizado em apenas 1,8% dos cães (27/1526), dado que é alarmante, porém reflete a cultura do profissional médico-veterinário em não realizar testes de cultura antimicrobiana. As bactérias mais isoladas nos casos analisados foram *Pseudomonas aeruginosa*, *Staphylococcus pseudointermedius, Enterococcus spp. e Streptococcus canis*.

4. MANEJO INICIAL DA FERIDA POR MORDEDURA

Condições potencialmente fatais devem ser abordadas antes de realizar o tratamento detalhado da ferida. O cuidado com as feridas por mordedura pode começar assim que possível, utilizando gel lubrificante estéril na ferida exposta ou mesmo uma cobertura com material limpo e úmido para evitar mais contaminação (Tabela 62.1.), esse procedimento é especialmente importante, pois pode existir comunicação entre o meio externo com as cavidades torácica, abdominal ou mesmo intracraniana, reduzindo o risco de contaminação das mesmas. Uma bandagem também pode auxiliar na estabilização dos tecidos para reduzir mais traumas e melhorar o conforto.

Da mesma forma, qualquer osso exposto deve ser coberto com gel lubrificante estéril e um curativo estéril, sem realizar

Tabela 62.1. – Abordagem inicial da ferida

Abordagem inicial da ferida
1. Abordagem primária segundo o xABCDE do trauma.
2. Cubra a ferida com curativo limpo e úmido (gel lubrificante estéril).
3. Sedar ou anestesiar quando o paciente estiver estável, se necessário.
4. Realizar tricotomia extensa onde houver lesões.
5. Realizar inspeção e exame físico minucioso onde houver lesões.
6. Realizar desbridamento mecânico com solução isotônica e sistema fechado.
7. Realizar curativo ou bandagem com material estéril.
8. Considere a exploração cirúrgica, se necessário.

esforços para empurrá-lo abaixo da pele, o que pode ocasionar maior contaminação e lesão.

Uma vez realizada a estabilização do paciente, as feridas devem ser expostas para melhor visualização, para isso deve ser realizada tricotomia extensa, observando localização, forma, tamanho, cor, deformidades, crepitação e quantidade de tecido avulsionado. A sujeira visível da pele ao redor da ferida deve ser limpa aplicando uma solução de assepsia cirúrgica (clorexidina) na pele intacta, mas não na borda ou superfície da ferida. A avaliação completa da ferida pode exigir sedação ou anestesia geral, que deve ser realizada com maior segurança com a estabilização primária do paciente.

Em lesões por mordedura, o orifício da mordida deve ser alargado e, em seguida, levantado para avaliar os tecidos subcutâneos. Uma pinça, como mosquito Kelly, pode ser usada para avaliar o espaço morto sob a pele que pode formar hematomas, seromas e abscessos.

Após realizada a tricotomia, faz-se a lavagem da ferida com o objetivo de desbridamento mecânico, promovendo a remoção das bactérias da superfície, materiais estranhos bem como tecido necrótico. A lavagem pode ser realizada com diversas substâncias sendo por muito tempo recomendada utilização de solução de clorexidina 0,05% (1 parte de clorexidina 2% + 40 partes de solução fisiológica); visto que concentrações mais elevadas podem ser citotóxicas e retardar a formação de tecido de granulação, entretanto uma opção para todos os casos é a utilização de soluções isotônicas, como a solução salina 0,9% ou ringer lactato, entretanto a solução ringer lactato parece causar menos efeitos citotóxicos em fibroblastos em relação à solução salina.

A lavagem pode ser realizada sob pressão, utilizando uma seringa de 20mL e agulha 18G, sendo recomendada utilização de sistema fechado com torneira de 3 vias acoplado à equipo. Essa combinação gera uma pressão de 6 a 7PSI, ideal para ajudar na remoção mecânica de microrganismos e debris celulares. O uso de esponjas para esfregar feridas não é recomendado porque danifica os tecidos, resultando em maior risco de infecção.

Para realização do manejo da ferida, é sempre recomendado que os profissionais envolvidos usem máscaras cirúrgicas e luvas estéreis para evitar levar mais contaminação, principalmente nos estágios iniciais de cicatrização. Sempre que a ferida for descoberta, devem ser seguidos os princípios da técnica asséptica rigorosa.

O objetivo do cuidado inicial da ferida é reduzir a presença de material estranho, carga bacteriana e tecido lesionado ou necrótico, pois podem favorecer a proliferação bacteriana, prolongar a fase inflamatória da cicatrização e impedir a contração e a epitelização da ferida.

Se a ferida apresentar tecido saudável e mínima contaminação, ela deve ser fechada após a limpeza. Se for uma ferida com contaminação grosseira, material estranho, tecido grave-mente danificado ou perda de tecidos moles, pode ser necessário tratar como uma ferida aberta. A ferida pode cicatrizar por segunda intenção ou pode ser fechada cirurgicamente (primária ou com enxertos e retalhos), uma vez que o leito da ferida seja composto de tecido saudável.

Atualmente, diversos produtos tópicos podem ser recomendados para auxiliar na cicatrização de feridas, especialmente em feridas crônicas que não cicatrizam ou quando há fatores presentes que podem retardar a cicatrização, entretanto, a maioria das feridas evolui de forma positiva utilizando técnicas básicas de manejo de feridas com aplicação adequada de bandagem. Técnicas de tratamento de feridas úmidas e curativos não aderentes são o padrão na maioria dos casos.

5. EXPLORAÇÃO E DESBRIDAMENTO CIRÚRGICO

Uma vez identificada que houve lesão em subcutâneo ou comunicação com alguma cavidade, a exploração cirúrgica é mandatória. Da mesma forma, feridas cervicais extensas, especialmente aquelas com evidência de rompimento dos planos teciduais mais profundos, ou ainda com pneumotórax e/ou pneumomediastino, devem ser exploradas cirurgicamente. A ferida deve ser inspecionada cirurgicamente com finalidade de identificar sua extensão total e comunicações. Esta exploração deve ser realizada sob anestesia geral em centro cirúrgico, paramentação e com uso de panos de campo e instrumentais estéreis.

Determinada a extensão da lesão, deve-se realizar o desbridamento com a finalidade de torná-la uma ferida limpa. Correções de lesões associadas (laceração de parede abdominal ou torácica, lesão em órgãos, etc.) devem ser realizadas seguindo as técnicas aceitas atualmente.

A decisão de fechamento deve ser avaliada após o desbridamento da ferida. Feridas contaminadas em pequena extensão ou feridas infectadas onde se obteve desbridamento adequado e remoção completa do foco de contaminação, podem ser fechadas com uso de sutura monofilamentar absorvível no subcutâneo e, na pele, sutura de maneira usual com fio monofilamentar não-absorvível.

Em lesões com grande quantidade de espaço morto recomenda-se o uso de drenos a vácuo, o qual consiste em tubo fenestrado conectado a um reservatório gerador de vácuo (Figura 62.2.). Esse sistema diminui o risco de contaminação com o meio externo, em relação ao uso de drenos passivos, como, por exemplo, o dreno de Penrose. A maioria dos drenos pode ser removida em 3 a 5 dias, quando o acúmulo de líquido diminui e atinge um estado estacionário.

Caso não seja possível o fechamento da ferida, a mesma deve ser tratada como ferida aberta e com a presença de tecido de granulação pode-se optar pelo fechamento cirúrgico em um segundo tempo cirúrgico.

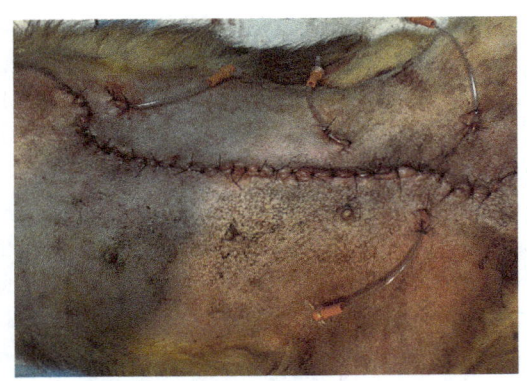

Figura 62.2. – Aspecto final da colocação de drenos à vácuo em ferida pós--operatória de mastectomia radical.

Toda a sequência de exploração, desbridamento, colocação dos drenos e checagem dos mesmos está descrita na sequência (Figuras 62.3A. a 62.3I.) abaixo, em paciente felino com lesão grave penetrante em MPE, com grande perda de tecidos e criação de amplo espaço morto.

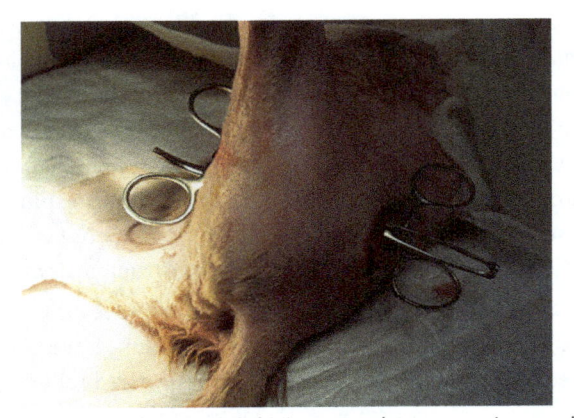

Figura 62.3A. – Exploração após higiene completa e assepsia, com determinação da profundidade e comunicação entre espaços.

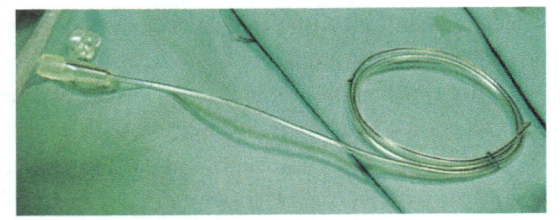

Figura 62.3B. – Preparação inicial do dreno, utilizando sonda uretral de PVC ou dreno de silicone.

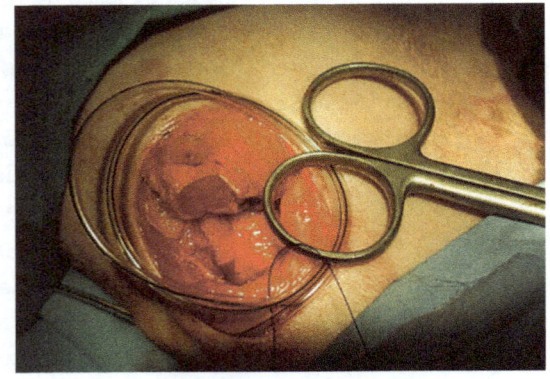

Figura 62.3C. – Mensuração do dreno preparado para a ferida.

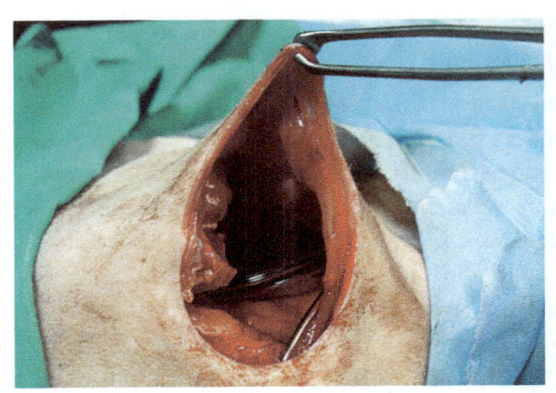

Figura 62.3D. – Instalação de um dos drenos na cavidade criada pela ferida.

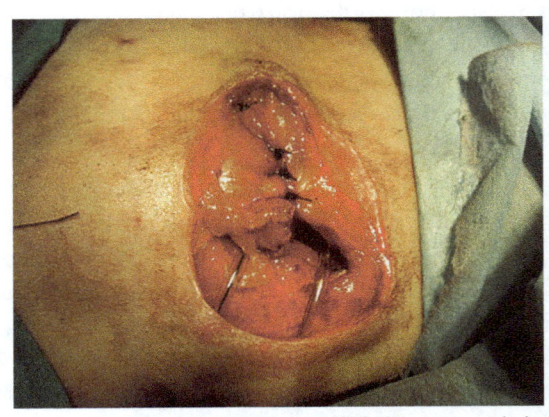

Figura 62.3E. – Fechamento da primeira cavidade com o cuidado de não utilizar grande volume de suturas e simultaneamente não permitir a entrada de ar no sistema.

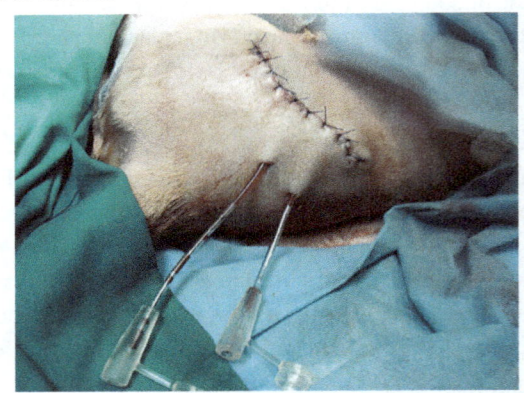

Figura 62.3F. – Drenos exteriorizados, notas que a saída distal dos drenos está localizada em uma porção afastada da linha de sutura da ferida.

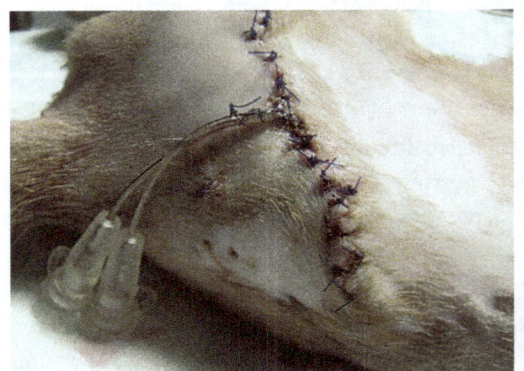

Figura 62.3G. – Detalhe da sutura final e saída dos drenos.

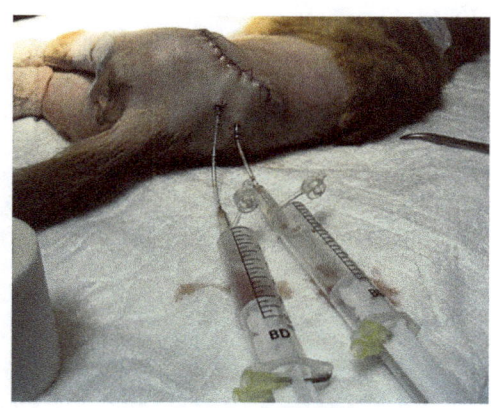

Figura 62.3H. – Aspecto do sistema de vácuo armado com seringas e êmbolo retido (a opção por câmaras comerciais é bastante interessante quando disponíveis).

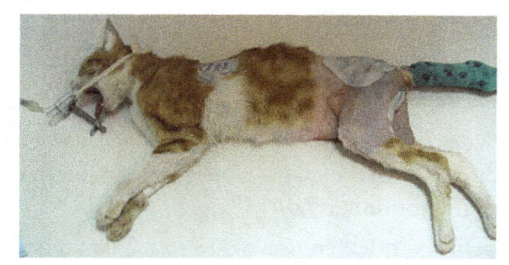

Figura 62.3I. – Aspecto final do paciente ao término da abordagem

6. TERAPIA ANTIMICROBIANA

Estudos em humanos relatam que os antimicrobianos podem não ser necessários como terapia profilática em feridas causadas por mordeduras de cães, exceto em casos de alto risco. Entretanto, na medicina veterinária, a terapia antimicrobiana profilática é amplamente utilizada nesse cenário, considerada um dos pilares do tratamento. As evidências até o momento são limitadas para a recomendação de terapia antimicrobiana empírica apropriada em casos de feridas por mordeduras. Além disso, a prescrição abusiva de antibióticos, além do aumento dos custos e do risco de efeitos adversos, pode contribuir para a resistência antimicrobiana.

Na literatura, para terapia empírica, geralmente recomenda-se utilização de amoxicilina ou amoxicilina-clavulanato, com adequação do tratamento com base nos resultados de cultura e suscetibilidade, entretanto, ainda falta ao veterinário a prática comum de solicitar tal exame na rotina clínica.

Segundo o Guia para uso racional de antimicrobianos para cães e gatos, publicado pelo Ministério da Agricultura, Pecuária e Abastecimento (2022), em feridas de pele infectadas, deve-se realizar coloração de gram e cultura da ferida, coletada após limpeza do foco; e a terapia deve ser ajustada com base nos resultados dos testes de sensibilidade. A amoxicilina-clavulanato ou clindamicina são as recomendações para terapia empírica.

7. CONCLUSÃO

Os pacientes admitidos com ferida por mordedura devem ser avaliados na abordagem primária segundo o xABCDE do trauma devido às potenciais complicações graves e fatais secundárias ao trauma. O manejo da ferida deve ser realizado assim que o paciente estiver estabilizado para tal.

Os cuidados básicos das feridas envolvem os princípios da técnica asséptica e o manuseio gentil dos tecidos. A avaliação minuciosa da gravidade e extensão das lesões podem necessitar de sedação ou anestesia do paciente. A identificação precoce de lesões "tipo iceberg" é de extrema importância, pois frequentemente são abordadas tardiamente pelo aspecto "normal" externo que apresentam.

Além disso, pacientes com feridas por mordedura são potenciais pacientes sépticos, devido a um alto risco de infecção associado às múltiplas complicações inerentes ao trauma, causando um desbalanço na homeostase e resposta imunológica adequada do paciente.

Sendo assim, a coleta de cultura e antibiograma da ferida deve sempre ser indicada como forma de guiar o tratamento, garantindo maior assertividade e impactando no desfecho do quadro clínico.

8. PONTOS-CHAVE

- Pacientes com feridas por mordedura devem ser abordados primariamente segundo o xABCDE do trauma.
- Deve-se avaliar quanto a traumas internos antes de tratar ferimentos externos.
- Na abordagem inicial das feridas é indicado manter a ferida úmida, limpa e protegida.
- Uma vez que o paciente esteja estável, todas as feridas devem ser tricotomizadas, limpas e desbridadas.
- Realizar coloração de gram e cultura da ferida, coletada após limpeza do foco.
- A amoxicilina-clavulanato ou clindamicina são as recomendações para a antibioticoterapia empírica.
- A exploração cirúrgica é indicada para todas as feridas penetrantes.

9. LITERATURA RECOMENDADA

1. Cabon Q, Deroy C, Ferrand F-X, Pillard P, Cachon T, Fau D, Goy-Thollot I, Viguier E, Carozzo C. Thoracic bite trauma in dogs and cats: a retrospective study of 65 cases. Vet Comp Orthop Traumatol. 2015; 28: 448-454. http://dx.doi.org/10.3415/VCOT-15-01-0001.
2. Davidson JR. Current concepts in wound management and wound healing products. Vet Clin Small Anim. 2015; 45: 537-564. http://dx.doi.org/10.1016/j.cvsm.2015.01.009.
3. Hekkel AKF, Pegram C, Halfacree ZJ. Thoracic dog bite wounds in dogs: A retrospective study of 123 cases (2003-2016). Veterinary Surgery. 2020; 1-10. DOI: 10.1111/vsu.13402.
4. Hekkel AKF, Halfacree ZJ. Thoracic dog bite wounds in cats: a retrospective study of 22 cases (2005-2015). Journal of Feline Medicine and Surgery. 2019; 1-7. https://doi.org/10.1177/1098612X19831835.
5. Johnson LR, Epstein SE, Reagan KL. Etiology and effusion characteristics in 29 cats and 60 dogs with pyothorax (2010-2020). J Vet Intern Med. 2023; 37:1155-1165. DOI: 10.1111/jvim.16699.
6. Kalnins NJ, Gibson JS, Stewart AJ, Croton C, Purcell SL, Rajapaksha B, Haworth M. Antimicrobials in dog-to-dog bite wounds: A retrospective study of 1526 dog bite events (1999-2019). J Vet Intern Med. 2022; 36:2028-2041.
7. Klainbart S, Shipov A, Madhala O, Oron LD, Weingram T, Segev G, Kelmer E. Dog bite wounds in cats: a retrospective study of 72 cases. Journal of Feline Medicine and Surgery. 2021; 1-9. ttps://doi.org/10.1177/1098612X211010735.
8. Lyons BM, Ateca LB, Otto CM. Clinicopathologic abnormalities associated with increased animal triage trauma score in cats with bite wound injuries: 43 cases (1998-2009). J Vet Emerg Crit Care. 2019;1-5.
9. Rabelo RC. Guia de Uso Racional de Antimicrobianos para Cães e Gatos. Ministério de Agricultura, Pecuária e Abastecimento. Secretaria de Defesa Agropecuária. Brasília, Brasil., 2022.
10. Risselada M. Perforating Cervical, Thoracic, and Abdominal Wounds. Vet Clin Small Anim. 2017. http://dx.doi.org/10.1016/j.cvsm.2017.06.002.
11. Silverstein, D. C. Hopper, K. Small Animal Critical Care Medicine, 3rd ed, St. Louis, Missouri: Elsevier; 2023.

63 Técnicas de Manutenção de Sondas e Drenos

Wanessa Beheregaray

1. INTRODUÇÃO

Os drenos e sondas são recursos usuais na rotina de cuidado dos pacientes veterinários e quando aplicados de forma adequada podem ser ótimos aliados ao tratamento. Por definição, drenos são materiais colocados cirurgicamente no interior de uma ferida ou cavidade, visando remover fluidos ou ar que estão ali presentes, evitando o acúmulo e removendo secreções normais ou patológicas que poderiam interferir o processo de cicatrização, ou até mesmo a viabilidade da respiração espontânea.

As sondas e cateteres são objetos tubulares de plástico, borracha ou silicone, que tem a função de gerar um caminho seguro para entrada ou saída de substâncias. Um exemplo, são as sondas esofágicas que são inseridas cirurgicamente e fixadas com o objetivo de alimentar o paciente. Outro exemplo, é a sonda ou cateter aplicado na vesícula urinária, onde a urina pode ser drenada e coletada.

Neste capítulo vamos abordar os diferentes tipos de sondas e drenos, as indicações e cuidados que devem ser tomados para que eles colaborem no cuidado e recuperação do paciente e, estratégias para que se evitem danos adicionais.

2. INDICAÇÃO DE DRENOS

A importância da utilização dos drenos cirúrgicos está relacionada à possibilidade de retirar através deles o acúmulo de líquidos do sítio cirúrgico que poderia servir como meio de cultura para microrganismos, reduzindo assim a possibilidade de formação de um potencial foco infeccioso, formação de seroma e risco de deiscência da ferida cirúrgica.

Os drenos podem ser classificados segundo sua estrutura básica (laminares, tubulares); sua composição, como borracha (látex), polietileno ou silicone; de acordo com seus diferentes mecanismos de drenagem, sendo elas passiva (capilaridade – drenos laminares), (gravidade – drenos tubulares); e ativa: sucção ou vácuo (drenos tubulares). Pode haver a combinação, lamino-tubulares, para favorecer a drenagem de secreções espessas. O tamanho dos drenos são variáveis e usam a escala francesa de medidas (French) cujo uso para medicina e medi-cina veterinária é generalizado para todos os tipos de sondas e cateteres (1FR= 0,33mm).

As principais vantagens do sistema de drenagem passiva são:

- Baixo custo e fácil aplicação.
- São macios e maleáveis, o que diminui a probabilidade de causarem traumas teciduais quando comparado com os drenos de sucção.

As principais desvantagens do sistema de drenagem passiva são:

- Feridas grandes não se beneficiam desse tipo de drenagem.
- Importante estar atento para o fluxo gravitacional, por isso podem não ser adequados para drenar feridas na cabeça e no dorso.
- Devem ser evitados em feridas na parede torácica que possam se comunicar com a cavidade torácica, já que permitem a entrada de ar na ferida, o que pode resultar na formação e pneumotórax.
- Não devem ser utilizados para a lavagem da ferida, já que a parte externa do dreno estará contaminada e a utilização de solução salina ao longo do dreno provavelmente irá carrear bactérias e debris de volta para a ferida.

Os drenos são vistos como corpo estranho pelo organismo, podendo ser mantidos em torno de 7-10 dias, importante ressaltar que a retirada precoce pode ser prejudicial. O débito do dreno precisa ser monitorado para que seja possível a realização do planejamento de retirada.

O Penrose é um tipo de dreno laminar confeccionado de látex, medindo 30cm de comprimento, podendo ser cortado de acordo com a necessidade, sua espessura é variável, sendo comercializado em diferentes tamanhos (6mm à 5cm). Sua maleabilidade permite moldar-se ao local em que é inserido sem causar danos, promovendo o mínimo de reação inflamatória, além de ser de fácil manipulação. O líquido da ferida é retirado por ação capilar (maior parte é pelo fluxo extraluminal) e então escoado pelo fluxo gravitacional do dreno, já que ele se exterioriza pela parte ventral da ferida.

Fazer furos em um dreno de Penrose não melhora a drenagem e tem a desvantagem adicional de aumentar a suscetibilidade do dreno a rasgar se a tração for aplicada à extremidade exposta.

Os drenos de Penrose são adequados para a drenagem de áreas pequenas menores de espaço morto (Figura 63.1.). O dreno deverá ser removido quando diminuir o fluxo de drenagem. De forma geral, quanto mais tempo o dreno permanecer retido, maior a probabilidade de infecção ascendente e de contaminação na saída do dreno. Em média, esse tipo de dreno permanece retido de 3 a 5 dias, dependendo do volume de líquido drenado.

Drenos tubulares podem drenar por capilaridade, quando colocados com folga, escoando os conteúdos, por gravitação ou por sucção, quando acoplados a sistemas de aspiração ou vácuo. Existem vários tipos de drenos tubulares comerciais como:

Foley: Feito de borracha macia ou silicone, utilizado em sondagens vesicais de demora, sondas esofágicas, entre outros. Possui fenestrações próximas à extremidade distal e um balão ao redor de sua luz que, quando inflado, garante sua permanência dentro da cavidade inserida. Pode ser de duas ou três vias, sendo esta última utilizada em procedimentos em que ocorre irrigação vesical.

Levine: É um cateter tubular utilizado para nutrição gastroenteral ou descompressão gástrica

Malecot: É tubular, com dilatação fenestrada próxima à sua extremidade, que permite a entrada e saída de conteúdos e impede a exteriorização da sonda. É muito utilizada em gastrostomias.

Dreno de tórax exerce drenagem de secreções de forma gravitacional para um coletor com sistema fechado e uso de selo

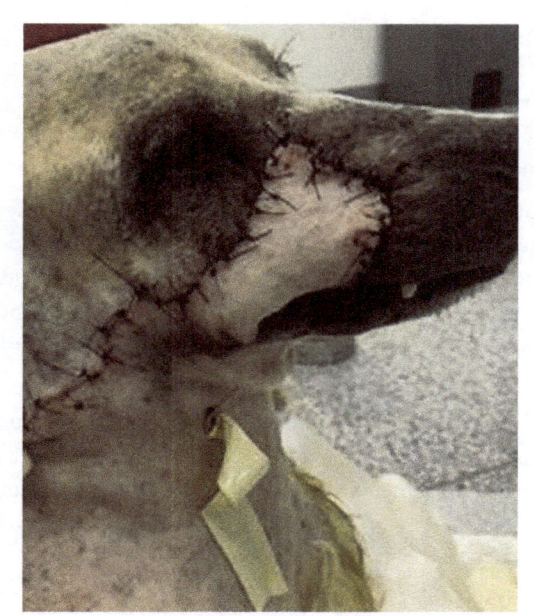

Figura 63.1 – Dreno de Penrose posicionado em região ventral do pescoço, inserido em área doadora do enxerto cutâneo pediculado. (imagem da autora).

d'água para bloquear entrada de fluidos e ar. Esse dreno está indicado nos casos de colapso pulmonar por grandes volumes de ar, secreções ou sangue. São empregados em cirurgias torácicas ou cardíacas para a drenagem ou reexpansão pulmonar e restauração da pressão negativa. São constituídos de um dreno tubular em polietileno, geralmente com mais de um orifício na extremidade distal que fica inserida na cavidade torácica, um tubo extensor que conecta o dreno ao frasco coletor e o frasco em polietileno rígido com um suporte na sua base. No dreno de tórax é preciso estar atento para que não ocorra a entrada de ar no sistema, pois isso pode provocar atelectasia e compressão pulmonar, provocando dispneia e desconforto respiratório.

Os sistemas de drenos de sucção fechados são considerados drenos ativos, baseiam-se no vácuo, o qual drena o líquido através de um dreno rígido. O dreno de sucção é composto por ponteira acoplada a uma extensão flexível e adaptadora de vácuo na extremidade oposta, resultando em um efeito de sucção que possibilita a aspiração de drenagem de fluido.

As principais vantagens do sistema de drenagem por sucção são:

- mais efetivos para a remoção de líquidos quando comparado com os drenos passivos;
- redução do risco de contaminação, por se tratar de um sistema fechado;
- o líquido pode ser colhido, avaliado e quantificado;

As principais desvantagens do sistema de drenagem por sucção são:

- perda do vácuo devido à entrada de ar no frasco, nos casos em que a ferida não estiver bem fechada. Essa situação ocorre nas primeiras horas após a colocação do dreno, antes da camada de fibrina se formar. Essa complicação poderá ser evitada ao se aplicar suturas adicionais, cola cirúrgica ou o uso de curativo impermeável;
- oclusão do dreno por coágulos: o uso de sucção contínua ajuda a evitar oclusões. O dreno de Jackson-Pratt tem menor probabilidade de obstruções por possuir diversas fenestras;
- remoção prematura do dreno em razão de falhas de fixação e coberturas ou pela falha no uso de colar elizabetano que permite que o animal alcance e remova o dispositivo de sucção.

O dreno de Jackson-Pratt Active (Figura 63.2.) é um dos sistemas de drenagem por sucção mais usados na veterinária atualmente. É um dispositivo siliconado, em formato de pera, que funciona com pressão negativa, está disponível em diferentes tamanhos, é maleável e fácil de colocar. Seu grande número de fenestrações faz com que seja menos provável que ele se torne obstruído por coágulos e debris celulares.

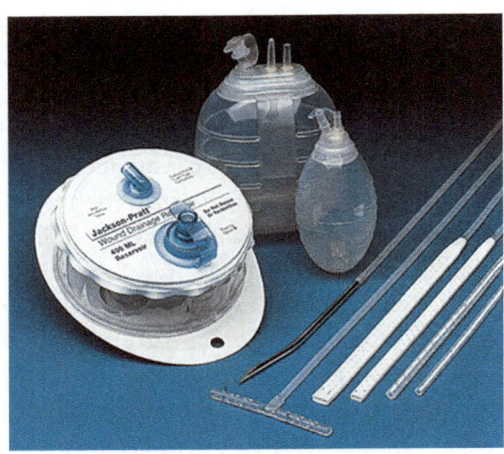

Figura 63.2. – Dreno de Jackson-Pratt. Três modelos de frasco coletor, agulha de inserção do dreno e diferentes ponteiras de drenos, evidenciados as múltiplas fenestras. (imagem do fabricante).

O dreno de Portovac (Figura 63.3.) é um do sistema de drenagem por sucção composto por ponteira acoplada a uma extensão flexível e adaptadora de vácuo na extremidade oposta, em formato de sanfona, resultando em um efeito de sucção que possibilita a aspiração de drenagem de fluidos.

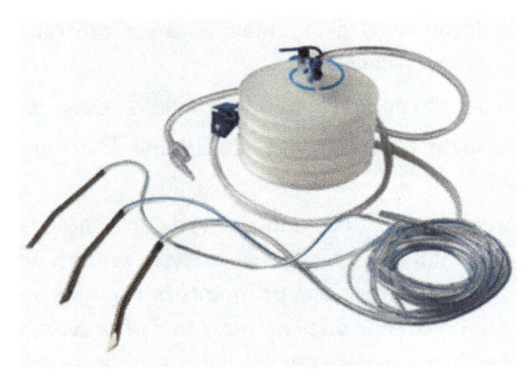

Figura 63.3. – Dreno de sucção fechada com conector em duas vias e clamp corta fluxo. Tubo flexível para drenagem acoplado a uma agulha em aço inoxidável bifacetada (imagem de internet).

A complicação comum observada no pós-operatório imediato é o ar que entra na ferida através da incisão cutânea fechada, inativando o vácuo do reservatório necessário para remover o fluido. A câmara se expande com o ar, quando há vazamento incisional, conexão frouxa ou orifício na tubulação/reservatório de drenagem externa. A incisão da pele, local de saída do dreno, a tubulação externa e o reservatório deve ser examinado para localizar a fonte do vazamento de ar.

Sistemas de drenagem ativa não comercial podem ser realizados com seringas de 20, 30, ou 60ml e um scalp 19G. Após a remoção da extremidade do scalp (agulha e parte plástica), pode-se utilizar uma lâmina de bisturi para fazer múltiplas fenestrações no tubo. Nenhuma fenestração deve exceder 30% do diâmetro do tubo para evitar que ele dobre ou se parta durante a remoção.

O tubo é posicionado através de uma incisão na pele adjacente à ferida e a seringa é conectada ao canhão do tubo. Após drenar aproximadamente 5mL de ar para dentro da seringa, o êmbolo é puxado para trás para criar vácuo e é mantido lá pela colocação de uma agulha hipodérmica através da seringa.

A sucção do dreno pode ser testada intermitentemente puxando-se o êmbolo da seringa e observando-o voltar. O dreno deve ser esvaziado sempre que necessário; uma torneira de 3 vias colocada entre a seringa e o tubo facilita o esvaziamento sem contaminar o tubo. A falta de uma válvula unidirecional no sistema de vácuo com seringa faz com que a contaminação da ferida seja possível, portanto, é necessário manejo cuidadoso ao se esvaziar o dreno.

Esse dreno é adequado para feridas pequenas, para as quais se espere uma taxa relativamente moderada de drenagem (5 a 10mL a cada 4h). Colocar um scalp dentro de um Vacutainer® pode produzir um dreno similar, no entanto, essa medida é adequada apenas para feridas pequenas, para as quais se espere uma quantidade muito limitada de líquido durante a drenagem.

3. CUIDADOS NA INSERÇÃO DE DRENOS

Antes da colocação do dreno, deve-se tricotomizar uma grande área ao redor do local, a qual deve ser cirurgicamente preparada, pois a colocação do dreno deve ser realizada por meio de técnica asséptica.

O dreno deve se exteriorizar preferencialmente através de uma incisão adjacente à ferida, em vez de se exteriorizar através da incisão dela, evitando a maceração do tecido; principalmente em drenos passivos, e também a contaminação, assim irá colaborar com o fechamento primário e a cicatrização da ferida.

Nos drenos passivos, o orifício de saída deve ser de tamanho que permita uma drenagem adequada, mas que evite a exposição dos tecidos ou o desprendimento do dreno por meio do orifício. Atenção especial aos drenos passivos em relação do local de sua inserção, pois eles necessitam da ação da gravidade, por isso, devem se exteriorizar através da parte ventral da ferida.

Com drenos de sucção ativa, o orifício de saída deve ser idealmente do mesmo tamanho que a parte mais larga do dreno, permitindo fácil remoção. No entanto, se este orifício for maior que o tubo do dreno, como pode ocorrer com o dreno de Jackson-Pratt, uma sutura de bolsa de tabaco pode ser utilizada para reduzir o tamanho do orifício de saída.

O comprimento do dreno deve ser registrado no momento da inserção, assim será possível determinar se alguma parte do dreno ficou na ferida caso ele seja removido acidental ou precocemente.

4. CUIDADOS NO PÓS-OPERATÓRIO

Independente do dreno a ser inserido é necessário que seja realizado um curativo adequado e que o paciente utilize colar elizabetano para que seja evitada a remoção precoce do dreno, ou até mesmo sua ingestão acidental pelo paciente. Avaliar a dor ou desconforto do paciente e adequar o tratamento analgésico, pois a presença do dreno pode causar irritação ou dor.

As principais complicações do uso de drenos são hiperemia, extravasamento, dermatite, cuidados com obstrução de coágulos, fibrinas e presença de granulomas ao redor do tubo nos casos de longa permanência.

O curativo a ser realizado irá depender se a drenagem é de sistema aberto (que permite o contato com o meio externo) ou fechado.

Sistema de drenagem aberto: De maneira asséptica, com gaze umedecida com soro fisiológico, limpar o óstio de inserção e depois o dreno; limpar as regiões laterais da incisão do dreno, secar a incisão e as laterais com gaze estéril. Estar atento para realizar a troca de luvas de procedimento logo após o processo de limpeza, para manusear o curativo com luvas limpas, diminuindo o risco de contaminação. Para proteger a pele íntegra ao redor do dreno e evitar maceração, aplicar uma fina camada de creme de barreira uma vez ao dia. Ocluir o dreno mantendo uma camada de gaze estéril entre o dreno e a pele ou quando ocorrer hipersecreção colocar bolsa simples para colostomia. As trocas de curativos devem ocorrer sempre que necessário (geralmente 3 vezes ao dia) para a evitar a saturação da bandagem com líquidos em sua superfície, principalmente no uso do dreno de Penrose.

Nos drenos de sucção, além da limpeza da pele na região da inserção do dreno, devemos estar atentos com os cuidados com o frasco coletor e todo o manuseio deve ser realizado com luvas e cuidando para que seja realizado de maneira que minimize a contaminação. Na área de pele íntegra e no dreno pode ser utilizado solução de clorexidina e o frasco coletor higienizado com álcool 70%. O frasco coletor deve ser esvaziado de líquidos e ar sempre que necessário para manter a sucção, para isso, preconiza-se o esvaziamento quando estiver com 50% de volume preenchido. Vale ressaltar que é fundamental que a

quantificação e o aspecto do líquido sejam avaliados e registrados, pois esses dados servem de suporte para a tomada de decisão da permanência ou não do dreno. Durante o esvaziamento do frasco ficar atento ao modelo de coletor, se for um Jackson-Pratt, ele possui uma válvula exclusiva para a saída do líquido e do ar no momento de restabelecer a pressão. No caso de ser um Portovac, deve-se clampear a extensão do dreno antes de realizar o esvaziamento.

Gazes impregnadas de PHMB (poli-hexanida) podem ser uma sugestão de coberturas para a saída de drenos, principalmente, em pacientes que tenham mais risco de contaminação, como nos casos de pacientes imunocomprometidos e nos casos em que o dreno é mantido por longa permanência.

O curativo da ferida cirúrgica deve ser realizado de forma independente do curativo do dreno, sendo os filmes semipermeáveis uma ótima alternativa para conferir a proteção necessária. Esse tipo de curativo também é uma ótima alternativa para cobrir drenos tubulares, auxiliando inclusive na vedação e proteção dos drenos de sucção ou, para a proteção, fixação e controle bacteriano, como nos tubos aplicados no esôfago para promover a alimentação (Figura 63.4.).

5. REMOÇÃO DO DRENO

Os drenos ativos são removidos quando a produção de líquidos diminui, geralmente depois de 2 a 5 dias, no entanto, em algumas ressecções oncológicas amplas, a produção de líquidos pode continuar por até 3 semanas. Na rotina prática, a remoção dos drenos de sucção é indicada quando a produção de líquidos estiver < 2 a 4mL/kg/dia, já que se espera que essa quantidade seja produzida pela reação inflamatória causada pela presença do dreno (reação de corpo estranho). Se o volume de líquido drenado permanecer constante por mais de 5 dias, também torna-se indicada a remoção do dreno.

O período ideal para a remoção de um dreno passivo é mais difícil de avaliar, mas a quantidade e aparência da descarga

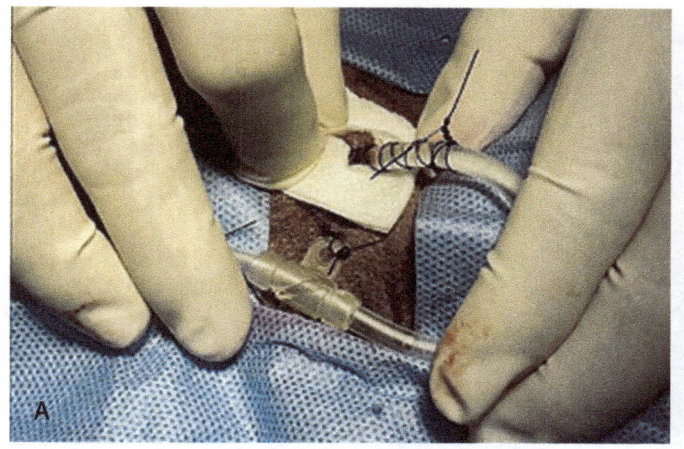 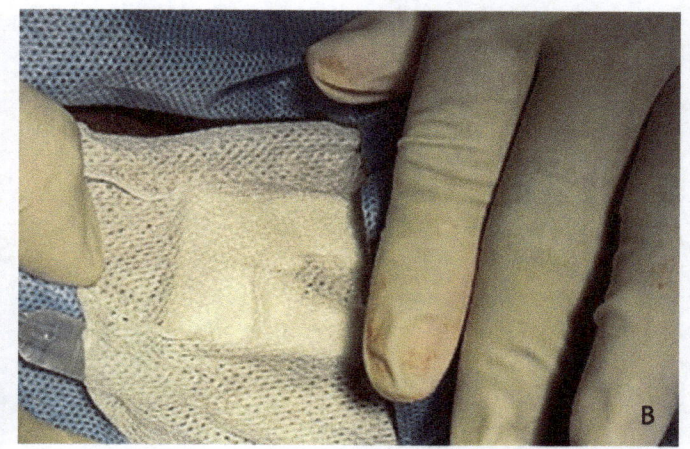

Figura 63.4. – Curativo para dreno tubular. **(A)** Gaze estéril aplicada na pele e ao redor do tubo junto à inserção. **(B)** curativo adesivo aplicado sobre a gaze e cobrindo toda a área de inserção do dreno. (fonte da autora).

no curativo podem ser utilizadas como guia. Quando houver a redução marcante da produção de líquidos, o dreno deverá ser removido.

A análise citológica do líquido drenado ou da área de onde o dreno se exterioriza pode ser uma forma de avaliar a contaminação local, principalmente, se a razão inicial para a colocação de um dreno se deu por uma lesão oriunda de mordedura.

Uma vez que o dreno seja removido, deixa-se o orifício de saída cicatrizar por segunda intenção, onde é possível aplicar um curativo que tenha capacidade de absorver uma quantidade pequena a moderada de exsudato que ainda possa se formar nos primeiros dias da remoção.

Caso ocorra a remoção prematura onde parte do dreno é importante estar atento para que ele não seja reintroduzido sem os cuidados de assepsia e por um médico-veterinário habilitado. Além disso, é necessário verificar se parte do dreno possa ter ficado no interior da ferida, pois o fragmento poderá causar drenagem constante e formação de fístula.

Caso ocorra a formação de seroma após a remoção do dreno e isso leve à deiscência da ferida ou a problemas respiratórios, poderá ser necessário colocar outro dreno ou, dependendo do caso, optar pela drenagem da ferida por pressão negativa.

A terapia por pressão negativa (TPN) consiste na aplicação de dispositivos que visam criar uma sucção no leito da ferida para ajudar na cicatrização. Para isso, o médico-veterinário, após a limpeza e desbridamento do tecido necrosado, coloca uma espuma no leito da ferida e, em seguida, é colocado um filme transparente que irá vedar todo o leito da ferida. A próxima etapa é criar um orifício no filme, onde será acoplado o conector, que será encaixado no dispositivo que promove o vácuo. A espuma é trocada a cada 5 dias e o frasco coletor é trocado sempre que estiverem repletos.

Os benefícios da terapia por TPN tem sido um assunto de pesquisa de diversos pesquisadores, e foram observados: aumento do fluxo sanguíneo; aumento da taxa de granulação formação de tecidos; epitelização aumentada; remoção de exsudato, detritos celulares e edema líquido na ferida; redução dos níveis bacterianos; estimulação da proliferação celular.

A implementação da TPN para tratamento de feridas por mordedura na região torácica demonstrou resolução do processo infeccioso naqueles pacientes bem como eficiente drenagem das secreções produzidas, o que permitiu maior migração celular para o leito das feridas. Contudo, os sistemas comerciais advindos da medicina humana disponíveis no mercado, apresentam algumas limitações práticas ao serem utilizados em animais, como, por exemplo, a não manutenção da pressão negativa em alguns cães onde a TPN foi aplicada, devido à incompatibilidade do sistema de fixação e fragilidade do material empregado.

6. CONCLUSÃO

Os drenos são ótimos recursos para realizar a remoção de líquidos e ar de tecidos e das cavidades e com isso colaborar para o progresso positivo do tratamento. A escolha do dreno deve levar em consideração o conteúdo que será removido, a localização e a extensão. Drenos passivos são indicados para feridas pequenas e que a gravidade possa contribuir com a ação de drenagem. Os drenos ativos são indicados para feridas maiores e são menos arriscados em relação à chance de contaminação. Independente do tipo de dreno, precisamos estar atentos ao fluxo de drenagem para que a sua remoção seja programada. Todos os tipos de dreno devem ficar protegidos por um curativo apropriado, assim como o paciente deve estar usando colar elizabetano para que seja evitada a remoção precoce do dreno.

7. PONTOS-CHAVE

- Conhecer os tipos de drenos, forma de ação e matérias é fundamental para poder fazer a escolha mais apropriada.
- Todo o dreno deve ser coberto por um curativo apropriado.
- Toda a manipulação dos drenos deve ser feita com luvas e materiais estéreis.
- Acompanhar o volume e a característica da substância drenada auxiliam na tomada de decisão de manter ou remover o dreno.

8. LITERATURA RECOMENDADA

1. Brasil. Agência Nacional de Vigilância Sanitária. Medidas de Prevenção de Infecção Relacionada à Assistência à Saúde. Brasília: Anvisa, 2017.
2. Smeltzer SC, Bare BG. Brunner & Suddarth: Tratado de Enfermagem Médico Cirúrgica. 12 ed. Rio de Janeiro: Guanabara Koogan, 2012.
3. Mendes, Cecília Araújo; Hirano, Elcio Shiyoiti. Fatores preditores de complicações da drenagem de tórax em pacientes vítimas de trauma. Revista do Colégio Brasileiro de Cirurgiões; 45(2):e1543. 2018
4. Williams J, Moores A: BSAVA Manual de Feridas em Cães e Gatos. 2ª ed. São Paulo: Roca, 2013.
5. Pavletic MM: Atlas of Small Animal Wound Management and Reconstructive Surgery. 4th ed. Iowa: Wiley-Blackwell, 2018.
6. Fossum, TW. Cirurgia de Pequenos Animais. 3 ed. Mosby, 2014.
7. Nolff MC, Pieper K, Meyer-Lindenberg A. Treatment of a perforating thoracic bite wound in a dog with negative pressure wound therapy. Journal of the American Veterinary Medical Association, v.249, n.7, p.794-800, 2016.
8. Ben-Amotz R, Lanz OI, Miller JM et al. The use of vacuum-assisted closure therapy for the treatment of distal extremity wounds in 15 dogs. Veterinary Surgery, v.36, n.7, p.684-690, 2007

Técnicas Práticas de Sutura em Urgências

64

Wanessa Kruger Beheregaray

1. INTRODUÇÃO

Uma das principais dúvidas dos médicos-veterinários é se devem ou não indicar a realização do fechamento cirúrgico primário da ferida, ou se devem tratar como uma ferida por segunda intenção.

A tomada de decisão do fechamento cirúrgico passa por diferentes fatores como: tempo transcorrido da lesão, grau de necrose, grau de contaminação, tipo de lesão, tecido exposto entre outras. Neste capítulo abordaremos diferentes técnicas de fechamento completo ou parcial que podem apoiar na tomada de decisão e na execução de diferentes tipos de sutura.

2. AVALIAÇÃO DO PACIENTE

Ao receber um paciente traumatizado, apresentando uma ferida, precisamos avaliar a gravidade dele e identificar se há risco de morte para que as manobras de reanimação sejam realizadas conforme abordado nos capítulos anteriores. Caso se identifique que o paciente está com sangramento ativo oriundo da ferida, isso precisa ser identificado e contido tão logo seja identificado (Figura 64.1.).

Caso o paciente não tenha uma hemorragia ativa, mas a lesão seja extensa e o estado dele seja crítico, cobrir a ferida com material estéril, mesmo antes da devida limpeza, será benéfico ao quadro geral, pois dessa forma irá diminuir os danos pela quebra da solução de continuidade como a perda de temperatura, hidratação e o risco de contaminação.

Nosso capítulo de contenção de feridas faz uma abordagem ainda mais ampla sobre a avaliação do paciente e da ferida e essa é parte fundamental para a tomada de decisão para o fechamento cirúrgico ou não.

3. AVALIAÇÃO DA ÁREA DA FERIDA E CLASSIFICAÇÃO

O acrônimo TIME é uma ferramenta que podemos usar para fazer a avaliação da lesão, onde cada uma das letras, oriun-

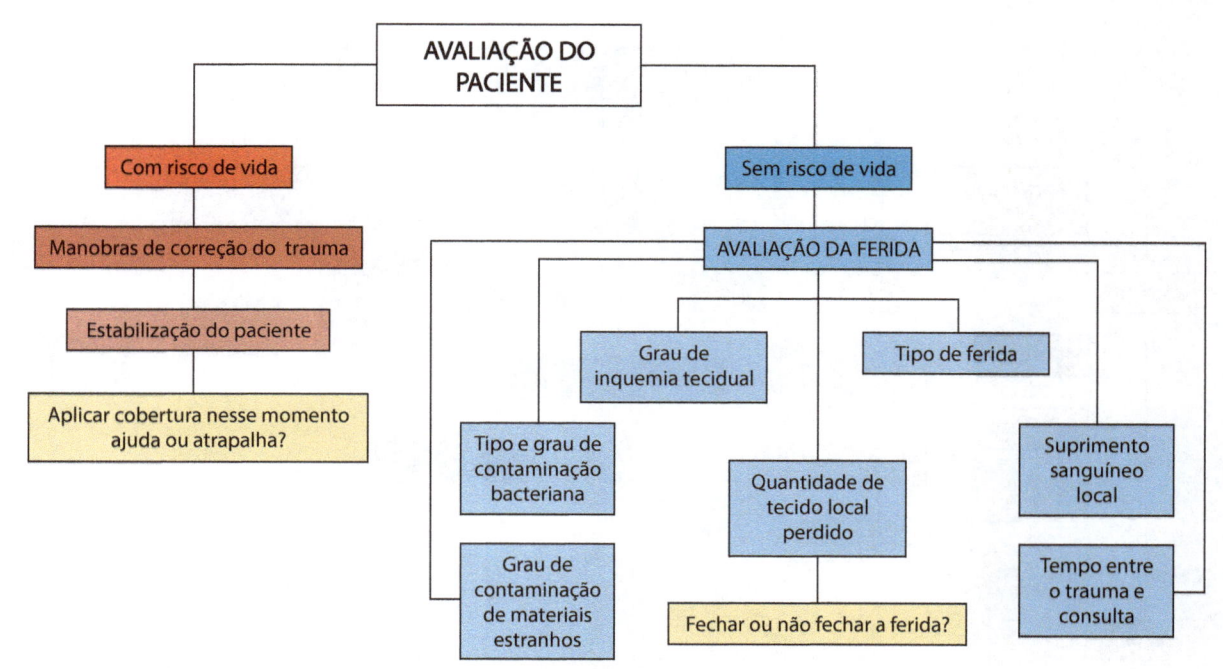

Figura 64.1. – Diagrama de avaliação do paciente com ferida que chega para atendimento.

das da língua inglesa, auxilia a identificar um aspecto que cause impacto para o processo de cicatrização.

- Tecido (T): Avalia se o tecido da lesão e do seu entorno estão viáveis ou inviáveis;

- Infecção e Inflamação (I): Avalia se existem sinais característicos de infecção e presença de inflamação;

- Umidade (M): Avalia se a ferida está com excesso (presença de exsudato) ou falta de umidade (crostas);

- Bordos (E): Avalia se os bordos da lesão estão organizados e uniformes e se há ou não epitelização.

Além do TIME, devemos fazer a avaliação sobre a Apresentação Clínica (aberta ou fechada), Nível de Contaminação (limpa, limpa contaminada, contaminada e suja) e qual o Tipo de Cicatrização (primeira, segunda ou terceira intenção) (Figura 64.2.).

4. TÉCNICAS PARA OCLUSÃO DA FERIDA

Após a avaliação do paciente e da ferida, bem como sua apresentação e classificação, o médico-veterinário deverá optar pela melhor técnica para o fechamento da ferida. Importante ressaltar que existem técnicas cirúrgicas e não-cirúrgicas, que podem fechar completamente a ferida e outras que podem fechar de forma parcial, algumas podem ser temporárias, outras, definitivas; de execução mais rápida ou mais lenta, requerer materiais e equipamentos específicos.

Após a avaliação criteriosa da lesão e do paciente, além da técnica de escolha, é necessário avaliar os riscos de complicações, comunicar o tutor e obter a sua autorização para na sequência iniciar o planejamento de todas as etapas do procedimento.

A primeira etapa do tratamento do paciente com lesão se inicia na tricotomia ampla e limpeza adequada da ferida. A lavagem sob pressão com solução NaCl 0,9% aquecida é capaz de remover boa parte das sujidades e da carga bacteriana local e pode ser a única forma de limpeza da lesão ou pode ser somada a ela, outras técnicas e produtos.

Soluções antissépticas degermantes, como a clorexidina, são indicadas para a remoção de sujidades, gordura da pele e, contaminação ambiental, o seu efeito citotóxico deve ser levado em consideração na escolha desse produto para a limpeza. Gaze estéril embebida com solução de PHMB pode ser aplicada no leito da ferida por um tempo de 5 a 30 minutos com objetivo de controle bacteriano e como apoio na remoção de crostas aderidas na lesão, esse produto não possui efeito citotóxico. Soluções alcoólicas só são indicadas em pele íntegra ao redor da lesão e aplicadas na sequência da lavagem da lesão, para a remoção da carga bacteriana que tenha sido drenada para a região perilesional. O médico-veterinário deverá utilizar luvas de procedimento em todas as etapas de cuidado da ferida e gazes e instrumentais que servirem de apoio para a limpeza deverão estar estéreis e, devem ser substituídos por novos materiais, assim que a ferida estiver limpa, a fim de evitar a recontaminação por manipulação.

5. PRINCÍPIOS CIRÚRGICOS

Dentro do planejamento do procedimento cirúrgico é importante que o cirurgião leve em consideração o conhecimento de diferentes técnicas de plastia e domine as técnicas cirúrgicas básicas, fios adequados para cada tipo de tecido e os tipos de suturas, resumidos aqui nas Tabelas 64.1 e 64.2.

O cirurgião deverá levar em consideração o impacto da isquemia tecidual causada por um trauma, naqueles casos em

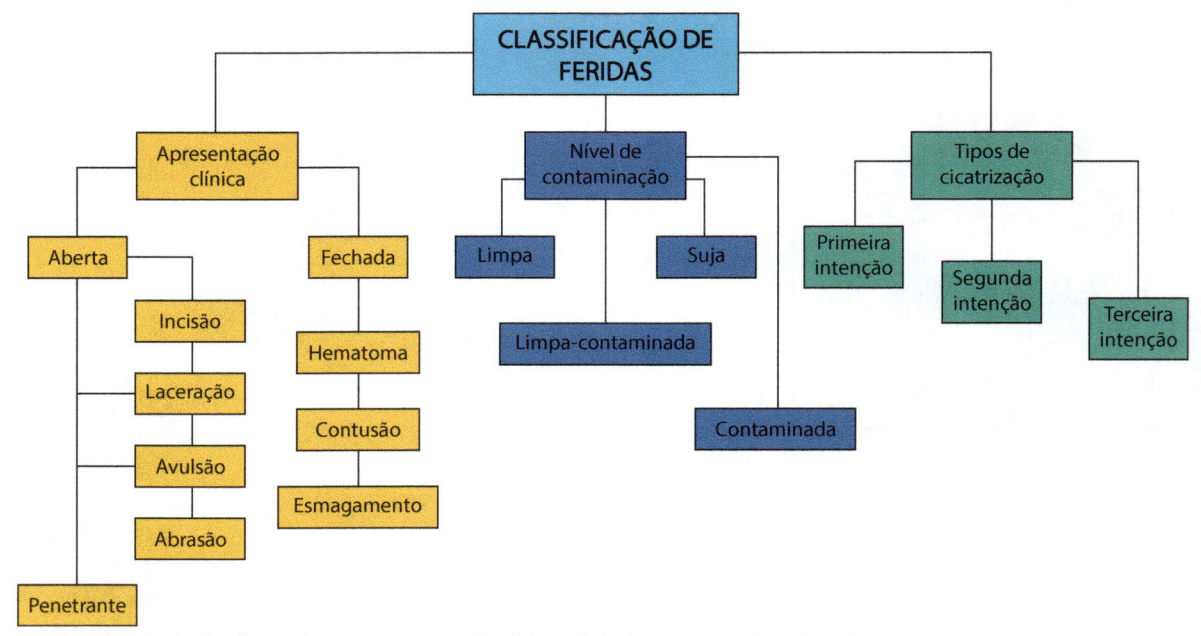

Figura 64.2. – Classificação das feridas conforme a apresentação clínica, níveis de contaminação e tipos de cicatrização.

Tabela 64.1. – Seleção do tipo de Fio de Sutura conforme o tecido a ser suturado.

PELE: usar fios monofilamentares e de preferência inabsorvível. Poliamida (Nylon®), polipropileno (Prolene®).
TECIDO SUBCUTÂNEO: as suturas subcutâneas são utilizadas para obliterar o espaço morto e diminuir a tensão das bordas cutâneas, por isso, prefere-se material absorvível. Polidioxanone (PDS®), Poligliconato (Maxon®), Ácido poliglicólico (Dexon®), Poliglactina 910 (Vicryl®).
FÁSCIA MUSCULAR: evitar suturas que sejam rapidamente absorvidos como no caso do categut. Indica-se, por exemplo, o Polidioxanone (PDS®), Poligliconato (Maxon®), polipropileno (Prolene®).
MÚSCULOS E TENDÕES: são difíceis de suturar. Podem ser usados fios absorvíveis ou inabsorvíveis. Poliamida (Nylon®), aço inoxidável e polidioxanone (PDS®) são indicados para tendões.

Tabela 64.2. – Padrões de Sutura de aposição, características e indicação de uso

Padrões aposição	Características	Uso
Simples interrompida	Fácil de fechar. Fechamento seguro. Tensão igual em toda a ferida. Pode causar eversão de bordas se o nó for excessivamente apertado.	Pele, fáscia muscular, trato gastrintestinal
Sultan	Mais resistente em relação ao ponto simples interrompido. Eversão menor da pele em comparação com o ponto simples interrompido.	Fásica muscular
Símples contínua	Padrão rápido e econômico. Falha da sutura pode levar à desistência completa.	Subcutâneo, linha alba, estômago a intestino delgado.
Intradérmica contínua	Aposição e estética excelente se aplicada corretamente.	Aposição meticulosa à pele, especialmente quando as suturas cutâneas não são executadas.
Festonada de Ford	Maior segurança caso o fio de sutura se rompa (deiscência incompleta).	Diafragma.

que o procedimento ocorre nas primeiras 24h da lesão. Nesses casos, é fundamental que se opte por técnicas cirúrgicas que não envolvam o aumento da lesão inicial como ocorre em algumas técnicas cirúrgicas de enxerto cutâneo pediculado de avanço, por exemplo, a técnica de H-plastia. O impacto da isquemia ocorrido logo após o trauma pode levar a necrose tecidual e isso comprometer a vascularização do enxerto, o que levará a deiscência da ferida cirúrgica nos primeiros dias de pós-operatório.

Nos casos em que a avaliação da viabilidade do tecido ainda não pode ser mensurada recomendamos que se opte por técnicas de fechamento parcial, onde são aplicadas suturas com a função de diminuir o efeito de aumento da lesão que ocorre após a quebra da solução de continuidade, para proteção de estruturas nobres como vasos e nervos, como no caso da Figura 64.3., em que o paciente em questão sofreu trauma por atropelamento, levando-o a lesão traumática em porção distal de membro torácico. Neste tipo de caso o fechamento parcial da lesão auxilia na proteção dos vasos e nervos e, ao mesmo tempo, permite o acompanhamento e lavagem de lesão no período inflamatório. A técnica de sutura utilizada no tratamento cirúrgico, foi a longe-perto-perto-longe, que promove uma coaptação e distribuição da tensão na região perilesional, nesse paciente, foram aplicados três pontos de sutura, promovendo o fechamento parcial da lesão. Nesse caso, na terceira imagem, o aspecto da ferida 15 dias após o procedimento demonstrou a evolução positiva com a formação de tecido de granulação. As complicações desta técnica são menores do que a opção do fechamento completo, no momento agudo do tratamento, pois permite a drenagem do exsudato oriundo do processo inflamatório, tratamento do tecido necrosado e ainda confere uma proteção.

Além das técnicas de sutura convencionais, os cirurgiões veterinários podem optar pelo uso de grampos cirúrgicos ou colas. Muitos estudos já foram feitos comparando a eficácia do uso desses tipos de materiais, a facilidade de uso e custos relacionados.

Os grampeadores de pele, ao substituir o fio de sutura de tradicionalmente utilizados, traz agilidade na realização das suturas, e reduz significativamente o tempo cirúrgico, consequentemente diminuindo também o tempo anestésico.

Os grampeadores cirúrgicos de pele em sua maioria são produzidos em plástico, comercializados estéreis, contendo usualmente 35 grampos em sua carga, normalmente não recarregáveis, sendo indicado para uso único (descartável). A aplicação e remoção dos grampos cirúrgicos é considerada fácil, de maneira que, considerando seus benefícios.

Os adesivos cirúrgicos, também conhecidos como cola cirúrgica, podem ser uma opção para o fechamento de alguns tipos de lesão de pele. A indicação do adesivo são as lesões não infectadas ou contaminadas, locais de baixa tensão, feridas traumáticas ou cirúrgicas, desde que não haja dificuldade na coaptação das bordas. Em regiões de pele frágil, apresenta vantagens em relação aos fios, pois não causa lesão ou isquemia.

Os primeiros adesivos a serem produzidos para uso em medicina prática eram compostos de cadeias laterais mais curtas (metil e etil cianoacrilato) que os tornaram mais suscetíveis à quebra, por isso seu uso foi restrito para situações de baixa tração. Maior resistência à tração foi alcançado com o uso de

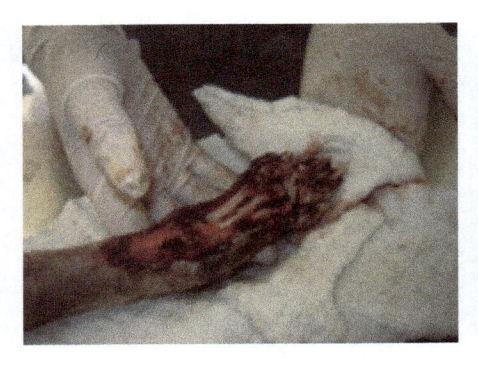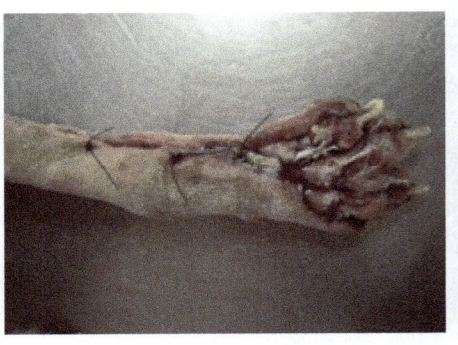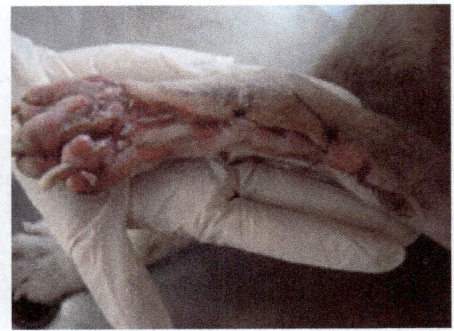

Figura 64.3. – Lesão traumática em porção distal de membro torácico do cão. **(A)** apresentação da lesão antes do tratamento cirúrgico. **(B)** 24hs após o tratamento cirúrgico, onde foram aplicados 3 pontos de sutura longe-perto-perto-longe. **(C)** o aspecto da ferida 15 dias após o procedimento.

cadeias alquílicas superiores e mostrou toxicidade diminuída por retardar a degradação.

Por esse motivo, os mais utilizados na medicina são os N-butil-2-cianoacrilato (Indermil®), 2-octilcianoacrilato (Dermabond®) e butil-2-cianoacrilato (Histoacryl®), que possuem cadeias maiores.

O uso de adesivos de cianocrilato associados a fitas de micropore ou curativo adesivo semipermeável, produz cicatrizes mais resistentes quando comparadas com seu uso isolado.

O Tie-over é uma técnica utilizada para feridas que ficam em locais difíceis de fixar os curativos como quadril, ombro, axila e períneo. A técnica consiste na aplicação de pontos de suturas, deixando um laço, na pele íntegra ao redor da ferida, por onde passará para fita umbilical ou fio de sutura espesso. O objetivo final é a formação de um curativo de amarração. A tensão dada nesse curativo poderá auxiliar na estabilização das bordas da ferida e até mesmo em um fechamento parcial da ferida. Vale ressaltar que os pontos de sutura são mantidos a cada troca de curativo, sendo somente a fita umbilical substituída.

A terapia por pressão negativa, mais popularmente conhecida como terapia a vácuo, é uma técnica moderna e eficaz para tratamento de feridas. Consiste na aplicação de dispositivos que visam criar uma sucção no leito da ferida para ajudar na cicatrização e pode estar associado ao tratamento de enxerto cutâneo livre. O tratamento a vácuo de feridas agudas pode ser uma ótima opção para ferimentos agudos extensos e que tenham a presença de necrose.

6. CONCLUSÃO

Adequar o estado do paciente, tempo transcorrido da lesão, grau de necrose, grau de contaminação, tipo de lesão, tecido exposto entre outras, é o ponto-chave para a tomada de decisão do fechamento cirúrgico da ferida. Nos casos em que há dúvidas sobre a vantagem do tratamento cirúrgico da lesão, o médico-veterinário poderá optar por técnicas de fechamento parcial ou curativos oclusivos. Nos casos em que o tempo de procedimento cirúrgico possa impactar no risco do paciente, as suturas com grampo ou adesivos podem ser mostrar vantajosos em relação à sutura convencional.

7. PONTOS-CHAVE

- Avaliar e adequar o tratamento conforme a gravidade do paciente.
- Pacientes com risco de vida, cobrir a ferida com material estéril enquanto as manobras de atendimento da urgência farão com que o paciente pare de perder temperatura e hidratação através da lesão.
- A tomada de decisão do fechamento cirúrgico passa por diferentes fatores como: tempo transcorrido da lesão, grau de necrose, grau de contaminação, tipo de lesão, tecido exposto entre outras.
- Não realize técnicas cirúrgicas que irão aumentar a lesão, como algumas técnicas reconstrutivas, nas primeiras 24 horas pós-traumática, onde a isquemia poderá levar a deiscência.
- O fechamento cirúrgico parcial deve ser considerado como uma alternativa para cobrir estruturas como vasos e nervos expostos.

8. LITERATURA RECOMENDADA

1. Fossum, TW. Cirurgia de Pequenos Animais. 5 ed. Elsevier, 2019.
2. Pavletic MM. Atlas of Small Animal Wound Management and Reconstructive Surgery. 4th ed. Iowa: Wiley-Blackwell, 2018.
3. Aisa J, Parlier M. Local wound Management: A Review of modern techniques and products. Veterinary Dermatology, 33: 463-478, 2022.
4. Ilgenfritz Neto et al. Use of cyanoacrylate-based surgical adhesives associated to the Microporous tape in skin synthesis in rats. Acta Cirurgica Brasileira, 34:7, 2019.
5. Batra J. et al. Comparison of Skin Staples and Standard Sutures for Closing Incisions After Head and Neck Cancer Surgery: A Double-Blind,
6. Randomized and Prospective Study. Maxillofacial Oral Surgery, 15(2):243-250, 2016.
7. Tsioli, V. et al. Comparative evaluation of metallic skin staples or polypropylene sutures for primary closure of teat wounds in sheep, New Zealand Veterinary Journal 2010. Acesso em 30 de maio de 2023: https://doi.org/10.1080/00480169.2019.1618222
8. Kumar, R.D. et al. Conventional skin suture, skin staple versus contemporary tissue adhesive for maxillofacial elective wound care A single blind prospective randomized comparative study Journal of Oral and Maxillofacial Surgery, Medicine, and Pathology, 33: 60-65, 2021.
9. M. C. Nolff; A. Meyer-Lindenberg: Negative Pressure Wound Therapy in small animal medicine

Contenção de Danos em Feridas

65

Wanessa Kruger Beheregaray

1. INTRODUÇÃO

Ao iniciarmos o atendimento de um paciente que apresenta uma ferida, precisamos submetê-lo a uma avaliação clínica geral (xABCDE), e posteriormente a classificação da lesão conforme a apresentação clínica, grau de contaminação e fase da cicatrização. Após concluir essa etapa que, mesmo breve, se faz absolutamente necessária, a próxima é adequar o tratamento.

A avaliação da ferida de um paciente em emergência deve levar em consideração as ferramentas que abordaremos neste capítulo e devem ser feitas tão logo o paciente tenha sido minimamente estabilizado. Vale ressaltar que algumas manobras de cuidados podem ser feitas imediatamente, mesmo nos casos em que o paciente esteja em estado crítico e com risco iminente de morte como: contenção de hemorragia e aplicação de bandagem.

Uma bandagem estéril pode ser aplicada no paciente crítico mesmo antes que se possa realizar a devida limpeza da ferida. Ao aplicar uma bandagem estéril, ela irá contribuir para que o paciente crítico não perca hidratação e temperatura pela lesão, conter pequenos sangramentos, minimizar a contaminação ambiental. Nesse momento, a aplicação de analgesia e até mesmo a avaliação para a sedação do paciente deverão ser consideradas antes do início da avaliação cuidadosa da lesão e do devido cuidado com a limpeza da ferida.

Feridas agudas podem ter uma frequência maior na rotina de atendimentos de emergência, contudo, feridas crônicas podem ocasionar uma mudança na gravidade do paciente, levando-o para um caso de emergência.

Neste capítulo, abordaremos, brevemente, o que deve ser avaliado, as ferramentas diagnósticas que podemos utilizar e o que fazer para contenção de danos.

2. AVALIAÇÃO DA FERIDA

O desafio para o médico-veterinário que se depara com o paciente com uma ferida cutânea está em conhecer as principais ferramentas e parâmetros para que seja feita uma avaliação adequada e com isso conter os danos que essa ferida poderá trazer (Figura 65.1.).

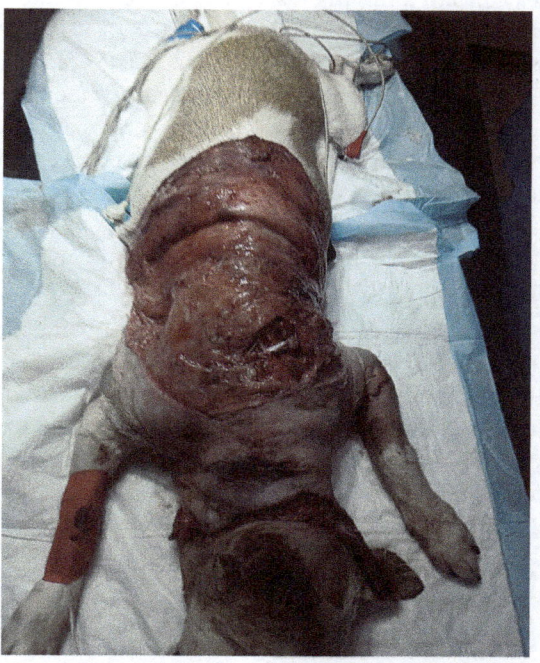

Figura 65.1. – Paciente canino, 8 anos, apresentando ferida de grande extensão, após trauma por mordedura. Avaliação da gravidade das lesões da ferida sendo realizada após abordagem XABCDE (Fonte: César Ribeiro: arquivo pessoal).

O fechamento da ferida tende a acontecer e é uma prioridade para o organismo; contudo, vários fatores podem estar envolvidos quando uma ferida não cicatriza no tempo esperado para tal e passamos a classificá-la como ferida crônica.

O processo de cicatrização é um evento complexo, onde diferentes células são envolvidas e os processos de sinalização são sequenciais – um tipo celular que ativa ou desativa outro. Ao identificar a fase de cicatrização podemos apoiar as ações que são orquestradas pelo próprio organismo e ajudar a eliminar os fatores externos que contribuem para o retardo da cicatrização, como, por exemplo, a contaminação bacteriana.

Podemos dividir a cicatrização nas etapas: Inflamatória e Desbridamento, Proliferação e Remodelamento.

A Fase Inflamatória e Desbridamento é a primeira etapa sendo caracterizada pelo edema, exsudação, podendo haver presença de tecido morto e a contaminação bacteriana. Sem inflamação e todos os processos celulares que ela desencadeia, não haverá cicatrização e, somente após a sua conclusão é que a fase proliferativa se iniciará.

A característica da Fase Proliferativa é a presença de tecido de granulação vermelho e carnudo que preenche a ferida. Esse é um tecido frágil e que requer cuidados extras para que não sofra novas lesões que façam que a ferida retorne para a fase inflamatória.

Na Fase de Remodelamento ocorrerá a estabilização da produção de

colágeno, aumento da degradação de colágeno e redução da densidade capilar e, a epitelização estará completa. As feridas nunca alcançam a mesma resistência à tração de um tecido íntegro – a resistência máxima fica de 70-80% da resistência de um tecido normal. A qualidade cicatricial será alcançada ao longo do tempo, com um processo de quebra de fibras de colágeno e pela substituição de feixes de fibras que se tornam mais espessas, demonstrando interação aumentada e assumem orientação específica ao longo das linhas de tensão.

A avaliação se inicia com a anamnese, exame físico do paciente e a avaliação da lesão. Exames complementares como hemograma, proteínas totais, albumina, ureia, creatinina, ALT e FA poderão apoiar na tomada de decisão do tratamento e do prognóstico da lesão. Exames específicos da ferida como cultura e antibiograma, citologia e, menos frequente, o histopatológico são formas de avaliar e adaptar a conduta terapêutica ao longo do processo de cicatrização. Ao avaliar uma ferida podemos classificá-la da seguinte forma:

- Apresentação Clínica: Aberta ou fechada.
- Nível de contaminação: Limpa, limpa contaminada, contaminada e suja.
- Tipos de Cicatrização: Primeira, segunda ou terceira intenção.

Uma ferramenta que podemos usar para fazer a avaliação clínica é o acrônimo TIME, onde cada uma das letras, oriundas da língua inglesa, auxilia a identificar um aspecto que cause impacto para o processo de cicatrização conforme a Figura 65.2. Dessa forma podemos verificar se o tecido da lesão e do seu entorno estão viáveis ou inviáveis; se existem sinais de infecção e inflamação; se a ferida está com excesso ou falta de umidade, se os bordos da lesão estão organizados e uniformes e se há ou não epitelização.

T	• Tissue • Tecido viável inviável
I	• Infection/inflamation • Sinais de infecção e inflamação
M	• Moisture • Wquilíbrio da umidade (nem excesso, nem secura)
E	• Edge • Bordo das feridas (eptelização)

Figura 65.2. – Avaliação clínica através do acrônimo TIME.

O registro da avaliação em prontuário é muito importante para o acompanhamento da evolução e tomada de decisão sobre o tratamento. Além de ser uma ótima ferramenta para a internação, pois assim é possível que toda avaliação e progresso da lesão sejam acompanhados por todos os membros da equipe de forma homogênea. Da mesma forma, o registro fotográfico nos apoia na avaliação ao longo do tempo em que podemos comparar a evolução ou não do processo cicatricial e vale como um registro a ser compartilhado com equipe de veterinários e anexado ao prontuário do paciente.

A aferição do tamanho da ferida é uma forma quantitativa de avaliação, podendo converter as medidas tomadas na vertical e na horizontal como área de cicatrização e a partir desse resultado obter a taxa de cicatrização. Essa pode ser uma das mais importantes ferramentas de acompanhamento da cicatrização e uma forma rápida de identificar quando uma ferida parou de cicatrizar ou aumentou. O tamanho pode ser aferido com o uso de régua ou paquímetro, ou por outra técnica, chamada planimetria, onde uma folha de acetato transparente é posicionada sobre a ferida e o desenho dela é feito. Com a planimetria também se calcula a área da ferida e com ela, a taxa de cicatrização também pode ser obtida. Essa técnica é indicada para feridas irregulares onde a aferição com régua não é possível.

Cultura e antibiograma com certeza é um exame importante para o tratamento das feridas, em especial nos casos de ferida crônica. Uma das principais razões para uma ferida não cicatrizar é a contaminação bacteriana e ela nem sempre é evidente, como nos casos de presença de biofilme. As feridas crônicas tendem a estar contaminadas com bactérias multirresistentes, por isso a realização do exame deve preceder a prescrição do antibiótico, ou ainda, deverá ser realizada ao longo do tratamento sempre que observar a estagnação no processo de cicatrização.

3. LIMPEZA DA FERIDA

Depois da avaliação clínica do paciente e da definição sobre a necessidade de aplicar analgésicos ou realizar a sedação do paciente, começamos os cuidados com a ferida. A primeira etapa é a realização de uma tricotomia ampla que irá contribuir para a avaliação do tecido perilesional e facilitar a higienização e diminuir o risco de contaminação. Para evitar que os pelos caiam na lesão durante a tricotomia, pode-se aplicar gel sobre ela. Dessa forma, os pelos que caírem na lesão ficarão aderidos no gel e não na própria lesão, evitando a maceração do tecido pelo excesso de soro a ser aplicado para a remoção dos pelos no leito.

A lavagem da ferida é o aspecto importante na primeira abordagem da lesão e durante o tratamento de feridas abertas. A lavagem pode ser usada para:

- Reduzir a contaminação bacteriana ou os materiais estranhos.

- Reidratar tecidos necróticos.
- Remover toxinas, citocinas, debris e bactérias associadas a feridas infectadas.

A lavagem sob pressão ideal (6 a 8PSI) e em temperatura morna devem promover a limpeza suave, indolor e eficiente. A pressão ideal pode ser obtida por meio da instilação do soro aquecido em uma seringa de 20-30mL e através de uma agulha 18G a uma distância de 15cm (o jato vai carregar as bactérias para fora do leito da ferida).

Pacientes que estejam com muitas sujidades impregnadas (grama, terra, pedrinhas, entre outros) podem se beneficiar de uma abordagem de lavagem da lesão e do seu entorno mais intensa no primeiro momento, por vezes, usando a água corrente e o sabão antisséptico. Quando isso for necessário, após o uso da água corrente, a ferida deverá ser lavada com solução fisiológica ou Ringer Lactato, pois o pH da água corrente não é o ideal.

O uso do sabão de clorexidina tem indicação para o tecido perilesional e a solução de clorexidina tem efeito citotóxico nos tecidos e seu uso deve ser evitado.

A água oxigenada na ferida e tecido perilesional tem poucos benefícios em relação à lesão tecidual e desconforto que causa, devendo ser evitada.

A solução de PHMB é uma opção segura para ser utilizada na limpeza das lesões contaminadas, pois ela não tem efeito citotóxico.

Após a lavagem da ferida deve-se secar o excesso de umidade do tecido perilesional com gaze estéril, não é necessário secar o leito da lesão. Após a conclusão da etapa de lavagem da ferida, as luvas devem ser descartadas e um novo par deve ser usado para a manipulação e aplicação das pomadas e curativos, dessa forma será evitada a recontaminação.

Com a limpeza da lesão concluída, é hora de escolher a cobertura mais adequada para a apresentação da ferida e a etapa da cicatrização. Seguindo os princípios de controlar o excesso de umidade, contaminação, proteger o tecido de granulação e evitar trauma e ressecamento os danos poderão ser minimizados.

A contenção de danos passa pelo entendimento dos processos fisiopatológicos que ocorrem em cada uma das etapas da cicatrização, a apresentação clínica e a análise resultante da avaliação das lesões, conforme abordado previamente nesse capítulo, e a correta prescrição e execução do tratamento.

4. PRINCÍPIOS DE TRATAMENTO DE UMA FERIDA

4.1. – Identificar e Controlar Infecções

Feridas contaminadas permanecerão na fase inflamatória da cicatrização e impedirão a progressão para as etapas seguintes. O controle das infecções deve ser realizado, preferencialmente, com antibioticoterapia sistêmica, associada com o tratamento local, com a lavagem realizada sob pressão e evitando o uso de antibióticos tópicos, pois estão associados a um risco maior de resistência bacteriana. Atenção especial ao material utilizado para a manipulação e cuidados da ferida, ele deve ser estéril para evitar a inoculação de outras cepas de bactérias.

4.2. – Eliminar a Necrose

A necrose pode ser removida por meio de desbridamento enzimático, autolítico, mecânico, instrumental, biológico e cirúrgico (Figuras 65.3. e 65.4.). O tratamento escolhido dependerá da quantidade e tipo de necrose avaliada, da condição sistêmica do paciente e do conhecimento e infraestrutura do médico-veterinário responsável.

Sem dúvidas, a presença da necrose traz danos adicionais, pois com ela o organismo reage aumentando o volume de exsudação e a contaminação bacteriana aumenta em razão da quantidade de debris celulares e de um ambiente favorável ao seu crescimento.

4.3. – Controlar a Umidade

A umidade proveniente do exsudato é característica da fase inflamatória da cicatrização, mas o seu excesso pode ser deletério nas etapas iniciais, pois leva à maceração do tecido

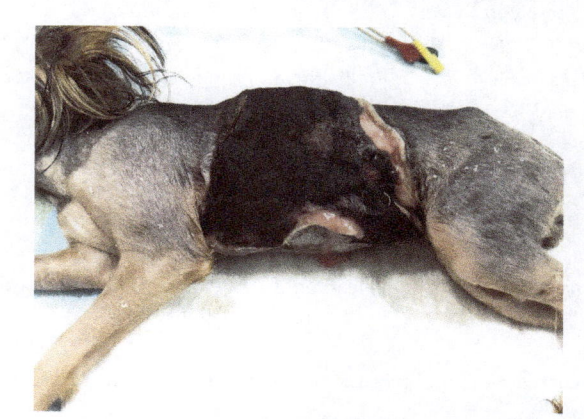

Figura 65.3. – Paciente canino, Yorkshire Terrier, 1 ano, com ferida apresentando área extensa de necrose (Fonte: César Ribeiro: arquivo pessoal).

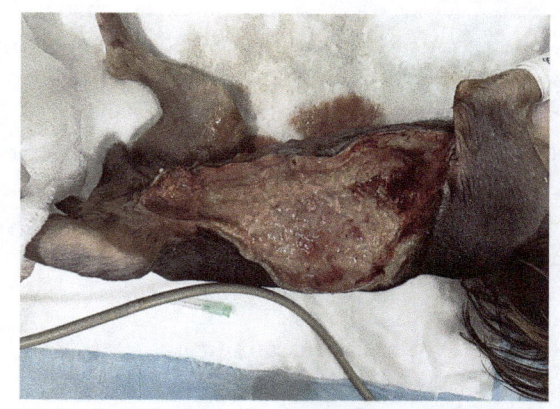

Figura 65.4. – Paciente canino, Yorkshire Terrier, 1 ano, aspecto imediato após procedimento de desbridamento cirúrgico. (Fonte: César Ribeiro: arquivo pessoal).

Tabela 65.1. – Recomendações e Indicações dos Tipos de Curativos.

Tipo de Curativo	Fase da Cicatrização	Indicação	Frequência de Trocas *
Alginato de Cálcio	Inflamatória e Desbridamento	Curativo absorvente para feridas de moderada a altamente exsudativas de diferentes tamanhos, formas ou profundidade. Os curativos de Alginato tem efeito hemostático, ou seja, capacidade de interromper o fluxo de sangue em pequenos sangramentos, devido à liberação de íons de cálcio pelo curativo.	Cada 24h
Hidrofibra com prata	Inflamatória e Desbridamento	Curativo absorvente para feridas de moderada a altamente exsudativas. Forma gel macio e coeso que se adapta ao leito da ferida, mantendo um ambiente úmido que auxilia o desbridamento autolítico. A prata tem efeito bacteriostático.	Cada 24-48h
Curativo cirúrgico estéril	Inflamatória	Curativo macio para lesões moderadamente exsudativas, indicado no pós-operatório imediato ou durante a fase inflamatória. Sua capacidade de absorção é menor do que a do poliuretano.	Cada 24h
Espuma de Poliuretano	Todas as fases	Esponja macia para feridas de moderada a altamente exsudativas. Oferece proteção para o tecido de granulação que esteja sujeito a sofrer traumas.	Exsudativa: Cada 24-48h Proteção: até 5 dias
Hidrogel	Desbridamento	promove desbridamento autolítico, indicado para áreas de necrose.	cada 24h
Colagenase	Desbridamento	promove desbridamento enzimático, indicado para áreas de necrose.	cada 24h
Ácidos Graxos Essenciais – AGE	Proliferativa ou Remodelamento	Mantém a umidade das lesões e hidrata a pele da região perilesional.	Cada 24h
Filme semipermeável	Pós-operatório	Aplicado como curativo secundário de feridas cirúrgicas, sondas ou curativos primários. Contraindicado em presença de exsudato.	Cada 7 dias
Película de Silicone	Proliferativa ou Remodelamento	indicado para feridas com tecido de granulação frágil, pode ser associado ao AGE.	Cada 24-48h
Placa de Hidrocolóide	Proliferativa ou Remodelamento	Pode ser usado no tratamento de feridas crônicas não exsudativas e em feridas agudas superficiais nos estágios finais da cicatrização na ausência de exsudato. Oferece o ambiente ideal para a cicatrização.	Cada 7 dias
Creme de Barreira	Pele íntegra	prevenção de lesão de peles íntegras que estão ao redor de feridas muito exsudativas, ou áreas em que urina e fezes possam contribuir para uma lesão na pele.	Cada 24h, depois da higiene da pele

* A frequência de troca depende da saturação de cada curativo, aqui fica uma estimativa tempo que deverá ser avaliada pelo médico-veterinário frente avaliação do paciente

Fonte: próprio autor

perilesional o que acarretará o aumento do tamanho da lesão. Ao avaliar o excesso de umidade podemos identificar a presença de exsudato purulento e/ou alteração na coloração e odor, que poderá ser indicativo de contaminação bacteriana.

Já nas fases proliferativa e de remodelamento da cicatrização, a falta de umidade pode levar ao retardo da cicatrização, pois ela se faz necessária para o processo de colagenização e contração cicatricial.

4.4. – Evitar Danos Adicionais como o Trauma Recorrente

O trauma recorrente pode ser oriundo do comportamento do paciente em lamber ou coçar o local, pode ser por pressão mecânica, como nos casos de feridas em membros. Para minimizar o trauma, é fundamental que sejam usados colares elizabetanos (hoje há diferentes modelos e materiais no mercado), roupas cirúrgicas podem ser uma forma de proteção, além de curativos que tenham características de proteção mecânica, como as espumas de poliuretano, por exemplo.

Adequar o tipo de curativo e a frequência de troca conforme a fase da cicatrização irão minimizar o trauma. Para isso, em estágios iniciais as trocas de curativo podem ser mais frequentes e terem como principal característica a capacidade de absorção, em razão da presença de exsudato. Já nos estágios mais avançados, quando há presença de tecido de granulação, a troca deverá ser menos frequente e o curativo precisa ser não aderente, pois esse é um tecido frágil.

Quando aplicamos o curativo correto e realizamos as trocas nos tempos adequados vamos promover benefícios para o processo de cicatrização e para o conforto do paciente. Todas as feridas se beneficiam ao receberem a adequada cobertura, pois a lesão aberta sofre mais risco de contaminação, perda de hidratação, perda de temperatura e de trauma. Veja as ações que os curativos proporcionam:

- Proteção mecânica.
- Proteção térmica.
- Controlar a umidade.
- Controlar a contaminação.
- Eliminar a necrose.
- Preencher a cavidade.

5. CURATIVOS PARA O TRATAMENTO E CONTENÇÃO DE DANOS

Existe uma gama muito grande de curativos da linha humana e da linha veterinária que podemos aplicar em nossos pacientes. Para isso, é necessário conhecer as características dos curativos, suas indicações e frequência sugerida de troca. Na Tabela 65.1. segue uma lista de produtos, fase da cicatrização relacionada, um resumo da indicação e frequência de trocas para uma consulta rápida em apoio à prescrição. Sugere-se aprofundar o conhecimento na indicação desses produtos para uma assertividade maior na prescrição.

Cada um desses produtos tem uma indicação e uma frequência de reaplicação adequada, é importante ficar atento à avaliação e reavaliação da ferida para verificar se o tratamento prescrito continua sendo o melhor para o paciente. Nas feridas agudas, durante as fases inflamatórias e de desbridamento a avaliação da lesão deverá ser diária, nas fases proliferativas e de remodelamento, podem ser feitas a cada 5-7 dias (Figuras 65.5.).

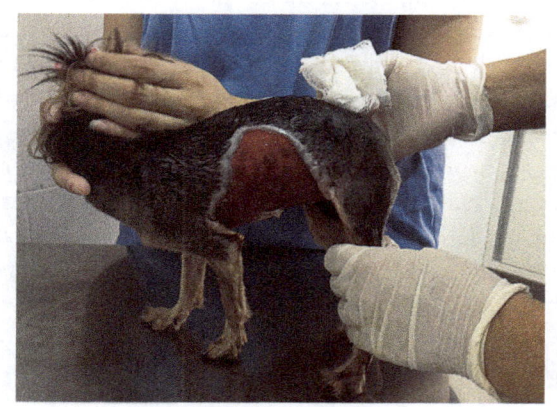

Figura 65.5. – Paciente canino, Yorkshire Terrier, 1 ano (mesmo paciente das Figuras 65.3. e 65.4.), aspecto da ferida, após 30 dias de tratamento com curativos (Fonte: César Ribeiro: arquivo pessoal).

6. CONCLUSÃO

A adequada avaliação da ferida, registro da informação, prescrição correta e adequada execução do tratamento são fundamentais para a contenção de seus danos. Contudo, se não houver uma reavaliação constante durante o tratamento, o médico-veterinário poderá demorar a identificar mudanças na progressão do tratamento e isso contribuir para um retardo na cicatrização. O maior dano que pode ocorrer em uma lesão é a cronificação dela, pois com isso aumentam os riscos de complicações, como o desenvolvimento do biofilme, que podem levar ao retardo da cicatrização, podendo levar meses ou anos para a oclusão completa da lesão.

7. PONTOS-CHAVE

- Avaliar e adequar o tratamento para cada fase da ferida, pois as características e necessidades vão se modificando em cada uma das etapas.
- Verifique como o tratamento prescrito está sendo aplicado, pois falhas de comunicação e de entendimento podem comprometer o tratamento e trazer danos adicionais.
- Cada paciente é um indivíduo e pode se adaptar melhor a um tratamento do que outro, por isso a avaliação recorrente é fundamental.
- Curativos adesivos ficarão mais bem aderidos se a pele for preparada usando spray de barreira.
- Feridas na Fase inflamatória é a que mais podemos interferir e ajudar a superar. Já na fase proliferativa e de remodelamento, a interferência deve ser mínima para não atrapalhar o processo.

8. LITERATURA RECOMENDADA

1. Lux CN: Wound healing in animals: a review of physiology and clinical evaluation. Veterinary Dermatology, 33: 91-e27, 2022 Acesso em: https://onlinelibrary.wiley.com/doi/epdf/10.1111/vde.13032
2. Smeltzer SC, Bare BG. Brunner & Suddarth: Tratado de Enfermagem Médico Cirúrgica. 12 ed. Rio de Janeiro: Guanabara Koogan, 2012.
3. Aisa J, Parlier M. Local wound Management: A Review of modern techniques and products. Veterinary Dermatology, 33: 463-478, 2022
4. Williams J, Moores A: BSAVA Manual de Feridas em Cães e Gatos. 2ª ed. São Paulo: Roca, 2013.
5. Pavletic MM: Atlas of Small Animal Wound Management and Reconstructive Surgery. 4th ed. Iowa: Wiley-Blackwell, 2018.
6. Fossum, TW. Cirurgia de Pequenos Animais. 3 ed. Mosby, 2014.
7. Beheregaray WK, et al. Células-tronco mesenquimais aplicadas nas fases inflamatória e proliferativa da cicatrização de feridas cutâneas. Arquivo Brasileiro de Medicina Veterinária e Zootecnia, v.69, n.6, p.1591-1600, 2017

66 Detalhes do Trauma em Gestantes

Douglass K. Macintire (in memorian)
Adesola Odunayo

1. INTRODUÇÃO

Cadelas e gatas gestantes podem estar envolvidas em acidentes traumáticos, incluindo traumas veiculares, brigas com outros animais ou situações que envolvem quedas ou por batidas de objetos. O veterinário deve abordar a paciente com o objetivo principal de estabilizá-la e, ao mesmo tempo, tentar garantir que os fetos sejam mantidos viáveis. A manutenção da vida da gestante é a prioridade durante a abordagem, sendo que algumas situações o interrompimento da gestação, com consequente eutanásia dos fetos, poderá ser uma opção terapêutica. Em última análise, é importante que o veterinário comunique de forma eficaz e frequente, informando o(s) tutore(s) sobre a situação clínica, as considerações diagnósticas/terapêuticas propostas e possíveis complicações.

2. EXAME FÍSICO

Como em qualquer paciente com trauma, a avaliação inicial deve incluir o ABC (via aérea, respiração e circulação).

A Via Aérea deve ser examinada para assegurar a patência. A intubação e ventilação imediatas devem ser realizadas em casos de hemorragia e/ou edema nas vias aéreas que afetem a ventilação.

Animais com dificuldades Respiratórias devem receber oxigênio suplementar. Anormalidades comuns que causam dificuldade respiratória após o trauma incluem pneumotórax, hemotórax, contusões pulmonares e ruptura diafragmática. Uma toracocentese diagnóstica/terapêutica também pode ser indicada.

O choque Circulatório é geralmente identificado por taquicardia (bradicardia em gatos), mucosas pálidas, tempo de enchimento capilar prolongado, pulsos periféricos fracos ou intermitentes, hipotermia, alteração mental e hipotensão. Os níveis de lactato no sangue também podem estar elevados. A oximetria de pulso e a pressão arterial devem ser incluídas na avaliação inicial.

Após o animal ser considerado estável, um exame físico completo deve ser realizado para avaliar todos os sistemas orgânicos. O exame deve ser sistemático e minucioso. Deve-se garantir que não haja feridas abdominais penetrantes. Atenção especial deve ser dada aos fetos e a auscultação abdominal deve ser realizada para identificar o batimento cardíaco fetal. A melhor ferramenta para avaliar os fetos é a ecografia de beira leito (POCUS). A meta de 200 BPM de frequência cardíaca é desejada em fetos caninos e felinos. A palpação retal deve ser realizada para avaliar a pelve e descartar fraturas pélvicas, que também podem comprometer o feto. Atenção especial deve ser dada ao sistema reprodutivo. Um exame vaginal deve ser realizado para avaliação de prolapso uterino ou sangramento vaginal.

3. EXAMES LABORATORIAIS E DE IMAGEM

A avaliação laboratorial inicial deve incluir, volume globular (VG), proteínas totais (PT) e glicose. Se disponível, a avaliação do lactato sérico, bioquímica completa e hemograma devem ser realizados. Embora não haja achados patognomônicos com trauma, o VG e PT devem ser avaliados para indicações de hemorragia. A bioquímica sérica pode ter enzimas hepáticas elevadas que podem indicar trauma hepático ou azotemia, que podem indicar desidratação ou ruptura do trato urinário. Os valores de eletrólitos séricos também devem ser avaliados. O diagnóstico por imagem deve incluir ecografia e radiografias torácicas para descartar ruptura diafragmática, contusões pulmonares, pneumotórax e hemotórax. Ecografia e radiografias abdominais também devem ser consideradas para avaliar evidências de trauma abdominal e morte fetal. Sinais radiográficos de morte fetal podem incluir gases fetais ou desalinhamento dos ossos cranianos.

4. ABORDAGEM PRIMÁRIA

O ABC deve ser realizado nas pacientes gestantes e o tratamento direcionado a alteração específica. A intubação orotraqueal ou a colocação do tubo de traqueostomia deve ser considerada no animal com obstrução das vias aéreas superiores. Oxigênio suplementar deve ser fornecido a animais com dificuldades respiratórias e uma toracocentese deve ser realizada, na suspeita ou evidência de pneumotórax e/ou hemotórax. Animais com choque circulatório devem ser tratados inicialmente com cristaloides e se necessário posteriormente com coloides. O uso de corticosteroide deve ser evitado na cadela/gata gestante, pois pode induzir o parto prematuro.

5. ABORDAGEM SECUNDÁRIA

Após o ABC e estabilização inicial, deve-se avaliar atentamente todos os outros órgãos. A indicação de laparotomia exploratória é indicada na presença da detecção de qualquer ferida abdominal penetrante. Durante a abordagem cirúrgica, é importante garantir que o útero ainda esteja intacto e que não haja evidência de ruptura, torção ou laceração. Se houver lesões uterinas, o veterinário pode optar por realizar uma cesariana ou tentar salvar os filhotes reparando o útero traumatizado, dependendo da gravidade do trauma, lembrando que a presença de lóquios é uma indicação de trauma nos fetos. A gestante deve ser avaliada quanto a sinais de trabalho de parto e o feto deve ser monitorado quanto à viabilidade. Corrimento vaginal hemorrágico também pode indicar trabalho de parto com necessidade de monitoramento intensivo. Na ocorrência de morte fetal, esses deverão ser removidos imediatamente com objetivo de controle de foco de infecção e prevenção de sepse.

6. CUIDADOS DEFINITIVOS

O cuidado da paciente gestante com trauma deve incluir cristaloides intravenosos para substituir a perda e suprir as necessidades de manutenção. O controle da dor também é importante e os opioides são os medicamentos de escolha. Embora os opioides intravenosos atravessem a placenta, não é esperado que o uso de curto prazo tenha efeito sobre o feto, porém recomenda-se cautela e monitoramento, devido aos impactos cardiorrespiratórios. Antibióticos devem ser considerados em casos de mordidas e grande exposição de tecido. O monitoramento deve incluir frequência cardíaca, frequência respiratória, nível de dor, oxigenação, pressão arterial e marcadores perfusionais periféricos.

7. COMPLICAÇÕES

A equipe veterinária deve monitorar a gestante traumatizada por pelo menos 24 a 72 horas, dependendo da gravidade do trauma. As complicações dos fetos podem ocorrer horas a dias após o trauma inicial. A cadela/gata também pode desenvolver complicações nesse período, incluindo ruptura biliar, ruptura do trato urinário, síndrome do desconforto respiratório agudo e outras disfunções orgânicas que podem não ter sido detectadas na avaliação inicial.

8. CONCLUSÃO

A cadela ou gata podem ter uma grande variedade de complicações associadas ao trauma. Essas complicações também podem incluir os fetos. A observação e a avaliação cuidadosa da paciente gestante e o monitoramento contínuo dos fetos são importantes.

9. LITERATURA RECOMENDADA

1. Reproductive Emergencies. Veterinary Clinics of North America Small Animal Practice. Ari Jutkowitz. 35(2005) 397-420.
2. Pain Management for the Pregnant, Lactating, and Neonatal to Pediatric Cat and Dog. Journal of veterinary emergency and critical care. Karol A Mathews. Volume 38, Issue 6, November 2008, Pages 1291-1308.

67 Detalhes do Trauma em Geriatria

Douglass K. Macintire (in memorian)
Adesola Odunayo

1. INTRODUÇÃO

Cães e gatos idosos podem necessitar de abordagem de lesões traumáticas causadas por brigas, trauma veicular ou acidentes domésticos. A equipe médica deve abordar o animal mais velho, objetivando principalmente a manutenção dos sinais vitais, além de corrigir quaisquer anormalidades com risco de vida. Outras comorbidades preexistentes podem estar presentes em pacientes idosos e podem afetar as decisões tomadas em relação aos seus cuidados.

2. EXAME FÍSICO

O exame de triagem inicial para os pacientes pediátricos com trauma deve incluir o suporte básico à vida, o ABC (Via aérea, respiração e circulação). A desobstrução das vias aéreas deve ser verificada o mais rápido possível. A evidência de obstrução das vias aéreas (muitas vezes causada por hematoma, edema e traumas traqueais) é geralmente caracterizada por ruídos audíveis na inspiração (estertor ou estridor) com evidência de desconforto respiratório (frequência e esforço aumentados, cianose, ventilação muscular acessória). Cães mais velhos (raramente gatos) podem ter condições preexistentes, como paralisia laríngea e colapso traqueal, que podem tornar o exame das vias aéreas um pouco mais desafiador. Anormalidades respiratórias também são fáceis de identificar (taquipneia, aumento do esforço respiratório, ortopneia, cianose). A saturação de oxigênio via oximetria de pulso também pode ser baixa. Anormalidades comuns que causam dificuldade respiratória após o trauma incluem pneumotórax, contusões pulmonares, fraturas de costelas e ruptura diafragmática. Oxigênio suplementar deve ser fornecido a animais com dificuldades respiratórias e uma toracocentese diagnóstica/terapêutica deve ser considerada se houver suspeita ou evidência de pneumotórax. Promover a analgesia (idealmente opioides) melhoram o estado respiratório de animais que possam estar com dor.

O choque circulatório é geralmente identificado por taquicardia (bradicardia em gatos), mucosas pálidas, aumento do tempo de enchimento capilar, alteração mental e hipotermia. A hipotensão está frequentemente presente quando o valor da pressão arterial se correlaciona com hiperlactatemia (cães acima de 3,2mmoL/L e gatos 2,5mmoL/L). Além do mais, cães e gatos mais velhos podem ter doenças cardíacas subjacentes, incluindo bradiarritmias e taquiarritmias, que podem complicar a avaliação do sistema circulatório.

Após a conclusão da avaliação primária (ABC), um exame físico completo deve ser realizado para avaliar todos os sistemas orgânicos (musculoesquelético, neurológico, linfático, gastrointestinal, neurológico, oftálmico, cutâneo e reprodutivo). Condições clínicas preexistentes, podem incluir sopro cardíaco, doença respiratória crônica, alterações artríticas ou doença neurológica crônica. Essas condições preexistentes devem ser diferenciadas das condições agudas induzidas pelo evento traumático. A obtenção de um histórico completo do tutor pode ser útil para diferenciar as condições agudas das crônicas. A equipe médica também pode considerar o uso da Escala de Triagem de Trauma Animal (ATT) ou da Escala de Coma de Glasgow modificada (ECG).

3. TESTES LABORATORIAIS E DE IMAGEM

A avaliação laboratorial inicial deve incluir, volume globular (VG), proteínas totais (PT) e glicose.

Pacientes idosos podem possuir um VG ligeiramente menor e a avaliação da PT pode ser uma indicação mais sensível de um sangramento agudo. A hemorragia deve sempre ser considerada, quando os valores de PT são baixos, mesmo que o VG seja normal. No entanto, pacientes geriátricos também podem ter doenças com perda de proteína (enteropatia e nefropatia com perda de proteína) que podem contribuir para a redução da PT.

Uma avaliação ecográfica de beira leito (POCUS) deve ser realizada para identificar rapidamente líquido livre abdominal (hemoabdômen, uroabdômen), bem como alterações na cavidade torácica, como contusões pulmonares, pneumotórax, derrame pleural. Quando possível um hemograma, a bioquímica sérica completa e urinálise devem ser realizados. Estes podem revelar disfunções orgânicas que podem estar presentes como resultado de trauma (alterações principais podem incluir elevação da alanina aminotransferase, proteína total baixa, hematócrito baixo, azotemia pré-renal ou pós-renal).

Pacientes idosos são mais propensos a ter disfunção orgânica preexistente (insuficiência renal crônica, hepatite crônica, pancreatite crônica), portanto, os valores laboratoriais devem ser avaliados com mais critérios. Registros anteriores de pacientes podem ajudar a identificar alterações agudas. Radiografias torácicas (3 projeções) devem ser realizadas para a avaliação quanto a complicações associadas (pneumotórax, derrame pleural, ruptura diafragmática) e para descartar possibilidade de neoplasias, levando em consideração que em pacientes idosos já existe naturalmente o aumento da radiopacidade pulmonar intersticial. Radiografias abdominais também devem ser consideradas dependendo da localização e gravidade do trauma.

4. ABORDAGEM PRIMÁRIA

Se houver alguma anormalidade em vias aéreas identificada durante a avaliação primária, considere a sedação e analgesia (0,01-0,05mg/kg de acepromazina IV ou IM associado a 2mcg/kg de fentanil, IV ou IM). A acepromazina deve ser usada com cautela em animais hipotensos). Oxigênio suplementar também deve ser fornecido via gaiola de oxigênio, oxigênio nasal ou oxigênio de alto fluxo. A intubação orotraqueal ou a traqueostomia de emergência podem ser necessárias para animais que apresentem sinais de obstruções ou rebaixamento do nível de consciência. A toracocentese pode ser necessária para derrame pleural e pneumotórax.

Distúrbios circulatórios devem ser tratados com bolus de cristaloides (10mL/kg de Ringer lactato em 30 minutos, repetidos de acordo com a necessidade com base na melhora perfusional e controle da hemorragia). Solução salina hipertônica (NaCl 7,5% – 1-5 mL/kg IV em 15 minutos) também pode ser considerada com reavaliação de acordo com os mesmos critérios. Animais com hemorragia significativa (com base na má resposta à fluidoterapia e evidência de perda de sangue) podem necessitar de uma transfusão de sangue com concentrado de hemácias ou sangue total. Pacientes geriátricos com doença cardíaca subjacente devem ser tratados com mais critérios quanto às doses de fluidos, com objetivo de evitar sobrecarga de volume e insuficiência cardíaca. A ausculta cardiopulmonar deve ser realizada antes da administração de fluidos e um eletrocardiograma deve ser idealmente realizado para descartar anormalidades de condutância elétrica.

5. ABORDAGEM SECUNDÁRIA

A dor deve ser tratada inicialmente com opioides (fentanil 2mcg/kg, IV ou IM; metadona 0,2-0,5mg/kg IM). Os anti-inflamatórios não esteroides devem ser evitados em pacientes geriátricos e hipotensos. Na presença de fraturas, essas devem ser estabilizadas com cuidado para incluir a articulação acima e abaixo. A fluidoterapia deve ser iniciada para quaisquer perdas contínuas e necessidades de manutenção. Transfusões adicionais podem ser necessárias). Animais com traumatismo craniano devem ser tratados com oxigênio suplementar com cuidado para evitar a obstrução do retorno venoso jugular. Manitol (0,5-2gm/kg IV durante 15 minutos) ou solução salina hipertônica (NaCl 7,5%, 1-5mL/kg IV durante 15 minutos) deve ser administrado aos pacientes com sinais de aumento da pressão intracraniana. Antibióticos intravenosos devem ser considerados em casos de mordidas com exposição tecidual importante com quebra de barreira. Animais com doença renal e/ou hepáticas preexistentes, podem necessitar de ajuste de doses de antibióticos e analgésicos.

6. COMPLICAÇÕES

O paciente idoso traumatizado deve ser monitorado em regime hospitalar, por pelo menos 24 a 72 horas, para avaliar sinais de complicações, que incluem, síndrome do desconforto respiratório agudo, doença tromboembólica, ruptura da árvore biliar e/ou sepse. A extensão e a gravidade das complicações observadas irão depender da gravidade do evento traumático.

7. CONCLUSÃO

O paciente idoso com trauma deve ser monitorado quanto a anormalidades potencialmente fatais associadas. O veterinário também deve considerar outras condições pré-existentes que possam influenciar a avaliação do paciente. Alterações nas doses dos medicamentos também devem ser consideradas dependendo da doença de base.

8. LITERATURA RECOMENDADA

1. Critically Ill Geriatric Patients. Maureen McMicheal. In Small Animal Critical Care Medicine by Deborah Silverstein and Kate Hopper. Elsevier 2009
2. Lapsley, Janis, Galina M. Hayes, and Julia P. Sumner. "Performance evaluation and validation of the Animal Trauma Triage score and modified Glasgow Coma Scale in injured cats: a Veterinary Committee on Trauma registry study." Journal of Veterinary Emergency and Critical Care 29.5 (2019): 478-483.
3. Davidow, Beth. "Transfusion medicine in small animals." Veterinary Clinics: Small Animal Practice 43.4 (2013): 735-756.
4. Driessen, Bernd, and Benjamin Brainard. "Fluid therapy for the traumatized patient." Journal of Veterinary Emergency and Critical Care 16.4 (2006): 276-299.

Urgências Ambientais

VII

Intermação (Golpe de Calor)

68

Marcela Malvini Pimenta
Ligia Ziegler Paiva

1. INTRODUÇÃO

A intermação, também conhecida por insolação ou choque térmico, constitui um dos mais graves distúrbios térmicos associados ao calor. Sua ocorrência está associada a uma disfunção termorregulatória em que os mecanismos de dissipação de calor não são suficientemente capazes de compensar o excesso de calor produzido. No momento da admissão no serviço de emergência, a intermação caracteriza-se por temperatura retal superior a 41ºC e disfunção do sistema nervoso central (SNC). Há perda da homeostase térmica, no entanto, o ponto referencial de temperatura no hipotálamo é mantido, constituindo assim uma forma não pirogênica de hipertermia. Como consequência desse desequilíbrio há uma grave elevação da temperatura corporal central, podendo atingir 43ºC ou até mais. Ocorrem sérios comprometimentos sistêmicos ameaçadores à vida, responsáveis por delimitar a necessidade de uma intervenção precoce e de caráter emergencial.

2. FATORES DE RISCO

A incidência de intermação é maior no período de verão. Sua ocorrência é mais bem caracterizada na espécie canina, contudo os felinos também podem ser acometidos. Os animais que apresentam maior susceptibilidade são aqueles submetidos a ambientes com temperatura elevada, privação de água, confinamento, exercícios físicos intensos (bem como episódios convulsivos) ou em horários inadequados, ambientes úmidos (a umidade prejudica a dissipação de calor por evaporação) e com baixa ventilação. Existem ainda relatos de intermação em felinos que entram acidentalmente na máquina de secar roupas, tendo sido atendidos em caráter emergencial com temperatura retal acima de 41ºC.

Outras condições responsáveis por interferir na perda de calor corporal referem-se à obesidade, anormalidades anatômicas e massas em vias aéreas, colapso traqueal ou obstrução das vias aéreas superiores (interferem na perda de calor evaporativa), condições indutoras de hipovolemia e redução do débito cardíaco (há diminuição da circulação periférica e perda de calor por convecção). Algumas raças são mais predispostas como, por exemplo, as braquicefálicas e as de animais de pelo longo, tanto em cães como em gatos.

3. FISIOPATOGENIA

Uma temperatura relativamente constante é necessária para manter e preservar as funções celulares dos animais homeotérmicos. O controle entre a produção e a dissipação de calor é realizado pelo centro termorregulador localizado no hipotálamo, mediado pela ação de receptores de calor e de frio, também encontrados na pele.

Nos cães e gatos, as glândulas sudoríparas são pouco desenvolvidas e, portanto, não participam efetivamente da termorregulação (**Figura 68.1.**). Nesses animais a dissipação se dá quase que exclusivamente por meio da radiação e convecção através da pele, apesar de a via respiratória representar uma importante forma de perda de calor por evaporação. Durante esse processo o ar inspirado torna-se saturado de vapor de água à

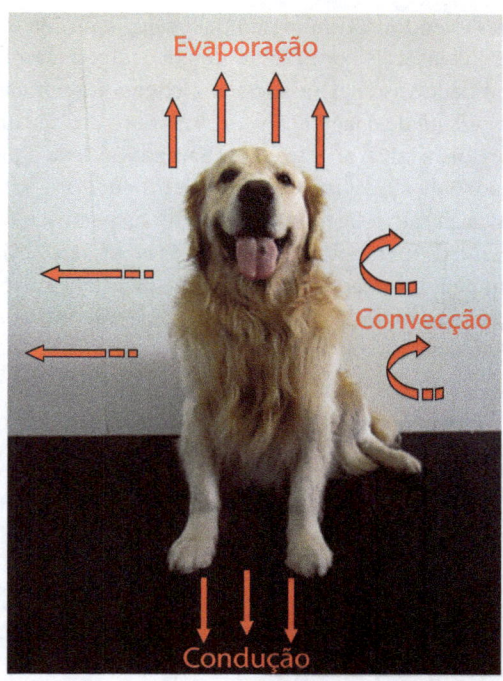

Figura 68.1. – Evaporação – conversão da água presente na saliva e secreções das vias respiratórias em vapor de água. Condução – perda de calor corporal para uma superfície fria. Convecção – troca de calor entre o corpo e meio líquido e gasoso. Radiação – transferência de calor por meio de ondas eletromagnéticas.

medida que alcança os ossos turbinados, assim, o sangue venoso que percorre a região é resfriado. Ao se igualar as temperaturas ambientais e corporais, há predomínio do mecanismo de evaporação como forma de perda de calor.

O ajuste compensatório também é realizado pelo desvio de calor central (rins e intestino) para periferia, por meio do aumento do débito cardíaco e da vasodilatação periférica, responsáveis por aumentar a circulação cutânea e a perda de calor.

A dissipação de calor corporal ainda é possível pelo mecanismo de condução. Por este motivo, muitos animais alojam-se em superfícies frias em épocas quentes do ano, como tentativa de manter uma zona de conforto térmico.

Independente da etiologia, a elevação anormal e abrupta da temperatura pode resultar em lesões progressivas e irreversíveis (**Tabela 68.1.**). A gravidade do comprometimento orgânico acentua-se à medida que a vasoconstrição periférica é substituída pela vasodilatação. Há perda da manutenção da pressão sanguínea, hipotensão e hipovolemia, e consequentemente menor dissipação de calor e elevação rápida da temperatura corporal. O excesso de calor produzido é responsável por desencadear morte celular, disfunções orgânicas e morte do animal, quando não é possível uma intervenção precoce e imediata.

Na intermação é observada a associação de choque distributivo e hipovolêmico. A vasodilatação está associada à liberação de óxido nítrico e inicialmente há um incremento do débito cardíaco secundário à diminuição da resistência vascular sistêmica, porém, com o passar do tempo, a estase sanguínea associada a desidratação diminui o volume sanguíneo circulante, gerando hipotensão e diminuição do débito cardíaco.

A lesão endotelial induzida pelo calor culmina em uma série de injúrias, tais como lesão de glicocálix e alteração da permeabilidade vascular (associada a edema intersticial), ativação da cascata de coagulação e trombose microvascular. Em contrapartida, a ativação das vias inflamatórias leva o paciente a um quadro de síndrome de resposta inflamatória sistêmica (SIRS). Tais alterações geram diminuição da perfusão tecidual e incremento de metabolismo anaeróbio (hiperlactatemia), que se não manejados precocemente evoluem para síndrome de disfunção de múltiplos órgãos (SDMO). Em alguns casos, pode ocorrer translocação bacteriana e sepse.

A lesão endotelial pulmonar pode levar a edema não cardiogênico e evolução para síndrome do desconforto respiratório agudo (SDRA). Em pacientes mais críticos, pode ser necessária a intubação e manutenção em ventilação controlada.

Tabela 68.1. – Principais Consequências da Intermação

- Hiperatividade metabólica.
- Distúrbios eletrolíticos e de pH.
- Disfunção do sistema nervoso central.
- Necrose centrolobular de hepatócitos e colestase.
- Ulceração gástrica e intestinal, translocação bacteriana, SIRS, sepse e choque séptico.
- Degeneração necrose muscular.
- Insuficiência renal aguda.
- Vasodilatação, hipotensão, congestão passiva, hipovolemia.
- Insuficiência circulatória, isquemia, hipóxia.
- Lesão térmica tissular direta.
- Respostas inflamatórias e coagulatórias.
- Síndrome da disfunção múltipla de órgãos.
- Edema pulmonar não cardiogênico.
- Hemorragia pulmonar.
- Síndrome do desconforto respiratório agudo (SDRA).
- Distúrbios de coagulação (CID).

Fatores como obesidade, presença de doenças pregressas e tempo de exposição a alta temperatura evidenciam pior prognóstico. A taxa de mortalidade em cães e seres humanos gira em torno de 40% – 50%, porém há poucos relatos em felinos.

Consultar o **Capítulo 41 – Choque Térmico –** *Heatstroke,* para os tópicos relacionados aos exames físicos, laboratoriais e abordagem terapêutica.

4. LITERATURA RECOMENDADA

1. Bruchin Y, Klement E, Saragusty J, et al. Heat stroke in dogs: a retrospective study of 54 cases (1999-2004) and analysis of risk factors for death. Journal of Veterinary Internal Medicine, 2006; v. 20: 38-46.
2. Drobatz KJ. Heat stroke. In:Silverstein DC, Hopper K.Small animal critical care medicine. Canadá: Saunders Elsevier, 2009:723-726.
3. Rabelo RC, Pimenta MM, Jarke PC, et al. Intermação: Uma Síndrome Emergencial. Medvep: Revista Científica de Medicina Veterinária – Pequenos Animais e Animais de Estimação, 2010; 8(24): 73-81.
4. Cudney SE, Wayne A, Rozanski EA. Clothes dryer–induced heat stroke in three cats. J Vet Emerg Crit Care. 2021;1-6. https://doi.org/10.1111/vec.13131.
5. Christopher G. Byers e Massimo Giunti. Medicina de Emergência e Cuidados Intensivos em Felinos. Editora Medvep, 2023; 327-331.
6. Drobatz KJ. Heat stroke. In: Silverstein DC, Hopper K, eds. Small Animal Critical Care Medicine. 1st ed. St. Louis, MO: Saunders; 2009: 723-726.
7. Aroch I, Segev G, Loeb E, Bruchim Y. Peripheral nucleated red blood cells as a prognostic indicator in heatstroke in dogs. J Vet Intern Med 2009;23(3):544-551.
8. Bruchim Y, Kelmer E, Cohen A, et al. Hemostatic abnormalities in dogs with naturally occurring heatstroke. J Vet Emerg Crit Care 2017;27(3):315-324.
9. Segev G, Aroch I, Savoray M, Kass PH, Bruchim Y. A novel severity scoring system for dogs with heatstroke. J Vet Emerg Crit Care 2015;25(2):240-247.

Queimaduras

69

Camila Molina Soares
Taisa Matamoros Amaral
Luis H. Tello

1. INTRODUÇÃO

Traumas causados por agentes térmicos resultam em queimaduras, cujas consequências variam em intensidade, podendo manifestar-se de forma leve, moderada ou grave, inclusive apresentando efeitos sistêmicos. Nesse contexto, é crucial que o profissional veterinário seja capaz de realizar um diagnóstico rápido e preciso, além de uma classificação adequada. Isso não apenas permite a implementação de terapias específicas, mas também maximiza as chances de otimizar o prognóstico diante dessa situação.

No âmbito da medicina de emergência veterinária, destaca-se a importância da avaliação abrangente do paciente, considerando a possibilidade de outras lesões traumáticas associadas, como inalação de fumaça, choque elétrico e contato/ingestão de substâncias químicas.

Na medicina veterinária, ainda há escassez de consensos e diretrizes específicas sobre o tema das queimaduras. Portanto, muitas informações são derivadas da medicina humana, que dispõe de um maior embasamento literário.

2. CLASSIFICAÇÃO

A classificação da lesão deve ser realizada principalmente com base na profundidade da lesão e em sua extensão, sendo a área de superfície corporal total (TBSA) um importante parâmetro a ser utilizado com o objetivo de melhor delineamento da magnitude da lesão, podendo assim relacionar a extensão com a gravidade, de acordo com dados pré-estabelecidos, sendo considerada local para áreas < 20% da TBSA e graves para áreas > 20-30% TBSA.

A delimitação da área afetada, em animais, pode ser um desafio no momento inicial, isto ocorre principalmente devido à presença de pelos no local, além de características mais tardias de alguns tipos de lesões, como, por exemplo, nas ocasionadas por colchão térmico (**Figura 69.1.**) entre outras, que podem levar de 3 a 5 dias para demonstrarem a real área afetada. Além disso, também deve ser considerada a individualidade entre as raças, com relação ao estabelecimento da área de superfície corporal total.

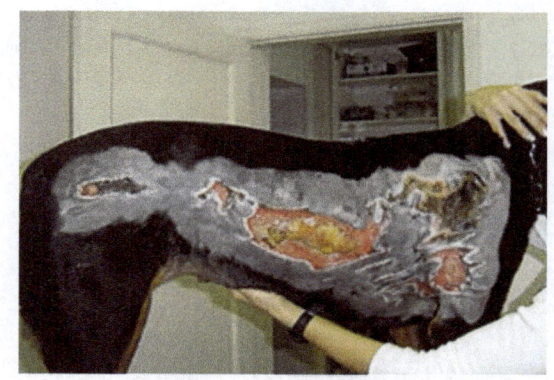

Figura 69.1. – Queimadura por colchão térmico

2.1. – Classificação de acordo com profundidade

Atualmente, a classificação de acordo com a profundidade é a mais comumente utilizada, levando ao desuso das graduações previamente utilizadas (primeiro, segundo e terceiro grau)

Devem ser classificadas de acordo com a profundidade em: superficiais, de espessura parcial superficial, de espessura parcial profunda, de espessura total (**Figura 69.2.**).

Uma das estratégias que podem ser utilizadas é a regra dos 9, utilizada na medicina para adultos, que atribui uma pontuação de acordo com as regiões afetadas (**Figuras 69.3., 69.4. e 69.5.**).

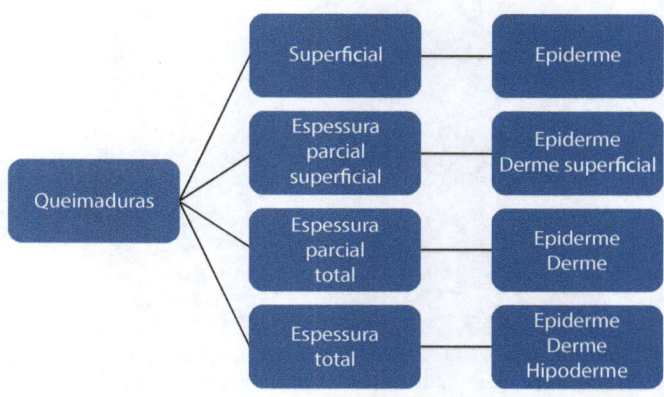

Figura 69.2. – Classificação das Queimaduras de Acordo com a Profundidade da Lesão

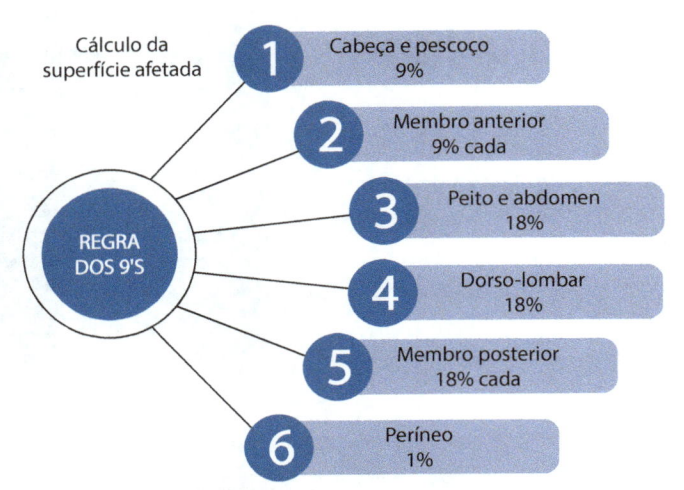

Cálculo da superfície afetada

REGRA DOS 9'S

1. Cabeça e pescoço — 9%
2. Membro anterior — 9% cada
3. Peito e abdomen — 18%
4. Dorso-lombar — 18%
5. Membro posterior — 18% cada
6. Períneo — 1%

Figura 69.3. – Porcentagem atribuída a cada localização como auxiliar no cálculo de superfície queimada

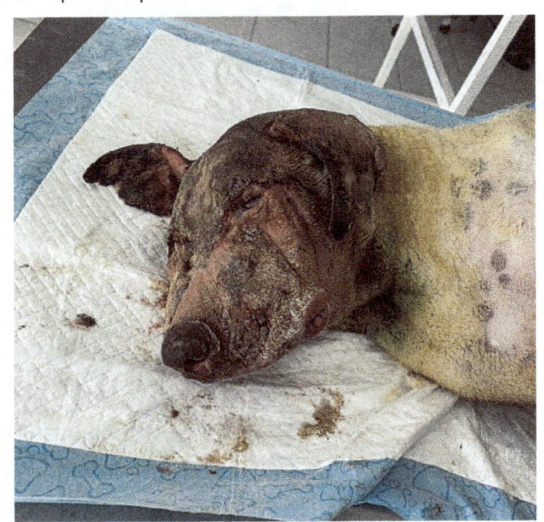

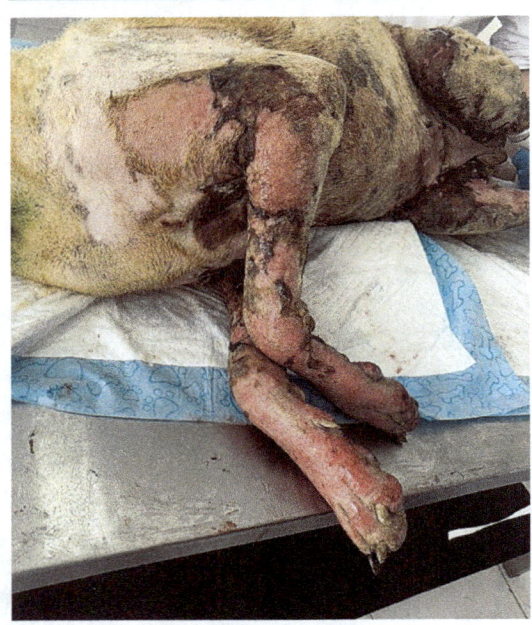

Figuras 69.4. e 69.5. – Paciente canino, SRD, 4 anos, com aproximadamente 63% da superfície do corpo queimada, após resgate em incêndio. Cálculo: Cabeça (9) + ambos os membros torácicos (2 x 9) + ambos os membros pélvicos (2 x18), totalizando 7 aéreas = 9x7 = 63%.

O cálculo pode ser atribuído à seguinte fórmula:

Porcentagem queimada = área queimada (cm^2)/ área total de superfície corporal (cm^2)

Outra possibilidade seria a utilização do gráfico Lund-Browder, comumente utilizado para crianças, no qual as áreas são subdivididas levando em consideração as diferentes proporções ao longo do crescimento. Esta metodologia pode conferir maior acurácia na medicina veterinária, possibilitando cálculos mais precisos de acordo com as particularidades de cada raça.

3. PRINCIPAIS ETIOLOGIAS

3.1. – Queimaduras térmicas

- **Temperatura:** Calor direto, estufas, vapor, objetos aquecidos, água quente, radiadores, colchões térmicos, asfalto, chama, fogos de artifício.

3.2. – Queimaduras elétricas (consultar o Capítulo 70 – Choque Elétrico)

- Exposição a cabos elétricos.
- Dispositivos de iluminação.

3.3. – Queimaduras químicas

- **Por ácidos.**
- **Por álcalis:** alvejante doméstico (extensa necrose de pele e estruturas adjacentes)
- **Por solventes:** destilados do petróleo, gasolina, resina e querosene.
- Piche ou alcatrão quente.

3.4. – Queimaduras por radiação

- Sol, raios-X, raios UV, nucleares.

3.5. – Queimaduras por causas biológicas

- **Animais:** lagarta-de-fogo, água-viva, medusa, etc.
- **Vegetais:** látex de plantas, urtiga, etc.

4. FISIOPATOLOGIA

O dano tecidual é o principal fator de disparo da resposta inflamatória sistêmica mediada por citocinas e mediadores químicos.

Em queimaduras extensas, observa-se um edema generalizado, resultado direto do dano nos tecidos. As lesões microvasculares, originadas pela inflamação, contribuem para um desequilíbrio entre as pressões oncótica e hidrostática. O extravasamento de fluido intravascular e proteínas plasmáticas para o meio intersticial reduz a pressão oncótica capilar. Esse processo resulta na formação de um novo gradiente oncótico no espaço intersticial, perpetuando o deslocamento de fluido e o consequente edema. Além de prejudicar significativamente a perfusão tecidual, esse fenômeno compromete a manutenção do volume sanguíneo, muitas vezes culminando em choque hipovolêmico. Frequentemente, essa condição é acompanhada de hipoproteinemia, agravando ainda mais o quadro clínico.

A fase mais aguda é conhecida como fase hipodinâmica ou fase de choque, caracterizada por hipovolemia e diminuição do débito cardíaco, está comumente associada a lesão tecidual com intercâmbio de fluidos entre compartimentos, principalmente associada a inúmeros mediadores químicos como citocinas, histamina, tromboxanos, leucotrienos, espécies reativas de oxigênio. Geralmente esta fase pode ser observada nas primeiras 6 a 8 horas, podendo se perpetuar por até 72 horas.

A fase mais tardia é conhecida como fase hipermetabólica, comumente observada após reanimação inicial, podendo ocorrer em 3 a 5 dias após a injúria. É caracterizada pela diminuição da permeabilidade vascular, aumento da frequência cardíaca e diminuição da resistência vascular periférica, levando a um aumento do débito cardíaco. Além disso, pode ser observado hipermetabolismo, caracterizado por gliconeogênese, glicólise, catabolismo proteico, lipólise, resistência insulínica hepática e febre, tudo isso principalmente em resposta ao aumento dos hormônios contra regulatórios circulares, catecolaminas, cortisol e glucagon.

5. CARACTERÍSTICAS DAS LESÕES

Lesões superficiais geralmente se manifestam como áreas ressecadas e avermelhadas, sem bolhas, com pelos queimados e frequentemente sensíveis ao toque.

Já as lesões de espessura parcial superficial apresentam uma coloração avermelhada, umidade devido à secreção translúcida proveniente de capilares danificados, presença de bolhas e pelos normais à tração.

Na espessura parcial total, a coloração pode variar, com um aspecto úmido e secreção translúcida, além de escaras e bolhas.

As lesões de espessura total exibem coloração variável, podendo ir de esbranquiçado a enegrecido, aspecto ressecado, sem bolhas, e frequentemente apresentam escaras crostosas, com pelos facilmente removíveis.Essas feridas podem ser divididas em três zonas distintas:

- **Zona de coagulação e necrose:** Localizada no centro da lesão, é a área primariamente afetada, caracterizada por danos irreversíveis. Geralmente requer intervenção cirúrgica para remoção.
- **Zona de estase:** Circundando a zona de coagulação, esta área apresenta perfusão inadequada. No entanto, é possível uma recuperação adequada com manejo apropriado.
- **Zona de hiperemia:** Encontrada nos bordos da lesão, esta área mantém uma perfusão adequada, oferecendo a possibilidade de recuperação.

6. APRESENTAÇÃO CLÍNICA E LABORATORIAL

Além das lesões visíveis o acometimento também pode ser sistêmico, sendo assim é importante considerar a abordagem ampla (com exames laboratoriais completos, incluindo avaliação das disfunções orgânicas, albumina, tempos de coagulação, fibrinogênio) para que sejam estabelecidos todos os efeitos deletérios da exposição, possibilitando a terapêutica direcionada e assistida.

A hemoconcentração pode estar presente devido à perda de líquidos evidente, além da possibilidade de quadro hemolítico, associado em casos de comprometimento de maiores superfícies.

Com relação ao perfil cardiovascular, a possibilidade de vasoconstrição periférica associada ao déficit perfusional, secundário a depleção importante de volume, culmina em choque circulatório frente a falha de atuação dos mecanismos compensatórios. Com o prejuízo hemodinâmico global outros órgãos podem ser atingidos pelos efeitos deletérios da hipoperfusão, como, por exemplo, os rins, podendo resultar em quadro de injúria renal aguda.

As alterações respiratórias comumente estão associadas a inalação de fumaça, que pode levar a quadro de desnudação da mucosa, lesões no epitélio, edema bronquial, laríngeo e faríngeo, além de broncoespasmo, e em casos graves evoluir para a síndrome do desconforto respiratório agudo (SDRA).

7. TRATAMENTO

O paciente deverá ser abordado como todos os pacientes graves, de acordo com o protocolo xABCDE (consultar o **Capítulo 18 – Abordagem primária e secundária**).

É importante que seja realizada a diferenciação da fase em que o paciente se encontra, considerando a fase de choque e a síndrome hipermetabólica citadas em "fisiopatologia". Esse reconhecimento possibilitará o melhor delineamento sobre as estratégias, principalmente hemodinâmicas, a serem utilizadas.

7.1. – Suporte ventilatório

A abordagem correta de vias aéreas e boa ventilação são passos limitantes, principalmente na suspeita de inalação de fumaça associada, que pode ocorrer comumente em grandes queimados.

A inalação de fumaça pode gerar 5 principais efeitos clínicos: obstrução aguda de via aérea superior, broncoespasmo, obstrução de via aérea terminal, infecções pulmonares e insuficiência respiratória.

Na presença de inalação de fumaça deve ser considerado principalmente a toxicidade associada ao monóxido de carbono e ao cianeto, compostos frequentemente presentes nas combustões.

7.1.1. – Monóxido de carbono

A toxicidade relacionada ao monóxido de carbono está diretamente ligada ao tempo de exposição e à quantidade inalada.

O monóxido de carbono possui uma afinidade significativamente maior (200-250 vezes) pela hemoglobina em comparação ao oxigênio. Ao ocupar o lugar do oxigênio na hemoglobina, ocorre uma espécie de "anemia funcional", resultando em um comprometimento direto no transporte e na entrega de oxigênio aos tecidos.

Importante lembrar, que nesse cenário, a oximetria de pulso não é um método confiável, uma vez que a carboxihemoglobina (formada pela ligação do monóxido de carbono à hemoglobina) possui uma absorção de comprimento de onda de luz semelhante à oxiemoglobina. Isso pode levar a resultados falsamente normais, mesmo em pacientes com hipoxemia grave.

A terapia recomendada, principalmente, é a oxigenoterapia de alto fluxo. No entanto, algumas fontes literárias mencionam a possibilidade de utilizar a terapia hiperbárica. Os sinais neurológicos podem persistir até cinco dias após a exposição ao monóxido de carbono.

7.1.2. – Cianeto

A toxicidade relacionada ao cianeto gera prejuízo da fosforilação oxidativa, levando a desvio da via metabólica para a anaeróbica, por isso recomenda-se que seja monitorado o lactato de forma intensiva para estes pacientes, que podem apresentar acidose lática grave e não responsiva às manobras de reanimação volêmica e otimização perfusional. O tratamento de escolha neste cenário é a hidroxicobalamina, 70mg/kg via IV, podendo ser repetida em uma segunda dose de 35mg/kg.

Deverão ser avaliados critérios para ventilação mecânica de acordo com evolução do paciente (consultar o **capítulo 138 – Ventilação Mecânica**).

7.1.3. – Otimização perfusional e reposição de perdas

A fluidoterapia deve ser considerada para restabelecer as perdas apresentadas pelo paciente, tendo como objetivo a otimização da entrega de oxigênio aos tecidos, prejudicados no cenário da hipovolemia.

As perdas por evaporação podem ser estimadas de acordo com a fórmula: 1mL/kg de peso corporal x porcentagem de área queimada por hora (Exemplo: animal de 10kg com 10% de área queimada terá uma perda estimada de 100mL de líquido por hora).

Algumas fórmulas consideram de 2-4mL/kg nas primeiras 24 horas, porém recomenda-se a análise individual, podendo ser utilizadas as avaliações dinâmicas além do monitoramento dos parâmetros de perfusão periférica, débito urinário, saturação venosa central, lactato. Recomenda-se a utilização dos cristaloides balanceados como primeira escolha (consultar o **capítulo 20 – As Bases da Fluidoterapia para o Paciente Grave**).

É crucial enfatizar a importância do manejo adequado da fluidoterapia, uma vez que os efeitos adversos decorrentes do excesso de fluidos podem agravar a evolução clínica desfavorável de um paciente que, desde o início, apresentava um quadro de gravidade elevada.

7.2. – Controle de dor e sedação

O controle de dor deve ser realizado de forma mandatória, uma vez que o grau de dor apresentada é evidente, contribuindo inclusive para agitação, ausência de perfil colaborativo, comprometimento ao nível inflamatório e maior ativação simpática frente a resposta às catecolaminas e cortisol. A abordagem das escalas de dor para maior precisão no diagnóstico devem ser utilizadas.

Opioides podem ser consideradas boas opções, assim como as infusões contínuas (consultar o **capítulo 106 – Escala e Controle de Dor no Paciente Grave**).

A analgesia deverá ser planejada e reavaliada de forma contínua, principalmente porque são pacientes que passarão por manejo das feridas durante um longo período. A utilização de analgésicos e ansiolíticos poderá ser benéfica no controle a longo prazo da terapia, como, por exemplo, a utilização de gabapentina ou trazodona 3-5mg/kg via oral a cada 12 horas.

7.3. – Terapia antimicrobiana

Não é recomendado uso de antimicrobianos sistêmicos com a finalidade profilática, dados demonstram ausência de benefício na incidência de infecção e sepse. Seu uso terapêutico deverá ser considerado para pacientes que apresentem critérios para tal, bem como infecções, sepse e choque séptico.

7.4. – Terapia de suporte

O manejo intensivo do paciente grave deve ser considerado em sua totalidade para os pacientes queimados, tal terapêutica deve abranger nutrição adequada, tromboprofilaxia, monitorização e reavaliações seriadas. O manejo das feridas também é um pilar fundamental na recuperação.

7.5. – Manejo das feridas

A tricotomia ampla e limpeza são passos iniciais no manejo da ferida (sempre deverá ser realizado após analgesia e/ou sedação, de acordo com critérios de utilização). A hidroterapia deve ser considerada para otimização da recuperação da lesão, porém não se recomenda utilização de gelo ou água gelada, mas sim em temperatura aproximada de 12ºC. A temperatura central do paciente deve ser monitorada sob o risco de hipotermia, principalmente em pacientes com lesões muito extensas.

A antibioticoterapia tópica profilática é uma opção a ser utilizada, são consideradas opções factíveis: sulfadiazina de prata, mel e acetato de mafenida. O desbridamento permite remoção de tecido necrosado, crostas, tecido infectado, oferecendo maior potencial de revascularização e recuperação local (consultar o **capítulo 64 – Contenção de Danos feridas**).

8. PROPOSTAS FUTURAS

Com a evolução das tecnologias novas alternativas vêm sendo pesquisadas para otimização do tratamento das queimaduras.

Citamos abaixo as principais:

- **Pele de tilápia:** Ainda utilizada majoritariamente em cenário experimental, seria recomendada para queimaduras de espessura total.

- **Ozonioterapia:** Por possuir propriedades bactericidas e cicatrizantes.

- **Oxigenoterapia Hiperbárica:** Tratamento de oxigênio inalado dentro de uma câmara pressurizada, acima da pressão atmosférica, levando à hiperóxia vista como adjuvante para manejo de feridas de longa extensão com otimização da cicatrização (consultar o **capítulo 92 – Medicina Hiperbárica**).

- **Células tronco:** propriedades imunomoduladoras (consultar o **capítulo 98 – Aplicações práticas de Células Tronco no Doente Grave**).

- **Terapia larval:** Tem como principal objetivo o desbridamento da lesão, técnica melhor descrita na medicina, porém pouco relatada em medicina veterinária.

- **Enxertos de pele de bacalhau acelulares:** também ainda em escassos relatos, sendo necessário maior aprofundamento acerca da técnica.

9. CONCLUSÃO

O paciente queimado é considerado um paciente grave, de acordo com as estratificações elucidadas acima, devendo receber terapia direcionada e individualizada desde sua abordagem inicial até o momento da alta, principalmente considerando a importância da monitorização, controle de dor e manejo crônico das feridas.

10. LITERATURA RECOMENDADA

1. Vigani, A.; Culler, C.A. Systemic and Local Management of Burn Wounds. Vet. Clin. N. Am. Small Anim. Pract. 2017, 47(6):1149-1163.

2. Vaughn L, Beckel N. Severe burn injury, burn shock, and smoke inhalation injury in small animals. Part 1: Burn classification and pathophysiology. J Vet Emerg Crit Care. 2012;22(2):179-86.

3. Vivo C, Galeiras R, del Caz MDP. Initial evaluation and management of the critical burn patient. Med Intensiva. 2016;40(1):49-59.

4. Brian K. R. Life – Threatening Dermatological Emergencies In:Textbook of Small Animal Emergency Medicine Vol 1, 2019. Wiley-Blackwell Eds Kenneth J. Drobatz, Kate Hopper, Elizabeth A. Rozanski, Deborah C. Silverstein. Cap 137 p 878-880

5. Kawalilak LT, Fransson BA, Alessio TL. Management of a facial partial thickness chemical burn in a dog caused by bleach. J Vet Emerg Crit Care. 2017, pp 1-8 doi: 10.1111/vec.12569

6. Sumner J.P., Pucheu-Haston C.M., Fowlkes N. & Merchant S. Dorsal skin necrosis secondary to a solar-induced thermal burn in a brown-coated dachshund. The Canadian Veterinary Journal. 2016. 57(3): 305-308.

7. Schwartz SL, Schick AE, Lewis TP, Loeffler D. Dorsal thermal necrosis in dogs: a retrospective analysis of 16 cases in the southwestern USA (2009-2016). Vet Dermatol. 2018 Apr;29(2):139-e55. doi: 10.1111/vde.12519.

8. Silva AV, Tavares DS, Tavares PAM, Santos CO. Terapias aplicadas no tratamento das lesões por queimaduras de terceiro grau e extensão variável: revisão integrativa. Medicina (Ribeirão Preto) [Internet]. 11 de dezembro de 2020 [citado 1 de março de 2023];53(4):456-463.

9. Birnie GL, Fry DR, Best MP. Safety and Tolerability of Hyperbaric Oxygen Therapy in Cats and Dogs. J Am Anim Hosp Assoc. 2018 Jul/Aug;54(4):188-194. doi: 10.5326/JAAHA-MS-6548

10. Dawson KA, Mickelson MA, Blong AE, L Walton RA. Management of severe burn injuries with novel treatment techniques including maggot debridement and applications of acellular fish skin grafts and autologous skin cell suspension in a dog. J Am Vet Med Assoc. 2021 Nov 26;260(4):428-435.

Seção VII

70 Choque Elétrico

Camila Molina Soares

Taisa Matamoros Amaral

Rodrigo Cardoso Rabelo

1. INTRODUÇÃO

O choque elétrico é definido pela passagem de uma corrente elétrica através do corpo, fazendo com que a vítima se torne parte do circuito elétrico. Em animais domésticos a incidência de casos é mais baixa do que em humanos, porém as complicações podem ser devastadoras em decorrência da menor massa corporal.

As lesões decorrentes do choque elétrico podem surgir de diferentes formas, seja por contato direto com uma corrente elétrica, frequentemente relacionado à mastigação de cabos elétricos domésticos, ou por meio de uma descarga elétrica natural, como, por exemplo, raios.

2. CONCEITOS

O fechamento do circuito elétrico é essencial para a passagem da corrente elétrica. Isso ocorre quando há contato simultâneo com os dois polos do circuito, permitindo que a corrente flua de uma fonte para outra. Este contato facilita a descarga de calor no percurso do circuito. Em situações de choque elétrico, esse processo pode resultar em queimaduras devido à liberação de energia térmica durante a passagem da corrente pelos tecidos.

O efeito Joule desempenha um papel significativo no contexto de choque elétrico. Ele é identificado pela conversão de energia elétrica em energia térmica em um condutor através do qual uma corrente flui. A quantidade de energia dissipada por unidade de tempo, ou seja, a potência (P), é igual ao produto da tensão aplicada (V) pela corrente conduzida (I). Matematicamente expresso, isso é representado pela equação $P = V \times I$.

Esse fenômeno ocorre devido à resistência do condutor à passagem da corrente elétrica, resultando na geração de calor. Nos casos de choque elétrico, o efeito Joule pode levar a danos térmicos no tecido circundante ao condutor, contribuindo para as lesões associadas a essa forma de trauma elétrico. Portanto, compreender e considerar o efeito Joule é fundamental na avaliação e gestão de casos de choque elétrico.

3. FISIOPATOLOGIA DA LESÃO POR CHOQUE ELÉTRICO

As lesões por descarga elétrica podem causar tanto danos locais, como queimaduras, quanto disfunção orgânica em de-

corrência da corrente elétrica. O grau de lesão associada está intimamente ligado a aplicação da fórmula:

Resistência (Ohms, Ω) = Voltagem (Volts, V) / Corrente (Ampères, A) Sendo assim, cabe dizer que os efeitos estão intrinsecamente ligados às características da corrente, como voltagem e amperes.

A resistência elétrica da pele pode limitar a condução da corrente elétrica em casos de tensões amenas. Por exemplo, com a pele seca, tensões de 12V podem não gerar qualquer tipo de dano, porém com a pele úmida a resistência automaticamente diminui, podendo levar ao choque, mesmo sob a mesma tensão. Além disso, os diferentes tipos de tecido possuem resistências individualizadas, de acordo com a **Figura 70.1**.

As correntes podem ser classificadas em contínuas ou alternadas. As correntes alternadas, 40 a 150Hz, representam um risco maior, porque são caracterizadas por um efeito de tetania que prende a vítima à fonte, desta forma aumentando o tempo de exposição, bem como a probabilidade de lesões. Correntes de 10mA já podem ser o suficiente para a perda do controle voluntário dos músculos, dificultando a liberação do contato com a fonte.

A magnitude da corrente pode gerar diferentes consequências, representadas na **Figura 70.2**.

O trajeto da corrente elétrica é um fator crucial a ser considerado em casos de choque elétrico, pois pode ter um impacto

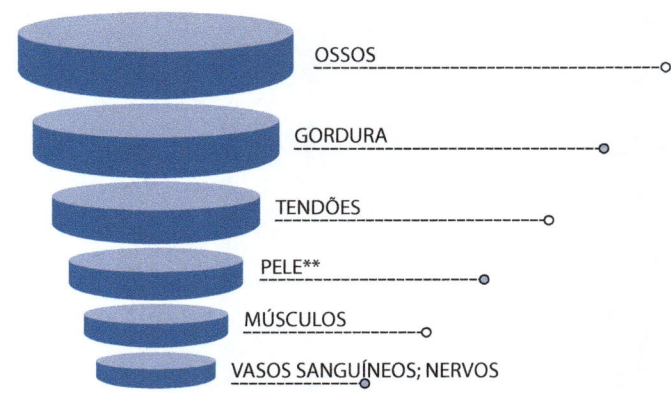

Figura 70.1. – Ordem de resistência dos tecidos.

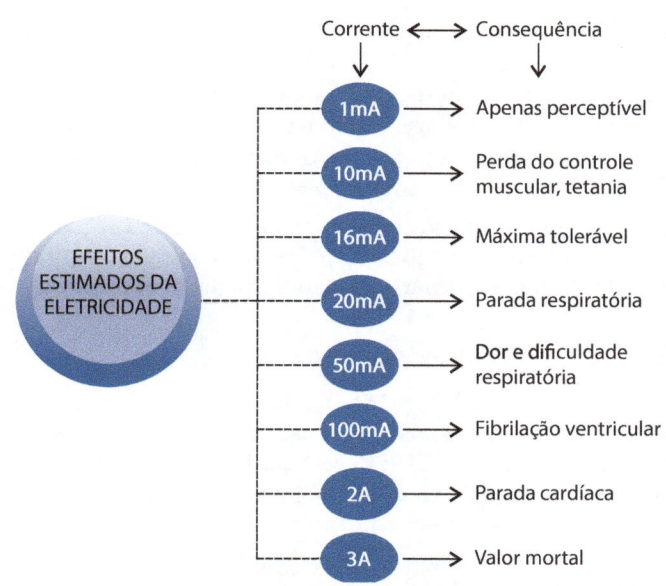

Corrente ⟷ Consequência

EFEITOS ESTIMADOS DA ELETRICIDADE

- 1mA → Apenas perceptível
- 10mA → Perda do controle muscular, tetania
- 16mA → Máxima tolerável
- 20mA → Parada respiratória
- 50mA → **Dor e dificuldade** respiratória
- 100mA → Fibrilação ventricular
- 2A → Parada cardíaca
- 3A → Valor mortal

Figura 70.2. – Efeitos provocados por diferentes tipos de corrente elétrica.

significativo no desfecho, especialmente quando envolve o coração, resultando em uma descarga cardíaca. Por exemplo, se houver um fechamento do circuito entre as duas mãos, a corrente pode percorrer o caminho através do coração, afetando a função cardíaca.

O fechamento do circuito elétrico tende a seguir o caminho mais curto disponível, respeitando a lei da menor resistência elétrica. Portanto, quando o circuito é fechado entre pontos mais próximos, o impacto geralmente é menor. Contudo, mesmo em trajetos mais curtos, a corrente elétrica ainda pode causar danos significativos, especialmente se a intensidade for alta.

A voltagem também representa um ponto importante a ser analisado. Teoricamente quanto maior a voltagem, maior pode ser o dano, porém o efeito pode ser exacerbado ou limitado de acordo com o tecido em questão. Voltagens menores que 50V podem representar potenciais menores de lesões, enquanto voltagem de 220V podem criar feridas de pequena extensão, porém com grande penetração e ponto de saída. As voltagens maiores que 1000V são principalmente representadas pelas redes de alta tensão, as quais causam graves danos, como queimadura, fibrilação, amputação, sendo os contatos com voltagens acima de 70000V invariavelmente fatais. Sobre a descarga proveniente dos raios, geralmente associadas às voltagens de 100 milhões de V, apesar de apresentarem menor potencial de queimaduras tendem a causar assistolias.

A gravidade e o prognóstico dependerá dos seguintes fatores:

- intensidade da corrente (voltagem).
- quantidade de corrente aplicada (amperagem).
- tipo de corrente (alternada ou contínua).
- resistência do tecido.
- trajeto de passagem da corrente pelo corpo.
- tempo de exposição.

Com a somatória de fatores, a exposição a uma corrente considerada de baixa voltagem, como a de 50V, poderia levar ao óbito, a depender da combinação de fatores presentes. Por isso é importante que a anamnese seja feita de forma detalhada e assertiva.

As principais fontes potenciais de eletricidade para os animais de estimação são: descargas atmosféricas (raios); ferramentas elétricas manuais; peixe-elétrico (Poraquê da Amazônia); atrito (eletricidade estática); cerca elétrica; coleiras de contenção; fios energizados, tomadas ou cabos; baterias; monitores; desfibriladores; bisturis elétricos e colchões térmicos.

Os efeitos podem ser divididos principalmente em dois grupos: efeitos relacionados ao calor, gerado pela corrente, e efeitos relacionados a atividade elétrica, como, por exemplo, contração muscular e arritmias.

A lesão tecidual ocorre principalmente devido à transformação da corrente em calor, levando à coagulação das proteínas. As graves lesões celulares, devido ao prejuízo direto em membrana celular (conceito de eletroporação) levam a morte das células, podendo culminar em necrose, em cenários de maior extensão.

4. MANIFESTAÇÕES CLÍNICAS

Os efeitos podem ser imediatos ou tardios, sendo os imediatos geralmente relacionados a queimaduras no ponto de contato, comumente observado em cavidade oral, nos casos de mordedura de fios, ou até mesmo em superfície de membros (**Figura 70.3.**). Cabe ressaltar que o tamanho da lesão superficial não evidencia a gravidade do quadro, lesões pequenas e profundas possuem caráter de gravidade, sendo necessário a busca pelo ponto de saída da corrente, sendo assim pequenas lesões não devem ser negligenciadas. Edema agudo de pulmão e arritmias também podem ocorrer de forma aguda e imediata. Distúrbios motores e sensoriais, perda de consciência e parada cardiorrespiratória também são relatadas. Já os efeitos tardios podem ser divididos em focais e não focais. Os focais relacionados a hemiplegia, mielite, atrofia muscular progressiva, neuropatias, e os não focais mais voltados para a parte comportamental, como, alteração do comportamento e confusão mental.

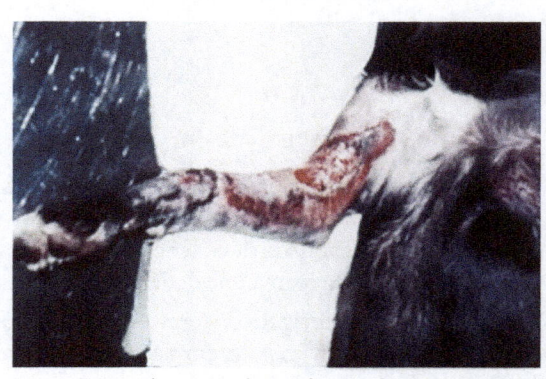

Figura 70.3. – Queimadura secundária a choque elétrico em membro de cão

4.1. – Sistema nervoso

O alto potencial de condutibilidade do sistema nervoso faz com que seja sensível às lesões. As alterações podem ser leves, relacionadas a alteração comportamental, conforme citado anteriormente, porém também podem estar relacionadas a cenários de extrema gravidade, como, por exemplo: parada respiratória de origem neurogênica, convulsões, coma e déficits motores.

4.2. – Sistema respiratório

As descargas elétricas podem levar a danos agudos de alta complexidade. O edema pulmonar não cardiogênico é a apresentação da complicação mais frequente. Conhecido como edema agudo neurogênico, está relacionado a descarga simpática excessiva que promove vasoconstrição sistêmica, levando ao aumento da resistência vascular periférica, culminando em déficit de entrega, aumento da pressão pulmonar capilar que leva a extravasamento e edema. Achados como hemorragias parenquimatosas e trombose também podem ser observadas.

4.3. – Sistema cardiovascular

A fibrilação ventricular geralmente é associada a baixas voltagens, sendo a causa de morte mais comum pela descarga elétrica. Outras arritmias já foram descritas, como a taquicardia sinusal, alterações não específicas de segmento ST e ondas T e, fibrilação atrial e assistolia (comumente observada em altas voltagens). Em humanos, é também descrito infarto agudo do miocárdio.

4.4. – Demais sistemas

A descarga elétrica pode ser prejudicial para todos os demais sistemas, incluindo o renal, que geralmente está associado à mioglobinúria. Na presença de grande destruição tecidual pode ocorrer a hipercalemia, liberação de mioglobina, hemoglobinemia, hemoglobinúria e incremento de creatina fosfoquinase, corroborando com a injúria renal aguda.

A depender da descarga, fraturas também podem ser observadas, inclusive de dentes em cavidade oral.

Alterações gastrointestinais associadas a alteração em motilidade, podem ser observadas. Além disso, alterações oftálmicas, como catarata, também já foram descritas como manifestações tardias.

5. ABORDAGEM E TRATAMENTO

5.1. – Atendimento Pré-hospitalar

O atendimento pré-hospitalar deve ser realizado de forma consciente e priorizando a segurança de todos os envolvidos. A segurança da equipe envolvida deve ser considerada em primeiro lugar, evitando desta forma que ocorram novas vítimas.

Deve ser localizada a origem da fonte de descarga, possibilitando o seu desligamento precoce, em caso de riscos maiores envolvidos, o profissional habilitado deverá ser acionado. A vítima poderá ser retirada do contato com a fonte somente com o resgatista fazendo uso de EPIs que garantam proteção não condutora (materiais como borracha, madeira, couro). Nos casos de acidente com alta voltagem a vítima não deve ser tocada, nem mesmo em uso de proteção com os materiais descritos acima, antes que a fonte seja completamente desligada.

Os procedimentos iniciais devem respeitar a sequência xABCDE e de reanimação cardiopulmonar (consultar o **capítulo 18 – Abordagem Primária e Secundária do Doente Grave**).

5.2. – Atendimento Hospitalar

Deverá ser dada sequência ao atendimento pré-hospitalar, ou nos casos onde as manobras não tiverem sido realizadas, toda abordagem xABCDE deverá ser iniciada quanto antes. As arritmias e o edema agudo de pulmão são comumente os maiores desafios a serem vencidos.

Pontos importantes da abordagem: (o protocolo resumido é mostrado na **Figura 70.4.**):

- Obtenção de via aérea pérvia, considerando necessidade de cricotireoidostomia/traqueostomia, principalmente em casos de edema tecidual localizado, sendo importante a classificação Cormack Lehane na tomada de decisão.
- Oferta de oxigênio, podendo ser iniciada através de cânulas, máscaras. Deve ser considerada ventilação mecânica para pacientes que apresentem critérios gasométricos, bem como clínicos, principalmente para os que apresentam rebaixamento do nível de consciência com comprometimento em *trigger* ventilatório.
- A fluidoterapia deve ser prescrita de forma cautelosa, com critério, baseada em metas, principalmente frente a necessidade de entendimento sobre status volêmico do paciente, além de monitoramento eletrocardiográfico, contínuo dos possíveis efeitos cardiogênicos associados ao choque, como arritmias.
- Mesmo frente a estabilidade clínica, recomendada internação de 24-48 horas para monitorização e acompanhamento da evolução tanto dos achados agudos quanto dos tardios.
- A presença de edema pulmonar não cardiogênico está relacionada com mortalidade acima de 40%, um dos critérios que corroboram para a importância do monitoramento intensivo e acompanhamento de T-FAST para esses pacientes.
- O controle da ansiedade é fator determinante na terapia para o edema, portanto, a contenção manual nunca deverá ser utilizada como opção, principalmente devido ao desgaste e possibilidade de agravamento do quadro.
- Controlar convulsões caso presentes.
- O débito urinário deve ser avaliado criteriosamente e lesões em trato urinário em decorrência ao trauma devem ser descartados. Realizar manejo de IRA se necessário.
- As queimaduras orais devem ser limpas periodicamente com água morna e clorexidina 0,5%. O tecido

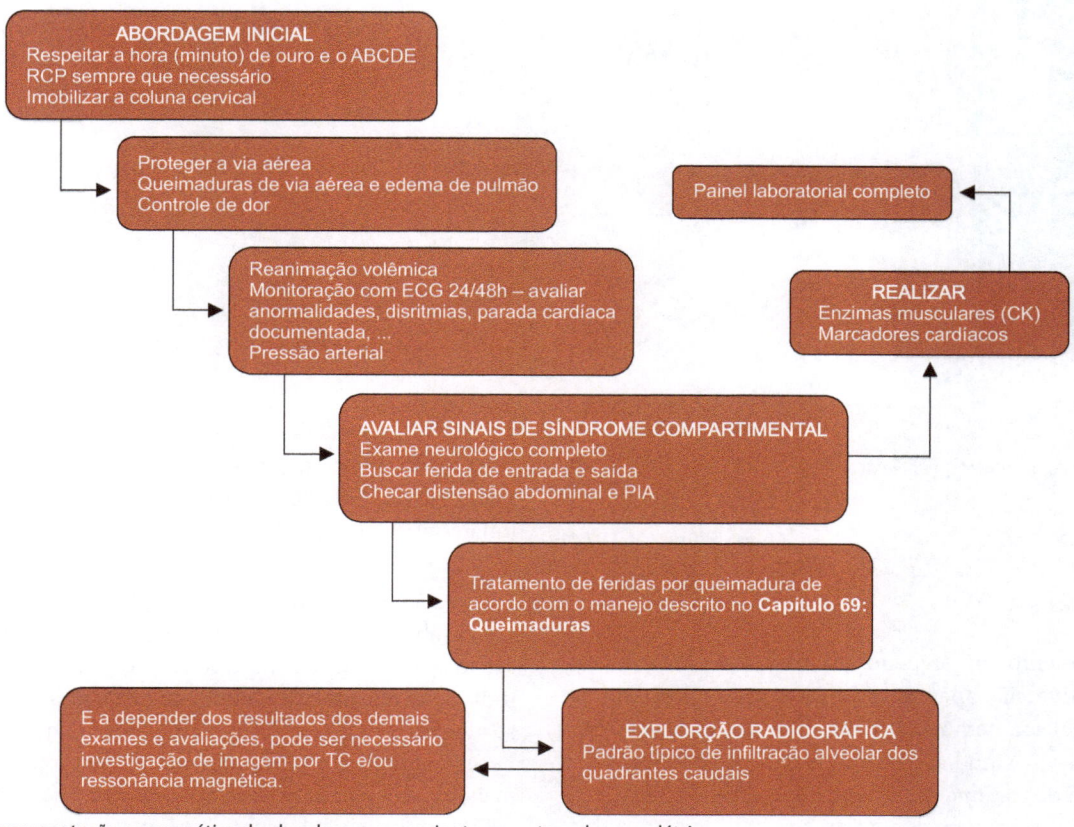

ABORDAGEM INICIAL
Respeitar a hora (minuto) de ouro e o ABCDE
RCP sempre que necessário
Imobilizar a coluna cervical

Proteger a via aérea
Queimaduras de via aérea e edema de pulmão
Controle de dor

Painel laboratorial completo

Reanimação volêmica
Monitoração com ECG 24/48h – avaliar
anormalidades, disritmias, parada cardíaca
documentada, ...
Pressão arterial

REALIZAR
Enzimas musculares (CK)
Marcadores cardíacos

AVALIAR SINAIS DE SÍNDROME COMPARTIMENTAL
Exame neurológico completo
Buscar ferida de entrada e saída
Checar distensão abdominal e PIA

Tratamento de feridas por queimadura de
acordo com o manejo descrito no **Capítulo 69:
Queimaduras**

E a depender dos resultados dos demais
exames e avaliações, pode ser necessário
investigação de imagem por TC e/ou
ressonância magnética.

EXPLORÇÃO RADIOGRÁFICA
Padrão típico de infiltração alveolar dos
quadrantes caudais

Figura 70.4. – Representação esquemática da abordagem ao paciente exposto a choque elétrico.

desvitalizado/necrótico deve ser removido, avaliando necessidade de adicionar antimicrobiano de amplo espectro na terapia de queimaduras extensas com foco infeccioso comprovado ou suspeito associado a disfunções orgânicas.

- Realizar controle de dor: Avaliar controle de dor através da escala de dor resumida de Glasgow, é recomendado escala de dor < 6 pontos. Terapia de dor multimodal é indicada.

Após estabilização inicial o paciente deve ser submetido a análises laboratoriais completas, para que seja possível uma abordagem assertiva com relação ao monitoramento das disfunções orgânicas e entendimento sobre o real impacto do evento.

As lesões de pele devem ser checadas e monitoradas de forma contínua, bem como devem receber o manejo indicado para cada tipo de ferida (consultar o **capítulo 64 – Contenção de Danos feridas**).

O controle de dor e monitoramento contínuo das escalas é imprescindível, devendo ser considerada de forma criteriosa a sedação dos pacientes de acordo com a extensão da lesão e a necessidade de manipulação (consultar o **capítulo 106 – Escala e Controle de Dor no Paciente Grave**).

6. PREVENÇÃO

A prevenção representa um ponto muito importante a ser considerado, principalmente em ambiente hospitalar. Devemos atentar ao cuidado com monitores, bombas de infusão, colchões elétricos, aparelhos ligados dentro da gaiola sem supervisão, cilindros de oxigênio perto da rede elétrica, eletrodomésticos ligados perto de lugares com água, etc.

Além disso, devemos prestar informações às famílias a respeito de:

- Proteção de tomadas e fiações elétricas.
- Não misturar água e eletricidade.
- Não deixar eletrodomésticos conectados ao alcance de animais.

7. LITERATURA RECOMENDADA

1. Cameron P, Jelinek G, Kelly A-M, Murray L, Brown AFT, Heyworth J. Textbook of Adult Emergency Medicine, 2nd ed. Churchill Livingstone, Postgraduate textbook, 2004.

2. Ferreiro I, Melendez J, Regalado J, Bejar FJ, Gabildondo FJ. Factors Influencing the Sequelae of High Tension Electrical Injuries. Burns. 1998;24(7):649-653.

3. Ros C, de la Fuente C, Pumarola M, Anor S. Spinal cord injury secondary to electrocution in a dog. J Small Anim Pract 2015; doi 10.1111/jsap.12325: 1-3.

4. Mann T. Electrical and lightning injuries. In: Textbook of Small Animal Emergency Medicine Vol 1. 2015 Wiley-Blackwell Eds Kenneth J. Drobatz, Kate Hopper, Elizabeth A. Rozanski, Deborah C. Silverstein. Cap 149 p 956-961

5. Ahmed J, Stenkula C, Omar S, Ghanima J, Bremtun FF, Bergan J, Raouf N, Ghanima W. Patient outcomes after electrical injury - a retrospective study. Scand J Trauma Resusc Emerg Med. 2021 Aug 6;29(1):114.

Seção VII

71

Afogamento

Rodrigo Cardoso Rabelo
Camila Molina Soares
Taísa Matamoros Amaral

"Toda pessoa deve saber nadar, e todo nadador deve saber salvar vidas"

(Longfellow C., 1914)

1. INTRODUÇÃO

O afogamento em pequenos animais representa um desafio significativo, não apenas devido ao impacto imediato na saúde do animal, mas também por suas implicações a longo prazo. A Organização Mundial da Saúde reconhece o afogamento como um tipo de trauma, sendo responsável por uma parcela considerável das mortes acidentais em animais de companhia. Compreender profundamente esse fenômeno é essencial para veterinários, profissionais de resgate e proprietários de animais, visando aprimorar as taxas de sobrevivência e os resultados clínicos.

Este capítulo visa esclarecer a definição atual de afogamento – um evento que provoca comprometimento respiratório primário devido à submersão ou imersão em meio líquido. Até recentemente era possível encontrar os termos "*near-drowning*" (quase afogado), com referência às vítimas que não falecem até 24 horas após o incidente, e "*drowning*" (afogado) para os que entram em óbito nas primeiras 24 horas. A partir do guia ILCOR de Reanimação Cardiopulmonar, do ano 2000, o termo quase afogamento caiu em desuso.

Avaliaremos a epidemiologia, ressaltando a relevância tanto em contextos domésticos quanto em desastres naturais, abordaremos a fisiopatologia subjacente ao afogamento, detalhando como diferentes meios líquidos podem afetar as vias aéreas e a função pulmonar, e como isso impacta o prognóstico do animal.

Além disso, destacaremos a importância de uma abordagem terapêutica rápida e eficaz, uma vez que cada minuto conta no resgate e tratamento de um animal afogado.

2. EPIDEMIOLOGIA

O afogamento é uma causa importante de mortes acidentais em pequenos animais, e uma compreensão da sua epidemiologia é crucial para a prevenção e o tratamento efica-

zes. Estudos indicam que cerca de 10% dos edemas pulmonares não cardiogênicos em animais são atribuídos ao afogamento, uma estatística que ressalta a gravidade deste evento (Nemi *et al.*, 2023).

As taxas de afogamento são significativamente afetadas pelo ambiente do animal. Por exemplo, piscinas residenciais são locais comuns de afogamentos acidentais, com estimativas indicando que aproximadamente 5.000 animais de estimação se afogam neste tipo de ambiente a cada ano. Isso sublinha a necessidade de vigilância por parte dos proprietários de animais, especialmente considerando que uma pequena quantidade de água, aproximadamente 2mL por quilograma de peso do animal, pode ser suficiente para causar sinais de insuficiência respiratória.

A capacidade de nadar varia entre diferentes raças de cães; algumas podem ter dificuldade devido a características físicas, como estrutura facial, que impactam sua habilidade de nadar. Raças braquicefálicas, como Bulldog (Inglês, Francês, Campeiro ou Americano), Boxer, Pequinês, Pugs, Shi-Tzu ou Lhasa-Apso,

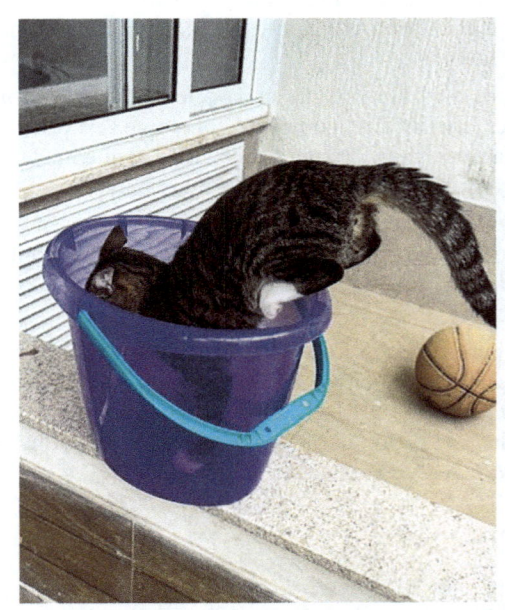

Figura 71.1. – Acidentes domésticos com pequenas quantidades de água podem ser mais comuns do que os reportes de literatura possam descrever.

por exemplo, estão entre as que correm maior risco de afogamento devido à sua anatomia facial e de vias aéreas. As raças de tronco largo e patas curtas também podem apresentar maior dificuldade no ambiente aquático, como os Teckel (Dachshund) e, portanto, requerem atenção especial perto da água.

O risco de afogamento também está presente em desastres naturais, como inundações e rompimentos de barragens, mas o perigo não está limitado a grandes volumes de água. Incidentes podem ocorrer em quantidades surpreendentemente pequenas de água, como banheiras e até tigelas de água, o que significa que a supervisão constante é vital, independentemente da situação (**Figura 71.1.**).

3. FISIOPATOLOGIA DO AFOGAMENTO

A compreensão da fisiopatologia do afogamento em pequenos animais é essencial para uma abordagem clínica eficaz e intervenções médicas adequadas. O afogamento resulta na aspiração de líquidos para as vias aéreas, desencadeando uma cascata de eventos patofisiológicos que levam ao comprometimento respiratório devido à submersão ou imersão em líquido.

O afogamento pode ser classificado em seco (cerca de 10%) e úmido (cerca de 90%), com o primeiro tipo representando as vítimas que não aspiram líquido e o segundo, aquelas que apresentam líquido nas vias aéreas e pulmões. Ambos os tipos são caracterizados por hipoxemia e hipercapnia graves.

A insuficiência respiratória induzida pelo afogamento começa com a interrupção do fluxo de ar, comum nos casos de afogamento seco devido ao laringoespasmo. O pânico e a luta para se manter na superfície permite a aspiração inicial de pequena quantidade de líquido, seguida de laringoespasmo reflexo que provoca a obstrução da via aérea superior. Neste momento, haverá deglutição de grande volume de líquido até que o reflexo diminua, e a vítima inicie aspiração simultânea do líquido ao qual está exposta somada à aspiração do seu próprio conteúdo gástrico.

Com a aspiração contínua, haverá perda de surfactante e aumento da permeabilidade capilar-alveolar, que reduz a complacência pulmonar, aumenta o *shunt* direito-esquerdo nos pulmões, produz atelectasia e alveolite, culminando em edema pulmonar não cardiogênico.

Tanto a aspiração de água salgada quanto a de água doce produzem patologias semelhantes. Ainda assim, algumas teorias sugerem diferenças no mecanismo patológico conforme o tipo de líquido aspirado, apesar de não refletirem em evidência direta sobre o desfecho de cada acidente.

Na aspiração de água salgada, o ganho de peso por deglutição é menor devido à desidratação tissular, por seu componente hiperosmolar. Haverá uma hemoconcentração inicial com hemodiluição posterior por transferência de água intersticial. As alterações eletrolíticas tendem a estabilizar-se ao redor de 10 minutos após o evento, segundo reportes experimentais. Caso a vítima apresente um ferimento aberto durante o afogamento

em água salgada com exposição de mucosa ou cavidade, há maior risco de hipernatremia, hipercalcemia e desidratação hipertônica.

No caso de acidentes em água doce pode haver maior ganho de peso e inchaço por deglutição e hipervolemia, além de um maior risco de hemodiluição, hipoproteinemia, hipocloremia e hipocalcemia.

A temperatura da água também pode exercer impacto sobre o tipo de afogamento. No caso de imersão em água fria (temperatura abaixo de 4°C) pode haver o disparo do "*dive reflex*", ou reflexo de mergulho dos mamíferos. Este evento produz taquipneia, vasoconstrição periférica com hipertensão arterial reflexa e bradicardia. Neste caso, a temperatura corporal central pode ser reduzida em até 7,5°C nos primeiros 2 minutos de imersão. Por outro lado, a deglutição de água nestas temperaturas pode proteger o sistema nervoso central ao longo do evento hipoxêmico.

A gravidade ainda pode variar se houver complicação por foco infeccioso ou por inflamação aguda, sendo esta última mais frequente na presença de agentes químicos.

A hipoxemia resultante pode causar danos graves a múltiplos órgãos, levando também a reações secundárias de comprometimento pulmonar e cardiocirculatório. Por isso, a gravidade do afogamento e as condições pré-existentes do paciente devem ser consideradas ao decidir sobre a admissão em uma UTI.

Após o resgate, o quadro clínico será determinado pela reatividade individual das vias aéreas e pela quantidade, composição e temperatura do líquido aspirado, juntamente com a hipóxia correspondente.

A natureza hipotônica da água afeta as propriedades de tensão do surfactante, deixando o alvéolo instável, gerando colapso, hipoxemia por shunt e lesão pulmonar aguda. O efeito do gradiente osmótico na membrana alveolar-capilar também pode interromper sua integridade, aumentar sua permeabilidade e exacerbar as mudanças de fluidos, plasma e eletrólitos.

Em pesquisas com animais, Szpilman *et al.* (2021) verificaram que a aspiração de 2,2mL de água por quilograma de peso corporal produziu uma grave perturbação na troca de oxigênio, diminuindo a pressão arterial de oxigênio (PaO_2) para aproximadamente 60mmHg em 3 minutos.

Este entendimento aprofundado da fisiopatologia do afogamento é fundamental para o desenvolvimento de estratégias de prevenção e tratamento, bem como para a criação de protocolos de atendimento emergencial e cuidados intensivos pós-afogamento. Para um melhor entendimento do mecanismo de evolução do afogamento, siga o algoritmo da **Figura 71.2.**

4. DIAGNÓSTICO

O diagnóstico do afogamento é crítico e deve ser abordado com urgência, uma vez que a hipóxia é a principal causa de parada cardíaca nesses casos e requer alívio rápido. O histórico

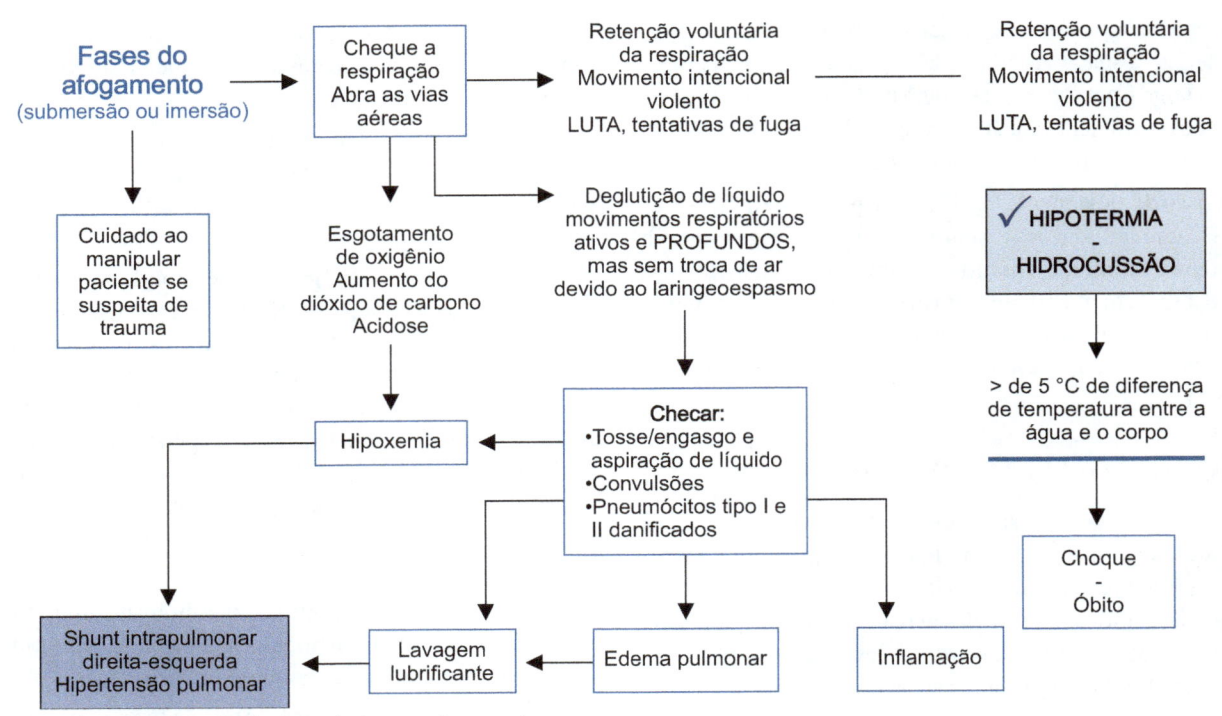

Figura 71.2. – Algoritmo de evolução do paciente com afogamento.

é o pilar mais importante no diagnóstico do afogamento, sendo crucial que a família forneça informações da forma mais precisa possível. Dados relevantes incluem:

- Qual o local onde o paciente foi encontrado?
  - o Quantidade e qualidade da água aspirada.
  - o Temperatura da água.
- Por quanto tempo o animal pode ter ficado submerso?
- Como estava a situação geral no momento do resgate?
- Quanto tempo transcorreu até a chegada ao serviço hospitalar?

Para o manejo hospitalar, as decisões de admitir o animal em UTI ou leito de observação devem considerar a gravidade do afogamento do paciente e condições pré-existentes. Uma avaliação clínica completa deve ser realizada, incluindo radiografia de tórax e/ou ultrassonografia pulmonar, avaliação dos gases sanguíneos arteriais e exames de triagem padrão para gravidade, que devem incluir lactato, glicemia, hematócrito e proteínas totais, além dos testes de função renal, hepática, coagulação e eletrólitos.

Pearn, em 1985, sugeriu um algoritmo simples para triagem de gravidade do paciente afogado, descrito na **Figura 71.3.**:

Baseado no estado de consciência do paciente afogado, Pearn (1985) sugere os exames complementares necessários para evitar recursos desnecessários nos pacientes estáveis e, ao mesmo tempo, garantir o melhor diagnóstico para os doentes mais graves.

Cerca de 80% das vítimas humanas podem se recuperar caso recebam atenção pré-hospitalar precoce de qualidade, mas os pacientes admitidos no serviço de urgência com uma escala de coma de Glasgow menor ou igual a 5, sem reatividade pupilar, apresentam prognóstico extremamente desfavorável.

É igualmente importante destacar que o diagnóstico diferencial deve ser realizado de maneira detalhada, com atenção especial para condições como tromboembolismo pulmonar, insuficiência cardíaca congestiva, contusão ou hemorragia intrapulmonar, edema pulmonar não cardiogênico e broncopneumopatias.

5. TRATAMENTO

Pacientes vítimas de afogamento devem receber atendimento emergencial conforme o protocolo xABCDE, detalhado no capítulo sobre a abordagem inicial ao paciente crítico. A abordagem primária sempre será um desafio quando se tratar de atendimento em ambiente aquático, e o profissional responsável deverá ter treinamento especializado para manter a segurança da equipe e da vítima (**Figura 71.4.**).

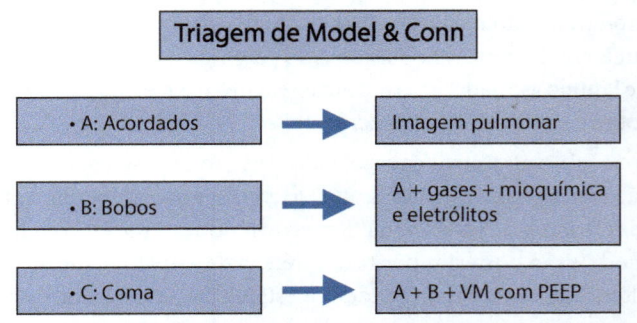

Figura 71.3. – Algoritmo para triagem da gravidade em pacientes afogados.

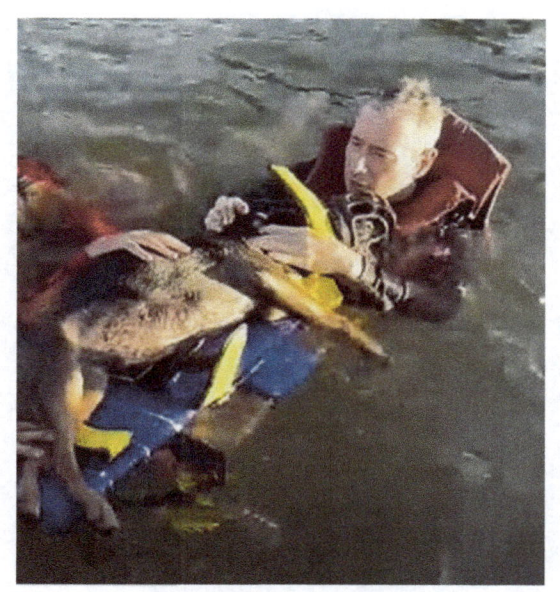

Figura 71.4. – Atendimento de vítima canina em ambiente aquático.

Os principais objetivos do tratamento do trauma por afogamento incluem:

- Administração de O_2 e suporte ventilatório.
- Suporte circulatório.
- Suporte neurológico.
- Correção de distúrbios ácido-base e desequilíbrio eletrolítico.

Os principais critérios para iniciar a ventilação mecânica incluem:

- PaO_2 < 60mmHg.
- $PaCO_2$ > 60mmHg.
- Hipoxemia refratária à suplementação de oxigênio (consultar o **capítulo 138 – Ventilação Mecânica**).

A ventilação mecânica deve ser ajustada para alcançar um *shunt* intrapulmonar menor que 20%, ou uma relação P_aO_2:FiO_2 de pelo menos 250, e deve ser mantida até que a oxigenação desejada seja alcançada.

O suporte circulatório tem como foco a otimização da perfusão, empregando manobras de resgate para minimizar as disfunções orgânicas secundárias à hipoxemia persistente.

Nos casos mais graves, com hipotermia profunda ou nos refratários à ventilação mecânica, pode ser necessário o suporte por hemofiltração veno-venosa, principalmente nos casos de afogamento em ambiente de água salgada, como proposto por Chen *et al.* (2016).

Em casos de edema cerebral associado, pode ser necessário suporte neurológico, utilizando terapias osmóticas. O uso destas terapias deve ser criterioso, com atenção especial à volemia do paciente.

A utilização de glicocorticoides não é recomendada na abordagem inicial do paciente.

Intervenções terapêuticas específicas para vítimas de afogamento, como a administração de surfactante artificial ou óxido nítrico, ainda são experimentais.

Para um melhor entendimento abordagem emergencial da vítima de afogamento, recomenda-se a utilização do algoritmo das **Figuras 71.5. e 71.6.**

6. PREVENÇÃO

Dada a natureza silenciosa e rápida do afogamento, a prevenção é a estratégia mais eficaz. Isso inclui medidas como a implementação de barreiras físicas ao redor das piscinas (**Figura 71.7.**), escadas de apoio (**Figura 71.8.**), uso de dispositivos de flutuação para animais de estimação (**Figura 71.9.**) e a educação dos proprietários sobre os riscos e os primeiros socorros adequados em caso de emergência.

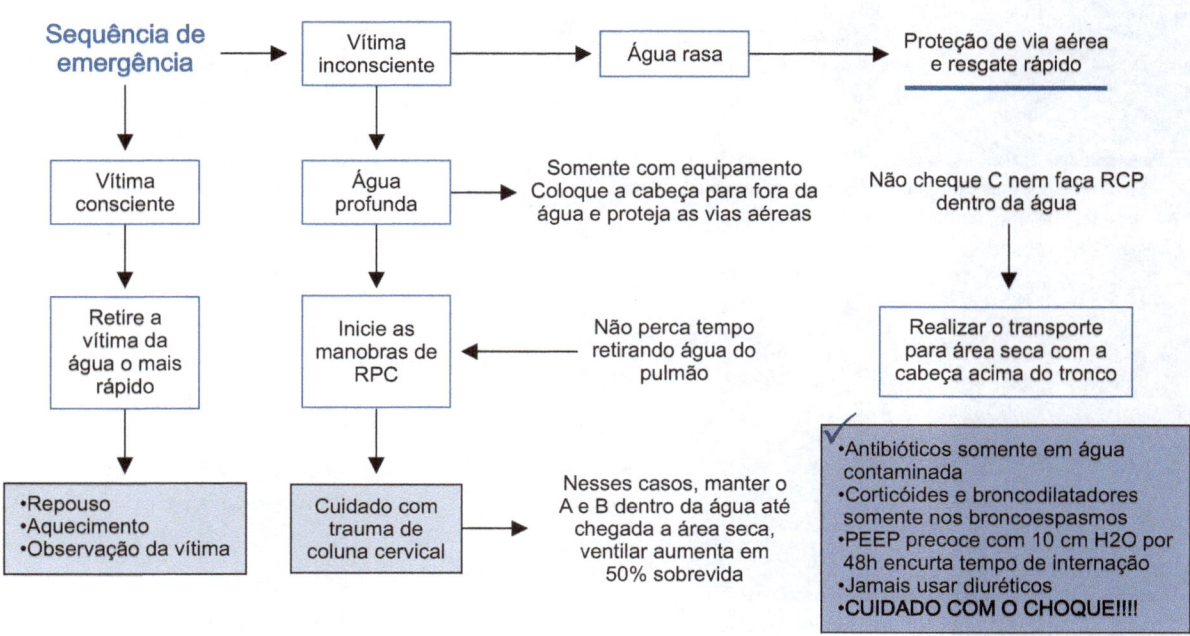

Figura 71.5. – Abordagem emergencial da vítima de afogamento.

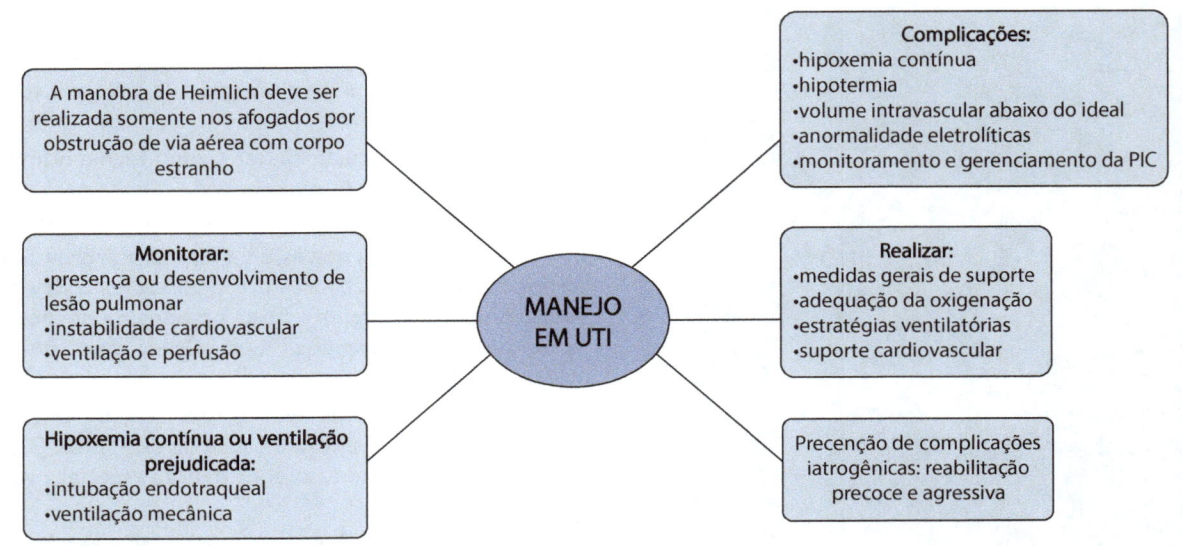

Figura 71.6. – Abordagem da vítima de afogamento na UTI.

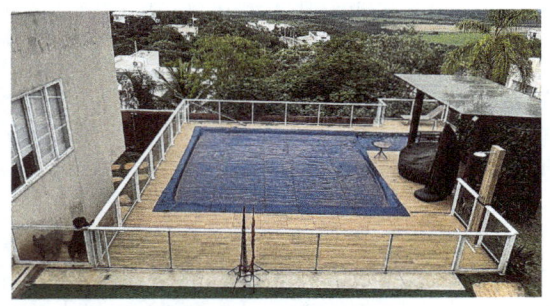

Figura 71.7. – Barreira de proteção ao redor da piscina, e ausência de brinquedos que chamem a atenção dos animais.

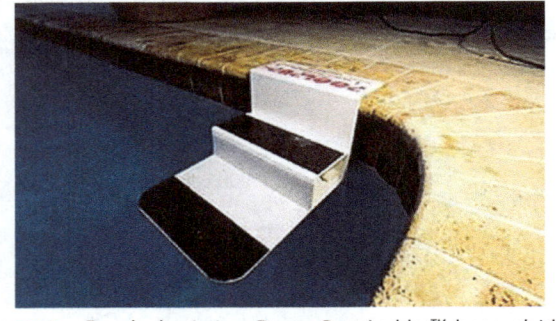

Figura 71.8. – Escada de piscinas Doggy Boat Ladder™ desenvolvida pela empresa Paws Aboard (www.pawsaboard.com/info@PawsAboard.com)

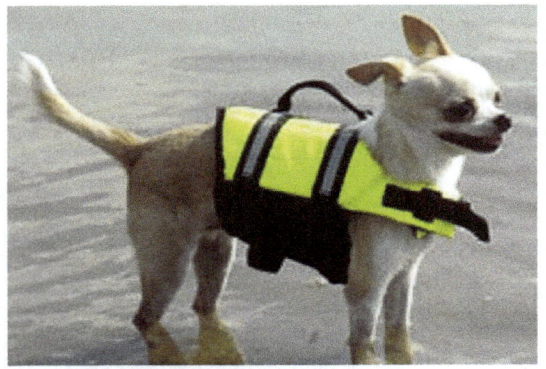

Figura 71.9. – Colete flutuante patenteado pela Canine Swim Safe™(www.canineswimsafe.com).

Estima-se que mais de 40% dos adultos humanos não possuem capacidade e habilidade de executar uma atenção pré-hospitalar adequada, e que cerca de 80% dos acidentes ocorrem por distração humana. Portanto, devemos entender que a supervisão constante e a regulação dos ambientes de risco são as principais ferramentas para diminuir este tipo de acidente.

7. CONSIDERAÇÕES FINAIS

O afogamento deve ser imediatamente reconhecido como um trauma, sendo vital o seu diagnóstico precoce e a implementação de uma terapia direcionada. O intervalo de tempo até o início do tratamento impacta diretamente o prognóstico da vítima. As estratégias fundamentais de tratamento incluem a administração de oxigênio, otimização das trocas gasosas e suporte circulatório visando a perfusão adequada, além da resolução de distúrbios ácido-base e eletrolítico.

A resposta inicial ao afogamento é crítica; portanto, medidas de intervenção rápida e eficaz podem determinar o desfecho clínico. O manejo deve ser ágil e preciso, com a equipe de saúde atuando de forma coordenada para fornecer um suporte vital adequado e imediato.

8. PONTOS-CHAVE

- Incidência Geral:
  - Aproximadamente 10% dos edemas pulmonares não cardiogênicos em animais são devidos ao afogamento.
  - Estima-se que cerca de 5.000 animais de estimação sofrem afogamento em piscinas residenciais a cada ano.
- Volume de Água e Risco:
  - 2,2 mL de água por quilograma de peso do animal podem causar sintomas de insuficiência respiratória.

- Raças e Suscetibilidade:
  - o Raças braquicéfalas em geral, devido à sua estrutura facial e anatomia, não são nadadores fortes e têm maior risco de afogamento.
- Fatores de Risco:
  - o A presença de piscinas residenciais aumenta o risco de afogamento.
  - o A curiosidade e a falta de supervisão, especialmente em animais jovens, contribuem para o risco aumentado.
- Prevenção e Segurança:
  - o A supervisão constante de animais de estimação perto de corpos de água é essencial para prevenir afogamentos.
  - o Medidas de segurança, como cercas ao redor das piscinas e coletes salva-vidas, são recomendadas.

9. LITERATURA RECOMENDADA

1. Anker AL, Santora T, Spivey W. Artificial Surfactant Administration in an Animal Model of Near– drowning. Acad Emerg Med. 1995;15:499–500.

2. Chen J, Chen G, Xiao D, Peng W, Yu G, Lin Y, Zheng F. Continuous venovenous hemofiltration decreases mortality and ameliorates acute lung injury in canine model of severe salt water drowning. Scand J Trauma Resusc Emerg Med. 2016 Mar 31;24:40.

3. Goldkamp CE, Schaer M. Canine Drowning. Compend Contin Educ Vet. 2008;30(6):340–352.

4. Idris AH, Berg RA, Bierens J, et al: Recommended guidelines for uniform reporting of data from drowning. The "Utstein Style," Circulation 108:2565, 2003

5. Keir I, Daly J, Haggerty J, Guenther C: Retrospective evaluation of the effect of high flow oxygen therapy delivered by nasal cannula on PaO2 in dogs with moderate-to-severe hypoxemia, J Vet Emerg Crit Care 26(4):598-602, 2016.

6. Nemi JR, Hopper K, Epstein SE. Retrospective evaluation of noncardiogenic pulmonary edema in dogs and cats (2000-2021): 31 cases. J Vet Emerg Crit Care (San Antonio). 2023 May-Jun;33(3):354-359.

7. Orlowski JP, Abulleil MM, Phillips JM. Effects of Tonicities of Saline Solutions on Pulmonary Injury in Drowning. Crit Care Med. 1987;2:126.

8. Pearn J. The management of near drowning. Br Med J (Clin Res Ed). 1985 Nov 23;291(6507):1447-52.

9. Piegari G, De Biase D, d'Aquino I, Prisco F, Fico R, Ilsami R, Pozzato N, Genovese A, Paciello O. Diagnosis of Drowning and the Value of the Diatom Test in Veterinary Forensic Pathology. Front Vet Sci. 2019 Nov 14;6:404.

10. Powell, LL. Drowning and submersion injury in Small animal critical care medicine 3rd edition. 2022. Elsevier, St Louis.

11. Szpilman D, Morgan PJ. Management for the Drowning Patient. Chest. 2021 Apr;159(4):1473-1483.

72

Intoxicações

César Ribeiro
Warley Gomes dos Santos

1. INTRODUÇÃO

São cada vez mais frequentes na rotina médica de emergência os atendimentos de cães e gatos com quadro de intoxicação. Na maioria das vezes os quadros são agudos e graves e a ausência de uma terapia rápida na conduta inicial provavelmente resultará em morte. A proximidade dos animais no ambiente domiciliar gera as intoxicações, muitas vezes causada pela ingestão de venenos e medicamentos. O atendimento desses pacientes inicia-se muitas vezes ao telefone, com tutores aflitos relatando o ocorrido para o atendente da clínica ou hospital. Cabe a equipe médica orientar os atendentes a obter informações em relação ao tipo de agente intoxicante, horário e tempo de exposição, idade e espécie animal, presença de sinais clínicos, além de orientar o início da terapia de descontaminação, caso indicado. (banhos, indução de vômito). O conhecimento dos mecanismos de ação dos agentes de intoxicação e os protocolos de tratamento e de descontaminação são fundamentais para o desfecho com sucesso nesse grupo de pacientes. Esse capítulo objetiva:

a) *descrever as principais medidas de descontaminação;*
b) *expor os principais agentes de intoxicação e a conduta emergencial para cada situação;*

1.1.– Medidas gerais de descontaminação do paciente intoxicado

Entre as medidas que podem fazer a diferença no atendimento do paciente intoxicado destacam-se as medidas de descontaminação, que podem levar a alteração da toxicocinética do agente, reduzindo a absorção e facilitando a eliminação. São exemplos destas medidas: o banho do paciente, lavagem dos olhos e boca, hemodiálise e hemoperfusão, armadilha iônica. Inclui-se ainda a indução do vômito, lavagem gástrica e irrigações intestinais com carvão ativado para reduzir a recirculação entero-hepática de alguns agentes como os carbamatos, além do uso de resinas de troca iônica e do carvão ativado.

1.1.1. – Indução do vômito

A indução do vômito é uma medida clássica que poderá auxiliar na eliminação do agente tóxico, impedindo a sua absorção total. A literatura indica que esta manobra seja realizada em até 1 hora após a ingestão, entretanto existem situações em que esse tempo se expande até 4h. Porém, é fato que os tutores muitas vezes chegam após este tempo nos hospitais e clínicas veterinárias e diante de um animal assintomático e com a certeza de que foi ingerido algum agente tóxico, mesmo com o tempo desconhecido da exposição, a indução do vômito poderá ser executada. A apomorfina é o agente de escolha para indução de vômitos, porém não disponível com facilidade no Brasil. Uma alternativa possível para a utilização em cães que demonstra ser seguro é a administração de ácido tranexâmico com dose aproximada de 10mg/Kg IV. Não se indica a utilização de peróxido de hidrogênio (água oxigenada) via oral, para indução de vômito em cães e gatos.

1.1.2. – Lavagem gástrica

A lavagem gástrica é uma medida de descontaminação importante, porém cabe ressaltar que deve ser realizada com o paciente sob anestesia devido à necessidade de intubação orotraqueal como medida protetiva de via aérea, pois as soluções infundidas durante o procedimento, podem causar graves complicações respiratórias caso sejam broncoaspiradas. Ressalta-se novamente a devida avaliação de risco/benefício para prevenir complicações anestésicas em um paciente que já se encontra intoxicado. O estômago deverá ser irrigado com solução NaCl 0,9% morna (temperatura aprox. 38ºC), com volume entre 5-10mL/Kg, quantas vezes forem necessárias até não refluir mais conteúdo tóxico e gástrico.

1.1.3. – Uso do carvão ativado

O carvão ativado é amplamente conhecido no meio médico-veterinário como agente importante na adsorção de muitas substâncias que causam intoxicação nos animais, porém esta capacidade pode variar segundo o produto que causou a toxicose. Ele é um agente que possui grande área e superfície porosa para a adsorção, podendo ser utilizado tanto via oral nos animais assintomáticos como imediatamente após a lavagem gástrica e ainda nas irrigações intestinais para impedir ou reduzir a recirculação entero-hepática de algumas substâncias. A dose a ser utilizada, idealmente deveria ser em torno de 10 vezes a quantidade do agente tóxico ingerido, porém, para facilitação de seu uso clínico (principalmente nos casos que não é possível ter conhecimento da quantidade ingerida) recomenda-se 1-5g/Kg, diluído em água (em torno de 1g/5mL de água). Caso o agente tóxico tenha recirculação entero-hepática, o carvão deverá ser administrado ao paciente entre 2 e 3 dias a cada 6h. Lembrando que não é um agente inócuo ao paciente, podendo causar vômitos, hipernatremia e inclusive obstrução intestinal.

1.1.4. – Uso de antídotos e adjuvantes

Os antídotos são substâncias que podem prevenir, reduzir ou mesmo reverter os efeitos de determinados agentes tóxicos. Eles são classificados como químicos, farmacológicos ou mesmo antídoto funcional. Os antídotos químicos atuam diretamente sobre o agente tóxico para reduzir a toxicidade ou aumentar a excreção (quelantes), ao passo que os antídotos farmacológicos antagonizam ou competem com o agente tóxico em determinado receptor (ex.: atropina, atipamezol, naloxona) e finalmente, o antídoto de função que são as substâncias que tratam os sinais clínicos.

1.1.5. – Resinas de troca iônica

A colestiramina (antídoto químico – quelante) é uma resina de troca iônica que se liga a lipoproteínas e aos ácidos biliares, reduzindo a absorção intestinal bem como a recirculação entero-hepática e favorecendo deste modo a eliminação do agente tóxico. A dose a ser utilizada via oral ou por via de sonda orogástrica após a lavagem gástrica pode ser entre 50-75mg/Kg e continuada pela via oral durante 2-3 dias TID nos animais intoxicados por análogos da vitamina D (rodenticidas contendo colecalciferol). Basta diluir o sachê em concentração conhecida para obter o volume a ser administrado. A colestiramina também tem indicação nas intoxicações pelos seguintes agentes: piroxicam, diclofenaco, ibuprofeno, naproxeno, medicamentos altamente lipofílicos, betabloqueadores, fenobarbital, tiroxina, raticidas anticoagulantes e outros pesticidas. Indica-se utilizar nos horários diferentes do carvão ativado.

1.1.6. – Emulsão lipídica de nutrição parenteral

Os lipídios de nutrição parenteral são amplamente utilizados na prática clínica humana, no cuidado do paciente crítico e casualmente na medicina veterinária. O seu uso além da nutrição parenteral advém da prática clínica humana nas intoxicações por anestésicos locais. A partir daí a utilização destes lipídios foi expandida experimentalmente nas intoxicações de animais por substâncias altamente lipofílicas como as avermectinas e piretroides e a cada dia surgem mais evidências de que esta substância deva ser empregada nos animais críticos intoxicados por substâncias lipofílicas causando sinais clínicos neurológicos e cardiovasculares graves. Deste modo, tem sido sugerido o uso dos lipídios nas intoxicações com quadro neurológico e cardiovascular grave, principalmente nas seguintes toxicoses: anestésicos locais, avermectinas, piretroides, baclofeno, verapamil, anlodipino, propanolol, antidepressivos tricíclicos, fenobarbital, diltiazem, anfetaminas e metanfetaminas, maconha entre outras substâncias. A dose pode variar de acordo com agente de intoxicação, peso e condição clínica do paciente, entretanto alguns estudos recomendam, bolus inicial de 1,5mL/Kg de emulsão lipídica na concentração de 20% seguido da infusão contínua de 0,25-0,5mL/Kg/min por mais 2h, avaliando a evolução clínica e complicações.

1.1.7. – Hemodiálise e hemoperfusão

As medidas avançadas como a hemodiálise e a hemoperfusão podem ser úteis em determinadas situações onde houve a ingestão de grande quantidade de determinados agentes e que não houve êxito no manejo padrão como a fluidoterapia, descontaminação, carvão ativado, antídotos e antagonistas. Estas técnicas teriam indicação nas intoxicações graves por: álcool, acetona, paracetamol, atenolol, barbitúricos, metais pesados, metanol, hidrato de cloral entre outros agentes. Infelizmente nem todo agente é possível de ser removido por estas técnicas, pois dependem de características toxicocinéticas/farmacocinéticas destes agentes.

1.2. – Principais agentes de intoxicação

1.2.1.– Plantas

Geradoras de oxalato

Nome popular: "Comigo ninguém pode"; "Guaimbé".

Mecanismo de intoxicação: ingestão.

Mecanismo de ação: possuem grande quantidade de oxalato que ao alcançar a corrente sanguínea se ligam ao cálcio, formando oxalato de cálcio, resultando em hipocalcemia. Por ser insolúvel, o oxalato de cálcio também pode causar lesões vasculares e renais.

Os sinais clínicos envolvem lesões irritativas na cavidade oral, sialorreia, êmese, diarreia e em casos graves pode ocorrer coma e morte. O tratamento é sintomático e depende do tempo de exposição, porém a lavagem da cavidade oral com leite pode ajudar na precipitação de oxalatos e diminuir a absorção.

Neurotóxicas

Nome popular: "Dama da noite".

Mecanismo de intoxicação: ingestão.

Mecanismo de ação: contém toxinas que possuem ação inibidora de colinesterase e anticolinérgica, porém com predomínio da ação anticolinérgica que se assemelha a intoxicação com atropina.

Os animais intoxicados apresentam taquicardia, midríase, taquipneia, êmese, paralisia, convulsão e coma. Em casos graves sugere-se utilizar a neostigmina na dose de 0,05mg/Kg, IV lento (3-5 minutos).

Nefrotóxicas

Nome popular: "Lírio".

Mecanismo de intoxicação: ingestão, principalmente, de gatos.

Mecanismo de ação: não se sabe qual a toxina e efeitos, porém está associada a indução de insuficiência renal (necrose tubular aguda) de 48-92 horas após a exposição.

Os animais podem apresentar vômito, apatia, anorexia e quando evolui para insuficiência renal aguda sinais de oligúria e anúria. O tratamento é baseado nos sinais clínicos.

Cardiotóxicas

Nome popular: "Dedaleira", "Boca de leão".

Mecanismo de intoxicação: ingestão.

Mecanismo de ação: possui várias substâncias quimicamente semelhantes a glicosídeos cardíacos, como a digoxina. Atuam aumentando o influxo de cálcio para o interior da célula cardíaca, causando efeito inotrópico e possibilitando arritmias.

Os sinais clínicos variam de depressão, letargia, sialorreia, êmese, midríase, dor abdominal, dificuldade respiratória, hipotensão, arritmias cardíacas (taquiarritmias). Indica-se a monitoramento eletrocardiográfico e correção de possíveis arritmias.

1.2.2. – Monóxido de Carbono

O monóxido de carbono (CO) é um gás mais leve que o ar, incolor e inodoro. É gerado através da combustão incompleta de combustíveis que possuem hidrocarbonetos (falta de oxigênio para formar CO_2). As concentrações podem variar de 0,02ppm (áreas rurais) a 40ppm (áreas com tráfego de veículos intenso).

Mecanismo de intoxicação: Inalação. As intoxicações podem ocorrer quando os animais ficam expostos a altas concentrações de CO, em ambientes (garagens) sem ventilação ou com falha no sistema de exaustão e em incêndios (através da inalação da fumaça).

Mecanismo de ação: a molécula de CO possui 250 vezes mais afinidade de ligação na hemoglobina (Hb) em relação ao oxigênio. Uma vez ligada a Hb o CO impede a ligação do oxigênio, levando a um quadro de hipóxia. A gravidade da intoxicação depende do tempo de exposição e da concentração de CO. Os sinais clínicos envolvem apatia, ataxia, dificuldade respiratória, coma e morte. O tratamento base envolve o suporte ventilatório. A administração de ar fresco e oxigênio é fundamental, entretanto a melhor opção é a mistura contendo 90-95% de oxigênio e 10-5% de dióxido de carbono. Em casos onde seja possível indica-se a utilização de terapia hiperbárica.

1.2.3. – Analgésicos e Anestésicos

Alguns analgésicos por serem de uso comum e rotineiro em medicina humana geram episódios de intoxicação na rotina veterinária. Os tutores não orientados administram os analgésicos (maioria com propriedades anti-inflamatórias) aos animais em doses e intervalos baseados na posologia humana, o que acarreta os quadros de intoxicação. Os analgésicos mais envolvidos são o acetominofeno, diclofenaco, ácido acetilsalicílico e a fenazopiridina.

Acetominofeno

Nomes comerciais: Tylenol®, Paracetamol

Mecanismo de ação: depleção das reservas de glutationa (antioxidante), o que acarreta susceptibilidade a lesões oxidativas. No cão as lesões são mais focadas no fígado e no gato as hemácias são as mais acometidas. Os gatos possuem maior sensibilidade aos processos oxidativos, porque possuem oito radicais sulfedrilas na molécula de hemoglobina, em relação aos cães que possuem quatro. O resultado é uma hepatite aguda no cão e hipóxia (metahemoglobinemia) no gato.

Mecanismo de intoxicação: ingestão acidental ou administrada pelo tutor (comum).

Sinais clínicos: No cão ocorre apatia, anorexia, êmese e hipotermia. Os gatos apresentam mucosas pálidas, dificuldade respiratória, edema de face (comum), hipotermia, cianose, coma e morte.

Tratamento: Como antídoto indica-se a utilização de N-acetilcisteína na dose inicial de 150-200mg/Kg IV, seguidos de 70-100mg/Kg IV, VO a cada 8 horas durante 3 a 5 dias de tratamento. A utilização de S-adenosilmetionina (SAMe) na dose de 20mg/Kg (cão) e 90mg por gato durante 10 a 20 dias, também é efetiva. O suporte ventilatório nos felinos é mandatório no tratamento, além da correção hidroeletrolítica. Os gatos também podem precisar de transfusão de sangue e/ou hemocomponentes de acordo com a gravidade da intoxicação.

Fenazopiridina

A fenazopiridina é utilizada em medicina humana como antisséptico e analgésico de vias urinárias. São comumente envolvidos nas intoxicações quando os proprietários administram aos animais ao notarem problemas urinários (principalmente em gatos).

Nomes comerciais: Pyridium®

Mecanismo de ação: semelhante ao acetominofeno, gerando quadros de hipóxia, causada por metahemoglobinemia, além de causar hemólise.

Mecanismo de intoxicação: administrada pelo tutor (comum).

Tratamento: é semelhante às intoxicações por acetominofeno.

Diclofenaco e Ácido acetilsalicílico (AAS)

Mecanismo de ação: são anti-inflamatórios não esteroidais que inibem as enzimas cicloxigenase 1 e 2 (COX1 e COX2) de maneira não seletiva. Os efeitos são decorrentes da inibição da COX1, que gera a diminuição da produção de prostaglandinas benéficas. A diminuição de prostaglandinas benéficas gera a diminuição da produção de muco gástrico, aumento das concentrações de íons de hidrogênio, além de reduzir o fluxo sanguíneo renal.

Nomes comerciais: Diclofenaco: Cataflan`, Voltarem`; AAS: Aspirina`, AAS`.

Mecanismo de intoxicação: ingestão acidental ou administrada pelo tutor (comum).

Sinais clínicos: efeitos graves na mucosa gastrointestinal, devido à gastrite e úlceras, sendo comum: vômitos, hematêmese, melena, hematoquezia, e nos rins devido à insuficiência renal aguda, gerando oligúria, anúria e sinais de azotemia.

Tratamento: para as alterações gástricas e intestinais, sugere-se o uso de antagonistas de receptores H2: famotidina 0,5mg/kg, VO, IV, BID; TID; inibidores da bomba de prótons: omeprazol 1,0 a 2,0mg/kg, VO, IV, BID; protetores gástricos: sucralfato 0,5 a 1,0g/animal, VO, TID; antieméticos: ondansentrona 0,1 a 0,2mg/kg, VO, IV, BID, TID; maropitant 1,0mg/kg, SC, IV, SID. A sondagem nasogástrica seguido de aspiração gástrica e administração de carvão ativado auxilia no controle da inflamação e sangramento gastroduodenal. Para as alterações renais sugere-se fluidoterapia a fim de corrigir o desequilíbrio hidroeletrolítico. Em situações mais graves de insuficiência renal aguda, a terapia de reposição renal, como a hemodiálise, é indicada.

1.2.4. – Psicofármacos

Os psicofármacos mais envolvidos nos quadros de intoxicação são os antidepressivos tricíclicos (nortriptilina; amitriptilina), inibidores da monoamina oxidase (fenelzina; tranilcipromina) e inibidores da recaptação de serotonina (fluoxetina). Normalmente os episódios são causados por ingestão acidental, principalmente por filhotes de cães. Dependendo do agente envolvido pode causar sinais relacionados ao incremento da concentração de dopamina e norepinefrina (antidepressivos tricíclicos) e de serotonina (inibidores da recaptação de serotonina) e mistos (inibidores da monoamino oxidase). Durante a anamnese é importante questionar se os tutores utilizam-se dessas medicações. O tratamento é sintomático e baseia-se na correção hidroeletrolítica, suporte ventilatório e controle de convulsões.

1.2.5. – Drogas de abuso

As drogas de abuso mais envolvidas nos episódios de intoxicação são a maconha e a cocaína. As intoxicações ocorrem por ingestão acidental, geralmente quando os tutores esquecem a droga onde o animal alcança. Na maioria dos casos os tutores são relutantes em informar o que ocorreu com medo de serem denunciados, porém, devem ser informados que o objetivo principal é a segurança do animal.

Maconha

Mecanismo de ação: O tetraidrocanabinol (THC) atua em vários receptores, incluindo os dopaminérgicos, noradrenérgicos, colinérgicos, serotoninérgicos e GABA.

Mecanismo de intoxicação: ingestão acidental.

Sinais clínicos: os mais comuns são euforia e excitação na fase inicial, seguido de depressão, apatia, ataxia, incoordenação e em casos graves coma.

Tratamento: Não existe antídoto e a terapêutica deve ser guiada para correção dos sinais clínicos.

Cocaína

Mecanismo de ação: A inibição da recaptação das catecolaminas endógenas pode levar ao potente estímulo do SNC. Ocorre também o estímulo de neurotransmissores dopaminérgicos devido ao bloqueio da recaptação de dopamina.

Mecanismo de intoxicação: ingestão acidental.

Sinais clínicos: os sinais mais comuns são, excitação, sialorreia, hipertermia (devida a tremores musculares), midríase, taquicardia (com chance de arritmias), hipertensão, taquipneia e em situações graves parada cardiorrespiratória.

Tratamento: não existe antídoto e o tratamento envolve a correção eletrolítica, estabilização da pressão arterial e arritmias, além de suporte ventilatório.

1.2.6. – Organofosforados

Os organofosforados são empregados como inseticidas, carrapaticidas e herbicidas. Podem ser encontrados na forma de coleiras antipulgas, sabonetes, xampu, sprays e preparações para a agricultura.

Nomes comerciais: Azinfós etílico (Gusathion A`), Clorpirifós (Dursban`, Lorsban`), Diclorvos (DDVP`, Nuvan`, Vapona`), Dimetoato (Dimexion`, Perfektion`), Diazinon (Basudin`, Diazitol`), Fenitrotion (Sumigran`, Sumithion`), Fention (Baytrex`, Lebaycid`), Fosfamidon (Dimecron`), Malation (Carbofós`, Malatol, Malaton`), Metamidofós (Tamaron`), Monocrotofós (Azodrin`, Nuvacron`), Paration metilico (Folidol`).

Mecanismo de ação: possuem como mecanismo principal a inibição da enzima acetilcolinesterase (AChE) que possui como função a degradação da acetilcolina (ACh). A ACh é um neurotransmissor do sistema nervoso simpático e parassimpático, atuando principalmente nas fibras pós-ganglionares do sistema parassimpático. Uma vez liberada na fenda sináptica, a ACh se liga a receptores colinérgicos (muscarínicos e nicotínicos).

Mecanismo de intoxicação: As intoxicações geralmente ocorrem por exposição cutânea e alguns casos por ingestão.

Sinais clínicos: os mais observados na intoxicação (decorrente da estimulação excessiva dos receptores muscarínicos e nicotínicos) são, miose, sialorreia, incontinência urinária, êmese, defecação e/ou diarreia, fasciculações musculares, tremores, bradicardia, convulsão e em casos graves, morte. A sintomatologia pode ocorrer de minutos a horas após a exposição. Deve-se orientar os tutores sobre a ocorrência de neuropatia periférica que pode ocorrer de 24-48 horas até 2 semanas, após a estabilização inicial. Nos casos da exposição cutânea indica-se o banho terapêutico, a fim de retirar o produto que pode ser absorvido.

Tratamento: envolve o uso de sulfato de atropina (antídoto) e indica-se a dose inicial de 0,05mg/Kg IV associado a 0,05mg/kg IM. Na ausência de melhora clínica indica-se a repetição da dose IV e IM. Deve-se associar ao tratamento o cloreto de pralidoxima (2-PAM) na dose de 20mg/Kg IV na velocidade de 1mL por minuto. A pralidoxima tem como efeito a reativação enzimática da ACHe, possibilitando a reversão mais rápida dos sinais clínicos. Deve-se realizar conjuntamente a correção hidroeletrolítica, suporte ventilatório e controle de convulsões.

1.2.7. – Organoclorados, Carbamatos e Herbicidas

Organoclorados

Os organoclorados são utilizados como inseticidas, porém seu uso vem diminuindo devido à substituição por outros agentes como os organofosforados e carbamatos.

Nomes comerciais: Aldrina (Aldrin'), Endrin', dicloro-difeniltricloretano (DDT'), Endossulfan', Heptacloro', Lindane', Mirex'; (DDT).

Mecanismo de ação: De maneira geral são menos tóxicos que os organofosforados e carbamatos. O mecanismo de ação da maioria dos organoclorados é indefinido, porém sabe-se que podem aumentar o influxo de sódio e potássio para o interior das células neuronais, diminuindo o potencial excitatório.

Mecanismo de intoxicação: contato com a pele e ingestão acidental ou proposital.

Sinais clínicos: envolvem êmese, sialorreia, hiperexcitabilidade, ataxia, tremores, hiperestesia, depressão, alterações respiratórias, coma e morte. Não existe antídoto e o tratamento tem como foco a correção hidroeletrolítica e suporte ventilatório.

Carbamatos

Os carbamatos têm seu uso exclusivo na agricultura, como inseticida, porém são utilizados ilegalmente como rodenticida, colocando animais e humanos em risco de intoxicações graves. O carbamato aldicarb é comercializado em forma de grânulos de coloração escura, popularmente conhecido como "chumbinho". O aldicarb é o mais potente dos carbamatos e o mais envolvido nos casos de intoxicações geralmente criminosas e propositais. Os episódios de toxicose por carbamatos são mais graves e evoluem mais rápido (minutos após a ingestão) do que os episódios com organofosforados

Nomes comerciais: Aldicarb (Temik'), Aminocarb (Metacil'), Carbaril (Sevin'), Carbofuran (Carboran', Furadan'), Landrin (Landrin'), Metacalmato (Bux'), Metiocarb (Mesurol'), Metomil (Lannate', Nudrin'), Mexacarbato (Zectran'), Propoxur (Baygon', Unden').

Mecanismo de ação: age de maneira similar aos organofosforados, porém a atividade na AChE é menos intensa e mais rapidamente revertida.

Mecanismo de intoxicação: ingestão acidental, proposital.

Sinais clínicos: Os sinais clínicos são os mesmos dos apresentados da intoxicação por organofosforados.

Tratamento: O antídoto é o sulfato de atropina utilizado na dose de 0,05mg/Kg IV associado a 0,05mg/Kg IM, porém doses de 0,5mg/kg IM podem ser administradas caso não haja melhora do quadro inicial. Não se recomenda o uso de cloreto de pralidoxima na terapia de intoxicação por carbamatos, pois pode aumentar os efeitos tóxicos. Indica-se a correção hidroeletrolítica e suporte ventilatório intensivo.

Herbicidas envolvidos em intoxicações: Glifosato e o Paraquat

Glifosato

Nome comercial: Randup®.

Mecanismo de ação: Não se sabe exatamente o mecanismo de ação do glifosato, porém é conhecida a ação irritativa.

Mecanismo de intoxicação: contato com a pele e ingestão (pouco comum).

Sinais clínicos: dependem da área que entra em contato com o produto e geralmente são pouco significativos.

Tratamento: é feito de maneira sintomática.

Paraquat

Nome comercial: Gramoxone 200®.

Mecanismo de ação: tem como mecanismo principal a formação de radicais livres que degradam a membrana fosfolipídica das células. A formação desses radicais ocorre nos pulmões fazendo com que esse órgão seja o mais afetado nos episódios de intoxicação por paraquat.

Mecanismo de intoxicação: exposição cutânea, inalação e ingestão.

Sinais clínicos: envolvem dificuldade e insuficiência respiratória e cianose.

Tratamento: não existe antídoto específico, e a terapêutica deve se basear nos sinais clínicos. Deve-se evitar durante o suporte ventilatório o uso de oxigênio a 100%, devido ao risco de formação de mais radicais reativos que causam a piora do quadro geral.

1.2.8. – Rodenticidas

Entende-se por rodenticidas os agentes empregados no controle de ratos e roedores em geral. Existem vários tipos de rodenticidas e na maioria das vezes os episódios de intoxicações, quando não diagnosticados precocemente, são fatais. Os tipos de rodenticidas mais comumente utilizados são os anticoagulantes, fluoracetato de sódio, estricnina e brometalina.

Anticoagulantes

Nomes comerciais: Brodifacum (Klerat®, Ratak®), Bromadiolona (Bromoline®, Maki®), Cumafeno (Warfarin®), Cumatretalil (Racumin®, Fulmirat pó®), Clorfacinona (Ratomet®), Difacinona (Ramik®). Geralmente as iscas do veneno são de coloração rósea ou azul.

Mecanismo de ação: inibição do sistema de ativação da vitamina K1, resultando em diminuição de vitamina K1. Como resultado, os fatores de coagulação, dependentes da vitamina K1 (II, VII, IX e X) se esgotam, gerando prejuízo das vias extrínseca, intrínseca e comum, ocasionando quadro de coagulopatia.

Mecanismo de intoxicação: As intoxicações ocorrem por ingestão.

Sinais clínicos: geralmente se iniciam após 3 a 5 dias da ingestão e as hemorragias em qualquer parte do corpo são indicativos da intoxicação.

Tratamento: utiliza-se a vitamina K1 (fitomenadiona), na dose inicial de 5,0mg/kg, SC, distribuído em vários locais de aplicações. Sugere-se após o segundo dia a redução para 1,0 a 2,0mg/kg, SC, utilizados durante 10 a 15 dias. Sugere-se o monitoramento da terapêutica com testes de coagulação (TP e TTPA). Não se recomenda a utilização oral devido às particularidades que interferem na absorção da droga. Pode-se observar reações alérgicas com a administração de vitamina K1. O tratamento suporte envolve a correção hidroeletrolítica, suporte ventilatório e transfusão sanguínea se necessário.

Fluoracetato de sódio

Nome comercial: Composto 1080 (Proibido o comércio no Brasil).

Mecanismo de ação: inibição do ciclo de Krebs em todas as células, através do bloqueio da enzima que converte o citrato em isocitrato. Ocorre diminuição significativa do metabolismo, com reduções da respiração celular e níveis de ATPs disponíveis. Ocorre hipocalcemia grave devido da ligação do citrato em excesso com íons de cálcio, gerando a maioria dos sinais clínicos.

Mecanismo de intoxicação: ingestão acidental ou proposital, inalação e contato com pele lesionada (pouco comum).

Sinais clínicos: envolvem inicialmente êmese, inquietação, defecações, convulsões, dificuldade respiratória, cianose, coma, parada cardiorrespiratória e morte. Geralmente iniciam poucos minutos após o contato com o produto.

Tratamento: o monoacetato de glicerol, pode ser utilizado, pois bloqueia a síntese de oxaloacetato a citrato. A dose preconizada é de 0,55 grama/Kg, IM. Pode-se utilizar gluconato de cálcio (50 a 100mg/Kg IV, infusão contínua lenta) a fim de controlar a hipocalcemia. Deve-se realizar a correção hidroeletrolítica, suporte ventilatório e controle de convulsões.

Estricnina

Nomes comerciais: Uso proibido no Brasil.

Mecanismo de ação: atua na membrana pós-sináptica das células de Renshaw, inibindo a ação do neurotransmissor inibitório, glicina. A inibição da glicina gera estímulo exacerbado das contrações musculares por todo o corpo.

Mecanismo de intoxicação: ingestão acidental ou proposital.

Sinais clínicos: contrações musculares involuntárias, rigidez da musculatura cervical, facial e abdominal, convulsões, dificuldade respiratória, insuficiência respiratória, cianose, coma e morte.

Tratamento: não há antídotos. O suporte ventilatório é o recomendado, além do controle de convulsões e correção hidroeletrolítica.

Brometalina

Mecanismo de ação: interfere na fosforilação oxidativa causando inibição da formação de ATPs. A diminuição e ATPs ocasiona a diminuição da atividade da bomba de sódio e potássio que por sua vez pode gerar edema em várias partes, principalmente no cérebro.

Mecanismo de intoxicação: ingestão acidental ou proposital.

Sinais clínicos: iniciam-se após algumas horas e podem incluir tremores musculares, êmese, excitação, convulsões, midríase, anisocoria, alterações ventilatórias, paralisia, coma e morte.

Tratamento: não há antídotos. O tratamento visa à correção hidroeletrolítica, controle de convulsões e edema cerebral, além de suporte ventilatório.

1.2.9. – Produtos industriais e de limpeza

A manifestação clínica das intoxicações por produtos de limpeza tende a ser menos grave que as demais intoxicações, limitando-se na maioria dos casos a reações locais em pele, mucosa oral e olhos. Os agentes domésticos mais comuns relacionados aos eventos de toxicidade são os desinfetantes, alvejantes e detergentes.

Desinfetantes

Nome comercial: amônia quaternária (Zephiran®), formol (Lysoform®), óleos de pinho (Pinho Sol®).

Mecanismo de ação: agem causando desnaturação de proteínas.

Mecanismo de intoxicação: contato com a pele, inalação e ingestão.

Sinais clínicos: variam de acordo com a área exposta. Na pele causa irritação, prurido e dor local. Quando inalado pode causar irritação das vias aéreas, tosse, dispneia e em casos graves, o colapso respiratório. Os casos de ingestão podem gerar irritação da mucosa do sistema digestório além de vômito, fasciculações musculares, incoordenação, convulsão, coma e morte.

Tratamento: é baseado nos sinais clínicos. A lavagem com água abundante resolve a maioria dos casos de contato com a pele. Não se indica a indução de vômito nos casos de ingestão.

Alvejantes

Nomes comerciais: hipoclorito de sódio (Qboa®; água sanitária).

Mecanismo de ação: desnaturação proteica.

Mecanismo de intoxicação: contato com a pele, inalação e ingestão.

Sinais clínicos: geralmente irritação e prurido cutâneo.

Tratamento: baseado em sinais clínicos. Não se indica a indução de vômito.

Detergentes

Nomes comerciais: Solupan®, Ativado®.

Mecanismo de ação: possuem ação corrosiva devido à natureza ácida ou alcalina do produto.

Mecanismo de intoxicação: contato com a pele e ingestão acidental.

Sinais clínicos: irritação e prurido cutâneo e de mucosas. Pode ocorrer em alguns casos de ingestão, náusea, vômito, fraqueza muscular, diarreia e dor abdominal.

Tratamento: baseado em sinais clínicos. Não se indica a indução de vômito.

1.2.10. – Chocolate

As intoxicações por chocolate são cada vez mais frequentes na rotina médica de emergência. O chocolate assim como os produtos derivados do cacau, possuem grande quantidade e metilxantinas, que são derivadas da xantina como a teobromina e cafeína. O chocolate do tipo amargo e meio amargo possuem maior quantidade de teobromina e cafeína, seguido do chocolate ao leite e o que menos possui metilxantinas é o chocolate branco.

Mecanismo de ação: estimulação do sistema nervoso simpático através do aumento da liberação de catecolaminas além de agirem como inibidores de receptores de adenosina responsáveis por regular o ritmo cardíaco.

Mecanismo de intoxicação: ingestão.

Sinais clínicos: ocorrem em média após 4 a 6 horas da ingestão. As metilxantinas, por atuarem mais nos sistemas nervoso e cardiovascular, podem causar euforia, êmese, diarreia, ataxia, tremores, hipertermia, taquipneia, taquicardia (arritmias), hipertensão e morte. Deve-se orientar os tutores do risco potencial de pancreatite, de 24 a 48 horas após ingestão, devido à grande quantidade de gordura presente no chocolate.

Tratamento: a conduta é baseada nos sinais clínicos. O suporte hidroeletrolítico associado a correção das arritmias e hipertensão deve ser feito de maneira intensiva.

2. ABORDAGEM PRIMÁRIA

A abordagem primária prioriza o cumprimento do protocolo xABC. Identificação e contenção de hemorragias ameaçadoras à vida (X), obtenção de via aérea patente (A), estabelecimento de boa ventilação (B) e suporte circulatório (C). Pacientes que apresentem sinais neurológicos (comatosos) que impossibilitem a segurança da via aérea deverão ser precocemente intubados, assim como aqueles com alterações ventilatórias. A reanimação deverá ser guiada por metas hemodinâmicas e perfusionais (PAS, PAM, PVC, lactato, variação de temperatura central e periférica, coloração de mucosas, TPC, borborigmos intestinais, DU, DB).

3. ABORDAGEM SECUNDÁRIA

Correção do estado de desequilíbrio hidroeletrolítico. Nos casos de coagulopatia, associada aos rodenticidas anticoagulantes, avaliar a necessidade de transfusão de sangue e plasma fresco congelado. A indução de vômito pode ser indicada nas seguintes situações: ingestão da substância há menos de 1 hora, paciente alerta, substância ingerida não ter natureza corrosiva ou irritativa e não houver risco de convulsões. Indica-se a sondagem nasogástrica seguido de lavagem e aspiração gástrica e administração de carvão ativado na maioria dos casos de intoxicação.

4. CUIDADOS DEFINITIVOS

Durante a hospitalização do paciente intoxicado deve-se atentar ao estado nutricional. A utilização da alimentação microenteral deve ser instituída o mais breve possível, geralmente quando o conteúdo gástrico aspirado é menor que 0,5mL/kg/hora. O controle de dor deverá ser proporcional à apresentada pelo paciente e feita de maneira contínua. O prognóstico varia de acordo com o agente causador da intoxicação e quantidade proporcional que o paciente entrou em contato.

5. LITERATURA RECOMENDADA

1. GFELLER, R. W., MESSONNIER, S. P., **Manual de toxicologia e envenenamentos em pequenos animais**, 2º ed., São Paulo, Roca, 2006, 376p.
2. SAKATE, M. Terapêutica das intoxicações. In: ANDRADE, S. F. **Manual de Terapêutica Veterinária**, 2ºed., São Paulo, Roca, 2002, cap. 21, p.523-55.
3. PETERSON, M. **Small Animal Toxicology**, 2ºed., Philadelphia, Mosby, 2006.
4. McLean MK, Khan SA. Toxicology of Frequently Encountered Nonsteroidal Anti-inflammatory Drugs in Dogs and Cats: An Update. *Vet Clin North Am Small Anim Pract*. 2018;48(6):969-984. doi:10.1016/j.cvsm.2018.06.003
5. Cortinovis C, Pizzo F, Caloni F. Poisoning of dogs and cats by drugs intended for human use. *Vet J*. 2015;203(1):52-58. doi:10.1016/j.tvjl.2014.11.004
6. Wismer T, Means C. Toxicology of Newer Insecticides in Small Animals. *Vet Clin North Am Small Anim Pract*. 2018;48(6):1013-1026. doi:10.1016/j.cvsm.2018.06.005
7. Xavier FG, Spinosa HS in: Diagnóstico das intoxicações. Spinosa H de S, Górniak SL, Palermo-Neto J. Toxicologia aplicada à medicina veterinária. 2008, p. 71-87.
8. Lee JA. Emergency management and treatment of the poisoned small animal patient. *Vet Clin North Am Small Anim Pract*. 2013;43(4):757-771. doi:10.1016/j.cvsm.2013.03.010
9. DeClementi C, Sobczak BR. Common Rodenticide Toxicoses in Small Animals. *Vet Clin North Am Small Anim Pract*. 2018;48(6):1027-1038. doi:10.1016/j.cvsm.2018.06.006
10. Arnot LF, Veale DJ, Steyl JC, Myburgh JG. Treatment rationale for dogs poisoned with aldicarb (carbamate pesticide). *J S Afr Vet Assoc*. 2011;82(4):232-238. doi:10.4102/jsava.v82i4.80
11. Khan SA. Common Reversal Agents/Antidotes in Small Animal Poisoning. *Vet Clin North Am Small Anim Pract*. 2018;48(6):1081-1085. doi:10.1016/j.cvsm.2018.07.004
12. Gwaltney-Brant S, Meadows I. Intravenous Lipid Emulsions in Veterinary Clinical Toxicology. *Vet Clin North Am Small Anim Pract*. 2018;48(6):933-942. doi:10.1016/j.cvsm.2018.07.006

Envenenamentos

73

César Ribeiro
Warley Gomes dos Santos

1. INTRODUÇÃO

Os envenenamentos costumam gerar quadros graves e agudos, onde a morte é sempre certa quando a terapia não é realizada de maneira precoce. O sucesso do tratamento dos envenenamentos inicia-se, muitas vezes, ao telefone, quando a recepção do hospital ou clínica aborda o tutor realizando perguntas pré-estabelecidas pela equipe de médicos veterinários que objetivam reconhecer o tipo de envenenamento e a gravidade da situação. Esse capítulo abordará as principais causas de envenenamento na rotina clínica de pequenos animais, sinais clínicos e tratamento.

1.1. – Envenenamento por Insetos (Abelhas)

Os episódios de envenenamento por picada de abelhas geralmente ocorrem quando o animal, na maioria das vezes, fica preso em áreas onde há abelhas e não consegue fugir ou se proteger. A abelha africana, *Apis mellifera scutellata,* e a europeia, *Apis mellifera mellifera,* e as africanizadas (cruzamento de europeias e africanas) são as espécies mais comuns envolvidas nos acidentes. O veneno inoculado por qualquer uma dessas é semelhante em relação aos efeitos, entretanto o que torna as africanizadas mais perigosas é a agressividade (ataque em enxame). O ferrão da abelha é constituído da parte glandular que produz o veneno e da parte quitinosa responsável pela inoculação do veneno. Após a picada todo o ferrão é separado da abelha e essa morre logo em seguida. A gravidade do caso depende exclusivamente da quantidade de ferroadas por peso vivo, e sabe-se que uma quantidade superior a 20 ferroadas/Kg de peso já torna o acidente grave e com prognóstico reservado, entretanto alguns animais são menos tolerantes e desenvolvem sintomatologia grave mesmo quando há pequena quantidade de ferroadas. O veneno é constituído por hialuronidase, fosfolipase A e por melitina. As principais ações do veneno são a predisposição à manifestação de reações de hipersensibilidade tipo I e III além de efeitos citotóxicos, cardiotóxicos e hemolítico.

A manifestação dos sinais clínicos depende da quantidade de veneno exposto. Dor, prurido, eritema e angioedema são comuns em casos brandos onde os sinais são mais localizados na área de ferroada. Em casos onde a quantidade ferroadas é próxima ao limite de 20 ferroadas/Kg os sinais podem incluir vômitos, hipertermia, hipotensão, dispneia, prostração, taquicardia, edema pulmonar, hepatite aguda, insuficiência renal aguda,

convulsões e morte. Já nos casos de hipersensibilidade tipo I (anafilaxia) os sinais mais comuns são êmese, edema de laringe, hipotensão, taquicardia, síncope e morte súbita. Não existe antídoto e o tratamento é feito de maneira sintomática.

Para o tratamento indica-se: Estabelecimento de via aérea patente seguido de oxigenoterapia, suporte ventilatório se necessário, acesso venoso para fornecimento de soluções cristaloides (manutenção de parâmetros macro e micro-hemodinâmicos) para todos os casos.

Informação importante: Não se indica a retirada dos ferrões com pinças, pois essa prática pode inocular mais veneno no animal. Indica-se a retirada com lâmina de bisturi ou de tricotomia.

Nos casos alérgicos brandos indica-se o uso de anti-histamínicos como a difenidramina (2-4mg/Kg) ou prometazina (0,5mg/Kg/SC) e corticosteroides como a dexametasona (0,1-0,3mg/Kg/IV) ou succinato de metilprednisolona (5-10mg/Kg/IV). Nos casos sistêmicos e/ou anafilaxia indica-se além dos anti-histamínicos e corticosteroides, o uso de epinefrina (0,01mg/Kg/IV), cristaloides, utilização de vasopressores, diazepam (0,5mg/Kg/IV) nos casos de convulsão, além do monitoramento intensivo focado no controle das variáveis micro e macro hemodinâmicas, controle de dor, acompanhamento laboratorial (hemograma, ureia, creatinina, urinálise, bilirrubinas, ALT, FA, TTPA, TP, Lactato). O tutor deve ser orientado sobre possibilidade de recidiva do quadro de hipersensibilidade tipo I em até 2 semanas após o episódio de envenenamento.

1.2. – Envenenamento por Bufotoxina (Veneno de sapo)

Geralmente os acidentes envolvendo veneno de sapo ocorrem nas áreas rurais, entretanto nas áreas urbanas onde exista a presença de lagos (habitat natural) os episódios de envenenamento também são comuns. As espécies de sapo mais comumente envolvidas nos envenenamentos de cães são o *Bufo alvarius* e *Bufo marinus*. Os sapos possuem duas glândulas paratóides localizadas na região dorsal da cabeça que produzem veneno e ao contrário da crença popular não possuem a capacidade de inocular e de ejetar o veneno à distância. O envenenamento ocorre quando o cão morde o sapo, e nesse momento há a liberação do veneno na cavidade oral. Envenenamentos por sapo envolvendo felinos domésticos é rara. A dose letal do veneno em cães é de aproximadamente 0,1g/ cão e a dose mínima para manifestação clínica é de aproximadamente 1mg/Kg. A composição do veneno é bastante complexa, porém é constituído por substâncias com potencial vasoativo como a bufotoxina, bufogenina, noradrenalina e dopamina e produzem efeitos no miocárdio aumentando a força de contração e frequência cardíaca, muitas vezes mimetizando o efeito digitálico.

Os sinais clínicos aparecem imediatamente após o contato e incluem sialorreia intensa, irritação local e incômodo, manifestado com o ato de colocar os membros na boca. Em casos graves pode ocorrer incoordenação, ataxia, midríase, taquicardia, arritmias cardíacas, convulsões e morte. Não há antídoto específico e o tratamento é sintomático.

Para o tratamento indica-se: Estabelecimento de via aérea patente seguido de oxigenioterapia, acesso venoso para fornecimento de soluções cristaloides (manutenção de parâmetros macro e micro-hemodinâmicos), lavagem da cavidade oral com água abundante, sondagem gástrica para lavagem e fornecimento de carvão ativado, utilização de diazepam (0,5mg/Kg/IV) em casos de convulsão e correção de possíveis arritmias cardíacas. Não se recomenda a utilização de atropina para a minimização da sialorreia, pois a taquicardia gerada após sua aplicação pode agravar o quadro de taquicardia e predispor a arritmias cardíacas. O monitoramento eletrocardiográfico é determinante para o sucesso do tratamento. Não se indica o tratamento de qualquer arritmia sem o diagnóstico eletrocardiográfico.

1.3. – Envenenamento por Aranhas

O diagnóstico dos acidentes envolvendo aranhas são um desafio na medicina veterinária, já que na maioria das vezes não há observação por parte do proprietário, da picada e muito menos da espécie envolvida. O diagnóstico é feito por achados clínicos. Existem 4 espécies envolvidas em acidentes aracnídeos, são elas: *Latrodectus sp* (viúva negra), *Loxosceles sp* (aranha marrom), *Phoneutria sp* (aranha armadeira) e *Lycosa sp* (tarântula), porém neste capítulo será abordada somente as duas primeiras por serem as mais comuns na rotina médica veterinária.

1.3.1. – Latrodectus sp (viúva negra)

Os machos dessa espécie não possuem importância clínica nos acidentes aracnídeos, pois são pequenos em relação às fêmeas e não conseguem inocular seu veneno. Estima-se que apenas 0,3mg/Kg do veneno seja suficiente para causar a morte de pequenos animais. O veneno age como neurotoxina fazendo alterações nas sinapses nervosas, levando à liberação desordenada de acetilcolina e norepinefrina. Os sinais clínicos dependem da quantidade do veneno inoculado em relação ao tamanho do animal e iniciam-se em até 6 horas após contato. Geralmente há pequeno eritema e edema local, porém a visualização da picada nem sempre é possível devido à pigmentação da pele e presença de pelos. Os animais envenenados pelo veneno da *Latrodectus sp* podem apresentar dor local, sialorreia, hiperestesia ou ausência de sensibilidade regional (sinal comum), mialgia, convulsão, paralisia, dispneia, taquicardia, coma e morte.

Indica-se para o tratamento: Estabelecimento de via aérea patente seguido de oxigenoterapia e suporte ventilatório se necessário, acesso venoso para fornecimento de soluções cristaloides (manutenção de parâmetros macro e micro-hemodinâmicos). A utilização do soro hiperimune fica restrito a alguns centros veterinários, e pode ser utilizado como antídoto o mais rápido possível. Durante a administração do soro hiperimune o animal deve ser monitorizado para detecção de reações anafiláticas. Para controle de fasciculações musculares indica-se como relaxante o diazepam (0,5mg/Kg/IV) e para analgesia indica-se tramadol (2,0-4,0mg/Kg/IV), metadona (0,2-0,5mg/Kg/SC) ou fentanil (2-4mcg/Kg/IV), porém a titulação da dor deve ser mensurada continuamente a fim de otimizar a escolha do protocolo analgésico.

1.3.2. – Loxosceles sp (aranha marrom)

O veneno da *Loxosceles sp* possui ação necrosante, através da ativação de enzimas como a hialuronidase, esterase e esfingomielinase D. O veneno também pode alterar a cascata de coagulação com a exaustão dos fatores VIII, IX e XII além de prolongar o TTPA. Os sinais clínicos dependem da quantidade de veneno em relação ao tamanho do animal picado, e são manifestos predominantemente com sinais dermatológicos de necrose local, hiperemia e úlcera cutânea. A manifestação sistêmica é pouco comum, porém pode ocorrer anemia hemolítica, hemoglobinúria, insuficiência renal aguda, convulsões e dor articular. A morte é pouco comum. Não existe antídoto específico e o indica-se para o tratamento o estabelecimento de via aérea patente seguido de oxigenoterapia e suporte ventilatório se necessário, acesso venoso para fornecimento de soluções cristaloides (manutenção de parâmetros macro e micro-hemodinâmicos), analgesia seguida de titulação da dor, antibióticos devido à necrose de pele e cuidados de enfermagem da ferida. Indica-se a utilização de bandagens úmida-seca, enquanto a presença de tecido necrosado e o desbridamento cirúrgico deve ser considerado em algumas situações. O animal deve ser monitorizado até a completa cicatrização.

1.4. – Envenenamento por escorpião

Os acidentes por picada de escorpiões na medicina veterinária têm aumentado nos últimos anos, provavelmente pelo aumento de áreas que favoreçam sua proliferação, como áreas próximas a lixões, terrenos baldios, áreas em construção e áreas onde a limpeza não é feita de maneira correta. A espécie mais comum envolvida nos acidentes é o *Tityus serrulatus* (escorpião amarelo), porém não são agressivos e só picam quando pisados ou atacados. Na rotina médica de emergência a picada de escorpião raramente cursa com a morte e geralmente quando ocorre é devido ao comprometimento sistêmico adquirido antes da picada (animais cardiopatas). Estima-se que a dose letal em cães seja de 0,5mg/Kg, dose que é raramente alcançada com apenas uma picada. O veneno possui ação neurotóxica (tityustoxina), age alterando a despolarização celular o que resulta na liberação de acetilcolina, adrenalina e noradrenalina, gerando efeitos simpatomiméticos. Além da liberação de catecolaminas o veneno de escorpião pode liberar glucagon, cortisol, angiotensina II além de alterar a liberação de insulina. Os sinais clínicos mais comum encontrados são dor local intensa e hiperemia. Alterações que levam a deterioração da função miocárdica são observadas em casos graves, onde o aumento da liberação de catecolaminas gera taquicardia, aumento de consumo de oxigênio pelo cardiomiócito, hipertensão arterial, edema pulmonar, tremores, arritmias cardíacas, coma e morte. Os animais cardiopatas são o grupo que apresenta maior risco de morte após o acidente escorpiônico. Não existe antídoto específico na medicina veterinária. O tratamento é baseado em sinais clínicos. Indica-se para o tratamento o estabelecimento de via aérea patente seguido de oxigenoterapia e suporte ventilatório se necessário, acesso venoso para fornecimento de soluções cristaloides (manutenção de parâmetros macro e micro-hemodinâmicos), analgesia seguida de titulação da dor, controle da temperatura corporal, controle de convulsões e monitoramento eletrocardiográfico. Não se indica o tratamento de qualquer arritmia sem o diagnóstico eletrocardiográfico.

1.5. – Envenenamento por serpentes

A maioria dos acidentes ofídicos ocorre na zona rural, em cães que saem para a exploração e que são surpreendidos pela serpente. As cobras mais comuns envolvidas nos acidentes ofídicos no Brasil são, a jararaca (*Bothrops sp*), a cascavel (*Crotalus sp*), a coral (*Micrurus sp*) e a surucucu (*Lachesis sp*), respectivamente. A nomenclatura do gênero *Bothrops* teve modificação sendo agora chamado de *Bothrops, Bothriopsis, Bothropoides, Bothrocophias e Rhinocerophis*. Já o gênero *Crotalus* passa a ser denominado *Caudisona*. Essas novas nomenclaturas podem gerar confusão e equívocos na hora do diagnóstico e tratamento, por este motivo será mantido neste capítulo a nomenclatura anterior.

1.5.1. – Bothrops sp (jararaca)

É o gênero mais comum envolvido nos acidentes ofídicos no Brasil, causando cerca de 90% de todas as ocorrências. Geralmente são animais agressivos, encontrados em todo território nacional, possuem marcações em V invertido por todo corpo, cabeça triangular, cauda lisa e podem variar de 0,5 a 2,0 metros de comprimento quando adultos. Podem ser encontradas em áreas próximas a rios, árvores e áreas úmidas. A maioria dos pacientes são cães e os gatos raramente são afetados. O veneno tem ação proteolítica, anticoagulante, vasculotóxica e nefrotóxica. A hialuronidase, hemotoxina e fosfolipase A_2 presente no veneno tem ação imediata, causando inflamação, necrose e destruição do endotélio vascular que libera após lesão bradicinina e histamina. A fosfolipase A_2 altera a permeabilidade vascular, causando a liberação excessiva de aminas vasoativas, gerando como consequência final edema, congestão, hemorragia e áreas necrosadas difusas. O veneno possui também uma fração que age como a trombina, fazendo a conversão do fibrinogênio em fibrina, esgotando as reservas de fibrinogênio gerando, portanto, alteração na coagulação. Devido à destruição do endotélio vascular há predisposição a hemorragias que podem ser locais ou sistêmicas. O edema que segue a destruição endotelial é o sinal clínico mais comum dos acidentes botrópicos. A nefrotoxicidade ocorre devido à ação direta do veneno nos rins, além de efeitos

secundários do colapso circulatório. Os sinais clínicos mais comuns são o aumento de volume na região da picada, que ocorre após 20 minutos, além da presença dos orifícios hemorrágicos na área da picada (nem sempre de fácil visualização). As áreas mais comuns afetadas são a região da face e membros em cães e a região abdominal ventral em gatos. Com a progressão pode ocorrer hemorragias no subcutâneo, epistaxe, gengivorragia, hematúria, oligúria, hematêmese, dor local, depressão, fraqueza, taquicardia, hipotensão, dispneia, edema pulmonar, coma e morte. Sugere-se para monitoramento da evolução a tricotomia da área da picada e marcação seriada com caneta do tamanho do edema. Indica-se para o tratamento o estabelecimento de via aérea patente seguido de oxigenoterapia e suporte ventilatório se necessário, acesso venoso para fornecimento de soluções cristaloides (manutenção de parâmetros macro e micro-hemodinâmicos). A utilização do soro antiofídico polivalente é imprescindível para o sucesso do tratamento e esse deve ser administrado o mais rapidamente possível e calculado para neutralizar 100 mg de veneno botrópico. A dose preconizada de soro antiofídico a ser administrado nos acidentes botrópicos é de 50mL, já que existe a padronização comercial desse produto para que 1mL neutralize 2mg de veneno. Preconiza-se ser feito de maneira lenta e de preferência na via endovenosa. Em hipótese alguma deve ser realizado garrote ou torniquetes. Deve-se ainda administrar analgésicos seguidos de titulação da dor e avaliar a necessidade de transfusão de sangue e hemoderivados. O uso de antimicrobianos é indicado nos pacientes que apresentem grandes áreas de necrose, causada pela ação proteolítica do veneno. Nos casos de edema de grande extensão em membros acometidos, é necessário a monitorização da perfusão do membro, já que em situações de síndrome compartimental será necessário a realização de fasciotomia. Os pacientes, vítimas de acidente botrópico, devem ficar internados para monitorização por no mínimo 3 dias. Sugere-se monitorização intensiva com avaliações hemodinâmicas, laboratoriais periódicas (hemograma, bilirrubinas, creatinina, débito urinário, urinálise, lactato, TTPA, fibrinogênio, TP além de gasometria) e suporte nutricional. Caso disponível as técnicas viscoelásticas de avaliação da coagulação (ROTEM), devem ser indicadas para monitoramento e orientação da terapia. O tutor deve ser orientado sobre a gravidade e complicações renais em até 6 meses após o acidente botrópico.

1.5.2. – Crotalus sp (cascavel)

O gênero crotalus é o segundo em ocorrências de acidentes ofídicos, gerando em média 10-20% de todas as ocorrências. As cascavéis geralmente são menos agressivas do que as jararacas, possuem veneno mais tóxico, apresentam chocalho no final da cauda (característica do gênero), cabeça triangular, são presentes principalmente na região Sul e Sudeste do Brasil. Os efeitos do veneno crotálico causam ação neurotóxica, miotóxica, nefrotóxica e alteração na coagulação. A composição química do veneno é complexa e as principais toxinas são a crotamina, crotoxina, fosfolipase A_2, giroxina e convulsina. A ação neurotóxica se dá pela ação da neurotoxina (crotoxina) que inibe a liberação de acetilcolina na fenda pré-sináptica, gerando o quadro de paralisia motora. A crotamina age gerando lesão direta nas fibras de musculatura esquelética, o que acarreta rabdomiólise e consequentemente mioglobinúria. A alteração na coagulação se dá pela ação do veneno de maneira similar à trombina, reduzindo a concentração de fibrinogênio. Os efeitos nefrotóxicos se dão de maneira direta, além de indiretos, com a presença de mioglobinúria e colapso cardiovascular. Os sinais clínicos predominantes envolvem os sinais neurotóxicos, e cursam com depressão, apatia, êmese, paralisia flácida, ptose palpebral, fasciculações musculares, paralisia dos músculos faciais, dificuldade de deglutição, sialorreia, midríase, insuficiência respiratória, coma e morte (**Figuras 73.1. e 73.2.**). Também pode ser observado mioglobinúria, oligúria e anúria. Indica-se para o tratamento o estabelecimento de via aérea patente seguido de oxigenoterapia e suporte ventilatório, se necessário, acesso venoso para fornecimento de soluções cristaloides (manutenção de parâmetros macro e micro-hemodinâmicos). A utilização do soro antiofídico polivalente é imprescindível para o sucesso do tratamento e esse deve ser administrado o mais rapidamente possível e calculado para neutralizar 50mg de veneno crotálico. A dose preconizada de soro antiofídico a ser administrado nos acidentes crotálicos é de 50mL, já que existe a padronização comercial desse produto para que 1mL neutralize 1mg de veneno. Preconiza-se ser feito de maneira lenta e de preferência na via endovenosa. Em hipótese alguma deve ser realizado garrote ou torniquetes. Deve-se ainda administrar analgésicos seguidos de titulação da dor e avaliar a necessidade de transfusão de sangue e hemoderivados. Os pacientes, vítimas de acidente crotálico, devem ficar internados para monitorização por no mínimo 3 dias. Sugere-se monitorização intensiva com avaliações hemodinâmicas, laboratoriais periódicas (hemograma, bilirrubinas, creatinina, débito urinário, urinálise, lactato, TTPA, fibrinogênio, TP além de hemogasometria) e suporte nutricional. Caso disponível, as técnicas viscoelásticas de avaliação da coagulação (ROTEM), devem ser indicadas para monitoramento e orientação da terapia. O tutor deve ser orientado sobre a gravidade e complicações renais em até 6 meses após o acidente crotálico.

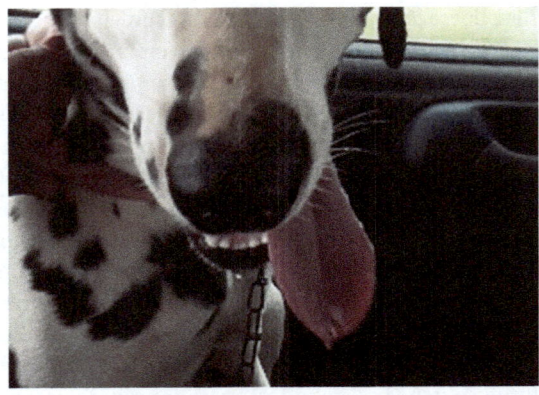

Figura 73.1. – Canino, vítima da cascavel (serpente visualizada). Na imagem percebe-se moderado ptialismo e a língua lateralizada, evidenciando uma possível alteração neurológica provocada pelas toxinas do veneno. Além do mais, pode-se observar o ponto próximo ao plano nasal de inoculação do veneno. (Fonte: arquivo pessoal Warley Gomes dos Santos)

1.5.3. – *Micrurus sp (coral, coral verdadeira)*

Os acidentes envolvendo as corais são raros em medicina veterinária. São animais pouco agressivos, possuem coloração característica (anéis vermelhos, preto e branco), cabeça ovalada, olhos pequenos e corpo cilíndrico. A ação do veneno é predominantemente neurotóxico, com sintomatologia semelhante aos causados pelo curare. Os sinais clínicos ocorrem em até 1 hora após o contato com o veneno e incluem depressão, sialorreia, paralisia flácida, hipotensão, dificuldade de deglutição, falência respiratória e morte. Indica-se para o tratamento o estabelecimento de via aérea patente seguido de oxigenoterapia e suporte ventilatório se necessário, acesso venoso para fornecimento de soluções cristaloides (manutenção de parâmetros macro e micro-hemodinâmicos). No Brasil não há disponível para a medicina veterinária o soro antiofídico que neutralize o veneno da coral, porém se disponível tem que ser calculado a razão de neutralizar 150 mg de veneno. O uso de neostigmina deve ser empregado na

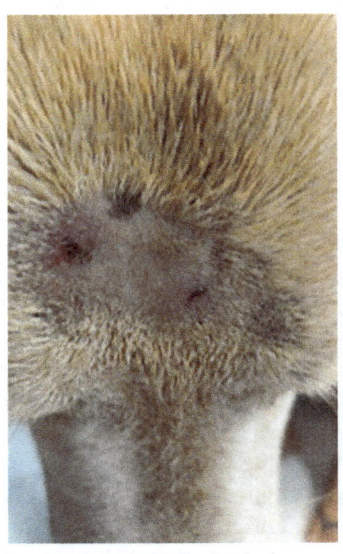
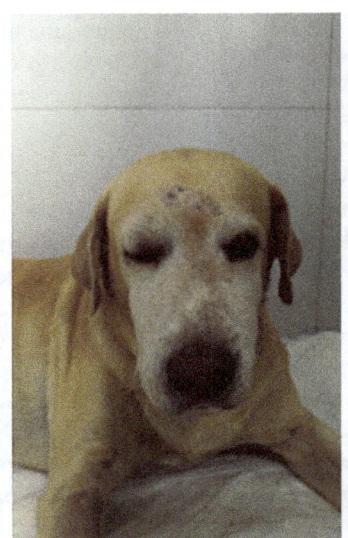
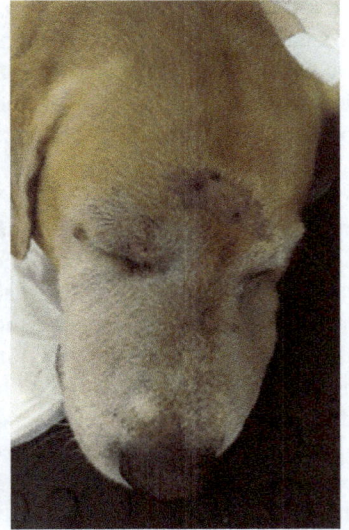

Figura 73.2. – Canino. Aparente local da picada de uma cascavel na região frontal. Presença de discreto edema na região frontal e palpebral. A serpente foi visualizada. Fonte: arquivo pessoal Warley Gomes dos Santos)

tentativa de restaurar a transmissão neuromuscular revertendo o bloqueio que pode culminar com paralisia de musculatura respiratória, porém, antes da administração da neostigmina, indica-se o uso de atropina, objetivando a prevenção de uma síndrome colinérgica. Em clássico estudo experimental, onde foram inoculados em cães doses letais de veneno de *Micrurus frontalis*, todos os cães que foram tratados com neostigmina sobreviveram e os que não foram tratados evoluíram ao óbito. Deste modo, diante da presença de sinais de bloqueios neuromusculares e dispneia recomenda-se o uso, na dose de 0,05mg/Kg/IV.

Em hipótese alguma deve ser realizado garrote ou torniquetes. Os pacientes, vítimas de acidente elapídico, devem ficar internados para monitorização por no mínimo 3 dias. Sugere-se monitorização intensiva com avaliações hemodinâmicas, laboratoriais periódicas (hemograma, bilirrubinas, creatinina, débito urinário, urinálise, lactato, TTPA, fibrinogênio, TP além de hemogasometria) e suporte nutricional. Caso disponível as técnicas viscoelásticas de avaliação da coagulação (ROTEM), devem ser indicadas para monitoramento e orientação da terapia. O tutor deve ser orientado sobre a gravidade e complicações renais em até 6 meses após o acidente elapídico.

1.5.4. – *Lachesis sp (Surucucu)*

Os acidentes causados pelo gênero *Lachesis sp*, ocorrem de maneira rara somente na região amazônica e algumas regiões do nordeste do Brasil. É considerada a maior serpente venenosa brasileira podendo medir até 4,0 metros na fase adulta. Possui cabeça triangular e cauda eriçada. O veneno tem ação semelhante ao veneno do gênero botrópico, portanto a sintomatologia clínica é muito semelhante. No Brasil não há disponível para a medicina veterinária o soro antiofídico que neutralize o veneno da surucucu, porém se disponível tem que ser calculado a razão de neutralizar 300mg de veneno. Em hipótese alguma deve ser realizado garrote ou torniquetes. Os pacientes, vítimas de acidente laquético, devem ficar internados para monitorização por no mínimo 3 dias. Sugere-se monitorização intensiva com avaliações hemodinâmicas, laboratoriais periódicas (hemograma, bilirrubinas, creatinina, débito urinário, urinálise, lactato, TTPA, fibrinogênio, TP além de hemogasometria) e suporte nutricional. Caso disponível as técnicas viscoelásticas de avaliação da coagulação (ROTEM), devem ser indicadas para monitoramento e orientação da terapia. O tutor deve ser orientado sobre a gravidade e complicações renais em até 6 meses após o acidente laquético.

2. ABORDAGEM PRIMÁRIA

A abordagem primária prioriza o cumprimento do protocolo xABCDE. Identificação e contenção de hemorragias ameaçadoras à vida (X), obtenção de via aérea patente (A), estabelecimento de boa ventilação (B) e suporte circulatório (C). Pacientes que apresentem sinais neurológicos (comatosos) que impossibilitem a segurança da via aérea deverão ser precocemente intubados, assim como aqueles com alterações ventilatórias. A reanimação deverá ser guiada por metas hemodinâmicas e perfusionais (PAS, PAM, PVC, lactato, variação de temperatura central e periférica, coloração de mucosas, TPC, borborigmos intestinais, DU, DB).

3. ABORDAGEM SECUNDÁRIA

Correção do estado de desequilíbrio hidroeletrolítico. Nos casos de coagulopatia, associada ao acidente botrópico e laquético, avaliar a necessidade de transfusão de sangue e plasma fresco congelado. Nos casos de envenenamento por sapo e escorpião realizar o monitoramento eletrocardiográfico. Os cuidados das feridas necrosadas nos casos dos envenenamentos por aranha marrom, acidente botrópico e laquético devem ser feitos de maneira criteriosa a fim de evitar complicações relacionadas à gangrena.

4. CUIDADOS DEFINITIVOS

Durante a hospitalização do paciente envenenado deve-se atentar ao estado nutricional. A utilização da alimentação microenteral deve ser instituída o mais breve possível, geralmente quando o conteúdo gástrico aspirado é menor que 0,5mL/kg/hora. O controle da dor deverá ser proporcional à apresentada pelo paciente e feita de maneira contínua. O prognóstico varia de acordo com o agente causador do envenenamento e quantidade proporcional a qual o paciente foi exposto.

5. LITERATURA RECOMENDADA

1. CONCEIÇÃO, L.G. et al. Anaphylatic reaction after *crotalus* envenomation treatment in a dog: case report. **J. Venom. Anim. Toxins. Incl. Trop. Dis.**, v.13, n.2, p.549-557, 2007.
2. FERREIRA JUNIOR, R.S.; BARRAVIEIRA, B. Management of venomous snakebites in dogs and cats in Brazil. **J. Venom. Anim. Toxins incl. Trop. Dis**, Botucatu, v. 10, n. 2, 2004.
3. GUTIÉRREZ, J.M.; RUCAVADO, A. Snake venom metalloproteinases: Their role in the pathogenesis of local tissue damage. **Biochimie**, v.82, p. 841-850, 2000.
4. KIRBY, R. An introduction to SIRS and the Rule of 20. In Monitoring and Intervention for the Critically Ill Small Animal. (eds R. Kirby and A. Linklater). 2016. doi:10.1002/9781118923870.ch1
5. NOGUEIRA, R. M. B; SAKATE, M. Clinical and hematological alterations in dogs during experimental envenomation with *Crotalus durissus terrificus* venom and treated with antiophidic serum. **J. Venom. Anim. Toxins. Incl. Trop. Dis.**, v.2, n.2, p.285-296, 2006.
6. SANGIORGIO, F. et al. Histopathological evaluation in experimental envenomation of dogs with *Crotalus durissus terrificus* venom. **J. Venom. Anim. Toxins. Incl. Trop. Dis.**, v.14, n.1, p.89-99, 2008.
7. SANTOS, W. G. et al. Hemostatic evaluation of rabbits envenomed with Bothrops alternatus treated with anti-bothropic serum, desmopressin and tranexamin acid. **Pesq. Vet. Bras.**, Rio de Janeiro , v. 41, e06639, 2021 .
8. SANTOS, W.G. Associação de Fármacos e Soro Antiofídico no Tratamento do Envenenamento Botrópico em Coelhos. Tese... - 2017 118 p.: il. Disponível em: <http://hdl.handle.net/1843/31533>. acesso em: 04 de Maio de 2021.
9. SANTOS, W.G. et al. Envenenamento crotálico em cães. Revista de Ciências Agroveterinárias. Lages, v.13, n. supl., p.5-6, 2013
10. VITAL BRAZIL, O e VIEIRA, R.J. Neostigmine in the treatment of snake accidents caused by Micrurus frontalis: report of two cases. **Rev. Inst. Med. trop. S. Paulo**, São Paulo, v. 38, n. 1, p. 61-6, Feb. 1996. https://doi.org/10.1590/S0036-46651996000100012
11. GFELLER, R. W., MESSONNIER, S. P., **Manual de toxicologia e envenenamentos em pequenos animais**, 2º ed., São Paulo, Roca, 2006, 376p.

Tópicos Especiais em Medicina de Urgências

VIII

Considerações especiais em felinos

Fernanda Vieira Amorim da Costa

1. INTRODUÇÃO

Os felinos são animais muito sensíveis ao estresse e possuem comportamento eventualmente imprevisível, o que eleva a complexidade do atendimento de urgência destes pacientes e torna o seu atendimento um desafio. Além disso, é difícil para os gatos obterem os cuidados médicos de que necessitam quando seus tutores ficam estressados com a mera perspectiva de transportá-los para um hospital veterinário. Em emergências, isso pode ser ainda pior quando um gato está em necessidade urgente de cuidados médicos.

O ponto principal a enfatizar em relação aos gatos é que eles são muito sutis em sua manifestação de doença. O que parece sutil pode ser a ponta do iceberg em relação à gravidade da condição. Uma avaliação completa dos parâmetros vitais de um gato que "não está indo bem" é essencial para evitar perder problemas subjacentes graves. A vocalização pode ser um sinal importante de dor ou outros problemas graves, mas também pode refletir estresse e medo.

Geralmente, os felinos são admitidos no serviço de urgência em estado grave e com pouca reserva orgânica. Frequentemente não demonstram os mesmos sinais clínicos dos cães e possuem uma grande capacidade de esconder sinais de dor, dispneia e esgotamento orgânico. Somado a isso, estão os efeitos deletérios do estresse agudo e sistêmico, causados pela própria doença e pela alteração de rotina, o que leva muitas vezes o paciente ao limite da sua capacidade cardiorrespiratória.

Desta maneira, a prioridade deve ser sempre a eliminação do estresse e o alcance e a manutenção do conforto do paciente. É importante identificar a origem da dor ou a doença por meio do exame físico e investigação do diagnóstico; ao mesmo tempo, controlar a dor e o medo, enquanto aumentamos a confiança do paciente e do tutor sobre o tratamento. Deve-se respeitar as necessidades etológicas do paciente enquanto ele estiver sob nossos cuidados.

Os gatos sempre necessitam de um rápido atendimento, porém, de um manejo gentil. Deve-se procurar que sejam minimamente manipulados e contidos. O ambiente de trabalho deve ser seguro, silencioso e com o mínimo de pessoas presentes possível. O sucesso do atendimento ao paciente felino começa sempre com o entendimento e respeito às suas origens e necessidades reais.

Sempre que possível, é importante que os gatos estejam separados dos cães, que não consigam vê-los, sentir o seu cheiro ou ouvir latidos. Essa ação pode fazer toda a diferença nos padrões de sono, apetite, temperatura e bem-estar geral. Eles também ficam mais tranquilos se tiverem algum lugar para se esconder, como embaixo de uma toalha, uma caixa pequena ou vasilha de plástico. Entretanto, é importante que eles estejam estáveis. Colares elisabetanos de pano (**Figuras 74.1A. e 74.1B.**), camas confortáveis e aquecidas (**Figuras 74.2A. e 74.2B.**), ausência de

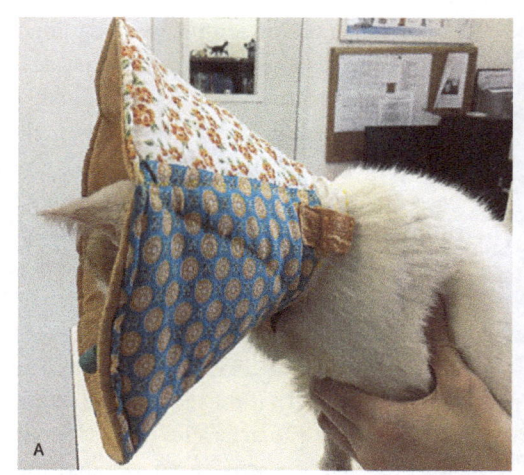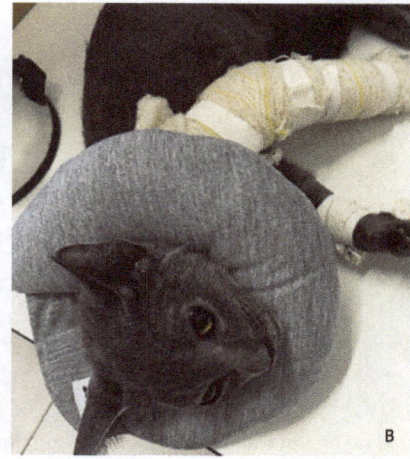

Figura 74.1. – (A) Colar elizabetano de pano utilizado em um felino internado. **(B)** Colar de pano tipo rosquinha, em um gato que sofre queda da janela de um prédio.

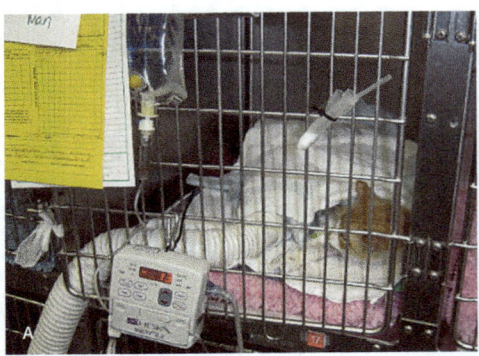
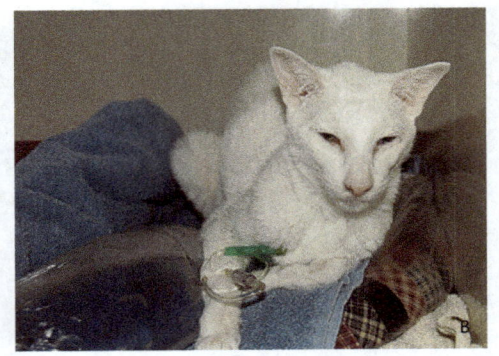

Figuras 74.2. – (A) Paciente internado no setor de terapia intensiva sendo submetido à fluidoterapia e aquecimento com mantas (passivo) e circulação de ar quente (ativo de superfície). **(B)** Gato internado também recebendo fluidoterapia e sendo aquecido com bolsas de pano contendo cereal aquecido em micro-ondas (ativo).

odores de outras espécies, iluminação baixa e escuridão durante a noite também podem evitar o estresse.

É importante que enfermeiros e veterinários que providenciam nutrição e aconchego aos animais, não sejam os mesmos que realizam procedimentos dolorosos e desconfortáveis.

As seguintes doenças podem ser predominantemente vistas em gatos e podem apresentar como uma emergência:

- Doença do trato urinário inferior dos felinos (DTUIF).
- Lipidose hepática.
- Peritonite infecciosa felina, FeLV / FIV.
- Cardiomiopatia hipertrófica.
- Intoxicações: paracetamol, lírios, permetrinas e piretroides, amitraz.
- Hipertireoidismo.
- Asma.

Além disso, como o gato é territorialista e tem que se adaptar ao ambiente urbano, acidentes automobilísticos, brigas com outros gatos e cães e quedas de prédios (Síndrome do gato paraquedista) são causas frequentes de traumas em gatos. A via aérea é comumente afetada por lesões traumáticas em gatos que caem das janelas. Fraturas de mandíbula (**Figura 74.3.**) e fraturas do crânio são comumente vistas em acidentes de veículos, enquanto a avulsão traqueal, ou a lesão direta à área laríngea/faríngea são comuns em gatos que brigam.

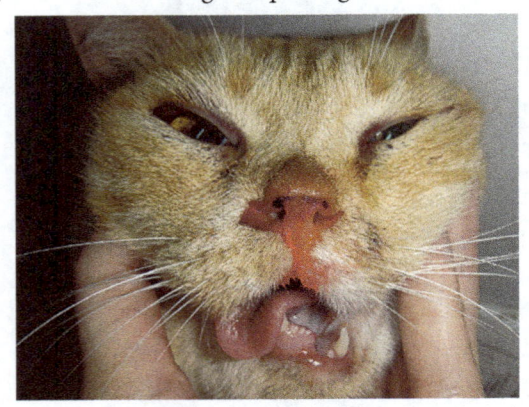

Figura 74.3. – Paciente que sofre atropelamento, demonstrando trauma crânio encefálico, com hemorragia e edema na esclera, epistaxe e fratura de mandíbula.

2. ATITUDES QUE FAZEM A DIFERENÇA NO MANEJO DO PACIENTE FELINO DE URGÊNCIA

A anamnese deve incluir perguntas rápidas, incluindo a natureza da lesão ou problema, possibilidade de acesso à rua e a cães, a presença ou não de redes nas janelas, a última micção e defecação e o tempo de evolução dos sintomas.

A grande maioria dos gatos que vocalizam ou apresentam comportamento deprimido, ou agressivo no hospital possui dor, medo ou má interpretação da comunicação do gato pelos veterinários e enfermeiros. Uma contenção física exagerada, bruta ou inadequada pode resultar em comportamento de luta e fuga pelo gato. Essa reação resulta frequentemente em lesões por mordedura e arranhadura. Em caso de dúvida, analgésicos apropriados devem ser administrados. Opioides na dose correta devem ser os analgésicos de escolha em gatos com dor. Opioides como tramadol (1-3mg/kg IV, IM, SC) ou metadona (0,1-0,2mg/kg IV, IM, SC) são geralmente seguros. Em pacientes em que a ansiedade parece predominar sobre a dor, o butorfanol (0,2-0,4mg/kg IV, IM, SC) pode ser uma excelente opção. Os AINEs podem ser prejudiciais em pacientes desidratados e com perfusão diminuída e, além disso, levarão algum tempo para serem eficazes.

Uma melhor compreensão da linguagem corporal felina pode minimizar esses erros indesejáveis de comunicação gato-veterinário. Sinais de estresse incluem: olhar fixo em nossos olhos, vocalização, pupilas dilatadas, orelhas deitadas para trás, piloereção, cauda agitada e batendo na mesa. Nestes casos, deve-se evitar contenções físicas forçadas e, preferencialmente, utilizar petiscos para reforço positivo após uma aproximação gentil, com toalhas, e pela lateral ou região caudal do corpo, com os olhos semicerrados. Não é recomendado abordar o gato de frente e nunca olhar diretamente em seus olhos, com os olhos completamente abertos. Se necessário, a indução anestésica inalatória pode ser empregada após acessar hidratação, ausculta cardíaca, pressão arterial e peso corporal, se possível. Se não for possível, os riscos devem ser discutidos previamente com os responsáveis pelo paciente.

Gatos que estão "calmos e quietos" após a viagem de carro até o veterinário e de um exame físico completo realizado por um estranho, estão geralmente muito deprimidos. Além disso, devido ao gato ser geralmente transportado em uma caixa de transporte, sinais de doenças críticas que seriam óbvias em um cão (por exemplo, não ser capaz de andar, respiração superficial, feridas) pode não ser visível em um gato deitado no escuro, e o paciente pode ser avaliado como estável e, na verdade, estar em estado crítico. Um exemplo disso é a pancreatite aguda. Cães tipicamente apresentam sinais gastrointestinais e dor abdominal, enquanto os gatos podem apresentar anorexia, hipotensão grave e hipotermia, mas sem dor óbvia e outros sinais gastrointestinais.

Reconhecer os sinais sutis de dispneia pode ser difícil, uma vez que os sinais iniciais, incluindo a contração nasal e o movimento da região de entrada do tórax, podem ser facilmente ignorados pelos tutores. Muitas vezes, um problema é reconhecido apenas quando há sinais mais óbvios de aumento do esforço respiratório, taquipneia ou respiração de boca aberta, quando a oxigenação já está criticamente baixa. É importante orientar que seja sempre avaliada a frequência respiratória, pois um gato pode parecer quieto e tranquilo dentro da caixa de transporte, mas estar com taquipneia e/ou dispneia. Se houver qualquer dúvida sobre a capacidade de oxigenação do paciente, este deve ser avaliado já sob oxigenioterapia, quando então pode-se fixar o sensor do oxímetro de pulso em sua orelha dobrada, língua ou falange. Níveis de saturação de oxigênio < 92% são consistentes com hipoxemia e uma indicação para oxigênio suplementar. As leituras podem ser difíceis de serem obtidas se o gato estiver com vasoconstrição periférica. Hipotermia, muito comum nos gatos pós-trauma, anemia e mucosa pigmentada também podem levar a resultados imprecisos. Se o gato não tolerar o uso de um oxímetro de pulso, a coloração da mucosa pode fornecer uma avaliação subjetiva da saturação de oxigênio. A análise arterial de gases sanguíneos poderia ser usada para fornecer informações adicionais, mas é mais desafiadora em gatos e está menos disponível na prática geral.

O gato que não respira bem, não tolera um exame físico completo. O estresse muitas vezes pode levar um paciente compensado a descompensar. Gatos com dispneia estão frágeis e qualquer nível de estresse pode ser fatal. Nesses casos, não devem ser iniciados outros procedimentos, como a realização de radiografias torácicas ou venopunção, pois pode-se colocar o gato em risco de morte. Esses pacientes devem ser submetidos à oxigenoterapia imediata, de preferência com o mínimo de contenção e manipulação possíveis. Em casos em que não são necessárias intubação endotraqueal ou traqueostomia, existem algumas boas opções para se realizar a oxigenoterapia minimamente intervencionista, como a sonda nasal, máscaras ou gaiolas de oxigênio (**Figura 74.4.**). Alguns gatos se beneficiam de uma sedação leve, preferencialmente com butorfanol, para reduzir a ansiedade e o estresse adrenérgico e, com isso, aproveitarem melhor o aporte de oxigênio que lhes está sendo fornecido.

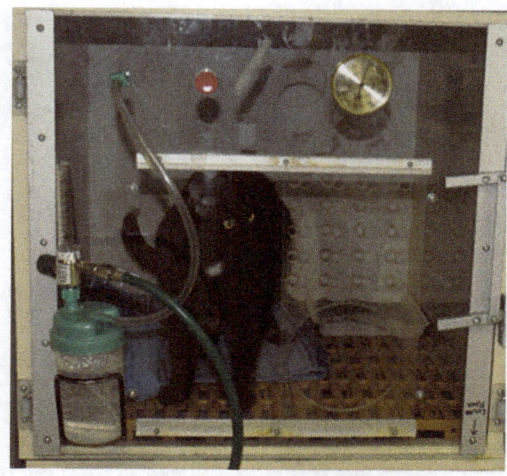

Figura 74.4. – Gaiola de oxigenioterapia, um método não estressante para providenciar oxigenioterapia para gatos.

Se necessária intubação orotraqueal, pode ser recomendada, embora aplicação excessiva de lidocaína não diluída para anestesia local laríngea deve ser evitada, porque os gatos são mais sensíveis aos efeitos colaterais da lidocaína. A lidocaína pode ser diluída 1:10 com solução salina NaCl 0,9% e aplicada através de um cateter intravenoso (sem mandril).

A realização de radiografias deve ser feita apenas em pacientes estáveis. Se o paciente apresentar dispneia restritiva ou assíncrona silenciosa, a toracocentese deve ser realizada antes da radiografia torácica. Deve-se suspeitar de asma se os gatos mostrarem dispneia expiratória grave sem crepitações pulmonares ou outros sinais de doença cardíaca (ritmo de galope, sopro e hipotermia).

Após estabilização do paciente, poderá ser realizado o estudo radiográfico, mas é essencial que haja sempre oxigênio disponível, pois pode ser necessário utilizá-lo durante a realização das projeções. A posição dorsoventral deve ser preferida à posição ventrodorsal. Em alguns casos, os gatos toleram a posição laterolateral melhor do que a dorsoventral, mas esses pacientes são a exceção da regra. Se for possível, a utilização de suportes confortáveis e seguros ajuda a minimizar o estresse.

Atualmente, a ecografia *point of care* é o exame de imagem mais indicado para avaliar gatos em emergência, e pode ser utilizada no tórax e no abdômen, para providenciar um diagnóstico rápido e direcionado de condições graves, e monitorar a resposta ao tratamento de pacientes em emergência.

Procedimentos como a utilização de um cateter venoso central em veia safena medial (**Figuras 74.5A., 74.5B. e 74.5C.**), facilitam o manejo hospitalar e reduzem o estresse dos pacientes felinos internados, ainda mais daqueles que estão com o sistema respiratório comprometido, e em risco de um colapso respiratório vagal devido à manipulação da cabeça ou pescoço. Porém, as injeções subcutâneas estressam menos o gato do que a colocação de cateter intravenoso. Por isso, esta via de administração deve ser preferida, se for aceitável para o fármaco utilizado, e se a demora de sua ação não for comprometer clinicamente o

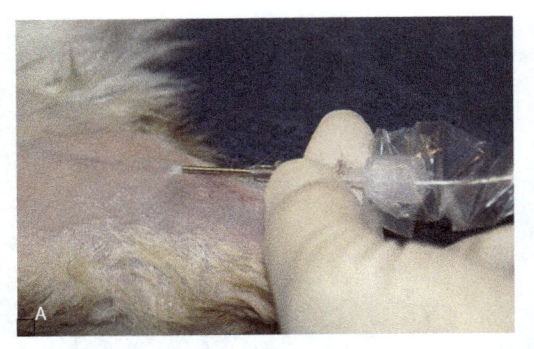
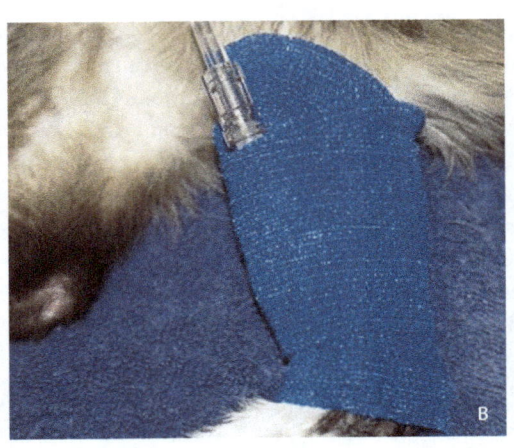
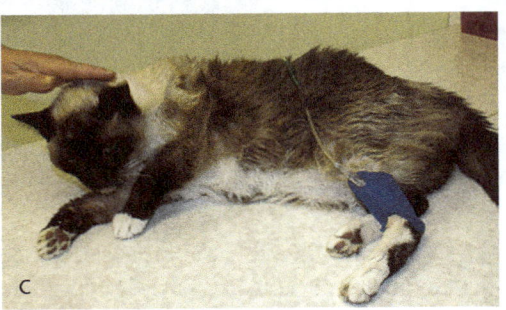

Figura 74.5. – (A), (B),(C) Sequência de colocação de cateter central em veia safena medial.

paciente. É importante ressaltar que a via subcutânea só pode ser utilizada em pacientes hidratados.

A nutrição é um importante tópico a ser abordado no cenário da terapia intensiva, principalmente para os gatos que possuem particularidades importantes com relação ao metabolismo energético. Como são carnívoros verdadeiros, necessitam diariamente de altos níveis de proteínas e níveis moderados de gordura em sua dieta, além dos nutrientes essenciais arginina, taurina, ácido araquidônico, niacina, tiamina e vitamina A. O alimento deve ser fornecido em quantidades calculadas ideais proporcionais ao peso e a enfermidade que possuem e de forma atrativa ao felino, o que inclui o seu aquecimento para aumentar a palatabilidade. Oferecer o alimento dentro de caixas grandes de papelão, no escuro e com carinho, facilitam a sua ingestão por parte do felino, já que o paciente se sente mais seguro. Caso o gato não esteja ingerindo a quantidade mínima necessária de alimento por dia, é imperativa a utilização de sondas de alimentação forçada para que esse objetivo seja cumprido (**Figura 74.6.**).

3. DIFERENÇAS FISIOPATOLÓGICAS

Gatos são muito sensíveis à hipotensão e são muito difíceis de reanimar quando em choque hipotensivo. A resposta à hipotensão em gatos é muito diferente, porque eles têm fibras vagais próximas às fibras simpáticas. A hipotensão pode estimular ambas, resultando em uma frequência cardíaca normal ou baixa, ao invés da taquicardia compensatória mostrada por outras espécies como os cães. Como o débito cardíaco é o resultado do volume sistólico e da frequência, o fato de ter uma frequência cardíaca normal ou baixa, reduz a resposta compensatória ao choque, que visa manter a entrega de oxigênio aos tecidos e a estabilidade hemodinâmica, como a pressão arterial e o fluxo sanguíneo capilar. Os sinais hiperdinâmicos de choque, comu-

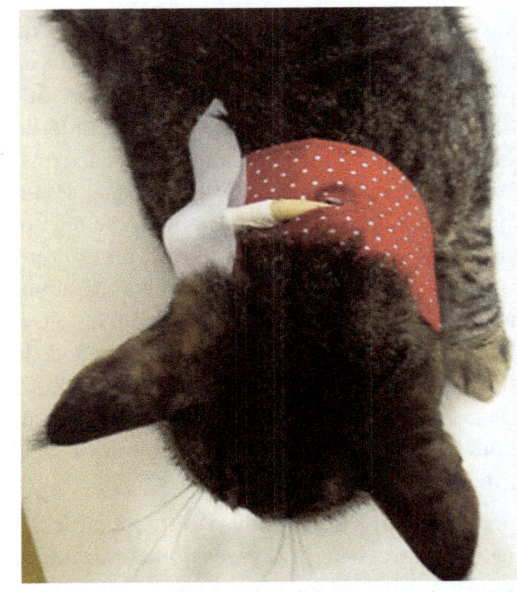

Figura 74.6. – Sonda esofágica para o fornecimento de nutrição enteral, protegida por um colar de pano confortável.

mente vistos em cães, são raramente vistos no gato. O choque no gato é mais comumente descompensatório, evidenciado por frequência cardíaca normal ou bradicardia, hipotermia grave, pulsos periféricos fracos ou não palpáveis e profunda depressão mental. As membranas mucosas estão normalmente pálidas ou acinzentadas, e o preenchimento capilar não é evidente. A bradicardia e o baixo débito cardíaco levam à hipotermia e a hipotermia acentua a bradicardia.

Além disso, a abordagem do gerenciamento do choque precisa ser modificada. Gatos hipotérmicos devem ser aquecidos antes da fluidoterapia intravenosa agressiva, ou do uso de vasopressores.

A hipotermia secundária leve a moderada é muitas vezes desencadeada endogenamente na doença metabólica grave, como um mecanismo protetor para diminuir o gasto de energia e a utilização de oxigênio. Curtos períodos de hipotermia podem ser vantajosos em alguns casos de hemorragia induzida por trauma, protegendo o coração e o cérebro contra a isquemia, até que o volume de sangue possa ser restaurado. Porém, embora a hipotermia possa ter efeitos protetores durante os estados de baixo fluxo sanguíneo, também pode ter muitos efeitos deletérios.

À medida que a hipotermia progride abaixo de 34°C, a termorregulação fica prejudicada. Animais com este grau de hipotermia deixarão de tremer ou procurar calor. Além disso, a vasoconstrição periférica é substituída pela vasodilatação, e o calor central continua a ser perdido, já que a responsividade α1-adrenérgica diminui com o resfriamento corporal, devido a uma diminuição da afinidade do receptor para norepinefrina em temperaturas mais baixas, acompanhada de uma diminuição subsequente na resposta contrátil. Isso pode indicar que existe uma mudança na conformação do receptor dependente da temperatura, levando à diminuição da capacidade de resposta arterial às catecolaminas. Portanto, a vasoconstrição induzida pela ação termorreguladora normal é perdida a temperaturas mais baixas, e ocorre vasodilatação arterial. A vasodilatação, junto com a bradicardia, resultará em hipotensão. A hipotensão irá manter a hipotermia e a bradicardia. A hipotermia também aumentará a bradicardia deprimindo o nodo sinusal.

Isso afetará a abordagem à reanimação volêmica no gato, já que aumenta o risco de sobrecarga de fluido, devido à vasodilatação perpetuada pela hipotermia. A sobrecarga de fluido pode ocorrer se volumes considerados no tratamento do choque hipovolêmico forem administrados, devido ao posterior retorno do tônus vascular com o reaquecimento e extravasamento endotelial. A fluidoterapia deve ser baseada em metas em todos os pacientes, e pode precisar ser mais conservadora em gatos hipotérmicos.

A recomendação atual do tratamento de gatos hipotérmicos presumivelmente hipovolêmicos é com um bolus de 5-10mL/kg de uma solução cristaloide durante 30 a 60 minutos, acompanhada por reaquecimento até uma temperatura corporal mínima de 37°C. Recomenda-se um ajuste gradual de temperatura de 0,5 a 1°C por hora. Neste momento, os parâmetros de perfusão devem ser reavaliados e a fluidoterapia é continuada se for indicada.

Devido a volumes sanguíneos menores (66mL/kg), em comparação com os cães (90mL/kg), a fluidoterapia agressiva deve ser evitada, e um equilíbrio cuidadoso deve ser atingido com a administração de fluido, que deve ser suficiente para melhorar a perfusão, evitando a sobrecarga de volume. O excesso de fluido, conhecido por *"overload"*, pode prejudicar a entrega de oxigênio principalmente quando associada a acúmulo extravascular, pulmonar e pleural.

O reaquecimento passivo de superfície permite que a produção de calor intrínseca do animal aumente a temperatura central via tremores musculares, evitando ainda mais a perda de calor. Esse método inclui secagem de pelos molha-

dos e uso de cobertores (**Figura 74.7.**), e são mais adequados para um paciente saudável com hipotermia leve. O reaquecimento passivo de superfície provavelmente será ineficaz como um tratamento único, se houver uma ausência de tremores. O reaquecimento ativo da superfície aplica calor à superfície do animal para aumentar a temperatura central. Este método inclui uso de colchões térmicos, cobertores de água aquecida, ar quente forçado, lâmpadas de calor e garrafas de água quente. Estes são ideais para pacientes com hipotermia moderada a profunda. Deve-se tomar cuidado para evitar queimaduras, uma vez que os pacientes podem não ser capazes de se afastar de uma fonte de calor e a pele com vasoconstrição pode não difundir o calor apropriadamente. O reaquecimento da superfície ativa deve ser aplicado apenas ao tronco, já que o calor aplicado aos membros pode resultar em vasodilatação periférica, hipotensão e diminuição do *feedback* neuronal para o centro termorregulatório. Podem ser utilizados também métodos de aquecimento ativo central, como fluidos intravenosos aquecidos, ares inalados aquecidos/umidificados, enemas de água morna, lavagem da bexiga/peritoneal/pleural com fluido cristaloide isotônico estéril aquecido e reaquecimento extracorpóreo. Uma vez que um paciente alcançou 37°C, temperatura em que há a restauração da coagulação e da função cardiovascular, a retirada de formas ativas de reaquecimento com reaquecimento passivo continuado é indicada para evitar a hipertermia.

A doença cardíaca oculta é comum em gatos devido à cardiomiopatia primária ou secundária à doença sistêmica (hipertensão e hipertireoidismo). Portanto, a ausculta cuidadosa antes, durante e após a fluidoterapia é essencial para auxiliar na identificação precoce da sobrecarga de volume, antes que o gato descompense e evolua para insuficiência cardíaca congestiva evidente. O clínico deve avaliar cuidadosamente o gato para a presença de sopro, ritmo de galope, arritmia e crepitações pulmonares, durante e após o tratamento do choque. Deve ser lembrado que a ausência de sopro na ausculta não exclui totalmente a possibilidade de cardiomiopatia oculta. Outro fato importante é que a frequência cardíaca não é um preditor confiável de hipercalemia no gato. Frequência cardíaca normal e aumentada, ritmo sinusal e arritmias graves foram vistos em gatos com hipercalemia grave.

Os pulmões dos gatos são muito sensíveis à hipoxemia devido à má perfusão, levando a um aumento do extravasamento

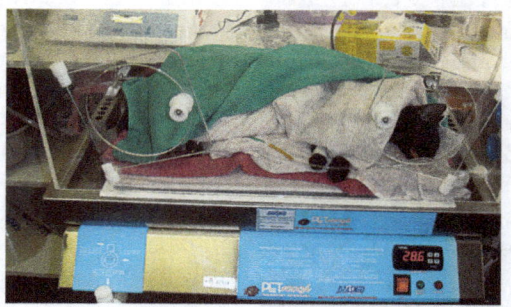

Figura 74.7. – Paciente sendo aquecido em incubadora pediátrica, com colchão térmico (ativo de superfície).

capilar e à doença pulmonar inflamatória, secundária a traumas graves. Por isso, diz-se que o pulmão é o órgão do choque no gato, e deve-se dar muita atenção à condição respiratória de qualquer gato após um trauma significativo, mesmo nos casos em que não há trauma torácico direto. Deve-se reavaliar sempre a frequência e o padrão respiratório, além dos sons pulmonares em gatos críticos. Inquietação, secreção serosa nasal, taquipneia, aumento do esforço respiratório e crepitações pulmonares podem indicar complicações pulmonares do choque, SIRS e sepse.

A fisiologia do gato doméstico é única e, por isso, um episódio de trauma merece consideração especial. É sabido que a magnitude da resposta inflamatória ao trauma é diretamente proporcional à troca de energia e da extensão da lesão. O gato que sofre trauma múltiplo grave, possui um risco muito maior para o desenvolvimento de uma resposta inflamatória sistêmica significativa, e qualquer trauma incitará a mesma série de eventos, incluindo a liberação de muitos mediadores inflamatórios. Pode haver edema pulmonar e efusão: em condições inflamatórias, os felinos apresentam aumento de permeabilidade vascular, disfunção miocárdica e redução da pressão oncótica devido à hipoalbuminemia.

Além disso, no cão, em casos de sangramento grave, a resposta simpática leva à contração esplênica, liberando até 30% do seu volume de sangue, mas em gatos, o baço não reage da mesma maneira.

Gatos doentes ou estressados tendem a ser hiperglicêmicos devido ao aumento dos níveis de catecolamina circulantes. Hipo ou até normoglicemia, portanto, exigem a busca por uma causa.

Os gatos têm um hematócrito normal inferior ao do cão e, portanto, parecem compensar melhor quando estão anêmicos. Os glóbulos vermelhos felinos têm uma vida útil de apenas 72 dias (*versus* 100 dias no cão). A formação de *Rouleaux* é comum e pode ser confundida com a aglutinação de células vermelhas, macroscopicamente. Existem dois tipos de reticulócitos: agregados (aglomeração grossa de ribossomos) que amadurecem em reticulócitos pontilhados (pequenas inclusões basofílicas). Reticulócitos pontilhados têm uma vida útil relativamente mais longa do que os reticulócitos agregados (10-12 dias *versus* 12 horas). Por isso, os agregados devem ser considerados na avaliação da resposta medular à anemia.

Existem grupos sanguíneos específicos em cães e gatos, com base na presença de antígenos na superfície dos glóbulos vermelhos. Os gatos têm três tipos de sangue, A, B e AB, sendo o último relativamente raro. A maioria dos gatos domésticos são do tipo A. Os gatos diferem de cães no que diz respeito aos anticorpos naturais contra outros tipos de sangue. Assim, um gato tipo B nasce com anticorpos contra os eritrócitos do tipo A, e terá uma reação grave se receber sangue tipo A, mesmo que ele nunca tenha sido transfundido anteriormente. Da mesma forma, gatos tipo A possuem anticorpos contra os eritrócitos tipo B, embora as reações de transfusão vistas nestes casos não sejam tão graves. Menos de 30% dos gatos tipo A têm anticorpos anti-B, e os gatos do tipo AB não têm anticorpos pré-formados aos tipos sanguíneos. Assim, todos os gatos devem ser tipados antes da transfusão de sangue.

A bilirrubinúria em gatos é sempre patológica, porque os rins felinos não podem conjugar a bilirrubina e seu limiar renal para a bilirrubina é nove vezes maior do que nos cães.

Gatos desidratados concentram muito sua urina, chegando a gravidades específicas de 1,080, e uma gravidade específica da urina inferior a 1,030 em um gato azotêmico deve indicar a busca por uma causa renal ou pós-renal.

Os gatos não possuem a habilidade de regular a necessidade diária de proteína conforme sua ingestão. O catabolismo da proteína corporal para gliconeogênese ocorre rapidamente após um período de anorexia e doença. A avaliação dos requisitos nutricionais é uma prioridade após a estabilização de emergência e a alimentação assistida pode ser necessária no paciente criticamente doente. O aumento das demandas nutricionais além do estado catabólico generalizado pode levar rapidamente ao equilíbrio negativo de nitrogênio, levando o paciente à desnutrição. Isso é muito importante em gatos, pois possuem maior risco de lipidose hepática e são mais propensos a se recusar a comer em um ambiente hospitalar.

Devido à concentração relativamente alta de grupos sulfidrilos oxidativos na hemoglobina felina, os eritrócitos felinos são muito sensíveis à oxidação da hemoglobina por doenças e fármacos. Isso pode ser visto como Corpúsculos de Heinz na superfície dos eritrócitos.

A espécie responde de maneira única a algumas classes de fármacos, principalmente por causa de uma deficiência relativa de glicuronidação, um importante passo no metabolismo hepático de medicações. Isso pode levar ao acúmulo de medicamentos, se a dose ou os intervalos de dosagem não forem ajustados. Drogas metabolizadas principalmente por glicuronidação incluem morfina, barbitúricos, diazepam, propofol, cloranfenicol, paracetamol e aspirina. Os gatos também parecem ser muito sensíveis aos efeitos colaterais de outros fármacos, como lidocaína, mexiletina e bupivacaína. As dosagens são, portanto, muito mais baixas. Além disso, muitas dosagens no gato foram extrapoladas de estudos feitos em cães ou humanos, e as dosagens podem ser imprecisas devido à maior área de superfície corporal por unidade de peso corporal, em comparação com cães.

A **Figura 74.8.** resume as principais particularidades dos felinos durante a abordagem emergencial.

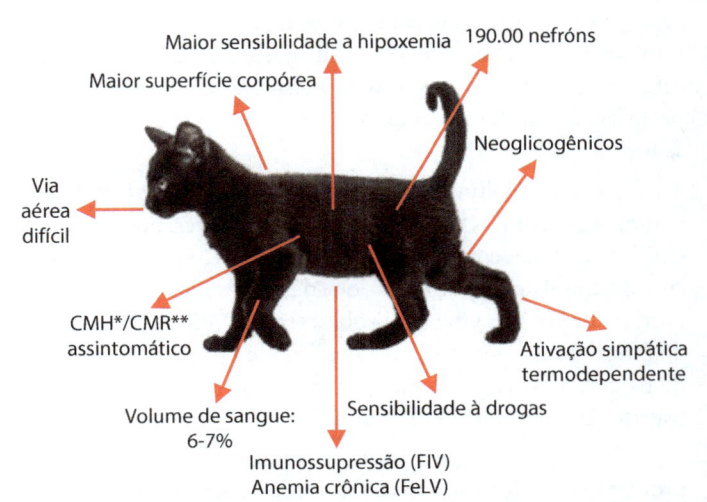

Figura 74.8. – Principais particularidades do paciente felino na emergência.

Fonte: Ilustração César Ribeiro

4. CONCLUSÃO

A eliminação do estresse, a manutenção do conforto e a nutrição adequada contribuem para reduzir o tempo de permanência dos gatos num centro de terapia intensiva. Os procedimentos de diagnóstico e tratamento devem envolver técnicas apropriadas e que propiciem o mínimo de estresse para os pacientes felinos. O conhecimento das particularidades do atendimento a gatos em emergência e o seu tratamento adequado são imperativos para que se obtenha um bom prognóstico.

5. LITERATURA RECOMENDADA

1. Babyak JM, Sharp CR. Epidemiology of systemic inflammatory response syndrome and sepsis in cats hospitalized in a veterinary teaching hospital. J Am Vet Med Assoc. 2016 Jul 1;249(1):65-71.
2. Boysen SR, Lisciandro GR. The use of ultrasound for dogs and cats in the emergency room: AFAST and TFAST. Vet Clin North Am Small Anim Pract. 2013 Jul;43(4):773-97.
3. Brodeur A, Wright A, Cortes Y. Hypothermia and targeted temperature management in cats and dogs. J Vet Emerg Crit Care (San Antonio). 2017 Mar;27(2):151-163.
4. Foltz, KM. The Cat-Friendly ER? Right Meow! In: International Veterinary Emergency and Critical Care Symposium, New Orleans. Anais eletrônicos...New Orleans, 2018. Disponível em: https://www.vin.com/members/cms/project/defaultadv1.aspx?id=8688648&pid=22106&. Acesso em: 13 set. 2021.
5. Murphy K, Hibbert A. The flat cat: 1. a logical and practical approach to management of this challenging presentation. J Feline Med Surg. 2013 Mar;15(3):175-88.
6. Murphy K, Hibbert A. The flat cat: 2. the emergency database and management of common metabolic abnormalities. J Feline Med Surg. 2013 Mar;15(3):189-99.
7. Shea EK, Dombrowski SC, Silverstein DC. Survival analysis of hypotensive cats admitted to an intensive care unit with or without hyperlactatemia: 39 cases (2005-2011). J Am Vet Med Assoc. 2017 Apr 15;250(8):887-893.
8. Sigrist, N. Cats are not dogs - especially in the ER. J Vet Emerg Crit Care (San Antonio). 2013;23 Suppl 1(1):S1-S31.
9. Silverstein DC, Wininger FA, Shofer FS, King LG. Relationship between Doppler blood pressure and survival or response to treatment in critically ill cats: 83 cases (2003-2004). J Am Vet Med Assoc. 2008 Mar 15;232(6):893-7.
10. Tello, LH. Feline as Emergency Patient: Trauma. In: World Small Animal Veterinary Association World Congress, São Paulo. Anais eletrônicos...São Paulo, 2009. Disponível em: https://www.vin.com/members/cms/project/defaultadv1.aspx?id=4252671&pid=11290&. Acesso em: 13 set. 2021.

75 Aspectos Diferenciais no Uso de Fármacos em Felinos

Archivaldo Reche Junior
Marcela Malvini Pimenta
Maria Alessandra Martins Del Barrio

1. INTRODUÇÃO

Dentre outros aspectos diferenciais que envolvem a espécie felina, a terapêutica apresenta características peculiares. Muitos dos acidentes decorrentes da administração inadequada de fármacos ocorrem em consequência da extrapolação de tratamentos realizados em humanos e cães. A farmacocinética em gatos também é distinta, sendo as principais limitações referentes à distribuição e biotransformação dos fármacos. Algumas substâncias farmacológicas não devem ser usadas nestes pacientes; outras, contudo, podem ser administradas levando-se em consideração alterações posológicas (intervalo e dose). A prescrição inadequada de determinados fármacos pode resultar em reações adversas individuais (idiossincrasias), em situações ameaçadoras à vida e até mesmo na morte do paciente. É válido ressaltar que outros fatores (idade, condição corporal e as disfunções renal, hepática e cardíaca) podem alterar a distribuição e a biotransformação de fármacos, também requerendo ajuste de dose e intervalo.

Durante a abordagem emergencial em felinos, é importante conhecer suas particularidades com o objetivo de direcionar e otimizar o atendimento, de acordo com as suas diferentes respostas. A instituição terapêutica em pacientes em estado crítico é particularmente importante pelo fato de as funções orgânicas estarem comprometidas, de o metabolismo estar alterado e as decisões terem que ser tomadas rapidamente. O sucesso da intervenção depende ainda da precocidade diagnóstica e de uma conduta suficientemente capaz de interromper e evitar a propagação dos efeitos indesejados às células e aos sistemas orgânicos.

2. IDIOSSINCRASIAS FISIOLÓGICAS E METABÓLICAS DO GATO

Apesar de a cinética de absorção e excreção dos fármacos serem semelhantes no cão, no homem e no gato, existem algumas particularidades que envolvem a terapêutica na espécie felina que as difere em relação a outras espécies (**Tabela 75.1.**).

2.1. – Volemia e capacitância vascular

Os felinos apresentam menor capacitância vascular e menor volume sanguíneo por quilo de massa corpórea. Enquanto

Tabela 75.1. – Principais particularidades da espécie felina em relação à terapêutica

Metabolismo hepático deficiente de certos fármacos*.
Menor potencial de ligação das proteínas plasmáticas**.
Maior susceptibilidade da hemoglobina felina a distúrbios oxidativos.
Menor volume sanguíneo/kg de peso corporal.
Reações idiossincrásicas.
Sensibilidade incomum de receptores locais à algumas substâncias.

*As doenças hepáticas são responsáveis por reduzir ainda mais a tolerância do felino à sobrecarga terapêutica, resultando em maior concentração de fármaco livre e maior deficiência de metabolização e excreção.

**Gatos inapetentes não disponibilizam proteínas dietéticas que constituem fonte essencial de sulfato e outros compostos usados no metabolismo de fase II, resultando em uma maior susceptibilidade às intoxicações.

no cão, a volemia é de aproximadamente 80 a 90mL/kg de peso vivo, no gato é de cerca de 45 a 60mL/kg. Isso significa que o risco de supersaturação de fármacos na espécie felina é bem maior, mesmo ao realizar extrapolação terapêutica entre pacientes das duas espécies com a mesma massa.

Por essa razão, a fluidoterapia em felinos também deve ser mais conservadora, devido aos riscos de sobrecarga hídrica, principalmente nos gatos em choque hipovolêmico submetidos à terapia emergencial. Pode haver restauração da resposta adrenérgica ao normalizar a temperatura central e redução da capacidade vascular em acomodar grandes volumes. A administração de fluidos sempre deve ser realizada de forma lenta, as únicas exceções são as provas de carga onde o objetivo é resgatar a pressão arterial e os demais parâmetros vitais.

Devido à menor volemia do felino, também se recomenda cautela com o uso de anti-inflamatórios, particularmente os não esteroidais (AINEs). Essa categoria de fármacos inibe, diretamente, um prostanoide (prostaglandina) responsável pela vasodilatação da arteríola aferente glomerular, em momentos de desafio perfusivo aos rins (desidratação, hipovolemia, hipotensão, choque). Frente ao risco de baixa perfusão renal, essa prostaglandina determina dilatação arteriolar e manutenção do fluxo sanguíneo renal, tanto para filtração, quanto para a circulação que oxigena e nutre cada néfron, particularmente o túbulo contornado proximal. A inibição das cicloxigenases pelos

AINEs, consequentemente compromete a perfusão renal, sendo um fator predisponente ou até mesmo determinante para o estabelecimento de uma Lesão Renal Aguda Isquêmica, que pode evoluir para Insuficiência Renal Aguda (IRA) ou agravar uma Nefropatia Crônica preexistente. Sugere-se, portanto, cautela na prescrição de AINEs para a espécie, sempre prescrevendo a menor dose terapêutica (geralmente, 50% da dose mínima recomendada para os cães, como dose máxima para os felinos), e apenas para pacientes normovolêmicos, normotensos e hidratados.

2.2. – Ligação com as Proteínas Plasmáticas

O potencial de ligação das proteínas plasmáticas nos gatos é menor do que em cães. Como resultado, pode haver uma maior concentração de fármaco livre, responsável por aumentar a sua disponibilidade. O fármaco livre, em excesso, pode exaurir a capacidade de eliminação pelo organismo e provocar a intoxicação do animal.

2.3. – Biotransformação Hepática

A principal função da biotransformação hepática de fármacos é auxiliar a excreção de substâncias que não podem ser utilizadas como uma fonte de energia, aumentando a sua hidrossolubilidade (ou convertendo substâncias lipossolúveis em hidrossolúveis), favorecendo sua eliminação, principalmente pelos rins (**Figura 75.1.**). Tal processo ocorre por meio de reações de glicuronidação, acetilação, sulfatação, metilação, conjugação com aminoácidos (por exemplo, glicina) ou com a glutationa.

A glicuronidação (conjugação com o ácido glicurônico) é comprometida nos felinos devido à deficiência de algumas enzimas da família das glicuronil transferases (principalmente a UDP-glicuronosil transferase), que participam do processo.

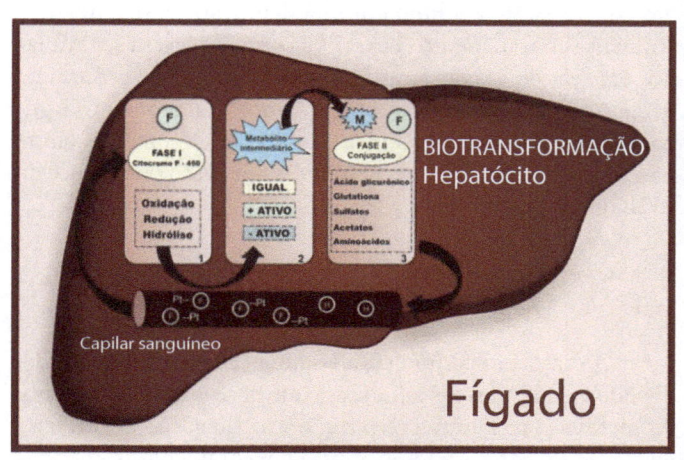

Figura 75.1. – 1) Os fármacos ligados às proteínas plasmáticas são destinados ao fígado (hepatócito) onde irão ser biotransformados (F1). Durante a Fase I, o processo de oxidação, redução ou hidrólise é mediado por enzimas do citocromo P-450. 2) São originados metabólitos iguais, menos ativos ou mais ativos que o composto original. 3) Os fármacos que não necessitam de biotransformação durante a Fase I (F2) e os metabólitos decorrentes das moléculas dependentes (M) são conjugados durante a Fase II para tornarem-se mais hidrossolúveis e serem excretados.

Consequentemente, a biotransformação de várias substâncias, como os salicilatos e os compostos fenólicos fica comprometida, na espécie. Uma vez administrados, esses fármacos têm meia-vida prolongada e acumulam-se no organismo. Essa é uma das razões de um maior risco de toxicidade associado à extrapolação terapêutica de outras espécies para os gatos. Algumas delas conseguem ser biotransformadas por vias alternativas, geralmente mais lentas ou que se saturam rapidamente. Nesse caso, o ajuste posológico (aumento dos intervalos entre administrações ou redução da dose) é fundamental para evitar a toxicidade. Citam-se, como exemplos, o carprofeno, o ácido acetil salicílico, a dipirona, os benzodiazepínicos, propofol.

Para algumas substâncias, frente à impossibilidade de conjugação com o ácido glicurônico, a conjugação com a glutationa representa a alternativa mais viável; entretanto, seu consumo exagerado torna as hemácias e hepatócitos susceptíveis à oxidação, por representar o principal guardião celular contra lesões oxidativas. Esse é o caso de substâncias como acetaminofeno/paracetamol, fenazopiridina, benzocaína e azul de metileno, que representam um maior potencial tóxico e até mesmo letal para a espécie.

2.4. – Oxidação da Hemoglobina

Nas hemácias, a oxidação dos grupos heme resulta na formação de metemoglobina (MHb) e a dos grupos sulfidrila da porção globina, em corpúsculos de Heinz. O aumento das concentrações de MHb no sangue é definido como metahemoglobinemia, que compromete o transporte de oxigênio, acarretando hipóxia multissistêmica.

A formação de corpúsculos de Heinz determina fragilidade eritrocitária com maior propensão à hemólise e o desenvolvimento de anemia hemolítica, além da diminuição da meia-vida das hemácias. Os gatos são particularmente mais propensos a formarem estes corpúsculos de inclusão devido a uma maior predisposição da sua hemoglobina (Hb) em oxidar, quando comparados a outros animais. Enquanto cada molécula de Hb felina possui até vinte grupos sulfidrila oxidáveis, a maioria das outras espécies possui apenas dois grupos.

A **Tabela 75.2.** lista algumas substâncias proibidas para os felinos e outras passíveis de utilização desde que sua posologia esteja ajustada para a espécie.

2.5. – Interações Medicamentosas

O uso concomitante de substâncias pode resultar em sinergismo ou antagonismo farmacológico, mas também em alteração funcional e maior risco de toxicidade, pois, podem se utilizar da mesma via de metabolização ou sítio de excreção. As interações medicamentosas potencialmente mais tóxicas são aquelas que envolvem fármacos que utilizam as mesmas vias metabólicas. Estima-se que mais de 50% dos fármacos interagem com o sistema enzimático do citocromo P-450, significa que uma substância não será metabolizada em detrimento da outra, podendo se acumular no organismo e determinando toxicidade.

Seção VIII

Tabela 75.2. – Principais contra indicações terapêuticas em felinos

Acetaminofen(Paracetamol)[1,2]	Digoxina[3]	Metronidazol[3]
Ácido acetilsalicílico[3]	Diidroestreptomicina[1]	Morfina[3]
Ácido benzóico[1]	Dipirona[3]	Naproxeno[1]
Ácido mefenâmico[1]	Doxorrubicina[3]	Organofosforados[1]
AINES[3]	Enrofloxacina[3]	Propofol[3]
Álcool benzílico[1]	Enemas de fosfato de sódio[1]	Tetraciclinas[3]
Azul de metileno[1,2]	Escopolamina[1]	Propiltiouracil[1]
Apomorfina[1]	Estreptomicina[1]	Salicilato de bismuto[1]
Azatioprina[1]	Fenacetina[1]	Sulfasalazina[1]
Benzoato de benzila[1,2]	Fenitoína[1]	Tiacetarsamida[1]
Benzocaína[1]	Fenilbutazona [1]	
Cetoconazol[3]	Furosemida[3]	
Cloranfenicol[3]	Griseofulvina[3]	
Cloridrato de fenazoperidina)[1,2]	Hexaclorafeno[1]	
Cisplatina[1]	Ibuprofeno[1]	
Diazepam [3]	Lidocaína [3]	

1.Proibido o uso/ 2.Contraindicado o uso/ 3.Indicado ajuste de dose para a espécie felina

3. DIAGNÓSTICO CLÍNICO

O diagnóstico de intoxicação não deve ser realizado exclusivamente por meio das manifestações clínicas, porque além de variadas, elas podem ser inespecíficas. Quando a intoxicação é uma suspeita, os esforços devem ser concentrados para determinar a possibilidade e a probabilidade de exposição a um determinado fator de risco, por isso a necessidade de uma boa anamnese e de um histórico detalhado. Contudo, em situações emergenciais, o histórico deve ser obtido simultaneamente aos procedimentos iniciais, a fim de restabelecer os parâmetros fisiológicos vitais. Na **Tabela 75.3.** serão listados os sinais clínicos mais comuns presentes em episódios de intoxicação por lesões oxidativas.

Tabela 75.3. – Manifestações clínicas associadas às lesões oxidativas

Anemia hemolítica por corpúsculo de Heinz (AHCH)
Mucosas hipocoradas, ictéricas ou cianóticas.
Fraqueza, taquicardia, taquipneia, prostração.

Metahemoglobinemia
Mucosas cianóticas ou com coloração acastanhada.
Sangue de coloração alaranjada (tijolo/ferrugem).
Depressão, hipotermia, vômitos, edema de face e membros, ptialismo, urina e fezes de coloração alaranjada (intoxicação por fenazopiridina) ou azulada (intoxicação por azul de metileno).

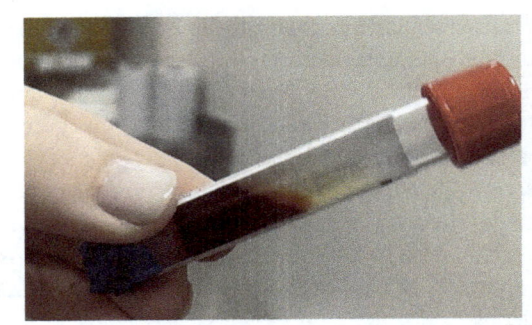

Figura 75.2. – Sangue de cor ferruginosa em razão da oxidação da hemoglobina e metahemoglobinemia.

Ao contrário do esperado, a AHCH é mais bem tolerada do que a metahemoglobinemia. Apesar de se tratar de um processo irreversível, pode-se obter uma resposta regenerativa após alguns dias. As lesões eritrocitárias oxidativas inerentes à formação de metahemoglobina são mais agressivas, por colocar em risco o transporte de oxigênio e sua oferta aos tecidos, o que pode resultar em comprometimento hemodinâmico e nas suas consequências.

A visibilização dos corpúsculos de inclusão pode ser obtida por meio de esfregaço de sangue periférico utilizando-se corantes hematológicos de rotina, como o azul de metileno e o Wright. Os corpúsculos de Heinz são identificados na superfície dos eritrócitos como grandes inclusões solitárias, corados em azul e rosa pálido, respectivamente. A presença de metaemoglobinemia é facilmente detectada ao comparar uma gota de sangue de um gato saudável com uma gota de sangue do paciente (visivelmente acastanhada ou ferruginosa), dispostas em um papel filtro branco (**Figura 75.2.**).

Várias doenças sistêmicas no gato também se associam à formação de corpúsculos de Heinz, como hipertireoidismo, diabetes mellitus e uremia. Além disso, o baço felino é relativamente ineficaz na sua remoção da circulação periférica devido à sua natureza não sinusóide, devendo esses fatores ser levados em consideração no momento da definição do diagnóstico. Animais sob tratamento com AINEs sempre devem ser avaliados em relação às concentrações séricas de ureia e creatinina, urinálise (densidade, celularidade, cilindrúria, proteinúria, glicosúria) e avaliação eletrolítica. No presente momento, ainda não se conhece um biomarcador mais fidedigno ou precoce de lesão renal.

4. ABORDAGEM EMERGENCIAL DOS PACIENTES INTOXICADOS

O protocolo padrão para reanimação deve ser mantido, quando atendermos um felino com intoxicação medicamentosa. As metas são restaurar a respiração e a circulação, controlar a excitação do SNC e a temperatura corporal, comprometidas de acordo com a natureza do agente farmacológico, estágio de intoxicação e tempo transcorrido. É importante lembrar que a suplementação de oxigênio em gatos deve ser realizada de forma não estressante. Se houver patência da via aérea e o gato se apresentar permissivo, a terapia com oxigênio pode ser iniciada na própria caixa de transporte (**Figura 75.3.**).

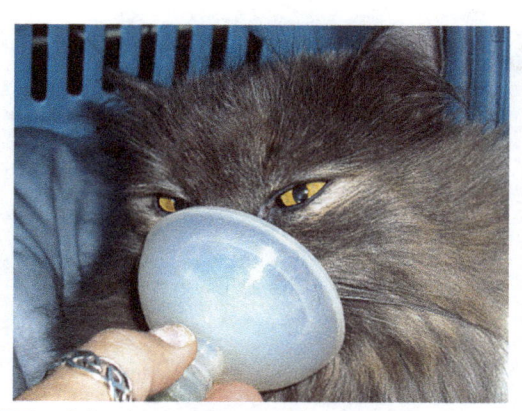

Figura 75.3. – Oxigenioterapia por meio de máscara facial dentro da caixa de transporte: O paciente deve se sentir confortável e não ser submetido a nenhum nível de estresse.

A fluidoterapia é importante para restabelecer a volemia, manter a perfusão tecidual, recuperar o equilíbrio ácido-base, melhorar o débito cardíaco e a perfusão renal. A estimulação da excreção renal por meio de infusão venosa de fluidos deve sempre ser ajustada de acordo com a pressão venosa central (PVC), ao débito urinário e à pressão arterial (PA). A manutenção da perfusão renal é uma prioridade por serem comuns as ocorrências de lesões tóxicas primárias do parênquima renal e lesões renais agudas em decorrência da hipoperfusão. Deve-se descontinuar a absorção do medicamento e administrar antídotos específicos, quando disponíveis. Cuidados adicionais

devem ser tomados se as toxicoses forem provenientes de lesões oxidativas. Neste caso, faz parte da abordagem terapêutica o uso de fármacos como a N-acetilcisteína, Cimetidina e Ácido ascórbico (Vitamina C) (posologia descrita no apêndice).

As transfusões sanguíneas são necessárias quando os sinais de hipóxia estiverem presentes e ou se o hematócrito reduzir para menos de 20%. Diante da possibilidade de reações transfusionais graves e potencialmente fatais, mesmo durante a primeira transfusão, é necessário realizar testes de compatibilidade sanguínea antes da realização do procedimento. Para sua melhor convalescência, o paciente deve ser mantido em um ambiente hospitalar silencioso, confortável, limpo e adaptado às suas necessidades naturais.

5. LITERATURA RECOMENDADA

1. Beasley V. Absorption, Distribution, Metabolism, and Elimination - Differences Among Species. In: Veterinary Toxicology ed., Publisher: International Veterinary Information Service (www.ivis.org), Ithaca, New York, USA.

2. Hackett TB, Lehman TL. Practical Considerations in Emergency Drug Therapy. Veterinary Clinics Small Animal Practice 35 (2005): 517-525.

3. Maddison JE. Considerações Especiais na Terapêutica Felina. In: Chandler EA, Gaskell CJ, Gaskell RM. Clínica e Terapêutica em Felinos. São Paulo: Roca; 2006: 3-10.

4. Pouzot-Nevoret C. Meio Ambiente e Toxicologia. In: Byers CG, Giunti M. Medicina de Emergência e Cuidados Intensivos em Felinos. São Paulo: MedVet; 2023: 241-332.

Seção VIII

76 Abordagem das retroviroses em felinos

Archivaldo Reche Junior
Marcela Malvini Pimenta
Fernanda Montalvão Coelho

1. INTRODUÇÃO

A infecção pelos vírus da leucemia felina (FeLV) e da imunodeficiência felina (FIV) é responsável pelo desenvolvimento de síndromes potencialmente fatais em felinos. Ambos os agentes são vírus que induzem a transcrição de cópias do DNA a partir do RNA viral, por meio da enzima transcriptase reversa, e são hábeis em incitar quadros imunossupressores nos gatos, mesmo que a partir de mecanismos diferentes. Como consequência do comprometimento imunológico, os animais tornam-se mais susceptíveis a infecções oportunistas e ao desenvolvimento de doenças intercorrentes. O prognóstico dos pacientes é dependente da cepa e virulência do agente envolvido, carga viral a qual o gato é exposto, tempo transcorrido após a infecção, idade, "status" imunológico e estágio clínico onde o animal se encontra. Entretanto, as retroviroses podem resultar em comprometimento respiratório e circulatório graves, requerendo, muitas vezes, atendimento emergencial. Uma abordagem precoce e sistematizada é necessária para evitar a propagação de mecanismos descompensatórios que se instalam frente à evolução do quadro e sua progressão para hipoperfusão tecidual.

2. MANIFESTAÇÕES CLÍNICAS

Existe uma ampla variedade de anormalidades clinico patológicas que pode acometer os gatos infectados. Muitas delas ocorrem como resultado direto da infecção viral, porém, na maioria das vezes são decorrentes da debilidade imunológica desenvolvida. A gravidade dessas anormalidades varia entre os indivíduos e depende, sobretudo, do estágio de doença atribuído. Inicialmente, as manifestações clínicas são inespecíficas ou intermitentes, e se tornam persistentes e progressivas à medida que há evolução da doença. Todavia, os gatos infectados por FIV podem permanecer assintomáticos por vários anos (em média seis anos) e não evidenciar nenhuma alteração clínica nesse período.

Deve-se suspeitar de infecção por FIV e/ou FeLV em gatos com histórico de enfermidade crônica, manifestações clínicas graves e inexplicáveis, pacientes que não respondem a medidas terapêuticas comuns e naqueles em que se encontra presente a combinação de vários sintomas.

Dentre as manifestações clínicas associadas ao vírus da imunodeficiência felina destacam-se: doenças da cavida-de oral (estomatite-gengivite crônicas, lesões reabsortivas odontoclásticas);

- doenças respiratórias (pneumonia, piotórax, rinite, sinusite);
- afecções gastrintestinais (enterite, diarreia, vômito);
- síndromes neurológicas (anormalidades psicomotoras, anisocoria, convulsões);
- doenças do trato urinário (DRC, cistite bacteriana e intersticial);
- doenças oftálmicas (uveíte, conjuntivite, anisocoria);
- doença imunemediada;
- dermatopatias (candidíase, criptococose, dermatofitose, demodicidose, sarna notoédrica, *Malassezia spp*, abcessos, otite externa, foliculite mural mucinótica degenerativa) e;
- as linfadenopatias.

Tabela 76.1. – Fatores de Risco Associados à Ocorrência das Retroviroses

	Vírus da Imunodeficiência Felina (FIV)	Vírus da Leucemia Felina (FeLV)
Faixa etária	- Gatos de meia idade*	- Gatos jovens (entre 1 e 5 anos)
Maior susceptibilidade	Gatos adultos, machos, residentes em abrigos de alta densidade, errantes ou com livre acesso às ruas.	Animais sociáveis, imunossuprimidos, co-infectados pelo FIV e/ou submetidos à terapia com corticosteroides
Contágio / transmissão**	- Feridas causadas por mordedura (inoculação do agente por meio de saliva). - Sexual. -Vertical (pré e pós--natal), intrauterina e transmamária.	- Excreção viral por meio da saliva e secreção nasal. A partir do estágio VI o vírus também é eliminado pela urina e lágrimas. - Requer exposição contínua e estreita (auto higienização, higienização mútua, mordedura por disputa territorial ou de fêmea, compartilhamento de fômites). -Transplacentária e transmamária (rara).

*Os animais podem ficar assintomáticos por vários anos (em média seis anos). ** A via de transmissão iatrogênica (agulhas e instrumentos cirúrgicos contaminados, transfusão sanguínea) é uma possibilidade comum a ambas as condições.

438

O FIV não é um vírus potencialmente oncogênico. É mais provável que a alta incidência de neoplasias nos gatos infectados se relacione com suas propriedades imunossupressoras, ao contrário do vírus da leucemia felina, responsável por induzir a formação de tumores, principalmente os linfomas, além das leucemias.

Em relação ao FeLV, ressaltam-se, além das doenças proliferativas, as afecções degenerativas sobre várias linhagens celulares (supressão da medula óssea, linfócitos e enterócitos), deposição de imunocomplexos (como, por exemplo, em capilares glomerulares e superfícies articulares), doenças reprodutivas (caracterizada por morte neonatal ou fetal em mais de 75% das gatas infectadas) e as doenças dermatológicas (tumores de pele, piodermite, paroníquia, seborreia, dermatite esfoliativa e a recém-denominada dermatite crostosa pruriginosa). Durante a imunodeficiência induzida pelo FeLV, podem ser encontradas manifestações clínicas semelhantes aquelas referidas ao FIV. Os fatores de risco associados à ocorrência das retroviroses encontram-se discriminados na **Tabela 76.1.**

3. DIAGNÓSTICO

Todo paciente exposto a contactante soropositivo, com status viral desconhecido ou tendo realizado apenas uma prova sorológica, deve ser submetido ao teste de triagem no momento do atendimento inicial. A confirmação da infecção por um ou ambos retrovírus pode mudar a conduta médica indicada e o manejo desse paciente dentro do ambiente hospitalar, como também o seu prognóstico. Mesmo com o teste inicial negativo, se as manifestações clínicas apontarem para uma possível infecção, testes adicionais devem ser considerados. O consenso de retroviroses da *American Association of Feline Practitioners* (AAFP) recomenda que o diagnóstico realizado com teste de triagem seja confirmado com outra metodologia. No caso de um resultado positivo para FeLV, é indicado repetir o teste em 30 dias, por meio da PCR para provírus, RT-PCR para detecção do RNA viral ou imunofluorescência indireta (IFA). Se o teste de triagem foi positivo para FIV, recomenda-se a realização de um novo teste em 60 dias, nesse caso, RT-PCR ou Western Blotting. Os gatos testados com resultado negativo, também precisam ser submetidos a um novo teste, principalmente quando não se conhece o histórico de exposição recente do paciente.

Os "poc tests", conhecidos também como testes rápidos (TRs), são indicados como metodologia de triagem para o diagnóstico de ambas as infecções. O resultado é obtido rapidamente, podendo-se utilizar soro, sangue total ou plasma. A característica desses testes é a alta sensibilidade, ou seja, a capacidade de um gato infectado ser detectado como positivo.

O Snap Combo Plus (Idexx Laboratories) é um teste rápido, de fácil manuseio para o uso na rotina clínica, que permite pesquisar, simultaneamente, por meio do método de imunoadsorção enzimática – ELISA, o antígeno do FeLV e anticorpos anti-FIV (**Figura 76.1.**). A metodologia dos testes rápidos da Alere e Bionote, também disponíveis no Brasil, é a imunocromatografia de fluxo lateral unidirecional.

A interpretação dos testes deve ser realizada com cautela devido à possibilidade de os animais extinguirem a infecção e soroconverter. Ademais, por serem mais sensíveis do que espe-

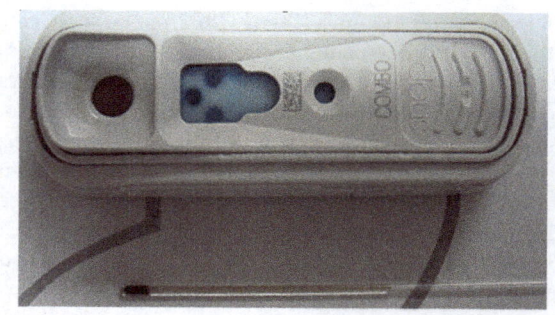

Figura 76.1. – Kit Snap Combo Plus para diagnóstico rápido de infecção por FIV e FeLV. Neste caso, o paciente apresentou-se positivo para ambos os agentes virais. Observe o tubo capilar em que o hematócrito correspondente foi de 4%.

cíficos, os testes sorológicos podem ocasionar um maior número de resultados falso-positivos, e, portanto, delimitar a necessidade de um teste confirmatório por outra técnica, principalmente se as evidências forem contraditórias. Daí também a importância de se obter um histórico completo do paciente e apurar as manifestações clínicas presentes.

A possibilidade do estado de latência viral ao nível medular associada à FeLV aponta para a necessidade de prover um novo teste por meio de colheita de material advindo da medula óssea. A punção ou biópsia medular também possibilita a identificação e classificação de algumas anormalidades hematológicas originadas pelos dois agentes virais. Tomando-se como base as células de origem, é possível a definição de alguns diagnósticos, como a eritroblastopenia, hipercelularidade medular, anemia aplástica ou doença mieloproliferativa.

O resultado dos exames laboratoriais de rotina é frequentemente relacionado aos efeitos degenerativos e citopáticos dos vírus sobre as várias linhagens celulares da medula óssea. É comum a ocorrência de anemia, neutropenia, trombocitopenia e linfopenia durante o curso de ambas as infecções, apesar de tais citopenias ocorrerem em fases mais avançadas da imunossupressão induzida pelo FIV. A contagem de reticulócitos agregados é importante durante a classificação regenerativa das anemias.

4. TRATAMENTO

A reanimação e a estabilização dos parâmetros fisiológicos são prioridades a serem estabelecidas de forma primária em gatos que manifestam distrição respiratória grave, alteração circulatória ou qualquer outro comprometimento sistêmico. O estágio da infecção atribuído ao paciente interfere na obtenção ou não de uma resposta positiva e determina a viabilidade de prosseguir com uma terapia de suporte.

É necessário que a via aérea superior esteja livre e desobstruída para uma suplementação imediata de oxigênio, idealmente realizada de acordo com a aceitação do animal e em posição de melhor conforto. Deverá ser considerada a necessidade de sedação em pacientes não colaborativos. A reposição volêmica, quando indicada, deve ser realizada considerando-se o menor volume sanguíneo dos felinos por quilograma de peso corporal e sua maior susceptibilidade a sobrecargas hídricas, assim como o risco de hemodiluição, especialmente potencializado em pacientes anêmicos.

A transfusão sanguínea (**Figura 76.2.**) pode ser necessária nos gatos acometidos por anemia grave, principalmente nos portadores de anemia não regenerativa (aplásica). Deve-se garantir a compatibilidade sanguínea entre o doador e o receptor (apenas 1 – um – mL de sangue do tipo A, infundido em um receptor do tipo B, representa risco de vida, mesmo durante a primeira transfusão) e eliminar qualquer risco de transmissão de agentes infecciosos. Além de saudável, o gato doador deve ser adulto, sem histórico de transfusão prévia, ter acima de 4kg e ser devidamente imunizado.

O reaquecimento da temperatura central nos doentes hipotérmicos é essencial para a recuperação hemodinâmica, entrega de oxigênio tecidual, restauração da resposta adrenérgica e do nível de consciência.

O tratamento dos gatos acometidos pelas retroviroses é direcionado às manifestações clínicas, não havendo nenhuma terapia antiviral específica recomendada nos consensos de Medicina Felina. As condutas médicas indicadas para o controle e tratamento de anemias, infecções recorrentes, síndromes orais, neurológicas ou neoplásicas são as mesmas descritas para pacientes cujo status retroviral é negativo, contudo, para pacientes com alteração na proporção neutrófilo:linfócito, o escalonamento da antibioticoterapia deve ser considerado.

Antivirais como a zidovudina – AZT (5-10mg/kg, a cada 12 horas, por via SC ou VO) e o fosfonilmetoxietil – PMEA (2,5mg/kg, a cada 12 horas, por via SC), são fármacos que inibem a transcriptase reversa e consequentemente a replicação viral, melhorando a imunidade (por aumentar a relação CD4+/CD8+) e a expectativa de vida dos animais. Porém, são mais efetivos durante as fases iniciais das infecções e, além disso, atualmente, só estão disponíveis para o tratamento das retroviroses em humanos. Todavia, os animais em terapia com o AZT devem ser monitorados rotineiramente. Caso houver decréscimo do hematócrito a 20% ou menos, o seu uso deve ser suspenso até o restabelecimento da normalidade. O uso de AZT em pacientes previamente anêmicos é totalmente contraindicado. O PMEA parece ser mais potente que o AZT, porém, é mais mielotóxico. No tocante ao tratamento específico para FIV, os protocolos com antirretrovirais utilizados, têm baixo nível de evidência científica (V-VI).

O uso do raltegravir, reconhecido como inibidor da integrase, demonstrou efeito promissor no controle da carga viral em duas séries de relatos de casos publicadas em 2015 e 2022. As doses utilizadas foram de 80mg/kg q 12h para pacientes considerados sintomáticos e de 40mg/kg q 12h nos considerados assintomáticos. Ambos os estudos mostraram redução na carga viral, contudo nenhum deles considera um grupo controle.

Como tentativa de melhorar a função imune e minimizar os efeitos das manifestações clínicas das doenças associadas, recomenda-se fármacos imunomoduladores, como o interferon ômega recombinante felino, não comercializado no Brasil, (1 x 10^6UI/kg q 24h por via subcutânea por cinco dias consecutivos, totalizando 3 ciclos em semanas alternadas) e o interferon alfa recombinante humano (30UI/gato, a cada 24 horas, por VO, em semanas alternadas), contudo, os estudos possuem baixa evidência (grau I) e não conseguiram demonstrar diferença significativa na sobrevida dos gatos infectados por uma ou ambas retroviroses.

A terapia de suporte com fatores de crescimento hematopoiético é realizada utilizando-se eritropoietina (100U/kg, por via SC, duas vezes por semana) e, em animais neutropênicos, fator estimulante de colônia granulocítica (Granulokine® – 5µg/kg, a cada 12 horas, por via SC, durante uma ou duas semanas).

Justifica-se a reposição de ferro em associação à eritropoietina por este elemento apresentar-se indisponível (retenção de ferro no sistema monocítico fagocitário, hepatócitos e enterócitos em processos inflamatórios crônicos) para a hematopoiese em certas anemias.

Cuidados terapêuticos convencionais devem ser adotados de acordo com a ocorrência de outras doenças, inclusive as neoplasias. Devido ao risco de coinfecção por *Mycoplasma spp*, evitar a infestação por pulgas e/ou realizar o tratamento dos pacientes acometidos (doxiciclina – 5m/kg + 5mL de água após a administração, a cada 12 horas, durante 21 dias) também é uma prioridade a ser seguida.

Todos os gatos em condição de hiporexia prolongada ou anorexia em curso há mais de três dias, devem ser submetidos à terapia nutricional intensiva devido ao risco de desenvolvimento de lipidose hepática e outras complicações (ver **capítulo de Lipidose Hepática**).

O manejo correto dos gatos doentes pode significar o limiar entre o estado de saúde e doença de animais que dividem um mesmo território. A identificação e isolamento de gatos virêmicos, e a vacinação (FeLV), são importantes meios de prevenção para animais expostos ao risco de infecção. Deve-se evitar o acesso à rua e manter um ambiente que proporcione conforto, bem-estar e qualidade de vida aos pacientes.

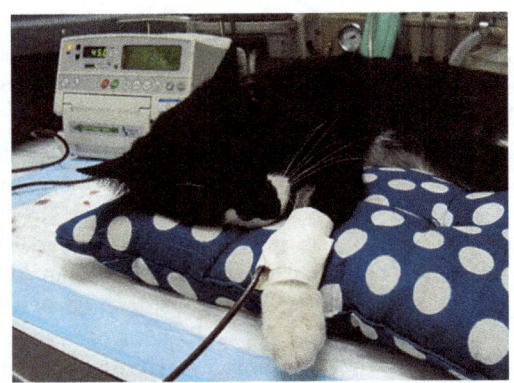

Figura 76.2. – Terapia transfusional emergencial em felino portador de anemia grave.

5. LITERATURA RECOMENDADA

1. Horzinek M, Addie D, Bélak S, et al. ABCD Guidelines on feline leukaemia vírus. European Advisory Board on Cat Diseases, 2007:1-22.
2. Sellon R, Hartmann K. Feline immunodeficiency virus infection. In: Greene CE. Infectious diseases of the dog and cat. 3.ed, EUA, 2006:131-43.
3. Willis AM. Feline Leukemia virus and feline immunodeficiency virus. Veterinary Clinics of North America: Small Animal Practice, v. 30, n. 5, 2000: 971-986.
4. Boesch A, Cattori V, et al. Evaluation of the effect of short-term treatment with the integrase inhibitor raltegravir (Isentress) on the course of progressive feline leukemia virus infection. Vet Microbiol. 2015 Feb 25;175(2-4):167-78.
5. Santos CRGR, Ferreira IT, Beranger R, Santi JP, Jardim MPB, Souza HJM. Undetectable proviral DNA and viral RNA levels after raltegravir administration in two cats with natural feline leukemia virus infection. Braz J Vet Med. 2022 Oct 26;44:e003522.

Lipidose Hepática em Felinos

77

Archivaldo Reche Junior
Marcela Malvini Pimenta

1. INTRODUÇÃO

A lipidose hepática é atualmente uma das hepatopatias mais comuns em felinos, particularmente quando associada a um histórico de obesidade. Seu alto índice de morbimortalidade correlaciona-se à possibilidade de se agravar e resultar em hepatite aguda, colestase grave e insuficiência hepática progressiva. A patogenia da lipidose hepática em felinos (LHF) está relacionada ao acúmulo excessivo de lipídio no interior dos hepatócitos, após períodos prolongados de hiporexia ou anorexia, normalmente em curso entre três e cinco dias, conduzindo a um quadro de colestase intra-hepática. Por serem essencialmente carnívoros, os felinos possuem requerimento basal de proteína duas a três vezes maiores do que o das espécies onívoras, como precursor de energia para as células. Por esse motivo, qualquer doença que tenha como consequência a perda de apetite, má absorção e/ou má digestão, pode favorecer a lipólise e a mobilização de gordura para o fígado, como fonte alternativa de substrato energético. Contudo, devido a um desarranjo estrutural e funcional do hepatócito felino, a biotransformação de ácidos graxos torna-se limitada. Como resultado, há deposição e acúmulo de triglicerídeos no interior das células hepáticas. Embora descrita inicialmente como uma condição idiopática, sabe-se que em aproximadamente 95% dos gatos acometidos por LHF existe uma causa subjacente associada, devendo-se considerar a necessidade de identificar e tratar a doença primária, em associação com medidas emergenciais e terapêuticas para a LHF.

2. DIAGNÓSTICO

O diagnóstico presuntivo da LHF pode ser alcançado por meio do histórico, manifestações clínicas e alterações dos exames laboratoriais, em conjunto com os achados ecográficos. Dentre as principais manifestações clínicas, destacam-se a icterícia (**Figura 77.1.**), náusea e vômitos. Todavia, o diagnóstico definitivo pode requerer a realização de exames adicionais. A punção aspirativa por agulha fina guiada por ultrassom (PAAF) é uma destas possibilidades. Durante a análise citológica do tecido hepático, são visualizados vacúolos de gordura em mais de oitenta por cento dos hepatócitos (**Figura 77.2.**). A biópsia hepática pode ser necessária diante os casos inconclusivos.

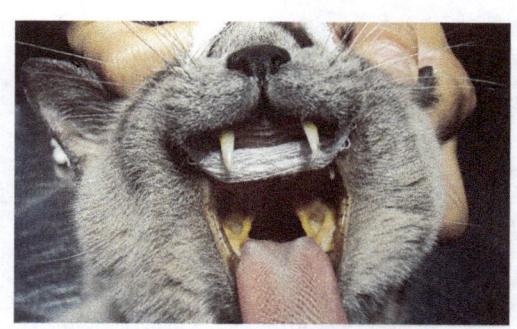

Figura 77.1. – Icterícia marcante em um gato com lipidose hepática.

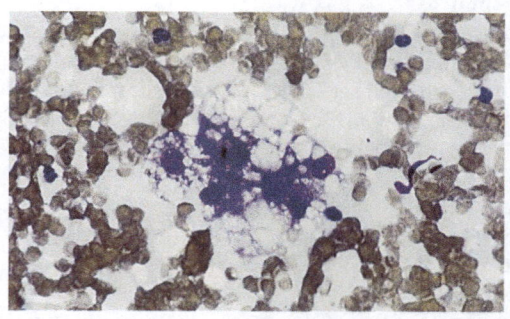

Figura 77.2. – Análise citológica do tecido hepático. Notar a fácil visualização dos vacúolos de gordura.

Na **Tabela 77.1.** encontram-se listados os principais meios para obtenção do diagnóstico. Um ou mais aspectos podem ser observados.

3. DIAGNÓSTICO DIFERENCIAL

A investigação de outras doenças que possam atuar como causa ou consequência da LHF deve ser realizada. Além dos processos nutricionais e metabólicos, outros distúrbios podem estar envolvidos (**Tabela 77.2.**).

A condição de anorexia ou hiporexia e hipermetabolismo presentes nos pacientes em estado crítico resulta em maior propensão a desidratação, alterações no metabolismo de fármacos, disfunções imunológicas, disbiose intestinal, translocação bacteriana, redução da capacidade de cicatrização de feridas e reparo de tecidos, supressão do sistema imunológico, anemia, distúrbios metabólicos (hipocalemia, hipoglicemia/hiperglicemia,

Tabela 77.1. – Aspectos diagnósticos de LHF

Histórico
- Obesidade.
- Estado de anorexia por mais de três dias ou hiporexia persistente.
- Mudança brusca de dieta ou interrupção do fornecimento de alimento.
- Perda de peso.
- Náusea, êmese, diarreia ou constipação.
- Evento estressante (cirurgia, viagem, obra em casa, novo contactante).

Exame físico
- Icterícia.
- Hepatomegalia.
- Sialorreia.
- Desidratação.
- Depleção muscular.
- Letargia.
- Distrição respiratória.
- Ventroflexão cervical.
- Sinais de encefalopatia hepática (anisocoria, compressão de cabeça, convulsão).

Exames laboratoriais
Hemograma/Leucograma
- Anemia normocítica normocrômica não regenerativa, poiquilocitose, leucocitose.

Perfil hepático
- Elevação marcante da atividade sérica de fosfatase alcalina (FA++++) em comparação com a atividade da enzima gama glutamil transferase (GGT+), que se encontra normal ou minimamente alterada.
- Elevação em menor proporção das transaminases (ALT++, AST+++).
- Hiperbilirrubinemia (BT++++).
- Elevação dos ácidos biliares (jejum e pós-prandial).
- Hipoalbuminemia.

Perfil eletrolítico
- Hipocalemia.
- Hipofosfatemia.

Perfil de coagulação
- Tempo de protrombina e tromboplastina parcial aumentado.
- Hipofibrinogenemia.
- Hipovitaminose (K1).

Perfil renal
- Azotemia pré-renal.

Outros
- Hiperbilirrubinúria.
- Hiperamonemia.
- Hipoglicemia (raro).

Diagnóstico por imagem – Ecografia abdominal
- Hiperecogenicidade homogênea e difusa do parênquima hepático**.
- Hepatomegalia.
- Possibilidade de alterações pancreáticas e intestinais (tríade felina).

* Pode-se observar hiperglobulinemia em condições inflamatórias subjacentes. **Diferenciar no gato obeso a presença de esteatose hepática de LHF.

Tabela 77.2. – Condições associadas à LHF

Hepatopatias
- Colangiohepatite.
- Colelitíase.
- Obstrução do ducto biliar extra-hepático.
- Infecção por Platynosomum concinnum.
- Toxoplasmose hepática.

Endocrinopatias
- Diabetes mellitus.
- Hipertireoidismo.
- Pancreatite.

Gastroenteropatias
- Doença inflamatória.
- Tríade felina.
- Intussuscepção.

Doenças infectocontagiosas
- FIV/FeLV.
- PIF.

Doenças respiratórias
- Bronquite.
- Quilotórax.
- Efusão pleural.
- Hemiplegia laríngea.

Outros
- Neoplasias.
- Doença do trato urinário inferior.
- Cardiomiopatia hipertrófica.
- Anomalia vascular portossistêmica congênita.
- Intoxicações (drogas, plantas, substâncias químicas, endotoxinas bacterianas).
- Lesões hepáticas hipóxicas.
- Dor.
- Estresse.
- Sepse.

Lipidose hepática idiopática

hipercortisolemia, aumento na produção de norepinefrina), perda de massa muscular e gordura corporal, entre outras consequências, constituindo uma condição de investigação e intervenção imediatas. A obtenção do histórico e anamnese detalhados a fim de distinguir se o quadro é decorrente de desinteresse pelo alimento ou inabilidade em comer (**Tabelas 77.3A a 77.3C.**) é um ponto essencial. É importante avaliar quanto ao uso prévio de fármacos reconhecidos por constituir fator de risco para ocorrência de anorexia, tais como os glicosídeos cardíacos, opioides, diuréticos, quimioterápicos, antifúngicos e certos antimicrobianos (por exemplo, penicilina, sulfa trimetropim, doxiciclina, eritromicina, clindamicina, metronidazol, cefalexina), além da utilização inadequada de AINES.

4. ABORDAGEM DO PACIENTE

A terapia nutricional intensiva precoce é a chave do tratamento para os gatos com lipidose hepática, contudo, o requerimento energético basal (REB) deve ser alcançado gradativamente (um terço no primeiro dia, dois terços no se-

Tabela 77.3A. – Histórico/anamnese

- O gato tem interesse no alimento, mas não come?
- Houve mudança recente no ambiente, novos animais ou membros da família?
- Existe histórico de doenças prévias?
- É possível descartar a ocorrência de aversão alimentar?
- Houve mudança de dieta recente? Como o alimento é armazenado?
- O gato é criado "indoor"? Pode ter se alimentado em outro lugar?
- Está fazendo uso de algum medicamento com potencial efeito colateral no apetite?
- Estão presentes manifestações clínicas de alterações GI: sialorreia, náusea, vômito, diarreia?

Tabela 77.3B. – Tem interesse pelo alimento, mas não come

- Considerar a possibilidade de disfagia, intolerância alimentar (teste antiemético e estimulante de apetite para possibilitar avaliação da deglutição).
- Exame da boca e cavidade oral: mucosa, língua, frênulo lingual (CEL), articulação tempuro-mandibular.
- Exame odontológico: o objetivo é identificação de dor, tumor, fratura, doença periodontal.
- Exame neurológico: síndrome da dor orofacial felina.

Investigação adicional
- Radiografia: dentária (investigação de lesão de reabsorção odontoclásica), crânio/mandíbula (investigação de fratura), contraste de bário (motilidade esofágica reduzida).
- Tomografia computadorizada, ressonância magnética: investigação de neoplasia cerebral.
- Exames citológicos ou histopatológicos: investigação de processo neoplásico.

Diagnóstico confirmatório
- Concentrar a terapia na etiologia e suporte nutricional.
- Considerar: analgesia e suporte nutricional.

Tabela 77.3C. – Desinteresse em se alimentar (perda de apetite)

- Pesquisar uso de medicamentos que podem resultar em anorexia.
- Pesquisar lesões localizadas, dolorosas e/ou neoplásicas.
- Investigar no exame físico a ocorrência de alterações em: cavidade oral, cavidade nasal, sistema cardiorrespiratório, abdômen, linfonodos.
- Pesquisar alterações neurológicas.
- Pesquisar alterações ortopédicas.

Investigação adicional conforme suspeita clínica
- Radiografia e exame ultrassonográfico torácico: anormalidades podem sugerir doença inflamatória, infecciosa, neoplásica ou cardiorrespiratória/ avaliação de articulações, músculo-esquelética.
- Ultrassonografia abdominal.
- Endoscopia.
- Tomografia computadorizada, ressonância magnética.
- Testes de função bioquímica.
- Testes complementares: folato, cobalamina, potássio, fósforo, Ca, Na.
- Hemograma completo.
- Testes para doenças infecciosas.
- Exame de urina e fezes.
- Fatores ambientais (mudanças na dieta, estresse ambiental).

Diagnóstico confirmatório
Concentrar a terapia na etiologia e suporte nutricional.
Se investigação NDN: considerar possibilidade de doença no SNC (gato senil), considerar analgesia e/ou teste antiemético e/ou estimulante de apetite, considerar suporte nutricional.

Fonte: Pimenta MM (2023) In: Costa FVA; Martins CS. Manual de Clínica Médica Felina

gundo dia, total do REB no terceiro dia). O retorno rápido ao anabolismo pode resultar em consumo exacerbado de fostato, hipofosfatemia e anemia hemolítica (síndrome da realimentação). É importante realizar um intervalo de 4 a 6 horas entre as refeições para não ocorrer sobrecarga alimentar, náusea e vômito, devendo ser respeitada a tolerância individual de cada gato. Estima-se que a necessidade nutricional diária é de 60kcal/kg/dia. Porém, é possível obter valores mais compatíveis ao peso de cada animal por meio da equação REB = (30 x peso (Kg) + 70. O valor obtido deve ser dividido pelo teor energético em Kcal por ml da dieta. O resultado equivale ao volume diário a ser fornecido em ml.

A provisão dietética adequada é necessária para inibir a lipólise periférica, interromper o catabolismo de proteínas estruturais e a perda de peso progressiva. O suporte enteral é o mais preconizado, por promover a saúde intestinal por meio da nutrição das microvilosidades. O objetivo é evitar a translocação bacteriana para a circulação sistêmica e a ocorrência de sepse, síndrome da resposta inflamatória sistêmica (SIRS) e disfunção múltipla de órgãos. A alimentação via tubo esofágico é a de eleição, todavia, em situações específicas são utilizadas as vias nasoesofágica, gástrica ou jejunal.

O uso da ciproeptadina e outros orexígenos como estimulantes de apetite podem realizar apenas efeito momentâneo e não prover o requerimento calórico adequado. Os agonistas benzodiazepínicos (diazepam, oxazepam) são contra indicados durante a intervenção terapêutica por requerer biotransformação hepática, mais especificamente a glicuronidação (**ver Cap. 75: Aspectos Diferenciais no Uso de Fármacos em Felinos**), e devido ao risco de exacerbar uma condição de encefalopatia. Os estimulantes de apetite são contra indicados em gatos com hipomotilidade gástrica. Nesses casos a recomendação é de utilizar um promotor de esvaziamento gástrico e nutrição enteral precoce, em associação à terapia antiemética e analgésica. Pode ser necessária a aspiração de conteúdo gástrico.

O sucesso da intervenção depende ainda da correção de complicações como a desidratação, distúrbios de coagulação, anormalidades eletrolíticas, infecções oportunistas e, sobretudo, da identificação e tratamento da doença de base. Há necessidade de monitorização dos eletrólitos em paralelo à fluidoterapia, especialmente as concentrações de fosfato e potássio. É válido ressaltar que a infusão de fluidos não deve ser realizada utilizando-se solução glicosada. A glicose, além de atuar como diurético osmótico e espoliar ainda mais potássio, é armazenada predominantemente na forma de gordura no fígado, potencializando o problema.

O controle da náusea e do vômito é uma ferramenta importante. Para isso, o uso de maropitant (0,5-1mg/kg a cada 24 horas, SC), cloridrato de ondansetrona (1mg/kg a cada 12 horas, PO/IV) e/ou cloridrato de metoclopramida (0,2-0,5mg/kg a cada 6-8horas, IV, IM, SC, PO) são possibilidades que devem ser associadas à reposição de potássio (40-60 mEq por litro de fluido calculado), quando necessária. A Famotidina (0,5mg/kg a cada 12-24 horas, PO/SC/IV) é o antiácido de eleição.

Durante o tratamento adjuvante, a suplementação de S-adenosil-metionina (SAME) (90mg/gato uma vez ao dia, PO) é essencial para síntese hepatocelular de glutationa, sulfato e carnitina. Por sua vez, a reposição de L- carnitina (250-500mg/gato a cada 24 horas) é necessária para promover a β- oxidação de ácidos graxos no interior dos hepatócitos.

A suplementação de vitaminas do complexo B (2mL/250mL de soro/dia), Vitamina E (100-400UI uma vez ao dia), Tiamina (50mg/gato uma vez ao dia, VO), Taurina (250mg uma vez ao dia, VO), Vitamina K_1 (0,5-1,5mg nas primeiras 12 horas, SC/IM) e Cobalamina (0,5-1mg/gato, SC/IM) também são recomendadas.

Para um tratamento efetivo, também deve-se priorizar o controle de peso diário e alguns cuidados de internação. Um ambiente hospitalar tranquilo, limpo e confortável diminui o nível de estresse do paciente e o tempo de internação e recuperação. A estimulação de exercícios físicos, como livres caminhadas durante a visita da família (em período anterior ao fornecimento de alimento) pode favorecer a motilidade intestinal e colaborar para a recuperação do paciente.

5. LITERATURA RECOMENDADA

1. Center SA. Feline Hepatic Lipidosis. Veterinary Clinics Small Animal Practice 35 (2005): 225-269.
2. Chan DL. Critical Care Nutrition. In: August JR. Consultations in Feline Internal Medicine. Saunders Elsevier, 2010: 116-126.
3. Norsworthy GD. A treatment Protocol for improving survival in cats with hepatic lipidosis. Waltham Feline Medicine Symposium, TNAVC, 1998:7-15.
4. Pimenta MM. Anorexia. In: Costa FVA; Martins CS. Manual de Clínica Médica Felina. Ed. Manole, 2023.

Obstrução uretral em felinos 78

Marcela Malvini Pimenta
Pedro Horta

1. INTRODUÇÃO

A obstrução uretral é uma condição grave e comum na rotina da clínica de felinos, resultando na interrupção do fluxo de urina e interrupção da filtração renal. Sem a filtração ocorre uma miríade de consequências graves, já que a ausência da função dos rins é incompatível com a vida. O atendimento de gatos com obstrução uretral é um desafio, onde vários tratamentos simultâneos podem ser necessários dependendo da apresentação do paciente, geralmente em consequência de outras doenças, como alterações do trato urinário inferior como cálculos, cistites ou infecções, mas também podem ocorrer por neoplasias na região perineal ou traumas. Usualmente ocorre em machos (12% a 57% dos machos com alterações de trato urinário apresentam obstrução) devido ao diâmetro diminuto da porção distal da uretra peniana.

As causas da obstrução podem ser por urolitíase (20% dos casos) ou pela formação de tampões que param na uretra (20% dos casos). Tampões uretrais podem ocorrer em qualquer inflamação das vias urinárias e são constituídos de uma porção proteica (hemácias, mucoproteínas, globulinas) associado com cristais da urina. A principal causa de obstrução (54% dos casos) é idiopática, não sendo uma obstrução mecânica (espasmos de musculatura e edema local podem ser a causa).

2. FISIOPATOLOGIA

Logo que ocorre a obstrução da uretra (por qualquer motivo), os rins continuam filtrando o sangue e produzindo urina, que vai acumulando na bexiga. Com a repleção da bexiga, o aumento da pressão intravesical é transmitida para os ureteres e para os rins, aumentando a pressão na cápsula de Bowman (porção filtrante do glomérulo). Esse aumento causa liberação de prostaglandinas, que levam à dilatação da artéria aferente renal, aumentando seu fluxo e mantendo a filtração renal. Em aproximadamente 24 horas ocorre inflamação com infiltrado de linfócitos nos túbulos distais, responsável por liberar tromboxana A2 e ativar o sistema renina-angiotensina-aldosterona, causando vasoconstrição arteriolar. A pressão da cápsula de Bowman supera a da artéria renal, parando totalmente a filtração renal do sangue, causando acúmulo dos metabólitos nitrogenados, íons, toxinas orgânicas e morte em 48 horas, em média.

3. ACHADOS CLÍNICOS

O diagnóstico da obstrução uretral costuma ser simples. Gatos, que geralmente não demonstram sintomas de doenças, usualmente externam os sintomas quando obstruídos. Disúria, polaciúria, hematúria, periúria e vocalização são normalmente notados pelos tutores. Outros achados relacionados com a falência renal podem estar presentes, como apatia, letargia, hiporexia, anorexia, vômitos, bradicardia ou estupor.

No exame físico nota-se a bexiga firme e sensível, mas nem sempre muito distendida. Não há eliminação de urina mesmo com as tentativas do paciente e com a compressão manual da bexiga (essa compressão deve ser cuidadosa, pois a parede da bexiga pode estar lesionada e friável com risco de ruptura). A região perineal pode estar edemaciada ou eritematosa. Sintomas sistêmicos podem estar presentes, como desidratação, hipotermia, bradicardia e hipotensão.

Exames laboratoriais tem pouca valia para o diagnóstico da obstrução, mas são essenciais para avaliar a condição clínica e todas as complicações do quadro, que muitas vezes devem ser abordadas antes de restabelecer o fluxo urinário. Hemograma, exames bioquímicos, dosagem de eletrólitos e gasometria são indicados e permitem priorizar os tratamentos. A urina de gatos obstruídos costuma apresentar sangue, leucócitos, proteínas e cristais como consequência de inflamação da obstrução, não permitindo avaliar a etiologia do processo. A urinálise dessa amostra tem pouco valor clínico (a cultura de urina pode ser interessante, apesar de infecções bacterianas serem uma causa rara de obstrução).

Exames de imagem não são essenciais, porém, indicados para demonstrar se há cálculos ou coágulos na bexiga, além de outras alterações morfológicas. Alguns gatos podem ter pequenas quantidades de líquido livre (urina) no abdome, mesmo sem ruptura da bexiga, não havendo necessidade de drenagem ou tratamento, desde que a bexiga esteja integra e a obstrução seja resolvida. O eletrocardiograma (ou monitor cardíaco) pode confirmar a presença de arritmias cardíacas e determinar a necessidade de tratamento.

4. ATENDENDO O GATO COM OBSTRUÇÃO URETRAL

O objetivo do atendimento na admissão do paciente obstruído é restabelecer o fluxo urinário para a filtração renal voltar a ocorrer, independente de como isso será realizado (cistocentese, cateterismo, cirurgia, etc.). Gatos com obstrução uretral podem apresentar diferentes condições clínicas, a depender do tempo de obstrução, comorbidades e outras alterações prévias. É importante uma avaliação da condição geral do paciente e, antes de realizar a desobstrução, alguns outros fatores precisam ser considerados.

4.1. – Cuidados pré-desobstrução

Gatos obstruídos podem estar hemodinamicamente instáveis, muitas vezes em choque. Reconhecer os sintomas de choque (como hipotermia, hipotensão, bradicardia, hipoperfusão) é importante e deve ser tratado antes. A fluidoterapia para restabelecer a perfusão pode ser realizada, uma vez que com a obstrução uretral não está havendo filtração renal. Ou seja, o fluido não irá para a bexiga urinária, não aumentará a sua repleção ou o risco de ruptura (mas sem filtração renal para eliminar o excesso de fluido há um risco maior de hiper-hidratação, que precisa ser monitorado com cuidado). Atentar para a sequência de abordagem do paciente grave xABCD.

A dor é algo comum nesses quadros. Apesar de ser lógico que a retenção urinária seja um processo álgico, muitos responsáveis não associam dor aos sintomas da obstrução, muito pelas características comportamentais dos gatos que não manifestam dor como o esperado pelos tutores. Controlar a dor é importante, já que pode interferir na recuperação como um todo (desde o bem-estar, alimentação e cicatrização), diminui o sistema imune (levando a imunossupressão e aumento do risco de infecções), altera o sistema circulatório e pode ser até causa de choque. O tratamento da dor melhora a resposta a outras terapias e a qualidade de vida do paciente, além da relação entre o cliente e o veterinário (consultar o capítulo correspondente ao manejo da dor). Importante ressaltar que drogas com eliminação renal ou mesmo com risco de nefrotoxicidade devem ser evitadas; usualmente se opta por utilizar opioides, como metadona, morfina, tramadol ou buprenorfina.

Alterações eletrolíticas são o principal distúrbio do comprometimento agudo da filtração renal e a principal causa de mortalidade. As maiores complicações ocorrem pelo acúmulo sérico de potássio, já que 95% da sua eliminação é feita pelos rins. Com a parada da filtração renal (e acidose metabólica) há um aumento do potássio extracelular. O potássio é o cátion mais abundante no espaço intracelular e o responsável pela diferença de potencial das membranas das células (como existe mais potássio no intracelular, o espaço interno das células tem carga elétrica negativa quando comparado com o extracelular). Essa diferença de potencial elétrico é importante para condução elétrica (nas células nervosas) e pela contração das células musculares.

Na hipercalemia (aumento do potássio extracelular) a diferença elétrica entre o intra e o extracelular ficam diminuídas, logo a diferença de potencial de repouso da membrana celular é menor. Isso é um problema especialmente para as células do miocárdio, que acabam despolarizando mais rapidamente, levando a arritmias cardíacas. O miocárdio atrial é o mais sensível aos efeitos da hipercalemia, seguido pelo miocárdio ventricular e depois pelo nó sinoatrial. Conforme há o aumento do potássio sérico vão surgindo alterações eletrocardiográficas, como aumento da onda T, diminuição da onda P, aumento do tempo de QRS e intervalo QT até ausência da onda P (parada atrial) com ritmo sinoventricular e fibrilação ventricular (**Figura 78.1.**). Para estimar o valor do potássio existe uma relação inversamente proporcional entre a temperatura retal e a frequência cardíaca com o nível de creatinina e de potássio (ou seja, quanto menor a temperatura e/ou a frequência cardíaca, maior o valor de creatinina e de potássio).

Como existem outras alterações que também podem interferir no efeito cardíaco (como hipermagnesemia, hipo-

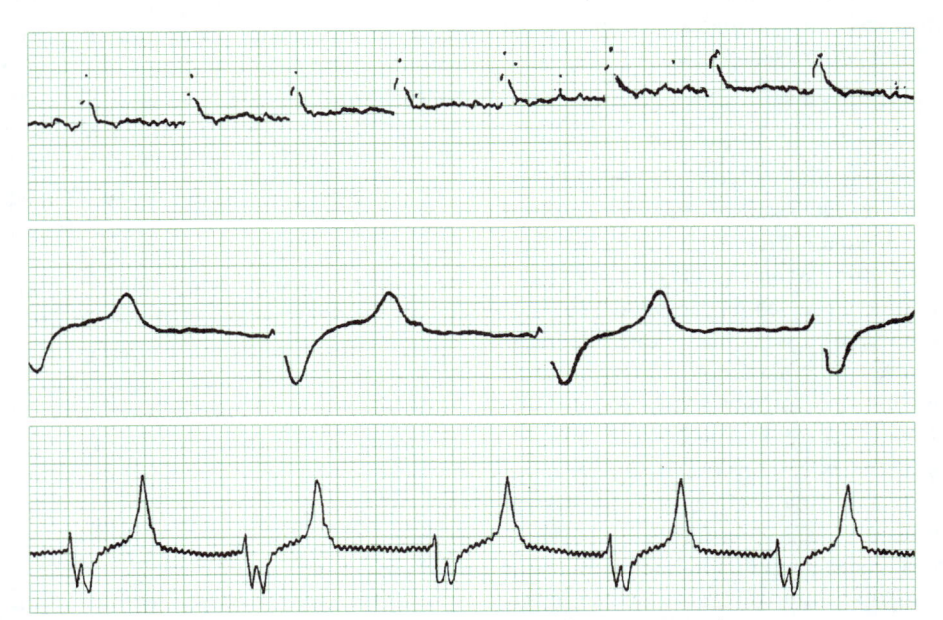

Figura 78.1. – Primeiro ECG com aumento de QRS, segundo e terceiro com parada atrial e ritmo ventricular.

calcemia, acidose metabólica ionizando cálcio, hiperazotemia), nos gatos com obstrução uretral não há uma boa relação entre o nível sérico de potássio e as alterações no eletrocardiograma. Somente tratamos o acúmulo de potássio quando o mesmo está alterando a função miocárdica. O tratamento pode ser feito reduzindo os efeitos deletérios do potássio nas células, translocando o potássio para o intracelular ou removendo do organismo (**Tabela 78.1.**).

O cálcio é usado para reduzir os efeitos do potássio. Ele tem um efeito repolarizante das membranas celulares. O efeito é imediato (em poucos segundos), mas sua duração é curta (poucos minutos), assim ele é reservado para os casos mais graves que precisam reverter a arritmia cardíaca grave. A dose recomendada de gluconato de cálcio 10% é de 0,5 a 1,0mL/Kg IV feito lentamente com monitor cardíaco (assim que reverter a arritmia o medicamento é suspenso).

A translocação do potássio para o meio intracelular é realizada com o uso de insulina, que além de translocar a glicose também o faz com o potássio. O efeito demora alguns minutos (mais lento que o cálcio), mas dura até 6 horas, por isso costuma ser o tratamento mais usado. É usada insulina regular por via intravenosa na dose de 0,1 a 0,5U/Kg IV. Para evitar hipoglicemia (o principal efeito colateral) é feito de 1 a 2 gramas de glicose para cada unidade de insulina que foi aplicada. Deve-se acompanhar a glicemia sérica após para evitar hipoglicemias futuras. Outro medicamento que também desloca potássio para o intracelular é o bicarbonato de sódio. Como a maioria desses gatos está em acidose metabólica, o uso de bicarbonato (que tem outros efeitos) pode ser indicado dependendo dos resultados de hemogasometria. A terbutalina, agente broncodilatador beta agonista, tem sido utilizada com êxito no tratamento da hipercalemia, por promover o influxo do potássio para o espaço intracelular.

Para remover o potássio do organismo existem resinas de troca iônica, como a poliesterenossulfanato de sódio, que não

Tabela 78.1. – Opções terapêuticas para hipercalemia em felinos

Tratamento	Dose	Duração	Observações
Gluconato de cálcio 10%	0,5 a 1,0mL/Kg lento	Início imediato. Duração de 15 minutos.	Monitorar ritmo cardíaco, suspender quando normalizar.
Insulina regular	0,1 a 0,5U/ Kg IV	Início em 10 minutos. Duração de 6 horas.	Fazer glicose 200 a 500mg/Kg IV* lento.
Bicarbonato de sódio	1mEq/Kg	Início em 10 minutos. Duração de 6 horas.	Dose deve ser determinada pela gasometria.
Diálise			Tanto peritoneal como hemodiálise.

*IV – intravenoso, tempo de duração de efeitos aproximados.

foi estudada em felinos. Outras opções são as diálises, tanto peritoneal como hemodiálise.

Antes da desobstrução é importante realizar a cistocentese. Trabalhos mostram que realizando a cistocentese com cuidados recomendados (referendando bem a bexiga, sem comprimi-lá, usando agulhas de fino calibre) os riscos de lesão ou ruptura são pequenos. A cistocentese alivia a dor da retenção urinária e permite que os rins voltem a filtrar, o que ajuda nas complicações. Vale ressaltar que não existe uma ordem para fazer essas medidas pré-desobstrução (controle da dor, tratamento do choque, das alterações eletrocardiográficas e a cistocentese), elas devem ser realizadas conforme necessidade, de preferência todas juntas.

4.2. – Desobstrução uretral

O objetivo do tratamento de um gato obstruído (depois de estabilizar o quadro) é restabelecer o fluxo urinário, uma vez que a parada de filtração renal é incompatível com a vida. O cateterismo da uretra é um dos métodos mais utilizados para isso.

Para a sondagem da uretra podem ser utilizados cateteres específicos, que costumam ser mais longos e rígidos (podendo ter diferentes materiais, com mandril ou não, usualmente com abertura terminal). Cateteres para desobstrução são indicados para remover a obstrução, mas não são bons para serem mantidos fixos, já que são rígidos e causam irritação da uretra.

A cistocentese prévia não costuma facilitar a sondagem vesical, mas deve sempre ser realizada por aliviar o desconforto e permitir a volta da filtração renal.

Anestesiar o paciente é essencial para o sucesso da sondagem, mesmo nos casos em que não são bons candidatos para anestesia. Além de ser um procedimento desconfortável, muitos gatos têm obstrução por espasmos e inflamação de uretra, um bom relaxamento químico auxilia a passagem da sonda. Evita-se o uso de drogas que tenham metabolismo renal ou efeitos cardíacos evidentes, muitas vezes usando propofol, agentes inalatórios ou epidural. Não é recomendado o uso de anestésicos locais (como lidocaína) no pênis com intenção de facilitar a sondagem. Esses medicamentos têm alta absorção por mucosas e têm efeitos anti-arrítmicos, o que pode ser ruim para um paciente com alterações eletrolíticas. Prioriza-se o uso de anestesia geral ou regional para o procedimento.

A sondagem é feita com a introdução do cateter pelo pênis, de maneira firme e delicada. Sem movimentos bruscos é possível mudar o decúbito, esticar o pênis ou mesmo fazer movimentos de rotação do cateter. A urohidropropulsão retrógrada (injetar solução NaCl 0,9% aquecida pela sonda) enquanto tenta introduzi-la pode ajudar, com intuito de deslocar tampões ou cálculos de volta para a bexiga (**Figura 78.2.**). Como a pressão tem relação com a superfície, seringas de menores tamanhos (3mL ou mesmo 1mL) geram pressões maiores, por isso, costumam ser mais eficazes. Atente ao volume injetado, pois com a bexiga muito repleta há o risco de ruptura se grandes volumes de líquido forem introduzidos.

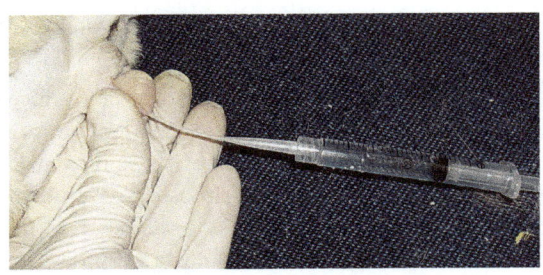

Figura 78.2. – Sondagem uretral com cateter TomCat e uso de urohidropropulsão retrógrada.

Após a sondagem bem sucedida, o ideal é não fixar a sonda. A sonda de espera na uretra causa dor, inflamação, risco de infecção, estenose e espasmos. Após esvaziar a bexiga o cateter deve ser retirado. Só é mantido na uretra quando há riscos de uma nova obstrução, como em animais com hematúria intensa (muitas vezes nesse caso pode se lavar a bexiga, uma ou duas vezes, para tentar aliviar a hematúria), nos que tem fluxo urinário fraco após a sondagem ou quando a sondagem foi muito complexa. Nesses casos a sonda deve permanecer o mínimo de tempo possível (12 horas, no máximo 48 horas) e devem ficar internados com o sistema de coleta de urina fechado.

Quando não há sucesso no cateterismo, as opções para restabelecer o fluxo urinário são o tratamento médico da obstrução, uso de diálise ou procedimentos cirúrgicos (penectomia, uretrostomia perineal, fístula vesiculocutânea).

O tratamento médico da obstrução consiste na realização de cistocentese três vezes por dia, analgésicos (usualmente opióides), manter em local escuro e sem estresse e fluido subcutâneo conforme necessidade. É recomendado somente para animais estáveis, sem alterações graves e sem obstruções mecânicas, como cálculos grandes na uretra. Com o controle da inflamação e diminuição dos espasmos da uretra muitos deixam de ficar obstruídos em até 72 horas. As complicações desse protocolo são a não eficácia e o risco de uroabdome, por isso não é a primeira escolha.

A realização de diálise é indicada para estabilizar o paciente. Tanto a hemodiálise como a diálise peritoneal podem remover do organismo ureia, creatinina, sódio, potássio, íons H+, bicarbonato e fósforo. Apesar de não restabelecer o fluxo urinário, pode melhorar a função dos rins e manter o animal vivo e bem até outra solução definitiva ser feita. São indicadas nos casos de rupturas de vias urinárias, onde há muitas consequências que podem ser corrigidas. Também podem ser benéficas antes da desobstrução, para melhorar a condição clínica e laboratorial, permitindo anestesia para sondagem ou mesmo cirurgia de forma mais segura.

Cirurgias (penectomia) são indicadas quando há falha no cateterismo, estenose da uretra ou em casos recidivantes. Há complicações da cirurgia, como sangramento pós-operatório ou deiscência de pontos. Uma complicação comum é a estenose do orifício feito, uma vez que o organismo tende a cicatrizar. Para diminuir esse risco é recomendado evitar inflamações do local, evitando suturas em subcutâneo, não deixar extravasar a urina

no campo cirúrgico e não causar trauma no local (como esfregar gaze). Outra complicação comum para os animais operados é um risco maior de infecção bacteriana para o resto da vida, que precisa ser sempre monitorado.

No pós-operatório podemos fazer compressas geladas no local para diminuir a inflamação dos tecidos (desde que o paciente não esteja com hipotermia). O uso de antimicrobianos é indicado, assim como um colar protetor para evitar acesso à ferida. Não é recomendado o uso de sonda após, em razão do risco de infecção e de estenose pós-operatória. Para evitar contaminação, o ideal é substituir a areia da caixa higiênica por algo de higiene mais fácil, como papel rasgado.

4.3. – Cuidados pós-desobstrução

Após restabelecer o fluxo urinário, os felinos apresentam algumas alterações que precisam ser consideradas e monitoradas, tratando se necessário.

O controle analgésico precisa ser mantido. Além das lesões na bexiga e uretra que o processo causa, muitos passam por manipulações no trato urinário caudal (como cateterismo, cirurgias, etc.) que podem causar lesões e dor. Mesmo com o retorno da filtração renal, a seleção de fármacos deve priorizar os que não tenham nefrotoxicidade, como opioides (metadona, tramadol, buprenorfina) ou dipirona. Anti-inflamatórios não esteroidais, como meloxicam, possuem um bom efeito analgésico e podem ter indicação, mas pelo risco de lesão em néfrons é preciso selecionar e monitorar os pacientes que farão uso dele. Anti-inflamatórios esteroidais (cortisonas) não são indicados, pois têm um baixo efeito analgésico, não diminuem a inflamação no trato urinário e podem ter efeitos indesejáveis como imunossupressão, diminuição de cicatrização e alterações hormonais.

Antimicrobianos somente são indicados com confirmação de infecções bacterianas. A cistite bacteriana como causa da inflamação e obstrução é rara em gatos, o recomendado é esperar resultados de cultura urinária para iniciar terapia com antimicrobianos. Nos animais em que houve manipulação do trato urinário (sondagem uretral, com ou sem manter a sonda fixada), desde que feita com técnica adequada, também não necessitam de antimicrobianos. Se houver suspeita de contaminação é preciso confirmar com culturas bacterianas de urina e/ou cateteres. Uso de antibióticos enquanto a sonda uretral está presente é contra indicado. Gatos que recebem antibiótico enquanto sondados podem desenvolver infecções com bactérias multirresistentes, infecções essas que podem se tornar recidivantes e crônicas mesmo após a resolução do quadro obstrutivo, o que é um desafio terapêutico. Quando há suspeita de contaminação (como sistema de coleta aberto, acesso do animal à sonda, etc.), o antimicrobiano somente deve ser iniciado após a remoção do cateter. Para animais que fizeram penectomia o uso de antimicrobianos deve ser realizado em razão da cirurgia, seguindo as recomendações usuais de pós-operatório.

Outros medicamentos precisam ser melhor estudados para serem recomendados. Relaxantes da musculatura (como a prazosina), usados para diminuir espasmos e recidivas de obstrução, não têm esse efeito. Especificamente para a prazosina os

Tabela 78.2. – Dose de cloreto de potássio recomendada para suplementação IV conforme o nível de potássio sérico

Potássio Sérico (mEq/L)	mEq KCl em 250mL de fluido	mEq KCl em 1L de fluido	Taxa de infusão máxima (mL/kg/h)
< 2,0	20	80	6
2,1-2,5	15	60	8
2,6-3,0	10	40	12
3,1-3,5	7	28	18
3,6-5,0	5	20	25

miliequivalente. 1mL de KCl 19,1% contém 2,56mEq de potássio. Adaptado da Animal Medical Center, NY.

estudos mostram que seu uso aumenta o risco de obstrução, não sendo mais recomendado em alterações de uretra.

Com o retorno da filtração renal, provavelmente por lesão renal, ocorre um período de diurese pós-desobstrução, onde os rins não conseguem concentrar corretamente o filtrado glomerular. Essa diurese pode ser intensa em alguns animais, causando desidratação por perda hídrica. Nas primeiras 24 horas após a desobstrução é recomendado repor com fluidos (subcutâneo ou intravenoso) todo o volume de urina produzido. Depois é importante controlar a hidratação para evitar um balanço hídrico negativo, o que é deletério para os rins e para o organismo como um todo.

Hipocalemia é uma alteração que pode acontecer nesse período, causada pela ativação de todos os sistemas para controlar a hipercalemia nos animais que a apresentaram e também por causa da diurese pós-desobstrução. Alterações no ritmo cardíaco por causa de baixo potássio são raras, ocorrendo somente com níveis séricos abaixo de 2,0 mEq/L. Os principais sintomas são relacionados com fraqueza muscular, iniciando abaixo de 3,0 mEq/L – apatia, íleo paralítico, letargia e ventroflexão cervical (como felinos não têm ligamento nucal a sustentação da cabeça é feita somente pela musculatura, com fraqueza a cabeça fica abaixada). A Hipocalemia também causa nefropatia, o que pode piorar a poliúria e desidratação. O tratamento é realizado com a reposição de potássio. Para casos mais graves, a mesma deve ser feita por infusão contínua de potássio IV conforme o nível sérico de potássio (**Tabela 78.2.**). Casos mais brandos pode se

utilizar da suplementação em fluido subcutâneo (máxima concentração de 35 mEq/L de potássio, para evitar desconforto do medicamento) ou oral (gluconato de potássio 4 a 6 mEq/gato/dia ou citrato de potássio 20 a 30 mg/Kg BID, sendo o último também alcalinizante).

5. CONCLUSÃO

Obstruções uretrais em felinos são alterações comuns que exigem muita atenção e cuidados. O objetivo é restabelecer o fluxo urinário, mas há diversas outras complicações que podem trazer consequências e mesmo risco de vida se não tratadas. Há muita variação individual da apresentação clínica desses gatos com obstrução, alguns com diversas alterações e complicações, outros mais estáveis. Os cuidados precisam ser individualizados conforme a necessidade de cada paciente, ou seja, enquanto alguns terão um atendimento simples com poucas complicações, outros exigirão muitos cuidados, com muitas complicações e risco de morte.

A obstrução da uretra costuma ser uma condição secundária, em consequência a complicação de outras doenças como cistites, urolitíase, neoplasias, trauma, etc. Por ser uma consequência grave e emergencial, com risco de morte, a prioridade nesses animais é sempre resolver a obstrução. Uma vez resolvida, é essencial fazer uma investigação clínica (com exames laboratoriais, de urina e de imagem) para determinar e tratar a causa da obstrução, assim evitando novas complicações e recidivas da obstrução.

6. LITERATURA RECOMENDADA

1. Sparkes AH, Cannon M, Church DB, et al. ISFM Consensus Guidelines on the Diagnosis and Management of Feline Lower Urinary Tract Disease. Journal of Feline Medicine and Surgery. 2021;23(6):547-573.
2. Beeston D, Humm K, Church DB, Brodbelt D, O'Neill DG. Occurrence and clinical management of urethral obstruction in male cats under primary veterinary care in the United Kingdom in 2016. J Vet Intern Med. 2022; 1-10.
3. He C, Fan K, Hao Z, Tang N, Li G, Wang S. Prevalence, Risk Factors, Pathophysiology, Potential Biomarkers and Management of Feline Idiopathic Cystitis: An Update Review. Frontiers Vet Sci. 2022;9:900847.
4. Cléroux A. Urologic Emergencies: Ureters, Bladder, Urethra, GN and CKD. In: Drobatz KJ, Reineke E, Costello MF, Culp WTN. Feline Emergency and Critical Care Medicine. Wiley Blackwell, 2023: 223-242.

79

Dispneia em Felinos

Renata Beccaccia Camozzi

1. INTRODUÇÃO

O objetivo da respiração é prover adequada troca gasosa para garantir as demandas metabólicas de um indivíduo. A dispneia leva à hipóxia tecidual e, portanto, é considerada uma condição ameaçadora à vida. É uma causa comum de emergência em gatos e é fundamental que o médico veterinário esteja preparado para reconhecer e tratar esses casos.

Pacientes em distrição respiratória apresentam aumento da frequência e/ou esforço respiratórios, além de vocalizações, agitação ou prostração e, em casos mais graves, posição ortopneica, respiração oral e até parada respiratória (**Figura 79.1.**). Os gatos, dados sua origem histórica, têm o comportamento de esconder a doença, e acabam por demonstrar os sintomas apenas quando já estão com mínimas reservas pulmonares. Eles deterioram rapidamente e, especialmente quando submetidos ao estresse da manipulação, apresentam risco de parada respiratória e morte.

A capacidade do clínico em localizar, de forma eficaz e precisa, a região acometida do trato respiratório por meio da anamnese, exame físico e determinação do padrão respiratório, é imprescindível para o estreitamento dos diagnósticos diferenciais e abordagem terapêutica assertiva. As regiões a serem reconhecidas como causas da dispneia incluem: trato respiratório anterior (narinas, laringe, faringe, traqueia), trato respiratório posterior (brônquios e bronquíolos), parênquima pulmonar (acometimentos vasculares, intersticiais e alveolares), parede torácica (fraturas de costelas e doenças neuromusculares) e espaço pleural (efusões pleurais, massas mediastinais, pneumotórax e doenças diafragmáticas)

Segundo um estudo prospectivo realizado com 92 gatos dispneicos, as principais causas foram de origem cardíaca (65%), respiratória (16%), neoplásica (11%) e traumática (8%). Essa ordem de prevalência foi observada também por Swift *et al.*, 2009. Das doenças respiratórias, as causas mais comuns foram asma/bronquite crônica e doenças infecciosas (piotórax), e das doenças cardíacas, a insuficiência cardíaca congestiva (ICC) secundária à cardiomiopatia hipertrófica, resultando em edema e efusão pleural.

Diante desse cenário, ferramentas para diferenciar as dispneias de origem cardíaca *versus* não cardíaca têm sido muito

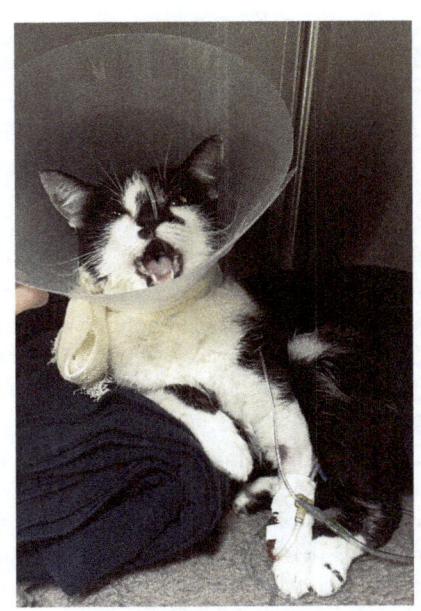

Figura 79.1. – Felino macho S.R.D., 7 anos, apresentando dispneia, devido à efusão pleural.

estudadas. Saber distinguir uma emergência respiratória de outras condições que não acometem o trato respiratório de forma primária, como desequilíbrios metabólicos e ácido-bases, dor, anemia, hipertermia e doenças do tronco cerebral, é de igual importância (**Tabela 79.1.**). A respiração de Kussmaul, por exemplo, ocorre secundária a acidose metabólica grave (por exemplo, nos quadros de cetoacidose diabética) e é caracterizada pela respiração lenta e laboriosa.

A abordagem cuidadosa, visando o mínimo estresse, e o tratamento rápido e direcionado são fundamentais na abordagem bem-sucedida desses pacientes. Assim que o paciente for estabilizado, deve-se proceder com exames diagnósticos mais específicos para confirmação da origem da dispneia.

2. ESTABILIZAÇÃO INICIAL

Pacientes que apresentam quadro de dificuldade respiratória são considerados críticos e requerem suporte básico de emergência imediato, com realização do protocolo XABCDE.

Tabela 79.1. – Causas de origem não respiratória que podem cursar com sintomas respiratórios

Causa	Exemplo	Mecanismo
Distúrbios ácido-base	Acidose metabólica	Taquipneia compensatória: eliminação de CO_2 para normalizar o pH sanguíneo.
	Hipocalemia.	Miopatia e até paralisia dos músculos respiratórios.
	Hipocalcemia.	
Diminuição no teor de oxihemoglobina	Anemia.	Diminuição da capacidade em transportar oxigênio aos tecidos (hipóxia tecidual) levando à taquipneia compensatória.
	Dishemoglobinemias (por exemplo, carboxihemoglobonia ou metahemoglobina).	
Dor/estresse	Trauma.	Estímulo simpático resultando em taquipneia/ortopneia.
	Pancreatite, obstrução uretral, fraturas, contusões.	
	Analgesia inadequada.	
	Estresse ambiental.	
	Medo.	
	Ansiedade.	
Farmacológico	Opioides.	Depressão do sistema nervoso central (por exemplo, Fentanil).
		Taquipneia (por exemplo, metadona e hidomorfona).
	Bloqueadores.	Paralisia respiratória.
	Propofol.	Depressão respiratória e apneia.
Metabólico	Hipertireoidismo.	Crise tireotóxica.
	Cetoacidose diabética.	Acidose metabólica.
	Hiperaldosteronismo.	Hipocalemia.
	Hipertermia (> 40ºC).	

Uma vez reconhecida a emergência respiratória, o próximo passo é a estabilização do paciente antes das abordagens diagnóstica e terapêutica propriamente ditas, já que exames como radiografia de tórax podem ser demasiado estressantes para o paciente. A estabilização ocorre, ao mesmo tempo, em que se obtém o histórico com o tutor e inclui as seguintes etapas:

I. **Suplementação de oxigênio:** pode ser feita via máscara facial, cateter nasal ou gaiolas de oxigênio. Pacientes com risco iminente de parada respiratória devem ser sedados e entubados. Sugere para leitura suplementar o consultar o **Capítulo 137 – Ventilação não invasiva e oxigenioterapia.**

II. **Sedação/terapia ansiolítica:** pacientes em dispneia frequentemente estão agitados e isso piora o quadro, predispõe a hipertermia e dificulta o manejo. Acepromazina (0,05-0,1mg/kg SC, IM ou IV) e/ou butorfanol (0,1-0,4mg/mg SC, IM ou IV) podem ser usados para essa finalidade. Esses pacientes devem ser monitorados quanto à estabilidade hemodinâmica, especialmente quando há uma doença cardíaca de base, bem como para o risco de exaustão ou depressão respiratórias na dependência das medicações utilizadas.

III. **Controle da hipertermia:** a hipertermia decorrente do esforço respiratório e agitação não é tão comum nos gatos, mas deve ser abordada quando presente, especialmente nos casos de obstrução do trato respiratório anterior. A própria sedação algumas vezes já é suficiente para que o paciente acalme e retome sua temperatura corporal. Caso isso não aconteça, deve-se resfriar o ambiente onde o animal está, usar ventilador, ar condicionado e/ou colocar toalha úmida sobre o paciente.

IV. **Toracocentese:** a drenagem de líquido ou efusão do tórax oferece alívio imediato ao paciente se essa for a causa da dispneia, e tem valor diagnóstico. O material coletado deve ser enviado para análise e outros exames pertinentes com finalidade diagnóstica. A toracocentese é realizada por meio da punção com o uso de escalpe ligando uma torneira de 3 vias a uma bolsa coletora, entre o 7º e 9º espaço intercostal e caudal à costela, por conta da presença de vasos e nervos na sua face cranial. Os principais riscos do procedimento incluem hemorragia, punção cardíaca e pneumotórax.

V. **US pulmonar (EcoFast):** avaliação da presença de efusão pleural ou diafragmática, pneumotórax, ruptura diafragmática, linhas B e razão Átrio esquerdo/Aorta (AE:Ao).

VI. **Terapia medicamentosa específica:** A dexametasona (0,1-0,25mg/kg IV, IM, SC) é utilizada diante da suspeita de doença brônquica ou obstrução de vias aéreas anteriores. Os esteroides inalatórios levam cerca de 7 a 10 dias para atingir a eficácia, então não devem ser utilizados na crise respiratória. Para o alívio imediato de uma crise de broncoespasmo, o uso de broncodilatadores é fundamental. Os beta-2 agonistas terbutalina (0,01mg/kg SC ou IM) e o salbutamol inalatório são comumente utilizados. O salbutamol inalatório, administrado através de um espaçador veterinário, oferece alívio imediato da crise e dura cerca de 4 horas (**Figura 79.2.**). A diminuição de 50% na FR e o aumento da FC para aproximadamente 240 bpm após 15-30 minutos da administração da terbutalina indicam uma boa resposta à terapia. A antibioticoterapia deve ser empregada nos pacientes com quadros infecciosos, como piotórax e pneumonias. Na ausência do exame de cultura e antibiograma, a Sociedade Internacional de Doenças Infecciosas de Animais de Companhia (*International Society For Companion Animal Infectious Diseases*) recomenda o uso associado de uma quino-

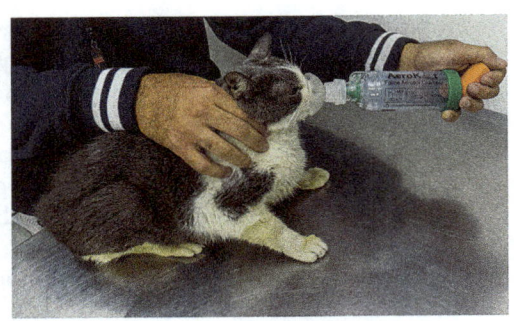

Figura 79.2. – Paciente com asma, recebendo medicação com uso de espaçador de uso veterinário.

lona e uma penicilina ou clindamicina nos casos de piotórax e, como primeira escolha para as pneumonias bacterianas, a doxiciclina ou amoxacilina ou, no caso da suspeita de sepse, o uso associado de uma quinolona e uma penicilina ou clindamicina. O tratamento dos gatos com ICC vai além do escopo deste capítulo, mas considerando-se a emergência respiratória em si, a furosemida (0,5-4mg/kg IV, SC) é o tratamento de escolha. Em pacientes refratários, pode-se tentar a torasemida.

VII. **Avaliação da oxigenação:** por meio de oximetria e/ou gasometria arterial. O lactato plasmático é um marcador metabólico de oxigenação tecidual e deve ser avaliado sequencialmente. Considera-se hiperlactatemia valores $\geq$ 2,5mmol/L.

VIII. **Traqueostomia/intubação:** a traqueostomia temporária pode ser necessária na abordagem das obstruções respiratórias anteriores ameaçadoras à vida, como edema de laringe, hemorragia, corpo estranho ou neoplasia. Este procedimento deve ser feito com adequada antissepsia e sob anestesia geral. Nos casos de coagulopatias ou de obstrução distal no local da traqueostomia, o procedimento é contraindicado. A ventilação mecânica é indicada quando a oxigenioterapia por métodos menos invasivos não é suficiente para garantir a oxigenação ou nos casos de fadiga, ou exaustão respiratórias, pois alivia o esforço respiratório. Em termos gerais, os pacientes com razão PaO2/FiO2 (pressão parcial de oxigênio arterial sobre a fração de oxigênio inspirado) menor que 300 devem ser intubados.

IX. **Exames complementares:** radiografia torácica, ecografia torácica e abdominal, ecocardiograma, tomografia computadorizada, exames laboratoriais, entre outros, devem ser feitos quando o paciente estiver estável.

3. IDENTIFICAÇÃO DO ANIMAL E HISTÓRICO MÉDICO

Identificar idade, raça e sexo do animal é fundamental. Durante o atendimento da emergência, o veterinário deve buscar entender o histórico pertinente do paciente. Identificar a

duração e progressão das manifestações clínicas (por exemplo, agudo, crônico, intermitente), terapias anteriores e resposta a elas (por exemplo, uso de antibióticos, prednisolona), histórico médico e condições de saúde do paciente (diabetes mellitus, doença renal entre outras), mudanças ambientais (por exemplo, reforma na casa, uso de produtos de odor forte) ou exposição a agentes tóxicos, bem como acesso à rua (pelo risco de trauma) e saúde dos animais contactantes auxiliará na definição dos diagnósticos diferenciais.

Gatos com doença brônquica têm um histórico de tosse, engasgos ou de "tentativa de expelir bolas de pelo" pelo tutor, ainda que essas bolas nunca sejam vistas. Gatos que iniciam quadro de dispneia durante a internação, frequentemente têm como causa o excesso de fluidoterapia.

4. MANIFESTAÇÕES CLÍNICAS

A identificação dos padrões respiratórios auxiliam na identificação da localização anatômica da doença.

Os padrões respiratórios podem ser classificados de acordo com o momento do esforço respiratório em inspiratório e expiratório, e em restritivo e obstrutivo de acordo com o tipo de esforço (**Tabela 79.2.**). De maneira geral, o padrão restritivo de dispneia, associado aos quadros de doenças do espaço pleural, da parede torácica e do parênquima pulmonar, é caracterizado por taquipneia, com movimentos mais curtos e superficiais. A dispneia restritiva associada a doenças do espaço pleural é inspiratória, mas nos casos de doenças do parênquima pulmonar, o gato pode apresentar esforço misto, isto é, inspiratório e expiratório, algumas vezes associado a uma ausculta úmida.

Tabela 79.2. – Padrões respiratórios e diagnósticos diferenciais das dispneias

Padrão respiratório		Diagnósticos diferenciais
Inspiratório	**Obstrutivas** Movimentos amplos, FR* normal a aumentada.	Doenças do trato respiratório anterior.
	Restritivas Movimentos curtos, FR aumentada.	Doenças do espaço pleural. Doenças do parênquima pulmonar. Doenças da parede torácica.
Expiratório	**Obstrutiva** Movimentos amplos, FR normal a aumentada.	Doenças brônquicas.
Paradoxal	Tórax expande e o abdome retrai ou o tórax retrai e o abdome expande na respiração.	Doenças da parede torácica. Doenças do espaço pleural. Obstruções graves do TRA**.

*FR: frequência respiratória; **TRA: trato respiratório anterior.

As doenças obstrutivas (intratorácicas e extratorácicas) em geral, se manifestam pelo aumento menos pronunciado da FR com movimentos mais profundos, e podem resultar em esforço inspiratório ou expiratório. Doenças do trato respiratório anterior cursam frequentemente com dispneia obstrutiva inspiratória e podem ser acompanhadas de estertores e/ou estridor. Por outro lado, as doenças obstrutivas intratorácicas (por exemplo, asma felina) cursam com dispneia predominantemente expiratória. Histórico de tosse, componente abdominal respiratório e ausência de efusão pleural ao ultrassom torácico ambulatorial estão fortemente associados ao diagnóstico das doenças brônquicas.

Os padrões respiratórios podem ainda ser sincrônicos, quando o tórax e o abdome expandem na inspiração ou assincrônicos (ou paradoxais), quando na inspiração o tórax expande e o abdome retrai ou o tórax retrai e o abdome expande (neste último caso, alguns autores chamam de inverso). A respiração paradoxal foi associada a doenças da parede torácica (tórax instável ou, do inglês, *flail chest*), doenças do espaço pleural e obstruções graves do trato respiratório anterior.

Em pacientes dispneicos (FR > 80mr/min), taquicardia, presença de sopro, ritmo de galope e hipotermia estão altamente relacionados às doenças cardíacas. Por outro lado, vale ressaltar que a presença de sopro como achado único não indica doença cardíaca e a ausência de sopro não exclui ICC. A chance de cardiopatia aumenta aproximadamente 25% para cada aumento de 10 bpm na frequência cardíaca (FC) e FC > 200 bpm estão fortemente associadas ao diagnóstico de CMH. Gatos com temperaturas retais > 40°C devem ser investigados para causas infecciosas, como piotórax e peritonite infecciosa felina.

4.1. – Ecografia torácica

A ecografia pulmonar ambulatorial (do inglês, *point-of-f-care-lung-ultrasonography*) é rápida de ser realizada, requer mínimo treinamento e traz muitas informações úteis na abordagem do paciente dispneico. Há duas técnicas descritas para a avaliação ultrassonográfica da cavidade torácica: T-FAST® (*thoracic focused assessment with sonography for trauma*, em tradução livre "avaliação ultrassonográfica torácica focada para trauma") e o VetBlue® (*veterinary bedside lung ultrasound examination protocol*, em tradução livre "protocolo veterinário de exame de ultrassonografia pulmonar à beira do leito"). Essas técnicas têm como objetivo principal a detecção de líquido livre, mas auxiliam também no diagnóstico de outras doenças do espaço pleural (como pneumotórax e ruptura diafragmática), do parênquima pulmonar e cardíacas.

Por meio do ultrassom torácico, é possível a detecção de linhas B, um artefato criado quando pequenos alvéolos cheios de fluido são cercados por ar, criando um gradiente de alta impedância, que se reflete em linhas verticais hiperecogênicas (também conhecidas como "cauda de cometa") e que indicam, portanto, doença do parênquima pulmonar. O paciente deve ser avaliado segundo o protocolo VetBlue®, em 4 regiões de cada um dos hemitórax: cranial, dorso caudal, média e perihilar. Um local

é considerado positivo diante da presença de 3 ou mais linhas B, ou se forem identificadas linhas B em pelo menos dois locais em cada hemitórax. A distribuição das linhas B não parece seguir um padrão específico nas diferentes doenças, acometendo difusamente os campos pulmonares, de maneira muito semelhante tanto em gatos com edema pulmonar cardiogênico, quanto com outras doenças que acometem o parênquima pulmonar.

A sensibilidade e a especificidade do ultrassom pulmonar em identificar edema pulmonar em gatos é de 84% e 89%, respectivamente. Deve-se ressaltar que a ecografia pulmonar não é capaz de distinguir a causa do infiltrado interstício-alveolar. Entretanto, o edema pulmonar cardiogênico é a doença pulmonar mais comum no gato, o que justifica as altas sensibilidade e especificidade da técnica para esse diagnóstico.

Além da avaliação em busca de linhas B, a mensuração ultrassonográfica da razão entre o AE e a aorta (AE:Ao) é útil para distinguir as causas cardíacas *versus* não cardíacas de dispneia. A razão AE:Ao é normalmente 1:1 e aumentos do AE que resultem em AE:Ao > 1,5 têm uma sensibilidade de 97% e especificidade de 100% em detectar ICC em gatos. A presença de efusão pericárdica também é um achado a favor do diagnóstico de doença cardíaca.

Por fim, a ecografia pulmonar é capaz de diferenciar as doenças interstício-alveolares das doenças brônquicas, já que nesses casos as linhas B não estarão presentes.

4.2. – NT-pro-BNP

O NT-pro-BNP é um marcador de doença cardíaca que aumenta em resposta à distensão e sobrecargas miocárdicas de pressão e volume. Vem sendo amplamente utilizado no âmbito emergencial para diferenciar, com bastante assertividade, os casos de dispneia secundária a ICC dos quadros de origem não cardíaca, em gatos e em outras espécies.

A mensuração do NT-pro-BNP pode ser realizada do plasma, soro ou efusão pleural, por meio das avaliações quantitativa (Cardiopet® proBNP Test, Laboratório IDEXX) ou qualitativa (SNAP® Feline proBNP Test, IDEXX). Os testes qualitativos têm a vantagem de serem realizados no próprio local de atendimento, de forma rápida e com acurácia muito similar ao do exame feito no laboratório de referência.

Doença renal em estágio avançado, hipertensão arterial e hipertireoidismo podem aumentar os níveis séricos de NT-pro-BNP, e favorecer resultados falsos positivos.

5. DIAGNÓSTICOS DIFERENCIAIS

5.1. – Doenças do trato respiratório anterior: Narinas, nasofaringe, laringe e traqueia cervical

O estreitamento das vias aéreas anteriores, ou qualquer processo que leve a uma obstrução total ou parcial desta região, resultará em maior resistência e dificuldade inspiratória. Sendo assim, as dispneias resultantes de doenças do trato respiratório anterior cursam com padrão respiratório obstrutivo inspiratório, muitas vezes acompanhadas de estridores altos e prolongamento do tempo inspiratório. As causas mais comuns em gatos incluem: pólipos nasofaríngeos e doenças laríngeas infiltrativas (neoplásicas ou granulomatosas). Gatos braquicefálicos são mais suscetíveis aos quadros respiratórios anteriores por conta de sua anatomia particular. Pacientes em efusão pleural podem apresentar quadro clínico semelhante pela dificuldade inspiratória e ocasionalmente respiração paradoxal, e por isso, deve-se realizar essa distinção com base no histórico, auscultação e demais parâmetros do exame físico.

5.2. – Doenças brônquicas

Correspondem a asma felina e bronquite crônica. Esta última resulta da inflamação crônica dos brônquios e raramente resulta num quadro emergencial. A asma felina, por outro lado, é caracterizada pelo infiltrado eosinofílico das vias aéreas posteriores, em decorrência de uma reação de hipersensibilidade do tipo II a alérgenos ambientais e é uma das principais causas de broncoespasmo e emergência respiratória na espécie. Os sintomas são crônicos e incluem tosse, sibilos e quadros intermitentes de dispneia, em geral, associados a algum evento em específico, como mudança climática (frio, tempo seco), reforma no ambiente, exposição a odores fortes, entre outros. A auscultação pulmonar pode revelar estertores ou sibilos expiratórios, mas em grande parte dos casos é normal. A ausculta cardíaca não aponta alterações, a não ser que haja doença cardíaca concomitante. É importante diferenciar as doenças brônquicas das dispneias de origem cardíaca, pois ambas podem ser acompanhadas de estertores pulmonares à auscultação. O diagnóstico das doenças brônquicas se baseia na combinação de histórico e manifestações clínicas, achados radiográficos, broncoscopia, avaliação do fluido broncoalveolar e resposta à terapia com corticoide e broncodilatadores.

Em gatos, o uso do brometo de potássio pode resultar em doença brônquica neutrofílica-eosinofílica aguda e deve ser considerado como diagnóstico diferencial.

5.3. – Doenças do parênquima pulmonar

Diversas doenças podem acometer o parênquima pulmonar, como edema (cardiogênico e não cardiogênico), broncopneumonia, contusões, hemorragias e neoplasias e, portanto, os pacientes frequentemente apresentam manifestações clínicas de doença sistêmica. A distribuição do infiltrado pulmonar à radiografia torácica costuma ser menos elucidativa na determinação da causa de base em gatos do que em cães. Enquanto o edema pulmonar cardiogênico tende a ter uma distribuição perihilar em cães, em gatos a localização do infiltrado pode variar. As pneumonias tendem a acometer os campos cranioventrais e as neoplasias em geral cursam com um padrão nodular, embora as doenças metastáticas possam se apresentar de diferentes maneiras.

Gatos com doenças do parênquima pulmonar podem se apresentar com esforço tanto inspiratório quanto expiratório, em geral, associados ao aumento da amplitude das paredes torácica e abdominal. A auscultação revela crepitações, estertores ou até abafamentos dos sons pulmonares.

A ICC, na maior parte das vezes decorrente da cardiomiopatia hipertrófica, é uma das principais causas de dispneia em gatos, por resultar em edema pulmonar cardiogênico e/ou efusão pleural.

A síndrome da angústia respiratória aguda é uma condição clínica devastadora associada ao início agudo de dispneia, caracterizada por hipoxemia, infiltrado alveolar nas radiografias torácicas, e que não é causada por hipertensão arterial ou edema pulmonar cardiogênico. Resulta de uma inflamação difusa do parênquima pulmonar geralmente associada a uma causa primária, que no gato é, na maior parte das vezes, a síndrome da resposta inflamatória sistêmica, com ou sem sepse. Pode evoluir para disfunção múltipla dos órgãos e está associada a altas taxas de mortalidade. É incomumente diagnosticada nos gatos nos centros de emergência.

5.4. – Espaço pleural

As doenças do espaço pleural são definidas pelo acúmulo de ar, fluido e/ou tecidos moles no espaço pleural. A combinação do padrão assincrônico de respiração com abafamento de sons pulmonares à auscultação está altamente associada à doença pleural em gatos, com especificidade e sensibilidade de 99% e 45% respectivamente.

Tabela 79.3. – Análise e diagnóstico diferencial das efusões pleurais

	Transudato	Transudato modificado	Exsudato
Proteína total	< 2,5g/dL	2,5-3,5g/dL	> 3,4g/dL
Celularidade	< 1000/µL	500-10000/µL	> 5000/µL
Observações	Características semelhantes ao plasma.	Pouco específico.	Pode ser classificado como séptico, asséptico, quiloso, neoplásico.
Diagnósticos diferenciais e exames complementares sugeridos da efusão	Hipoalbuminemia/estase sanguínea (NT-pro-BNP). ICC, excesso de fluido, cirrose hepática, síndrome nefrótica, obstrução linfática.	Considere a avaliação clínica e aspecto da efusão para os diagnósticos diferenciais.	PIF (Relação albumina:globulina, PCR para Coronavírus), piotórax (cultura de aeróbias e anaeróbias), neoplasias, quilotórax (triglicérides pareado do sangue e efusão), hemotórax (Ht pareado do sangue e efusão).

ICC: insuficiência cardíaca congestiva; PIF: peritonite infecciosa felina; Ht: hematócrito.

As principais causas de efusão pleural em gatos são, em ordem de prevalência, ICC, neoplasias, piotórax, peritonite infecciosa felina e quilotórax. A análise das efusões pode ser diagnosticada nos casos de peritonite infecciosa felina, piotórax e algumas neoplasias, mas em outros casos deve-se avaliar conjuntamente com demais achados do exame físico e avaliações complementares (**Tabela 79.3.**). Diante de uma efusão quilosa, o clínico deve diferenciar entre ICC, neoplasia e idiopático e, menos comumente, trauma, dirofilariose e trombo em veia cava cranial. A mensuração do NT-pro-BNP da efusão pleural é útil em excluir ICC como causa da efusão pleural, isto é, é um exame mais sensível que específico.

Pasteurella multocida está entre as causas mais comuns de piotórax em gatos, bem como. *E. coli, Streptococcus spp.* e *Staphylococcus spp.*

5.5. – Parede torácica

As doenças da parede torácica incluem malformações congênitas, doenças da coluna cervical, neuromusculares e traumas, como fraturas de costela. O padrão respiratório esperado é restritivo e inspiratório, algumas vezes paradoxal.

6. CONCLUSÃO

As emergências respiratórias são condições ameaçadoras à vida e requerem uma abordagem rápida e direcionada. Os gatos deterioram seu quadro clínico rapidamente e o manejo amigável ao gato é imprescindível para evitar que isso aconteça. A identificação imediata e intervenção precoce são fundamentais para a abordagem bem-sucedida do paciente e determinação do padrão respiratório e outras avaliações do exame físico e anamnese auxiliam o veterinário a estreitar os diagnósticos diferenciais e tomar uma conduta mais direcionada.

7. PONTOS-CHAVE (FIGURA 79.3.):

- A estabilização inicial do paciente depende de sedação, oxigenioterapia e toracocentese, quando da presença de efusão pleural.

- A identificação dos padrões respiratórios ajuda a determinar a localização anatômica relacionada à dispneia e a estreitar os diagnósticos diferenciais.

- A terapia emergencial deve ser instituída com base nas principais hipóteses diagnósticas e o paciente deve ser

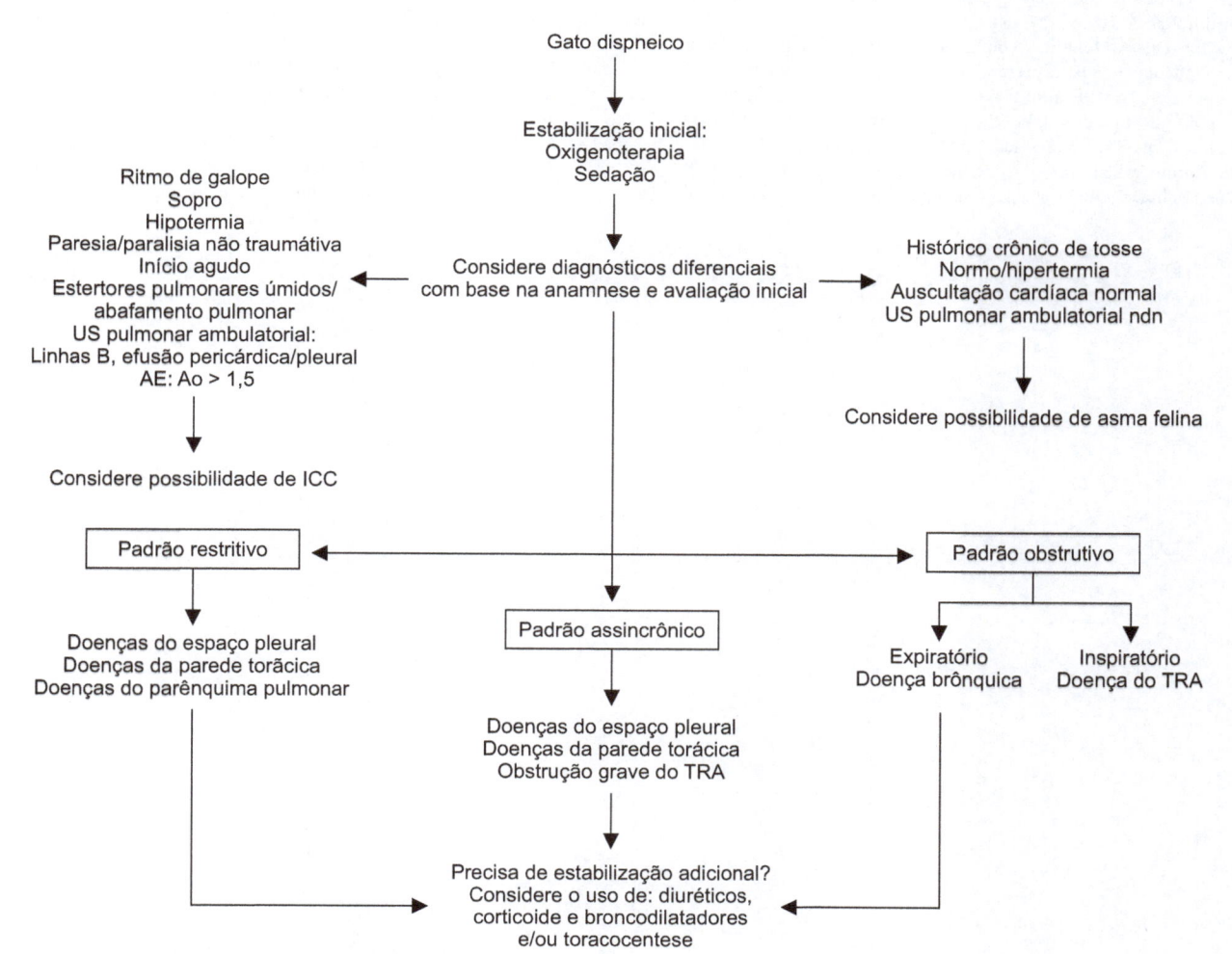

Figura 79.3. – Fluxograma de abordagem do gato dispneico.

reavaliado periodicamente. A abordagem terapêutica sequencial ajuda a estreitar ainda mais os diferenciais.

- O clínico deve estar apto a dominar as técnicas de ultrassonografia torácica e ecografia ambulatoriais e diferenciar causas de origem respiratórias *versus* cardíacas.

- As causas mais comuns de dispneia em gato são: asma felina, efusão pleural e edema pulmonar cardiogênico.

- As causas mais comuns de efusão pleural em gatos são: ICC, neoplasias, piotórax, peritonite infecciosa felina e quilotórax.

8. LITERATURA RECOMENDADA

1. Sigrist NE, Adamik KN, Doherr MG, Spreng DE. Evaluation of respiratory parameters at presentation as clinical indicators of the respiratory localization in dogs and cats with respiratory distress. J Vet Emerg Crit Care. 2011; 21(1): 13–23

2. Rozanski E, Chan DL. Approach to the Patient with Respiratory Distress. Vet Clin Small Anim. 2005; 35: 307–31.

3. Sunmner C, Rozanski E. Management of Respiratory Emergencies in Small Animals. Vet Clin Small Anim. 2013;43: 799–815.

4. Tong CW, Gonzalez AL. Respiratory Emergencies. Vet Clin Small Anim. 2020;50:1237–1259.

5. Dickson D, Little CJL, J Harris J,Rishniw M. Rapid assessment with physical examination in dyspnoeic cats: the RAPID CAT study. J Small Anim Pract. 2018;59(2):75-84.

6. Swift S, Dukes-McEwan J, Fonfara S, Loureiro JF, Burrow R. Aetiology and outcome in 90 cats presenting with dyspnoea in a referral population. J Small Anim Pract. 2009;50(9):466-73.

7. Lappin MR, Blondeau J, Boothe D, Breitschwerdt EB, Guardabassi L, Lloyd DH, Papich MG, Rankin SC, Sykes JE, Turnidge J, Weese JS. Antimicrobial use Guidelines for Treatment of Respiratory Tract Disease in Dogs and Cats: Antimicrobial Guidelines Working Group of the International Society for Companion Animal Infectious Diseases. J Vet Intern Med. 2017;31(2):279-294.

8. Demetriou, J. L., Foale, R. D., Ladlow, J., Mcgrotty, Y., Faulkner, J. & Kirby, B. M. Canine and fe- line pyothorax: a retrospective study of 50 cases in the UK and Ireland. Journal of Small Animal Practice. 2002; 43:388-394

9. Chalifoux NV, Drobatz KJ, Reineke EL. Predictors of inflammatory lower airway disease in cats presented to the emergency room in respiratory distress: a case-control study. J Feline Med Surg. 2021;23(12):1098-1108.

10. Ward JL, Lisciandro GR, Keene BW, Tou SP, DeFrancesco TC. Accuracy of point-of-care lung ultrasonography for the diagnosis of cardiogenic pulmonary edema in dogs and cats with acute dyspnea. J Am Vet Med Assoc. 2017;250:666–675.

11. Ward JL, Lisciandro GR, Ware WA, et al. Evaluation of point-of-care thoracic ultrasound and NT-proBNP for the diagnosis of congestive heart failure in cats with respiratory distress. J Vet Intern Med. 2018;32(5):1530–40.

12. Hezzell MJ, Rush JE, Humm K, Rozanski EA, Sargent J, Connolly DJ, Boswood A, Oyama MA. Differentiation of Cardiac from Noncardiac Pleural Effusions in Cats using Second-Generation Quantitative and Point-of-Care NT-proBNP Measurements. J Vet Intern Med. 2016;30(2):536-42.

13. Bertolani C, Hernandez J, Gomes E, et al. Bromide-associated lower airway dis- ease: A retrospective study of seven cats. J Feline Med Surg. 2012;14(8):591–7.

14. Fonfara S, de la Heras Alegret L, German AJ, et al. Underlying diseases in dogs referred to a veterinary teaching hospital because of dyspnea: 229 cases (2003- 2007). J Am Vet Med Assoc. 2011;239(9):1219–24.

15. Beatty J, Barrs V. Pleural effusion in the cat: a practical approach to determining etiology. J Feline Med Surg. 2010;12(9):693-707.

16. König A, Hartmann K, Mueller RS, Wess G, Schulz BS. Retrospective analysis of pleural effusion in cats. J Feline Med Surg. 2019;21(12):1102-1110.

17. Sim JJ, Lau SF, Omar S, Watanabe M, Aslam MW. A Retrospective Study on Bacteriology, Clinicopathologic and Radiographic Features in 28 Cats Diagnosed with Pyothorax. Animals. 2021; 11(8):2286.

Tríade felina

80

Fabiana Cecília Cassiano
Alexandre Gonçalves Teixeira Daniel

1. INTRODUÇÃO

A tríade felina é caracterizada pela inflamação concomitante do fígado, alças intestinais e pâncreas. Sua ocorrência é comum e seu reconhecimento em gatos tem aumentado nos últimos anos, devido ao maior conhecimento dos clínicos veterinários sobre seus componentes e melhoria dos métodos diagnósticos. As manifestações clínicas são inespecíficas, mas em casos graves podem ocorrer alterações emergenciais, como hipotensão, hipotermia, coagulação intravascular disseminada, síndrome de resposta inflamatória sistêmica, sepse e efusão pleural/peritoneal. Apesar do padrão-ouro diagnóstico ser o exame histopatológico dos órgãos acometidos, há limitações para sua realização e muitas vezes o diagnóstico é presuntivo. O tratamento intensivo deve ser realizado, atentando-se também para cuidados de enfermagem e manejo do paciente em ambiente hospitalar. O prognóstico é variável de acordo com a gravidade da inflamação em cada órgão e ocorrência de possíveis complicações.

2. TRÍADE FELINA

O termo "triadite" ou "tríade" felina é usado para descrever alteração inflamatória no trato gastrointestinal com acometimento concomitante do pâncreas (pancreatite), fígado (colangite/colangio-hepatite) e intestino delgado (doença inflamatória intestinal) em gatos. A frequência da tríade reportada em estudos é de 17-39% na população de gatos doentes. Não há predileção racial ou sexual, porém gatos maduros ou meia-idade são mais susceptíveis.

A fisiopatogenia da tríade não é totalmente compreendida, mas diferentes hipóteses são propostas. Particularidades anatômicas do felino, infecção bacteriana ascendente de origem intestinal, mecanismos imunomediados e disfunção do esfíncter de Oddi são algumas das causas propostas. Ao contrário do que ocorre na espécie canina, os ductos pancreáticos e biliar comum do gato se fundem em um canal comum antes de sua entrada na papila duodenal maior. A carga bacteriana residente em duodeno proximal é marcadamente maior no gato, em comparação com o cão e com o ser humano. O vômito pode causar refluxo de líquido duodenal rico em bactérias e conteúdo intestinal (por exemplo, bile, enzimas pancreáticas) para os ductos pancreáticos e biliares, levando a episódios inflamatórios em cascata e infecção ascendente. Translocação bacteriana intestinal pode ocorrer pela circulação portal, potencialmente acometendo fígado e/ou pâncreas.

A tríade felina pode se manifestar de forma aguda ou crônica. Pancreatite, colangite e doença inflamatória intestinal podem ter manifestações clínicas e componentes que se sobrepõem, como perda de peso, desidratação, disorexia ou anorexia, vômitos, letargia, diarreia, distensão abdominal, dor abdominal, icterícia, espessamento de alças intestinais, hepatomegalia, febre e, em casos mais graves, dispneia e choque. Há variação nas combinações de órgãos afetados e grau de inflamação de cada um, portanto, o tipo, gravidade e duração dos sinais clínicos podem variar de acordo com cada caso. Comorbidades podem acompanhar o diagnóstico de tríade, como lipidose hepática secundária, colelitíase, cálculos e cistos de colédoco, colangiocarcinoma, obstrução de ducto, anormalidades congênitas da vesícula biliar, neoplasia intestinal e insuficiência pancreática exócrina.

O protocolo diagnóstico inclui realização de hemograma, painel bioquímico sérico, radiografia e ecografia abdominal e, em algumas situações, exames específicos, como mensuração sérica de cianocobalamina (vitamina B12), TLI (teste de imunorreatividade semelhante à tripsina) e lipase pancreática específica felina. O diagnóstico definitivo é baseado na avaliação histopatológica. Durante realização de laparotomia exploratória, é importante que fígado, pâncreas e alças intestinais sejam cuidadosamente inspecionados e sejam adquiridas amostras de biópsia destes órgãos baseadas na avaliação do cirurgião, aspecto macroscópico e união de informações dos exames complementares, principalmente ecografia abdominal. A realização de biópsia pode não ser possível em todos os pacientes devido à situação clínica do paciente ou restrições das famílias. Por isso, muitas vezes o diagnóstico é realizado de forma presuntiva. O prognóstico depende da gravidade da inflamação em cada órgão e se há envolvimento sistêmico grave (como, por exemplo, choque, sepse, hipotensão, coagulação intravascular disseminada).

2.1. – Doença Intestinal Inflamatória

A doença inflamatória intestinal (DII) é caracterizada por graus variáveis de infiltração celular (principalmente linfocítica-plasmocítica) na parede do estômago e/ou alças intestinais, além de alterações arquitetônicas e aumento da permeabilidade intestinal. Causas envolvem interações complexas entre fatores ambientais, antígenos dietéticos, alterações em microbioma intestinal e sistema imunológico de mucosa, resultando em inflamação em gatos suscetíveis. Acomete principalmente animais de meia-idade, embora seja cada vez mais relatado em gatos abaixo dos 2 anos de idade.

Os principais diagnóstico diferencial da DII em gatos são linfoma alimentar e enteropatia responsiva a dieta. O diagnóstico de DII é realizado através da integração do histórico, exame físico, exames clínicos patológicos, diagnóstico por imagem e histopatológico de biópsias intestinais. É importante a realização de teste de FIV/FeLV, hemograma, perfil bioquímico, T4 total e exame de urina para pesquisar a possibilidade de doenças sistêmicas e metabólicas que possam causar manifestações gastrointestinais crônicas em gatos. Manifestações clínicas incluem vômito, diarreia, disorexia/hiporexia e perda de peso. Quando há envolvimento de cólon, pode ocorrer hematoquezia, disquezia e presença de muco nas fezes. O curso clínico da DII é geralmente cíclico, sendo caracterizado por exacerbações e remissões. Gatos com inflamação grave do intestino delgado frequentemente apresentam redução da concentração sérica de cobalamina, principalmente quando há acometimento do íleo. Redução de concentrações séricas de folato podem ocorrer quando há acometimento duodenal, assim como aumento da concentração de folato pode ocorrer em casos de disbiose. A mensuração do folato e da cobalamina no sangue em alguns casos é importante para identificar a necessidade de suplementação/antibioticoterapia.

2.2. – Colangite

Colangite é o processo inflamatório do trato biliar. O comitê de padronização da *World Small Animal Veterinary Association* reconhece três formas de colangite felina: colangite neutrofílica, colangite linfocítica e colangite associada a parasitas hepáticos. A colangite neutrofílica é caracterizada pela infiltração de grande número de neutrófilos em áreas portais do fígado e ductos biliares e acredita-se que resulte de infecção bacteriana ascendente do intestino, via hematógea ou translocação. Não há predisposição etária, racial ou sexual, apesar de alguns estudos citarem predisposição em gatos jovens (3-5 anos). Normalmente no histórico há relato de início das manifestações clínicas há 2 semanas ou menos.

A colangite linfocítica tem patogênese imunomediada e é caracterizada pela infiltração de linfócitos e plasmócitos confinados ao redor de áreas portais, com graus variáveis de fibrose e hiperplasia biliar. Existe maior predisposição em gatos de meia idade a idosos, e nos da raça Persa e Norueguês da Floresta. Já a colangite crônica, associada a parasitas, ocorre mais comumente em ambientes tropicais e em gatos jovens.

Os vermes hepáticos que infectam gatos são trematódeos pertencentes às famílias Dicrocoeliidae (*Platynosomum spp*) e Opisthorchiidae (*Opisthorchis spp*, *Clonorchis spp*, *Metorchis spp* e *Amphimerus spp*).

Manifestações clínicas comuns das colangites incluem febre (principalmente na colangite neutrofílica), letargia, inapetência, anorexia, vômito, diarreia, perda de peso, poliúria, polidipsia e ascite. A análise do líquido abdominal normalmente revela um alto teor de proteína com níveis aumentados de globulina, pequenos linfócitos, neutrófilos não degenerados e outros tipos de células inflamatórias. Achados de exames físicos podem incluir icterícia, hepatomegalia, febre, desidratação. Já os achados laboratoriais são variáveis, mas é comum o aumento de enzimas hepáticas ALT, AST, FA e/ou GGT, além de aumento da bilirrubina total. Hiperglobulinemia ocorre em cerca de metade dos casos. No hemograma pode ser identificada leucocitose. Neutrofilia com desvio à esquerda e alterações tóxicas é um achado variável, principalmente na colangite neutrofílica. Encefalopatia hepática pode ocorrer nas fases terminais ou como resultado de hipertensão portal adquirida e falência hepática. A ecografia abdominal pode revelar alterações pancreáticas, em ductos biliares e em vesícula biliar. O fígado normalmente tem alterações de ecogenicidade mistas com áreas portais mais proeminentes, ecotextura grosseira a nodular. Pode haver aumento da espessura e irregularidade da parede da vesícula biliar, dilatação e tortuosidade do ducto cístico e biliar comum, hiperecogenicidade de conteúdo da vesícula biliar (lama biliar), distensão da vesícula biliar e colélitos. Em casos avançados, pode ocorrer dilatação de segmentos de ductos biliares intra e extra-hepáticos, além de áreas de estenose. Porém, em alguns casos o fígado e vesícula podem ainda estar normais na ecografia.

Na colangite associada a parasitas, exame fecal para identificar ovos de vermes pode auxiliar no diagnóstico. Porém, um resultado negativo desta análise não descarta a infecção, já que a precisão da análise fecal é influenciada de acordo com eliminação intermitente de ovos, carga de parasitas, número de ovos por grama de fezes e o método de análise fecal. A análise de bile obtida por colecistocentese percutânea guiada por ecografia ou laparotomia é o método diagnóstico mais confiável. Citologia de aspirados hepáticos têm limitações diagnósticas e os resultados devem ser interpretados com cautela. A presença de linfócitos e neutrófilos é sugestiva de colangite neutrofílica, linfocítica ou linfoma de pequenas células. Biópsia de tecido por laparoscopia ou laparotomia exploratória com histopatologia e citologia/cultura e antibiograma de bile é o método mais recomendado para diagnóstico definitivo das colangites.

2.3. – Pancreatite

Pancreatite é uma doença inflamatória do pâncreas exócrino que pode ser dividida nas formas aguda ou crônica baseado em suas características histológicas. Gatos de meia-idade a idosos são mais representados, principalmente na forma crônica.

A pancreatite crônica caracteriza-se histologicamente por infiltrado linfocítico ou linfoplasmocítico com fibrose e atrofia acinar. Já a pancreatite aguda é caracterizada por inflamação neutrofílica, edema intersticial associado e necrose de gordura mesentérica. Após evento desencadeador, enzimas pancreáticas são ativadas dentro do parênquima e citocinas inflamatórias são liberadas, causando lesão celular pancreática e efeitos sistêmicos. Fatores associados à ocorrência de pancreatite incluem genética, agentes infecciosos (*Toxoplasma gondii*, *Eurytrema procyonis*, *Amphimerus pseudofelineus*, Calicivírus felino – estirpe virulenta), vírus da peritonite infecciosa felina, parvovirose felina, herpesvírus felino, colangite, doença inflamatória intestinal, obstrução do ducto pancreático, isquemia, intoxicação por organofosforados, hipercalcemia e reações idiossincráticas a medicamentos. No entanto, na maioria dos casos a pancreatite felina é considerada idiopática. Como possíveis doenças concomitantes são consideradas: lipidose hepática, doença inflamatória intestinal, obstrução biliar, diabetes mellitus, insuficiência pancreática exócrina, doença inflamatória intestinal, deficiências (B12, folato ou potássio), linfoma intestinal, nefrite, tromboembolismo pulmonar e efusão pleural e peritoneal.

As manifestações clínicas mais comuns em gatos com pancreatite incluem anorexia ou disorexia, letargia, vômitos, perda de peso, diarreia. Os achados de exame físico podem incluir desidratação, palidez, icterícia, taquipneia e/ou dispneia, hipotermia ou febre, taquicardia, sinais de dor abdominal e massa abdominal cranial palpável. Manifestações sistêmicas graves podem ser ocasionalmente observadas, como coagulação intravascular disseminada, tromboembolismo pulmonar, choque cardiovascular e falência de múltiplos órgãos.

O diagnóstico da pancreatite felina é um desafio para o clínico e em alguns casos, só é realizado *post-mortem*. Combinação de histórico, manifestações clínicas, mensuração da imunorreatividade da lipase pancreática e ecografia abdominal são os métodos não invasivos recomendados para avaliar casos suspeitos de pancreatite em gatos.

A ecografia abdominal, quando realizada por profissional experiente e aparelho de boa qualidade, pode auxiliar muito na suspeita de pancreatite em gatos. Podendo ser observado aumento da ecogenicidade da gordura mesentérica ao redor do pâncreas, aumento da espessura pancreática, margens pancreáticas irregulares, efusão peritoneal, parênquima hipoecogênico, hiperecogênico ou misto, efeito de massa no abdômen cranial, nódulos, cistos, pseudocistos e/ou abscessos pancreáticos, áreas hiperecoicas no parênquima, ducto biliar comum dilatado ou colélitos. É importante destacar que um exame ecográfico normal não descarta pancreatite. Quanto aos achados hematológicos, o hemograma pode revelar leucocitose ou leucopenia e anemia (regenerativa ou não regenerativa discreta). Aumento das enzimas ALT, FA e bilirrubina são anormalidades bioquímicas comuns, que muitas vezes refletem inflamação hepática concomitante ou lipidose hepática. Azotemia pode ocorrer e normalmente está associada à desidratação ou, menos comumente, nefrite concomitante. Outros possíveis achados incluem hipercolesterolemia, hipoalbuminemia e hiperglicemia. Anormalidades eletrolíticas como hipocalcemia e hipocalemia podem ser observadas em alguns casos.

Gatos com pancreatite comumente apresentam doença intestinal concomitante, o que pode levar à deficiência de cobalamina. Amilase sérica e atividades da lipase sérica são exames inespecíficos para pancreatite felina, pois também podem se alterar em doenças hepáticas, renais ou outras doenças gastrointestinais.

O teste de imunorreatividade da lipase pancreática felina sérica elevada (fPLI) é um imunoensaio espécie-específico com alta sensibilidade e especificidade, principalmente em casos moderados a graves e se associada a ecografia abdominal.

A citologia por agulha fina guiada por ultrassom ou durante laparotomia pode ser realizada em lesões pancreáticas e o achado de células inflamatórias é específico para pancreatite. Pode ser útil também para diagnóstico de neoplasias pancreáticas. Mas, resultados normais não descartam pancreatite.

O exame histopatológico é considerado o padrão-ouro para o diagnóstico de pancreatite e para diferenciação entre pancreatite aguda ou crônica. Porém, este exame tem as suas limitações e deve ser interpretado com cautela. Não há risco significativo no procedimento de biópsia pancreática se realizada com boa técnica cirúrgica. Porém, gatos com suspeita de pancreatite grave podem ter alterações sistêmicas importantes e se tornam pacientes de risco para anestesia geral. E, mesmo em pacientes estáveis, a biópsia pancreática pode não ser recomendada, uma vez que seus resultados raramente vão alterar protocolos terapêuticos nestes casos.

O prognóstico varia conforme a gravidade, assim como duração da doença, quantidade de necrose pancreática e presença de complicações sistêmicas e doenças concomitantes.

3. TRATAMENTO DA TRÍADE FELINA

Gatos com manifestações clínicas discretas e hemodinamicamente estáveis podem ser tratados ambulatorialmente, porém, casos nos quais há manifestações clínicas graves (choque, sepse, hipotensão sistêmica, coagulação intravascular disseminada) requerem hospitalização e tratamento intensivo. Fluidoterapia intravenosa com cristaloides é importante para promover hidratação e perfusão aos órgãos, repor possíveis perdas líquidas e tratar anormalidades ácido-base e eletrolíticas. As soluções cristaloides comumente usadas incluem o Ringer com lactato e Cloreto de Sódio 0,9%.

No caso de tríade envolvendo pancreatite crônica, colangite linfocítica e doença intestinal inflamatória, o tratamento envolve também uso de medicações anti-inflamatórias e imunossupressoras, devido ao componente imunomediado, particularmente os corticoides. No caso de sinais clínicos recorrentes mesmo com uso de corticoides, medicamentos imunossupressores adicionais, como clorambucil (agente alquilante) ou ciclosporina, podem ser indicados. Clorambucil ou ciclosporina devem ser usados como um tratamento de primeira escolha em gatos com diabetes concomitante.

A dor abdominal é um achado comum em gatos com pancreatite (até 75% dos casos), porém estudos mostram que há dificuldade de sua detecção por parte do médico veterinário. Portanto, deverá ser realizada análise criteriosa da dor, utilizando as escalas correspondentes para que seja possível a escolha do melhor protocolo individualizado. Os opioides são os medicamentos muito efetivos para manejo de dor aguda, sendo os mais utilizados a buprenorfina, tramadol, metadona ou fentanil.

Medicações antieméticas são recomendadas em casos de vômito e náusea. A náusea pode contribuir para a anorexia frequente observada nestes pacientes. O maropitant é um potente antiemético (antagonista de receptores NK1) podendo representar um bom controle dos quadros nestes pacientes. A classe dos antagonistas 5-HT3 (ondansetron ou dolasetron) pode ser combinada com maropitant, apresentando assim resultados satisfatórios. A metoclopramida tem ação antiemética baixa em gatos, uma vez que esta espécie possui poucos receptores dopaminérgicos na zona deflagradora de quimiorreceptores, não sendo uma opção interessante para a espécie, no que diz respeito a controle de vômitos.

A hipocalemia está frequentemente presente na tríade como resultado da perda de potássio devido a combinações de diarreia, vômitos, fluidoterapia e/ou anorexia. Portanto, o potássio sérico deve sempre ser mensurado, e sua suplementação adicionada ao tratamento sempre que necessário. Concentrações de cálcio ionizado também devem ser monitoradas e corrigidas com gluconato de cálcio, se necessário.

O suporte nutricional é um componente importante do manejo de gatos com tríade, sendo fundamental a intervenção precoce para prevenção de lipidose hepática, bem como nutrição de enterócitos e manutenção do equilíbrio energético. Estimulantes de apetite podem ser utilizados em casos menos graves ou iniciais (após controle da náusea). A mirtazapina é um dos estimulantes recomendados para a espécie, pois antagoniza os receptores 5HT2c e H1, que inibem e regulam o apetite. Deve ser utilizada com cautela em pacientes com doença hepática grave devido a sua via de metabolização. Em casos mais graves, o fornecimento de dieta líquida comercial através de sonda naso-esofágica ou esofágica pode ser necessária. Normalmente, a alimentação via sonda nasoesofágica é recomendada para estabilização hospitalar inicial em casos graves, sendo posteriormente considerada a passagem de sonda esofágica para esses pacientes, principalmente para que seja possível a entrega da quantidade ideal de calorias diárias, de acordo com o requerimento energético basal. A nutrição enteral estabiliza a barreira gastrointestinal, mantém a integridade dos enterócitos, reduz risco de translocação bacteriana, melhora a motilidade gastrointestinal, previne o catabolismo, atenua a resposta inflamatória sistêmica e diminui morbidade e mortalidade. Recomenda-se fornecimento de dieta pobre em carboidratos e rica em proteína, com moderada quantidade de gordura, a fim de evitar má nutrição. Dieta com alta digestibilidade e com nova fonte proteica ou proteína hidrolisada pode ser benéfica em casos de doença intestinal inflamatória concomitante. A nutrição deve ser reintroduzida gradualmente por alguns dias para evitar síndrome da realimentação.

A terapia antimicrobiana pode ser necessária em alguns casos, devendo ser considerada de forma criteriosa principalmente nos casos de presença de desvio a esquerda, febre, evidências de quebra da barreira da mucosa intestinal (melena, hematoquezia), presença de disfunções orgânicas associadas a foco infeccioso presumido ou confirmado. Antimicrobianos como ampicilina, amoxicilina com ácido clavulânico, cefalosporinas, fluorquinolonas e metronidazol são sugeridos de acordo com o sítio de ação, porém cabe ressaltar a importância de direcionamento otimizado na possibilidade de realização de cultura e teste de sensibilidade a antimicrobianos. Cabe ressaltar que o metronidazol deverá ter sua dose ajustada em caso de pacientes com alteração hepática grave.

O ácido ursodesoxicólico é um ácido biliar hidrofílico que aumenta o fluxo biliar, altera a concentração de ácidos biliares para concentrações menos tóxicas, além de reduzir inflamação e fibrose. Clinicamente seu uso na colangite melhora a funcionalidade e enzimas hepáticas e pode ajudar na prevenção de cirrose.

O uso de antioxidantes como a S-adenosilmetionina (SAMe), auxiliam no combate ao stress oxidativo, redução das alterações em células vermelhas e depleção de glutationa em gatos com doença hepatobiliar.

Gatos com tríade (principalmente com doença hepática ou intestinal graves) têm alta prevalência de coagulopatias. Portanto, é recomendada suplementação de vitamina K previamente a procedimentos como colocação de sonda esofágica e/ou biópsia. A suplementação parenteral de cobalamina está indicada para gatos com tríade e diminuição de seus níveis séricos.

O tratamento cirúrgico pode ser indicado em casos de pancreatite complicada por abscessos pancreáticos e/ou pseudocistos, ou obstrução completa do ducto biliar. Em caso de colangite com obstrução biliar, é indicado procedimento cirúrgico de descompressão, flushing do sistema biliar, colecistoenterostomia ou remoção da vesícula biliar (especificamente em caso de colélitos com patência do ducto biliar comum).

4. CONCLUSÃO

O tratamento da tríade felina grave é considerado emergencial e deve ser realizado inicialmente em ambiente hospitalar. Gatos possuem particularidades metabólicas que alteram suas recomendações de medicamentos e doses, em comparação ao cão.

5. PONTOS-CHAVE

- Tríade felina é caracterizada pela associação entre pancreatite (aguda ou crônica), colangite (neutrofílica, linfocítica e parasitária) e doença inflamatória intestinal.

- Manifestações clínicas comuns incluem vômito, diarreia, disorexia, perda de peso, febre, desidratação, dor abdominal (porém pouco manifestada pelos gatos), e em casos graves dispneia e choque.

- Maropitant e ondansetrona são boas escolhas antieméticas.

- É muito importante uso de opioides na terapia analgésica.

- Mirtazapina é um estimulante de apetite e antiemético com boa efetividade em gatos nesses casos.

- Terapia com antimicrobianos pode ser necessária em determinados casos, porém sua seleção deve ser realizada preferencialmente baseada em resultados de cultura e antibiograma. Quando não disponível, e com critérios bem definidos, a antibioticoterapia empírica pode ser realizada.

- Intervenção cirúrgica é indicada para obtenção de biópsias, coleta de bile ou em casos de abscessos pancreáticos, pseudocistos ou obstrução completa do ducto biliar.

6. LITERATURA RECOMENDADA

1. Lidbury JA, Mooyottu S, Jergens AE. Triaditis: Truth and Consequences. Vet Clin North Am Small Anim Pract 2020; 50: 1135-1156.

2. Cerna P, Kilpatrick S, Gunn-Moore D. Feline comorbidities What do we really know about feline triaditis? J Feline Med Surg 2020; 22: 1047–1067.

3. Rakshit S, Clark D, Roy K, Datta IC. Successful medical management of asymptomatic feline triaditis: cholangiohepatitispancreatitis-inflammatory bowel disease (IBD). Indian Vet J 2021; 41: 68-71.

4. Bazelle J, Watson P. Is It Being Overdiagnosed? Feline Pancreatitis. Vet Clin North Am Small Anim Pract 2020; 50, 1107–1121.

5. Lee G, Kim T, Kang M. Triaditis in a Cat with Suspected Malignant Hepatobiliary Tumor. J Vet Clin 2018; 35: 100-102.

6. Jergens AE. Feline idiopathic inflammatory bowel disease: what we know and what remains to be unraveled. J Feline Med Surg 2012; 14: 445-458.

7. Boland L, Beatty J. Feline Cholangitis. Vet Clin North Am Small Anim Pract 2017; 47: 703–724.

8. Twedt DC, Armstrong PJ, Simpson KW. Feline cholangitis. In: Bonagura JD and Twedt DC (eds). Kirk's current veterinary therapy XV. St Louis, MO: Elsevier Saunders, 2014, pp 614–619.

9. Bazelle J, Watson P. Pancreatitis in cats: is it acute, is it chronic, is it significant? J Feline Med Surg 2014; 16: 395–406.

10. Schnaub F, Hanisch F, Burgener IA. Diagnosis of feline pancreatitis with SNAP fPL and Spec fPL. J Feline Med Surg 2019; 21: 700–707.

11. Xenoulis PG, Steiner JM. TOPICAL REVIEW Current Concepts in Feline Pancreatitis. Top Companion Anim Med 2008; 23:185-192.

12. Simpson KW. Pancreatitis and triaditis in cats: causes and treatment. Vet Clin North Am Small Anim Pract 2015; 56: 40–49.

13. Armstrong PJ, Crain S. Feline Acute Pancreatitis. T Vet Prac 2016; 22-32.

14. Lederer KA, Hittmais KM, Tichy A, Zeugswetter FK. Comparison of ultrasonographic echogenicity and outcome in cats with suspected pancreatitis. J Feline Med Surg 2022; 24: 1228–1237.

15. Haq FA, Mihardi AP, Hasna A, Kusumarini DP, Sovinar M. A case study of feline triaditis. ARSHI Vet Lett 2021; 5: 61-62.

16. Epstein ME, Rodan I, Griffenhagen G, Kadrlik J, Petty MC, Robertson SA, Simpson W. 2015 AAHA/AAFP Pain Management Guidelines for Dogs and Cats. J Feline Med Surg 2015; 17: 251–272.

17. MARKS SL. Feline Triaditis - Current Concepts World Small Animal Veterinary Association World Congress Proceedings. School of Veterinary Medicine, University of California-Davis 2013, Davis, CA, USA.

81 Tromboembolismo Aórtico Felino (TEA)

Igor Pelicano Ribeiro

1. INTRODUÇÃO

O tromboembolismo aórtico felino é uma doença associada à alta morbidade e mortalidade nesta população. Sendo essa condição clínica um dos maiores desafios terapêuticos dentro da medicina veterinária atual, uma vez que está associada a diversos efeitos patológicos que ocorrem secundariamente ao processo de obstrução vascular. A origem do trombo geralmente se dá no átrio esquerdo em consequência à dilatação do mesmo e em razão de uma cardiomiopatia como doença base. Dentre as cardiomiopatias mais comuns em felinos, podemos citar as cardiomiopatias hipertróficas, dilatadas e não classificadas, onde de 12 a 21% dos portadores irão desenvolver tromboembolismo aórtico. Os gatos portadores de doença cardíaca primária estão predispostos à formação de trombos por apresentarem todos os fatores contidos na tríade de Virchow, detalhada a seguir.

Por definição, nomeamos como trombose quando a obstrução vascular ocorre no mesmo sítio de formação do trombo, enquanto o tromboembolismo é caracterizado pela obstrução de um trombo que se deslocou de uma determinada região anterior aquela com fluxo obstruído.

2. FISIOPATOLOGIA

A associação entre as cardiomiopatias felinas e o tromboembolismo aórtico é facilmente realizada entre médicos-veterinários. Entretanto, essa associação não deve ser apenas por conta da estase sanguínea promovida pela dilatação da câmara cardíaca, mas sim por um conjunto de fatores que levam a um estado de hipercoagulabilidade importante.

Há mais de 150 anos, Rudolf Virchow propôs uma tríade de eventos necessária para a formação de um trombo, sendo elas:

- a alteração da parede do vaso;
- alterações do fluxo sanguíneo;
- alterações de constituintes do sangue.

Atualmente após adaptações segundo os novos conhecimentos da fisiopatologia da hemostasia reconhecemos a tríade de Virchow como: dano endotelial ou endocárdico, estase sanguínea anormal, assim como alterações na viscosidade sanguínea e disfunções do desencadeamento da cascata de coagulação assim como alterações plaquetárias e fibrinolíticas. Diversas alterações nestas variáveis estão presentes na cardiomiopatia.

Áreas de lesão ou disfunção endotelial podem ocorrer no endocárdio com a evolução da doença, expondo, desta forma, o colágeno subendotelial e promovendo aumento da adesão plaquetária e subsequente ativação da cascata de coagulação. O estado de hipercoagulabilidade em gatos ainda não foi documentado, porém, a ocorrência clínica de trombose nesta espécie foi associada à hiperatividade plaquetária, redução da atividade de antitrombina e da proteína C e aumento na atividade de fator anti-hemofílico (fator VIII) e do fibrinogênio.

A formação do trombo no interior do átrio inicia-se com a adesão das plaquetas à superfície endocárdica, o que leva à ativação e agregação plaquetária e aumento sequencial na expressão de tromboplastina tecidual, dando início desta forma à cascata de coagulação de maneira exacerbada. À medida que ocorre a deposição dos monômeros de fibrina durante a fase final do processo de formação dos coágulos, o trombo se torna rico em fibrina e desta forma é "maturado", caracterizando-se como um trombo de baixo fluxo. Conforme o trombo envelhece se torna laminado, podendo se desprender da parede do endocárdio e possivelmente acompanhando o fluxo de saída do coração em direção à aorta. Na circulação periférica, ao exceder o diâmetro do vaso promove o infarto de um leito arterial (**Figura 81.1.**). O local mais comum de obstrução vascular é a aorta terminal, onde o ramo principal da aorta abdominal se ramifica para a trifurcação ilíaca. O infarto tecidual da artéria braquial é incomum, cerca de 10% dos processos de tromboembolismo felino, porém, pode ocorrer caso o trombo siga o fluxo em direção ao tronco braquial e não para aorta descendente.

Com a obliteração do fluxo da região caudal ao ponto de obstrução vascular entra em isquemia, não somente por conta da obstrução mecânica, mas também pela liberação de fatores vasodilatadores e pró-inflamatórios pelas plaquetas presentes no trombo. Esse mecanismo promove redução do fluxo colateral das artérias vertebrais para a região caudal ao processo obstrutivo. O trombo também induz reação inflamatória endotelial local, levando a um novo processo de hipercoagulatibidade no ponto obstrutivo.

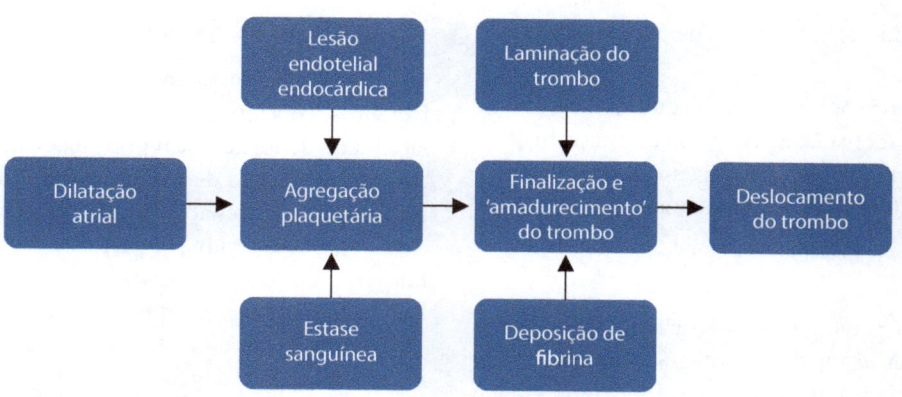

Figura 81.1. – Fisiopatologia da formação e evolução do trombo até o seu deslocamento para a aorta.

3. DIAGNÓSTICO

Em geral, os animais com tromboembolismo aórtico e com obstrução em região de aorta terminal são levados para o atendimento clínico em decorrência de paraparesia ou paralisia ambulatória aguda dos membros posteriores. Também é comum o tutor relatar vocalização intensa do felino imediatamente antes da alteração locomotora. A obstrução de fluxo promove uma neuromiopatia isquêmica com reflexos segmentares ausentes, rigidez muscular e intensa sensibilidade dolorosa. Além disso, pode ser notável a ausência de pulso femoral e cianose de leito ungueal. Estas alterações podem ocorrer de forma bilateral simétrica, bilaterais assimétricas ou unilaterais, dependendo do grau de obstrução vascular e efeito vasoconstritor da rede colateral das artérias vertebrais.

Existem outros achados clínicos simultâneos, que ocorrem secundariamente ao processo de isquemia dos tecidos afetados, como, por exemplo:

- hipotermia dos membros afetados;
- devido à perda de fluxo sanguíneo;
- alterações bioquímicas como elevações nos marcadores musculares (AST, CK);
- diferença dos valores de glicose entre a circulação sistêmica e os membros afetados;
- hiperlactatemia dos membros em isquemia.

Além desses fatores, achados clínicos sugestivos de cardiopatia subjacente como sopros e arritmias cardíacas também podem ser observados, sendo os sinais de insuficiência cardíaca congestiva (ICC) apresentados em cerca de 44% a 66% dos casos.

A baixa perfusão de oxigênio dos tecidos dos membros afetados promove alto consumo de glicose para via de obtenção de energia anaeróbica, gerando um quadro de hipoglicemia da região. Concomitantemente os estímulos álgicos e agentes pró-inflamatórios na circulação sistêmica promovem estímulos constantes para que ocorra gliconeogênese hepática, resultando em mensurações de hiperglicemia sistêmica.

A hiperlactatemia, secundária ao ineficaz método de respiração celular anaeróbica da região isquêmica, também é um fator clínico determinante para o diagnóstico, uma vez que

devido à compartimentalização do processo isquêmico existe uma diferença expressiva entre a mensuração da lactatemia sistêmica e da lactatemia da região sob efeito da obstrução vascular. Apesar de não existir um padrão definido de comprovação diagnóstica através desse achado ele é de grande valia ao determinar o diagnóstico definitivo. De forma geral, a avaliação clínica funciona como determinante direcionador para o diagnóstico de tromboembolismo arterial felino (**Figura 81.2.**)

Os métodos de diagnóstico por imagem também são importantes no desenvolvimento de um diagnóstico definitivo desta condição clínica. A ecocardiografia tanto detecta e específica a cardiomiopatia primária como também possibilita a visualização de contraste espontâneo no interior da câmara atrial dilatada, sinal esse denominado de sinal de "fumaça" ou "*smoke sign*".

A ecografia abdominal com doppler colorido permite a localização e mensuração do trombo, quando realizada por um operador experiente e um equipamento de qualidade, fechando desta forma o diagnóstico. A tomografia computadorizada permite a avaliação detalhada do posicionamento e extensão do trombo, além de avaliar outros possíveis pontos de obstrução vascular.

Todos os métodos de diagnóstico por imagem devem ser ponderados com a condição clínica do paciente, além da

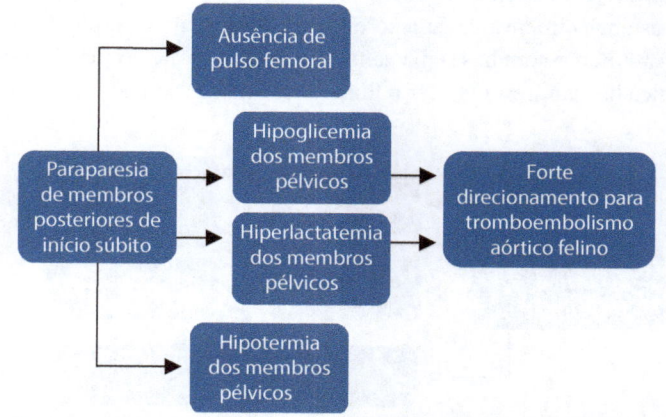

Figura 81.2. – Fluxograma para principais fatores clínicos que direcionam para o diagnóstico de tromboembolismo arterial felino.

determinação prévia do objetivo do exame para sequência do tratamento escolhido.

Sintetizando, o diagnóstico definitivo do tromboembolismo aórtico felino deve ser realizado por meio de uma somatória de fatores: clínicos, laboratoriais e de imagem, de acordo com a sua condição clínica e perspectiva de tratamento.

4. TRATAMENTO

O tratamento do tromboembolismo arterial felino agudo inclui: a indução de um estado de hipocoagulação para reduzir a formação contínua de trombos, melhorar o fluxo de sangue para a região sob isquemia, fornecer controle analgésico, tratar os sinais de insuficiência cardíaca congestiva (ICC), se presentes, e buscar a estabilização do paciente.

A doença apresenta baixas taxas de sobrevida na população felina, a alta mortalidade se deve a complicações hemodinâmicas secundárias ao processo obstrutivo ou consequências da reperfusão tecidual secundária ao restabelecimento de fluxo com o emprego do tratamento.

Gatos com obstrução unilateral tendem a apresentar um desfecho mais favorável com uma taxa de sobrevida entre 68% a 93%, enquanto os pacientes com obstrução bilateral do fluxo apresentam taxas de sucesso entre 15% a 36%. Entretanto, não foram realizadas terapias de desobstrução do fluxo vascular nestes estudos que avaliaram as porcentagens de sobrevida dos pacientes.

Outro obstáculo para o desfecho positivo dos pacientes com esta condição, é o próprio desconhecimento terapêutico e fisiopatológico da doença por parte dos médicos-veterinários. As taxas de mortalidade são semelhantes às taxas de eutanásia, isso se deve à presunção da incapacidade de tratamento e prevenção da recidiva da doença.

De maneira geral, podemos avaliar as possibilidades de abordagem terapêutica da doença de três formas (**Figura 82.3.**): tratamento conservativo, fibrinolítico ou cirúrgico. O tratamento conservativo buscar a indução do estado de hipocoagulabilidade e a otimização do fluxo colateral associado ao processo de fibrinólise endógena do paciente para se obter um restabelecimento da função do tecido isquêmico, enquanto o tratamento com base em agentes fibrinolíticos ou terapia cirúrgica buscam restabelecer o fluxo de forma mecânica.

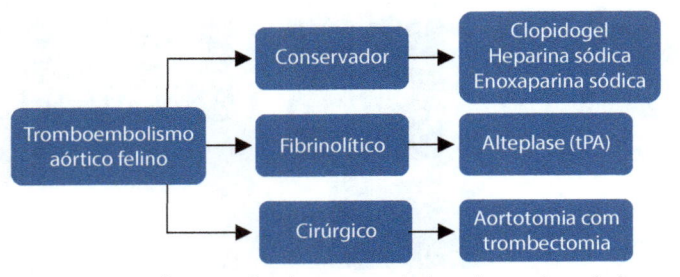

Figura 82.3. – Diferentes abordagens terapêuticas do tromboembolismo aórtico felino.

4.1. Indução ao Estado de Hipocoagulabilidade

O alojamento do trombo no sítio obstrutivo onde promove isquemia, continua desencadeando o estado de hipercoagulabilidade de forma local por duas vias: ativação plaquetária com degranulação de substâncias quimiotáticas e vasoativas e pela lesão e inflamação do endotélio na região, expressando tromboplastina tecidual e perpetuando o estímulo para a formação do coágulo através da indução à cascata de coagulação. Ao induzirmos um estado de hipocoagulabilidade reduzimos a formação contínua de trombos e permitimos o processo de hiperfibrinólise endógeno para uma possível trombólise e restabelecimento do fluxo.

4.1.1. Heparina sódica

A heparina sódica apresenta um bom efeito anticoagulante por meio da inibição do fator de Stuart-Prower (fator Xa) e da protrombina (fator IIa). É um fármaco amplamente utilizado na rotina clínica hematológica e deve ser monitorado quanto a alterações nos tempos de coagulação (TP e TTPA). Apesar de baixa evidência em literatura, um aumento entre 1,5 a 2x no valor de referência parece ser adequado para o paciente com tromboembolismo arterial. Antes de se iniciar a terapia, é essencial que sejam realizados os tempos de coagulação e mensuração de plaquetas para que se tenha um valor basal do paciente antes de iniciar a terapia. A heparina sódica demonstrou efeito variável em felinos com TEA, porém é recomendado que seja realizada dose inicial de 250 a 375UI/kg por via intravenosa e mantida dose de 150 a 250UI/kg por via subcutânea a cada seis ou oito horas.

4.1.2. Heparina de baixo peso molecular

A heparina de baixo peso molecular (HBPM) é uma alternativa à heparina sódica. Sua farmacocinética permite que apresente um efeito mais seletivo para inibição do fator de Stuart-Prower (fator Xa) e desta forma, apresentando um efeito clínico mais previsível e seguro, sendo inclusive desnecessária a monitoração com os tempos de coagulação. A HBPM apresenta um custo mais alto se comparado à heparina sódica. Dentre os protocolos com HBPM podemos utilizar a Enoxaparina na dose de 0,8mg/kg/SC a cada 08 horas ou a Dalteparina na dose de 100UI/kg/SC a cada 12 horas.

4.1.3. Clopidogrel

O clopidogrel demonstrou reduzir a ativação plaquetária e a consequente liberação de agentes vasoativos em gatos. Existem também evidências de que o clopidogrel reduz a resposta vasoconstritora à serotonina endotelial em modelo experimental com coelhos. Em modelo experimental, gato com obstrução vascular por tromboembolismo, foi administrado clopidogrel na dose de 75mg por gato e observando-se resultado positivo quanto ao fluxo de sangue colateral.

4.2. Restabelecimento do Fluxo Sanguíneo

O restabelecimento do fluxo para a região isquêmica pode ser realizado de duas formas distintas: ou pelo emprego de fármacos trombolíticos, ou por meio de procedimento cirúrgico de aortotomia e trombectomia (Figura 4). A terapia trombolítica com uso de estreptoquinase ou fator ativador de plasminogênio tecidual (tPA) foram bem descritas em felinos. Idealmente é necessário restabelecer o fluxo sanguíneo quanto antes para se evitar efeitos da reperfusão isquêmica. A síndrome de isquemia e reperfusão ocorre em 40% a 70% dos felinos que estão sob utilização de fibrinolíticos e representa a causa mais comum de óbito, sendo a hipercalemia o principal fator de complicação imediata. Desta forma, é muito importante ponderar o risco-benefício de se iniciar a terapia trombolítica, uma vez que gatos com obstrução unilateral tendem a apresentar um desfecho favorável mesmo com o tratamento conservador, diferentemente daqueles pacientes que apresentam obstrução bilateral e podem se beneficiar do restabelecimento do fluxo.

A remoção manual do trombo foi contraindicada por um longo período por conta dos riscos transoperatórios devido à instabilidade hemodinâmica e manejo das complicações de reperfusão durante o período intraoperatório e pós-operatório imediato. Em cenário ideal, o trombo seria removido por cateterismo por via minimamente invasiva, porém o reduzido diâmetro aórtico dos felinos inviabiliza a técnica. Com o avanço das técnicas em cirurgia vascular, do aprimoramento dos equipamentos utilizados e principalmente do conhecimento da fisiopatologia da lesão endotelial é possível a realização do procedimento cirúrgico dentro de um contexto de risco, porém com possibilidade de boa recuperação do paciente com o restabelecimento imediato do fluxo. Ainda não existem estudos em literatura científica que avaliem a mortalidade ou sobrevida com o emprego da cirurgia, no entanto, na experiência do autor o procedimento é uma opção de tratamento quando os sinais de obstrução se iniciaram a menos de 4 horas, a obstrução tem caráter bilateral e o paciente apresenta-se estável hemodinamicamente.

Independente da escolha terapêutica para restabelecimento do fluxo vascular, é importante ter em mente que a síndrome de isquemia reperfusão pode progredir rapidamente e apresentar alta mortalidade. Sendo assim, os animais que estão sob esta terapia devem ser intensamente monitorados. Quanto maior a obstrução do fluxo, mais grave tendem a ser os efeitos da reperfusão tecidual, os sinais clínicos de gravidade podem acontecer em até 72 horas. A terapia para controle desta condição clínica baseia-se na mensuração do potássio sérico de forma contínua e sua redução se necessário, além de normalização do pH sanguíneo, evitando-se terapias que podem levar à hipervolemia. A redução do potássio pode ser realizada por meio de insulinoterapia (insulina regular 0,2 a 0,5UI/kg), se ocorrer hipoglicemia pode ser associada infusão de solução glicosada de 1% a 2,5% ou dose em bolus de glicose 50% (0,25mL/kg sob diluição 1:5).

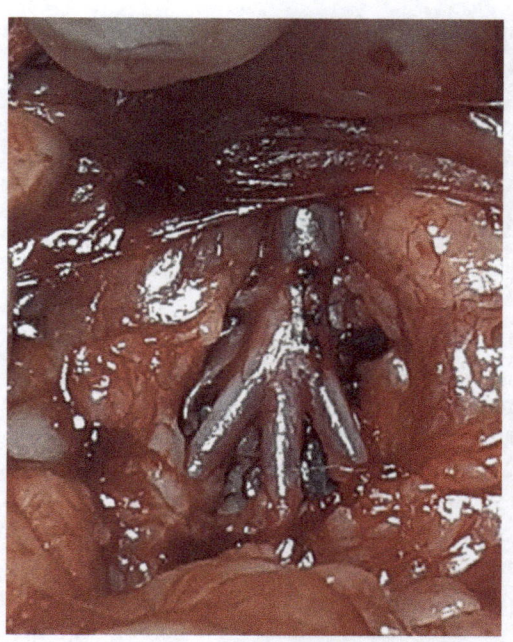

Figura 81.4. – Aspecto da Trifurcação Ilíaca após Sutura para Trombectomia

Fonte: arquivo pessoal.

4.2.1. Alteplase® (tPA)

A Alteplase® funciona como um análogo ao fator ativador de plasminogênio endógeno que promove a expressão de plasmina, cujo principal papel é a degradação dos monômeros de fibrina, culminando com o processo de fibrinólise. Devido à alta afinidade pela fibrina, o tPA se liga a grandes trombos em proximidade física e isso converte em uma certa especificidade para que não ocorra um efeito fibrinolítico sistêmico. No entanto, quando o tPA é administrado em altas doses, pode promover um efeito sistêmico com risco de sangramentos disseminados. Um ensaio clínico demonstrou que gatos com TEA que utilizaram tPA apresentaram restauração da perfusão em 36 horas e a função motora restabelecida em 48 horas em 100% dos gatos sobreviventes, levando-se em consideração uma mortalidade de 50% neste estudo em decorrência da síndrome de isquemia reperfusão. Dentre as complicações do estudo, foram observados pequenos sangramentos disseminados (50%), hipertermia (33%) e lesão de reperfusão (33%). O protocolo de dosagem de tPA em felinos é de 0,25 a 1mg/kg/h por via intravenosa para uma dose total de 1 a 10mg/kg.

4.2.2. Otimização do Fluxo Colateral

A rede de fluxo colateral, principalmente por via das artérias vertebrais, representaria a normalização da perfusão dos membros posteriores mesmo com a obstrução aórtica terminal. No entanto, a liberação de fatores vasoconstritores locais, pelas plaquetas ativadas presentes na massa trombótica, como os tromboxanos e a serotonina promovem intensa redução deste fluxo auxiliar. Caso não seja possível o restabelecimento do fluxo aórtico, a otimização do fluxo colateral é uma excelente forma de prover oxigênio para a região infartada. Porém, o emprego de vasodilatadores arteriais de ação direta não demonstrou efeito nesta rede colateral, além de provocar redução da pressão arterial, tornando o paciente ainda mais instável e com redução progressiva da perfusão. A utilização de drogas antiagregantes plaquetárias podem ser úteis ao prejudicar a ativação das plaquetas, desta forma reduzindo sua degranulação e impedindo a liberação de substâncias vasoativas.

5. CONCLUSÃO

O tromboembolismo aórtico felino é uma condição grave e incomum que afeta principalmente animais portadores de cardiomiopatia como doença de base. A doença se caracteriza pela formação de um trombo que migra desde o seu sítio de formação no átrio esquerdo até o sítio obstrutivo na região da trifurcação ilíaca, onde promove intensa isquemia dos membros posteriores. O tratamento rápido e contextualizado a cada paciente aumenta a sobrevida e reduz riscos de sequelas a médio e longo prazo.

6. LITERATURA RECOMENDADA

1. Daniel F. Hogan. Feline Cardiogenic Arterial Tromboembolism – Prevention and Therapy
2. Fuentes, V, L., et al. ACVIM consensus statement guidelines for the classification, diagnosis and management of cardiomyopathies in cats.
3. Hassam, M. H. et al., Feline aortic thromboembolism: Presentation, diagnosis and treatment outcomes of 15 cats
4. Walker Lo S. T. Dual therapy with clopidogrel and rivaroxaban in cats with thromboembolic disease.
5. Payne J. R. et al., Prognostic indicators in cats with hypertrophic cardiomyophathy.
6. Kittleson MD, Côté E. The Feline Cardiomyopathies: 2. Hypertrophic cardiomyopathy. J Feline Med Surg. 2021 Nov;23(11):1028-1051.
7. Luis Fuentes V, Abbott J, Chetboul V, Côté E, Fox PR, Häggström J, Kittleson MD, Schober K, Stern JA. ACVIM consensus statement guidelines for the classification, diagnosis, and management of cardiomyopathies in cats. J Vet Intern Med. 2020 May;34(3):1062-1077.
8. Watson T, Shantsila E, Lip GY. Mechanisms of thrombogenesis in atrial fibrillation: Virchow's triad revisited. Lancet. 2009 Jan 10;373(9658):155-66.
9. Veiga, A. G. M., Santos, I. A. T., Passeri, C. R., & Papini, S. J. (2013). Tromboembolismo venoso. RBM rev. bras. med.
10. Gustin U, Sigrist NE, Muri BM, Spring I, Jud Schefer R. Characterization of Acute Traumatic Coagulopathy in Cats and Association with Clinicopathological Parameters at Presentation. Vet Comp Orthop Traumatol. 2022 May;35(3):157-165
11. Hassan MH, Abu-Seida AM, Torad FA, Hassan EA. Feline aortic thromboembolism: Presentation, diagnosis, and treatment outcomes of 15 cats. Open Vet J. 2020 Oct;10(3):340-346.
12. Hogan, D. F. (2017). Feline cardiogenic arterial thromboembolism: prevention and therapy. Veterinary Clinics: Small Animal Practice, 47(5), 1065-1082.
13. Smith SA, Tobias AH, Jacob KA, et al. Arterial thromboembolism in cats: acute crisis in 127 cases (1992-2001) and long-term management with low-dose aspirin in 24 cases. J Vet Intern Med 2003;17:73.
14. Laste NJ, Harpster NK. A retrospective study of 100 cases of feline distal aortic thromboembolism: 1977-1993. J Am Anim Hosp Assoc 1995;31:492.
15. Hirsh J, Raschke R. Heparin and low-molecular-weight heparin: the seventh ACCP conference on antithrombotic and thrombolytic therapy. Chest 2004;126: 188–203.
16. Pion PD, Kittleson MD, Peterson S, et al: Thrombolysis of aortic thromboemboli in cats using tissue plasminogen activator: clinical data (abstract). Proceedings of the 5th Annual Veterinary Medical Forum 925. San Diego, CA, 1987.

Aves

André Nicolai Elias Silva

1. INTRODUÇÃO

As aves atualmente ocupam o segundo lugar no ranking de animais mantidos como "pets", sendo assim a busca por cuidados e atendimento médico veterinário também se mostra crescente.

Dentre as causas que comumente levam esses animais a necessitarem de atendimento médico-veterinário, as urgências e emergências são comuns. Os traumas, acompanhados ou não de fraturas, e/ou trauma crânio encefálico (TCE) estão entre as principais etiologias dessa modalidade de atendimento. Além disso, alterações clínicas agudas resultantes da descompensação de processos crônicos também se mostram comuns. Entre essas, nefropatias, hepatopatias, cardiopatias, alterações reprodutivas e respiratórias resultantes de um manejo nutricional rico em gordura, pobre em vitaminas e minerais, e doenças crônicas como a clamidiose se fazem relevantes.

2. ATENDIMENTO DE AVES EM SITUAÇÕES DE URGÊNCIA OU EMERGÊNCIA

As aves atendidas em situações de urgência ou emergência devem ser abordadas de acordo com o protocolo xABCDE do trauma. Esse protocolo quando adaptado a esses pacientes preconiza que:

- Avaliação inicial à procura de hemorragias ameaçadoras à vida.
- Todo paciente tenha a checagem de vias aéreas (narinas, coanas, glote e traqueia) realizada no início do exame físico. Para adequada avaliação, tenha em mãos, lanterna, *swabs* e pinças. A depender da espécie, o uso do laringoscópio pode ser uma opção.
- Após a checagem de vias aéreas, deverá ser constatada a presença e amplitude de movimentos ventilatórios, através da observação de movimentos da musculatura peitoral e gradil costal.
- Investigue, avalie e contenha possíveis focos de hemorragia.
- Constate e avalie a presença e qualidade de pulso periférico, na face medial das asas, na região proximal de úmero (artéria braquial), na região inguinal (artéria femoral) e ou distal dos membros pélvicos (artérias metatársicas e digitais).
- Ausculte e avalie a frequência e qualidade dos batimentos cardíacos.
- Afira a temperatura cloacal e periférica (região interdigital ou distal de dígito de membros pélvicos).
- Avalie o estado de consciência pela escala AVDN.
- Investigue e trate a dor quando presente.
- Afira a glicemia sempre que possível.

Após a abordagem primária siga um plano de monitorização direcionado a adequada manutenção de vias aéreas, checando frequentemente a necessidade de oferta de oxigênio e posicionamento da máscara ou sonda traqueal, quando as mesmas se fizerem necessárias. Além disso, monitore constantemente as frequências respiratória (FR) e cardíaca (FC), tempo de preenchimento capilar (TPC de até 1 segundo), realizado na face medial das asas, pulso, eletrocardiograma, pressão arterial (PAS 90mmHg), saturação periférica de oxigênio (> 95%), curva pletismográfica, capnografia (35 a 45mmHg), temperaturas cloacal e periférica (delta $T°_{cp}$ entre 6 a 8°C), nível de consciência, hematócrito (Ht), proteínas totais (PT), glicemia e lactato. (**Figura 82.1.**)

Em espécies nas quais o tamanho e peso se apresentem como fatores limitantes, sugere-se especial atenção às FR, FC, temperaturas cloacais e periférica e nível de consciência.

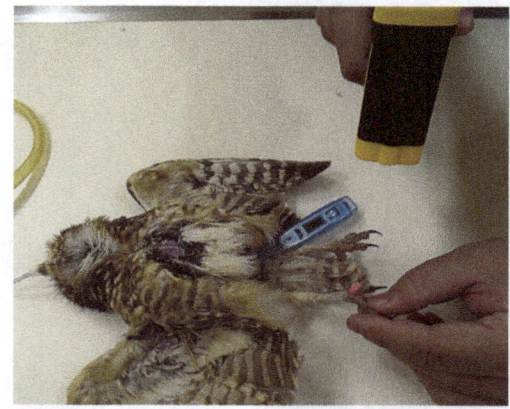

Figura 82.1. – Aferição das temperaturas cloacais e periférica para realização do delta $T°_{cp}$ em uma Coruja buraqueira (*Athene cunicularia*), vítima de trauma.

2.1. – Vias de acesso em aves

O estabelecimento de um acesso venoso ou intraósseo é de grande importância para reposição de volume e aplicação de fármacos em pacientes críticos. Em algumas espécies de aves, pelo seu tamanho e peso, o acesso intraósseo muitas vezes se apresenta como a única opção disponível.

Dentre as particularidades envolvidas na realização e manutenção do acesso intraósseo, destaca-se a necessidade de punção de um osso medular, sendo contraindicado a utilização de ossos pneumáticos. No que se refere a sua manutenção, recomenda-se avaliação diária do foco de inserção da agulha, quanto a presença de vermelhidão, calor, secreções e dor. Na presença dessas alterações, a agulha deve ser retirada do local e enviada para realização de cultura e antibiograma. O acesso deve ser mantido no mesmo local por no máximo 72 horas e a data e horário de colocação devem ser registrados na ficha de internação.

Principais vias de acesso:

- Veia jugular (manutenção indicada para espécies de pescoço longo).
- Veia ulnar (**Figura 82.2.**).
- Veia metatarsiana medial.
- Acessos intraósseos – ulna ou tibiotarso (**Figura 82.3.**).

3. MANEJO DA AVE DISPNEICA

Pacientes com dispneia sempre devem ter atenção e prioridade de atendimento. Caracterizado pela presença de pulmões rígidos de volume fixo e sacos aéreos complacentes, o sistema respiratório das aves apresenta uma anatomia única. Como resultante desse cenário, observa-se maior presença de espaço morto e necessidade de maior volume corrente.

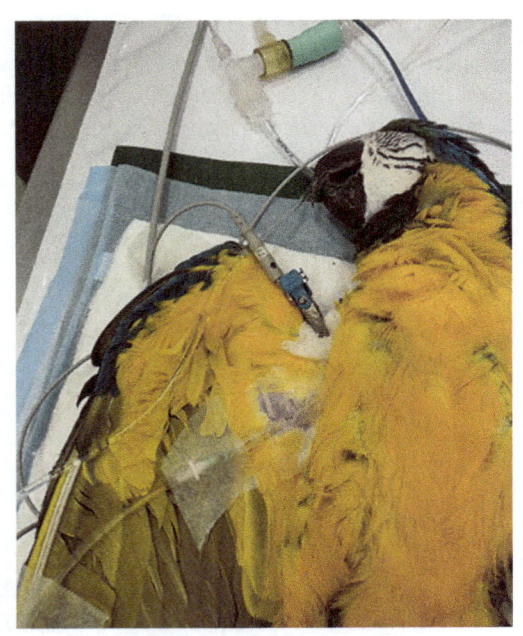

Figura 82.2. – Acesso da veia ulnar em Arara canindé (Ara ararauna).

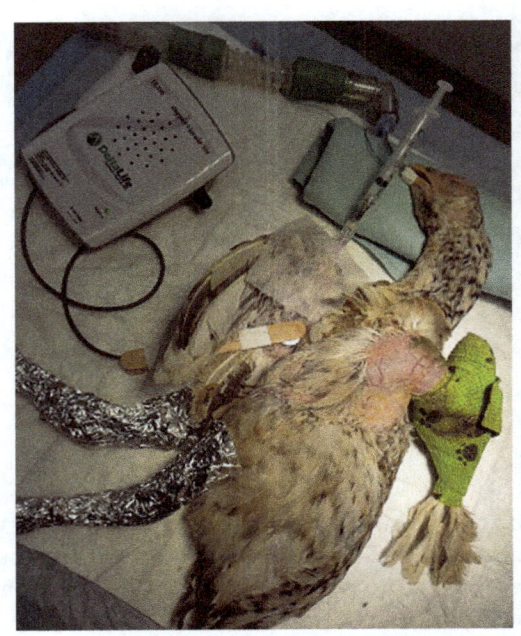

Figura 82.3. – Acesso intraósseo na ulna de Galinha doméstica (Gallus gallus domesticus) vítima de fratura exposta.

Apesar disso, a frequência respiratória das aves se mostra baixa quando comparada aos mamíferos, sendo compensada por uma maior amplitude. Todavia, a associação dessas particularidades anatômicas a particularidades fisiológicas como a baixa afinidade da hemoglobina ao oxigênio, observada em uma grande maioria de espécies que compõem a nossa rotina, fazem esse sistema dez vezes mais eficaz que o sistema respiratório dos mamíferos.

Diante desse contexto recomenda-se como protocolo de abordagem ao paciente aviário dispneico:

- Fornecimento imediato de oxigênio 100%, antes da contenção. Em casos de dispneia aguda considere a contenção física precoce atrelada ao fornecimento de oxigênio, via máscara facial, para avaliação e intervenção de uma possível obstrução.
- O fornecimento imediato de oxigênio 100% pode ser feito com auxílio de uma caixa de oxigenação, em uma baia/leito de internação devidamente preparado para isso ou com auxílio de uma mangueira, direcionada a gaiola do paciente. O tempo de fornecimento pode variar de 5 a 15 minutos. (**Figura 82.4.**)
- Durante o fornecimento de oxigênio a ave deve ser monitorada a distância, quanto a frequência e amplitude respiratória.
- Contenção física após pré-oxigenação e inspeção de vias aéreas. Sugere-se a utilização de abre-bicos, lanternas e *swabs*, para adequada abertura, visualização e remoção de secreções.
- Constatação e avaliação de movimentos respiratórios.
- Avaliação da coloração de mucosas aparentes em busca de palidez ou cianose.

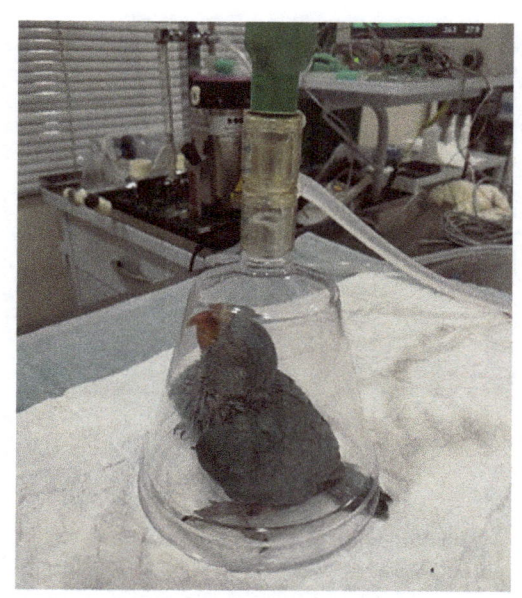

Figura 82.4. – Fornecimento de oxigênio com auxílio de máscara facial.

- Aferição da saturação periférica de oxigênio, com auxílio de um oxímetro de pulso, posicionado na região de coxim, dígitos, crista, barbela ou bico inferior. Apesar da inconsistência observada em algumas espécies, recomenda-se que o oxímetro de pulso seja utilizado como um marcador de tendências de saturação ou dessaturação.

- Coleta de sangue arterial e avaliação de gases sanguíneos sempre que possível.

Para pacientes que evoluam para apneia, recomenda-se intubação traqueal com sondas sem balonete e ventilação controlada manual a uma frequência média de 15 a 40 movimentos por minuto (mpm). Espécies pequenas podem exigir uma frequência de movimentos maior, como, por exemplo, o canário que pode exigir até 80mpm. Recomenda-se fortemente que a assistência ventilatória seja monitorada com auxílio de capnografia, sendo reajustada conforme seus valores.

Em casos de obstrução, faz-se possível o acesso de vias aéreas pelos sacos aéreos torácicos caudais ou abdominais. Para isso a ave deve ser posicionada em decúbito lateral, ter o seu membro pélvico contralateral ao decúbito estendido cranialmente, e então, o espaço para incisão e introdução da sonda,

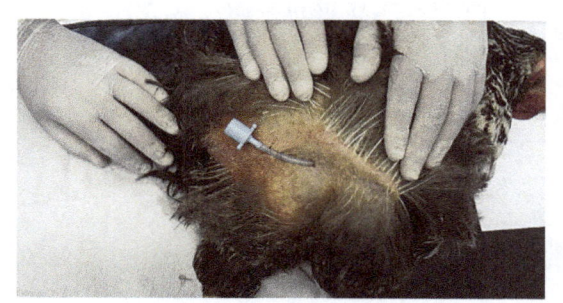

Figura 82.5. – Sonda inserida em saco aéreo torácico caudal de Galinha doméstica, vítima de lesão traqueal.

poderá ser identificado pela palpação da última costela e do músculo flexor crural medial. Após a correta identificação do local, se procede à incisão de pele e posterior divulsão muscular, ato contínuo insere-se a sonda e se inicia o suporte ventilatório (**Figura 82.5.**). Para realização do procedimento é indicado que ave seja anestesiada, exceto em quadros nos quais o paciente esteja inconsciente.

4. MANEJO DE FRATURAS

As fraturas e luxações resultantes de trauma se fazem comuns na rotina clínico-cirúrgica de aves. Entre as principais etiologias destacam-se acidentes domésticos, predação, colisão contra vidraças e acidentes com linhas de pipa.

Diante desse cenário, preconiza-se que:

- Toda ave que se apresente com fratura e/ou luxação seja atendida e avaliada de acordo com o protocolo xABCDE do trauma.

- Após o atendimento primário, seja avaliado o foco de lesão para classificação da fratura em fechada ou exposta, projeção dos ossos e tecidos envolvidos e gravidade do quadro.

- Realização precoce do Ht, hemoglobina e lactato, para avaliação de potencial hipovolemia. Em aves com hematócrito inferior a 20% sugere-se a realização de transfusão sanguínea.

- Reposição de volume guiada por metas (FC, FR, delta T°$_{cp}$, TPC, pressão arterial, lactato, Ht).

- Tratamento da dor. Para aves estressadas e agitadas, sugere-se a utilização de protocolos de neuroleptoanalgesia. Na experiência do autor, a associação de morfina (1mg/kg IM) e midazolam (1mg/kg IM) se mostra como uma opção eficaz em muitos casos.

- Avaliação radiográfica após adequada estabilização.

- Avaliação de um potencial quadro de hipertensão local (foco de fratura) ou síndrome compartimental. Para monitoração da pressão local, indica-se a mesma técnica utilizada para pequenos animais.

- Implementação de técnicas de controle de danos, através da aplicação de bandagens ou intervenções cirúrgicas minimamente traumáticas. Dentre as técnicas cirúrgicas, destaca-se a colocação de pinos intramedulares com foco fechado e os fixadores externos.

5. REPOSIÇÃO VOLÊMICA DURANTE O ATENDIMENTO DE URGÊNCIA OU EMERGÊNCIA

A hipovolemia é comum a muitas etiologias que se relacionam com a rotina de urgências e emergências em aves. Diante disso, é recomendado:

- Avaliação do estado de hidratação através de parâmetros físicos (FC, FR, TPC, delta T°$_{cp}$ e PAS) e laboratoriais (Ht, PT e lactato).

- Colocação de um acesso venoso ou intraósseo.

- Quantificação de eletrólitos (Na, K e Cl), sempre que o volume de sangue coletado permita. Na ausência desses dados, é sugerido a utilização de ringer lactato.

- Administração em bolus na taxa de 10mL/kg infundidos em 20 a 30 minutos, em casos de hipovolemia grave com indicação de utilização de cristaloides. A repetição do bolus deve ser condicionada a constatação de responsividade. A associação de norepinefrina na taxa de 0,1µg/kg/min em caso de importante hipovolemia com hipotensão é uma opção.

- O volume administrado em bolus deve ser subtraído do volume total de fluido a ser reposto.

- Pacientes com hipoproteinemia podem se beneficiar da administração de solução coloide na taxa de 5mL/kg IV (volume máximo 20mL/kg/dia).

- Em pacientes com hematócrito inferior a 20% é indicada transfusão de sangue. Para realização do procedimento é recomendado preferencialmente a utilização de amostras homólogas. Em situações nas quais isso não seja possível, a utilização de amostras heterólogas pode ser uma opção, no entanto, a viabilidade das hemácias nesse caso pode ser até 10 vezes menor. (**Figura 82.6.**)

- Realização de prova de reação cruzada previamente à transfusão.

- A quantidade de sangue a ser transfundida deve ser de aproximadamente 10 a 20% do volume de sangue do receptor, o que equivale aproximadamente a 1 a 2% do peso corpóreo.

- Inicie a transfusão com uma taxa de 0,5mL/kg/h e monitore o paciente quanto ao risco de reação. Em caso de reação, sinais como aumento da FC, FR, inquietação, febre, alteração na coloração de mucosas, urticária e regurgitação podem se fazer presentes.

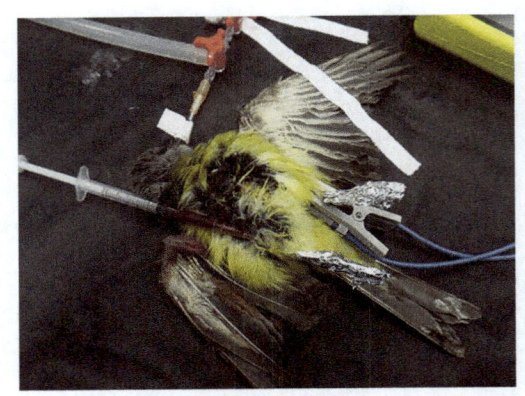

Figura 82.6. – Transfusão de sangue pela via intraóssea (tibiotarso) em Suiriri (Tyrannus melancholicus), vítima de trauma e fratura de ossos longos. O animal da foto apresenta um Ht de 8%.

- Fornecimento de oxigênio 100%, de forma confortável ao paciente.

- Monitoração da saturação periférica de O_2 (> 95%), capnometria (35-45mmHg), temperatura corporal e pressão arterial (PAS ≥ 90mmHg).

- Pacientes desidratados e hipotensos, devem ter como alvo terapêutico inicial a restauração da perfusão sistêmica e consequente adequação da pressão de perfusão cerebral. O uso de bolus de solução cristaloide associado a infusão de baixas doses de norepinefrina é uma opção.

- Administração IV de solução salina hipertônica a 7,5% (3 a 5mL/kg infundidos em 5 minutos), em pacientes com resultado diferente de A na escala AVDN e com histórico compatível. Em aves muito pequenas, a utilização da via intraóssea pode ser necessária. Pacientes hipotensos podem se beneficiar dessa escolha.

- Administração de manitol na dose de 0,5 a 2g/kg IV (aplicação lenta). Em animais normotensos ou em espécies marinhas, o manitol pode se apresentar como a primeira escolha.

6. TRAUMA CRANIOENCEFÁLICO (TCE)

Apesar da escassez de dados, a ocorrência do TCE na rotina de urgências e emergências em aves é bastante relevante. Diante disso, frente ao paciente aviário vítima de TCE recomenda-se:

- Atendimento inicial conforme o protocolo xABCDE do trauma.

7. LITERATURA RECOMENDADA

1. Degernes, Laurel A., et al. "Autologous, Homologous, and Heterologous Red Blood Cell Transfusions in Cockatiels (Nymphicus Hollandicus)." *Journal of Avian Medicine and Surgery*, vol. 13, no. 1, 1999, pp. 2–9.
2. Hawkins MG, Barron H, Speer BL, et al. Birds. In: Carpenter JW, eds. Exotic Animal Formulary, 4th ed., Elsevier Saunders, St. Louis, MO; 2013:183–437.

Roedores

Joane Salustiano Lopes Santos
André Nicolai Elias Silva

83

1. INTRODUÇÃO

Os roedores constituem uma das mais numerosas ordens entre os mamíferos, sendo caracterizados por possuírem 4 dentes incisivos – 2 superiores e 2 inferiores. Divididos entre Caviomorfos, Porquinhos-da-índia (*Cavia porcellus*) e Chinchilas (*Chinchilla lanigera*), e miomorfos, hamsters, camundongos, ratos e gerbils, tem os seus representantes entre as espécies mais atendidas atualmente na rotina clínica de animais silvestres e pets não convencionais.

Entre as urgências e emergências observadas nesses pacientes, alterações agudas, comumente resultantes de um quadro crônico, se fazem comuns. Isso se deve ao fato desses animais, presas em seus ambientes naturais, mascararem os seus sinais clínicos, dificultando a identificação de alterações em estágios iniciais.

Diante desse cenário e considerando a casuística de rotina, as principais causas de urgência e emergência em roedores são: traumas, alterações cardiorrespiratórias, gastrointestinais (distúrbios dentários, diarreia, obstrução, estase gastrointestinal), neurológicas, urogenitais, oftálmicas e intoxicações. Sendo essas, traduzidas em alterações como apatia, déficit de consciência, dispneia, cianose, agonia respiratória, hemorragias, distensão abdominal, dor e anorexia. Ao final deste capítulo você encontrará os **Anexos 83.1. e 83.2.** com valores de referências de parâmetros fisiológicos e laboratoriais, das principais espécies de roedores domésticos.

2. ATENDIMENTO NA URGÊNCIA/EMERGÊNCIA

O atendimento na urgência e emergência de pequenos roedores deve ser realizado de forma rápida e precisa, visto que os pacientes com menor peso se associam a uma taxa metabólica alta, necessitando de alto consumo de oxigênio, e baixa resistência à hipóxia. A abordagem deve seguir uma boa avaliação e intervenção direcionada pelo protocolo xABCDE da vida (Controle de hemorragias ameaçadoras, Ar, Boa respiração, Circulação/ Calor, Deambulação/Dor, Exames e Energia).

Todo processo deve ser acompanhado ao longo do tempo através de coleta sistemática de dados fisiológicos e registro em ficha clínica. O suporte ao paciente crítico inclui investigação e correção da causa das alterações, restabelecimento da normotermia, reposição de fluidos e eletrólitos e tratamento da dor.

3. TRIAGEM NO ATENDIMENTO DE PEQUENOS ROEDORES

A exemplo do que se recomenda para as demais espécies, em pequenos roedores a triagem pautada em alterações respiratórias, nível de consciência e marcadores perfusionais, se apresenta como uma etapa fundamental para sucesso do atendimento ao paciente crítico. A presença de sinais como dispneia intensa, inconsciência, hemorragia e distensão abdominal, devem priorizar o atendimento desses pacientes (**Figura 83.1.**).

4. ALTERAÇÕES RESPIRATÓRIAS

Para avaliação do sistema respiratório deve-se primeiramente inspecionar as vias aéreas, com auxílio de abre bocas, lanternas e laringoscópios, e posteriormente avaliar os movimentos torácicos e abdominais quanto à frequência, ritmo e amplitude.

A avaliação das mucosas em busca de cianose deve ser realizada, no entanto cabe ressaltar que sua presença está associada a uma perfusão inadequada e saturação menor que 60%, o que faz sua utilização como parâmetro único algo inviável e tardio.

A oximetria de pulso, ferramenta que fornece informações importantes a respeito de saturação de O_2 na hemoglobina arterial, perfusão e pulso, também pode ser utilizada nesses animais. Os sensores do pulso oxímetro podem ser colocados em língua, mucosa oral e/ou vulvar, prepúcio, extremidade dos membros e cauda.

Conduta de intervenção ao paciente dispneico;

- Inspeção de vias aéreas e remoção de muco com auxílio de um *swab*.

TRIAGEM DE ATENDIMENTO PEQUENOS ROEDORES

Prioridade 1
Inconsciência, apneia ou respiração agônica, hemorragias ativas

Prioridade 2
Dispineia, distensão abdominal com hipomotilidade e déficit de consciência,hipotermia, hemorragias de menor intensidade

Prioridade 3
Estabilidade respiratória aparente, anorexia com histórico pouco definido, ferimento sem comprometimento sistêmico

Figura 83.1. – Proposta de triagem para priorização de atendimento de pequenos roedores.

- Fornecimento imediato de oxigênio 100%, com auxílio de máscaras faciais, posicionados de forma a manter o fluxo de O$_2$ a 2cm de distância das narinas (**Figura 83.2.**).

- Durante o fornecimento de oxigênio mantenha o decúbito ventral, sempre que possível, mas não o imponha ao paciente.

- Em pacientes relutantes ao uso da máscara, caixas de oxigenoterapia ou incubadoras podem ser opções.

- Pacientes em apneia devem ser ventilados inicialmente com auxílios de máscaras faciais posicionadas de forma justa ao rosto, com circuito de reanimação ligado ao oxigênio 100% a frequência ventilatória de 12 a 30 movimentos por minuto.

5. ALTERAÇÕES CARDIOCIRCULATÓRIAS

A função do sistema cardiovascular visa equilíbrio hemodinâmico e perfusão tecidual. Para avaliação e possível constatação de alterações nesse sistema, preconiza-se a avaliação do TPC, pulso, coloração de mucosas, auscultação cardíaca avaliando-se ritmo, frequência, intensidade e qualidade dos batimentos, aferição da pressão arterial (a depender da espécie), diferença de temperaturas central e periférica (delta T°$_{cp}$) e lactato. Em animais muito pequenos a aferição manual do pulso pode ser desafiadora, sendo sugerido a utilização do doppler vascular. Além desses, o eletro e o ecocardiograma também podem se apresentar como ferramentas de apoio para avaliação do sistema cardiocirculatório.

A aferição da pressão arterial (PA) utilizando monitores oscilométricos e doppler vascular com esfigmomanômetro se mostram limitadas e por vezes inviáveis para os pequenos roedores. Diante desse cenário, apesar da palpação dos pulsos periféricos não serem uma medida fidedigna, estes podem sugerir alguns valores de pressão sistólica de acordo com o fluxo sistêmico. A presença de pulso femoral sugere pressão arterial sistólica (PAS) maior que 60mmHg e pulsações em outros locais como em cauda e língua, sugerem PA maior que 80mmHg. O valor aceitável de pressão arterial sistólica, diastólica e média, respectivamente, é de 120/85 (95)mmHg para animais responsivos.

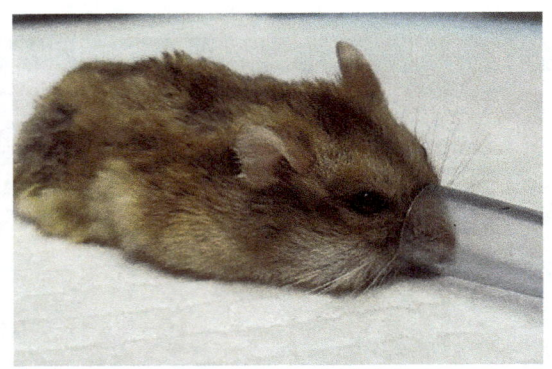

Figura 83.2. – Oxigenoterapia em hamster com máscara facial adaptada a partir de uma mangueira.

O choque, condição caracterizada por falha circulatória, se faz importante entre as causas atendidas em situações de urgência ou emergência correlacionadas às alterações cardiocirculatórias. Em pequenos roedores, ele cursa em estado descompensatório precoce, pela falha de ajustes na resistência vascular periférica frente a queda de pressão arterial e débito cardíaco.

Esse estado é caracterizado no momento do atendimento desses pacientes por hipotermia severa devido a ampla área de superfície corpórea, bradicardia, mucosas pálidas ou cianóticas, esforço respiratório, pulso fraco, decúbito lateral e déficit de consciência. Esse conjunto de sinais são resultantes do comprometimento funcional do sistema nervoso autônomo em condição de hipotermia.

Conduta de intervenção:

- Identificação e controle de hemorragias quando presentes.

- Aferição da frequência cárdica, pulsos femorais e periféricos, pressão arterial, temperaturas central e periférica (delta T°$_{cp}$ – 6 a 8°C), TPC (1 a 2 segundos) e lactato (0,5 a 2,5mmol/L).

- Em casos de hipotermia severa (32 a 34°C), reaquecimento gradual iniciado por técnicas direcionadas ao aquecimento de linha central como enemas aquecidos, a uma temperatura próxima à fisiológica do paciente, a uma taxa de 10mL/kg, seguidos da utilização de fontes externas de calor (colchões, bolsas de água).

- Em cenários nos quais faz-se possível a manipulação do animal no interior de uma incubadora, sua utilização pode ser uma opção.

- Aferição e constatação do estado e grau de hipovolemia, através de parâmetros clínicos (turgor cutâneo, TPC, delta T°$_{cp}$, frequências cardíaca e respiratória, curva pletismográfica) e laboratoriais (hematócrito, proteínas totais e lactato).

- Após reaquecimento e consequente resgate da funcionalidade do sistema nervoso autônomo, marcado pelo aumento da frequência cardíaca e incremento do valor de PA, infusão de bolus de cristaloide a uma taxa de 10mL/kg infundidos em 30 a 60 minutos, seguido da avaliação de responsividade a volume. A associação de norepinefrina (0,1mcg/kg/min) pode ser uma opção em casos de resposta limitada.

6. HIPOVOLEMIA E FLUIDOTERAPIA

A exemplo de outras espécies, a correta identificação do estado de hipovolemia para o direcionamento e monitoração dos resultados da fluidoterapia se faz fundamental.

Etapas da fluidoterapia:

- Estabelecimento de metas de reposição volêmica (frequência cardíaca, TPC, delta T°$_{cp}$, pressão arterial, pulso, hematócrito, proteínas totais, lactato entre outras).

- Aferição das concentrações séricas de sódio, potássio e cloro, sempre que o tamanho e peso do paciente permitir, para escolha do fluido.

- Em pequenos roedores, o volume de sangue disponível, 1% do peso corporal em animais saudáveis e 0,5% em pacientes enfermos, pode se mostrar como um desafio a realização dos exames citados. Diante disso, sugere-se a priorização de testes que trabalhem com o menor volume possível. O hematócrito, as proteínas totais e o lactato geralmente estão entre essas opções.

- Estabelecimento de um acesso venoso ou intraósseo.

- Reposição em bolus (10mL/kg/30 a 60 minutos) em casos de hipovolemia grave.

- Monitoração das metas previamente estabelecidas, para avaliação de responsividade e repetição de um novo bolus ou infusão de vasoativos (dopamina 5-10µg/kg/min norepinefrina 0,05 a 3µg /kg/min).

7. ALTERAÇÕES DE CONSCIÊNCIA E ATIVIDADE MOTORA

A avaliação do nível de consciência deve ser pautada na capacidade de interação com o meio e de resposta aos estímulos externos. As escalas de coma de Glasgow e AVDN são os métodos de escolha. Em pequenos roedores a avaliação e monitoração de reflexos oculares e espinhais, pode ser auxiliada pelo uso de *swabs* nasais e pinças, respectivamente. Além disso, exames radiográficos, tomografia computadorizada e testes laboratoriais se fazem importantes para o diagnóstico e prognóstico.

Em roedores com alterações neurológicas, sinais como inclinação de cabeça, nistagmo, assimetria entre os olhos, decúbito lateral, convulsões, ataxia, andar em círculos, podem se fazer presentes.

8. DOR NA URGÊNCIA E EMERGÊNCIA

A dor é uma alteração que pode se tornar comum em situações de urgência ou emergência. Diante dos fatores agravantes relacionados com a sua presença e persistência, faz-se importante o entendimento da necessidade precoce de diagnóstico e tratamento.

A terapia analgésica multimodal é eleita como a conduta de escolha para controle de dor. Diante dessa proposta e considerando as particularidades do paciente crítico, associações de opioides, e adjuvantes como dipirona, dexmedetomidina, midazolam e cetamina não se fazem incomuns (Tabela 83.1).

Tabela 83.1. – Drogas analgésicas recomendadas para roedores.

Morfina	0,5-5mg/kg.
Butorfanol	0,2-2mg/kg.
Buprenorfina	0,01-0,05mg/kg SC, IM gerbils, ratos e hamsters. 0,05mg/kg porquinhos da índia e chinchilas.
Tramadol	5-10 mg/kg.
Dipirona	25-50 mg/kg.
Cetamina	1 a 5 mg/kg Midazolam 1 a 2mg/kg.

9. SUPORTE NUTRICIONAL E ENERGIA

O manejo nutricional, por via enteral, deve ser iniciado após estabilização da temperatura corpórea e do equilíbrio hidroeletrolítico. Isso porque a anorexia prolongada pode favorecer o hipercrescimento bacteriano no trato gastrointestinal e a translocação desses agentes pela barreira intestinal. Além disso, o restabelecimento do equilíbrio hidroeletrolítico reduz o risco de uma síndrome de realimentação e tem influência direta na manutenção da motilidade intestinal. A alimentação oferecida, geralmente deve ser fornecida com auxílio de seringa, de forma lenta, para evitar aspiração. A sonda nasogástrica ou esofágica deve ser considerada quando o paciente não aceita alimentação na seringa, no entanto, os procedimentos podem ser desafiadores em pequenos roedores.

Fórmulas comerciais direcionadas a pequenos roedores estão disponíveis no mercado para alimentação de animais hospitalizados. De forma prática, os pequenos mamíferos podem ser alimentados com uma proporção de 5%-20% do peso (gramas) em mL de alimento por dia, sendo recomendado o fracionamento do volume total em várias refeições ao longo do dia.

10. RCP - REANIMAÇÃO CARDIOPULMONAR

Não há uma validação de algoritmo de reanimação cardiopulmonar em espécies silvestres e exóticas, no entanto, a extrapolação da abordagem praticada em pequenos animais, adaptada para a fisiologia e anatomia dos animais em questão, têm se mostrado útil, devido à lógica das intervenções. Diante desse contexto e seguindo a proposta de adaptação sugerida, segue abaixo uma proposta de diagrama (**Figura 83.3.**) para RCP de pequenos roedores.

11. CONCLUSÃO

A abordagem intensiva em pequenos roedores se mostra desafiadora devido às suas limitações anatomofisiológicas. A adequada triagem e execução do xABCDE do trauma, adaptados para essas espécies, se mostram essenciais na condução das intervenções terapêuticas.

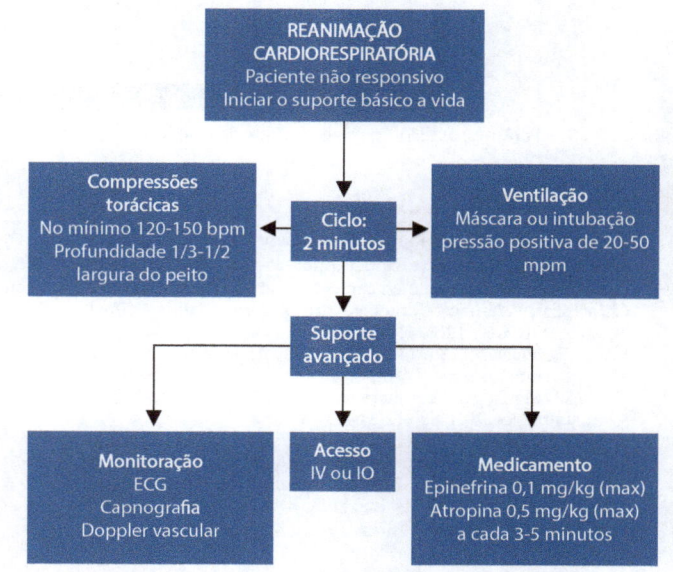

Figura 83.3. – Diagrama de RCP adaptado para pequenos roedores.

PARÂMETRO DE ROEDORES

ROEDOR	FISIOLÓGICOS		LABORATORIAIS	
PORQUINHO DA ÍNDIA	Longevidade (anos)	4-8	hematócrito (%)	39-55
	FC (bpm)	230-380	proteínas totais (g/dL)	4,4-6,6
	PA (mmHg)	90-120	glicemia (mg/dL)	89-287
	FR (mpm)	40-120	lactato (mmol/L)	0,5 a 2,5
	Temperatura retal °C	37,5-39,5	sódio (mmol/L)	121-126
	Delta T° p	6 A 8 °C	potássio (mmol/L)	4,5-8,8
CHINCHILA	Longevidade (anos)	10-20	hematócrito (%)	33-48
	FC (bpm)	200-240	proteínas totais (g/dL)	4,1-6,7
	PA (mmHg)	90-120	glicemia (mg/dL)	53-249
	FR (mpm)	40-80	lactato (mmol/L)	0,5 a 2,5
	Temperatura retal °C	36-37	sódio (mmol/L)	142-166
	Delta T° p	6 A 8 °C	potássio (mmol/L)	3,3-6,1

Anexo 83.1. – Parâmetros fisiológicos e laboratoriais de roedores.

PARÂMETRO DE ROEDORES

ROEDOR	FISIOLÓGICOS		LABORATORIAIS	
TWISTER	Longevidade (anos)	2-4	hematócrito (%)	35-45
	FC (bpm)	300-500	proteínas totais (g/dL)	0,5-7,5
	PA (mmHg)	90-120	glicemia (mg/dL)	50-135
	FR (mpm)	70-120	lactato (mmol/L)	0,5 a 2,5
	Temperatura retal °C	37,5-39,5	sódio (mmol/L)	121-126
	Delta T° p	6 a 8 °C	potássio (mmol/L)	4,5-8,8
HAMSTER	Longevidade (anos)	2-3	hematócrito (%)	45-52
	FC (bpm)	200-560-500	proteínas totais (g/dL)	5,2-7
	PA (mmHg)	90-120	glicemia (mg/dL)	37-198
	FR (mpm)	38-110	lactato (mmol/L)	0,5 a 2,5
	Temperatura retal °C	37,5-39	sódio (mmol/L)	1142-166
	Delta T° p	6 a 8 °C	potássio (mmol/L)	3,3-6,1

Anexo 83.2. – Parâmetros fisiológicos e laboratoriais de roedores.

12. LITERATURA RECOMENDADA

1. Bennett K, Lewis K. Sedation and Anesthesia in Rodents. Veterinary Clinics of North America: Exotic Animal Practice. 2022 Jan;25(1):211-55.
2. DeCubellis J. Common Emergencies in Rabbits, Guinea Pigs, and Chinchillas. Veterinary Clinics of North America: Exotic Animal Practice. 2016 May;19(2):411-29.
3. Evans EE, Souza MJ. Advanced Diagnostic Approaches and Current Management of Internal Disorders of Select Species (Rodents, Sugar Gliders, Hedgehogs). Veterinary Clinics of North America: Exotic Animal Practice. 2010 Sep;13(3):453-69.
4. Fletcher DJ, Boller M, Brainard BM, et al. RECOVER evidence and knowledge gap analysis on veterinary CPR. Part 7: clinical guidelines. J Vet Emerg Crit Care. 2012;22(suppl 1):S102-S131.
5. Frohlich J, Mayer J. Rodents. In: Exotic Animal Formulary – EBook. Elsevier Health Sciences; 2022. p. 767-837.
6. Gladden J, Lennox A. Emergency and Critical Care of Small Mammals. In: Ferrets, rabbits, and rodents: clinical medicine and surgery. 4nd ed. St. Louis, Missouri: Elsevier; 2021. p. 595-608
7. McLaughlin A, Strunk A. Common Emergencies in Small Rodents, Hedgehogs, and Sugar Gliders. Veterinary Clinics of North America: Exotic Animal Practice. 2016 May;19(2):465-99.
8. Sadar MJ, Mans C. Hystricomorph Rodent Analgesia. Veterinary Clinics of North America: Exotic Animal Practice. 2023 Jan;26(1):175-86.
9. Schoemaker N, Van Zeeland Y. History and clinical examination. In: Exotic animal emergency critical care medicine. 1nd ed. Hoboken, NJ: Wiley –Blackwell; 2021. p. 5-23.
10. Whittington J, Rosenhagen N. General Principles of Emergency Care In: Medical management of wildlife species: a guide for practitioners. Hoboken, Nj: Wiley; 2020. p. 29-44.

Lagomorfos

84

Andre Nicolai Elias Silva

1. INTRODUÇÃO

Os animais silvestres e os pets não convencionais atualmente geram e movimentam uma rotina clínico cirúrgica importante, profissionais especializados e clínicos de pequenos animais geralmente atendem a essa demanda com frequência. Dentre as diferentes classes, ordens e espécies que compõem esse grupo, os lagomorfos se apresentam atualmente como um dos principais representantes dessa rotina.

A ordem Lagomorpha composta pelos coelhos, lebres, tapitis e lebres assobiadoras, tem na figura do coelho doméstico (*Oryctolagus cuniculus*) um animal de estimação que vem ganhando cada vez mais espaço na rotina das pessoas e consequentemente exigindo qualificação profissional para o atendimento adequado a essa espécie.

Entre as principais causas que podem levar um coelho a necessitar de um atendimento de urgência e/ou emergência, destacam-se as desordens odontológicas, do trato gastrointestinal, urolitíases e traumas.

2. ATENDIMENTO DO COELHO NA URGÊNCIA/ EMERGÊNCIA

A exemplo de outras espécies, os coelhos, quando em situações de urgência ou emergência, devem ter o seu atendimento primário moldado ao suporte básico à vida, seguindo uma sequência de abordagem que priorize oxigenação, ventilação e perfusão.

Sequência proposta de atendimento:

- Triagem do paciente (**Tabela 84.1.**).
- Realização de uma anamnese rápida e direcionada para a tomada de decisão, o autor sugere a utilização do modelo CAPUM (para mais informações consulte o **Capítulo 18: Abordagem Primária e Secundária - XABCDE**), de forma concomitante realize a inspeção do paciente seguindo a proposta do xABCDE da vida (Controle de hemorragias ameaçadoras, Ar, Boa respiração, Circulação/Calor, Deambulação). Após a realização da anamnese, o autor sugere que o responsável pelo animal, aguarde do lado de fora da sala de atendimento.

Tabela 84.1. – Triagem do paciente lagomorfo na fila de espera

Prioridade I
- Paciente inconsciente
- Em apneia ou com respiração agônica

Prioridade II
- Distrição respiratória
- Nível de consciência reduzida (AVDN)
- Hemorragia ativa importante
- Aumento de volume abdominal, com relato de constipação, desconforto a palpação abdominal, ausência de borborigmos intestinais (hipomotilidade) e sinais de compensação periférica

Prioridade III
- Estabilidade cardiorrespiratória aparente
- Anorexia prolongada (8 a 12 horas)
- Redução de volume fecal e tamanho das síbalas
- Presença de sinais de compensação periférica (pulso, mucosas, TPC, Delta Tºp)
- Ferimentos aparentes sem comprometimento sistêmico

Prioridade IV
- Estabilidade cardiorrespiratória
- Nível de consciência adequado
- Responsável nota alteração de comportamento, mas a queixa é pouco definida

Adaptado de Rabelo, RC, Guia de Conduta para o Médico-veterinário, 2ª ed., 2018.

- Durante a inspeção de vias aéreas, a conformação anatômica desses pacientes pode tornar esse procedimento um desafio. Para os animais que apresentam ventilação espontânea, sugere-se em um primeiro momento a administração de oxigênio, via máscara facial, caixa de oxigenação ou por punção e cateterização da membrana cricotireóidea, a depender da necessidade de cada caso.

- Para animais em apneia faz-se necessário a intubação traqueal, para posterior ventilação. Nesse momento deve-se realizar primeiramente a laringoscopia, para que se faça possível a constatação ou não de alimentos, coágulos ou outros materiais no interior da cavidade oral, ato contínuo, segue-se o estabelecimento de vias aéreas. O autor sugere fortemente aos profissionais que trabalham com essa espécie, que tenham à mão máscaras laríngeas específicas (Vgel®) de preferência ou humanas (nº1). O uso das máscaras laríngeas humanas pode-se mostrar desafiador em filhotes, indivíduos com alterações dentárias importantes e raças pequenas.

- Identificação e controle dos focos de hemorragia.
- Auscultação, palpação de pulso periférico, aferição da frequência cardíaca e avaliação funcional com auxílio de eletrocardiograma.
- Aferição da temperatura retal.
- Avaliação do estado de consciência pela escala AVDN.

Para correta interpretação dos parâmetros aferidos e otimização do exame físico em situações de urgência ou emergência, faz-se importante o conhecimento dos valores de referência para espécie ou o fácil acesso a esses (**Tabela 84.2.**).

3. URGÊNCIAS ASSOCIADAS A QUADROS DE DESORDENS ODONTOLÓGICAS

Doenças odontológicas estão entre as principais causas que levam um coelho ao atendimento médico, e de forma não pouco comum, uma parcela relevante desses pacientes se apresenta em condições críticas no momento do atendimento. Isso se deve ao quadro de hiporexia prolongada, desidratação, desconforto e dor, resultantes do hipercrescimento dentário e má oclusão. Faz-se importante lembrar que os coelhos são animais elodônticos e sendo assim, possuem crescimento contínuo dos dentes.

Atendimento do paciente odontológico descompensado:

- A avaliação clínica, laboratorial e radiográfica do paciente com suspeita de alterações odontológicas se faz fundamental para identificação do problema primário

Tabela 84.2. – Parâmetros fisiológicos e laboratoriais

Parâmetro	Valores de referência
Longevidade	6 a 15 anos
Frequência cardíaca	130 a 325bpm
Pressão arterial sistólica	80 a 120mmHg
Frequência respiratória	30 a 60mpm
Temperatura retal	38,5º a 40ºC
Delta Tºp	6 a 8ºC
Parâmetros laboratoriais	**Valores de referência**
Hematócrito	30 a 50%
Proteínas totais	5,4 a 7,5g/dl
Glicemia	75 a 150mg/dL
Lactato	2,1 a 15,2mmoL/L
Sódio	136 a 150mEq/L
Potássio	3,7 A 6,0mEq/L
Osmolaridade plasmática	284 A 312mOsm/L

(odontológico), é possível constatação das alterações secundárias (desconforto, dor, hipo ou anorexia e desidratação). Quadros odontológicos graves geralmente são acompanhados de importante desidratação.

- A exemplo de qualquer paciente em situação de urgência ou emergência, o atendimento clínico deve ser direcionado dentro da proposta xABCDE. Pacientes com dispneia e/ou baixa amplitude respiratória associada, ou não a um nível de consciência reduzido devem receber oxigenoterapia.
- Em situações de desidratação grave e consequente choque, os sinais observados em coelhos assemelham-se aos gatos (hipotermia, bradicardia e déficit de consciência).
- A escolha da via de infusão de fluidos está diretamente relacionada à gravidade do quadro de hipovolemia, independentemente da espécie, sendo a via subcutânea uma opção para quadros de hipovolemia leve, em casos moderados a severos a escolha pelas vias intravenosa ou intraóssea, se fazem mandatórias.
- Em lagomorfos as veias auriculares marginais ou laterais, cefálica e safena se mostram como os principais sítios de punção venosa. Na experiência do autor, as veias auriculares laterais são as mais utilizadas.
- Pacientes desidratados, com hipotermia e bradicardia, devem ser devidamente aquecidos, antes de se iniciar a infusão de fluidos. O aquecimento deve ser lento e gradual, respeitando-se uma taxa de aproximadamente 1ºC por hora.
- O aumento da frequência cardíaca, associada ao ganho de calor e constatação de respostas perfusionais podem ser considerados marcadores indiretos da reativação do sistema nervoso autônomo, condição essa, fundamental para o início da terapia de reposição de volume.
- Para o reaquecimento de pacientes hipotérmicos, faz-se importante primeiramente a identificação e classificação do grau de hipotermia. As técnicas utilizadas se baseiam nos modelos de reaquecimento passivo e ativo, externo ou central. A escolha do modelo a ser utilizado, deve ser baseada na gravidade da hipotermia.
- O reaquecimento passivo se baseia na utilização de isolantes, como cobertores, e utiliza mecanismos intrínsecos naturais para produção de calor e consequente resolução do quadro, sendo indicado para hipotermias brandas.
- O reaquecimento ativo externo se baseia na utilização de fontes de calor exógena, como lâmpadas, bolsas aquecidas e cobertores térmicos. Sua utilização exige cautela e monitoração, devido ao seu potencial vasodilatador e resultante quadro de "choque de reaquecimento", sua indicação é para quadros de hipotermia leve a moderada.

- Para quadros de hipotermia severa (temperatura retal < 33°C), indica-se a utilização de técnicas de reaquecimento ativo central, como enemas, lavados gástricos e/ou peritoneais. Na experiência do autor, a utilização de enemas com água, no volume de 10mL/kg a uma temperatura de aproximadamente 38,0°C, se mostra como uma ferramenta útil nessa situação.

- Em coelhos, a aferição do lactato como marcador de microcirculação e consequente perfusão, se mostra limitada, uma vez que sua concentração sistêmica sofre influência da cecotrofia, comportamento natural da espécie, que consiste na ingestão de cecotrófos, produzidos no ceco e ingeridos diretamente do orifício anal. Esse conteúdo, além de rico em aminoácidos e vitaminas, contém ácidos graxos voláteis e lactato, que quando ingeridos são absorvidos, refletindo na sua concentração sistêmica. Diante dessa particularidade, a quantificação de lactato não é indicada como marcador fiel de perfusão nesses pacientes.

- Para constatação do quadro de desidratação, sugere-se a associação de parâmetros clínicos e laboratoriais, como frequência cardíaca, tempo de preenchimento capilar (TPC), diferença de temperaturas central (retal ou esofágica) e periférica (Delta T°p), pressão arterial (PA), hematócrito (Ht), proteínas totais (Pt) e densidade urinária.

- Os parâmetros citados no tópico anterior, além de apoiarem o clínico quanto a constatação de um déficit volêmico, também servirão como metas terapêuticas para reposição de volume.

- Para reposição de fluidos, deve-se calcular o volume de déficit estipulado associado a taxa de manutenção diária (80 a 100mL/kg/dia). Antes de iniciar a reposição, faz-se importante conferir os resultados dos exames admissionais (hematócrito, proteínas totais, glicemia e concentração sérica de sódio). Em casos nos quais se faça necessária a infusão em bolus (10mL/kg em 30 minutos), o volume infundido deve ser descontado do valor calculado.

- Além de aquecimento e reposição volêmica, se faz fundamental a identificação e o correto tratamento da dor. Para quadros brandos e de evolução curta, sugere-se a utilização de anti-inflamatórios não esteroidais (meloxicam 0,2 a 0,5mg/kg), associados ou não a adjuvantes, como a dipirona (30 a 50mg/kg). Para quadros mais graves e de evolução crônica, a adição de opioides (tramadol 5mg/kg, morfina 0,5 a 2mg/kg), anticonvulsivante como a gabapentina e outros adjuvantes, podem se fazer necessários. Em casos de abscessos, o autor sugere fortemente que seja considerada a possibilidade de dor neuropática.

- A realização de radiografias de crânio será indicada somente após a estabilização do paciente. Para avaliação de crânio, dentes e cavidades, recomenda-se minimamente três projeções: laterolateral, dorsoventral e rostrocaudal.

4. URGÊNCIAS GASTROINTESTINAIS

As urgências gastrointestinais, juntamente com as desordens odontológicas e os desdobramentos já citados, compõem o conjunto de alterações patológicas que mais levam os coelhos a necessitarem de atendimento veterinário. Dentre essas alterações, a síndrome gastrointestinal, caracterizada por quadros de estase intestinal, acúmulo de gases, constipação, dilatação e desconforto abdominal, causadas por diferentes etiologias, se destaca pela prevalência na rotina.

Dentre as principais etiologias observadas, destacam-se os tricobezoares em estômago, intussuscepção e obstruções. Além dessas, causas "extra" gástricas/intestinais, como má oclusões dentárias, estresse e dor também se mostram frequentes.

A fisiopatogenia da síndrome gastrointestinal é marcada pela dilatação gástrica e/ou intestinal com consequente compressão, em maior ou menor grau, na veia cava caudal e deslocamento cranial do diafragma, resultando respectivamente em uma redução do volume de pré-carga e do volume respiratório. Como consequência, observa-se taquicardia, taquipneia e vasoconstrição, reflexas a ativação do sistema nervoso autônomo simpático. Além disso, é importante citar que a associação dos eventos citados apresenta grande potencial para um quadro de hipertensão abdominal, com possível evolução para síndrome compartimental.

No que se refere a abordagem diagnóstica, protocolos atuais sugerem a utilização de radiografias contrastadas, para constatação de obstruções e avaliação de trânsito intestinal, associada ao uso de ecografia e testes laboratoriais como hematócrito, proteínas totais, glicemia, quantificação de eletrólitos e gasometria seriada. Dentre os principais achados laboratoriais se destacam a hiperglicemia, as oscilações nos valores de sódio e acidose metabólica. Vale destacar que atualmente os valores séricos de glicose e sódio são considerados importantes marcadores prognósticos em coelhos.

É importante lembrar que a realização de técnicas de imagem e outras, só devem ser executadas após o atendimento (padrão xABCDE), controle da dor e a estabilização do paciente, como descrito anteriormente.

5. URGÊNCIAS DO TRATO URINÁRIO

A urolitíase se apresenta como a desordem do trato urinário mais comum em lagomorfos, isso se deve a participação ativa do sistema urinário no metabolismo do cálcio e ao alto teor desse mineral na urina desses animais.

Dentre as complicações de maior relevância destacam-se os quadros obstrutivos em uretra e ureteres, caracterizados por ausência de micção, intensa prostração, postura arqueada, dor, taquicardia, taquipneia, anorexia e em casos mais graves dilatação abdominal.

A exemplo de outras espécies, em coelhos, quadros de obstrução do sistema urinário devem ser tratados com prioridade, devido ao seu potencial para desdobramento em condições de urgência ou emergência, consequente do desequilíbrio eletrolítico.

Atendimento do paciente lagomorfos obstruído:

- Atendimento primário baseado no xABCDE da vida.

- Avaliação dos parâmetros cardiovasculares, pela palpação do pulso periférico, auscultação e se possível eletrocardiografia.

- Coleta de sangue para avaliação do Ht, Pt, glicemia, creatinina, sódio e potássio.

- Em casos de hipercalemia, recomenda-se a aplicação de 0,5 a 1,5mL/kg/IV de gluconato de cálcio a 10% ,como cardioprotetor, e a administração glicose isolada (0,5 a 1g/kg) ou associada a insulina (0,5U/kg acrescida de 2g de glicose para cada unidade de insulina).

- Contenção química e controle da dor. Sugere-se avaliação caso a caso, pois animais agitados podem se beneficiar de uma contenção precoce, enquanto animais debilitados podem permitir o manejo com mais facilidade.

- Cistocentese para alívio do paciente e redução da pressão intrauretral, reduzindo força oposta à sondagem.

- Sondagem uretral para desobstrução. Em casos nos quais a desobstrução não se faça possível ou o cálculo esteja localizado no ureter, recomenda-se seguir as manobras de estabilização emergenciais e encaminhar o paciente para cirurgia.

6. TRAUMA

O atendimento de lagomorfos vítimas de trauma é relevante. Entre as causas mais comuns destacam-se quedas, contenções inadequadas, acidentes domésticos e ataques por cães.

O protocolo de abordagem preconizado para esses pacientes, deve ser guiado pela proposta apresentada no início deste capítulo intitulada "**Atendimento do Coelho na Urgência/Emergência**". Para sequência do processo, o autor sugere a leitura e associação das informações dispostas neste capítulo.

7. LITERATURA RECOMENDADA

1. Rabelo, RC. Guia de Conduta para o Médico – Veterinário Intensivet, 2° ed. São Paulo: Editora MedVet, 2018.
2. Ardiaca, M.; Dias, S.; Montesinos, A.; Bonvehi, C.; Berrera, S.; Cuesta, M. Plasmatic l – lactate in pet rabbits: association with morbidity and mortality at 14 days. Veterinary Clinical Pathology, 2016; v.45, n.1, p. 116-123.
3. Brezina, T.; Fehr, M.; Neumüller, M.; Thöle, M. Acid-Base-Balance Status and Blood Gas Analysis in Rabbits with Gastric Stasis and Gastric Dilation. Journal of Exotic Pets Medicine, 2019.
4. Bonvehi, C.; Ardiaca, M.; Berrera, S.; Cuesta, M.; Montesinos, A. Prevalence and types of hyponatraemia, its relationship with hyperglycemia and mortality in ill pet rabbits. Veterinary Record, 2014.

1. INTRODUÇÃO

Esse grupo de animais apresenta uma grande variedade de espécies e se dividem em 3 grupos principais: ciclóstomos ou ágnatos (peixes que não possuem mandíbulas, como as lampreias e feiticeiras); condrictes (peixes cartilaginosos, também conhecidos como elasmobrânquios) e osteíctes (peixes ósseos). De maneira geral, os peixes ósseos representam as principais espécies atendidas na rotina clínica e as principais emergências são com animais ornamentais mantidos em aquários ou lagos.

Assim como para outras espécies, o histórico completo do paciente é uma ferramenta de extrema importância e que nos auxilia em um melhor direcionamento do atendimento. As principais causas que podem levar um peixe a necessitar de um atendimento de urgência e/ou emergência são:

- Condições ambientais inadequadas.
- Primárias ou secundárias a doenças infecciosas (principalmente bacterianas e protozoárias).
- Trauma.

Algumas considerações se tornam importantes no atendimento das urgências e emergências em peixes:

- Brânquias, rins, bexiga urinária e intestino: órgãos envolvidos no equilíbrio eletrolítico dos peixes.
- Alterações em qualquer um desses órgãos ou lesões de pele podem resultar em desequilíbrios osmóticos.
- Peixes marinhos são hiposmóticos em relação ao seu ambiente e, portanto, podem ficar desidratados e irão se beneficiar de terapia de reposição de fluido quando os órgãos de homeostase osmótica estão lesionados.
- Peixes de água doce são hiperosmóticos em relação ao seu ambiente e irão acumular água e ficar edemaciados quando o equilíbrio de fluido for alterado;
- A taxa metabólica dos peixes irá depender da temperatura do ambiente e, portanto, a resposta imune, metabolismo de drogas, digestão e outros fatores, são temperatura dependentes.

2. QUALIDADE DA ÁGUA X SINAIS CLÍNICOS

A qualidade da água tem influência direta em muitos dos principais problemas clínicos e em urgência/emergências. Para tratar e diagnosticar adequadamente os problemas apresentados pelos peixes é necessário entender alguns princípios básicos relacionados aos parâmetros da água.

Os seguintes parâmetros precisam sempre ser avaliados: oxigênio dissolvido, temperatura, amônia, nitrito, nitrato, pH, dureza e alcalinidade. Importante ressaltar que os parâmetros ideais podem variar de acordo com a espécie, estágio de vida e habitat em que vivem.

As alterações nos parâmetros de qualidade da água também podem ocasionar alterações sistêmicas como:

- Intoxicação por má qualidade da água.
- Aumento de metabólitos tóxicos no sangue e tecidos.
- Distúrbios osmorregulatórios.
- Irritação da pele e brânquias.
- Alteração da função do sistema imunológico.
- Diminuição do transporte de oxigênio da água para os capilares das brânquias.
- Morte súbita ou mortalidade crônica.

A correção da maioria dos problemas de qualidade da água visa principalmente eliminar ou reduzir rapidamente a causa da intoxicação.

Os peixes são pecilotérmicos e seu metabolismo será diretamente afetado pela temperatura da água. Para cada espécie existe uma faixa ótima de temperatura, onde seu sistema imune e metabolismo irão trabalhar de forma mais adequada. Quando um animal é mantido ou submetido a temperaturas fora dessa faixa, podem manifestar alterações clínicas, podendo afetar desde a frequência respiratória até a duração/progressão de uma doença infecciosa.

No **Quadro 85.1.** é possível observar as principais emergências relacionadas as alterações dos parâmetros da água, os sinais clínicos observados e tratamentos.

3. ATENDIMENTO DO PEIXE NA URGÊNCIA/ EMERGÊNCIA

Para conduzir uma resposta efetiva a uma urgência ou emergência recomenda-se sempre que possível a obtenção do histórico do animal e do ambiente onde vive, a avaliação do animal e da água e a solicitação de exames complementares sempre que necessário.

Quadro 85.1. – Causas, sinais clínicos e tratamento das principais emergências em peixes

Alteração	Causa	Sinais clínicos	Tratamento
Intoxicação por amônia ou nitrito	Aumento de amônia e nitrito geralmente associadas a falhas na filtragem biológica, aumento de matéria orgânica, excesso de alimentação, poucas trocas de água, etc.	Alterações respiratórias. Descoloração. Alterações neurológicas. Infecções secundárias.	Trocas parciais da água até que os parâmetros sejam restabelecidos. Aumentar aeração da água e remover todo excesso de alimentação e matéria orgânica.
Baixo oxigênio dissolvido	Associado à aeração inadequada, aumento de temperatura, aumento da salinidade e excesso de alimentação.	Alterações respiratórias (aumento da frequência respiratória, "boquejamento" na superfície, etc.). Descoloração. Alterações neurológicas. Infecções secundárias. Aumento da produção de muco. Nadadeiras bem próximas ao corpo. Letargia. Edema de córnea.	Aumentar aeração da água (aeradores ou oxigênio). Aumentar o fluxo de água. Diminuir a densidade do tanque. Remover excesso de matéria orgânica.
Intoxicação por cloro e cloramina	Associado ao uso de água de torneira sem prévia remoção do cloro ou ao uso de cloro para limpeza e a não realização do enxágue adequado.	Sinais clínicos na maioria das intoxicações são inespecíficos e incluem: Alterações neurológicas, alterações respiratórias e mortalidade aguda.	Remoção da toxina: trocas parciais de água e uso de carvão ativado ou zeolita. Nos casos de intoxicação por cloro: tiossulfato de sódio pode ser utilizado na água. Nos casos de intoxicação por organofosfatos: atropina pode ser utilizada. Sempre que possível remover o animal para outro tanque com parâmetros adequados até que as toxinas sejam eliminadas.
Pesticidas, herbicidas e fertilizantes	Mais comum em lagos ao ar livre.		
Hiperssaturação de gás (doença da bolha gasosa)	Hiperconcentração de gases na água. Pode ocorrer por algum vazamento na tubulação do tanque ou por alguma bomba que esteja puxando ar.	Embolia gasosa nos tecidos periorbitais, na câmara anterior dos olhos, nos vasos das nadadeiras e das brânquias. Mortalidade aguda.	Identificar a fonte da hiperssaturação de gás. Animais podem ser tratados com inibidores da anidrase carbônica (acetazolamida). Aspiração das bolhas para remover o excesso de gás.

4. MEDIDAS QUE DEVEM SER REALIZADAS EM RELAÇÃO AO AMBIENTE

- Melhorar aeração/oxigenação da água.
- Realizar testes dos parâmetros de água.
- Em casos de parâmetros alterados, realizar troca parcial da água do tanque ou transferir o animal para outro aquário/tanque com os parâmetros adequados (aclimatar antes de transferir).
- Conferir se todo o sistema de suporte à vida está funcionando adequadamente (bombas, filtros, aquecedores, *chillers,* etc.).

5. XABCDE EM PEIXES

Assim como para outros pacientes em emergência ou urgência, o atendimento com peixes pode ser realizado seguindo o xABCDE. Para avaliar a frequência respiratória observar os movimentos operculares e para frequência cardíaca utilizar o doppler.

Apesar de o coração continuar a bater, mesmo após a parada dos movimentos operculares, manobras de reanimação são raramente efetivas, a não ser que a parada seja atribuída a um estressor agudo ou uma overdose de anestésicos.

- *A (Vias aéreas):* fluxo de água pelas brânquias (direção crânio-caudal) para permitir a respiração; qualquer obstrução das brânquias deve ser removida (excesso de muco, substrato, etc.)
- *B (respiração):* melhorar a oxigenação aumentando o fluxo de água nas brânquias (com mangueira ou "nadando" o animal) e aumentando a aeração e oxigenação da água.
- *C (circulação):* em casos de parada do movimento opercular e cardíaco (avaliação com doppler) a compressão cardíaca não será efetiva.

6. PRINCIPAIS EMERGÊNCIAS RELACIONADAS AO AMBIENTE

As principais emergências relacionadas ao ambiente e que apresentam morbidade e mortalidade súbitas são a intoxicação por amônia e nitrito, baixa densidade de oxigênio dissolvido, alterações bruscas de temperatura e pH, intoxicação por cloro e cobre e hiperssaturação gasosa.

7. PRINCIPAIS EMERGÊNCIAS RELACIONADAS A AGENTES INFECCIOSOS

As principais infecções agudas que afetam os peixes são principalmente causadas por bactérias ou protozoários (infecções por metazoários e vírus também devem ser consideradas).

7.1. – Doenças bacterianas

A sepse pode ser observada com frequência e normalmente é secundária a outros fatores que causam estresse ao animal. Os principais agentes envolvidos são bacilos gram negativos (ex. *Vibrio* spp., *Aeromonas* spp, *Edwardsiella* spp), porém podem ocorrer infecções agudas por bacilos e cocos gram positivos.

Os principais sinais clínicos observados nesses casos são: petéquias, hiperemia, ulceração, alterações oculares (ceratite, uveíte, exoftalmia), distensão celomática, desconforto/alteração respiratória, sinais neurológicos e óbito. Nestes casos de sepse, os antimicrobianos devem ser administrados por via parenteral para garantir que a dose seja administrada por completo e reduzir os riscos de resistência bacteriana. Os antimicrobianos de escolha nesses casos devem ter uma boa cobertura para gram negativos. Sempre realizar cultura bacteriana e antibiograma e uma vez que os resultados estejam disponíveis o antimicrobiano deve ser mantido ou substituído caso indicado.

7.2. – Doenças protozoárias

A morbidade e mortalidade agudas ocasionadas por infecções por protozoários são relativamente comuns, principalmente em animais recém-adquiridos, que não passaram por uma quarentena adequada e que são mantidos em tanques com alta densidade e má qualidade da água. Alguns dos protozoários que afetam peixes marinhos são bastante invasivos (*Cryptocaryon irritans*, *Brooklynella hostilis*, *Uronema marinum*). Peixes de água doce podem ser acometidos por infecções por *Ichthyophthirius multifiliis*, *Chilodonella* sp, *Oodinium* spp entre outros. O tratamento deve ser baseado no entendimento do ciclo de cada um desses protozoários e deve incluir alterações na salinidade e temperatura do tanque, bem como melhorar a imunidade dos animais.

8. TRAUMA

Lesões por trauma podem ser decorrentes de agressões inter ou intraespecíficas, animais que pulam do tanque, após transporte ou manipulação inadequada, entre outros. Apesar de apresentarem boa cicatrização (quando em um ambiente adequado) podem ocorrer infecções bacterianas e fúngicas secundárias e/ou alterações eletrolíticas. As lesões devem ser limpas com solução salina, soluções de baixa concentração de clorexidina ou com solução salina 0,9% ozonizada. Quando

necessária a realização de sutura, podem ser usados fios monofilamentos absorvíveis ou não absorvíveis. Pomadas com boa aderência na pele e boa durabilidade na água podem ser utilizadas (ex: pomadas oftálmicas ou orabase).

9. SUPORTE NUTRICIONAL AO PACIENTE CRÍTICO

- Animais em estado crítico necessitam de suporte nutricional.
- Pacientes com doenças crônicas terão requerimentos nutricionais que devem fazer parte do protocolo terapêutico.
- Em casos de animais inapetentes, as necessidades nutricionais e de suporte de fluidos devem ser avaliadas, uma vez que a melhora da nutrição irá melhorar a função imunológica.
- Principalmente em espécies marinhas a anorexia pode levar a quadros de desidratação.
- Nos casos de animais inapetentes, recomenda-se a hidratação ou alimentação via sonda esofágica.
- É importante certificar que as partículas/restos de alimentação não estejam obstruindo os filamentos das brânquias.
- Volume administrado de água (filtrada) ou de alimentação é de 10-30mL/kg (recomenda-se começar com volumes menores e ir gradualmente aumentando gradualmente).

10. DROGAS DE EMERGÊNCIA E REPOSIÇÃO DE FLUIDOS

A maioria das doses e utilização dos fármacos é extrapolada a partir de outros vertebrados. É importante sempre considerar as características fisiológicas da espécie em questão. O estresse agudo pode desencadear a liberação de catecolaminas e corticosteroides, que irão causar uma hiperglicemia transitória, seguida por uma hipoglicemia prolongada e alterações na permeabilidade das brânquias que irão ocasionar alterações na regulação dos íons através do epitélio, com perda de eletrólitos em peixes de água doce e perda de água em peixes marinhos.

Fluidos podem ser administrados por via oral, via intracelomática ou endovenosa. Para a administração por via oral, recomenda-se o uso de água filtrada (sem cloro). Essa é a via menos invasiva e é bem tolerada. Em peixes marinhos, soluções cristaloides como ringer lactato podem ser utilizadas por via parenteral.

11. AVALIANDO A DOR EM PEIXES E ANALGESIA

Os principais sinais clínicos indicativos de dor são:
- Nadadeiras bem próximas ao corpo.
- Diminuição da natação.
- Diminuição do apetite.

- Aumento da frequência respiratória (abertura de opérculo).
- Postura anormal na coluna d'água.
- Animal no fundo do tanque.

A maioria das espécies de peixes apresentam receptores opioides e os agonistas dos receptores mu são os mais eficientes para esse grupo. Infiltração local com lidocaína e anti-inflamatórios não esteroidais (cetoprofeno, carprofeno, meloxicam) podem ser utilizados. Estudos farmacocinéticos são escassos e as doses são extrapoladas de outros vertebrados.

12. ANTIBIOTICOTERAPIA NAS URGÊNCIAS E EMERGÊNCIAS

Importante ressaltar que a maioria das bactérias que acometem os peixes são GRAM –portanto recomenda-se utilizar em um primeiro momento, antimicrobianos que atinjam esse grupo.

13. EXAMES COMPLEMENTARES

- Hemograma e análises bioquímicas: valores de referência não estão disponíveis para a maioria das espécies. Parâmetros da água (temperatura, pH, amônia, nitrito, nitrato, etc.) podem afetar os resultados.
- Citologia de fluidos (material aspirado de bexiga natatória e líquidos livre da cavidade celomática): em animais saudáveis não é comum a obtenção de líquido na punção de bexiga natatória (presença somente de gás). Culturas bacterianas e citologias desse líquido são ferramentas úteis para o diagnóstico. A presença de grande quantidade de leucócitos mononucleares ou heterofilos imaturos sugerem processo infeccioso

e a presença de bactéria intracelular nos leucócitos da bexiga natatória sugere sepse, enquanto se o líquido obtido na punção for acelular, pode sugerir inflamação crônica.

É importante considerar que em casos de enterites, é possível ter um acúmulo de gás na cavidade e o animal irá apresentar alterações natatórias semelhantes ao observado nos casos de doença da bexiga natatória. Abdominocentese pode ser realizada nos casos de suspeita de efusão peritoneal.

- Exame radiográfico: considerar em casos de distensão celomática e/ou alterações de flutuabilidade e natatórias ou em casos de suspeita de ingestão de corpo estranho. Contraste (administrado via sonda esofágica) pode ser utilizado para avaliação gastrointestinal.

14. LITERATURA RECOMENDADA

1. Densmore CL. Anatomical Physiology of Fish. In: Smith, SA, editor. Fish Diseases and Medicine. Boca Raton: CRC Press.; 2019.p.1-26
2. Hadfield, CA., Whitaker, BR., Clayton, LA. Emergency and critical care of fish. Vet Clin North Am Exot Anim Pract 2007;10: 647–655.
3. Stoskopf, M. Clinical Examination and Procedures. In: Stoskopf M, editor. Fish Medicine. Philadelphia: WB Saunders;1993; p.62-78.
4. Soto E, Boylan SM, Stevens B, Smith SA, Yanong RPE, Subramaniam K, Waltzek T. Diagnosis of fish disease In: Smith, SA, editor. Fish Diseases and Medicine. Boca Raton: CRC Press.; 2019.p.46-88.
5. Pouder DB, Smith SA. Water Quality and Environmental Issues In: Smith, SA, editor. Fish Diseases and Medicine. Boca Raton: CRC Press.; 2019.p.27-45.
6. Lewbart GA. Fish supplement. In: In: Johnson-Delaney C, ed. Exotic Companion Medicine Handbook. West Palm Beach, Florida: Zoological Medicine Network; 2006. p.1-58.
7. Noga EJ. Methods for diagnosing fish disease. In: Noga, EJ, editor. Fish Disease: Diagnosis and Treatment (2a edição). Iowa: Wiley-Blackwell; 2010.p13-68.
8. Sladky KK. Treatment of Pain in Fish. Vet Clin North Am Exot Anim Pract. 2023 Jan;26(1):11-26.

1. INTRODUÇÃO

Os répteis têm se tornado cada vez mais comuns na rotina clínica do médico veterinário de pets não convencionais. Composta pelas ordens *Testudinata*, *Squamata*, *Crocodilia* e *Rhynchocephalia*, a classe *Reptilia* possui atualmente mais 11600 espécies. Dentre essas ordens, destacam-se pela sua presença na rotina, os jabutis, cágados, lagartos e as serpentes.

Como característica ímpar e diferente de todas as espécies domésticas que compõem o dia a dia, a ectotermia, tem influência direta na abordagem do paciente réptil. Os animais ectotérmicos, de forma simples, dependem diretamente da temperatura externa, para modulação do funcionamento celular e metabolismo. Dessa forma, podemos assumir que a manipulação da temperatura e umidade do ambiente são fundamentais, e devem obrigatoriamente constar no plano de abordagem a esses pacientes.

No que se refere à rotina de urgências e emergências, os traumas e as alterações agudas, reflexas da descompensação de quadros respiratórios, digestivos e reprodutivos, se fazem relevantes. Além dessas etiologias, quadros secundários a complicações de doenças nutricionais também são comuns.

2. ATENDIMENTO DO PACIENTE RÉPTIL EM CONDIÇÃO DE URGÊNCIA OU EMERGÊNCIA

Todo paciente em situação de urgência ou emergência deve ser atendido de acordo com o protocolo ABC do trauma, ou ABCDE da vida, no caso dos répteis, isso não se faz diferente. Diante disso, preconiza-se:

- Inspeção de vias aéreas, com auxílio de um laringoscópio (**Figura 86.1.**). Em espécies e/ou indivíduos nos quais o uso do laringoscópio não se mostre viável, recomenda-se utilizar um abaixador de língua, pinça e uma fonte de luz.
- Limpeza da cavidade oral com auxílio de swabs, cotonetes ou pinças com gazes. Recomenda-se ter à disposição materiais de diferentes tamanhos e calibres.
- Avaliação e checagem de movimentos respiratórios.
- Em caso de apneia, intubação e ventilação (2 a 6 movimentos ventilatórios por minuto). Nos testudines e

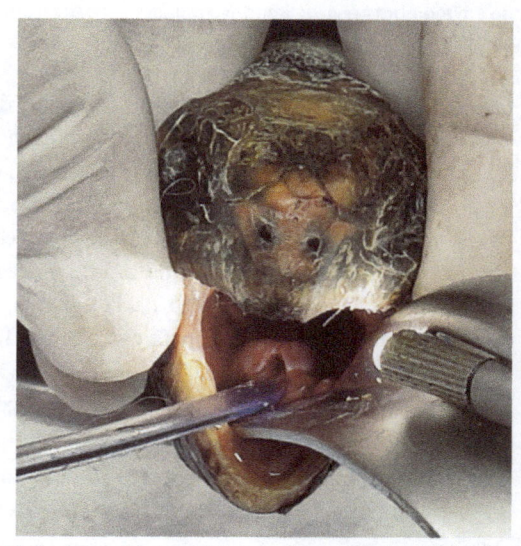

Figura 86.1. – Inspeção de cavidade oral, com auxílio de laringoscópio, em jabuti piranga (*Chelonoidis carbonaria*).

crocodilianos, recomenda-se a utilização de sondas endotraqueais sem balonetes, pois essas espécies possuem anéis traqueais completos. Já nas serpentes e nos lagartos, os anéis traqueais se mostram incompletos, no entanto, faz-se importante destacar que em pacientes pequenos, a utilização de sondas sem balonetes também pode-se fazer necessária, pela discreta dilatação que o lúmen traqueal pode apresentar.

- Aferição da porcentagem de saturação periférica de oxigênio (**Figura 86.2.**). Para obtenção de resultados mais fidedignos, recomenda-se a utilização de um leitor de transflectância. Considerando a influência das escamas, no valor obtido, sugere-se a sua utilização numa escala de tendências.
- Identificação e contenção de hemorragias quando presentes.
- Avaliação e constatação de pulso e frequência cardíaca com auxílio de doppler vascular, localizado diretamente sobre a região cardíaca em serpentes e lagartos e na região de fossa umeral, direita ou esquerda, em jabutis, cágados e tartarugas.

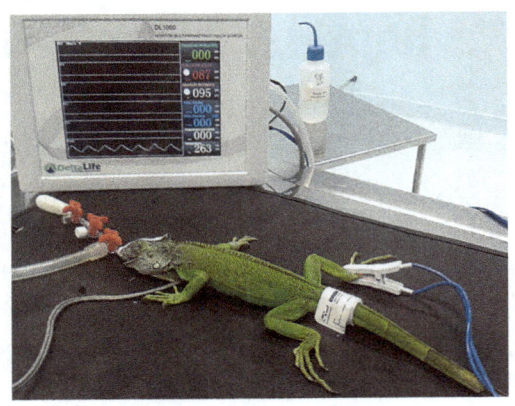

Figura 86.2. – Filhote de iguana (*Iguana iguana*) com oxímetro de pulso posicionado em membro pélvico direito. No monitor, é possível observar a onda de pulso e valor de saturação (95%).

Quadro 86.1. – Escala de Avaliação do Nível de Consciência – AV(T)DN

Alerta
- O paciente se mostra responsivo e alerta a estímulos externos: Verbal (sonoro)/Toque.
- Para que o paciente responda, se faz necessário o estímulo verbal.
- Em casos nos quais a verbalização se apresente pouco aplicável a espécie avaliada, os estímulos sonoros podem substituir os estímulos verbais.
- Para espécies nas quais os estímulos verbais/sonoros se mostrem pouco aplicáveis, o autor sugere a avaliação de resposta ao toque.

Dor
- Para que o paciente responda, se faz necessário a aplicação de um estímulo doloroso.

Nenhuma resposta
- Ausência de resposta a estímulos externos.

- Aferição da pressão arterial não invasiva, através do método oscilométrico ou com auxílio de doppler vascular. O manguito escolhido/utilizado, deve ter uma largura de aproximadamente 40% do diâmetro do local no qual será posicionado. Para os lagartos, faz-se possível a utilização dos membros e da base da cauda, no caso dos quelônios utilizam-se os membros, já para serpentes a cauda. Os valores de referência estão entre 40 a 90 mmHg de pressão arterial sistólica. (**Figura 86.3.**).

- Avaliação do estado de consciência pela escala AVDN. Em espécies nas quais a constatação de resposta ao estímulo verbal/sonoro possa se mostrar difícil, o autor sugere a substituição do V, pelo T de toque. (**Quadro 86.1.**)

- Aferição da glicemia. É importante destacar que oscilações no valor de glicemia não resultam apenas de anorexia, mas também de distúrbios endócrinos e/ou alterações no metabolismo celular, como observado

nos casos de sepse, choque séptico, estresse, entre outras etiologias. Em jabutis, variações do valor de glicemia acima ou abaixo do valor de referência (60 a 100mg/dL, sempre que disponível, sugere-se o uso de referência espécie específica), estão associadas a um maior risco de óbito.

- Aferição do lactato sanguíneo. Em répteis, o uso clínico do lactato ainda se encontra em fase de desenvolvimento. Atualmente, há uma grande lacuna no quesito referências. Diante desse cenário e baseado nos dados disponíveis, o autor sugere como intervalo de referência para esses pacientes 0,5 a 1,5mmoL/L. Vale ressaltar que essa é uma sugestão generalista e que se recomenda sempre a procura por valores espécie específicos. Além disso, outra particularidade relacionada a esse parâmetro, refere-se à sua lenta depuração, não sendo recomendada uma nova aferição em menos de 24 horas.

- Aferição dos valores de hematócrito e proteínas totais.

- No caso de espécies peçonhentas, recomenda-se fortemente que a manipulação desses pacientes seja feita somente por pessoas experientes no manejo desses animais.

3. TRAUMAS

Os traumas ocupam um lugar importante, entre as etiologias que levam o paciente réptil à urgência/emergência. Diante dessa afirmação, sugere-se que o atendimento desses animais, seja seguido de:

- Atendimento e avaliação direcionado pelo protocolo ABDCE do trauma.

- Rechecagem do fornecimento de oxigênio e do posicionamento da sonda endotraqueal quando presente.

- Para pacientes que se apresentem em apneia, ventilação controlada manual a uma frequência de 2 a 6 movimentos por minuto.

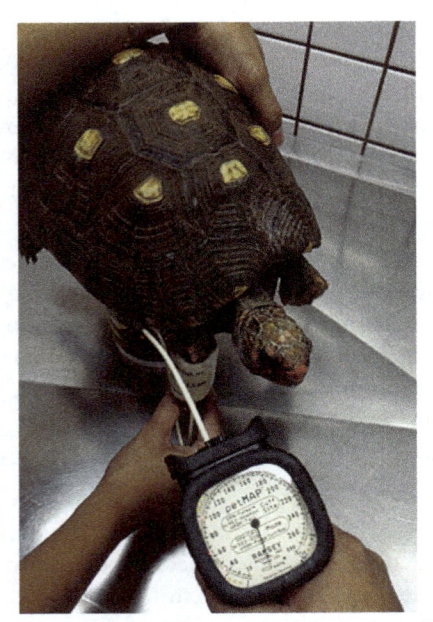

Figura 86.3. – Aferição da pressão arterial pelo método oscilométrico em jabuti piranga (*C. cabonaria*).

- Palpação da cavidade celomática. Em cágados, jabutis e tartarugas, o procedimento de palpação se limita às regiões de fossas femorais, em indivíduos colaborativos também pelas fossas umerais.

- Ultrassonografia de cavidade celomática para constatação ou exclusão de coleções líquidas. Na impossibilidade de uso do ultrassom, sugere-se a punção da cavidade celomática. Em casos de punção positiva, aferição do hematócrito, glicemia, lactato, densidade, concentração de proteínas e celularidade do líquido. Em casos suspeitos de rupturas de trato gastrointestinal e/ou infecções de outras naturezas, realização de cultura e antibiograma.

- Ecocardiografia, quando disponível, pode ser utilizada para avaliação do volume de ejeção e débito cardíaco. (**Figura 86.4.**)

- Os valores de hematócrito e glicemia, obtidos do líquido celomático, devem ser avaliados de forma comparativa aos valores sistêmicos. Valores de hematócrito, com uma diferença inferior a 10% do valor sanguíneo, podem sugerir uma hemorragia. Valores baixos de glicose no líquido cavitário, em relação ao valor sanguíneo, podem ser indicativos de inflamação e/ou infecção.

- Colheita de sangue para realização de hematócrito, proteínas totais, glicemia e lactato.

- Avaliação e monitoração do *status* volêmico. (**Quadro 86.2.**)

- Reavaliação do estado de consciência/neurológica a intervalos de 24 horas. Após estabilização do paciente, associe exames de imagem (radiografia, tomografia computadorizada e/ou ressonância magnética).

- Exame ortopédico de membros e cauda.

Em casos de hemorragia grave e/ou persistente, constatadas durante o ABCDE do trauma ou no exame ultrassonográfico, preconiza-se total direcionamento à contenção do foco e reposição volêmica.

4. REPOSIÇÃO VOLÊMICA NO PACIENTE RÉPTIL

A necessidade de reposição volêmica é comum a pacientes em condições de urgência e emergência. Em répteis hipovolêmicos, sugere-se como protocolo de reposição:

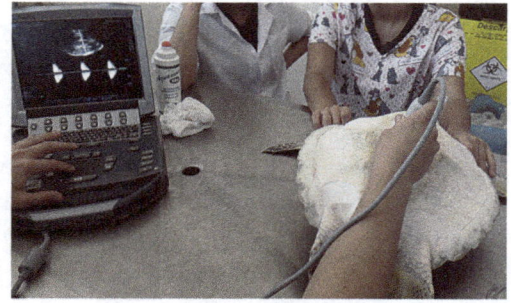

Figura 86.4. – Avaliação de débito cardíaco com ecocardiograma em tartaruga marinha.

Quadro 86.2. – Avaliação da Desidratação e *Status* Volêmico em Répteis

Escore de desidratação em répteis	
Grau de desidratação	**Sinais clínicos**
Inferior a 5%	Não detectável.
5 a 8%	Redução do turgor de pele. Pele de aparência enrugada. Perda do brilho – pele e escamas.
10 a 12%	Perda acentuada do turgor de pele. Membranas mucosas ressecadas. Língua de aparência pegajosa. Redução do brilho ocular e endoftalmia. Mimetização do quadro de inanição.
15%	Pele não retornam quando tensionadas. Membranas mucosas intensamente ressecadas. Taquicardia e depressão.

Observação:
Para avaliação do turgor de pele, recomenda-se tensionar as pálpebras, em espécies que as possuem.
A depleção do fluido intracelular pode resultar em uma aparência de emaciação.
Avaliação e monitoração do peso corporal, oscilações de peso podem se relacionar com perda ou ganho de volume.
Apesar da ausência de dados correlacionando o grau de desidratação com as respectivas alterações laboratoriais em répteis, o autor sugere a utilização do Ht, Pt, ureia, ácido úrico, lactato e eletrólitos, para constatação do quadro clínico, avaliação da gravidade e posterior direcionamento terapêutico. A pressão arterial também deve ser monitorada.
Faz-se importante lembrar que a influência da temperatura externa é determinante para avaliação do paciente e dos resultados do tratamento.

- Avaliação e constatação dos sinais clínicos e laboratoriais sugestivos de hipovolemia, como alteração no turgor cutâneo, ressecamento de membranas mucosas, redução da intensidade de som captada ao doppler, hipotensão (PAS < 40mmHg), perda de peso, aumento na porcentagem do hematócrito, no valor de proteínas totais, ácido úrico e lactato.

- Estabelecimento de pelo menos 3 metas de reposição volêmica (frequência cardíaca, pressão arterial, ressecamento de mucosas, peso corporal, porcentagem de hematócrito e concentração de lactato, proteínas totais e ácido úrico). Nos répteis a constatação de responsividade se mostra tardia em relação aos mamíferos e as aves, sendo indicado cautela na velocidade de reposição volêmica. Além disso, vale lembrar que por serem ectotérmicos, necessitam de temperatura ambiental adequada, para demonstração de sinais compensatórios.

- Quantificação de eletrólitos (sódio, potássio, cloro, cálcio e fósforo) e equilíbrio ácido-base, para o direcionamento do fluido a ser utilizado. Na ausência desses dados sugere-se a utilização de ringer lactato.

- Cateterização de um acesso venoso ou intraósseo em casos de desidratação grave. A utilização da via subcutânea deve ser considerada em casos mais brandos.

Em pacientes com nível de consciência adequado e sem restrições por alterações do trato digestório, a via oral se apresenta como uma boa opção. A via intracelomática deve ser evitada em pacientes com alterações respiratórias, distocias, corpos estranhos ou qualquer outra etiologia relacionada com potencial aumento da pressão intracelomática.

- Cálculo do volume de déficit (peso em gramas X porcentagem de desidratação na sua representação decimal = volume de déficit em ml) e do volume de manutenção (15mL/kg/dia).

- Reposição do volume de déficit em 72 a 96 horas. Répteis, por suas características ectotérmicas e consequente baixa taxa metabólica, se mostram mais resistentes à hipóxia, quando comparados às aves e aos mamíferos. Além disso, possuem mecanismos fisiológicos de redirecionamento sanguíneo, conhecido como "*shunt*" cardíaco, que podem alterar a taxa de fluxo sanguíneo sistêmico nessa condição. Diante desse cenário e entendendo que a infusão de grandes volumes pode influenciar esse modelo de fluxo de forma inesperada, entende-se que esses pacientes necessitam de mais tempo, para receber, acomodar e distribuir volume.

- Monitoração de parâmetros clínicos e laboratoriais, que possam indicar responsividade ou não a terapia de reposição de volume.

- Em casos menos graves ou após o resgate inicial, a associação de banhos com submersão da cloaca pode ser uma opção. Assim como a utilização da via oral.

5. URGÊNCIAS/EMERGÊNCIAS RESPIRATÓRIAS

As urgências ou emergências de ordem respiratória se tornam menos comuns nos répteis. Isso se deve basicamente a sua fisiologia ectotérmica e resultante resistência à hipóxia. Apesar disso, em situações de dispneia e/ou sugestivas de hipóxia a suplementação de oxigênio não deve ser negligenciada. Frente a esse contexto, preconiza-se:

- Avaliação do paciente direcionada pelo protocolo ABCDE do trauma.

- Inspeção e remoção de secreções em cavidade oral.

- Suplementação de oxigênio, até que se constate a sua real necessidade ou não. A exemplo do que preconizamos para outras espécies, o fornecimento de oxigênio deve ser confortável para o paciente, máscaras ou caixas para oxigenação podem ser opções.

- Em casos de apneia, intubação e ventilação.

- Após a estabilização, coleta de amostras sanguíneas, para avaliação de alterações que possam estar relacionadas direto ou indiretamente com o quadro respiratório observado. Avaliação do hemograma em casos suspeitos de infecção do sistema respiratório. O hematócrito para possíveis anemias e/ou desidratação. As proteínas totais e suas frações (albumina e globulinas) para avaliação da pressão oncótica, possível desidratação e/ou inflamação e os parâmetros do equilíbrio ácido-base.

- Após a estabilização, realização de radiografias e/ou tomografia computadorizada, conforme a indicação e necessidade.

- Após a estabilização, coleta de material/secreções com auxílio de um *swab* em casos de suspeita de alteração em trato respiratório superior (narinas, cavidade bucal, laringe, glote e entrada do orifício traqueal), para citologia, cultura e antibiograma. Para casos relacionados ao trato respiratório inferior recomenda-se a realização de um lavado traqueobrônquico.

- Para realização do lavado traqueobrônquico, a sedação ou anestesia podem se fazer necessárias. A intubação traqueal, além de guiar a sonda para realização do exame, se mostra como uma ferramenta de apoio importante, para oxigenação do paciente antes, durante e depois do exame.

- Para realização do lavado, deve-se infundir entre 0,5 a 1mL de solução salina a 0,9% estéril para cada 100g de peso corpóreo. A recuperação da amostra é feita por repetidas aspirações. A amostra coletada deve ser direcionada para realização de citologia, cultura e antibiograma.

- Diante de quadros infecciosos, antibioticoterapia à base fármacos de amplo espectro ou direcionados às bactérias Gram negativas, podem se mostrar com opções até o resultado do antibiograma.

- Vale destacar que a suplementação de temperatura, comum no manejo desses pacientes, resultará no aumento da demanda por oxigênio, sendo importante, atenção ao risco de hipóxia.

6. URGÊNCIAS/EMERGÊNCIAS DIGESTÓRIAS

Às urgências e/ou emergências resultantes de alterações no sistema digestório dos répteis, tem entre as principais etiologias, diarreias e a ingestão de corpos estranhos. Diante de casos como esses, sugere-se como protocolo de abordagem:

- Avaliação do paciente direcionada pelo protocolo ABCDE do trauma.

- Analgesia de acordo com a intensidade de dor constatada. Para quadros de dor branda a moderada, o tramadol (5mg/kg) pode se mostrar como opção. Em casos de intensa distensão visceral, pode se fazer necessário a utilização de agonistas totais, como fentanil ou morfina. Os anti-inflamatórios devem ser evitados em animais desidratados, até que essa condição seja controlada.

- Coleta de amostras sanguíneas para avaliação dos valores de hematócrito, proteínas totais, glicemia, lactato, ácido úrico, ureia (espécies aquáticas), eletrólitos (sódio, potássio e cloro) e parâmetros do equilíbrio ácido-base.

- Reposição volêmica guiada por metas. Adição/suplementação de eletrólitos conforme os resultados obtidos. Na impossibilidade de avaliação de tais parâmetros, sugere-se a utilização de ringer lactato.

- Em casos de desidratação severa, com hiperuricemia e comprometimento da função renal, pode se fazer presente um quadro de hipercalemia.

- Casos de diarreia, com consequente produção/acúmulo de gases em trato gastrointestinal, assim como a ingestão de corpos estranhos, são etiologias potenciais para incremento da pressão intracelomática. Em lagartos, a aferição da pressão intracelomática, pode ser feita a partir da infusão de 1mL/kg de solução salina 0,9% estéril na cavidade celomática, e avaliação da pressão de fluxo de retorno em um sistema de coluna de água (0 a 0,5mmHg – referência) ou um transdutor de pressão arterial (0 a 2,0mmHg – referência).

- A partir da subtração do valor de pressão intracelomática do valor de pressão arterial média, faz-se possível a obtenção do valor de pressão de perfusão celomática (coluna de água – 76mmHg/transdutor de pressão – 82mmHg).

- Em casos de hipertensão celomática sugere-se revisão do protocolo analgésico, em alguns casos, protocolos de neuroleptoanalgesia (morfina 1mg/kg com midazolam 1 a 2 mg/kg) podem ser uma opção, sondagem esofágica e/ou cloacal para tentativa de drenagem dos gases, massagens e/ou vibradores também podem auxiliar na eliminação de gases e fezes. Enemas e punções também podem ser úteis.

- Em pacientes com aumento comprovado, ou provável, de pressão intracelomática, a administração de fluido por essa via se faz contraindicada.

- Em casos de diarreia, colheita de material fecal para exames coproparasitológicos, cultura e antibiograma. Para pesquisas de helmintos e/ou protozoários, recomenda-se a avaliação de amostras seriadas. Em casos de etiologia bacteriana, recomenda-se a utilização de antibióticos de amplo espectro, seguido de adequação conforme o resultado de antibiograma. Para quadros parasitários, recomenda-se o direcionamento do protocolo conforme o resultado obtido.

- Pacientes com quadros graves de diarreia ou constipação podem apresentar prolapso de cólon. Diante desse cenário, se faz importante primeiramente a identificação do tecido prolapsado e avaliação de viabilidade. A parede do cólon, diferentemente do oviduto, se mostra lisa. Em quadros nos quais o tecido se mostre viável, recomenda-se a limpeza do local com soluções hipertônicas e compressas frias. Pacientes que não apresentem

hipovolemia, podem se beneficiar do uso de anti-inflamatórios esteroidais (dexametasona 2mg/kg).

- Em quadros resultantes da ingestão de corpos estranhos, a remoção por endoscopia deve ser feita sempre que possível. Para casos nos quais essa não seja uma opção, se faz necessária a remoção cirúrgica. Para ambas as opções, faz-se fundamental a prévia estabilização do paciente.

7. URGÊNCIAS/EMERGÊNCIAS REPRODUTIVAS

As distocias mal diagnosticadas e que consequentemente têm o seu tratamento atrasado, juntamente com os quadros de estase folicular e os prolapsos de pênis e oviduto, se apresentam como potenciais urgências/emergências reprodutivas. Diante desses distúrbios, recomenda-se:

- Atendimento do paciente direcionado pelo protocolo ABCDE do trauma.

- Em casos de distocia, após avaliação e estabilização inicial, seguir com o processo investigativo em busca de sinais que possam confirmar essa condição, uma vez que, o diagnóstico pode se mostrar desafiador. É preciso entender que a simples presença de folículos, ovos ou fetos em uma radiografia, ou ultrassonografia não caracteriza uma distocia.

- Realização de radiografias, ultrassonografias e tomografias computadorizadas são importantes para o diagnóstico. A presença de ovos ou fetos mal formados, assim como a presença desses, no interior da cavidade celomática, por tempo superior ao normal, podem caracterizar uma distocia. Em testudines, ovos que permanecem dentro do oviduto, por tempo suprafisiológico, tendem a apresentar cascas mais espessas e potencialmente irregulares.

- Em casos de estase folicular, a ultrassonografia pode se apresentar como uma importante ferramenta diagnóstica.

- Serpentes podem ser desafiadoras no que se refere ao diagnóstico de distocia. Observação de aumentos de volume em região caudal podem ajudar. Em serpentes vivíparas a maleabilidade dos filhotes, pode tornar o diagnóstico mais desafiador, nesses casos o ultrassom pode ser um apoio importante, pois além de detectar a presença dos filhotes, permite a avaliação da frequência cardíaca.

- Os lagartos com distocia, ao contrário das serpentes e dos testudines, apresentam apatia precoce. A anorexia não deve ser considerada um sinal de alteração, pois indivíduos em que se encontram nessa fase podem se apresentar anoréxicos.

- A tentativa de remoção dos ovos por palpação/compressão manual em serpentes e lagartos, deve ser evitada na grande maioria das vezes, pois há o risco de rupturas e prolapso de oviduto.

- Suplementação de temperatura, com a finalidade de manter o paciente dentro da zona de temperatura ótima para espécie, fluidoterapia guiada por metas, fornecimento de cálcio (50 a 200mg/kg SC, IM) e correção eletrolítica de acordo com a necessidade. A suplementação de glicose também pode ser feita, em pacientes que apresentem valores condizentes com hipoglicemia.

- Aplicação intramuscular ou intracelomática de ocitocina, 60 minutos após a aplicação de cálcio, em doses que variam de 1 a 20UI/kg IM. Em casos de insucesso a reaplicação de uma segunda dose pode ser feita em 60 minutos. O sucesso deste protocolo tem se mostrado maior, quando a aplicação de ocitocina é feita nas primeiras 48 horas de distocia.

- Lubrificação da cloaca com gel solúvel em água.

- Durante o processo de estimulação, o paciente deve ser mantido em ambiente aquecido e apropriado para eliminação dos fetos ou postura dos ovos.

- Em casos de insucesso na postura ou eliminação dos fetos, recomenda-se a remoção cirúrgica.

- Em quadros de estase folicular a remoção cirúrgica se mostra como tratamento de escolha.

- Nos casos de prolapso de pênis ou oviduto, recomenda-se inicialmente, identificação do tecido prolapsado, avaliação de viabilidade do tecido e tratamento com banhos gelados, soluções hipertônicas e anti-inflamatórios sistêmicos, desde que o paciente não esteja desidratado. A terapia proposta tem como meta a redução do edema e posterior redução/reposicionamento do tecido prolapsado que se mostre viável.

- No prolapso de oviduto, a constatação de estrias longitudinais no tecido, se faz importante para diferenciação de casos de prolapso de cólon.

- Em casos nos quais o tecido prolapsado apresente alteração de coloração, ressecamento, consistência friável e em alguns mau cheiro, indica-se a ressecção cirúrgica.

8. LITERATURA RECOMENDADA

1. BRESSAN, T.F.; NICOLAI, A.E.S, BISETTO, S.P. *et al*. Comparação entre os métodos invasivo e oscilométrico de mensuração da pressão arterial em teiús (*Salvator merianae*). In: XII Congresso Brasileiro de Anestesiologia Veterinária, 2016, Curitiba, PR. **Anais CBAV**, p-85.

2. COLON, V.A.; DI GIROLAMO, N. Prognostic value of packed cell volume and blood glucose concentration in 954 client-owned chelonians. **J Am Vet Med Assoc**. 2020 Dec 15; 257 (12): pp.1265-1272.

3. KLEIN, K.; ADAMOVICZ, L.; PHILLIPS, C.A.; ALLENDER, M.C. Blood Lactate Concentrations in Eastern Box Turtles (*Terrapene carolina carolina*) Following Capture by a Canine Search Team. **J Zoo Wildl Med**. 2021 Apr;52(1):259-267. doi: 10.1638/2020-0071. PMID: 33827184.

4. NICOLAI, A.E.S; BRESSAN, T.F.; CARREGARO, A.B. Intracoelomic pressure and coelomic perfusion pressure in healthy tegus (*Salvator merianae*). **Ciência Rural**, Santa Maria, v.48: 02, e20170286, 2018.

Urgências Relacionadas à Infiltração Tumoral

Mariana Fernandes Cavalcanti
Rodrigo Cardoso Rabelo

1. ALTERAÇÕES MECÂNICAS: OBSTRUÇÃO, COMPRESSÃO, ESTENOSES

As emergências estruturais oncológicas são causadas por obstruções, compressões, estenoses e formação de líquidos atípicos devido à presença de neoplasia sólida. Tais alterações podem ter como consequências a perda de funções, dor intensa, paralisia e até o óbito. Algumas têm início insidioso, enquanto outras manifestam-se em horas, causando efeitos devastadores e, às vezes, até irreversíveis.

Os tumores que merecem destaque incluem os que comprimem e lesam o parênquima da medula espinhal, levando ao quadro progressivo de disfunção e podem, de forma aguda, trazer prejuízos importantes ao paciente caso não seja realizada a abordagem rápida da doença. As neoplasias dessa natureza, em cães e gatos, são classificadas como **extradurais**, originadas do corpo vertebral; **intradurais/extramedulares**; e **intramedulares**. Os **tumores extradurais** são os que ocorrem com mais frequência em cães e gatos. Estão localizados externamente à dura-máter e na maioria dos casos evoluem rapidamente em dias a semanas causando dor intensa e deterioração neurológica. Na espécie canina podem ser primários (osteosarcoma, fibrossarcoma, condrossarcoma, hemangiossarcoma e mieloma múltiplo), ou metastáticos (carcinomas e osteosarcomas).

Dentre os **tumores intradurais/extramedulares**, que ocorrem dentro da dura-máter, mas não no parênquima medular, os mais comuns são os tumores das bainhas nervosas. Aparecem geralmente em região cervical (C1/C5) e toracolombar (T3/L3) e causam compressão da medula espinhal, com sinais de disfunção. Já os **intramedulares** são os menos comuns. Ocorrem no parênquima da medula espinhal (gliomas ou tumores metastáticos).

Em felinos, o linfoma é a neoplasia primária mais comum em medula espinhal. É observado em pacientes jovens e positivos para o vírus da leucemia felina (FeLV). Tendem a ocorrer em região toracolombar, de forma focal, ou em múltiplas localizações e na maioria das vezes são extradurais. Causam paralisia, paraplegia, ataxia, sensibilidade dolorosa à palpação de coluna e prejuízo na micção.

O objetivo, na urgência, é estabilizar o paciente até que se tenha condições de tratar a causa primária, com modalidades terapêuticas que vão desde a cirurgia para a remoção de massa sólida, quando possível, bem como radioterapia, para controle de doença local e quimioterapia para tumores quimiossensíveis e até a associação desses tratamentos de acordo com a indicação do oncologista.

Outros tumores que merecem destaque: tumores da cavidade nasal e oral, como carcinomas de células escamosas, e fibrossarcomas, que podem atingir volumes importantes, trazendo dificuldade na apreensão dos alimentos, mastigação e deglutição tanto em cães, quanto em gatos, deformidade facial e obstrução de vias respiratórias superiores; tumores ósseos, como osteosarcomas em cães (dor intensa); mieloma múltiplo e osteossarcomas em cães (fraturas patológicas); tumores do trato urinário (obstrução do trato urinário inferior, hidronefrose); tumores primários do sistema nervoso central (meningiomas) ou secundários (carcinomas metastáticos), que causam convulsões, paralisias e neoplasias perianais de grande volume, as quais podem causar obstrução mecânica retal (carcinoma hepatóide, sarcomas indiferenciados).

Muitas vezes, algumas situações emergenciais na oncologia veterinária podem não serem passíveis de solução curativa, já que estamos tratando de uma doença crônica que causa grande morbidade ao paciente, com situações emergenciais ao longo da evolução clínica. Entretanto, a busca pelo conforto do animal é sempre fundamental para a tentativa da reversão da emergência oncológica.

Especialmente nas emergências estruturais, quando a causa primária não pode ser resolvida, o cuidado paliativo rápido pode salvar a vida do paciente e melhorar a sua qualidade de vida, ainda que por pouco tempo. É importante manter as funções preservadas, oxigenioterapia, desobstrução dos tratos urinário e intestinal, manutenção da drenagem linfática, e drenagem de líquidos indevidos (ascite, hemoperitônio, hemopericárdio). Além disso, deve-se considerar a terapia de suporte, como fluidoterapia, para correção de distúrbios eletrolíticos e desidratação. É preciso manter a nutrição do paciente conforme sua necessidade e possibilidade de receber o alimento. Se a alimentação voluntária do animal não for possível, é indicada a colocação de sondas (nasogástrica, esofágica ou gástrica). É importante também a realização da nutrição enteral como fator limitante na prevenção do risco iminente de translocação bacteriana. Animais internados em quadros emergenciais devem ter seu débito urinário e balanço hídrico monitorados.

O controle da dor também é de extrema importância. A dor do paciente oncológico é multifatorial, podendo ser de origem somática, visceral ou neuropática. O alívio da dor é essencial antes, durante e após o tratamento oncológico, principalmente quando a doença se encontra em fase avançada. Para a instituição do tratamento adequado, é necessário identificar o tipo de dor, a localização exata, o estado físico do paciente, a fase do tratamento, as limitações e os riscos dos procedimentos.

A dor no paciente oncológico pode ser causada por um envolvimento direto de estruturas sensíveis como tecidos moles, ossos, nervos e vísceras ou metástases ósseas. Além disso, pode estar relacionada com o tratamento e/ou diagnóstico da neoplasia, como biópsias, cirurgia, criocirurgia, quimioterapia e radioterapia. O reconhecimento do tipo e causa da dor é essencial para o adequado manejo da dor oncológica (consultar o **Capítulo de Dor**).

2. SÍNDROME DA VEIA CAVA SUPERIOR

A síndrome da veia cava cranial consiste em um conjunto de sinais clínicos que ocorrem em consequência da compressão gradual desta veia, em direção ao átrio direito, ocasionando edema e fluxo retrógrado.

A presença de neoplasias malignas intratorácicas que causam compressão e infiltração da veia cava cranial correspondem a cerca de 73-97% dos casos, em cães. Dentre os tumores cardíacos mais comuns que podem estar associados à síndrome, estão as neoplasias cardíacas que acometem o lado direito do coração (mais comumente o átrio direito), como hemangiossarcoma, neoplasia de corpo aórtico, linfomas e tumores ectópicos de tireoide. A síndrome é considerada rara, a qual ocorre principalmente em casos de doença avançada. Pode progredir em semanas a meses, ou de forma abrupta, o que a torna emergência oncológica. Os sinais clínicos da crise aguda consistem em cianose, dispneia, disfagia, caquexia, edema de face e região cervical torácica, ingurgitamento de veia jugular, taquicardia e auscultação pulmonar silenciada.

O prognóstico dessa condição clínica é bem desfavorável. O objetivo da abordagem de urgência é a tentativa de estabilizar o quadro do paciente, para que, em um segundo momento, ele possa ser submetido ao tratamento oncológico recomendado (cirurgia e/ou quimioterapia), sempre mantendo os cuidados paliativos para minimizar o sofrimento do animal.

3. LITERATURA RECOMENDADA

1. Irving RS, Rippe JM. Intensive care medicine. 5nd Ed. Lippincott Williams & Wilkins, 2003.
2. Lane SB, Kornegay JN, Duncan JR, Oliver JE Jr. Feline spinal lymphosarcoma: a retrospective evaluation of 23 cats. J Vet Intern Med. 1994 Mar-Apr;8(2):99-104.
3. Marioni-Henry K. Feline spinal cord diseases. Vet Clin Small Animal, 2010. 40: 1011-1028.
4. Mello LS, Leite-Filho RV, Panziera W; Bardinelli MB, Sonne L, Driemeier D, et al. Feline lymphoma in the nervous system: pathological, immunohistochemical, and etiological aspects in 16 cats. Pesq. Vet. Bras. 2019. 39(6):393-401.
5. Yasbek, K VB. Avaliação da dor e da qualidade de vida em cães com câncer. Revista Dor. São Paulo SP. Jul/Ago/Set, 2008. 9 (3) 1297-1304.
6. Lester P, Gaynor JS. Management of cancer pain. Vet Clin North Am Small Anim Pract. 2000 Jul;30(4):951-66, ix. doi: 10.1016/s0195-5616(08)70017-2. PMID: 10932835.
7. Rev. Cient. Med. Vet. - ISSN:1679-7353 _ Ano XXIV-Número 24 – janeiro de 2015 – Periódico Semestral Dor Oncológica em Pequenos Animais – Revisão de Literatura. Matheus Daniel Burato BERNO.
8. Casimiro RC. Neoplasias intracranianas, espinhais e nervo periférico. Em: Oncologia de Cães e Gatos. Rio de Janeiro: Editora Roca; 2ª edição, cap 47, p. 591-616, 2016.
9. Garcia, LVDR., Santos IOMG d., Carvalho EBD., Leite, SMG, Saiki, DC, Leite, TRS, & Moraes, Síndrome da Veia Cava Cranial em cão da raça Golden Retriever – Relato de caso. Res.Soc. Develop. 2021. 10 (10).

Urgências Relacionadas às Síndromes Paraneoplásicas e Quimioterapia

Mariana Fernandes Cavalcanti
Rodrigo Cardoso Rabelo

1. INTRODUÇÃO

O paciente oncológico deve ser monitorado constantemente, desde o seu diagnóstico, durante e após o tratamento oncológico. Sabemos que a presença da neoplasia pode causar alterações laboratoriais graves, que podem anteceder ou acompanhar os sinais clínicos da doença. As síndromes paraneoplásicas constituem um conjunto de sinais e sintomas que não se referem a presença física do tumor ou suas metástases, mas sim às alterações que ocorrem distantes dele, caracterizando um efeito sistêmico. Podem ser provocadas pela liberação de substâncias sintetizadas pelas células tumorais; redução de substâncias tipicamente presentes no organismo que produzem os sinais clínicos ou pela resposta imunológica do hospedeiro ao tumor. A apresentação do quadro clínico pode acontecer simultaneamente a doença, anteceder ou suceder o diagnóstico do tumor. Em algumas situações, o tratamento da causa primária pode resolver, porém, em casos de doença grave, a presença da síndrome paraneoplásica pode causar grande morbidade, piorando a condição clínica do animal e inclusive levá-lo ao óbito.

2. EFEITOS DA QUIMIOTERAPIA

O princípio da quimioterapia antineoplásica é destruir o maior número possível de células tumorais, em doses máximas toleradas e no menor tempo possível. A posologia das drogas utilizadas é baseada nas doses máximas toleradas pré-estabelecidas e ajustadas de acordo com o estado geral do paciente, presença de disfunções orgânicas e seu estadiamento clínico.

A toxicidade decorrente da utilização de medicamentos antineoplásicos ocorre quando células saudáveis em divisão celular são atingidas pelo fármaco. No organismo saudável, quanto maior o índice proliferativo destas células, maior o dano causado pelo quimioterápico. Assim, os efeitos colaterais mais comuns ocorrem na medula óssea (mielossupressão), pelo e pele (alopecia) e trato gastrointestinal (vômito e diarreia).

Além disso, outros tecidos podem sofrer lesões pela liberação de radicais livres, reações de hipersensibilidade e até efeitos necrosantes. As alterações podem ser agudas ou tardias e por isso o animal deve ser monitorado constantemente.

As emergências hematológicas normalmente estão relacionadas com as citopenias provocadas pela toxicidade dos agentes quimioterápicos utilizados, pela invasão medular dos tumores mais agressivos (mieloftíase) ou pela diminuição das células de série vermelha circulantes. Normalmente os neutrófilos são as células primariamente afetadas, já que possuem meia vida mais curta (7, 4 horas). O grau de citopenia depende muito do mecanismo de ação do fármaco utilizado, dose, idade do paciente, presença de mieloftíase, uso prévio de quimioterapia e do estado nutricional do paciente (os malnutridos são mais sensíveis à quimioterapia). Também haverá maior risco de citopenia grave quando se utiliza mais de um agente no protocolo quimioterápico.

O intervalo de tempo entre a administração do quimioterápico e a ocorrência de menor contagem de leucócitos é denominado de NADIR. Cada antineoplásico possui um NADIR, diferente para cães e gatos, que deve ser conhecido previamente pelo oncologista responsável. Para a maioria dos fármacos imunossupressores, a leucopenia, anemia e a trombocitopenia podem ser observadas por meio de hemogramas, que devem ser realizados de acordo com o NADIR de cada fármaco utilizado. O tempo de recuperação medular pode ser tardio ou não, mas geralmente está resolvido em 90% dos casos em 28 dias.

Em tratamentos longos, alguns fármacos como a ciclofosfamida podem provocar mielossupressão grave, e até aplasia de medula óssea. Outras como o clorambucil causa mielossupressão moderada, gradativa e reversível. Algumas alterações observadas pelos agentes antineoplásicos em pequenos animais estão descritas abaixo.

3. ALTERAÇÕES SANGUÍNEAS

3.1. – Anemia

A anemia é uma alteração laboratorial muito comum em pacientes oncológicos, associada a diversas neoplasias. É comum, principalmente em neoplasias hematopoiéticas (linfomas), e estão associadas a pior prognóstico, quando presentes. Outras causas seriam:

- a perda de sangue;
- hipocobalaminemia (linfomas intestinais em felinos);
- invasão do tumor na medula óssea (mieloftise);
- eritrofagocitose (sarcoma histiocítico hemorrágico); e
- hemólise microangiopática (hemangiossarcomas).

Além disso, pode ser comum após o início da quimioterapia.

Em gatos, o tipo de anemia direciona a conduta terapêutica. Anemias arregenerativas ocorrem geralmente em pacientes positivos para leucemia felina, devido à invasão tumoral em medula óssea (mieloftise). Já as do tipo regenerativas estão associadas à hemólise.

O suporte paliativo, como transfusão sanguínea, deve ser considerado com gatilho transfusional entre 24-30% de hematócrito ou 7-10 g/dL de hemoglobina. Gatos que já tenham recebido transfusão prévia devem ser testados para reações adversas por meio da prova cruzada (células vermelhas do doador com plasma do receptor).

Alguns fármacos utilizados em medicina veterinária podem causar anemia em cães e gatos (lomustina, carboplatina, metrotexato). Nestes casos, deve-se rever as doses utilizadas, os intervalos entre a administração e até a necessidade da descontinuidade do tratamento.

3.2. – Neutropenia Febril

A neutropenia febril é uma das complicações mais comuns no tratamento do câncer, normalmente causada pela utilização dos agentes quimioterápicos.

Normalmente é dose-limitante relacionada com a quimioterapia, e os piores efeitos normalmente aparecem entre quatro e sete dias do início do tratamento, com os neutrófilos recuperados cerca de 36 a 72 horas após o término da terapia.

Alguns fármacos merecem destaque quando falamos no risco de ocorrência da neutropenia febril. A lomustina com NADIR aproximado de 14 dias e a carboplatina, com NADIR duplo, 10 e 21 dias.

Mesmo conhecendo os efeitos individuais de cada fármaco utilizado, é possível que a síndrome neutropênica ocorra em qualquer fase do tratamento e em graus diversos, sendo necessária a monitorização intensiva, já que a neutropenia é o fator de risco mais importante para o desenvolvimento de sepse.

A infecção bacteriana, após neutropenia induzida por quimioterápicos, é uma causa importante de alta morbidade e de mortalidade, tanto em humanos, quanto em pequenos animais.

Atualmente, alguns critérios foram estabelecidos para o uso de antimicrobianos em animais neutropênicos após a utilização de quimioterapia. Pacientes assintomáticos com contagem acima de 1000/mm³ de neutrófilos devem ser apenas observados. Neste caso, a quimioterapia deve ser realizada em maior intervalo, porém não é recomendado o uso de antimicrobianos. Animais com contagens de neutrófilos entre 750-1000/mm³ devem ser avaliados de acordo com possíveis fatores de risco para infecção como: peso inferior a 14kg, diagnóstico de neoplasia hematopoiética ou portadores de comorbidades. Nestes casos, devem ser medicados de maneira profilática. A escolha do antimicrobiano neste caso deve ter ação em bactérias aeróbicas Gram negativas e positivas. É importante utilizar fármacos com o mínimo de efeitos adversos e preservar a microbiota anaeróbica.

Pacientes neutropênicos sintomáticos são considerados de alto risco e devem ser imediatamente internados, submetidos a terapia antimicrobiana de amplo espectro (Gram positivo e negativo). A escolha do fármaco deve ser baseada nas fontes de infecção, comorbidades e efeitos adversos, e deve-se considerar inclusive a associação de antimicrobianos neste momento.

O tratamento deve ser descontinuado quando o paciente recuperar o apetite e apresentar otimização do estado geral, em média de 48 a 72 horas.

O uso de estimulantes de colônia granulocítica (Filgrastim) é pouco avaliado na oncologia veterinária. Sua recomendação é a utilização em casos graves em pacientes neutropênicos sintomáticos com contagem inferior a 750µl neutrófilos ou abaixo de 1000µl neutrófilos que apresentem algum dos fatores de risco, como os citados acima. A dose recomendada é de 5µc/kg, por via subcutânea, uma vez ao dia. Os hemogramas devem ser realizados 24 horas após o uso da medicação, para o controle da resposta. Em alguns casos, nova aplicação pode ser realizada, até que o paciente saia do risco. Geralmente em 24h, já é possível observar resposta positiva ao exame. Entretanto, a recomendação é de que se use o mínimo possível, uma vez que existe a possibilidade da formação de anticorpos neutralizantes, já que se trata de uma medicação com recombinante humano. Outro cuidado é a utilização em pacientes portadores de neoplasias hematopoiéticas.

A sepse é uma das causas de morte em pacientes oncológicos neutropênicos graves. Por isso a necessidade de controle sistemático da higiene do paciente e do ambiente, utilização racional de antimicrobianos e monitoramento das linhas de defesa do paciente. Em cães e gatos, a neutropenia é o fator predisponente mais comum no desenvolvimento de sepse.

A hospitalização prolongada e o mal uso dos antimicrobianos aumentam a susceptibilidade do paciente e a resistência bacteriana, além de aumentar o risco de infecção por fungos.

A retirada constante de amostras venosas é um fator que aumenta o risco de infecção, sendo a cavidade oral, o cólon e a região perianal, locais de preferência para contaminação bacteriana.

Devemos lembrar que em pacientes neutropênicos, a análise de urina não resultará em piuria, tampouco encontraremos infiltrados neutrofílicos nas radiografias de tórax. Sendo assim, é importante que a triagem de focos seja sempre muito bem delineada e monitorada de forma minuciosa, principalmente considerando cateteres vasculares, sondas urinárias, hemoculturas, etc.

3.3. – Trombocitopenia

A trombocitopenia ocorre com frequência, mas raramente é grave a ponto de causar manifestações clínicas. A maioria dos animais submetidos a quimioterapia apresentam valores de plaquetas acima de 50000 plaquetas/µl, no entanto, os sinais clínicos (petéquias, equimoses, hemorragias) surgem com valores abaixo de 30000 plaquetas/µl. Em casos graves de trombocitopenias a partir de grau III (< 49.000 plaquetas/µl) a quimioterapia deve ser suspensa até a estabilização do paciente. Os principais quimioterápicos associados à trombocitopenia em cães são a doxorrubicina, dacarbazina, lomustina e melfalano. A trombocitopenia é rara em gatos.

Todo animal portador de trombocitopenia grave deve ser mantido em repouso absoluto, em ambiente seguro, evitando trauma e movimentos bruscos, devido ao risco iminente de hemorragia.

A transfusão de sangue total ou de concentrado de plaquetas deve ser realizada sempre que necessária e o uso de corticosteroides nos casos de alterações autoimunes está indicado.

Alguns fármacos podem ser utilizados para melhorar a quantidade de plaquetas, assumindo que os megacariócitos estejam normais. A vincristina ($0,5mg/m^2/IV$, a cada uma a três semanas) pode ser utilizada para induzir a liberação prematura de plaquetas da medula óssea. Normalmente a contagem total subirá entre três e cinco dias.

4. ALTERAÇÕES GASTROINTESTINAIS

A toxicidade gastrointestinal é frequente em pacientes submetidos a quimioterapia. Os quimioterápicos podem induzir náusea e vômito através de um mecanismo complexo de estimulação da zona dos quimiorreceptores de disparo no córtex cerebral e ativação de receptores periféricos por substâncias liberadas durante a quimioterapia, que agem diretamente no centro do vômito. A diarreia ocorre pela citotoxicidade nas vilosidades e alterações nas enzimas intestinais.

Os sinais clínicos podem ser agudos, até as primeiras 24 horas, ou tardios, entre dois e cinco dias, após a quimioterapia.

Em casos de vômitos profusos o animal deve passar por jejum alimentar de 24 horas, e para os pacientes que não apresentarem melhora, a hospitalização deve ser recomendada. Recomenda-se o uso de antieméticos como citrato de maropitant (1mg/kg, SC, SID) e ondansetrona (0,1mg/kg, EV, BID). Podem ser utilizados inibidores da bomba de prótons (omeprazol 1mg/kg, IV, SID). Nos casos de suspeita de úlcera gástrica, os protetores de mucosas são muito úteis e devem ser administrados com intervalo de duas horas após as outras medicações (sucralfato, 25-50mg/kg, PO, TID).

Eventos como inapetência, anorexia, desidratação, deficiência nutricional, fraqueza, hipoglicemia, azotemia e desequilíbrio eletrolítico podem ocorrer e prejudicar a quimioterapia ou até a sua suspensão. O tratamento consiste na fluidoterapia, correção eletrolítica e monitorização com realização de hemograma e provas bioquímicas sanguíneas para identificação de possível neutropenia e sepse.

O preparo do animal é de grande importância para que o protocolo quimioterápico seja realizado com segurança. Exames laboratoriais prévios às sessões (hemograma completo, funções renal e hepática, urinálise), devem ser obrigatoriamente realizados.

Alguns fármacos quimioterápicos podem provocar diarreia com mais frequência, principalmente os classificados como antitumorais (dactinomicina) e os antimetabólitos (metrotexato). Nestes casos, a terapia de suporte com antidiarreicos, hidratação, dietas terapêuticas e terapia antimicrobiana de amplo espectro (metronidazol, cefalosporinas, enrofloxacina e ampicilina), poderão ser recomendados. Os enemas com carvão ativado podem ajudar a adsorver toxinas e reduzir o sangramento em cólon.

Em gatos, outra alteração importante e comum observada é a anorexia, que pode ser grave, muitas vezes sendo recomendada a alimentação enteral por meio de sondas nasoesofágicas e esofágicas, para evitar o risco do desenvolvimento de lipidose hepática.

Em pacientes inapetentes, a fluidoterapia microenteral é realizada para evitar a translocação bacteriana, através dos dispositivos de sondas nasoesofágicas/gástricas. Se a inapetência persistir, a colocação de tubo esofágico ou até mesmo gástrico poderá se fazer necessário.

5. ALTERAÇÕES HEPÁTICAS

A toxicidade hepática pode ser detectada por meio dos exames laboratoriais que caracterizam alterações das enzimas hepáticas (**Tabela 88.1.**). A avaliação dos níveis séricos da fosfatase alcalina, alanina-aminotransferase (ALT) e bilirrubina deve ser realizada no início do tratamento e após a aplicação dos agentes antineoplásicos, principalmente os sabidamente hepatotóxicos.

O grau de toxicidade é variável e muitas vezes reversível com a interrupção do tratamento. Alguns fármacos como lomustina, citarabina-arabinosida, L-asparaginase e metrotexato podem produzir efeitos mais graves.

Clinicamente os pacientes podem apresentar inapetência, apatia, ascite, mucosas ictéricas e até alterações neurológicas (encefalopatia hepática).

O tratamento consiste na interrupção imediata do tratamento, fluidoterapia, suporte hepático e nutrição adequada (**Capítulo 125: Hepatopatias e Doenças Biliares**).

6. ALTERAÇÕES RENAIS

A toxicidade renal pode variar desde leve aumento nos níveis séricos de ureia e creatinina, até o quadro grave de insuficiência renal irreversível. Esta alteração ocorre principalmente com a diminuição da filtração glomerular (dependente do agente neoplásico e da dose utilizados).

Tabela 88.1. – Toxicidade Hepática em Cães e gatos

Toxicidade	Cães			Gatos		
	Brando	Moderado	Grave	Brando	Moderado	Grave
ALT (UI/l)	50-300	300-500	>500	60-240	240-350	>350
F. Alcalina (UI/l)	150-500	500-1500	>1500	90-125	125-150	>150
Albumina (g/dl)	2,2-2,8	1,8-2,2	<1,8	2,2-2,8	1,8-2,2	<1,8
Bilirrubina (g/dl)	0,2-2,0	2,0-2,5	>2,5	0,2-2,0	2,0-2,5	>2,5

Fonte: Hahn KA, Richarson RC Cancer chemoterapy a veterinary handbook. Baltimore Williams & Wilkins; p. 238, 240.

Alguns agentes nefrotóxicos merecem destaque, como a cisplatina (exige hidratação prévia, em cães); metotrexato, doxorrubicina (principalmente em gatos), L-asparaginase e piroxicam.

Os pacientes devem ser monitorados durante todo o tratamento com avaliação laboratorial da ureia, creatinina, urinálise e relação proteína/creatinina urinária. O SDMA (dimetilarginina simétrica) tem sido cada vez mais utilizado como marcador precoce da insuficiência renal aguda e de doença renal crônica, já que seus níveis aumentam quando há redução de 25% da função renal, enquanto, a creatinina se eleva a partir da perda de quase 75% da mesma.

Animais com disfunções renais prévias são considerados de risco para serem submetidos a protocolos contendo quimioterápicos nefrotóxicos, bem como pacientes desidratados e malnutridos.

Em casos graves (creatinina > 4mg/dL e ureia > 60mg/dL) a terapia deve ser suspensa e o tratamento de suporte instituído. O primeiro passo é a fluidoterapia com o objetivo de corrigir a desidratação e suprir as perdas (vômito, diarreia). A escolha do fluido deverá ser realizada de forma individual, com base em perfil ácido-base e eletrólitos. O tratamento suporte deverá ser realizado até que haja resposta clínica e laboratorial positivas.

7. CISTITE HEMORRÁGICA NÃO INFECCIOSA

A cistite hemorrágica não infecciosa não é frequente, porém pode ocorrer em consequência da administração da ciclofosfamida. A acroleína (metabólito da ciclofosfamida), em contato com o epitélio da bexiga, causa efeito irritante provocando a cistite hemorrágica, edema, ulceração e até fibrose.

Os sinais clínicos podem incluir hematúria, disúria e poliúria. Cabe ressaltar que inicialmente a cultura de urina tende a ser negativa nesse cenário.

A prevenção desta alteração é possível com a hidratação prévia do paciente submetido a terapia com ciclofosfamida. A administração do fármaco deve ser feita pela manhã. O animal deve ingerir grande quantidade de líquidos e os tutores devem ser orientados a estimular a micção de seus cães e gatos (saindo com os cães para passear mais vezes ao dia ou comprimindo a bexiga nos casos de pacientes felinos).

Em humanos utiliza-se profilaticamente o 2-mercaptoetanosulfonato de sódio (MESNA) que neutraliza a ação da acroleína. Na veterinária a utilização de diuréticos no dia anterior a quimioterapia com ciclofosfamida e nos dois dias seguintes pode ter benefício como prevenção do quadro de cistite hemorrágica não infecciosa (furosemida – 2mg/kg, VO, BID).

8. ANAFILAXIA

As reações anafiláticas podem ser localizadas ou generalizadas e geralmente não ocorrem durante a primeira aplicação do fármaco. A anafilaxia é causada pela degranulação mastocitária com liberação de histamina, intermediada pela IgE. Em veterinária, os fármacos frequentemente associados às reações agudas, são: L-asparaginase, doxorrubicina, ciclofosfamida, metrotexato e dactinomicina. Os sinais clínicos mais observados são eritema, prurido, e dor no local da aplicação em reações locais. Nas alterações sistêmicas, observa-se agitação, náusea, edema facial, hipotensão, dispneia, tremores, tonturas e espasmos laríngeos.

O paciente pode apresentar hipotensão, bradi ou taquicardia, podendo evoluir ao óbito. O tratamento consiste na interrupção imediata da infusão do quimioterápico, fluidoterapia, glicocorticóides (dexametasona 2-4mg/kg, IM), antagonistas de receptor de H1, difenidramina (2-4mg/kg, IM) e epinefrina (0,1-0,3mL de solução 1:1000, IV ou IM)

Para prevenir esta alteração, recomenda-se conhecer o histórico de hipersensibilidade do paciente, providenciar com antecedência as medicações e colocá-las em local próximo, manter o acesso venoso e a fluidoterapia. Além disso, a administração prévia de bloqueador H1 (difenidramina, IM, 1-2mg/kg) associado a dexametasona (1-2mg/kg, EV) e cimetidina (2-4mg/kg, IV, lentamente), uma hora antes da infusão, devem ser realizados.

9. EXTRAVASAMENTO DE QUIMIOTERÁPICOS

Muitos agentes citostáticos são irritantes ou vesicantes quando atingem os tecidos. Em oncologia veterinária, alguns medicamentos, como vincristina, doxorrubicina, dactinomicina, podem causar danos importantes. Os sinais clínicos incluem eritema, prurido, dor, dermatite e necrose da área afetada e podem aparecer dias após a aplicação.

Quando constatado o extravasamento perivascular, a infusão deve ser imediatamente suspensa e, se possível, deve-se aspirar o resíduo do medicamento do tecido afetado. Recomenda-se também o uso de antídotos como DHM3 (antineoplásicos antibióticos), corticosteroides (infiltração local de 1mg/kg, hidrocortisona ou hidrocortisona creme 1%) ou dexametasona (4mg/mL do fármaco extravasado); dimetilsulfóxido (controverso); bicarbonato de sódio 8,4% (doxorrubicina, vincristina, vimblastina, carmustina); hialuronidase 1500UI/mL (1mL: 2mL soro fisiológico 0,9%, intradérmico – vincristina, vimblastina, etoposídeo e teniposídeo) e ácido ascórbico 50mg/mL (1mL com mesma agulha do extravasamento, no local – dactinomicina e mitomicina).

10. LITERATURA RECOMENDADA

1. Irving RS, Rippe JM. Intensive care medicine. 5th ed. Lippincott Williams & Wilkins, 2003.
2. Higdon ML, Higdon JA. Treatment of oncologic emergencies. Am. Fam. Physian 2006; 74:11:1873-1880.
3. Lew MW, Falabella A, Moore-Jeffries E, Gray RJ, Sullivan, M.J. Oncologic emergencies: the anesthesiologist 's perspective. J Natl Compr Canc Netw 2007. 5:9: 860-8.
4. Sá FF Anemia hemolítica Imunomediada: abordagem terapêutica. Coimbra. Escola Universitária Vasco da Gama, 2014.
5. Argyle SA, Argyle DJ, Bisson JL. Antibiotic prophylaxis in veterinary cancer chemotherapy: A review and recommendations. Vet. Comp. Oncol. 2018; 16: 301-10.
6. Bergman PJ. Paraneoplastic syndromes. In: Withrow and MacEwen's Small animal clinical oncology. 5th ed. St. Louis: Saunders Elsevier, 2013.
7. Madwell BR, Feldman BF, O'NEIl S. Coagulation abnormalities in dogs with neoplastic disease. Thrombosis and Haemostasis, 1980. 44: 35–8.
8. Magieri J. Síndromes paraneoplásicas. In.:Daleck CR.; Rodaski SR, De Nardi, AB. Oncologia em Cães e Gatos. 1ª ed 2009, p.238-249
9. Fernandez R, Chon E. Comparison of two melphalan protocols and evaluation of outcome and prognostic factors in multiple myeloma in dogs. J Vet Intern Med. 2018; 32:1060–69.
10. Cunha ESG. Avaliação dos efeitos secundários dos fármacos quimioterápicos em animais de companhia – estudo retrospectivo. Lisboa. Universidade de Lisboa, 2014.

Detalhes do Trauma em Pediatria

Douglass K. Macintire (in memorian)
Adesola Odunayo

1. INTRODUÇÃO

Os pacientes pediátricos podem ser vítimas de eventos traumáticos, incluindo mordeduras pela progenitora, ataque de outros animais, quedas causadas pelos donos ou serem pisados. O reconhecimento e o manejo das peculiaridades exclusivas associadas a esses pacientes se fazem importantes.

2. EXAME FÍSICO

O exame de triagem inicial para os pacientes pediátricos com trauma deve incluir o suporte básico à vida, o ABC. A via aérea deve ser examinada para avaliação de obstrução (hematoma, edema ou inchaço). Anormalidades respiratórias (taquipneia, aumento do esforço, cianose) devem ser identificadas rapidamente e quaisquer indícios de má circulação, também devem ser tratados como prioridade. Pacientes neonatais e pediátricos, geralmente possuem frequência cardíaca em repouso mais alta (160-200bpm) e valores de pressão arterial mais baixa (pressão arterial média de 50-100mmHg, dependendo da idade). Isso deve ser considerado ao avaliá-los para choque circulatório. A avaliação da oximetria de pulso e da pressão arterial deve ser incluída na avaliação inicial do paciente pediátrico, sempre que possível, embora o manguito e o tamanho da sonda possam ser fatores limitantes.

A pesquisa secundária deve envolver avaliação completa e sistemática de todos os sistemas de órgãos. Filhotes podem ter fontanelas abertas, o que pode colocá-los em risco aumentado de lesão cerebral. Devido ao seu sistema esquelético imaturo, eles também podem ter um risco aumentado de fraturas.

3. EXAMES LABORATORIAIS E DE IMAGEM

A avaliação laboratorial inicial deve incluir, volume globular (VG), proteínas totais (PT) e glicose. Pacientes neonatais e pediátricos, possuem um VG mais baixo que os adultos. O monitoramento das tendências no VG/PT ajudará a determinar se a hemorragia pode estar presente. Pacientes pediátricos também estão predispostos à hipoglicemia, portanto, as concentrações de glicose devem ser monitoradas de perto e a dextrose deve ser suplementada se a hipoglicemia for documentada. Em caso de lesão hepatocelular, azotemia pré-renal e/ou ruptura de trato urinário os pacientes devem ser avaliados com hemograma completo, bioquímica sérica e urinálise. Deve-se ter em mente que os recém-nascidos têm enzimas hepáticas mais altas e enzimas renais mais baixas que os adultos. Os recém-nascidos também não conseguem concentrar a urina adequadamente, de modo que a gravidade específica da urina pode não diferenciar uma azotemia pré-renal de uma azotemia renal. A avaliação ecográfica, associada ao exame radiográfico do tórax é recomendada para descartar hérnia ou ruptura diafragmática, pneumotórax e derrame pleural. O timo pode imitar uma massa mediastinal ou consolidação pulmonar e os pulmões podem parecer mais opacos devido ao maior teor de água. A ecografia e radiografia abdominal também devem ser consideradas para avaliar gases livres no abdome, trauma na coluna ou ruptura do trato urinário. Deve-se ter em mente que a falta de gordura pode tornar os detalhes abdominais pobres nesses pacientes. Fises abertas geralmente estão presentes nos ossos, o que também pode dificultar a interpretação das fraturas de Salter Harris.

4. ABORDAGEM PRIMÁRIA

O suporte básico à vida, ABC, deve ser preconizado no paciente neonato/pediátrico e o tratamento direcionado para as alterações. A intubação orotraqueal e/ou a colocação do tubo de traqueostomia devem ser consideradas em qualquer animal com obstrução das vias aéreas superiores. Um cateter intravenoso pode ser usado para intubar se tubos orotraqueais de tamanho pequeno não estiverem disponíveis. Oxigênio suplementar deve ser fornecido conforme necessário. Para choque circulatório, um bolus de fluido, 10mL/kg de ringer lactato em 60 minutos, deve ser administrado objetivando a melhora dos parâmetros perfusionais. A solução de ringer com lactato é recomendada em caso de hipoglicemia, uma vez que o lactato é o combustível metabólico preferido durante a hipoglicemia em recém-nascidos. Um cateter intravenoso (IV) é preferido para a administração de fluidos e a veia jugular pode ser utilizada se o acesso periférico for difícil. Além disso, um cateter intraósseo (IO) pode ser colocado em pacientes muito pequenos, onde o acesso IV é difícil. Uma agulha hipodérmica 18G-25G pode ser usada como cateter IO.

5. ABORDAGEM SECUNDÁRIA

Após a avaliação primária, uma abordagem secundária, avaliando todos ou outros sistemas, deve ser realizada. Manitol (0,5-2mg/kg durante 20 minutos) pode ser administrado nos pacientes com traumatismo craniano com sinais de aumento da pressão intracraniana. Salina hipertônica também pode ser administrada (1-5mL/kg IV durante 20 minutos) na ausência de hipernatremia e desidratação grave. As fraturas devem ser estabilizadas temporariamente, certificando-se de incluir a articulação acima e abaixo da fratura.

A dextrose deve ser fornecida por via intravenosa (1mL/kg de dextrose a 12,5%, seguida por uma infusão de taxa constante de cristaloides com concentrações de dextrose de 1,25% a 5%) em pacientes hipoglicêmicos. Recomenda-se o monitoramento das concentrações séricas de glicose. Os neonatos têm muita dificuldade em regular a temperatura corporal após o trauma e o suporte de calor adequado deve ser fornecido. Os recém-nascidos têm uma necessidade maior de fluidos – taxas de manutenção de 90-120mL/kg/dia – devem ser fornecidas além de quaisquer déficits de fluidos e perdas contínuas.

Os opioides devem ser considerados para o controle da dor e doses mais baixas podem ser necessárias em neonatos. Agentes anti-inflamatórios não esteroides devem ser usados com cautela devido ao desenvolvimento imaturo dos rins. O suporte nutricional deve ser abordado o mais rápido possível. Os antibióticos devem ser iniciados imediatamente em casos de feridas infectadas ou mordidas. Os antibióticos β-lactâmicos são a classe mais segura de medicamentos para uso em recém-nascidos, mas os intervalos de dosagem devem ser aumentados para cada 12 horas em vez de oito horas.

6. COMPLICAÇÕES

As complicações podem variar, dependendo da gravidade do trauma. O veterinário deve monitorar o paciente pediátrico quanto a sinais de hemorragia, hipotermia, desconforto respiratório, hipoglicemia, sepse, convulsões e/ou disfunção de múltiplos órgãos.

7. CONCLUSÃO

Observação cuidadosa, testes diagnósticos apropriados e cuidados de suporte adequados podem fazer uma grande diferença no desfecho dos casos de trauma em doentes pediátricos. A temperatura corporal e a hipoglicemia devem ser cuidadosamente monitoradas nesses pacientes.

8. LITERATURA RECOMENDADA

1. Critically Ill Pediatric Patients. Maureen McMichael. In Small Animal Critical Care Medicine by Deborah Silverstein and Kate Hopper. Elsevier 2009

2. Emergency and Critical Care Issues. Maureen A. McMichael. In Small Animal Pediatrics. The first 12 months of life. Michael E. Peterson, Michelle Anne Kutzler. Elsevier Saunders 2011

3. Pain Management for the Pregnant, Lactating, and Neonatal to Pediatric Cat and Dog. Journal of veterinary emergency and critical care. Karol A Mathews. Volume 38, Issue 6, November 2008, Pages 1291-1308

Sepse Neonatal

90

Marina Vilela Estevam
Maricy Apparício
Paola de Castro Moraes

1. INTRODUÇÃO

O período neonatal é um desafio na prática clínica devido às particularidades fisiológicas do paciente, as altas taxas de mortalidade e sinais inespecíficos.

Entre as causas de mortalidade neonatal, a sepse é uma das mais recorrentes e está frequentemente associada aos erros no manejo, tais como utilização de mamadeiras mal higienizadas, ninho e ambiente sujos, além da manipulação dos neonatos sem o uso de luvas.

Entre os fatores que predispõe à sepse, destacam-se a síndrome do desconforto respiratório, aspiração de mecônio, não ingestão de colostro e ainda os procedimentos invasivos em neonatos, como corte de cauda e orelhas ou cirurgias.

Qualquer infecção focal pode rapidamente evoluir para sepse, uma vez que o sistema imunológico desses pacientes ainda é pouco eficiente. Estima-se que 80% dos filhotes venham a óbito em até 48h do início dos sinais, por esse motivo, o diagnóstico e tratamento devem ser realizados o mais rápido possível.

A fonte de infecção normalmente é o ambiente ou a própria mãe, e os microrganismos mais comumente envolvidos pertencem à família das enterobactérias (*Escherichia coli*, *Klebsiella* spp., e *Proteus* spp.). Em neonatos felinos, além das enterobactérias supramencionadas, *Pasteurella multocida* e *Streptococcus* β-hemolítico do grupo G também podem ser isoladas. Uma investigação minuciosa da cavidade oral, canal vaginal e leite materno deve ser conduzida para elucidar a possível fonte, além de anamnese detalhada acerca das instalações e manejo instituído. Quando há suspeita de infecção materna, ainda no período pré-parto, a ninhada deve ser cuidadosamente acompanhada e qualquer alteração no desenvolvimento ou comportamento deve ser investigada. Normalmente o primeiro sinal de alteração é a falha no ganho de peso.

2. EXAME FÍSICO DO PACIENTE NEONATAL

O escore Apgar tem sido amplamente utilizado na semiologia de pacientes neonatos, sendo um bom preditor de viabilidade neonatal. Neonatos sépticos normalmente apresentam escore baixo.

Em casos de suspeita de sepse, o exame físico deve seguir conforme descrito no capítulo **Capítulo 91: Abordagem do Filhote Prematuro**. Maior atenção deve ser dada à auscultação pulmonar, a qual deve ser realizada prontamente em busca de ruídos indicativos de pneumonia.

A inspeção de toda a superfície corpórea do paciente deve ser realizada em busca de fontes de infecção. Essa avaliação deve incluir as vias aéreas craniais em busca de secreção nasal, olhos em busca de conjuntivites, pele, coto umbilical, ânus e genitais, extremidades (membros, orelhas e cauda) em busca de alterações, bem como a cavidade oral para avaliação da integridade do palato.

3. SINAIS CLÍNICOS

Os sinais clínicos de doenças em neonatos são geralmente inespecíficos e incluem baixo tônus muscular, letargia, reflexo de sucção reduzido ou ausente, falha no ganho de peso, diarreia, vocalização excessiva, irritabilidade e tríade neonatal (hipoglicemia, hipotermia e desidratação).

Em casos de sepse pode-se notar taquicardia ou bradicardia nos casos frequentes de hibernação termodependente. A frequência respiratória pode estar aumentada num primeiro momento, mas evoluindo com padrão agônico e superficial rapidamente nos casos mais graves.

Cianose ou palidez, icterícia, timpanismo e distensão abdominal, hiperlactatemia, hipoxemia e hipercapnia, edema, oligúria, alterações de coagulação, leucocitose ou leucopenia, hipo ou hiperglicemia, hipo ou hipertermia, temperatura e glicemia baixos são os achados mais comuns, uma vez que a tríade neonatal pode se manifestar simultaneamente à sepse.

Vômito, diarreia, hematoquesia, conjuntivite, onfalite, secreção nasal, lesões em pele e abscessos, são sintomas variáveis que normalmente se manifestam segundo a bactéria envolvida e a origem da infecção.

Na sepse ainda podem ser notadas petéquias, necrose de extremidades, epistaxe e convulsões. Nesse contexto, é importante salientar que neonatos não têm a habilidade de tremer para gerar calor, por esse motivo, tremores pelo corpo podem ser convulsões focais, o que dificulta o seu reconhecimento por parte do tutor.

4. ABORDAGEM PRIMÁRIA

A abordagem primária completa do paciente neonatal está descrita no **Capítulo 91 – Abordagem do Filhote Prematuro**.

Após a coleta dos exames e estabilização do paciente, a terapia antimicrobiana deve ser instituída em até 1-3h após o aparecimento dos sinais ou quanto antes, mas sempre após a coleta da cultura. A abordagem inicial pode ser feita com cefalosporinas de 3ª geração ou penicilinas, que são seguras em neonatos, preferencialmente por via intravenosa. Os fármacos mais utilizados são amoxicilina com clavulanato (12,5-25mg/kg, VO, a cada 8 horas), cefalotina (14-25mg/kg IM ou IV, a cada 8 horas) e ceftriaxona (25-50mg/kg IV a cada 8 horas).

Vale ressaltar que neonatos não absorvem tão bem fármacos por via oral e, nos casos de sepse, há ainda diminuição da perfusão dos capilares periféricos, o que limita o uso por via oral e subcutânea (principalmente em pacientes desidratados). Por esta razão, a via mais indicada para administrar medicamentos é a intravenosa ou intraóssea.

Os parâmetros vitais devem ser monitorados a cada dez minutos, bem como os reflexos de virada, sucção, irritabilidade reflexa e tônus muscular e a pesagem deve ser realizada ao menos duas vezes ao dia.

Frequentemente, filhotes em sepse apresentam pouco ou nenhum reflexo de sucção e, por esse motivo, a alimentação deve ser feita via sonda orogástrica utilizando leite materno ou sucedâneo aquecido, a cada três horas.

5. EXAMES LABORATORIAIS E DE IMAGEM

Em casos de suspeita de sepse, a avaliação hematológica do paciente é imprescindível. Alterações no hematócrito são notadas rapidamente devido à desidratação, especialmente em quadros diarreicos ou quando há a tríade neonatal associada.

O leucograma pode mostrar leucocitose com desvio à esquerda ou leucopenia, neutropenia, linfopenia e monocitose.

A avaliação do lactato também deve ser realizada sempre que possível por hemogasometria ou com uso do lactatímetro. Os valores para neonatos saudáveis podem estar próximos a 7mmoL/L ao nascimento, caindo abruptamente nas primeiras 24h e normalizando até 30 dias, o que não ocorre em filhotes sépticos. Valores de lactato acima de 10mmoL/L estão associados a altas taxas de mortalidade. Neonatos têm tendência à acidose metabólica.

Hipoglicemia pode ser verificada na maioria dos casos, especialmente em casos de tríade, mas eventualmente pode haver hiperglicemia.

O antibiograma deve sempre ser solicitado juntamente com a cultura bacteriana, uma vez que não é incomum isolar bactérias resistentes a múltiplos antibióticos.

Exames de imagem como ultrassonografia e radiografia torácica podem ser solicitados quando se suspeita de enterobactérias ou pneumonia, respectivamente.

6. TRATAMENTO DEFINITIVO

O tratamento definitivo deve ser instituído conforme o resultado da cultura e antibiograma, alterando a terapêutica inicial se necessário, ou fazendo associações de antibióticos. É importante salientar que o uso de quinolonas e aminoglicosídeos não é recomendado para esses pacientes.

O tempo indicado para a terapia antimicrobiana é de dez dias, mas o hemograma e a avaliação clínica minuciosa devem ser realizados para avaliar a necessidade de se prolongar o tratamento.

O suporte deve ser mantido de acordo com a necessidade individual, bem como tratamento tópico em casos específicos (onfalites, piodermites, etc.).

A cura é estabelecida quando o paciente apresentar manifestações clínicas normalizadas, além dos parâmetros físicos e laboratoriais.

7. CONCLUSÃO

Os sinais clínicos sutis e comuns a outras afecções neonatais dificultam o diagnóstico e, muitas vezes, postergam o início do tratamento. Entretanto, por representar a principal causa de mortalidade em filhotes nas primeiras semanas de vida, a sepse deve sempre ser considerada nos diagnósticos diferenciais e o tratamento instituído o mais breve possível, preferencialmente respaldado nos resultados de cultura e antibiograma.

8. LITERATURA RECOMENDADA

1. Castagnetti C, Cunto M, Bini C, Mariella J, Capolongo S, Zambelli D. Time-dependent changes and prognostic value of lactatemia during the first 24 h of life in brachycephalic newborn dogs. Theriogenology. 2017, 94:100-4.
2. Meloni T, Martino AP, Grieco V, Pisu MC, Banco B, Rota A, Veronesi MC. A survey on bacterial involvement in neonatal mortality in dogs. Veterinaria Italiana 2014, 50 (4), 293-299.
3. Nobre Pacifico Pereira KH, Fuchs K da M, Hibaru VY, Cruz dos Santos Correia LE, Ferreira JCP, Ferreira de Souza F, et al. Neonatal sepsis in dogs: Incidence, clinical aspects and mortality. Theriogenology 2022. 177:103-15.
4. Peterson ME, Kutzler M. Small Animal Pediatrics The First 12 Months of Life – Pageburst Retail. W B Saunders Co; 2010.

Abordagem do Filhote Prematuro

91A

Marina Vilela Estevam
Maricy Apparício
Paola Castro Moraes
Rodrigo Cardoso Rabelo

1. INTRODUÇÃO

Considera-se neonato o paciente canino ou felino nos primeiros 15 dias de vida. Esse período é marcado pela imaturidade fisiológica da maioria dos sistemas, resultante da adaptação do organismo ao meio extrauterino. Sua abordagem representa grande desafio para a equipe veterinária, devido ao tamanho e restrições de acesso anatômico, mudanças bruscas dos parâmetros clínicos, dificuldade de coleta de material para exames complementares, presença de sinais clínicos muitas vezes inespecíficos, e a frequência de mortes sem causa aparente ou pouco tempo depois do início de uma descompensação orgânica.

Este sistema, ainda imaturo, é particularmente predisposto à tríade neonatal que consiste em hipotermia, hipoglicemia e desidratação, paralela às complicações como hipóxia e acidose, especialmente em filhotes que nasceram de partos distócicos.

Devido à instabilidade metabólica, o neonato doente deve ser sempre abordado como emergência durante a triagem de pacientes graves, uma vez que seus recursos para uma resposta espontânea são mais limitados, principalmente quando se tratar da espécie felina.

Alguns sistemas alcançam a maturidade em poucos dias, outros demoram de quatro a seis meses para total adaptação. Assim, a semiologia e terapêutica desses pacientes não devem ser conduzidas da mesma forma que a de pacientes pediátricos ou adultos. Identificar corretamente os neonatos de alto risco e realizar as intervenções corretas o mais rápido possível irá melhorar consideravelmente o prognóstico.

Deve-se levar em conta ainda que o exame do paciente neonato deve ser realizado, além de individualmente, em conjunto com a ninhada e a mãe. Filhotes doentes tendem a ficar isolados dos irmãos, por isso a avaliação coletiva é peça-chave no diagnóstico.

2. EXAME FÍSICO

O exame físico emergencial do paciente neonatal deve ser seguido de forma sistemática como nas demais categorias, respeitando o protocolo xABCDE. *Score* s auxiliares para este grupo são de extrema importância para tornar a triagem mais específica. Uma das formas de avaliar o neonato é pelo *score*

Apgar que toma em consideração parâmetros como a frequência cardíaca, o esforço respiratório, a coloração de mucosas, a irritabilidade reflexa e a mobilidade. Os parâmetros devem ser sempre avaliados em conjunto para melhor entendimento do quadro clínico.

A frequência cardíaca de um neonato nas primeiras semanas de vida é próxima a 220bpm, enquanto a frequência respiratória é de 15mpm no primeiro dia, podendo subir para 20 a 30mpm nos dias subsequentes.

O esforço respiratório deve ser avaliado observando, além da frequência, padrões de respiração anormais como respiração superficial, esforço ventilatório com a boca aberta, utilização de musculatura acessória e padrão abdominal.

A coloração de mucosas deve ser avaliada em busca de cianose ou palidez, mas não deve ser usada isoladamente para avaliação da saturação de oxigênio. Não é incomum na rotina observar filhotes com baixa saturação e que apresentam mucosas róseas, por esse motivo o uso do oxímetro é sempre recomendado.

Para avaliação neurológica, observa-se a irritabilidade reflexa, que consiste em comprimir delicadamente a pata do filhote e observar a retração do membro e a mobilidade, que é avaliada observando a força do movimento espontâneo do neonato.

Outras avaliações devem ser feitas em conjunto, como reflexo de sucção, inserindo o dedo mínimo enluvado na cavidade oral e observando a força de sucção (**Figura 91A-1.**); reflexo de virada, no qual o filhote deve ser posicionado em decúbito dorsal e avaliada sua capacidade de retornar ao decúbito ventral. O tônus flexor é predominante até o terceiro ou quarto dia de vida, após, predomina o tônus extensor.

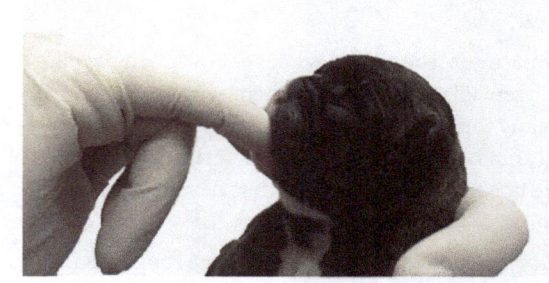

Figura 91A-1 – Demonstração do posicionamento para reflexo de sucção.

O exame físico do neonato deve conter ainda avaliação minuciosa de toda superfície corpórea, incluindo a cavidade oral, fontanela, genitais e ânus em busca de malformações. O umbigo deve ser avaliado para a presença de edema ou infecções.

Filhotes com notas abaixo de 3 no *score* Apgar apresentam menores taxas de sobrevivência e, nesses casos, devem passar imediatamente por medidas extensivas de reanimação.

A temperatura retal e o estado de hidratação devem ser acessados em seguida. Para neonatos na primeira semana de vida, a temperatura retal é relativamente mais baixa que a de um animal adulto, variando entre 35,5 e 36,5ºC

Em neonatos, o turgor cutâneo não é uma medida confiável para avaliação da desidratação, uma vez que esses pacientes possuem maior quantidade de pele que um animal adulto (em torno de 24% do peso vivo), além desta ser mais fina e permeável e apresentar menos gordura subcutânea. Devem ser observados parâmetros como coloração e volume da urina, umidade de mucosas e hematócrito em conjunto.

O acompanhamento do ganho de peso também deve ser feito de forma sistemática, de uma a duas vezes ao dia (como 80% da constituição corporal do neonato é água, a perda ou não ganho de peso indica desidratação). Neonatos caninos devem ganhar de 5 a 10% do peso ao dia e neonatos felinos devem dobrar de peso a cada semana.

3. SINAIS CLÍNICOS DE DOENÇAS EM NEONATOS

Os sinais clínicos de doença em neonatos podem ser inespecíficos e de difícil reconhecimento por parte do tutor. O primeiro sinal de injúria é a falha no ganho de peso. Vocalização excessiva, baixo tônus muscular, letargia, isolamento, *score* Apgar baixo, dispneia, hipotermia, hipoglicemia e desidratação são os mais comuns.

4. ABORDAGEM PRIMÁRIA DO PACIENTE NEONATAL

Imediatamente após a inspeção, é imprescindível a obtenção de um acesso vascular, que pode ser realizado com um cateter 24G ou 26G, dependendo do tamanho do neonato.

Há preferência para o acesso periférico pela segurança hemodinâmica, desde que o acesso central pela jugular pode proporcionar maior risco de sobrecarga cardiovascular imediata, além de acidentes com êmbolos por bolhas ou microcoágulos que serão direcionados de forma imediata para a circulação pulmonar.

A partir desse acesso deve ser coletado sangue para avaliação emergencial do hematócrito/hemoglobina, lactato, glicemia e proteínas totais. Os demais exames complementares, como hemograma completo; bioquímica sérica; gases e eletrólitos; perfil de coagulação e testes rápidos, devem ser avaliados pela segurança do volume amostral nesta fase.

É prioridade recordar que o volume sanguíneo em cães se aproxima de 8-9% do peso vivo, e em felinos pode chegar a 6%.

Como exemplo, um neonato felino de 100g possui um volume total de sangue previsto de 6mL. Se considerarmos que a perda de 15% da volemia de um mamífero é suficiente para iniciar a descompensação hemodinâmica e choque oculto, e que 30% de perda produzirão o choque central clássico, entenderemos por que a retirada simples de 0,9-1,8mL de sangue já representa um perigo iminente para este tipo de paciente.

Devido à grande dificuldade anatômica e riscos de acesso vascular neste grupo, o acesso intraósseo se torna o acesso vascular de eleição na grande maioria dos casos. A porção proximal do úmero (**Figuras 91A-2A. e 91A-2B.**), e o platô tibial (**Figuras 91A-3A. e 91A-3B.**) são os pontos de entrada recomendados. O úmero tem a vantagem de encurtar a distância até a circulação central, mas pode ser um desafio técnico, enquanto a crista tibial também pode ser o acesso utilizado em adultos, apresentando melhor curva de aprendizado.

Para este tipo de acesso, nesta faixa etária, é possível utilizar uma agulha (avaliando o melhor calibre para cada tamanho de animal), de preferência preparada com um mandril para evitar o entupimento por fragmentos ósseos ou medula (**Figuras 91A-4A., 91A-4B. e 91A-4C.**). A região deve ser preparada de forma asséptica, e realizado bloqueio anestésico do periósteo por botão nos pacientes classe 3 e 4. No caso de emergências classe 1 e 2 o acesso é direto e o controle de dor é realizado após a reanimação inicial. A agulha deve ser inserida paralela ao eixo longo do osso e fixada com bandagem.

Se o canal umbilical ainda estiver pérvio, logo após o parto, ele pode ser uma opção rápida e de fácil acesso (**Figura 91A-5.**).

A perfusão e a pressão devem ser corrigidas com fluidoterapia de reposição e manutenção. O volume de fluido a ser administrado é similar ao de adultos nestas situações, com a proporção de 1mL/100g (1mL/Kg) a cada em 30-60 minutos de infusão a depender da presença ou não de hibernação termo-dependente (se presente devemos sempre utilizar a taxa mais lenta associada ao controle da temperatura).

O oxigênio pode ser fornecido por diversas vias, e a FiO_2 calculada pela necessidade (ou PAF ou SAF). Cabe recordar que estes animais apresentam tendência à acidose e possuem um sistema tampão ineficiente. Embora muito utilizado antigamente, o Doxapram não é indicado para neonatos hipóxicos apneicos.

A correção da glicemia pode ser realizada com uma solução de dextrose 50% aplicada topicamente na gengiva para valores acima de 50mg/dL. É considerada hipoglicemia grave quando os valores estão abaixo de 40mg/dL, e nesse caso, a correção deve ser realizada com dextrose 5 a 10% IV (2 a 4mL/kg).

A temperatura corporal deve ser mantida acima de 35,5ºC, para filhotes na primeira semana de vida. Para tanto, pode-se utilizar incubadoras de UTI e sistemas de aquecimento a ar. Em casos controlados onde não haja risco de vasoconstrição periférica, as bolsas de água quente e os sistemas de aquecimento por contato direto (mantas, por exemplo) podem ser utilizados com máxima precaução para evitar o risco de queimaduras e intermação.

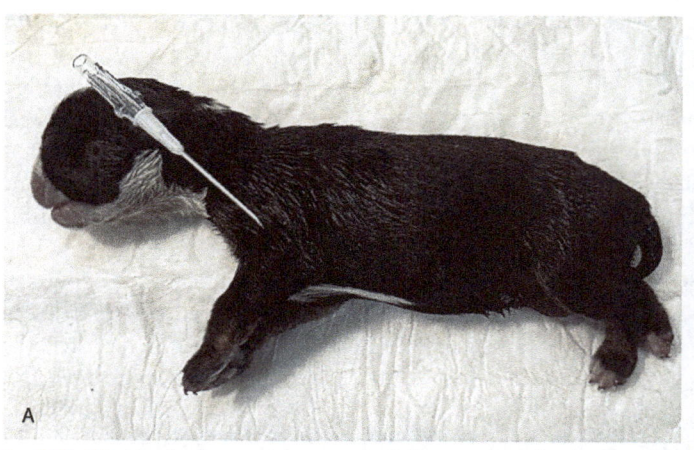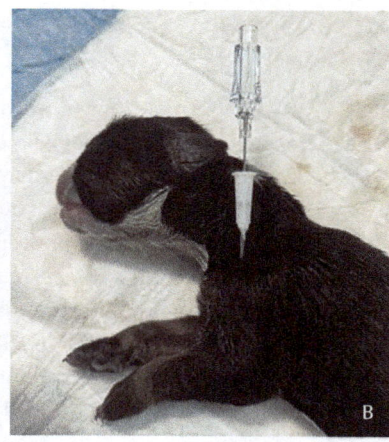

Figuras 91A-2A. e 91A-2B. – Avaliação e posicionamento (2A) com colocação do acesso umeral intraósseo.

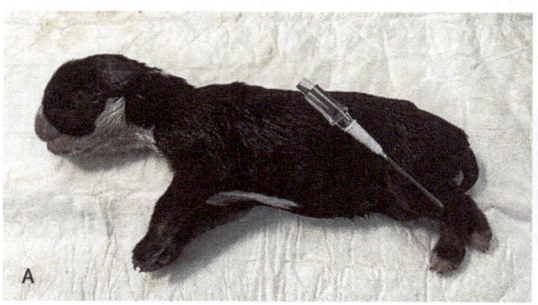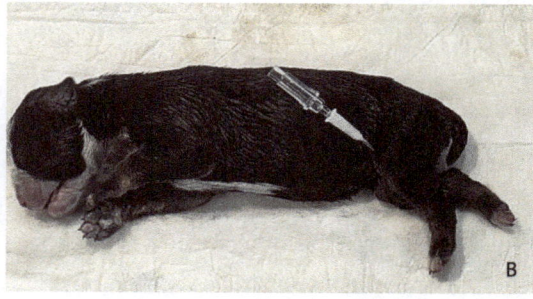

Figuras 91A-3A. e 91A-3B. – (A) Avaliação e posicionamento, **(B)** com colocação do acesso intraósseo no platô tibial.

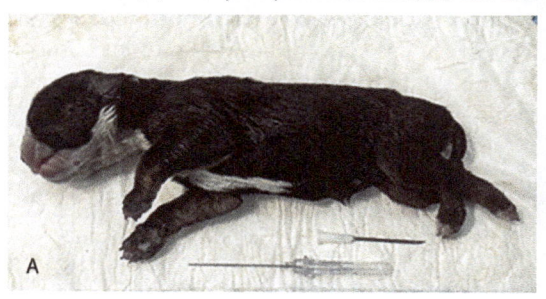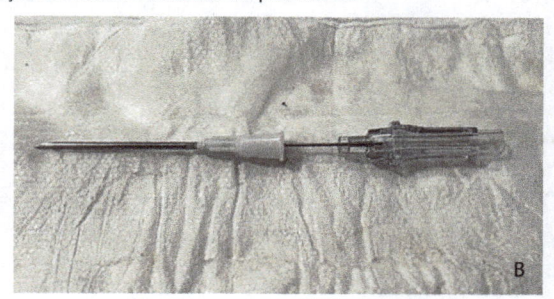

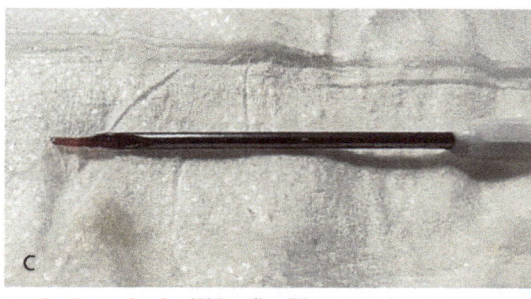

Figuras 91A-4A., 91A-4B. e 91A-4C. – (A) Escolha, **(B)** preparo do mandril na agulha e **(C)** exemplo de medula recolhida pelo mandril impedindo a obstrução do acesso.

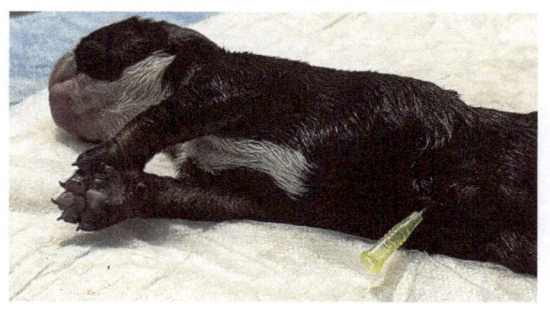

Figuras 91A-5. – Acesso vascular umbilical.

5. MEDIDAS EXTENSIVAS DE REANIMAÇÃO CARDIOPULMONAR

A iniciativa RECOVER não menciona protocolo específico para esta categoria, e em adultos sugere o início das compressões torácicas em todos os casos de colapso aparente da vítima. Aqui, sugerimos a mesma conduta, e mesmo nos casos de bradicardia com alteração perfusional e da consciência haverá indicação para iniciar as manobras. Neste caso há um consenso entre os profissionais de realizar compressões diretas no tórax, com os dedos polegar e indicador, numa frequência de 100 a 120bpm. Como a bradicardia tende a não ocorrer em resposta vagal no caso de neonatos, o uso de atropina não é indicado, pois pode produzir hipóxia do miocárdio. Neste caso, recomenda-se o uso de epinefrina (0,01mg/kg, segundo os critérios RECOVER para adultos).

O acesso a uma via aérea sempre será um desafio e o uso de equipamentos especiais (dispositivos supra-glóticos, *Bougie* e laringoscópios adaptados) será de extrema valia. Nos casos em que não há sonda endotraqueal de tamanho compatível com esses pacientes, é possível adaptar um corpo de uma sonda uretral de pvc ou silicone acoplado ao ambu, ou aparelho de ventilação.

Para manter a ventilação, também é necessário adaptar os equipamentos para ventilar entre 1-1,2mL/100g de volume corrente. O neonato deve ser ventilado a 40 a 60mpm e após os primeiros 30 segundos, a taxa de frequência respiratória pode ser reduzida para 12 a 20mpm.

Nos casos de hipotensão não responsiva à reposição de fluidos, uma alternativa é o uso de noradrenalina (0,01 a 0,1mcg/kg) IV/IO. O uso de fármacos vasoativos em neonatos pode não ser eficiente e, por este motivo, a manutenção da volemia é primordial.

6. MONITORAMENTO

O paciente neonatal deve permanecer internado e monitorado constantemente de maneira intensiva, minuto a minuto.

A umidade ambiente para um paciente neonatal deve estar entre 55% e 65%, e a temperatura entre 30 e 32ºC, devendo sempre ser monitorados para avaliação do estado de hidratação e temperatura retal.

Neonatos que apresentam reflexo de sucção fraca ou ausente, devem ser alimentados via sonda orogástrica. Para tanto, o filhote deve ser colocado em decúbito lateral e com a cabeça estendida, deve ser medida a distância entre a cavidade oral e a última costela. Setenta e cinco por cento dessa extensão deve ser marcada com o auxílio de uma caneta permanente. A sonda calibre 6 ou 8fr deve ser preenchida com o alimento e com o filhote em decúbito ventral, inserida tangencialmente ao palato até a marcação. O reflexo de deglutição deve estar presente e indica que a sonda foi colocada corretamente. Se houver reflexo de tosse, a sonda deve ser removida e reposicionada. O sucedâneo ou leite materno deve ser fornecido aquecido e lentamente para evitar dilatação excessiva do estômago. Em seguida, a sonda deve ser ocluída e removida para evitar falsa via. O uso de mamadeiras deve ser evitado a menos que o reflexo de sucção seja vigoroso.

7. CONCLUSÃO

Este grupo especial de pacientes se difere dos adultos principalmente pela imaturidade de sistemas de defesa, função digestiva, resposta simpática, controle da temperatura, padrão anatômico e volumes funcionais. Estes desafios devem ser combatidos de maneira individualizada e adaptada.

Infelizmente o mercado de equipamentos e a indústria farmacêutica não encontram oportunidades para lançamentos específicos e a condução de estudos clínicos que possam permitir um nível de evidências mais robusto para indicarmos protocolos mais especializados.

Este cenário torna a medicina de urgências em neonatos um campo ainda repleto de dúvidas e adaptações anedóticas que ainda são uma realidade a ser enfrentada com o máximo de cuidado e responsabilidade.

8. LITERATURA RECOMENDADA

1. Peterson ME, Kutzler M. Small Animal Pediatrics The First 12 Months of Life Pageburst Retail. W B Saunders Co; 2010.
2. Veronesi MC, Panzani S, Faustini M, Rota A. An Apgar scoring system for routine assessment of newborn puppy viability and short-term survival prognosis. Theriogenology. 2009,72(3):401–7.
3. Veronesi MC, Fusi J. Neonatal severity indicators in dogs. Revista Brasileira de Reprodução Animal. 2021;45(4):525–32.
4. Moon PF, Massat BJ, Pascoe PJ. Neonatal Critical Care. Veterinary Clinics of North America: Small Animal Practice. 2001, 31(2):343–67.

Anasarca Fetal   91B

Marina Vilela Estevam
Maricy Apparício
Paola Castro Moraes

1. INTRODUÇÃO

Anasarca, também conhecida como "síndrome da morsa", acomete diferentes espécies animais e também humanos, sendo mais frequente em raças braquicefálicas como o Bulldog Inglês e Francês, mas com rara ocorrência em gatos (**Figura 91B-1.**). Caracteriza-se pelo acúmulo de fluidos no espaço extravascular, geralmente no tecido subcutâneo e, eventualmente, forma diversas coleções líquidas em cavidades, resultando em ascite, efusão pleural e pericárdica.

Esta alteração pode acometer um ou mais fetos na ninhada e sua importância clínica está relacionada à predisposição para distocias devido ao tamanho aumentado do feto. A distocia pode ser obstrutiva (quando o feto não progride pelo canal do parto) ou por atonia uterina primária (quando o útero se distende excessivamente e não realiza adequadamente as contrações). Frequentemente, cadelas gestantes, com diagnóstico de fetos anasarcas, são encaminhadas para cesariana.

Sua causa não é bem estabelecida, mas acredita-se que esteja relacionada a fatores genéticos, nefropatias e cardiopatias. Por esta razão, quando o tratamento é estabelecido e o filhote sobrevive, recomenda-se a investigação minuciosa de malformações associadas e a posterior castração do sobrevivente. O histórico familiar também deve ser revisado devido à influência do fator genético.

O prognóstico varia de reservado a ruim, visto que muitos fetos anasarcas possuem outras malformações associadas. Seu tratamento é controverso, mas há casos de sucesso reportados na literatura.

2. DIAGNÓSTICO

O diagnóstico pode ser feito intra-útero no exame ultrassonográfico pré-natal, no qual é possível observar o espessamento do tecido subcutâneo, a presença de conteúdo anecogênico entre a pele e a musculatura, bem como nos espaços pericárdico, abdominal e pleural. Em alguns casos, nota-se também outras alterações, como a hiperecogenicidade pulmonar, com a superfície pulmonar irregular e aumento no volume dos líquidos fetais, tal como hidrâmnio.

A anasarca pode ser diagnosticada também por inspeção no pós-parto, observando-se o tamanho aumentado do neonato, além de edema generalizado, dispneia, cianose, hipotermia, reflexos e tônus muscular reduzidos.

3. EXAME FÍSICO

O exame físico do paciente neonato apresenta diversas particularidades em relação ao animal adulto. Na inspeção do paciente com anasarca, nota-se edema subcutâneo generalizado, o tônus muscular flácido e, quando colocado em decúbito dorsal, o animal não é capaz de retornar ao decúbito ventral. O reflexo de sucção é avaliado inserindo delicadamente o dedo mínimo enluvado na cavidade oral e, enquanto o filhote saudável deve realizar movimentos de sucção vigorosos, o neonato com anasarca apre-

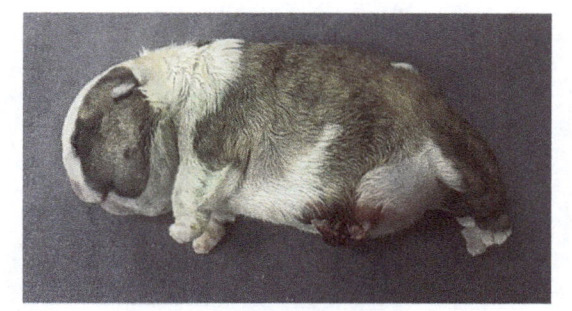

Figura 91B-1. – Natimorto com anasarca apresentando edema generalizado (Foto cedida pela Dr.ª Janaína E. M. de Oliveira Starling).

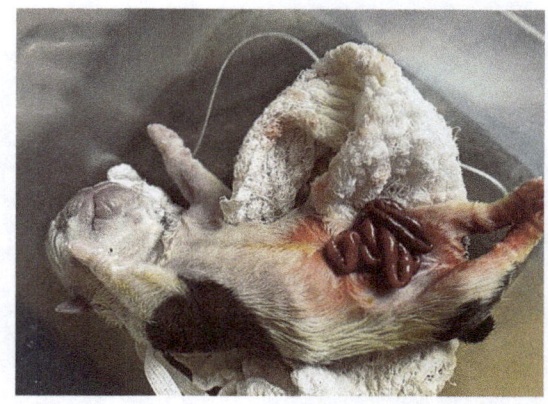

Figura 91B-2. – Neonato com onfalocele (Foto cedida pela Dr.ª Janaína E. M. de Oliveira Starling).

senta reflexos fracos ou ausentes. Normalmente apresentam-se hipotérmicos (com temperatura retal abaixo de 35,5°C).

A mucosa oral pode estar hipocorada ou cianótica e é imprescindível que haja controle da saturação de oxigênio, uma vez que a coloração de mucosas isoladamente não é medida confiável para avaliação da saturação nestes pacientes.

O neonato deve ser pesado antes da instituição do tratamento para posterior avaliação da perda de fluidos e a inspeção sistemática da superfície corpórea deve ser realizada em busca de outras alterações congênitas, tais como palatosquise e onfalocele (**Figura 91B-2.**).

4. TRATAMENTO

O tratamento é controverso, mas pode ser bem-sucedido se não houver outras malformações associadas, desde que instituído imediatamente ao nascimento. Frequentemente, filhotes com anasarca apresentam pulmões hipoplásicos e, nesse caso, a condição é incompatível com a vida.

Quando a única manifestação é edema subcutâneo, o tratamento pode ser instituído administrando diuréticos como furosemida (0,2mg/100g peso) via subcutânea ou intramuscular a cada duas horas com monitoramento contínuo.

A cada trinta minutos, o neonato deve ser pesado e estimulado a urinar, friccionando um chumaço de algodão umedecido em água morna no genital. A cada 30g de peso perdido, deve ser feita a reposição de potássio (1 miliequivalente de cloreto de potássio, VO).

O tratamento de suporte para demais disfunções deve ser realizado concomitantemente. Ainda é necessário suplementar a oxigenação com FiO_2 a 40% inicialmente, pela modalidade mais adequada a cada animal.

A alimentação pode ser oferecida via sonda orogástrica a cada três horas com leite materno previamente retirado da mãe ou sucedâneo comercial/caseiro. Mamadeiras devem ser evitadas devido ao risco de falsa via. É importante que o filhote esteja normotérmico (mínimo 35,5°C) antes de ser alimentado, de forma a evitar estase do trato gastrointestinal.

Durante todo o tratamento, a saturação de oxigênio, temperatura retal e glicemia devem ser monitoradas, bem como os reflexos e tônus muscular.

5. CONCLUSÃO

A anasarca fetal é visualmente de fácil identificação, mas desafiadora do ponto de vista terapêutico. O exame físico minucioso é imprescindível para identificar os casos passíveis de tratamento e aqueles com alterações em outros órgãos/sistemas que são incompatíveis com a vida.

6. LITERATURA RECOMENDADA

1. Cunto M, Zambelli D, Castagnetti C, Linta N, Bini C. Diagnosis and Treatment of Foetal Anasarca in Two English Bulldog Puppies. Pakistan Veterinary Journal. 2014. 35(2): 251-253
2. Peterson ME, Kutzler M. Small Animal Pediatrics The First 12 Months of Life – Pageburst Retail. W B Saunders Co; 2010.
3. Maronezi MC, Madruga GM, Uscategui RAR, Simões APR, Silva P, Rodrigues MGK, et al. Pulmonar ARFI elastography and ultrasonography of canine fetal hydrops: case report. Arquivo Brasileiro de Medicina Veterinária e Zootecnia. 2018. 70(5):1409-13.
4. Marçal AP, Silva TL, Ferraz AF, Aristizabal VV, Vallejo V, Araujo MS. Anasarca congênita em cães da raça buldogue inglês: relato de caso. Nosso clínico. 2018. 21(123): 12-16.

Medicina Hiperbárica

Roberto Luiz Lange

1. INTRODUÇÃO

A **Oxigenoterapia Hiperbárica** (OHB), em medicina humana, é empregada no mundo todo em várias situações clínicas. A UHMS *(Undersea and Hyperbaric Medical Society (UHMS)* dos Estados Unidos da América, uma associação fomentadora dos estudos relacionados ao uso da OHB, é a referência para médicos humanos em todo mundo para o uso desta terapia.

Esta organização, publica as principais diretrizes para o uso da OHB em seres humanos, tanto é que o Conselho Federal de Medicina, balizou-se nela e na extensa documentação de outros médicos brasileiros especialistas, para normatizar seu uso em humanos. Isto se deu por meio da resolução CFM 1475/95, na qual constam dezesseis indicações aprovadas.

Em Medicina Veterinária, a oxigenoterapia hiperbárica não está regulamentada, mas existem diversos estudos, nacionais e internacionais, publicados para subsidiar uma tomada de decisão pelo Conselho Federal de Medicina Veterinária com vistas a uma resolução e consequente regulamentação desta terapia.

A OHB pode evitar procedimentos mais invasivos ou complexos, especialmente quando empregada logo no início do processo mórbido. Ela também pode promover menor tempo de permanência no hospital, reduzindo a carga de medicamentos, com consequente diminuição dos custos de tratamento.

Essa técnica vem sendo empregada em várias espécies animais para o tratamento de feridas traumáticas complicadas, lesão de reperfusão isquêmica, queimaduras, mordidas venenosas ou infectadas, lesões por contusão e esmagamento, enxerto cirúrgico comprometido, pancreatites, osteomielites, sepse dentre outras condições onde o fator inflamatório e/ou infeccioso esteja presente. Os resultados descritos em centenas de estudos científicos foram: melhora na cicatrização de feridas, controle da infecção por meio de ambiente rico em oxigênio tóxico para organismos anaeróbicos, inibição de alguns mecanismos bacterianos de resistência aos antibióticos, promoção de angiogênese e neovascularização, fibrogênese e redução da inflamação.

Para se entender a aplicabilidade técnica da oxigenoterapia hiperbárica é de suma importância o conhecimento das leis gerais dos gases:

1. **Lei de Boyle:** demonstra que o volume de um gás está inversamente relacionado à pressão e sua densidade diretamente ligada a esta pressão. Isto é, quanto maior a pressão, menor o volume e maior sua densidade. Esta lei no uso medicinal da OHB significa que as moléculas de oxigênio no alvéolo ficam mais concentradas.

2. **Lei de Dalton:** afirma que entre dois gases não reagentes (CO_2/O_2) a pressão total exercida nesses gases é igual a soma parcial das pressões de cada gás. No ar ambiental e ao nível do mar, temos uma pressão de 760mmHg, dos quais 21% referem-se ao oxigênio, ou seja, 160mmHg. O restante das pressões parciais refere-se ao nitrogênio, que equivale a 590mmHg ou 78% dos gases, ao argônio e outros gases, que equivalem a 1% ou mais ou menos 8mmHg.

   Se respiramos 100% de oxigênio, ao nível do mar, isto é, sem pressão adicional, significa que a pressão total do gás é exercida somente pelo oxigênio, e esta pressão terá o total de 760mmHg, o que difere significativamente de respirar o ar atmosférico, em que a pressão total de oxigênio seria de 160mmHg.

3. **Lei de Graham:** estabelece que os gases são difundidos de um local de alta pressão para baixa pressão. Na oxigenoterapia hiperbárica, o paciente está respirando 100% de oxigênio sob pressões adicionais previamente estabelecidas e controlada pelo operador. Se for adicionada uma pressão atmosférica (1 ATM) a mais, dentro da câmara hiperbárica, atinge-se 2 ATA (Atmosfera absoluta – medida padronizada para uso na OHB), o que equivale a 1 ATM de fora da câmara, mais 1 ATM de dentro da câmara. O efeito desse acréscimo de pressão fará com que o oxigênio seja mais difundido no sangue e assim sua difusão para os tecidos, seja aumentada.

4. **Lei de Henry:** afirma que a concentração de um gás em um líquido é diretamente proporcional à solubilidade e à pressão parcial desse gás. Quanto maior a pressão parcial de um gás, maior será o número de moléculas deste gás que serão dissolvidas no líquido.

   De acordo com a lei de Henry, o oxigênio será mais solúvel no sangue quando estiver sob pressão, explicado pela difusão a partir de um ambiente de alta concentração (alvéolo) para outro de baixa concentração (sangue).

2. FISIOLOGIA DA OXIGENOTERAPIA HIPERBÁRICA

Em pressões atmosféricas normais (1 ATA) e respirando-se ar ambiente, as quantidades de oxigênio que são dissolvidas no sangue são insignificantes para serem entregues ao tecido através do plasma. Pequenos acréscimos são particularmente ofertados quando se faz uso de máscara ou outros artifícios como gaiolas de confinamento com oxigênio, via intranasal ou mesmo por intubação traqueal.

O conceito da oxigenoterapia hiperbárica, refere-se a uma oferta maior de oxigênio sob pressão nos alvéolos, disponibilizando dessa forma um aumento do oxigênio dissolvido no plasma. Em condições normais, respiram-se 21% de oxigênio atmosférico (ar ambiente equivale a 1 ATA) resultando em uma pressão alveolar de oxigênio (PaO_2) de 100mgHg. Nessas condições a hemoglobina plasmática está quase que totalmente saturada e há muito pouco oxigênio plasmático disponível. Portanto, assumindo uma concentração de hemoglobina de 12g/dL, o conteúdo combinado de oxigênio no sangue total é de cerca de 16,2mL O_2/dL. Sob condições hiperbáricas respirando oxigênio a 100% a 3 atmosferas absolutas (ATA), o valor da PaO_2 aumenta para cerca de 2.280mmHg e, de acordo com a lei de Henry, o conteúdo combinado de oxigênio no sangue total aumenta para 23,0mL O_2/dL. Este aumento de 42% desde a linha de base é quase inteiramente devido a um aumento no oxigênio dissolvido no plasma. O aumento do suprimento de oxigênio e da tensão arterial de oxigênio é o binômio fundamental da OHB.

Essa oferta aumentada de oxigênio dissolvido no plasma independe do sistema hemoglobina e entrega até quatro vezes mais oxigênio aos tecidos quando comparado com a respiração em ar ambiente.

Medições de PO_2 tecidual demonstram que a tensão de oxigênio fica elevada em mais de 10% do normal por até 3 horas após uma exposição, ou "mergulho" hiperbárico de 1 hora.

Dessa forma, células e mitocôndrias em áreas onde o fluxo sanguíneo capilar foi comprometido por processos inflamatórios, isquêmicos ou traumas ficam nutridos por oxigênio fornecido pela oxigenoterapia hiperbárica, o que não seria possível quando de um processo inflamatório crônico.

Quando o paciente é exposto a uma sessão de câmara hiperbárica a 2 ATA, a perfusão cerebral é reduzida em até 25% devido a uma vasoconstrição que se instala, porém, a oferta de oxigênio aumenta em até 10%, levando a uma diminuição da pressão intracraniana e edema cerebral.

Esse mecanismo de oferta aumentada de oxigênio para o metabolismo celular leva a uma rápida recuperação e regeneração tecidual. Além disso, a OHB resulta em aumento de espécies reativas de oxigênio (ROS) e espécies reativas de nitrogênio (RNS), que juntamente com o sistema antioxidante que envolve glutationa, tiorredoxina e nucleotídeos de piridina servirão para ativação das vias antioxidantes protetoras.

O conjunto destes mecanismos de ação resultará em efeitos benéficos, alguns deles listados abaixo:

a) Morte oxidativa de glóbulos brancos e efeitos antibacterianos.

b) Aumento da produção de endotélio vascular através do incremento de fatores de crescimento (VEGF).

c) Potencialização dos efeitos antibacterianos de antibióticos como as fluoroquinolonas, aminoglicosídeos, vancomicina e sulfas.

d) Inibição da adesão de neutrófilos ao endotélio microvascular, resultando em diminuição significativa de eventos que se seguem na lesão de reperfusão isquêmica. Foi demonstrado que a OHB tem importância para inibir a formação de radicais livres.

e) Modificação dos efeitos das citocinas regulando a produção e afetando os locais receptores (efeitos anti-inflamatórios).

f) Multiplicação e mobilização de células-tronco/progenitoras vasculogênicas [SPC's] que podem ser demonstradas no sangue, tecido e em certos materiais de matriz implantados em todo o corpo.

g) Vasoconstrição e redução da inflamação – processos inflamatórios contínuos e excessivos levam a um reparo prolongado dos tecidos danificados, além de provocar, no paciente, dor prolongada. A ruptura e dilatação de vasos sanguíneos e linfáticos (vasogênico), assim como a permeabilidade da lesão celular (citogênica) leva ao edema e aumento da pressão intralesional comprometendo o fluxo sanguíneo e suas atividades reparadoras. A OHB, promove imediatamente uma vasoconstrição generalizada de vasos sanguíneos que irrigam os tecidos danificados. O ambiente hiperóxido promovido pela OHB leva ao aumento da oxidação dos radicais de óxido nítrico (NO) produzidos pelo endotélio vascular levando a uma perda do efeito vasorelaxante. Essa vasoconstrição arteriolar, associada a melhora da tensão intracelular de oxigênio, diminui o edema e mantém as funções mitocondriais e outras funções metabólicas celulares, que por sua vez contribuem de forma importante na integridade das membranas celulares e mecanismos dependentes de energia. A atividade da OHB em resposta hiperinflamatória é multifatorial, que inclui a redução dos níveis de citocinas inflamatórias e a redução de aderências da vasculatura celular. Ao se diminuir a atividade dessas citocinas, resulta uma não ativação da cascata de inflamação, adesão e transmigração de neutrófilos para os tecidos, prejudicando a síntese do monofosfato cíclico de guanosina (cGMP), um mensageiro secundário que afeta o crescimento e a divisão celular em leucócitos ativados.

LEMBRE-SE: O CONCEITO DA OXIGENOTERAPIA HIPERBÁRICA É PROPORCIONAR PRESSÃO AUMENTADA COM 100% DE OXIGÊNIO PARA DIFUNDI-LO VIA PLASMA ATÉ AOS TECIDOS.

3. TRATAMENTOS

Para as sessões de tratamentos pela oxigenoterapia hiperbárica o paciente é preparado seguindo um protocolo internacional de segurança que consiste em remover qualquer objeto de metal como coleiras e outros adereços, estar livre de medicamentos à base de óleo em sua pele e pelo recobrimento de cateteres com ataduras de algodão, proteção do piso da câmara com toalha de algodão e umidificação do pelo com *spray* de água para se evitar a eletricidade estática. Via de regra, os pacientes ficam calmos dentro da câmara, mas no paciente mais agitado pode-se fazer o uso de benzodiazepínicos, barbitúricos ou acepromazina, que é a droga de escolha para esses casos.

A sessão ou "mergulho" tem duração de aproximadamente uma hora, sendo os quinze minutos iniciais de aumento gradual da pressão dentro da câmara até se atingir a pressão desejada. Nos próximos trinta a quarenta e cinco minutos será o tempo efetivo de tratamento e os demais quinze minutos para a fase de descompressão da câmara, até a remoção do paciente.

A maioria dos pacientes pode receber o tratamento até duas vezes ao dia, com intervalo mínimo entre as sessões de quatro horas, a fim de se minimizar as intoxicações por oxigênio no sistema nervoso central ou pulmonar.

A quantidade de sessões é normalmente avaliada de acordo com o paciente e é dose dependente, por exemplo: para um paciente em pós-operatório de uma cirurgia ortopédica, uma única sessão pode ser o suficiente; pacientes com pancreatite se beneficiam de um número maior de sessões. As principais indicações estão listadas na **Tabela 92.1.**

No Serviço de Oxigenoterapia Hiperbárica do Hospital Veterinário Santa Mônica – Curitiba/PR, as afecções mais frequentemente tratadas são: pancreatites, doença do disco intervertebral, doenças imunomediadas, anemia aguda grave, picada de cobra e aracnídeos, síndromes isquêmicas, traumatismo craniano, sepse, tratamento de feridas de difícil cicatrização, pós-operatório de cirurgias reconstrutivas e déficits cognitivos (**Figuras 92.1., 92.2. e 92.3.**).

- A frequência, duração e pressão dos mergulhos podem variar e devem ser avaliados pelo médico-veterinário prescritor e o operador da câmara caso a caso.

- Quando houver tratamento duas vezes ao dia, observar intervalo mínimo de 4 horas entre as sessões (mergulho).

- Todos os pacientes devem ser avaliados sistematicamente para se indicar a continuidade do tratamento ou sua interrupção.

- Casos agudos e severos devem ser avaliados para aplicabilidade *bid*.

Tabela 92.1. – Principais indicações da terapia Hiperbárica em cães e gatos

	Tempo de "mergulho"	Pressão hiperbárica	Frequência de tratamento
Anemias	30 min	2 ATA	Avaliar a cada sessão
Artrite séptica	30 min	2 ATA	*bid*
Choque hemorrágico	30 min	2 ATA	*sid*
Doenças Compressivas da medula	30 min	1,5 ATA	*bid/tid*
Doenças dos nervos periféricos	30 min	1,5 ATA	*bid*
Edema pós transfusão	30 min	1,5 ATA	*sid/bid*
Embolia Fibrocartilaginosa	30 min	1,5 ATA	*bid*
Enxerto cirúrgico	30 min	1,5 ATA	*sid*
Feridas complicadas/ necrosantes	30 min	2 ATA	*bid*
Fraturas	30 min	2 ATA	*sid*
Fraturas expostas	45 min	2 ATA	*bid*
Infarto do miocárdio	30 min	1,5 ATA	*sid*
Infecções fúngicas	30 min	1,5 ATA	*bid*
Intoxicação por Monóxido de carbono	30 min	1,5/2 ATA	*sid/bid*
Lesão Reperfusão Isquêmica	30 min	2,5 ATA	*bid*
Lesões atléticas/ exercício	30 min	2 ATA	*bid*
Miosite/gangrena	45 min	2,5 ATA	*bid*
Necrose óssea	45 min	2 ATA	*bid*
Osteomielite	30 min	2 ATA	*bid*
Pancreatite	30 min	2 ATA	*bid/tid*
Paraparesia/ tetraparesia	45 min	2 ATA	*bid*
Picadas de cobras/ aranhas	30 min	2,5 ATA	*bid*
Pré e pós-cirúrgico	30 min	1,5 ATA	*sid*
Queimaduras térmicas	30min	1,5 ATA	*sid*
Resistência a antibióticos	30 min	2 ATA	*bid*
Sepse	30 min	2 ATA	*bid/tid*
Síndrome compartimental	30 min	2,5 ATA	*bid*
Trauma mecânico/ esmagamento	45 min	2,5 ATA	*bid*
Traumatismo craniano	30 min	1,5 ATA	*bid/tid*

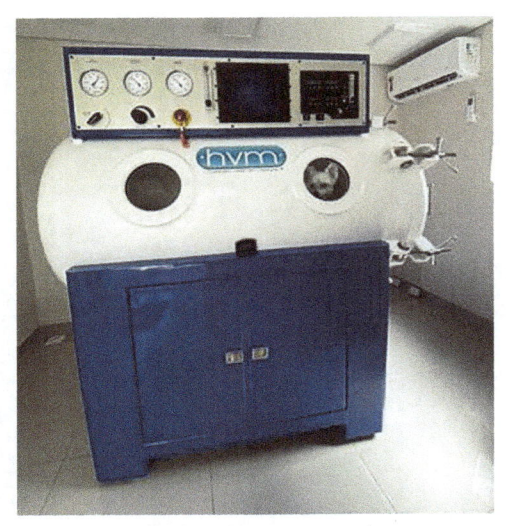

Figura 92.1. – Visão geral de uma câmara monoplace.

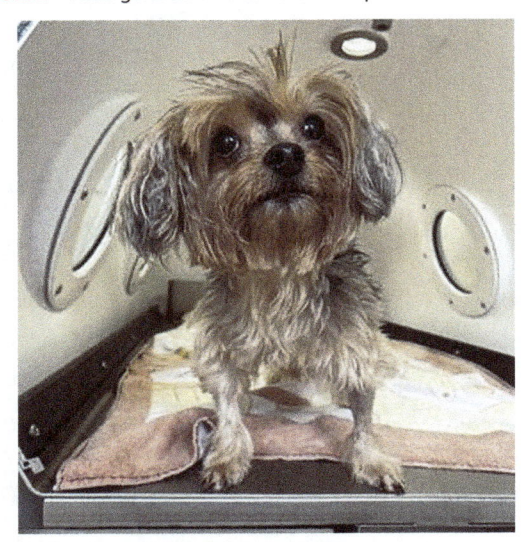

Figuras 92.2. – Visão interna da câmara com paciente a ser retirado após sessão OHB

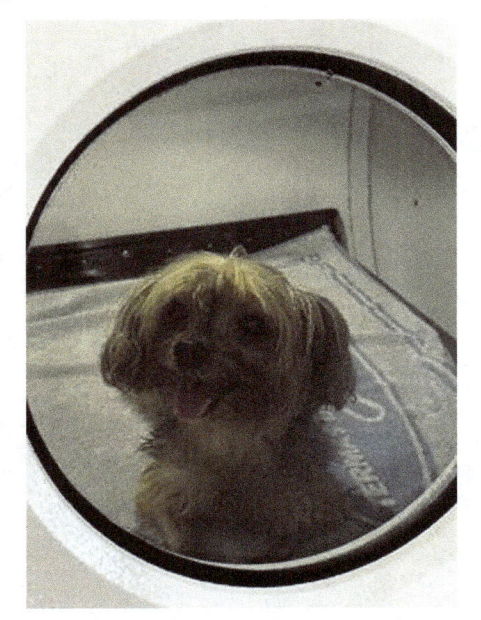

Figuras 92.3. – Janela para observação do paciente sob tratamento.

- A OHB pode ser utilizada em intervalos de dias ou semanas (pulso terapia).
- Evitar expor o paciente febril na câmara hiperbárica.

4. CONTRAINDICAÇÕES

Absolutas: são as contraindicações que tornam o tratamento muito arriscado e refere-se ao pneumotórax não tratado ou pacientes inconscientes. Em caso de pneumotórax, deve-se usar dreno torácico com drenagem aberta antes de entrar na câmara e por óbvio com recobrimento com ataduras de algodão.

Contraindicações relativas:

a) Determinados pacientes podem ter um risco maior de complicações, mesmo assim podem receber o tratamento hiperbárico, mediante avaliação do risco-benefício.

- Febre alta: pode diminuir o limiar para convulsões. A temperatura deve ser reduzida antes da terapia.
- Histórico de cirurgia otológica: certificar-se que o paciente possa desobstruir seus ouvidos. Pode aumentar o risco de barotrauma otológico.
- Cirurgia de tórax: eliminar o risco de ar preso entre as feridas cirúrgicas ou no tórax. Nesses casos aumentar o tempo de descompressão.
- Neoplasias: em diversas publicações conclui-se que a OHB em pacientes com neoplasias é segura. Com base em estudos atuais e revisões anteriores, não há evidências indicando que a OHB atua como estimulador do crescimento tumoral, nem como potencializador da ocorrência. Por outro lado, há evidências que a OHB, em certos subtipos de câncer, pode ter efeitos inibidores. Há necessidade de maiores estudos para conclusão mais assertiva.
- Asma: pode resultar em pneumotórax.
- Sinusite crônica: pode levar a possível barotrauma.
- Enfisema com retenção de CO_2 – pode levar a pneumotórax.
- Neurite óptica: casos raros de piora da visão e cegueira.
- Prenhez: não se sabe se causa algum dano ao feto.
- Infecções respiratórias superiores: os pacientes podem ter problemas para desobstrução de seus ouvidos que resultam no barotrauma otológico.

b) O paciente deve ser avaliado e ponderado a indicação da OHB se estiver recebendo alguns dos medicamentos abaixo:

- Doxorrubicina: pode ocorrer toxicidade.
- Cisplatina: a cicatrização de feridas pode ser prejudicada
- Dissulfiram: bloqueia a produção de superóxido dismutase, que protege contra toxicidade do oxigênio.

- Acetato de mafenida: a cicatrização de feridas pode ser prejudicada.
- Analgésicos narcóticos: são potencializados pela OHB e podem deprimir a respiração, portanto use o intervalo de 4-6 horas entre a administração do fármaco e a terapia hiperbárica, ou reduza a metade da dosagem.
- Insulina: reduzir a dose diária pela metade.

5. CONCLUSÃO

A Oxigenoterapia Hiperbárica há tempos deixou de ser empírica devido a uma centena de publicações ao redor do mundo, tanto na medicina humana, como na medicina veterinária, que comprovam a sua eficácia em diferentes afecções.

Contudo, outros estudos randomizados e multicêntricos são necessários para aperfeiçoar o entendimento das suas ações terapêuticas, conduzindo a indicações de uso mais racionais.

Na prática do autor deste capítulo, com base em aproximadamente seiscentos tratamentos realizados, raros foram os casos em que não se obteve algum benefício. De maneira geral, os pacientes com doenças crônicas, após tratamentos iniciais que variam de três a dez sessões, são mantidos estáveis com sessões periódicas (pulso terapia semanal/quinzenal/mensal).

Importante que seja salientada nossa experiência no tratamento de pacientes em sepse com resistência antimicrobiana. Os resultados preliminares com a OHB têm permitido tratar estes doentes sem o emprego de antibióticos e desta forma contribuir para diminuir a resistência antimicrobiana global, uma demanda premente para a saúde única. Para esta condição de sepse com resistência antibiótica tratada exclusivamente com a OHB, há uma necessidade imperiosa de se continuar a avaliar e discutir os desfechos a fim de robustecer cientificamente esta proposta terapêutica.

6. LITERATURA RECOMENDADA

1. Ronald Lymann, HBOT…What Hyperbaric Oxygen Therapy Can Do For Your Patients.
2. Thom SR. "Hyperbaric Oxygen-Its Mechanisms and Efficacy, Plast Reconstuct Surg 2011 January, 127 [Suppl 1]: 131S-141S
3. Kindwall and Whelan, Hyperbaric Medicine Practice, second edition revised, Best, 2004
4. Holbach KH,et al. "Improved reversibility of traumatic mid-brain syndrome with application of hyperbaric oxygen pressure"ActaNeurochir. 1974;30:247-256
5. Milovanova, TN, et al. "Hyperbaric oxygen stimulates vasculogenic stem cell growth and differentiation in vivo", J Appl Physiol 106: 711-728, 2009
6. Thom, SR, et al. "Vasculogenic stem cell mobilization and wound recruitment in diabetic patients: Increased cell number and intracellular regulatory protein content associated with hyperbaric oxygen therapy" Wond Rep Reg (2011) 19 149-161
7. Contreras Fl, et al. "The effect of hyperbaric oxygen on glucose utilization in freeze-traumatized rat brain" J Neurosurg.1988;65:615-624
8. 23 Thom SR. "Hyperbaric Oxygen-Its Mechanisms and Efficacy, Plast Reconstuct Surg 2011 January, 127 [Suppl 1]: 131S-141S
9. Cuthberson, CN et al, "Hyperbaric oxygen reduces severity and improves survival in acute pancreatitis ", abstract from the 36th annual meeting of the American pancreatic association, Nov 3-4, 2005
10. DM Levitan, M hit, DR Geiser, R Lyman, Rationale for hyperbaric oxygen therapy in traumatic injury and wound care in small animal veterinary practice, Journal of Small animal practice 2021 –Published by John Wiley & Sons Ltd on behalf of British Small Animal Veterinary Association.
11. Kahle A, Cooper JS - Hyperbaric Physiological And Pharmacological Effects of Gases- National Library of Medicine
12. Oh S, Lee E, Lee J, Lim Y, Kim J, Woo S. Comparison of the effects of 40% oxygen and two atmospheric absolute air pressure conditions on stress-induced premature senescence of normal human diploid fibroblasts. Cell Stress Chaperones. 2008 Dec;13(4):447-58.

93 ECMO – Oxigenação Extracorpórea por Membranas

André Lacerda

1. INTRODUÇÃO

A ECMO é uma tecnologia inovadora, que começa a ser utilizada na medicina veterinária, em centros de excelência. Ela pode representar a única alternativa para os casos de insuficiência respiratória grave associada à hipercapnia e acidose respiratória, servindo como uma ponte para a recuperação do paciente, em especial daqueles que possuem um prognóstico desfavorável. Nos últimos anos, ela vem apresentando um grande destaque na imprensa especializada, ou não, sendo muitas vezes designada como pulmão artificial, em especial devido à pandemia do COVID, quando foi amplamente utilizada.

Na medicina veterinária, em trabalhos desenvolvidos na Universidade Estadual do Norte Fluminense Darcy Ribeiro, tivemos a primazia em desenvolver os primeiros estudos e casos clínicos mundialmente sobre esse tema, que promete ser promissor e uma ferramenta indispensável nas UTIs veterinárias.

2. INSUFICIÊNCIA RESPIRATÓRIA

A insuficiência respiratória (IR) pode ser definida como a condição clínica na qual o sistema respiratório não consegue manter os valores da pressão arterial de oxigênio (PaO_2) e da pressão arterial de gás carbônico ($PaCO_2$) dentro dos limites da normalidade para uma determinada demanda metabólica.

3. INDICAÇÕES

As indicações para o uso da ECMO são os casos de falência respiratória reversível, sempre quando as terapias convencionais e o suporte de terapia intensiva falharem. O seu uso permite estabelecer um conceito chamado "PONTE PARA RECUPERAÇÃO", que estabelece a possibilidade de recuperação do pulmão e a reversibilidade do processo.

4. CONTRAINDICAÇÕES

A ECMO está contraindicada para os casos de lesão pulmonar irreversível, quando houver hemorragia grave, coagulação intravascular disseminada, depressão hemodinâmica de origem cardíaca ou sepse.

5. TIPOS DE ECMO

Existem três tipos de desvios, o arteriovenoso, o veno-arterial e o veno-venoso. Entretanto, apenas o primeiro apresenta a possibilidade de ser usado sem o suporte da máquina de circulação extracorpórea, pois neste caso o próprio coração do paciente funciona como a bomba pressora que impulsiona o sangue do paciente através do sistema.

A ECMO é um circuito fechado que utiliza os oxigenadores de membranas em uso corrente, compostos por membranas de polipropileno microporoso ou silicone.

5.1. – Troca Gasosa

Não há contato direto entre o sangue e o gás, isto ocorre através de membranas de polipropileno microporoso. A transferência de oxigênio é controlada pela porcentagem de oxigênio no gás instilado no oxigenador. Quanto maior a fração de oxigênio no gás (FiO_2), maior será a transferência de oxigênio para o sangue. O oxigênio atravessa a membrana do oxigenador, dissolve-se no plasma sanguíneo, atravessa a membrana das hemácias, e combina-se com a hemoglobina. A adequada transferência de gases através da membrana depende do tipo, da espessura e da porosidade do material da membrana.

5.2. – Técnica

A técnica cirúrgica para a inclusão do paciente em ECMO na modalidade arteriovenosa é bastante simples, e consiste na dissecção e canulação da artéria e veia femorais. Uma incisão de pele de aproximadamente 3,0cm é feita no trígono femoral do membro pélvico esquerdo, tendo início na região proximal e se estendendo até a sua porção distal. Os referidos vasos são dissecados e isolados com auxílio de fitas cardíacas. Em seguida, um cateter siliconizado de aproximadamente 3/4 do diâmetro do vaso é posicionado e fixado com fio de algodão, enquanto sua extremidade é obliterada com uma pinça hemostática até o momento de sua conexão ao oxigenador (**Figura 93.1.**).

Um tubo extensor siliconizado é usado para conectar o cateter ao oxigenador de membranas, e permanece obliterado até o momento do início do desvio sanguíneo arteriovenoso, quando então são retiradas as pinças (**Figura 93.2.**).

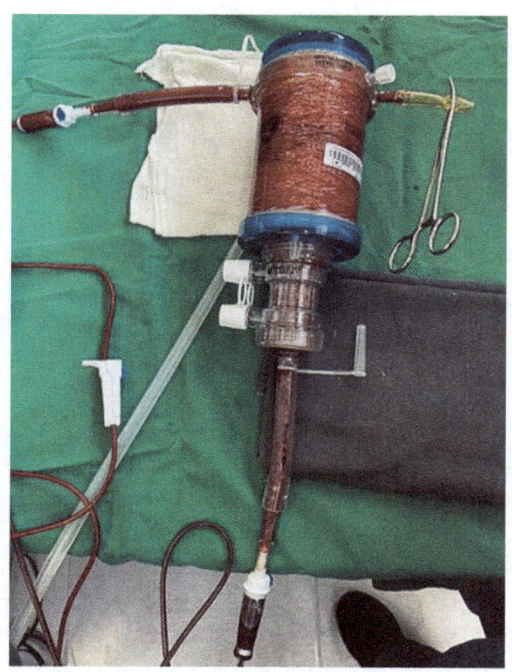

Figura 93.1. – Oxigenador de membranas infantil, utilizado para realizar a troca gasosa em cães na ECMO arteriovenosa, sem suporte circulatório.

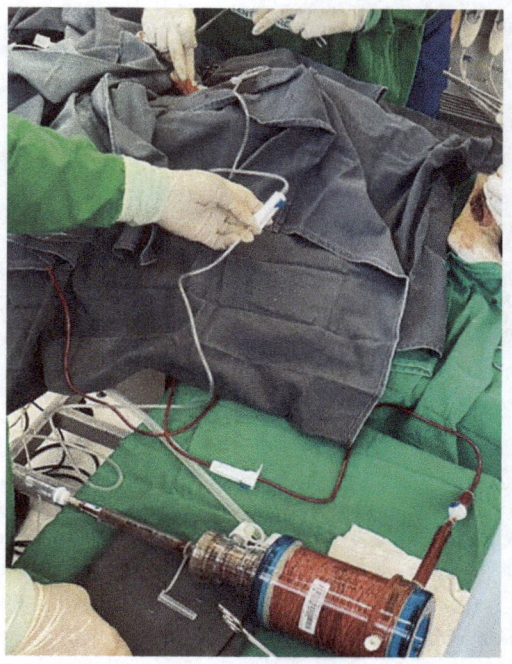

Figura 93.2. – Momento de retirada das pinças.

Durante o tempo em que o paciente estiver sob ECMO, deve ser mantido o suporte ventilatório e a monitorização da pressão arterial invasiva, da pressão venosa central, gasometria, além da avaliação dos níveis de lactato sérico, oximetria de pulso e cardioscopia dentre outros parâmetros. Cinco minutos antes do uso da ECMO, o animal deve ser heparinizado (1mg/Kg), exames de tempo de coagulação ativado devem ser feitos seriadamente, enquanto o paciente estiver em ECMO, e a replicação de heparina realizada sempre que for necessária. A ação da heparina poderá ser antagonizada com o uso da protamina em dose similar, sempre que necessário.

6. CONCLUSÃO

Por ser uma técnica que aumenta significativamente os índices de recuperação em animais onde a morte é o mais pro-

vável, a ECMO pode, em pouco tempo, tornar-se a principal escolha nos casos de falência pulmonar.

7. LITERATURA RECOMENDADA

1. Edward Litton, Tamara Bucci, Shaila Chavan, Yvonne Y Ho, Anthony Holley, Gretta Howard, Sue Huckson, Philomena Kwong, Johnny Millar, Nhi Nguyen, Paul Secombe, Marc Ziegenfuss, David Pilche. Surge capacity of intensive care units in case of acute increase in demand caused by COVID-19 in Australia. Medical Journal of Australia. n 220, v 10, 2020.

2. Toshiya Kamimura, Hiroshi Sakamoto, Kazuhiro Misumi. Regional Blood Flow Distribution from the Proximal Arterial Cannula during Veno-Arterial Extracorporeal Membrane Oxygenation in Neonatal Dog. Journal of Veterinary medical science, v 61 p. 311-315, 1999.

3. QiJ, GaoS, LiuG,YanS, ZhangM, Yan W, Zhang Q, Teng Y, Wang J, Zhou C, Wang Q and Ji B (2021) An Ovine Model of Awake Veno-Arterial Extracorporeal Membrane Oxygenation. Frontiers Veterinary Science. 8:809487. doi: 10.3389/fvets, 2021.

94 Homeopatia

Denerson Ferreira Rocha
Antônio Carlos Gonçalves da Cruz

1. INTRODUÇÃO

A homeopatia foi a primeira especialidade reconhecida pelo Conselho Federal de Medicina Veterinária (CFMV – Resolução nº 662/2000). Esta, consiste em tratar as doenças baseando-se no princípio da similitude (*Similia Similibus Curentur*), utilizando substâncias em ultradiluições (*ultra high dilutions*).

Por meio deste princípio, uma substância com a propriedade de provocar determinados sintomas em um indivíduo sadio, será capaz de curar um indivíduo doente que apresente estes mesmos sintomas. O médico alemão Christian Friederich Samuel Hahnemann desenvolveu os fundamentos da medicina homeopática a partir da necessidade de novos recursos terapêuticos e procurou estabelecer suas descobertas pela racionalidade científica e pela experimentação e confirmação prática de seus trabalhos. Atualmente, a Medicina Veterinária Integrativa tem conquistado cada vez mais seu lugar, tendo a homeopatia um vasto campo de aplicação e de pesquisas. Há milhares de trabalhos publicados no PubMed referentes à homeopatia na Medicina, Medicina Veterinária, Farmácia, Odontologia, Biologia, Agronomia e outras áreas da pesquisa científica, como Física e Química. A homeopatia previne, trata e cura doenças, estimulando e promovendo saúde, constituindo-se em terapêutica que conjuga eficácia, eficiência e qualificação da relação com o paciente e sua circunstância (ambiente geral, tutores, outros animais, etc.).

2. AÇÃO DO MEDICAMENTO HOMEOPÁTICO

Sabe-se que o ponto que gera maiores dificuldades de compreensão e, por vezes, críticas a esta especialidade é a utilização de substâncias ultra diluídas em que, acima da dinamização 12CH, já não há matéria do princípio ativo e este, ainda, mantém seu efeito terapêutico. Como assim? A compreensão da homeopatia, sobretudo quanto aos mecanismos de ação, parece ter mais respostas não no campo da Biologia ou da Química, mas da Física. Inclusive, trabalhos mais modernos, como: Milgrom (2004), Leick (2008), Teixeira (2017), entre outros, vislumbram explicações cada vez mais esclarecedoras. Muitos destes, demonstram diferenças estatisticamente significativas entre um solvente puro e um solvente impregnado com determinada substância em ultra diluição. Outros, demonstram efeitos significativos de substâncias ultra diluídas tanto *in vivo* quanto *in vitro*.

Sabe-se que um medicamento impregnado com o extrato da planta *Digitalis purpurea*, por exemplo, vai estimular (chamado efeito primário) no organismo de um paciente cardíaco, que apresente um quadro semelhante à intoxicação por esta planta, sua resposta (chamado efeito paradoxal, efeito rebote ou efeito secundário) que então tenderá a reequilibrá-lo e eliminar os sintomas da doença. Uma interessante analogia para nossa melhor compreensão é com as vacinas, que estimulam o organismo a desenvolver respostas imunológicas a determinados agentes semelhantes àqueles com os quais são elaboradas. Resumidamente, o efeito primário é o estímulo do medicamento e o efeito secundário é a resposta do organismo a este estímulo. Este efeito secundário é então o que realmente restitui a saúde ao organismo, estimulado pelo medicamento homeopático, seja em um caso agudo ou crônico.

3. HOMEOPATIA NA URGÊNCIA E EMERGÊNCIA

Urgência e emergência são condições que exigem do profissional o máximo de recursos, em um mínimo de tempo. Todos os esforços devem ser utilizados em favor da rápida recuperação e, se possível, com o mínimo desgaste da vitalidade do paciente. Se pudermos agregar a homeopatia aos nossos recursos convencionais, teremos mais um instrumento de grande importância e que poderá auxiliar muito na prática emergencial, estimulando a saúde e a vitalidade do organismo. Em alguns casos poderá, inclusive, ser decisiva na recuperação do paciente. Deixando as possíveis barreiras às vezes impostas a uma prática pouco compreendida, mas tendo a intenção legítima de acolher o que possa auxiliar, a homeopatia poderá ser utilizada na sala de emergência mesmo por aqueles que não vivenciam regularmente esta especialidade, mas que pretendem agregá-la à sua prática com a segurança de melhores resultados.

Assim, casos agudos, urgências, emergências e cirurgias (pré, trans e pós-operatórios) também são campos de atuação e de sucesso da homeopatia. Ao contrário do que possa parecer, o medicamento homeopático age instantaneamente em todo o organismo. O que muitas vezes parece apontar para um tempo maior de ação é o fato de que os casos encaminhados para o homeopata são, em grande parte, quadros crônicos que, por sua natureza, têm evolução mais prolongada. O tempo de ação do medicamento homeopático é diretamente proporcional ao curso do quadro clínico. A homeopatia age estimulando o organismo naquilo que se faz necessário no momento, desde que prescrita conforme o princípio da semelhança. Em um caso, por exemplo, de hemorragia profusa, a ação será imediata, estimulando o organismo em direção aos mecanismos de regulação e controle do quadro hemorrágico. Assim, havendo vitalidade do paciente e escolha acertada do(s) medicamentos(s), a terapêutica homeopática pode oferecer valiosa contribuição na sala de emergência.

Vantagens da homeopatia em urgências e emergências:

- Facilidade de administração.
- Eficiência e rapidez de resposta.
- Segurança em todas as espécies, raças, idades e em pacientes muito debilitados.
- Possibilidade de utilização concomitante aos recursos convencionais.
- Baixo custo.

3. APLICAÇÃO PRÁTICA

Além da terapêutica em si, a *maneira* de perceber o paciente, adotada pela homeopatia, pode ser bastante útil também em outras áreas da Medicina Veterinária. A abordagem homeopática, destacando-se a individualidade de cada paciente, suas particularidades, seu modo próprio de ser e de apresentar determinada alteração da saúde, permite que terapêuticas e protocolos sejam feitos "sob medida" para cada caso individual. Se por um lado isto exige um pouco mais do clínico, por outro permite a melhor utilização dos recursos terapêuticos – homeopáticos ou não – já que serão utilizados medicamentos ou procedimentos mais específicos, maximizando seus benefícios e minimizando a possibilidade de efeitos adversos.

Diante do grande universo da urgência e emergência, selecionamos as principais ocorrências em nossa prática na clínica de pequenos animais e, baseados na literatura homeopática e em nossa experiência, sugerimos de forma sucinta, porém bastante cuidadosa, os medicamentos homeopáticos mais representativos dos indivíduos que apresentam estas alterações e que podem ser bastante úteis (**Tabela 94.1.**).

Deve-se deixar claro que, em caso de melhora geral ou da vitalidade do paciente, o auxílio medicamentoso homeopático deve ser interrompido e devem-se aguardar novos e eventuais pedidos sintomáticos de colaboração, recordando que durante o período de melhora podem ocorrer pequenas ondas de recaídas aparentes, mas que correspondem a exercícios de vitalidade da saúde animal e que repetições prolongadas de medicamentos semelhantes, mesmo quando uteis no momento inicial, po-

Tabela 94.1. – Quadro esquemático para utilização de medicamentos homeopáticos nas principais situações de urgência, de acordo com a experiência dos autores:

Quadro clínico:	Medicamento:	Modo de usar:	Observações:
Choque anafilático	*Apis mellifica*[1] 12CH (gotas[2])	Dar uma gota[3] de cada medicamento via oral, em dose única.	Repetir após 2h, se necessário.
	Histaminum 12CH (gotas)		
Choque hipovolêmico	*China officinalis* 6CH (gotas)	Uma gota de 2/2h, durante 24h.	Em caso de melhora significativa antes do período indicado, interromper o uso do medicamento.
Choque cardiogênico	*Cactus grandiflorus* 6CH (gotas)	Uma gota de 2/2h, durante 24h.	Em caso de melhora significativa antes do período indicado, interromper o uso do medicamento.
Distocia	*Pulsatilla* 6CH (gotas)	Uma gota em dose única.	Repetir após 2h, se necessário.
G.E.H.	*Arsenicum album* 6CH (gotas)	Uma gota, TID, durante 2 a 3 dias.	Selecionar este quando predominar o *odor fétido* das fezes e o animal apresentar-se inquieto e assustado, com agravação noturna.
	Phosphorus 6CH (gotas)	Uma gota, TID, durante 2 a 3 dias.	Selecionar este quando as *fezes são expulsas em "jatos"* e o animal apresentar-se mais sociável.
Intoxicação por "chumbinho" (OF e/ou carbamato)	*Cuprum metallicum* 6CH (gotas)	Uma gota de 5/5 minutos na primeira hora e aumentar os intervalos gradativamente, durante 24h.	Em caso de melhora significativa antes do período indicado, interromper o uso do medicamento.
I.R.A.	*Apis mellifica* 12CH (gotas)	Uma gota, TID, por 24h.	Manter a medicação por até 48h, se necessário.

1 As dinamizações 6CH e 12CH (6ª e 12ª centesimais hahnemanianas) foram indicadas para os medicamentos do presente trabalho, baseando-se na literatura como as mais adequadas aos quadros agudos descritos.
2 A preparação em gotas é mais prática em casos em que deve-se medicar, via oral, *rapidamente*.
3 Esta dose é indicada para gatos e cães pequenos ou médios. Para cães maiores, utilizar duas gotas.

Quadro clínico:	Medicamento:	Modo de usar:	Observações:
Lesões por mordedura	*Hypericum* 6CH (gotas) *Ledum palustre* 6CH (gotas)	Uma gota de cada medicamento, SID, durante 2 a 3 dias.	Utilizar ambos os medicamentos.
Sepse	*Pyrogenium* 12CH (gotas) *Lachesis* 12CH (gotas)	Uma gota de cada medicamento em dose única.	Repetir após 24h, se necessário.
Trauma crânio-encefálico	*Apis* 12CH (gotas) *Arnica* 12CH (gotas)	Uma gota de cada medicamento em dose única.	Repetir após 24h, se necessário.
Trauma (ou pós-operatório) de globo ocular	*Ledum palustre* 12CH (gotas)	Uma gota, TID, durante 2 a 3 dias.	Em caso de melhora significativa antes do período indicado, interromper o uso do medicamento.
Trauma espinhal agudo	*Arnica* 12CH (gotas) *Hypericum* 12CH (gotas) *Natrum sulphuricum* 12CH (gotas)	Uma gota de cada medicamento, SID, por 2 a 3 dias.	Em caso de melhora significativa antes do período indicado, interromper o uso dos medicamentos.

dem ser prejudiciais. Além disso, um medicamento que fora útil para o mesmo paciente em ocasião anterior nem sempre se confirma proveitoso. E medicamentos favorecedores de um indivíduo nem sempre beneficiam outro organismo com a mesma nosologia.

4. OUTROS BENEFÍCIOS

Em função de sua afinidade pela saúde, que é associativa e totalizante, a homeopatia não cuida apenas de pacientes individuais ou isolados, mas assiste também a necessidades coletivas. Grupos menores ou maiores de enfermos, em diversas idades, beneficiam-se da terapêutica da semelhança. Neste caso, utiliza-se o chamado *genius epidemicus* considerando-se os sintomas relevantes de alguns indivíduos em um conjunto, como se esse agregado sintomático derivasse de um doente apenas. Com efeito, o tratamento deve levar em conta a sintomatologia do *indivíduo coletivo suposto*. Esta orientação é validada também para procedimentos profiláticos.

5. CONSIDERAÇÕES FINAIS

Finalmente, destaca-se que a homeopatia se institui em terreno de multi, inter e transdisciplinaridade, favorecendo a assistência à saúde e moderando a objetivação do enfermo e da enfermidade. Para ampliação do conhecimento desta especialidade, sugerimos a vasta literatura homeopática, tanto clássica quanto trabalhos atuais. A homeopatia é um recurso acessível, não interfere nas condutas padrões ou nos protocolos já em uso, utiliza medicamentos de baixo custo e oferece resultados que podem ser bastante significativos na clínica diária ou na sala de emergência.

6. LITERATURA RECOMENDADA

1. Clausen J, Albrecht H. Database on veterinary clinical research in homeopathy. Homeopathy. Jul 2010;99(3):189-91
2. Cruz ACG, Iannotti, GC, Gouveia KFC, et al. A cultura homeopática de paz na saúde. Rev Med Minas Gerais. 2007; 1/2(4):303-9 Hahnemann, S. Organon da arte de curar 6ª edição § 11:170
3. Leick, P. Homeopathy. 2008 Jan;97(1):50-1.
4. Milgrom, L.R. Homeopathy. 2004 Apr;93(2):94-8. doi: 10.1016/j.homp.2004.01.002.
5. Oberbaum, M, Schreiber, R, Rosenthal, C, et al. Homeopathic treatment in emergency medicine: a case series. Homeopathy. 2003; 92(1):44-7
6. Salomonsen LJ, Skovgaard L, Cour S, et al. Use of complementary and alternative medicine at Norwegian and Danish hospitals. BMC Complementary and Alternative Medicine. 2011;11:4
7. Teixeira MZ. Therapeutic use of the rebound effect of modern drugs: "New homeopathic medicines". Revista da Associação Médica Brasileira 2017; 63(2): 100-108.

Acupuntura na Emergência Clínica de Pequenos Animais

95

Huber Aristóteles Nogueira da Gama Filho

Caroline Torres Silva Dias

1. DESTAQUES

O objetivo deste capítulo é levar ao médico-veterinário clínico e intensivista a definição de alguns conceitos de Medicina Tradicional Chinesa (MTC) e Acupuntura, bem como as diversas possibilidades de suas aplicações na rotina clínica e no ambiente hospitalar. Ao final de sua leitura, o médico veterinário deverá:

- Sentir-se apto a realizar a inserção de agulhas em pontos específicos e com objetivos claros de resultados.
- Entender as diversas possibilidades terapêuticas que a MTC pode agregar à rotina clínica e em internações.
- Saber quais são as principais indicações do tratamento com acupuntura, bem como o momento correto para realizar a indicação.

2. INTRODUÇÃO

A Medicina Tradicional Chinesa é composta por cinco pilares fundamentais, a saber:

- Dietoterapia: utilização dos benefícios e características dos alimentos como fonte terapêutica.
- Fitoterapia: consiste na utilização de diversos elementos como plantas, animais e minerais em formulações e proporções específicas com o objetivo de tratar patologias.
- Massagens: técnicas específicas de manipulação corporal com caráter terapêutico.
- Respiração: visa melhorar o aproveitamento do oxigênio capturado pelo processo respiratório e assim a performance corporal.
- Acupuntura: técnica de inserção de agulhas em pontos específicos do corpo que desencadeia respostas reflexas possibilitadas pelo complexo sistema neuroendócrino existente nos animais. Esta última é considerada a "cirurgia" da medicina chinesa, devido ao fato de ser mais invasiva e precisar dos microtraumas locais onde as agulhas penetram no corpo.

Questionada durante muito tempo, a acupuntura vem ganhando muito espaço na rotina clínica, tanto na medicina humana, quanto veterinária, sendo esta técnica a mais comumente praticada entre as chamadas Medicinas Tradicionais e Complementares, no mundo. Este avanço deve-se a diversos fatores, destacando-se:

1. *Busca por terapias menos invasivas e com menos efeitos colaterais*: poucas são as contraindicações da acupuntura, e seus efeitos colaterais estão mais relacionadas a erro de técnica do que ao tratamento em si.

2. *Econômica*: tanto na medicina humana quanto na veterinária, a evolução das técnicas modernas de tratamento vem associada ao seu aumento de custo, a terapia com acupuntura tende a ser mais viável economicamente e acessível, gerando economia não apenas ao usuário, mas ao sistema médico como um todo.

3. *Prevenção*: devido à característica holística da acupuntura, usando meios semiológicos próprios para avaliação do corpo como um todo há possibilidade precoce de diagnóstico de quadros patológicos, evitando grandes intervenções ou evoluções desnecessárias da doença.

4. *Científica*: o crescente número de publicações científicas com metodologia adequada e resultados claros, especialmente na última década, associado ainda aos resultados clínicos observados, permite a creditação e utilização cada vez mais ampla da técnica.

3. HISTÓRICO

A acupuntura faz parte de uma medicina milenar, os primeiros registros de sua utilização datam de cerca de 2800 anos a.C., sendo o livro Clássico de Medicina Interna do Imperador Amarelo (Huang-de-nei-jing) uma de suas mais importantes referências. Neste livro o Imperador Amarelo, em conversa com o seu médico, descreve as diversas formas de tratar as mais variadas patologias. Acredita-se que a acupuntura era utilizada muito antes disso, com instrumentos rústicos, como pedras pontiagudas e bambus, porém as guerras e o tempo fizeram com que estes vestígios da história desaparecessem, pelo menos até a presente data. A interpretação deste documento ao longo dos séculos, com traduções em diversas línguas, levou às diferentes técnicas e métodos de acupuntura presentes atualmente.

A utilização de termos próprios, bem como as relações entre o corpo e suas patologias com os eventos presentes na natureza, pode parecer estranho ao nosso entendimento aritmético e cartesiano (comum à nossa medicina ocidental), porém quando realizamos uma análise mais cuidadosa podemos observar uma íntima analogia com o que foi escrito há cerca de 5 mil anos e os complexos conceitos médicos que utilizamos na medicina atual.

A técnica ficou mais conhecida no mundo ocidental após a viagem do ex-presidente norte-americano Richard Nixon para a China na década de 70, viagem na qual um membro de sua comitiva foi anestesiado com acupuntura para o tratamento de uma apendicite aguda. Este evento teve grande impacto no desenvolvimento científico da acupuntura, que, junto com o eletroestimulador, passou a ter sua utilização cada vez mais padronizada em estímulos com finalidades específicas.

No Brasil, a acupuntura foi reconhecida como especialidade médica em 1995 e, mais recentemente, em 2014, como especialidade médico veterinária.

4. CONCEITO

A técnica de acupuntura parte da premissa básica que o corpo precisa estar em equilíbrio energético para funcionar adequadamente e que qualquer alteração nesse equilíbrio, as chamadas estagnações e deficiências energéticas, levam aos mais diversos quadros patológicos conhecidos. Ao fazermos uma analogia com a nossa realidade clínica ocidental podemos perceber o quanto estamos coerentes em relação às nossas definições, bem como tratamentos. Quando pensamos em energia podemos relacionar diretamente àquela produzida pelas mitocôndrias, o ATP, fruto da reação vital mais básica do nosso organismo, que tem como substrato o oxigênio. Desta forma, quando falamos em desbalanceamento energético podemos entender como uma patologia de diminuição ou mesmo ausência de oxigênio em nossos tecidos e consequentemente uma situação de estresse energético. O paciente crítico para nós passa a ser aquele no qual a demanda de oxigênio tecidual é maior que a oferta. Este déficit energético é a base do desenvolvimento das patologias conhecidas.

Quando atuamos com acupuntura estamos realizando estímulos nos neurônios periféricos a fim de desencadear uma resposta reflexa via sistema neuroendócrino. A linha de raciocínio de um acupunturista é complexa e sua base envolve a neurofisiologia e cada estímulo a ser realizado para alcançarmos o resultado pretendido. O objetivo deste capítulo não é ensinar acupuntura, mas sim agregar ferramentas práticas para o clínico e intensivista nas diversas emergências, bem como nas situações consequentes advindas desta primeira.

A acupuntura em sua essência é uma terapia reflexa. O seu mecanismo de ação é complexo e multifatorial e a cada dia novas descobertas são realizadas pela ciência. O estímulo mecânico causado pela inserção da agulha em pontos específicos do corpo (acupontos) ativa células locais e neuroreceptores, regulando e liberando diversas biomoléculas como neurotrans-

missores e neuromoduladores, que por sua vez ativam a rede neuro-imuno-endócrina estimulando o corpo a restaurar a sua homeostasia. Diferente do que fazem os tratamentos alopáticos de forma geral, ao invés de agir diretamente sobre a patologia, a acupuntura utiliza os recursos do próprio corpo para se autorregular. Os acupontos estão localizados em regiões de modulação neuroimune e histologicamente apresentam grande quantidade de mastócitos, vasos linfáticos, plexos arteriovenosos e alta concentração de terminações nervosas. Estas áreas podem ser ativadas pela inserção de agulhas, pressão ou mesmo calor, levando a degranulação de mastócitos e liberando histamina localmente, desencadeando o processo sináptico com as terminações nervosas locais, por exemplo.

O estímulo da acupuntura apresenta um efeito bidirecional e benéfico inibindo ou excitando o sistema nervoso. Um mesmo ponto pode tratar um quadro de retenção quanto de incontinência urinária, a depender do estímulo realizado. É uma terapia holística que interpreta o paciente como um todo e de forma única, e regula o seu corpo em diferentes níveis agindo em inúmeros locais. Esse é um dos motivos pelo qual a acupuntura é indicada extensivamente para os mais diferentes quadros. A acupuntura tem sua ação limitada à capacidade normal do organismo, depende, portanto, de uma certa integridade estrutural para agir adequadamente.

A utilização da acupuntura permite modular a liberação de neuropeptídeos opiáceos como as endorfinas, dinorfinas e encefalinas que apresentam ação similar à morfina, reduzindo a dor e a excitação simpática. Este mecanismo de alívio da dor é amplamente estudado e a liberação de tais neuropeptídeos no tecido nervoso pela eletroacupuntura é dependente da frequência dos estímulos elétricos utilizados.

Como visto anteriormente, devido às próprias características inerentes à acupuntura, bem como o seu amplo aspecto de ação, muitas são as patologias que podem ser tratadas e um número ainda maior de patologias pode ser beneficiado de forma complementar. A seguir iremos apresentar algumas aplicações práticas, bem como orientar o médico veterinário clínico e intensivista sobre as principais indicações e melhores momentos para chamar o acupunturista para auxiliá-lo com seu paciente.

5. APLICAÇÃO PRÁTICA

O estímulo dos acupontos pode ser realizado das mais variadas formas, sendo o agulhamento seco o mais conhecido e tradicional. Este é realizado com agulhas de diâmetros de 5 a 10 vezes menores que a agulha 22g (0,7mm x 25mm) comumente utilizada para aplicações subcutâneas, em geral. Sugere-se que o médico-veterinário tenha em mãos pelo menos dois tamanhos de agulha de acupuntura, a 0,25mm x 25mm e a 0,15mm x 20mm. Na ausência destas, pode-se, em algumas situações (a depender do tamanho do paciente), utilizar a 24g (0,55mm x 20mm) ou ainda a 22g (**Figura 95.1.**).

Outras formas de estimulação do acuponto compreendem a moxabustão (**Figura 95.2.**), a farmacopuntura, a laser terapia e o eletroestimulador.

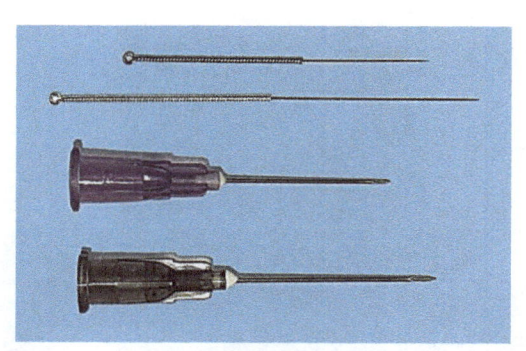

Figura 95.1. – Relação entre os tamanhos das agulhas: de cima para baixo: agulhas de acupuntura 0,15mm x 20mm e 0,25mm x 25mm e as agulhas 24g e 22g.

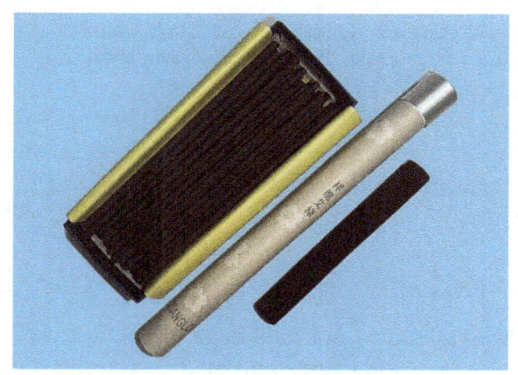

Figura 95.2. – Tipos de moxa utilizadas na rotina, mogusa a esquerda, moxa de Artemísia ao centro e moxa carvão a direita.

Grande parte da rotina do clínico intensivista é pautada pelas emergências e a rápida tomada de decisões, que podem levar ao sucesso ou à perda de um paciente. Neste contexto, o agulhamento em pontos específicos que visem a estabilização do quadro, deve ser feita de maneira objetiva, sem a necessidade do pensamento holístico que envolve a terapia clássica com acupuntura. Para isso deve-se apenas saber localizar precisamente o ponto, realizar o estímulo adequadamente e entender a sua função e o que esperar de resultados.

5.1. – Reanimação Cardiopulmonar (RCP)

Utilizado amplamente por profissionais da saúde humana e animal, o ponto Vaso Governador 26 (VG26) tem a função de restabelecer a consciência e o retorno a respiração em casos de parada cardiorrespiratória (PCR), depressão, recuperação anestésica e síncopes, mediante a estimulação inicial do nervo trigêmeo, córtex cerebral, núcleo talâmico e centro respiratório, nesta ordem (**Figura 95.3.**).

Não há, até a presente data, um estudo comparativo entre os métodos convencionais de RCP e a acupuntura, até mesmo porque isto esbarraria em questões éticas, porém, é rotineira a sua utilização pelos profissionais da internação e anestesistas em casos de emergência, o que leva à ampla disseminação deste conhecimento e técnica pelos acupunturistas, bem como sua padronização de utilização nos *guidelines*.

A **Tabela 95.1.** demonstra os principais pontos de acupuntura, utilizados nas situações de emergências. As **Figuras 95.4., 95.5. e 95.6.** ilustram esses pontos.

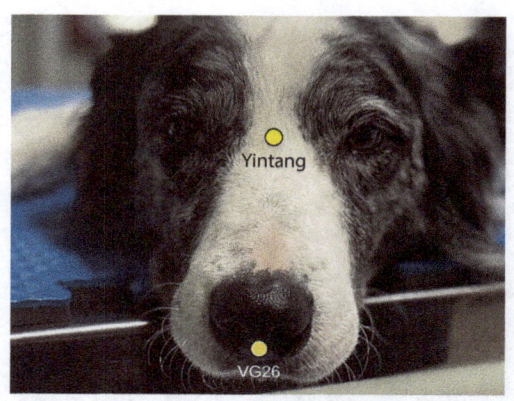

Figura 95.3. – Localização do VG26 – linha média, na depressão do filtro nasal na altura da borda das narinas. Inserção perpendicular da agulha. Yintang – Em uma depressão na linha média na altura das sobrancelhas. Inserção subcutânea no sentido rostral.

Tabela 95.1. – Pontos utilizados nas principais emergências.

Situação de Emergência	Pontos Utilizados
PCR	VG26, R1 e Weijian*
Síncope	VG26 e R1
Depressão e Recuperação Anestésica	VG26 e R1
Crise epilética	VG26, VG16 e R1

*Estimular o R1 e Wei Jian simultaneamente.

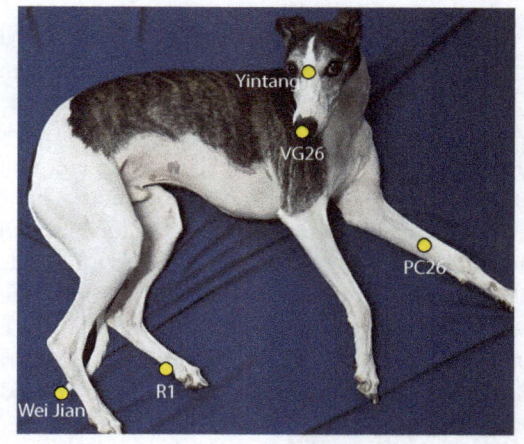

Figura 95.4. – Principais pontos de acupuntura utilizados em emergências. Localização do Weijian – na extremidade da cauda – inserção perpendicular.

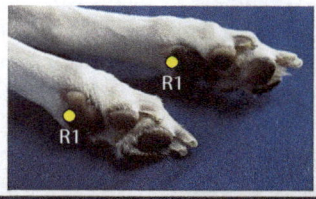

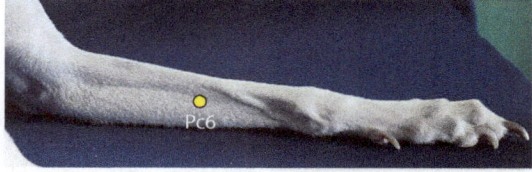

Figura 95.5. – Localização do R1 – região proximal do centro do coxim plantar – inserção perpendicular.

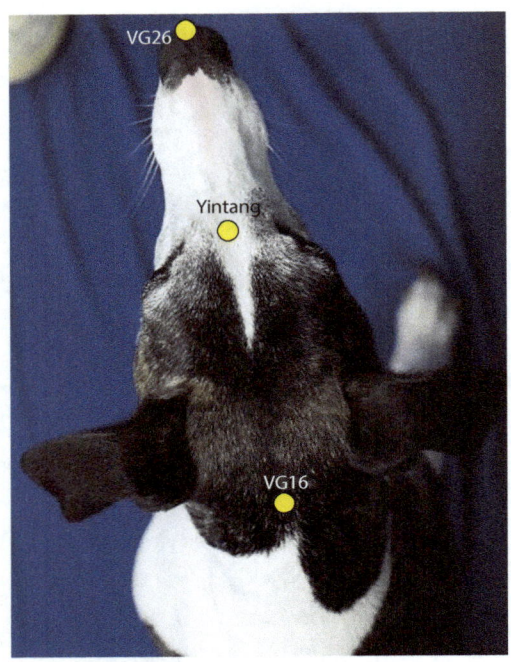

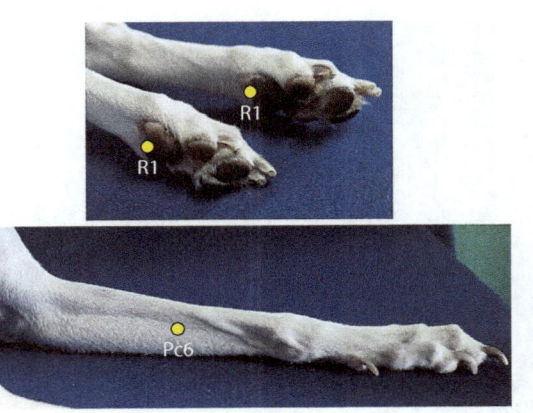

Figura 95.7. – Localização do **PC6** – Utilizando a mesma distância entre o segundo e quinto dígitos, cranial a articulação rádio-cárpica, na face medial entre o flexor e extensor do carpo – inserção perpendicular.

Figura 95.6. – Localização do Yintang – Em uma depressão na linha média na altura das sobrancelhas. Inserção subcutânea no sentido rostral. Localização do VG16 – dorsal, na linha média, na depressão entre o occipital e a primeira vértebra cervical – Inserção perpendicular e superficial.

5.2. – Sedação

A necessidade de sedação de pacientes durante o atendimento clínico, seja para a realização de diversos procedimentos ou mesmo em emergências, é elevada, e, para isto, técnicas sedativas que diminuam os efeitos colaterais de fármacos são bem-vindas. Neste contexto, a farmacopuntura em pontos de acupuntura com efeitos sedativos como o Yintang, por exemplo, apresenta-se como de fácil execução e alta aplicabilidade. Dois são os fármacos comumente utilizados para sedação e tranquilização, a xilazina e a acepromazina. No entanto, ambas apresentam efeitos cardiovasculares como efeito colateral principal. A aplicação do fármaco no ponto de acupuntura deve ser feita com um décimo da dose originalmente utilizada, em ambas as medicações, de modo a se obter um efeito sedativo similar à dose normal, porém com redução dos efeitos indesejados. Outra possibilidade é a aplicação de solução NaCl 0,9% no mesmo ponto previamente às medicações anteriores em um volume de 0,5mL a 2mL a depender do tamanho do paciente. Em felinos a utilização da acepromazina em uma dose 20 vezes menor que a convencional aplicada no Yintang demonstrou um melhor efeito tranquilizante do que a mesma dose por via IM com poucas alterações hematológicas e mudança dos parâmetros fisiológicos.

5.3. – Náusea e Êmese

Outra aplicação prática na rotina clínica veterinária é o auxílio ao controle de náusea e êmese dos pacientes, tanto em situações terapêuticas relacionadas a efeitos colaterais de medicações utilizadas, quanto na rotina da emergência. Nestes casos, a

utilização do ponto Pericárdio 6 (PC6) tem demonstrado grande eficácia no controle emético e especialmente na náusea, quando comparado a outros fármacos antieméticos (**Figura 95.7.**).

5.4. – Outras aplicações

Diversas são as aplicações da MTC, em especial da acupuntura, na rotina clínica do médico veterinário, porém o raciocínio clínico bem como a aplicação das técnicas deve ser realizado por um médico veterinário especializado, sob o risco de eventual piora do quadro do paciente, especialmente num ambiente hospitalar e situações mais críticas (internações e UTIs).

O controle da dor envolve a estimulação de grupos específicos de acupontos, a depender da causa e do tipo de estímulo doloroso existente. Vias opiáceas, serotoninérgicas, dopaminérgicas e adrenérgicas são ativadas, levando a um controle álgico mais amplo. Sua utilização é amplamente utilizada e presente em nossos *guidelines*.

Animais com quadro de hipomotilidade intestinal e retardo do esvaziamento gástrico podem se beneficiar da técnica de acupuntura, na qual o conhecimento neuroanatômico e a eletroestimulação permitem modular o sistema nervoso autônomo para acelerar a contração gástrica e o alívio da constipação.

O controle não só dos sintomas, mas também da evolução da Doença Renal, mediante a melhora da perfusão dos órgãos, e, consequente, melhora da filtração glomerular.

O auxílio no tratamento de quadros hipertensivos e o controle de arritmias não responsivas ao tratamento convencional; o manejo de feridas e cicatrização; a recuperação de quadros neurológicos (parcial ou total); a melhora de apetite, entre outros muitos exemplos; necessitam de um raciocínio amplo e complexo, inerente ao profissional acupunturista e seus conhecimentos de Medicina Tradicional Chinesa, envolvendo não apenas um, mas uma série de acupontos e técnicas diferentes para se alcançar o resultado almejado. Este entendimento reforça a necessidade de um profissional veterinário acupunturista capacitado na rotina clínica e hospitalar.

6. FITOTERAPIA

A Fitoterapia é, por definição, o estudo de plantas medicinais e as suas aplicações no processo de cura das doenças. Na MTC muitas são as combinações de plantas que constituem as fórmulas complexas da farmacopeia chinesa. Para utilizar de forma prática na rotina do clínico e intensivista, podemos destacar a formulação *Yunnan Baiyao* (**Figura 95.8.**).

Esta forma pode ser utilizada via oral ou topicamente, apresentando efeitos anti-inflamatórios, alívio de dor e ação hemostática. Sendo esta última ação (redução ou interrupção de sangramentos) de grande valia em casos comuns na emergência como sangramentos intracavitários, gastroenterites hemorrágicas, traumas, neoplasias e epistaxes. Sua formulação herbal é patenteada e mantida em segredo, porém é composta em sua maior parte pelo extrato da raiz de *Panax notoginseng*. Atua estimulando glicoproteínas da membrana plaquetária (GPIIb/IIa) relacionadas à hemostasia e agregação plaquetária via fibrinogênio, além de controlar a adesão das plaquetas à matriz extracelular. Estudos em cães hígidos demonstraram segurança quanto à sua administração, além do aumento da resistência do coágulo e a redução da atividade fibrinolítica observada no tromboelastograma. Em gatos hígidos a administração de *Yunnan Baiyao* não resultou em alterações no supracitado exame, sendo, inclusive em alguns animais, relatada êmese. Em ambos os estudos a dose administrada foi de 250mg por animal a cada 12 horas (**Tabela 95.2.**).

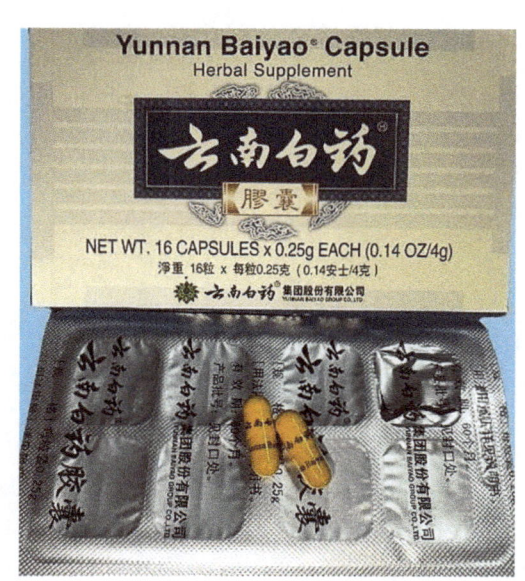

Figura 95.8. – Fitoterápico Chinês – Yunnan Baiyao – Apresentação em cápsulas.

Tabela 95.2. – Dose de **_Yunnan Baiyao_** para cães e gatos. Em casos de sangramento ativo utilizar o dobro da dose até a estabilização.

Cães e gatos com < 5kg	250mg a cada 48 horas
Cães e gatos entre 5 e 9kg	250mg a cada 24 horas
Cães e gatos entre 9 e 36 kg	500mg a cada 24 horas
Cães > 36 kg	500mg a cada 12 horas

Outro efeito muito utilizado deste fitoterápico é a sua capacidade de inibir o crescimento e estimular a apoptose de células tumorais, em especial nos casos de hemangiossarcoma in-vitro (tempo e dose dependentes). Nestes casos o uso do fitoterápico é contínuo.

7. CONCLUSÃO

A Medicina Tradicional Chinesa, em especial a acupuntura, vem ganhando muita força nos últimos anos, não apenas como ferramenta terapêutica isolada, mas também como uma opção complementar ao tratamento convencional, melhorando a performance deste, bem como reduzindo os seus efeitos colaterais. Técnicas de agulhamento realizadas de forma objetiva, especialmente em emergências, devem ser associadas e ensinadas para todos os profissionais atuantes em internações e UTI's, com o intuito de auxiliar e melhorar os resultados de recuperação e sobrevida destes pacientes, sem esbarrar em barreiras de mercado ou ideologias sem respaldo científico. O profissional acupunturista, e a sua técnica, devem ser entendidos e valorizados como uma possibilidade real de melhoria e benefício na rotina clínica e hospitalar médico veterinária, e o envolvimento deste com a equipe clínica e intensivista é um ponto fundamental para que se faça da melhor forma o que a profissão se propõe a fazer – salvar vidas.

A acupuntura veterinária e os seus efeitos nas mais diversas patologias, assim como no ambiente hospitalar emergencial, carece ainda de muitos estudos para sua correta validação e entendimento fisiológico de funcionamento, porém, são claras e abundantes, as evidências de seus benefícios.

8. PONTOS-CHAVE

1. Reconhecer que a acupuntura é uma medicina tradicional que embora tenha um vocabulário próprio, representa com exatidão os processos fisiológicos e patológicos da medicina convencional;

2. Entender que a acupuntura é uma ferramenta que auxilia na obtenção de melhores resultados;

3. Reconhecer os quadros onde o agulhamento objetivo pode beneficiar os pacientes;

4. Entender os limites terapêuticos e permitir que o profissional de acupuntura atue de forma mais ampla a rotina clínica e hospitalar como forma de agregar resultados e melhorar performance;

5. Não existe medicina perfeita, existe o melhor de cada medicina em prol da vida.

9. LITERATURA RECOMENDADA

1. WHO. WHO Global report on traditional and complementary medicine 2019 [Internet]. World Health Organization. 2019. 1-228 p. Available from: https://apps.who.int/iris/bitstream/handle/10665/312342/9789241515436-eng.pdf?ua=1

2. Roynard P. Acupuncture for Small Animal Neurologic Disorders. Vet Clin North Am Small Anim Pract. 2017;48(1):210-9.

3. Cui J, Song W, Jin Y, Xu H, Fan K, Lin D, et al. Research progress on the mechanism of the acupuncture regulating neuro-endocrine-immune network system. Vet Sci. 2021;8(8).

4. Zhao ZQ. Neural mechanism underlying acupuncture analgesia. Prog Neurobiol [Internet]. 2008;85(4):355–75. Available from: http://www.ncbi.nlm.nih.gov/entrez/query. fcgi?cmd=Retrieve&db=PubMed&dopt=Citation&list_uids=18582529

5. Gemma M, Nicelli E, Gioia L, Moizo E, Beretta L, Calvi MR os. Acupuncture accelerates recovery after general anesthesia: a prospective randomized controlled trial. J Integr Med. 2015;13(2):99-104.

6. Chinese ML-AJ of T, 2019 undefined. Anatomic Review of Ten Important Canine Acupuncture Points Located on the Head: Part I. SearchEbscohostCom [Internet]. 2019;14(2). Available from: http://search. ebscohost.com/login.aspx?direct= true&profile=ehost&scope=site&authtype=crawler&jrnl=19457677 &AN=138310397&h=cG9aM7RlYNeCBEgED7A1Vj9rh7Hn7HjXzs DiIYOeHoVWUsg%2BIhIIogl0xLrg%2F3B8dLEO4JZfStqP8hUIG8qt7 g%3D%3D&crl=c

7. I RNC, Ii AM, Tortoza J, Canoa B, Denise P, Martins DO. Sedative and clinical effects of the pharmacopuncture with xylazine in dogs 1. Acta Cir Bras. 2014;29(1):47-52.

8. Neto JA, Quessada AM, Lopes RRFB, Alves RPA, Borges TB, Rufino PHQ. Subdose De Acepromazina No Acuponto Yin Tang Para Tranquilização De Cães. Arq Ciências Veterinárias e Zool da UNIPAR. 2015;17(4):233-6.

9. Tannus LF, Eurides D, Mundim ED, Mundim VA, Eurides GP, Vieira RBK. Effects of pharmacology with acepromazine maleate in tranquilization, hematology and vital parameters in cats. Sci Eletronic Arch. 2016;9(1):45-9.

10. Scallan EM, Simon BT. The effects of acupuncture point Pericardium 6 on hydromorphone-induced nausea and vomiting in healthy dogs. Vet Anaesth Analg [Internet]. 2016;43(5):495–501. Available from: http://dx.doi.org/10.1111/vaa.12347

11. Koh RB, Isaza N, Xie H, Cooke K, Robertson SA. Effects of maropitant, acepromazine, and electroacupuncture on vomiting associated with administration of morphine in dogs. J Am Vet Med Assoc [Internet]. 2014;244(7):820-9. Available from: http://avmajournals.avma.org/doi/abs/10.2460/javma.244.7.820

12. Yoo YC, Oh JH, Kwon TD, Lee YK, Bai SJ. Analgesic mechanism of electroacupuncture in an arthritic pain model of rats: A neurotransmitter study. Yonsei Med J. 2011;52(6):1016-21.

13. Xiong W, He F, You R, Xiong J, Wang Y. Acupuncture Application in Chronic Kidney Disease and its Potential Mechanisms. Am J Chin Med. 2018;46(6):1169-85.

14. Wen J, Chen X, Yang Y, Liu J, Li E, Liu J. Acupuncture Medical Therapy and its Underlying Mechanisms : A Systematic Review. Am J Chin Med. 2021;49(1):1-23.

15. Wirth KA, Kow K, Salute ME, Bacon NJ, Milner RJ. In vitro effects of Yunnan Baiyao on canine hemangiosarcoma cell lines. Vet Comp Oncol. 2014;1–14.

16. Tansey C, Wiebe ML, Hybki GC, Patlogar JE, Murphy LA, Bianco D, et al. A prospective evaluation of oral Yunnan Baiyao therapy on thromboleastographic parameters in apparently healthy dogs. J Vet Emerg Crit Care (San Antonio). 2018;28(3):221-5.

17. Patlogar JE, Tansey C, Wiebe M, Hybki GC, Trostel T, Murphy LA, et al. A prospective evaluation of oral Yunnan Baiyao therapy on thromboelastographic parameters in apparently healthy cats. J Vet Emerg Crit Care. 2019;29(6):611-5.

Termografia Clínica

96

Rafael Franchi Traldi

1. INTRODUÇÃO - CONTEXTO HISTÓRICO

Muitas referências Médicas Tradicionais fazem correlação das doenças com a temperatura do corpo. Deuterônimo, em 1500 a.C., e Hipócrates, ao redor de 460 a.C., fazem referência a inflamação através da observação da temperatura de partes do corpo, como os pés, face e lábio, descrevendo também a febre sobre diferentes óticas. Galeno, mais tarde, em 200-130 a.C., sugere que o metabolismo do corpo resultava em calor, dado pela absorção e queima dos alimentos.

Todas estas observações iniciais do calor eram feitas através do toque. As avaliações das variações térmicas de pessoas doentes eram feitas através das mãos. Então podemos dizer que as mãos foram os primeiros Termógrafos de que temos registro.

Através destas observações feitas nos primórdios da civilização, cientistas, anos mais tarde, se empenharam em criar mecanismos que mensurassem a temperatura. Achados históricos relatam que Galileo, em 1592, fazia inúmeras tentativas de mensurar a temperatura através de experimentos que observavam a dilatação dos líquidos em tubos de vidro. Entre os anos de 1702 a 1870, houve a criação de inúmeras escalas de temperatura, algumas utilizadas até os dias de hoje. Todas elas fazem referência e se baseiam no ponto de congelamento e ebulição da água. Nesse contexto, Anders Celsius e Gabriel Fahrenheit colocaram seus nomes na história.

Acidentalmente, em 1800, Sir William Herschell, em Bath, Inglaterra, durante seus estudos das diferentes temperaturas de comprimentos espectrais de onda da luz visível, notou que abaixo do vermelho visível se encontrava uma luz com grande potencial na geração de calor, não observável a olho nu, chamada na época de "calor escuro", hoje conhecida como infravermelho.

Diante de todas essas informações, não é antiquado afirmar que antigamente a termografia era feita com as mãos através do toque do médico no paciente. Com o passar dos anos e dos adventos tecnológicos, o exame de Termografia passou a ser feito com termógrafos (**Figura 96.1.**) que podem custar entre 5 a 100 mil reais. Essa variação de preço se dá pelos diferentes níveis de sensibilidade, captação e qualidade das imagens. Quanto mais recursos a câmera tiver e mais pixels captar, mais cara é seu preço de mercado. As imagens obtidas pelos aparelhos são chamadas de termogramas.

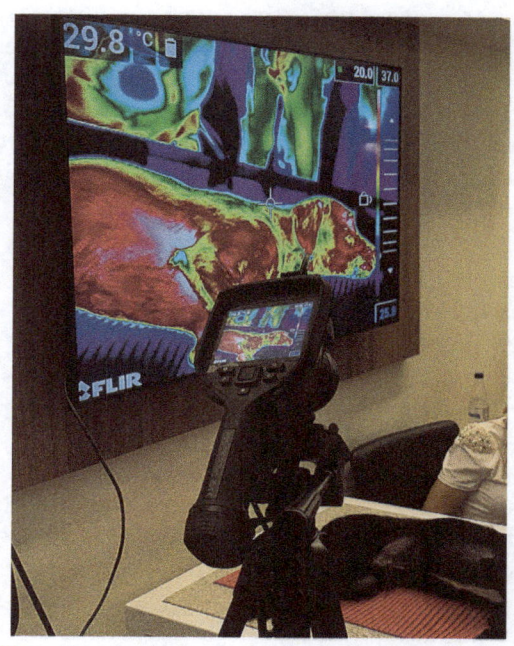

Figura 96.1. – Termógrafo da marca FLIR, modelo E53, avaliando em tempo real um paciente canino e projetando sua imagem em um televisor. Fonte: arquivo pessoal do autor.

A primeira imagem termográfica foi publicada nos *Proceedings of the Royal Society*, em 1840. O sólido desenvolvimento da tecnologia de detecção do infravermelho se deu ao longo da II Guerra Mundial, estritamente para uso miliar. Mais para frente, nas décadas de 1950 e 1960, foram liberadas pesquisas para o uso da Termografia no âmbito civil, chamando atenção para as imensas possibilidades da sua utilização como diagnóstico em Medicina.

2. DEFINIÇÃO

A Termografia Infravermelha ou Termografia Clínica é um exame de imagem capaz de detectar variações na distribuição da temperatura do corpo. É um método de avaliação visual da dor e do metabolismo, que mapeia a extensão dos processos inflamatórios, haja vista o calor ser um sinal cardinal da inflamação.

A dor, nos animais e nos humanos, altera a capacidade de termorregulação do corpo todo ou de determinadas áreas do indivíduo. Esta alteração se correlaciona diretamente com as manifestações clínicas e sistêmicas da doença. Seguindo este racional, em muitos animais, os únicos padrões detectáveis nos exames serão alterações vasomotoras e nos parâmetros vasculares, sendo que, nestes pontos, a Termografia é a única tecnologia de imagem não-invasiva disponível capaz de documentar e demonstrar as mudanças na dinâmica microcirculatória da superfície do corpo (**Figura 96.2.**).

Além desta visualização da dor e inflamação, a Termografia Clínica pode desempenhar um papel no diagnóstico e no acompanhamento dos animais com desordens endócrinas, imunológicas, neurológicas, musculoesqueléticas, infecciosas e outras.

Outra grande utilização da Termografia Clínica é o rastreio precoce de algumas doenças que não possuem sinais clínicos nítidos. Certas patologias não demonstram alterações estruturais detectáveis em outros exames de imagem, tal como a Termografia faz com mastite subclínica, por exemplo. Pode também avaliar o bem-estar animal através da correlação da temperatura do canto medial dos olhos com cortisol basal e salivar, o que é extremamente importante para animais internados e até para animais de produção.

Uma função extremamente importante da Termografia é avaliar se o tratamento proposto pelo profissional cursa com a melhora do paciente, chamado de *Follow-up*, pois é o único exame de imagem que avalia em *real time* a evolução dos sinais clínicos de doenças como tromboembolismo, AVE, sepse, edema cardiogênico, dentre outras.

Outras tecnologias em exames de imagem, como o Raios-x, Ressonância Magnética, Tomografia Computadorizada e Ecografia não fornecem as mesmas informações que as providas pelo exame de Termografia Clínica, fazendo com que a aplicação do estudo clínico do infravermelho seja fundamental para o entendimento da fisiopatologia de inúmeras doenças, além de otimizar os resultados terapêuticos propostos para os pacientes. Importante ressaltar que a Termografia é um exame com alta sensibilidade, porém de baixa especificidade, o que significa que consegue avaliar distribuições térmicas condizentes com disfunções de diversas etiologias, porém não consegue precisar que tipo de disfunção é essa, o que acaba por não excluir nenhum outro exame complementar.

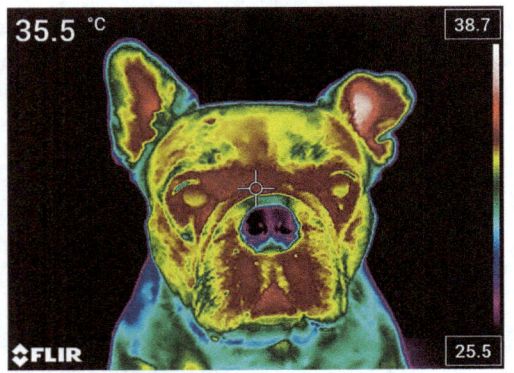

Figura 96.2. – Exame Termográfico que mostra o padrão simétrico de distribuição de temperatura da superfície do corpo em um cão da raça Buldogue francês. Fonte: arquivo pessoal do autor.

Estatutos e Guidelines Norte-Americanos, orientados pelo *Pan American Journal of Medical Thermology,* apoiam a incorporação das imagens termográficas na rotina do médico-veterinário, entendendo a necessidade do estabelecimento de métricas de avaliação orientadas por espécie, sexo e idade de cada indivíduo. Cães de diferentes raças, gatos de diferentes raças, sexos e idade terão padrões de distribuição de temperatura diferentes uns dos outros. Isso se dá por particularidades hormonais, metabólicas e fisiológicas de cada raça e estágio de vida. Animais machos, por exemplo, terão temperatura basal maior quando comparados com as fêmeas da mesma raça e idade. Animais machos da mesma idade, raça e espécie, também podem demonstrar diferenças importantes de temperatura basal orientadas pela questão comportamental, quando comparados entre si. Animais dominantes tendem a ser mais quentes que os animais submissos no bando, e essas diferenças terão que ser colocadas em questão pelo médico-veterinário no momento da sua avaliação.

3. INDICAÇÕES MAIS COMUNS

Podemos listar inúmeras indicações clínicas para pequenos animais, como, por exemplo:

1. Auxílio no diagnóstico da extensão de processos inflamatórios.
2. Avaliar pacientes no pré, intra e pós-procedimentos.
3. Fazer o follow-up do tratamento proposto.
4. Detectar melhora, progressão ou a disseminação das doenças.
5. Avaliação da circulação muscular e periférica.
6. Acompanhar pacientes com instabilidade vasomotora conhecida ou suspeita.
7. Avaliar quantitativa e qualitativamente o fluxo sanguíneo para os tecidos.
8. Avaliação de doenças de origem neurológica, metabólica, endócrina, imunológica, oncológica ou infecciosa.
9. Pode ser usado para avaliar áreas dolorosas – S*how the pain.*
10. Monitoramento da temperatura das extremidades.
11. Identificação da presença de inflamações subclínicas.
12. Avalia pacientes oncológicos.
13. Avalia o estado emocional dos pacientes.

4. VANTAGENS DA TERMOGRAFIA CLÍNICA

A técnica possui inúmeras vantagens, que vão além das indicações clínicas. Podemos afirmar que:

1- A termografia é um exame seguro para os animais e para o operador do equipamento.
2- Não emite radiação.
3- Não necessita de contraste.
4- Não requer sedação.

5- É um exame indolor.

6- Detecta precocemente inúmeras disfunções orgânicas – *screening*.

7- Pode ser usada na medicina veterinária legal – *malingering*.

8- Alta sensibilidade.

5. CONTRAINDICAÇÕES E LIMITAÇÕES DA TÉCNICA

A Termografia é um exame altamente sensível, porém pouco específico. Além disso, muitas questões atreladas à metodologia do exame podem alterá-lo de maneira a termos falsos positivos ou negativos. Segue uma lista com as principais limitações da técnica:

1. Aplicação de certos tipos de fármacos injetáveis causa alterações no local da aplicação e pode alterar a temperatura basal do animal.

2. Os termógrafos têm custo alto, por seguirem especificações fundamentais, tais como altos padrões de sensibilidade, precisão e resolução.

3. A manutenção dos termógrafos têm custo elevado.

4. O profissional médico-veterinário deve ser capacitado a ser o operador do termógrafo.

5. Não faz a avaliação dos órgãos internos do paciente.

6. O exame pode ficar limitado, caso o paciente seja muito peludo. Os pelos na superfície do corpo alteram a emissividade e dificultam a visualização da pele do paciente.

7. Depende da anamnese e do exame físico.

8. Baixa especificidade.

9. Os pacientes necessitam fazer a termorregulação entre 20-30 minutos antes do exame termográfico.

10. O ambiente influencia diretamente no exame.

11. A estrutura da sala deve apresentar temperatura constante, sem fluxo de ar direto no paciente e com temperatura e umidade relativa controladas.

12. Cada estudo termográfico de partes do corpo requer projeções e técnicas específicas. Operadores mal treinados não farão exames térmicos confiáveis e precisos.

13. Palpação antes do exame pode comprometer as imagens térmicas.

14. A atividade de alta intensidade no dia do exame e até um dia antes, pode comprometê-lo.

15. Medicações orais no dia do exame podem comprometê-lo.

16. Curativos, faixas e coleiras devem ser retirados ao mínimo 30 minutos antes do exame. A presença destes no animal durante o exame é chamada na imagem de *artefacto*.

6. CONCLUSÃO

A Termografia Clínica é uma modalidade de captação de imagens da radiação infravermelha emitida por partes do corpo ou do corpo todo, que mensura e mapeia indiretamente a distribuição de temperatura emitida pela superfície corporal. Estas imagens obtidas são denominadas de termogramas, e demonstram as mínimas diferenças de temperatura que refletem a dinâmica microcirculatória da superfície do corpo, avaliando sistema vascular, nervoso (radiculopatias e neuropatias), sistema musculoesquelético, processos inflamatórios, condições endócrinas, oncológicas, e outras.

O exame termográfico abre uma oportunidade de novas abordagens diagnósticas e de condutas terapêuticas ao paciente crítico, especialmente em lesões denominadas como não-específicas. Essas lesões apresentam apenas alterações funcionais, portanto, sem características anatômicas demonstráveis em outros exames de imagem.

7. PONTOS-CHAVE

1. O estado de equilíbrio de um animal saudável é representado por uma distribuição simétrica de temperatura entre lados opostos. Quando efeitos externos ou internos resultam em alguma doença, existe a perda deste equilíbrio térmico, representado pela alteração da temperatura da superfície corporal.

2. Um padrão térmico simétrico é representado pelo equilíbrio entre a tríade neuro-imune-vascular.

3. Existem 3 passos para a interpretação das imagens termográficas. O primeiro passo é você aguardar a termorregulação do animal e iniciar o escaneamento do corpo ou de partes dele, seguindo as projeções padronizadas por área de estudo. Após isso, o segundo passo é identificar áreas com assimetria térmica (diferença de 0,3 Celsius em lados opostos). E, por fim, o terceiro passo é correlacionar as regiões assimétricas com a anamnese, exame clínico e exames complementares.

4. A termografia pode ser usada como método diagnóstico em lesões assintomáticas, tratando o paciente subclínico. Isso faz dela uma ferramenta importante da Medicina Veterinária Preventiva.

8. LITERATURA RECOMENDADA

1- ANDRADE FILHO, A. C. – Teletermografia: princípios físicos, fisiológicos e fisiopatológicos da produção da imagem e suas indicações na clínica de dor e reabilitação;

2- Loughin CA, Marino DJ: Evaluation of thermographic imaging of the limbs of healthy dogs. American Journal of Veterinary Research, 68(10): 1064-1069, 2007.

3- Merla A, Romani GL. Functional infrared imaging in medicine: a quantitative diagnostic approach. Conf Proc IEEE Eng Med Biol Soc. 2006;1:224-7

4- RING, E.F.J. – Infrared imaging, the history of thermal imaging. Thermologie Osterreich Heft 4(October): 159-160, 1994.

5- Turner TA: Uses and limitations of thermography. Pferdeheilkunde, 12(4), 684-685, 1996.

97

Ozonioterapia na Medicina Intensiva

Rafael Franchi Traldi

1. INTRODUÇÃO

1.1. – Histórico

O Ozônio é uma molécula gasosa encontrada de forma natural no nosso planeta. Sua formação é composta por 3 átomos de oxigênio, enquanto a molécula de oxigênio é composta por 2 átomos apenas. A produção natural do Ozônio acontece quando uma descarga elétrica proveniente dos raios catalisa sua formação a partir do oxigênio atmosférico, entre as nuvens e a terra.

Christian Friedrich Schonbein (1799-1868) descobriu o Ozônio em 1840 durante seu trabalho com pilhas voltaicas. Ele notou o surgimento de um cheiro característico, que na época denominou como um "super-ativo do oxigênio". Este mesmo cheiro é notado durante as tempestades pela intensa produção do Ozônio gerado pelas descargas elétricas dos raios. Anos mais tarde, *Werner von Siemen* desenvolveu o primeiro protótipo de gerador de Ozônio a partir da sua invenção: *o tubo de Siemens*, um tubo de super indução capaz de gerar descargas elétricas através de um arco voltaico compostos por duas placas de eletrodos interpostos e ajustados para altas tensões.

A partir desta invenção, foram capazes produzir e estudar o Ozônio, esclarecendo que de fato era um gás reativo, instável e não armazenável, devendo ser produzido para uso imediato. Estes geradores foram aplicados industrialmente após terem demonstrado que o Ozônio possuía amplas propriedades germicidas e desinfetantes, principalmente para a desinfecção da água, utilizado até os dias de hoje em mais de 3000 mil estações municipais de tratamento de esgoto em todo o mundo.

Seu uso médico se iniciou apenas durante a Primeira Guerra Mundial, no tratamento de gangrena nos soldados alemães. Isso só foi possível após a criação de geradores confiáveis e também pela necessidade do surgimento de técnicas que combatessem doenças infecciosas, ainda sem tratamentos efetivos por não terem descoberto os antimicrobianos.

2. EFEITOS DA OZONIOTERAPIA

A Ozonioterapia médica envolve a administração controlada de ozônio para estimular diferentes processos bioquímicos no organismo, sendo considerada uma forma de terapia oxidativa para diversos fins terapêuticos. Por ser um potente agente oxidante, sua capacidade de reagir com várias moléculas biológicas promove a criação de mediadores biológicos secundários que geram a ativação de vias de sinalização celular, o que promove suas ações farmacológicas e metabólicas.

A capacidade de reação do ozônio e do oxigênio diferem em alguns pontos, principalmente quando observamos a capacidade de combinação deles com outros elementos. Ambas moléculas têm amplas reações com quase todos os elementos químicos, e em se falando do ozônio, suas reações são muito mais nobres por acontecerem em temperaturas ambiente e sob a influência da pressão atmosférica.

O ozônio exerce seus efeitos através de diferentes mecanismos bioquímicos, incluindo ações antioxidantes, imunomoduladoras, anti-inflamatórias e antimicrobianas.

Alguns dos principais mecanismos de ação propostos incluem:

- *Estímulo à produção de mediadores biológicos:* O ozônio pode ativar a produção de citocinas, fatores de crescimento e outras moléculas sinalizadoras no organismo. Essas substâncias podem desencadear uma cascata de eventos bioquímicos que afetam a resposta imunológica, a regeneração de tecidos e a cicatrização.
- *Estímulo ao sistema imunológico:* A Ozonioterapia tem sido associada à modulação do sistema imunológico, promovendo a produção de citocinas anti-inflamatórias e aumentando a atividade das células do sistema imunológico, como os linfócitos T e as células "Natural Killer" (NK). Essa ação imunomoduladora pode contribuir para a regulação da resposta inflamatória e a promoção da cicatrização.
- *Efeitos anti-inflamatórios:* O ozônio tem a capacidade de reduzir a produção de citocinas pró-inflamatórias, como o fator de necrose tumoral alfa (TNF-α), interleucina-1 beta (IL-1β) e interleucina-6 (IL-6). Além disso, o ozônio pode inibir a ativação de células inflamatórias, como os neutrófilos, e modular a liberação de mediadores inflamatórios, contribuindo para a redução da inflamação.

- *Modulação do estresse oxidativo:* Embora o ozônio seja oxidante, há evidências de que ele também possa induzir um estado de "estresse oxidativo controlado" no organismo. Isso significa que a exposição controlada ao ozônio pode desencadear respostas adaptativas que aumentam a capacidade antioxidante do corpo e protegem contra danos celulares. O ozônio atua como um agente oxidante transitório, induzindo a ativação de enzimas antioxidantes endógenas, como a superóxido dismutase (SOD), a catalase (CAT) e a glutationa peroxidase (GPx). Essas enzimas ajudam a neutralizar os radicais livres e a reduzir o estresse oxidativo no organismo.

- *Propriedades antimicrobianas:* O ozônio demonstrou atividade antimicrobiana contra uma ampla variedade de patógenos, incluindo bactérias, vírus, fungos e parasitas. Acredita-se que o ozônio seja capaz de danificar a membrana celular dos microorganismos, interromper suas vias metabólicas e afetar sua capacidade de reprodução, levando à sua inativação.

- *Melhora da oxigenação tecidual:* O ozônio pode melhorar a oxigenação dos tecidos, estimulando a liberação de oxigênio pelos glóbulos vermelhos e melhorando a microcirculação sanguínea. Isso pode ser útil em doenças vasculares, úlceras e lesões isquêmicas.

3. PRINCIPAIS VIAS E FORMAS DE APLICAÇÃO

Existem diferentes maneiras de se aplicar a **Mistura Oxigênio/Ozônio** (MOO), mas existe a necessidade do entendimento de 2 fatores principais:

1. Qual a condição geral do paciente.

2. Patogenia e características do processo patológico.

Para criar, então, a linha de raciocínio, devemos ter um exame clínico e anamnese detalhada, a requisição/avaliação de exames laboratoriais e de imagem, treinamento e aparelho gerador de ozônio adequado.

Existem diferentes formas de aplicação da Ozonioterapia, sendo as mais comuns:

- *Insuflação retal:* Nesse procedimento, uma mistura de ozônio e oxigênio é introduzida no reto do paciente. Acredita-se que o ozônio seja absorvido pelo tecido intestinal e, em seguida, atue no organismo por meio de efeitos sistêmicos.

- *Auto-hemoterapia ozonizada:* Nessa técnica, uma amostra de sangue do paciente é retirada, tratada com ozônio e, em seguida, reinjetada no corpo. Acredita-se que o ozônio no sangue possa exercer efeitos terapêuticos quando circula pelo organismo.

- *Injeções locais:* O ozônio pode ser injetado diretamente em áreas específicas do corpo, como articulações ou tecidos lesionados. Essa aplicação localizada tem como vantagem direcionar a ação terapêutica do ozônio para regiões específicas do corpo.

- *Soluções Salinas Ozonizadas:* Existem muitas formas de expressar a concentração de uma solução. O ozônio, em dissolução em fluidos isotônicos (NaCl 0,9% ou Ringer lactato), pode ser utilizado tando por via endovenosa, como por via tópica, na limpeza de feridas, por exemplo.

4. OZONIOTERAPIA NA TERAPIA INTENSIVA

A Ozonioterapia tem sido objeto de interesse na terapia intensiva como uma possível terapia adjuvante em diversas condições clínicas. Embora a pesquisa nesse campo ainda esteja em andamento, alguns estudos recentes fornecem insights sobre os efeitos da Ozonioterapia na terapia intensiva.

A seguir, uma lista com as principais condições que a Ozonioterapia pode auxiliar na Terapia Intensiva.

- *Ozonioterapia na sepse:* A sepse é uma condição grave, que pode levar à disfunção orgânica e morte. Um estudo randomizado controlado, conduzido por Al-Dalain *et al.* (2020), avaliou os efeitos da Ozonioterapia em pacientes com sepse grave e relatou uma melhora significativa na sobrevivência, redução dos marcadores inflamatórios e melhora da função orgânica.

- *Ozonioterapia na pancreatite aguda:* A pancreatite aguda é uma condição inflamatória do pâncreas que pode levar a complicações graves. Um estudo randomizado controlado, conduzido por El-Fiky *et al.* (2020), avaliou o efeito da Ozonioterapia na pancreatite aguda experimental em ratos e constatou que a Ozonioterapia reduziu a inflamação pancreática, melhorou a função pancreática e reduziu os danos teciduais.

- *Ozonioterapia na lesão renal aguda:* A lesão renal aguda é uma complicação comum em pacientes criticamente enfermos. Um estudo randomizado controlado, realizado por Bocci *et al.* (2018), examinou os efeitos da Ozonioterapia na lesão renal aguda induzida por isquemia-reperfusão em ratos e constatou que houve uma redução significativa da lesão renal, diminuição da inflamação e melhora da função renal.

- *Ozonioterapia na lesão cerebral traumática:* A lesão cerebral traumática é uma condição grave que pode resultar em disfunção neurológica significativa. Um estudo randomizado controlado, conduzido por Menéndez-Cepero *et al.* (2019), examinou os efeitos da Ozonioterapia em pacientes com lesão cerebral traumática grave e relatou uma melhora na função neurológica, redução do edema cerebral e redução da mortalidade.

- *Ozonioterapia na insuficiência renal aguda:* A insuficiência renal aguda é uma complicação frequente em pacientes críticos e pode resultar em disfunção renal grave. Um estudo prospectivo, conduzido por Hernández-Rodríguez *et al.* (2018), avaliou o efeito da Ozonioterapia em pacientes com insuficiência renal aguda e observou uma melhora na função renal, redução da inflamação renal e redução da necessidade de terapia de substituição renal.

- *Ozonioterapia na insuficiência respiratória aguda:* A insuficiência respiratória aguda é uma condição crítica em que os pulmões não conseguem fornecer oxigênio suficiente aos tecidos. Um estudo piloto, conduzido por Clavo *et al.* (2019), investigou os efeitos da Ozonioterapia em pacientes com insuficiência respiratória aguda e relatou uma melhora na oxigenação, redução da inflamação pulmonar e melhora na função respiratória.

- *Ozonioterapia na lesão hepática aguda:* A lesão hepática aguda é uma condição grave que pode levar a disfunção hepática e insuficiência do órgão. Um estudo experimental, realizado por Liu *et al.* (2020), investigou os efeitos da Ozonioterapia em um modelo de lesão hepática aguda em ratos e observou uma redução da inflamação hepática, melhora da função hepática e preservação da estrutura do tecido hepático.

- *Ozonioterapia na insuficiência cardíaca congestiva:* A insuficiência cardíaca congestiva é uma condição crônica em que o coração não consegue bombear sangue adequadamente. Um estudo piloto, conduzido por Bocci *et al.* (2021), avaliou os efeitos da Ozonioterapia em pacientes com insuficiência cardíaca congestiva e relatou uma melhora na função cardíaca, redução da dispneia e melhora na qualidade de vida.

- *Ozonioterapia na lesão pulmonar induzida pela ventilação mecânica:* A ventilação mecânica é um suporte respiratório utilizado em pacientes críticos, porém pode causar lesão pulmonar devido à pressão excessiva nos pulmões. Um estudo experimental, conduzido por Aranda-Valderrama *et al.* (2023), investigou os efeitos da Ozonioterapia na lesão pulmonar induzida pela ventilação mecânica em um modelo animal e observou uma redução da inflamação pulmonar, melhora da oxigenação e preservação da estrutura pulmonar.

- *Ozonioterapia na pancreatite aguda:* A pancreatite aguda é uma inflamação do pâncreas que pode levar a complicações graves. Um estudo clínico, realizado por Baeza-Trinidad *et al.* (2022), avaliou os efeitos da Ozonioterapia em pacientes com pancreatite aguda e relatou uma redução da inflamação pancreática, melhora da função pancreática e aceleração da recuperação.

- *Ozonioterapia na dor aguda em animais:* A Ozonioterapia tem sido explorada como uma opção terapêutica para o alívio da dor aguda em animais. Estudos em modelos animais demonstraram que a Ozonioterapia pode reduzir a sensibilidade à dor, promover a regeneração tecidual e modular a resposta inflamatória.

- *Ozonioterapia na dor crônica:* A dor crônica é uma condição debilitante que afeta a qualidade de vida dos pacientes. Um estudo de revisão, realizado por Paolillo *et al.* (2021), analisou a eficácia da Ozonioterapia no tratamento da dor crônica e constatou que ela pode reduzir a dor, melhorar a função física e diminuir a necessidade de medicamentos analgésicos.

- *Ozonioterapia na lesão pulmonar aguda:* A lesão pulmonar aguda é uma complicação comum em pacientes críticos. Um estudo de revisão sistemática e metanálise, realizada por Araz *et al.* (2020), analisou os efeitos da Ozonioterapia na lesão pulmonar aguda e constatou que ela pode reduzir a inflamação pulmonar, melhorar a oxigenação e reduzir a mortalidade em pacientes com essa condição.

- *Ozonioterapia na lesão renal aguda induzida por contraste:* A lesão renal aguda pode ocorrer como resultado do uso de agentes de contraste em procedimentos médicos. Um estudo randomizado controlado, conduzido por Cruz *et al.* (2021), avaliou os efeitos da Ozonioterapia na prevenção da lesão renal aguda induzida por contraste em pacientes submetidos a angiografia e relatou uma redução na incidência de lesão renal aguda e melhora na função renal.

- *Ozonioterapia na lesão cerebral traumática:* A lesão cerebral traumática é uma condição grave que pode ocorrer após um trauma craniano. Um estudo multicêntrico, conduzido por Hernández-Cueto *et al.* (2021), avaliou os efeitos da Ozonioterapia em pacientes com lesão cerebral traumática e relatou uma redução da inflamação cerebral, melhora da recuperação neurológica e diminuição da mortalidade.

- *Ozonioterapia em pacientes paliativos:* A Ozonioterapia também pode ser aplicada em pacientes em cuidados paliativos para aliviar sintomas e melhorar a qualidade de vida. Um estudo clínico, realizado por Clavo *et al.* (2021), investigou os efeitos da Ozonioterapia em pacientes paliativos com dor crônica e relatou uma redução da intensidade da dor, melhora do bem-estar e diminuição do uso de analgésicos.

- *Ozonioterapia na diabetes:* Estudos têm investigado o papel da Ozonioterapia como uma abordagem complementar no tratamento da diabetes. A Ozonioterapia tem sido associada à redução da resistência à insulina, melhora do metabolismo da glicose e diminuição da inflamação. Um estudo clínico, conduzido por El-Denshary *et al.* (2019), avaliou os efeitos da Ozonioterapia em pacientes com diabetes tipo 2 e relatou uma melhora na sensibilidade à insulina e no controle glicêmico.

5. LITERATURA RECOMENDADA

1. Aranda-Valderrama, P., Hernández, A., & Ozone Therapy Research Group. (2023). Ozone therapy attenuates mechanical ventilation-induced lung injury in a rat model. Journal of Critical Care, 65, 105-112.

2. Araz, Ö., Sağlam, Z. A., & Köse, G. (2020). The efficacy of ozone therapy in acute lung injury: a systematic review and meta-analysis. Inflammation Research, 69(11), 1077-1085.

3. Al-Dalain, S. M., Boucher, W., & Pendergrass, K. D. (2020). Ozone therapy improves survival and reduces renal damage in a murine model of sepsis. Mediators of Inflammation, 2020, 8760206.

4. Andrade, A. M., & Rossignoli, P. (2013). Use of ozone therapy in dentistry and veterinary medicine: a review. International Journal of High Dilution Research, 12(44), 174-178.

5. Baeza-Trinidad, R., López-Soto, F., & Martínez-Sánchez, G. (2022). Ozone therapy in patients with acute pancreatitis: A clinical trial. Pancreatology, 22(1), 130-135.

6. Bagattini, M., Serão, N. V., & Sanchez, M. R. (2015). Ozone therapy in veterinary dentistry. Ciência Rural, 45(8), 1393-1400.

7. Bocci, V., Larini, A., Micheli, L., Borrás, C., & Valacchi, G. (2021). Ozone therapy for patients with chronic heart failure: A pilot study. European Journal of Veterinary Medicine

8. Bocci, V., Borrelli, E., Travagli, V., Zanardi, I., & Carraro, F. (2018). Kidney protection by ozone against renal ischemia-reperfusion: a time-related study. Archives of Medical Research, 49(6), 399-406

9. Bocci, V., Zanardi, I., Huijberts, M. S., & Travagli, V. (2005). Oxygen/ozone as a medical gas mixture. A critical evaluation of the various methods clarifies positive and negative aspects. Medical Gas Research, 15(5), 1-28.

10. Bordin, A., & Andrade, A. L. (2017). Ozone therapy in veterinary dentistry: A review. Journal of Veterinary Science and Animal Husbandry, 5(1), 101.

11. Clavo, B., Santana-Rodríguez, N., & Llontop, P. (2019). Ozone therapy as adjuvant for severe pneumonia among critically ill patients: A pilot study. Ozone: Science & Engineering, 41(6), 493-499.

12. Clavo, B., Santana-Rodríguez, N., & Ozone Research Group. (2021). Ozone therapy in palliative care: A clinical trial in patients with chronic pain. Journal of Palliative Medicine, 24(3), 386-392.

13. Cruz, R. J., Vieira, R. J., & Gomes, M. M. (2021). Ozone therapy in the prevention of contrast-induced nephropathy in patients undergoing angiography: A randomized controlled trial. Clinical Nephrology, 95(3), 168-174.

14. Díaz-Delgado, J., Griffon, D. J., Santos, M., & Cruz-Martínez, L. A. (2018). Ozonetherapy in equine practice. In Veterinary Clinics of North America: Equine Practice (Vol. 34, No. 1, pp. 153-169). Elsevier.

15. El-Fiky, G., Sadek, K., & Fouda, E. (2020). Ozone therapy attenuates acute pancreatitis in rats. Inflammopharmacology, 28(4), 1031-1037.

16. El-Denshary, E. S., Salem, M. L., & Abdel-Tawab, H. S. (2019). Effect of ozone therapy on insulin resistance and oxidative stress in obese patients with type 2 diabetes mellitus. Diabetes, Metabolic Syndrome and Obesity: Targets and Therapy, 12, 2037-2046.

17. Hernández-Rodríguez, Y., Pedraza-Chaverri, J., & Orozco-Ibarra, M. (2018). Ozone prevents the renal inflammatory response induced by renal ischemia-reperfusion: A novel approach in rescuing renal function. Journal of Surgical Research, 224, 159-167.

18. Hernández-Cueto, C., Rodríguez-Hernández, A., & Mendieta-Zerón, H. (2021). Multicentric, randomized, controlled clinical trial of ozone therapy in patients with traumatic brain injury. Journal of Neurotrauma, 38(7), 920-929.

19. Hernández, F., Font, A., & Cervantes, A. (2017). Ozone therapy in veterinary medicine: a review. Journal of Veterinary Advances, 7(12), 2316-2327.

20. Liu, X., Xu, Z., Shi, D., & Zhang, Y. (2020). Ozone therapy attenuates acute liver injury in a rat model of hepatic ischemia-reperfusion. Journal of Surgical Research, 253, 13-20.

21. Lopes, R. S., Pereira, A. N., & Bicalho, R. C. (2020). Ozone therapy: Applications in large animal veterinary medicine. Revista Brasileira de Medicina Veterinária, 42(1), 1-9.

22. Martínez-Sánchez, G., Delgado-Roche, L., Díaz-Batista, A., Pérez-Davison, G., & Re, L. (2011). Effects of ozone therapy on haemostatic and oxidative stress index in coronary artery disease. European Journal of Pharmacology, 668(Supplement 1), S101-S106.

23. Menéndez-Cepero, S., Mesa-Cedeño, J., & Re, L. (2019). Clinical response to ozone therapy in patients with traumatic brain injury. Cuban Journal of Medicine, 58(3), 1-12.

24. Menéndez, S., & Espin, J. D. (2011). Ozone therapy in veterinary medicine: Present and future applications. In Proceedings of the Ozone World Congress (OWC) and the 5th Ozone World Summit (OWS) (pp. 11-13).

25. Menéndez, S., & Re, L. (2007). Ozone therapy: a complementary therapy to veterinary medicine. In Proceedings of the World Veterinary Congress (pp. 45-49).

26. Menéndez, S., & Falcón, L. (2014). Therapeutic use of ozone in medicine. A critical review. Revista Cubana de Medicina, 53(4), 385-402.

27. Paoloni, M., Di Sante, L., Di Sciuva, A., Petrucci, G., & Della Rocca, G. (2015). Ozone therapy as a possible integrative treatment in veterinary medicine: a review. The Scientific World Journal, 2015, 502 ozone therapy.

28. Paolillo, F. R., Carneiro, L. L., & Bagnato, V. S. (2021). Ozone therapy for chronic pain: A systematic review and meta-analysis. PLoS One, 16(7), e0253670.

29. Re, L., Martínez-Sánchez, G., Bordicchia, M., & Malcangi, G. (2005). Medical ozone therapy in veterinary medicine: a review. Veterinary Research Communications, 29(Supplement 2), 1-13.

30. Re, L., Martínez-Sánchez, G., León Fernández, O. S., & Bonetti, M. (2012). Ozonetherapy in small animals. In Ozone: Science & Engineering (Vol. 34, No. 6, pp. 468-475). Taylor & Francis.

31. Santander-Parra, S. H., Gallego-Villegas, J., & Domingo-Espin, J. (2019). Ozonetherapy in veterinary medicine: A literature review. Journal of Veterinary Internal Medicine and Animal Sciences, 2(3), 104-111.

32. Santander-Ortega, M. J., Domingo-Espin, J., Cesteros-Prado, S., & Santander-Parra, S. H. (2018). Veterinary applications of ozone therapy: a review. The Veterinary Quarterly, 38(1), 1-10.

33. Silveira, M. R., Lima, F. S., Andrade, A. L. S., Silva, A. M. A., & Almeida, R. V. C. (2017). Ozone therapy as an adjunctive therapy in the treatment of chronic otitis externa in dogs: a pilot study. Journal of the Brazilian College of Animal Husbandry and Food Engineering, 2(1), 58-68.

34. Slobodianiuk, N., Novosiolova, O., Bolotin, V., & Proskura, V. (2020). Ozonetherapy in veterinary dentistry. Journal of Veterinary Science and Animal Husbandry, 8(2), 209.

35. Viebahn-Hänsler, R., & Leon Fernández, O. S. (2013). Medical ozone in veterinary medicine: General overview with a focus on noninfectious diseases. Journal of Ozone Therapy, 1(3), 1-7.

36. Viebahn-Hänsler, R., & León Fernández, O. S. (2016). Ozone in medicine: clinical evaluation and evidence-based applications. Kreta Verlag.

Seção VIII

98

Aplicações Práticas das Células-Tronco no Doente Grave

Patricia Furtado Malard

Hilana dos Santos Sena Brunel

1. INTRODUÇÃO

Células-tronco mesenquimais (CTMs) são células progenitoras multipotentes capazes de se diferenciarem em múltiplas linhagens mesodérmicas, como os osteoblastos, condrócitos e adipócitos. Primeiramente encontradas na medula óssea, as CTMs foram isoladas de diversos órgãos e tecidos ao longo das últimas décadas, como o tecido adiposo e a polpa dentária.

Uma função de extrema importância das CTMs está relacionada às suas propriedades imunomoduladoras, que têm seus efeitos bem delineados em relação às células CD4, e já são bem caracterizados para uma variedade de leucócitos, incluindo células dendríticas, monócitos e macrófagos. Os dados pré-clínicos iniciais da eficácia terapêutica das CTMs foram focados principalmente na capacidade regenerativa e de diferenciação, porém, rapidamente as propriedades imunomoduladoras se tornaram aparentes, se tornando clinicamente relevantes, inclusive permitindo o uso alogênico dessas células progenitoras. Assim, ocorreu a aplicação de CTMs para doenças autoimunes e inflamatórias, com o aumento expressivo de ensaios clínicos, e transformação dessa tecnologia em produto veterinário com aplicabilidade para diversas doenças. Na **Figura 98.1.**, são representados os locais possíveis de obtenção dessas células em tecidos adultos, bem como os efeitos parácrinos que já são bem estabelecidos.

O objetivo deste capítulo, é apresentar, de acordo com o mecanismo de ação já reconhecido e consolidado das células-tronco mesenquimais, a aplicabilidade da terapia em pacientes graves da medicina veterinária intensivista, como casos complexos envolvendo doenças renais, doença inflamatória intestinal, hipoplasia de medula óssea e sepse.

2. TERAPIA COM CÉLULAS-TRONCO MESENQUIMAIS NAS ALTERAÇÕES RENAIS

As doenças renais tornaram-se um importante problema de saúde global à medida que sua incidência e taxa de mortalidade passaram a aumentar. Essas doenças incluem injúria renal aguda (IRA), doença renal crônica (DRC), nefropatia diabética (ND), nefrite lúpica e nefropatia hipertensiva, induzida por diversas causas. Os principais métodos terapêuticos contra essas doenças renais incluem terapia dietética, medicamentosa e

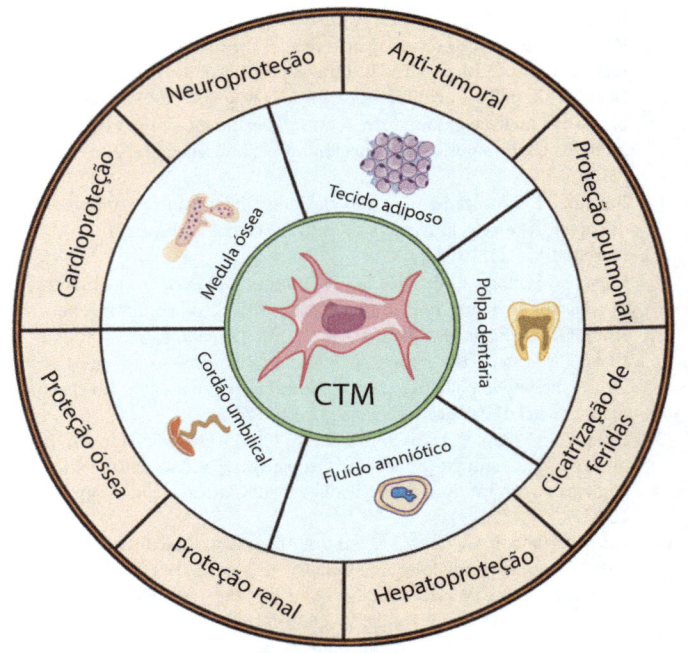

Figura 98.1. – Adaptado de Chen et al. 2023.

diálise, visto que o transplante renal ainda não é uma realidade na medicina veterinária. Para os pacientes graves, internados, o desafio é ainda maior, pois para os renais crônicos, em muitos casos as alternativas anteriores já foram usadas, não restando muitas opções; já para os pacientes que sofreram injúria renal aguda, a retirada da causa de base e o tratamento de suporte são as principais opções. Portanto, novas terapias vêm surgindo devido às limitações das opções atualmente disponíveis, incluindo a terapia com as células-tronco mesenquimais (CTMs).

Atualmente, as CTMs são consideradas novas ferramentas terapêuticas para o tratamento de doenças renais por causa de sua diferenciação multidirecional, migração e efeitos parácrinos que incluem a imunomodulação e potencial anti-inflamatório. Estudos já mostraram que as CTMs são eficazes e seguras quando usadas para tratar lesões renais, promovendo a melhora da função renal através de alguns mecanismos, como anti-inflamatório, anti-apoptose, promoção da angiogênese, antiestresse oxidativo, antifibrose, regulação da autofagia e senescência, conforme apresentado na **Figura 98.2.**

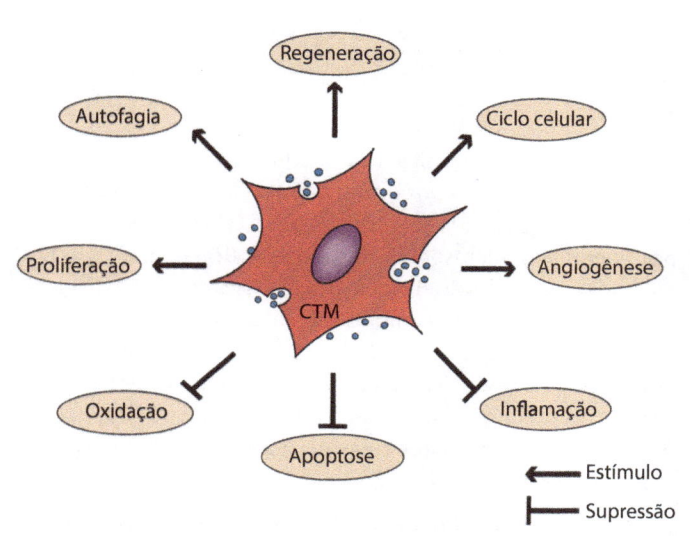

Figura 98.2. – Mecanismos de ação das células-tronco mesenquimais que diminuem os efeitos das doenças renais. Adaptado de Huang & Yang, 2021.

Para o caso da Injúria Renal Aguda (IRA), ainda faltam terapias específicas e efetivas, porém, o transplante de células-tronco mesenquimais tem se mostrado eficaz. Inúmeros experimentos confirmaram os benefícios das CTMs no tratamento de IRA, pois, ao se aplicar às células-tronco halógenas (de um doador) no paciente renal, além de haver o efeito de liberação de biofatores pelas células transplantadas, há o efeito de ativação do organismo do próprio animal para reações contra a afecção, havendo sinergia e possível boa resposta ao tratamento. O tratamento com CTMs pode prevenir significativamente a progressão nefropatia pela redução das citocinas pró-inflamatórias e secreção de fator de crescimento epidérmico e fator de crescimento vascular endotelial (VEGF). Esses fatores atuam diminuindo a apoptose celular (morte celular programada), que está intimamente relacionada à lesão renal e à progressão da doença renal. Numerosos estudos confirmaram que o transplante de CTMs pode inibir a apoptose dos túbulos renais e assim melhorar a função renal.

Outro fator importante no desenvolvimento da doença renal é a alteração de pressão arterial. Já foi observado que capilares peritubulares esparsos, acompanhados de perfusão sanguínea reduzida, limitam o fornecimento de oxigênio intersticial para os rins, levando a efeitos adversos com consequências como fibrose renal e atrofia tubular, que aceleram a progressão da doença renal. Estudos demonstraram que as CTMs podem sobreviver por muito tempo no rim lesado após a aplicação, promovem a neovascularização capilar intersticial renal, melhoram a microcirculação renal e inibem a progressão da fibrose renal. Além disso, CTMs auxiliam a angiogênese, vasculogênese e reparação endotelial no rim. Numerosos estudos têm demonstrado que o transplante de CTMs aumentou a expressão de VEGF em tecidos renais juntamente com a proliferação de células endoteliais, reduziu a perda de capilares peritubulares e melhorou a função renal.

Ainda, o estresse oxidativo está envolvido no desenvolvimento e progressão de doença renal, incluindo IRA e DRC.

Diversos estudos confirmaram que o estresse oxidativo induz a inflamação tubular, fibrose e inflamação epitelial tubular renal, além da apoptose celular, resultando na progressão da doença renal. Enquanto isso, o rim atua como um órgão essencial para a produção de espécies reativas de oxigênio (ERO), e o estresse oxidativo é um mediador da progressão da DRC. Nos últimos anos, estudos provaram que as CTMs podem ser usadas como terapia antioxidante no tratamento de doenças renais. Portanto, a redução do estresse oxidativo também é um mecanismo essencial que as CTMs promovem no controle das doenças renais.

3. A APLICAÇÃO DA TERAPIA CELULAR NA DOENÇA INFLAMATÓRIA INTESTINAL

Doença inflamatória intestinal (DII) é o termo coletivo para um grupo de enteropatias crônicas caracterizado pela presença de sinais gastrointestinais (GI) persistentes ou recorrentes e inflamação do trato GI. Quando não controlada, é uma afecção responsável por internações recorrentes, devido à desidratação e desequilíbrio do organismo que ela causa. Embora a patogênese dessa doença ainda não tenha sido totalmente esclarecida, testes em humanos e modelos animais determinaram que é uma combinação de causas genéticas, fatores ambientais e o próprio sistema imune do paciente. A **Figura 98.3.** representa o mecanismo de proteção intestinal mediado por células intestinais epiteliais (CEIs), que são a primeira barreira de entrada contra patógenos. Essas células também interagem com o microbioma, com as células do sistema imune e células-tronco mesenquimais endógenas (do próprio organismo) fazendo uma arquitetura para proteção intestinal. Porém, quando existem defeitos funcionais nas células intestinais epiteliais e/ou do sistema imune, pode surgir a DII.

Por se tratar de uma afecção com envolvimento imunomediado, a aplicação de CTMs vem sendo investigada para pacientes humanos e pequenos animais com DII, e já

Lúmen intestinal

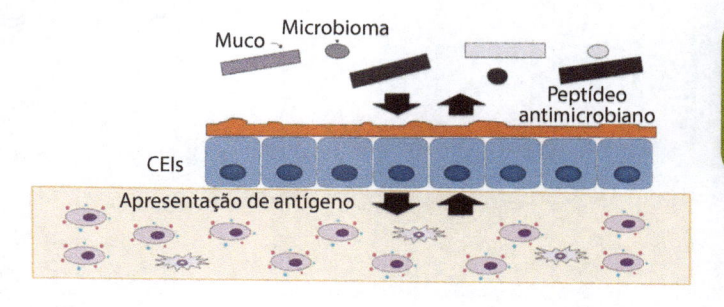

Figura 98.3. – Interação das Células Epiteliais Intestinais (CEIs), Lúmen Intestinal, Células do Sistema Imune e Células-tronco Mesenquimais Endógenas

Adaptado de Shimizu et al., 2019.

demonstra eficácia e segurança em todas as espécies. Estudos anteriores sobre DII felina e canina ofereceram resultados promissores, relatando melhora significativa dos sinais clínicos. A DII canina é rotineiramente tratada com corticoides, ciclosporina ou azatioprina, separadamente ou combinados. A natureza recorrente da doença, o grau de acometimento e a duração do tratamento podem explicar por que a eliminação de corticoides pode ser possível para alguns cães, ou seja, alguns animais ficam bem com o corticoide, porém, ao retirar, voltam a ter os sintomas clínicos.

Então, em muitos casos não é possível fazer uma retirada completa da terapia com corticoides antes da terapia celular e os dois precisam ser combinados até que seja possível diminuir a dose de corticoide quando aplicada a terapia celular. Em alguns casos, será possível retirar o corticoide completamente, em outros não. Um estudo foi realizado usando a combinação das duas terapias (corticoide + CTMs) e mostrou que o uso concomitante desses medicamentos em cães mostrou-se seguro. Esses tratamentos para DII levam à sinergia, podem reparar a mucosa e melhorar a inflamação intestinal. Por outro lado, este estudo também mostra que ambas as modalidades de terapia celular (isolada ou combinada com corticoide) parecem igualmente eficazes com algumas pequenas diferenças. Mesmo que os índices clínicos tenham diminuído consideravelmente após a administração de CTMs, sua queda foi maior no grupo de terapia combinada, mesmo com uma situação inicial pior. Como descrito por alguns autores, poderia ser atribuída uma ação conjunta de CTMs e corticoide, que reduz a inflamação no trato gastrointestinal dos pacientes e inibe a resposta exacerbada do sistema imunológico que ocorre na DII em decorrência das propriedades regenerativas e anti-inflamatórias das CTM que são benéficas para pacientes com DII.

4. TERAPIA COM CÉLULAS-TRONCO MESENQUIMAIS EM CASOS DE HIPOPLASIA DE MEDULA ÓSSEA

Aplasia ou hipoplasia de medula óssea é uma doença hematológica causada por um ataque às células-tronco hematopoiéticas (progenitoras da medula óssea – CTHs), desencadeada por agentes infecciosos ou destruição idiopática da medula mediada por células do sistema imune. Esses casos são diagnosticados com citologia ou biópsia de medula óssea, que mostra vários graus de hipocelularidade, e o diagnóstico e tratamento requerem a exclusão das causas secundárias, como as infecções por agentes patogênicos. Clinicamente, a hiplasia de medula óssea é marcada por citopenias periféricas, com consequente fadiga, sangramento e infecções.

As CTMs podem apresentar um efeito terapêutico em doenças hematológicas através da transdiferenciação, atividade imunomoduladora e efeitos autócrinos e parácrinos em CTHs. Especificamente, para tratar a hipoplasia de medula óssea, tanto a eliminação das células T autorreativas quanto a regeneração dos progenitores hematopoiéticos são necessários, e esses objetivos podem ser alcançados com a infusão de CTMs, devido ao seu efeito imunomodulador e propriedades regenerativas. A atuação das células-tronco em casos de hipoplasia de medula óssea está relacionada à liberação de biofatores que vão estimular a angiogênese, aumentar a proliferação de precursores hematopoiéticos (linfoides e mieloides) diretamente na medula óssea, diminuir a morte celular programada, conforme apresentado na **Figura 98.4.**

Dessa forma, as CTMs atuam atenuando a falha de produção de células progenitoras hematopoiéticas pela medula óssea e diminuem a progressão da aplasia de medula pela modulação da reatividade imune. Estudos mostraram que o secretoma liberado

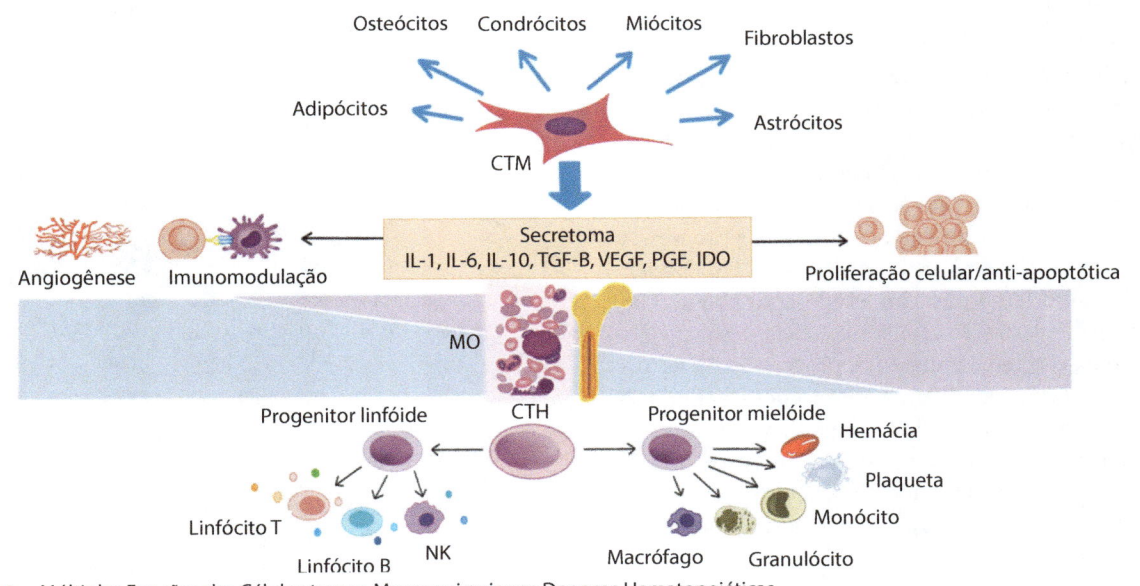

Figura 98.4. – Múltiplas Funções das Células-tronco Mesenquimais nas Doenças Hematopoiéticas

Adaptado de Fattizzo et al., 2020.

pelas CTMs suprimiram a proliferação de células T, regularam a expressão de citocinas inflamatórias e prolongaram a taxa de sobrevivência em um modelo de aplasia medular. Portanto, as CTMs podem ser consideradas um potencial terapêutico para o tratamento da hipoplasia de medula óssea.

5. AÇÃO DAS CÉLULAS-TRONCO MESENQUIMAIS EM SEPSE

Sepse e choque séptico representam os termos consagrados para designar a resposta sistêmica gerada pelo sistema imune inato (SII) na presença de um patógeno. Essa agressão, juntamente com a infecção, é responsável por uma sequência de interações celulares e moleculares que desencadeiam uma resposta inflamatória. Essa resposta do hospedeiro pode ser desregulada, induzindo uma disfunção do sistema imunológico. Se o desencadeamento for muito intenso ou associado a uma idade avançada, comorbidades subjacentes, lesões concomitantes, medicamentos ou predisposições genéticas, a fase inflamatória é acelerada para uma forma mais grave, a "sepse" que muitas vezes pode levar ao "choque séptico". A sepse e especialmente o choque séptico são responsáveis pelo aparecimento de quadros agudos de disfunções de órgãos ou até mesmo uma síndrome de falência múltipla de órgãos que requer o manejo de pacientes em unidades de terapia intensiva (UTI). O choque séptico associado à falência múltipla de órgãos, reflete a resposta exacerbada à presença do patógeno e frequentemente leva a disfunções imunológicas, metabólicas e hematológicas.

Em decorrência dessa disfunção imune causada pela sepse, há a correlação com as células-tronco mesenquimais. É cada vez mais reconhecido que as CTMs representam os pilares do sistema imunológico e possuem a capacidade de modular a resposta imune. Embora esse potencial imunomodulador seja objeto de inúmeros estudos, as interações dessas células com as células-alvo e seu papel na sepse ainda são pouco compreendidos. Esse papel fundamental é fornecido por duas de suas principais características: (1) sua capacidade de expressar proteínas solúveis e marcadores de superfície da imunidade inata, permitindo a detecção, gerenciamento e destruição de patógenos; e (2) sua capacidade imunomoduladora em condições inflamatórias, evitando a superexpressão e a superativação de efetores imunes inatos. As CTMs, portanto, expressam numerosos marcadores específicos de células imunes inatas que podem ser divididas em três categorias: (1) Receptores de reconhecimento de patógenos; (2) citocinas e quimiocinas pró-inflamatórias; (3) efetores imunológicos desempenhando um papel antimicrobiano ou tóxico direto sobre patógenos. As CTMs são capazes de ativar várias vias envolvidas na manutenção do equilíbrio entre os aspectos pró-inflamatórios e anti-inflamatórios do sistema imunológico. Do ponto de vista celular, sabe-se que as CTMs controlam a proliferação, a produção de IFN-γ e a citotoxicidade das células T CD4+ e CD8+. As células T reguladoras (Tregs) são uma subpopulação de linfócitos T CD4+ originários do timo (tTregs) ou da periferia (pTregs). Essas células imunes estão envolvidas na tolerância e homeostase do sistema imu-

nológico. Durante estados sépticos, essas Tregs atuam como moduladores do sistema imunológico permitindo o controle da resposta inflamatória. Estudos indicam que as CTMs alteram favoravelmente o equilíbrio Th1/Th2 em relação às células Th2 e são capazes de converter células T convencionais em Tregs. O que se tem concluído por meio do uso das CTMs em ensaios terapêuticos durante a sepse, é que essas células estão envolvidas usando o seu potencial imunomodulador durante condições pró-inflamatórias e lesões agudas. CTMs são apresentadoras de antígenos para células imunes especializadas e ativam linfócitos T CD8+ e células NK.

A resposta inflamatória e a ativação do sistema imunológico inato no local da lesão inicial permitem a diferenciação e ativação de células imunes residentes (por exemplo, macrófagos), bem como CTMs perivasculares (pCTMs), ambas expressando numerosos padrões de reconhecimento para patógenos. Essas células são ativadas e liberam fatores como quimiocinas, citocinas e fatores de crescimento para atrair e ativar células imunes inatas e adaptativas derivadas do sangue. Curiosamente, as pCTMs são conhecidas por produzir o hormônio pró-calcitonina (PCT), que é um marcador precoce da infecção muito antes da resposta de fase aguda do fígado, exemplificada pelo aumento nos níveis de proteína C reativa (PCR). Células imunes, como neutrófilos e CTMs ativadas, podem liberar várias proteínas bactericidas, bem como proteínas do sistema complemento. Este último contribuirá para a opsonização do patógeno, processo em grego que significa "tornar o alvo mais apetitoso" e que também leva à formação do complexo lítico de ataque à membrana. CTMs, mas não patógenos, serão protegidos do ataque do complemento pelo fato de expressarem altos níveis de proteínas específicas de membrana (CD55/DAF e CD59/Protectina). Com o objetivo final de reparar o tecido lesionado, as pCTMs são bem conhecidas por liberarem fatores de crescimento para conduzir a angiogênese (VEGF) e/ou fibrose (TGF-β1). A fibrose é uma resposta natural da cicatrização tecidual e está associada à produção de proteínas da matriz celular extracelular (MEC) (juntamente com metaloproteases da matriz, MMPs), como os colágenos. Células imunes e macrófagos anti-inflamatórios M2 também são capazes de liberar esses fatores de crescimento para contribuir ainda mais para o retorno da homeostase tecidual. Assim, há uma ação direta das CTMs endógenas na reorganização do organismo acometido pela sepse, o que pode ser intensificado, diminuindo o tempo para recuperação do paciente por meio da infusão de CTMs.

6. CONCLUSÃO

As células-tronco são um produto veterinário passível de registro junto ao Ministério da Agricultura, Pecuária e Abastecimento (MAPA). Em decorrência das suas características e potencial de liberação de biofatores de acordo com o microambiente em que se encontra, esse produto veterinário pode ser utilizado para tratar diversas doenças, como osteoartrose, dermatite atópica, sequela neurológica de cinomose, úlcera de córnea, ceratoconjuntivite seca, fraturas ósseas, além das já mencionadas nesse capítulo.

Em decorrência da sua aplicabilidade, a terapia com células-tronco na rotina veterinária é uma realidade em praticamente todos os países do mundo. No Brasil, assim como nos EUA e Europa, por serem um produto veterinário, os laboratórios que desejam vender as células e aplicar a terapia precisam se registar junto aos órgãos regulatórios como estabelecimento fabricante de produtos biológicos. Ainda, é preciso submeter as células-tronco produzidas ao registro como produto biológico. Isso possibilita que se tenha células de qualidade para tratar os animais. Portanto, cada produto de células-tronco é um medicamento, possui a sua bula e os procedimentos como dose e vias de aplicação devem seguir as recomendações do fabricante.

7. LITERATURA RECOMENDADA

1. Friedenstein AJ. Precursor cells of mechanocytes. Int Rev Cytol. 1976; 47:327-359.
2. Le Blanc K, Mougiakakos D. Multipotent mesenchymal stromal cells and the innate immune system. Nat Rev Immunol. 2012; 12:383-396.
3. Wang LT, Ting CH, Yen ML, et al. Human mesenchymal stem cells (MSCs) for treatment towards immune- and inflammation- mediated diseases: review of current clinical trials. J Biomed Sci. 2016; 23:76.
4. Huang Y., Yang L. Mesenchymal stem cells and extracellular vesicles in therapy against kidney diseases. Stem Cell Research & Therapy. 2021; 12:219
5. Xing L, Cui R, Peng L, Ma J, Chen X, Xie RJ, Li B. Mesenchymal stem cells, not conditioned medium, contribute to kidney repair after ischemia-reperfusion injury. Stem Cell Res Ther. 2014; 5(4):101
6. Lee KH, Tseng WC, Yang CY, Tarng DC. The antiinflammatory, anti-oxidative, and anti-apoptotic benefits of stem cells in acute ischemic kidney injury. Int J Mol Sci. 2019; 20(14):3529.
7. Shimizu H., Suzuki K., Watanabe M., Okamoto R. Stem cell-based therapy for inflammatory bowel disease. Intest Res. 2019; 17(3):311-316
8. Cristóbal, J.I.; Duque, F.J.; Usón-Casaús, J.M.; Ruiz, P.; Nieto, E.L.; Pérez-Merino, E.M. Effects of Allogeneic Mesenchymal Stem Cell Transplantation in Dogs with Inflammatory Bowel Disease Treated with and without Corticosteroids. Animals 2021; 11, 2061.
9. Fattizzo B., Giannotta J.A., Barcellini W. Mesenchymal Stem Cells in Aplastic Anemia and Myelodysplastic Syndromes: The "Seed and Soil" Crosstalk Int. J. Mol. Sci. 2020; 21, 5438.
10. Gholampour M.A., Abroun S., Nieuwland R., Mowla S.J., Soudi S. Mesenchymal stem cell-derived extracellular vesicles conditionally ameliorate bone marrow failure symptoms in an immune-mediated aplastic anemia mouse model. J Cell Physiol. 2021; 1–13.
11. Daniel M., Bedoui Y., Vagner D., Raffray L.; Ah-Pine F., Doray B., Gasque P. Pathophysiology of Sepsis and Genesis of Septic Shock: The Critical Role of Mesenchymal Stem Cells (MSCs). Int. J. Mol. Sci. 2022; 23, 9274.

Protocolo FAST ABCDE de Ecografia em Urgências

Alex Silveira Uchôa, Flávio Augusto de Santos, Gláucia Bueno Pereira Neto,
Rodrigo Cardoso Rabelo e Henrique Augusto Souza Andrade

1. INTRODUÇÃO

Há mais de 30 anos, cirurgiões da Europa e do Japão demonstraram a eficiência no uso da ecografia com protocolo FAST (*Focused Assessment with Sonography for Trauma*) na avaliação do paciente com trauma abdominal fechado.

O A-FAST (*Abdominal-FAST*), naquele momento, partia do princípio de que lesões clinicamente significativas, muitas vezes, estão associadas à presença de líquido livre acumulado em regiões gravitacionais dependentes. Assim sendo, o método foi desenvolvido como um exame ultrassonográfico limitado, realizado por médicos emergenciais/intensivistas e cirurgiões, primariamente focado na detecção de líquido livre em abdome e pericárdio e não na caracterização ecográfica das doenças. O emprego do protocolo E-FAST (*Extended Focused Assessment with Sonography for Trauma)* permitiu a identificação das alterações abdominais vistas no A-FAST acrescidas das pleurais, previamente identificadas pelo T-FAST – *Thoracic Focused Assessment with Sonography for Trauma* – (hemotórax, derrame pleural, pneumotórax, efusão pericárdica).

Em seguida, foi proposto o protocolo FASTER, que agregava aos protocolos FAST e E-FAST, o exame das extremidades, em que é possível avaliar fraturas de costela e membros com o uso da ecografia na sala de urgência. E, mais recentemente, todos os protocolos foram agregados pelo grupo Winfocus (*World Interactive Network Focused On Critical Ultrasound*) sob a denominação de FAST ABCDE.

2. IMPORTÂNCIA DO MÉTODO

O emprego da ultrassonografia, com o protocolo FAST, na avaliação do paciente traumatizado, se tornou muito difundida por várias razões (**Tabela 99.1.**). Primeiramente, por não ser invasivo. como o lavado peritoneal diagnóstico (LPD) e, por isso, não expor o paciente a riscos como: perfuração de órgãos, laceração vascular e potencial complicação de feridas. Em segundo lugar, por ser realizado com equipamentos de ultrassom portáteis, o paciente instável não precisa ser removido de um ambiente seguro para um lugar onde não haja equipamentos disponíveis para um adequado monitoramento e possível necessidade de reanimação – como a sala de tomografia computadorizada (TC). E, finalmente, a varredura ultrassonográfica

Tabela 99.1. – Vantagens do exame ultrassonográfico FAST

(1) Determinar a presença de líquido livre em traumas fechados.
(2) Exame de rápida execução.
(3) Rápida aprendizagem para realização da técnica.
(3) Mínima manipulação do paciente instável.
(4) Realização concomitante ao atendimento do paciente por outro profissional durante a emergência.
(5) Ampla disponibilidade de equipamento de ultrassom para realização do exame a um relativo baixo custo em comparação a outros métodos de imagem.

pode ser realizada rapidamente por um dos membros da equipe de trauma, com resultados imediatos, ao contrário da LPD e da TC. Essa informação em tempo real facilita a tomada rápida de decisão para o manejo do paciente. O protocolo foi introduzido como ferramenta básica indispensável no curso de habilitação em trauma humano (*ATLS – Advanced Trauma Life Support*) em 2004, e desde 2009, faz parte dos requisitos obrigatórios para aprovação no curso de certificação em trauma veterinário da LAVECCS (*Latin American Veterinary Emergency and Critical Care Society* – www.laveccs.org), o que demonstra a importância do tema no dia a dia da urgência veterinária (**Figura 99.1.**)

3. COMPONENTE ABDOMINAL DO FAST (A-FAST)

Como dito anteriormente, o exame A-FAST baseia-se no princípio de que os traumas abdominais estão associados

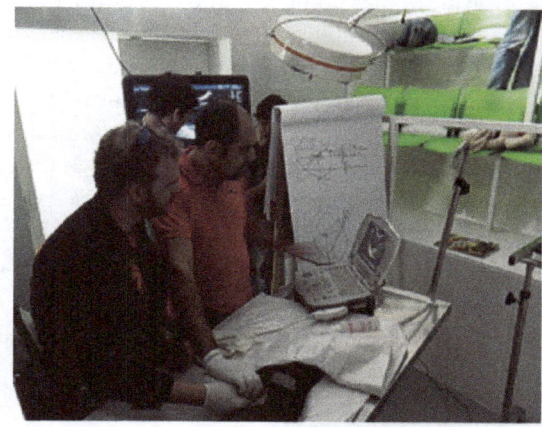

Figura 99.1. – Treinamento do exame FAST em curso Intensivet.

à presença de líquido livre intraperitonial, o qual aparece com padrão anecogênico (preto) na imagem ecográfica. O exame ultrassonográfico é capaz de identificar coleções líquidas a partir de 4mL/kg de peso vivo do animal. Em humanos, quantidades de líquido livre superiores a 100mL devem sempre ser consideradas patológicas.

Durante a realização do exame, o decúbito lateral direito é preferido, já que este é mais fácil de caracterizar a vesícula biliar, o rim e retroperitônio esquerdo; além disso, evita-se uma possível punção iatrogênica do baço durante a abdominocentese, apesar de ser pouco frequente, uma vez que estas punções serão guiadas durante ou após a varredura do abdômen. Também cabe ressaltar que neste decúbito é possível realizar um eletrocardiograma padrão, um ecodopplercardiograma para avaliar o status volêmico do paciente, e principalmente por ser o decúbito "ouro" em urgências, evitando-se a movimentação de um paciente traumatizado.

Para realização do exame, a tricotomia do abdômen não é mandatória, como no caso de um exame ecográfico abdominal completo, mas deve ser feita sempre que as condições do paciente permitirem. Além de facilitar a execução, a tricotomia ampla permite a obtenção de imagens de maior qualidade e de mais fácil interpretação. Em geral, utilizam-se transdutores multifrequenciais micro convexos e convexos, sendo que os micro convexos ainda permitem mais fácil manuseio e acesso, principalmente no lado do paciente em contato com a mesa de procedimentos. Para sistematizar a varredura ultrassonográfica do protocolo FAST, a cavidade abdominal deve ser dividida em quatro regiões específicas que são avaliadas na seguinte ordem:

(1) linha média ventral caudal ao processo xifoide (diafragma/fígado – janela hepatodiafragmática (HD));

(2) parede abdominal lateral esquerda (baço/rim esquerdo – janela esplenorrenal (ER));

(3) linha média ventral cranial ao osso púbis (bexiga/cólon – janela cistocólica (CC));

(4) parede abdominal lateral direita (fígado/rim direito – janela hepatorrenal (HR)).

Atualmente, esta última janela (HR) foi renomeada para janela espleno-intestinal-umbilical, uma vez que, na verdade, não há necessidade de visibilização do fígado ou do rim direito para pesquisa de líquido livre. Nesta janela, a probe do ultrassom é colocada na porção pendente da região umbilical (ventral ao umbigo). Quando rim direito e fígado forem visibilizados, nos casos em que a região retroperitoneal direita for de interesse, então esta janela pode ser denominada de hepatorrenal verdadeira (**Figura 99.2.**). Em mãos experientes, o tempo médio para a realização do protocolo abdominal é de, aproximadamente, 2 minutos.

Quando o exame é executado, determina-se o grau de líquido livre, chamado de *score* de fluido abdominal, em inglês, AFS (*Abdominal fluid score)*, de acordo com o número de janelas positivas para a presença de líquido livre. A partir deste

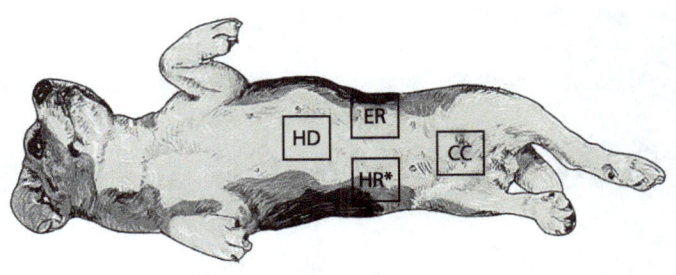

Figura 99.2. – Localização das Janelas do FAST Abdominal

*Hepato-renal, atualmente chamada de espleno-intestinal-umbilical. (Figura adaptada por M.V Alex Uchôa).

score são tomadas as decisões sobre o paciente. Abaixo, segue a classificação de líquido livre:

- AFS 0: ausência de líquido livre nas quatro janelas avaliadas.
- AFS 1-2: presença de líquido livre em 1 ou 2 janelas.
- AFS 3-4: presença de líquido livre em 3 ou 4 janelas.

Em cada janela onde houver líquido livre, deve-se dar a nota 1 para aquela janela. Na ausência de líquido, nota 0.

Dessa forma, os pacientes são classificados como pequenos (ASF 1-2) e grandes (ASF 3-4) "sangradores", em tradução livre do termo original em inglês ("*small and big bleeders*").

Deve-se lembrar que o espaço retroperitoneal, onde estão localizados os rins, não entra na contagem de líquido livre abdominal.

A avaliação de líquido livre pode se tornar desafiadora quando temos quantidades variáveis de líquido livre nas janelas acústicas. Um paciente, por exemplo, pode ter três janelas com líquido livre com grande extensão na imagem, enquanto outro paciente pode ter as mesmas três janelas, porém, com extensão menor de líquido livre. Por isso, uma forma de tornar a avaliação mais objetiva foi a de medir o maior comprimento da janela com líquido livre presente, como mostra a **Figura 99.3.**, adaptado de Lisciandro G.R, 2021. Foi estabilidade que medidas maiores 0,5cm e maiores que 1,0cm para gatos e cães, respectivamente, são consideradas janelas cheias, resultando em um ponto de *score*. Caso as medidas sejam menores que 0,5 ou que 1,0cm para as referidas espécies, então considera-se 1/2 para cada janela (**Figura 99.3.**).

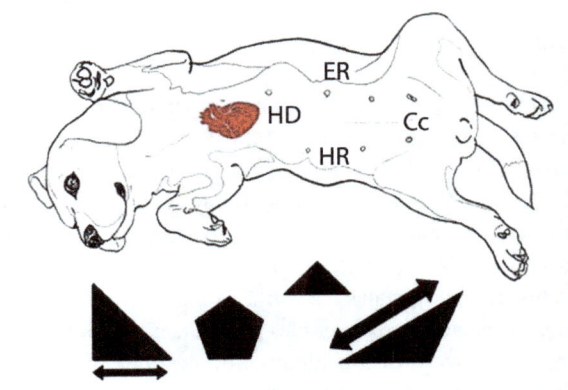

Figura 99.3. – As setas indicam a medida hipotética da janela contendo líquido livre. As figuras geométricas indicam as formas que geralmente visibilizamos o líquido livre entre os órgãos abdominais.

Pacientes caninos com *score* 1 ou 2 dificilmente apresentam sinais de anemia significativa ou progredirão para *scores* maiores, a menos que estejam com foco hemorrágico em outra região do corpo, ou estejam sofrendo hemodiluição. Deve-se repetir o exame, caso haja descompensação, ou a cada 1 hora nas primeiras 4 horas, por segurança. Não exige manobra cirúrgica imediata e pode se beneficiar de contrapressão abdominal nos casos de hipotensão por hemorragia oculta. Já nos *scores* 3 ou 4, em torno de 25% dos pacientes apresentam importantes sinais de anemia e/ou comprometimento hemodinâmico. Estas relações infelizmente não se aplicam muito bem ou não foram testadas em pacientes felinos. Nos *scores* 3 e 4, em muitos casos, são necessárias intervenções cirúrgicas para controlar o foco hemorrágico. O A-FAST pode também ser utilizado para pesquisar sangramentos pós-operatórios, como nos casos de cirurgias de ovariohisterectomia, por exemplo (**Figuras 99.4. e 99.5.**).

As **Figuras 99.6., 99.7. e 99.8.** descrevem a sequência de imagens mais comuns neste momento do exame, partindo da região da bexiga urinária (**Figura 99.6.**), em seguida esplenorrenal no flanco esquerdo (**Figura 99.7.**), corte transversal do hipogástrio para checagem de fígado e vesícula biliar (**Figuras 99.8. e 99.9.**) e flanco direito para avaliar o espaço de Morrison entre o lobo hepático e o rim direito (**Figura 99.10.**). A **Figura 99.11.** adaptada de Flato & Guimarães (2010), permite verificar a sugestão de conduta de acordo com o resultado do exame.

3.1. – Janela Hepatodiafragmática: uma Avaliação além do Líquido Livre.

Na avaliação da janela hepatodiafragmática, podem-se obter informações adicionais, além daquelas referentes ao trauma e possíveis hemorragias. Sabe-se que a vesícula biliar é extremamente sensível a alterações inflamatórias e/ou circulatórias,

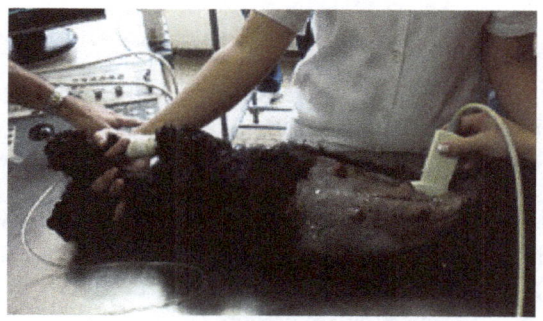

Figura 99.4. – Paciente em sala de urgência durante FAST por suspeita de hemorragia pós-operatória causada por trauma após atropelamento.

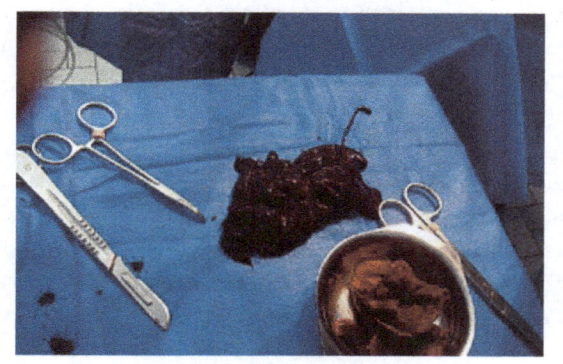

Figura 99.5. – Hematoma retirado durante o procedimento.

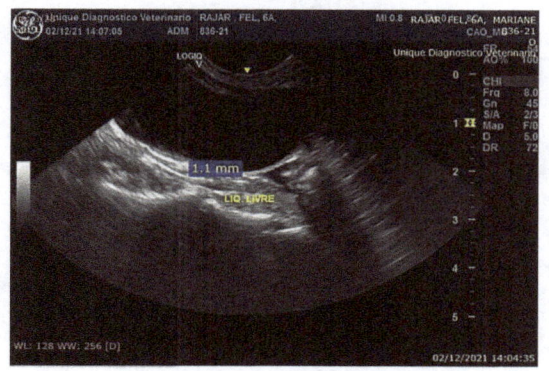

Figura 99.6. – Região da bexiga com líquido livre, dorsalmente à bexiga (seta vermelha). (Imagem: M.V Alex Uchôa).

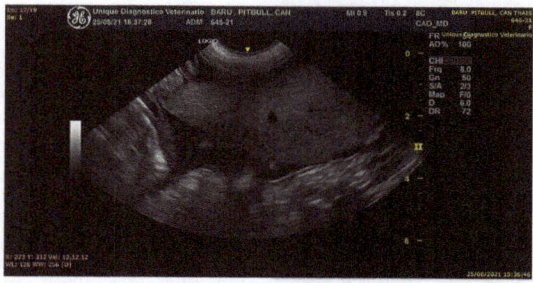

Figura 99.7. – Confirmação de um dos pontos de AFS encontrados no exame FAST (espaço esplenorrenal). Baço evidente na imagem. Rim esquerdo não visibilizado. (Imagem: M.V Alex Uchôa)

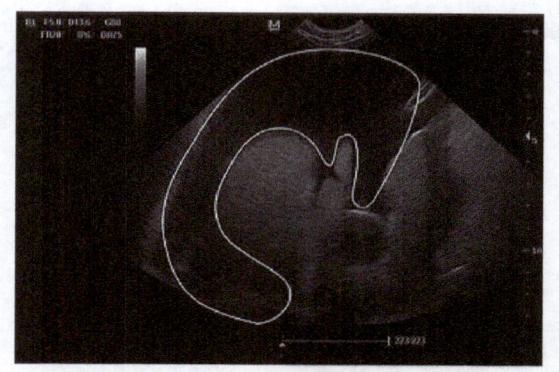

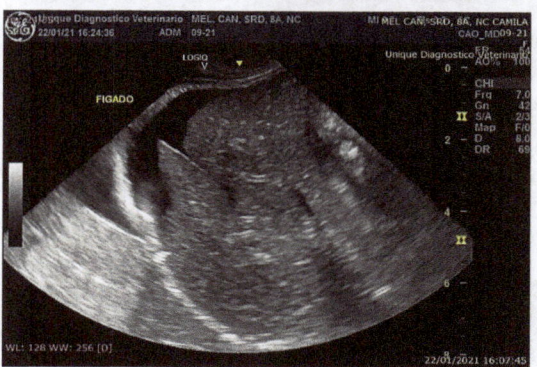

Figuras 99.8. e 99.9. – (**8** – Esquerda) Corte transversal do hipogástrio (ponto 1 do exame) para checagem de fígado e vesícula biliar, e presença de grande quantidade de líquido livre. (**9** – Direita) Janela hepatodiafragmática, evidenciando importante área anecogênica correspondente a líquido livre (setas vermelhas: diafragma). (Imagem B: M.V Alex Uchôa)

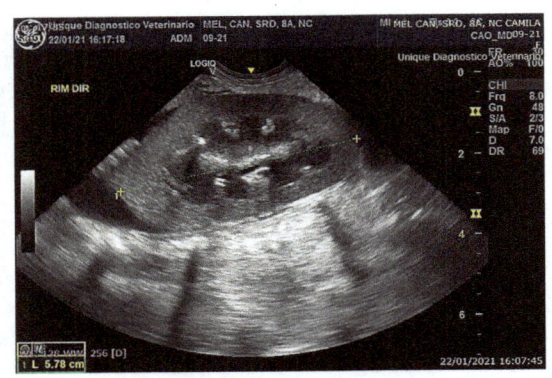

Figura 99.10. – Avaliação do espaço de Morrison entre o lobo hepático e o rim direito. Fígado não evidenciado na imagem. (Imagem: M.V Alex Uchôa)

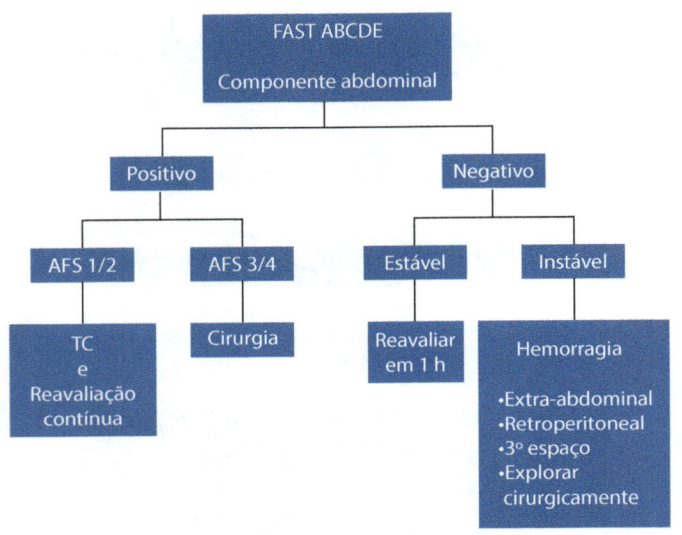

Figura 99.11. – sugestão de conduta de acordo com resultado de FAST ABCDE

Tabela 99.2. – Espessamento da parede de vesícula em cães e gatos

Condição	Patofisiologia
Anafilaxia canina.	Liberação de histamina, resultando em congestão hepática.
Efusão pericárdica.	Obstrução do fluxo para o átrio direito e congestão hepática.
Insuficiência cardíaca direita.	Congestão hepática por retorno do fluxo sanguíneo do átrio direito.
Colecistite.	Inflamação direta.
Pancreatite.	Inflamação direta.
Hipoproteinemia.	Extravasamento de líquido através da parede vascular.
Transfusão sanguínea.	Reação imunomediada e/ou sobrecarga de volume.

Modificada de Lisciandro G.R. 2021, AFAST Target-Organ Approach and Fluid Scoring System in Dogs and Cats.

evidenciando sinais de espessamento em situações específicas. Alguns autores como Quantz JE *et al.* têm relatado a relação do edema da parede da vesícula biliar, aumentos de ALT e reações de hipersensibilidade. Pacientes que sofreram picadas de insetos ou sofreram de alguma forma uma reação alérgica frequentemente apresentam edema de parede de vesícula, conhecido como sinal de halo ou sinal de parede dupla. Dessa forma, este achado pode ser de suma importância na avaliação de um paciente com sinais de processos alérgicos, como hipotensão, por exemplo. Além disso, outra alteração importante de vesícula biliar acontece quando o paciente apresenta congestão venosa secundária à insuficiência cardíaca congestiva direita ou ainda efusões pericárdicas tamponantes. Nestes casos, a vesícula também pode apresentar sinal de edema, juntamente com a distensão de calibre das veias hepáticas. A **Tabela 99.2.**, mostra as principais alterações da vesícula biliar e suas principais causas. O médico-veterinário que realiza o exame ultrassonográfico na emergência deve estar familiarizado com estas alterações, uma vez que elas estão comumente associadas a situações emergenciais.

4. COMPONENTE TORÁCICO DO FAST (T-FAST)

O componente torácico e de extremidades do exame deve utilizar janelas específicas, e de preferência, bilateralmente (**Figura 99.12.**). Os doentes com lesões menores em pericárdio e coração podem dar entrada com estado geral estável, no entanto, se houver compressão das câmaras cardíacas pelo derrame, as condições se deteriorarão de forma muito rápida (**Figura 99.12A.**). Nesse caso, a janela torácica (Janela pericárdica – JP) ou mesmo a hepatodiafragmática (HD) serão os pontos de escolha para avaliar a presença de líquido pericárdico (**Figura 99.14.**). As mesmas janelas permitem a visibilização de massas intra ou extracardíacas que podem ser responsáveis pelo agravamento do quadro geral (**Figura 99.15.**).

O aspecto ultrassonográfico da efusão pleural é caracterizado pela presença de área anecogênica entre pleura parietal e visceral (pulmonar), com formas variadas, geralmente de aspecto geométrico, dependendo da posição do paciente e do padrão respiratório do mesmo (**Figuras 99.16. e 99.17.**). Até discretos volumes de efusão pleural podem ser detectados, sendo a ultrassonografia um método bastante sensível para detecção de

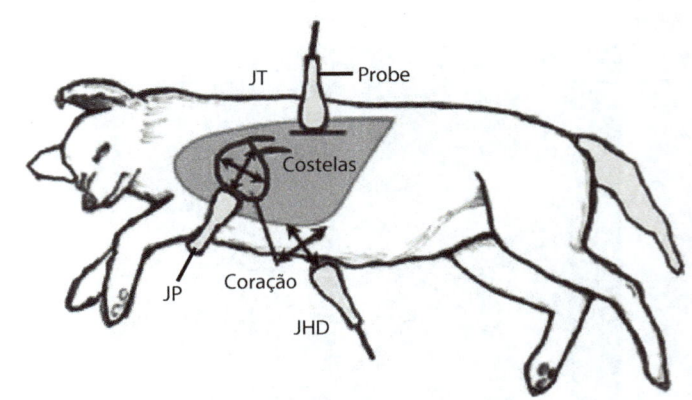

Figura 99.12. – Janelas de corte para o componente torácico do E-FAST. JT, Janela Torácica; JP,Janela Pericárdica e JHD; Janela Hepatodiafragmática.

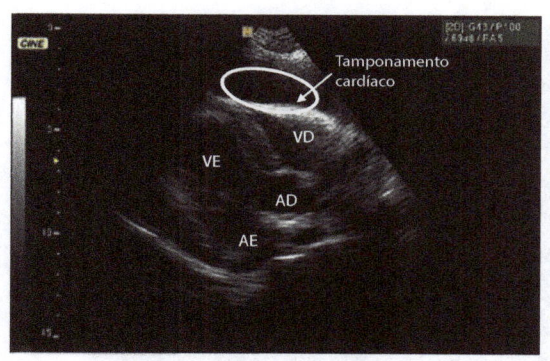

Figura 99.12A. – Efusão pericárdica com tamponamento cardíaco. Corte longitudinal 4 câmaras (Foto: Dr.ª Gláucia Bueno Pereira Neto).

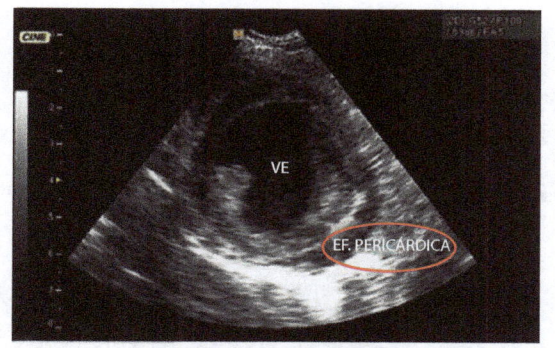

Figura 99.13. – Efusão pericárdica por neoplasia. Corte transversal. (Foto: Dr.ª Gláucia Bueno Pereira Neto.)

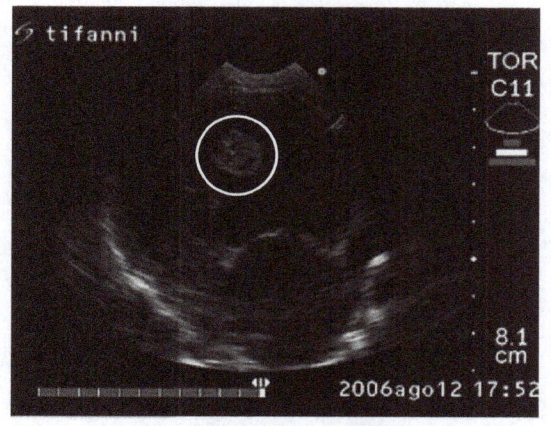

Figura 99.14. – Massa intracardíaca. (Foto: Dr.ª Marta del Riego Cuesta.)

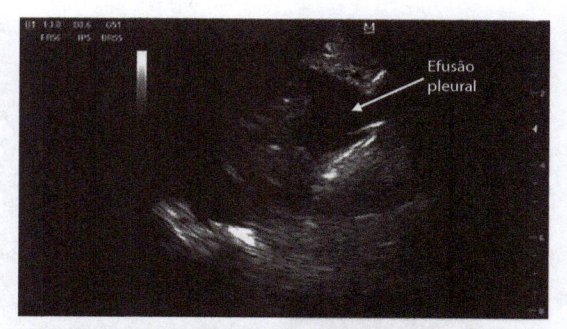

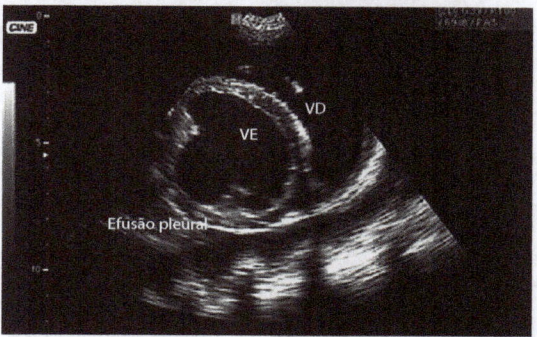

Figuras 99.15 e 99.16. (15- Acima): Efusão pleural. (Foto: Dr.ª Gláucia Bueno Pereira Neto.) , (16- Abaixo): Efusão pleural, seta branca. (Foto: Dr.ª Gláucia Bueno Pereira Neto.)

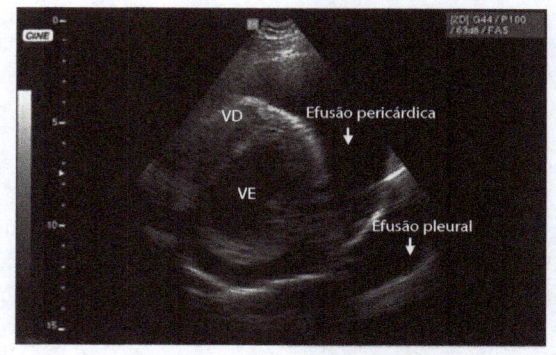

Figura 99.17. – Efusão mista (pleural e pericárdica) – Foto: Dr.ª Gláucia Bueno Pereira Neto

efusões, tanto torácicas quanto abdominais. Em muitos casos, são encontradas efusões pleurais e pericárdicas associadas (**Figura 99.18.**).

5. DETECÇÃO ULTRASSONOGRÁFICA DO PNEUMOTÓRAX

Em princípio, para aqueles menos experientes em ultrassonografia, pode parecer estranho a detecção de coleções gasosas livres no espaço pleural, uma vez que a presença de gás geralmente limita a avaliação ultrassonográfica. No entanto, o reconhecimento imediato do pneumotórax também

pode ser feito por este exame, com mais de 94% de acurácia, quando comparado ao exame radiográfico, de forma rápida e sem necessidade de deslocar o doente para uma sala de radiografia. Utilizando a janela torácica, identificam-se as sombras acústicas dos arcos costais e, entre elas, o espaço intercostal e a linha pleural. O aspecto formado nesta janela intercostal é chamado de sinal do jacaré (**Figura 99.18.**), sendo as costelas, formadoras de sombreamento acústico, os olhos do jacaré, e a interface pleuropulmonar (linha hiperecogênica) a região nasal. Um pulmão normal deve apresentar linhas A, que são imagens especulares da interface pleuropulmonar, ou seja, nada mais que imagens refletidas da pleura ao longo da imagem (**Figura 99.19.**). Um pulmão normal pode ainda se apresentar sem ou com poucas linhas B (≤3 por campo) associadas às linhas A.

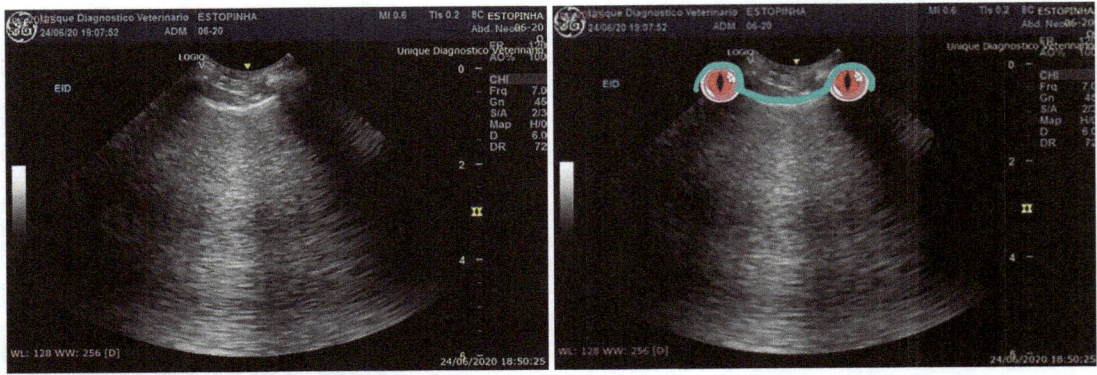

Figura 99.18. – Espaço intercostal – "sinal do jacaré". (imagens: M.V Alex Uchôa)

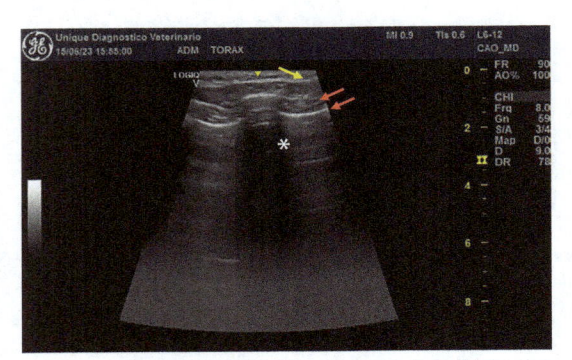

Figura 99.19. – Linhas A (seta amarela: pleura-pulmão. Setas vermelhas: reflexões da pleura). Pulmão normal. (Estrela branca: sombreamento acústico causado pela costela)

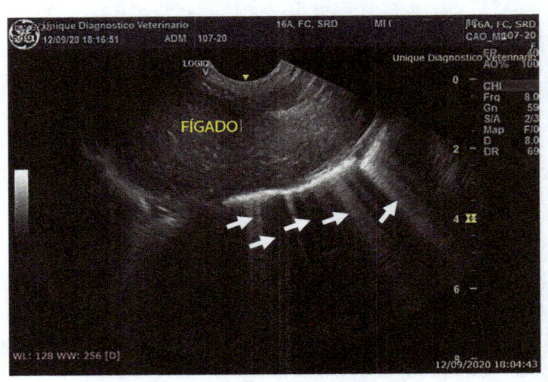

Figura 99.20. – Imagem da janela hepatodiafragmática, demonstrando interface pleuropulmonar (diafragma-pulmão), sendo evidenciadas linhas B (setas brancas) ou "caudas de cometa".

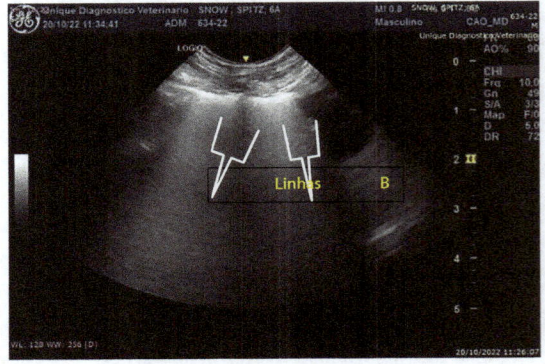

Figura 99.21. – linhas B infinitas, demarcadas pelas chaves

É nesta janela que é observado o deslizamento pleural entre as superfícies parietal e visceral, conhecido como *"lung sliding", em um pulmão normal*. Infelizmente, este movimento só pode ser demonstrado com facilidade no momento do exame ultrassonográfico ou através de vídeos. A ausência do *lung sliding* ou deslizamento pleural é altamente sugestiva de pneumotórax. Devido à presença de ar entre as pleuras, não se pode evidenciar o deslizamento entre elas, pois se encontram afastadas uma da outra. Naqueles casos em que houver dificuldade ou o operador do exame tiver pouca experiência em identificar este sinal, outro achado pode ser considerado para descartar a presença de pneumotórax, as linhas B pulmonares (**Figura 99.20.**), que se formam durante a passagem de som por uma área contendo líquido e rodeada por ar. As linhas B, popularmente conhecidas como artefato de "cauda de cometa" indicam que estamos visibilizando a interface pleuropulmonar e, caso elas estejam em número aumentado (>3 por campo), o pulmão apresenta maior quantidade de líquido em seu parênquima, sendo que este achado não é específico de uma patologia, mas pode ser utilizado para elencar os diagnósticos diferenciais de acordo com demais achados do paciente avaliado.

As linhas B pulmonares podem aumentar até certo ponto em que é impossível distinguí-las em número por campo, quando então são classificadas como confluentes ou "infinitas" (**Figura 99.21.**). Nestes casos, geralmente os pacientes apresen-

tam sinais clínicos mais evidentes de alterações pulmonares. A presença de linhas B em uma janela torácica (intercostal) praticamente descarta a presença de pneumotórax, com um valor preditivo negativo de 97%. Para fazer a varredura à procura de pneumotórax e linhas B, geralmente adota-se um escaneamento no sentido dorsoventral, alternando-se os espaços intercostais para garantir que maior parte do tórax seja avaliada. O escaneamento deve preferencialmente começar na região mais dorsal do paciente, uma vez que o ar livre na cavidade torácica tende a subir para o ponto mais alto. Dessa forma, se colocado o transdutor no ponto mais "alto" ou dorsal dos campos pulmonares e

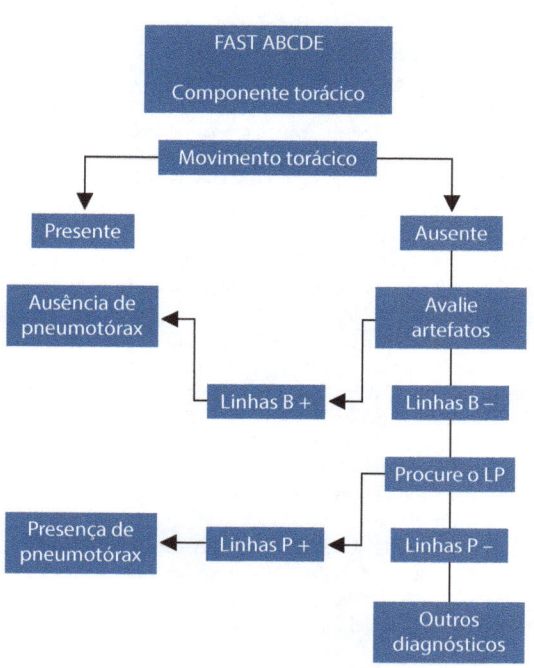

Figura 99.22. – Organograma para tomada de decisão no T-FAST

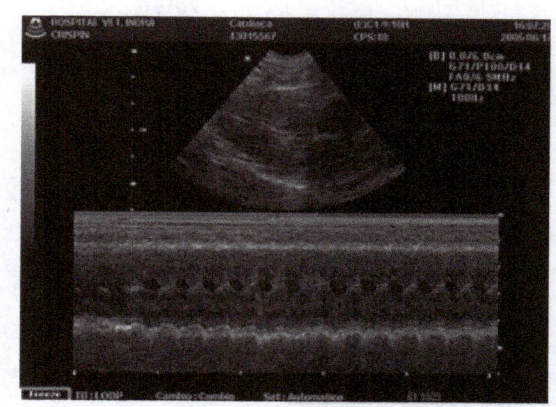

Figura 99.23. – Cardiopatia hipertrófica em felino. (Foto: Dr. Rodrigo C. Rabelo.)

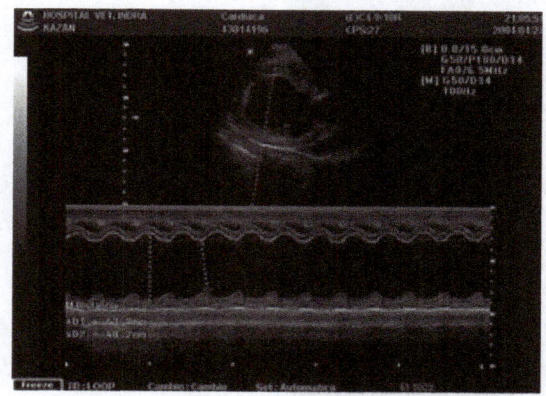

Figura 99.24. – Cardiopatia dilatada em canino. (Foto: Dr. Rodrigo C. Rabelo.)

a ausência de deslizamento for evidenciada, então sabe-se que o paciente apresenta pneumotórax. Ao fazer esse movimento, estamos procurando o "*lung point*" (LP), ponto de transição entre presença e ausência de deslizamento. Quanto mais ventral for o LP, mais grave será o grau de pneumotórax. A **Figura 99.22.**, adaptada de Flato & Guimarães (2010) ajuda na tomada de decisões quanto à avaliação T-FAST.

6. COMPONENTES ABCDE DO FAST

A avaliação se completa com a checagem das vias aéreas (A); da ventilação (B) – em busca de efusões e pneumotórax; da Circulação (C) – avaliar a condição contrátil e volêmica do coração, de forma rápida, a fim de alarmar o clínico sobre a necessidade de contatar um especialista para realizar um ecodopplercardiograma completo (**Figuras 99.23. e 99.24.**); da avaliação neurológica (D) por meio da medida do diâmetro do nervo óptico, da resposta pupilar, e do fluxo sanguíneo na cavidade orbital, principalmente nos casos de trauma de crânio e RCP; e por fim com o exame das extremidades (E) por meio da verificação de fratura em costelas e membros por avaliação ultrassonográfica, e, desta, forma, finalizar a abordagem FAST ABCDE, resumida na **Figura 99.25.**

7. CONCLUSÃO

A utilização do exame ultrassonográfico na emergência é atualmente indispensável. O exame FAST chega a ser considerado por muitos autores como uma extensão do exame físico do paciente, sendo capaz de detectar alterações potencialmente fatais e de extrema importância para o atendimento rápido do paciente. Como todo e qualquer tipo de exame de imagem, os

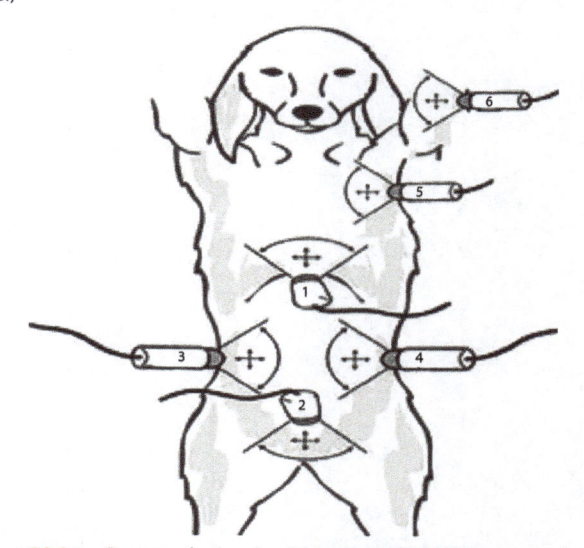

Figura 99.25. – Resumo das janelas do exame FAST ABCDE, com indicação de cada posição de colocação da probe. (Foto: Dr. Rodrigo C. Rabelo.)

dados obtidos pelo exame FAST devem ser sempre interpretados à luz dos sintomas clínicos do paciente. Deve-se lembrar que a tomografia computadorizada é ainda o exame de eleição em grandes centros médicos-veterinários e humanos para avaliação detalhada do paciente traumatizado e em terapia intensiva. Portanto, deve-se sempre a considerar, quando possível, após os primeiros cuidados e estabilização do paciente.

LITERATURA RECOMENDADA

1. Boysen SR. Lung Ultrasonography for Pneumothorax in Dogs and Cats. Veterinary Clinics of North America: Small Animal Practice. 2021 Nov;51(6):1153–67.

2. Cole L, Humm K, Dirrig H. Focused Ultrasound Examination of Canine and Feline Emergency Urinary Tract Disorders. Veterinary Clinics of North America: Small Animal Practice. 2021 Nov;51(6):1233–48.

3. DeFrancesco TC, Ward JL. Focused Canine Cardiac Ultrasound. Veterinary Clinics of North America: Small Animal Practice. 2021 Nov;51(6):1203–16.

4. Dicker SA. Lung Ultrasound for Pulmonary Contusions. Veterinary Clinics of North America: Small Animal Practice. 2021 Nov;51(6):1141–51.

5. Flato UAP, Guimarães HP. Guia de Ecografia para Pronto-Socorro e UTI. São Paulo: Editora Atheneu, 2010.

6. Herold LV, Devey JJ, Kirby R, et al. Clinical Evaluation and Management of Hemoperitoneum in Dogs. J Vet Emerg Crit Care. 2008;18(1):40–53.

7. Lisciandro GR, Lagutchik MS, Mann KA, et al. Evaluation of an Abdominal Fluid Scoring System Determined Using Abdominal Focused Assessment with Sonography for Trauma in 101Dogs with Motor Vehicle Trauma. J Vet Emerg Crit Care. 2009;19(5):426–437.

8. Lisciandro GR, Lisciandro SC. Global FAST for Patient Monitoring and Staging in Dogs and Cats. Veterinary Clinics of North America: Small Animal Practice. 2021 Nov;51(6):1315–33.

9. Lisciandro GR, Lisciandro SC. Lung Ultrasound Fundamentals, "Wet Versus Dry" Lung, Signs of Consolidation in Dogs and Cats. Veterinary Clinics of North America: Small Animal Practice. 2021 Nov;51(6):1125–40.

10. Lisciandro GR. AFAST Target-Organ Approach and Fluid Scoring System in Dogs and Cats. Veterinary Clinics of North America: Small Animal Practice. 2021 Sep.

11. Lisciandro GR. Point-of-care ultrasound techniques for the small animal practitioner. Hoboken, Nj: Wiley-Blackwell; 2020.

12. Lisciandro GR. TFAST Accurate Diagnosis of Pleural and Pericardial Effusion, Caudal Vena Cava in Dogs and Cats. Veterinary Clinics of North America: Small Animal Practice. 2021 Sep;

13. Loughran K. Focused Cardiac Ultrasonography in Cats. The Veterinary Clinics of North America Small Animal Practice [Internet]. 2021 Nov 1 [cited 2022 Jun 29];51(6):1183–202. Available from: https://pubmed.ncbi.nlm.nih.gov/34454727/

14. Ma OJ, Mateer JR, Blaivas M. Emergency Ultrasound, 2nd ed. McGraw-Hill, 2007.

15. Quantz JE, Miles MS, Reed AL, White GA. Elevation of alanine transaminase and gallbladder wall abnormalities as biomarkers of anaphylaxis in canine hypersensitivity patients. Journal of Veterinary Emergency and Critical Care. 2009 Dec;19(6):536–44.

Radiologia em urgências

Daniel Saez Vidales

1. INTRODUÇÃO

Durante o atendimento de urgência, a obtenção de informação complementar para chegar ao diagnóstico, ou a origem do estado crítico do paciente, é de suma importância, uma vez que se os elementos básicos que sustentam a vida do paciente já estão assegurados.

Neste contexto, o diagnóstico por imagem desempenhou um papel fundamental ao longo dos anos, e devido ao grande avanço da tecnologia na última década, atualmente é um dos exames que mais contribui com informações no processo de diagnóstico.

O médico-veterinário dedicado ao atendimento de urgências deve estar familiarizado tanto com a obtenção, como com a interpretação das imagens radiográficas no paciente crítico que lhe permitam a tomada de decisão rápida.

Os estudos radiográficos seguirão sendo de vital informação na avaliação torácica e músculo-esquelética, enquanto ao nível abdominal, o estudo ecográfico tem melhor aproveitamento, com algumas exceções.

Para um adequado estudo radiográfico na emergência, devemos considerar fatores tais como o equipamento radiológico e o posicionamento do paciente. Devido ao estado crítico em que usualmente se encontra o paciente de urgência, o equipamento de Raios X e o pessoal técnico devem ser eficientes na obtenção de imagens de alta qualidade.

É recomendável que a sala de radiologia esteja o mais próximo da sala de urgências, caso contrário um equipamento móvel pode ser uma boa solução.

A potência do equipamento também é um fator importante. É recomendado utilizar equipamentos de miliamperagem mais alta possível, sendo 100mA o mínimo aconselhável. Isto nos permite diminuir ao máximo os tempos de exposição, melhorando a qualidade da imagem ao diminuir os defeitos de técnica provocados pelo movimento, o que é de suma importância no paciente dispneico.

A posição do paciente durante a obtenção de uma projeção radiográfica é de vital importância para gerar uma imagem diagnóstica. No entanto, em pacientes críticos, essa premissa deve ser reavaliada se a condição geral do paciente puder se deteriorar durante o estudo radiográfico.

Por outro lado, o posicionamento do paciente deve ser examinado considerando o nível de dor e o tipo de lesão. Se o estudo considerar posicionar uma zona álgica, por exemplo, uma fratura, deve-se considerar a sedação/anestesia deste ou o bloqueio da zona, pois o processo de dor pode descompensá-lo. Entretanto, a perda de contratura muscular no caso de fratura, sobretudo na coluna, desestabiliza a área comprometida, portanto se deve tomar cuidado para que o posicionamento radiográfico não agrave a lesão.

2. AVALIAÇÃO RADIOGRÁFICA DO TÓRAX

A consulta de emergência, com compromisso torácico, pode comprometer o paciente rapidamente devido ao compromisso de estruturas vitais do sistema ventilatório e circulatório. A obtenção de informações rápidas e precisas é de extrema importância, tanto para estabelecer o diagnóstico quanto para monitorar a evolução do processo patológico e do tratamento instituído.

Devido à gravidade do quadro, a obtenção de imagens deve ser postergada a favor de manobras terapêuticas e diagnósticas que favoreçam a estabilização do paciente, tais como a toracocentese, oxigenioterapia e a reposição de volume.

Uma vez estabilizado o paciente, e caso requeira algum exame auxiliar, estes devem ser realizados com máxima precaução a fim de não colocar a vida do paciente sob maior risco. No caso do posicionamento radiográfico para a obtenção de imagens torácicas, deve-se privilegiar a projeção em que se encontra o paciente e reposicioná-lo somente em caso de necessidade, incluído feixe horizontal.

Dependendo da gravidade do paciente deve-se priorizar a obtenção da projeção dorso-ventral, pois nessa posição o animal ventila melhor e permite uma rápida detecção do grau de assimetria (direita/esquerda) das lesões pulmonares e pleurais. Há de se evitar posicionar em decúbito dorsal os pacientes com déficit respiratório, já que os lobos pulmonares caudais, os que mais ventilam em cães e gatos, serão comprimidos pela massa cardíaca, lobos apicais e pela cúpula diafragmática. Assim mesmo, é necessário precaução com as lesões pulmonares assimétricas; a presença de silêncio na auscultação torácica, ou de áreas extensas de opacidade em um hemitórax na projeção dorso-ventral devem nos alertar sobre a ventilação comprometida deste lado, portanto um decúbito lateral contralateral comprimirá os lobos mais distendidos gerando hipoventilação pulmonar. Embora a lesão seja melhor avaliada quando não está sujeita à gravidade, é necessário ter o critério adequado para não comprometer a estabilidade ventilatória.

Nos pacientes com taquipneia, é recomendado usar técnica de alta velocidade para evitar borrosidade por movimento. Nestes casos deve-se configurar a técnica radiográfica ao menor tempo possível, mantendo um fator miliampere-segundo (mAS) maior que 5 para radiologia analógica e entre 0,5 e 2 para radiologia digital (dependendo das especificações do equipamento), recomendando-se tempo menores a 0,05 segundos.

O emergencista deve estar familiarizado com as imagens radiográficas associadas ao trauma torácico, patologias cardiovasculares e outras patologias não traumáticas de tórax, tais como a ruptura de esôfago, derrames pleurais, pneumotórax espontâneo, enfisema pulmonar, pneumonias, edema pulmonar não cardiogênico, colapso traqueal e corpo estranho traqueal.

3. RADIOLOGIA NO TRAUMA TORÁCICO

O trauma torácico é uma consequência de um politraumatismo, geralmente resultante de atropelamentos, quedas de alturas, agressões entre animais ou qualquer outra situação que envolva a transferência de energia para a caixa torácica.

O trauma contuso no tórax ocorre quando uma grande quantidade de energia é entregue em uma área extensa da parede costal, enquanto o trauma penetrante resulta da entrega de energia em uma área pequena, o que leva à ruptura da parede torácica e à subsequente interrupção da continuidade.

Um exemplo indireto de trauma torácico é a hérnia diafragmática, que ocorre quando há uma compressão abdominal aguda com a glote aberta, levando à distensão do diafragma e à sua ruptura. As vísceras abdominais na posição intra-torácica podem comprometer a expansão pulmonar de maneira variável, reduzindo a capacidade ventilatória.

O trauma torácico pode afetar diretamente ou indiretamente estruturas vitais que podem colocar a vida do paciente em risco rapidamente. A ventilação pode ser comprometida devido à ocupação pleural, comprometimento alveolar, obstrução das vias respiratórias ou danos ao componente ventilatório. Além disso, a bomba cardíaca pode ser afetada por danos traumáticos diretos e pela geração de arritmias que podem comprometer o débito cardíaco.

As consequências de um trauma torácico incluem contusão pulmonar, pneumotórax, hemotórax, hérnia diafragmática, ruptura traqueal, fraturas costais e pneumonias secundárias. O trauma torácico também pode afetar o coração, causando miocardite traumática, que geralmente é arritmogênica.

3.1. – Contusão Pulmonar

A contusão pulmonar é uma das lesões mais frequentes em pacientes com trauma torácico. Cerca de 17% dos pacientes atropelados apresentam algum grau de contusão pulmonar. Nesse caso, o politraumatismo provoca sangramento interno nos pulmões, enchendo os alvéolos de sangue e causando edema.

Classicamente, a contusão pulmonar, ao preencher os alvéolos de fluido, produz um padrão alveolar cuja distribuição é dependente da gravidade e local do trauma; este é visualizado como áreas de densidade de tecido homogêneas, de extensão variável, em manchas focais, multifocais ou difusas, usualmente com sinal de broncograma aéreo (**Figura 100.1.**).

Entretanto, no início pode-se verificar um padrão intersticial não estruturado reticular. Assim mesmo, é importante ter em conta que a não aparição de padrões patológicos nas radiografias não descarta a presença de contusão pulmonar, pois em alguns casos sua aparição pode demorar de 24 a 36 horas para gerar uma imagem diagnóstica.

Os diagnósticos diferenciais devem incluir: edema pulmonar (cardiogênico ou não cardiogênico) assim como pneumonias pós-traumáticas, entre outros. Usualmente a lesão por contusão pulmonar é assimétrica, central ou periférica e, como todo padrão alveolar, pode aparecer e desaparecer em poucas horas, portanto é altamente recomendado reavaliação periódica.

3.2. – Pneumotórax

Há três tipos de pneumotórax. O **pneumotórax fechado** ocorre quando o trauma ocorre com a glote fechada, o que leva a uma compressão torácica súbita e severa, aumentando a pressão alveolar e causando a ruptura do parênquima pulmonar com comunicação para o espaço pleural. Este tipo de pneumotórax é assumido quando não há interrupção na parede torácica.

Outra origem do pneumotórax fechado é o pneumomediastino, que pode abrir fenestrações nas pleuras devido à pressão, permitindo a passagem de ar do mediastino para o espaço pleural.

O **pneumotórax aberto** ocorre quando o ar entra no espaço pleural através de uma solução de continuidade entre a pleura e a pele, geralmente resultado de traumas penetrantes.

Por último, o **pneumotórax sob tensão** (ou hipertensivo) ocorre quando a pressão intrapleural é maior do que a pressão

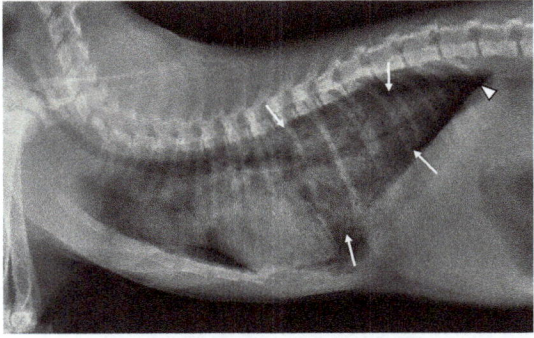

Figura 100.1. – Paciente canino atropelado. Na projeção verifica-se a densidade de tecido homogêneo com broncograma aéreo (flecha) nos lobos caudais associada a fraturas costais e sinais iniciais de pneumotórax (pontas de flechas). Diagnóstico: Contusão pulmonar com pneumotórax inicial.

atmosférica devido ao fluxo unidirecional causado pela presença de válvulas de bridas. Este último pode ser tanto aberto quanto fechado.

Independente do tipo, o diagnóstico inicial de pneumotórax não deve ser realizado mediante estudos radiográficos sem a realização de toracocentese prévia. Um paciente com síndrome de ocupação pleural não deveria chegar à mesa de radiologia sem antes ter sido puncionado e descomprimido.

Não obstante, ao anterior, uma vez estabilizado o paciente, a radiografia mostrará a presença de ar residual, assim como outras lesões torácicas associadas, sobretudo, contusão pulmonar, fraturas de costelas e pneumomediastino. Recomenda-se, segundo avaliação do paciente, realizar estudos seriados, sobretudo dentro da primeira hora de terapia.

O diagnóstico radiográfico do pneumotórax é baseado na presença de ar no espaço pleural, que separa a pleura parietal da visceral. Nos casos de pequenas coleções de ar, isso pode ser evidenciado com maior sensibilidade nos ângulos costo-diafragmáticos em uma projeção dorso-ventral. Na presença de pneumotórax, as estruturas vasculares pulmonares não serão projetadas até a linha diafragmática devido à retração pulmonar, resultando em uma clara densidade de ar entre o pulmão e o ângulo costo-diafragmático.

Em casos mais graves, haverá perda de contato cardioesternal. Esse sinal é secundário ao colapso pulmonar, que permite o deslocamento dorsal da massa cardíaca ao cair no hemitórax dependente durante o decúbito lateral.

À medida que o pneumotórax progride, a retração dos lobos pulmonares gera um aumento na densidade deles, que contrasta com a densidade de ar no espaço pleural. Por sua vez, o aumento na densidade pulmonar leva à perda de visualização da vasculatura pulmonar.

A perda de contato cardioesternal por "elevação" da imagem cardíaca não deve ser considerada sinal patognomônico de pneumotórax tendo como diferenciais: microcardias por hipotensão, *shift* mediastinal e enfisema pulmonar focal ou generalizado.

O aumento da opacidade pulmonar devido à retração e colapso pulmonar deve ser avaliado e não deve ser confundido com padrão intersticial não estrutural reticular em um primeiro momento ou padrão alveolar nos casos mais graves (**Figura 100.2.**).

3.3. – Hemotórax

O hemotórax supõe uma hemorragia que drena para o espaço pleural gerando um derrame e os sinais que isso acarreta. Do ponto de vista clínico, cursa com sinais de ocupação pleural, entretanto, requer mais de 40mL/kg de líquido pleural para os sinais serem evidentes. Normalmente é autolimitante, e a não ser que gere sinais clínicos claros, não é necessário realizar manobras mais invasivas. Como no pneumotórax, o paciente deve ser estabilizado antes de ser radiografado. As radiografias mostram como sinal característico, a demarcação das incisuras interlobares com densidade de tecido, acompanhado por um maior ou menor grau de retração pulmonar, perda da visualização da linha diafragmática e das estruturas com densidade de tecido intra-torácicas (**Figura 100.3.**).

3.4. – Hérnia Diafragmática

Como mencionado anteriormente, a hérnia diafragmática ocorre devido a um trauma abdominal com a glote aberta, permitindo a transferência do aumento da pressão abdominal para o diafragma. O diafragma cede sob essa pressão, rompe-se e permite a passagem de estruturas abdominais para a cavidade torácica. Clinicamente, apresenta sinais de ocupação pleural que devem ser diferenciados de pneumotórax e hemotórax.

A presença de ar na toracocentese usualmente descarta a presença de hérnia diafragmática exceto quando o órgão herniado é o estômago, o qual ao ser puncionado e estar distendido com gás pode gerar um falso positivo para pneumotórax. A passagem do estômago para a cavidade torácica oferece grande risco ventilatório, visto que pode alcançar grandes dimensões gerando compressão pulmonar.

Desde que, em uma porcentagem considerável dos casos, a hérnia diafragmática não compromete a passagem de alças intestinais, mas principalmente o fígado, somado ao fato de que a ruptura do diafragma proporcionará algum grau de hemorragia, o diagnóstico diferencial é de derrame pleural. Em ambas as situações, observaremos a perda da linha diafragmática, a visualização das fissuras interlobares e a perda da visualização das estruturas torácicas moles. Além do mais, ao realizar a to-

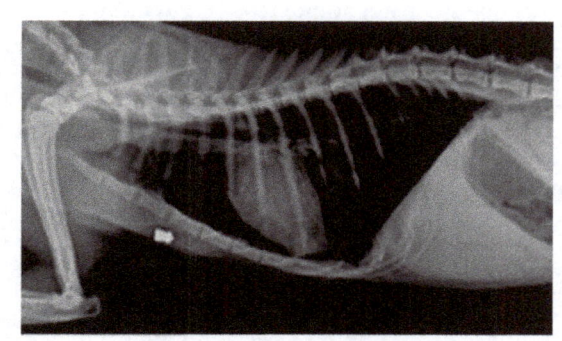

Figura 100.2. – Paciente felino após disparo por projétil e queda. Na projeção, verifica-se a perda do contato cardioesternal, retração da pleura visceral e colapso dos lobos caudais. Diagnóstico pneumotórax.

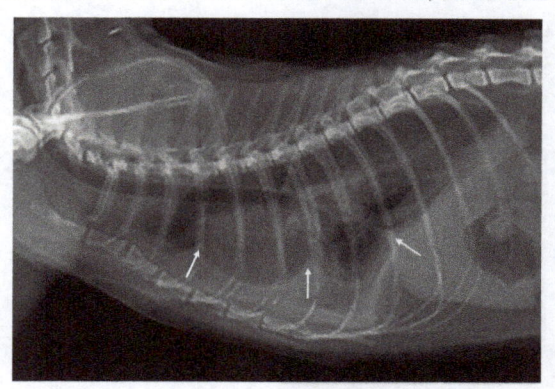

Figura 100.3. – Paciente atropelado. Na projeção verifica-se a presença de densidade de tecido na área ventral com visualização das incisuras interlobares (flechas). Na toracocentese foi drenado fluido hemorrágico. Diagnóstico: Hemotórax

racocentese em caso de hérnia diafragmática, não é infrequente que se extraia um derrame hemorrágico.

Para realizar o diagnóstico diferencial existem várias opções: em primeiro lugar na projeção dorso-ventral observaremos os ângulos costo-diafragmáticos; a perda da imagem deste (direito ou esquerdo) tem uma alta relação com hérnia diafragmática. Em segundo lugar deve-se tomar projeções do abdome; a alteração da posição ou a ausência de órgãos abdominais na cavidade abdominal, sobretudo fígado e estômago, são indicativos de herniação (**Figura 100.4.**).

Se assim mesmo não for possível obter o diagnóstico, pode-se administrar uma pequena dose oral de contraste (1-2mL/kg) de preferência iodado hidrossolúvel sem diluir (300mg de iodo/mL), de maneira a identificar a posição correta das vísceras.

Outro diagnóstico diferencial menos frequente é a hemiparalisia diafragmática, que também pode ser causada por politrauma. Em alguns casos, a hipotonia de um lado do diafragma leva a sua elevação cranial, criando uma imagem de densidade de tecido sobre a área do lobo caudal do lado ipsilateral, o que pode se assemelhar à imagem de um fígado herniado. A diferenciação entre hérnia diafragmática e hemiparalisia nem sempre pode ser feita por meio de radiografias; nestes casos, a avaliação ecográfica com estimativa da elevação do diafragma por meio do modo M é uma boa opção.

3.5. – Ruptura Traqueal

A ruptura traqueal por trauma torácico em geral é de baixa frequência, e seu diagnóstico é muito difícil. Toda vez que a laceração é produzida em segmento intratorácico, o pneumomediastino e o pneumotórax consequentes serão rapidamente mortais.

A projeção látero-lateral é a que mais informações nos traz a respeito. A projeção dorso-ventral complementa a informação ajudando a detectar patologias associadas ou adicionais (**Figura 100.5.**).

As rupturas traqueais geralmente ocorrem devido a traumas cervicais, muitas vezes causados por mordidas. Do ponto de vista radiográfico, a identificação do ponto de ruptura geralmente é impossível. No entanto, a presença de enfisema cervical,

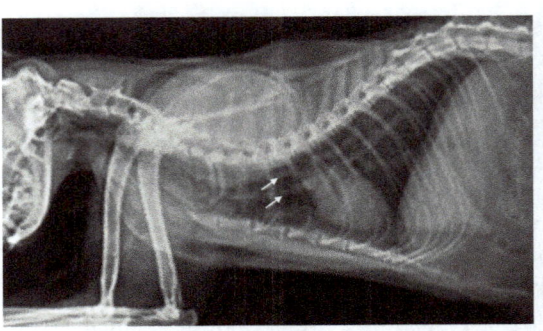

Figura 100.5. – Paciente canino após trauma por mordedura no pescoço. Na projeção visualiza-se presença de gás subcutâneo dorsal e planos fasciais do pescoço. Adicionalmente no tórax observa imagem da veia cava anterior e veia ázigos (flechas) com perda de contato cardioestrenal. O paciente apresentou ruptura traqueal na exploração cirúrgica a qual não é vista na imagem radiográfica. Diagnóstico: Enfisema subcutâneo, pneumomediastino, pneumotórax secundário e ruptura traqueal.

que é visualizado como áreas de densidade variável de ar subcutâneo e intermuscular, e que, por sua vez, reduz a visualização da imagem traqueal devido à perda de contraste, deve levantar a suspeita de uma possível ruptura traqueal. A detecção rápida de uma ruptura traqueal com enfisema cervical é de grande importância, uma vez que a continuidade anatômica com o mediastino facilita a formação de um neumomediastino, que, dependendo do nível de pressão do ar, pode evoluir para um pneumotórax e colocar a vida do paciente em risco.

3.6. – Pneumomediastino

O pneumomediastino é definido como um acúmulo de ar ao nível mediastinal. A origem usualmente é secundária à ruptura de estruturas que transportam ar tais como traqueia e esôfago. O pneumomediastino geralmente causa dificuldade respiratória (dispneia). No entanto, o maior risco associado a ele é a passagem de ar do espaço mediastinal para as cavidades pleurais, o que pode resultar em um pneumotórax. Um pneumotórax pode levar ao colapso de um pulmão e colocar a vida do paciente em perigo.

A projeção mais importante para analisar seu diagnóstico é a látero-lateral. A projeção dorso-ventral ajudará na detecção de patologias associadas. A presença de ar no espaço mediastinal é a responsável dos sinais radiográficos deste, já que gera contraste de estruturas tais como esôfago, veia cava cranial, artéria braquiocefálica e subclávia esquerda e em alguns casos a veia ázigos, os que são patognomônicos (**Figura 100.6.**). Por sua vez, a presença do ar diminui o contraste da imagem traqueal que, dependendo da quantidade de ar, visualizará com maior ou menor dificuldade. É importante recordar ao emergencista que junto com o diagnóstico de um pneumomediastino, é de suma importância tratar de identificar sua origem, assim como definir a presença de sinais de pneumotórax que nos indicará a progressão do quadro.

3.7. – Fraturas de Costelas

A avaliação das fraturas costelas no trauma torácico está orientada a definir duas situações: a presença de tórax volante e a presença de fraturas costais que podem estar traumatizando e

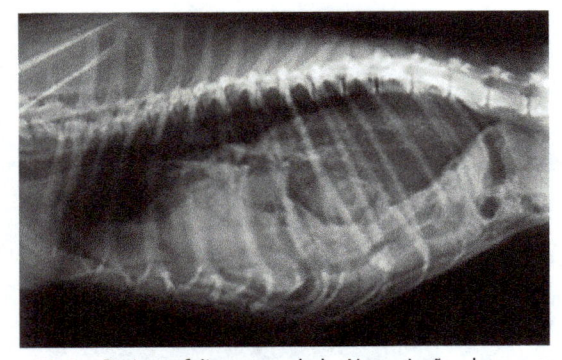

Figura 100.4. – Paciente felino atropelado. Na projeção observa-se perda parcial da linha diafragmática associado a presença de estruturas tubulares de conteúdo gasoso em tórax e estruturas com densidade de tecido em tórax. Adicionalmente observa-se ausência de estruturas gastrintestinais, esplênica e hepática no abdômen. Diagnóstico: hérnia diafragmática.

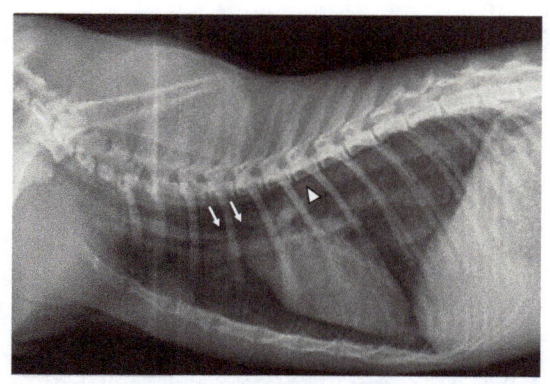

Figura 100.6. – Paciente sem antecedentes claros. Na projeção observa-se a imagem da artéria braquicefálica e subclávia esquerda (flecha) e veia ázigos (pontas de flechas). A imagem traqueal é de difícil visualização. O contato cardioesternal foi perdido. Diagnóstico: Pneumomediastino com sinais sugestivos de pneumotórax.

agravando a condição do paciente. As fraturas costais se avaliam mediante projeções ortogonais do tórax. Isso é de importância devido à curvatura das costelas, em cada projeção existirão segmentos que gerarão uma excelente imagem e segmentos que farão sobreposição sobre elas mesmo. Assim, na projeção látero-lateral pode-se avaliar da melhor maneira os terços distais das costelas, enquanto que a projeção dorso-ventral avalia-se melhor o terço próximo e a articulação costovertebral (**Figura 100.7.**).

3.8. – Pneumonias

Usualmente, no trauma torácico, as pneumonias são secundárias à contaminação bacteriana tanto do sangue proveniente da contusão pulmonar como do exsudato inflamatório derivados do trauma. A avaliação radiográfica supõe a visualização de um padrão em manchas ou difusos, usualmente assimétricos, os quais não podem ser diferenciados de foco de contusão pulmonar ou edema não cardiogênico (**Figura 100.8.**). Deve-se radiografar de forma seriada a cada 24 horas para avaliar a evolução das lesões.

4. RADIOLOGIA NAS URGÊNCIAS TORÁCICAS NÃO TRAUMÁTICAS

A dispneia aguda de origem não traumática pode ter várias causas, incluindo problemas cardiovasculares, pulmonares,

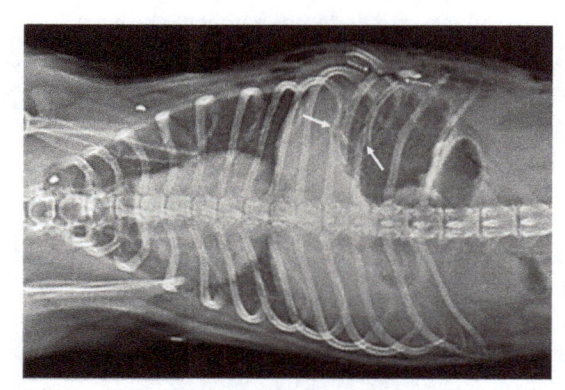

Figura 100.7. – Paciente após trauma por mordedura. Na projeção observam-se fraturas em dois pontos nas costelas 10 e 11 no gradil costal esquerdo produzindo afundamento torácico e presença de gás em subcutâneo.

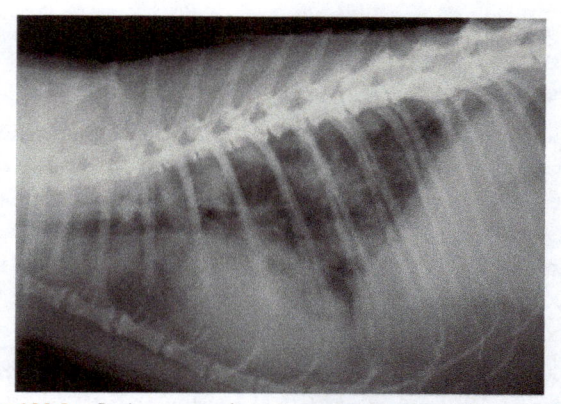

Figura 100.8. – Paciente com dispnéia expiratória grave. Na projeção observa-se padrão alveolar em manchas de distribuição panlobar associado a padrão intersicial não estruturado reticular difuso. As alterações são compatíveis com pneumonia, edema pulmonar ou contusão pulmonar.

pleurais, mediastinais ou traqueobrônquicos. Outras causas de dispneia não traumática incluem problemas metabólicos e compressão abdominal.

4.1. – Radiologia na Patologias Cardiovasculares

A patologia cardiovascular é uma das consultas mais frequentes na medicina de emergências. Nestes casos, a radiografia torácica permitirá avaliar tanto o tamanho cardíaco como a presença e magnitude da falha congestiva. É importante destacar que tanto o diagnóstico final como a magnitude da patologia cardíaca devem ser realizados mediante ecocardiografia, toda vez que esta ferramenta esteja disponível. Na avaliação cardíaca, o posicionamento e a projeção radiográfica são de extrema importância. Em relação a isso, o posicionamento deve ser estritamente simétrico para a projeção dorso-ventral (D-V), criando dois hemitórax de tamanho equivalente, e o esterno deve permanecer na mesma altura que a coluna vertebral para evitar a rotação na projeção lateral-lateral (L-L). É de vital importância, nesta mesma projeção, que o pescoço esteja estendido e o focinho apontando para a parte cranial, a fim de evitar a redundância traqueal intratorácica que falsamente eleva a traqueia, induzindo falsos positivos para auriculomegalia direita e ventriculomegalia.

Assim mesmo, as projeções recomendadas são LL direita, que gera uma melhor visualização das margens cardíacas sobretudo ao nível apical e dos vasos do lobo cranial direito e a VD que também gera uma melhor apreciação do ápice cardíaco assim como também permite uma melhor visualização dos vasos dos lobos caudais.

4.2. – Insuficiência cardíaca congestiva esquerda

A Insuficiência Cardíaca Congestiva Esquerda (ICCE) é uma consequência de doenças cardíacas que causam sobrecarga de volume ou sobrecarga de pressão no lado esquerdo do coração. Isso resulta no aumento da pressão venosa na circulação pulmonar, induzindo edema pulmonar em cães e gatos. Além disso, em gatos, pode ocorrer derrame pleural como uma complicação adicional.

As alterações cardíacas incluem dilatação atrial esquerda e ventriculomegalia esquerda. Os sinais associados à auriculomegalia esquerda incluem a perda da silhueta cardíaca posterior, elevação do brônquio diafragmático (caudal) esquerdo, projeção da margem auricular dorso e caudalmente na projeção LL direita e sinais de pernas de vaqueiro e abaulamento da margem cardíaco entre as 2 e 3 horas, seguindo uma analogia a um relógio em DV.

O índice VLAS (Tamanho do Átrio Esquerdo Vertebral) é um indicador simples e repetível que permite estabelecer objetivamente a dilatação do átrio esquerdo. Um valor abaixo de 1,9 exclui a dilatação atrial, enquanto um valor acima de 2,9 a confirma; um valor entre 1,9 e 2,4 deve levantar suspeitas.

Os sinais associados à ventriculomegalia esquerda incluem aqueles inespecíficos de crescimento ventricular tais como aumento do índice cardiovertebral, aumento da taxa cardiotorácica, elevação dorsal da traqueia, e os sinais próprios do crescimento esquerdo como aumento da sobreposição cardiodiafragmática e aplanamento da margem caudal em LL e abaulamento da margem cardíaca entre 2 e 6 horas seguindo analogia a um relógio, diminuição da distância cardiocostal esquerda e arredondamento da imagem do ápice cardíaco em DV. O fenômeno congestivo esquerdo é verificado e, subjetivamente, quantificado mediante estudo radiográfico pela visualização da congestão e edema pulmonar. A congestão pulmonar é diagnosticada pela presença de padrão de hipervascularização venosa ou mista (se vem acompanhado de hipertensão arterial pulmonar) o que é verificado por um maior tamanho da veia do lobo cranial direito em LL ou dos lobos caudais em DV sobre a artéria correspondente, veia ou artéria de maior diâmetro que o terço médio proximal da quarta costela em LL ou da nona costela na sua intersecção em DV.

O edema pulmonar é um dos elementos mais importantes para se diagnosticar na ICCE devido ao fato de que, do ponto de vista da emergência, é esse fenômeno que pode, em última instância, colocar a vida do paciente em risco. No cão, o edema pulmonar de origem cardíaca usualmente é verificado pela presença de padrão alveolar em manchas ou difuso de distribuição peri-hilar (ou central) que se projeta na aérea média e periférica dos lobos caudais quanto mais grave for (**Figura 100.9.**). Por outro lado, no gato, o edema pulmonar possui uma apresentação radiográfica distinta. Um estudo demonstrou que em 100% dos gatos com edema pulmonar havia padrão intersticial não estruturado reticulado associado em 83% dos casos a padrão alveolar, em 61% a padrão bronquial e 71% a padrão vascular, sendo que 78% de distribuição difusa diferentemente da distribuição peri-hilar do cão. Recomenda-se reavaliar o grau de edema pulmonar na emergência a cada 3 a 6 horas, uma vez instaurada a terapia, pois a resposta afirmativa à terapêutica é refletida rapidamente com diminuição ou desaparecimento dos sinais radiográficos.

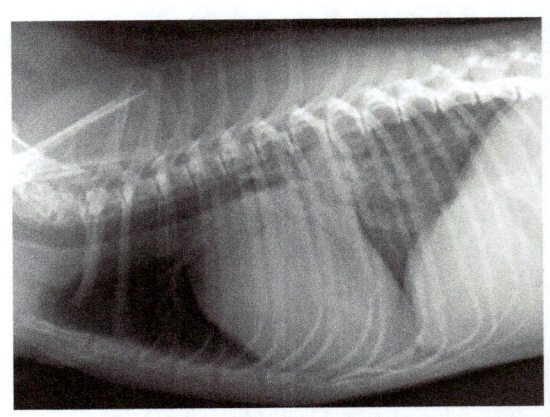

Figura 100.9. – Paciente com dispnéia expiratória grave, crepitação pulmonar e sopro 4/6 sistólico em ápice esquerdo. Na projeção observa-se perda da silhueta cardíaca posterior, elevação do brônquio principal esquerdo, aumento do índice cardiovertebral, da taxa cardiotorácica e da sobreposição cardiodiafragmática associados a padrão alveolar em distribuição peri-hilar e medial em lobos caudais. Diagnóstico: auriculomegalia e ventriculomegalia esquerda com alterações compatíveis com edema pulmonar.

4.3. – Insuficiência Cardíaca Congestiva Direita

A Insuficiência Cardíaca Congestiva Direita (ICCD) é uma consequência de doenças cardíacas que causam sobrecarga de volume ou sobrecarga de pressão no lado direito do coração. Isso resulta no aumento da pressão venosa na circulação sistêmica, induzindo à ascite e ao edema subcutâneo em cães e gatos, e ao derrame pleural em cães.

As alterações cardíacas incluem dilatação atrial direita e ventriculomegalia direita. Os sinais associados à auriculomegalia direita incluem perda da silhueta cardíaca anterior e elevação focal da imagem traqueal gerando a imagem em gancho na posição LL, e abaulamento da margem cardíaca entre 10 e 11 horas segundo analogia do relógio em DV. Os sinais associados à ventriculomegalia direita incluem aqueles inespecíficos de crescimento ventricular mencionados anteriormente e os próprios de crescimento direito tais como aumento da sobreposição cardioesternal (3,5 esternebras) em LL e abaulamento da margem cardíaca entre 6 e 10 horas, com diminuição da distância cardiocostal direita em DV. O fenômeno congestivo direito usualmente gera um menor risco de vida que a congestão esquerda, com exceção do tamponamento cardíaco.

O derrame peritoneal é visualizado classicamente como a perda do detalhamento seroso, enquanto o derrame pleural gerará a visualização das incisuras interlobares. O diagnóstico de dilatação da veia cava caudal por congestão é realizado ao compará-la com o diâmetro da aorta posterior no mesmo espaço intercostal em que se mede a cava. Valores acima de 1,5 na relação veia cava caudal/aorta são altamente sugestivos de um processo congestivo. Os crescimentos bilaterais, tais como os que se apresentam na cardiomiopatia dilatada, incluirão sinais tanto de crescimento esquerdo como direito, assim como os associados ao fenômeno congestivo respectivo. Uma exceção ao anterior são os derrames pericárdicos. Nestes casos, verificam-se os sinais de crescimento biventricular, entretanto, em uma grande quantidade de casos, a silhueta cardíaca permanece com a aparência normal devido à modelação da silhueta pelo pericárdio.

Por outro lado, os derrames pericárdicos só se verificam no fenômeno congestivo direito e não no esquerdo, pois quando ocorre o tamponamento, a queda no retorno venoso diminui o fluxo pulmonar, o que impossibilita a existência de congestão pulmonar que possa gerar um edema. É este ponto que pode ajudar no diagnóstico radiográfico diferencial entre uma dilatação cardíaca e um derrame pericárdico; um paciente com cardiomegalia tetracamérica com congestão e edema pulmonar é muito improvável que seja por derrame pericárdico (**Figura 100.10.**).

4.4. – Hipovolemia

Em algumas circunstâncias a radiografia de tórax pode complementar os sinais clínicos de hipovolemia. Nos casos graves, pode-se observar microcardia e diminuição do tamanho da veia cava caudal. Nos casos em que o volume sanguíneo não permita um adequado enchimento ventricular, a imagem cardíaca evidenciará uma diminuição de tamanho que se refletirá na diminuição dos espaços intercostais ocupados (menor que 2,5 em cães e 2 em gatos), no índice cardiovertebral e na taxa cardiotorácica, assim como o apoio cardioesternal pode não aparecer em alguns casos, o que não deve se interpretado como pneumotórax. Do mesmo modo, a imagem da veia cava caudal pode estar afetada por fenômenos de hipovolemia grave, gerando uma imagem diminuída de tamanho ou francamente colapsada.

4.5. – Patologia Pulmonar

A dispneia de origem pulmonar não traumática pode ter origens muito diversas. Na maioria delas a radiografia torácica

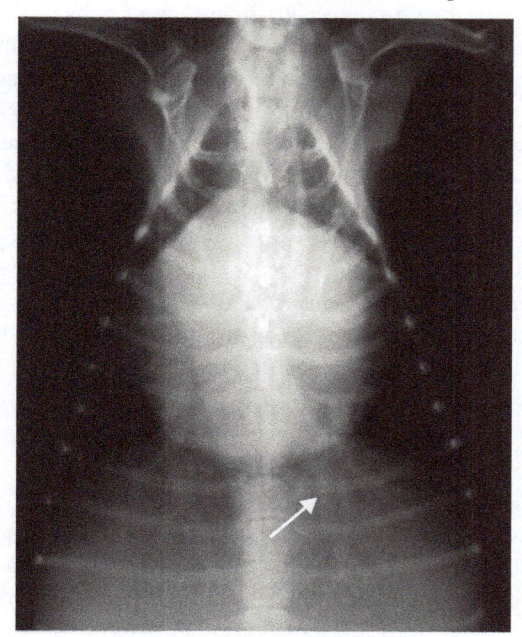

Figura 100.10. – Paciente com derrame peritoneal grave. A projeção evidencia aumento da taxa cardiotorácica com diminuição da distância cardiocostal bilateral e evidência de padrão hipervascular venoso (flecha). Diagnóstico: Cardiomiopatia dilatada.

tem um papel importante ao detectar a origem e a magnitude do problema. Em muitos casos não é capaz de gerar um diagnóstico definitivo devido ao alto número de patologias que geram alterações similares. Nestes casos a conjugação dos dados anamnésicos e do exame físico junto aos achados radiográficos, a maioria das vezes, define o diagnóstico mais provável.

Das patologias que afetam os pulmões, aquelas que comprometem a troca gasosa são as mais complexas, pois podem colocar a vida do paciente em risco rapidamente.

A presença de padrão alveolar nos alerta sobre a presença de fluido alveolar ou consolidação lobar. O acúmulo de fluido alveolar pode ter sua origem em pneumonias bacterianas, pneumonias por aspiração, hemorragia intrapulmonar (coagulopatias) ou edemas não cardiogênicos (neurogênicos, anafilático, eletrocussão, queimadura da via aérea, etc.) entre os mais frequentes. Como mencionado anteriormente, a diferenciação radiográfica entre elas é muito difícil de definir e são os antecedentes do paciente que nos orientam no diagnóstico.

Diferentemente do edema cardiogênico, o edema não cardiogênico possui uma distribuição mais central e periférica de caráter difuso, com maior compromisso dos lobos caudais, mas também do restante deles, sempre com predomínio do padrão alveolar em conjunto com intersticial não estruturado reticular.

A pneumonia por aspiração deve seguir um padrão assimétrico em direção à posição dependente da gravidade em que estava quando aspirou. Um paciente que aspira por megaesôfago usualmente o faz em pé e, portanto, os lobos mais afetados são os apicais e porções ventrais dos caudais e intermédio direito, enquanto se o paciente aspira em decúbito lateral, por exemplo, inconsciente ou anestesiado não intubado, os lobos do hemitórax dependente da gravidade serão os maiores afetados.

As consolidações pulmonares usualmente tendem a ser mais focais que os acúmulos de fluido, devem ser menos massivas e causam menos emergências. Uma causa frequente de consolidação pulmonar no cuidado intensivo são aquelas secundárias ao decúbito prolongado.

A permanência prolongada sobre um dos hemitórax gera a compressão do pulmão dependente de gravidade, diminuindo sua ventilação, e a médio prazo colapsa os alvéolos, gerando um padrão alveolar muito assimétrico em direção ao lado do decúbito. A presença de padrão intersticial não estruturado reticular (linear) normalmente está presente em pneumonias virais e em transição de alguns processos patológicos (pneumonias, edema).

As patologias intersticiais difusas muitas vezes não comprometem gravemente o paciente, entretanto, se o engrossamento intersticial é de tal magnitude que consiga comprometer o intercâmbio gasoso, o paciente pode tornar-se crítico. A presença de padrão intersticial do tipo miliar está frequentemente relacionada com as pneumonias micóticas, assim como na tuberculose e aerostrongilose. Nestes casos as lesões podem ser muito difusas e panlobares, o que pode comprometer gravemente o paciente. Por outro lado, a presença de um padrão intersticial nodular pode remeter a um processo neoproliferativo metastático se é multifocal.

A presença de lesões isoladas também pode estar relacionada com processos neoproliferativos mas também com abscessos, cistos, hematomas e outras lesões consolidadas. O enfisema pulmonar generalizado, de frequente apresentação em gatos com asma, pode comprometer o paciente caso entre em crise ventilatória.

O aumento de espaço morto associado à sobredistensão pulmonar e da caixa torácica são os responsáveis dos sinais radiográficos do enfisema; estes geram aumento da luscência pulmonar com perda da visualização de vasos pulmonares, deslocamento caudal e aplanamento da linha diafragmática com aumento da distância cardiodiafragmática, maior contraste e projeção das copas pleurais cranialmente e perpendicularmente às costelas com a coluna em DV, secundária à sobre-expansão da caixa torácica.

Nos casos graves, o aumento da luscência pulmonar pode chegar a piorar a definição da sombra cardíaca (**Figura 100.11.**). Em gatos usualmente nota-se associado à presença de padrão bronquial difuso panlobar por infiltrado bronquiais associado à asma.

4.6. – Patologia Pleural

As patologias pleurais geralmente apresentam sinais de ocupação pleural, ou seja, dispneia de tipo assincrônico. As patologias que causam ocupação pleural podem colocar a vida do paciente em risco devido à redução da distensão pulmonar e, consequentemente, da capacidade ventilatória.

Antes de posicionar um paciente com ocupação pleural para obter projeções radiográficas, ele deve ter sido submetido a uma toracocentese, tanto para fins de diagnóstico quanto para melhorar sua ventilação. Se o resultado da toracocentese for um pneumotórax, a projeção a ser utilizada será dorso-ventral (D-V) para que o ar se acumule nos ângulos costo-diafragmáticos. Por outro lado, se o resultado for um derrame, a projeção será ventro-dorsal (V-D) para que o derrame se distribua nas fissuras interlobares lateralmente e não se acumule na região esternal, o que dificultaria sua visualização e muitas vezes mascararia a imagem cardíaca. Além disso, projeções laterais-laterais (L-L) também devem ser obtidas.

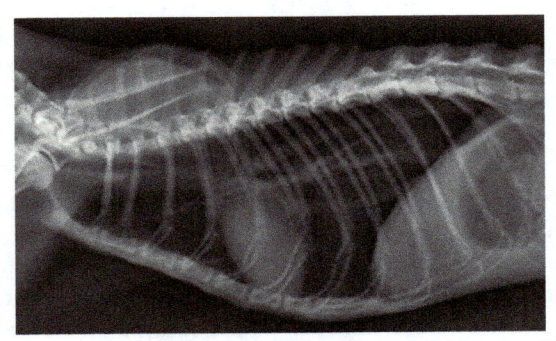

Figura 100.11. – Paciente felino com dispnéia expiratória grave. Na projeção observa-se aumento da luscência pulmonar com diminuição da visualização da imagem cardíaca, deslocamento caudal do diafragma com aumento da distância cardiodiafragmática e aplanamento da linha diafragmática. Diagnóstico: Asma felina.

A presença de ar em um paciente não traumatizado com diagnóstico radiográfico de pneumotórax deve levantar a suspeita de pneumotórax espontâneo, cuja origem geralmente está relacionada à ruptura de uma bolha enfisematosa ou de uma *bleb*.

O diagnóstico radiográfico do derrame pleural não apenas confirma os achados da toracocentese, mas também permite avaliar a assimetria do processo e quantificar subjetivamente sua gravidade. As características químicas do líquido presente não podem ser definidas por meio de estudos radiográficos; independentemente das características do líquido, ele gerará a mesma densidade radiográfica.

A presença de corpos estranhos pleurais é rara e, dependendo da evolução e do tipo de corpo estranho, pode ou não induzir o derrame. Para confirmar a presença de um corpo estranho intra-pleural, é de vital importância obter projeções ortogonais, bem como uma projeção em horizonte (*Sky Line*) do corpo estranho para definir sua posição com precisão. O movimento livre do corpo estranho também confirma sua localização.

4.7. – Patologia Mediastinal

Algumas patologias mediastinais não traumáticas dão origem a quadros graves que podem comprometer a vida do paciente. A mediastinite gera grandes volumes de fluido que diminuem a capacidade ventilatória e, em caso de ser bacteriana, pode tornar o paciente séptico. A causa mais frequente deriva da ruptura de esôfago, que por sua vez pode ter diversas origens, destacando a necrose por corpo estranho e a deiscência de pontos pós-esofagotomia; outra origem deriva da migração de corpos estranhos.

A presença de material alimentício e/ou bactérias gera uma reação inflamatória com produção de exsudato que radiograficamente visualiza-se por espessamento da imagem do mediastino cranial em LL que é confirmado em DV toda vez que a largura mediastinal for maior que duas vezes a largura dos corpos vertebrais correspondentes nesta projeção. Cuidado deve ser tomado com os pacientes obesos, pois devido ao acúmulo de tecido adiposo, a imagem mediastinal torna-se espessa. O acúmulo de fluido também espessará os recessos mediastinais caudoventral (DV) e crânioventral (LL) e, por sua vez, pode gerar uma visualização das incisuras pulmonares peri-hilares denominadas normalmente como incisuras reversas.

Para confirmar o diagnóstico de ruptura esofágica, deve-se realizar um esofagograma com contraste iodado hidrossolúvel na dose de 3-5mL/kg sem diluir. Está contraindicado o uso de sulfato de bário devido à serosite que este induz. A presença do meio de contraste livre no mediastino confirma o diagnóstico. Os pacientes submetidos à ventilação mecânica, sobretudo com pressão positiva ao final da expiração podem desenvolver pneumomediastino (cujos sinais já foram descritos) por ruptura alveolar e ascensão de ar pelo interstício para bronquial, que tem continuidade anatômica com o espaço mediastinal; por isso os pacientes submetidos a esta terapia devem ter controle radiográfico.

4.8. – Patologia Traqueal

Alguns processos patológicos não traumáticos da traqueia que podem levar a uma condição crítica incluem o colapso traqueal grave, corpos estranhos traqueais e massas.

O colapso traqueal grave (grau 4) pode causar um déficit ventilatório que torna o paciente crítico, especialmente quando associado à inflamação. O diagnóstico do colapso traqueal é baseado na observação da diminuição do diâmetro da traqueia, geralmente no nível cervical, ou menos frequentemente, intratorácico. Geralmente, recomenda-se um estudo dinâmico durante a inspiração e expiração, ou melhor ainda, um estudo fluoroscópico. No entanto, é importante lembrar que no grau 4 o colapso traqueal é permanente. O uso de oxigenoterapia durante a obtenção de projeções radiográficas é altamente recomendado.

Corpos estranhos traqueais e massas na laringe/traqueia são raros, mas podem induzir uma dispneia inspiratória aguda e grave. No caso de corpos estranhos, sua visualização dependerá de sua composição: aqueles que são radiopacos gerarão uma imagem com densidade semelhante a osso ou metal, que é facilmente identificável, enquanto os radiolúcidos, assim como as massas laríngeas e traqueais, geralmente geram densidade de tecido, o que pode ser difícil de apreciar.

5. ABDOME

As consultas de urgências abdominais geralmente não são tão urgentes quanto as consultas torácicas, pois, embora possam comprometer órgãos importantes, a velocidade de descompensação do paciente costuma ser mais lenta.

A radiografia abdominal pode trazer informação rápida sobre o estado geral dos órgãos, no que se refere ao tamanho e posição, assim como a presença de fluido peritoneal, entretanto na maioria das vezes não nos trará um diagnóstico definitivo até que se realize exames complementares.

Cabe recordar que para que se perca o detalhamento seroso em uma radiografia abdominal requere-se pelo menos 10 a 15mL/kg de fluido. Assim mesmo, um estudo mostrou que a radiografia tem 24% de falsos negativos e 34% de falso positivos na detecção de líquido livre.

Com o acesso cada vez mais fácil a equipamentos de ecografia de alta qualidade, esta ferramenta está sendo cada vez mais utilizada na sala de emergência já que aporta informação rápida e diagnóstica na maior parte dos casos críticos de abdome (**consultar o capítulo 99 – Protocolo FAST ABCDE de Ecografia em Urgências**).

À diferença da radiografia de tórax, o posicionamento radiográfico para as projeções atuais laterolateral e ventrodorsal, normalmente não geram problema de descompensação toda vez que não exista alguma patologia torácica subjacente, situação que sempre deve ser tomada em conta. Entretanto, todo paciente crítico deve ser avaliado de forma protocolar clássica antes de ser submetido ao exame radiográfico. Se existir compromisso ventilatório recomenda-se obter a projeção DV ao invés da VD, e se for necessária esta última, recomenda-se realizá-la em de-

clive. Estudos contrastados muitas vezes podem ser um aporte complementar de diagnóstico importante, mas estes devem ser criteriosamente avaliados porque podem piorar a condição de um paciente ou definitivamente descompensá-lo.

Assim como no tórax, a radiografia abdominal em pacientes críticos pode ser abordada ou classificada do ponto de vista do seu originar ser traumático, ou não traumático.

5.1. – Radiologia no Paciente com Trauma Abdominal

A maioria dos traumas abdominais costuma ser contundente, ou seja, envolve a entrega de energia em uma ampla superfície do abdômen. Os traumas penetrantes são menos comuns e resultam na comunicação da cavidade peritoneal com o exterior.

Estima-se que cerca de 50% de todas as consultas por trauma envolvam algum grau de comprometimento abdominal. Dentre esses casos, 45% apresentam algum grau de hemoperitônio (acúmulo de sangue na cavidade abdominal) e 6% apresentam ruptura das vias urinárias.

O trauma abdominal pode afetar praticamente qualquer órgão dentro desta cavidade. No entanto, os elementos mais importantes a serem determinados são a presença de hemorragia devido a uma fratura de algum órgão sólido e a ruptura de uma víscera oca, situações que podem comprometer rapidamente o paciente devido à anemia e à peritonite, respectivamente.

As hemorragias abdominais traumáticas costumam ser secundárias a fraturas do baço ou do fígado. Também foram descritas hemorragias devido à ruptura (laceração) de vasos principais e outros órgãos. Em todos os casos, o resultado é um hemoperitônio, que, assim como qualquer derrame na cavidade peritoneal, levará à perda do detalhamento das estruturas abdominais com densidade de tecido, permanecendo visíveis apenas aquelas que possuem ar ou densidades extremas. O diagnóstico da origem da hemorragia não pode ser determinado por meio de estudos radiográficos. No contexto do manejo de pacientes críticos, o diagnóstico de hemoperitônio deve ser confirmado por meio de abdominocentese (punção abdominal) e centrifugação do fluido coletado.

A ruptura de uma víscera oca gerará o esvaziamento do conteúdo do órgão, induzindo a irritação peritoneal e derrame peritoneal tanto pelo material extravasado como pelo exsudato inflamatório, o que deve ser advertido na abdominocentese. No estudo radiográfico simples, obteremos escassa informação adicional (**Figura 100.12.**). Entretanto, a presença de gás livre no abdômen deve criar suspeita de ruptura gastrintestinal.

O pneumoperitônio é verificado pela presença de densidade de gás que rodeia e contrasta com os órgãos abdominais (**Figura 100.13.**). Nos casos em que se suspeite de pneumoperitônio que não é evidente nas projeções de rotina, recomenda-se a obtenção de uma projeção VD em decúbito esquerdo com feixe horizontal; desta maneira, as pequenas coleções gasosas se juntarão com o hipocôndrio direito gerando uma imagem

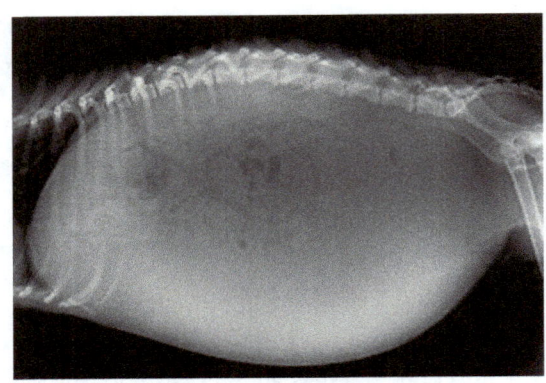

Figura 100.12. – Paciente canino atropelado. Na projeção observa-se perda do detalhamento seroso. Diagnóstico: Derrame peritoneal.

diagnóstica. Se há suspeita de ruptura intestinal também é possível realizar um trânsito contrastado. Nestes casos, o sulfato de bário não deve ser utilizado e deve ser substituído por um meio de contraste iodado hidrossolúvel hiperosmótico, se o paciente está bem hidratado, ou isosmótico caso esteja desidratado, na dose de 8mL/kg via oral. Caso exista ruptura gastroentérica, o meio de contraste extravasará na cavidade e será observado livre no peritônio.

Toda ruptura vesical gera derrame peritoneal, portanto a ausência deste praticamente a descarta. Em casos de suspeita de ruptura vesical deve-se realizar o contraste das estruturas mediantes uretrocistografia positiva. Cabe tomar nota que se deve incluir a uretra no contraste já que existem casos em que, existindo ruptura de uretra, a sonda pode chegar à bexiga gerando um falso negativo.

Do mesmo modo, cabe recordar que a presença de urina na sondagem não descarta a ruptura vesical, já que esta pode provir do peritônio, de uma bexiga semi repleta lesionada ou da área da ruptura uretral. Uma vez colocada a sonda no início da uretra, infunde-se 10mL/kg de contraste iodado hidrossolúvel e obtêm-se projeções LL, LL com membros posteriores deslocados cranialmente e VD.

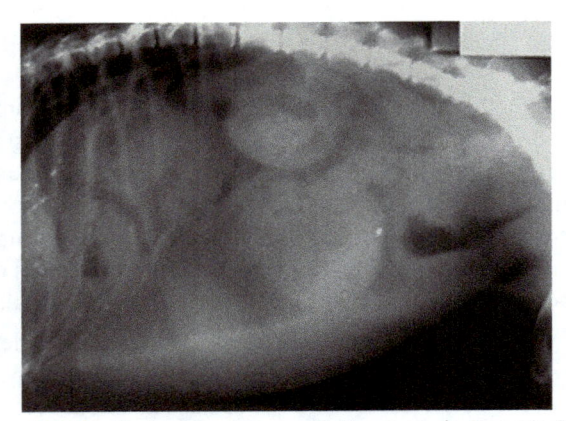

Figura 100.13. – Paciente canino com abdômen agudo. Na projeção observa-se perda do detalhamento seroso ventrocaudal e aumento do contraste de órgãos craniodorsais com contraste de diafragma. Diagnóstico: Pneumoperitônio com derrame peritoneal. O paciente demonstrou ruptura intestinal na exploração cirúrgica.

A ruptura de bexiga será confirmada pela passagem do contraste ao peritônio, enquanto a ruptura de uretra pode gerar a saída do contraste ao peritônio caso seja muito próximo à bexiga, ou filtrar localmente com projeção em direção ao espaço retroperitonial.

A fratura renal e a ruptura ureteral usualmente geram derrame retroperitoneal, entretanto pode drenar ao peritônio caso a lâmina parietal também esteja comprometida. Nestes casos a radiografia simples somente mostrará perda do detalhamento seroso da área sublombar. Para confirmar o diagnóstico recomenda-se realizar urografia excretora mediante a administração endovenosa em bolus (técnica rápida) de 900mg de iodo/kg (3mL/kg de uma solução a 30%) seguido de projeções LL direita e VD e a cada 5 minutos até os 30 minutos. A presença de contraste na área retroperitonial confirma o diagnóstico.

A ruptura da vesícula biliar é de baixa apresentação. A filtração da bile gera peritonite química. A presença de fluido esverdeado na abdominocentese deve alertar sobre a possibilidade de ruptura de vesícula. A radiografia simples só demonstrará o derrame peritoneal. Do ponto de vista radiográfico pode-se aproximar o diagnóstico mediante colecistografia com administração de iodipamida metilglucamida na dose de 0,9mg/kg endovenoso. O extravasamento do contraste da vesícula confirma o diagnóstico.

Como mencionado anteriormente, a presença de pneumoperitônio pode ser causada por ruptura do trato gastrointestinal, mas a causa mais comum são traumas penetrantes que permitem a entrada de gás do exterior.

Por fim, o trauma abdominal contuso pode induzir à ruptura da parede abdominal com a saída de estruturas para a camada subcutânea, condição conhecida como eventração. Uma radiografia simples, com a projeção o mais tangencial possível à massa gerada, pode evidenciar a presença e o tipo de víscera herniada.

5.2. – Radiologia do Abdome Agudo Não Traumático

As patologias que geralmente causam um abdômen agudo não traumático podem ser muito diversas, com destaque para as seguintes devido à sua frequência: hemoperitônio, torção gástrica, obstrução intestinal (por corpo estranho, intussuscepção, torção, estrangulamento, etc.), pancreatite, piometra, obstrução urinária, obstrução biliar e torção esplênica.

As causas mais comuns de hemoperitônio não traumático são sangramentos tumorais e distúrbios de coagulação. A presença de sangue na cavidade peritoneal é altamente irritante e dolorosa. A radiografia simples pode detectar o derrame e fornecer indícios da presença de uma massa, principalmente devido ao deslocamento que ela causa sobre outros órgãos.

A distensão timpânica aguda do abdômen de um paciente de raça grande ou gigante associada à dificuldade respiratória é motivo suficiente para suspeitar de torção gástrica, o que será confirmado se a passagem de uma sonda orogástrica pelo cárdia for impossível. No entanto, em algumas circunstâncias, o estudo de imagem pode confirmar o diagnóstico quando nenhuma das manobras anteriores pôde ser realizada ou quando os sinais e sintomas do paciente não são tão evidentes.

Nesses casos, a radiografia lateral direita é a escolha preferida. No caso de torção gástrica, os sinais radiográficos incluem o deslocamento ventral do fundo gástrico e dorsal do antro pilórico, com distensão gasosa severa, e a visualização do sinal do pilar ou septo (**Figura 100.14.**).

As obstruções gastrointestinais podem ser causadas por corpos estranhos lineares ou não lineares, intussuscepção, torção intestinal, hernia estrangulada ou neoplasias.

Nas obstruções gastrointestinais completas, como as produzidas por corpos estranhos na válvula ileocólica, torções da raiz mesentérica ou hérnias de jejuno estranguladas, a radiografia simples tem uma sensibilidade alta, uma vez que o acúmulo de gás seja para produzir um íleo grave generalizado, a saber, que a dilatação intestinal seja maior que 2 vezes a altura do corpo da vértebra lombar 2 (L2) e que comprometa mais de 3 alças intestinais mais de 3 "loops" de intestino. (**Figura 100.15.**).

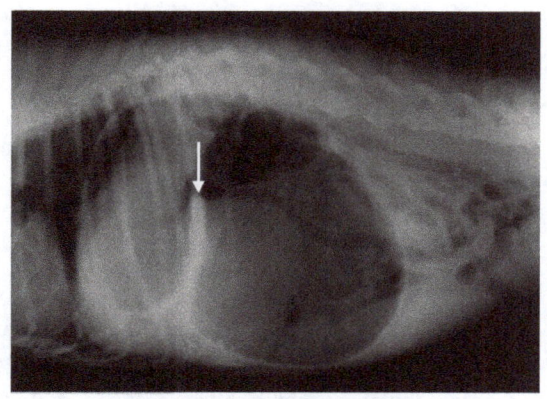

Figura 100.14. – Paciente com abaulamento abdominal agudo e taquipneia grave. Na projeção observa-se distensão grave do estômago por gás associado a deslocamento dorsal de antro e ventral do fundo, com evidência de sinal de pilar (flecha).

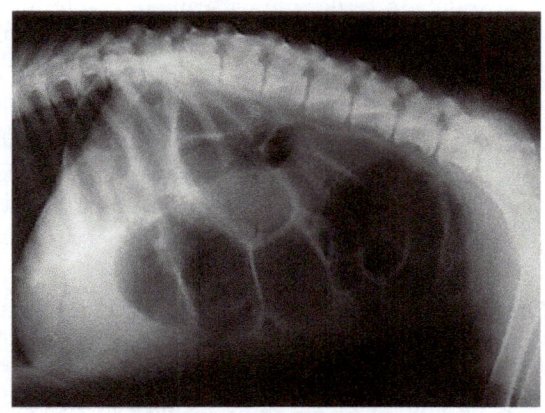

Figura 100.15. – Paciente com distensão abdominal grave e vômito agudo. Na projeção observa-se dilatação intestinal grave por gás (maior que o corpo de L2) em uma grande extensão. Diagnóstico: Obstrução intestinal completa.

Entretanto, nas obstruções completas mais proximais, como, por exemplo, no duodeno, esta situação é impossível que se cumpra dado que o gás produzido rapidamente passa ao estômago, perdendo-se a imagem radiográfica característica da obstrução completa. No caso de obstruções parciais, geralmente, as produzidas por corpos estranho lineares, intussuscepção, neoplasias e corpos estranhos não lineares moldáveis (telas e plásticos), a produção e acúmulo de gás intestinal é insuficiente para gerar uma imagem radiográfica conclusiva, perdendo sensibilidade.

O trânsito com bário (8ml/kg PO) de uma solução a 30% p/v pode ajudar a determinar uma lentidão ou detenção da passagem do conteúdo luminal, entretanto a distensão do intestino e o incremento do peristaltismo que o trânsito gera pode piorar a sintomatologia do paciente e inclusive descompensá-lo. A presença de uma plicatura intestinal é característica de um corpo estranho linear.

A intussuscepção pode gerar uma imagem diagnóstica na radiografia simples, mais que o efeito de massa que essa possa produzir sobre os órgãos vizinhos. Devido a uma alta porcentagem de intussuscepção serem ileocólicas, recomenda-se para seu diagnóstico radiográfico, o uso de enema baritado, exame que altamente sensível e específico.

A pancreatite aguda é uma das patologias que normalmente cursam com abdome agudo e vômito no cão e é uma das patologias mais difíceis de diagnosticar devido a não existência de nenhum exame 100% sensível. A perda do detalhamento seroso no quadrante cranial direito, assim como a visualização do duodeno em "C" e abertura do ângulo gastroduodenal, são sinais radiográficos que sugerem um aumento do tamanho inespecífico do pâncreas que em conjunto com os sinais clínicos podem sugerir pancreatite. Nos casos em que o estômago e duodeno não gerarem uma imagem clara, pode-se administrar uma pequena dose de sulfato de bário (1-2mL/kg) de maneira a delimitar seu percurso e determinar sua posição.

A piometra é uma das patologias que mais frequentemente produzem abdômen agudo na cadela, podendo comprometer gravemente seu estado. Radiograficamente as coleções uterinas são fáceis de visualizar todas as vez que superem o diâmetro intestinal. A presença de estruturas tubulares de densidade de tecido que deslocam alças intestinais cranialmente e cólon dorsalmente é altamente compatível com histeromegalia, entretanto, a origem desta não pode ser determinada mediante radiografia.

Os processos obstrutivos urinários geram alterações radiográficas dependendo da onde esteja. Se a obstrução é ureteral, poderemos evidenciar renomegalia ipsilateral toda vez que o eixo maior renal supere o equivalente a 3,5 vezes o comprimento do corpo de L2 no cão e 3 vezes no gato na projeção DV. Se a obstrução é uretral, evidenciará distensão vesical e em casos muitos graves, renomegalia.

A obstrução biliar não possui sinais específicos na radiografia simples. Pode aproximar seu diagnóstico mediante colecistografia com a mesma técnica descrita anteriormente.

O diagnóstico de torção esplênica muitas vezes é um desafio, tanto clínica como radiograficamente. Clinicamente o paciente pode apresentar abdome agudo. Do ponto de vista radiográfico, o único sinal que sugere torção esplênica é a visualização de um baço com sua margem em "C" invertido secundário a proximidade da cabeça e cauda esplênica.

6. RADIOLOGIA MÚSCULO-ESQUELÉTICA NA EMERGÊNCIA

O exame radiológico na emergência músculo-esquelética tem um rol principal toda vez que pode gerar diagnósticos definitivos, além de orientar na terapêutica e na evolução das lesões. Normalmente as lesões músculo-esqueléticas são consideradas graves, entretanto podem comprometer a vida do paciente, portanto a sua avaliação deve ser postergada até a completa estabilização do paciente. A qualidade das projeções radiográficas é de vital importância para uma correta interpretação, assim como a correta indicação médica sobre o tipo particular de projeção dependendo da patologia suspeitada.

A seguir, estão detalhadas as patologias mais comuns na emergência, sua descrição radiográfica e projeções necessárias para um diagnóstico adequado.

6.1. – Membros, Fraturas e Luxações de Extremidades

Na maioria dos casos, projeções ortogonais da área lesionada são suficientes para uma interpretação adequada. No entanto, a avaliação do tornozelo requer a projeção dorsolateral-proximomedial oblíqua em 45°.

A avaliação radiográfica de uma fratura não serve apenas para fins de diagnóstico, mas também é vital para o planejamento das intervenções terapêuticas destinadas à sua redução, bem como para avaliar a evolução da reparação por meio de estudos seriados a cada duas semanas.

As luxações representam uma perda de continuidade entre as superfícies articulares. Em casos de luxações, não apenas o diagnóstico é importante, mas também a avaliação das estruturas periarticulares, bem como a identificação de possíveis fraturas articulares ou avulsões associadas.

6.2. – Coluna

A radiologia da coluna desempenha um papel fundamental na determinação do diagnóstico que está na origem dos sintomas clínicos. Embora seja o exame neurológico que estabelece tanto a gravidade quanto o prognóstico da lesão, é com a radiografia, simples e/ou contrastada, que podemos definir o tipo de lesão e, assim, o tratamento apropriado.

Em pacientes com lesões na coluna, devem ser tomadas medidas rigorosas para reduzir os movimentos axiais que possam agravar a lesão. Essas medidas devem ser ainda mais rigorosas se o paciente estiver sob anestesia, pois a musculatura axial contraída funciona como um verdadeiro estabilizador da coluna, e quando relaxada, permite o movimento livre da coluna.

Uma vez que a condição do paciente permita a obtenção segura de radiografias, estas podem ser realizadas. O manejo do paciente deve envolver movimentos em bloco, evitando movimentos de flexão, extensão e rotação da coluna.

Em casos apropriados, e quando o paciente estiver estabilizado de forma a suportar adequadamente o processo anestésico, pode-se realizar o exame mielográfico. Isso ajudará a melhorar o diagnóstico e a delimitar o grau de comprometimento medular, especialmente nos casos em que se suspeita de lesão medular. Diferentes padrões mielográficos de lesões medulares permitem determinar se os processos compressivos são intramedulares, subdurais, extramedulares ou extradurais, além de avaliar a integridade das meninges nos casos de lesão medular completa.

Sem dúvida, o avanço da tecnologia nos últimos anos permitiu que exames como tomografia e ressonância magnética estejam cada vez mais disponíveis e acessíveis aos clínicos, substituindo a radiografia convencional e melhorando substancialmente a qualidade do diagnóstico. Sempre que possível, deve-se optar por essas técnicas. É importante destacar que a tomografia tem uma melhor sensibilidade e especificidade para patologias onde o componente ósseo está comprometido (fraturas, luxofraturas, processos ósseos agressivos), enquanto a ressonância é mais eficaz quando o componente de tecido mole está envolvido (medula espinhal, disco intervertebral).

As condições mais comuns que envolvem a coluna incluem: fraturas e luxofraturas vertebrais, luxação sacrococcígea e hérnia tipo I.

6.2.A. – Fraturas e luxofraturas

As fraturas da coluna ocorrem quando há uma quebra em um corpo vertebral. Elas podem ocorrer de duas maneiras:

- Choque de trens: sobreposição das extremidades da fratura devido ao deslocamento lateral ou dorsoventral delas.
- Impactada: envolve a compressão do corpo vertebral quando a força do trauma segue uma direção axial. Normalmente, nesse tipo de fratura, não é visível uma linha de fratura, mas pode resultar no encurtamento e, em alguns casos, na perda de um corpo vertebral.

As luxofraturas envolvem a perda da integridade da articulação entre os corpos vertebrais. Para que isso ocorra, as facetas articulares dorsais do segmento envolvido precisam se quebrar, havendo, portanto, um componente de fratura. As luxofraturas ocorrem apenas em choque de trens.

Em ambos casos, é importante definir terapeuticamente tanto o grau de compressão medular quanto o grau de estabilidade da fratura. No primeiro caso, o exame neurológico e a progressão da sintomatologia clínica definirão isso, enquanto o grau de estabilidade é estabelecido radiograficamente na projeção L-L. Isso é aproximado dividindo em três terços a altura compreendida entre o corpo vertebral e o canal vertebral, gerando o que são chamadas de colunas. Quando a fratura envolve apenas uma coluna, ela é considerada estável, enquanto se duas ou três colunas estiverem comprometidas, ela deve ser considerada instável.

Nos casos em que se suspeita de uma fratura do odontoide, sua avaliação deve ser realizada em uma projeção rosto-occipital com a boca aberta.

6.2.B. – Luxação sacro-coccígea

Corresponde à perda de integridade entre S3 e Cc1. Radiograficamente, isso é visualizado pelo aumento do espaço intervertebral entre a última vértebra sacral e a primeira coccígea. É importante lembrar que a lesão radiográfica pode não corresponder à lesão neurológica.

6.2.C. – Doença do disco intervertebral

Dos três tipos de hérnias discais, o tipo I é o que mais gera emergências neurológicas devido ao trauma medular envolvido. Devem ser obtidas projeções ortogonais do segmento vertebral definido pelo exame neurológico.

Os sinais radiográficos associados à hérnia do disco intervertebral incluem: diminuição do espaço intervertebral, fechamento ou deformação do forame intervertebral, colapso das facetas articulares dorsais e presença de material discal semitransparente no canal vertebral.

6.2.D. – Pelve

No que diz respeito às fraturas da pelve, existem elementos a serem considerados que melhoram o diagnóstico. O posicionamento deve ser o mais rigoroso possível, sem agravar a lesão. Devem ser realizadas projeções V-D e L-L para uma avaliação adequada do ílio, ísquio e acetábulo em V-D, e da coluna e púbis em L-L.

As fraturas completas geralmente envolvem a formação de pelo menos duas linhas de fratura; para que isso ocorra na pelve, geralmente ela deve fraturar em 3 pontos ou dois pontos mais uma luxação sacroilíaca.

As fraturas do púbis devem ser avaliadas em ambas as projeções. Em casos em que a base do púbis esteja comprometida, a integridade da uretra deve ser avaliada (por meio de uretrografia), pois as linhas de fratura podem causar lesões nela.

6.3. – Crânio

Em casos de trauma craniano, devem ser usadas projeções específicas conforme a lesão suspeitada, no entanto, o diagnóstico por tomografia deve ser privilegiado, pois permite a detecção de um maior número de pontos de fratura e, ao mesmo tempo, a detecção de hemorragias, incluindo hemorragias intracranianas.

Em fraturas cranianas, devem ser obtidas projeções perpendiculares à lesão que mostrem o traço de fratura, e projeções horizontais devem ser obtidas para avaliar afundamentos do crânio.

As fraturas mandibulares devem ser avaliadas por meio de projeções L-L oblíquas para evitar sobreposição com a mandíbula contralateral. As luxações temporomandibulares devem ser avaliadas por meio de projeções DV ou VD, além de projeções oblíquas L-L com rotação de 15° e elevação do nariz em 10°. As fraturas nasais e maxilares são melhor avaliadas por meio da projeção palato-nasal.

7. LITERATURA RECOMENDADA

1. Owens JM.; Biery DN.; Radiographic Interpretation for the Small Animal Clinician. Segunda edición. Williams & Wilkins. Maryland. USA. 1999.
2. Kealy K.; McAllister H.; Graham JP.; Diagnostic Radiology and Ultrasonography of the Dog and Cat. Quinta edición. Saunders Co. Philadelphia. USA. 2011.
3. Kleine LJ.; Radiology of Acute Abdominal Disoerders in the Dog and Cat: Part I & II. En: Radiology in Prectice: The Compendium Collection. Veterinary Lerning Systems. USA. 1994.

101 Diagnóstico Diferencial das Efusões

Andreza Conti-Patara

1. INTRODUÇÃO E GENERALIDADES

A presença de efusões pleural ou abdominal é bastante comum em pacientes admitidos no serviço de emergência e terapia intensiva. O diagnóstico da presença de líquido torácico e/ou abdominal é bastante simples com a utilização da ecografia. O FAST (*Focused assessment with sonography in trauma*) como a própria nomenclatura refere, foi criado inicialmente para diagnosticar hemorragias abdominais (A-FAST) e torácicas (T-FAST) em pacientes com trauma. Atualmente, o FAST se tornou parte complementar, mas fundamental do exame físico do paciente grave de forma geral e não somente para pacientes com trauma. A ecografia auxilia na detecção e drenagem do líquido cavitário na sala de emergência/UTI (**Figura 101.1.**). As amostras do líquido livre devem ser submetidas para análise citológica, bioquímica e culturas (aeróbia e anaeróbia). A análise dessas amostras é crucial para o diagnóstico definitivo do paciente. Embora a avaliação ecográfica necessite de treinamento intensivo para detectar anormalidades, o aprendizado de como identificar líquido livre é relativamente rápido.

2. ARMAZENAMENTO DA AMOSTRA E SUBMISSÃO

Uma amostra de líquido cavitário deve ser colocada em um tubo com EDTA (anticoagulante), outra em um tubo seco para análise bioquímica e uma terceira parte da amostra deve ser reservada para cultura e antibiograma. O EDTA (ácido etilenodiaminotetracético) se liga a eletrólitos como cálcio, magnésio, ferro e chumbo presentes na amostra e impede a formação de coágulos. O EDTA também impede o crescimento bacteriano, não devendo ser utilizado para amostras submetidas para cultura. A realização de esfregaços do líquido colhido pode ser realizada imediatamente após a coleta ou no laboratório, caso a amostra seja submetida em poucas horas. Parte da amostra com EDTA será centrifugada e a outra parte deve ser reservada para a contagem celular e mensuração da proteína total. O armazenamento das amostras reduz a acurácia da análise do líquido cavitário. Caso o armazenamento seja inevitável, é importante ter conhecimento sobre as alterações celulares assim como nos valores bioquímicos. As alterações mais comuns incluem alterações na contagem e identificação das células, por exemplo, os neutrófilos podem parecer degenerados. Com o armazenamento da amostra por cerca de 30-120 minutos, as hemácias e bactérias podem ser fagocitadas (atividade fagocítica *in vitro*) prejudicando a avaliação citológica. A ocorrência de proliferação bacteriana também pode ser observada com o armazenamento. Para evitar estas alterações, as amostras de líquido cavitário devem ser prontamente enviadas ao laboratório de forma refrigerada.

3. EFUSÕES PLEURAIS

Pacientes com efusão pleural costumam apresentar sinais clínicos como dispneia, esforço respiratório abdominal. Nos casos em que a quantidade de líquido livre no espaço pleural é moderada, tanto cães, como felinos apresentam padrão respiratório com baixa amplitude de movimento inspiratório. Ao exame físico, a auscultação torácica é abafada devido ao efeito de ocupação pleural pelo líquido livre. Nesses casos, a toracocentese deve ser realizada imediatamente para remoção do fluido e melhoria do padrão respiratório. Como descrito anteriormente, a realização da ecografia torácica à beira-leito auxilia no diagnóstico e na drenagem de efusões pleurais.

3.1. – Análise do Líquido Livre

O líquido livre colhido deve ser caracterizado quanto a:

- Aparência macroscópica: em hemorrágico, quiloso (aspecto leitoso), purulento, seroso, sero sanguinolento ou ictérico.
- De acordo com a contagem de células e mensuração de proteínas: podendo ser caracterizado em transudato, transudato modificado ou exsudato.

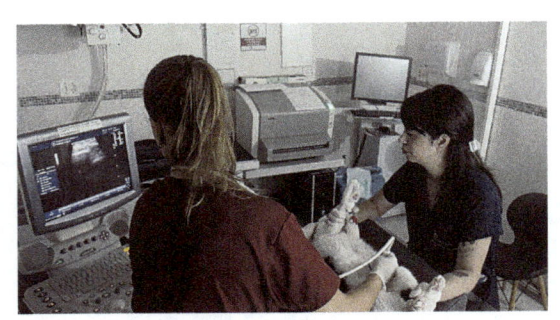

Figura 101.1. – Realização do FAST na admissão de um paciente felino no serviço de emergência.

Muitos mecanismos patofisiológicos estão envolvidos na formação de líquidos cavitários, incluindo as forças de Starling, aumento de permeabilidade e/ou ruptura vascular, ruptura de vísceras, obstrução/ruptura no sistema linfático. Em pacientes com efusão pleural neoplásica, estes mecanismos podem ocorrer simultaneamente e assim sendo, efusões neoplásicas apresentam valores inespecíficos de concentração proteica, contagem células nucleadas entre outras propriedades químicas, o que dificulta o diagnóstico a menos que células neoplásicas sejam visualizadas na citologia. Na busca por marcadores que possam identificar efusões neoplásicas, um estudo retrospectivo avaliou a relação albumina (sérica): proteína total (efusão) em 27 cães com neoplasia e 65 cães com outras causas de efusão pleural, exceto câncer. Efusões que apresentaram Alb Sérica: Perfusão ≤ 0,6 possuem 5,6 vezes maiores chances de ser neoplásica (P = 0,003). Efusões de origem neoplásica apresentaram elevada concentração de proteínas totais, entretanto, uma vez que estes pacientes apresentam hipoalbuminemia, a mensuração de proteína total perde significância, não devendo ser utilizada com parâmetro solo na identificação de efusões de origem neoplásica.

Além da contagem do número de células, a avaliação citológica do líquido livre pode esclarecer o diagnóstico definitivo. A identificação de bactérias intracelulares na citologia confirma o diagnóstico de piotórax. O paciente com piotórax necessita de tratamento imediato com antimicrobianos e lavagem cavidade torácica via dreno torácico ou cirurgicamente. Para isso, é importante que o veterinário tenha conhecimentos básicos de como preparar uma lâmina para avaliar ao microscópio e identificar bactérias intracelulares. Entretanto, é importante ressaltar que o piotórax não pode ser completamente excluído caso bactérias intracelulares não sejam observadas na citologia. A análise citológica também corrobora no diagnóstico de neoplasias como linfoma, carcinoma e outras neoplasias menos comuns.

A análise bioquímica da amostra do líquido livre inclui pH, concentrações de creatinina, glicose, colesterol, triglicérides e outras substâncias como o NT pro-BNP. Efusões pleurais de gatos com falência cardíaca congestiva apresentam elevada concentração de NT pro-BNP e pode auxiliar no diagnóstico diferencial entre efusão pleural de origem cardiogênica e não cardiogênica. A mensuração da enzima lactato desidrogenase (LDH) também tem sido estudada com o objetivo de diferenciar efusões pleurais cardiogênicas de não cardiogênicas uma vez que a LDH mensurada na efusão pleural não possui relação com a LDH sérica. Efusões pleurais cardiogênicas apresentam valores de LDH <535 U/L.

3.2. – Caracterização das efusões pleurais

Efusões com transudato puro (proteína total < 2,5g/dL; contagem celular < 2500 células/mcL).

As células comumente encontradas são neutrófilos não degenerados, macrófagos e células mesoteliais. Pacientes com perdas crônicas de proteínas como nefropatias e enteropatias geralmente apresentam efusões classificadas como transudato puro.

Efusões com transudato modificado (proteína total 2,5-7g/dL; contagem celular: 1000-7000 células/mcL);

As células comumente encontradas são neutrófilos não degenerados, macrófagos e células mesoteliais, células neoplásicas e linfócitos.

Pacientes com falência cardíaca congestiva, efusão pericárdica e neoplasia comumente apresentam efusões classificadas como transudato modificado. Felinos com falência cardíaca congestiva podem apresentar efusão pleural e está comumente é quilosa é classificada como transudato modificado. Cardiopatas com doenças valvares crônicas ou doenças cardíacas congênitas também podem apresentar efusões caracterizadas por transudato modificado. O exame físico e história clínica são importantes para o diagnóstico definitivo e devem ser sempre considerados. O paciente está com taquicardia? Apresenta distensão jugular? Presença de sopro na auscultação cardíaca? Perguntas como estas podem direcionar o diagnóstico. As efusões pleurais decorrentes do excesso de fluidoterapia intravenosa, e até mesmo subcutânea em felinos, é cada vez mais comum na rotina do intensivista. Em felinos muitas vezes a cardiomiopatia é silenciosa e esses pacientes podem não tolerar a fluidoterapia. A monitoração desses pacientes é imprescindível. Os sinais clínicos comumente observados em pacientes com excesso de fluido incluem efusão pleural e desconforto respiratório, quemose e secreção nasal serosa.

O tamponamento cardíaco observado em pacientes com efusão pericárdica pode promover efusão pleural e/ou abdominal classificada como transudato modificado. A pericardiocentese e drenagem do fluido pericárdico geralmente resolve a efusão pleural e/ou abdominal.

A torção de lobos pulmonares também pode promover a formação de transudato modificado.

As neoplasias são consideradas a segunda ou primeira causa mais comum de transudato modificado em gatos, dependendo da casuística de gatos com leucemia felina associada a linfoma. Linfoma e alguns carcinomas esfoliam células na efusão pleural favorecendo o diagnóstico feito pela citologia. É importante lembrar que o diagnóstico de neoplasia não pode ser excluído caso a citologia não encontre padrões de malignidade na amostra submetida. A citologia avalia uma amostra de fluido e não representa a avaliação de todas as células presentes.

Efusões com exsudato (proteína total >7g/dL; contagem celular acima de 7000 células/mcL).

As células encontradas são variadas. Exsudatos podem ter origem infecciosa (piotórax) e não infecciosa (hemorragias, inflamação, neoplasias, quilo).

Os pacientes com piotórax devem ser prontamente avaliados, uma vez que rapidamente podem evoluir com disfunção orgânica, caracterizando sepse. Sinais clínicos como febre, letargia, leucocitose ou leucopenia, hiperlactatemia devem reforçar a suspeita de sepse. A análise citológica de um exsudato séptico como o piotórax possui neutrófilos degenerados assim como bactérias intra e extracelulares (**Figura 101.2.**).

Em um estudo retrospectivo que avaliou 60 cães e 29 gatos com piotórax, a análise citológica do líquido pleural detectou bactérias intracelulares em 93% dos gatos e 73% dos cães incluídos no estudo, sendo trauma penetrante a causa mais comum de piotórax nas duas espécies. Em gatos, as bactérias mais comumente isoladas foram *Pasteurella spp.* e *Actinomyces sp.* As bactérias mais comumente isoladas em cães foram *Actinomyces sp* e *Escherichia coli*. Bactérias anaeróbias foram mais comumente observadas em gatos. Efusão pleural associada a pneumonia não são comuns em cães e gatos como são no homem e em equinos.

A causa mais comum de exsudato não-séptico em felinos é a peritonite infecciosa felina (PIF), e geralmente acomete animais jovens e tem prognóstico ruim. A efusão pleural apresenta concentrações elevadas de globulinas e proteína total acima de 6g/dL. Macrófagos e neutrófilos podem ser observados na avaliação citológica, mas em menor número. Segundo o número de células presentes na efusão, a efusão secundária a PIF pode ser considerada transudato modificado.

As neoplasias podem causar exsudatos dependendo das características do tumor, aqueles que esfoliam células no líquido cavitário formam exsudatos. Entretanto, há neoplasias que dificilmente liberam células no líquido cavitário, mas podem causar obstrução mecânica da drenagem linfática promovendo a formação de transudato modificado.

3.3. – Hemorragias (Hemotórax)

Em cães e gatos as causas mais comuns de hemotórax incluem: intoxicação por rodenticida (anticoagulantes), trauma, neoplasias e torção de lobo pulmonar. A efusão é considerada hemorrágica quando o hematócrito da efusão for maior que 20% ou o hematócrito da efusão é maior que 50% do hematócrito do paciente. Assim sendo, um paciente com hematócrito da efusão pleural de 6% pode ser considerado hemotórax caso este paciente apresente hematócrito periférico de 12%. A história clínica, exame físico e complementares de imagem são essenciais para o diagnóstico definitivo da causa do hemotórax, entretanto, testes adicionais como perfil de coagulação podem ser necessários para

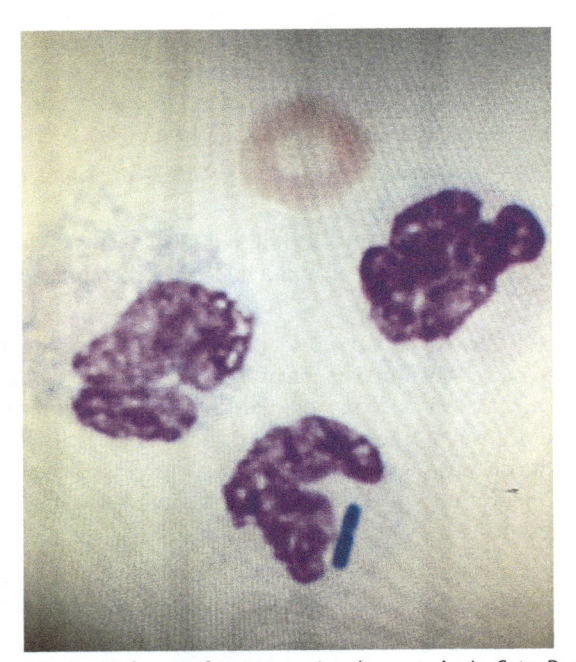

Figura 101.2. – Esfregaço feito no serviço de emergência. Seta: Bactéria intracelular.

o diagnóstico de coagulopatias. O tratamento deve ser voltado para a etiologia do sangramento.

3.4. – Quilotórax

As principais causas de quilotórax incluem cardiopatias, obstrução da veia cava cranial por trombo ou neoplasia (promove aumento de pressão hidrostática na veia cava cranial) e dirofilariose. A causa mais comum é idiopática. Efusões quilosas apresentam linfócitos, neutrófilos e macrófagos com fragmentos de lipídios intracitoplasmáticos. A contagem celular pode chegar a mais de 5000 células/mcL. A mensuração de triglicérides na efusão pleural define o diagnóstico. Geralmente triglicérides na efusão devem ser duas vezes maior que o triglicérides sérico ou maior que 100mg/dL. É importante ressaltar, que alguns animais com anorexia podem apresentar quilotórax com baixo triglicérides.

4. EFUSÕES ABDOMINAIS

As efusões abdominais promovem sinais clínicos de acordo com a causa e volume da efusão. Muitas vezes o exame físico não evidencia a presença de líquido livre, entretanto o FAST abdominal pode detectar pequenos volumes de fluido livre e guiar a coleta de amostra para avaliação citológica e bioquímica, evitando punção visceral e vascular inadvertida. A presença de grande volume de fluido abdominal promove aumento de pressão intra-abdominal. Nesses casos a drenagem deve ser considerada para garantir conforto ao paciente.

4.1. – Análise do Líquido Livre Abdominal

Assim como as efusões pleurais, as efusões abdominais são classificadas de acordo com a aparência macroscópica (hemorrágica, quilosa, purulenta, sero sanguinolenta) e de acordo com a contagem celular e concentração de proteína total (transudato, transudato modificado e exsudato).

A avaliação bioquímica do fluido abdominal assim como a citologia são fundamentais no diagnóstico e tratamento do paciente grave com desconforto abdominal agudo e presença de líquido livre.

Efusões com hematócrito próximo de 20% ou 50% do hematócrito periférico define o conceito de hemoabdomen. Em alguns livros texto o valor de 10% pode ser considerado. A causa mais comum inclui a ruptura de grandes vasos ou órgãos. A presença de eritrofagocitose e raras plaquetas na avaliação citológica sugere sangramento prévio ou crônico. Em sangramentos agudos, é possível observar plaquetas e formação de coágulos. As principais causas de hemoabdomen incluem intoxicação por rodenticidas anticoagulantes, trauma, neoplasias e coagulopatias.

As efusões biliosas podem ser transudato ou exsudato de acordo com a contagem celular. Casos em que a bilirrubina mensurada no fluido abdominal se apresenta duas vezes mais elevada que a bilirrubina sérica caracteriza o diagnóstico de peritonite biliosa. A peritonite causada pela presença de bile infere gravidade ao paciente em função da intensa resposta inflamatória causada. O tratamento é cirúrgico.

Os casos de peritonite séptica podem ser causados pela ruptura ou vazamento de conteúdo gástrico e/ou intestinal na cavidade abdominal. Importante lembrar que em casos de ulceração gástrica e perfuração, a presença de bactérias no líquido abdominal pode ser mínima, uma vez que o baixo pH da secreção gástrica não permite proliferação bacteriana. O mesmo não acontece com perfurações intestinais. O conteúdo possui bactérias comuns à flora intestinal, incluindo bactérias gram positivas (cocos) e gram negativas. A identificação de bactérias intracelulares na citologia do líquido livre concluem o diagnóstico de peritonite séptica. Todo fluido colhido de um paciente grave deve ser avaliado ao microscópico. O intensivista deve ser capaz de identificar bactérias intracelulares uma vez que o tratamento precoce com antimicrobianos e laparotomia abdominal contribuem para um melhor prognóstico. A mensuração do lactato sérico e da efusão, assim como a mensuração da glicose periférica no líquido livre contribuem com o diagnóstico de peritonite séptica. O lactato da efusão maior que o lactato sérico sugere peritonite séptica, enquanto a glicose no líquido séptico menor que a glicemia, com diferença de 20mg/dL, é sugestiva de peritonite séptica.

As causas mais comuns de uroabdomen incluem trauma (ruptura bexiga, uretral, ureteral), causa iatrogênica (durante procedimentos como cistocentese e sondagem uretral) e neoplasias. A presença de urina na cavidade abdominal promove resposta inflamatória sistêmica e azotemia pós-renal. A relação creatinina da efusão/creatinina sérica 2:1 caracteriza uroabdomen com especificidade de 100% e sensibilidade de 86%. A relação de potássio na efusão/potássio sérico de 1,4/1 também contribui para o diagnóstico de uroabdomen.

4.2. – Caracterização das Efusões Abdominais

Transudato puro – baixa proteína total – proteína total < 2,5g/dL; < 2500 células/mcL:

Comum em pacientes com doença hepática crônica, hipoalbuminemia (<1,5g/dL), neoplasias pouco esfoliativas e linfangiectasia. Na avaliação citológica, macrófagos, neutrófilos, linfócitos e células mesoteliais (raras em felinos) podem ser observadas.

Transudato modificado – proteína total 2,5 – 7g/dL; 1000-7000 células/mcL:

Comum em pacientes com falência cardíaca congestiva, hepatopatia crônica e neoplasias pouco esfoliativas. Macrófagos, linfócitos, neutrófilos e hemácias constituem as células comumente encontradas na citologia. Efusão quilosa pode ser classificada com transudato modificado. Apresenta proteína total (PT) acima de 2,5g/dL (a presença de lipídios promove elevação falsa da PT falsa). Linfócitos, macrófagos contendo lipídeos, e neutrófilos são as principais populações celulares observadas.

Exsudato: Proteína total >2,5g/dL; Contagem celular > 5000 células/mcL

Bactérias, fungos, parasitas, neoplasias, pancreatite, e perfuração intestinal, promovem a formação exsudato. Neutrófilos degenerados são comumente encontrados em exsudatos sépticos. Exsudatos não sépticos geralmente apresentam neutrófilos íntegros, não degenerados.

5. CONCLUSÃO

A colheita de amostras de fluido cavitário para análise citológica e bioquímica assume relevância no paciente grave. O diagnóstico precoce permite o tratamento imediato e melhor prognóstico. A caracterização do líquido livre e análise citológica associadas aos sinais clínicos e exames de imagem, como o ultrassom abdominal e torácico, muitas vezes são conclusivos para o diagnóstico definitivo.

6. PONTOS-CHAVE

- A amostra colhida deve ser submetida ao laboratório imediatamente para que alterações secundárias ao armazenamento não ocorram.

- O diagnóstico definitivo de piotórax e peritonite séptica se faz com a presença de bactérias intracelulares na citologia da efusão. Valores elevados de lactato e decréscimo de glicose na efusão abdominal corroboram com o diagnóstico de efusão séptica.

- Uroabdomen caracteriza-se por elevada creatinina na efusão comparada com a creatinina sérica.

- Hemoabdomen: hematócrito da efusão 50% do hematócrito periférico.

- A colheita e avaliação de amostras das efusões possuem grande importância no diagnóstico definitivo de muitas patologias, devendo ser sempre considerado na presença de efusões.

7. LITERATURA RECOMENDADA

1. Stockham SL, Scott MA. *Fundamentals of Veterinary Clinical Pathology.* 2nd ed. Blackwell; 2008:831-868. Chapter 19. Cavitary effusions; p. 831-868.

2. Dempsey SM, Ewing PJ. A review of the pathophysiology, classification, and analysis of canine and feline cavitary effusions. J Am Anim Hosp Assoc. 2011;47(1):1-11. doi:10.5326/JAAHA-MS-5558.

3. Parsley AL, Schinelle AN, Gruber EJ, Sander WE, Barger AM. Total protein concentration as a predictor of neoplastic peritoneal and pleural effusions of dogs. *Vet Clin Pathol.* 2022;51:391–397. doi: 10.1111/vcp.13122.

4. Humm K, Hezzell M, Sargent J, Connolly DJ, Boswood A. Differentiating between feline pleural effusions of cardiac and non-cardiac origin using pleural fluid NT-pro-BNP concentrations. J Small Anim Pract 2013;54(12):656–661.

5. Mon Hla H, Hunprasit V, Siripoonsup J, Rungsipipati A, Radtanakatikanon A. Diagnostic utility of the LDH measurement for determining the etiology of modified transudate pleural effusion in cats. Front Vet Sci 2022; 3(9):1044192. doi:10.3389/fvets.2022.1044192

6. Johnson LR, Epstein SE, Reagan KL. Etiology and effusion characteristics in 29 cats and 60 dogs with pyothorax (2010-2020). J Vet Intern Med 2023; 1-11. DOI: 10.1111/jvim.16699

7. Nakamura RK, Rozanski EA, Rush JE. Non-coagulopathic spontaneous hemothorax in dogs. J Vet Emerg Crit Care (San Antonio) 2008; 18:292–297.

8. Bonczynski JJ, Ludwig LL, Barton LJ, Loar A, Peterson ME Comparison of peritoneal fluid and peripheral blood pH, bicarbonate, glucose, and lactate concentration as a diagnostic tool for septic peritonitis in dogs and cats. Vet Surg 2003;32(2):161-166.

Seção VIII

102 G - ANESTESIA E ANALGESIA NO PACIENTE GRAVE

Considerações Anestésicas em Urgências

Joaquin Araos
Diego A. Portela
Pablo E. Otero

1. INTRODUÇÃO

A ampla variedade de situações que podem afetar um paciente crítico aumenta a importância de realizar uma avaliação pré-operatória completa e detalhada.

Devido às alterações nos sistemas neurológico, cardiovascular, respiratório, hepático e renal, as propriedades farmacocinéticas e farmacodinâmicas dos sedativos e anestésicos podem ser afetadas. O comportamento relativamente "imprevisível" dos medicamentos em um paciente gravemente doente torna necessário reduzir as doses e implementar a técnica de administração titulada.

A escolha dos medicamentos, as doses a serem administradas e a ordem em que são administrados são questões difíceis de responder quando se trata de um paciente crítico.

Um conhecimento sólido das características farmacológicas dos diferentes compostos, bem como a integração desses conhecimentos com a experiência clínica no manejo de pacientes gravemente doentes, terá um impacto direto nas taxas de morbidade e mortalidade.

2. ESTABILIZAÇÃO DO PACIENTE

Embora a variedade de patologias que podem ocorrer em um paciente crítico seja muito ampla, certos aspectos no manejo desses pacientes são considerados universais e devem ser aplicados em qualquer situação:

- Testes diagnósticos:
  - Exame físico.
  - Estudos por imagem.
  - Hemograma completo.
  - Bioquímica sanguínea.
  - Estado ácido base.
  - Perfil de coagulação.
  - Lactato.
  - Glicemia.
  - Albumina.
- O conhecimento desses valores, mas principalmente a análise da inter-relação entre eles, ajudará a compreen-

der a fisiopatologia do quadro clínico e a decidir um protocolo anestésico adequado.

- Oxigenoterapia
  - Muitos pacientes críticos apresentam alterações cardiorrespiratórias que requerem suplementação de oxigênio.
- As causas de maior prevalência são:
  - Hipoventilação.
  - Contusões pulmonares.
  - Insuficiência respiratória ou cardiovascular.
  - Anemia por hemorragia.
- O aumento da fração inspirada de oxigênio, seja por meio do uso de máscaras (faciais ou nasais), cânula nasal, câmara de oxigênio ou sistemas de CPAP, como capacetes pressurizados, pode ser útil para aliviar a situação, mas a eficácia dependerá da técnica utilizada.
- Acesso venoso
  - É essencial para a administração de bolus de fluidos, medicamentos anestésicos ou analgésicos, eletrólitos, glicose, entre outros.
  - Quando justificado, adequar o calibre ao volume/minuto necessário de infusão e à viscosidade do líquido (consultar detalhes nos capítulos correspondentes).
  - Também é importante considerar a colocação de cateteres centrais multilúmen quando apropriado.
- Monitorização e correção da temperatura corporal:
  - Pacientes críticos têm tendência a desenvolver hipotermia, especialmente após serem anestesiados.
  - Exceto em casos excepcionais, a hipotermia geralmente é prejudicial para a função e metabolismo celular.
  - A temperatura deve ser monitorada de perto e tratada de forma proativa.
  - Manter essa variável dentro de faixas fisiológicas é crucial no manejo de pacientes graves submetidos a procedimentos anestésicos.

- o Perdas desnecessárias de temperatura por convecção podem ser evitadas com o uso de dispositivos de circulação de ar aquecido (TermFlow DeltaLife CriticalStore) e mantas térmicas.

- o Essas mantas são mais eficazes quando utilizadas para cobrir o paciente.

- o Em pacientes hipotérmicos, é recomendável não realizar o reaquecimento de forma muito agressiva e monitorar as mudanças graduais na temperatura regularmente. Para pacientes críticos normotérmicos, que serão anestesiados, a prevenção da hipotermia de forma agressiva é aconselhável.

- Medição e acompanhamento de proteínas plasmáticas e/ou pressão coloide osmótica:

  - o Valores de pressão coloide osmótica inferiores a 10mmHg, proteínas totais inferiores a 3,5g/dL ou valores de albumina inferiores a 1,5g/dL aumentam drasticamente a probabilidade de causar edema intersticial.

  - o Fluidos como coloides sintéticos, plasma ou derivados de hemoglobina podem ser usados para corrigir a pressão coloide osmótica.

- Medição e monitoramento de eletrólitos e parâmetros metabólicos:

  - o O equilíbrio eletrolítico frequentemente é alterado em pacientes críticos, impactando significativamente na homeostase corporal.

  - o Os eletrólitos mais afetados em situações de trauma agudo e em pacientes com doenças debilitantes crônicas são potássio, sódio e cálcio.

  - o Alterações nos níveis de potássio e cálcio devem ser corrigidas imediatamente, pois frequentemente desencadeiam condições cardiovasculares agudas (entre outras) que podem se manifestar como leves alterações no ritmo cardíaco ou arritmias graves e/ou fatais.

  - o Alterações nos níveis de sódio, tanto agudas quanto crônicas, afetam a osmolaridade intracelular no cérebro, predispondo o tecido cerebral ao desenvolvimento de edema.

  - o Atenção: a correção agressiva dos níveis de sódio pode levar as células nervosas a desidratação ou edema, dependendo do estado basal do sódio e se é uma condição crônica versus aguda.

- Monitorização dos parâmetros fisiológicos:

  - o Inicialmente, o registro de variáveis de interesse por métodos não invasivos, como saturação de oxigênio (SpO2), pressão arterial (NIBP), ritmo e frequência cardíaca (FC), produção de CO_2 (sonda nasal), diferença de temperatura central e periférica (ΔT), auxilia na interpretação da gravidade e nas necessidades do paciente.

- o A obtenção de uma linha arterial fornece informações, batimento a batimento, sobre a pressão arterial sistêmica, permitindo um registro dinâmico da resposta do paciente à oferta de fluidos, por meio da determinação de índices de variação pletismográfica (ΔPp) e possibilita, por meio de amostragem sequencial, avaliar a evolução do tratamento por meio da análise de gases e eletrólitos sanguíneos.

- o Garantir uma via venosa central, além de permitir uma ressuscitação volumétrica agressiva, torna-se uma ferramenta útil para a verificação de metas terapêuticas (PVC, $SVCO_2$).

- o Atualmente, uma variedade de parâmetros hemodinâmicos é usada para avaliar a necessidade de fluidos pelo paciente crítico, como variação da pressão de pulso ou colapsibilidade da veia cava, entre outros.

- o A avaliação por ecocardiografia permite avaliar rápida e acessivelmente índices de função cardíaca que serão úteis para definir a gravidade do quadro clínico do paciente, definir a terapia a ser implementada e, fundamentalmente, acompanhar essa terapia por meio de medidas sequenciais (para mais detalhes, consulte a seção correspondente).

- o Avaliação qualitativa das estruturas cardíacas por meio de diferentes janelas e imagens. Observação da contratilidade.

- o Detecção de efusões ou pneumotórax.

3. PRÉ-MEDICAÇÃO E INDUÇÃO ANESTÉSICA.

- A administração de medicamentos como parte da pré-medicação (sedativos, tranquilizantes, analgésicos) é recomendada para pacientes agressivos, propensos ao estresse (felinos) ou com níveis severos de dor.

- Dependendo da condição do paciente, os medicamentos a serem usados devem ser escolhidos considerando:

  - o O impacto hemodinâmico que eles podem causar.

  - o O efeito sobre o perfil respiratório do paciente.

  - o A eficiência do organismo na metabolização e eliminação dos medicamentos.

  - o A incidência de problemas gástricos associados à administração (aumentando o risco de pneumonia por aspiração):

    - ▪ Náusea.
    - ▪ Regurgitação.
    - ▪ Vômito

- Considere o uso de profilaxia gastrointestinal agressiva, adicionando maropitant e omeprazol ou ondansetrona.

- A combinação de opioides e benzodiazepínicos geralmente é adequada para o manejo inicial de pacientes comprometidos.

- o Opioides podem causar bradicardia (que responde rapidamente à administração de agentes anticolinérgicos) e náuseas ou vômitos, fatores que devem ser considerados. Este último é mais comum quando administrado por via intramuscular.

- o É importante considerar que o uso de benzodiazepínicos em cães e gatos adultos, sem depressão central, pode resultar em excitação e agitação de difícil controle, o que em alguns casos aumenta as doses necessárias do agente de indução anestésica.

- o O uso rotineiro de agentes anticolinérgicos não é recomendado devido ao aumento da frequência cardíaca, diminuição do tempo de enchimento diastólico e aumento do consumo de oxigênio pelo miocárdio.

- Em pacientes muito deprimidos, letárgicos ou instáveis, as doses da maioria dos medicamentos devem ser reduzidas.

  - o Em pacientes mais graves, a pré-medicação anestésica pode ser evitada, passando diretamente para a indução.

- A indução anestésica geralmente requer doses menores em pacientes críticos do que em pacientes submetidos a procedimentos eletivos.

- Recomenda-se realizar a indução em TODOS os casos de forma titulada e lenta para determinar a dose mínima necessária para realizar a intubação endotraqueal.

- Atenção: quando se usa cetamina na indução de pacientes críticos, cujas reservas de neurotransmissores simpáticos estão esgotadas, a resposta cardiovascular pode agravar a condição do paciente, resultando em efeitos hemodinâmicos semelhantes aos de outras drogas comuns de indução, como o propofol.

  - o Em casos de marcada instabilidade hemodinâmica, realizar uma intubação vigil ou praticar uma intubação de sequência rápida (consulte a seção correspondente para mais detalhes). Sequências de intubação rápida podem ser muito úteis em pacientes com estômagos cheios ou naqueles sem histórico de jejum.

  - o O uso de protocolos que incluem diferentes medicamentos geralmente é apropriado, pois:

    - Permitem reduzir as doses de cada um dos componentes usados, diminuindo a incidência de efeitos adversos.

    - A combinação de benzodiazepínicos (diazepam, midazolam) e opioides (fentanil, remifentanil), além de propofol ou cetamina, pode ser usada na indução de pacientes críticos.

    - A lidocaína pode ser usada antes da administração do agente de indução para reduzir sua dose.

- A lidocaína deve ser administrada lentamente para prevenir a neurotoxicidade.

- Certifique-se de que a solução de lidocaína a ser infundida não contenha vasoconstritores (adrenalina).

  - Relaxantes musculares como succinilcolina, rocurônio e atracúrio podem ser usados como complemento dos anestésicos gerais para realizar uma intubação de sequência rápida.

- No entanto, quem realizar este protocolo deve estar familiarizado com a intubação orotraqueal, pois o paciente cessará sua ventilação espontânea.

- A succinilcolina não é recomendada em pacientes com trauma ou queimaduras graves, ou em qualquer situação que cause elevadas concentrações de potássio, pois pode agravar significativamente a hipercalemia.

  - o Certos medicamentos usados na indução podem ser administrados como infusão durante a fase de manutenção da anestesia, com propofol, opioides, lidocaína e benzodiazepínicos. As principais drogas indicadas para o paciente crítico, estão expostas na **Tabela 102.1.**, ao final do Capítulo.

4. MANUTENÇÃO E RECUPERAÇÃO ANESTÉSICA

- Anestésicos inalatórios geralmente são bem tolerados por pacientes críticos quando usados em concentrações baixas (≤ 1 CAM):

  - o Todos os anestésicos inalatórios, independentemente de suas características físico-químicas, causam depressão cardiorrespiratória dependendo da dose.

  - o O uso de técnicas de bloqueio locorregional é altamente recomendado para reduzir as necessidades de anestésicos gerais.

  - o O uso de anestésicos inalatórios em pacientes com trauma craniano e aumento da pressão intracraniana (PIC) elevada é controverso, pois parece induzir desregulação do fluxo cerebral devido à vasodilatação cerebrovascular. O uso abaixo de 1 CAM parece prevenir esse efeito prejudicial.

  - o A infusão de analgésicos opioides, agonistas alfa2, cetamina (em doses subanestésicas) e bloqueios locais e/ou regionais podem ser usados para diminuir a CAM dos anestésicos gerais.

- A administração de fluidos é necessária devido às perdas normais, além das perdas excessivas associadas a hemorragias, perdas gastrointestinais, formação de terceiros espaços e consumo de água reduzido.

  - o O uso de cristaloides versus coloides dependerá do estado do paciente.

    - Um paciente com perdas intersticiais com alto teor de eletrólitos, como um paciente com diurese elevada, vômitos ou diarreia, provavelmente

Tabela 102.1. – Doses Recomendadas de Tranquilizantes e Anestésicos Gerais para Pacientes Críticos.

Fármaco	Dose (mg/kg)	Comentários
Opioides:		
Morfina	0,1 a 1 IM, SC, IV 0,1 a 0,3mg/kg/h (infusão)	Menor impacto cardiovascular (bradicardia dose-dependente). Depressor respiratório.
Fentanil	0,005 a 0,01 IV 0,1 a 0,5ug/kg/min (infusão)	Ideal para pacientes críticos devido às suas propriedades analgésicas e sedativas.
Buprenorfina	0,01 a 0,03 IM, SC, IV	Podem ser antagonizados
Butorfanol	0,1 a 0,5 IM, SC, IV 0,1 a 0,2 mg/kg/min (infusão)	
Naloxona	0,005 a 0,02 IM, IV	Antagoniza o opioide rapidamente. Iniciar com doses mais baixas.
Benzodiazepínicos:		
Diazepam	0,1 a 0,5 IV	Mínima depressão cardiorrespiratória. Não gera analgesia. Podem ser combinados com opioides para reduzir as doses dos anestésicos gerais. Provê um bom relaxamento muscular. Anticonvulsivantes. Podem ser antagonizados pelo Flumazenil Cuidado nos pacientes em status *epilepticus* e PIC elevada. Antagoniza os benzodiazepínicos
Midazolam	0,1 a 0,5 IM, SC, IV Ambos: 0,1 a 0,5 mg/kg/h (infusão)	
Flumazenil	0,05 a 0,01 IM, IV	
Fenotiazínicos:		
Acepromazina	5 a 10 ug/kg IM, SC, IV (0,00125 mg/kg/IM e associação com fentanil e ketamina pode ser uma opção)	Em doses acima de 0,00125 mg/kg, não recomendado em pacientes críticos pelo impacto cardiovascular imprevisível (vasodilatação e hipotensão) e sua meia vida estendida. Não possui antagonista.
Alfa 2 agonistas:		
Xilazina	0,2 a 0,5 IM, IV	Dexmedetomidina: altamente específica por receptores adrenérgicos alfa 2. Excelente analgesia e sedação. Reduz as doses de indução e manutenção. Efeitos cardiovasculares relevantes (aumento da resistência vascular sistêmica e bradicardia). Possuem antagonista.
Dexmedetomidina	0,001 a 0,01 IM, IV	
Atipamezol	0,05 a 0,1 IM, IV	Pode produzir recuperações bruscas. Antagoniza a analgesia e a sedação. Administrar IV somente em emergências.
Inalatórios:		
Isoflurano, sevoflurano, desflurano		Requerem uma adequada ventilação alveolar e débito cardíaco para serem absorvidos, produzir a ação anestésica, e serem eliminados normalmente. Produzem depressão cardiorrespiratória dose dependente.
Dissociativos:		
Cetamina	1 a 10 IM, IV	Aumento indireto da descarga simpática (aumento transitório da frequência cardíaca e da pressão arterial). Depressor miocárdico em pacientes com depleção de catecolaminas (sepse ou hipovolemia funcional grave). Uso pode ser acompanhado de relaxantes musculares. Boa analgesia.
Barbitúricos:		
Tiopental	2 a 15 IV	Rápida ação e eliminação. Depressor cardiorrespiratório. Não se recomenda o uso prolongado como infusão devido a sua acumulação e eliminação tardia. Ação prolongada na acidose e na hipoproteinemia. Anticonvulsivante. Diminui a PIC. Não possui efeitos analgésicos.
Propofol	1 a 6 IV	Rápida indução anestésica e eliminação. Dose de indução pode ser reduzida combinando com sedativos ou cetamina. Importante depressor cardiorrespiratório. Anticonvulsivante. Reduz a PIC. Pode induzir formação de corpúsculos de Heinz em gatos nas infusões prolongadas. Deve fazer parte do cálculo de calorias ofertadas quando infundido de maneira contínua. Não aporta analgesia.
Etomidato	0,5 a 2 IV	Rápida indução anestésica e eliminação. Produz um baixo relaxamento muscular. Se recomenda associado aos sedativos ou outros anestésicos. Mínima depressão. Pode induzir aumentos da PIC. Produz depressão suprarrenal dose dependente. Não aporta analgesia.
Alfaxolona	1 a 3 IV; IM; SC	Se recomenda combinar com um opioide e/ou midazolam para melhorar a sedação e a analgesia, especialmente quando se utilizam doses baixas, e para melhorar a qualidade da recuperação anestésica.

IM: intramuscular, SC: subcutâneo, IV: intravenoso, PIC: pressão intracraniana.

Seção VIII

se beneficiará de um fluido cristaloide, como o Ringer lactato.

- Em pacientes com perdas de fluidos intravasculares, como no choque hemorrágico ou em pacientes hipoproteinemias, o uso de coloides combinado com cristaloides será benéfico.

- É fortemente recomendado o uso de índices dinâmicos de resposta a fluidos para prever o risco ou benefício de uma terapia de fluidos.

- Geralmente, é necessário o uso de ventilação mecânica com pressão positiva para manter níveis adequados de CO_2 e O_2 nesses pacientes.
  - o Deve-se ter cuidado com o uso de altas pressões na via aérea para evitar agravar danos em casos de contusão pulmonar ou inflamação do parênquima (síndrome do desconforto respiratório agudo).
  - o Sempre considere o possível impacto hemodinâmico da ventilação com pressão positiva, especialmente quando altas pressões na via aérea são usadas.
  - o O uso de um esquema de ventilação que ajusta o volume corrente (10-15mL/kg), otimiza o PEEP e ajusta a frequência respiratória para manter a normocapnia pode ser útil para manter uma troca gasosa aceitável.
    - A aplicação de altos níveis de PEEP e hipercapnia moderada pode ter efeitos adversos em pacientes com trauma craniano, portanto, seu uso deve ser avaliado criticamente
    - Geralmente, o tônus vasomotor é alterado em pacientes críticos.
    - O uso de vasopressores e inotrópicos é normalmente necessário (para mais detalhes dirigir-se à seção correspondente).

- O aumento da $PaCO_2$:
  - o Causa um deslocamento para a direita da curva de dissociação da oxi-hemoglobina.
  - o Reduz a resistência vascular sistêmica e aumenta a resistência vascular pulmonar.

  - o Aumenta a disponibilidade de oxigênio nos tecidos.

- Um nível leve de hipercapnia (55-60mmHg) aumenta significativamente a oxigenação intramural do intestino, contribuindo para evitar deiscências (aberturas) e encurtando o tempo de recuperação funcional do órgão.

- A monitorização próxima do paciente é vital e inclui eletrocardiografia, saturação de oxigênio, temperatura, frequência respiratória, pressão arterial sistêmica (preferencialmente invasiva), valores de CO_2 expirado, gases e eletrólitos arteriais e débito urinário.
  - o A monitorização da pressão venosa central, débito cardíaco e pressões pulmonares é geralmente tecnicamente exigente e mais cara, portanto, a decisão de implementá-las deve ser justificada.

- Uma vez terminado o período anestésico, estes pacientes geralmente requerem a mesma intensidade de monitorização e supervisão que durante a intervenção, pelo que a criação de unidades de cuidados intensivos pós-operatórios é altamente recomendada.
  - O acompanhamento cardiorrespiratório e renal é obrigatório, bem como o gerenciamento do status metabólico, temperatura e controle da dor.
  - Em certas situações, pode ser necessário reverter parcial ou totalmente alguma droga utilizada durante o período anestésico para minimizar efeitos adversos, como hipotensão, bradicardia ou depressão respiratória.

5. LITERATURA RECOMENDADA

1. Bailey J, Shapiro MJ. Abdominal compartment syndrome. Crit Care 2000;4(1):23-9.
2. Faust R., Cucchiara R., et al. Anesthesiology Review. 3rd Edition, Churchill Livingstone. 2002.
3. Kurt A. Grimm, Leigh A. Lamont, William J. Tranquilli, Stephen A. Greene, Sheilah A. Robertson. Veterinary Anesthesia and Analgesia, The 5th of Lumb and JonesTranquilli WJ., Thurmon JC., et al. Lumb and Jones's Veterinary Anesthesia and Analgesia. 4th Edition, Blackwell Publishing, 201507.
4. Silverstein D., Hopper K. Small Animal Critical Care Medicine, Saunders, Elsevier, 2009.

Protocolos anestésicos no paciente grave

103

Pablo E. Otero
Joaquin Araos
Diego A. Portela

1. INTRODUÇÃO

Devido à ampla variedade de entidades encontradas em pacientes gravemente enfermos e ao diferente impacto que cada uma delas tem sobre a homeostase corporal, torna-se indispensável avaliar cada uma delas separadamente, estabelecer metas terapêuticas claras e implementar o nível de monitoramento necessário para um acompanhamento claro e seguro.

Este capítulo revisa, de forma sucinta, os aspectos mais críticos das situações mais frequentemente encontradas em pacientes graves e como abordar o manejo anestésico.

2. PARTICULARIDADES DO PROTOCOLO ANESTÉSICO NOS PACIENTES COM DIFERENTES PATOLOGIAS.

2.1. – Contusão Pulmonar

- Metas terapêuticas:
  - Assegurar a oxigenação e prevenir a exacerbação do dano pulmonar.
  - Manter o débito cardíaco.
  - Reduzir o consumo de oxigênio dos músculos esqueléticos.
  - Garantir a perfusão dos tecidos.
  - Minimizar ao máximo a hipotermia.
  - Reduzir a dose de anestésicos gerais.
  - Garantir um nível adequado de analgesia durante o período de recuperação.
- A contusão pulmonar é uma descoberta comum em pacientes expostos a traumas torácicos.
- O fenômeno de compressão-descompressão, que ocorre após um trauma torácico não penetrante, gera mudanças de pressão nas camadas endoteliais e nas células epiteliais, criando áreas de hemorragia que liberam o sangue na luz do alvéolo.
- A acumulação de sangue causa atelectasia e colapsa as vias aéreas de pequeno calibre, promovendo hipoxemia devido à alteração da relação ventilação/perfusão.

- Os sinais predominantes se assemelham aos do distúrbio respiratório, resultando em hipoxemia e eventualmente hipercapnia.
- A terapia de suporte geralmente inclui administração de oxigênio e suporte ventilatório (ventilação mecânica com pressão positiva).
  - Esquema de ventilação protetiva para pequenos animais:
    - VT: 10-15mL/kg.
    - Delta drive (PIP-PEEP): ≤ 13cm H_2O
    - PEEP: 8 ± 2cm H_2O (ideal titular a PEEP).
    - FiO_2: ≤ 0,5 (nos casos de hipoxemia grave, FiO_2: 1).
  - Em casos de hemorragia pulmonar maciça, a utilização da intubação monobronquial costuma ser benéfica.
  - Em pacientes com hipoxemia grave, a aplicação de um nível adequado de PEEP (pressão positiva no final da expiração) frequentemente é necessária para garantir níveis de oxigenação aceitáveis (PaO_2 de pelo menos 60mmHg).
- Para avaliar a gravidade do problema, é altamente recomendável monitorizar a gasometria arterial (PaO_2, $PaCO_2$, PaO_2/FiO_2).
- Para fornecer analgesia e sedação, podem ser utilizados opioides em doses baixas, para não comprometer ainda mais a ventilação (consulte as doses na seção "**Considerações Anestésicas no Paciente Crítico**"). Essa consideração é menos relevante se o paciente estiver sendo ventilado mecanicamente.
- A indução pode ser realizada com propofol, etomidato, cetamina ou alfaxolona, dependendo da condição física do paciente (ASA).
- Para a manutenção da anestesia em pacientes com contusões pulmonares, o propofol (10-30mg/kg/hora) é altamente recomendado.
  - *O uso de bloqueios locorregionais ajuda a reforçar a analgesia e permite reduzir a dose dos anestésicos gerais.*

- Para a abordagem cirúrgica da cavidade torácica, o bloqueio paravertebral das raízes torácicas é o procedimento de escolha (para mais detalhes, consultar o capítulo apropriado).

- Em pacientes sob ventilação mecânica, o uso de relaxantes neuromusculares (atracúrio 0,2mg/kg; vecurônio 50µg/kg; rocurônio 0,6mg/kg) inibe a atividade do músculo esquelético, reduzindo o trabalho respiratório (WOB) e aumentando a eficiência no consumo de oxigênio pelos órgãos vitais (cérebro, miocárdio e território esplâncnico).

2.2. – Hernia Diafragmática Traumática Aguda

- Metas terapêuticas:
  - o Garantir a oxigenação.
  - o Sustentar o débito cardíaco.
  - o Tratar a atelectasia pulmonar induzida pela compressão abdominal.
  - o Assegurar a perfusão dos tecidos.
  - o Minimizar ao máximo a hipotermia.
  - o Garantir um nível adequado de analgesia durante o período de recuperação.
  - o A hérnia diafragmática resulta de uma lesão no diafragma e geralmente é causada por um aumento súbito e inoportuno da pressão intra-abdominal.
  - o O fígado é o órgão que com maior frequência invade a cavidade torácica, seguido pelo intestino delgado, estômago, baço e, por último, o omento.
  - o Os sintomas dependerão do grau de deslocamento dos órgãos abdominais, do comprometimento da capacidade residual funcional do pulmão e dos danos concomitantes no conteúdo da cavidade torácica (contusão pulmonar, contusão miocárdica, derrame pleural).
  - o Os sinais respiratórios são os mais frequentes.
    - A dispneia pode ser leve ou intensa. No último caso, o paciente fica ansioso e apresenta sinais de hipoxemia grave.

- Em pacientes com oxigenação aceitável, o uso de medicamentos sedativos (idealmente opiáceos) ajuda a reduzir o estresse. Às vezes, pode ser observado ao iniciar a ventilação assistida. Dificuldade excessiva em inflar o reservatório da bolsa ou pressões excessivas na via aérea com um volume corrente normal devem levantar a suspeita de uma possível hérnia diafragmática.

- A decisão de realizar a cirurgia corretiva dependerá da sintomatologia do paciente e do seu escore de gravidade:
  - o Quando o comprometimento ventilatório é moderado, recomenda-se a estabilização prévia do paciente (paciente ASA IV [E]).

- o Quando a função respiratória está significativamente comprometida ou o agravamento da função respiratória representa um risco iminente para a vida do paciente, é recomendada uma intervenção de emergência (paciente ASA V [E]).

- A preparação anestésica inclui:
  - o Administração de oxigênio desde as etapas de preparação do paciente.
  - o Em caso de desidratação pré-anestésica, é recomendada a otimização da volemia para aumentar o débito cardíaco e, assim, a entrega de oxigênio aos tecidos.
  - o Em caso de acúmulo de líquido/ar no espaço pleural é recomendável realizar uma toracocentese para aliviar a acumulação de líquido/ar pleural e melhorar a expansão do parênquima pulmonar.
  - o A incursão torácica do conteúdo abdominal colapsa os campos pulmonares afetados e altera a pressão negativa ótima, tornando a reexpansão espontânea do parênquima afetado complicada.
  - o A execução de uma manobra de recrutamento alveolar permitirá expandir artificialmente as áreas colapsadas do pulmão.
    - Antes de realizar o recrutamento alveolar, é necessário avaliar os riscos associados à expansão de um tecido cronicamente colapsado, incluindo risco de pneumotórax, sobredistensão do tecido normal e edema pulmonar após a reexpansão.
    - Esquema de recrutamento alveolar (realizar uma única manobra de capacidade vital):

- Pressão inspiratória: 25-30cmH2O (evitar causar danos usando pressões excessivas).
- Duração: 7-10 segundos.
- Sempre realizar monitoramento da pressão arterial durante a manobra.
  - o Realizar somente em pacientes hemodinamicamente estáveis. Mediante ventilação por pressão positiva será possível manter um volume corrente adequado.
    - Esquema de ventilação protetiva:
- VT: 10-15mL/kg.
- Delta drive (PIP-PEEP): ≤ 13cm H_2O
- PEEP: 8 ± 2cm H_2O (ideal titular a PEEP).
  - o O uso de PEEP é necessário após a manobra de recrutamento alveolar para manter a expansão pulmonar alcançada durante a manobra. Se a PEEP não for aplicada, o recolapso alveolar será inevitável.
- FiO_2: ajustar em função dos valores de SPO_2.
  - o A ventilação desses pacientes geralmente é complexa, especialmente naqueles com hipoxemia grave e refratária à oxigenoterapia.

- O uso de relaxantes neuromusculares (atracúrio 0,2mg/kg; vecurônio 50μg/kg; rocurônio 0,6mg/kg) contribuirá para o controle da ventilação.

- Protocolo anestésico.

- Na medida do possível, deve-se assegurar um retorno venoso adequado antes de iniciar a anestesia.

  o Se necessário, planejar a reposição volêmica antes de realizar a indução anestésica.

- Dependendo das patologias concomitantes, qualquer droga anestésica pode ser utilizada para a indução anestésica de pacientes com hérnia diafragmática.

  o Em todos os casos, a indução deve ser realizada lentamente (pelo menos 3 minutos), ajustando a dose final do anestésico.

  o Em pacientes com estabilidade hemodinâmica, o propofol e a alfaxolona são as escolhas preferidas.

    ▪ Propofol:

- (Taxa de infusão durante a indução de pacientes críticos): 1mg/kg/min.

- (Taxa de infusão durante a manutenção de pacientes críticos): 0,3-0,4mg/kg/min.

    ▪ Alfaxolona:

- (Taxa de infusão durante a indução de pacientes críticos): 1mg/kg/min.

- (Taxa de infusão durante a manutenção de pacientes críticos): 0,1-0,2mg/kg/min.

- Mantém o reflexo barorreceptor e causa menos bradicardia.

- Combinar com midazolam para diminuir a possível mioclonia (0,2mg/kg).

- Recomenda-se a pré-medicação com analgésicos-sedativos potentes para reduzir a dose dos indutores.

  o Em pacientes mais graves, utilizar:

    ▪ Fentanilo: 2μg/kg como dose de ataque, seguida de uma infusão contínua de 5 a 10μg/kg/h.

    ▪ Remifentanil: 0,4μg/kg/min durante 5 minutos, seguido de infusão contínua de 0,1-0,3μg/kg/min.

  o Em pacientes estáveis:

    ▪ Metadona: 0,2-0,4mg/kg.

    ▪ Meperidina: 5mg/kg (pode produzir liberação de histamina).

    ▪ Devido alta incidência de vômitos e potencial liberação de histamina, evitar a morfina.

  o Recomendações para a escolha da pré-medicação:

    ▪ De preferência, utilizar a via intravenosa (IV).

    ▪ Manter o paciente oxigenado durante TODO o procedimento.

- Sempre que possível, evitar o uso de medicamentos com um prolongado período de latência (como buprenorfina ou morfina).

    ▪ Se possível, optar por medicamentos lipossolúveis (de fácil titulação) e com curto período de latência (como fentanil ou remifentanil).

    ▪ Reduzir ao máximo o período de tempo entre a pré-medicação e a indução.

- As drogas administradas na pré-medicação podem piorar a condição do paciente ao deprimir a respiração ou alterar os determinantes do débito cardíaco (frequência cardíaca, contratilidade, retorno venoso).

- Implementar o monitoramento durante a indução anestésica para garantir a segurança do paciente.

- Manutenção da anestesia.

  o É possível utilizar indistintamente protocolos de anestesia inalatória ou TIVA (ver taxa de infusão acima). No entanto, em casos de toracotomia, às vezes, é preferível usar um protocolo TIVA, uma vez que a ocorrência de pneumotórax associado à cirurgia é comum, tornando difícil manter uma anestesia inalatória estável e livre de contaminação na sala cirúrgica

- Importante: repetir a manobra de recrutamento alveolar antes de realizar a extubação do paciente, com as mesmas considerações mencionadas anteriormente.

  o Idealmente, essa última manobra é realizada após ventilar o paciente por pelo menos 5 minutos com uma $FiO_2 < 0,3$.

  o A implementação de pressão positiva nas vias aéreas (CPAP) durante o período de recuperação ajuda a prevenir a atelectasia e a melhorar a oxigenação.

  o O uso de uma máscara de CPAP pode ser benéfico no período pós-operatório desses pacientes.

2.3. – Contusão miocárdica

- Metas terapêuticas:

  o Manter o débito cardíaco.

  o Controlar ou moderar a ocorrência de arritmias cardíacas.

  o Garantir a perfusão dos tecidos.

  o Evitar a sobrecarga de fluidos.

  o Minimizar ao máximo a hipotermia.

  o Reduzir a dose de anestésicos gerais.

  o Diminuir o estímulo simpático excessivo.

  o Garantir um nível adequado de analgesia durante o período de recuperação.

- A contusão miocárdica pode ocorrer concomitantemente com a contusão pulmonar como resultado de um trauma torácico não penetrante.

- A complicação mais prevalente nesses pacientes decorre do atordoamento miocárdico (*myocardial stunning*). Isso se caracteriza por uma disfunção ventricular, que afeta tanto a função sistólica, quanto a diastólica e que se manifesta clinicamente como uma redução do débito cardíaco.

  o Com menor prevalência e maior índice de mortalidade, podemos encontrar injúria das artérias coronárias, dano valvular e ruptura dos músculos papilares.

- A estabilização da função miocárdica pode ser alcançada por meio da administração de drogas simpaticomiméticas adequadas à causa/necessidade (como dobutamina, norepinefrina, efedrina).

  o Dobutamina: 5-20µg/kg/min.

  o Norepinefrina: 0,1-1µg/kg/min.

  o Fenilefrina: 0,1-1µg/kg/min.

  o Efedrina: 0,05-0,2mg/kg. Diferentemente dos outros vasopressores, a efedrina em uma única dose possui um efeito de duração prolongada (10-15 minutos).

  o O uso de todas as drogas mencionadas acima requer monitorização contínua do traçado eletrocardiográfico e da pressão arterial, de preferência invasiva ou direta.

- A "falha miocárdica" pode se agravar com a administração de drogas anestésicas, portanto, recomenda-se a escolha de medicamentos com menor impacto cardiovascular.

  o O midazolam e os opioides (metadona, fentanil, remifentanil) costumam ser úteis devido ao baixo impacto no equilíbrio hemodinâmico que eles promovem.

    ▪ Quando usados como pré-medicação anestésica, esses compostos permitem a redução da dose do indutor e diminuem o risco de hipotensão e hipocontratilidade miocárdica. No entanto, estudos em cães saudáveis e críticos demonstraram que, embora as benzodiazepinas possam reduzir a dose de indução de anestésicos, como o propofol, parâmetros hemodinâmicos relevantes, como débito cardíaco e pressão arterial sistêmica, não são superiores à indução sem benzodiazepina.

    ▪ Tanto a morfina, quanto a meperidina podem promover a liberação de histamina (taquicardia e hipotensão) e piorar o comprometimento do perfil hemodinâmico quando administradas por via intravenosa.

- Para realizar a indução anestésica em pacientes com contusão miocárdica, o etomidato é uma boa escolha.

  o Etomidato: 1-2mg/kg/min até a intubação endotraqueal (o uso concomitante de midazolam reduz a incidência de mioclonias).

---

  o O uso de propofol em doses significativamente reduzidas, por exemplo, associadas a relaxantes musculares, pode fornecer um perfil de indução estável nesse tipo de paciente.

- A cetamina, em combinação com o midazolam, também pode ser usada.

  o Cetamina: 2-5mg/kg, midazolam 0,3mg/kg.

  o Devido às características cardiotóxicas de seu veículo (propilenoglicol), o diazepam deve ser administrado muito lentamente nesses pacientes.

    ▪ Esse conceito se aplica especialmente a gatos e cães de pequeno porte (raças *toy*).

- O propofol causa hipotensão e depressão miocárdica, portanto, se for utilizado, sua dose deve ser drasticamente reduzida.

  o A administração, titulada e lenta, ajuda a moderar o desequilíbrio hemodinâmico.

  o Taxa de infusão recomendada para a indução com propofol:

    ▪ **1mg/kg/min até obter a intubação orotraqueal.**

- O uso de acepromazina e agonistas alfa2 (dexmedetomidina, medetomidina, xilazina, romifidina) não é recomendado devido ao impacto evidente sobre a função cardiovascular experimentada pelos pacientes medicados com esses medicamentos.

- Em pacientes com contusão miocárdica, sem sangramento ativo, pode ser administrada aspirina (5mg/kg a cada 24 horas) como antiagregante plaquetário.

2.4. – Contusão cerebral

- Metas terapêuticas:

  o Reduzir a elevada pressão intracraniana (PIC).

  o Manter uma adequada pressão de perfusão cerebral (PPC).

  o Minimizar ao máximo a hipotermia.

  o Garantir um nível adequado de analgesia durante o período de recuperação.

  o Evitar a hipotensão, hipoxemia e hipercapnia marcadas.

- O trauma por impacto na abóbada craniana pode causar contusão ou laceração da córtex cerebral.

  o O dano ao parênquima cerebral também pode ocorrer como resultado do fenômeno de aceleração e desaceleração.

- O crânio é uma abóbada não distensível, composta principalmente por 3 tecidos: o cérebro, o sangue e o líquido cefalorraquidiano.

  o A pressão intracraniana (PIC) aumenta como resultado de um aumento em qualquer um dos componentes da cavidade.

- O aumento da PIC agrava a isquemia do parênquima cerebral, acelerando o dano celular.

- O fator que determina a perfusão do tecido cerebral é conhecido como PPC (pressão de perfusão craniana)
  - A PPC é determinada pela diferença entre a pressão arterial média (PAM) e a PIC.
    - Diminuições na PAM, devido a lesões no centro vasomotor, hemorragia ou hipovolemia, ou aumentos na PIC, invariavelmente resultam em diminuição da PPC e, portanto, isquemia cerebral.

- Em situações de trauma craniano, a capacidade do tecido cerebral de autorregular o fluxo sanguíneo, em resposta a alterações no consumo de O₂ ou variações na PaO₂ e PaCO₂, fica comprometida.
  - Como raramente a PIC é determinada na medicina veterinária, a conduta a ser seguida é a seguinte:
    - Em pacientes com trauma craniano, em que não se suspeita de aumento da PIC, a PAM é mantida acima de 60mmHg.
    - Quando houver suspeita fundamentada de uma PIC elevada (comportamento anormal, mudanças nos diâmetros pupilares [anisocoria], convulsões, bradicardia de origem não cardiovascular), recomenda-se manter a PAM acima de 90mmHg para preservar ao máximo a PPC.

- Drogas de eleição em pacientes com trauma craniano:
  - O etomidato diminui tanto o fluxo sanguíneo cerebral, como o consumo de O₂. No entanto, a inclusão desse fármaco no protocolo deve levar em consideração sua capacidade de gerar focos epileptiformes. Além disso, em pacientes com pré-medicação deficiente, o etomidato pode induzir náuseas e vômitos, o que pode aumentar a PIC.
  - O propofol e a alfaxolona são os indutores anestésicos de escolha em pacientes com trauma craniano devido ao seu efeito protetor sobre o perfil hemodinâmico cerebral.
  - O propofol é a droga de escolha para a manutenção desses pacientes.
    - A combinação de propofol com opioides, benzodiazepínicos e/ou anestésicos locais, como a lidocaína, permite reduzir a dose de indução e manutenção, evitando assim a hipotensão e a subsequente diminuição da PPC.
  - Os anestésicos inalatórios diminuem o metabolismo cerebral, mas podem aumentar o fluxo sanguíneo devido à vasodilatação.
    - Em todos os casos, evite o reflexo de tosse ao realizar a intubação endotraqueal aplicando lidocaína a 1% na entrada da laringe 40-60 segundos antes do procedimento. Também pode-se

administrar um bolus de fentanil ou relaxante muscular de ação rápida.

- Se forem utilizados, devem ser associados a outras drogas para manter os valores de MAC (concentração alveolar mínima) abaixo de 1, a fim de preservar a autorregulação do fluxo sanguíneo e a relação entre o fluxo sanguíneo cerebral e o metabolismo.
  - A cetamina é excluída do protocolo devido ao seu efeito vasodilatador cerebral.

2.5. – Pacientes hipovolêmicos

- Metas terapêuticas:
  - Restabelecer o débito cardíaco.
  - Manter um retorno venoso adequado.
  - Garantir a pressão de perfusão tecidual.
  - Assegurar um nível adequado de analgesia durante o período de recuperação.

- Causas de hipovolemia:
  - Hemorragia.
  - Hipoalbuminemia.
  - Desidratação.
  - Distribuição inadequada do volume sanguíneo disponível.
    - Por exemplo, em consequência da administração de anestésicos vasodilatadores (hipovolemia relativa).

- Para uma boa categorização da evolução do paciente, deve-se monitorar indicadores de pré-carga e parâmetros de fluxo anterógrado, como tempo de enchimento capilar, coloração das membranas mucosas, pressão arterial e débito cardíaco. É recomendável utilizar índices dinâmicos de resposta a fluidos para determinar quais pacientes necessitam de infusões em maior ou menor volume e em quais velocidades.

- Pacientes hipovolêmicos frequentemente apresentam episódios de hipotensão durante a indução anestésica.
  - Recomenda-se garantir uma adequada reanimação volêmica com a administração de fluidos antes da indução.
  - O uso concomitante de vasopressores, antes da indução, deve ser considerado.

- Drogas anestésicas recomendadas no paciente hipovolêmico.
  - As doses dos agentes de indução devem ser reduzidas. Em todos os casos, a administração de agentes de indução deve ser lenta e titulada.
  - Tanto a cetamina (exceto em casos de depleção de catecolaminas) quanto o etomidato preservam a função cardiovascular.

- Recomenda-se a administração conjunta de agentes de indução com opioides e benzodiazepínicos para realizar a indução anestésica.

o Nestes pacientes, o uso de propofol geralmente resulta em vasodilatação acentuada e depressão miocárdica, levando inevitavelmente à hipotensão, a menos que a dose seja significativamente reduzida com coadjuvantes.

2.6. – Trauma abdominal

- Metas terapêuticas:

  o Reduzir a pressão intra-abdominal (PIA < 10mmHg).

  o Restaurar um retorno venoso adequado (PVC 3-8mmHg).

  o Garantir a perfusão tecidual (PAM > 65mmHg).

  o Repor a volemia (ΔPp < 13%).

  o Manter o débito urinário (> 0,5mL/kg/hr).

  o Assegurar um nível adequado de analgesia durante o período de recuperação.

- Os órgãos mais afetados durante o trauma abdominal são:

  o Intestino, fígado, baço e grandes vasos sanguíneos.

- Os achados mais comuns em pacientes com trauma abdominal incluem:

  o Hemorragia abdominal (ruptura do fígado, baço ou grandes vasos abdominais).

  o Formação de hérnias abdominais.

  o Ruptura do ureter e/ou da bexiga.

- O trauma geralmente está associado a um aumento considerável na pressão intra-abdominal (PIA), o que por sua vez promove o desenvolvimento de distúrbios orgânicos significativos:

  o A redução do retorno venoso e a subsequente diminuição do débito cardíaco são um dos distúrbios que colocam o paciente em risco.

  o A compressão que o conteúdo abdominal exerce sobre o diafragma colapsa o tecido pulmonar, promovendo a hipoxemia devido a uma capacidade funcional residual reduzida.

  o A perfusão esplâncnica se deteriora proporcionalmente ao aumento da PIA.

    - A redução do fluxo sanguíneo renal está associada à diminuição do débito urinário.

- Evitar, sempre que possível, anestesiar pacientes hipovolêmicos antes da correção imediata do choque.

- A administração de volumes importantes de fluidos deve incluir cristaloides (soluções isotônicas e/ou hipertônicas, dependendo da osmolaridade atual do paciente) e coloides (principalmente naturais) ajus-

tados com base em metas, como índices dinâmicos, como a variação na pressão de pulso.

  - O uso de sangue fresco ou derivados pode ser vital no manejo de hemorragias que comprometam o hematócrito.

- Sugere-se evitar a anestesia e transfundir pacientes com valores de hemoglobina abaixo de 7g/dL.

- Durante a anestesia, mantenha uma concentração de hemoglobina $\geq$ 8g/dL.

- Para classificar a gravidade do paciente, deve-se analisar a evolução dos marcadores metabólicos da relação perfusão/oxigenação tecidual.

  o Em pacientes com anemia aguda grave encontraremos:

    - Queda da pressão parcial de O_2 no sangue venoso misto (PvO_2).

    - Aumento no gradiente arteriovenoso de O_2 (indicativo de alta extração de O_2 tecidual).

    - Elevação do gradiente arteriovenoso para a $PaCO_2$.

    - Valores elevados de lactato (indicador tardio de perfusão tecidual deficiente).

- Um achado comum no trauma abdominal é o uroperitônio, que ocorre como resultado de lesões nas vias urinárias (rins, ureteres, bexiga, uretra abdominal).

- É importante, na medida do possível, restabelecer o equilíbrio eletrolítico antes de anestesiar o paciente.

- Entre as alterações mais comuns, destaca-se a hipercalemia.

- Hipercalemia é considerada quando os valores plasmáticos estão acima de 5,5mEq/L.

- Valores acima de 7,5mEq/L podem comprometer a vida do paciente, principalmente devido à ocorrência de arritmias cardíacas (bradicardia, parada atrial, ritmo sinoventricular, fibrilação ou assistolia ventricular).

- As medidas indicadas para reduzir os distúrbios associados à hipercalemia podem incluir alguns dos seguintes procedimentos:

  o Administração de gluconato de cálcio (0,5-1,5mL/ kg IV) lentamente.

  o A administração de cálcio aumenta o limiar de despolarização da fibra nervosa. Isso temporariamente "normaliza" a diferença de voltagem entre o potencial de membrana em repouso e o limiar crítico de despolarização.

  o Essa manobra não corrige o valor do potássio, mas permite estabilizar as fibras de condução e reduzir a ocorrência de arritmias cardíacas.

  o Administração conjunta de dextrose (0,7 a 1g/kg IV) e insulina regular (0,1 a 0,5U/kg IV).

o Essa combinação induz a migração do potássio extracelular para o interior da célula. Os níveis de glicose plasmática devem ser monitorados de forma agressiva após a administração de insulina.

o Administração de bicarbonato de sódio (1 a 2mEq/kg IV) lentamente (10 a 15 minutos).

- Em casos de alcalose metabólica, o organismo força a migração do potássio extracelular para o espaço intracelular. No entanto, essa terapia é menos eficiente na redução do potássio em comparação com outras abordagens, e seu uso para esse fim é controverso nos dias de hoje.

- Administração de agonistas β2-adrenérgicos.

- Eles ativam a bomba de sódio/potássio ATP$_{ase}$ dependente, causando a translocação do potássio para o espaço intracelular.

- Todas essas medidas têm como objetivo corrigir e estabilizar temporariamente o paciente. No entanto, a cirurgia será necessária para garantir uma evolução favorável

  ▪ ***Protocolo anestésico para o paciente com trauma abdominal.***

- Especialmente em casos de suspeita de hipertensão abdominal ou quando há suspeita de estômago cheio, é pertinente administrar profilaxia gastrointestinal e seguir protocolos de indução rápida para evitar aspiração de conteúdo gástrico.

- Em pacientes hipovolêmicos, deve-se respeitar as diretrizes estabelecidas nos itens anteriores.

- Em caso de necessidade de compensação de um paciente com sangramento ativo, é importante adotar uma abordagem tolerante à hipotensão (hipotensão permissiva).

- Quando possível, administrar analgésicos para reduzir a resposta simpática.

- Até que haja um diagnóstico definitivo, deve-se analisar criticamente a administração de medicamentos que afetem a motilidade gastrointestinal ou o funcionamento dos órgãos abdominais.

  o A administração de morfina tem uma alta incidência de vômitos e estase gastrointestinais.

o A lidocaína aumenta significativamente a motilidade do trato gastrointestinal (indiretamente, bloqueando sinais inibitórios e reduzindo a formação de substâncias inflamatórias e radicais livres) e fornece analgesia.

o A meperidina possui efeitos antiespasmódicos (mas promove a liberação de histamina).

o Os anti-inflamatórios não esteroides (AINEs) podem precipitar lesão renal aguda em pacientes hipotensos e hipovolêmicos.

o Os AINEs inibidores da COX1 podem favorecer o sangramento devido ao seu efeito antiagregante plaquetário.

o A dipirona (25mg/kg) é um excelente analgésico visceral.

o A cetamina é eliminada principalmente por filtração glomerular em gatos. Deve-se considerar isso em pacientes oligúricos e com lesão das vias urinárias.

o A cetamina é eliminada principalmente por metabolismo hepático em cães. Deve-se considerar isso em pacientes com fluxo plasmático hepático reduzido (aumento da PIA, diminuição da PAM).

o A taxa de eliminação do propofol costuma permanecer estável em pacientes com disfunção hepática e/ou renal devido ao seu metabolismo parcialmente extra-hepático. No entanto, pode causar hipotensão.

o Quando o parênquima pulmonar está saudável, a anestesia inalatória é apropriada.

o O uso de técnicas de bloqueio loco-regional, como o bloqueio TAP (bloqueio do plano transverso abdominal) ou o uso de epidurais com baixa concentração de anestésicos locais, é uma alternativa para pacientes com ruptura da parede abdominal.

3. LITERATURA RECOMENDADA

1. Armitage-Chan E, Wetmore L, Chan D. Anesthetic management of the head trauma patient. J Vet Emerg Crit Care 17(1) 2007, pp 5-14.
2. Haskins S., Aldrich J., et al. Small Animal Emergency and Intensive Care. University of California, Davis, teaching textbook. VSR 460. 2006.
3. Morgan GE., Mikhail MS., et al. Clinical Anesthesiology. 4th edition, Lange Medical Books/McGraw-Hill Medical Publishing Division. 2006.
4. Silverstein D., Hopper K. Small Animal Critical Care Medicine, Saunders, Elsevier, 2009.

104 Anestesia em Abdome

Pablo E. Otero
Diego A. Portela

1. INTRODUÇÃO

- Em pacientes críticos com lesões localizadas no abdome ou na parede abdominal, o uso de bloqueios locorregionais é considerado uma alternativa preferencial.

- O bloqueio neuroaxial por meio da anestesia/analgesia epidural é, sem dúvida, uma opção a ser considerada para aliviar a dor de origem traumática intra-abdominal. No entanto, na maioria dos casos, o desequilíbrio hemodinâmico subjacente e potenciais distúrbios de coagulação questionam o uso dessas técnicas, uma vez que afetam o tônus simpático ao promover o bloqueio da cadeia simpática.
  - o Então, sempre que for alcançado um equilíbrio hemodinâmico estável e após descartar problemas de coagulação, a opção de analgesia/anestesia epidural pode ser considerada.
  - o Quando possível, a colocação de um cateter permitirá a administração sequencial e ajustada de analgésicos.

- Quando o trauma afeta as estruturas da parede abdominal, o uso do bloqueio nervoso no plano transverso abdominal torna-se uma manobra preferencial devido ao impacto sistêmico limitado que essa técnica proporciona e ao bloqueio sensorial profundo e duradouro que a acompanha.

- Embora menos comum, a irrigação da cavidade abdominal com soluções anestésicas é outra alternativa.

2. NEUROBLOQUEIOS PARA ABDOME

2.1. – Indicações

- Abdome agudo.
- Ruptura da parede muscular.
- Ineficácia dos opiáceos sistêmicos.
- Efeitos adversos de opiáceos ou analgésicos sistêmicos.

2.2. – Opções Técnicas

- Analgesia epidural contínua (AL + opiáceos).

- TAP block (bloqueio nervoso no plano transverso abdominal).
- Irrigação intraperitoneal.

2.3. – Contraindicações

- Falta de treinamento do operador.
- Tendencia para hemorragia/coagulopatia.
- Infecção no sítio de abordagem e/ou anatomia alterada.

2.4. – Monitorização

- Durante a execução do procedimento: monitorização contínua do ECG, NIBP e SpO2.

- Quando possível, ao trabalhar com pacientes conscientes, preste atenção ao surgimento de desconforto ou dor durante a punção/administração (como sinal de neuropraxia).

- Realize doses de teste quando o volume do anestésico local (AL) se aproximar da dose máxima:
  - o lidocaína: 20 mg kg^{-1}.
  - o bupivacaína: 4 mg kg^{-1}.
  - o ropivacaína 5 mg kg^{-1}.

- Em pacientes com infusões contínuas de AL, registre a pressão arterial, SpO2 e temperatura uma vez por hora.

3. BLOQUEIO EPIDURAL ABDOMINAL

3.1. – Técnica de Colocação do Cateter Epidural

Quando for necessário um bloqueio sensorial prolongado, considere a colocação de um cateter a partir do qual administrar os analgésicos.

3.1.1. – Equipamento

Materiais necessários para o cateterismo do espaço epidural (**Figura 104.1.**):

- Agulha de Tuohy 18G e 20G.

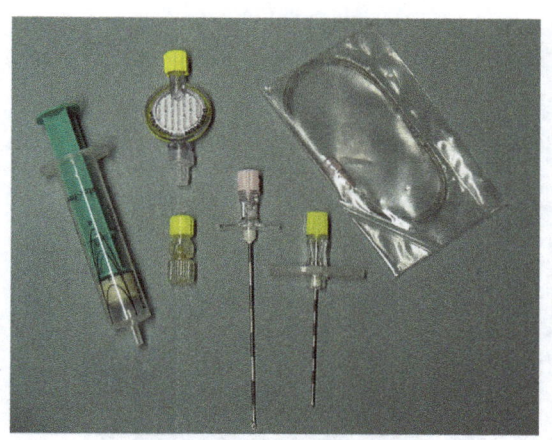

Figura 104.1. – Na figura, você pode observar os instrumentos utilizados para realizar um cateterismo epidural. Isso inclui uma agulha de Tuohy de 18G e 20G, uma seringa de baixa resistência para executar a técnica de perda de resistência, um cateter de 0,45mm com centinela radiopaco, um conector para acoplar a seringa e um filtro antibacteriano Perifix de 0,2μm.

- Cateter epidural calibrado 20G e 24G.
- Conector para unir o cateter na seringa.
- Filtro antibacteriano (2 quando houver a opção de deixar o cateter por mais que 7 dias).
- Material para tunelizar e suturas para fixar o cateter.

3.1.2. – Colocação do Cateter no Espaço Epidural

- Para realizar o cateterismo do espaço epidural, são necessários materiais adequados.
- As agulhas mais utilizadas são a Tuohy ou Crawford, disponíveis em diferentes tamanhos, sendo os mais comuns de 18G e 20G.
- Os cateteres usados são geralmente de plástico, radiopacos, com um diâmetro interno de 0,45mm..
  - o Eles possuem marcas em intervalos regulares para orientação quanto à sua localização.
  - o A primeira marca geralmente coincide com o comprimento da agulha.
- O cateter é inserido por meio de uma punção lombossacral ou sacrococcígea.
  - o A manobra é realizada estritamente seguindo as normas de assepsia.
  - o Neste caso, a preparação do campo cirúrgico é ampliada para evitar a contaminação do cateter.
- Sugere-se o uso de grandes panos de campo com uma fenestra (abertura) reduzida
- A agulha de Tuohy possui um bisel rombo com a extremidade distal curvada e um forame lateralizado (ponto de Huber), o que permite direcionar corretamente o catéter dentro do canal.
- A introdução da agulha no espaço epidural é realizada utilizando a técnica de perda de resistência (**Figura 104.2.**). Atualmente, o guia ecográfico é uma alternativa que adiciona previsibilidade ao procedimento.

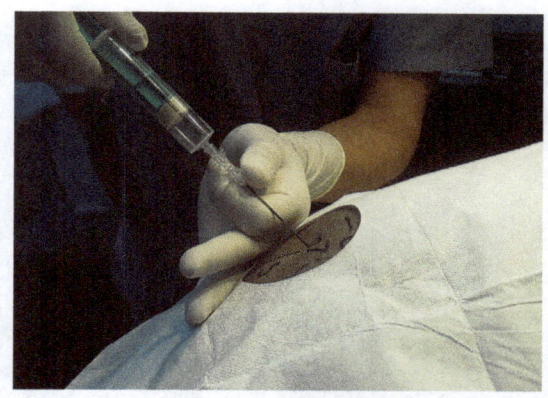

Figura 104.2. – A seringa de baixa resistência é acoplada à agulha de Tuohy, e à medida que esta avança, uma leve pressão é exercida no êmbolo da seringa até ocorrer a perda súbita de resistência, o que indica a localização no espaço epidural.

- Uma vez que a agulha esteja corretamente posicionada no espaço epidural, o mandril é removido e é feita uma injeção de teste, na qual a falta de resistência é confirmada antes de proceder à colocação do cateter.
  - o *Essa primeira injeção dilata o espaço epidural, facilitando a introdução posterior do cateter.*
  - o *A ultrassonografia permite reconhecer sinais inequívocos de injeção epidural. Recomenda-se o uso dessa confirmação para evitar uma posição errônea do cateter (**Figura 104.3.**).*
- Com a agulha na posição correta, o introdutor é inserido.
- Em seguida, o cateter é introduzido suavemente (**Figura 104.4.**).
  - o Realizar uma injeção com solução salina antes de passar o cateter para promover a distensão do espaço epidural, confirmar a posição correta da agulha por meio de sinais ecográficos e aumentar as chances de manter o cateter no espaço desejado.
- O cateter geralmente é introduzido a uma profundidade de alguns centímetros (2 a 4 cm), mas se necessário, pode ser avançado ainda mais.
  - ▪ Quando se deseja uma posição precisa, é recomendável avançar o cateter um pouco além do local desejado, pois, ao retirar a agulha, ele tende a se deslocar caudalmente.
    - ♦ Para tratar condições abdominais, o bloqueio deve abranger os segmentos toracolombares da medula espinhal, de T5 a L3.
    - ♦ Idealmente, a ponta do cateter deve ficar acima de L3, evitando assim o bloqueio das raízes motoras dos membros inferiores.
  - ▪ O avanço do cateter deve ser suave para evitar que ele penetre nos tecidos do espaço epidural, especialmente nos plexos venosos.
  - ▪ Nunca retire o cateter enquanto a agulha estiver no lugar, pois ele pode se cortar e ficar retido no espaço epidural.

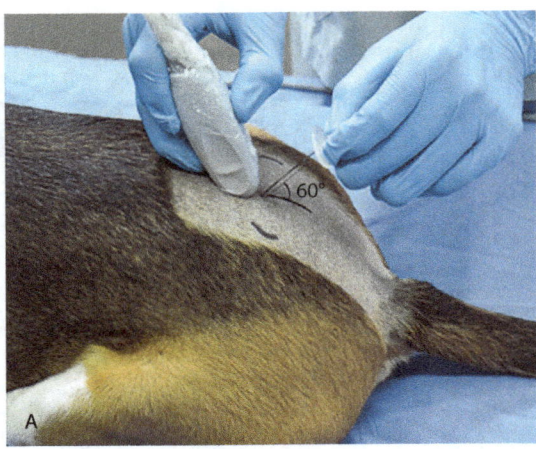
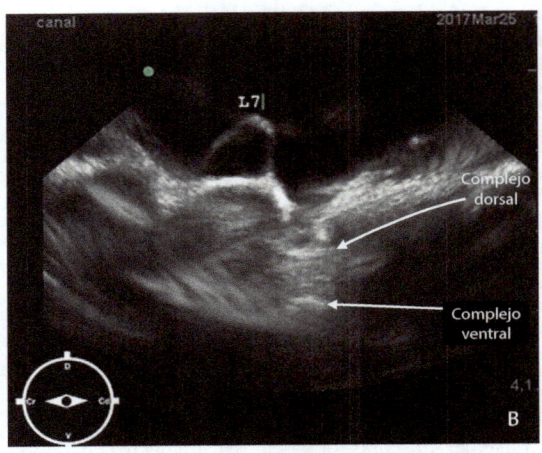

Figura 104.3. – A) Abordagem lombossacral "em plano" guiada por ecografia. O transdutor é posicionado sobre as apófises espinhosas ao nível do espaço lombossacral, com a marca direcionada para cima. Uma vez que o espaço está centralizado na imagem, a agulha é inserida em direção caudocranial e com um ângulo de inclinação de 60-80 graus em relação à pele, até atravessar o ligamento amarelo. B) Janela acústica de um corte parasagital oblíquo na altura do espaço lombossacral, feito com um transdutor microconvexo. A bússola indica a orientação do transdutor (D: dorsal; V: ventral; Cr: cranial; Cd: caudal).

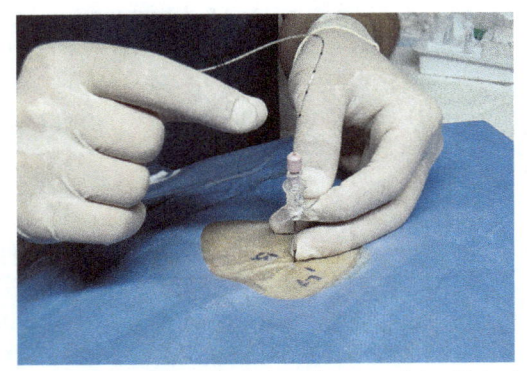

Figura 104.4. – Após a colocação do introdutor, o cateter é introduzido no espaço epidural até atingir a posição escolhida.

- Uma vez posicionado na altura desejada, a agulha é removida e, na extremidade livre do cateter, é colocado um adaptador que permite acoplar a seringa.
- O cateter é fixado à pele com um ponto de sutura.
  - Existe a opção de tunelização parte do cateter de forma subcutânea para melhorar sua fixação e evitar que o paciente o remova.
  - Essa manobra é útil quando se pretende deixá-lo no local por vários dias.
- O uso de colares elisabetanos pode ser necessário para restringir a mobilidade do animal.
- É recomendável o uso de filtros antibacterianos (de 0,2µm) para prevenir contaminações. Eles são colocados entre o adaptador e a seringa.
- Quando o cateter permanece inserido por um longo período, é preferível usar dois filtros antibacterianos colocados um após o outro, garantindo assim medidas adicionais de prevenção.
- Após a conclusão da cateterização, deve-se aspirar com a seringa para verificar a ausência de sangue ou líquor cefalorraquidiano (LCR).

- Deve-se observar que tanto o comprimento quanto o pequeno diâmetro interno do cateter aumentam significativamente a resistência à injeção.
- Para remover o cateter, o ponto de sutura é removido e ele é deslocado suavemente em direção retrógrada.
- Alguns autores sugerem a cultura da extremidade do cateter, mesmo na ausência de indícios de contaminação, como medida preventiva para possíveis complicações.

3.1.3. – Administração de analgésicos por via epidural em infusão contínua

- O principal objetivo da administração contínua de analgésicos por via epidural é aliviar a dor e proporcionar conforto ao animal.
- Ao contrário do que acontece com a anestesia, os regimes de administração contínua de analgésicos nunca devem insensibilizar uma região ou causar um nível excessivo de sedação.
- Os analgésicos mais comumente usados para analgesia epidural contínua são a morfina (sem conservantes) e os anestésicos de longa duração, como a bupivacaína e a ropivacaína, sempre utilizados em concentrações abaixo de 0,125% e 0,2%, respectivamente.
  - o A dose recomendada para a morfina é de 0,1mg/kg, diluída em 0,3mL/kg.
  - o Os anestésicos locais devem estar em concentrações ≤ 0,2%.
    - Dose única: 0,1mL/cm/ L_{OC} (*longitud occípito-coccígea*).
    - Infusão contínua: 0,02-0,05mL/kg/h.
      - ◆ Se a extensão da analgesia não for suficiente, aumenta-se o volume da próxima injeção, mantendo a concentração originalmente utilizada.
      - ◆ Se a extensão do bloqueio for excessiva, reduz-se o volume.

♦ Em caso de sinais de fraqueza muscular, reduz-se a concentração do anestésico, mantendo o volume original.

♦ Em caso de sinais de sedação excessiva, reduz-se a dose de opioides.

3.1.3.1. – Vantagens

- Analgesia superior à via sistêmica.
- Melhora da resposta imune.
- Ideal para o manejo de traumas extensos.

3.1.3.2. – Desvantagens

- Requer treinamento especializado para a cateterização do espaço epidural.
- Pode mascarar uma evolução desfavorável do quadro clínico.
- Pode causar hipotensão.
- Efeitos adversos (náusea, vômito, retenção urinária, depressão respiratória, coceira).
- Complicações (punção dural, hematoma epidural, lesão da medula espinhal).

4. BLOQUEIO DO PLANO TRANSVERSO ABDOMINAL (TAP BLOCK: TRANSVERSE ABDOMINAL PLANE BLOCK)

4.1. – Introdução

A parede abdominal é inervada pelas ramificações ventrais dos nervos torácicos de T8 a T13 e pelos nervos lombares de L1 a L3. Esses nervos, após atravessarem vários planos musculares, se posicionam entre o músculo transverso do abdome e o reto abdominal (T8-T11) ou o músculo oblíquo interno do abdome (T13-L3). Dessa forma, a administração de um determinado volume de anestésico local no plano intermuscular formado pela fáscia do músculo transverso do abdome pode ser distribuída impregnando os nervos da parede abdominal, levando à insensibilização da mesma. Para garantir uma extensão adequada, pelo menos duas injeções devem ser realizadas (ou seja, uma entre o músculo transverso do abdome e o reto abdominal – abordagem subcostal, e outra entre o músculo transverso do abdome e o oblíquo interno do abdome – abordagem lateral).

4.2. – Técnica

- Com uma probe linear (> 10MHz) posicionada transversalmente sobre a parede abdominal (flanco), em um ponto médio entre a última costela e a crista ilíaca, obtém-se uma imagem transversal dos músculos abdominais (**Figura 104.5.**).
- Após obter a imagem, uma agulha espinhal é inserida perpendicularmente ao feixe de ultrassom (técnica "em plano") para obter uma imagem longitudinal do avanço da agulha (**Figura 104.5.**).
- Por meio de orientação ecográfica, a ponta da agulha é direcionada para a fáscia intermuscular formada pelos músculos oblíquo abdominal interno e transverso abdominal (abordagem lateral) (**Figura 104.5.**).
- Por meio de orientação ecográfica, a ponta da agulha é direcionada para a fáscia intermuscular formada pelos músculos oblíquo abdominal interno e transverso abdominal (**abordagem lateral**).
- Para o **abordagem subcostal**, o transdutor é colocado caudalmente e paralelo ao arco costal. O plano interfascial entre o músculo transverso do abdome e o reto abdominal é identificado.

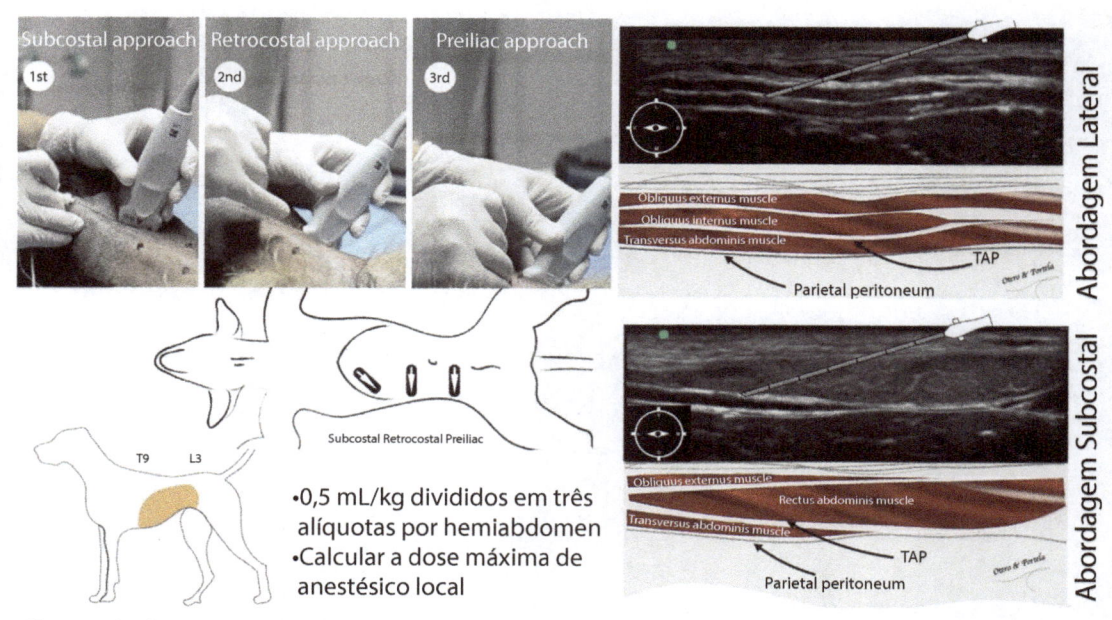

Figura 104.5. – Bloqueio do plano transverso abdominal (TAP block).

o Após obter a imagem, uma agulha espinhal é inserida perpendicularmente ao feixe de ultrassom (técnica "em plano") para obter uma imagem longitudinal do avanço da agulha (**Figura 104.5.**).

- É importante observar que para insensibilizar o abdome, deve-se realizar uma abordagem bilateral, ou seja, quatro pontos de injeção.

  o A dose recomendada é de 0,25mL/kg de anestésico local por ponto.

  o A bupivacaína ou ropivacaína a 0,25% produzem um bloqueio sensitivo adequado.

- Sempre calcule a dose máxima do anestésico local escolhido para a espécie em questão, a fim de evitar uma overdose inadvertida.

- Durante a injeção da solução anestésica, observe a separação entre os planos dos músculos oblíquo abdominal interno e transverso abdominal (**Figura 104.5.**). Caso contrário, reposicione a agulha e tente a injeção novamente.

- Este procedimento resulta em anestesia unilateral da parede abdominal.

- O bloqueio pode ser realizado bilateralmente.

4.3. – Indicações

- Lacerações na parede abdominal.
- Laparotomias (técnica bilateral).
- Lesões em glândulas mamárias caudais.
- Colocação de drenos.
- Sutura de feridas.

5. IRRIGAÇÃO INTRAPERITONEAL

5.1 Introdução

- Quando a dor abdominal é difícil de tratar e não melhora o suficiente com a administração de opioides, como no caso de trauma abdominal difuso ou pancreatite, a irrigação intraperitoneal com anestésicos locais pode ser um complemento eficaz.

5.2. – Técnica

- A abdominocentese é realizada sob estritas condições de assepsia, ao redor do umbigo.

- A biodisponibilidade sistêmica pode estar aumentada devido à irritação concomitante, portanto, as doses máximas permitidas para cada espécie devem ser estritamente respeitadas.

- A dose calculada (bupivacaína 0,5%, 0,2mL/kg) é diluída em 10 a 20mL de solução salina para promover a difusão do agente anestésico.

  o Recomenda-se posicionar o paciente por pelo menos 10 minutos após a punção em decúbito dorsal, seguido de outros 10 minutos em decúbito esternal, com os membros pélvicos levemente elevados, para garantir um efeito analgésico adequado.

6. LITERATURA RECOMENDADA

1. Otero PE, Romano M, Zaccagnini AS, et al. (2021) Transversus abdominis plane block in cat cadavers: anatomical description and comparison of injectate spread using two- and three-point approaches. Vet Anaesth Analg 48(3):432-441.
2. Otero PE, Portela DA (2017). Anestesia regional en animales de compañía – Anatomía para bloqueos guiados por ecografía y neuroestimulación, First Edn. Inter-Médica, Ciudad Autónoma de Buenos Aires, Argentina
3. Portela DA, Verdier N, Otero PE (2018) Regional anesthetic techniques for the pelvic limb and abdominal wall in small animals: A review of the literature and technique description. The Veterinary Journal 238, 27–40.
4. Romano M, Portela DA, Thomson A, Otero PE (2021) Comparison between two approaches for the transversus abdominis plane block in canine cadavers. Vet Anaesth Analg 48, 101–106.

Anestesia em Tórax

105

Diego A. Portela
Pablo E. Otero

1. INTRODUÇÃO

Atualmente, os bloqueios interfasciais tornaram-se as técnicas preferenciais para fornecer analgesia na parede torácica e na região vertebral torácica em pacientes traumatizados e em situações de controle da dor em pacientes críticos, especialmente devido a sua facilidade de execução e eficácia previsível. Embora a assistência de um ecógrafo seja essencial para sua realização, atualmente todos os serviços de emergência e cuidados críticos possuem esse equipamento, tornando-os a primeira opção. Entre as técnicas mais utilizadas, destacam-se o bloqueio do plano do eretor da espinha (*ESP-block*), o bloqueio do plano do músculo serrátil anterior e o bloqueio dos nervos intercostais. A irrigação pleural também continua sendo uma alternativa a ser considerada

2. BLOQUEIOS DA REGIÃO TORÁCICA

Indicações:

- Trauma torácico com múltiplas fraturas.
- Colocação de dreno torácico.
- Feridas por ruptura da parede muscular.
- Analgesia perioperatória.

Contraindicações:

- Operador não habilitado.
- Tendência para sangramento/coagulopatia.
- Infecção no sítio de abordagem e/ou anatomia alterada.

Monitoramento:

- Durante a execução do procedimento: ECG, NIBP e SpO_2.
- Quando for viável, trabalhar com pacientes conscientes, estar atento à oscilação da escala de dor durante a punção/administração (como sinais de neuropraxia).
- Praticar dose de carga quando o volume do anestésico local (AL) se aproxime da dose máxima:
  - o lidocaína: 20mg/kg^{-1}.
  - o bupivacaína: 4mg/kg^{-1}.
  - o ropivacaína 5mg/kg^{-1}.

- Nos pacientes sob infusão contínua de AL, registrar a pressão arterial, SpO_2 e temperatura a cada hora.

Abordagens:

Bloqueio do plano do eretor espinhal (ESP-block)

O bloqueio do plano do eretor espinhal (ESP) envolve a injeção de uma solução anestésica no plano interfascial formado entre o complexo muscular "eretor espinhal" e os processos transversos das vértebras torácicas. A área de abrangência do bloqueio se estende por grande parte da parede torácica do lado em que o bloqueio é realizado. (**Figura 105.1.**).

Comentários:

O bloqueio ESP é realizado em um plano intermuscular afastado de estruturas vitais, assim como da pleura parietal e da cavidade torácica. No entanto, um manuseio descuidado da agulha, bem como a falta de visualização durante sua trajetória, poderia levá-la à cavidade torácica, o que poderia resultar em lesões semelhantes às causadas pelo bloqueio paravertebral torácico.

Preparação e posicionamento do paciente:

- Sob anestesia em plano leve ou sedação.
- Decúbito esternal.
- Tricotomia da região dorsal e lateral do tórax a bloquear.
- Preparar a zona de punção com soluções antissépticas.

Pontos de referência e local de injeção:

- Pontos de referência:
  - o Processo espinhoso da 5ª vértebra torácica (referência direta).
  - o Processo transverso da 5ª vértebra torácica (referência indireta).
- Local da injeção:
  - o Região dorsal do hemitórax a ser bloqueado, no ponto intermédio entre a lâmina da vértebra e o extremo lateral de seu processo transverso.

Posição do transdutor e execução do bloqueio:

- Vestir o transdutor e ajustar a profundidade de leitura entre 2 e 4cm dependendo do tamanho do paciente.

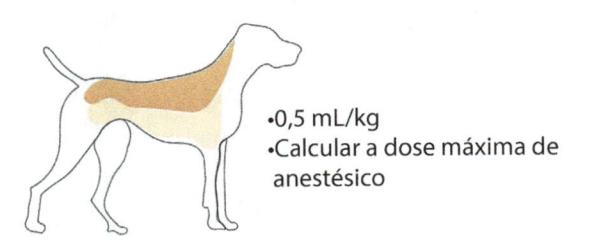

- •0,5 mL/kg
- •Calcular a dose máxima de anestésico

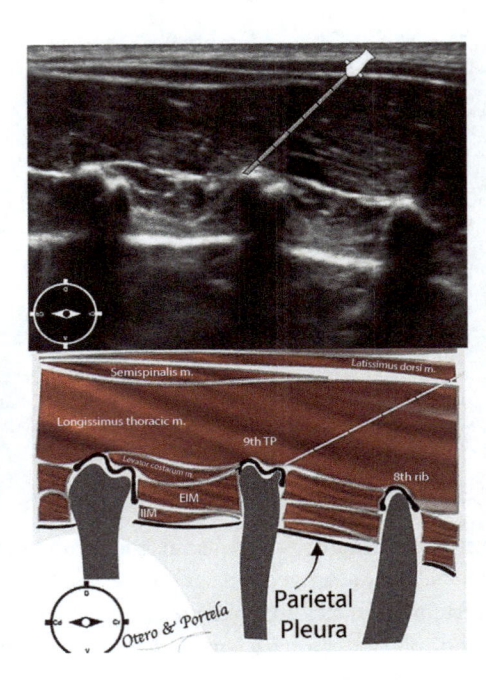

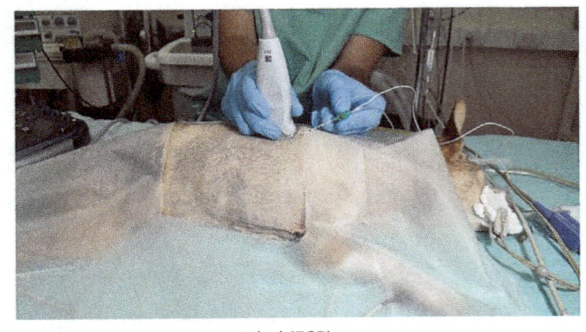

Figura 105.1. – Bloqueio do plano eretor espinhal (ESP)

o Em animais de grande porte, pode ser necessário realizar uma varredura mais profunda.

- Ajustar a ganho do ecógrafo e aplicar gel estéril ou álcool para garantir um acoplamento adequado entre a pele e o transdutor.

- Posicionar o transdutor paralelo à linha média dorsal, em um plano parassagital que corte o processo transverso da quinta vértebra torácica à altura de seu extremo lateral.

- Identificar os planos musculares e os processos transversos cranial e caudal à T5.

- Deslocar o transdutor até obter uma imagem nítida dos processos transversos e do plano interfascial entre eles e o complexo eretor.

o A injeção pode ser realizada em qualquer nível da coluna toracolombar. Portanto, a imagem é focada na altura do processo transverso onde se deseja realizar o bloqueio.

- A agulha entra "em plano" a partir da extremidade cranial do transdutor, em direção caudo-ventral.

o A apófise transversa deve servir como um ponto de parada para o avanço da agulha. Isso proporciona uma camada adicional de segurança para evitar o comprometimento de estruturas profundas.

- Uma vez no plano interfascial, injetar uma pequena quantidade para verificar o local de instilação do anestésico. Em caso de injeção intramuscular, retirar ou avançar a agulha alguns milímetros até o local correto. Repetir esse procedimento até obter uma injeção interfascial.

- Comprovar a posição extravascular e injetar lentamente o volume de anestésico local calculado no plano intermuscular.

Bloqueio do plano serrátil ventral:

O bloqueio do plano do serrátil anterior envolve a injeção de uma solução anestésica no plano interfascial formado entre o músculo serrátil ventral e a costela ou o músculo intercostal interno (abordagem superficial) ou entre o músculo serrátil ventral e o músculo latíssimo do dorso (abordagem profunda). A área de projeção do bloqueio se estende ao longo da parede costal lateral da T2 até a T7 (**Figura 105.2.**).

Preparação e posicionamento do paciente:

- Realizado sob anestesia leve ou sedação.

- Posição lateral do paciente.

- Tricotomia na região lateral do tórax a ser bloqueada.

- Preparar a área de punção com soluções antissépticas.

Pontos de referência e local de injeção:

- Articulação escápulo-umeral.

o Costelas 4ª e 6ª.

- Local da injeção:

o Lateral ao músculo serrátil dorsal (abordagem superficial).

o Medial ao músculo serrátil dorsal (abordagem profundo).

Posição do transdutor e execução do bloqueio:

- Vestir o transdutor e ajustar a profundidade de leitura entre 2 e 3cm, dependendo do tamanho do paciente.

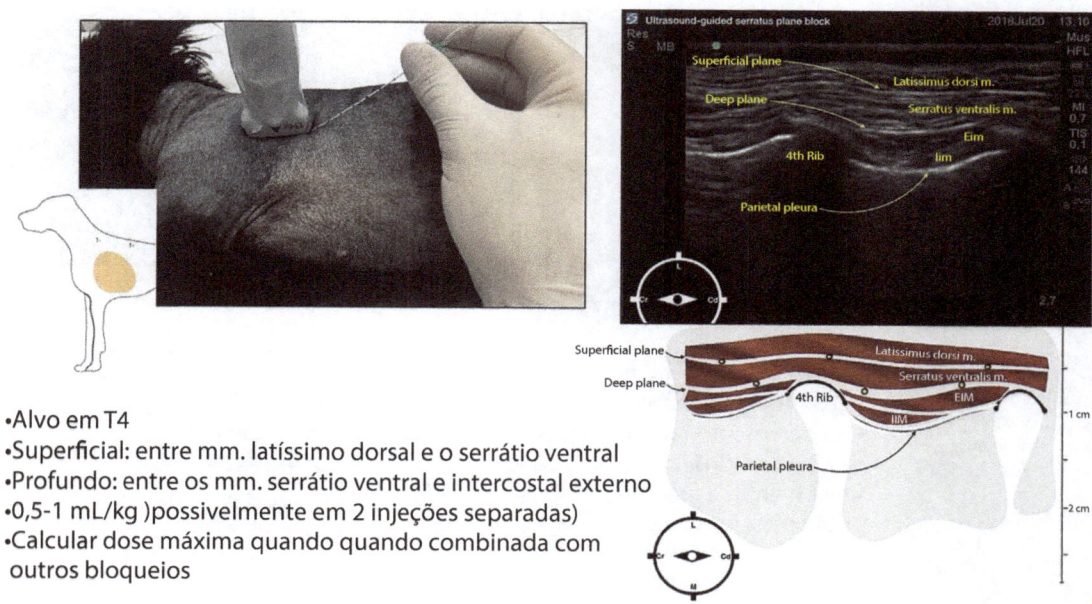

•Alvo em T4
•Superficial: entre mm. latíssimo dorsal e o serrátio ventral
•Profundo: entre os mm. serrátio ventral e intercostal externo
•0,5-1 mL/kg)possivelmente em 2 injeções separadas)
•Calcular dose máxima quando quando combinada com
 outros bloqueios

Figura 105.2. – Bloqueio do plano serrátil ventral.

- Regular o ganho do ecógrafo e aplicar gel estéril ou álcool para garantir um acoplamento adequado entre a pele e o transdutor.
- Posicionar o transdutor caudalmente à articulação escápulo-umeral.
- Identificar a quarta e quinta costelas.
- Deslocar o transdutor até obter uma imagem nítida ventral dos músculos serrátil ventral, latíssimo do dorso e intercostais.
  - o A injeção pode ser realizada lateral ou medialmente ao músculo serrátil ventral.
- A agulha entra "em plano" a partir da extremidade caudal do transdutor.
- Uma vez no plano interfascial, injetar uma pequena quantidade para verificar o local de instilação do anestésico. Em caso de injeção intramuscular, retirar ou introduzir a agulha alguns milímetros até o local correto. Repetir esse procedimento até obter uma injeção interfascial.
- Verificar a posição extravascular e injetar lentamente o volume de anestésico local calculado no plano intermuscular.

Bloqueio dos Nervos Intercostais:

O bloqueio dos nervos intercostais está indicado para aliviar a dor causada por fraturas, traumas na parede costal, lesões pleurais leves ou procedimentos de toracocentese. (**Figura 105.3.**).

Indicações:

- Bloqueio da parede torácica (toracotomias laterais).
- Remoção de tumores cutâneos da parede torácica.
- Mastectomias das mamas torácicas.

- Colocação de drenos torácicos.

Controle da dor:

- Fraturas costais.
- Trauma da parede torácica.
- Pós-operatório de toracotomias.

Complicações ou efeitos adversos:

- Injeção intrapleural no caso de perfurar a pleura parietal.
- Pneumotórax.
- Punções vasculares.
  - o Hematoma intercostal.
- Lesão nervosa iatrogênica.
- Reações alérgicas aos anestésicos locais.
- Toxicidade por sobredose e/ou punção vascular inadvertida.

Preparação e posicionamento do paciente:

- Realizado sob sedação.
- Posição lateral, com o lado a ser bloqueado virado para cima. Em casos de bloqueios bilaterais, o animal pode ser posicionado em decúbito dorsal. Em casos de trauma torácico, o bloqueio pode ser realizado com o paciente em decúbito esternal.
- Raspar a região torácica correspondente à área a ser bloqueada.
- Preparar a área de punção com soluções antissépticas.
- Acoplar a agulha espinhal ao tubo extensor e à seringa. Limpe a linha para eliminar bolhas de ar.

Pontos de referência e local de injeção:

- Pontos de referência.

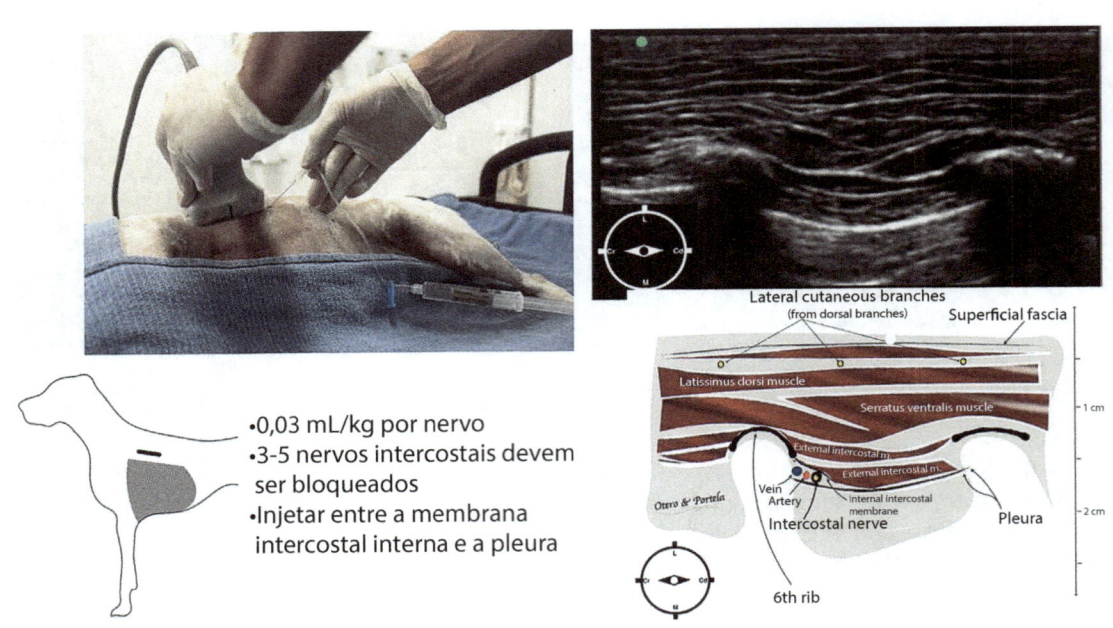

•0,03 mL/kg por nervo
•3-5 nervos intercostais devem ser bloqueados
•Injetar entre a membrana intercostal interna e a pleura

Figura 105.3. – Bloqueio dos nervos intercostais.

o   Borda caudal das costelas.

o   Espaços intercostais de interesse para o bloqueio.

• Local da injeção:

o   Espaço intercostal do nervo a ser bloqueado, em qualquer ponto desde o ângulo da costela cranial até a junção entre seus terços proximal e médio.

Posição do transdutor e execução do bloqueio:

• Vestir o transdutor e ajustar a profundidade de leitura entre 1,5 e 3cm, dependendo do tamanho do paciente.

• Regular o ganho do ecógrafo e aplicar gel estéril ou álcool para garantir um acoplamento adequado entre a pele e o transdutor.

• Identificar individualmente os espaços intercostais a serem bloqueados. Isso pode ser feito manualmente ou com a assistência do ecógrafo. A última opção envolve fazer um corte parasagital na parede torácica, começando pela última costela.

• Deslizar e posicionar o transdutor em um ponto intermediário entre uma linha imaginária que passa pela articulação da costela e a linha média dorsal.

• Centralizar a imagem no espaço intercostal a ser bloqueado.

• A agulha entra "em plano" a partir da borda caudal do transdutor, atravessando os músculos intercostais na direção caudo-cranial e parando logo acima da pleura parietal.

• Verificar a posição extravascular e extratorácica da agulha.

• Injetar lentamente o volume de anestésico local calculado no espaço entre a pleura parietal e o músculo intercostal interno.

• Repetir o procedimento em cada espaço intercostal que deseja bloquear.

Irrigação pleural:

Comentários:

• A irrigação pleural de anestésicos locais é um método amplamente utilizado, principalmente no tratamento da dor pós-operatória após toracotomias.

• Também é útil para o tratamento da dor torácica e do abdome superior. Embora a técnica seja relativamente simples, pode complicar-se se houver um pneumotórax acidental ou lesão no parênquima pulmonar.

• O objetivo é colocar um cateter no espaço pleural e irrigá-lo com a solução anestésica escolhida para insensibilizar a área afetada.

o   As agulhas usadas para colocar o cateter são do tipo Tuohy (18 ou 16G), cujo bisel rombo e orifício lateral facilitam a manobra.

• Se o paciente tiver um tubo de drenagem, este pode ser usado para transportar o anestésico até o local de ação.

o   Nesse caso, deve-se evitar a aspiração pelo tubo de drenagem por pelo menos 60 minutos após a instilação do fármaco.

• O fármaco mais comumente utilizado para essa manobra é a bupivacaína a 0,5%, na proporção de 1 a 2mg/kg de peso.

o   A injeção é feita em 1 a 2 minutos e somente após a aspiração e confirmação do vácuo e ausência de sangue no cateter.

o   Após a conclusão da injeção, o cateter é purgado com solução salina.

- Recomenda-se posicionar o paciente de lado, no lado afetado durante os primeiros 15 a 20 minutos, para favorecer o contato do anestésico com a região a ser insensibilizada.

- A biodisponibilidade sistêmica para anestésicos locais é rápida e extensa por essa via, portanto, as doses máximas permitidas para cada espécie devem ser respeitadas.

- Em geral, a bupivacaína promove um efeito analgésico que dura entre 3 e 12 horas.

- Para evitar a irritação causada pela acidez das soluções de anestésicos locais, recomenda-se o uso da seguinte formulação em pacientes conscientes:
  - Bupivacaína a 0,5% (0,2mL/kg).
  - 0,02 mEq/kg de bicarbonato de sódio.
  - Completar com solução salina até 10 ou 20mL, dependendo se são raças pequenas ou grandes, respectivamente.

3. LITERATURA RECOMENDADA

1. Diego A. Portela, Marta Romano, Pablo E. Otero (2019) Locoregional Anesthesia of the Thoracic Limbs and Thorax in Small Animals. Vet Clin North Am Small Anim Pract 1-21.
2. Portela DA, Castro D, Romano M, et al (2020) Ultrasound-guided erector spinae plane block in canine cadavers: relevant anatomy and injectate distribution. Vet Anaesth Analg 47, 229-237.
3. Portela DA, Romano M, Zamora GA, et al (2020) The effect of erector spinae plane block on perioperative analgesic consumption and complications in dogs undergoing hemilaminectomy surgery: a retrospective cohort study. Vet Anaesth Analg 1-9.
4. Portela DA, Verdier N, Otero PE (2018) Regional anesthetic techniques for the thoracic limb and thorax in small animals: A review of the literature and technique description. The Veterinary Journal 241, 8-19.

106 Escalas e Controle de Dor no Paciente Grave

Jéssica de Assis Marques Garcia
Weslei Souza Chacon

1. INTRODUÇÃO

A dor é uma experiência individual complexa e multidimensional, que não envolve apenas o estímulo sensitivo desagradável, mas também componentes emocionais e afetivos. A dor é dividida em três pilares: **sensorial discriminativo**, relacionado a localização e qualificação da dor; **cognitivo avaliativo**, que diz respeito a experiências prévias que podem modificar a resposta ao estímulo doloroso; e o **motivacional efetivo**, que envolve o sofrimento, medo, tensão e ansiedade que estão relacionados a dor. Portanto, o estímulo doloroso desencadeia uma série de mecanismos fisiológicos desde as vias periféricas até as vias centrais para ser interpretado como dor, essa interpretação pode ser modificada por sensações e experiências prévias de cada indivíduo e, por isso, a dor não é apenas o que se sente, mas como se sente.

A dor pode ser classificada de forma temporal como aguda ou crônica, sendo a dor aguda uma resposta fisiológica e protetiva do organismo frente à um estímulo que pode ser danoso, enquanto a dor crônica, é um quadro patológico em que os mecanismos da dor estão ativados de forma sistemática, levando à uma série de alterações químicas que resultam em um quadro de dor que tende a perpetuar-se e perde-se a relação de causa e efeito, ou seja, a resposta frente ao estímulo doloroso não é mais a esperada.

Para realizar o tratamento efetivo da dor, inicialmente, é preciso saber reconhecê-la. Esse é um grande desafio na medicina veterinária, sendo necessário detectar a dor em pacientes que não podem se expressar verbalmente, trazendo essa realidade para dentro da terapia intensiva e de cuidados dos pacientes graves, isso se torna um desafio ainda maior. Além da obrigação ética do médico-veterinário de saber reconhecer e tratar a dor, dentro do ambiente hospitalar, o controle de dor efetivo é essencial, pois além de afetar diretamente na recuperação do paciente, traz conforto e torna a experiência de doença o menos desagradável e desgastante possível ao paciente.

2. PATOFISIOLOGIA DA DOR AGUDA

A dor aguda é aquela que perdura por um período esperado após o dano até a recuperação, e é a dor que a maioria dos pacientes graves vão experienciar. O paciente traumatizado, o trauma cirúrgico, os quadros inflamatórios agudos e dentre outras tantas patologias que podem causar dor nos cães e gatos, são situações que a equipe médica precisa reconhecer.

A patofisiologia da dor consiste em processos que ocorrem desde a formação do estímulo nociceptivo até a interpretação do mesmo pelo córtex e resposta do organismo. Os processos envolvidos são a transdução, transmissão, modulação e percepção. Alguns aspectos das dores crônica e visceral, as quais possuem mecanismos distintos da dor aguda somática, não serão abordados.

Transdução: Através dos nociceptores, ou seja, das terminações nervosas periféricas, os estímulos nocivos ambientais físicos e químicos são transformados em estímulos elétricos, ou seja, em potenciais de ação, que são conduzidos das fibras periféricas para o sistema nervoso central (SNC).
Transmissão: As fibras do sistema nervoso periférico (SNP) chegam até a medula espinhal pelas raízes dorsais dos nervos espinhais, onde o impulso nociceptivo é processado no corno dorsal da medula (CDME).
Modulação: Além de coletar informações, o CDME possui interneurônios que interferem no processamento das informações sensitivas veiculados pelos neurônios aferentes primários, inibindo ou facilitando a transmissão dos potenciais à região das estruturas encefálicas, pelos neurônios de segunda ordem, onde sofrerão novas modulações.
Percepção: As áreas do cérebro responsáveis pela percepção do estímulo nociceptivo são o sistema ativador reticular, tálamo e córtex, e a comunicação entre elas ocorre por interneurônios, sendo o córtex cerebral a sede da experiência consciente da dor.

É importante entender os mecanismos da patofisiologia da dor, pois cada fármaco atua em um ou mais processos, dessa forma, é possível estabelecer uma terapia analgésica multimodal. A **Figura 106.1.** ilustra os processos envolvidos na patofisiologia da dor e a atuação das principais classes farmacológicas utilizadas nos protocolos de tratamento da dor.

3. AVALIAÇÃO DA DOR AGUDA

Justamente pelo fato de a dor ser complexa e uma experiência individual, a forma mais objetiva de poder avaliar e classificar a dor dos pacientes veterinários é através de escalas multidimensionais. Atualmente, existem diversas escalas de avaliação de dor aguda e de dor crônica em cães e gatos, que

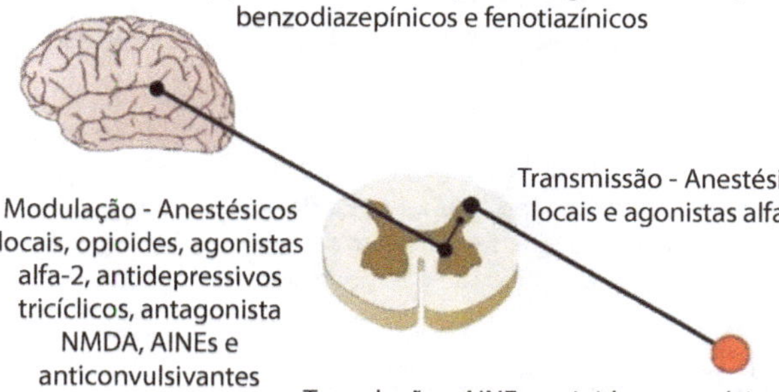

Percepção - Anestésicos, opioides, agonistas alfa-2, benzodiazepínicos e fenotiazínicos

Transmissão - Anestésicos locais e agonistas alfa-2

Modulação - Anestésicos locais, opioides, agonistas alfa-2, antidepressivos tricíclicos, antagonista NMDA, AINEs e anticonvulsivantes

Transdução - AINEs, opioides, anestésicos locais e corticosteroides

Figura 106.1. – Patofisiologia da dor e local de atuação das classes farmacológicas. Transdução – nociceptores transformam estímulos ambientais em estímulos elétricos (potenciais de ação). Transmissão – o estímulo é conduzido pelo neurônio aferente primário até a medula espinhal. Modulação – no CDME ocorre a inibição ou facilitação, por meio dos interneurônios, da transmissão dos potenciais para as estruturas encefálicas pelos neurônios de segunda ordem. Percepção – reconhecimento da dor, principalmente, pelo córtex cerebral.

envolvem a avaliação, principalmente, da expressão comportamental da dor.

Parâmetros fisiológicos, como frequência cardíaca e frequência respiratória podem alterar em situações de dor, entretanto, é visto que uma série de outros fatores influenciam essas variáveis. Portanto, é recomendado que sejam utilizadas escalas de dor validadas, o que garante que o instrumento avalie o que foi proposto (validade), que produza resultados consistentes e com repetibilidade ao longo do tempo (confiabilidade) e tenha a capacidade de detectar as alterações que são clinicamente relevantes (sensibilidade).

O ideal é que a escala seja prática e de fácil aplicação, independentemente do tipo da dor e do avaliador (por exem-

plo: médico-veterinário ou enfermeiro). O objetivo é que ela possa diferenciar os indivíduos que sentem dor daqueles que não sentem, as intensidades da dor, e determinar uma linha de corte onde há a necessidade de intervenção terapêutica, ou seja, o resgate analgésico.

As escalas de avaliação da dor são espécie-específicas e dor-específica – por exemplo: dor aguda, dor crônica, dor oncológica, dor pós-operatória e, diversas vezes, já passaram por etapas de validação. As **Tabelas 106.1. e 106.2.** resumem as principais escalas validadas para avaliação da dor aguda em gatos e cães, respectivamente.

A escala de Glasgow forma curta foi validada, para uso em cães, em português, apresenta fácil aplicabilidade prática na rotina do intensivista e consiste na avaliação comportamental, iniciando com a observação do paciente no leito, seguida de análise da deambulação e palpação da área dolorosa. Cada tópico de escala é dividido de um a quatro, com pontuação máxima de 24 pontos em pacientes em quem é possível avaliar deambulação e 20 pontos em pacientes que não deambulam, sendo o ponto de corte para resgate analgésico igual ou superior a seis pontos ou igual ou superior a cinco pontos, respectivamente.

Os gatos são uma espécie ainda mais desafiadora quanto ao diagnóstico de dor e são, historicamente, subtratados. Conhecer o comportamento normal da espécie, em situações normais e sem dor, é uma ferramenta valiosa para identificar e reconhecer a dor nesse grupo de indivíduos. Nessa espécie, foi validada a escala *Feline Grimace Scale*, que consiste na avaliação das expressões faciais, através da pontuação de 5 unidades de ação:

- posição das orelhas;
- abertura dos olhos;
- tensão do focinho;

Tabela 106.1. – Escalas Utilizadas para Avaliação da Dor Aguda em Gatos

Escala	Tipo	Condição	Comentários	Referências
Feline Grimace Scale	Expressões faciais	Qualquer cirurgia ou dor clínica, incluindo gatos com doenças bucais e tratamentos odontológicos, extrações	Foi amplamente estudado e validado. Confiável quando usado por veterinários, formados e estudantes, técnicos e enfermeiros veterinários, cuidadores de gatos. Consiste em cinco itens que são pontuados de 0 a 2. A pontuação máxima é 10. Ponto de corte para analgesia de resgate 4/10	Evangelista et al., 2019, 2020; Watanabe eta al., 2020; Evangelista, Steagall, 2021.
Unesp Botucatu Feline Pain Scale (UFEPS-SF)	Comportamento e expressões faciais	Qualquer dor cirurgica ou clinica	Foi amplamente estudado e validado em oito idiomas além do inglês, incluindo português. A versão mais recente (Short-form) inclui quatro itens, cada um pontuando de 0 a 3. A pontuação máxima é 12. Ponto de corte para anlgesia de resgate 4/12	Belli, et al., 2021; Luna, et al., 2022; Brondani, et al., 2013
Glasgow composite Measure Pain Scale-Feline (CMPS-Feline)	Comportamento e expressões faciais	Qualquer dor cirúrgica ou clínica	Moderadamente validado. Disponível em inglês e espanhol. Contem sete itens, cada um tendo uma gama diferente de possíveis pontuações. A pontuação máxima é 20. Ponto de corte para analgesia de resgate 5/20	Reid, et al., 2017; Holde, et el., 2014

Adaptado de Monteiro BP, Lascelles BDX, Murrell J, Robertson S, Steagall PVM, Wright B. 2022 WSAVA guidelines for the recognition, assessment and treatment of pain, J Small Anim Pract 2022 Out; 64 (4): 177-256.

Tabela 106.2. – Escalas Utilizadas para Avaliação da Dor Aguda em Cães

Escala	Tipo	Condição	Comentários	Referências
Glasgow composite Measure Pain Scale Short-form	Comportamento	Qualquer dor clínica ou cirúrgica	Moderadamente validado. Contém seis itens, cada um tendo uma gama diferente de pontuações possíveis. A pontuação máxima é 24, ou 20 quando a mobilidade não pode ser avaliada). Pontuação de corte para analgesia de resgate 6/24 ou 5/20 quando a mobilidade não pode ser avaliada.	Holton, et al,. 2001; Reid, et al., 2007; Murrell, et al., 2008
French Association for Animal Anaesthesia and Analgesia Pain Score System (4A Vet)	Comportamento	Dor ocasionada por cirurgia ortopédica	A validação preliminar foi relatada. Contém seis itens pontuados de 0 a 3. A pontuação máxima é 18. Nenhum ponto de corte para analgesia resgate foi descrito	Rialand, et al., 2012
University of Melbourne Pain Scale	Comportamento e parâmetros fisiológicos	Ovariohisterectomia	A validação preliminar foi realizada. Inclui vários descritores em seis categorias incluindo dados fisiológicos e respostas comportamentais. A pontuação máxima é 27. Nenhum ponto de corte para analgesia resgate foi descrito.	Firth & Haldane, 1999

Adaptado de Monteiro BP, Lascelles BDX, Murrell J, Robertson S, Steagall PVM, Wright B. 2022 WSAVA guidelines for the recognition, assessment and treatment of pain, J Small Anim Pract 2022 Out; 64 (4): 177-256.

- posição dos bigodes; e
- posição da cabeça.

Cada uma podendo apresentar pontuação de 0 a 2, sendo o ponto de corte para resgate analgésico, pontuação maior ou igual a 4.

É importante que haja adesão da equipe na utilização diária das escalas de avaliação de dor, para que assim seja possível uma avaliação linear, padronizada e que permita que a dor não seja negligenciada e menos subdiagnosticada.

Todas as escalas discutidas neste capítulo podem ser consultadas no site www.animalpain.org ou no aplicativo gratuito *Animal Pain*.

4. TRATAMENTO DA DOR

O tratamento da dor não consiste apenas na administração de medicações em doses e frequências pré-determinadas, mas com a certeza que o resultado almejado será atingido. É importante que a abordagem da dor seja contínua e planejada e antecipada quando possível, como, por exemplo, em pacientes que serão submetidos a procedimentos cirúrgicos ou procedimentos invasivos. Além disso, é importante que sejam consideradas as características individuais emocionais de cada indivíduo, e que o paciente sempre seja tratado com respeito e empatia.

- *Analgesia multimodal*

A compreensão da patofisiologia da dor permite o entendimento da analgesia multimodal, que consiste na utilização de diferentes drogas que atuam nos diversos mecanismos e vias da dor.

A associação de opioide, AINE e anestésico local são a base para a terapia da dor aguda. Sendo que outras medicações como cetamina e lidocaína são adjuvantes cada vez mais utilizados dentro do ambiente hospitalar para controle da dor, principal-

mente em casos em que o uso dos AINEs seja contraindicado ou ainda, não seja possível lançar mão do uso de anestésico local. As **Tabelas 106.3. e 106.4.** contemplam os principais fármacos utilizados na rotina clínica para controle da dor aguda em cães e gatos.

Conhecer a particularidade das espécies é fundamental no momento de elaborar o protocolo analgésico, por exemplo, nos gatos, fármacos que necessitam de conjugação para metabolização, tendem a ser eliminados mais lentamente que nos cães.

As infusões contínuas proporcionam uma melhor manutenção da concentração plasmática de diversas drogas e no alvo terapêutico almejado, além disso previnem picos ou quedas das concentrações, prevenindo assim efeitos colaterais ou ainda falha terapêutica.

A utilização de associações medicamentosas tem como benefício, além do controle da dor atuando nos seus diversos mecanismos fisiopatológicos, a possibilidade de utilização de doses menores e redução dos possíveis efeitos colaterais. Entretanto, algumas interações importantes precisam ser conhecidas a fim de evitar consequências desagradáveis, como a síndrome serotoninérgica, que geralmente acontece na associação de drogas que inibem a recaptação da serotonina, como tramadol, antidepressivos tricíclicos e mirtazapina.

A utilização de terapias não farmacológicas são ferramentas valiosas que, em muitas situações, podem ser implementadas nos protocolos para controle da dor dos pacientes críticos. Algumas técnicas que podem ser aplicadas dentro da rotina do ambiente hospitalar e dos pacientes graves são: compressa fria, acupuntura, laserterapia, magnetoterapia, dentre outras. Técnicas simples, baratas e não invasivas devem ser utilizadas sempre que possível.

Além disso, o cuidado e manipulação gentil do paciente e adaptações do ambiente hospitalar que reduzam a dor, são formas

Tabela 106.3. – Principais fármacos utilizados para tratamento da dor em cães e gatos.

Fármaco	Cães – Dose, frequência	Gatos – Dose, frequência	Via	Comentários
Morfina	0,3 a 0,5 mg/kg a cada 2 a 4 horas	0,1 a 0,3 mg/kg a cada 4 a 6 horas	IM	A administração IV lenta é possível após a diluição do fármaco. No entanto, a liberação de histamina pode ocorrer
Meperidina (Petidina)	3 a 5 mg/kg a cada 1 a 2 horas	3 a 5 mg/kg a cada 1 a 2 horas	IM	Não administrar IV pelo risco de liberação de histamina
Metadona	0,3 a 0,5 mg/kg a cada 3 a 4 horas	0,2 a 0,3 mg/kg a cada 4 horas	IV, IM, TMO	Tem propriedades antagonistas do receptor NMDA. A administração TMO (transmucosa oral) produz antinocicepção em gatos
Fentanil	Bolus 2 a 5 mcg/kg / IC 3 a 6 mcg/kg/h	Bolus 1 a 3 mcg/kg/ IC 2 a 3 mcg/kg/h	IV	As doses podem ser aumentadas para efeito poupador de anestésico inalatório ou para analgesia máxima
Remifentanil	6 a 12 mcg/kg/h	4 a 6 mcg/kg/h	IV	As doses podem ser aumentadas para efeito poupador de anestésico inalatório ou para analgesia máxima. Não requer bolus
Butorfanol	0,2 a 0,4 mg/kg a cada 1 a 2 horas	0,2 a 0,4 mg/kg a cada 1 a 2 horas	IV, IM	Eficácia analgésica limitada, adequada apenas para o tratamento da dor leve
Nalbufina	0,3 a 0,5 mg/kg a cada 2 a 4 horas	0,2 a 0,4 mg/kg a cada 2 a 4 horas	IV, IM	Eficácia analgésica limitada, adequada apenas para o tratamento da dor leve. Poucos estudos em medicina veterinária
Buprenorfina	0,01 a 0,02 mg/kg a cada 4 a 8 horas	0,02 a 0,04 mg/kg a cada 4 a 8 horas	IM, IV	Uma solução transdérmica de buprenorfina foi recentemente aprovada para uso nos EUA – uma única solução transdérmica é aplicada na pele na base do pescoço e fornece até 4 dias de controle da dor pós-operatória em gatos
Naloxona (antagonista)	0,04 mg/kg a cada 30 minutos a 1 hora	0,04 mg/kg a cada 30 minutos a 1 hora	IV, IM	Diluir e titular lentamente para efeito ao reverter os efeitos adversos induzidos por opioides em pacientes com dor. Misture 0,25 mL de naloxona (0,4 mg/mL) com 5 a 10 mL de solução salina. Administrar lentamente 1 mL/minuto da diluição até que os efeitos adversos tenham diminuído para evitar o antagonismo da analgesia opioide
Carprofeno	2,2 mg/kg a cada 12 horas ou 4,4 mg/kg a cada 24 horas	2 a 4 mg/kg	IV, SC, VO	Dose única em felinos, sendo utilizado nessa espécie IV ou SC.
Cetoprofeno	2 mg/kg inicialmente, 1 mg/kg a cada 24 horas	2 mg/kg inicialmente, 1 mg/kg a cada 24 horas	IV, SC, IM, VO	Utilizar a cada 24 horas em até 4 dias
Meloxicam	0,1 mg/kg inicialmente, 0,05 mg/kg a cada 24 horas	0,1 mg/kg inicialmente, 0,05 mg/kg a cada 24 horas	IV, VO, SC	Para dor aguda utilizar por até 5 dias. Seguro para uso contínuo em casos de dor crônica osteomuscular.
Dipirona	25 mg/kg a cada 8 horas	25 mg/kg a cada 24 horas ou 12,5 mg/kg a cada 12 horas	IV, SC, VO	A diferença de intervalo de administração na espécie felina está relacionada ao metabolismo do fármaco
Robenacoxib	2 mg/kg inicialmente, 1 a 2 mg/kg a cada 24 horas.	2 mg/kg inicialmente, 1 a 2 mg/kg a cada 24 horas.	SC, VO	Para dor aguda utilizar até 3 dias. Seguro para uso contínuo em casos de dor crônica utilizando a menor dose efetiva.
Dexmedetomidina	Bolus 1 mcg/kg + IC de 1 a 2 mcg/kg/h	Bolus 1 mcg/kg + IC de 1 a 2 mcg/kg/h	IV, IM, TMO	Utilizar menor dose eficaz pelos efeitos adversos cardiovasculares.
Lidocaína	Bolus 2 mg/kg + IC de 1,5 a 3 mg/kg/h	Bolus 2 mg/kg + IC de 1,5 a 3 mg/kg/h	IV	Utilizar no máximo por 30 minutos em felinos devido efeito acumulativo e negativo sobre o sistema cardiovascular
Cetamina	Bolus 0,5 a 1 mg/kg + IC de 2 a 10 mcg/kg/min	Bolus 0,5 a 1 mg/kg + IC de 2 a 10 mcg/kg/min	IV	Taxas de infusão mais altas são usadas durante a cirurgia e depois diminuídas após a cirurgia. Pode ser utilizada por até 72 horas

Adaptado de Monteiro BP, Lascelles BDX, Murrell J, Robertson S, Steagall PVM, Wright B. 2022 WSAVA guidelines for the recognition, assessment and treatment of pain, J Small Anim Pract 2022 Out; 64 (4): 177-256.

Seção VIII

Tabela 106.4. – Principais fármacos adjuvantes utilizados para tratamento da dor em cães e gatos.

Fármaco	Cães – Dose, frequência	Gatos – Dose, frequência	Via	Comentários
Amantadina	2 a 5 mg/kg a cada 12 a 24 horas	2 a 5 mg/kg a cada 12 a 24 horas	VO	Eficácia em cães com osteoartrite refratária ao tratamento. Administrar com AINEs ou outros analgésicos.
Amitriptilina	1 a 4 mg/kg a cada 12 a 24 horas	2,5 a 12 mg/gato a cada 12 a 24 horas	VO	Não administrar com outros fármacos que causem liberação de serotonina.
Gabapentina	10 mg/kg 2 horas antes da cirurgia	50 mg/gato 12 horas antes da cirurgia. Repetir 2 horas antes da cirurgia.	VO	Administrar com opioides
	5 a 10 mg/kg a cada 8 a 12 horas	5 a 10 mg/kg a cada 8 a 12 horas	VO	Iniciar com 3 a 5 mg/kg e aumentar gradualmente até a dose alvo. Aumente ou diminua a dose dependendo da resposta terapêutica. Menores doses são recomendadas em gatos com doença renal crônica. Pode causar sedação e ataxia.
Pregabalina	2 a 5 mg/kg a cada 8 a 12 horas	1 a 4 mg/kg a cada 12 horas	VO	Para dor crônica iniciar com doses e/ou intervalos de administração mais baixos e aumentar gradualmente até a dose alvo. Pode ser administrado uma vez 1 hora antes da cirurgia do disco intervertebral, seguido de administração a cada 8 horas por 5 dias após a cirurgia.
Tramadol	4 a 10 mg/kg a cada 6 a 8 horas.	2 a 4 mg/kg a cada 8 a 12 horas	VO, IM, IV	Não administrar em conjunto com fármacos serotoninérgicos. A dose de até 10 mg/kg é indicada somente via oral nos cães pela baixa biodisponibilidade por essa via. Via parenteral sugere-se até 4 mg/kg.

Adaptado de Monteiro BP, Lascelles BDX, Murrell J, Robertson S, Steagall PVM, Wright B. 2022 WSAVA guidelines for the recognition, assessment and treatment of pain, J Small Anim Pract 2022 Out; 64 (4): 177-256.

de terapia não farmacológica. Existem evidências que os pacientes sob o estresse da hospitalização, podem experienciar hiperalgesia devido ao medo e ansiedade gerados pela situação, sendo assim, algumas medidas simples como solicitar objetos familiares ao pet durante esse período, assim como estimular visitas, separar cães e gatos em diferentes ambientes, uso de feromônios sintéticos quando disponíveis, sempre devem ser indicados.

4.1. – Manejo farmacológico

4.1.1. – Opioides

Os opioides são uma classe farmacológica de drogas cuja utilização no tratamento da dor aguda é bastante importante e efetiva e são classificados de acordo com o mecanismo de ação no receptor opioide. Sua aplicabilidade é ampla, desde a utilização na medicação pré-anestésica associada a medicações tranquilizantes ou sedativas, prevenindo a dor pós-cirúrgica ou ainda como linha de tratamento da dor aguda em diversas situações.

A utilização da via subcutânea em cães e gatos geralmente não é indicada pela absorção inconstante e imprevisível em pacientes críticos e desidratados. Além disso, o período de latência é consideravelmente maior do que pela via intravenosa ou intramuscular, tornando essa via de administração desvantajosa em pacientes com dor aguda que necessitam de resgate analgésico imediato.

Os efeitos colaterais podem incluir náuseas e vômitos, disforia, taquipneia (cães), bradicardia, liberação de histamina (morfina e meperidina), especialmente quando administrada intravenosa rápida, incontinência/retenção urinária (após a administração de morfina peridural) e depressão respiratória. No entanto, os efeitos adversos geralmente estão relacionados à altas doses. Menos comumente, inquietação, hiporexia ou anorexia, constipação e hipotermia ou hipertermia podem ocorrer. Em gatos, mesmo se utilizados em doses terapêuticas, podem ocorrer midríase e alterações de comportamento como euforia (ronronar, esfregar). Todos esses efeitos adversos podem ser revertidos prontamente com a naloxona (antagonista opióide) ou o butorfanol (agonista Kappa e antagonista Mi), entretanto, utilizando a naloxona, a analgesia também é revertida.

4.1.1.1. – Mi Agonistas

São opioides receptores mi-agonistas a morfina, hidromorfona, oximorfona, metadona, fentanil, remifentanil e meperidina. Essas drogas produzem analgesia dose-dependente e são os analgésicos mais eficazes dentro dessa classe farmacológica.

4.1.1.2. – Morfina

Opioide seguro e eficaz, com característica de ser mais hidrofílica em comparação a metadona e o fentanil, tendo efeito analgésico de até 24 horas por via peridural. Fármaco amplamente utilizado em todas as espécies veterinárias. Possui um período de latência em torno de cinco a 15 minutos por via intravenosa e efeito máximo 30 a 45 minutos após a administração. O uso da morfina por via oral, retal e transdérmica é contraindicado. Sofre 50% do metabolismo extra-hepático em comparação ao metabolismo quase 100% hepático dos demais opioides, sendo uma opção em pacientes com disfunção hepática. O uso em pacientes com aumento de pressão intraocular, intracraniana e intragástrica deve ser feito com cautela pela possibilidade de a morfina causar êmese. Em gatos também é um fármaco efetivo e bem tolerado, produz excitação em SNC, porém inexistente em felinos com dor e na dose clínica recomendada.

4.1.1.3. – Metadona

Possui eficácia similar à morfina em doses equipotentes, sendo relativamente mais potente (menor concentração do fármaco para desencadear o efeito clínico esperado). Além do mecanismo agonista Mi também atua como antagonista dos receptores N-metil-D-aspartato (NMDA) e inibe a recaptação de catecolaminas. Pode ser feita pela via intravenosa, intramuscular e subcutânea, não causando liberação de histamina pela primeira via. Causa depressão respiratória de maior magnitude do que a morfina em cães conscientes. Em doses não clínicas (1mg/kg IV) causou diminuição do débito cardíaco pela bradicardia e manutenção da pressão arterial média devido aumento da resistência vascular periférica. A sedação é similar à da morfina, com vantagem de não causar êmese.

4.1.1.4. – Meperidina

Causa maior liberação de histamina do que a morfina, podendo levar à hipotensão. Pode ser feita por via intravenosa, intramuscular e subcutânea. Possui duração de ação curta e seu uso é restrito para analgesia de intensidade leve a moderada. Clinicamente é um opioide que vem sendo cada vez menos utilizado em medicina veterinária.

4.1.1.5. – Fentanil

Possui potência 100 vezes maior do que a morfina, ou seja, a dose necessária para desencadear efeito clínico, é muito menor (dose em mcg/kg). É um opioide de curta duração de ação quando administrado por via intravenosa ou intramuscular, sendo a duração clínica média de 20 a 30 minutos. Por isso, normalmente é um fármaco utilizado em infusão contínua,

principalmente durante período transoperatório e pós-operatório. O volume de distribuição é amplo e a longa meia-vida de eliminação faz com que a infusão contínua superior a duas horas possa prolongar o período de recuperação.

Causa bradicardia pronunciada podendo levar à redução do débito cardíaco e pressão arterial. A depressão respiratória é dose dependente, sendo recomendado suporte ventilatório para pacientes anestesiados que estão recebendo o fentanil. Em pacientes internados se faz fundamental avaliação do nível de consciência, da frequência e amplitude respiratória e oximetria de pulso quando submetido à infusão contínua do fármaco.

4.1.1.6. – Tramadol

O tramadol é um fármaco agonista opioide Mi e inibidor da recaptação de serotonina e noradrenalina, tendo um efeito analgésico em gatos melhor que em cães. O efeito analgésico opioide relacionado ao tramadol é diretamente dependente da sua metabolização e formação do metabólito ativo M1: O-desmetiltramadol. Estudos de farmacocinética têm demonstrado que a capacidade de metabolização do tramadol em cães é muito variável e, consequentemente, na formação do metabólito ativo M1.

4.1.1.7. – Agonista parcial Mi

A principal representante dessa classe é a buprenorfina, fármaco que voltou a ser comercializado no Brasil recentemente. Seu uso é indicado especialmente no período pós-operatório para dor leve a moderada.

4.1.1.8. – Buprenorfina

Apresenta efeito agonista parcial em receptores Mi, não desencadeando o efeito máximo. É por esse motivo que o fármaco apresenta efeito teto, ou seja, incremento na dose não gera incremento na analgesia. Pela ampla afinidade e lenta ligação e dissociação aos receptores Mi é um fármaco que apresenta período de latência longo (em torno de 45 minutos a 1 hora) e tempo de ação prolongado (6 a 12 horas). Essa grande afinidade pelos receptores Mi torna difícil a reversão dos seus efeitos. Nos felinos a via oral e a via intravenosa apresentam características farmacocinéticas semelhantes e pela via intramuscular ocorre longo período de latência (2 horas) com longo período de ação (4 a 12 horas) nessa espécie.

4.1.2. – Anti-inflamatórios não esteroidais (AINEs)

Os AINEs possuem papel importante tanto no tratamento da dor aguda, quanto crônica, visto que o processo inflamatório faz parte da patofisiologia da dor em muitas situações e, sua ação tanto periférica quanto central trazem um importante efeito analgésico. Eles são utilizados pelo seu efeito anti-inflamatório, antipirético e analgésico e são um dos pilares fundamentais do tratamento da dor.

Seção VIII

Os efeitos adversos, como irritação gastrointestinal ou nefrotoxicidade, são relatados quando as doses recomendadas ou intervalos de dosagem não são aderidos, ou em situações que os AINEs são administrados junto ao corticoide, sendo essa prática contraindicada. Anorexia, inapetência, êmese, diarreia e letargia são geralmente os primeiros sinais de toxicidade e o tratamento deve ser interrompido imediatamente se algum desses eventos ocorrerem. No entanto, não utilizar os AINEs por receio de efeitos adversos deve ser desencorajado e pode comprometer seriamente o gerenciamento da dor.

O uso de AINEs no cenário da emergência deve ser considerado somente após avaliação da hidratação e volemia, assim como do estado cardiovascular e renal do paciente. Sua utilização deve ser feita somente em pacientes normovolêmicos e sem risco de hemorragias.

Em felinos, o meloxicam e o robenacoxib são opções que podem ser utilizados tanto em internação quanto para uso domiciliar enquanto nos pacientes caninos além do uso do meloxicam, o carprofeno é um AINE com segurança comprovada em diversos estudos, inclusive com superioridade em relação a efeitos adversos sobre ao meloxicam em um deles.

4.1.3. – Anestésicos locais

Os anestésicos locais são grandes aliados ao tratamento da dor, eles são capazes de promover analgesia completa no local de ação, podendo ser administrados diretamente no local lesado ou ainda em áreas mais extensas. É uma classe de medicação segura, com efeitos colaterais relacionados a doses acima das terapêuticas. Diversas técnicas de anestesia loco regional estão bem descritas em cães e gatos e sua utilização deve ser encorajada. São de grande valia em situações em que a terapia analgésica pode ser antecipada, como, por exemplo, para planejamento de controle de dor pós-cirúrgica de situações específicas como amputações ou remoção de extensas neoplasias. Seu uso se dá através da alocação de drenos para administração de anestésico local, sendo parte importante da terapia analgésica pós operatória.

O uso da lidocaína pela via intravenosa produz analgesia sistêmica, entretanto o mecanismo pelo qual ocorre ainda não é bem elucidado. Em cães, a analgesia da lidocaína em bolus de 1mg/kg seguido de infusão contínua de 25mcg/kg/min promoveu analgesia similar à morfina em infusão contínua. A lidocaína também possui efeito anti-inflamatório que pode ser importante na analgesia, visto que mediadores inflamatórios aumentam a excitabilidade neuronal. A dose de 50 mcg/kg/min pode ser realizada em cães por 24 a 48h. A infusão contínua de lidocaína em felinos fica restrita ao ambiente cirúrgico, com tempo de infusão inferior a 30 minutos, não sendo recomendado seu uso contínuo devido a toxicidade do fármaco na espécie.

4.1.4. – Agonistas Alfa-2 adrenérgicos

Os alfa-2 adrenérgicos são drogas mais comumente utilizadas com objetivo de sedação, entretanto diversos estudos têm demonstrado seu potencial analgésico, tendo efeito terapêutico a nível espinhal e supraespinhal.

Em uso isolado, não causam alterações na gasometria arterial referente ao sistema respiratório em cães saudáveis, exceto se em uso associado a opioides, outros sedativos e anestésicos. Pode causar alteração no drive respiratório, devendo ser utilizado com cautela em pacientes com depressão respiratória prévia e alterações em sistema nervoso central.

A diminuição do débito cardíaco ocorre, principalmente pela intensa bradicardia que essa classe farmacológica pode causar. Inicialmente, a bradicardia ocorre por estímulo vagal devido ao grande aumento da resistência vascular sistêmica, levando à hipertensão arterial e bradicardia reflexa. Após a resistência vascular retornar ao basal a bradicardia persiste pela diminuição da ativação do sistema nervoso simpático.

O uso dessa classe de medicamentos é contraindicado para pacientes com insuficiência valvar com remodelamento cardíaco e repercussão hemodinâmica. Seu uso parece ser benéfico em felinos com cardiomiopatia hipertrófica onde não há obstrução dinâmica de via de saída do ventrículo esquerdo.

A dexmedetomidina é a principal representante desse grupo para uso em cães e gatos, promovendo analgesia em bolus seguido de infusão contínua, podendo ser mantida por até 24 horas em infusão. O efeito analgésico perdura menos que o efeito sedativo e os opioides possuem efeito sinérgico quando utilizados em associação.

4.1.5. – Cetamina

A cetamina age antagonizando os receptores NMDA e AMPA inibindo a sensibilização central, entretanto, atualmente sabe-se que seu mecanismo de ação analgésico é complexo, envolvendo sinergismo com opioides, efeito anti-inflamatório, antitumoral, além de propriedades neuroprotetoras.

Destaca-se que as doses administradas em bolus ou infusão contínua são inferiores às necessárias para promover anestesia dissociativa. A biotransformação ocorre no fígado em metabólitos ativos e a eliminação via excreção renal. Os felinos dependem menos da metabolização hepática, onde cerca de 80% da cetamina é excretada de forma inalterada na urina, portanto nessa espécie devemos evitar o uso em infusão contínua na presença de alterações no débito urinário (oligúria ou anúria) seja por alteração renal direta ou por obstrução do trato urinário.

As taxas de infusão contínua mais altas são reservadas para o período transoperatório, enquanto taxas de 2 a 10mcg/kg/min podem ser utilizadas na internação por até 72 horas.

4.1.6. – Outras classes farmacológicas

O maropitant é um antagonista do receptor da neuroquinina-1 (NK-1) que atua no SNC inibindo a ligação da substância P, que é o principal neurotransmissor envolvido na êmese e estão presentes em aferentes sensoriais da medula espinhal envolvidos na nocicepção. Muito se discute sobre a ação anti-inflamatória e analgésica do maropitant em cães e gatos. Em uma metanálise recente avaliando quatorze estudos incluindo 128 animais recebendo maropitant e 127 animais controle, observou-se que o fármaco possui capacidade de reduzir a concentração alveolar mínima dos anestésicos voláteis, entretanto não sendo confirmado sua ação analgésica e anti-inflamatória.

A gabapentina e a pregabalina são gabapentinoides que possuem mecanismo de ação semelhante, ainda não totalmente compreendido, através do bloqueio dos canais de cálcio voltagem dependentes e são utilizadas em dor com conhecido ou potencial componente neuropático, tanto em cães quanto em gatos. Além disso, em doses de 50 a 100mg VO atenuou o medo e estresse em gatos transportados até o hospital veterinário.

Antidepressivos tricíclicos, como a amitriptilina e a amantadina têm sido utilizados no tratamento da dor crônica.

Os corticosteroides são indicados no manejo de alergias, distúrbios autoimunes e condições inflamatórias específicas. Apesar da baixa evidência que justifique sua utilização no controle da dor, o efeito dos corticosteroides na redução da produção de prostaglandinas confere potencial alívio da dor.

Os fitocanabinóides são derivados principalmente da *Cannabis sativa* e geralmente são mais diversos do que os compostos sintéticos. Canabidiol (CBD) e delta-9-tetrahidrocanabinol (THC) são duas das moléculas fitocanabinóides mais estudadas. O CBD é comumente utilizado em medicina veterinária para efeitos analgésicos e de modulação imunológica nos receptores CB2, seus efeitos psicotrópicos e sedativos são mínimos, enquanto os efeitos medicinais são relativamente previsíveis. O THC é um forte agonista dos receptores CB1, embora também se ligue ao CB2 e está relacionado com efeitos psicoativos, ansiedade, taquicardia e vasodilatação periférica, no entanto, pequenas quantidades de THC podem aumentar significativamente a eficácia quando usado em combinação com CBD. Atualmente, recomendar uma abordagem universal aos veterinários em relação aos canabinóides é um desafio, especialmente no que diz respeito à legislação quanto à comercialização dessas substâncias.

4.2. – Manejo não farmacológico

4.2.1. – Acupuntura

A acupuntura é uma técnica não farmacológica, cientificamente comprovada com diversos benefícios e que deve sempre que possível, ser associada à analgesia multimodal.

4.2.2. – Fisioterapia

A fisioterapia, além de auxiliar no controle da dor, auxilia na manutenção da autonomia do paciente quanto à mobilidade. A síndrome do imobilismo deve sempre ser evitada e tratada nos pacientes críticos.

4.2.3. – Crioterapia

A crioterapia é um método terapêutico eficaz para reduzir a dor e inflamação pós-operatória aguda, principalmente em pacientes em pós-operatório de procedimentos ortopédicos.

5. Conclusão

Considerando que a dor é uma experiência única e complexa, avaliar o paciente de forma individualizada e elaborar protocolos específicos de acordo com o tipo e intensidade da dor, comorbidades e demais características específicas do paciente, é fundamental.

A alta variabilidade de doenças que levam um cão ou gato para o ambiente de internação, permitem com que esses pacientes vivenciem diversos graus de dor. Além disso, estes podem ser diariamente abordados com medidas e procedimentos invasivos causadores de dor e desconforto, como colocação de cateteres, sondas, drenos etc.

A abordagem através de uma terapia analgésica multimodal, utilizando medidas farmacológicas e não farmacológicas, é uma forma de oferecer o melhor cuidado aos pacientes críticos.

6. Pontos-chave

- A dor é uma experiência individual complexa e multidimensional, não sendo apenas o que se sente, mas como se sente.

- A dor aguda é uma resposta fisiológica e protetiva do organismo frente a um estímulo danoso, enquanto a dor crônica é um quadro patológico.

- Os processos envolvidos na patofisiologia da dor são a transdução, transmissão, modulação e percepção. Compreender o mecanismo de ação de cada classe farmacológica utilizada para terapia analgésica permite uma abordagem terapêutica multimodal.

- A utilização de escalas multidimensionais é a forma mais objetiva de avaliar e classificar a dor dos pacientes veterinários, e a implementação dessas ferramentas na rotina clínica deve ser estimulada.

- O tratamento da dor não consiste apenas na administração de medicações em doses e frequências pré-determinadas, é importante que a abordagem seja contínua, reavaliada e antecipada, quando possível.

- A utilização de terapias não farmacológicas deve ser encorajada e implementada nos protocolos para controle da dor dos pacientes hospitalizados sempre que possível.

- É importante que sejam consideradas as características individuais e emocionais de cada paciente, e que ele sempre seja tratado com respeito e empatia. Um manejo delicado e carinhoso com o paciente, pode trazer alívio e minimizar a dor no momento de hospitalização.

7. Literatura recomendada

1. Evangelista MC, Watanabe R, Leung VSY, Monteiro BP, O'Toole E, Pang DSJ, Steagall PV. Facial expressions of pain in cats: the development and validation of a Feline Grimace Scale. Scientific Reports. 13 dez 2019. 9:19128.
2. Pablo A Donati PA, Tarragona A, Franco JVA, Kreil V, Fravega R, Diaz A, Verdiera N, Otero PE. Efficacy of tramadol for postoperative pain

management In dogs: systematic review and meta-analysis. Veterinary Anaesthesia and Analgesia. 2021, 48, 283-296.

3. Steagall PV. Analgesia: What Makes Cats Different/Challenging and What Is Critical for Cats? Vet Clin Small Anim. Julho 2020. 50(4),749-767.

4. Fantoni D. Tratamento da dor na clínica de pequenos animais. São Paulo: Elsevier; 2012. 789 p.

5. Grimm KA, Lamont LA, Tranquilli WJ, Greene SA, Robertson SA, editores. Veterinary Anesthesia and Analgesia [Internet]. Chichester, UK: John Wiley & Sons, Ltd; 2015 [citado 30 maio 2023].

6. Grubb T, Lobprise H. Local and regional anaesthesia in dogs and cats: Overview of concepts and drugs (Part 1). Vet Med Sci. 2020;6:209-217.

7. Gruen ME, Lascelles BD, Colleran E, Gottlieb A, Johnson J, Lotsikas P, Marcellin-Little D, Wright B. 2022 AAHA Pain Management Guidelines for Dogs and Cats. J Am Anim Hosp Assoc [Internet]. 23 fev 2022 [citado 30 maio 2023];58(2):55-76.

8. Kinobe RT, Miyake Y. Evaluating the anti-inflammatory and analgesic properties of maropitant: A systematic review and meta-analysis. Vet J [Internet]. Maio 2020 [citado 30 maio 2023];259-260:105471.

9. Monteiro BP, Lascelles BD, Murrell J, Robertson S, Steagall PV, Wright B. 2022 WSAVA guidelines for the recognition, assessment and treatment of pain. J Small Anim Pract [Internet]. 27 out 2022 [citado 30 maio 2023].

10. Ruel HLM, Steagall, PV. Adjuvant analgesics in acute pain management. Vet Clin Small Anim [Internet]. Nov 2019; 49 (6): 1127-1141.

11. Steagall PV, Monteiro BP. Acute Pain in cats. Recent advances in clinical assessment. J Feline Med Surg [Internet]. 15 out 2018; 21, 25–34.

12. Steagall PV, Robertson S, Simon B, Warne LN, Shilo-Benjamini Y, Taylor S. 2022 ISFM Consensus Guidelines on the Management of Acute Pain in Cats. J Feline Med Surg [Internet]. 23 dez 2021 [citado 30 maio 2023];24(1):4-30.

Urgências Clínicas por Sistema

IX

Queimaduras Químicas da Superfície Ocular

Eduardo Toshio Irino

1. INTRODUÇÃO

Os quadros de urgência ocular normalmente vêm acompanhados de muita angústia por parte dos tutores e cabe à equipe médica manter a calma e entender a situação para prestar o melhor tratamento para o paciente. É necessário identificar rapidamente a gravidade da situação e quais estruturas foram envolvidas, bem como sua gravidade. Baseado em todas essas informações, a conduta terapêutica será definida.

Quando enfrentamos tal situação, temos que ter em mente os principais objetivos do tratamento:

1. Controle da dor.

2. Controle da hemorragia intra ou extraocular.

3. Preservação da integridade das estruturas do olho e anexos oculares.

4. Manutenção da visão.

5. Redução da perda da visão ou sequelas estruturais.

6. Melhora da condição estética do olho e dos anexos oculares.

2. SINAIS CLÍNICOS E MANIFESTAÇÕES

As queimaduras químicas da superfície ocular são relativamente frequentes na rotina da clínica médica, inúmeros agentes já foram reportados como causadores, sendo o shampoo dermatológico o mais frequente. Vale relatar também casos de queimaduras com detergente, cal, álcool, desinfetante, ácido de bateria e cimento. Importante ressaltar que qualquer agente químico tem capacidade de produzir tal dano ocular.

As raças mais acometidas são aquelas que possuem histórico de tratamentos dermatológicos frequentes, necessitando de mais banhos e mais contato com shampoo, sendo o mais comumente associado aos que possuem clorexidina em sua formulação (**Figura 107.1.**). As raças mais envolvidas nos casos de queimaduras corneanas são Shih Tzu, Lhasa Apso, Sharpei, Golden Retriever, Spitz Alemão e Pug.

Normalmente, as queimaduras químicas provocam ceratites ulcerativas superficiais, mas devemos sempre tratar de forma rápida para evitar o aprofundamento das lesões, pois quanto mais profundo o tecido corneano for acometido (estro-

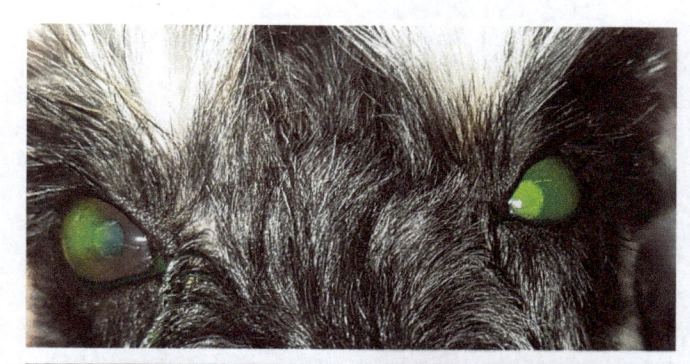

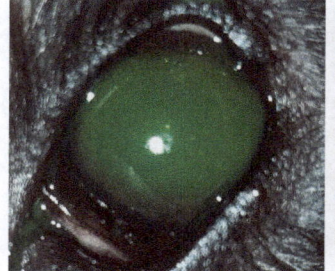
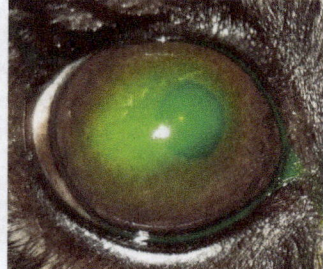

Figura 107.1. – Canino, Schnauzer com ceratite ulcerativa química por shampoo à base de Clorexidina.

ma corneano), maior será a cicatriz e maior o risco de piora. Algumas situações podem evoluir para endoftalmite (infecção intraocular), ceratite ulcerativa grave em *melting* (**Figura 107.2.**), glaucoma (aumento da pressão intraocular) ou perfuração corneana.

3. DIAGNÓSTICO

O diagnóstico é clínico e baseado inicialmente na queixa principal do tutor, que comumente refere contato do paciente com o produto químico nos olhos. Nesse momento, é importante confirmar com a família informações relevantes, como, por exemplo, se foi presenciado o contato ou é uma suposição, sendo essa informação relevante para a assertividade do tratamento e escolha dos medicamentos. Frequentemente as queimaduras chegam como quadros agudos de dor ocular e com a presença de ceratite ulcerativa de grande extensão, porém com acometimento superficial da córnea.

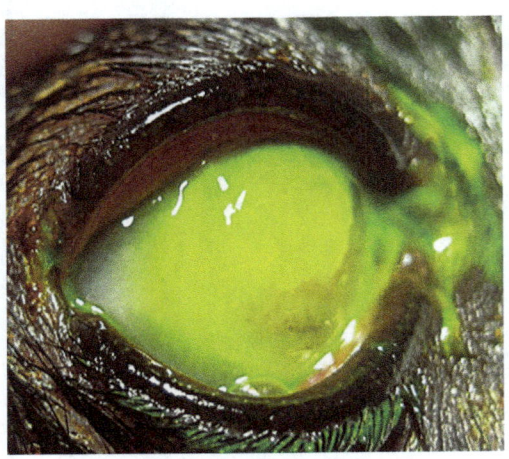

Figura 107.2. – Canino, SRD com queimadura química corneana por ácido de bateria com evolução desfavorável e "Melting" associado

A instilação de colírio anestésico logo no início da avaliação oftálmica já promove conforto ao paciente e permite um exame físico mais preciso e confortável. Em seguida, é colocado corante com fluoresceína para confirmação da lesão. Prefere-se corante desidratado estéril pela maior segurança e praticidade (fluoresceína strips). Normalmente, o teste com fluoresceína mostra-se positivo em grande extensão da córnea. Como o blefarospamo é presente vale lembrar que o animal com dor ocular não deve ser submetido ao teste de Schirmer (teste para quantificar quantidade da porção aquosa da lágrima), tanto devido ao desconforto que causará, quanto devido ao prejuízo de avaliação do resultado, tendo em vista que a dor pode aumentar a produção lacrimal.

Os sinais clínicos são os mesmos de animais com ceratite ulcerativa superficial que incluem: blefarospasmos intenso e de início súbito, lacrimejamento, secreção ocular, apatia, prurido ocular intenso e fotofobia.

Devemos também excluir outros possíveis diagnósticos diferenciais que levam a estas lesões da superfície corneana, como, por exemplo, cílio ectópico e úlcera indolente.

4. TRATAMENTO

Primeiramente, deve-se lavar intensamente com solução NaCl 0,9%. Em seguida iniciamos tratamento com colírio a base de inibidores de metaloproteinase 4 a 6 vezes ao dia (os mais usados são EDTA 0,35% e acetilcisteína 5 a 10%), colírio antimicrobiano de amplo espectro 4 a 6 vezes a dia e colírio anti-inflamatório, os mais usados são diclofenaco ou cetorolaco de trometamina, 2 vezes ao dia. Colírio lubrificante 4 a 6 vezes ao dia e indicação de colar elisabetano. Em casos de úlceras superficiais e de baixa extensão, podemos abrir mão do uso dos colírios a base de inibidores de metaloproteinases.

Importante salientar: os colírios que coincidirem o horário devem ser instilados com intervalo de 10 minutos, contudo o lubrificante deve ser o último a ser instilado para que permaneça por mais tempo na superfície corneana.

Em casos de queimaduras que acometem profundidade maior de estroma, pode ser indicado procedimento cirúrgico com colocação de lente de contato ou flap de terceira pálpebra mediante anestesia geral.

Fatores determinantes para o sucesso no tratamento são: colaboração do animal para colocação dos colírios, predisposição racial (braquicefálicos costumam demorar mais para responder e podem piorar mais facilmente), empenho e paciência do tutor para realização do tratamento e condição financeira (principalmente quando é indicado procedimento cirúrgico). Em todos os casos devemos optar pelo bom senso para termos um acordo na realização do melhor tratamento possível para o paciente.

Ainda dentro da sugestão de tratamento do autor, incluem-se: coleta de teste de cultura e sensibilidade a antimicrobianos, da superfície corneana e direcionamento terapêutico de acordo com o resultado.

O tempo de tratamento varia em torno de 7 a 21 dias, de acordo com a gravidade da lesão. Raramente são observadas lesões que evoluem para lesões profundas, necessitando de enxertos de conjuntivas ou membranas biológicas, ou situações de enucleação.

5. LITERATURA RECOMENDADA

1. Daniel Herrera. Oftalmologia clínica em animais de companhia. Medvet. 1ª edição. 2008.
2. Kirk N. Gellat. Manual de Oftalmologia Veterinária. Editora Manole. 1ª edição. 1994.
3. Angelica de Mendonça Vaz Saflate, Paula Diniz Galera. Oftalmologia Veterinária. Clínica e Cirurgia. Paya Editora. 2023.

Corpos Estranhos Oculares

108

Eduardo Toshio Irino

1. INTRODUÇÃO

Esta situação de urgência oftalmológica normalmente chega com três apresentações distintas:

- Corpo estranho aderido superficialmente ao epitélio corneano, causando uma ceratite ulcerativa superficial simples, com bastante dor, mas normalmente de fácil resolução.

- Objeto perfurocortante, lesionando a córnea e invadindo a câmara anterior e às vezes planos mais profundos das estruturas intraoculares. Esta situação exige correção cirúrgica de emergência, com prognóstico reservado a ruim, quando pensamos em manutenção da visão ou do olho.

- Objetos ou parasitas localizados em região da órbita, como, por exemplo, pedaços de madeira ou ferro perfurocortantes que não atingem o olho, mas penetram na órbita, atingindo conjuntiva, músculos extraoculares, órbita e às vezes regiões mais profundas da cabeça. Nessa terceira situação, podemos incluir também a presença de miíase em olho ou órbita.

2. CORPO ESTRANHO OCULAR

Os animais que chegam com corpo estranho em olho ou órbita necessitam de atendimento de urgência, sendo os principais pilares do tratamento o controle de dor, preservação do olho e anexos oculares, manutenção de visão e redução de sequelas do olho e dos anexos oculares.

3. DIAGNÓSTICO

O diagnóstico é simples, pois normalmente o objeto é bem visível durante o atendimento, porém podem ocorrer situações desafiadoras, principalmente quando o objeto penetra totalmente no olho ou na órbita e não está totalmente visível durante o exame físico.

Quase todos os casos de atendimento acabam evoluindo para procedimento anestésico e cirúrgico de remoção do corpo estranho.

De acordo com o exposto acima, os principais casos atendidos são: objetos aderidos à córnea (por exemplo, sujeira) (**Figura 108.1.**), objetos perfurocortantes no olho (por exemplo, espinho, agulha ou caco de vidro) (**Figura 108.2.**), objetos em conjuntiva palpebral ou bulbar (por exemplo, asfalto ou concreto em pacientes atropelados), objetos perfurocortantes em órbita (por exemplo, pedaços de madeira ou ferro) e parasitas (miíase e/ou berne em conjuntiva, órbita ou no olho).

Em todos os casos, os pacientes chegam em urgência com quadro de dor aguda, blefarospasmo, às vezes secreção intensa e odor forte (em casos crônicos infectados ou com miíase) e sangramento (principalmente em traumas).

4. TRATAMENTO

Após a realização da avaliação inicial e confirmação de estabilidade geral, o paciente deve ser avaliado do ponto de vista oftalmológico. Nos casos de corpo estranho aderido em córnea, indicamos sedação ambulatorial e em seguida procedimento de remoção com ajuda de lupa e agulha de insulina ou pinça de microcirurgia, com adesão posterior ao tratamento para

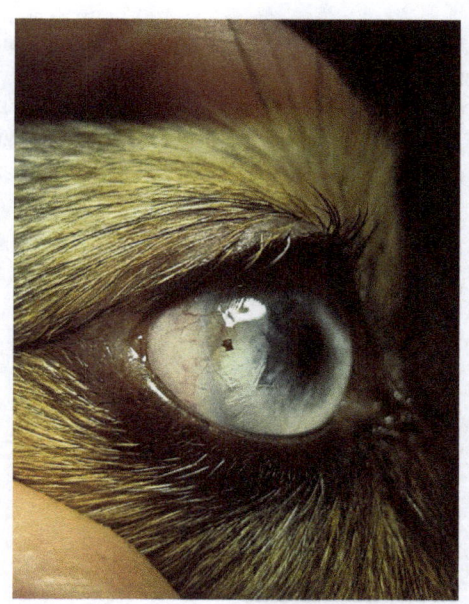

Figura 108.1. – Canino, Spitz com corpo estranho aderido em córnea.

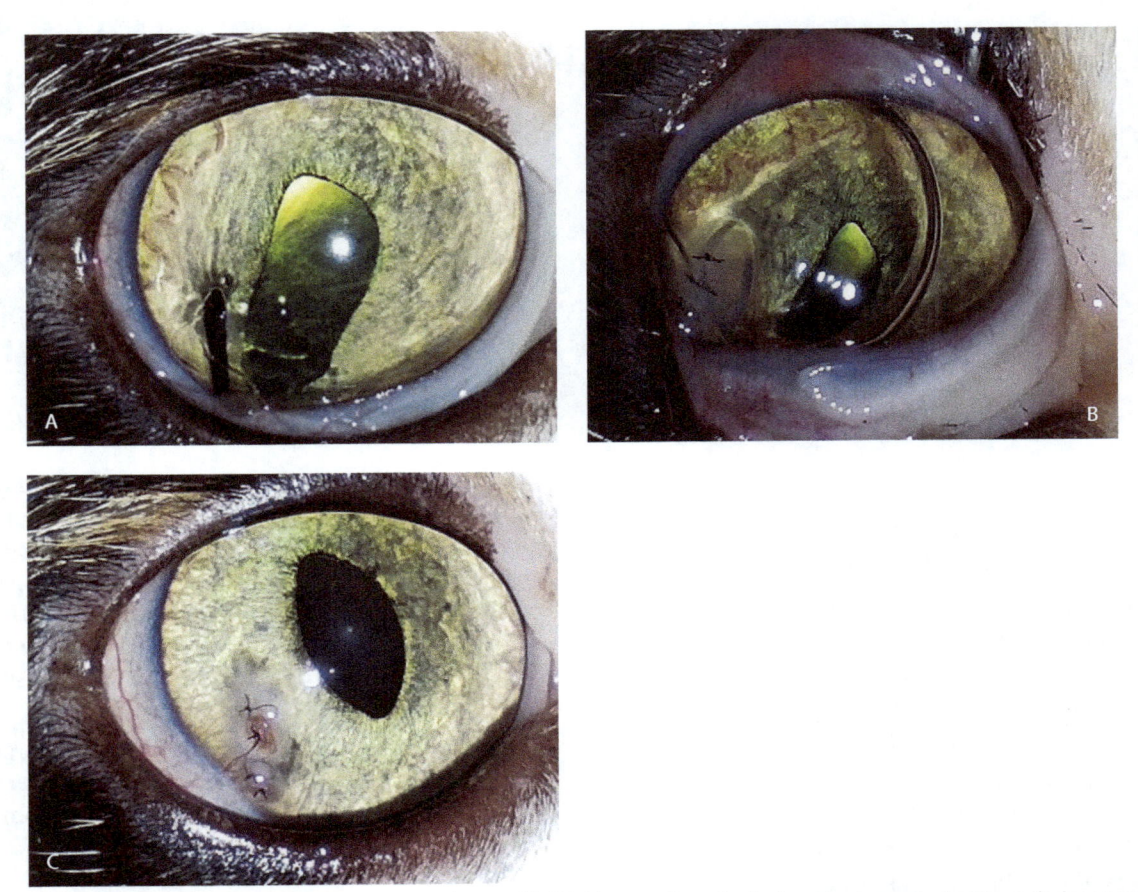

Figura 108.2. – Felino, SRD, com espinho de planta preso em córnea e íris **(A)**. Nota-se alteração do formato da pupila devido ao deslocamento da íris promovido pelo espinho. Após cirurgia de remoção de CE e sutura de córnea com fio de nylon 9-0. Pós imediato **(B)**. Após 14 dias **(C)**.

ceratite ulcerativa superficial com colírio antibiótico, colírio anti-inflamatório, colírio lubrificante e colar elizabetano. Outros objetos às vezes encontrados no olho ou órbita incluem: vegetais, madeira, plástico, cimento e areia. Na maioria das vezes, são retirados facilmente com pinças e lavagem com solução NaCl 0,9%.

Nos casos de perfuração de córnea, há necessidade de anestesia geral e uso de microscópio cirúrgico para remoção do objeto perfurante, sutura corneana ou enxerto conjuntival, ou córneo conjuntival. Normalmente, necessita de tratamento especializado.

Em casos de parasitas, como a miíase, também devemos anestesiar, limpar o ferimento para remover o máximo de larvas, lavar copiosamente com solução salina e fazer prescrição de Nitenpiram via oral por 3 a 5 dias e depois fazer nova anestesia e retirada de larvas remanescentes. Em geral, após 7 a 10 dias o tecido já está regenerado. Vale lembrar que, em geral, apesar de as larvas de miíases causarem graves lesões em região ocular e órbita, normalmente elas destroem o tecido conjuntivo primeiro e depois o olho. Portanto, é importante a precocidade na terapia visando maior possibilidade de preservação do olho.

5. LITERATURA RECOMENDADA

1. Daniel Herrera. Oftalmologia clínica em animais de companhia. Medvet. 1ª edição. 2008.
2. Kirk N. Gellat. Manual de Oftalmologia Veterinária. Editora Manole. 1ª edição. 1994.
3. Angelica de Mendonça Vaz Saflate, Paula Diniz Galera. Oftalmologia Veterinária. Clínica e Cirurgia. Paya Editora. 2023.

Eduardo Toshio Irino

1. INTRODUÇÃO

As lacerações oculares podem gerar um grau muito variado de lesões oftálmicas, comprometendo desde a córnea, conjuntiva, até as demais estruturas. As lacerações corneanas podem ser traumáticas, como em arranhaduras de gato (**Figuras 109.1. e 109.2.**), causada por objetos pontiagudos, brigas, mordidas, armas ou infecciosas, devido ao agravamento de úlceras superficiais por infecção bacteriana.

O tipo de apresentação no momento do atendimento inicial também pode ser muito heterogêneo. Normalmente as lacerações traumáticas devem ser abordadas de forma mais rápida, pois os animais chegam com muita dor e desconforto, além de possuírem maior chance de sequelas ou perda do olho.

De acordo com o escopo do capítulo, que visa enfatizar a situação de urgência oftalmológica, vamos abordar as ceratites ulcerativas causadas por trauma e as ceratites ulcerativas profundas, que são as infectadas e, portanto, com alto potencial para complicações, como endoftalmite e perfurações.

2. LESÕES TRAUMÁTICAS

As lacerações traumáticas não perfurantes devem ser abordadas com terapia clínica utilizando colírios antimicrobianos de amplo espectro (se possível baseado em teste de cultura e sensibilidade a antimicrobianos), colírio anti-inflamatório, colírios cicloplégicos para alívio da dor, lubrificante para conforto ocular e colar elisabetano. Poderá ser necessário também associação de antimicrobiano adequado (com base em cultura e antibiograma) por via oral e analgésicos sistêmicos, como dipirona. Quanto mais rápido o início do tratamento, menor a chance de sequelas e consequentemente necessidade de intervenção cirúrgica. Quando o quadro é mais grave, de acordo com a profundidade da lesão, indicamos intervenção para colocação de lente de contato ou flap de terceira pálpebra, com paciente sob anestesia geral inalatória. Uma importante observação, devemos sempre alertar os tutores quanto aos riscos da decisão de optar por tratamento clínico ou cirúrgico. Ambos possuem riscos e benefícios, devendo ser elucidado de forma clara para que a família possa ter embasamento ao definir, junto ao médico veterinário, qual terapia será escolhida.

Nos casos de laceração por briga é comum a apresentação inicial já com perfuração corneana. Nesse cenário é muito importante atentarmos para a presença de infecção, pois casos mais extremos podem apresentar indicação de enucleação. Nos casos de indicação de reconstrução, seguimos com a sutura de córnea, com auxílio de microscópio cirúrgico. Pontos simples, separados, são confeccionados com nylon 9-0. Importante ressaltar a necessidade de instrumental cirúrgico específico para microcirurgia.

Indica-se também a coleta de material para teste de cultura e sensibilidade a antimicrobianos, com objetivo de guiar a terapia. Entretanto, em algumas situações, em que existam sinais

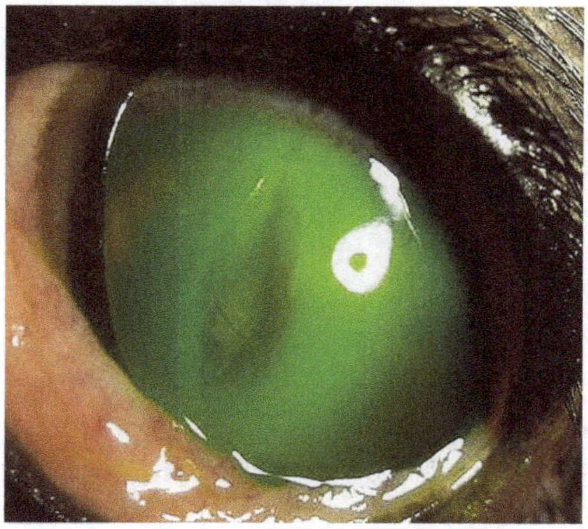

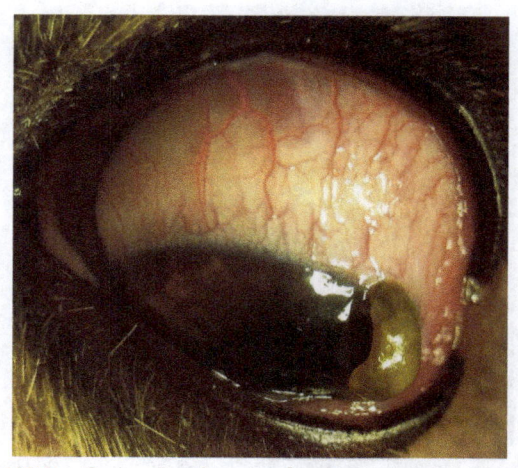

Figura 109.1. – Canino, SRD que sofreu laceração corneana por arranhadura de gato.

Figura 109.2. – Canino, Beagle que sofreu laceração corneana por arranhadura de gato com perfuração e prolapso de íris.

de infecção local, optou-se pelo início de terapia antimicrobiana empírica tópica, para evitar aprofundamento da lesão corneana, devido à destruição estromal pelas enzimas colegenolíticas produzidas pelas bactérias.

As terapias empíricas tópicas mais utilizadas incluem: aminoglicosídeos (tobramicina e gentamicina) e quinolonas (ciprofloxacino e ofloxacino). Um esquema sugerido seria: 1 gota a cada 4 horas. Se houver destruição tecidual intensa, com aprofundamento rápido da lesão, indica-se 1 gota a cada hora nas primeiras 12 horas, sendo já considerada a possibilidade de uso de colírio antimicrobiano da classe das quinolonas de última geração (gatifloxacino e moxifloxacino).

3. CERATITES ULCERATIVAS PROFUNDAS

Em casos de grande extensão de destruição de córnea, com acometimento de aproximadamente 50% do estroma corneano, é indicado correção cirúrgica com colocação de lente de contato ou realização de flap de terceira pálpebra. Vale lembrar o uso obrigatório de colar elisabetano. O tempo de tratamento varia com a gravidade da lesão. Em média varia de 14 a 21 dias.

Quando nos deparamos com lacerações corneanas, vale aqui uma importante observação. Às vezes a lesão é superficial, porém devido à infecção e ação das enzimas proteolíticas, temos um aprofundamento da ceratite ulcerativa e o tratamento pode variar de acordo com o grau de profundidade.

A úlcera superficial pode apresentar evolução desfavorável, evoluindo para ceratite ulcerativa estromal (**Figura 109.3.**), exposição da membrana de Descemet (**Figura 109.4.**), descemetocele (**Figura 109.5.**) e perfuração ocular (**Figura 109.6.**).

Nossa sugestão de tratamento para as diferentes lesões corneanas complicadas por infecção são:

- Ceratite ulcerativa estromal: colocação de lente de contato, tarsorrafia temporária ou flap de terceira pálpebra (**Figura 109.7.**) e terapia com colírios, associado a antibioticoterapia sistêmica.

- Exposição de Membrana de Descemet e Descemetocele: enxerto pediculado de conjuntiva bulbar (**Figura 109.8.**), enxerto corneoconjuntival ou colocação de membranas biológicas.

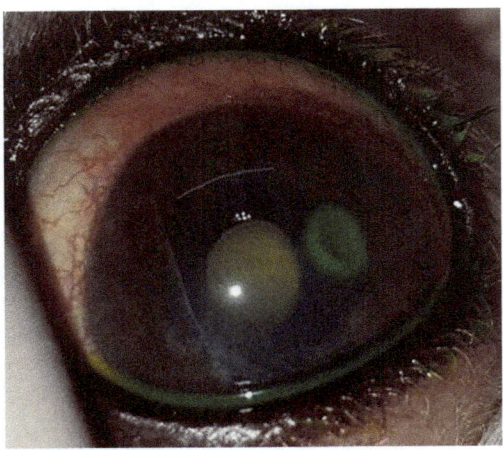

Figura 109.3. – Canino, Shih Tzu com ceratite ulcerativa estromal. Nota-se presença de profundidade média nessa lesão.

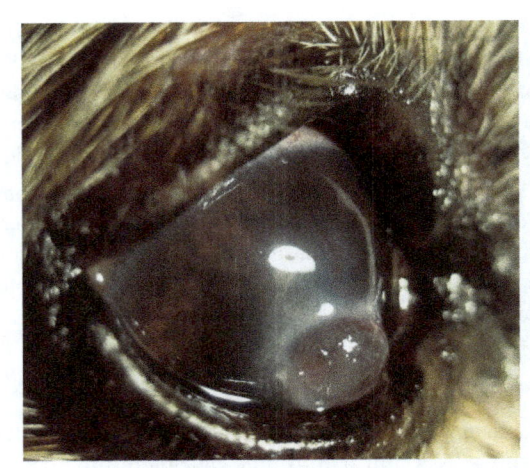

Figura 109.5. – Canino, SRD, com descemetocele e risco iminente de perfuração.

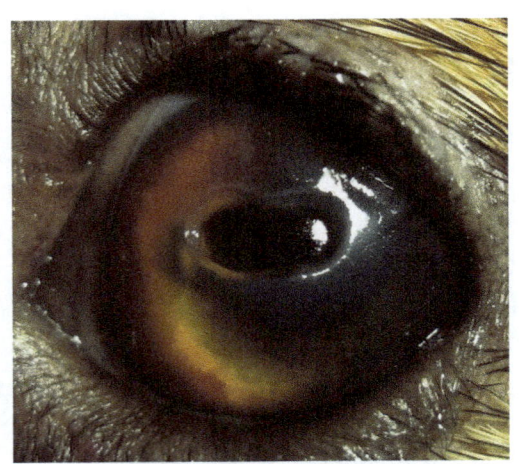

Figura 109.4. – Canino, SRD com exposição de membrana de Descemet. Notamos lesão com grande profundidade. Risco alto de perfuração ocular.

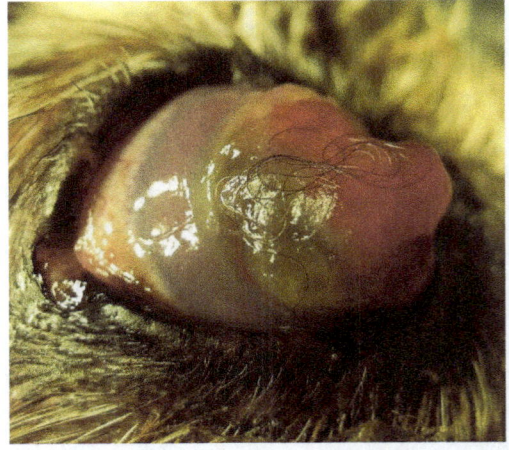

Figura 109.6. – O mesmo paciente da Figura 109.5 com perfuração ocular e evisceração das estruturas intraoculares.

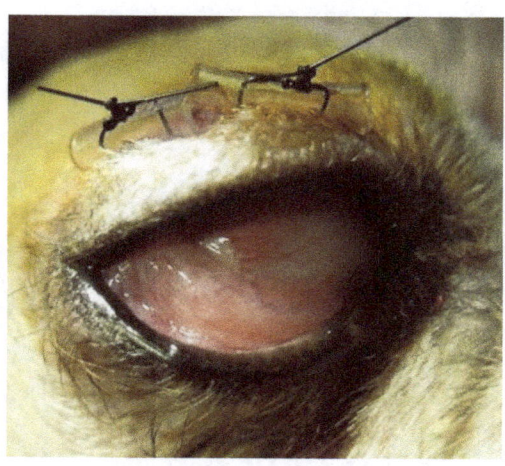

Figura 109.7. – Canino Shh Tzu com Flap de terceira pálpebra devido à ceratite ulcerativa estromal.

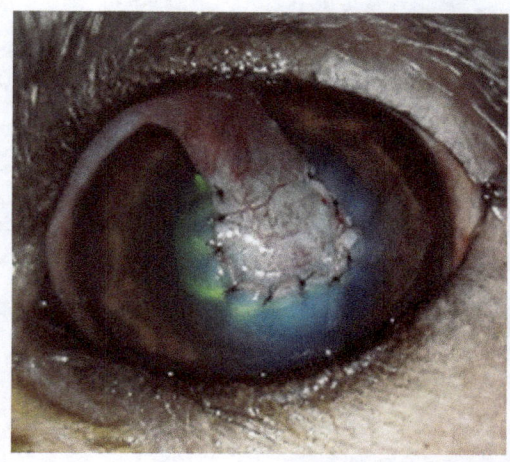

Figura 109.8. – Canino, Shih Tzu, com enxerto pediculado de conjuntiva bulbar usado devido à descemetocele.

4. LITERATURA RECOMENDADA

1. Daniel Herrera. Oftalmologia clínica em animais de companhia. Medvet. 1ª edição. 2008.
2. Kirk N. Gellat. Manual de Oftalmologia Veterinária. Editora Manole. 1ª edição. 1994.
3. Angelica de Mendonça Vaz Saflate, Paula Diniz Galera. Oftalmologia Veterinária. Clínica e Cirurgia. Paya Editora. 2023.

110

Glaucoma e Hipertensão Ocular

Vivian Lima de Souza

1. INTRODUÇÃO

Atualmente, e de forma simplificada, o glaucoma é considerado uma neuropatia óptica degenerativa e multifatorial, caracterizada não só pela morte das células ganglionares da retina e seus axônios, como também pela alteração nas demais camadas da retina. Essas alterações ainda podem evoluir para redução da visão e culminar em cegueira irreversível. Assim, é válido denominar que o glaucoma é uma síndrome ocular grave, uma vez que todos os tecidos oculares são afetados pelo aumento da pressão intraocular.

A doença está associada à falha de drenagem do humor aquoso e a ausência de interrupção de sua produção. Embora a etiologia seja complexa, a elevação da pressão intraocular (PIO) é a principal responsável pelos danos nas demais estruturas oculares.

É importante salientar que a hipertensão ocular é um quadro de elevação da PIO, na ausência de outros sinais oculares. A hipertensão quando associada a sinais de desconforto ocular e alterações retinianas, deve ser tratada como glaucoma.

2. CLASSIFICAÇÃO

O glaucoma pode ser classificado de acordo com sua etiologia, estado do ângulo iridocorneano e estágio da doença. De forma geral, classificamos em primário ou secundário e subdividimos em ângulo aberto, estreito ou fechado. Em algumas raças, observa-se desenvolvimento anormal do ângulo iridocorneano, sendo denominado como goniodisgenesia. Quanto à duração/ fase da doença, o glaucoma pode ser dividido em agudo ou crônico. É classificado como agudo quando os sinais clínicos ocorreram há menos de 48 horas; nesses casos é considerado uma oftalmopatia emergencial.

Nos cães, o glaucoma primário tem caráter hereditário, sendo os cães das raças Cocker Spaniel, Beagles, Basset Hound, Samoiedas, Huskys e Shar Peis os mais acometidos pela doença.

Nos gatos, o glaucoma secundário é o mais comum. O aumento da PIO e desenvolvimento do glaucoma nesses pacientes é uma consequência de outros processos como as uveítes e as neoplasias, dentre elas, os melanomas de íris.

3. EXAME OCULAR/SINAIS CLÍNICOS

O clínico geral ou o médico veterinário intensivista deve suspeitar de glaucoma em todos os pacientes que se apresentem com midríase, "olho vermelho", dor ocular e diminuição da acuidade visual. Nestes pacientes é fundamental um exame oftalmológico minucioso e completo com mensuração da pressão intraocular (PIO). Pacientes com glaucoma podem ainda apresentar apatia, hiporexia ou anorexia, ato de coçar o(s) olho(s) acometido(s), não permitir o toque à face e blefaroespasmo.

Na fase inicial da doença e com aumento progressivo da PIO, ocorrerá midríase não responsiva, congestão dos vasos episclerais (**Figura 110.1.**), estrias de Haab, que são fraturas na membrana de Descemet (**Figura 110.2.**), edema corneano, acompanhados de déficit visual importante ou cegueira. Um glaucoma não diagnosticado e não tratado corretamente torna-se crônico, evoluindo para sinais mais severos como buftalmia, edema corneano difuso (**Figura 110.3.**), vascularização corneana, luxação do cristalino, pupila fixa em midríase, escavação da papila óptica, atrofia de retina e cegueira irreversível.

A **Tabela 110.1.** mostra resumidamente os principais sinais oftalmológicos do glaucoma dependendo da fase de desenvolvimento da doença.

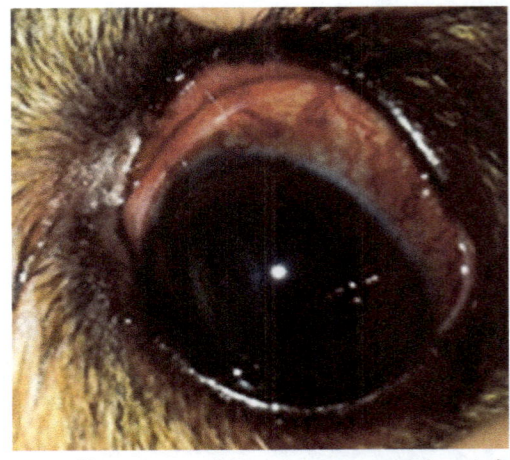

Figura 110.1. – Glaucoma em cão com intensa congestão episcleral.

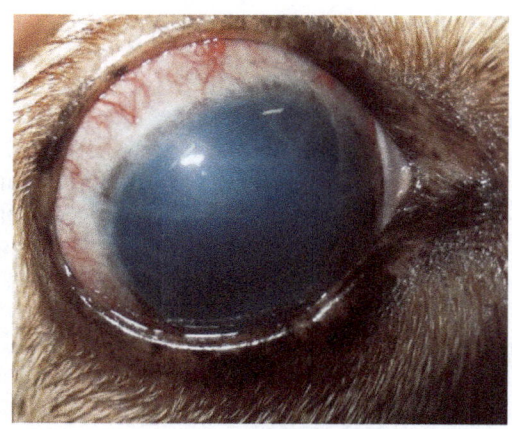

Figura 110.2. – Glaucoma em cão. Observar a congestão episcleral e fratura da membrana de Descemet – estrias de Haab. (imagem cedida pelo Serviço de Oftalmologia da Unesp Botucatu).

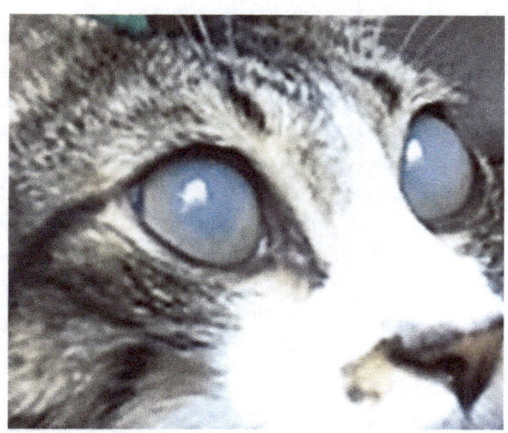

Figura 110.3. – Glaucoma secundário à uveíte em felino. Presença de edema corneano difuso em ambos os olhos e buftalmia mais evidente em olho esquerdo.

Tabela 110.1. – Sinais clínicos do Glaucoma

Agudo	Subagudo	Crônico
Dor	Dor	Dor (variável)
Blefaroespasmo	Blefaroespasmo	-
Edema corneano	Edema corneano	Vascularização e pigmentação corneanas
Déficit visual	Cegueira	Cegueira irreversível
Reflexo pupilar diminuído (midríase)	Reflexo pupilar ausente (midríase)	Reflexo pupilar ausente (midríase)
Hiperemia conjuntival e congestão episcleral	Hiperemia conjuntival e congestão episcleral	Congestão episcleral
PIO aumentada	PIO aumentada	PIO aumentada – variável
-	Estrias de Haab	Estrias de Haab
-	-	Escavação de nervo óptico
-	-	Atrofia de Íris e Retina

4. DIAGNÓSTICO

O diagnóstico do glaucoma é obtido através dos sinais clínicos, da aferição da PIO através da tonometria, da oftalmoscopia direta e indireta e da gonioscopia.

A tonometria pode ser realizada de forma manual, colocando o dedo indicador na pálpebra superior e aplicando uma pressão sobre o bulbo, estimando assim o quão firme/duro está o olho. Deve-se realizar o procedimento simultaneamente em ambos os olhos. Embora a realização deste teste seja simples, este método não é preciso para efeito de diagnóstico e nem tão pouco para avaliar a resposta ao tratamento instituído, mesmo em mãos mais experientes.

A tonometria de indentação de Schiötz é outro método de avaliação da PIO, e apesar de ser um aparelho relativamente barato, requer certa familiaridade com o instrumento. O aparelho de Schiötz estima a PIO através de um êmbolo ponderado. Quanto mais próximo de zero a leitura da balança, maior a PIO. A tabela de conversão acompanha o aparelho, e a leitura da escala é convertida em valores de pressão padronizados para olhos humanos. A grande desvantagem do aparelho de Schiötz é alinhar o aparelho corretamente no bulbo ocular, uma vez que os pacientes nem sempre são colaborativos e a dificuldade de contenção do paciente pode aumentar a PIO dando valores pouco precisos. A tonometria de aplanação e de rebote, que utiliza aparelhos eletrônicos como o Tonopen® e Tonovet® respectivamente, são métodos mais precisos de uso clínico. Estes métodos têm como princípio medir a força necessária para aplanar uma pequena área da córnea ou a força de rebote da probe presente nos tonômetros após tocar uma pequena área da córnea. São mais fáceis de serem manuseados, mas a posição do corpo e contenção do paciente também podem influenciar nos valores da PIO.

Os valores normais da PIO dos cães e gatos são, respectivamente, 18 ± 5mmHg e 16 ± 5mmHg. Cães com valores de PIO superiores a 25mmHg e gatos com valores superiores a 27mmHg, na presença de sinais oculares, podem ter o glaucoma como diagnóstico presuntivo.

A gonioscopia é um exame importante no diagnóstico da doença, tanto para classificação do tipo de glaucoma, pois avalia o ângulo de drenagem (aberto, estreito ou fechado), quanto para avaliação da presença de uma goniodisgenesia ou tumores em corpo ciliar. A avaliação do ângulo iridocorneano, onde uma goniolente é colocada sobre a superfície da córnea, requer material especializado além de prática considerável. Desta forma é um exame realizado exclusivamente por oftalmologistas veterinários.

O exame de fundo de olho ou fundoscopia serve como uma ferramenta importante no diagnóstico do glaucoma, dando um prognóstico quanto à visão, uma vez que permite realizar uma avaliação da papila do nervo óptico.

Outros exames auxiliares no diagnóstico do glaucoma são ecografia ocular, principalmente para avaliação da papila óptica e biomicroscopia ultrassônica (UBM), para avaliação do ângulo iridocorneano.

Seção IX

5. TRATAMENTO

Reduzir a pressão intraocular precocemente no glaucoma agudo é essencial para prevenção de danos irreversíveis como a perda da visão. Assim, o tratamento do glaucoma tem como principais objetivos eliminar a dor ocular e preservar a visão. A resposta inicial pode não ser efetiva, mas o tratamento definitivo e contínuo deve ser obrigatoriamente mantido. O objetivo do tratamento emergencial é reduzir de forma rápida a PIO, diminuindo o volume do humor vítreo por osmose. A administração de Manitol 20%, por via intravenosa e na dose de 1,0 a 1,5g/kg em 10 a 15 minutos, é a medida terapêutica emergencial mais utilizada. O efeito na redução da PIO pode durar por 6 a 10 horas e a dose pode ser repetida caso a PIO se encontre acima de 30mmHg. O uso de glicerina, por via oral, na dose de 2mL/kg, é uma alternativa ao manitol, uma vez que pode ser administrada pelo tutor, embora seja menos efetiva e pode induzir o vômito. A administração de glicerina é contraindicada em animais com *diabetes mellitus*.

A utilização de múltiplos fármacos que reduzem a produção e melhoram a drenagem do humor aquoso, torna o controle da PIO e o tratamento do glaucoma mais efetivos. Dentre as terapias disponíveis para o tratamento do glaucoma em cães e gatos temos os inibidores de anidrase carbônica que reduzem a produção do humor aquoso produzido pelo corpo ciliar. Esses podem ser administrados por via sistêmica, embora apresentem efeitos colaterais que incluem vômitos, náuseas e taquipneia. Os inibidores de anidrase carbônica também podem ser administrados por via tópica, como dorzolamida a 2% e a brizolamida a 1%, sendo estes os mais comumente utilizados. Os agonistas beta-adrenérgicos, como maleato de timolol 0,5%, também diminuem a produção do humor aquoso. A associação destas duas substâncias pode fazer com que os efeitos hipotensivos oculares sejam potencializados. Outra classe medicamentosa utilizada para o controle da PIO são os análogos de prostaglandina como latanaprosta, travaprosta e bimatoprosta. Eles apresentam um efeito hipotensor bastante efetivo nos cães, e o mecanismo de ação se dá por aumentar a drenagem do humor aquoso pela via uveoescleral, uma saída não convencional de drenagem do humor aquoso. Os efeitos colaterais observados com uso dessa classe medicamentosa são: miose, irritação ocular e pigmentação da íris. O uso de corticoesteroides tópicos podem ser indicados para controlar a inflamação nos glaucomas secundários à uveíte anterior, como também dos efeitos adversos dos análogos das prostaglandinas.

Em pacientes com glaucoma primário unilateral deve-se instituir o tratamento também no olho contralateral, mesmo que este esteja normotenso.

O tratamento cirúrgico pode ser indicado para controle da PIO e tentativa de preservação da visão, mas também pode ser indicado quando se tem perda da acuidade visual mesmo com terapia medicamentosa instituída. Existem técnicas que visam reduzir a produção do humor aquoso, como a ciclofotocoagulação, e outras que tem por objetivo aumentar a drenagem do humor aquoso, como, por exemplo, os gonioimplantes.

A colocação de gonioimplantes (*shunts* de câmara anterior) é uma alternativa para o controle de PIO em olhos visuais, e tem por princípio aumentar o fluxo de drenagem do humor aquoso. Os implantes mais utilizados e mais bem aceitos na medicina veterinária são as válvulas de Ahmed. Estes dispositivos são colocados abaixo da conjuntiva bulbar, após a criação de um saco conjuntival e a sonda da válvula é introduzida na câmara anterior através de um túnel transescleral. As complicações deste procedimento estão relacionadas principalmente à obstrução da sonda de drenagem por partículas inflamatórias, como também, à migração do implante, edema da córnea e hipotonia. A colocação dos implantes de drenagem deve ser realizada somente por médicos veterinários oftalmologistas especializados.

Procedimentos ciclodestrutivos tem por objetivo a destruição do epitélio do corpo ciliar e consequente redução da produção do humor aquoso. A ciclocrioterapia, que é uma técnica de destruição do corpo ciliar aplicando o frio intenso a partir da esclera, o nitrogênio líquido resulta em melhores resultados que o óxido nitroso, mas ambos causam uma inflamação intraocular importante, quemose no local de aplicação e podem evoluir para *phthisis bulbi*. A ciclofotocoagulação, utilizando o laser de diodo, é mais efetiva quando comparada a técnica anteriormente citada. Também pode causar inflamação intraocular e não elimina a necessidade de terapia medicamentosa contínua. A cicloablação química, indicada apenas para olhos não visuais, consiste na aplicação intravítrea de gentamicina e dexametasona. Esta técnica causa uma hipotonia intensa, evoluindo para *phthisis bulbi*. A enucleação é indicada para pacientes que apresentam glaucoma secundário a neoplasias intraoculares ou glaucomas crônicos com olhos não visuais e com sinais de desconforto ocular.

6. PROGNÓSTICO

A acuidade visual pode ser preservada/restabelecida quanto mais rápido e correto for instituído o tratamento para controle da PIO.

Uma PIO elevada por um período de 24 a 72 horas pode apresentar danos graves, dentre eles a cegueira irreversível.

7. LITERATURA RECOMENDADA

1. Bentley, E. Combined cycloablation and gonioimplantation for treatment of glaucoma in dogs: 18 cases (1992–1998). Journal of the American Veterinary Medical Association. v. 215, p.1469-1472, 1999.
2. Gelatt, K.N. et.al. The Canine glaucomas. In: Gelatt, K.N. et.al. Veterinary ophthalmology. 5 ed. Iowa: Wiley-Blackwell; 2013. P.1050-1145.
3. Gelatt, K.N. & Plummer,C.E. Essentials of Veterinary Ophthalmology 4 ed. Iowa: Wiley-Blackwell; 2022. 915p
4. Maggs, D.J. et al. Slatter's Fundamentals of Veterinary Ophthalmology. 4 ed., St. Louis: Saunders; 2007 496p.
5. Martins, B. C. et al. Síndrome glaucomatosa em cães: parte 1. Ciência Rural, Santa Maria, v.36, n.6, p.1952-1958, 2006.
6. Renwick, P. Glaucoma. In: Petersen-Jones, S. & Crispin, S. editors. BSAVA
7. Manual of Small Animal Ophthalmology 2 ed. Quedgeley: British Small Animal Veterinary Association, 2002. p.185-203.
8. Ribeiro, A.P. et al. Síndrome glaucomatosa em cães: parte 2. Ciência Rural, Santa Maria, v.37, n.6, p.1828-1835, 2007.
9. Sapienza, S.A. & VAN DER WOERDT, A. Combined transscleral diode laser cyclophotocoagulation and Ahmed gonioimplantation in dogs with primary glaucoma: 51 cases (1996-2004). Veterinary Ophthalmology, v.8, n.2, p.121-127, 2005.
10. Willis, A.M. Ocular hypotensive drugs. Veterinary Clinics of North America: Small Animal Practice, v.34, n.3, p.755-76, 2004.

Cegueira Súbita

111

Vivian Lima de Souza

1. INTRODUÇÃO

Denomina-se cegueira a perda total ou parcial da visão, podendo ser gradual, progressiva ou súbita. Podem ser diversas as causas para a cegueira, entre elas:

- a catarata;
- o descolamento de retina;
- a toxicidade coriorretiniana;
- a neurite óptica;
- o glaucoma; e
- a uveíte.

Uma cegueira aguda/súbita pode ser mais facilmente perceptível pelos tutores, quando comparada a um quadro gradual e progressivo, uma vez que nesse cenário o paciente acometido apresenta mais dificuldade de adaptação mesmo no ambiente habitual.

2. SARD

A SARD, ou degeneração retiniana adquirida súbita, é também conhecida como neurorretinopatia tóxica, ou síndrome da retina silenciosa. É uma das causas de cegueira súbita em cães. Nesses casos, os cães afetados pela doença apresentam perda repentina da visão num período de 24 horas.

Afeta, principalmente, cães de meia-idade a adultos velhos, sem predileção por sexo ou raça, mas uma grande maioria dos cães são obesos e apresentam poliúria e polidipsia, sugerindo uma associação entre SARD e hipercortisolismo (HAC).

A etiologia ainda é desconhecida, mas estudos sugerem que seja devido à toxicidade da retina. Alguns pacientes com diagnóstico de SARD apresentam HAC, e alguns ainda apresentam anticorpos anti-retinianos, sugerindo também tratar-se de uma alteração autoimune.

2.1. – Exame Ocular/Sinais Clínicos

Poucas são as alterações clínicas observadas no exame oftalmológico. Pacientes acometidos pela SARD apresentam-se com pupilas dilatadas e com resposta pupilar diminuída ou ausente. E apesar de tratar-se de uma alteração retiniana, nos estágios iniciais da doença, a fundoscopia não apresenta nenhuma alteração. Nos estágios mais avançados, observa-se atenuação dos vasos retinianos e hiper-refletividade tapetal.

2.2. – Diagnóstico

O diagnóstico de SARD se dá através da eletrorretinografia (ERG) no qual se observa ausência completa de atividade dos fotorreceptores (cones e bastonetes), ou seja, um ERG que se apresentará extinto/plano (**Figura 111.1.**).

2.3. – Tratamento

Infelizmente, não existe tratamento para esta síndrome e os pacientes acometidos permanecem cegos.

2.4. – Prognóstico

O prognóstico é ruim quando se trata da acuidade visual dos cães, ou seja, a cegueira é irreversível. No entanto, os cães tendem a se adaptar consideravelmente à cegueira, adquirindo boa deambulação e localização através da audição e olfato. Cada paciente precisará de um período de adaptação e existem muitos recursos que podem auxiliar para que eles mantenham suas atividades diárias. Deve-se ter cuidado com escadas e degraus, evitar objetos no caminho do cão, deixando as passagens livres, evitar alterações na disposição dos móveis, manter comedouros e bebedouros nos locais de costume. Cães com diagnóstico de SARD podem apresentar boa qualidade de vida após o período de adaptação.

3. RETINOPATIA HIPERTENSIVA

Outra causa de cegueira súbita em cães e gatos é a retinopatia hipertensiva. A hipertensão arterial sistêmica (HAS) pode produzir sinais oculares, que se não controlados, poderão culminar na cegueira irreversível. Pode acometer ambas as espécies, e geralmente ocorrem em pacientes adultos e idosos. Pacientes com cardiopatias hipertróficas, doenças renais ou endócrinas como hipertireoidismo, hiperlipidemias podem desenvolver hipertensão arterial. Por esta razão, é de extrema importância a aferição da pressão arterial sistêmica em pacientes que apresentem midríase não responsiva e cegueira aguda.

3.1. – Exame Ocular/Sinais Clínicos

Pacientes com retinopatia hipertensiva apresentarão midríase uni ou bilateral (**Figura 111.2.**), ausência de reflexos pupilares e cegueira de aparecimento abrupto.

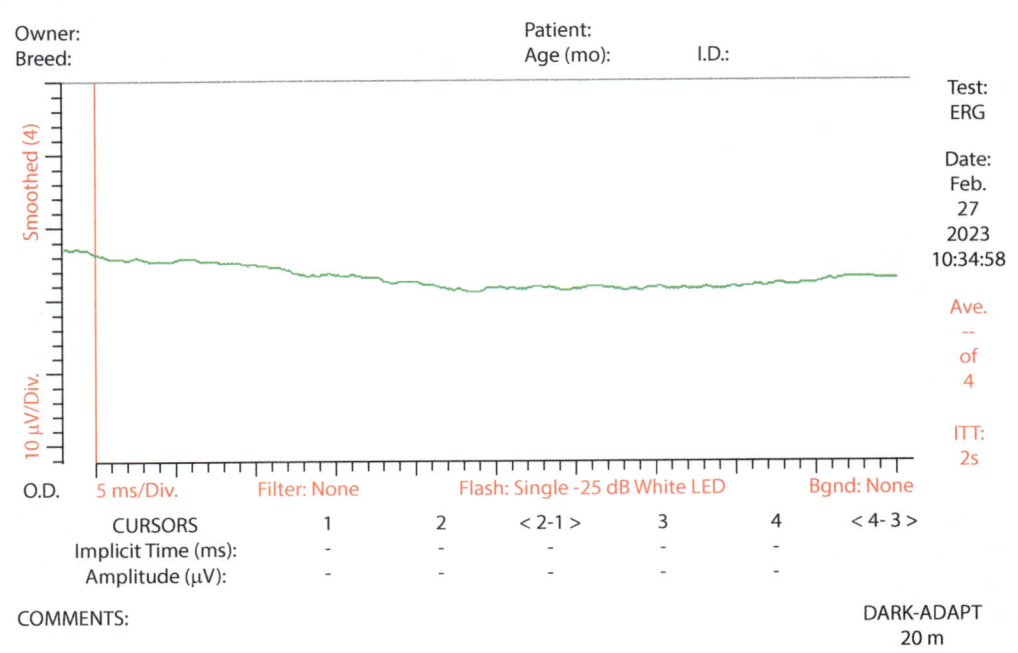

Figura 111.1. – Representação gráfica do exame de eletrorretinografia. Observar ausência de resposta de fotorreceptores (imagem cedida pela Me. M.V. Ana Eyherabide).

Na oftalmoscopia direta e indireta, os sinais observados são: estreitamento das arteríolas retinianas, tortuosidades dos vasos retinianos, hemorragias vítreas e sub-retinianas, papiledema e descolamento de retina.

3.2. – Diagnóstico

O diagnóstico é obtido pelo histórico de cegueira abrupta associada aos sinais clínicos e a HAS, sendo muito importante a aferição da PAS de todos os pacientes adultos a idosos com queixa de cegueira súbita.

Exames laboratoriais, como perfis bioquímicos séricos, também são indicados para determinar a causa primária da hipertensão arterial. A fundoscopia direta e indireta devem ser realizadas para avaliação da integridade retiniana e avaliação dos vasos retinianos quanto à presença de hemorragias e tortuosidades, assim como a ecografia ocular para confirmação do descolamento de retina.

3.3. – Tratamento

O manejo terapêutico da retinopatia hipertensiva é desafiador, e está diretamente ligado ao tratamento da causa primária

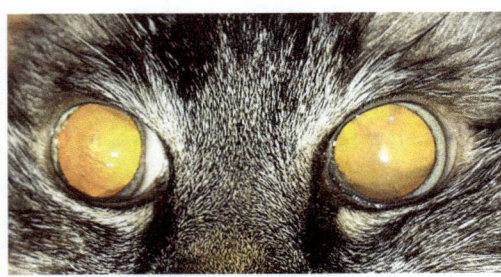

Figura 111.2. – Midríase bilateral em felino com histórico de cegueira súbita associada a HAS.

(doença renal, endocrinopatias) e do controle da pressão arterial. O uso de vasodilatadores tem se mostrado eficaz no controle da hipertensão sistêmica. Os bloqueadores de canais de cálcio como anlodipino na dose de 0,625mg/gato e 0,1 a 0,25mg/kg em cães ou de inibidores da enzima conversora de angiotensia (iECA) como cloridrato de benazepril na dose de 0,25 a 0,5mg/kg nos gatos e 0,5mg/kg nos cães são os fármacos mais comumente empregados no controle da HAS em nessas espécies.

O uso de corticosteroides tópicos e sistêmicos pode apresentar efeito benéfico, tendo como objetivo a redução do líquido subretiniano e consequente reposicionamento da camada da neurorretina e do epitélio pigmentar da retina.

3.4. – Prognóstico

O prognóstico quanto ao retorno à visão é reservado a ruim. Hemorragias vítreas, uveíte e glaucoma são complicações secundárias que podem ocorrer em pacientes com descolamento de retina.

4. LITERATURA RECOMENDADA

1. Bedford, P.G.C. In: Herrera, D. Oftalmologia Clínica em animais de companhia. 1 ed. São Paulo: Medvet. 2008. p.205-226.
2. McLellan, G. The Canine Fundus. In: Petersen-Jones, S. & Crispin, S. BSAVA Manual of Small Animal Ophthalmology 2 ed. Quedgeley: British Small Animal Veterinary Association, 2002. p.227-246.
3. Slatter, D. Fundamentos de Oftalmologia Veterinária. 3.ed. São Paulo: Roca, cap. 13, p.378-406, 2005
4. Narfström, k. & Petersen-Jones, S.M. Diseases of the Canine Ocular Fundus In: Gelatt, K.N. et.al. Veterinary ophthalmology. 5 ed. Iowa: Wiley-Blackwell; 2013. p.1301-1392.
5. Stiles, J. Feline Ophthalmology In: Gelatt, K.N. et.al. Veterinary ophthalmology. 5 ed. Iowa: Wiley-Blackwell; 2013. p.1477-1559.
6. Ofri, R. Neuro ophthalmology. In: Maggs, D.J. et. al. eds. Slatter's Fundamentals of Veterinary Ophthalmology. 4th ed. St. Louis: Saunders Elsevier; 2007. p.318-351.

Trauma Contuso Orbital e Ocular

112

Eduardo Toshio Irino

1. INTRODUÇÃO

Os pacientes que sofrem trauma contuso e orbital podem chegar ao pronto-atendimento com diferentes níveis de gravidade. Desde leves hematomas na órbita ou no olho até graves situações de trauma crânio encefálico (TCE) e exoftalmias traumáticas.

A primeira abordagem recomendada está relacionada à utilização do protocolo xABCDE e avaliação da possibilidade de presença de trauma cranioencefálico concomitante. Quando presente, recomendado suporte inicial ao TCE (vide capítulo específico), e nesses casos o direcionamento do atendimento oftalmológico deverá ocorrer somente após estabilização do quadro neurológico. Normalmente a situação vem acompanhada de desespero por parte da família e este suporte também deve ser oferecido.

Não existe predisposição racial para trauma contuso orbital e ocular, porém uma de suas consequências, que é a exoftalmia traumática, é comumente encontrada em raças braquicefálicas, devido à anatomia de sua órbita que é mais rasa o que favorece a saída do olho em caso de traumas.

2. DIAGNÓSTICO

Normalmente os sinais são perceptíveis já na abordagem inicial, com apresentação de hemorragia subconjuntival, hifema, edema de córnea, perfuração ocular, hematoma periorbital e exoftalmia traumática. Podendo ter apenas um sinal ou vários deles associados.

Os principais objetivos na abordagem oftalmológica incluem: controle da dor, manutenção do olho, preservação das funções do olho, manutenção da visão e redução das sequelas estruturais ou na visão. As principais lesões diagnosticadas no trauma contuso orbital e ocular são ceratites ulcerativas, fratura de órbita ou arco zigomático, ruptura de esclera, perfuração ocular, exoftalmia traumática, hifema, hemorragia conjuntival.

3. TRATAMENTO

O tratamento pode variar conforme as estruturas acometidas. Na presença de hifema a recuperação pode variar de acordo com a intensidade do sangramento, quanto mais hifema

menor a chance de reabsorção total. Normalmente recomenda-se a realização de exames complementares para diagnóstico de doenças sistêmicas que afetem a coagulação e sugerimos início de terapêutica com prednisolona tópica e sistêmica. É importante atentar às doenças concomitantes em que a terapia com corticoides seja contraindicada.

Se houver suspeita de úlcera de córnea recomendamos associação de colírio anestésico para conforto imediato e possibilidade de exame físico e oftalmológico. O tratamento varia com a gravidade da úlcera de córnea. Se a lesão for superficial o tratamento tópico com colírios antimicrobianos, anti-inflamatórios e lubrificantes são suficientes. Na presença de lesões profundas ou perfuração poderá ser indicada intervenção cirúrgica de urgência.

Se houver perda da transparência do olho, seja por hifema ou por edema de córnea grave, é indicado exame ecográfico do olho para avaliação de estruturas internas e pesquisa de ruptura de esclera. Vale pontuar que olhos com rupturas de esclera apresentam-se com pressão muito reduzida, observada ao aplicarmos pressão digital e visualizarmos sua redução do tamanho. Rupturas esclerais normalmente têm indicação de enucleação.

Se houver presença de fraturas de órbita ou do arco zigomático, sem comprometimento de estruturas oculares, normalmente o tratamento sintomático para dor e repouso são suficientes para recuperação.

A decisão de preservar o olho ou realizar a enucleação, nos casos de exoftalmia traumática, deve ser pautada por vários fatores. Achados clínicos e fatores como ruptura de esclera, evisceração de estruturas intraoculares, endoftalmite e ausência de reflexos de visão, podem ser determinantes na indicação de enucleação (**Figura 112.1.**).

Em nossa experiência os fatores mais relevantes para tomada de decisão nessa situação são: quantidade da hemorragia subconjuntival (quanto maior o hematoma, maior a lesão de no músculo extraocular e pior o prognóstico) (**Figura 112.2.**), presença de hifema e uveíte (são olhos que dificilmente voltam a enxergar e com alto potencial para desenvolvimento de glaucoma), grau de estrabismo (gera muito desconforto para o animal e para família), espécie (felinos tem nervo óptico mais curto que cães, portanto possuem maior chance de lesão), teste

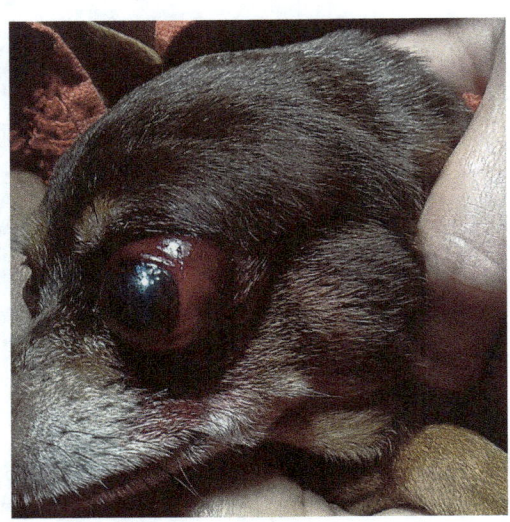

Figura 112.1. – Canino, Pinscher com exoftalmia traumática. Não notamos reflexos de visão. Foi realizado enucleação.

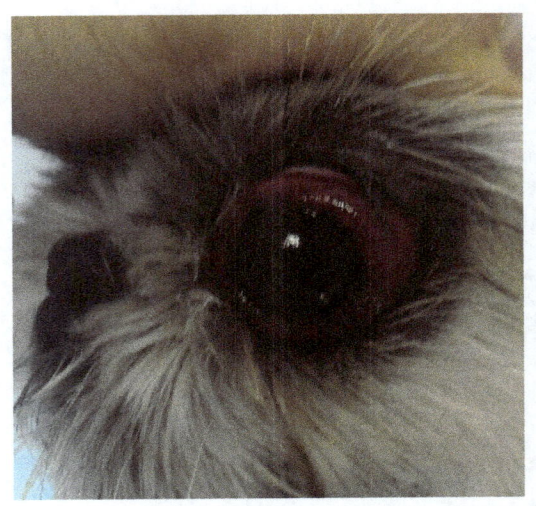

Figura 112.3. – Canino, Shih tzu, exoftalmia traumática. Paciente foi submetido a reposicionamento do olho.

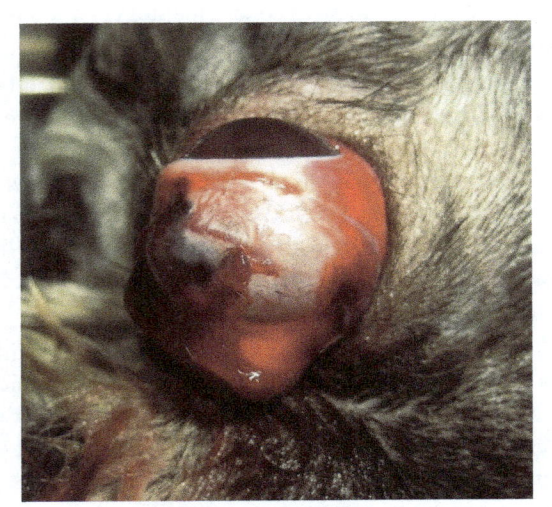

Figura 112.2. – Canino, raça Lhasa Apso, apresentando hemorragia conjuntival em grande quantidade.

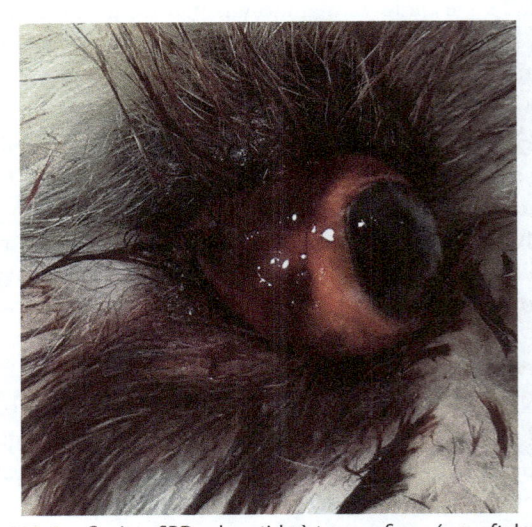

Figura 112.4. – Canino, SRD submetido à tarsorrafia após exoftalmia traumática

de ofuscamento negativo, miose, destruição de tecidos extraoculares, risco anestésico, risco cirúrgico e condição financeira do tutor do animal.

Os braquicefálicos por possuírem uma órbita mais rasa tem maior facilidade para exoftalmia, porém quando olho ainda está viável há maior facilidade para reposicionamento do olho na órbita (**Figura 112.3.**). O inverso para as outras raças é verdadeiro, devido ao fato de o olho ser mais protegido e ter menor chance de protrusão, essa quando ocorrer, produzirá maior dificuldade para redução e manutenção do olho viável.

Se for decidido para manutenção do olho e posterior reposicionamento, devemos optar por redução manual (às vezes uma cantotomia lateral pode facilitar a recolocação). Devemos, após o reposicionamento, proceder a tarsorrafia (**Figura 112.4.**)

ou flap de terceira pálpebra. Nossa sugestão de protocolo seria deixar o olho protegido por 5 a 7 dias e remover os pontos.

O tratamento posterior dependerá da evolução e presença associada de uveíte, ceratite ulcerativa, glaucoma ou até mesmo a impossibilidade da redução. Na ausência de redução deverá ser indicada enucleação.

4. LITERATURA RECOMENDADA

1. Daniel Herrera. Oftalmologia clínica em animais de companhia. Medvet. 1ª edição. 2008.
2. Kirk N. Gellat. Manual de Oftalmologia Veterinária. Editora Manole. 1ª edição. 1994.
3. Angelica de Mendonça Vaz Saflate, Paula Diniz Galera. Oftalmologia Veterinária. Clínica e Cirurgia. Paya Editora. 2023.

113

Emergências Odontológicas

Marcello Rodrigues da Roza

1. INTRODUÇÃO

A maioria das emergências dentárias está relacionada à dor (que é difícil de se avaliar nos animais), sangramento ou trauma orofacial. Desta forma, o exame dos pacientes que apresentem situações que possam estar relacionadas com alterações dentárias deve ser meticuloso e acompanhado de exames acurados de imagem. É importante configurar que, apesar de relevante, em sua maioria dos casos não se configuram em risco iminente de morte para o paciente, e todos os esforços devem ser empreendidos no sentido de se evitar a perda de elementos dentários.

2. DIAGNÓSTICO

O diagnóstico clínico e radiográfico deve ser preciso, sobretudo no que concerne a fraturas radiculares ou permanência de fragmentos radiculares em alvéolos. O planejamento deve ser feito no sentido de que o paciente seja radiografado no momento do procedimento, evitando-se, desta forma, dois procedimentos anestésicos.

Além das fraturas, há outros traumas que envolvem o órgão dental. Assim, situações nas quais a força aplicada ao dente supera o limite físico do ligamento periodontal, suprimento vascular e osso resultam em lesões, que são sintetizadas no **Quadro 113.1.**

3. TRATAMENTO

É importante o entendimento de que dentes fraturados não devem permanecer na cavidade oral. Precisam ser tratados por endodontia (tratamento de canal), quando possível (**Figuras 113.1A., 113.1B., 113.1C.**), ou devem ser extraídos (**Figuras 113.2A., 113.2B., 113.1C.**). Pacientes com fraturas dentárias recentes devem ser encaminhados o mais brevemente possível para tratamento odontológico. Muitas vezes é esse curto período que vai determinar o tratamento por pulpotomia, ou seja, em vez do tratamento de canal convencional, realiza-se a amputação da porção coronal da polpa.

Para a correta avaliação do tratamento a ser instituído, deve-se observar a classificação de Harvey e Emily para as fraturas

Quadro 113.1. – Movimentos dentários e respectivos sinais clínicos e radiográficos

Lesão	Descrição e achados clínicos e radiográficos
Concussão	Apesar do trauma, o dente está firme ao toque. Não há alterações radiográficas.
Subluxação	O dente apresenta discreto afrouxamento ao toque, com pequena movimentação horizontal, mas está fixado ao alvéolo. Pode haver discreta hemorragia.
Luxação Extrusiva	É o deslocamento parcial do dente para fora do alvéolo, com hemorragia, perda do suprimento neurovascular e das fibras do ligamento periodontal. O dente parece ter alongado ou está longe do final do alvéolo e a radiografia mostra aumento do espaço periodontal.
Luxação Lateral	Deslocamento lateral do dente, com fratura do alvéolo e ruptura das fibras do ligamento periodontal. Há pouca mobilidade em dentes com o ápice fechado. Aumento do espaço periodontal à radiografia.
Luxação Intrusiva	Deslocamento em direção ao osso alveolar, com fratura do alvéolo. O dente parece curto, não há mobilidade. Quando o dente acometido é o canino superior, pode haver deslocamento do mesmo para a cavidade nasal, inclusive com epistaxe.
Avulsão	O dente sai totalmente, com ou sem fratura do alvéolo, com rompimento das fibras do ligamento periodontal.

Adaptado de Roza MR (2004).

dentárias. O exame radiográfico é indispensável na avaliação das estruturas dentárias acometidas.

Dentes que tenham sofrido trauma e, consequentemente, algum grau de movimento também devem ser encaminhados a tratamento especializado o mais rapidamente possível. Em casos de luxação com perda do suprimento nervoso e vascular (**Figura 113.3.**), o dente deve ser recolocado na sua posição correta e esplintado (colado) aos dentes adjacentes. Posteriormente, a resina é removida e, uma vez fixado ao alvéolo por um processo de anquilose, o dente recebe tratamento endodôntico.

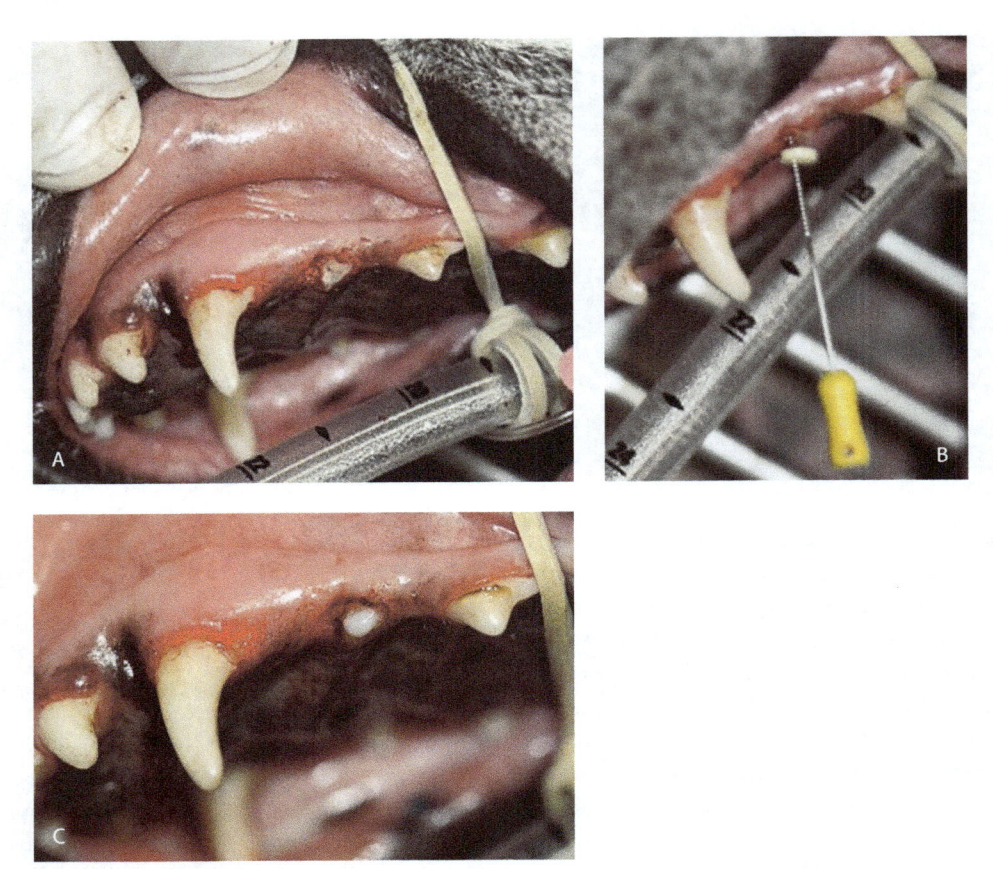

Figura 113.1. – Fratura coronal do dente primeiro pré-molar superior esquerdo de cão. **(A)** aspecto da fratura; **(B)** dente sendo submetido a tratamento de canal; **(C)** tratamento finalizado após restauração da coroa.

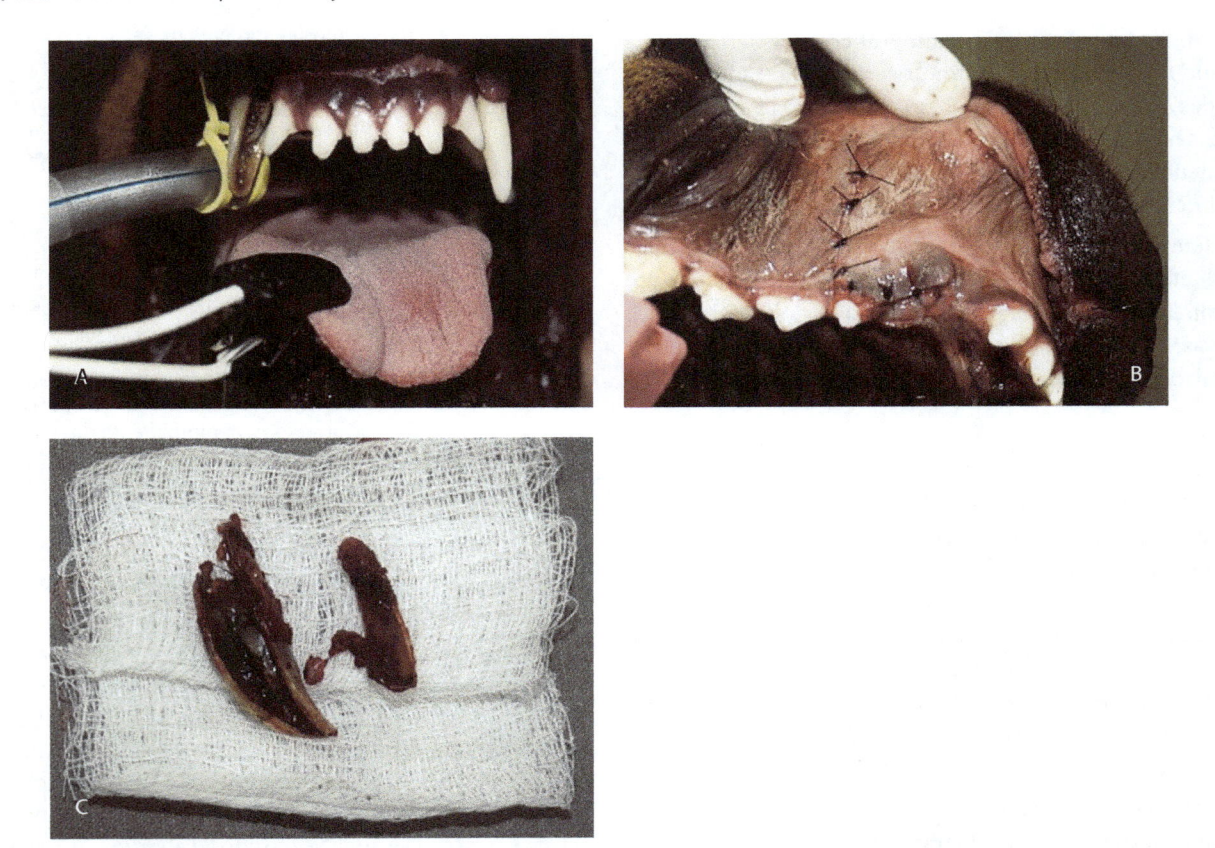

Figura 113.2. – Fratura completa de dente canino em cão. **(A)** aspecto da fratura; **(B)** aspecto após exodontia; **(C)** aspecto do dente após a exodontia.

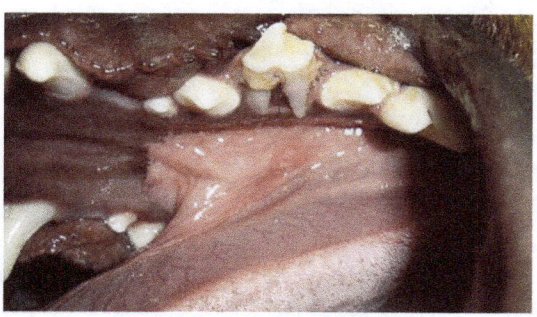

Figura 113.3. – Luxação extrusiva em dente terceiro pré-molar inferior direito de cão.

Nos casos de avulsão, o tratamento é basicamente o mesmo. Entretanto, com a perda dentária e total rompimento das fibras do ligamento periodontal, o prognóstico é mais reservado, sobretudo à medida que o tempo vai passando.

Variáveis como tempo e condições de armazenamento extra-alveolar, percentagem de necrose pulpar e tratamento posterior, tipo de suporte externo aplicado e acompanhamento do tratamento. Em casos em que o tutor percebe a avulsão (sobretudo casos de brigas entre animais), deve-se orientá-lo para que coloque o dente avulsionado em solução de cloreto de sódio ou, na ausência desta, em leite e o leve imediatamente com o animal.

4. LITERATURA RECOMENDADA

1. Jaramillo D, Rosas R, Angelov N. Dental Trauma: Case-Scenario Protocol for Dentists. Maced J Med Sci. 2010; 3(1):61-67.
2. Rodrigues TLC, Rodrigues FG, Rocha JF. Avulsão dentária: proposta de tratamento e revisão da literatura. Rev Odont Univ Cid Sao Paulo 2010; 22(2):147-53.
3. Roza MR. Cirurgia dentária e da cavidade oral. In; Roza MR, ed. Odontologia em Pequenos Animais. Rio de Janeiro: LF Livros de Veterinária; 2004:167-190.

Seção IX

114 Lesões Traumáticas do Palato

Marcello Rodrigues da Roza

1. INTRODUÇÃO

Traumas ao palato são frequentes entre os animais domésticos. A maioria absoluta dos episódios ocorre como consequência de traumas, principalmente quedas, causa mais frequente entre os gatos; e brigas, principal causa entre os cães. Ademais, mordeduras em cabos elétricos, mastigação de ossos e objetos duros e atropelamentos também são relatados como agentes causais. Outras causas incluem ferimentos por projéteis de armas de fogo, neoplasias e choques elétricos (**Figura 114.1.**).

2. AVALIAÇÃO CLÍNICA

Frequentemente, o paciente é recebido com histórico de trauma e apresenta epistaxe e sangramento oral, com ou sem dificuldade respiratória; dor; assimetria facial e má oclusão. O primeiro passo na avaliação é estabelecer a extensão da lesão e que outras estruturas estão envolvidas. Uma vez que muitas destas lesões podem estar associadas a traumas, a abordagem inicial deve ser minuciosa, descartando-se qualquer alteração concomitante que possa representar maior risco ao paciente. Havendo tais alterações, o paciente deve ser, inicialmente, estabilizado e em momento oportuno aborda-se a cavidade oral. Neste momento, deve-se ainda avaliar a necessidade de imobilizações, controle de dor e infecção, além da manutenção das vias aéreas e a correta alimentação para o paciente. Uma vez que o paciente esteja estável, radiografias e tomografia computadorizada são úteis na avaliação da lesão no planejamento cirúrgico.

3. TRATAMENTO

O tratamento para estas alterações é cirúrgico. O correto estabelecimento da extensão e localização das lesões é fundamental para a tomada de decisão quanto aos retalhos a serem executados.

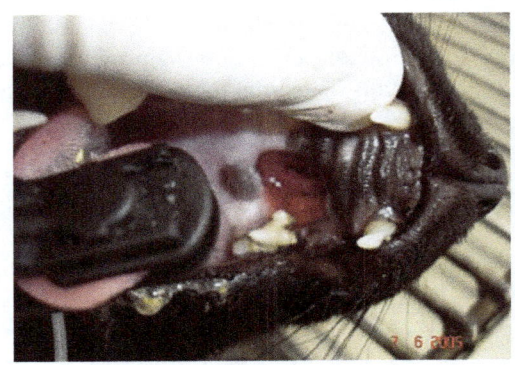

Figura 114.1. – Lesão em palato provocada por choque elétrico.

Três princípios devem ser seguidos para que se aumente a chance de êxito nesses procedimentos. O primeiro deles é manter a irrigação. Para tanto deve-se tomar cuidado durante a confecção dos retalhos a fim de manter íntegra a artéria palatina maior. O segundo ponto é evitar que haja tensão sobre a linha de sutura. Para tanto, incisões de relaxamento e retalhos amplos devem ser realizados, evitando-se, assim, que a sutura se mantenha sob tensão e acabe passando por deiscência. O terceiro fator é fazer boa aposição de tecidos. Realizar desgaste com broca adequada ou remover um pequeno filete tecidual, a fim de manter os bordos da ferida sangrantes e colocá-los em contato. Ainda, para o pós-operatório, é necessário a colocação de sonda esofágica e a utilização de colar elisabetano.

4. LITERATURA RECOMENDADA

1. Lobprise H. Blackwell's Five-Minute Veterinary Consult Small Animal Dentistry. Oxford: Blacwell Publishing; 2007.
2. Roza MR, Silva LAF, Januario AL et al. Tomografia computadorizada de feixe cônico na odontologia veterinária: descrição e padronização da técnica. Pesq Vet Bras 2009;29: 617-624.
3. Roza MR. Cirurgia dentária e da cavidade oral. In; Roza MR, ed. Odontologia em Pequenos Animais. Rio de Janeiro: LF Livros de Veterinária; 2004:167-190.

Lesões da Articulação Temporomandibular

115

Marcello Rodrigues da Roza

1. INTRODUÇÃO

Lesões da articulação temporomandibular (ATM) são frequentes na clínica de pequenos animais e envolvem fraturas; luxações; displasia e anquiloses, além de fraturas dos côndilos e do processo zigomático.

Um estudo apontou que os distúrbios da ATM estão frequentemente presentes em combinação. A osteoartrite foi o distúrbio da ATM mais comum em cães e o segundo distúrbio da ATM mais comum em gatos.

Alterações na ATM dificultam e até impedem o movimento de abrir e/ou fechar a boca. O exame clínico deve ser realizado com o paciente sob anestesia e cuidadosa manipulação. Pode ser necessária a intubação traqueal transmilo-hioidea, ou por faringotomia, a fim de facilitar o procedimento cirúrgico, mantendo-se a cavidade oral desimpedida e facilitando-se a verificação da oclusão no período trans-operatório. No diagnóstico diferencial deve-se considerar miosite dos músculos mastigatórios como eventual causadora da impossibilidade de o paciente abrir a boca. O diagnóstico destas alterações é complexo e difícil de ser realizado por radiografias convencionais, devendo os pacientes serem encaminhados à tomografia computadorizada, sempre que houver dificuldade de visibilização das estruturas nas radiografias.

2. LUXAÇÃO

Luxações da ATM podem ocorrer isolada ou concomitantemente a outras lesões traumáticas da cabeça. Ocorre impossibilidade de o paciente fechar a boca e normalmente a mandíbula se desvia para o lado oposto ao da luxação. Essa redução pode ser feita no atendimento de emergência e é realizada com o paciente anestesiado. Para tanto pode-se utilizar um cabo de bisturi, colocado entre o quarto pré-molar superior e o primeiro molar inferior e fazer um movimento em sentido rostral, ao passo que se pressiona levemente para fechar a boca. Pode ser necessário que se repita o movimento algumas vezes até que se consiga posicionar corretamente o côndilo. Alcançada a redução, normalmente não há necessidade de imobilização por focinheira de polipropileno ou funil esparadrapado, ou bloqueio maxilomandibular com botões, salvo na ocorrência de fraturas mandibulares ou maxilares concomitantes. Em função da possibilidade de recidivas, o prognóstico é reservado e em caso de recidivas frequentes a condilectomia é o tratamento de escolha.

3. DISPLASIA

A displasia da ATM é uma doença de desenvolvimento rara, assintomática na maioria das vezes, em que ocorre a má formação dos côndilos e fossas mandibulares, gerando maior propensão a luxações da ATM. A doença é relatada em algumas raças como Basset Hounds, Cavalier King Charles Spaniels, Dachshunds e em gatos, sobretudo na raça persa. Esta condição é uma malformação dos côndilos e fossas mandibulares.

4. INTERLOCK (*OPEN-MOUTH JAW LOCKED*)

Outra alteração importante é a síndrome da boca aberta (*open-mouth jaw locked*), uma alteração onde o processo coronoide da mandíbula, após a abertura da boca, fica travado no osso zigomático. Embora seja mais frequente nos felinos, este tipo de lesão pode ocorrer em cães, sobretudo nos portadores de displasia da ATM. Estes pacientes também podem ser atendidos no serviço de emergência. Deve-se proceder à anestesia geral e abrir a boca do paciente, tentando-se reposicionar o processo coronoide da mandíbula ventralmente ao processo zigomático. Em casos de recidiva o paciente deve ser encaminhado à cirurgia para a remoção de um segmento do arco zigomático.

5. FRATURAS DO CÔNDILO

Fraturas condilares podem ocorrer levando à formação de anquilose como consequência da formação de calo fibroso ou ósseo, particularmente em gatos.

6. LITERATURA RECOMENDADA

1. Arzi B, Cissell DD, Verstraete FJ, Kass PH, DuRaine GD, Athanasiou KA. Computed tomographic findings in dogs and cats with temporomandibular joint disorders: 58 cases (2006-2011). J Am Vet Med Assoc. 2013 Jan 1;242(1):69-75

2. Gatineau M, El-Warrak AO, Marretta SM, Kamiya D et al. Locked jaw syndrome in dogs and cats: 37 cases (1998-2005). J Vet Dent 2008; 25: 16-22.

3. Maas CP, Theyse LF. Temporomandibular joint ankylosis in cats and dogs. A report of 10 cases. Vet Comp Orthop Traumatol 2007; 20: 192-97.

116 Trauma Bucomaxilofacial

Marcello Rodrigues da Roza

1. INTRODUÇÃO

Traumas na região bucomaxilofacial ocorrem como consequência principalmente de quedas, que é a causa mais frequente entre os gatos, e brigas, consideradas a principal causa entre os cães. Ademais ocorrem também em atropelamentos; ferimentos por projéteis de arma de fogo e mordedura de objetos duros e pontiagudos. Além disso, lesões iatrogênicas, sobretudo fraturas de mandíbula e separação da sínfise mentoniana também podem ocorrer.

2. DIAGNÓSTICO

A avaliação clínica deve ser precisa e imediata, uma vez que muitas lesões podem acarretar obstruções das vias aéreas, levando a risco de morte do paciente. Deve-se estabelecer o diagnóstico de outras possíveis alterações sistêmicas que quando presentes devem ser tratadas antes, a fim de que se estabilize o paciente, antes de qualquer procedimento bucomaxilofacial.

Dentre as lesões mais frequentes estão fraturas e deslocamentos de mandíbula, fraturas de maxila, traumas aos palatos, lesões nas articulações temporomandibulares e traumas aos tecidos moles. As lesões da articulação temporomandibular e o trauma do palato são abordados em capítulos específicos. A abordagem deve ser conservadora, procurando-se sempre que possível manter elementos dentários viáveis, inclusive para servirem como ancoragem, e preservando-se as raízes dentárias durante procedimentos ortopédicos.

Se o paciente for encaminhado para diagnóstico por imagem ou aguardar para ser operado, deve-se prover imobilização adequada. Funis esparadrapados são facilmente confeccionados e as próprias focinheiras de PVC podem ser utilizadas para imobilização do focinho. O formato do focinho do paciente deve ser levado em conta na hora de se escolher o método a ser utilizado. O controle da dor é fundamental.

3. TRATAMENTO

A correta avaliação clínica é indispensável a fim de que se possa estabelecer o exame de imagem mais adequado a cada caso. Fraturas do corpo da mandíbula geralmente são avaliadas por radiografias intra-orais, que podem ser realizadas durante o procedimento cirúrgico, evitando-se, desta forma, dois procedimentos anestésicos. No caso de lesões que requeiram avaliação por radiografias extra-orais é importante levar em consideração a sobreposição de imagens e radiografar o paciente em várias tomadas. Pacientes com lesões nos processos condilar e/ou coronoide devem ser encaminhados à tomografia computadorizada convencional, ou, preferencialmente, de feixe cônico, se disponível.

Outro cuidado é com o potencial contaminante da cavidade oral, tratamento antibiótico sistêmico deve ser instituído e a lavagem da cavidade oral com clorexidina a 0,12% deve ser realizada várias vezes ao dia.

Finalizando, deve-se procurar obedecer aos princípios básicos na correção destas farturas, provendo-se alinhamento oclusal correto, conferindo estabilidade à fixação, evitando-se danos aos tecidos subjacentes e elevação de tecidos moles das superfícies ósseas e restabelecendo-se a função tão rápido quanto possível.

4. LITERATURA RECOMENDADA

1. Fossum TW. Cirurgia de Pequenos Animais.São Paulo: Elsevier; 2008.
2. Roza MR. Cirurgia da cavidade oral. In: Roza MR, ed. Odontologia em Pequenos Animais. Rio de Janeiro: LF Livros de Veterinária; 2004:167-190.
3. Roza MR, Silva LAF, Januário Al et al. Cone beam computed tomography in the diagnosis of temporomandibular joint alterations in cats. J Fel Med Surg 2011; in ahead of print.

Exame Físico do Paciente com Alteração Gastroentérica

Maria Carolina Farah Pappalardo

1. INTRODUÇÃO

Problemas gastrointestinais são uma das razões mais comuns pelas quais os tutores levam o cão ou gato a um hospital veterinário. O principal desafio para a equipe veterinária é determinar se este é um problema agudo e potencialmente grave ou um problema crônico, e/ou intermitente.

Diversas são as causas para o vômito, diarreia, anorexia e dor abdominal. Causas metabólicas, infecciosas e hormonais são alguns exemplos, sendo que não necessariamente tem origem primária gastrointestinal. Insuficiência renal, piometra, hepatopatias, obstruções intestinais, biliares, parvovirose, peritonite infecciosa felina e intoxicações são apenas alguns dos diagnósticos diferenciais.

A realização de uma anamnese completa e precisa, e um bom exame físico são cruciais para o diagnóstico adequado e o tratamento subsequente do paciente com manifestação gastrointestinal.

2. ANAMNESE

Inúmeras são as manifestações clínicas de um paciente com alterações gastrointestinais (**Lista 117.1.**):

- Vômito.
- Diarreia.
- Emagrecimento.
- Borborigmos.
- Dor abdominal.
- Anorexia/hiporexia/polifagia.
- Poliúria e polidipsia.
- Apatia.

Lista 117.1. – Manifestações clínicas comuns nas doenças gastroentéricas

Durante a anamnese é importante saber quando começaram as manifestações clínicas e se são apresentadas de forma intermitente. Sintomas com mais de 3 semanas são considerados crônicos. Se o paciente tem vômitos é preciso saber:

1. Aspecto e coloração dos vômitos: se são biliosos, espumosos, com sangue ou com conteúdo alimentar. Quantas horas após a alimentação o vômito ocorre?

2. Paciente apresenta os sinais que antecedem o vômito (movimentos abdominais, salivação)? É importante que seja feito o diagnóstico diferencial para regurgitação.

3. Qual o aspecto da diarreia? Líquida, com muco, com sangue vivo (hematoquezia), com sangue digerido (melena), grande, pequenas quantidades, tem tenesmo e/ou disquesia.

4. Como está o hábito alimentar do paciente: É importante saber se está se alimentando, tipo de alimentação, se houve mudança no alimento e quantidade. Quantidade de água que está bebendo, assim como se está urinando e qual a cor da urina.

5. Tem acesso a plantas, medicações, alimentos impróprios?

6. Se é castrado, quando foi último cio, sai na rua, tem contactantes, tem outras comorbidades, engordou ou emagreceu, número de caixas de areia para os felinos e se teve alguma mudança no ambiente.

7. Sobre protocolo de vermifugação: Qual vermífugo, quando foi vermifugado? Tem exames recentes e quais medicações está usando?

3. EXAME FÍSICO

Durante a palpação abdominal é possível identificar organomegalias, consistência das fezes, possíveis corpos estranhos, formações abdominais e dor. A percussão abdominal diferencia presença de gás ou líquido. Sendo que a ascite pode estar presente nas hipertensões portais, inflamações abdominais graves e hipoalbuminemia secundária à hepatopatia grave e enteropatias espoliadoras de proteína.

A avaliação da hidratação é imprescindível. Animais com vômito, diarreia e poliúricos tendem a desidratar. Além da desidratação, o vômito e a diarreia podem alterar eletrólitos. Perda de potássio, aumento de sódio, diminuição de cloro são um dos exemplos. O tempo de preenchimento capilar e demais alterações perfusionais periféricas podem alterar-se nos pacientes desidratados.

A mucosa oral, ocular, peniana e vaginal devem ser examinadas. Pacientes anêmicos ou com vasoconstrição periférica podem apresentar mucosas hipocoradas, que podem variar de leve a perláceas. Animais desidratados ou hemodinamicamente instáveis podem mostrar mucosas congestas. Mucosas ictéricas podem indicar alterações colestáticas intra e extra-hepáticas ou hemólise. Já as mucosas cianóticas indicam hipóxia.

Linfonodos aumentados devem ser detectados e sua punção pode ser indicada para avaliar a possibilidade de alteração infecciosa, inflamatória ou neoplásica.

A inspeção da boca é importante para o diagnóstico da doença periodontal, halitose, ulcerações, necrose, formações, sangramento e corpos estranhos. A palpação do frênulo lingual, principalmente nos felinos, é necessária para eliminar a possibilidade de corpo estranho linear.

A diminuição do *escore* corporal e muscular podem indicar prognóstico e gravidade. Pacientes com hipoalbuminemia grave tendem a ter *escore* muscular baixo, pelagem ressecada e rarefeita.

A ausculta abdominal avalia a motilidade intestinal. Pacientes graves tendem a apresentar diminuição de motilidade. A ausculta torácica auxilia na avaliação da possibilidade de presença de líquido, ar e alteração de frequência e ritmo cardíaco.

Se a disquesia, tenesmo e sangramento intestinal são descritos, a avaliação e toque retal podem fechar o diagnóstico de estenoses, corpos estranhos, nodulações, fístulas e doença do saco anal.

O pulso fraco pode indicar alteração hemodinâmica. A pressão arterial deve ser avaliada. Pacientes com dor, alterações renais e endocrinopatias podem se apresentar hipertensos.

Pacientes graves, com desidratação intensa, hemorragias e abdome agudo podem estar hipotérmicos. Alterações gastroentéricas graves, com possibilidade de translocação bacteriana, podem cursar com febre.

Sufusões, petéquias e hematomas são indicativos de alterações hematológicas graves. A pancreatite grave e hepatopatias podem evoluir para sangramentos e alterações de coagulação.

Com um bom exame físico e anamnese é possível triar com mais eficiência quais exames realizar para o diagnóstico mais assertivo e planejamento clínico ou cirúrgico.

4. LITERATURA RECOMENDADA

1. Robinson NJ, Dean RS, Cobb M, Brennan ML. Diagnostic testing in first opinion small animal consultations. Veterinary Record. 2014 Nov 26;176(7):174-4.
2. Robinson NJ, Dean RS, Cobb M, Brennan ML. Diagnostic testing in first opinion small animal consultations. Veterinary Record. 2014 Nov 26;176(7):174-4.
3. HELLYER P, RODAN I, BRUNT J, DOWNING R, HAGEDORN J, ROBERTSON S. AAHA/AAFP pain management guidelines for dogs and cats. Journal of Feline Medicine & Surgery. 2007 Dec;9(6):466-80.
4. Spużak J, Jankowski M, Kubiak K, Glińska-Suchocka K, Ciaputa R. A modified Sydney system for the diagnosis of chronic gastritis in dogs. Acta Veterinaria Scandinavica. 2020 Aug 12;62(1)
5. Glardon JO, Hartnack S, Horisberger L. Analyse du comportement des chiens et des chats pendant l'examen physique en cabinet vétérinaire. Schweizer Archiv für Tierheilkunde. 2010 Feb 1;152(2):69-75.
6. Brondani JT, Luna SPL, Padovani CR. Refinement and initial validation of a multidimensional composite scale for use in assessing acute postoperative pain in cats. American Journal of Veterinary Research. 2011 Feb;72(2):174-83.
7. Acierno MJ, Brown S, Coleman AE, Jepson RE, Papich M, Stepien RL, et al. ACVIM consensus statement: Guidelines for the identification, evaluation, and management of systemic hypertension in dogs and cats. Journal of Veterinary Internal Medicine. 2018 Oct 24;32(6):1803-22.
8. Bruchim Y, Kelmer E. Postoperative Management of Dogs With Gastric Dilatation and Volvulus. Topics in Companion Animal Medicine. 2014 Sep;29(3):81-5
9. Mansfield CS, James FE, Robertson ID. Development of a clinical severity index for dogs with acute pancreatitis. Journal of the American Veterinary Medical Association. 2008 Sep 15;233(6):936-44.
10. Kook P, Oppliger S. Letter regarding "ACVIM consensus statement on pancreatitis in cats." Journal of Veterinary Internal Medicine. 2021 May 21;35(4):1648-9.
11. Goucher TK, Hartzell AM, Seales TS, Anmuth AS, Zanghi BM, Otto CM. Evaluation of skin turgor and capillary refill time as predictors of dehydration in exercising dogs. American Journal of Veterinary Research. 2019 Feb;80(2):123-8.
12. Heitland A, Klein-Richers U, Hartmann K, Dörfelt R. Influence of acetate containing fluid versus lactate containing fluid on acid-base status, electrolyte level, and blood lactate level in dehydrated dogs. Veterinary World. 2021 Oct 24;2714-8

Hematêmese e Hematoquezia

118

César Ribeiro
Renan Medico da Silva

1. INTRODUÇÃO

O termo hematêmese refere-se à manifestação de vômito com presença de sangue, ao passo que a presença de sangue vivo nas fezes é denominada hematoquezia. Essas condições são frequentes na rotina clínica de cães e gatos e ocorrem em animais de qualquer idade, raça e sexo.

A hematêmese, usualmente, é causada por insultos (primários ou secundários), que provocam ruptura de vasos sanguíneos ou da integridade da mucosa gastroduodenal, mas alterações na coagulação sanguínea também podem causar e/ou agravar a hemorragia digestiva. Hematêmese pode ainda ser consequência da ingestão de sangue proveniente de epistaxe, hemoptise, lesões em cavidade oral ou esôfago.

A hematoquezia geralmente indica doença de intestino grosso (colite), sendo comum a presença concomitante de tenesmo, disquesia e/ou muco nas fezes. A presença de sangue ao redor das fezes pode indicar alterações em regiões distais de cólon e reto, enquanto o sangue misturado às fezes sugere lesões em porções iniciais de cólon. As doenças virais e parasitárias são diagnósticos diferenciais importantes em filhotes com hematoquezia, já as neoplasias têm maior relevância em animais adultos ou idosos.

Evidências recentes sugerem que enteropatias agudas que cursam com grave lesão da mucosa intestinal (por exemplo, parvovirose e gastroenterite hemorrágica – SDHA), podem predispor distúrbios digestivos crônicos. O comprometimento da saúde intestinal no longo prazo pode estar relacionado a fatores como idade do paciente, gravidade da lesão epitelial, mudanças da microbiota comensal e agente infeccioso responsável pela enterite aguda.

Embora a hematêmese e a hematoquezia possam ocorrer de forma isolada, alguns pacientes apresentarão as duas alterações simultaneamente. Um exemplo disso é a SDHA na qual o quadro clínico clássico envolve o início súbito de vômito (hematêmese em 80% dos casos), seguido de diarreia hemorrágica grave e perda significativa de fluido e eletrólitos para a luz intestinal. Nesses casos, a hematêmese provavelmente é consequência de refluxo duodenal hemorrágico, visto que alguns estudos descreveram ausência de lesões endoscópicas e histológicas que justificassem a hemorragia gástrica.

Existem muitas causas de hematêmese (**Tabela 118.1.**) e hematoquezia (**Tabela 118.2.**) em cães e gatos, por isso é funda-

Tabela 118.1. – Causas de Hematêmese em Cães e Gatos

Coagulopatias
Coagulação intravascular disseminada
Deficiência dos fatores de coagulação, trombocitopenia
Hemoparasitose
Intoxicação por rodenticida anticoagulante
Lesão gastroduodenal primária
Alergia alimentar
Angiodisplasia
Corpo estranho, parasitose
Doença inflamatória intestinal
Gastroenterite medicamentosa (AINES e AIES), infecciosa
Iatrogenia (sonda nasogástrica)
Neoplasia gastrointestinal
Síndrome da diarreia hemorrágica aguda
Substância irritante (água oxigenada)
Lesão gastroduodenal secundária
Hipoperfusão
Doença hepática, doença renal
Envenenamento (zinco, chumbo, arsênico)
Hipoadrenocorticismo
Infecção sistêmica
Neoplasia sistêmica (mastocitoma, gastrinoma), síndrome paraneoplásica
Pancreatite aguda
Outras
Esofagite ulcerativa
Ingestão de sangue
Lesão em via aérea superior
Neoplasia esofágica
Neoplasia pulmonar
Varizes esofágicas

Tabela 118.2. – Causas de hematoquezia em cães e gatos

Hematoquezia
Alergia alimentar
Angiodisplasia
Coagulopatia
Coccidiose
Corpo estranho
Doença inflamatória intestinal
Intussuscepção ileocólica
Neoplasia (cólon, reto, ânus)
Pancreatite
Parasitose
Parvovirose
Saculite anal
SDHA
Trauma pélvico

mental que a equipe médica realize uma anamnese minuciosa e esteja atento às alterações do exame físico e exames complementares, a fim de selecionar os principais diagnósticos diferenciais e iniciar a terapia adequada para cada caso.

2. EXAME FÍSICO

Em pacientes com hematêmese, a avaliação do sistema respiratório e a inspeção da cavidade oral e nasal ajudam a identificar hemoptise e epistaxe, já a presença de petéquias e hematomas pelo corpo sugere coagulopatia associada.

Tempo de enchimento capilar prolongado, pulso fraco e taquicardia podem indicar hipovolemia mesmo sem a presença de desidratação clinicamente notável.

Dor abdominal de intensidade variável pode estar presente, mas esse é um achado inespecífico. A hipertensão geralmente é reflexo do estresse e dor abdominal intensa, enquanto a hipotensão arterial está associada principalmente à hipovolemia absoluta ou relativa.

Na presença de hematoquezia, recomenda-se a inspeção do ânus e do reto com o objetivo de detectar lesões como úlceras, pólipos, massas colorretais e saculite anal. Animais oriundos de trauma devem ser avaliados através da palpação retal em busca de lesões em cólon descendente e reto.

Em pacientes com hematêmese ou hematoquezia, a pirexia pode ser resultante do envolvimento de agentes infecciosos, inflamação sistêmica ou de outros órgãos (por exemplo, pancreatite), além de translocação bacteriana intestinal e sepse.

3. ACHADOS LABORATORIAIS

Em pacientes com hematêmese ou hematoquezia os achados laboratoriais podem variar consideravelmente, a depender

da etiologia de base e a extensão inflamação e perda de sangue, fluido e eletrólitos.

Recomenda-se, nesses casos, uma ampla triagem laboratorial que inclui hemograma, contagem de plaquetas, creatinina, ureia, urinálise, ALT, FA, bilirrubinas (totais e frações), GGT (felinos), perfil de eletrólitos, lactato, glicose, urinálise, coprológicos, TP e TTPA.

Na fase inicial da doença digestiva hemorrágica é esperado encontrar anemia arregenerativa, pois os reticulócitos chegam à circulação apenas 72h depois do início da hemorragia. Visto isso, podemos esperar anemia regenerativa somente após 3 a 5 dias do início da perda sanguínea.

A hemoconcentração é um achado laboratorial marcante em animais com SDHA e reflete a perda agressiva de fluido (superior à perda sanguínea) para a luz intestinal. Logo, a presença de hemoconcentração nos ajuda a diferenciar a SDHA de sangramento gastrointestinal verdadeiro.

A trombocitopenia pode ser consequência do consumo das plaquetas durante o processo inflamatório, mas também pode indicar coagulopatia.

A leucocitose com desvio à esquerda é observada principalmente em animais que apresentam lesões graves da mucosa gastrintestinal, enterites por patógenos enteroinvasivos e sepse. Leucopenia, neutropenia e linfopenia são achados consistentes com parvovirose em um filhote não vacinado.

O aumento de enzimas hepáticas de lesão (ALT, AST) e extravasamento (GGT, FA) geralmente é discreto e revela o dano hepatocelular secundário a hipovolemia e/ou toxinas e bactérias provenientes da circulação portal e dos nódulos linfáticos mesentéricos.

Distúrbios eletrolíticos (hipercalemia e hiponatremia) e azotemia podem ser notados nos casos de úlceras induzidas por hipoadrenocorticismo. Em contrapartida, podemos verificar hipernatremia, hipocalemia e redução do bicarbonato sérico em animais com diarreia e vômito profusos.

O cortisol basal deve fazer parte da triagem de cães com hemorragia digestiva alta, mesmo na ausência de desequilíbrios eletrolíticos. Valores de cortisol superiores a 2mg/dL são considerados inconsistentes para hipoadrenocorticismo, excluindo essa hipótese diagnóstica. A confirmação da doença endócrina é realizada pelo teste de estimulação com hormônio adrenocorticotrófico (ACTH).

Pacientes severamente desidratados podem apresentar azotemia, nestes casos, se não houver doença renal simultânea, é esperado aumento da densidade urinária (> 1,035 cães e > 1,045 gatos).

O lactato é um importante marcador de perfusão microcirculatória e deve ser aferido, em conjunto com a glicose sérica, na admissão e durante o tratamento, a fim de monitorar pacientes em cuidados intensivos.

A maior parte dos helmintos e protozoários intestinais causadores de hematoquezia serão identificados em exames coprológicos seriados (mínimo de três amostras).

Inúmeros ensaios de ELISA e PCR de amostras de sangue e fezes podem ser solicitados a depender da suspeita clínica de cada paciente.

Painéis de PCR fecal indicam a presença de patógenos virais (parvovírus, coronavírus entérico, vírus da cinomose, circovirus), bacterianos (*Salmonella* sp, *Campylobacter jejuni*, *Campylobacter coli*), além de alguns protozoários (*Giardia* sp, *Cryptosporidium* sp, *Tritrichomonas foetus, Toxoplasma* gondii).

Testes de PCR que detectam a toxina NetF produzida pelo Clostridium *perfringens* tipo A apoiam fortemente o diagnóstico de SDHA, em um animal com apresentação clínica e exames de triagem compatíveis. Testes que avaliam outras toxinas (por exemplo, α-toxina, enterotoxina de *C. perfringens)* não são úteis para o diagnóstico de SDHA.

4. EXAMES DE IMAGEM

O exame radiográfico de tórax pode revelar alterações pulmonares que cursam com hemoptise e o exame radiográfico (simples e contrastado) de abdome é útil para detectar corpos estranhos e anormalidades anatômicas.

A ecografia abdominal é usada principalmente para localizar corpos estranhos, intussuscepção, inflamações e neoplasias gastrointestinais, mas também permite investigar causas secundárias e condições associadas.

A endoscopia digestiva é a técnica padrão ouro para diagnóstico de várias lesões associadas a hematêmese e/ou hematoquezia, sendo as principais esofagite erosiva, varizes esofágicas, úlceras, erosões e neoformações gastrointestinais intraluminais. Quando um paciente é submetido a endoscopia digestiva alta ou colonoscopia, mesmo que lesões macroscópicas não sejam identificadas, deve-se colher amostras de biópsias e enviá-las para análise histopatológica, a fim de investigar achados consistentes com inflamação crônica (por exemplo, doença inflamatória intestinal) ou neoplasia.

As cápsulas endoscópicas podem identificar lesões hemorrágicas em todo o trato gastrointestinal, incluindo o jejuno, que geralmente não pode ser avaliado pela videoendoscopia tradicional. A impossibilidade de adquirir biópsias e os custos envolvidos costumam limitar a utilização dessa técnica diagnóstica.

A traqueobroncoscopia favorece o diagnóstico de lesões traqueais e pulmonares quando há suspeita de hematêmese secundária a hemoptise.

5. TRATAMENTO

A abordagem primária prioriza o cumprimento do protocolo XABCDE. Hipovolemia e hipoperfusão, complicações comuns da parvovirose e da SDHA, devem ser corrigidas com reposição volêmica adequada.

A reanimação volêmica, quando necessária, deverá ser guiada por metas perfusionais (PAS, PAM, PVC, lactato, variação de temperatura central e periférica, DU, DB).

A abordagem secundária deve ser direcionada à correção da causa de base e cuidados de suporte de acordo. As condutas clínicas podem envolvem a restauração da hidratação e do equilíbrio eletrolítico, uso fármacos analgésicos, antieméticos, antifibrinolíticos, gastroprotetores e inibidores da acidez gástrica, além da transfusão de sangue e/ou hemoderivados (**Tabela 118.3.**).

A endoscopia também pode ser utilizada como ferramenta terapêutica, pois permite a retirada de corpos estranhos e a contenção de hemorragias através de terapias térmicas (eletrocoagulação, laser), injetáveis (botão com solução salina e vasoconstritores e/ou esclerosantes) e mecânicas (ligadura elástica, sutura endoscópica, spray de coagulação, clip). Pequenos pólipos hemorrágicos podem ser removidos facilmente com auxílio da polipectomia endoscópica.

Tabela 118.3. – Principais fármacos utilizados na abordagem de cães e gatos com hematêmese ou hematoquezia

Fármaco	Função	Dose		Frequência		Via
		Cão	Gato	Cão	Gato	
Dipirona	Analgésico	25mg/kg		8 a 12h	4h	IV – SC
Tramadol	Analgésico	2 a 4mg/g	1 a 2mg/kg	8 a 12h	12h	IV – SC – IM
Metadona	Analgésico	0,2 a 0,5mg/kg	0,2 a 0,5,g/kg	6 a 12h		IV 2 SC – IM
Omeprazol	Inibidor de acidez gástrica	1 a 2mg/kg		12h		IV
Esomeprazol	Inibidor de acidez gástrica	1mg/kg		12h		IV
Sucralfato	Protetor de mucosa	30 a 40mg/kg		6 a 12h		VO
Ondansetrona	Antiemético	0,1 a 0,2mg/kg		8 a 12h		IV
Maropitant	Antiemético	1mg/kg		24h		SC – IV
Ácido tranexâmico	Antifibrinolítico	10 a 50mg/kg		8h		IV

Drogas procinéticas, em geral, são contra indicadas, pois elas podem aumentar a gravidade da hemorragia digestiva ou induzir ressangramento.

Deve-se considerar a transfusão de plasma fresco, plasma criopobre ou albumina alogênica para animais com hipoalbuminemia grave (<1,8g/dL) e sinais de baixa pressão coloidosmótica.

Os anti-inflamatórios não esteroides são contraindicados para animais com suspeita de gastroduodenite erosiva ou ulcerativa, já os corticoides têm utilidade no tratamento de hipoadrenocorticismo, doença inflamatória intestinal e trombocitopenia imunomediada.

O uso de inibidores de bomba de prótons (omeprazol ou esomeprazol) e protetores de mucosa (sucralfato) deve ser restrito aos cães e gatos com suspeita ou diagnóstico de esofagite ou gastroduodenite ulcerativa.

Por muito tempo os antimicrobianos fizeram parte do protocolo terapêutico de animais com enterite hemorrágica sob a crença de que o comprometimento da barreira intestinal implicaria em translocação bacteriana e sepse. No entanto, estudos recentes revelaram que a sepse não é uma complicação comum em animais imunocompetentes e com função hepática preservada. Além disso, o uso indiscriminado de antibióticos pode induzir disbiose e favorecer o desenvolvimento de bactérias multirresistentes. Portanto, a prescrição de antimicrobianos deve ser reservada a pacientes que possuam critérios para tal, infecção, sepse, choque séptico.

Terapias alternativas ao uso de antibióticos em pacientes com enteropatias crônicas incluem manejo dietético, uso de prebióticos, probióticos, pósbióticos e transplante fecal.

O suporte nutricional enteral deve ser iniciado o mais precocemente possível, a fim de restaurar a barreira intestinal e maximizar a resposta terapêutica e o prognóstico.

Por fim, o manejo cirúrgico poderá ser necessário em alguns casos. As principais indicações envolvem a excisão de úlceras extensas ou com risco de perfuração, tratamento de neoplasias e extração de corpos estranhos não passíveis de retirada por endoscopia.

6. PROGNÓSTICO

O prognóstico de pacientes com hematêmese e hematoquezia é variável e depende da etiologia de base, precocidade e qualidade dos cuidados médicos.

7. CONCLUSÃO

Podemos concluir que hematêmese e hematoquezia são manifestações comuns a muitas doenças, por isso cabe ao médico veterinário associar as informações de anamnese e exame físico aos exames complementares de triagem para definir um plano individualizado de diagnóstico e tratamento.

8. PONTOS-CHAVE:

- Hematêmese e hematoquezia são manifestações comuns a muitas doenças.
- A combinação de anamnese, exame físico e exames de triagem permite reduzir os diagnósticos diferenciais e identificar os pacientes mais graves.
- Cuidados de suporte geralmente são necessários enquanto se investiga o diagnóstico etiológico.
- O uso de antimicrobianos deve ser limitado aos animais com sepse ou choque séptico.
- O tratamento definitivo e prognóstico dependem da etiologia de base.

9. LITERATURA RECOMENDADA

1. Busch K, Unterer S. Update on Acute Hemorrhagic Diarrhea Syndrome in Dogs. Advances in Small Animal Care. november 2022;3(1):133–43.
2. Marsilio S. Feline chronic enteropathy. Vol. 62, Journal of Small Animal Practice. Blackwell Publishing Ltd; 2021. p. 409–19.
3. Barko PC, McMichael MA, Swanson KS, Williams DA. The Gastrointestinal Microbiome: A Review. Vol. 32, Journal of Veterinary Internal Medicine. Blackwell Publishing Inc.; 2018. p. 9–25.
4. Dandrieux JRS. Inflammatory bowel disease versus chronic enteropathy in dogs: are they one and the same? Vol. 57, Journal of Small Animal Practice. Blackwell Publishing Ltd; 2016. p. 589–99.
5. Weese JS. Bacterial Enteritis in Dogs and Cats: Diagnosis, Therapy, and Zoonotic Potential. Vol. 41, Veterinary Clinics of North America – Small Animal Practice. 2011. p. 287–309.
6. Washabau RJ, Day MJ. Canine & feline gastroenterology. 996 p.

Êmese incoercível   119

Maria Carolina Farah Pappalardo

1. INTRODUÇÃO

O vômito é uma das principais causas de atendimento clínico em clínicas e hospitais e pode gerar desequilíbrio ácido básico; eletrolíticos; esofagite; pneumonia por aspiração e desnutrição. É uma manifestação clínica comum a diversas doenças, primária do sistema gastroentérico ou secundária a doenças metabólicas e hormonais. **Tabela 119.1. e 119.2.**

A êmese é coordenada pelo centro do vômito, localizado na medula oblonga. Os estímulos que chegam ao centro do vômito podem se originar do sangue, aparato vestibular, zonas corticais talâmicas, da zona de gatilho receptora, do líquido cerebrospinal e do trato gastrointestinal. Os estímulos podem ser desencadeados por inflamação, fármacos, toxinas, obstruções, traumas, distensão de vísceras, acidose e desequilíbrios eletrolíticos.

O vômito inclui a salivação, movimentos abdominais, relaxamento do esfíncter gastroesofágico, fechamento da glote, da nasofaringe, inibição da respiração e expulsão do conteúdo. Esse conteúdo pode ser gástrico ou duodenal.

A anamnese é de extrema importância devido ao vasto diagnóstico diferencial do vômito. Identificar se o vômito é alimentar, bilioso, e a consistência pode auxiliar na diferenciação do local da lesão. Vômitos biliosos são de origem duodenal, por exemplo. (**Figura 119.1.**). Vômitos que ocorrem muitas horas após a ingestão do alimento, com conteúdo alimentar, podem indicar um retardo de esvaziamento gástrico, muito comum em pacientes inflamados. (**Figura 119.2.**) Informações sobre há quanto tempo o paciente tem vômitos (manifestações clínicas que excedem 3 semanas são consideradas crônicas),

Tabela 119.1. – Causas de Vômito Agudo

- Indiscrição alimentar
- Mudança alimentar aguda
- Ingestão de material estranho
- Drogas
- Corpo estranho
- Parvovírus e cinomose
- Leptospirose
- Gastroenterite hemorrágica verdadeira
- Dilatação vólvulo gástrica
- Pancreatite
- Insuficiência renal aguda
- Anemia hemolítica
- Hipoadrenocorticismo
- Piometra
- Peritonite
- Sepse
- Intoxicação (chumbinho e mamona)

Tabela 119.2. – Causas de Vômito Crônico

- Pancreatite crônica
- Insuficiência renal crônica
- Hepatopatia
- Doença biliar
- Hipoadrenocorticismo
- Corpo estranho
- Hipertrofia de antro ou piloro
- Gastrite crônica inespecífica
- Parasitas (*Physaloptera spp, Ollulanus spp.*)
- Neoplasias
- Pólipos
- Doenças inflamatórias intestinais

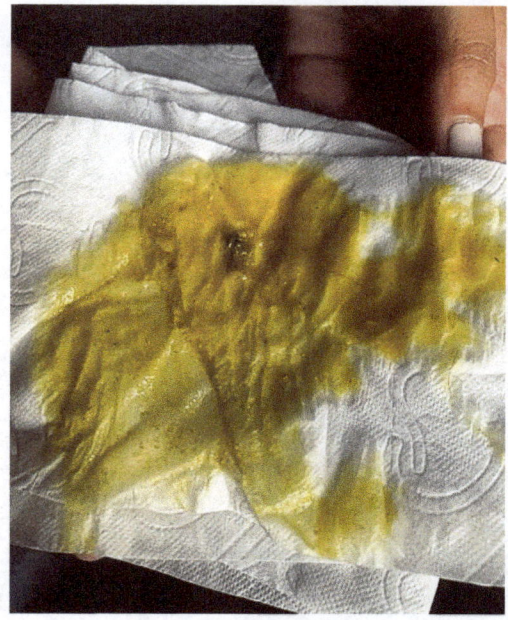

Figura 119.1. – Vômito bilioso. Arquivo do autor

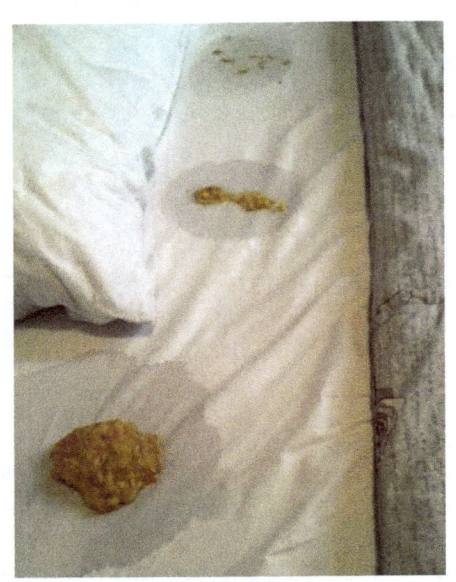

Figura 119.2. – Vômito com conteúdo alimentar. Arquivo do autor.

o número de episódios eméticos, se são acompanhados por anorexia, histórico alimentar e ambiental auxiliam na identificação da causa dos vômitos. É importante verificar a presença de sangue nos vômitos, bem como se há histórico de ingestão de anti-inflamatórios (uma das principais causas de ulcerações). Os anti-inflamatórios não esteroides agem na inibição da síntese de prostaglandina, que é responsável por auxiliar na proteção gástrica. A gravidade da injúria pode estar relacionada com idade, o estado geral do paciente, a dose e frequência da medicação, além da sensibilidade individual.

Em pacientes graves com sepse, hemorragias, insuficiência cardíaca, inflamação sistêmica, a hipoperfusão tecidual pode desencadear resposta simpática com liberação de catecolaminas, levando a vasoconstrição e potencialização das úlceras e inflamação.

Vômito em jato, com conteúdo alimentar, ou fecaloides, pode indicar obstrução gástrica ou intestinal. As principais causas são corpos estranhos, neoplasias, pólipos, hiperplasia pilórica.

O **vômito bilioso** é comum e pode estar presente na pancreatite, doenças metabólicas, alterações hepáticas e hormonais.

A hematêmese pode ocorrer em erosões, úlceras, neoplasias ou coagulopatias. O sangue pode ser vermelho vivo ou digerido com aparência de "borra de café".

2. EXAME FÍSICO

O comportamento do paciente, o estado geral e a postura devem ser avaliados no momento do exame físico. Dependendo da causa do vômito, o paciente pode estar extremamente debilitado, necessitando de tratamento intensivo. Em geral, pacientes com obstrução intestinal, neoplasias, hepatopatias graves, neoplasias gástricas ou intestinais e pancreatite podem apresentar apatia intensa.

As mucosas devem ser avaliadas para observar possível icterícia, congestão, palidez, ulcerações urêmicas e sinais de desidratação. A avaliação da cavidade oral é de extrema importância. Em gatos, é comum o corpo estranho linear permanecer preso no frênulo lingual. A icterícia pode aparecer, inicialmente nos gatos, no palato mole.

A palpação abdominal deve ser cuidadosa para avaliação de dor (pancreatite, peritonite, pielonefrite, dilatações gastrointestinais). Organomegalias, presença de formações, corpos estranhos, distensão por gás, líquido ou conteúdo fecal também podem ser detectados pela palpação abdominal.

3. ACHADOS LABORATORIAIS

É importante avaliar o histórico do paciente para traçar um plano diagnóstico (manifestações clínicas, duração, frequência e tipo de vômito, dor abdominal, sinais de hipoperfusão e sangramento). Exames complementares como hemograma, perfil bioquímico, urinálise são importantes. Assim, é possível detectar alterações como azotemia, anemia, alterações hepáticas, hipoalbuminemia, sinais de inflamação ou infecção, avaliar desidratação e densidade urinária. O coproparasitológico seriado, assim como ELISA ou PCR, para giárdia também são necessários.

O Plic ou Plif (Imunoreatividade da lipase pancreática canina e felina) são testes que mensuram a concentração de lipase originária do pâncreas exógeno. Hoje sabemos que algumas doenças podem aumentar a lipase específica, como o hiperadrenocorticismo, parvovirose e abdome agudo. Assim, o diagnóstico da pancreatite deve ser multifatorial (ecografia abdominal, lipase específica, hemograma, bioquímicos, histórico e manifestações clínicas).

A estimulação por ACTH, assim como a relação de sódio e potássio diminuída podem avaliar a possibilidade de hipoadrenocorticismo. Importante lembrar que o hipoadrenocorticismo atípico não altera as concentrações de sódio e potássio, sendo diagnosticado apenas pela estimulação por ACTH e pode evoluir apenas com alterações gastroentéricas, como vômito e diarreia. A mensuração do T4 total é importante nos gatos com vômitos crônicos, principalmente após os 5 anos de idade, para o diagnóstico de hipertireoidismo.

A mensuração sérica dos ácidos biliares é utilizada para avaliação de função hepática, em casos de desvios portossistêmicos e doença hepática grave.

4. EXAMES DE IMAGEM

O exame ecográfico abdominal é importante, uma vez que avalia o parênquima pancreático, aumento de volume de uterino, obstruções de vias biliares, colecistites, mucocele biliar, neoformações em órgãos diversos, parede e conteúdo intestinal, corpos estranhos, parênquima hepático, renal, obstrução de vias urinárias, líquido livre, motilidade gastroentérica e obstruções intestinais.

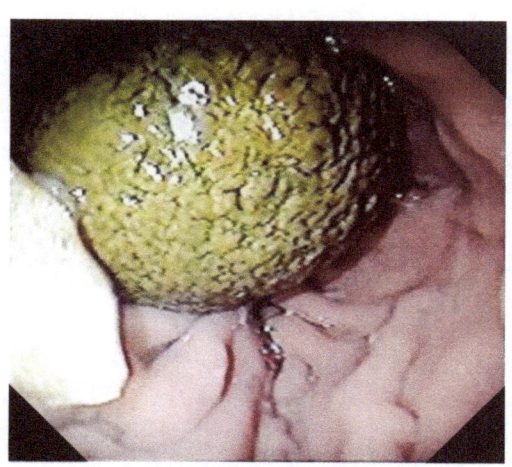

Figura 119.3. – Corpo estranho observado em endoscopia. Imagem cedida por Dr. Franz Naoki Yoshitoshi

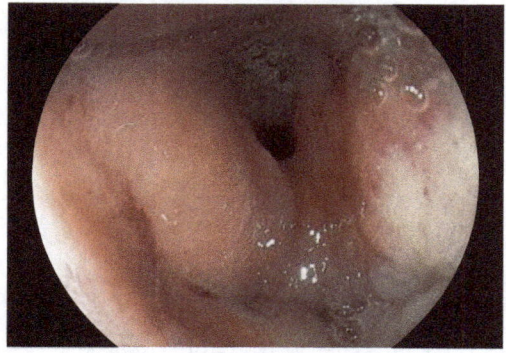

Figura 119.4. – Hiperplasia de piloro em exame de endoscopia. Imagem cedida por Dr. Franz Naoki Yoshitoshi

A radiografia simples de abdome pode evidenciar a presença de corpos estranhos radiopacos, formações, aumento de cornos uterinos, líquido em cavidade abdominal e obstruções intestinais. O diagnóstico de torção-vôlvulo-gástrica é realizado pela radiografia abdominal. Assim como o megaesôfago, uma causa importante de regurgitação. O exame contrastado, embora pouco utilizado atualmente, pode ajudar no diagnóstico de obstruções gastroesofágicas, megaesôfago, corpos estranhos e retardo de esvaziamento gástrico.

A endoscopia é um ótimo instrumento de avaliação do trato gastrointestinal. Permite a avaliação direta do estômago e parte do intestino, biópsia, retirada de corpos estranhos (**Figura 119.3.**) e pesquisa de *Helicobacter sp*. É um bom método de diagnóstico para vômitos secundários a estenose pilórica ou hipertrofia antro-pilórica (**Figura 119.4.**).

5. ABORDAGEM TERAPÊUTICA

De início, a reposição volêmica, assim como a correção dos distúrbios eletrolíticos, é fundamental para corrigir a desidratação aguda, além de manter a perfusão gastroentérica e renal. Estudos experimentais demonstram que o fluxo sanguíneo da mucosa gástrica é um fator essencial na defesa da mucosa contra a ulceração aguda. A manutenção do débito car-díaco, do volume intravascular e do equilíbrio ácido básico, bem como suporte nutricional adequado, diminuem a incidência de gastrite e ulcerações.

Em casos de sangramentos graves, a realização da transfusão sanguínea pode ser necessária no que diz respeito à otimização da perfusão.

Os fármacos antagonistas de receptores de histamina competem com os receptores de histamina, apresentando efeito sob a secreção de ácido pelas células parietais, uma vez que a histamina desempenha importante papel nessa função. Famotidina, cimetidina e ranitidina são exemplos utilizados.

Os inibidores de bomba de prótons (omeprazol, lansoprazol e esomeprazol) bloqueiam a enzima sódio-potássio adenosina trifosfatase da célula parietal e bloqueiam a etapa final da formação de íons hidrogênio do ácido gástrico. A supressão do ácido gástrico não é total nas primeiras doses. Por isso, no início do tratamento a associação com inibidores de histamina pode ser recomendada.

Em caso de ulceração e gastrite, o uso de protetores gástricos deve ser recomendado. No entanto, essas medicações não previnem a gastrite e não devem ser utilizadas quando não diagnosticamos a doença. Seu uso indevido pode causar um desequilíbrio do pH gástrico, principalmente por tempo prolongado. Esse desequilíbrio pode causar como consequência: disbiose (desequilíbrio da microbiota gastrointestinal), interferência na digestão gástrica de proteínas, alteração indireta na eliminação de HCO_3 pelo pâncreas (interferindo no pH e na digestão duodenal), alteração na absorção de ferro e cálcio e alteração na concentração de vitamina B12.

Pacientes graves e inflamados tendem a apresentarem retardos de esvaziamento gástrico. Ao diagnosticarmos hipomotilidade gastrointestinal, a resolução da enfermidade de base é essencial para que tenhamos melhora da motilidade. O controle ácido básico e eletrolítico também faz parte desse tratamento. Os fármacos procinéticos podem ser utilizados, diminuindo refluxo enterogástrico, e assim auxiliando no processo de cicatrização gástrica. Alguns exemplos de procinéticos: metoclopramida, cisaprida, domperidona, bromoprida e eritromicina (**Tabela 119.3.**). Cabe ressaltar que as medicações não terão seu efeito estabelecido uma vez que a causa da hipomotilidade não for reconhecida e tratada.

A causa do vômito pode ser importante para a escolha do antiemético. A metoclopramida tem efeito procinético. A clorpromazina age nos receptores α-adrenérgicos e seus efeitos colaterais são a vasodilatação e hipotensão, por isso não é a primeira escolha para tratamento, principalmente no paciente grave. Drogas anti-histamínicas, como a difenidramina, são seletivas para vômitos secundários à cinetose. Já a ondansetrona e o citrato de maropitant tem efeito central e periférico, com ótimos resultados para vômitos agudos e crônicos. Alguns estudos mostram que a ondansetrona tem uma boa ação contra a náusea.

O sucralfato é eficaz em gastrites erosivas e ulcerativas, uma vez que se adere às lesões formando uma película protetora. Além disso, inativa pepsina, adsorve ácidos biliares que refluem

Tabela 119.3. – Doses e propriedades das medicações pro-cinéticas.

Nome da Droga	Mecanismo de ação procinético	Dose
Metoclopramida	Dopaminérgico (D_2); Antagonista-agonista serotonérgico ($5HT_4$).	0,2 – 0,5mg/kg/VO*, IV,SC, q 8h IC**: 1 – 2mg/kg/dia IV
Domperidona	Antagonista Dopaminérgico (D_2).	0,05 – 0,1mg/kg VO q 12h
Cisaprida	Antagonista-agonista serotonérgico ($5HT_4$).	0,1 – 0,5mg/kg VO q 8h (cão); 2,5 mg/gato, q 8h para gatos < 5kg; 5,0mg/gato, q 8h para gatos > 5kg
Eritromicina	Antagonista serotonérgico ($5HT_3$).	0,5 – 1,0mg/kg VO, q 8-12h

*VO – via oral; SC – subcutâneo; IV – endovenoso; IC – infusão contínua.

do duodeno e aumenta a secreção de muco de bicarbonato. Ele não deve ser administrado junto com outras medicações ou alimento. Sendo a apresentação líquida a recomendada. Administrar com um intervalo de 2 horas de outras medicações orais. A dose é de 0,5 a 1 grama por animal duas a quatro vezes ao dia.

A terapia em cães e gatos para a bactéria *Helicobacter sp,* inclui antibióticos, como amoxicilina com clavulanato 20mg/kg a cada 12 a 8 horas, omeprazol 1mg/kg a cada 12 horas e o metronidazol pode ser associado. O tempo recomendado de tratamento é de 15 a 30 dias. No entanto, ainda não existe bem estabelecida a correlação entre *Helicobacter sp* e vômitos crônicos nos cães e gatos. Portanto, é importante que seja estabelecida a lista completa de diagnósticos diferenciais para que o diagnóstico possa ser o mais assertivo possível. O diagnóstico de Helicobacteriose é feito pelo exame histológico do estômago.

A nutrição do paciente com vômitos incoercíveis faz parte da terapia de suporte, ainda que muitas vezes seja subestimada. Os animais em estado grave desenvolvem balanços energético e proteico negativos que comprometem o sistema imunológico, tornando-os susceptíveis a infecções e aumentando a mortalidade. A manutenção da barreira gastroentérica depende da nutrição. Assim, aqueles que não recebem nutrição na internação, têm maior possibilidade de translocação bacteriana e sepse. A nutrição do paciente internado reduz a mortalidade e o tempo de internação, sendo a via de escolha a enteral. Em casos mais específicos, a parenteral pode ser considerada.

É importante ressaltar que o vômito é uma manifestação clínica e não uma doença. Por isso, o diagnóstico da doença primária é essencial para seu controle e para a boa evolução do paciente grave.

6. LITERATURA RECOMENDADA

1. Washabau RJ, et al. Endoscopic, Biopsy, and Histopathologic Guidelines for the Evaluation of Gastrointestinal Inflammation in Companion Animal. J Vet Intern Med 2010; 24:10-26.
2. Day MJ, et al. Histopathological Standards for the Diagnosis of gastrointestinal Inflammation in Endoscopis Biopsy Samples from the Dog and cat: A Report from the World Small Animal Veterinary Association Gastrointestinal Satandardization Group. J. Comp. Path. 2008, Vol. 138, S1 e S43.
3. Hauck C, et al. Prevalence and characterization of hypoadrenocorticism in dogs with signs of chronic gastrointestinal disease: A multicenter study. J Vet Intern Med. 2020; 34(4): 1399-1405.
4. Suarez M et al. Analysis of the Association between density of Helicobacter spp and gastric lesions in dogs. Am j Vet Res 2017; 78 (12); 1414 -1420.
5. Biénès, t, et al. Association of gastric lynphofollicular hyperplasia with *Helicobacter* -like organisms in dogs. J Vet Intern Med. 2022; 36(2):515-524
6. Whitehead K, cortes Y, Ermann L. Gastrointestinal dysmotility disorders in critically ill dogs and cats. Journal of Veterinary Emergency and Critical Care. 2016; 26(2): 234-253.
7. Marks SL, et al. ACVIM concensus statement: Support for rational administration of gastrointestinal protectants to dogs and cats.2018; ;32(6):1823-1840.
8. Tams TR. Sintomas gastrointestinais. In Tams TR, eds. Gastroenterologia em Pequenos Animais. São Paulo: Roca; 2005: 8-22.
9. Elliott DA. Nutricional assessment. In: Silverstein DC, Hiiper K. In Small animal critical care medicine. St Louis: Sauders; 2009: 856-859.
10. Baek IH, Lee BY, Kang J, Kwon KI. Pharmacokinetic modeling and monte carlo simulation oj ondansetron following oral administration in dogs. Journal of Veterinary Pharmacology and Therapeutics. 2014; 38(2):199-202.
11. DeNovo RC. Doenças do estômago. In; Tams, eds. Gastroenterologia em Pequenos aAnimais. São Paulo; Roca; 2005: 155-190.
12. Sullivan LA, et al. Assessing the efficacy of maropitant versus ondansetron in the treatment of dogs with parvoviral enteritis. Journal of American Animal Hospital Assiciation. 2018; 54(6): 338-43.
13. Kenward H, Elliot J, Lee T, Pelligand L. Ant – nause effects and pharmacokinetics of ondansetron, maropitant and metoclopramide in a low-dose cisplatin model of náusea and vomiting in the dog: a blinded crossover study. BMC Veterinary research. 2017;13: 244

Abdome Agudo

120

Nuno Manuel Mira Flor Santos A. Félix
Lígia Ziegler

1. INTRODUÇÃO

Este capítulo refere-se principalmente às principais emergências consideradas causas de quadros de abdome agudo. É importante que seja realizado reconhecimento precoce, para que possa ser delineada a conduta terapêutica ou cirúrgica, uma vez que não realizadas de forma precoce podem contribuir para a morte.

2. FISIOPATOLOGIA

Em quadros de obstrução, torção ou vôlvulo, inicialmente observa-se um aumento do peristaltismo intestinal, seguido de íleo paralítico. Simultaneamente ocorre estimulação reflexa do vômito e aumento das secreções intestinais, na tentativa de resolver a causa de obstrução. O vômito, diarreia, perda de fluido para o lúmen intestinal e a anorexia levam à desidratação, alterações eletrolíticas e ácido básico, e eventualmente a choque hipovolêmico. A estase gastrointestinal e o aumento das secreções promovem ainda o supercrescimento bacteriano resultante da obstrução. Dependendo da causa da obstrução pode ocorrer também um comprometimento mecânico da vascularização intestinal, com edema (com sequestro adicional de grandes quantidades de fluido), isquemia e necrose da parede intestinal, (agravada pela hipovolemia). Estas permitem a translocação bacteriana para o sistema circulatório e linfático. A disseminação sistêmica de microrganismos e/ou dos seus produtos vão estimular a produção de citoquinas e de outros mediadores inflamatórios pelas células de defesa (por exemplo, células de Kupffer) e ativar os sistemas de coagulação, complemento e fibrinolítico. Inicia-se assim a síndrome de resposta inflamatória sistêmica e a sepse, com repercussões em órgãos distantes como o pulmão, rim, coração e cérebro. No caso de perfuração o quadro clínico é mais precoce e de maior gravidade, porque a ruptura leva à liberação de grandes quantidades de conteúdo gástrico, enzimas pancreáticas, bile e bactérias (dependendo do local de origem) diretamente na cavidade abdominal, originando uma peritonite extensa.

3. DIAGNÓSTICO

3.1. Anamnese, História Clínica e Exame Físico

Algumas destas condições clínicas são mais frequentes em determinadas espécies ou raças. Em um estudo, as raças de cães English Bull Terrier, Springer Spaniel, Staffordshire Bull Terrier, Border Collie e Jack Russell Terrier foram as mais frequentemente associadas a obstrução por corpo estranho (CE). Já o vôlvulo intestinal parece ser mais frequente em cães jovens de meia-idade, de raça média a grande. Alguns estudos demonstraram haver uma predisposição para vôlvulo intestinal em cães machos, da raça Pastor Alemão. Os gatos apresentam com mais frequência ingestão de CE linear do que os cães.

A história clínica pode ser muito variável dependendo da etiologia da afecção. Deve-se questionar o tutor sobre o horário da última refeição, possível ingestão de CE, administração de fármacos, exposição a toxinas e acesso à rua. Questiona-se sobre antecedentes relevantes, como história prévia de dilatação/torção de estômago ou outra cirurgia abdominal, doença inflamatória intestinal crônica, neoplasia, doença renal ou hepática. Sinais clínicos importantes a ser pesquisados incluem presença de regurgitação, vômito e diarreia, assim como as suas características e relação com a refeição.

No caso de obstrução intestinal, os sinais clínicos dependem do tempo decorrido entre a instalação da obstrução, se esta é completa ou não e da sua localização anatômica. Uma obstrução completa de localização proximal leva a sinais clínicos precoces como vômito, diarreia e anorexia. Uma obstrução parcial no íleo pode traduzir-se em um quadro inespecífico de diarreia crônica, vômito ocasional, perda de peso e eventualmente anemia, podendo prolongar-se por semanas a meses. Já as perfurações, torções e volvos expressam-se na maioria dos casos por quadros de abdome agudo, acompanhados ou não de choque hipovolêmico e/ou séptico.

O exame clínico inicia-se pelo xABCDE clássico da abordagem às urgências, seguido de um exame mais completo, com destaque nos sistemas cardiovascular, respiratório, neurológico e no abdome. O exame físico de gatos, deve sempre incluir a inspeção da base da língua se suspeita de CE linear, uma vez que a sua visualização neste local ocorre em 50% dos casos. A palpação abdominal deve ser realizada de forma sistemática e metódica, dividindo o abdome em quadrantes. Deve se avaliar a presença de dor através de palpação superficial e profunda, a existência de líquido, desvio de órgãos, organomegalia e eventuais massas ou CE. A dor abdominal deve ser caracterizada em local, regional ou difusa. Nos casos de perfuração e peritonite difusa o animal pode adotar a posição denominada de "prece muçulmana" ou de "esfinge", e à palpação abdominal apresentar o clássico "ventre em tábua". Pode ainda se notar a presença de alças intestinais distendidas, timpanizadas ou de paredes espessadas. A palpação de um abdome timpanizado pode representar distensão intestinal generalizada (por exemplo, vôlvulo intestinal) ou pneumoperitôneo secundário a ruptura de órgão. Por último, realiza-se o toque retal a fim de descartar a presença de massas, fezes ou sangue, ou eventualmente a extremidade distal de um CE.

3.2. Achados Laboratoriais

Deve ser realizada abordagem diagnóstica ampla, inicialmente com perfil hematológico e bioquímico completo, além de análise de urina. Em situação de urgência, um perfil inicial deve incluir o hematócrito, lactato, proteínas totais, glicose, estado ácido básico e eletrolítico, perfil de coagulação, tira rápida de urina e densidade urinária, ureia/creatinina, bilirrubinas. Além disso, é recomendada após a estabilização a realização de um perfil mais completo que inclua o hemograma e demais enzimas hepáticas, por exemplo. A mensuração de lipase pancreática específica, canina e felina, pode ser auxiliares no que diz respeito à triagem para pancreatite como diferencial diagnóstico. Estudos recentes demonstram a utilidade de biomarcadores como a proteína C reativa, apolipoproteína A1 e eventualmente procalcitonina em cães, assim como a proteína amiloide A sérica em gatos no diagnóstico de sepse.

Outro exame laboratorial importante é a gasometria venosa, cujos resultados podem ajudar no diagnóstico da localização da obstrução. Uma obstrução intestinal proximal está muitas vezes associada à alcalose metabólica hipoclorêmica, enquanto uma obstrução mais distal acompanha-se mais frequentemente de acidose metabólica devido à má perfusão tecidual com consequente hiperlactatemia. A mensuração do lactato e do déficit de bases, sobretudo se associadas à saturação de hemoglobina de amostra de sangue arterial da artéria pulmonar (SvO_2), ou sangue venoso da veia cava cranial ($ScvO_2$), podem fornecer informações importantes acerca do estado de perfusão tecidual ao nível global, o que pode contribuir para orientar a ressuscitação hemodinâmica. Por último, se existir suspeita de sepse, coagulação intravascular disseminada (CIVD), disfunção hepática grave ou realização de cirurgia extensa, devem ser realizadas provas de coagulação. Se disponível, a tromboelastografia deve ser utilizada, já que constitui uma técnica que permite avaliar de forma mais completa o processo de coagulação em si que os tempos de coagulação.

A abdominocentese e a lavagem peritoneal são particularmente importantes no diagnóstico de peritonite. Se forem encontradas bactérias intracelulares, neutrófilos ou fibras vegetais no líquido de derrame, está indicada a laparotomia imediata.

3.3. Diagnóstico por Imagem

A avaliação ultrassonográfica abdominal deve ser realizada de forma precoce, podendo ser seguida pela radiografia abdo-

minal. Deve também ser realizada radiografia torácica, porque os quadros de obstrução/torção/vôlvulos estão frequentemente associados a complicações pulmonares, como a pneumonia aspirativa ou síndrome de angústia respiratória aguda.

A distensão abdominal devido ao acúmulo de gás e a estase das alças intestinais constituem os sinais radiológicos mais frequentes de obstrução intestinal (**Figura 120.1.**). A presença de CE radiopaco é também visível com alguma frequência (**Figura 120.2.**).

Outros sinais incluem a perda de definição abdominal devido à peritonite e/ou a líquido livre, organomegalia e pneumoperitônio, normalmente sob a cúpula diafragmática. Alguns sinais podem sugerir patologias específicas. Por exemplo, a presença de um cólon com distensão generalizada, sobretudo se terminar abruptamente na zona pélvica, pode sugerir torção do cólon. Na ausência de cirurgia abdominal recente (nas 3-4 semanas prévias) ou abdominocentese, a presença de pneumoperitônio implica a presença de ruptura de víscera e a realização de cirurgia imediata. Em uma fase inicial de obstrução, pode não ser possível visualizar a distensão das alças intestinais. Nestes casos, foi sugerida a realização de radiografias abdominais seriadas ao longo do tempo. No entanto, um estudo recente demonstrou que esta prática não aumenta o diagnóstico de CE oculto e que se priorizam outras técnicas diagnósticas. Outra alternativa consiste na realização de um estudo de contraste baritado, que permite confirmar e localizar a zona de obstrução.

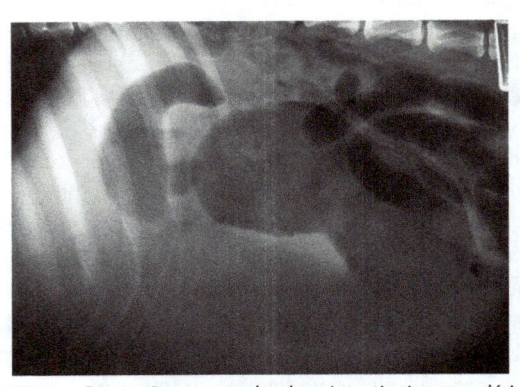

Figura 120.1. – Distensão gasosa de alças intestinais secundária a uma obstrução intestinal.

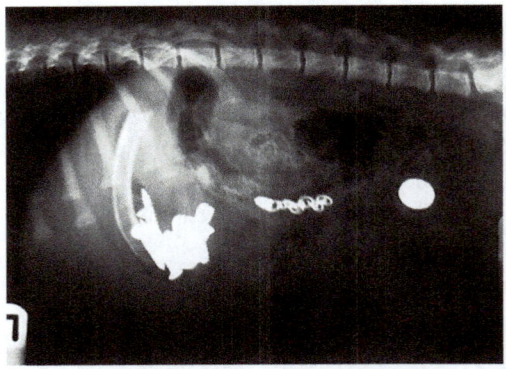

Figura 120.2. – Radiografia abdominal que revela a presença de vários tipos de CE no trato gastrointestinal.

A utilização de bário está contraindicada se se antecipa à necessidade de cirurgia abdominal. Por vezes, a distensão gasosa das alças intestinais é tão pronunciada que se torna difícil a distinção entre íleo paralítico, torção do cólon ou vôlvulo intestinal. Nestes casos, a administração de ar por via retal pode ajudar no diagnóstico de torção de cólon, já que o que se observa é o reto preenchido até o ponto de torção, terminando abruptamente a coluna de ar.

A ultrassonografia abdominal constitui provavelmente o meio de diagnóstico não invasivo mais útil nestas condições clínicas. Permite avaliar de forma rápida a presença de líquido e gás livre, peritonite, organomegalia e alterações gastrointestinais diretas ou indiretas compatíveis com intussuscepção, vôlvulos, CE, perfurações ou neoplasias. É também superior à radiografia no diagnóstico de CE intestinal (**Figura 120.3.**). Sua utilização permite também a realização de procedimentos como punções de órgãos, linfonodos ou massas, assim como a colheita e/ou drenagem de líquido para posterior análise.

Finalmente, na modalidade Doppler, é ainda possível avaliar a perfusão de órgãos (o que pode ser útil, por exemplo, na intussuscepção) e reconhecer eventualmente a presença de tromboembolismo, providenciando informação útil para o estabelecimento do prognóstico.

Estudos recentes demonstram a utilidade crescente da TC abdominal no diagnóstico de obstrução por CE ou neoplasia e alguns mostram maior sensibilidade da ultrassonografia neste contexto.

3.4. Outros Exames

Em alguns casos a endoscopia encontra-se indicada, especialmente no diagnóstico de úlcera gástrica ou duodenal e na remoção de CE do estômago ou esôfago. Por último a laparoscopia ou a laparotomia exploratória podem, em alguns casos, constituir o meio de diagnóstico definitivo ou a abordagem terapêutica definitiva. A cirurgia de urgência é indicada na presença de CE causando obstrução intestinal (incluindo CE linear), intussuscepção, vôlvulo, torção ou trombo mesentérico, peritonite difusa e em casos selecionados de hemorragia gastrointestinal ou abdominal que não cedam a terapêutica médica.

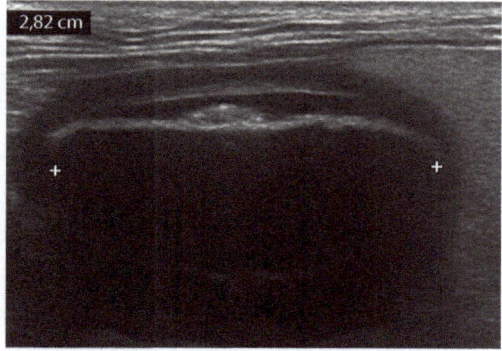

Figura 120.3. – Corpo estranho intestinal em ultrassonografia (imagem cedida por Dr. Nuno Valadares, MV).

4. TRATAMENTO – ABORDAGEM GERAL

A terapêutica definitiva destas afecções passa pela realização de cirurgia após estabilização do animal, para remoção da causa de obstrução, dos tecidos necrosados e de eventuais focos infecciosos. Administra-se fluidoterapia endovenosa para corrigir a hipovolemia, desidratação e alterações eletrolíticas, assegurar as necessidades de manutenção e compensar as perdas pelo vômito, diarreia e perdas para o terceiro espaço. Normalmente, os cristaloides são os fluidos indicados na fase inicial. O tipo de cristalóide selecionado, bem como a suplementação eletrolítica, dependem das alterações encontradas nos exames. Por exemplo, no caso de alcalose metabólica hipoclorêmica, o fluido de eleição é o soro fisiológico suplementado com cloreto de potássio. Já em caso de acidose metabólica, os cristaloides de eleição são os que contêm uma substância tampão como o Ringer lactato, o Plasmalyte 148® ou o Normosol®. No tratamento de choque hipovolêmico e séptico, além da administração de cristaloides pode ser necessário recorrer a outras terapêuticas, incluindo concentrados eritrocitários, vasopressores, e agentes inotrópicos (ver capítulo de choque). Em caso de coagulopatia sintomática, pode ser necessária a utilização de plasma fresco congelado (10-15ml/kg).

Além da fluidoterapia os animais devem receber cobertura antibiótica criteriosa e direcionada. Os antibióticos escolhidos devem ser bactericidas, de largo espectro, administrados por via endovenosa e com potencial de cobertura para os 4 quadrantes (bactérias aeróbias, anaeróbias, Gram positivas e negativas). São possíveis várias associações como a cefazolina (10-30mg/kg, 8-8h) ou ampicilina (22 mg/kg IV, 8-8h), com a enrofloxacino (5 mg/kg IV, cada 24h) ou com um aminoglicosídeo como a gentamicina (6,6 mg/kg IV cada 24h) ou a amicacina (15 mg/kg IV, cada 24h) após a hidratação estar assegurada. Para providenciar cobertura contra anaeróbios pode associar-se metronidazol (10 mg/kg IV, cada 12h).

A utilização de antiácidos como a famotidina (1mg/kg IV, cada 12h), omeprazol ou pantoprazol (1 mg/kg IV, cada 12h) são aconselhados para prevenção e/ou tratamento de ulceração gastrointestinal. Estudos recentes não demonstraram existir benefício na utilização simultânea de ambos os fármacos. Os antieméticos devem ser evitados, não só porque tendem a ser ineficazes, mas também porque alguns deles, como a metoclopramida, ao serem procinéticos, podem aumentar o risco de ruptura intestinal. A segurança dos novos antieméticos como o maropitant ou a ondasetrona em animais com obstrução intestinal não foi ainda avaliada.

A analgesia deve ser sempre realizada nestes doentes sendo os opioides a classe de escolha. Em casos em que a dor seja particularmente intensa, a morfina ou o fentanil podem ser associados à lidocaína e cetamina, para reforço da analgesia e prevenção do fenômeno de "*wind-up*".

Após a cirurgia o tratamento de suporte hemodinâmico, nutricional, antibiótico e analgésico deve ser mantido. É muito importante prestar particular atenção aos níveis das proteínas totais e albumina, ao estado hidroeletrólito e ácido básico e à prevenção de infecções. O suporte nutricional deve também ser instituído precocemente e se possível por via entérica. É também importante estar ciente que podem ocorrer consequências da cirurgia como a síndrome de intestino curto, se a remoção intestinal for extensa.

5. ABORDAGEM TERAPÊUTICA ESPECÍFICA

5.1. Obstrução Intestinal:

A obstrução intestinal constitui uma das causas mais frequentes de laparotomia em cães e gatos, sendo causada sobretudo por CE, intussuscepção e neoplasia. Os sinais clínicos são variáveis, embora frequentemente incluam vômito, diarreia e dor abdominal. A radiografia abdominal contrastada e a ultrassonografia constituem os principais meios auxiliares de diagnóstico, e em alguns casos pode ser necessário a TC abdominal. Na radiografia abdominal na presença de CE lineares observa-se várias alças intestinais com aspecto "plissado", sobretudo ao nível do abdome cranial ou médio-ventral. Esta imagem é mais facilmente visualizada após a administração de líquido de contraste, podendo também ser visualizada na ultrassonografia.

O tratamento de eleição é a cirurgia, após a estabilização do animal (**Figura 120.4.**).

Quando o intestino não apresenta sinais de necrose nem existe peritonite grave, está indicada a realização de enterotomia. Se o intestino estiver necrótico, se houver suspeita de etiologia neoplásica ou se a viabilidade intestinal estiver em dúvida, está indicada a enterectomia. Na abordagem terapêutica de CE lineares em gatos, se os animais se apresentarem pouco tempo após a sua ingestão, clinicamente estáveis e com o fio preso na base da língua, pode optar-se pelo tratamento médico. Este consiste no corte do CE na sua base de apoio, isto é, na língua, sendo posteriormente eliminado, em alguns dias, através do trânsito intestinal. Esta terapêutica não é indicada em cães, porque nesta espécie, após o corte do fio, o restante tende a alojar-se no piloro necessitando de remoção cirúrgica. A cirurgia de CE linear implica normalmente a realização de múltiplas enterotomias e nos casos mais graves a remoção de porções grandes de intestino (**Figura 120.5.**).

Nos gatos encontra-se descrita uma técnica de remoção de CE que minimiza a necessidade de múltiplas enterotomias.

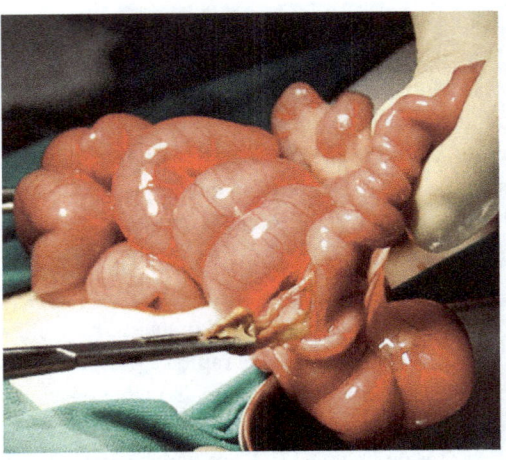

Figura 120.5. – Laparotomia, corpo estranho linear em gato.

Consiste na realização de uma incisão de 1 cm, no bordo anti-mesentérico do duodeno proximal. O CE linear é identificado, cortado e ligado a um tubo de silicone empurrado ao longo do intestino em direção ao ânus, arrastando o CE. O prognóstico de obstrução intestinal depende da sua etiologia. De entre as obstruções causadas por CE, o linear tem de uma forma geral, o pior prognóstico. A presença de neoplasia maligna obstrutiva (**Figura 120.6.**), sobretudo se associado a sepse ou peritonite, reveste-se de péssimo prognóstico.

5.2. Intussuscepção

A intussuscepção pode ter várias etiologias associadas a vírus, parasitas, CE, massas neoplásicas ou não neoplásicas e cirurgia abdominal prévia (devido a aderências). A sua localização influencia o tipo de manifestações clínicas apresentadas pelo animal. A intussuscepção ao nível do duodeno ou do jejuno está frequentemente associada a vômito, diarreia e anorexia.

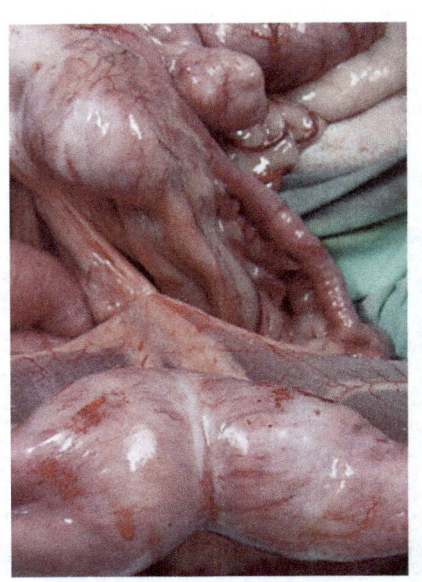

Figura 120.6. – Neoplasia intestinal obstrutiva, com envolvimento de linfonodos

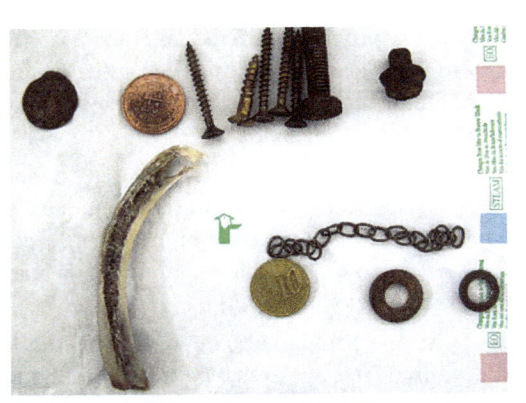

Figura 120.4. – Mesmo Animal da figura 120.2. Corpos estranhos removidos após gastrotomia e enterotomia.

Quando a localização é ileocólica pode manifestar-se sob a forma de tenesmo, diarreia e hematoquezia. Ao exame físico, na palpação abdominal por vezes é possível sentir uma estrutura tubular. A radiografia abdominal, a ultrassonografia (atualmente considerado o meio diagnóstico de eleição) e eventualmente a TC abdominal, são os meios auxiliares que permitem confirmar o diagnóstico. A imagem ultrassonográfica de intussuscepção é muito característica, consistindo na visualização de inúmeras camadas concêntricas, de forma circular, no plano transversal (**Figura 120.7.**) ou várias camadas lineares em plano longitudinal. Além da imagem em modo B, é aconselhada a visualização com modo Doppler, já que o reconhecimento de fluxo sanguíneo nos vasos mesentéricos por este método prediz a possibilidade de redução manual intra operatória em 75% dos casos. A resolução da intussuscepção intestinal é cirúrgica, podendo implicar uma redução manual ou ressecção intestinal com anastomose. Encaminha-se a peça operatória para análise histopatológica, incluindo também amostras de biópsia de outros locais do intestino, uma vez que existe doença inflamatória intestinal crônica em 55% dos casos de intussuscepção intestinal. Foram descritas taxas de recidiva de 6 a 27%, surgindo estas no período de 3 dias a 3 semanas pós-cirurgia. Por esta razão alguns autores aconselham a enteroplicatura para prevenção de eventuais recorrências.

5.3. Vôlvulo Mesentérico

É uma afecção rara, embora frequentemente fatal, na qual o intestino se desloca em um movimento de rotação em torno do eixo mesentérico. A etiologia do vôlvulo permanece obscura embora tenha sido associada a doença inflamatória do intestino, carcinoma ileocecal, CE, cirurgia gastrointestinal recente e insuficiência pancreática exócrina. As raças Pastor Alemão e Pointer inglês parecem ser as mais afetadas. O vôlvulo mesentérico expressa-se por abdome agudo, de instalação rápida, acompanhado de distensão abdominal progressiva. Em alguns casos existem sinais iniciais mais precoces, como hematoquezia que apesar de pouco frequente deve levantar a suspeita desta patologia. A hematoquezia surge provavelmente como resultado da isquemia e consequente necrose da mucosa do cólon e

distensão abdominal. O Raios X abdominal inicialmente pode não apresentar alterações. À medida que a doença progride, ocorre distensão gasosa de todo o intestino. Dois diagnósticos diferenciais que se colocam nesta fase, além do vôlvulo mesentérico, são a obstrução intestinal e a dilatação/torção de estômago. No entanto, o vôlvulo tende a apresentar distensão gasosa generalizada ao passo que a obstrução intestinal, pelo menos em uma fase inicial, surge de forma mais localizada. Já na dilatação/torção de estômago, o estômago encontra-se em uma posição não fisiológica enquanto no vôlvulo, o estômago surge corretamente posicionado. Infelizmente, quando são visualizadas as alterações radiográficas típicas de vôlvulo mesentérico, uma grande parte do intestino afetado encontra-se já em necrose. Por este motivo mesmo quando a cirurgia é realizada imediatamente após a apresentação, muitos dos doentes acabam por sucumbir ou serem submetidos a eutanásia. O prognóstico desta grave afecção é assim muito condicionado pela rapidez de intervenção cirúrgica, o que depende de um nível de suspeita clínica precoce e ágil.

5.4. Perfuração

As principais causas de perfuração gastrointestinal incluem ruptura de úlcera de estômago ou duodeno, neoplasia, CE perfurante, e isquemia com consequente necrose da parede (**Figura 120.8.**). As úlceras gástricas e duodenais perfurantes encontram-se sobretudo associadas à administração de anti-inflamatórios esteroides e não esteroides, à neoplasia e menos frequentemente à doença renal, hepática e hipoadrenocorticismo. Foram também descritas como consequência de uremia, exercício intenso, mastocitose e doença inflamatória intestinal. São também conhecidas as perfurações do cólon resultantes de administração de elevadas doses de glicocorticoides em animais com doença neurológica e perfurações íleo-ceco-cólicas resultantes de endoscopias diagnósticas e terapêuticas.

A gravidade da perfuração depende sobretudo da sua localização anatômica e da etiologia. As perfurações associadas à neoplasia e de localização colônica apresentam o pior prognóstico. Estas últimas são particularmente graves, uma vez que o

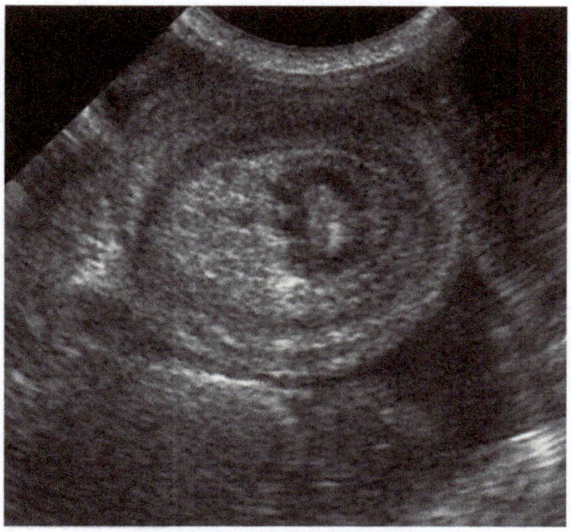

Figura 120.7. – Imagem ultrassonografica de intussuscepção intestinal em cão.

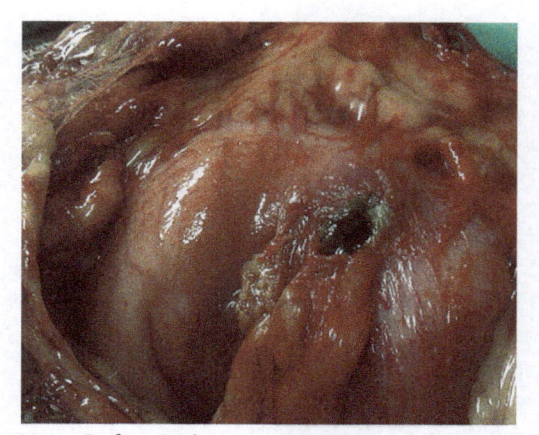

Figura 120.8. – Perfuração de estômago resultante de lesão isquêmica da parede causada por evento tromboembólico.

conteúdo luminal do cólon é muito rico em bactérias. O quadro clínico consiste em peritonite séptica que requer laparotomia exploratória o mais precocemente possível. A estabilização e a resolução são semelhantes ao descrito anteriormente. No caso particular do cólon, é possível o desbridamento e encerramento da perfuração, seguida de colocação de omento na zona de intervenção ou ressecção do segmento afetado.

6. CONCLUSÕES

As doenças abordadas neste capítulo constituem um grupo heterogêneo que estão frequentemente associadas a um prognóstico reservado se não forem diagnosticadas e tratadas a tempo. Além da abordagem cirúrgica, torna-se igualmente importante o manejo médico em todo o período peri-operatório. Só assim, a morbilidade e a mortalidade associadas a estes processos podem ser reduzidas.

7. PONTOS-CHAVE

1. As obstruções, perfurações, torções e vôlvulos em vísceras constituem um grupo heterogêneo de doenças que podem apresentar sintomatologia muito semelhante e que frequentemente evoluem para um quadro de abdome agudo.

2. A ultrassonografia e a TC abdominal gradualmente substituem a radiografia como meio diagnóstico de eleição.

3. Na sua grande maioria o tratamento de eleição é cirúrgico, com o prognóstico diretamente relacionado a rapidez com que é feito o diagnóstico.

4. A estabilização inicial e manejo peri-operatório em terapia intensiva é fundamental para a melhoria da morbilidade e mortalidade.

8. LITERATURA RECOMENDADA

1. Holt D, Brown D. Acute abdominal and gastrointestinal surgical emergencies. In: King LG, Boag A (eds). BSAVA Manual of Canine and Feline Emergency and Critical Care, 2nd Edition, BSAVA, 2007, pp: 174-191

1. 2.Hayes G. Gastrointestinal foreign bodies in dogs and cats: a retrospective study of 208 cases. *J Small Anim Pract.* 2009; 50(11): 576-83

2. Giunti M, Grossi G, Troía R, Fracassi F, Dondi F. Evaluation of Serum Apolipoprotein A1 in Canine Sepsis. *Front Vet Sci.* 2020 13; 7:263. doi: 10.3389/fvets.2020.00263. eCollection 2020

3. Goggs R, Milloway M, Troía R, Giunti M. Plasma procalcitonin concentrations are increased in dogs with sepsis. Vet Rec Open. 2018 12;5(1):e000255.doi: 10.1136/vetreco-2017-000255. eCollection 2018.

4. 5.Troía R, Gruarin M, Foglia A, gnoli C, Dondi F, Giunti M. Serum amyloid A in the diagnosis of feline sepsis. *J Vet Diagn Invest.* 2017;29(6):856-859. doi: 10.1177/1040638717722815

5. Troia R, Mascalzoni G, Agnoli C, Lalonde-Paul D, Giunti M, Goggs R. Cytokine and Chemokine Profiling in Cats With Sepsis and Septic Shock. Front Vet Sci. 2020; 29;7:305. doi: 10.3389/fvets.2020.00305. eCollection 2020.

6. Tyrrell D, Beck C. Survey of the use of radiography *vs* ultrasonography in the investigation of gastrointestinal foreign bodies in small animals. *Vet Radiol Ultrasound.* 2006; 47(4): 404-8.

7. Elser EB, Mai W, Reetz JA, Thawley V, Bagshaw H, Suran JN. Serial abdominal radiographs do not significantly increase accuracy of diagnosis of gastrointestinal mechanical obstruction due to occult foreign bodies in dogs and cats. *Vet Radiol Ultrasound.* 2020;61(4):399-408. doi: 10.1111/vru.12870.

8. Miniter BM, Arruda AG, Zuckerman Z, Caceres AV, Ben-Amotz R. Use of computed tomography (CT) for the diagnosis of mechanical gastrointestinal obstruction in canines and felines. *PLoS One.* 2019;14(8): e0219748. doi: 10.1371/journal.pone.0219748.

9. Daure E, Ross L, Webster CRL. Gastroduodenal Ulceration in Small Animals: Part 2. Proton Pump Inhibitors and Histamine-2 Receptor Antagonists. *J Am Anim Hosp Assoc.* 2017;53(1):11-23. doi: 10.5326/JAAHA-MS-6634.

Síndrome Dilatação Torção-Vôlvulo Gástrico

121

Rodrigo Cardoso Rabelo
Camila Molina Soares

1. INTRODUÇÃO

A Síndrome de Dilatação-Torção-Vôlvulo-Gástrica (SDT-VG) é uma condição crítica que ameaça a vida, principalmente de cães de raças grandes e gigantes, e tem sido objeto de estudo e preocupação na medicina veterinária desde a sua primeira descrição detalhada nos anos 1960. Esta condição, caracterizada por uma rápida dilatação do estômago, seguida de torção sobre o seu eixo mesentérico, impede a liberação de gases e líquidos, levando a uma série de complicações sistêmicas que podem resultar em choque e morte, se não tratadas.

Nos últimos anos, a incidência de SDTVG tem sido amplamente relatada, com 80% dos casos documentados entre 1994 e 2020, refletindo tanto um aumento na consciência sobre a condição, quanto possíveis mudanças nas práticas de criação e manejo, que podem influenciar o risco. Linhas de pesquisas modernas têm explorado não apenas a anatomia e os procedimentos de emergência associados à síndrome, mas também fatores predisponentes mais profundos, como genética, comorbidades, motilidade gástrica e alterações no microbioma intestinal.

Além das alterações locais em trato gastroentérico, as alterações hemodinâmicas envolvidas são graves, promovendo múltiplos mecanismos de choque. Ao evento obstrutivo primário é somado o choque hipovolêmico por redução relativa da pré-carga, seguido de um evento distributivo e cardiogênico ao longo da piora clínica do quadro devido à hipoperfusão sistêmica com liberação de mediadores inflamatórios e citocinas vasodilatadoras e prejudiciais à performance cardiovascular.

2. EPIDEMIOLOGIA

Desde sua descrição inicial na literatura veterinária, a compreensão da epidemiologia da SDTG evoluiu significativamente, revelando padrões distintos de predisposição racial, influências genéticas e fatores de risco comportamentais e ambientais.

A DTVG é uma síndrome de etiologia multifatorial, por isso é importante atentar aos principais fatores de risco: predisposição genética; conformação do tórax; porte; histórico familiar; doenças gastroentéricas preexistentes; hábito nutri-

cional; agitação e ansiedade; qualidade do alimento; tipo de comedouros. São descritas algumas hipóteses acerca da predisposição relacionada às neoplasias esplênicas, responsáveis por promover o afrouxamento ligamentar. Além de discussões acerca de maior predisposição em pacientes esplenectomizados.

2.1. – Predisposição Racial e Genética

Estudos epidemiológicos demonstram uma predisposição marcante da SDTVG em cães de raças grandes e gigantes, particularmente aqueles com tórax profundo e estreito, como o São Bernardo, Setter Irlandês, Pastor Alemão, Rottweiler, Dogue Alemão, entre outros. Esta predisposição sugere um forte componente genético associado à conformação corporal, onde a proporção do tórax pode facilitar a ocorrência da dilatação e subsequente torção gástrica. Estudos epidemiológicos têm mostrado que cães de exposição e de uso militares (segurança pública, em geral) de raças grandes e gigantes possuem uma probabilidade significativamente maior de desenvolver SDTVG, com taxas de mortalidade variando ao longo dos anos, mas consistentemente altas.

2.2. – Fatores Comportamentais e Ambientais

Além da predisposição racial, a incidência da SDTVG é influenciada por uma série de fatores de risco, incluindo idade, gênero e práticas alimentares. Cães de meia-idade a idosos, especialmente machos, têm mostrado maior susceptibilidade. As práticas alimentares, como o consumo rápido de grandes volumes de alimento e água, e o exercício imediatamente antes ou após as refeições, também foram associados a um risco aumentado da síndrome. A aerofagia, ou ingestão excessiva de ar, pode ser exacerbada por comer rapidamente ou por estresse, contribuindo para a dilatação gástrica.

2.3. – Comorbidades

Além disso, a compreensão das comorbidades, como doenças inflamatórias intestinais (IBD – *Inflammatory Bowel Disease*), e das alterações na motilidade gástrica tem contribuído para uma visão mais holística da epidemiologia da SDTVG. Estudos mostram que cães com SDTVG podem apresentar alterações prévias significativas na motilidade gástrica, sugerindo que a síndrome pode ser tanto uma consequência quanto um fator contribuinte para distúrbios gastrointestinais subjacentes.

2.4. – Microbioma Intestinal

O avanço tecnológico e a expansão da pesquisa genômica e microbiológica têm lançado luz sobre o papel da microbiota intestinal na predisposição e no desenvolvimento da SDTVG. Análises do microbioma fecal em cães afetados pela SDTVG revelaram diversidade bacteriana significativamente maior e uma composição alterada em comparação com cães saudáveis. Cães com SDTVG mostram uma expansão notável da linhagem rara de Actinobactérias, bem como uma maior abundância de Firmicutes e uma menor presença de Bacteroidetes. Essas alterações na composição do microbioma podem influenciar a saúde gastrointestinal do animal de várias maneiras, incluindo a motilidade gástrica, a integridade da barreira intestinal e a resposta imune. Estes dados sugerem que alterações no microbioma podem não apenas ser consequência da SDTG, mas também fatores predisponentes para a doença, possivelmente através da produção de gás por fermentação bacteriana, exacerbando a dilatação gástrica.

Um aspecto interessante relacionado à produção excessiva de gás no estômago, aponta para que sua causa não pareça ser inteiramente resultado de aerofagia. A análise dos gases presentes no estômago dilatado de cães com SDTVG mostra uma variação na composição de CO_2 de 13% a 20%, com registros de concentração de H_2 de até 29% e grande produção de ácido lático. Esses dados sugerem que a distensão gástrica gasosa pode ser influenciada pela atividade fermentativa das bactérias intestinais, que migram para o estômago ou são introduzidas por refluxo do duodeno. Estima-se que substratos fibrosos e bactérias intestinais possam produzir até 18 litros de gás por 450g de substrato em 4 horas, exacerbando a distensão gástrica.

Por isso, relação entre alterações do microbioma e SDTVG tem implicações importantes para a prevenção e tratamento da doença. A manipulação do microbioma através de dietas específicas, probióticos ou prebióticos pode oferecer novas estratégias para reduzir o risco de SDTVG, melhorar a motilidade gástrica

e fortalecer a barreira intestinal. Além disso, a compreensão da dinâmica do microbioma pode ajudar a identificar cães em maior risco de desenvolver a síndrome, permitindo intervenções preventivas mais direcionadas.

3. PATOFISIOLOGIA

A Síndrome de Dilatação-Torção Gástrica (SDTG) é um fenômeno complexo que transcende a mera dilatação física do estômago, desencadeando uma cascata de eventos patofisiológicos que podem levar ao colapso sistêmico do animal afetado. Inicia-se tipicamente com a dilatação gástrica, onde o estômago se enche de gás e líquido, aumentando de tamanho de forma abrupta. Esse aumento de volume e pressão no estômago pode levar à torção ou volvo, onde o estômago roda sobre seu eixo, comprometendo a saída gástrica e o retorno venoso.

Sabe-se que alguns fatores, além da raça e conformação do tórax, podem predispor à condição. Dentre eles, a fraqueza dos ligamentos de sustentação é um dos principais pilares a serem considerados.

Geralmente a enfermidade se instala após alimentação e aerofagia, comumente seguidas de exercício físico ou excitação excessiva, o que promove que o estômago repleto funcione como um pêndulo em seu próprio eixo. Com a dilatação o processo de rotação é facilitado, porém cabe ressaltar que é um processo que se retroalimenta, uma vez que com a rotação e a obliteração em região de cárdia e piloro ocorre ainda maior acúmulo de gás pela fermentação, em vigência da ausência de drenagem do conteúdo (**Figura 121.1.**). A rotação pode ocorrer em qualquer sentido e magnitude, sendo o mais comum o sentido horário.

Uma vez que dilatado e rotacionado o estômago, inúmeras alterações locais e sistêmicas passam a ser desenvolvidas:

- **Locais**
  - o Déficit perfusional local (estômago e intestinos) com isquemia e necrose.
  - o Alteração de permeabilidade e maior predisposição à translocação bacteriana.
  - o Liberação de endotoxinas e citocinas.

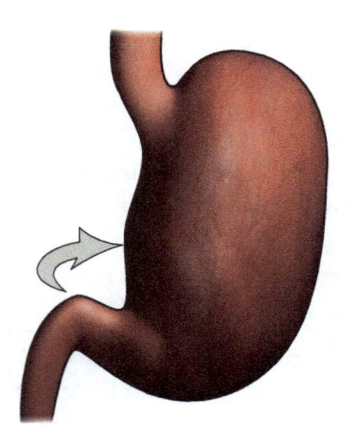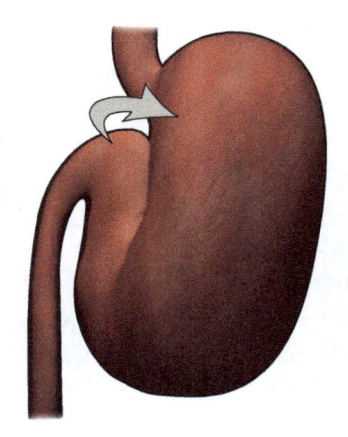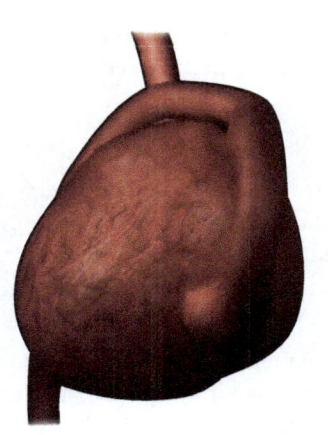

Figura 121.1. – Movimento de rotação do estômago em sentido horário, 360o.

- **Sistêmicas**
  - o Aumento da pressão intra-abdominal.
  - o Diminuição do retorno venoso pelo choque obstrutivo produz choque hipovolêmico relativo com hipertensão venosa central e diminuição do débito cardíaco.
  - o Prejuízo ventilatório, pelo posicionamento do diafragma após a distensão.
  - o Coagulação intravascular disseminada.
  - o Disfunção miocárdica e Vasoplegia.
  - o Síndrome da Resposta Inflamatória Sistêmica e Sepse.

A torção impede a eructação e o esvaziamento gástrico, aumentando ainda mais a pressão intragástrica. Este aumento de pressão compromete a circulação sanguínea para o estômago e os órgãos adjacentes, levando à isquemia e necrose gástrica. Além disso, a compressão dos vasos sanguíneos e linfáticos contribui para o choque obstrutivo, caracterizado pela diminuição do retorno venoso ao coração, resultando em diminuição do débito cardíaco e hipoperfusão sistêmica.

Em alguns casos o fluxo de esvaziamento estomacal pode não ser completamente obstruído, o que por muitas vezes dificulta o diagnóstico devido à ausência de manifestações clínicas tão evidentes.

As investigações sobre a patofisiologia da SDTVG também revelaram a contribuição de fatores como aerofagia e a presença de substratos fermentáveis no estômago, que podem ser exacerbados pela translocação de flora intestinal para o estômago, levando à produção de grandes volumes de gás. Isso é evidenciado pela composição variável dos gases presentes no estômago dilatado, com concentrações de CO_2 que superam em muito os níveis atmosféricos, sugerindo que a distensão gástrica gasosa na SDTVG não resulta apenas de aerofagia, mas possivelmente da fermentação bacteriana.

Além disso, análises de microbioma fecal em cães com SDTVG mostraram uma diversidade significativamente maior e uma alteração na composição bacteriana quando comparados a cães saudáveis. Essas descobertas sugerem que as alterações no microbioma podem não apenas ser uma consequência da SDTVG, mas também desempenhar um papel na predisposição à condição, destacando a complexa interação entre a saúde gastrointestinal, a dieta, a motilidade gástrica e a predisposição à síndrome.

A patofisiologia da SDTVG é, portanto, multifacetada, envolvendo não apenas alterações mecânicas e hemodinâmicas no estômago e sistema circulatório, mas também alterações bioquímicas, metabólicas e microbiológicas. A compreensão desses processos patológicos é crucial para o desenvolvimento de estratégias terapêuticas eficazes e abordagens preventivas, especialmente considerando a alta mortalidade associada à condição quando não tratada prontamente e de forma adequada.

4. MANIFESTAÇÕES CLÍNICAS

As manifestações clínicas da Síndrome de Dilatação-Torção Gástrica (SDTG) em cães são dramáticas e progressivas, exigindo reconhecimento e intervenção imediatos para evitar desfechos fatais. A condição se manifesta inicialmente com sinais de desconforto abdominal importante, seguidos rapidamente por sintomas sistêmicos devido ao comprometimento circulatório e metabólico.

Algumas manifestações clínicas são muito características, principalmente quando acompanhadas do histórico de apresentação repentina, comumente algum tempo depois da refeição.

4.1. – Alterações Comportamentais

Os cães afetados podem exibir alterações comportamentais significativas, incluindo agitação, ansiedade ou letargia. Essas mudanças são reflexos da dor intensa e do desconforto, associados à condição, bem como das alterações metabólicas e do estado de choque.

4.2. – Desconforto Abdominal e Distensão

Um dos primeiros sinais observáveis é o desconforto abdominal significativo. Os cães podem parecer inquietos, tentar se deitar de forma incômoda ou assumir uma postura de oração, com a parte frontal do corpo abaixada. A distensão abdominal é evidente e pode ser notada como um aumento no tamanho do abdome, que se torna tenso ao toque (**Figuras 121.2. e 121.3.**).

4.3. – Esforço para vomitar e Salivação excessiva com "Soluço"

Outro sinal clássico é o esforço infrutífero para vomitar, onde o cão parece náusea e tenta vomitar repetidamente, mas sem expelir material significativo, como se estivesse soluçando. Isso é frequentemente acompanhado por salivação excessiva, com a pdoução de uma secreção característica viscosa, grossa

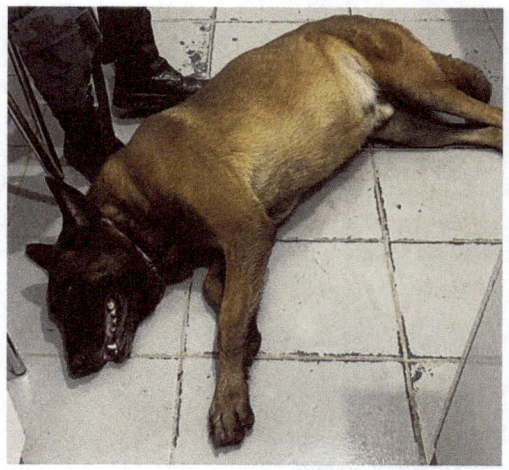

Figura 121.2. – Animal recebido em urgências, lateralizado, com dificuldade respiratória.

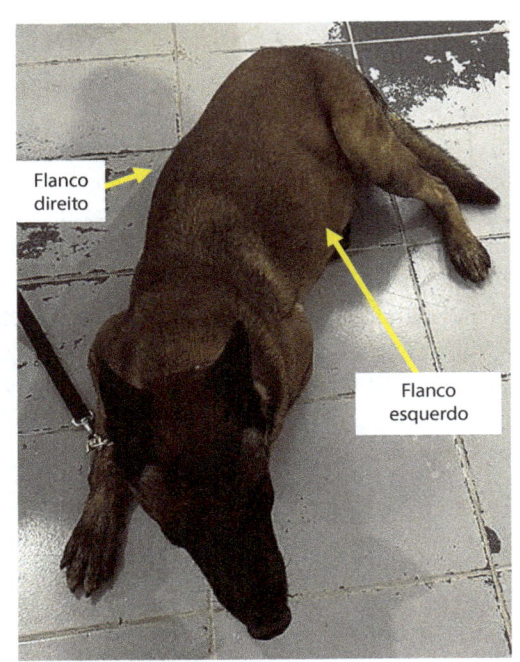

Figura 121.3. – Mesmo animal com detalhe da distensão dos dois flancos, provocada pelo estômago.

e de difícil higiene; um reflexo do desconforto gástrico severo e da tentativa do corpo de proteger as vias aéreas e o esôfago da pressão e dos ácidos estomacais.

4.4. – Choque

À medida que a condição progride, os sinais sistêmicos de choque se tornam evidentes. Isso inclui taquicardia e vasoconstrição periférica grave (com as mucosas pálidas ou até mesmo cianóticas a depender do estágio de evolução da disfunção ventilatória), hiperlactatemia, hiopotensão arterial sistêmica seguida de redução do nível de consciência e hipotermia central até a hibernação termodependente.

4.5. – Resposta ao Tratamento Inicial

A resposta clínica ao tratamento inicial, especialmente à descompressão gástrica (gastrocentese de urgência), pode fornecer informações valiosas sobre o prognóstico. Cães que mostram melhora clínica imediata após a descompressão terão um prognóstico mais favorável, enquanto aqueles que não respondem ou deterioram rapidamente exigem intervenção cirúrgica imediata e agressiva. A redução abrupta do lactato, normalização da frequência cardíaca, dos sinais de vasoconstrição e da hipotensão arterial estão diretamente correlacionados com melhor evolução.

5. DIAGNÓSTICO

O diagnóstico preciso e rápido da Síndrome de Dilatação-Torção Gástrica (SDTG) é crucial devido à sua progressão rápida e ao potencial risco de vida associado. O diagnóstico é baseado em uma combinação de avaliação clínica, histórico do paciente e exames de imagem.

5.1. – Exame Físico

O exame físico completo deve ser conduzido seguindo a abordagem xABCDE, sendo comumente observado som timpânico à percussão abdominal, principalmente em antímero esquerdo, em topografia de estômago (**Figura 121.4 e Figura 121.5.**).

A ausculta abdominal pode ser notavelmente silenciosa devido à obstrução gástrica.

Ainda sobre o exame físico, cabe ressaltar que a apresentação das manifestações clínicas poderá ser heterogênea, sendo caracterizada a depender da fase em que o paciente se encontra. Por exemplo, na fase hiperdinâmica, poderão ser demonstrados: taquicardia, taquipneia, variação da pressão de pulso e mucosas congestas. Enquanto em fases mais tardias, poderão estar presentes

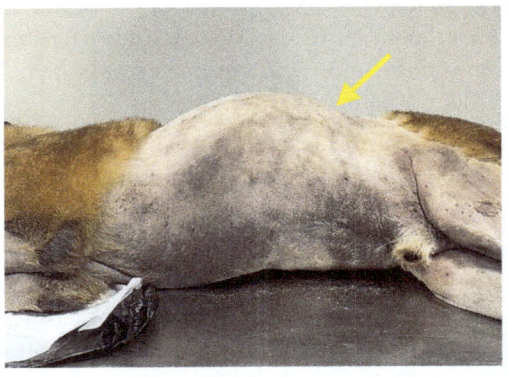

Figura 121.4. – Cão apresentando quadro de DTVG. Note a distensão local demonstrada pela seta.

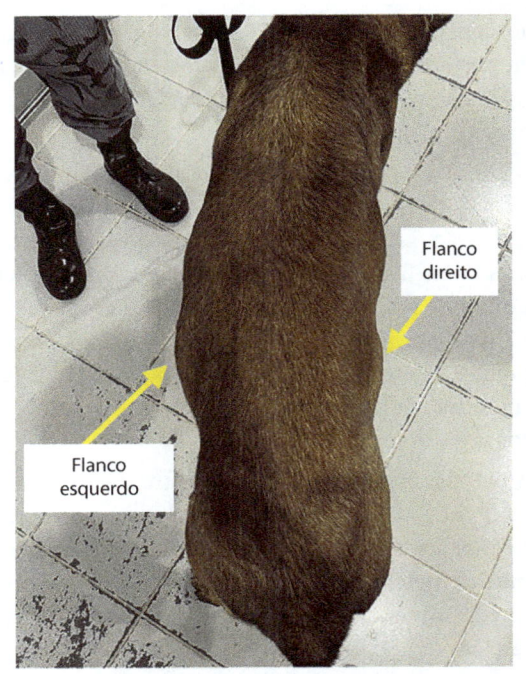

Figura 121.5. – Vista superior de um paciente com distensão grave provocando a expansão bilateral dos flancos.

os seguintes achados: pulso filiforme, mucosas pálidas, distrição respiratória grave, hipotensão, diminuição do nível de consciência.

A mensuração da pressão intra-abdominal é um importante dado a ser considerado, inclusive na tomada de decisão (consultar o **capítulo 48 de Síndromes Compartimentais**). Com base neste dado, associado à toda avaliação do contexto e individualização do paciente, é importante que tais medidas sejam consideradas tanto para melhor entendimento sobre estratificação de gravidade, bem como monitoramento das estratégias inicialmente utilizadas, como, por exemplo, sondagem orogástrica ou gastrocentese de urgência.

5.2. – Exames de Imagem

Recomenda-se a radiografia abdominal, preferencialmente em decúbito látero-lateral direito (Figura 121.6.), sendo também recomendada avaliação conjunta com a projeção em decúbito látero-lateral esquerdo.

Geralmente a avaliação radiográfica demonstra dilatação gástrica por gás evidente, além de sinais de "dupla bolha", relacionados à compartimentalização. Pode ser evidenciado também silhueta esplênica fora da topografia habitual, nos casos que a rotação do baço ocorre de forma concomitante (**Figuras 121.7. e 121.7A.**).

5.3. – Avaliação das Comorbidades

Considerando a associação da SDTVG com outras condições como doenças inflamatórias intestinais (IBD) e alterações na motilidade gástrica, uma avaliação abrangente das comorbidades pode ser necessária, especialmente em casos recorrentes ou atípicos.

5.4. – Diagnóstico Diferencial

O diagnóstico diferencial para SDTG inclui outras causas de distensão abdominal aguda, como obstrução intestinal, peritonite, hemoperitônio, entre outros. A distinção cuidadosa é vital para garantir o tratamento adequado.

O diagnóstico precoce e preciso da SDTG é essencial para iniciar o tratamento adequado e melhorar os desfechos. A combinação de avaliação clínica detalhada, exames de imagem e testes laboratoriais fornece a base para um diagnóstico confiável, permitindo intervenções oportunas que podem ser potencialmente salvadoras de vidas.

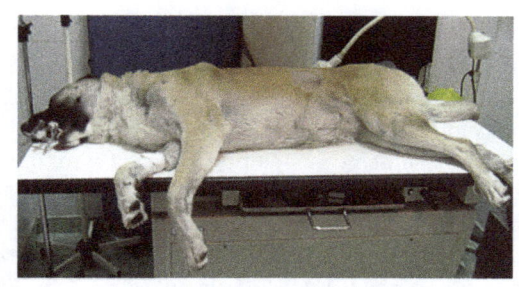

Figura 121.6. – Doente estável sob anestesia, entubado, e em posição para radiologia.

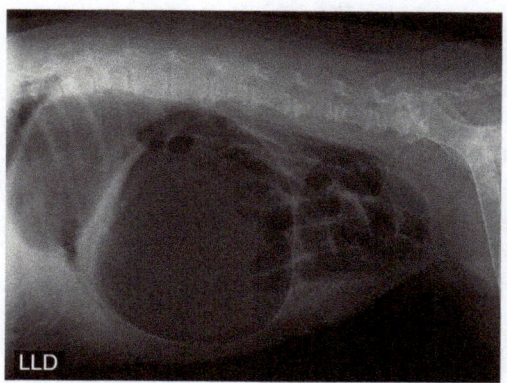

Figura 121.7. – Radiografia látero-lateral direita de cão com SDTVG com acúmulo de gás e a compartimentalização do estômago. A presença de várias câmaras de gás, sugerindo separação entre a porção dilatada do estômago e o restante do trato gastrointestinal, é típica do vôlvulo. Este padrão é frequentemente descrito como "sinal da dupla bolha", indicativo de uma rotação do estômago sobre o seu eixo, que pode levar ao comprometimento da circulação sanguínea para o estômago e necessita de intervenção imediata. (Fotografia cortesia da MV. Bruna Moresco).

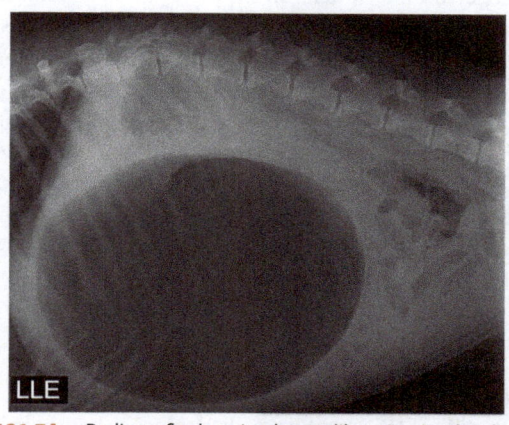

Figura 121.7A. – Radiografia de animal com dilatação simples do estômago. A silhueta do estômago aparece como uma grande área circular ou oval com margens lisas, indicando a acumulação de gás dentro do estômago. Não há evidência visível de torção ou volvo gástrico, já que não se observa a característica "dupla bolha" ou uma disposição anormal das câmaras gástricas (Fotografia cortesia da MV. Bruna Moresco).

Pode ainda ser indicada passagem de sonda nasogástrica, com posterior repleção de contraste de bário, nos casos em que não exista a suspeita de perfuração/ruptura, para auxiliar no melhor entendimento sobre o posicionamento.

A realização das radiografias torácicas também é recomendada para pesquisa de patologias concomitantes e diferenciais.

Embora menos comum para o diagnóstico inicial de SDTG, a ecografia abdominal pode ser útil para avaliar a viabilidade do estômago e outros órgãos abdominais, bem como para detectar a presença de líquido livre na cavidade abdominal, o que pode indicar necrose gástrica ou ruptura.

5.5. – A relação dos níveis de Lactato com o Diagnóstico e Evolução da SDTVG

A concentração plasmática de lactato tem sido amplamente estudada como um marcador prognóstico na SDTVG em cães. Alterações nos níveis de lactato são indicativas de hipoperfusão tecidual e hipóxia, comuns em estados de choque e comprometimento circulatório grave, como observado na SDTVG, mas também em outras patologias que produzam desbalanço metabólico.

Estudos retrospectivos envolvendo casos de SDTVG em cães revelam uma correlação significativa entre os níveis de lactato pré-cirúrgicos e o prognóstico. Em um estudo com 102 cães, 69 de 70 animais (99%) com lactato menor que 6,0mmol/L sobreviveram, enquanto apenas 18 de 31 cães (58%) com níveis mais elevados sobreviveram.

A concentração de lactato também serve como um preditor para a presença de necrose gástrica, uma complicação grave da SDTVG. Foi observado que em 38 cães (37%), com níveis médios de lactato de 6,6mmol/L havia necrose gástrica, comparado a 3,3mmol/L no grupo sem necrose.

A taxa de limpeza de lactato (*clearence*) é um indicador crucial da eficácia da ressuscitação volêmica e do restabelecimento da perfusão tecidual. Em cães com SDTVG, uma redução subsequente do lactato em 50% ou mais dentro de 12 horas após a apresentação está associada a melhores taxas de sobrevivência. Esta medida reflete a melhoria na perfusão e na oxigenação tecidual, fundamentais na recuperação de cães com SDTVG. Também se recomenda um *clearance* de decaimento de pelo menos 20% nas primeiras 2 horas de atendimento, devendo estes índices permanecerem mantidos pelas próximas 8 horas. Considerar um valor meta de 3,0mmol/L após a abordagem inicial xABCDE também pode sugerir melhor prognóstico.

5.6. – O eletrocardiograma na SDTVG

Arritmias cardíacas são complicações frequentes e graves em cães com SDTVG, resultando de alterações hemodinâmicas, hipóxia tecidual e liberação de catecolaminas devido ao estresse fisiológico. O manejo dessas arritmias é crítico para o prognóstico e a sobrevivência do paciente.

As arritmias mais frequentemente observadas em cães com SDTVG são as ventriculares, variando desde complexos prematuros ventriculares isolados (VPCs) até a taquicardia ventricular instável com Parada Cardiorrespiratória. A mortalidade é significativamente maior em cães com arritmias de graus mais elevados, destacando a importância do monitoramento cardíaco contínuo de pelo menos 72 horas de pós-operatório e da intervenção imediata.

A prevenção de arritmias na SDTVG envolve a rápida correção das alterações hemodinâmicas e a estabilização do paciente para minimizar a lesão miocárdica e o estresse fisiológico. O tratamento específico das arritmias ventriculares pode incluir o uso de antiarrítmicos, como a lidocaína (consultar o **Capítulo 129 – Arritmias na Emergência**).

As arritmias cardíacas representam um desafio significativo no manejo de cães com SDTVG, com uma clara associação entre o grau das arritmias, lesão miocárdica e o prognóstico. A detecção precoce e o tratamento agressivo das arritmias são cruciais para melhorar os desfechos. A compreensão da patofisiologia subjacente das arritmias e a implementação de estratégias de prevenção e tratamento direcionadas são fundamentais para o manejo bem-sucedido da síndrome.

5.7. – Hemogasometria

Poderá comumente evidenciar acidemia, com acidose metabólica com aumento de ânion gap, principalmente em decorrência da hiperlactatemia comumente apresentada nestes casos.

5.8. – Perfil de coagulação

Tendo em vista as coagulopatias que podem ser instauradas no quadro de DVTG é importante que os tempos de coagulação sejam monitorados, bem como a avaliação da curva de fibrinogênio, considerando que diminuições progressivas podem ser um indicativo de consumo, podendo sugerir o quadro de coagulação vascular disseminada. As provas tromboelastométricas/tromboelastográficas estão altamente indicadas caso haja quaisquer alterações nos exames sentinela (plaquetas, tempo de sangramento gengival, tempo de coagulação em tubo, TP, TTPA, Fibrinogênio).

6. TRATAMENTO

A dilatação implica numa condição que pode ser corrigida passando-se um tubo estomacal para aliviar a tensão, mas raramente isso é conseguido. A anestesia geral é necessária nestes casos e pode ser útil proceder-se a uma lavagem gástrica para se remover sólidos, e em alguns casos a gastrotomia está indicada. Com a progressão da dilatação, os mecanismos normais de alívio, como a eructação, vômito ou esvaziamento pilórico acabam falhando.

Portanto devemos recordar que a terapêutica inicial é representada pela abordagem xABCDE (consultar o capítulo 18 – Abordagem Primária e Secundária – xABCDE) e pode ser dividido em duas fases principais: estabilização emergencial e correção cirúrgica.

6.1. – Abordagem Emergencial Clínica

A primeira etapa no tratamento da SDTG envolve a estabilização do paciente para prepará-lo para a cirurgia. Isso inclui medidas para aliviar a pressão gástrica, corrigir desequilíbrios metabólicos e estabilizar o estado hemodinâmico.

6.1.1. – Descompressão de Urgência

a) Gastrocentese de urgência

É o procedimento de eleição dentro da abordagem emergencial por aliviar a causa imediata de hipovolemia relativa e disfunção ventilatória. A ser realizada em topografia de estômago, preferencialmente guiada por ecografia, com o objetivo de evitar punção esplênica. Na ausência da disponibilidade da ecografia *point-of-care,* a punção poderá ser guiada através da percussão com obtenção de ruído timpânico, em topografia de estômago, no mesmo decúbito citado anteriormente (**Figuras 121.8. a 121.10.**).

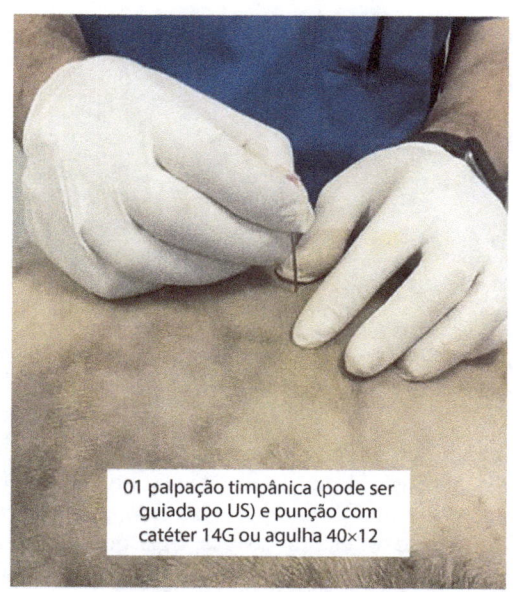

01 palpação timpânica (pode ser guiada po US) e punção com catéter 14G ou agulha 40×12

Figura 121.8. – Palpação timpânica e punção com cateter.

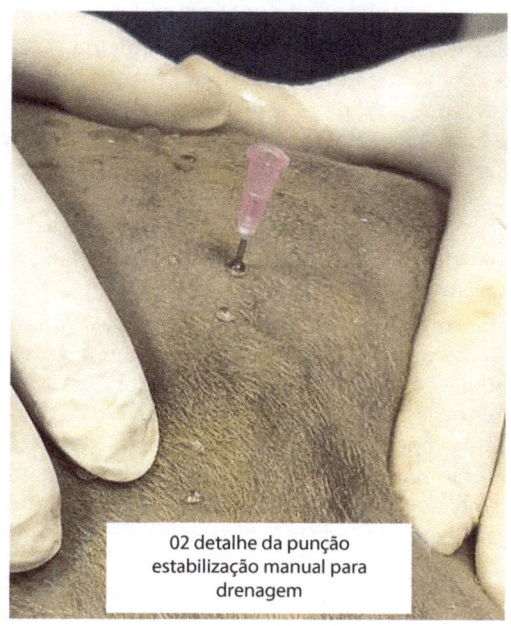

02 detalhe da punção estabilização manual para drenagem

Figura 121.9. – Localização no flanco esquerdo para gastrocentese e detalhe da estabilização da agulha.

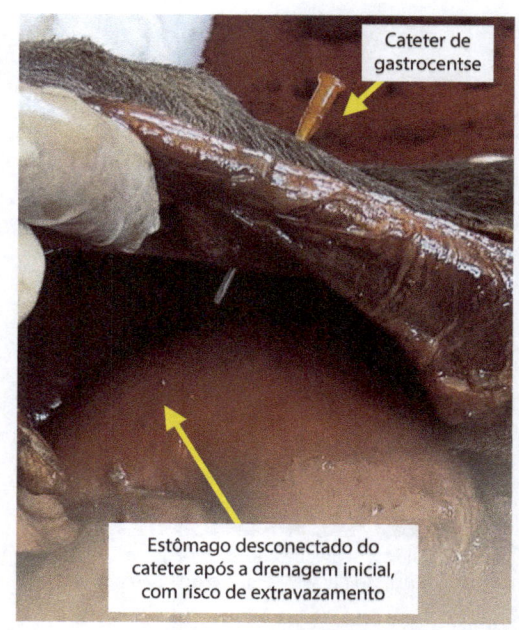

Cateter de gastrocentse

Estômago desconectado do cateter após a drenagem inicial, com risco de extravazamento

Figura 121.10. – Representação de peça anatômica demonstrando o recuo do estômago após a diminuição do seu volume após a gastrocentese. Este é um risco após a drenagem inicial e por isso sugerimos a retirada do cateter ou agulha imediatamente após o esvaziamento inicial do estômago.

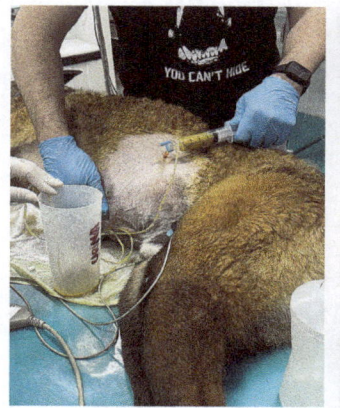 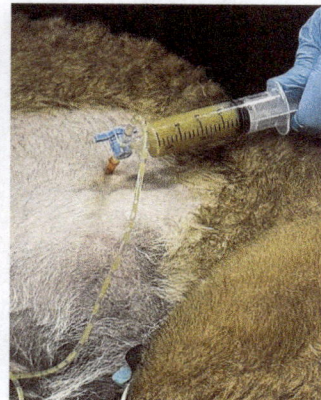

Figura 121.11. – Gastrocentese de urgência para descompressão gástrica, com detalhe na montagem do kit de drenagem via torneira de 3 vias e extensor, mantendo o circuito fechado.

b) Sondagem nasogástrica (SNG)

Normalmente viável após a gastrocentese, quando a pressão do cárdia foi aliviada e haverá maior chance de passagem da SNG. A manutenção da SNG é essencial para sustentar a pressão intragástrica em níveis estáveis antes da cirurgia definitiva e sua passagem evita a necessidade de um tubo de gastrostomia de urgência.

Recomenda-se que o paciente deve ser sedado e receba analgesia, ainda não é obrigatória a entubação orotraqueal, mas sim desejável (**Figuras 121.11. e 121.12.**).

c) Sondagem orogástrica

Este procedimento facilita a remoção de grandes volumes de secreção, alimento e conteúdo estomacal pelo maior calibre

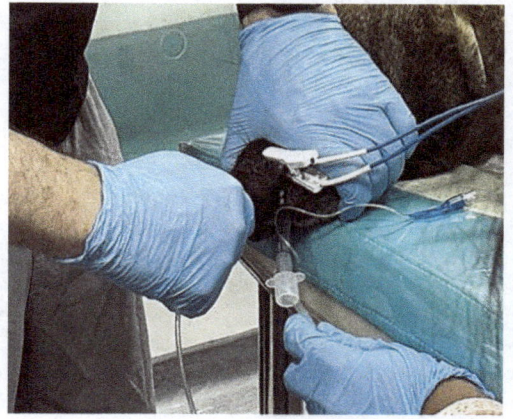

Figura 121.12. – Paciente durante manobra de colocação da sonda nasogástrica (SNG), entubado, devidamente contido e monitorado.

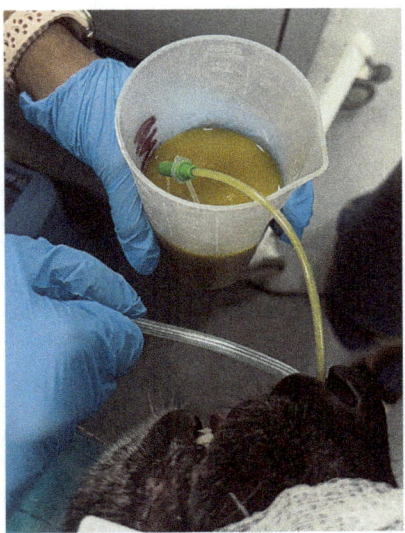

Figura 121.13. – Fluido e secreções do estômago são imediatamente coletados quando do sucesso da SNG, o que ainda não pode confirmar a ausência de torção.

do tubo utilizado. De qualquer maneira, caso a gastrocentese e a posterior passagem da SNG tenha obtido sucesso, esta etapa não será necessária. Recordamos que esta manobra deve ser executada com total cuidado e controle pelo alto risco de ruptura esofágica e estomacal nos casos avançados, quando a hipoperfusão prolongada causou dano tissular no trato digestivo.

Recomenda-se que o paciente deve ser intubado, para proteção das vias aéreas (**Figura 121.13.**). Cabe ressaltar que a possibilidade de passagem da sonda orogástrica não exclui a presença de torção, assim como a ausência de sucesso ao fazer a sua introdução também exclui o diagnóstico (mas está normalmente relacionada à alta pressão intragástrica e do cárdia). Sendo assim a tentativa de passagem de sonda pode ser recomendada, porém, a confirmação diagnóstica sempre deverá ocorrer através de radiografia, podendo também ser recomendada endoscopia (**Figura 121.14.**).

Ainda sobre as manobras de esvaziamento, indica-se fazê-las de forma precoce, cuidadosa e monitorada, pois poderá ocorrer declínio clínico em casos de vasoplegia associada ao processo. O perfil eletrolítico do paciente também deve ser monitorado.

A distensão do estômago pode gerar comprometimento de cerca de 75% de fluxo para a musculatura gástrica. Ou seja, na ausência de sucesso com a sondagem ou descompressão auxiliar por gastrocentese a laparotomia é indicada.

6.1.2. – Detalhes da Fluidoterapia

A abordagem terapêutica da DTGV deve ser racionalizada de forma muito criteriosa e individualizada. Por muitos anos foram recomendadas altíssimas doses de volume, utilizando o "racional" de que se tratava de um choque hipovolêmico, porém conforme já citado anteriormente, conhecemos atualmente o conceito de que a dilatação gástrica excessiva leva o aumento da pressão intra-abdominal com consequente diminuição do retorno venoso, sendo a principal responsável pela alteração hemodinâmica. Ou seja, a hipotensão inicialmente observada não costuma ser em decorrência de perdas volumétricas excessivas,

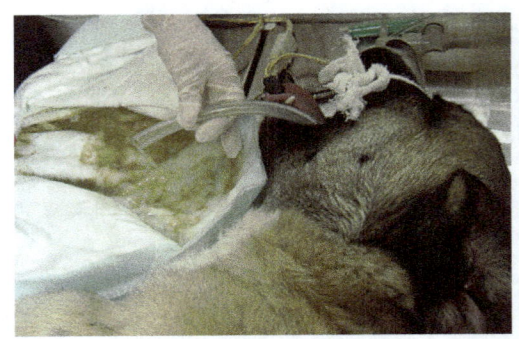

Figura 121.14. – Sondagem orogástrica, com obtenção de conteúdo estomacal, possibilitando descompressão gástrica de maiores volume.

não se fazendo justificável as altíssimas doses preconizadas anteriormente. Porém, é importante ressaltar que podem ocorrer cenários concomitantes, como, por exemplo, perdas através de diarreia, ou mesmo os cenários de vasoplegia, ou déficit de bomba cardíaca, comumente associados à SIRS e sepse. Sendo assim, é importante frisar que o entendimento sobre cada caso e a avaliação com contexto como um todo faz completamente a diferença.

Sobre o tipo de fluido a ser utilizado, algumas discussões são propostas na literatura. Sabemos que para o manejo do paciente grave, que possui predisposição ao desenvolvimento de acidose e hipernatremia segundo a causa base, é recomendado o uso de soluções cristaloides balanceadas, exceto no trauma de crânio que poderá ser beneficiado com uso da solução salina NaCl 0,9%. Sendo assim a discussão gira em torno da melhor solução balanceada a ser utilizada, considerando os principais tampões utilizados: acetato ou lactato.

Conforme discutido anteriormente, de acordo com o racional patofisiológico cabe considerar que a abordagem indicada para o choque obstrutivo é a correção do fator causal do processo, que neste caso está diretamente relacionado ao aumento da pressão intra-abdominal causado pela dilatação gástrica. Sendo assim deverão ser consideradas de forma rápida as estratégias para diminuição do volume gástrico, objetivando otimização perfusional, bem como do retorno venoso.

6.1.3. – Manejo das Arritmias

A monitorização contínua por ECG (eletrocardiograma) é essencial no manejo de cães com Síndrome de Dilatação-Torção Gástrica (SDTVG), especialmente no período pós-operatório (mínimo 72 horas). Esta monitorização permite a detecção precoce de arritmias ventriculares, que são complicações frequentes e potencialmente fatais associadas à SDTVG. Por isso a implementação do protocolo de monitorização por ECG deve começar imediatamente após a admissão do paciente e continuar de forma intensiva ao longo do tratamento. Idealmente, a monitorização deve ser realizada com um sistema de ECG contínuo que permita a identificação em tempo real de quaisquer anormalidades rítmicas, facilitando intervenções rápidas.

A prevenção e abordagem de arritmias envolve uma série de medidas, incluindo:

Estabilização hemodinâmica adequada: Garantir uma ressuscitação volêmica eficaz e a manutenção de uma perfusão tecidual adequada para minimizar o risco de isquemia miocárdica.

Controle da dor e do estresse: A dor intensa e o estresse podem exacerbar a liberação de catecolaminas, contribuindo para o desenvolvimento de arritmias. Portanto, um controle eficaz da dor e a minimização do estresse são componentes críticos do manejo.

Correção de distúrbios eletrolíticos e ácido-base: Distúrbios eletrolíticos e desequilíbrios ácido-base podem predispor a arritmias, sendo essencial a sua correção.

6.2. – Abordagem Emergencial Cirúrgica

Após a estabilização inicial do paciente, a correção cirúrgica da torção gástrica é necessária. A cirurgia envolve a descompressão gástrica adicional, se necessário, a derrotação do estômago e a avaliação da viabilidade dos tecidos afetados.

Previamente à intervenção cirúrgica devem ser considerada a lavagem gástrica, tanto no pré, quanto no transoperatório, de forma cautelosa, sem uso de força, para que seja evitada a possibilidade de ruptura gástrica.

A sonda nasogástrica deve ser indicada para prevenir nova dilatação pós-operatória e possibilitar monitoramento do débito gástrico.

Na presença de muito conteúdo alimentar, poderá ser instilada quantia segura de água para que seja possível homogeneização do conteúdo, objetivando remoção facilitada do material. O ideal é que seja realizado monitoramento guiado por ecografia para avaliação da distensão do órgão. Na impossibilidade desta manobra devido à obliteração em cárdia, o esvaziamento deverá ocorrer no transoperatório, manualmente.

6.2.1. – Reposicionamento do Estômago (Derrotação)

Antes de qualquer manobra, é necessário verificar a necessidade de nova descompressão (**Figuras 121.15. e 121.16.**).

O estômago torcido deve ser cuidadosamente derrotado e inspecionado para necrose ou danos. Áreas de tecido não viável devem ser ressecadas. O apoio do doppler vascular é importante nesta fase para verificar a presença de fluxo audível nas regiões críticas sujeitas à ressecção.

6.2.2. – Avaliação completa da cavidade e órgãos adjacentes

É importante avaliar órgãos adjacentes, como o baço, para danos ou comprometimento circulatório que possam requerer intervenção.

Com a grave distensão gástrica, ocorre o colabamento capilar local, gerando importante déficit de perfusão local e culminando com necrose da parede e translocação bacteriana para a cavidade peritoneal. Por isso, é importante que após reposicionamento do estômago, a coloração da mucosa seja reavaliada, pode ser feita avaliação complementar de fluxo com auxílio do doppler (**Figuras 121.17A. e 121.17B.**).

Se a coloração azul-escuro arroxeado, e o déficit de fluxo e de perfusão persistirem após o reposicionamento, deverá ser considerada a remoção do segmento através de gastrectomia parcial. Geralmente a região mais comumente envolvida é a de curvatura maior.

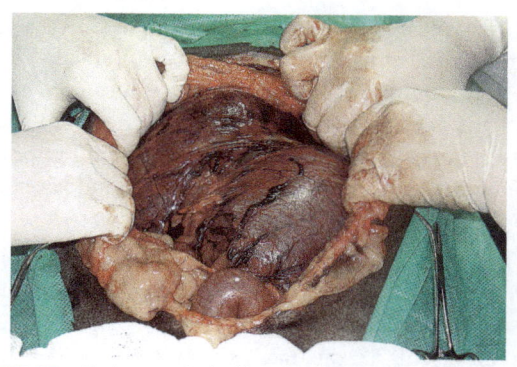

Figura 121.15. – Estômago ainda dilatado após manobras iniciais, deve ser descomprimido imediatamente.

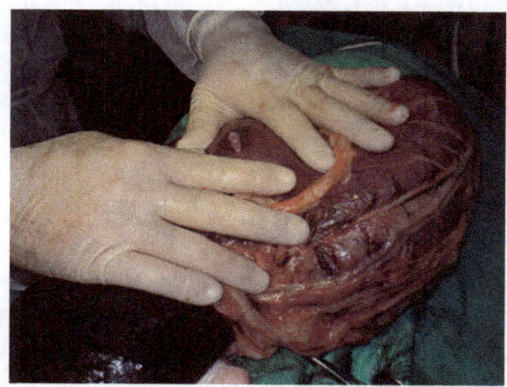

Figura 121.16. – Descompressão complementar intraoperatória antes da avaliação definitiva e reposicionamento.

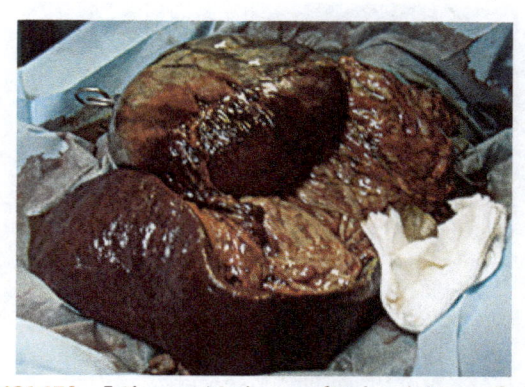

Figura 121.17A. – Estômago visivelmente afetado pela hipoperfusão, com área de hipoperfusão e necrose.

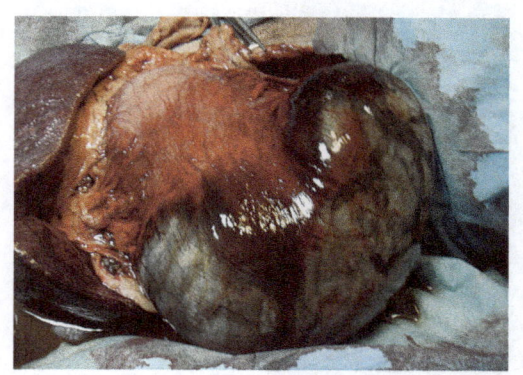

Figura 121.17B. – Aspecto de estômago após o reposicionamento, ainda evidenciando área de perda de vitalidade na mucosa, e ausência de fluxo ao doppler. Indicação de gastrectomia radical e prognóstico grave.

Nos casos em que há a necessidade de ressecção, é recomendada gastrostomia para que seja possibilitada a descompressão contínua no pós-operatório. A técnica com sonda de jejunostomia pode ser considerada para nutrição dos pacientes que passarem por gastrectomia. Cabe ressaltar a importância de um especialista acompanhando e direcionando as condutas frente a individualização inerente a cada paciente.

É frequente que ocorra de forma conjunta a torção esplênica, na maioria das vezes no momento da abordagem ele já se apresenta com alteração importante de coloração, secundária ao prejuízo de vascularização, fato este que deve ser considerado ao optar-se por esplenectomia sem reposicionamento prévio (**Figuras 121.18. e 121.19.**). Ou seja, no momento da abordagem cirúrgica, sempre que houver torção esplênica conjunta a esplenectomia deve ser realizada, sem que seja feito o reposicionamento do órgão, para evitar que sejam liberados todos os mediadores inflamatórios e metabólitos deletérios contidos naquele sítio de vascularização deficitária.

6.2.3. – Gastropexia

Para prevenir recorrências, uma gastropexia, que é a fixação cirúrgica do estômago à parede abdominal, é geralmente realizada. Existem várias técnicas de gastropexia, e a escolha depende das condições específicas do paciente e da preferência do cirurgião (**Figuras 121.20A., 121.20B. e 121.20C.**).

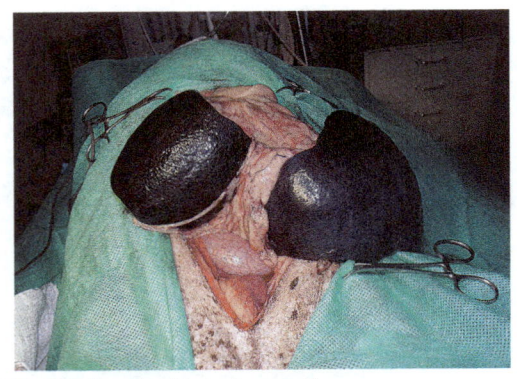

Figura 121.18. – Baço torcido junto ao estômago

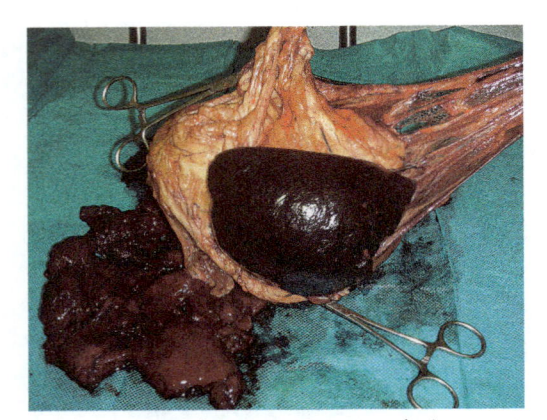

Figura 121.19. – Baço torcido e com ruptura vascular importante causando hemorragia interna

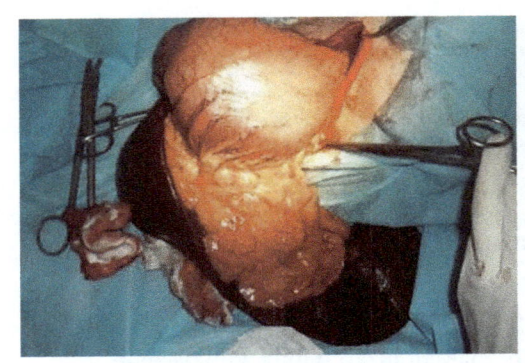

Figura 121.20A. – Estômago sendo reposicionado com o baço.

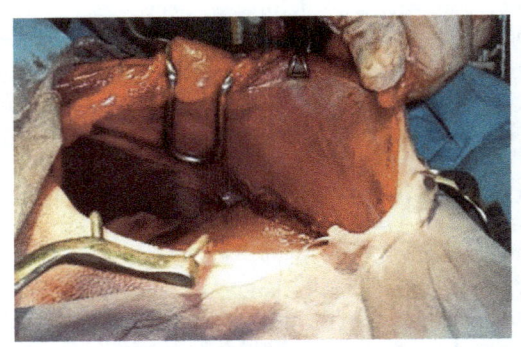

Figura 121.20B. – Gastropexia executada na parede do abdome.

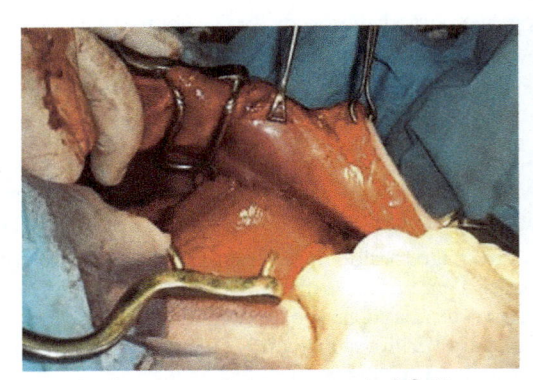

Figura 121.20C. – Sutura completa e gastropexia definitiva.

O estômago pode ser suturado com os dois padrões de sutura contínua, podendo também ser utilizado o padrão invertido na segunda sutura, principalmente nos casos de peritonite ou ruptura prévia. Chamado "patch de serosa" seu principal objetivo é prevenir extravasamento de conteúdo na linha de incisão gástrica.

Estudo que comparou intervenção cirúrgica após estabilização rápida (90 minutos) versus a opção prolongada (média de 9,8h) não demonstrou benefício em sobrevida, porém cabe ressaltar que possivelmente tal fator está relacionado ao adequado protocolo de estabilização, que tem como pontos fundamentais a descompressão gástrica (sonda nasogástrica ou orogástrica, gastrocentese), otimização hemodinâmica/perfusional e monitoramento do paciente.

6.2.4. – Gastrostomia de Urgência

Na ausência de disponibilidade de equipe cirúrgica para realização da laparotomia com esplenectomia e gastropexia, poderá se recomendar a mini-gastrostomia percutânea de urgência. Após tricotomia ampla e assepsia adequada o procedimento deve ser iniciado com a incisão caudal à última costela, pele e musculatura deverão ser incisados para posterior visualização da parede gástrica. Sutura-se em conjunto a parede do estômago e os bordos de pele, para posterior incisão em musculatura gástrica, possibilitando abertura do órgão e descompressão imediata. Com isso torna-se possível otimização das manobras completas de reanimação, até que seja possível a correção definitiva, tudo isso respeitando de forma conceitual a abordagem para o controle de danos.

A Gastrostomia por Tubo via endoscopia é outra opção para obter a estabilidade do estômago, principalmente nos casos em que a dilatação foi controlada e não houve torção (**Figuras 121.21. a 121.24.**). É importante a definição do melhor momento da possibilidade de passagem do endoscópio pelo cárdia para obter sucesso no procedimento.

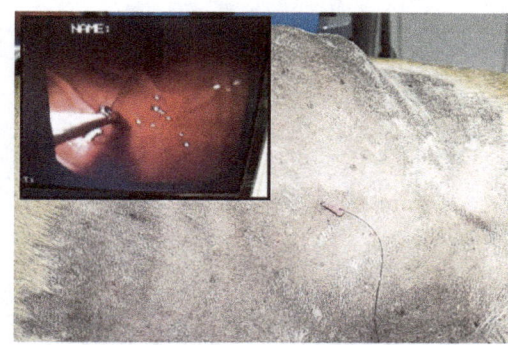

Figura 121.21. – Gastrocentese com passagem imediata do fio guia que será capturado pelo endoscópio.

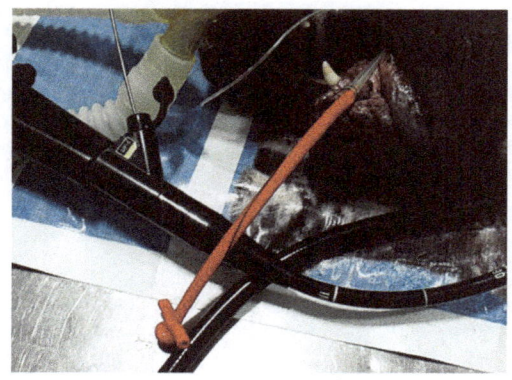

Figura 121.22. – Tubo é conectado ao fio guia para tração até o estômago

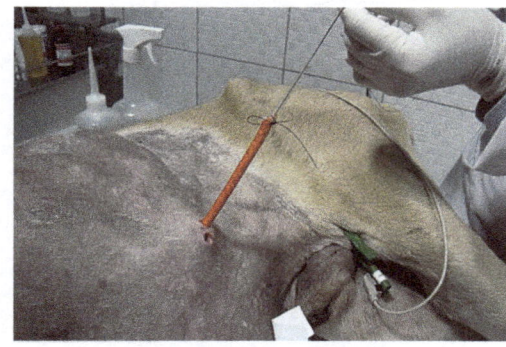

Figura 121.23. – Tração finalizada e tubo posicionado.

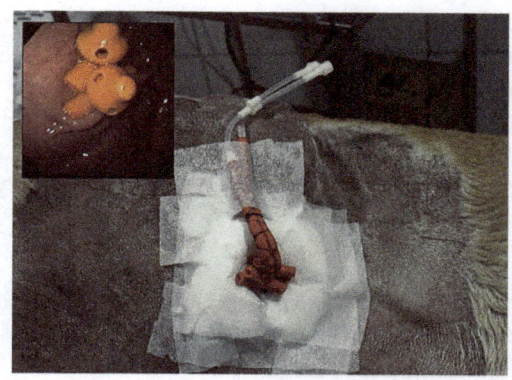

Figura 121.24. – Visualização endoscópica e externa do posicionamento de um tubo duplo passado em animal com mais de 90kg.

Técnicas mais modernas e menos invasivas trazem também a possibilidade de manejo não cirúrgico, inicialmente, para estabilização precoce do paciente. A principal delas consiste na gastrostomia percutânea com utilização de cateter, guiada por ultrassonografia. Através da colocação de dispositivos *T-fast-ners* colocados em formato de triângulo, é possível realizar a fixação da parede gástrica à parede abdominal, para posterior colocação de cateter de gatrostomia *pig-tail* autorretentor, que será mantido para esvaziamento gástrico.

6.2.5. – Terapia Auxiliar

A analgesia também é um importante pilar, tanto no momento inicial da abordagem quanto no pós-operatório, para tal deverão ser utilizadas as escalas de dor e os protocolos direcionados, considerando a individualização de cada paciente (consultar o capítulo de controle de dor). Poderão ser boas opções as infusões contínuas neste cenário.

A utilização de antimicrobianos inicialmente não é justificável, tendo em vista a ausência de foco infeccioso instalado. Porém, com a progressão do quadro, tal uso poderá se fazer indicado em caso de alguns critérios presentes, como: tempo de evolução, possibilidade de translocação bacteriana associada a alteração perfusional e de permeabilidade, comprometimento da circulação hepática e da função reticuloendotelial. Sendo assim, na ausência de ruptura gástrica poderá ser sugerido protocolo individualizado (consultar os **Capítulos 46 – Protocolo de Profilaxia Cirúrgica Antimicrobiana e 47 – Sumário para o Diagnóstico e Tratamento de Infecções em Cães e Gatos**).

6.2.6. – Considerações Finais

O tratamento pós-operatório envolve todos os passos citados acima, bem como monitoração contínua e intensiva desses pacientes, conforme descrito ao longo de todo o capítulo. Cabe ressaltar que as complicações podem estar presentes até 72 horas após abordagem cirúrgica de reposicionamento, principalmente as arritmias e síndromes de isquemia e reperfusão, sendo assim se faz mandatório o acompanhamento eletrocardiográfico, bem como dos possíveis distúrbios ácido-base e eletrolíticos.

Seção IX

A abordagem ao tratamento da SDTVG deve ser holística e adaptada às necessidades individuais do paciente. O sucesso do tratamento depende da detecção precoce, intervenção rápida e monitoramento cuidadoso durante o período pós-operatório para garantir a recuperação completa do animal

PROTOCOLO RESUMIDO PARA ABORDAGEM E TRATAMENTO DA SDTVG

- Abordagem inicial xABCDE direcionada.

- Checagem de possível hemorragia interna abdominal grave por ruptura de vasculatura em baço (FAST Abdominal) e controle do dano.

- Fornecimento de oxigênio imediatamente após abordagem de vias aéreas. As vias aéreas devem ser checadas para a possibilidade de presença de conteúdo alimentar que possa causar obstrução e broncoaspiração.

- Deve ser avaliada a magnitude do timpanismo e distensão gástrica para rápida correção, para o controle da Boa Respiração, devido ao comprometimento ventilatório causado pelo déficit de expansão.

- Realizar a descompressão de emergência por gastrocentese e tentar passagem da SNG para estabilização.

- Abordagem baseada em metas, no domínio C – Circulação, tanto macro quanto microcirculatórias, objetivando otimização perfusional.

- Radiografia de abdome e tórax (látero-lateral direita) para verificação da compartimentalização estomacal.

- Na ausência de certeza diagnóstica poderá ser realizada a projeção em decúbito látero-lateral esquerdo e utilização de sonda nasogástrica preenchida com bário (2-3mL/kg) na ausência de suspeita de ruptura gástrica.

- Em casos confirmados o paciente deverá seguir na estabilização inicial durante planejamento da intervenção cirúrgica, com as manobras clínicas de descompressão.

- A tricotomia deverá ser ampla, desde o xifoide até o púbis, facilitando a exploração.

- Em abordagem cirúrgica, após incisão em linha média, mova o piloro ventralmente para a direita e empurre o corpo dorsalmente para a esquerda com a mão direita.

- Realize a esplenectomia sem reposicionar o baço.

- Avalie se há necrose da parede gástrica, utilize o Doppler vascular para auxiliar na checagem da vascularização.

- Coloque uma sonda nasogástrica e, se houver muito material sólido presente no estômago, realize a gastrotomia para remoção do material em excesso.

- Faça uma gastropexia incisional se a parede do estômago estiver normal, caso contrário, insira um tubo gástrico.

7. LITERATURA RECOMENDADA

1. Rosselli D. Updated Information on Gastric Dilatation and Volvulus and Gastropexy in Dogs. Vet Clin North Am - Small Anim Pract. 2022;52(2):317-37

2. Lhuillery E, Velay L, Libermann S, Le Boedec K, Gautherot A, Bonneau L, et al. Outcomes of dogs undergoing surgery for gastric dilatation volvulus after rapid versus prolonged medical stabilization. Vet Surg. 2022;51(5):843-52

3. Rauserova-Lexmaulova L, Prokesova B, Blozonova A, Vanova-Uhrikova I, Rehakova K, Fusek M. Effects of the Administration of Different Buffered Balanced Crystalloid Solutions on Acid–Base and Electrolyte Status in Dogs with Gastric Dilation–Volvulus Syndrome: A Randomized Clinical Trial. Top Companion Anim Med . 2022;46:100613.

4. Fox-Alvarex WA, Case JB, Joyce AC, Cooke KL, Toskich B. Evaluation of a novel technique involving ultrasound-guided. J Am Vet Med Assoc. 2019;255(9):1027-34.

5. GLICKMAN, L.; EMERICK, T.;GLICKMAN,N.;GLICKMAN, S.; LANTZ, G.; PÉREZ, C.; SCHELLENBERG, D. ; WIDMER, W.; QI-LONG,Y.: Radiological assesment of the relationship between thoracic conformation and the risk of GDV in the dog. Journal of Veterinary Radiology and Ultrasound, 1996; 37:174-180.

6. GLICKMAN, L.T.; GLICKMAN, N.N.; PÉREZ, C.M.;SCHELLENBERG, D.B.; LANTZ, G.C.: Analysis of risk factors for gastric dilatation volvulus in dogs. Journal of American Veterinary Medical Association, 1994; 204: 1465-1471.

7. GLICKMAN, LARRY: Epidemiología del vólvulo-dilatación gástrica en los perros. Waltham Focus. 7 (1) 1997.

Peritonite

Lais Ribeiro da Silva
Henrique Augusto Souza Andrade

122

1. INTRODUÇÃO

A cavidade peritoneal é um espaço inicialmente estéril que se estende do diafragma à pelve, revestida por uma membrana serosa, constituída por uma única camada de células mesoteliais, chamada peritônio. O peritônio visceral é a porção que recobre os órgãos abdominais, já a porção que recobre a parede abdominal é chamada de peritônio parietal, que reveste, produz e absorve substâncias presentes nos fluidos guiada pelas pressões oncótica e hidrostática dos vasos abdominais. Além disso, as células mesoteliais também produzem pequena quantidade de surfactante para lubrificar e evitar atrito entre os órgãos.

A peritonite ocorre quando há inflamação do peritônio de origem infecciosa ou estéril, resultando em vasodilatação, aumento de permeabilidade vascular, formação de aderências e oclusão dos estômatos peritoneais por fibrina e, consequente, formação de derrame peritoneal.

2. ETIOLOGIA E FISIOPATOLOGIA

A peritonite pode ser de origem primária ou secundária, focal ou difusa, de duração crônica ou aguda. Inúmeras causas podem levar à peritonite, incluindo causas não infecciosas ou agentes infecciosos como bactérias, vírus e fungos (**Tabela 122.1.**).

A peritonite de origem primária é definida como infecção do peritônio por fontes extra peritoneais, como disseminação hematogênica ou translocação do trato gastrointestinal (por exemplo, peritonite infecciosa felina). Já a de origem secundária é a forma mais comum, geralmente associada a uma doença intraperitoneal, seja ela séptica ou não. Exemplos de causas de peritonite secundária são ruptura gastrointestinal, ruptura de vias urinárias, ruptura de vias biliares, feridas abdominais penetrantes e contaminação em procedimentos cirúrgicos.

A inflamação peritoneal estimula o sistema nervoso simpático, que além de ser responsável por inibir o peristaltismo, reduz a movimentação dos contaminantes dentro da cavidade peritoneal. Esse cenário culmina com a centralização do omento para as áreas de inflamação que aumenta a tensão de oxigênio e quimiotaxia leucocitária.

As anormalidades clínico-patológicas encontradas na peritonite séptica são semelhantes em cães e gatos, no entanto,

Tabela 122.1. – Etiologias da peritonite em cães e gatos

Causas primárias	Causas secundárias
Viral • Peritonite infecciosa felina (PIF).	**Química/inflamatória** Biliar. Enzimas pancreáticas (pancreatite). Uroperitoneo (urina). Extravasamento de contraste (bário). Perfuração gástrica (ácido gástrico).
Bacteriana • E. coli.* • Enterococcus spp.* • Clostridium spp.* • Salmonella typhimurium. • Chlamydia felis. • Propionibacterium. • Bacillus. • Staphylococcus, Bacteroides. • Fusobacterium. • Actinomyces. • Morganella morganii. • Peptostreptococcus spp. *mais prevalentes	**Causas sépticas** • Gastrointestinal: ruptura gástrica ou intestinal (trauma, úlcera, neoplasia, corpo estranho, isquemia), deiscência cirúrgica. • Hepatobiliar: abscessos rompidos (hepático, pancreático), ruptura vias biliares infectada. • Urogenital: piometra rompida, ruptura vias urinárias infectadas (uretra, ureter, bexiga), abscessos rompidos (renal, prostático). • Hemolinfático: Abscesso esplênico ou de linfonodo mesentérico, torção/isquemia esplênica com colonização bacteriana. • Trauma penetrante: mordedura, arma de fogo, atropelamento. • Iatrogênico: abdominocentese, diálise peritoneal, contaminação cirúrgica.
Parasitária • Mesocestoides. • Sparganum proliferum.	**Protozoários** • Neospora. • Toxoplasma.
Parasitária • Mesocestoides. • Sparganum proliferum.	**Parasitária** • Cestódeos.
Fúngica • Blastomyces. • Histoplasma. • Candida spp.	**Mecânica** • Materiais cirúrgicos, como sutura, algodão. • Corpo estranho.
	Granulomatosa • Pó de luva cirúrgica

Adaptado de: Ngwenyama TR, Sellon RK (2016); Pashmakova M, Barr J (2019).

os sinais clínicos podem apresentar variação. Os microrganismos mais comumente encontrados na peritonite séptica são *Escherichia coli*, *Clostridium spp.*, e *Streptococcus faecalis*, o que reflete a alta incidência de rupturas gastrointestinais como causa subjacente. Porém, independente da causa de base da peritonite, quando presente, o isolado mais comum encontrado nas culturas bacterianas é a *Escherichia coli*.

A peritonite séptica secundária a ruptura gastrointestinal pode ser causada por ulceração, doença infiltrativa, obstrução por corpo estranho, neoplasia, trauma penetrante, deiscência em local de incisão cirúrgica gastrointestinal entre outros. A administração de anti-inflamatórios em cães e gatos é um fator de risco significativo para a perfuração pilórica.

A peritonite biliar é consequência da ruptura do trato biliar, seja por trauma, neoplasia, obstrução do colédoco, colecistite, complicações de mucocele, colecistite necrotizante ou complicações pós cirúrgicas. A bile de cães hígidos comumente é estéril, porém é possível a ocorrência de peritonite biliar séptica devido à ruptura de vesícula biliar infectada, ascensão do trato gastrointestinal, translocação de bactérias entéricas, entre outros. O grau de inflamação após o extravasamento da bile na cavidade abdominal é variável e a presença de agentes infecciosos e a concentração dos sais biliares pode piorar o prognóstico.

A peritonite secundária ao uroperitônio pode ser fruto do trauma contuso abdominal com subsequente ruptura de vias urinárias, como bexiga, uretra e ureter. Outras causas de ruptura de vias urinárias podem estar relacionadas a obstrução ureteral, neoplasia, cistocentese ou iatrogenismo. As principais complicações do uroperitônio não ocorrem pela presença da urina na cavidade, que em pacientes hígidos comumente é estéril, mas sim, devido a reabsorção de compostos presentes na urina pela circulação sistêmica, gerando azotemia/uremia e distúrbios eletrolíticos, como hipercalemia grave.

O curso clínico depende da causa e da severidade do quadro. Pacientes com perdas líquidas (por exemplo, êmese, diarreia), podem ter o quadro exacerbado devido hipovolemia e comprometimento da perfusão tecidual. Os mediadores vasoativos, como histamina e endotoxinas, mediam a inflamação local, levando a vasodilatação e exsudação de líquido na cavidade peritoneal. Se o diagnóstico e tratamento adequado não forem precoces, o quadro pode evoluir para SIRS, sepse, choque séptico e síndrome da disfunção de múltiplos órgãos.

3. DIAGNÓSTICO

O histórico do paciente e o exame físico minucioso orientam o diagnóstico, porém o exame ecográfico e a análise do líquido livre abdominal são imprescindíveis. Preferencialmente, a abdominocentese para coleta do material deve ser guiada por ecografia abdominal sempre de forma estéril.

Os sinais clínicos são inespecíficos, como dor abdominal, êmese, prostração, letargia, perda de peso e inapetência. Sinais mais graves, como distensão abdominal e distúrbios cardiorrespiratórios, podem ocorrer a depender do curso da doença e tempo de evolução.

O estudo por imagem abdominal é indicado para qualquer paciente que apresente quadro de abdome agudo. O exame radiográfico simples pode ser útil na identificação de corpo estranho ou cálculos (urolitíase ou colelitíase) radiopacos, fraturas de pelve com potencial perfurante, gás livre na suspeita de ruptura intestinal e sem histórico de laparotomia recente, e quando contrastado, localização de pontos de extravasamento de urina. A ecografia abdominal será útil para identificar a presença de pneumoperitônio, derrame peritoneal e guiar a coleta do mesmo para análise, além de visibilizar demais alterações inerentes da causa base. Outra vantagem do exame ultrassonográfico é a técnica beira-leito pelo método AFAST (*Abdominal Focused Assessment Ultrasound For Trauma*) agilizando a avaliação e obtenção imediata de amostras até que um profissional habilitado esteja disponível e possa realizar a varredura completa, além de permitir o acompanhamento da dinâmica de acúmulo ao longo do curso clínico.

A análise do líquido peritoneal é uma pedra angular no diagnóstico. Além da avaliação citológica que também é útil para diferencial neoplásico, o envio para cultura e antibiograma (preferencialmente com concentração inibitória mínima – MIC) e a dosagem de algumas substâncias de maior interesse, tanto no líquido livre quanto no sangue a fim de pareamento, aumentam exponencialmente a assertividade diagnóstica. São elas: glicose, lactato, hematócrito (se sanguinolento), creatinina, potássio, bilirrubina total e proteína total e frações para relação albumina:globulina (**Tabela 122.2.**). Na maioria dos casos, a característica do líquido efusivo será classificada como exsudato (concentração de proteína > 3g/dL e 7mil células nucleadas/uL) séptico ou asséptico, e por vezes, transudato modificado (concentração de proteína > 2,5g/dL e 1-7mil células nucleadas/uL).

A dosagem da concentração de lactato no líquido peritoneal auxilia na diferenciação de uma peritonite séptica/neoplásica das demais causas de peritonite. Uma diferença entre a concentração do lactato do derrame peritoneal e sérico maior que 2mmoL/L é sugestivo de peritonite séptica ou neoplásica. A dosagem do líquido séptico é maior devido ao grande metabolismo celular presente nessas efusões.

Ainda sobre a peritonite séptica, a diferença entre a concentração de glicose no líquido peritoneal e no sangue também apresenta correlação. A concentração de glicose no líquido peritoneal séptico é menor do que o sérico, sendo que uma diferença de 20mg/dL é 100% sensível e 100% específica para o diagnóstico em cães. Em gatos, essa diferença mostrou-se 86% sensível e 100% específica. Sendo assim, esta pode ser considerada uma ferramenta rápida e confiável para a diferenciação entre um derrame séptico e não séptico.

Na suspeita de uroabdome é possível dosar tanto a creatinina, quanto o potássio do líquido peritoneal. O potássio não é absorvido de forma tão rápida através do peritônio quanto excretado, assim, sua concentração no fluido peritoneal é maior do que a encontrada no sangue, bem como da creatinina. Porém,

Tabela 122.2. – Características Bioquímicas do Líquido Peritoneal em Pacientes com Peritonite.

Causa da peritonite	Análise do líquido
Uroabdome	• Exsudato asséptico ou séptico se foco urinário presente. • Relação creatinina líquido peritoneal: sérico > 2. • Relação concentração de potássio líquido peritoneal: sérico > 1,4 (cães) e > 1,9 (gatos).
Peritonite biliar	• Exsudato pigmentado pela bile, asséptico ou séptico se o foco biliar estiver presente. • Bilirrubina líquido peritoneal >1x a do sangue é favorável ao diagnóstico e >2 x é altamente sugestivo.
Peritonite séptica	• Exsudato séptico. • Glicose do líquido ≥20mg/dL abaixo do sangue periférico. • Lactato do líquido > 2mmoL/dL acima do sangue periférico.
Hemoabdomen	• Efusão hemorrágica (eritrofagocitose) com relação hematócrito do líquido menos hematócrito do sangue dependente de cronicidade. Diferença <10 pontos podem sugerir derrame hemorrágico.
Peritonite infecciosa felina	• Transudato modificado ou exsudato asséptico, de aspecto viscoso com coloração palha e presença de fibrina. Teste de Rivalta e PCR para coronavírus podem ser positivos. • Relação Albumina: globulina ◦ <0,4 PIF muito possível. ◦ <0,6 PIF possível. ◦ >0,6 PIF pouco possível. ◦ >0,8 PIF muito improvável.
Efusão quilosa	• Transudato modificado ou exsudato asséptico. Diferencial de linfangiectasia, ruptura ou comprometimento do sistema linfático mesentérico, neoplasia, cirrose (raro). • Triglicérides > no líquido do que no soro e/ou >100mg/dl no líquido.
Pancreatite	• Transudato modificado ou exsudato asséptico.

não se deve realizar isoladamente, já que a comparação de tais valores com as concentrações séricas determinará o diagnóstico. Em cães, uma concentração de creatinina do líquido peritoneal maior ou igual a 2 vezes a creatinina sérica (relação 2:1) é preditiva de uroabdome com 86% de sensibilidade e 100% de especificidade e uma concentração de potássio no líquido peritoneal maior que 1,4 vezes a concentração sérica (relação 1,4:1) também é sugestivo com sensibilidade e especificidade de 100%. Já em gatos, as proporções de creatinina e potássio do líquido peritoneal em comparação com as concentrações séricas são de 2:1 e 1,9:1, respectivamente. A perfuração gástrica também deve ser considerada como um diagnóstico diferencial em cães com aumento da razão entre derrame peritoneal e sérico de potássio, pois as secreções estomacais são ricas em tal eletrólito.

O quiloperitôneo é menos comum, mas quando presente deve ser diferencial de linfangiectasia, ruptura ou comprometimento do sistema linfático mesentérico, neoplasias (por exemplo, linfoma), e pode estar presente em 6% das efusões por cirrose.

Na peritonite biliar, a dosagem da concentração da bilirrubina do derrame abdominal mostrou-se eficaz para o diagnóstico de extravasamento de bile. Sendo que uma concentração de bilirrubina no líquido peritoneal maior que 2 vezes a concentração sérica é altamente sugestivo de tal quadro. Uma proporção maior que 1:1 de soro para concentrações de bilirrubina de efusão é favorável à peritonite biliar em medicina veterinária, mas faltam estudos para um valor de corte definitivo.

Efusões hemorrágicas podem ocorrer devido coagulopatias, traumas, neoplasias ou infecção por dirofilariose, sendo importante diferenciar efusões hemorrágicas de contaminação sanguínea iatrogênica. A diferença entre o hematócrito do líquido e do sangue depende da cronicidade do caso, sendo que uma diferença menor que 10 pontos pode ser sugestiva de sangramento ativo.

E, por último, é válido citar o derrame por Peritonite Infecciosa Felina (PIF). Tal efusão geralmente é viscosa, apresenta proteína total elevada, coloração amarelo-palha e uma relação albumina:globulina diminuída, sendo que uma relação maior que 0,6 a 0,8 tem um alto valor preditivo negativo. Apresenta baixa celularidade, podendo ser descrita como transudato modificado ou como exsudato. O teste de Rivalta é um exame rápido e de baixo custo e pode ser utilizado como triagem, permitindo a diferenciação de um transudato de um exsudato, não sendo específico para PIF. Quando há suspeita, o líquido efusivo pode ser enviado para PCR na busca do antígeno viral. O diagnóstico da PIF depende de uma combinação de dados e exames, sendo que o padrão-ouro continua sendo a histopatologia com imuno-histoquímica post mortem.

4. TRATAMENTO

Todo paciente deve ter seu atendimento iniciado pelo xABCDE. O tratamento para peritonite pode variar dependendo da causa subjacente e o diagnóstico da patologia desencadeante irá guiar o tratamento clínico ou cirúrgico.

O detalhamento de técnica cirúrgica está além do escopo deste capítulo, mas há indicação nos casos de peritonite séptica para identificação, remoção e controle do foco infeccioso, uroabdome para restaurar a integridade das vias urinárias, presença de gás livre sem histórico de laparotomia recente devido a sugestão de ruptura de trato gastrointestinal, hemoperitôneo identificando e controlando o foco hemorrágico, e peritonite biliar para colecistectomia. O objetivo do tratamento cirúrgico é realizar a exploração da cavidade abdominal, drenagem do

Seção IX

conteúdo com amostra reservada para análise, eliminação do foco de infecção, controle de hemorragia, se houver, reparação e lavagem.

No caso de hemoabdome, os critérios para laparotomia exploratória incluem: escore de fluido abdominal maior que 3 janelas, diferença entre hematócrito da efusão abdominal e sangue menor que 10 pontos e instabilidade hemodinâmica.

O foco do tratamento clínico é o controle de dor por analgesia multimodal (por exemplo, opioides agonista mu como fentanil e morfina, infusão de cetamina, lidocaína), correção da coagulopatia, melhora da perfusão tecidual, equilíbrio hidroeletrolítico e ácido base e uso de antimicrobianos, quando necessário. Quase todos os casos de peritonite exigirão medicamentos que modulam o trato gastrointestinal para controle de náusea (por exemplo, maropitant, ondansetrona, metoclopramida) e proteção de mucosa em caso de lesões ulcerativas (ex. sucralfato). Hipoabuminemia, balanço hídrico positivo com hiperidratação, falta de controle do foco/inflamação e hemoglobina com valores reduzidos em um ambiente de alta demanda de oxigênio podem ser fatores desfavoráveis para prognóstico e deiscência cirúrgica. Em alguns casos, podem ocorrer arritmias cardíacas importantes como na peritonite por uroabdome devido a hipercalemia e arritmias ventriculares em hemoabdômem/ ruptura de neoplasia esplênica.

Na suspeita de peritonite séptica, a terapia com antimicrobiano de amplo espectro deve ser instituída racionalmente. A combinação de inibidores B-lactâmicos (por exemplo, ampicilina, ampicilina com sulbactam) com fluorquinolonas (por exemplo, enrofloxacina) ou cefalosporinas de segunda ou terceira geração (por exemplo, cefoxitina, ceftriaxona) poderá ser feita. O metronidazol pode ser incluído como cobertura para anaeróbios, principalmente se extravasamento de conteúdo gastrointestinal. É de suma importância a realização da cultura e antibiograma do líquido peritoneal. Em apenas 52,6% dos casos o uso de antimicrobianos empíricos foi adequado. Sendo assim, a antibioticoterapia deve ser revista com base na evolução do paciente e resultado da cultura no intuito de descalonamento e instituição do protocolo mais assertivo. Idealmente a cultura deve ser coletada antes do procedimento de lavagem abdominal, porém um estudo mostrou não haver diferença significativa entre culturas peritoneais pré e pós-lavagem quanto ao tipo de isolado ou escore de suscetibilidade em casos tratados cirurgicamente para peritonite séptica. Lembrando, que a coloração de Gram, por ser um exame rápido, é útil para direcionar o tratamento até o resultado da cultura.

A pressão intra-abdominal (PIA) também é um parâmetro rápido e de fácil execução que pode ser monitorado nos pacientes com peritonite. Seu aumento gera a hipertensão intra-abdominal (HIA) e alguns fatores podem contribuir para tal quadro, como diminuição de complacência abdominal, aumento do conteúdo intraluminal ou intra-abdominal. Os efeitos da HIA não são limitados apenas aos órgãos intra-abdominais, mas também tem impacto em cada sistema orgânico. A classificação varia entre I e IV, sendo que pacientes classificados como III e IV têm indicação cirúrgica para redução da pressão intra-abdominal.

Além do tratamento suporte já mencionado, a nutrição não pode ser esquecida, e deve ser instituída o mais precoce possível, preferencialmente dentro de 24h do pós-operatório se o paciente estiver hemodinamicamente estável, atingindo o requerimento energético basal [REB = (Peso (kg) x 30) +70 = Kcal/dia] gradativamente (de 25% a 100% em até 3-5 dias). A nutrição enteral é incentivada espontaneamente ou fornecida por sonda de alimentação nasoesofágica, nasogástrica, nasojejunal ou tubo esofágico. A nutrição parenteral é uma alternativa quando a alimentação enteral não for possível. Cães e gatos que recebem nutrição de forma precoce apresentam tempo de hospitalização significativamente menor.

Por fim, verificar a resposta inflamatória por marcadores, como proteína C reativa e avaliação ecográfica do mesentério pode ser útil. A inflamação e dor mal controladas diminuem peristalse intestinal, assim como uso não racional dos opioides pode causar depressão cardíaca e respiratória, íleo paralítico e retenção urinária em alguns pacientes. A analgesia multimodal tem um papel importante diminuindo a necessidade exclusiva de opioides. Pacientes com peritonite são mais vulneráveis a vômito/regurgitação, incapacidade de tolerar nutrição enteral e evolução de íleo paralítico, que pode ser verificado pela redução de borborigmos/motilidade intestinal através da ausculta abdominal e ecografia. Através do antagonismo dos receptores de dopamina-2 e 5-HT3 e agonismo dos receptores 5-HT4 nos neurônios colinérgicos entéricos do músculo liso intestinal, a metoclopramida estimula a contração das células musculares lisas do estômago e do intestino delgado proximal. Além de ser eficaz em encurtar o tempo de restauração da motilidade gastrointestinal pós-operatória em cães, alguns autores sugerem que a administração intravenosa em infusão contínua (1-2mg/kg/dia) é a opção mais eficiente em cães e gatos com íleo paralítico.

5. PROGNÓSTICO

O prognóstico para pacientes com peritonite está associado a causa subjacente, comorbidades, reconhecimento precoce e tratamento instituído. A taxa de sobrevivência pode variar de 31 a 100%. No caso de peritonite biliar a taxa de sobrevida é de 27%-45% para derrames sépticos e de 87-100% para derrames não sépticos, não sendo afetado pela causa do derrame. Em relação aos casos de uroabdome, a taxa de sobrevivência para gatos sem lesões traumáticas é de aproximadamente 62%. E um estudo em cães mostra que a taxa de mortalidade para peritonite séptica foi de 46%, sendo que a maior parte foi causada por extravasamento gastrointestinal. Um prognóstico favorável depende do reconhecimento precoce, estabilização clínica e intensiva assertiva, tratamento da causa base e cuidados pós-operatórios completos.

6. CONCLUSÕES

A peritonite pode apresentar diversas causas de base, sendo de origem infecciosa ou não. O curso clínico dependerá da causa e da severidade do quadro. Os sinais clínicos podem ser inespecíficos e o histórico do paciente, exame físico, exames de imagem e a análise do líquido livre abdominal pareado com o sangue são de extrema importância. Todo paciente deve ter seu atendimento iniciado pelo xABCDE e o tratamento para peritonite pode variar dependendo da causa subjacente e o diagnóstico da patologia desencadeante, incluindo a intervenção cirúrgica como necessária na maioria dos casos. O prognóstico está associado a causa de base, comorbidades, reconhecimento precoce e tratamento instituído.

7. PONTOS-CHAVE

- A peritonite pode ser de diversas origens, localização e duração. Podendo ou não apresentar componente infeccioso.

- O histórico, exame físico, exame ecográfico, análise do líquido livre e cultura e antibiograma são imprescindíveis e orientam o diagnóstico.

- O tratamento pode variar dependendo da causa subjacente.

- O prognóstico está associado a causa de base, comorbidades, reconhecimento precoce e tratamento instituído.

8. LITERATURA RECOMENDADA

1. Aumann M, Worth LT, Drobatz KJ. Uroperitoneum in cats: 26 cases (1986-1995). J Am Anim Hosp Assoc [Internet]. 1998;34(4):315-24. https://doi.org/10.5326/15473317-34-4-315 PMID: 9657166

2. Ben Oz J, Aroch I, Segev G. Increased ratio of peritoneal effusion-to-serum potassium concentration in a dog with gastric perforation: High potassium effusion due to gastric perforation. J Vet Emerg Crit Care (San Antonio) [Internet]. 2016;26(6):793-7. https://doi.org/10.1111/vec.12453 PMID: 26815722

3. Bonczynski JJ, Ludwig LL, Barton LJ, Loar A, Peterson ME. Comparison of peritoneal fluid and peripheral blood pH, bicarbonate, glucose, and lactate concentration as a diagnostic tool for septic peritonitis in dogs and cats. Vet Surg [Internet]. 2003;32(2):161-6. https://doi.org/10.1053/jvet.2003.50005 PMID: 12692761

4. Brasil. Ministério de Agricultura, Pecuária e Abastecimento. Guia de Uso Racional de Antimicrobianos para Cães e Gatos/Rabelo, Rodrigo Cardoso. Secretaria de Defesa Agropecuária. – Brasília: MAPA/AECS, 2022. Modo de acesso: World Wide Web ISBN 978-85-7991-156-9

5. Costello MF, Drobatz KJ, Aronson LR, King LG. Underlying cause, pathophysiologic abnormalities, and response to treatment in cats with septic peritonitis: 51 cases (1990-2001). J Am Vet Med Assoc [Internet]. 2004 [cited 2023 Apr 24];225(6):897-902. https://doi.org/10.2460/javma.2004.225.897 PMID: 15485050

6. Culp WTN, Zeldis TE, Reese MS, Drobatz KJ. Primary bacterial peritonitis in dogs and cats: 24 cases (1990-2006). J Am Vet Med Assoc [Internet]. 2009;234(7):906-13. https://doi.org/10.2460/javma.234.7.906 PMID: 19335241

7. Dayer T, Howard J, Spreng D. Septic peritonitis from pyloric and non-pyloric gastrointestinal perforation: prognostic factors in 44 dogs and 11 cats. J Small Anim Pract [Internet]. 2013;54(12):625-9. https://doi.org/10.1111/jsap.12151 PMID: 24283417

8. Di Mauro FM, Schoeffler GL. Point of care measurement of lactate. Top Companion Anim Med [Internet]. 2016;31(1):35-43. https://doi.org/10.1053/j.tcam.2016.05.004 PMID: 27451047

9. Dickinson AE, Summers JF, Wignal J, Boag AK, Keir I. Impact of appropriate empirical antimicrobial therapy on outcome of dogs with septic peritonitis: Appropriateness of antimicrobials in canine peritonitis. J Vet Emerg Crit Care (San Antonio) [Internet]. 2015;25(1):152-9. https://doi.org/10.1111/vec.12273 PMID: 25545023

10. Evans L, Rhodes A, Alhazzani W, Antonelli M, Coopersmith CM, French C, et al. Surviving sepsis campaign: international guidelines for management of sepsis and septic shock 2021. Intensive Care Med [Internet]. 2021;47(11):1181-247. https://doi.org/10.1007/s00134-021-06506-y

11. Graves GM, Becht JL, Rawlings CA. Metoclopramide reversal of decreased gastrointestinal myoelectric and contractile activity in a model of canine postoperative ileus. Vet Surg 1989;18(1):27-33.

12. Hall JC, Heel KA, Papadimitriou JM, Platell C. The pathobiology of peritonitis. Gastroenterology [Internet]. 1998 [cited 2023 Apr 24];114(1):185-96. https://doi.org/10.1016/s0016-5085(98)70646-8 PMID: 9428232

13. Husnik R, Gaschen F. Gastric Motility Disorders in Dogs and Cats. Veterinary Clinics of North America: Small Animal Practice. 2021 Jan;51(1):43-59.

14. Lanz OI, Ellison GW, Bellah JR, Weichman G, VanGilder J. Surgical treatment of septic peritonitis without abdominal drainage in 28 dogs. J Am Anim Hosp Assoc [Internet]. 2001;37(1):87-92. https://doi.org/10.5326/15473317-37-1-87 PMID: 11204482

15. Levin GM, Bonczynski JJ, Ludwig LL, Barton LJ, Loar AS. Lactate as a diagnostic test for septic peritoneal effusions in dogs and cats. J Am Anim Hosp Assoc [Internet]. 2004;40(5):364-71. https://doi.org/10.5326/0400364 PMID: 15347615

16. Lisciandro GR. Abdominal and thoracic focused assessment with sonography for trauma, triage, and monitoring in small animals: AFAST and TFAST in small animals. J Vet Emerg Crit Care (San Antonio) [Internet]. 2011;21(2):104-22. https://doi.org/10.1111/j.1476-4431.2011.00626.x PMID: 21463438

17. Liu DT, Brown DC, Silverstein DC. Early nutritional support is associated with decreased length of hospitalization in dogs with septic peritonitis: A retrospective study of 45 cases (2000-2009): Nutritional support in dogs with septic peritonitis. J Vet Emerg Crit Care (San Antonio) [Internet]. 2012;22(4):453-9. https://doi.org/10.1111/j.1476-4431.2012.00771.x PMID: 22928749

18. Ludwig LL, McLoughlin MA, Graves TK, Crisp MS. Surgical treatment of bile peritonitis in 24 dogs and 2 cats: a retrospective study (1987-1994). Vet Surg [Internet]. 1997;26(2):90-8. https://doi.org/10.1111/j.1532-950x.1997.tb01470.x PMID: 9068158

19. Kalafut SR, Schwartz P, Currao RL, Levien AS, Moore GE. Comparison of initial and postlavage bacterial culture results of septic peritonitis in dogs and cats. J Am Anim Hosp Assoc [Internet]. 2018;54(5):257-66. https://doi.org/10.5326/JAAHA-MS-6651 PMID: 30040445

20. Kennedy MA. Feline infectious peritonitis: Update on pathogenesis, diagnostics, and treatment. Vet Clin North Am Small Anim Pract [Internet]. 2020;50(5):1001-11. https://doi.org/10.1016/j.cvsm.2020.05.002 PMID: 32563530

21. Kirby BM. Peritoneum and peritoneal cavity. In: Slatter DH. Textbook of small animal surgery. 3. ed. Philadelphia:Saunders; 2003. p. 414-445.

22. Moores AL, Gregory SP. Duplex gall bladder associated with choledocholithiasis, cholecystitis, gall bladder rupture and septic peritonitis in a cat. J Small Anim Pract [Internet]. 2007;48(7):404-9. https://doi.org/10.1111/j.1748-5827.2006.00268.x

23. Mueller MG, Ludwig LL, Barton LJ. Use of closed-suction drains to treat generalized peritonitis in dogs and cats: 40 cases (1997–1999). J Am Vet Med Assoc [Internet]. 2001;219(6):789-94. https://doi.org/10.2460/javma.2001.219.789

24. Ngwenyama TR, Sellon RK. Peritonitis. In: Ettinger SJ, Feldman EC, Côté E. Textbook of veterinary internal medicine. 8. ed. Philadelphia: Elsevier Sauders; 2016. p. 3924-3932.

25. Ordoñez CA, Puyana JC. Management of peritonitis in the critically ill patient. Surg Clin North Am [Internet]. 2006;86(6):1323-49. https://doi.org/10.1016/j.suc.2006.09.006 PMID: 17116451

26. Osterbur K, Mann FA, Kuroki K, DeClue A. Multiple organ dysfunction syndrome in humans and animals. J Vet Intern Med [Internet]. 2014;28(4):1141-51. https://doi.org/10.1111/jvim.12364 PMID: 24773159

27. Owens SD, Gossett R, McElhaney MR, Christopher MM, Shelly SM. Three cases of canine bile peritonitis with mucinous material in abdominal fluid as the prominent cytologic finding. Vet Clin Pathol [Internet]. 2003;32(3):114-20. https://doi.org/10.1111/j.1939-165x.2003.tb00324.x PMID: 12966462

28. Pashmakova M, Barr J. Peritonitis. In: Drobatz KJ, Hopper K, Rozanski E, Silverstein DC. Textbook of small animal emergency medicine 1. ed. New York: 9 John Wiley and Sons; 2019. p. 550-555.

29. Paudel S, Gautam M, Shah MK. Management of Intestinal Leakage Induced Peritonitis in Small Animals. J Vet Sci Med Diagn [Internet]. 2022. 11:4.

30. DOI: 10.4172/2325-9590.11.4.018

31. Schmiedt C, Tobias KM, Otto CM. Evaluation of abdominal fluid: Peripheral blood creatinine and potassium ratios for diagnosis of uroperitoneum in dogs. J Vet Emerg Crit Care (San Antonio) [Internet]. 2001;11(4):275-80. https://doi.org/10.1111/j.1476-4431.2001.tb00066.x

32. Stafford JR, Bartges JW. A clinical review of pathophysiology, diagnosis, and treatment of uroabdomen in the dog and cat: Uroabdomen in dogs and cats. J Vet Emerg Crit Care (San Antonio) [Internet]. 2013;23(2):216-29. https://doi.org/10.1111/vec.12033 PMID: 23470168

33. Swann H, Hughes D. Diagnosis and management of peritonitis. Vet Clin North Am Small Anim Pract [Internet]. 2000;30(3):603-15. https://doi.org/10.1016/s0195-5616(00)50041-2

34. Tasker S. Diagnosis of feline infectious peritonitis: Update on evidence supporting available tests. J Feline Med Surg [Internet]. 2018;20(3):228-43. https://doi.org/10.1177/1098612X18758592 PMID: 29478397

35. Thompson BJ, Sherman RA. Comprehensive review of biliary peritonitis. Top Companion Anim Med [Internet]. 2021;44(100532):100532. https://doi.org/10.1016/j.tcam.2021.100532 PMID: 33781985

36. Thrall, MA. Abdominal and Thoracic Fluid Analysis in Dogs and Cats. **Veterinary Cytology**, p. 695-712, 2020.

37. Winkler KP, Greenfield CL. Potential prognostic indicators in diffuse peritonitis treated with open peritoneal drainage in the canine patient. J Vet Emerg Crit Care (San Antonio) [Internet]. 2000;10(4):259-65. https://doi.org/10.1111/j.1476-4431.2000.tb00011.x

Pancreatite 123

Rodrigo Cardoso Rabelo
Dennis T. Crowe Jr
Renan Medico da Silva

1. INTRODUÇÃO

A pancreatite é a doença mais comum do pâncreas exócrino e pode ser classificada em aguda ou crônica de acordo com critérios histopatológicos.

As manifestações clínicas da pancreatite são inespecíficas e o prognóstico dos pacientes é amplamente variável.

Neste capítulo discutiremos sobretudo a fisiopatogenia e as abordagens, diagnósticas e terapêuticas, da pancreatite aguda (PA) em cães e gatos.

2. FATORES DE RISCO

O conhecimento sobre os fatores de risco para pancreatite em cães e gatos é limitado e na maioria dos casos é considerado idiopático.

Alguns estudos em cães levantaram a hipótese de que dietas com alto teor de gordura poderiam iniciar ou agravar a PA, porém esse tema permanece em debate. A gordura dietética parece ter maior relevância para cães que apresentam outros fatores de risco, como endocrinopatia, hipertrigliceridemia e obesidade. Nos felinos, a gordura dietética não está relacionada a PA ou crônica.

Análises retrospectivas revelaram que o risco de desenvolvimento da PA é maior em cães com sobrepeso ou obesidade, diabetes, hiperadrenocorticismo, hipotireoidismo, doença gastrointestinal e epilepsia. Na espécie felina, hipotensão e diversos tipos de trauma podem desencadear inflamação pancreática. Enfermidades como enteropatia crônica, diabetes mellitus, lipidose hepática, colangite, nefrite e anemia hemolítica imunomediada (AHIM), também foram sugeridas, embora não esteja claro se essas doenças são causa ou consequência da pancreatite aguda (**Tabela 123.1.**).

3. FISIOPATOGENIA

Por décadas explicamos a fisiopatogenia da PA sob a ótica de uma única via, a que dependente de tripsinogênio, pela qual ocorre o "bloqueio apical" da célula acinar e a ativação prematura do tripsinogênio gerando inflamação e lesão pancreática. Uma visão atual da patogenia da pancreatite, contudo, considera vias alternativas ou complementares de iniciação e perpetuação da lesão pancreática, como a via de ativação do fator nuclear kappa B (NF– κB). Os denominados "loops de amplificação" também são importantes mecanismos de retroalimentação da lesão pancreática. Um exemplo é o dano ao endotélio vascular gerado pela ativação precoce das enzimas pancreáticas que leva a vasoconstrição, estase capilar, microtrombose e isquemia, amplificação assim, o dano pancreático.

4. DIAGNÓSTICO

As manifestações clínicas associadas à PA são inespecíficas e incluem apatia, hiporexia ou anorexia, náusea, vômito, dor abdominal e diarreia. Sinais de choque podem estar presentes em animais com PA grave e sepse.

O exame físico pode revelar desidratação, febre ou hipotermia, dor na palpação da região epigástrica, hipotensão, ascite, icterícia e sinais de hemorragia, como petéquias, equimoses e sinal de Cullen.

O aumento do hematócrito e da concentração total de proteínas plasmáticas podem ocorrer em animais com desidratação.

Hipoproteinemia pode ser um reflexo da perda de proteínas em exsudatos inflamatórios, produção reduzida de albumina devido à resposta inflamatória ou hemodiluição.

Leucocitose, com desvio para esquerda, é achado frequente, mas alguns animais podem apresentar leucograma absolutamente normal.

O consumo plaquetário, que ocorre durante a inflamação, e a coagulação intravascular disseminada podem gerar trombocitopenia.

A azotemia pode indicar desidratação ou disfunção orgânica em um paciente sem histórico de doença renal.

Inflamação hepática e colestase podem ser constatadas através do aumento da ALT, AST, FA e GGT. Menos comumente observamos hiperbilirrubinemia devido à insuficiência hepática ou obstrução biliar.

Hipoglicemia ou hiperglicemia foram associados a quadros mais graves de pancreatite supurativa e necrosante.

A hipertrigliceridemia pode ser verificada e atua como um fator de risco para pancreatite aguda em cães.

Os principais distúrbios eletrolíticos em animais com PA são hipocalemia, hipocloremia, hiponatremia ou hipernatremia e hipocalcemia.

Tabela 123.1. – Fatores de risco para pancreatite aguda em cães e gatos

Categoria	Cão	Gato
Fatores dietéticos	• Dieta com alta concentração de gordura. • Ingestão de alimentos não usuais ou lixo. • Desnutrição.	Não foram descritos na espécie.
Endocrinopatias	• Hiperadrenocorticismo. • Hipotireoidismo. • Diabetes Mellitus.	Diabetes Mellitus.
Dislipidemia	• Hipertrigliceridemia.	Não foi descrita na espécie.
Drogas e agentes intoxicantes	• Fenobarbital, brometo de potássio, azatioprina, corticosteroides, sulfonamidas, furosemida, organofosfatos, L-asparaginase, atovaquone/proguanil. • N-metil-glucamina, clomipramina, micofenolato de mofetila, zinco	Organofosforado.
Hereditárias e predisposições raciais	• Mutação do gene SPINK 1. • Cães Terrier, Poodle miniatura, Schnauzer miniatura, Dachshund, Cocker Spaniel, Border Collie, Malamute do Alaska e Laika.	Não foram descritos na espécie.
Outras	• *Erlichia* sp e *Babesia* sp. • Hepatite – colangite. • Enteropatia crônica. • Anemia hemolítica imunomediada. • *Heterobilharzia americana.* • *Candida glabrata.* • Injúria renal aguda. • Torção ou trauma. • Picada de cobra e abelha/Doença relacionada à Ig4. • Sobrepeso e obesidade. • Animais castrados. • Isquemia, acidemia e hipercalcemia. • Neoplasia pancreática.	Hipotensão e hipóxia. Traumas diversos. Hipercalcemia. Neoplasias. Picada de cobra. *Toxoplasma gondii.* *Eurytrema procyonis.* *Amphimerus pseudofelineus.* Coronavírus – Parvovírus. Herpesvírus – Calicivírus. Hepatite/colangite e lipidose. Nefrite. Enteropatia crônica. Anemia hemolítica imunomediada.

TP e TTPA prolongados e aumento dos produtos de degradação da fibrina (fibrinogênio) e D-dímero, podem ser verificados em animais com coagulação intravascular disseminada (CIVD).

O aumento sérico de amilase e lipase apresenta baixa especificidade para pancreatite aguda, por isso deve-se preconizar a utilização de ensaios que avaliam a lipase pancreática específica.

Diversos ensaios para determinação da lipase pancreática foram desenvolvidos e dentre todos, o que recebeu a melhor validação analítica e clínica foi o ensaio Spec, disponível para cães (cPL) e gatos (fPL). Testes de ELISA para uso ambulatorial (SNAP cPL/fPL) apresentaram boa correlação com os ensaios SPEC, mas devemos compreender que qualquer teste de lipase pancreática está sujeito a "falsos positivos" e "falsos negativos", por isso devemos sempre os interpretar em conjunto com a apresentação clínica e demais exames complementares.

Marcadores de inflamação aguda como a proteína C reativa e citocinas inflamatórias como a IL-6, apesar de inespecíficos, podem ser auxiliares na monitorização de pacientes em cuidados intensivos.

Na pancreatite aguda as radiografias podem revelar aumento de densidade, diminuição do contraste e granularidade na região do quadrante cranial direito, além de deslocamento do estômago com aumento do ângulo entre o antro e o duodeno descendente.

A ecografia abdominal permite avaliar o parênquima pancreático e as regiões adjacentes além de fornecer informações sobre os demais órgãos, auxiliando a investigação de diagnósticos diferenciais como hepatite/colangite, gastroenterite, mucocele ou ruptura biliar, corpo estranho, perfuração gastrointestinal, abscesso hepático/esplênico, torção esplênica e neoplasias.

Aumento de pâncreas, parênquima pancreático hipoecoico e gordura mesentérica hiperecoica são achados consistentes de PA em uma animal com manifestações clínicas compatíveis e aumento de lipase pancreática específica.

Edema de parede gástrica e duodenal, pregueamento do duodeno descendente, líquido livre peripancreático e obstrução biliar extra-hepática também podem ser observados. A avaliação ecográfica seriada permite monitorizar pacientes com suspeita de pancreatite em fase inicial ou pacientes com pancreatite grave. O ultrassom aprimorado com contraste (CEUS) melhorou a avaliação da perfusão e de lesões em um estudo prospectivo com cães.

Quando disponíveis, técnicas de imagem avançadas como tomografia computadorizada, angiotomografia computadorizada e elastografia favorecem o diagnóstico preciso de lesões associadas à pancreatite aguda, como cistos, pseudocistos, trombos, abscessos e necrose.

Embora os estudos apontem baixas taxas de complicações após procedimentos de biópsia pancreática, essa técnica é raramente usada para o diagnóstico de pancreatite aguda ou crônica.

O lavado peritoneal diagnóstico (LPD) é um teste efetivo para identificar pacientes com pancreatite aguda complicada por infecção bacteriana e necrose.

Em resumo, nenhum teste é 100% sensível e específico na pancreatite aguda em cães e gatos, portanto o diagnóstico dependerá da habilidade do médico veterinário em interpretar os dados clínicos e os exames complementares, nunca subestimando a possibilidade real de uma pancreatite grave.

5. TRATAMENTO

5.1. – Manejo Clínico

De modo geral, os animais que apresentam sinais de pancreatite edematosa leve receberão exclusivamente tratamento clínico, enquanto aqueles que apresentam pancreatite grave, com sinais de hemorragia e necrose pancreática, necessitarão de tratamento cirúrgico complementar.

5.2. – Correção de Hipovolemia e dos Distúrbios Eletrolíticos

A reposição volêmica com cristaloides (ringer lactato ou ringer acetato) deve ser guiada por critérios macro e microcirculatórios. O balanço hídrico positivo também deve ser evitado, pois induz extravasamento de albumina para o interstício e piora da perfusão microcirculatória (consultar capítulo específico).

A monitorização dos eletrólitos (Na, K, Cl, Ca ionizado e HCO_3^-) deve ser realizada ao menos uma vez ao dia e os desequilíbrios eletrolíticos devem ser corrigidos conforme a necessidade. É importante que se tenha conhecimento do potássio sérico, pois frequentemente necessita ser suplementado, a fim de fornecer ao menos 2-4mEq/kg/dia. O cálcio deve ser suplementado apenas quando estiver inferior a 50% do normal ou o paciente apresentar sinais de tetania. A suplementação para manter níveis de cálcio próximos do normal associa-se a aumento de radicais de oxigênio e subsequente lesão celular.

5.3. – Analgesia

Escores de avaliação de dor devem ser aplicados em todos os pacientes a fim de fundamentar a decisão sobre protocolo analgésico ideal. As classes farmacológicas mais indicadas incluem opioides, antagonistas NMDA, anestésicos locais e análogos GABA.

O bloqueio do plano transverso abdominal (*TAP block*) promove analgesia da parede abdominal, mas essa técnica não promove analgesia visceral.

Na maior parte dos casos uma analgesia multimodal é necessária.

Os potenciais efeitos adversos dos α2-adrenérgicos e AINEs, tornam esses fármacos contraindicados para manejo da dor em cães e gatos com PA.

5.4. – Manejo da Hipoalbuminemia e Pressão Coloidosmótica

A hipoalbuminemia (< 2g/dL) está associada a maior morbidade e mortalidade em pacientes críticos. Opções terapêuticas para manter albumina ≥ 2,0g/dL e melhorar sinais de baixa pressão coloidosmótica (ascite e edema de membros) incluem transfusão de plasma fresco congelado (PFC) ou plasma criopobre (PCP) e albumina.

5.5. – Controle Glicêmico

A glicose sérica deve ser monitorada a cada 8h e o controle glicêmico deve seguir as recomendações descritas no capítulo "Controle glicêmico no paciente grave".

5.6. – Suporte nutricional

O suporte nutricional enteral deve ser garantido ainda dentro das primeiras 12h da admissão, sempre que não houver contraindicações claras.

Sondas de alimentação (nasogástrica, nasoesofágica ou esofágica) devem ser consideradas para animais que permanecem inapetentes após os cuidados básicos de suporte.

Dietas de alta digestibilidade com gordura moderada (≈10-15% da matéria seca) são boas opções para cães sem dislipidemia. As dietas com baixo teor de gordura (≈5-8% da matéria seca) tem maior indicação para cães hiperlipidêmicos e/ou obesos.

Os gatos necessitam e toleram um maior aporte de gordura na dieta, por isso, dietas com teor de lipídeos < 25% (matéria seca) são contraindicadas.

O uso de dietas com proteínas hidrolisadas ou fonte de proteína inédita é válido para cães ou gatos com suspeita de enteropatia crônica concomitante.

5.7. – Orexígenos e Antieméticos

A abordagem terapêutica da inapetência ou anorexia indica a necessidade de orexígenos, como a ciproeptadina, mirtazapina e carpromorelina.

Náusea e vômito podem ser controlados com ondansetrona, citrato de maropitant ou a associação deles.

5.8. – Terapia Antimicrobiana

Embora muitos pacientes apresentem pirexia e leucocitose, a pancreatite é considerada um processo inflamatório estéril e a terapia antimicrobiana profilática não é indicada. O uso de antibióticos deverá ser reservado aos pacientes que apresentem infecção, sepse e choque séptico.

5.9. – Glicocorticoides

As evidências apontam para um efeito benéfico dos corticoides na duração da hospitalização e nos níveis séricos de proteína C-reativa em pacientes com pancreatite aguda, mas o efeito desses fármacos na redução de escores clínicos, análise histopatológica e mortalidade não estão estabelecidos.

Cães e gatos com pancreatite associada à doença inflamatória intestinal crônica, e gatos com colangite linfocítica podem se beneficiar de terapia com corticosteroides, mas a avaliação de risco/benefício deve ser definida caso a caso. Corticoterapia é indicada também quando há suspeita de insuficiência adrenal relativa.

5.10. – Inibidor de Antígeno Associado à Função Leucocitária-1 (LFA-1):

O LFA-1 participa do processo de recrutamento de neutró-filos para o pâncreas e órgãos distantes, favorecendo a inflamação e lesão tecidual. Um inibidor do LFA-1 (hidrato de sódio de fuzapladib) foi aprovado para tratamento de pancreatite aguda em cães, no Japão, após estudos experimentais e clínicos apontarem redução da gravidade clínica, da proteína C-reativa e da mortalidade nesse grupo de pacientes. Estudos com pancreatite aguda de ocorrência natural estão em andamento e poderão fornecer evidências mais robustas para o uso dessa terapia.

5.11. – Supressores da Acidez Gástrica:

Omeprazol ou esomeprazol são indicados para pacientes com suspeita de gastroenterite erosiva ou ulcerativa.

5.12. – Procinéticos

O tratamento do íleo secundário a inflamação intestinal e sistêmica envolve geralmente a correção de distúrbios hidroeletrolíticos e o uso de metoclopramida em infusão contínua. A eritromicina é uma droga procinética eficiente, mas a crescente preocupação com o uso indiscriminado de antimicrobianos e resistência bacteriana têm restringido a sua utilização.

5.13. – Antitrombóticos

Cães e gatos com PA grave associada a outros fatores pró-trombóticos (por exemplo, cardiopatia e neoplasia) apresentam alto risco de trombose e nestes casos a tromboprofilaxia pode ser considerada

5.14. – Manejo Cirúrgico

A decisão pela abordagem cirúrgica de cães e gatos com pancreatite aguda deve ser apoiada em achados clínicos, laboratoriais e de imagem que indiquem complicações como necrose pancreática extensa, abscesso pancreático, peritonite séptica ou obstrução biliar.

O manejo cirúrgico da pancreatite aguda envolve:

1. Explorar minuciosamente o abdome e identificar as alterações.
2. Colher amostras para exame histopatológico e cultura/antibiograma.
3. Remover o tecido necrótico e supurado (pancreatectomia parcial).
4. Lavar a cavidade abdominal com solução fisiológica morna.
5. Implantar drenos de sucção quando abscessos peripancréticos ou tecidos necrosados forem removidos.
6. Assegurar a ausência de obstrução biliar e intestinal.
7. Implantar tubo de jejunostomia ou cateter gastrojejunal de alimentação.
8. Implantar drenos de analgesia conforme necessidade.

6. PROGNÓSTICO

Apesar de todos os avanços em relação ao diagnóstico da pancreatite aguda, a taxa de mortalidade desta patologia continua elevada (27 a 58%).

Recentemente, um escore prognóstico para a pancreatite aguda foi validado com sensibilidade de 86% e especificidade 92%. O *"Canine Acute Pancreatitis Severity"* (CAPS) pode ser utilizado para identificar pacientes com alto risco de desfecho negativo e que, portanto, necessitam de manejo e monitorização intensivos.

7. CONCLUSÕES

A pancreatite aguda continua sendo uma condição desafiadora na rotina clínica de cães e gatos, mas os avanços recentes no entendimento dos mecanismos fisiopatológicos e o desenvolvimento de novas terapias, como o fuzapladib, oferecem novas perspectivas para o manejo dessa doença.

8. PONTOS-CHAVE

- A pancreatite aguda é uma doença de quadro clínico inespecífico.
- O diagnóstico não invasivo é feito pela associação de manifestações clínicas, achados ultrassonográficos e lipase pancreática específica.
- O tratamento precoce reduz o risco de pancreatite aguda grave.
- O uso de antimicrobianos deve ser reserva a pacientes com sepse.
- O fuzapladib é uma ferramenta promissora para o manejo clínico da pancreatite aguda.

9. LITERATURA RECOMENDADA

1. Cridge H, Lim SY, Algül H, Steiner JM. New insights into the etiology, risk factors, and pathogenesis of pancreatitis in dogs: Potential impacts on clinical practice. Vol. 36, Journal of Veterinary Internal Medicine. John Wiley and Sons Inc; 2022. p. 847-64.

2. Cridge H, Twedt DC, Marolf AJ, Sharkey LC, Steiner JM. Advances in the diagnosis of acute pancreatitis in dogs. Vol. 35, Journal of Veterinary Internal Medicine. John Wiley and Sons Inc; 2021. p. 2572-87.

3. Mansfield C, Beths T. Management of acute pancreatitis in dogs: A critical appraisal with focus on feeding and analgesia. Vol. 56, Journal of Small Animal Practice. Blackwell Publishing Ltd; 2015. p. 27-39.

4. Pratschke KM, Ryan J, Mcalinden A, Mclauchlan G. Pancreatic surgical biopsy in 24 dogs and 19 cats: Postoperative complications and clinical relevance of histological findings. Journal of Small Animal Practice. 2015 Jan 1;56(1):60-6.

5. Okanishi H, Nagata T, Nakane S, Watari T. Comparison of initial treatment with and without corticosteroids for suspected acute pancreatitis in dogs. Journal of Small Animal Practice. 2019 May 1;60(5):298-304.

6. Mazzaferro EM, Edwards T. Update on Albumin Therapy in Critical Illness. Vol. 50, Veterinary Clinics of North America – Small Animal Practice. W.B. Saunders; 2020. p. 1289-305.

Encefalopatia Hepática

Nuno Manuel Mira Flor Santos A. Félix
Lígia Ziegler

124

1. INTRODUÇÃO

A encefalopatia hepática (EH) é uma síndrome que se caracteriza pela presença de sinais de disfunção neurológica em um doente com doença hepática moderada a grave. A incidência de EH encontra-se relacionada com a etiologia subjacente. Em animais jovens, a principal causa de EH são os *shunts* portossistêmicos congênitos, com 95% dos animais afetados apresentando sinais neurológicos compatíveis com EH. Outras causas de EH nesta faixa etária são a displasia microvascular e os defeitos congênitos de enzimas envolvidas no ciclo da ureia. Nos animais mais velhos a EH ocorre sobretudo em consequência de doenças hepáticas adquiridas, como lipidose hepática, hepatite aguda fulminante e doenças hepáticas crônicas que incluem a hepatite crônica ativa, a hepatite por acumulação de cobre e mais raramente a neoplasia hepática.

2. FISIOPATOLOGIA

A fisiopatologia da EH não é ainda totalmente conhecida. Desde o século XIX, sabe-se que está associada à entrada de toxinas com origem intestinal, na circulação sistêmica e consequentemente no sistema nervoso central (SNC), devido à insuficiência hepática. Estas substâncias funcionam como falsos neurotransmissores, alterando o normal funcionamento dos neurônios. Outros fatores também envolvidos na fisiopatologia da EH, são as alterações na proporção de aminoácidos no líquido cefalorraquidiano, em particular entre os níveis de aminoácidos aromáticos e ramificados. Têm ainda um papel importante as alterações de alguns neurotransmissores como o glutamato, a dopamina, a serotonina e os opioides, assim como os fenômenos de neurotoxicidade mediada pelo glutamato, os radicais livres de oxigênio e o aumento da permeabilidade mitocondrial. A amônia parece ter um papel central na fisiopatologia da EH, uma vez que diminui simultaneamente a neurotransmissão excitatória e inibitória no SNC. Uma vez que a amônia atinge o cérebro, seu metabolismo depende principalmente da síntese de glutamina, que é quase exclusivamente localizada nos astrócitos. No contexto de hiperamonemia, o cérebro se torna menos eficiente em converter amônia em glutamina. O edema astrocitário na hiperamonemia crônica é conhecido como Astrócitos do tipo Alzheimer tipo II. Um estudo de 2019, avaliou alterações de córtex cerebral e cerebelo em cães com shunt portossistêmico congênito e elucidou a presença de grande quantidade de astrócitos tipo na grande maioria dos casos, sugerindo que essa espécie pode ser um bom modelo de estudo para EH em humanos.

Embora seja bem estabelecido que a amônia tem grande importância na EH, as alterações neuroquímicas após o metabolismo da amônia são numerosas e ainda não totalmente compreendidas. Estudos recentes apontam mecanismos distintos como alteração de fluxo sanguíneo cerebral e inflamação que contribuem no desenvolvimento de EH.

A inflamação sistêmica, comumente referida como síndrome de resposta inflamatória sistêmica (SIRS) é um fenômeno comum nas hepatopatias crônicas, caracterizando-se pela liberação de citocinas pró-inflamatórias (tempestade de citocinas), que pode culminar em grave comprometimento da hemodinâmica sistêmica, hipoperfusão e inflamação de órgãos, morte celular, dano microvascular e eventualmente síndrome de disfunção de múltiplos órgãos. Alguns sinais de EH são bastante semelhantes aos de "encefalopatia séptica", o que sugere que o estado pró inflamatório em si pode precipitar um estado encefalopático.

Outras substâncias envolvidas na EH incluem mercaptanos, ácidos graxos de cadeia curta, fenóis, ácidos biliares, níveis elevados de magnésio no cérebro e benzodizepinas endógenas, entre outros. Contrariamente ao que se pensava anteriormente, o aumento dos níveis ou da atividade do ácido gama-aminobutírico não parecem ocorrer na EH.

3. DIAGNÓSTICO

3.1. – Anamnese, História e Exame Físico

Os quadros de EH são frequentemente manifestados ou complicados por alterações, causadas, ou não, pela doença hepática, como a hipocalemia, hipoglicemia, alcalose ou acidose metabólicas, anemia, hipóxia e azotemia. A alcalose metabólica favorece a passagem da amônia através da barreira hematoencefálica, enquanto a hipocalemia estimula a produção de amônia pelo rim. A EH pode também desenvolver-se na sequência de um quadro de hemorragia gastrointestinal, infecção, administração de anestésicos ou analgésicos como os opioides e após a ingestão de uma dieta rica em proteínas.

A EH pode ser aguda ou crônica. A primeira ocorre sobretudo na insuficiência hepática aguda fulminante, estando associada a elevada mortalidade. A segunda tende a seguir um curso crônico, com sintomatologia menos expressiva, estando sobretudo associada a doenças hepáticas crônicas.

Os sinais clínicos de EH são muitas vezes inespecíficos. Predominam os sinais associados à diminuição da excitabilidade do SNC, sendo os mais frequentes letargia, ataxia, alterações de comportamento, diminuição do nível de consciência (estupor, obnubilação e coma), amaurose, *head pressing*, andar em círculos e tremores. Apenas em casos excepcionais ocorrem crises epilépticas. Nos gatos, o ptialismo pode ser o único sinal presente.

Na maioria dos casos existem ainda sinais e sintomas decorrentes da doença hepática subjacente como anorexia, vômito, diarreia, poliúria/polidipsia, perda de peso, icterícia, ascite e colúria.

3.2. – Achados Laboratoriais e Exames de Imagem.

O diagnóstico de EH é essencialmente clínico e deve ser sempre considerado quando surgem sinais neurológicos em um paciente com doença hepática. A confirmação faz-se por meio de exames complementares. Estes incluem parâmetros de lesão e função hepática, estado ácido-básico e eletrolítico, provas de coagulação, urinálise e exames de imagem como radiografia e ecografia abdominal. Devem excluir-se outras causas de alteração neurológica recorrendo para esse efeito à colheita de líquido cefalorraquidiano e a técnicas de imagiologia avançada como a tomografia computadorizada (TC) e a ressonância magnética (RM). O plano diagnóstico deve também ter como objetivo o reconhecimento de situações que possam ter precipitado ou complicado a EH, como é o caso da alcalose metabólica, anemia e infecção que contribuem para um pior prognóstico.

A mensuração dos valores sanguíneos de amônia é defendida por alguns autores como um método auxiliar importante no diagnóstico de EH. No entanto, para uma correta determinação deste parâmetro, é necessário que o processamento da amostra ocorra nos 30 minutos após a coleta, o que não é muitas vezes exequível. Além disto, em medicina humana foi demonstrado que nem sempre os níveis elevados de amônia estão correlacionados com os sinais de EH, podendo este também ser o caso nos nossos animais de companhia.

A TC pode mostrar a presença de edema encefálico difuso em animais com EH, no entanto, este só é visível nos casos mais graves. De uma maneira geral, a TC encontra-se reservada para descartar outras causas de doença neurológica como hemorragia, infecção e tumores.

Em humanos o eletroencefalograma geralmente mostra atividades de ondas lentas difusas, sendo muito sensível e pouco específico nas fases iniciais da encefalopatia.

A análise do líquor não é rotineiramente utilizada para elucidação diagnóstica de EH (sua utilização é útil a fim de descartar outras enfermidades), sendo que a alteração mais comumente encontrada é uma elevação discreta no seu nível proteico.

3.3. – Diagnósticos diferenciais

Várias situações, para além da EH, podem causar alterações do SNC em um doente com doença hepática. Dentro destas salientam-se as alterações extracranianas como a hipoglicemia, os desequilíbrios eletrolíticos e ácido-básicos, a anemia grave, a sepse, a hipóxia, e hipotensão, os hematomas subdurais, as intoxicações e a azotemia.

A etiologia primária da doença hepática pode também constituir a causa dos sinais neurológicos. É o caso de agentes infecciosos como *Ehrlichia canis* e *Toxoplasma gondii*, intoxicações e doenças sistêmicas como a sepse e a intermação. Entre as alterações intracranianas destacam-se as neoplasias associadas ou não à doença hepática, que podem descompensar com o desenvolvimento desta. O aparecimento súbito de alterações neurológicas em doentes hepáticos implica que se investigue a eventual presença de fenômenos hemorrágicos e trombóticos, bem como de edema encefálico que pode eventualmente conduzir a herniação e ser fatal.

4. TERAPÊUTICA
4.1. – Abordagem Inicial

O tratamento da EH passa por três linhas de atuação: controle dos sinais neurológicos, terapêutica dirigida à etiologia e tratamento/controle dos fatores precipitantes, caso existam.

Dada a importância da amônia na EH, as medidas terapêuticas iniciais têm como objetivo a diminuição dos seus níveis sanguíneos. Com este fim, a primeira medida deve ser a alteração da dieta. Em seguida, deve iniciar-se a administração de lactulose. Esta, ao funcionar como laxante osmótico, conduz a uma redução do número de bactérias no cólon e diminui consequentemente a produção de amônia. Por outro lado, ao ser hidrolisada pelas bactérias colônicas, é convertida em compostos ácidos que promovem a diminuição do pH no cólon. O aumento da acidez luminal faz com que a amônia permaneça na forma NH_4^+, que é mais dificilmente absorvida. A lactulose deve ser administrada sob a forma de enema, diluindo 5 a 15 ml em solução salina 0,9%, na proporção de 1:3. A utilização de salina tem a vantagem de possuir um pH ligeiramente ácido, reforçando o aumento da acidez do conteúdo intra-luminal. Esta mistura deve ser mantida no cólon o máximo de tempo possível, e em situações graves pode ser repetida a cada 2 horas. A lactulose também pode ser administrada por via oral em animais com estupor ou coma, através de uma sonda nasogástrica, contudo a administração em enema é preferível devido à sua maior eficácia. Podem ainda se administrar outros fármacos em enemas como a neomicina a 1% (15-20mL cada 8-12h) o metronidazol (7,5mg/kg cada 12h) e a iodo-povidona (10mL/kg, diluída a 1:10 cada 8h) também diluídos em solução salina 0,9%.

Quando a EH se acompanha de crises epilépticas, pode haver necessidade de recorrer aos fármacos anti crise epiléptica. Embora os benzodiazepínicos, como o diazepam ou o midazolam, constituam a primeira linha de atuação na maioria das crises epilépticas de diferentes etiologias, na EH a sua utilização é controversa, uma vez que a hiperatividade das benzodiazepinas endógenas foi associada à fisiopatologia da EH. Uma escolha adequada é a utilização de propofol (0,5mg/kg IV, seguida de infusão contínua na dose de 0,05 a 0,1mg/kg/min). O fenobarbital pode também ser utilizado (1-16mg/kg, IV dividido em 4 doses, seguido da dose de 2 a 4mg/kg, IV cada 12h). Um estudo realizado em doentes com *shunts* portossistêmicos e apresentando crises epilépticas, utilizou a associação de propofol e fenobarbital tendo sido observadas melhorias significativas. O principal efeito adverso observado foi a sedação excessiva de alguns animais. A utilização de barbitúricos deve ser limitada e descontinuada assim que possível. O brometo de potássio (contraindicado em gatos devido ao risco de broncoconstrição) encontra-se recomendado por alguns autores. O protocolo usado é o seguinte: no dia 1 administra-se uma dose elevada de 400 a 600mg/kg dividida em 4 doses, seguida de 40mg/kg por dia, como manutenção. O brometo de sódio, em termos de atuação, é semelhante ao brometo de potássio, tendo a vantagem de poder ser administrado por via IV. Contudo, não existem estudos sobre a sua utilização em cães ou gatos com EH.

No caso de suspeita de edema encefálico (sobretudo no caso de EH aguda secundária a insuficiência hepática fulminante) pode administrar-se manitol (0,5-1g/kg, IV).

Se o animal estiver em coma, devem instituir-se as medidas de suporte adequadas, incluindo o estabelecimento da permeabilidade da via aérea e ventilação assistida.

Os fatores precipitantes e/ou complicantes da EH como a alcalose metabólica, hipocalemia, hipoglicemia, infecção e anemia devem ser corrigidos. A utilização de solução salina, suplementada com potássio e glicose constitui a fluidoterapia cristaloide de eleição. Caso seja necessária a correção da anemia, deve optar-se pela administração de sangue fresco total ou concentrado de hemácias, uma vez que o sangue armazenado por um período superior a 2 semanas, pode conduzir ao aumento dos níveis de amônia sanguínea, agravando a EH.

Em caso de sepse ou na presença de uma infecção localizada (cistite, peritonite, etc.) deve proceder-se à terapêutica antimicrobiana adequada, criteriosa e direcionada.

A utilização de flumazenil (0,02mg/kg), um antagonista dos benzodiazepínicos, foi proposta para o tratamento da EH, com a finalidade de contrariar o excesso de tônus inibitório causado pelas benzodiazepinas endógenas. Não existe, no entanto, evidência científica robusta que suporte a sua utilização nestes casos. De momento, o seu uso está restrito ao tratamento da superdosagem de benzodiazepinas exógenas.

Existem outras terapêuticas usadas em humanos, mas que não se encontram ainda estudadas nos animais de companhia como o aspartato de ornitina, um componente do ciclo da ureia, soluções de aminoácidos ramificados para reduzir a absorção dos aminoácidos aromáticos e administração de levodopa para promover a modificação da concentração de neurotransmissores.

4.2. – Abordagem secundária e cuidados definitivos

A doença hepática subjacente à HE deve ser sempre tratada ou controlada. Dependendo da etiologia a terapêutica médica deve incluir antimicrobianos, anti-inflamatórios esteroides, ácido ursodesoxicólico, diuréticos, S-adenosilmetionina, silimarina, penicilamina, colchicina, acetilcisteína, zinco, vitamina E, e até cirurgia, nas situações de neoplasia ou *shunt* portossistêmico.

No caso de um animal apresentar um quadro clínico estável, o manejo da EH passa pela administração de lactulose (1-3mL/10kg cada 6 a 8h) e dieta com restrição de proteínas (14 a 17% de matéria seca em cães e 30 a 35% em gatos) de elevada qualidade e valor biológico. As proteínas de origem vegetal (soja), ou de origem láctea (queijo fresco) parecem ser mais eficazes na redução dos sinais de EH, ao contrário do que acontece com as proteínas oriundas de carnes vermelhas, que os agravam. Pode também recorrer-se à administração de antimicrobianos por via oral como o metronidazol (7,5-20mg/kg cada 12h) ou à neomicina (20mg/kg cada 6-8h), para reduzir o número de bactérias no cólon. A neomicina constitui uma melhor opção uma vez que o metronidazol pode ser neurotóxico, sobretudo na presença de insuficiência hepática, porque a sua metabolização pode encontrar-se alterada. A terapêutica antimicrobiana costuma ser usada de forma rotineira e frequentemente associada à lactulose, porém tal conduta é submetida ao questionamento uma vez que a neomicina pode diminuir o metabolismo da lactulose, em 20 a 30% dos doentes humanos.

As hemorragias gastrointestinais devem ser prevenidas uma vez que o sangue digerido constitui uma fonte importante de amônia. A utilização de antiácidos como a famotidina (0,5mg/kg PO ou IV cada 12-24h), o omeprazol (0,5-1mg/kg PO cada 24h), e o sucralfato (0,25-1g/25kg PO cada 6 a 8h) estão aconselhados na prevenção e tratamento desta complicação. A dieta deve ser o mais branda possível para prevenir lesões do trato gastrointestinal.

Devem evitar-se os fármacos que potenciem a EH como acontece com os analgésicos, tranquilizantes, sedativos, anestésicos e barbitúricos. Em caso de absoluta necessidade da sua utilização, as suas doses devem ser reduzidas.

Em humanos com doença hepática aguda a utilização de MARS (*Molecular Adsorbent Recirculating System*) demonstrou ser eficaz, aumentando o tempo de sobrevivência. Atualmente não existem estudos sobre o seu uso em medicina veterinária, embora se pense que possa vir a ser considerada uma alternativa viável num futuro próximo.

Dentre novas perspectivas de tratamento, podemos citar o uso dos probióticos, que em um pequeno número de estudos demonstraram resultados positivos em relação à prevenção da EH, risco de internação por EH e melhora da gravidade. Outra abordagem para restaurar a disbiose intestinal é o transplante de microbiota fecal (FMT) que em estudos pré-clínicos mostrou reduzir os níveis de amônia.

O zinco, é considerado cofator de enzimas do ciclo da ureia e níveis baixos estão associados a aumento da amônia e EH, o benefício da suplementação de zinco tem sido estudado e mostrando efeitos benéficos na maioria dos casos.

5. PROGNÓSTICO

O prognóstico da EH depende da doença hepática que lhe está subjacente, da sua gravidade e do seu caráter agudo ou crônico. A EH associada à insuficiência hepática aguda fulminante apresenta o pior prognóstico, com taxas de mortalidade elevadas. Em caso de EH crônica o prognóstico vai sobretudo depender da etiologia da doença hepática primária.

6. PONTOS-CHAVE

- A encefalopatia hepática constitui um sinal de doença hepática aguda ou crônica moderada a grave.
- O diagnóstico de EH é essencialmente clínico e deve ser sempre considerado quando surgem sinais neurológicos em um paciente com doença hepática.
- O tratamento é dirigido ao controle dos sinais neurológicos, terapêutica etiológica e tratamento/controle dos fatores precipitantes, caso existam.

7. LITERATURA RECOMENDADA

1. Holt D. Hepatic Encephalopathy. In: Silverstein DC, Hopper K (eds) Small Animal Critical Care Medicine Saunders Elsevier, 2009: 438-441
2. Williams A, Gow Adam, Kilpatrick S, Tivers M, Lipscomb V, Smith K, Day MO, Jeffery N, Mellanby RJ. Astrocyte lesions in cerebral cortex and cerebellum of dogs with congenital portosystemic shunting. *J Vet Sci*. 2020; 21(3):e44
3. Liere V, Sandhu G, DeMorrow S. Recent advances in hepatic encephalopathy. Version 1. F1000Res. 2017; 6: 1637. doi: 10.12688/f1000research.11938.1. eCollection 2017.
4. Kerbert AJC, Jalan R. Recent advances in understanding and managing hepatic encephalopathy in cronic liver disease. *F1000Res*. 2020; 9: F1000 Faculty Rev-312. doi: 10.12688/f1000research.22183.1
5. Gommeren K, Claeys S, Rooster H, Hamaide A, Daminet S. Outcome from status epilepticus after portosystemic shunt attenuation in 3 dogs treated with propofol and phenobarbital. *J Vet Emerg Crit Care*, 20 (3), 2010, pp: 346-351.
6. Phongsamran PV, Kim JW, Cupo Abbott J, Rosenblatt A. Pharmacotherapy for hepatic encephalopathy. *Drugs*. 18; 70 (9), 2010: 1131-48.
7. Webster CRL, Center SA, Cullen JM, Penninck DG, Richter KP, Twedt DC, Watson PJ. ACVIM consensus statement on the diagnosis and treatment of chronic hepatitis in dogs. *J Vet Intern Med*. 2019; 33(3): 1173-1200
8. Liu J, Xu Y, Jiang B. Novel Insights Into Pathogenesis and Therapeutic Strategies of Hepatic Encephalopathy, From the Gut Microbiota Perspective. *Front Cell Infect Microbiol*. 2021; 11:586427

Hepatopatias e Doenças Biliares

125

Felipe Saab Romano

1. INTRODUÇÃO

De modo geral, sabe-se que os cães tendem a ser mais acometidos por doenças do parênquima hepático, que são denominadas hepatopatias, enquanto os felinos são mais predispostos às doenças das vias biliares, conhecidas como colangites. Contudo, importantes exceções devem ser lembradas, como a mucocele biliar, que é uma doença notada na vesícula biliar de cães, e a lipidose hepática, como importante causa de hepatite nos gatos.

As afecções hepáticas podem ser agudas ou crônicas. Hepatites agudas tendem a ser sintomáticas e requerem tratamento quase sempre hospitalar, enquanto as doenças crônicas hepáticas e biliares se apresentam de forma silenciosa, o que faz com que sejam abordadas tardiamente.

Há predisposição racial – possivelmente vinculada à genética – para determinadas hepatopatias. Cães das raças Labrador Retriever, Cocker Spaniel Inglês e Dálmata são frequentemente acometidos por Hepatopatias Reativas e Imunomediadas que podem requerer tratamento com imunossupressão; o Dobermann pode exibir Hepatopatia por Acúmulo de Cobre, que irá necessitar de mudanças na dieta e de medicações quelantes para seu controle; West White Terrier e Schnauzer Terrier muitas vezes exibem Hepatopatias Vacuolares que tendem a ser pouco graves, porém secundárias a dislipidemia, endocrinopatias e a obesidade; Cavalier King Charles Spaniel, Spitz Alemão, Pastor de Shetland e Schnauzer Terrier apresentam maior tendência a mucocele biliar, que é uma doença com potencial de obstrução ou ruptura de vesícula e, portanto, merece tratamento cirúrgico preventivo; Yorkshire Terrier, Maltês, Schnauzer Miniatura e Pug devem receber atenção especial frente a suspeita de *shunt* portossistêmico.

O fígado é o maior órgão parenquimatoso localizado no abdome cranial, dotado de 6 lobos, sendo praticamente todos protegidos pela caixa torácica, o que dificulta sua palpação em condições de normalidade. Suas principais funções, são: produção de albumina para o equilíbrio oncótico, síntese de fatores de coagulação, que correspondem a via secundária da hemostasia, ciclo da hemoglobina a partir da eliminação da bilirrubina pelas fezes e pela urina, purificação e desintoxicação a partir da conversão de amônia em ureia (e outras toxinas) para que seja eliminada pelos rins, geração da bile, que é essencial na diges-

tão química dos alimentos, metabolização de medicamentos (biotransformação), reserva de energia e imunidade. A vesícula biliar armazena a bile, que é composta por água, sais biliares e colesterol. O suco biliar é eliminado a partir de estímulos químicos (motilina, secretina e colecistocinina) e sua chegada no duodeno depende da ejeção pelo ducto cístico que irá desembocar no ducto colédoco ou biliar. Nos felinos, a eliminação da bile irá confluir com a eliminação do suco pancreático em ducto comum e tal sintopia anatômica torna as doenças hepáticas, pancreáticas e duodenais frequentes na espécie. Para facilitar o entendimento desta distinção entre as espécies, indicamos a ilustração esquemática da **Figura 125.1.**

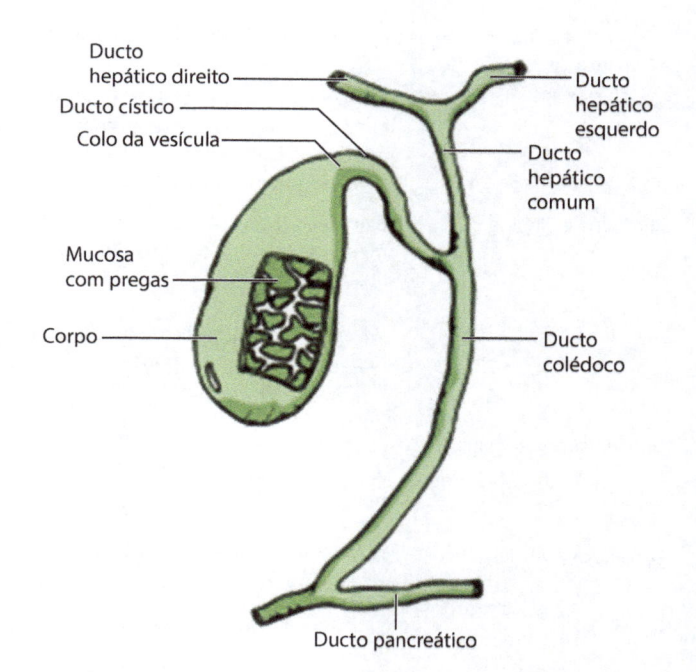

Figura 125.1. – Na figura nota-se que a partir da vesícula existe a ejeção da bile pelo ducto cístico que irá confluir com o ducto hepático e formar o ducto colédoco a ser associado posteriormente a chegada do suco pancreático pelo ducto biliar e esta anatomia compartilhada de via biliar e de via pancreática se dá em felinos, ou seja, em cães cada secreção desembocará em papilas diferentes (bile na papila duodenal maior do cão e enzimas digestivas do pâncreas na papila duodenal menor do cão). Tal entendimento é primordial no planejamento cirúrgico em casos de obstruções por cálculos de bile, que requeiram remoção da vesícula biliar acompanhada ou não de cateterização de papila duodenal.

2. DESENVOLVIMENTO

O fígado tem capacidade regenerativa, sobretudo em animais jovens. As doenças hepáticas ocorrerão quando o processo de lesão inflamatória supera a capacidade de regeneração, ou seja, doenças graves de qualquer natureza podem impedir este potencial e, com isso, a fibrose será uma consequência. Entende-se por cirrose a condição de fibrose hepática em mais de 80% do parênquima e, neste caso, esperam-se alterações compatíveis com insuficiência hepática, como emagrecimento progressivo, ascite, icterícia e alterações neurológicas e/ou de coagulação. As enzimas hepáticas podem estar normais, elevadas ou até mesmo reduzidas nestes animais. Em exames de imagem, o tamanho do fígado pode estar normal, aumentado ou reduzido. Tal condição não permite um tratamento curativo, mas há cuidados de suporte considerados paliativos e responsáveis por maior tempo e qualidade de vida sugeridos para o bem-estar de animais cirróticos (**Tabela 125.1.**). As principais causas de hepatite crônica com potencial de causar cirrose estão descritas a seguir (**Quadro 125.1.**). As hepatites agudas podem ser classificadas como não sintomáticas onde há achados laboratoriais de aumento na enzimologia hepática sem qualquer alteração clínica ou sintomática de modo que além das alterações em enzimas hepáticas esperam-se sinais e sintomas de diferentes gravidades, como: vômito, icterícia, febre, encefalopatia e coagulopatia. As principais causas de hepatite aguda em cães e gatos estão descritas a seguir (**Quadro 125.2.**).

Tabela 125.1. – Tratamento de Hepatopatia Crônica na Fase de Insuficiência Hepática

SAMe	Antioxidante usado genericamente em quase todas as hepatites como adjuvante. Evitar em pacientes oncológicos. Administrar em jejum.
Silimarina e Silibina	Baixa evidência científica, mas a médio prazo pode ser um adjuvante fitoterápico.
Vitamina E	Vitamina lipossolúvel com potencial hepatoregeneradora (pouca evidência para gatos).
Ácido Ursodesoxicólico	Efeito colerético do fluxo biliar e antifibrótico para o parênquima hepático.
Antiácidos e Antieméticos	Ulcerações e vômitos são esperados na hepatite crônica grave.
Vitamina K	Se evidência de sangramento ou coagulograma alterado.
Antibimicrobianos	Infecções secundárias podem ser comuns (SEPSE).
Dieta rica em gordura, pobre em cobre, dotada de proteínas com alta digestibilidade	Em casos de hepatopatia grave (emagrecimento, alterações neurológicas ou acúmulo de cobre). Não utilizar em casos assintomáticos ou obesos, ou com aumento isolado de fosfatase alcalina.

Quadro 125.1. – Principais Causas de Hepatopatia Crônica que Podem Cursar para Cirrose em Cães e em Gatos.

Hepatopatia por acúmulo de cobre em cães (Dobermann, Labrador e outros).
Hepatopatia autoimune ou imunomediada em cães (sobretudo em pequenas raças puras).
Hepatopatia por leishmaniose em cães (mais comum) e em gatos (raro).
Histoplasmose e outros fungos internos (infrequentes, mas subdiagnosticados).
Tríade felina (colangites e hepatites de causa infecciosa ou principalmente autoimune).
Neoplasias (carcinoma hepatocelular em cães e linfoma em gatos são as mais comuns).
Hepatite infecciosa canina, toxoplasmose felina, peritonite infecciosa felina, leptospirose canina.
Hemoparasitoses como erliquiose canina

Quadro 125.2. – Principais Causas de Hepatopatia Aguda (Sintomática ou Não) em Cães e em Gatos

Lipidose hepática felina.
Leptospirose canina.
Endocrinopatias que cursam para esteatose, pancreatite e hepatites reativas (Hiperadrenocorticismo canino, Diabetes em cães e em gatos, Hipotireoidismo canino, Hipertireoidismo felino.
Parasitose hepatobiliar (Platinossomíase em felinos).
Hepatite infecciosa canina.
Hemoparasitoses em cães (mais comuns) e em gatos (menos comuns).
Intoxicações por plantas (Cyca, Mamona e outras) ou por domissanitários, ou por medicamentos (Fenobarbital, Lomustina, Amiodarona, Carprofeno, Diazepam, Azatioprina, antifúngicos, digitálicos, Metronidazol e Imidocarb).
Toxicoses por acidente ofídico (principalmente cascavel) ou toxinas fúngicas (alimentação contaminada por fungos) ou toxina dos derivados de cacau (teobromina presente no chocolate).

A fosfatase alcalina é uma enzima de extravasamento e associada à colestase, ou seja, presente na membrana de hepatócitos, sendo inespecífica, facilmente alterada por diversas medicações ou endocrinopatias e imprecisa para imprimir prognóstico, além de também estar elevada em doenças osteoarticulares e neoplásicas. As transaminases ALT e AST elevadas sugerem lesão hepática. A mais específica para avaliação de injúria hepática é a ALT já que está presente no citoplasma dos hepáticos e quase ausente em demais órgãos. A AST tem menor especificidade já que outras enfermidades podem exibir tal aumento, como: anemia hemolítica, cardiopatias, doenças musculares e nefropatias. A Gama-GT é uma enzima de colestase, ou seja, sugere prejuízo do fluxo biliar, mas isto não acontece necessariamente em doenças obstrutivas como mucocele biliar ou colelitíases, pois inflamações hepatobiliares (colangites) também cursam para seu aumento sérico (por exemplo: colangite felina). Vale lembrar que tais mensurações devem ser realizadas mediante jejum alimentar, pois a hiperlipidemia pode interferir nas aferições. É de suma importância que o médico-veterinário saiba diferenciar o significado de alteração nas provas de injúria hepática (ALT e AST) das provas de função hepática (albumina, bilirrubinas, amônia, ácidos biliares, colesterol e fatores de coagulação). Numa doença hepática de mau prognóstico, esperam-se falhas na função, como: hipoalbuminemia, hiperbilirrubinemia, hiperamonemia, elevação de ácidos biliares e hipocolesterolemia. A dosagem sérica de amônia deve ser seguida de análise imediata (até 2 horas) e armazenada em tubo com anticoagulante. Existe suma importância da cobalamina (vitamina B-12) que vai além do efeito antianêmico ou imunoestimulante, isto porque ela é adjuvante na participação de converter amônia em ureia pelo fígado, deste modo sua mensuração é indicada em pacientes com potencial para encefalopatia hepática, fruto de hepatopatia aguda grave (lipidose hepática felina, intoxicação por plantas, acidente ofídico, dentre outras causas) ou hepatopatia crônica em fase sintomática. Sua suplementação oral diária na dose de 50 microgramas para cada quilo de peso (cães) ou de 250 microgramas por animal (gatos) pode favorecer o metabolismo hepático. Na **Tabela 125.2.** indica-se o tratamento para a condição de encefalopatia hepática, se presente.

Na triagem de um animal que esteja exibindo histórico de aumento crônico das enzimas hepáticas, devem ser realizadas determinadas investigações, respeitando informações de anamnese e de epidemiologia assim como outros indícios dos exames complementares do paciente, como: desvio portossistêmico, leishmaniose visceral, doenças transmitidas por carrapato, diabetes mellitus, hipertireoidismo felino, hiperadrenocorticismo canino, vírus da leucemia e da imunodeficiência felina, hipotireoidismo canino, informações sobre

Tabela 125.2. – Tratamento para Animais com Encefalopatia Hepática

Lactulose 0,5mL/kg/VO em cães e 3mL/animal/VO em gatos	Oral ou Retal a cada 8 ou a cada 12 horas
Manitol (0,5 a 1,0 grama/kg/IV)	Somente em casos neurológicos graves (secundária a hiperamonemia) onde existam a suspeita de hipertensão intracraniana
Oxigenioterapia e sedação	Em casos pontuais e graves de dispneia e confusão mental
Brometo de potássio (15 a 30mg/Kg/VO), Levotiracetam (15 a 30mg/Kg/VO), Propofol 3 a 5mg/Kg/IV (evitar Diazepam e Fenobarbital)	Controle de crises epiléticas
Omeprazol 1 a 2mg/Kg/VO	Proteção de mucosas devido risco de ulcerações e anemia

dieta e ambiência, além de medicações com potencial tóxico. Enquanto ocorre a triagem, os pacientes com alterações laboratoriais sugestivas de hepatite ainda sem a etiologia elucidada podem receber medicações e suplementos considerados "hepatoprotetores" que visam favorecer a potencializar a regeneração hepática e reduzir o potencial de fibrose diante da inflamação, como: S-Adenosilmetionina (manipulado em cápsulas revestidas sob a dose de 20mg/kg para cães e de 90 a 120mg/animal em felinos), Silimarina (20 a 60mg/kg, sendo ainda mais indicado seu ativo biodisponível denominado Silibina na dose de 8 a 12mg/kg), Vitamina E (única vitamina presente no consenso internacional sobre hepatites em cães sob a dose de 5 a 10UI/kg), L-carnitidina (125 a 500mg/animal), Ácido Ursodesoxicólico (além de "antinflamatório" para o parênquima hepático exibe papel colerético na vesícula biliar e sua dose varia de 15 a 20mg/kg). Há nutracêuticos ainda carentes de evidência quanto sua eficácia, embora existam sugestões de sua finalidade terapêutica adjuvante em quadros de hepatite e colangites, como: Arginina, Espirulina, Curcumina, Zinco, Vitamina D-3 e Ornitila. Quanto a N-acetilcisteína sabe-se que a mesma exibe efeito mucolítico nos tratos respiratório e digestório, sendo possivelmente problemática diante do fato do muco ser um dos fatores de imunidade inata destes tecidos (proteção epitelial, lubrificação e defesa), contudo seu uso visando efeito antitóxico em humanos (intoxicação medicamentosa por Paracetamol) encorajou alguns estudos para que o mesmo fosse reproduzido em animais com hepatites, todavia, não há evidências sobre seus mecanismos ou eficácia, sendo, portanto dispensável.

Embora ainda não exista evidência científica, acredita-se na chamada "supervacinação" como indutora de sobrecarga hepática e maior chance de hepatite autoimune. Isto reforça a necessidade de que cada paciente deve receber imunização particular e mediante critérios epidemiológicos (idade, vulnerabilidade, eficácia da vacina, exposição a viagens, dentre outros fatores). Há consenso internacional acerca do tema. Ele encoraja que animais bem alimentados e devidamente domiciliados recebam vacinação antirrábica anual em países endêmicos, vacinação polivalente a cada 3 anos, além disso, reforça que a Tosse dos Canis é uma doença autolimitante e sua vacinação é válida sobretudo até os 3 primeiros anos enquanto a vacinação para Giardíase Canina deve ser evitada.

Caso o paciente apresente aumento de enzimas hepáticas (sobretudo ALT) há mais de 2 meses e não tenha mostrado melhora laboratorial com o tratamento antioxidante empregado, indica-se a biópsia hepática que poderá conferir o diagnóstico, uma vez que, possivelmente trata-se de uma hepatite primária e que se não for tratada de forma específica poderá cursar para a cronicidade. A obtenção da biópsia pode ser feita por laparotomia (envolve maior trauma e necessidade de internação) ou por videocirurgia (menos invasiva, mais custosa e pode dispensar internamento na maioria dos casos). Idealmente devem ser coletados de 3 a 5 fragmentos do fígado (lobos diferentes), visando que tenham diferentes destinos (acondicionar 2 fragmentos em formol 10% para exame histopatológico; acondicionar 1 fragmento em soro fisiológico seguido de congelamento para quantificação do cobre do parênquima; acondicionar 1 fragmento em meio de cultura para exame microbiológico, acondicionar 1 fragmento sob congelamento para investigação de Adenovírus Canino, através do PCR tecidual, embora a Hepatite Infecciosa Canina tenha se tornado uma afecção rara). No caso dos gatos com suspeita de tríade felina (inflamação compartilhada entre fígado, pâncreas e intestinos), encoraja-se a obtenção destes outros órgãos para análise histopatológica, não só para determinação do tipo da inflamação como para diferenciação de linfoma alimentar.

A Peritonite Infecciosa Felina (PIF), é uma doença viral, de curso quase sempre agudo, que também pode ser diagnosticada por estas biópsias, embora possa também ser sugerida de outras formas (felinos jovens ou idosos, com histórico de febre, linfopenia, uveíte, efusões cavitarias, hiperglobulinemia e anemia arregenerativa).

Tanto a cirurgia tradicional, quanto a videocirurgia requerem planejamento, como realização de hemograma e de coagulograma (realização dos tempos de coagulação e da dosagem de fibrinogênio). Se os resultados estiverem alterados, pode-se considerar o uso de vitamina K na dose de 2mg/kg ao dia por pelo menos 1 semana anterior ao procedimento cirúrgico e/ou planejar transfusão de plasma 2 horas antes do mesmo para reduzir os riscos de hemorragia. Embora tenha alto custo e esteja por ora pouco presente nos serviços veterinários brasileiros, o melhor exame para avaliação da coagulação do paciente é o tromboelastometria (ROTEM).

As amostras obtidas por citologia (agulha tru-cut guiada por exame ultrassonográfico) tendem a ser insuficientes e não dispensam a realização de anestesia monitorada e de coagulograma prévio, portanto, são pouco indicadas diante da chance de não concluírem o diagnóstico do paciente. Doenças específicas, como esteatose hepática canina, lipidose felina, colangite neutrofílica e linfoma hepático, podem ter diagnóstico por este método.

Os felinos com suspeita de parasitismo biliar, induzindo colangite (causado pelo trematódeo não zoonótico chamado *Platynosomun ssp*), podem não ter fácil diagnóstico fecal, ou seja, se for referido acesso à rua ou hábitos de predação (lagartixa) pode-se aplicar o tratamento oral com Praziquantel, na dose de 20 a 30mg/kg ao dia (3 a 7 dias). O parasita adulto vive na vesícula biliar e nas vias biliares, podendo medir até 0,7cm. As fêmeas são mais acometidas do que os machos. Estes animais podem exibir alterações clínicas inespecíficas, como hiporexia, vômitos, icterícia e diarreia. Não necessariamente exibem eosinofilia ou aumento de enzimas hepáticas nos exames séricos. Acredita-se em prevalência de até 10% nos gatos domiciliados e de 50% nos gatos de vida livre. Não está totalmente elucidada a relação da platinossomíase com risco de neoplasia hepática em felinos.

Quanto às emergências, ou seja, situações de risco iminente de morte devido à hepatopatia, considera-se como diferencial a neoplasia (primária ou metastática), como hemangiossarcoma (geralmente metástase do baço), carcinoma hepatocelular (tumor maligno mais comum no fígado canino), colangiocarcinoma (raro), linfoma (tumor maligno mais comum no fígado felino), mastocitoma visceral (raro). Síndromes paraneoplásicas devem ser lembradas nestes pacientes oncológicos diante da suspeita ou confirmação diagnóstica (hipoglicemia, hipercalcemia, anorexia, trombocitopenia). Não podemos desconsiderar as neoformações benignas, pois também exibem riscos de ruptura e consequente hemorragia com evolução ao choque, como: hematomas, cistos e hiperplasias nodulares. Neste âmbito, indica-se que as neoformações vistas em exame ultrassonográfico sejam acompanhadas periodicamente, principalmente em animais com mais de 8 anos de idade. Caso ultrapassem 2cm ou venham a exibir fluxo doppler ao exame ultrassonográfico, ou ainda estejam acompanhadas do aumento sérico de enzimas hepáticas sugere-se excisão (lobectomia) para análise histopatológica. O uso de SAMe e de Vitamina E (ambos exemplos de antioxidantes frequentemente usados em hepatologia) é contraindicado na suspeita de neoplasia hepática. Refletir sobre a importância do estadiamento (radiografia de tórax) se o tumor for compatível com malignidade.

No caso de emergências biliares, a obstrução biliar devido espessamento de bile e incapacidade de ejeção (mucocele biliar) ou secundária a tampões e concreções de colesterol (colelitíases), indica-se tratamento cirúrgico (colecistectomia e se necessário cateterização da papila duodenal via duodenotomia para avaliar a viabilidade do fluxo biliar). Independente disto, os animais merecem investigação de causas primárias como base para aquela doença, pois sabe-se que endocrinopatias, dislipidemias, obesidade e deficiências nutricionais (como carência de vitamina D-3) podem predispor o animal a pouca ejeção de bile e consequente retenção e espessamento da mesma no interior da vesícula biliar. O uso de antibiótico com espectro para bactérias anaeróbias e gram negativas, fluidoterapia cristaloide e analgésicos para conforto é certamente adequado no âmbito destes pacientes cirúrgicos. O uso de glicocorticoides deve ser cauteloso nos cães com esta afecção. Indica-se ainda a realização de cultura da bile e de exame histopatológico da vesícula biliar. Deve-se lembrar que os cálculos de bile podem ser achados ultrassonográficos, ou seja, presentes em animais assintomáticos, portanto nestes casos merecem apenas tratamento clínico e monitoração, além de estudo da causa. Sugere-se o uso de dieta pobre em gordura e de antilipidêmicos, como Bezafibrato, Ezetimiba ou Fibrozila, que podem a médio prazo facilitar a dissolução e eliminação do cálculo sem necessidade de intervenção cirúrgica, mas tal desfecho depende do tamanho da concreção e da resposta individual do paciente, de modo que isso deve ser monitorado junto ao animal e seu tutor. As litíases de gordura (colelitíases) são mais comuns em cães do que em gatos. Nos gatos enco-

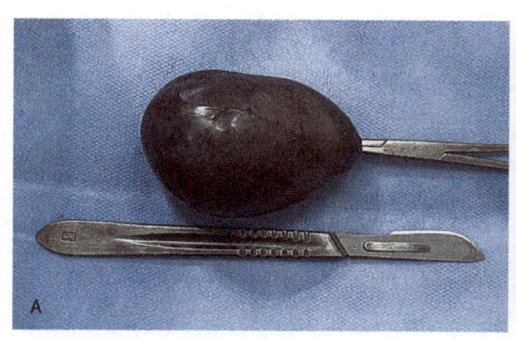
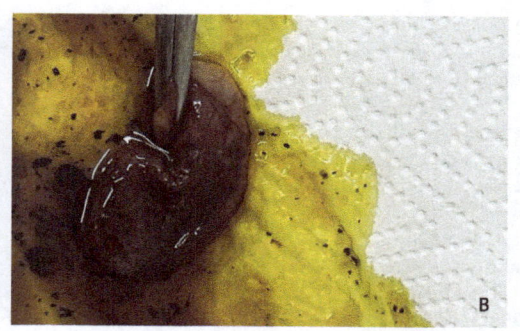

Figura 125.2. – (A) Vesícula após ser removida por laparotomia e **(B)** os cálculos que estavam em seu interior

raja-se o uso de SAMe e de Ômega 3 diante deste diagnóstico e o uso de glicocorticoides muitas vezes é indicado diante do vínculo com a tríade felina (lama biliar e concreções indicam inflamação nos gatos, diferente dos cães que podem exibir lama biliar como achados não patológicos). Nos felinos não existe por ora indicação de mudança na dieta como tratamento de colelitíases. A **Figura 125.2.** ilustra a vesícula após ser removida por laparotomia e os cálculos que estavam em seu interior (cão idoso da raça Schnauzer, com hipercolesterolemia e deficiência de vitamina D-3, ou seja, comorbidades muitas vezes associadas às doenças de vesícula biliar).

Ainda sobre emergências da vesícula biliar, há a colecistite bacteriana que muitas vezes não é acompanhada de obstrução física/mecânica do fluxo biliar, mas confere um quadro de colestase inflamatória, onde o tratamento será clínico (antibioticoterapia, analgesia, fluidoterapia, Ácido Ursodesoxicólico, Bezafibrato). Nesta apresentação clínica esperam-se achados clínicos como: icterícia, vômitos, dor abdominal (abdome agudo), diarreia, desidratação e febre. No hemograma pode ou não existir leucocitose com desvio à esquerda. Na bioquímica sérica pode ser verificada elevação das enzimas hepáticas assim como de bilirrubinas. Cultura de bile mediante aspiração guiada por ultrassonografia pode permitir uma melhora escolha do tratamento antimicrobiano (cultura e antibiograma da bile), mas isto requer experiência do profissional e sedação do paciente já que a vesícula inflamada pode estar com maior risco de ruptura da parede. Geralmente Metronidazol,

Amoxicilina com Clavulanato de Potássio e Quinolonas são opções adequadas para as bactérias causadoras de infecção no biliar que se deu por via ascendente (intestinal). Ultrassonograficamente pode existir edema marcante de parede da vesícula biliar (espessamento concêntrico dotado ou não do aspecto de "parede dupla"), lama densa em seu interior, peritonite focal, pancreatite concomitante, alteração de tamanho e ecogenicidade de linfonodos (hepático e/ou pancreatoduodenal e/ou mesentérico). O uso de glicocorticoides não faz parte do protocolo, então deve ser ponderado com cautela. A remoção cirúrgica é indicada nos casos onde não há resposta ao tratamento clínico e onde se acredita em demais desordens concomitantes àquela infecção, como a presença de mucocele biliar, colelitíases ou neoplasia, embora este último diferencial seja especialmente infrequente (carcinoma de vesícula biliar que requer diagnóstico histopatológico da vesícula biliar). A **Figura 125.3.** ilustra o aspecto sonográfico da vesícula biliar de um cão idoso com hiperadrenocorticismo e obesidade com litíases biliares e, além disso, nota-se aspecto hiperecogênico hepático (esteatose hepática).

3. CONCLUSÕES

As hepatites agudas não são frequentes, mas não podem ser subestimadas, principalmente em casos onde o paciente apresenta importante icterícia, alterações da coagulação ou encefalopatia. O internamento será obrigatório e o prognóstico disto é reservado. As hepatopatias crônicas tendem a ser assintomáticas até a chegada da fase de falência hepática, portanto animais estáveis clinicamente que apresentam aumento crônico de enzimas hepáticas sem causa justificada devem ser biopsiados.

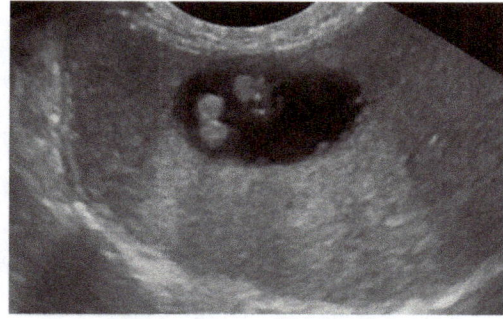

Figura 125.3. – Vesícula biliar com seu aspecto de "kiwi" do ponto de vista ultrassonográfico, ou seja, enfermidade de tratamento cirúrgico (colecistectomia via laparotomia ou via videocirurgia). Cão da raça Pastor de Shetland, com obesidade e dislipidemia (comorbidades comuns à mucocele).

4. LITERATURA RECOMENDADA

1. ASSAWARACHAN, S. N. et al. Evaluation of hepatobiliary ultrasound scores in healthy dogs and dogs with liver diseases. **August-2019**, v. 12, n. 8, p. 1266-1272, ago. 2019.
2. CORTINOVIS, C.; CALONI, F. Epidemiology of intoxication of domestic animals by plants in Europe. **The Veterinary Journal**, v. 197, n. 2, p. 163-168, ago. 2013.
3. FORMAN, M. A. et al. ACVIM consensus statement on pancreatitis in cats. **Journal of Veterinary Internal Medicine**, v. 35, n. 2, p. 703-723, 15 fev. 2021.

4. FULTON, E. et al. Feline Emphysematous Gastritis in a Cat with Pancreatitis and Secondary Hepatic Lipidosis. **Journal of the American Animal Hospital Association**, v. 58, n. 4, p. 207-212, 1 jul. 2022.

5. GALLEY, M. et al. Factors affecting survival in 516 dogs that underwent cholecystectomy for the treatment of gallbladder mucocele. **The Canadian veterinary journal = La revue veterinaire Canadienne**, v. 63, n. 1, p. 63-66, jan. 2022.

6. GREGORY, E. A.; BINAGIA, E. M. Anaphylaxis due to First-Time Intravenous Infusion of N-Acetylcysteine in a Dog. **Topics in Companion Animal Medicine**, v. 51, p. 100734, nov. 2022.

7. HALL-FONTE, D. L. et al. Hepatocutaneous syndrome in Shih Tzus: 31 cases (1996–2014). **Journal of the American Veterinary Medical Association**, v. 248, n. 7, p. 802-813, abr. 2016.

8. HARRIS, J. P. et al. Retrospective evaluation of the impact of early enteral nutrition on clinical outcomes in dogs with pancreatitis: 34 cases (2010-2013). **Journal of Veterinary Emergency and Critical Care**, v. 27, n. 4, p. 425–433, 16 maio 2017.

9. JAFFEY, J. A. et al. Serum 25-hydroxyvitamin D concentrations in dogs with gallbladder mucocele. **PLOS ONE**, v. 15, n. 12, p. e0244102, 16 dez. 2020.

10. KASTL, B. C.; SPRINGER, N. L. Serum biochemical changes in cats with naturally acquired feline cytauxzoonosis. **Journal of the American Veterinary Medical Association**, p. 1-9, 19 jan. 2023.

11. KLOSOWSKI, M. L.; BOHN, A. A. Microscopic detection of Leptospira bacterial organisms in urine sediment from a young dog with leptospirosis and a review of the pathobiology and diagnosis of canine leptospirosis. **Veterinary Clinical Pathology**, 26 maio 2022.

12. KUZI, S. et al. Prognostic markers in feline hepatic lipidosis: a retrospective study of 71 cats. **Veterinary Record**, v. 181, n. 19, p. 512-512, nov. 2017.

13. MARKS, S. L. et al. ACVIM consensus statement: Support for rational administration of gastrointestinal protectants to dogs and cats. **Journal of Veterinary Internal Medicine**, v. 32, n. 6, p. 1823-1840, 31 out. 2018.

14. PIEGOLS, H. J. et al. Association between biliary tree manipulation and outcome in dogs undergoing cholecystectomy for gallbladder mucocele: A multi-institutional retrospective study. **Veterinary Surgery**, v. 50, n. 4, p. 767-774, 23 nov. 2020.

15. TSUKAGOSHI, T. et al. DECREASED GALLBLADDER EMPTYING IN DOGS WITH BILIARY SLUDGE OR GALLBLADDER MUCOCELE. **Veterinary Radiology & Ultrasound**, v. 53, n. 1, p. 84-91, 23 out. 2011.

16. ULLAL, T. et al. Retrospective evaluation of cyclosporine in the treatment of presumed idiopathic chronic hepatitis in dogs. **Journal of Veterinary Internal Medicine**, v. 33, n. 5, p. 2046-2056, 8 ago. 2019.

17. WEBSTER, C. R. L. et al. ACVIM consensus statement on the diagnosis and treatment of chronic hepatitis in dogs. **Journal of veterinary internal medicine**, v. 33, n. 3, p. 1173-1200, 2019.

18. WATSON, P. Canine Breed-Specific Hepatopathies. **Veterinary Clinics of North America: Small Animal Practice**, v. 47, n. 3, p. 665-682, maio 2017.

19. WILSON, K. et al. Dogs with biliary rupture based on ultrasound findings may have normal total serum bilirubin values. **Veterinary Radiology & Ultrasound**, v. 62, n. 2, p. 236-245, 19 dez. 2020.

Alterações Intestinais Crônicas Graves – Diarreia

126

Maria Carolina Farah Pappalardo

1. INTRODUÇÃO

A diarreia é uma manifestação clínica comum no atendimento emergencial. O diagnóstico diferencial do paciente com alterações gastroentéricas é vasto. A partir de 3 semanas de evolução, a diarreia é considerada crônica. O prognóstico depende da resposta ao tratamento, diagnóstico precoce, região do intestino afetada e comprometimento intestinal.

Localizar a região do intestino afetada é de extrema importância. De acordo com o histórico e características das fezes, é possível diferenciar se a diarreia é decorrente de uma doença que compromete o intestino delgado ou grosso (**Quadro 126.1.**). O intestino delgado é formado pelo duodeno, jejuno e íleo. O intestino grosso é formado pelo ceco, cólon ascendente, transverso e descendente, reto e ânus. O intestino delgado é responsável por parte da digestão e da absorção. O intestino grosso tem função de armazenamento e eliminação periódica das fezes, absorção de água e eletrólitos e fermentação de compostos.

As diarreias de intestino delgado podem ter origem digestiva (insuficiência pancreática exógena, disbiose e insuficiência hepática) e secundárias à má absorção (síndrome do intestino curto, doença inflamatória intestinal, linfoma intestinal).

Algumas raças têm uma predisposição à enteropatia crônica, o Pastor Alemão, Collie, Bulldog Francês, Yorkshire, Maltês, Bassenji e Sharpei.

A diarreia de intestino delgado pode causar emagrecimento, desidratação, hipoalbuminemia, deficiência de cobalamina, cálcio, potássio, com maior comprometimento nutricional (**Figura 126.1.**). O vômito bilioso pode estar associado à diarreia do intestino delgado, quando há o comprometimento do duodeno.

A diarreia de intestino grosso geralmente é intermitente e cíclica e não tem um comprometimento nutricional como a de intestino delgado (**Figura 126.2.**). A colite mais grave e que pode ter uma evolução negativa é a colite granulomatosa, comum no Boxer e no Bulldog francês.

2. ENTEROPATIAS INFLAMATÓRIAS CRÔNICAS

As enteropatias inflamatórias crônicas podem ser classificadas como:

- Enteropatia responsiva a alimentos.
- Enteropatia responsiva aos imunossupressores.
- Enteropatia responsiva a antibióticos.
- Enteropatias não responsivas.

O termo **Doença Inflamatória Intestinal** é um termo genérico usado para descrever distúrbios que envolvem inflamação crônica do intestino. Os tipos predominantes de células encontradas no histopatológico em cães são linfoplasmocítica

Quadro 126.1. – Características das lesões em intestino grosso ou delgado

Características	Intestino delgado	Intestino grosso
Frequência defecção	Aumentada	Muito aumentada
Quantidade de fezes	Grande (volumosas)	Pequena
Sangue	Melena	Hematoquesia
Muco	Ocasional	Grande quantidade
Local inadequado	Ocasional	Frequente
Vômito	Frequente	Ocasional
Perda de peso	Presente	Ausente
Polifagia	Presente	Ausente
Polidipsia	Presente	Ausente
Borborigmos	Presente	Ausente
Tenesmo	Ausente	Presente

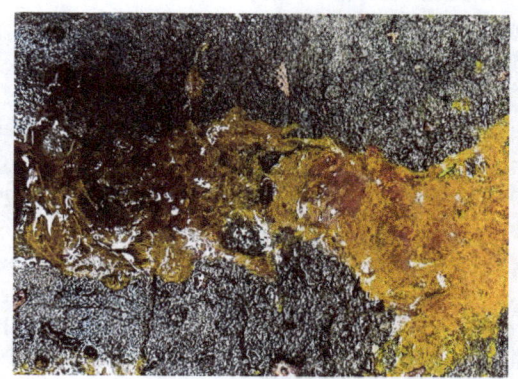

Figura 126.1. – Diarreia de intestino delgado

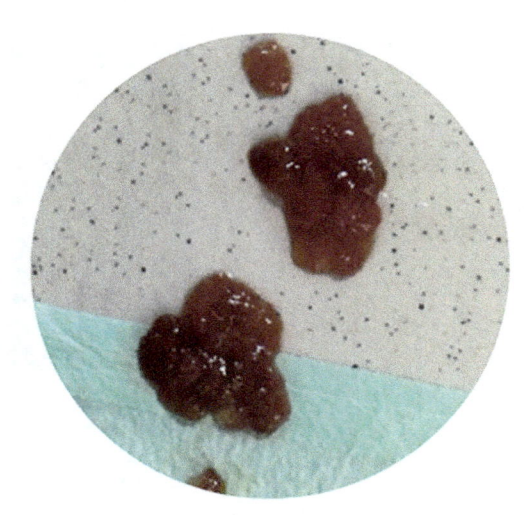

Figura 126.2. – Diarreia de intestino grosso

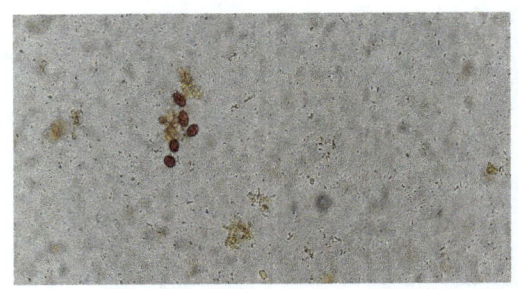

Figura 126.3. – Cistos de Giardia em exame físico direto. Cedido por M.V Lilia Fragoso – Provet.

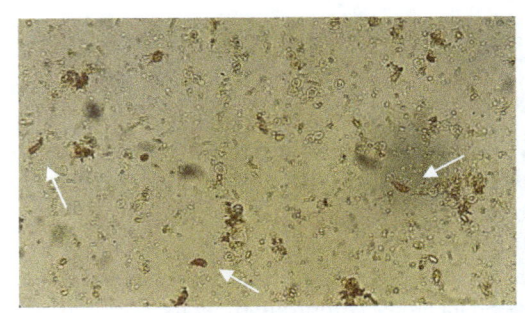

Figura 126.4. – Exame Direto para Detecção de Tritrichomonas de um Felino

M.V Lilia Fragoso – Provet.

e eosinofílica. Em gatos, a linfoplasmocítica é a mais comum. Acredita-se que pode haver relação com alteração imunomediada, resposta a antígenos dietéticos ou microbiota intraluminal.

As manifestações clínicas e a gravidade dependem da localização da lesão (vômito, diarreia, perda de peso ou combinação dessas). Nos gatos, o vômito e o emagrecimento não vêm necessariamente acompanhados de diarreia, independente da região do intestino afetada.

Como a diarreia e vômitos são manifestações clínicas comuns a muitas doenças de base, é necessária a exclusão de verminoses, doenças metabólicas, hormonais e protozoários intestinais. O exame coproparasitológico deve ser seriado (3 amostras) e o exame de ELISA para detecção de giardia pode ser combinado ao parasitológico (**Figura 126.3.**).

O PCR de Giárdia é uma alternativa. Nos felinos, o exame direto realizado imediatamente após a coleta de fezes ou o PCR podem detectar a presença de Tritrichomonas (**Figura 126.4.**).

A dieta de exclusão pode ser utilizada para avaliar a possibilidade de enteropatia responsiva à dieta. As dietas hidrolisadas são as mais indicadas, exceto se o paciente não tolerar altos níveis de gordura. A dieta caseira, formulada pelo nutrólogo, pode ser uma alternativa.

Exames bioquímicos podem nos indicar gravidade. Pacientes com diminuição de albumina e cobalamina possuem prognóstico mais reservado.

O hipoadrenocorticismo atípico (deficiência de glicocorticoide), sem alteração no sódio e potássio, pode ter como manifestação clínica vômito e diarreia crônica. Novos trabalhos mostram que pode evoluir para hipoalbuminemia e hipocolesterolemia, assim como em algumas enteropatias espoliadoras de proteína.

A ecografia abdominal pode mostrar espessamento de parede localizado ou generalizado, com ou sem perda de estratificação de camadas, aumento de linfonodos e líquido livre. A exclusão de corpos estranhos, formações e alterações em órgãos como pâncreas, vias biliares, fígado, são realizadas através do exame de ecografia. Exames ecográficos normais não excluem a doença inflamatória intestinal dos cães e gatos. Muitos gatos com alterações em histopatológico têm exames de imagem normais.

Após a exclusão de causas primárias, a realização de biópsias é indicada para auxiliar no diagnóstico final. As alterações histológicas nem sempre são proporcionais às manifestações clínicas. Para o diagnóstico de doença inflamatória, a biópsia endoscópica tem grande valia, já que alterações estão em lâmina própria, além de permitir a inspeção direta macroscópica do lúmem (**Figura 126.5.**).

A limitação da endoscopia está na região em que pretendemos biopsiar, estômago, duodeno, íleo e cólon são bem inspecionados e biopsiados. Nos felinos, a biópsia do íleo é importante, assim o tamanho do paciente e tipo de aparelho pode ser um impedimento, sendo a biópsia aberta uma alternativa. As biópsias de regiões do jejuno devem ser realizadas por videoscopia ou laparotomia.

Para minimizar erros e melhorar os resultados, é importante que, caso a biópsia seja feita por endoscopia, o endoscopista siga as diretrizes da Associação Mundial de Veterinários de Pequenos Animais. O patologista também deve seguir as diretrizes da Associação para classificação da doença em grave, moderada ou leve.

Alterações nos exames laboratoriais como hipoalbuminemia, anemia, trombocitose ou trombocitopenia e leucocitose, podem estar relacionados à gravidade da doença. A proteína C reativa pode estar aumentada e pode ser um marcador de controle de inflamação. Cães com diminuição de cobalamina

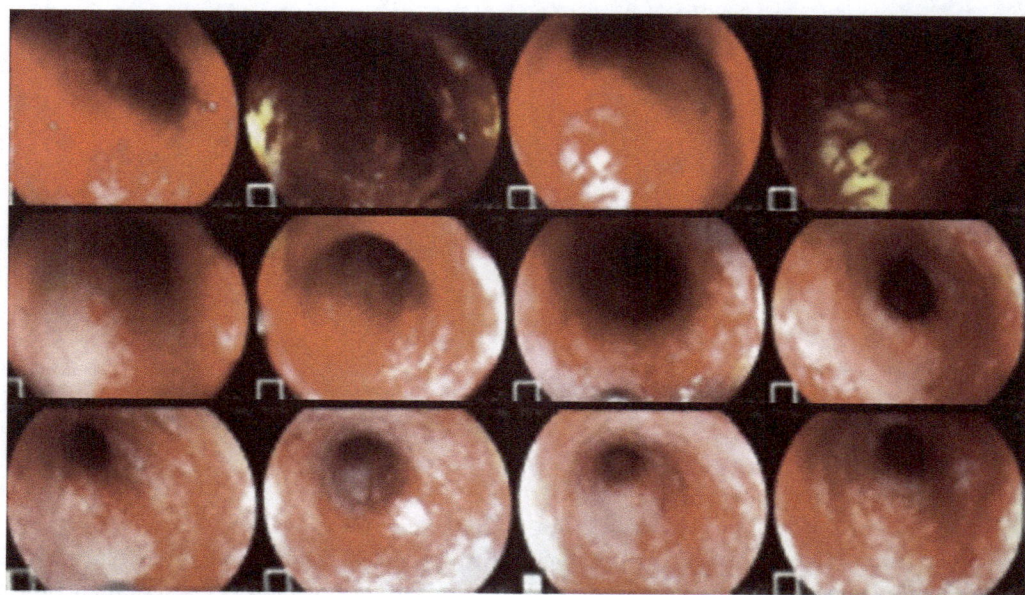

Figura 126.5. – Imagem endoscópica de doença inflamatória grave

Cedida por Msc.Franz Naoki Yoshitoshi.

(vitamina B12) sérica podem não responder ao tratamento da doença primária. A cobalamina é essencial para muitas funções celulares e regeneração da mucosa, e a deficiência pode contribuir para a infiltração inflamatória da mucosa e atrofia de vilos.

A prednisona ou prednisolona (prednisolona para felinos) é o fármaco de primeira escolha no tratamento da doença inflamatória na dose de 1 a 2mg/kg por cerca de 4 semanas, sempre avaliando cada caso. Após a melhora das manifestações clínicas iniciamos a redução progressiva do corticoide, chegando a uma dose mínima ideal, ou retirando toda a medicação com manutenção alimentar (melhor prognóstico). A Budesonida seria uma opção, mas tem sido pouco utilizada, já que pode causar os mesmos efeitos colaterais da prednisona (poliúria, polidipsia, letargia, taquipneia), sua dose é de 1 a 2mg por animal por dia com cápsulas de liberação entérica.

Em casos em que o corticoide não tem o efeito esperado, o uso de outros imunossupressores associados é indicado. A ciclosporina na dose de 5mg/kg a cada 24 horas ou a cada 12 horas VO é uma alternativa. Um dos seus efeitos colaterais pode ser a hiperplasia de gengiva. A ciclosporina é mais utilizada em cães, porém pode ser uma alternativa nos felinos.

A clorambucila é um quimioterápico utilizado nos felinos e pode ser utilizado nos cães, associado à prednisolona. A dosagem inicial da clorambucila, nos cães, foi determinada de acordo com a área de superfície corporal em 4mg/m², VO em média 3 vezes por semana (sugere-se o uso as segundas, quartas e sextas). Sempre utilizar luvas para administração. Em felinos a dose de 2mg por gato, em dias alternados, é utilizada. Realizar hemograma, monitoração hepática e renal nesses pacientes. Descartar os dejetos em lixo adequado, assim como utilizar luvas para seu descarte é importante para diminuir a contaminação ambiental da clorambucila.

A azatioprina era um imunossupressor bastante utilizado, mas pode causar mielossupressão grave. Sendo assim, é indicado monitoramento com hemograma a cada 7 dias nos primeiros 2 meses (2mg/kg VO a cada 24 horas por 30 dias). Pode ser utilizada em dias alternados e a dose é diminuída para 1mg/kg.

A troca da dieta auxilia na terapia, sendo a dieta restrita com proteína hidrolisada uma opção ou dietas de alta digestibilidade.

O uso de antimicrobianos, associado à terapia, pode ser recomendado apenas em casos muito graves, onde a translocação bacteriana secundária à alteração de permeabilidade e disbiose grave pode acontecer. No entanto, não é a primeira opção de tratamento nesse tipo de enteropatia.

Nos casos mais graves, com diarreias profusas de intestino delgado, com pouca resposta à terapia, os pacientes evoluem para desidratação, emagrecimento, hipoperfusão e possibilidade de translocação bacteriana. Esses pacientes precisam ser monitorados, receber fluidoterapia, com o objetivo de reidratação, otimização da perfusão, minimizando a possibilidade de translocação. O cuidado intensivo é de suma importância, principalmente no que diz respeito à possibilidade de iniciar alimentação específica de alta digestibilidade, muitas vezes com necessidade de auxílio de uma sonda para alimentação. Monitorar a gasometria (a acidose diminui a capacidade de proteção de barreira intestinal), albumina sérica, glicemia, lactato, cobalamina sérica, hemograma, enzimas hepáticas e marcadores renais também são pontos importantes a serem considerados.

3. LINFANGIECTASIA INTESTINAL

A linfangiectasia é uma enteropatia espoliadora de proteína de cães, que resulta em má absorção. Ela é caracterizada por obstrução e disfunção da malha linfática intestinal.

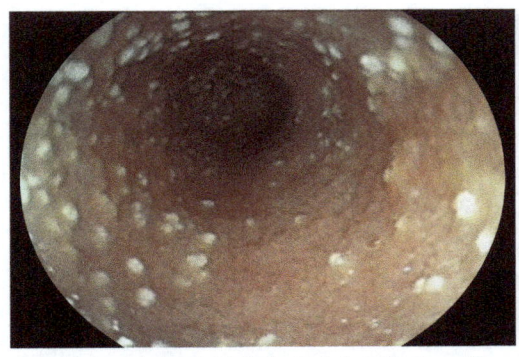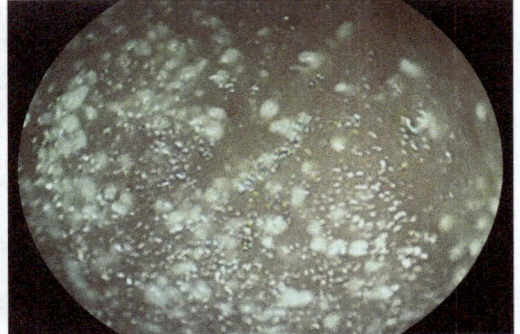

Figura 126.6. – Imagem Macroscópica de Linfagiectasia Intestinal em Cão

Imagem cedida por MSc. Fernanda de Assis Bueno Auler

Ela pode ser congênita, primária, devido à malformação dos vasos linfáticos, ou secundária a doenças que causem alteração da mucosa ou submucosa intestinal, obstruindo e dilatando os vasos linfáticos. Doenças inflamatórias, doenças infiltrativas, como linfoma ou lipogranulomas, podem causar a linfangiectasia adquirida.

As manifestações clínicas mais comuns são diarreia de intestino delgado; vômitos; emagrecimento; fraqueza muscular. A efusão abdominal e/ou torácica podem ser consequência dos baixos níveis de albumina. Assim como edema de membros ou anasarca. As alterações laboratoriais são panhipoproteínemia, hipocolesterolemia, linfopenia, hipocalcemia, hipomagnesemia e baixas concentrações de vitamina D. O Yorkshire, Maltês e Rottweiler são raças predispostas.

O exame ecográfico pode mostrar espessamento de parede intestinal, perda de estratificação, líquido livre, mesentério reativo, estrias hiperecogênicas em parede de intestino.

A linfangiectasia predispõe à formação de trombos devido à redução da antitrombina III, associada a inflamação importante, lesão endotelial, hiperfibrinogenemia e agregação de plaquetas.

A endoscopia mostra imagem com pontos esbranquiçados, representados pelos vasos linfáticos ingurgitados (**Figura 126.6.**).

A biópsia intestinal é indicada para o diagnóstico histológico (**Figura 126.7.**).

A linfangiectasia precisa cursar com panhipopreteínemia. A visualização do vaso linfático na ecografia, endoscopia ou histopatológico isolado, não caracteriza a doença linfangiectasia. As imagens devem ser acompanhadas com alterações laboratoriais.

O tratamento depende da causa primária. Grande parte é consequência da doença inflamatória grave. Assim, o uso de corticoide e imunossupressores é indicado.

O manejo nutricional na linfangiectasia é primordial, visando a diminuição da perda proteica. Especificamente nessa doença, a diminuição da gordura é indicada. Assim, dietas hidrolisadas não são ideais, sendo as dietas intestinais com teores reduzidos de gordura as mais indicadas.

O uso de antiplaquetário e anticoagulante auxilia na prevenção dos trombos. Esses pacientes devem ser monitorados.

Não há benefício da suplementação oral de albumina, pois há perda proteica intestinal. A regularização da albumina depende da estabilização da doença, através das medicações e controle alimentar. A falta de resposta, com persistência da hipoalbuminemia tem prognóstico ruim.

4. COLITE GRANULOMATOSA.

A **Colite Granulomatosa** é um tipo de enteropatia crônica, que acomete mais frequentemente Boxers e Bulldogs Franceses, causando manifestações clínicas como disquesia, tenesmo, sangue vivo nas fezes, muco e fezes em pequenas quantidades. Ao contrário das outras formas de colite, a perda de peso é comum. Sendo grande parte desses pacientes animais jovens. As análises genéticas identificam que a doença é hereditária nessas raças.

O diagnóstico depende da exclusão de outras doenças (infecciosas, alimentares, metabólicas, hormonais) e avaliação histológica intestinal.

Na histologia costumam ser identificados abundantes macrófagos (histiócitos) positivos para na técnica de PAS nas mucosas colônica. Atualmente, a técnica de FISH (*fluorescence in situ hybridization*) mostra que a *E. coli* é o agente etiológico, detectando invasão intramucosa e de macrófagos pela bactéria.

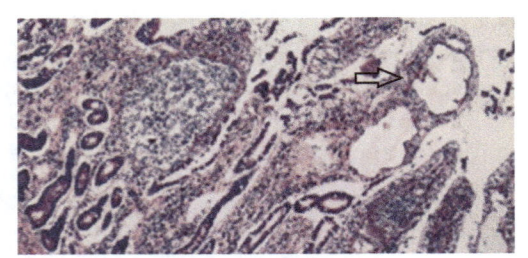

Figura 126.7. – Histopatológico de Intestino Mostrando Vaso Linfático Dilatado em Vilosidade

Cedida por Carolina Gonçalves Pires.

A cultura e antibiograma da amostra de tecido da mucosa colônica deve ser realizada e interpretada em conjunto com o histopatológico.

Atualmente os trabalhos mostram grande resistência dos antimicrobianos utilizados para *E. coli*. Alguns estudos demonstram a sensibilidade a antimicrobianos como amicacina, gentamicina, cefazolina e resistência às penicilinas, fluoroquinolonas, cloranfenicol e sulfonamidas.

Muitos pacientes podem ter anemia e hipoalbuminemia, devido ao sangramento intenso e comprometimento de regiões do intestino delgado.

Indica-se o uso de antimicrobianos e a enrofloxacina (embora hoje a *E. coli* esteja bastante resistente) pode ser a escolha inicial. O protocolo deverá ser ajustado conforme o antibiograma. O tratamento é longo, por isso o diagnóstico histológico é imprescindível. Para o sucesso do tratamento é necessária a erradicação total da infecção na mucosa. Por isso o tratamento pode ser longo, chegando a 90 dias, com tentativa de retirada e expectativa.

O prognóstico depende da resposta à terapia antibiótica (melhora do escore corporal, melhora de sangramento, normofagia e ganho de peso) e capacidade de erradicação da infecção.

4.1. – Disbiose

A alteração do microbioma é chamada de disbiose. Inclui variações na diversidade do microbioma e/ou estrutura, bem como alterações funcionais (produção alterada de metabólitos bacterianos). Esse desequilíbrio pode estar relacionado à presença de bactérias aderidas em mucosa, alteração de substrato em lúmem intestinal, aumento da quantidade de bactérias ou diminuição de bactérias benéficas.

Na maioria dos casos, a disbiose é secundária a doenças crônicas do intestino, como a doença inflamatória intestinal e alterações digestivas, como a insuficiência pancreática exócrina. Esses efeitos microbianos vão além da doença do trato intestinal. Estudos em cães e gatos mostram que alterações no microbioma e/ou função intestinal não estão presentes apenas na doença gastrointestinal, mas estão associadas a distúrbios em outros órgãos, como doença renal crônica; doença cardíaca; distúrbios neurológicos; diabetes mellitus e obesidade.

Um microbioma intestinal equilibrado exerce uma influência benéfica na saúde do hospedeiro pela modulação do sistema imunológico, defesa contra patógenos intestinais e fornecimento de vitaminas e nutrientes. Por exemplo, carboidratos da dieta são fermentados por bactérias em ácidos graxos de cadeia curta, que fornecem energia para as células epiteliais, regulam a motilidade intestinal e possuem propriedades anti-inflamatórias.

A complexidade e funcionalidade do microbioma intestinal não pode ser avaliado por cultura simples tradicional. Exceto em casos específicos, como a cultura bacteriana e perfil de suscetibilidade de *E. coli* a partir de biópsias colônicas de cães com colite granulomatosa, pois dados recentes mostraram que esses organismos entero-invasivos são frequentemente resistentes a muitos dos antimicrobianos recomendados anteriormente (principalmente fluoroquinolonas).

O apontador de disbiose é um ensaio de PCR quantitativo validado para amostras fecais caninas que mede a abundância de sete taxas bacterianas importantes. Os intervalos de referência são estabelecidos para cães. O índice de disbiose pode ser usado para avaliar o microbioma em pacientes ao longo do tempo e em resposta à terapia (por exemplo, transplante de microbiota fecal). A hibridização *in situ* ou imunohistoquímica permite a identificação de bactérias aderentes à mucosa e intracelulares em animais com doença intestinal, principalmente colite granulomatosa.

Dosagens de folato e cobalamina são testes que podem estar alterados na disbiose, pois muitas bactérias do intestino sintetizam folato e outras impedem a absorção de cobalamina. No entanto, essas alterações podem não ocorrer apenas na disbiose.

Probióticos e prebióticos são de grande valia para o auxílio e controle da microbiota, como parte do tratamento. Assim como alimentos de alta digestibilidade.

O uso de antibióticos para tratamento de disbiose deve ser evitado, já que é uma das principais causas do desequilíbrio. Exceto em casos como a colite granulomatosa, disbiose primária de algumas raças específicas como o Pastor Alemão ou em casos graves onde a doença gastrointestinal de base não foi controlada com outras medicações (corticoide, imunossupressores, dieta, probióticos e prebióticos) e existe uma possibilidade de translocação bacteriana.

A suplementação de cobalamina pode ser indicada de forma oral ou parenteral. Inicialmente, injeções semanais por via SC ou IM de cianocobalamina (250-1500µg dependendo do tamanho do cão ou do gato) durante um período de 4 a 6 semanas. O uso oral diário também é indicado por 12 semanas.

5. ENTEROPATIAS RESPONSIVAS AO ALIMENTO

A hipersensibilidade alimentar é uma resposta imunológica ao alimento. Muitas doenças inflamatórias intestinais são responsivas à troca da dieta e remoção do antígeno. O uso de dietas hipoalergênicas hidrolisadas ou dietas caseiras de eliminação com uma única fonte de proteína e carboidrato são indicadas. A alimentação restrita deve ser realizada por cerca de 6 a 8 semanas. O sucesso do diagnóstico e tratamento depende do tutor, pois caso não seja feita a dieta prescrita, o teste alimentar perde validade. Algumas raças, como o Setter, podem ter hipersensibilidade ao glúten.

6. BIOMARCADORES

Estudos mostram a importância de biomarcadores nas doenças intestinais crônicas. Alguns marcadores séricos já são usados na rotina, como cobalamina, folato, albumina e proteína C reativa. Novos estudos mostram alterações importantes no microbioma de pacientes com doenças intestinais crônicas e agudas, mostrando a importância da microbiota. Seu desequilíbrio pode dificultar a melhora do paciente. Biomarcadores auxiliarão o diagnóstico e acompanhamento laboratorial das doenças intestinais.

7. LITERATURA RECOMENDADA

1. Craven M, Mansfield CS, Simpson KW. Granulomatous Colitis of Boxer Dogs. Veterinary Clinics of North America: Small Animal Practice. 2011 Mar;41(2):433-45.

2. Manchester AC, Hill S, Sabatino B, Armentano R, Carroll M, Kessler B, et al. Association between Granulomatous Colitis in French Bulldogs and Invasive Escherichia coli and Response to Fluoroquinolone Antimicrobials. Journal of Veterinary Internal Medicine. 2012 Dec 3;27(1):56-61.

3. Hall EJ, Rutgers HC, Scholes SFE, Middleton DJ, Tennant BJ, King NM, et al. Histiocytic ulcerative colitis in boxer dogs in the UK. Journal of Small Animal Practice. 1994 Oct;35(10):509-15.

4. Simpson KW, Dogan B, Rishniw M, Goldstein RE, Klaessig S, McDonough PL, et al. Adherent and Invasive Escherichia coli Is Associated with Granulomatous Colitis in Boxer Dogs. Infection and Immunity. 2006 Aug;74(8):4778-92.

5. Suchodolski JS. Analysis of the gut microbiome in dogs and cats. Veterinary Clinical Pathology. 2021 Sep 12;

6. Janeczko S, Atwater D, Bogel E, Greiter-Wilke A, Gerold A, Baumgart M, et al. The relationship of mucosal bacteria to duodenal histopathology, cytokine mRNA, and clinical disease activity in cats with inflammatory bowel disease. Veterinary Microbiology. 2008 Apr;128(1-2):178-93.

7. Blake AB, Guard BC, Honneffer JB, Lidbury JA, Steiner JM, Suchodolski JS. Altered microbiota, fecal lactate, and fecal bile acids in dogs with gastrointestinal disease. Staley C, editor. PLOS ONE. 2019 Oct 31;14(10):e0224454.

8. Allenspach K, Wieland B, Gröne A, Gaschen F. Chronic enteropathies in dogs: evaluation of risk factors for negative outcome. J Vet Intern Med. 2007;21(4):700-708.

9. Jergens AE, Moore FM, Haynes JS, Kg M. Idiopathic inflammatory bowel disease in dogs and cats: 84 cases (1987-1990). Javma-journal of The American Veterinary Medical Association. 1992 Nov 15;201(10):1603-8.

10. Jacobs G, Collins-Kelly L, Lappin M, Tyler D. Lymphocytic-Plasmacytic Enteritis in 24 Dogs. Journal of Veterinary Internal Medicine. 1990 Mar;4(2):45-53.

11. Washabau RJ, Day MJ, Willard MD, Hall EJ, Jergens AE, Mansell J, et al. Endoscopic, Biopsy, and Histopathologic Guidelines for the Evaluation of Gastrointestinal Inflammation in Companion Animals. Journal of Veterinary Internal Medicine. 2010 Jan;24(1):10-26.

12. Day MJ, Bilzer T, Mansell J, Wilcock B, Hall EJ, Jergens A, et al. Histopathological Standards for the Diagnosis of Gastrointestinal Inflammation in Endoscopic Biopsy Samples from the Dog and Cat: A Report from the World Small Animal Veterinary Association Gastrointestinal Standardization Group. Journal of Comparative Pathology. 2008 Feb;138:S1-43.

13. Berghoff N, Steiner JM. Laboratory tests for the diagnosis and management of chronic canine and feline enteropathies. The Veterinary Clinics of North America Small Animal Practice [Internet]. 2011 Mar 1 [cited 2022 Jun 23];41(2):311–28. Available from: https://pubmed.ncbi.nlm.nih.gov/21486638/

14. Dandrieux JRS, Noble PJM, Scase TJ, Cripps PJ, German AJ. Comparison of a chlorambucil-prednisolone combination with an azathioprine-prednisolone combination for treatment of chronic enteropathy with concurrent protein-losing enteropathy in dogs: 27 cases (2007–2010). Journal of the American Veterinary Medical Association. 2013 Jun 15;242(12):1705–14.

15. Stefanie Kather | Niels Grützner | Peter H. Kook | Franziska Dengler | Romy M. Heilmann. Review of cobalamin status and disorders of cobalamin metabolism in dogs. J Vet Intern Med. 2020 Jan;34(1):13-28. 23. Romy M Heilmann, Jörg M Steiner. Clinical utility of currently available biomarkers in inflammatory enteropathies of dogs. J Vet Intern Med 2018 Sep;32(5): 1495-1508.

Crise Congestiva

Caio Vaz Baqui Lima
Henrique Augusto Souza Andrade

1. INTRODUÇÃO

A expressão "**Crise Congestiva**" refere-se à descompensação cardiovascular causada, sobretudo, pela sobrecarga de volume associada a um distúrbio funcional ou estrutural cardíaco que prejudica o enchimento ventricular ou a ejeção de sangue, resultando em congestão cardiopulmonar e/ou sistêmica, tendo, portanto, como sinonímia a síndrome clínica complexa conhecida por Insuficiência cardíaca congestiva (ICC).

Neste capítulo serão abordados tópicos referentes à crise congestiva, abrangendo tópicos como a anatomofisiologia cardíaca básica, a fisiopatogenia, o exame físico, os sinais clínicos, o diagnóstico, o tratamento e a conduta pós-crise.

2. ANÁTOMO FISIOLOGIA CARDÍACA

De maneira resumida, o coração é um órgão dividido em 4 câmaras, sendo as superiores denominadas de átrios, direito (AD) e esquerdo (AE), e as inferiores de ventrículos, direito (VD) e esquerdo (VE).

Os átrios se comunicam com os ventrículos por meio de estruturas similares a "portas de sentido único", conhecidas como valvas atrioventriculares. Por convenção, a valva atrioventricular que comunica o átrio direito com ventrículo direito é denominada de "valva tricúspide" (VT) e a que comunica o átrio esquerdo com o ventrículo esquerdo é chamada de "valva mitral" (VM). Essas valvas são responsáveis por permitir que o fluxo de sangue flua apenas no sentido átrio-ventrículo, não permitindo fluxo retrógrado (refluxo ou insuficiência valvar).

O átrio direito é preenchido pelo fluxo de sangue pouco oxigenado que retorna do corpo ao coração pelas veias cavas. Uma vez que o AD foi preenchido, o VD se relaxa (diástole), criando um gradiente de pressão inferior ao atrial que abre a valva tricúspide e permite o enchimento ventricular. Ao término da diástole, o início da contração (sístole) aumenta a pressão intraventricular direita, promovendo o fechamento da VT e a ejeção do sangue para circulação pulmonar por meio da artéria pulmonar.

O mesmo ocorre do lado esquerdo. O AE recebe o sangue oxigenado que retorna dos pulmões ao coração pelas veias pulmonares e, uma vez preenchido, a diástole ventricular esquerda favorece abertura da VM e enchimento do VE, seguido pela sístole, fechamento da valva mitral e ejeção do sangue oxigenado para circulação sistêmica por meio da artéria aorta.

3. FISIOPATOGENIA DA CRISE CONGESTIVA

3.1. – Disfunções Valvares na Crise Congestiva

3.1.1. – *Disfunções da Valva Mitral*

A valva mitral pode apresentar mais de um processo patológico, seja ele congênito ou adquirido. Dentre os mais conhecidos, estão a doença mixomatosa da valva mitral, e menos frequente, a displasia mitral e processos vegetativos, como neoplasias, trombos e/ou placas bacterianas (endocardite).

Independente da causa, em geral, uma vez que os folhetos valvares perdem a anatomia original, a movimentação e coaptação são prejudicadas, impossibilitando a restrição do fluxo sanguíneo sistólico para o interior do AE e promovendo refluxo mitral.

A velocidade e o volume de sangue regurgitados variam de acordo com o grau e característica do acometimento valvar. Com o passar do tempo, ocorre remodelamento do AE secundário ao volume regurgitante como tentativa de adaptação e redução da pressão intra-atrial. No entanto, essa capacidade de expansão é limitada e, quando excedida, restringe o retorno venoso pulmonar com consequente congestão em veias e capilares pulmonares. Esse processo arquiteta um ambiente intravascular com elevada pressão hidrostática, passivo de extravasamento pelo endotélio capilar semipermeável, inundando interstício e alvéolos, agora, incapazes de realizar troca gasosa eficientes mediante ao edema pulmonar cardiogênico.

A redução do volume sistólico pelo decréscimo da parcela regurgitante é percebia no menor estiramento do arco aórtico e seio carotídeo pelos barorreceptores e pelas arteríolas glomerulares eferentes, ambos responsáveis pelo ajuste fino da pressão arterial sistêmica (PAS) e do débito cardíaco (DC). Essa variação, estimula mecanismos neuro-hormonais compensatórios capazes de ativar sistema nervoso simpático, retenção de sódio e água, vasoconstrição periférica e aumento da resistência vascular. A sobrecarga volumétrica adicionada ao aumento da pós carga aceleram a insuficiência cardíaca com redução gradativa da perfusão sistêmica e promovem congestão venosa.

3.1.2. – Disfunções da Valva Tricúspide

A valva tricúspide pode apresentar processos patológicos congênitos e adquiridos similares aos descritos para a valva mitral, no entanto, o aumento da pressão de enchimento do AD secundário, à insuficiência valvar, dificulta o influxo do volume de sangue advindo das veias cavas.

A congestão crônica do retorno venoso sistêmico reflete na estase vascular de grandes veias, da drenagem cervical, da drenagem pleural e dos órgãos como o fígado, mesentério, intestinos e baço, com prejuízo funcional. O aumento da pressão hidrostática intravascular promove extravasamento de líquido para o espaço pleural (efusão pleural), espaço pericárdico (efusão pericárdica), cavidade abdominal (ascite), podendo ser acompanhando de edema generalizado de membros (anasarca).

3.2. – Disfunção Diastólica na Crise Congestiva

Está mais do que claro, a importância do relaxamento miocárdico para o enchimento ventricular (pré-carga) adequado. No entanto, cardiopatias que cursam com disfunções diastólicas graves podem levar à dificuldade de retorno venoso e induzirem quadros de ICC uni ou bilaterais. O principal exemplo ocorre na espécie felina, a cardiomiopatia de fenótipo hipertrófico (CMH). O miocárdio hipertrofiado reduz o diâmetro, complacência e relaxamento ventricular (disfunção diastólica), sendo assim, não resta ao sangue outra alternativa a não ser a congestão retrógrada.

3.3. – Disfunção Sistólica na Crise Congestiva

Da mesma maneira que a função diastólica é importante para a entrada do sangue nas câmaras cardíacas, a função sistólica é fundamental para a saída. A inabilidade de promover uma contração vigorosa e rítmica que atenda à demanda de débito cardíaco, impacta no recebimento da pré-carga para o próximo ciclo cardíaco, resultando no quadro congestivo. Uma das principais doenças que exemplificam esse mecanismo é a cardiomiopatia dilatada, encontrada mais comumente em cães de grande porte e raças gigantes. Nessa condição o paciente cursa com uma disfunção sistólica importante, seguida da dilatação das câmaras por remodelamento excêntrico e redução drástica do débito cardíaco.

3.4. – Processos Obstrutivos na Crise Congestiva

3.4.1. – Tromboembolismo Pulmonar

Por fim, outra condição capaz de induzir a quadros de crise congestiva são os processos obstrutivos agudos. Estes, em geral, apresentam uma maior relevância para induzir congestão nas câmaras direitas. O principal exemplo é o tromboembolismo pulmonar (TEP). Os três fatores predisponentes para essa condição estruturam a tríade de Virchow: estase sanguínea, lesão endotelial e o estado de hipercoagulabilidade. No TEP a obstrução aguda da artéria pulmonar e/ou de seus ramos, aumenta drasticamente o trabalho (pós-carga) do VD e reduz o volume

ejetado a cada ciclo, ao passo que o sangue é incapaz de retornar normalmente ao coração e o paciente inicia a crise congestiva direita. Dado a gravidade do TEP, muitos pacientes vêm a óbito pelo desequilíbrio de ventilação e perfusão pulmonar e disfunção sistólica do VD, que antecedem o edema por ICC direita (ICCD).

4. EXAME FÍSICO E SINAIS CLÍNICOS

4.1. – Exame Físico e Sinais Clínicos na Crise Congestiva Direita

Em geral, os achados na ICCD incluem distensão abdominal por hepatoesplenomegalia congestiva e ascite, tamponamento cardíaco por efusão pericárdica, dispneia com padrão restritivo e/ou paradoxal com ausculta pulmonar abafada secundária a efusão pleural, menor mobilidade diafragmática na ascite, e menor oxigenação por redução do volume sistólico do VD. Edema de membros (anasarca) pode estar presente, mas dificilmente como achado clínico isolado.

4.2. – Exame Físico e Sinais Clínicos na Crise Congestiva Esquerda

Basicamente são encontrados na ICC esquerda (ICCE) sinais de edema pulmonar e de baixo débito cardíaco: hipotensão, vasoconstrição periférica, aumento do tempo de preenchimento capilar (TPC > 2 segundos), mucosas hipocoradas a cianóticas, dispneia com taquipneia, posição ortopneica, tosse e crepitação pulmonar.

5. DIAGNÓSTICO

A crise congestiva pode ser causada por alterações cardíacas estruturais e/ou funcionais, por isso, atualmente, dentre os métodos de diagnóstico mais empregados estão o ecocardiograma, e eletrocardiograma, a radiografia torácica, ecografia abdominal e exames laboratoriais.

É importante salientar que a prioridade na admissão de um paciente em crise congestiva, seja ela direita ou esquerda, é a estabilização clínica. Para isso, é necessário elaborar o protocolo terapêutico emergencial baseado nas evidências coletadas na anamnese e exame físico seguindo o xABCDE. Somente depois do suporte básico, o paciente deve ser encaminhado para a etapa de realização dos exames complementares.

5.1. – Ecocardiograma na crise congestiva

No ecocardiograma de pacientes em crise congestiva esquerda é provável encontrar remodelamento importante das câmaras esquerdas, disfunções sistólica e/ou diastólica ventriculares esquerdas, aumento dos índices de congestão e presença de insuficiência valvar mitral e aórtica. Os principais índices de congestão esquerda em cães estão representados na **Tabela 127.1.** e as principais imagens e cortes ecocardiográficos de pacientes normais e em crise congestiva foram dispostos de forma comparativa nas **Figuras 127.1. a 127.1C.**

Tabela 127.1. – Índices Considerados Ótimos Para Identificação De Congestão Em Cães

Parâmetro	Valor de Referência	95% CI	Sensibilidade	Especificidade
E/TRIV	2,5	0,92-1,02	92%	96%
Frequência Respiratória	41 movimentos/min.	0,84-1,04	92%	94%
Classe da Disfunção Diastólica	Tipo 2	0,85-1,01	92%	100%
AE/Ao	2,52	0,81-0,99	92%	81%
E/A	1,58	0,78-0,99	87%	86%
Vel. Máx. E (m/s)	1,08m/s	0,77-0,98	96%	71%
TRIV (ms)	46ms	0,75-0,98	88%	76%
NT-proBNP (pmoL/L)	1,951pmoL/L	0,75-0,98	75%	86%
NT-proANP (pmoL/L)	584pmoL/L	0,71-0,95	78%	71%

E – Velocidade máxima da onda E mitral; A – Velocidade máxima da onda A mitral; TRIV – Tempo de relaxamento isovolumétrico; AE – Átrio esquerdo; Ao – Aorta; NT-proBNP – Peptídeo natriurético cerebral; NT-proANP – Peptídeo natriurético atrial. Fonte: tabela adaptada de Schober et al. 2010.

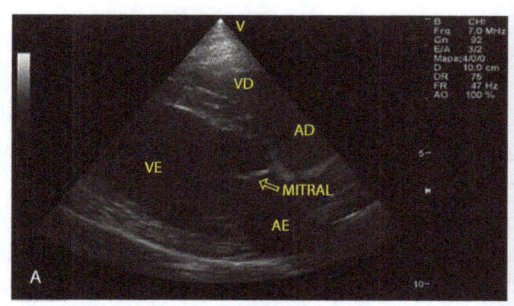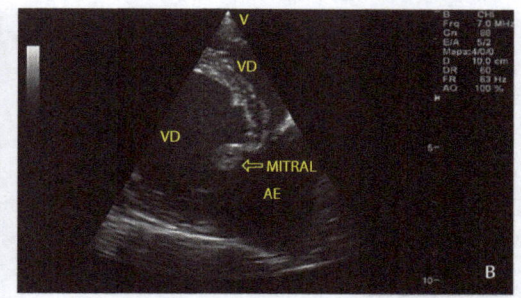

Figura 127.1. – (A) Coração de um cão sem alterações. **(B)** Coração de um cão com quadro congestivo grave por doença mixomatosa da valva mitral, evidenciando a dilatação importante das câmaras esquerdas e degeneração do folheto septal da mitral. (Arquivo pessoal MV. Caio Vaz Baqui Lima).

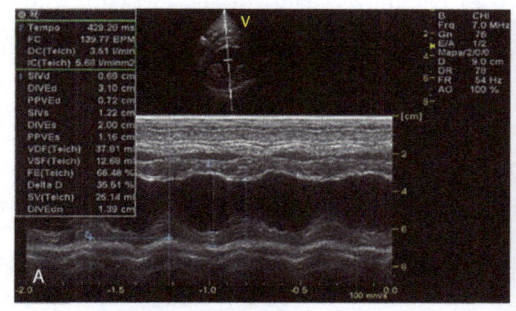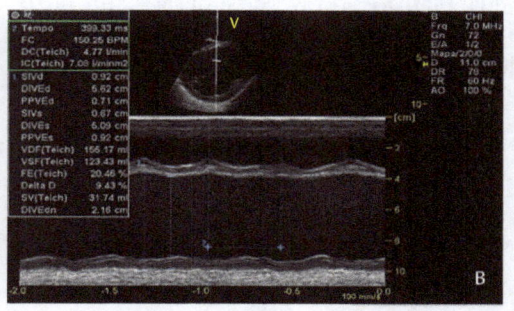

Figura 127.1A. – (A) Coração de um cão sem alterações. **(B)** Coração de um cão com quadro congestivo grave por cardiomiopatia dilatada, evidenciando dilatação dos ventrículos, aumento do diâmetro interno do ventrículo esquerdo em diástole normalizado pelo peso (ref. <1,73) e redução importante das frações de encurtamento (ref. ~30 a 50%) e ejeção do ventrículo esquerdo (ref. ~70%). (Arquivo pessoal MV. Caio Vaz Baqui Lima).

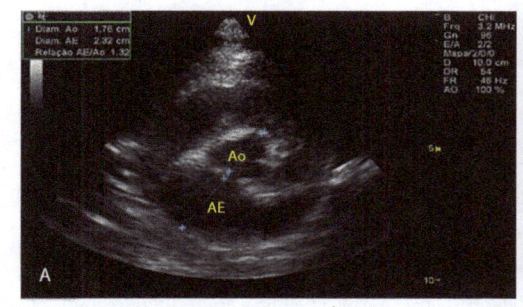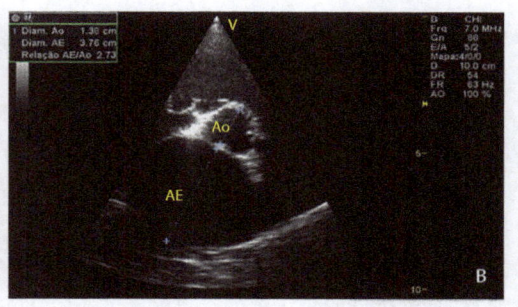

Figura 127.1B. – (A) Coração de um cão com relação Átrio Esquerdo/ Aorta normal. **(B)** Coração de um cão com doença mixomatosa da valva mitral avançada, evidenciando o aumento da relação átrio esquerdo/aorta pelo método sueco (Hanson). (Arquivo pessoal MV. Caio Vaz Baqui Lima).

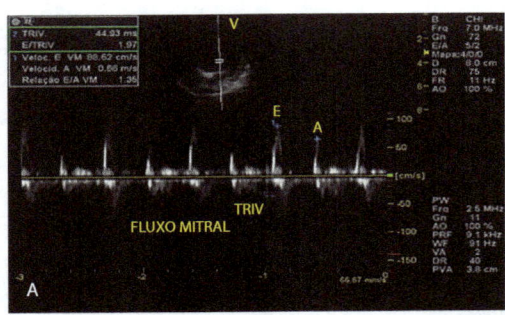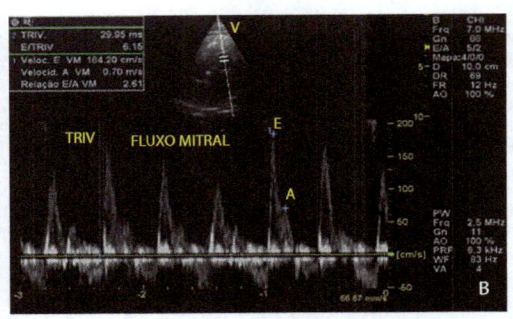

Figura 127.1C. – (A) Coração canino com o fluxo normal. **(B)** Espectro evidenciando alta velocidade da onda E, aumento das relações E/A e E/TRIV em um cão em quadro congestivo grave por doença mixomatosa da valva mitral avançada. (Arquivo pessoal MV. Caio Vaz Baqui Lima).

Para os casos de ICC direita, remodelamento importante das câmaras direitas, disfunções sistólicas e/ou diastólicas do VD e insuficiência da valva tricúspide e pulmonar são observados, podendo ou não estar associados a hipertensão pulmonar de origem pré ou pós-capilar.

Em gatos, dentre os principais achados ecocardiográficos que sugerem congestão na análise qualitativa estão:

- identificação do remodelamento atrial esquerdo importante com ou sem presença de contraste espontâneo;

- hipertrofia ventricular importante com redução do lúmen ventricular (por exemplo, cardiomiopatia hipertrófica); e/ou

- redução considerável da movimentação miocárdica ventricular (por exemplo, cardiomiopatia dilatada e miocardite).

Na análise quantitativa é provável de se observar um fluxo da aurícula esquerda <0,25 m/s e uma redução da fração de encurtamento do AE.

5.2. – Eletrocardiograma na crise congestiva

Os achados poderão variar de acordo com a causa e o quadro do paciente. Em quadros de ICCE, é possível encontrar aumento da duração da onda P (*P. mitrale*) e/ou onda P. bífida, sugerindo sobrecarga atrial esquerda e aumento da duração do QRS, sugestivo de sobrecarga do VE. Assim como ocorre com as câmaras direitas, quando muito remodeladas, as câmaras esquerdas podem deflagrar arritmias, nesse caso com origem no AE e/ou VE.

Já no caso de pacientes com ICC direita é possível encontrar o aumento da amplitude da onda P (*P. pulmonale*) e a onda S profunda na derivação DII, sugestivos de sobrecarga atrial e ventricular direitas, respectivamente. Além disso, pacientes com efusão pericárdica e/ou pleural, podem apresentar alternância elétrica (**Figura 127.2.**) e desvio do eixo elétrico médio do QRS para a direita. Pacientes que apresentam remodelamento atrio-ventricular direito importante, podem deflagrar arritmias com origem no AD e VD.

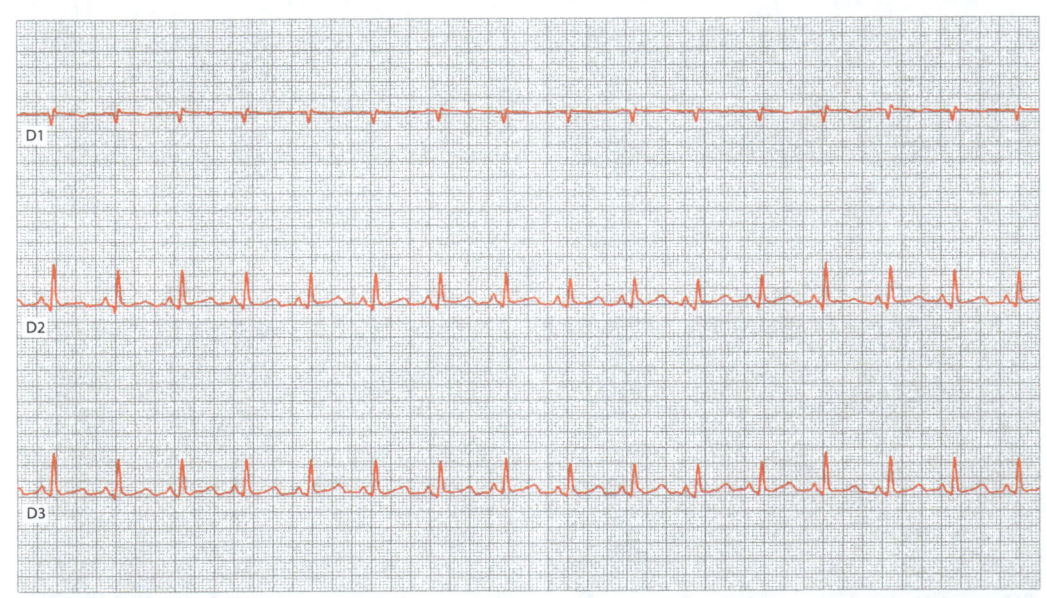

Figura 127.2. – Traçado eletrocardiográfico (50mm/s, 40mm/mV-4N) de um paciente felino, sem raça definida, apresentando quadro congestivo grave por efusão pericárdica com tamponamento cardíaco, secundário à neoplasia torácica (linfoma). Note a alternância elétrica do QRS, mais evidente nas derivações DII e DIII. (Arquivo pessoal MV. Caio Vaz Baqui Lima)

5.3. –Radiografia na Crise Congestiva

Na crise congestiva direita, é possível encontrar abaulamento da silhueta cardíaca em topografia de câmaras direitas, aumento da radiopacidade em locais com efusão (pleural ou abdominal) e hepatoesplenomegalia.

Já na crise congestiva esquerda, os achados radiográficos mais frequentes são o aumento abaulamento da silhueta cardíaca em topografia de câmaras esquerdas, a dilatação dos vasos pulmonares (congestão) e o aumento da radiopacidade em região peri-hilar ou difusa pulmonar (a depender o grau do edema pulmonar) **(Figuras 127.3 e 127.3A.)**.

5.4. – Ecografia abdominal na crise congestiva

A ecografia abdominal de pacientes com ICC esquerda não evidencia grandes alterações. Em alguns casos, alterações na característica renal em função do menor aporte de sangue podem estar presentes. Já na ICC direita, os achados mais frequentes são hepatomegalia, esplenomegalia, dilatação dos vasos hepáticos e ascite.

5.5. – Exames Laboratoriais na Crise Congestiva

Em casos de ICC esquerda, os exames laboratoriais podem evidenciar proteinúria e aumento do hematócrito por estimu-lação medular secundária a hipoxemia crônica ou anemia de doença renal crônica associada, assim como o aumento da ureia e creatinina em função da baixa perfusão renal (síndrome cardiorrenal). A hipoxemia (redução da PaO_2) e hiperlactatemia (> 3,2mmoL/dL em cães e > 2,5mmoL em gatos) são consequências da insuficiência respiratória tipo 1 secundária ao edema pulmonar cardiogênico e hipoperfusão por baixo débito cardíaco, respectivamente. Já na ICC direita é possível encontrar aumento das enzimas hepáticas em função da dificuldade de retorno venoso.

Biomarcadores de lesão das fibras miocárdicas, como o NT-Pro BNP são úteis para diferenciar dispneia de origem congestiva quando o ecocardiograma não está disponível. Em cães com sopro, e sinais que podem ser compatíveis com insuficiência cardíaca, valores de proBNP < 900pmoL/L tornam improvável que os sinais clínicos (intolerância respiratória e/ou ao exercício) sejam decorrentes de insuficiência cardíaca; > 900 até 1800pmL/L compatível com maior estiramento/estresse miocárdio com doença cardíaca clinicamente significativa provável; e > 1800pmoL indicam aumento do estiramento e estresse no miocárdio com alta probabilidade dos sinais clínicos (sinais respiratórios e/ou intolerância ao exercício) serem decorrentes de insuficiência cardíaca. Para gatos, resultados de pro-BNP <

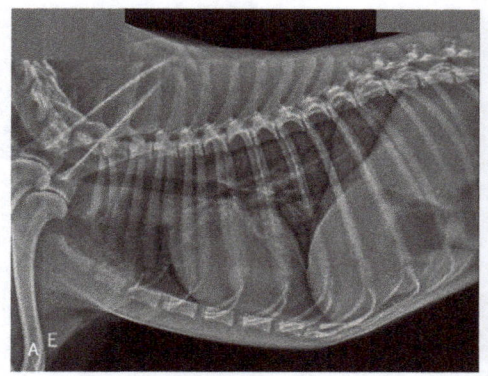
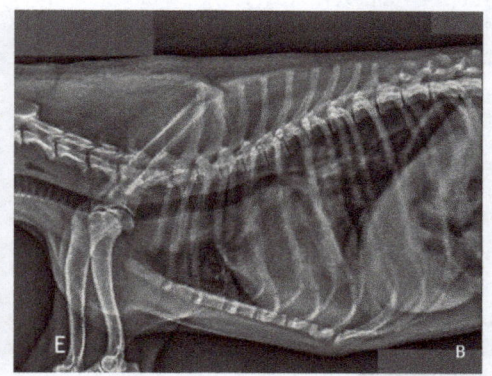

Figura 127.3. – (A) Tórax de um cão sem edema pulmonar. Note como é possível avaliar a vasculatura torácica com a inserção da cava caudal e aorta torácica. **(B)** Tórax de um cão com edema pulmonar cardiogênico evidenciando a dorsalização de traqueia, aumento atrial esquerdo (átrio esquerdo em tenda) e aumento da radiopacidade, mais acentuada em região perihilar, sugestivo de edema pulmonar cardiogênico. (Imagens cordialmente cedidas por Radiovet).

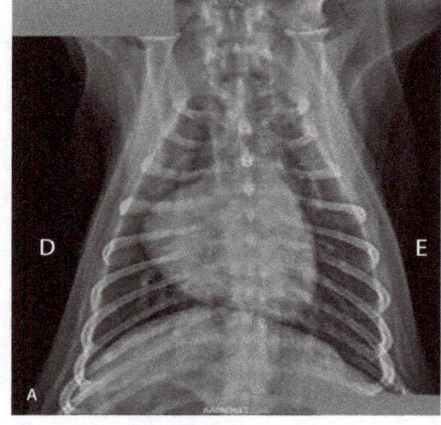
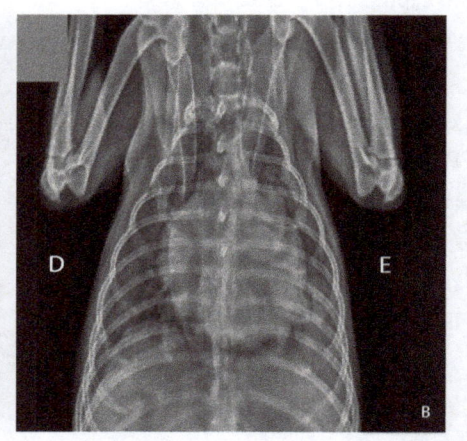

Figura 127.3A. – (A) Tórax de um cão sem edema pulmonar. **(B)** Tórax de um cão com edema pulmonar cardiogênico evidenciando abaulamento da silhueta cardíaca, conferindo aspecto globoso e aumento da radiopacidade, mais acentuada em região peri-hilar, sugestivo de edema pulmonar cardiogênico. (Imagens cordialmente cedidas por Radiovet).

100pmoL/L tornam cardiomiopatia clinicamente improvável; 100-270pmoL/L improvável, mas quadro inicial pode estar presente; e > 270pmoL/L cardiomiopatia clinicamente é altamente provável. Valores > 240pmoL/L usando efusão pleural de felinos têm 100% de sensibilidade e 76% de especificidade para diferenciar causa cardiogênica.

6. ABORDAGEM TERAPÊUTICA DAS CRISES CONGESTIVAS

O princípio básico de estabilização inicial segue a conduta xABCDE, garantindo uma via aérea patente, conferindo boa respiração e restauração da perfusão. Casos críticos majoritariamente representados pelo edema pulmonar cardiogênico (ICC esquerda). A abordagem terapêutica está resumida na **Tabela 127.2.**

Além do suporte de oxigênio pelo método tolerado pelo paciente, com a menor FiO_2 suficiente para conferir > 92% de saturação e conforto respiratório, a sedação é útil para diminuir a ansiedade e o consumo de oxigênio pelo estresse.

A furosemida desenvolve um papel importante na terapia da crise congestiva. Agindo como diurético de alça, aumenta a diurese, e favorece a reabsorção do edema pulmonar. A administração imediata por via parenteral (preferencialmente IV ou IM) pode ser feita na dose de 1-2mg/kg no caso de um primeiro evento ou 3-4 mg/kg caso o paciente já faça uso crônico de furosemida. Os vasodilatadores, como nitroprussiato, são necessários em casos graves em que não é possível aguardar o início da ação da furosemida ou refratariedade ao diurético, com objetivo de redistribuir o volume vascular, diminuindo a pré e pós-carga momentaneamente. O pimobendan é indicado em caso de edema pulmonar cardiogênico como suporte inotrópico oral, enquanto a dobutamina é a escolha parenteral por infusão contínua nos casos de hipoperfusão documentada (hipotensão, síndrome de baixo débito, consciência reduzida, extremidades frias com delta de temperatura elevado e/ou hiperlactatemia) e refratariedade a furosemida. A abordagem terapêutica detalhada do edema pulmonar cardiogênico baseada no perfil hemodinâmico está disponível no capítulo de edema pulmonar.

7. CONCLUSÕES

Para a abordagem correta da crise congestiva, o conhecimento da fisiopatogenia, achados clínicos, métodos diagnósticos e abordagens terapêuticas de forma individualizada é fundamental. Uma vez controlada a crise aguda, no caso de ICC sintomática, uso de diurético e inodilatador compõem o manejo crônico da síndrome, aliado a iECA, antagonista de aldosterona (por exemplo, espironolactona) e, em alguns casos, vasodilatadores.

8. PONTOS-CHAVE

- Crise congestiva é a manifestação da insuficiência cardíaca esquerda e direita por acúmulo e extravasamento

Tabela 127.2. – Abordagem Terapêutica das Crises Congestivas

Classe	Administração
Oxigenoterapia	Gaiola de oxigênio/incubadora, cânula nasal uni ou bilteral, colar de Crowe ou intubação orotraqueal.
Sedação	Para redução da ansiedade associada à dispneia: butorfanol na dose 0,2 a 0,25mg/kg/IM ou IV (cães) e 0,2 a 0,4mg/kg/SC ou IM (gatos). É possível o uso da combinação com acepromazina (cão) 0,01 a 0,03mg/kg/IV, IM ou SC. Apesar de ser uma opção, a morfina pode provocar náusea/vômito.
Diurético	Furosemida (cão) 2mg/kg/IV ou IM. Pode ser repetido 1-2mg/kg a cada hora até melhoria do padrão respiratório ou até a dose máxima de 8mg/kg ser atingida dentro de 4 horas. Pode ser administrado em infusão contínua na dose de 0,66-1mg/kg/h após o bolus inicial (cão). Gatos se beneficiam de doses de 1 a 2mg/kg/IV em bolus ou infusão contínua e pode ser repetido a cada 2 horas IV, sendo a dose máxima recomendada de 4mg/kg a cada 2 horas.
Inodilatador	Pimobendan 0,25-0,3mg/kg/VO/q12-8h (cães) e 0,25mg/kg/VO/q12h (gatos).
Tratamentos Mecânicos	Quando necessário, realizar a toracocentese e abdominocentese.
Inotrópico Positivo	Dobutamina na dose de 1-6µg/kg/min (gatos) 2,5-10µg/kg/min (cães) em IC. Iniciar na dose mais baixa e aumentar de acordo com a necessidade do paciente. Iniciar após resposta insuficiente aos demais medicamentos/condutas descritas. Doses acima de 6 µg/kg/min em felinos pode acarretar em crise convulsiva.
Hidratação	Acesso livre à água após início da diurese.
Cuidados de Enfermagem	Manter o ambiente com temperatura e umidade apropriados, suportar a cabeça do paciente elevada e mantê-lo em decúbito esternal. Monitoração da temperatura corporal, pressão arterial e eletrocardiograma, se possível.
Vasodilatador	Nitroprussiato em IC na dose de 2 a 5µg/kg/min por até 48h tem sido útil na redução da pós-carga e auxílio na reversão de edemas refratários à terapia. Dilatadores arteriais por via oral, como hidralazina na dose de 0,5 a 3mg/kg/VO ou isossorbida 0,5mg/kg/q12h, também podem ser úteis em cães. Utilizar com cautela devido ao risco de hipotensão e deve-se utilizar sempre iniciando com a menor dose. Amlodipina
IECA e Antagonista de aldosterona	Enalapril ou Benazepril (cão) 0,5mg/kg/VO/q12h e espironolactona 2mg/kg q24h. Não recomendado na primeira abordagem de gatos com crise congestiva.

* IC – Infusão contínua. ** IECA – Inibidores da Enzima Conversora de Angiotensina.

vascular pulmonar (edema pulmonar) e cavitário (pleural e peritoneal), respectivamente.

- Os principais eventos cardiovasculares que lavam a ICC são degeneração mixomatosa valvas mitral, cardiomiopatia dilatada canina e cardiomiopatia hipertrófica felina.

- O diagnóstico se baseia na suspeita a partir da evolução clínica, sinais de ICC relacionados à dispneia e exame físico fundamentados por exames de imagem, como ecocardiograma e estudo radiográfico do tórax.

- Diurético, vasodilatador e inotrópico positivo fundamentam a base terapêutica e devem ser precedidos pela abordagem xABCDE com suporte de oxigênio e integridade ventilatória.

9. LITERATURA RECOMENDADA

1. Blake R. The use of cardiac biomarkers in dogs and cats. Companion Animal. 2018 Oct 2;23(10):569-77.

2. DeFrancesco TC. Management of Cardiac Emergencies in Small Animals. Veterinary Clinics of North America: Small Animal Practice. 2013 Jul;43(4):817-42.

3. Ferasin L, DeFrancesco T. Management of acute heart failure in cats. Journal of Veterinary Cardiology. 2015 Dec;17:S173-89.

4. Keene BW, Atkins CE, Bonagura JD, Fox PR, Häggström J, Fuentes VL, et al. ACVIM consensus guidelines for the diagnosis and treatment of myxomatous mitral valve disease in dogs. Journal of Veterinary Internal Medicine. 2019 Apr 11;33(3):1127-40.

5. Larsson M. H. M. A. Tratado de Cardiologia de Cães e Gatos. São Caetano do Sul – SP: Interbook Editorial; 2020.

6. Luis Fuentes V, Abbott J, Chetboul V, Côté E, Fox PR, Häggström J, et al. ACVIM consensus statement guidelines for the classification, diagnosis, and management of cardiomyopathies in cats. Journal of Veterinary Internal Medicine. 2020 Apr 3;34(3):1062-77.

7. Malik A, Brito D, Vaqar S, Chhabra L. Congestive Heart Failure [Internet]. www.ncbi.nlm.nih.gov. StatPearls Publishing; 2022. Available from: https://www.ncbi.nlm.nih.gov/books/NBK430873/?report=reader

8. MIZUNO M, YAMANO S, CHIMURA S, HIRAKAWA A, TAKUSAGAWA Y, SAWADA T, et al. Efficacy of pimobendan on survival and reoccurrence of pulmonary edema in canine congestive heart failure. The Journal of Veterinary Medical Science [Internet]. 2017 Jan 1 [cited 2022 Nov 18];79(1):29-34. Available from: https://www.ncbi.nlm.nih.gov/pmc/articles/PMC5289233/

9. Santilli R., Moïse N. S., Pariaut R., Perego M. Eletrocardiografia de Cães e Gatos. 2. ed. Vila Formosa – SP: Medvet Ltda; 2020.

10. Schober KE, Hart TM, Stern JA, Li X, Samii VF, Zekas LJ, et al. Detection of Congestive Heart Failure in Dogs by Doppler Echocardiography. Journal of Veterinary Internal Medicine. 2010 Sep 14;24(6):1358-68.

11. Schober KE, Rush JE, Luis Fuentes V, Glaus T, Summerfield NJ, Wright K, et al. Effects of pimobendan in cats with hypertrophic cardiomyopathy and recent congestive heart failure: Results of a prospective, double-blind, randomized, nonpivotal, exploratory field study. Journal of Veterinary Internal Medicine. 2021 Feb 5;35(2):789-800.

12. SINGH NC, KISSOON N, MOFADA SA, BENNETT M, BOHN DJ. Comparison of continuous versus intermittent furosemide administration in postoperative pediatric cardiac patients. Critical Care Medicine. 1992 Jan;20(1):17-21.

13. Ward JL, Kussin EZ, Tropf MA, Tou SP, DeFrancesco TC, Keene BW. Retrospective evaluation of the safety and tolerability of pimobendan in cats with obstructive vs nonobstructive cardiomyopathy. Journal of Veterinary Internal Medicine. 2020 Oct 7;34(6):2211-22.

14. Diana A, Guglielmini C, Pivetta M, Sanacore A, Tommaso MD, Lord PF, et al. Radiographic features of cardiogenic pulmonary edema in dogs with mitral regurgitation: 61 cases (1998–2007). Journal of the American Veterinary Medical Association [Internet]. 2009 Nov 1 [cited 2023 Mar 22];235(9):1058-63.

128

Crise Hipertensiva

Leandro Fadel
Glaucia Bueno Pereira Neto

1. DESTAQUES

A crise hipertensiva deve ser considerada emergência devido ao seu risco de causar lesão em órgão-alvo e deve ser tratada para minimizar essas lesões e garantir estabilidade do sistema cardiovascular.

2. INTRODUÇÃO

Em 2018, o Colégio Americano de Medicina Veterinária Interna (ACVIM, do inglês *American College of Veterinary Internal Medicine*) publicou o consenso com as diretrizes para a identificação, avaliação e manejo da hipertensão sistêmica em cães e gatos. Essa é a segunda versão do documento, cuja primeira data de 2007, com a renovação de alguns conceitos e alvos terapêuticos.

A pressão arterial é de suma importância para a manutenção do funcionamento do sistema cardiovascular. O aumento da pressão arterial sistêmica deve ser considerado um achado importante na avaliação do paciente, pois ele pode levar a alteração em órgãos que são susceptíveis ao quadro hipertensivo. Essa lesão é chamada Lesão em Órgão-Alvo (LOA) e são quatro os órgãos alvos, a saber, **rins**, **encéfalo**, **coração** e **olhos**. Essas lesões podem acarretar alterações ou enfermidades crônicas e irreversíveis nesses tecidos.

A hipertensão pode ser definida como **situacional**, **secundária** e **idiopática**. Nos pequenos animais, a secundária é a mais comum. A situacional ocorre quando o estresse influencia na mensuração, normalmente causando elevação, entretanto é possível que também cause a redução e infelizmente não há nenhum método para predizer essa influência. A idiopática, que na medicina humana é usado o termo hipertensão primária, já foi descrita em cães, e é quando não há nenhuma enfermidade de base que justifique o aumento sustentado da pressão arterial sistêmica. Vale ressaltar que alguns cães podem ter doença renal subclínica e que muitas vezes não há ferramentas diagnósticas adequadas para a identificar precocemente.

3. ETIOLOGIA

Nos cães e gatos, é visto normalmente a hipertensão secundária, ou seja, o aumento da pressão arterial está associado

Quadro 128.1. – Principais enfermidades que causam hipertensão sistêmica em cães e gatos

Cães	Gatos
• Doença renal crônica. • Lesão renal aguda. • Hipercortisolismo. • Diabetes mellitus. • Feocromocitoma. • Obesidade (pouco efeito).	• Doença renal crônica. • Diabetes mellitus. • Hipertireoidismo. • Obesidade (hipertensão é incomum). • Hiperaldosteronismo primário. • Feocromocitoma. • Hipercortisolismo.

De acordo com o ACVIM (2018).

a uma doença concomitante (**Quadro 128.1.**), ingestão de substância tóxica ou mesmo alguns agentes terapêuticos. Dentre as doenças concomitantes é importante ressaltar que, em cães e gatos, a principal é a Doença Renal Crônica, seguida por Endocrinopatias e Obesidade. O reconhecimento das doenças de base é fundamental para estabelecer a melhor terapêutica para o controle pressórico do paciente.

Em relação às substâncias que podem desencadear a hipertensão existem três principais fármacos. Os **glicocorticoides** podem causar aumento leve a moderado dose-dependente em cães, porém somente em glicocorticoide que também tenham atividade mineralocorticoide. Os **mineralocorticoides**, especialmente a desoxicorticosterona em doses altas pode induzir aumento pressórico em cães normais. Já dentre as substâncias tóxicas estão principalmente as drogas de abuso, entre elas, cocaína, anfetamina e metanfetamina.

4. FISIOPATOLOGIA

A pressão arterial possui dois determinantes: o **débito cardíaco** e a **resistência vascular periférica**. O organismo em condições normais regula tanto o débito cardíaco como a resistência vascular periférica para não permitir flutuações pressóricas arteriais. Os sistemas neural, renal, endócrino e vascular fazem alterações, em conjunto ou não, para assim garantir o equilíbrio da pressão arterial sistêmica. O sistema autonômico é o que faz o controle mais imediato, enquanto endócrino e vascular agem a curto e médio prazo, e o renal trabalha a longo prazo ajustando o fluido extravascular. Na hipertensão, vários mediadores químicos atuam na vasoconstrição, aumentando assim a resistência vascular periférica e pode estar associado, mas não necessariamente, ao aumento do volume. As principais substâncias envolvidas são as catecolaminas, angiotensina II, endotelina I, vasopressina e tromboxano. Associado a secreção dessas substâncias há também a produção deficiente de vasodilatadores endógenos (óxido nítrico e prostaciclina). Essa combinação leva ao aumento da vasorreatividade, culminando no aumento da pressão sanguínea.

5. ALTERAÇÕES E MECANISMOS ESPECÍFICOS

Em pacientes hipertensos, o controle visa diminuir o risco de ter LOA, evitando sequelas a longo prazo. O coração é um dos órgãos-alvo e as alterações que podem causar é principalmente a hipertrofia concêntrica ventricular esquerda e outros achados incluem sopro sistólico e ritmo de galope. Normalmente essas alterações são lentas e em felinos podem trazer maiores consequências quando associado a cardiomiopatia hipertrófica primária pré-existente, desenvolvendo insuficiência cardíaca congestiva. Outro órgão que pode ser acometido é o rim, podendo causar alteração no funcionamento renal com lesão irreversível, proteinúria e morte celular. Semelhantemente ao coração, a evolução é lenta para que se tenha a manifestação clínica completa.

Já no encéfalo, e mais especificamente na retina, pode levar a lesão irreversível em curto espaço de tempo. Quando há lesão neurológica em cães e gatos a sintomatologia é bem diversa e inclui: alteração de nível de consciência, desorientação, crises epiléticas, *head tilt*, nistagmo ou mesmo alterações focais. A isso é usado a terminologia de encefalopatia hipertensiva e normalmente é vista quando a pressão sistólica permanece acima de 180 mmHg. Deve ser tratada rapidamente com a diminuição da pressão para evitar injúria permanente. Já a retinopatia hipertensiva, é provavelmente a LOA mais sensível, visto que pressões próximas de 170 mmHg pode causar lesão na retina, a qual pode se manifestar como hifema (uma coroidopatia), descolamento de retina e cegueira súbita.

6. DIAGNÓSTICO

O diagnóstico é normalmente baseado na mensuração da pressão sanguínea, sendo principalmente utilizado na clínica de pequenos animais a pressão sistólica. A mensuração da pressão arterial sistólica pode ser realizada por método direto ou indireto.

O método direto consiste na mensuração da pressão por meio da utilização de cateteres arteriais conectados ao monitor multiparamétrico, o qual fornece uma leitura mais fidedigna, entretanto laborioso e de custo alto para o cotidiano clínico, sendo mais utilizado em unidades de terapia intensiva e procedimentos cirúrgicos. Para a rotina clínica, o método mais utilizado é o indireto, o qual utiliza um *cuff* compressivo, e existem dois tipos de método indireto para a mensuração da pressão, a saber,

Tabela 128.1. – Classificação da hipertensão de acordo com o risco de lesão em órgão-alvo (LOA) segundo o Consenso do ACVIM

Classificação	Pressão sistólica (mmHg)	Risco de LOA
Normotensão	< 140	Mínimo
Pré-hipertensão	140-159	Baixo
Hipertensão	160-179	Moderado
Hipertensão grave	> 180	Alto

Classificação segundo o Consenso do ACVIM.

doppler e o oscilométrico. Para a correta mensuração sugere-se a leitura da referência 1, na qual há a descrição da técnica recomendada de mensuração da pressão arterial pelo ACVIM.

A partir da pressão obtida, classifica-se o paciente nas quatro diferentes classes (**Tabela 128.1.**). Até 140 mmHg de pressão sistólica o paciente é classificado como normotenso; de 141 até 159 mmHg, como pré-hipertenso e já possui risco mínimo de ter LOA. A partir de 160 até 179 mmHg, o paciente recebe a classificação de hipertenso e possui risco moderado de LOA. Por fim, o consenso classifica o paciente como hipertensão grave quando possui pressão acima de 180 mmHg com risco alto de LOA.

Concomitantemente a mensuração da pressão do paciente, é fundamental a avaliação clínica e especializada dos órgãos-alvos, especialmente quando a pressão sistólica é acima de 160 mmHg. Isso envolve a avaliação oftálmica de fundo de olho, neurológica clínica e ecocardiográfica.

Portanto, a crise hipertensiva é definida pela presença de hipertensão grave (PAS > 180 mmHg) associada a lesão aguda em órgão-alvo evidenciada principalmente por alterações intracranianas oculares (por exemplo, hemorragia ou descolamento de retina e hifema) e neurológicas (por exemplo, coma, crises epiléticas generalizadas, focais ou faciais), e necessitam de tratamento emergencial imediato.

7. TRATAMENTO

O tratamento da hipertensão deve ser individualizado, considerando condições concomitantes e visa restabelecer o ciclo de autorregulação e diminuir a vasorreatividade. Além disso, é importante ressaltar que a terapêutica a ser instituída em cães e gatos é diferente. Restrição dietética de sódio não produz efeito significativo no controle da hipertensão.

O manejo do tratamento no cão objetiva diminuir a pressão para reduzir a sua classificação em um subestágio. Os anti-hipertensivos recomendados são iECA (inibidor da enzima conversora de angiotensina) e bloqueadores de canal de cálcio. Entretanto, há situações em que outras classes podem ser mais adequadas, como bloqueadores alfa e beta adrenérgicos em caso de feocromocitoma ou bloqueador de receptor de aldosterona em pacientes com neoplasia adrenal associada ao hipercortisolismo. Os inibidores de ECA (enalapril ou benazepril 0,5 a 2mg/kg a cada 12h) são a primeira escolha na maioria dos casos, no

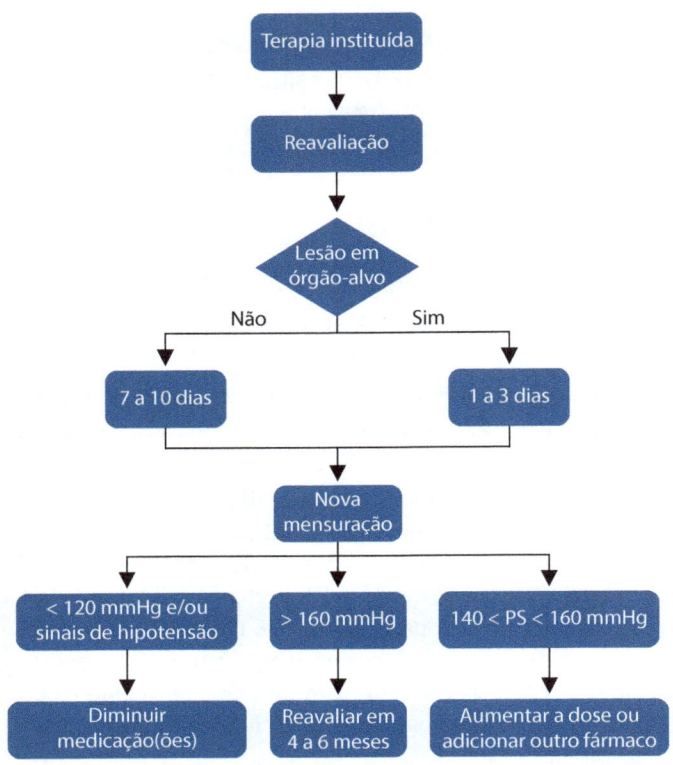

Figura 128.1. – Fluxograma da terapêutica para pacientes com hipertensão.

entanto, o telmisartan (bloqueador de receptor de angiotensina 1mg/kg a cada 24h) ser um substituto. Os bloqueadores de canal de cálcio são fármacos adicionados ao tratamento em cães e não se recomenda que sejam usados como monoterapia, já que podem causar aumento da pressão hidrostática capilar no glomérulo. Os diuréticos (por exemplo, furosemida) devem ser utilizados com cautela, visto que algumas vezes o paciente pode estar com depleção de volume devido à diurese secundária ao aumento de pressão e devem ser utilizados somente em evidência de sobrecarga de volume (por exemplo, edema pulmonar).

Em felinos, o uso da amlodipina (bloqueador de canal de cálcio) é a primeira opção e de eficácia reconhecida. Se necessário é possível iniciar com a dose de 0,625mg por gato SID e aumentar para 1,25 por gato SID. Na falha de resposta terapêutica é possível associar o telmisartan (1mg/kg/SID) ou alguma opção de iECA. O iECA em felinos não deve ser usado como primeira escolha, pois o efeito na diminuição da pressão arterial é muito baixo. O acompanhamento do paciente deve seguir o algoritmo descrito na **Figura 128.1.**

Na crise hipertensiva com LOA, principalmente lesão ocular e neurológica, deve iniciar tratamento mais agressivo com objetivo de reduzir 10% da pressão sistólica na primeira hora, e 15% nas próximas horas. Apesar do Consenso ACVIM

(2018) indicar como primeira escolha de tratamento o fenoldopam em infusão contínua, esse fármaco não se encontra disponível no Brasil. Os fármacos de escolha nesses casos são, hidralazina (dose inicial de 0,1mg/kg em 2 minutos e depois infusão de 1,5-5mcg/kg/min), nitroprussiato (0,5-3,5mcg/kg/min) e ß-bloqueador em apresentação intravenosa, como o labetolol (0,25mg/kg, IV por 2 minutos, repetir a dose total de 3,75mg/kg, seguido de 25mcg/kg/min). Em felinos, a hidralazina subcutânea (1-2,5mg por gato) tem sido usada com sucesso, principalmente após transplante renal.

Os pacientes com aumento importante da PAS, porém sem LOA podem ser tratados com fármacos via oral de rápida ação como hidralazina (0,5-2mg/kg, a cada 12h) ou amlodipina (0,2 a 0,4mg/kg, a cada 24h), a qual deve ser empregada com cautela devido ao risco de causar hipotensão, principalmente em gatos.

8. CONCLUSÕES

O atendimento do paciente hipertenso deve contemplar a mensuração da pressão de acordo com as recomendações atuais e a avaliação principalmente dos órgãos-alvo, além de tentar identificar a provável doença concomitante que está levando ao quadro de hipertensão. Paciente hipertensos graves ou com LOA devem ter terapêutica emergencial realizada quanto antes. Pacientes sem evidência de LOA podem ser manejados com terapêutica menos agressiva. Gatos e cães possuem prescrições diferentes quando em monoterapia.

9. LITERATURA RECOMENDADA

1. Acierno MJ, Brown S, Coleman AE, et al. ACVIM consensus statement: Guidelines for the identification, evaluation, and management of systemic hypertension in dogs and cats. J Vet Intern Med. 2018;32:1803-1822.
2. Brown S, Atkins C, Bagley R, et al: Guidelines for the identification, evaluation, and management of systemic hypertension in dogs and cats, J Vet Intern Med 21:542, 2007.
3. Chobanian AV, Bakris GL, Black HR, et al: The seventh report of the Joint National Committee on Prevention, Detection, Evaluation and Treatment of High Blood Pressure, Hypertension 42:1206, 2003
4. Belew AM, Barlett T, Brown SA. Evaluation of the white-coat effect in cats. J Vet Intern Med. 1999;13:134-142.
5. Schellenberg S, Mettler M, Gentilini F, Portmann R, Glaus TM, Reusch CE. The effects of hydrocortisone on systemic arterial blood pressure and urinary protein excretion in dogs. J Vet Intern Med. 2008;22:273-281.
6. Ueno Y, Mohara O, Brosnihan KB, Ferrario CM. Characteristics of hormonal and neurogenic mechanisms of deoxycorticosterone-induced hypertension. Hypertension. 1988;11:I172-I177.
7. Acierno, M.J.; Labato, M.A. Hypertension in renal disease: diagnosis and treatment. Clin Tech Small Anim Pract. 2005 Feb;20(1):23-30
8. Elliott J, Barber PJ, Syme HM, et al: Feline hypertension: clinical findings and response to antihypertensive treatment in 30 cases, J Small Anim Pract 42:122, 2001.
9. Brown CA, Munday J, Mathur S, et al: Hypertensive encephalopathy in cats with reduced renal function, Vet Pathol 42:642, 2005.

129

Arritmias na Emergência

Celina de Camargo

1. INTRODUÇÃO

A função do coração é manter o débito cardíaco e, para que isso ocorra, as atividades elétrica e mecânica têm que ocorrer de forma simultânea, ou seja, uma despolarização atrial deve levar a uma contração atrial e uma despolarização ventricular deve gerar uma contração ventricular de forma sincronizada objetivando gerar um pulso e manter débito cardíaco. A arritmia é definida como uma anormalidade na frequência cardíaca, no ritmo cardíaco ou no local de formação do impulso cardíaco. Diversos fatores estão associados às arritmias, sejam eles extra-cardíaco ou cardíacos. O objetivo deste capítulo é a identificação das principais arritmias na emergência.

2. FISIOPATOGENIA

Na atividade elétrica normal, o impulso elétrico gerado no átrio direito, numa região chamada nodo sinoatrial, é conduzido por feixes e tratos tanto para o átrio esquerdo (AE) quanto para o nodo atrioventricular. O nodo atrioventricular atrasa a condução do impulso elétrico e após a despolarização atrial, libera o impulso, pelo feixe de His, ramo direito e esquerdo. O ramo esquerdo ainda é subdividido em fascículo póstero inferior e fascículo ântero-superior e depois atinge todas as fibras de Purkinje levando à despolarização ventricular, conforme demonstrado pela **Figura 129.1.**

Os mecanismos arritmogênicos podem ser por distúrbios na formação do impulso, na condução do impulso ou ambas as causas. Sua classificação varia de acordo com o ritmo e origem. Quando surge nos átrios, no nó sinoatrial (SA) ou nó atrioventricular (AV) é chamada de **Arritmia Supraventricular.** Quando surge nos ventrículos, **Arritmia Ventricular.**

3. TAQUIARRITMIAS SUPRAVENTRICULARES
3.1. – Contrações Atriais Prematuras (CAP)

O impulso atrial ocorre antes do esperado no ritmo que está inserido. Mantém a frequência cardíaca, porém, o ritmo se torna irregular devido à onda P' prematura. Onda P' (p prematura) é diferente da onda P sinusal. Pode ser positiva, negativa ou, até mesmo, sobrepor-se à onda T, porém, sempre estarão conduzindo o QRS. Podemos observar no traçado FC normal,

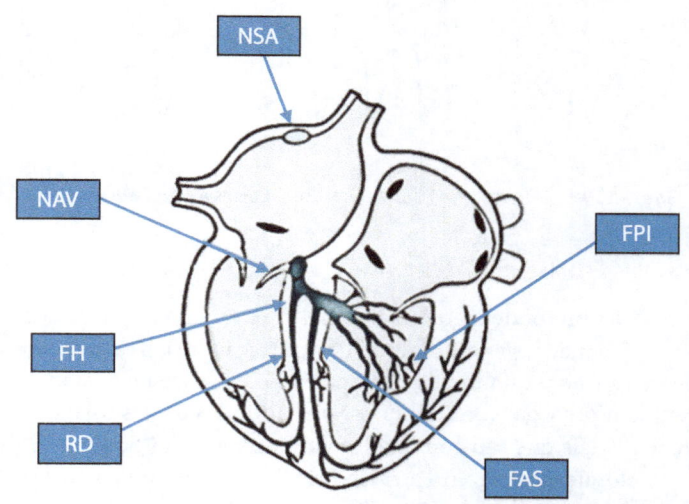

Figura 129.1. – NSA: nó sinoatrial; NAV: nodo atrioventricular; FH: Feixe de His; RD: Ramo direito do feixe; FAS: Fascículo anterossuperior; FPI: Fascículo póstero-inferior. Adaptada de Santilli, 2020.

R-R irregular, QRS prematuro conforme demonstrado pela **Figura 129.2.**

As causas mais comuns estão relacionadas com aumentos atriais (por alterações valvares), digitálicos, hipocalemia. O tratamento objetiva identificar a patologia primária e tratá-la. Não cursa com queda do débito cardíaco.

3.2. – Taquicardia Atrial

Composta por três ou mais contrações atriais prematuras, conforme demonstrado pela **Figura 129.3.**

No traçado podemos ver o ritmo regular, o espaço entre QRS constantes. Ondas P' usualmente diferentes da P. A P' pode emendar com a T.

As causas mais comuns estão relacionadas com aumentos atriais (por alterações valvares), digitálicos, hipocalemia. O tratamento visa identificar a patologia primária e tratá-la. Diminuir/suspender terapia com digoxina. A manobra vagal pode ser utilizada. Caso esteja cursando com queda de débito cardíaco por diminuição do tempo diastólico, a primeira opção medicamentosa é a amiodarona.

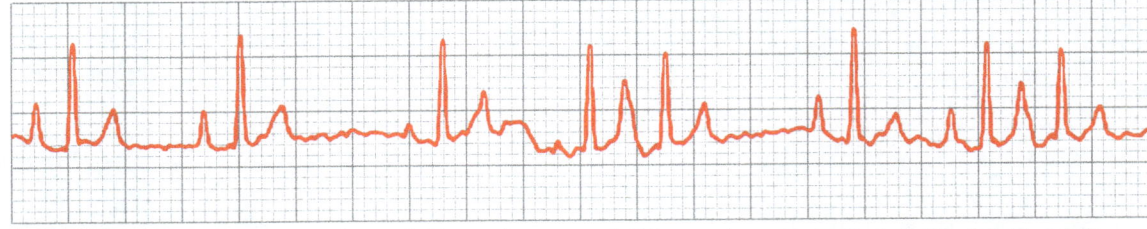

Figura 129.2. – Observa-se fenômeno P em T, onde a onda P' emenda com a onda T do complexo anterior. Cortesia MSc Gabriela Sciulli.

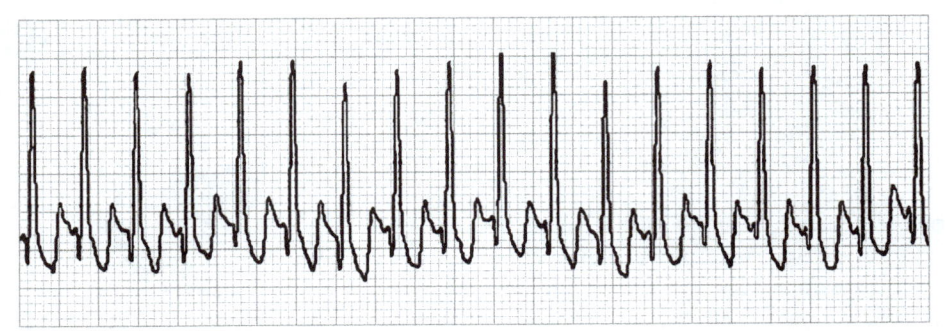

Figura 129.3. – Observa-se fenômeno P em T. Cortesia MSc Gabriela Sciulli.

3.3. – Fibrilação Atrial

Ritmo onde a atividade atrial é extremamente rápida e incoordenada, gerando perda da contração atrial. A geração e condução é totalmente desorganizada com frequência alta, podendo chegar até 300bpm. Não são todas as despolarizações atriais que são conduzidas para os ventrículos, algumas são bloqueadas pelo nó atrioventricular, porém, muitas delas são, gerando uma frequência ventricular alta. A perda da contratilidade atrial e frequência cardíaca elevada podem levar o paciente à insuficiência cardíaca.

No traçado observamos frequência cardíaca alta, ritmo irregular (R-R irregular), ausência de ondas p, presença de ondas F, como demonstrado pela **Figura 129.4.**

Os complexos QRS são estreitos, uma vez que a despolarização ventricular é oriunda de condução atrioventricular normal.

A causa mais comum é secundária a aumento atrial. Pode ser primária em cães de grande porte. A necessidade de tratamento depende da frequência ventricular e objetiva controle da frequência cardíaca, dificilmente o paciente voltará ao ritmo sinusal. Quando a fibrilação atrial é secundária ao aumento atrial, o controle da insuficiência cardíaca pode ser suficiente. O diltiazem pode ser usado para reduzir a resposta ventricular aos estímulos atriais e a digoxina pode ser utilizada como cronotrópico negativo.

4. BRADIARRITMIAS SUPRAVENTRICULARES

4.1. – Bradicardia Sinusal

Nessa alteração a frequência cardíaca, no animal acordado, situa-se abaixo de 60bpm em cães e abaixo de 140bpm em gatos. Pode ser por aumento do tônus parassimpático frequente (compressões abdominais/torácicas) ou situacional (tosse, êmese, defecação). Em alguns pacientes, pode ser oriunda de baixo enchimento ventricular (Reflexo de Bezold-Jarich), aumento de pressão intracraniana (reflexo de Cushing) e pode também ser causada por fármacos (betabloqueadores, bloqueadores de canais de cálcio, digoxina, alfa-2-agonistas, opioides) ou pode até mesmo ser patológica, por afecções no nó sinusal. Em felinos pode estar associada à hibernação termodependente, onde o sistema simpático é desligado e paciente entra num estado hipometabólico caracterizado por bradicardia, hipotermia e hipotensão. No traçado observamos ritmo sinusal com frequência cardíaca abaixo de 60bpm em cães e abaixo de 140bpm em gatos.

4.2. – Parada Sinusal x Bloqueio Sinusal

O bloqueio sinusal é uma falha periódica do impulso sinusal. Geralmente o intervalo R-R é múltiplo do intervalo anterior. Já a parada sinusal também é uma falha no impulso, com o intervalo R-R bem maior que o anterior, porém, não é múltiplo (**Figura 129.5.**). As causas e a terapia são as mesmas da bradicardia sinusal.

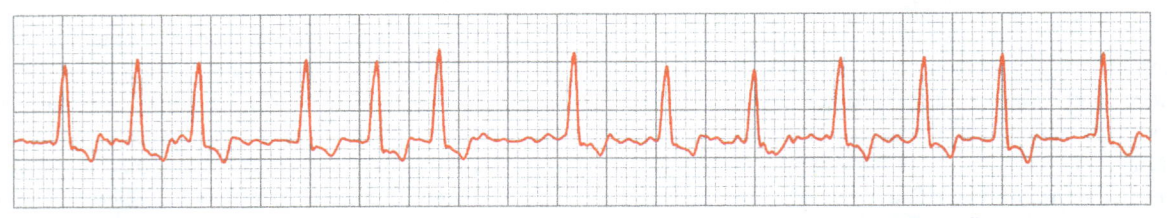

Figura 129.4. – Fibrilação atrial, caracterizada por FC alta, R-R irregular, ausência de ondas P's. Cortesia MSc Gabriela Sciulli.

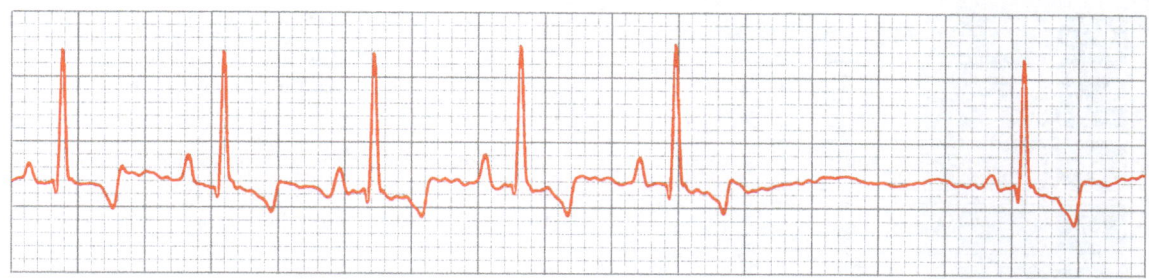

Figura 129.5. – Parada sinusal, onde o intervalo R-R é maior que o R-R anterior.

4.3. – Bloqueio Átrio-Ventricular

Trata-se do retardo ou interrupção na condução de um impulso supraventricular pela junção atrioventricular até o feixe de His. O BAV de 1º grau é o atraso na condução do estímulo atrial para os ventrículos, não há bloqueio do impulso, como demonstrado pela **Figura 129.6.** No traçado podemos observar FC normal, onda P e QRS normais, intervalo P-R maior que 0,13s em cães e 0,09s em gatos. As causas e a terapia são as mesmas da bradicardia sinusal.

O BAV de 2º grau é caracterizado por uma interrupção intermitente da condução atrioventricular, podendo ser um progressivo atraso do intervalo PQ até a onda P ser bloqueada (Mobitz tipo 1) ou quanto tenha o mesmo intervalo PQ e, de repente, ocorre uma onda P bloqueada (Mobitz tipo 2), como demonstrado na **Figura 129.6.** No traçado observamos ondas P bloqueadas.

As causas mais comuns são fibrose do tecido de condução, alterações eletrolíticas e fármacos. O tratamento consiste em corrigir a causa base. A depender da repercussão hemodinâmica, pode ser necessário um marcapasso.

No BAV de 3º grau as despolarizações ventriculares não têm correlação com as ondas P, ou seja, não há condução atrioventricular. No traçado podemos observar onda P normal, QRS largo e bizarro (escapes), intervalo P-R e R-R constantes, porém, sem relação com as ondas p, como demonstrado pela **Figura 129.7.**

As causas mais comuns são fibrose do sistema de condução, inflamação do tecido atrioventricular, intoxicação digitálica, cardiomiopatias. A terapia consiste em corrigir a causa base. A depender da repercussão hemodinâmica, poderá ser necessário um marcapasso.

5. TAQUIARRITMIAS VENTRICULARES

São arritmias oriundas do ventrículo e apresentam frequência cardíaca elevada. As causas das taquiarritmias ventriculares são representadas pelo acrônimo CHAMINE e estão resumidas na **Figura 129.8.**:

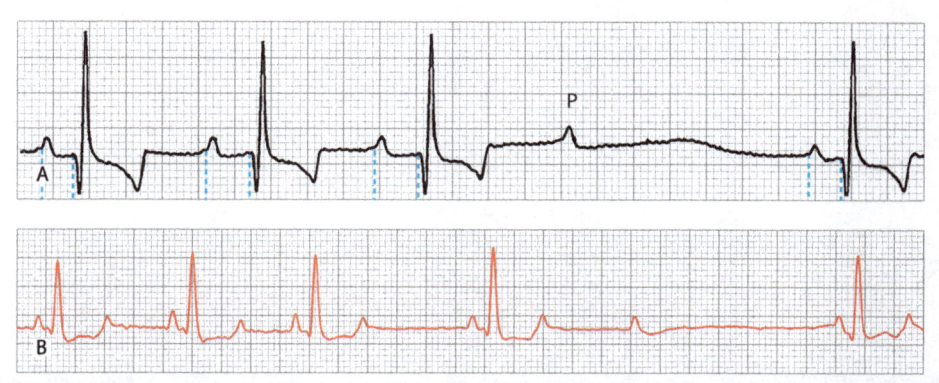

Figura 129.6. – **(A)** Mobitz tipo I. Retardo progressivo do intervalo. Observa-se PQ aumentando (seta vermelha) simultaneamente ao intervalo QRS diminuindo. **(B)** Mobitz tipo II. Intervalos PQ fixos antes da P bloqueada. Adaptado de Santili, 2020. Cortesia MSc Gabriela Sciulli.

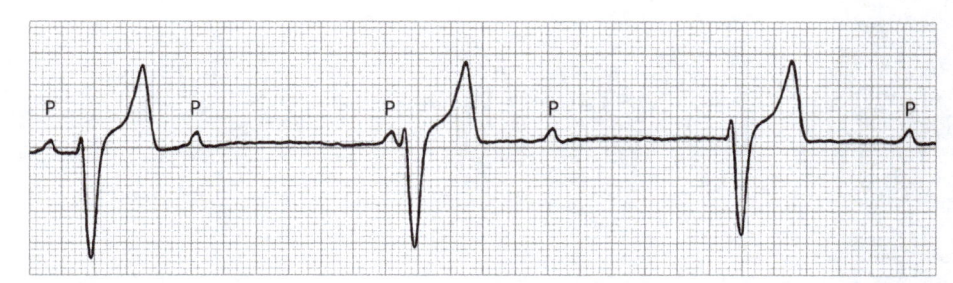

Figura 129.7. – Os complexos QRS não são conduzidos pelas ondas p, são escapes ventriculares. Adaptado de Santili, 2020.

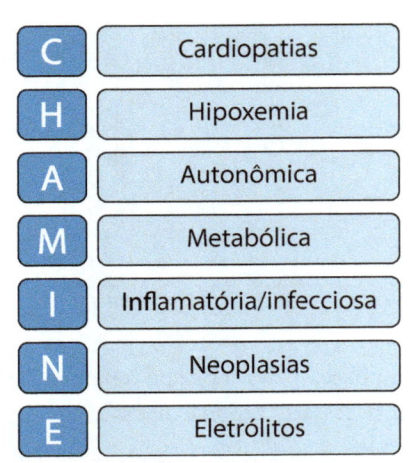

Figura 129.8. – Acrônimo CHAMINE representando as causas mais comuns de taquiarritmias ventriculares.

5.1. – Complexo Ventricular Prematuro

As despolarizações prematuras são geradas em focos ectópicos ventriculares. Quanto mais longe o foco ectópico, mais bizarro o QRS. No traçado podemos observar complexos de origem ventricular que aparecem antes da hora, como demonstrado pela **Figura 129.9**. Os complexos ventriculares podem ser chamados de monomórficos, ou seja, com morfologia igual, com origem no mesmo foco ectópico, ou polimórficos, com morfologias diferentes indicando que são oriundos de focos ectópicos diferentes.

A necessidade de terapia deve considerar a repercussão hemodinâmica, risco de morte súbita, critérios de malignidade (fenômeno R sobre T, polimorfismo), dissincronia entre átrios e ventrículos.

5.2. – Taquicardia Ventricular

Caracterizada por 4 ou mais complexos ventriculares prematuros, como demonstrado pela **Figura 129.10**. Se acima de 30 segundos, é considerada sustentada, menos de 30 segundos é paroxística.

5.3. – Ritmos de Escape

Ritmos de escape são considerados ritmos protetores para o paciente, acontecem para que o coração mantenha o débito cardíaco. Os ritmos de escape ventricular surgem quando os marcapassos dominantes diminuem a sua atividade. Quando o escape tem origem nos ramos intraventriculares e fibras de Purkinje se trata de um escape ventricular. Quando ocorrem três ou mais escapes, trata-se de ritmo de escape ou ritmo idioventricular, como demonstrado pela **Figura 129.11.**

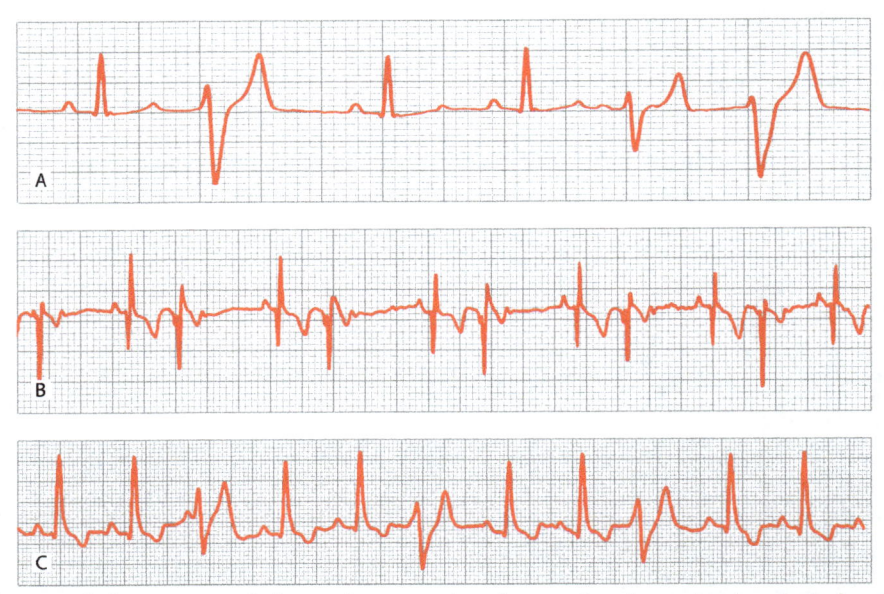

Figura 129.9. – (A) complexo ventricular prematuro. Podemos observar no traçado que o impulso ventricular veio de forma precoce. **(B)** bigeminismo ventricular. **(C)** trigeminismo ventricular. Cortesia MSc Gabriela Sciulli.

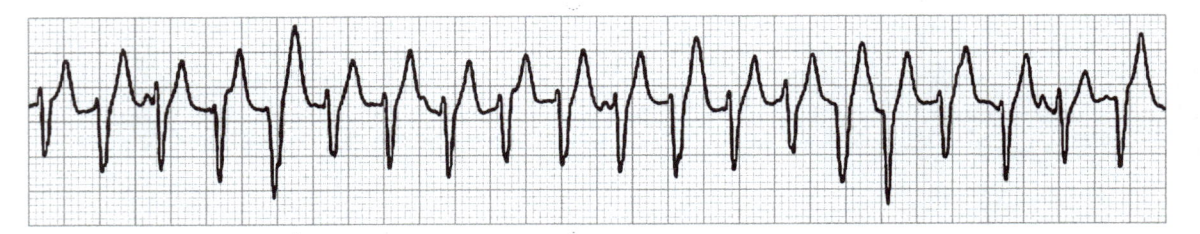

Figura 129.10. – Taquicardia ventricular

Cortesia MSc Gabriela Sciulli.

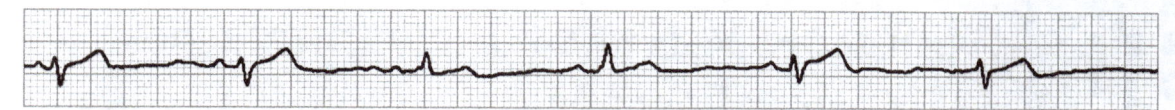

Figura 129.11. – Ventrículo assumindo a função de marcapasso após pausa. É um ritmo benigno e não deve ser suprimido.

6. PONTOS-CHAVE

Para o coração funcionar adequadamente, precisamos que haja sincronia entre as atividades elétrica e mecânica objetivando manter o débito cardíaco.

- Arritmias são anormalidades na frequência, ritmo ou local de formação do impulso cardíaco.
- Os mecanismos arritmogênicos podem ser por distúrbios na formação do impulso, na condução do impulso ou em ambos.
- Arritmias são classificadas de acordo com a sua origem e ritmo.
- Pode ter origem cardíaca ou extracardíaca.
- Podem ser benignas ou malignas. Algumas benignas são designadas como escapes por virem após uma pausa para ajudar a restaurar e/ou manter o débito cardíaco.
- A repercussão hemodinâmica e necessidade de terapia depende de diversos fatores, como idade, comorbidades, critérios de malignidade.

7. LITERATURA RECOMENDADA

1. Boller, Manuel, and Daniel J. Fletcher. "Update on Cardiopulmonary Resuscitation in Small Animals." Veterinary Clinics of North America: Small Animal Practice, vol. 50, no. 6, Nov. 2020, pp. 1183-1202, https://doi.org/10.1016/j.cvsm.2020.06.010. Accessed 17 June 2023.

2. Côté, Etienne. "Feline Arrhythmias: An Update." Veterinary Clinics of North America: Small Animal Practice, vol. 40, no. 4, July 2010, pp. 643-650, https://doi.org/10.1016/j.cvsm.2010.04.002. Accessed 17 June 2023.

3. Côté, Etienne. "Feline Congestive Heart Failure." Veterinary Clinics of North America: Small Animal Practice, vol. 47, no. 5, Sept. 2017, pp. 1055-1064, https://doi.org/10.1016/j.cvsm.2017.04.008. Accessed 17 June 2023.

4. Meurs, Kathryn M. "Arrhythmogenic Right Ventricular Cardiomyopathy in the Boxer Dog." Veterinary Clinics of North America: Small Animal Practice, vol. 47, no. 5, Sept. 2017, pp. 1103-1111, https://doi.org/10.1016/j.cvsm.2017.04.007. Accessed 1 Dec. 2020.

5. Rabelo, Rodrigo C, Ribeiro, Cesar. A. Conceitos de hemodinâmica e microcirculação. In: RABELO, R. C. Emergências de pequenos animais. Rio de Janeiro: Elsevier, p. Rabelo, RC. Emerging Monitoring Techniques. In: Silverstein D., et al. Textbook of Small Animal Emergency Medicine. Wiley Blackwell, Oxford, UK, 2016. Chapter 159, book in progress 25-42, 2016.

6. Kogika, Márcia Mery, and Helio Autran de Morais. "A Quick Reference on Hyperkalemia." Veterinary Clinics of North America: Small Animal Practice, vol. 47, no. 2, Mar. 2017, pp. 223-228, https://doi.org/10.1016/j.cvsm.2016.10.009. Accessed 17 June 2023.

7. Kogika, Márcia Mery, and Helio Autran de Morais. "A Quick Reference on Hypokalemia." Veterinary Clinics of North America: Small Animal Practice, vol. 47, no. 2, Mar. 2017, pp. 229-234, https://doi.org/10.1016/j.cvsm.2016.10.010. Accessed 17 June 2023.

8. Pariaut, Romain. "Atrial Fibrillation." Veterinary Clinics of North America: Small Animal Practice, vol. 47, no. 5, Sept. 2017, pp. 977-988, https://doi.org/10.1016/j.cvsm.2017.04.002. Accessed 17 June 2023.

9. Santilli, Roberto, Moïse, Sydney, Pariaut, Romain. Electrocardiography of the dog and cat: DIAGNOSIS OF ARRHYTHMIAS. 2. ed. Milano: Edra, 2018

10. Scansen, Brian A. "Interventional Cardiology: What's New?" The Veterinary Clinics of North America. Small Animal Practice, vol. 47, no. 5, 1 Sept. 2017, pp. 1021–1040, pubmed.ncbi.nlm.nih.gov/28651809/, https://doi.org/10.1016/j.cvsm.2017.04.006. Accessed 17 June 2023.

11. Scansen, Brian A. "Cardiac Interventions in Small Animals." Veterinary Clinics of North America: Small Animal Practice, vol. 48, no. 5, Sept. 2018, pp. 797-817, https://doi.org/10.1016/j.cvsm.2018.05.003. Accessed 26 Sept. 2021.

130

Afecções Sistêmicas e suas Alterações Eletrocardiográficas

Henrique Augusto Souza Andrade
Ruthnéa Aparecida Lázaro Muzzi

1. INTRODUÇÃO

O eletrocardiograma (ECG) é o registro da atividade elétrica do coração de uma forma não invasiva, que permite a avaliação da frequência e ritmo cardíaco por meio de um traço visual. Condições endócrinas, inflamatórias, infecciosas, traumáticas, isquêmicas, efusivas, neoplásicas e eletrolíticas são capazes de afetar a formação e propagação do impulso cardíaco, desenvolvendo ectopias ou bloqueios de condução.

Há uma maior tolerância a ritmos anormais quando a estrutura e função cardíaca estão preservadas. Entretanto, uma cardiopatia primária não é um pré-requisito obrigatório para ocorrência de uma disfunção cardiovascular, como na sepse, que pode provocar diminuição da contratilidade e relaxamento ventricular, e a hipoxemia, que reduz a oferta de oxigênio ao miocárdio.

Quando uma arritmia é identificada e há uma doença em andamento, um acompanhamento apropriado é obrigatório. O risco que uma arritmia oferece é determinado pela duração do registro eletrocardiográfico, frequência de eventos arrítmicos, frequência cardíaca, carga ventricular (paroxística/sustentada; complexos multiformes, intervalos de acoplamento), comprometimento hemodinâmico e principalmente, a causa base.

Na medicina, o monitoramento eletrocardiográfico em ambientes hospitalares é recomendado pela *American Heart Association*, inclusive em condições não cardíacas. Pacientes tanto na unidade de terapia intensiva, quanto na internação, podem se beneficiar com o ECG, porém na veterinária ainda não há *standards/guidelines* para monitoramento eletrocardiográfico em ambientes hospitalares, cabendo ao clínico a responsabilidade de reconhecer o potencial arritmogênico de uma doença para tomada de decisão.

A seguir, discutiremos as principais afecções sistêmicas pró-arrítmicas com implicações clínicas capazes de provocar comprometimento hemodinâmico e afetar o prognóstico de cães e gatos hospitalizados. O foco é direcionado na caracterização do ambiente arritmogênico arquitetado, achados eletrocardiográficos e intervenções terapêuticas.

2. HIPÓXIA

A hipóxia, seja um reflexo da diminuição da tensão de oxigênio, da hemoglobina ou do conteúdo de oxigênio no sangue arterial, compreende uma condição de risco à vida com reflexo direto ao sistema cardiovascular.

Apesar de o ECG não fazer parte da rotina neonatal, uma frequência cardíaca abaixo de 180 batimentos por minuto (bpm) diminui o *score* apgar, aumentando assim a mortalidade. Após comparar a resposta cronotrópica por meio da estimulação simpática e vagal, pesquisadores sugeriram diferenças funcionais importantes entre animais recém-nascidos e adultos e que o processo de maturação neural é gradual. Em cães adultos, a bradicardia é estimulada vagalmente em casos de hipoventilação ou apneia. Já em neonatos, antes dos 4 dias, os barorreceptores não são funcionais, e a hipóxia resulta em bradicardia profunda. Portanto, a suplementação de oxigênio representa uma alternativa melhor ao uso de atropina e epinefrina, uma vez que a bradicardia é um indicativo de hipóxia e não mediada vagalmente no neonato.

Eventos isquêmicos no miocárdio podem ser refletidos no eletrocardiograma em achados como infra ou supradesnivelamento do segmento ST (**Figura 130.1.**), alteração da morfologia da onda T com aumento de amplitude e/ou mudança de polaridade e conformação pontuda, distorção de onda R, fibrilação atrial (FA), batimentos ectópicos ventriculares prematuros progredindo para taquicardia ventricular (TV) e anormalidades da condução intraventricular.

Em um estudo etiológico do infarto do miocárdio com consequente hipóxia, em 32 cães e 5 gatos, foi observado que apenas 2 cães não tinham alguma doença sistêmica como causa base. A maioria dos casos foram associados a formação tromboembólica secundária à pancreatite, doença renal, uso de corticoide/hipercortisolismo, neoplasias, anemia hemolítica imunomediada, vasculites e transfusões sanguíneas.

3. DOENÇAS ENDÓCRINAS

3.1. – Hipotireoidismo

Apesar dos comprometimentos cardiovasculares serem descritos como de pouca importância nas endocrinopatias, o hipotireoidismo apresenta alterações no ECG que podem auxiliar no diagnóstico, seja no momento do atendimento de rotina ou até mesmo em quadros críticos como na manifestação do coma mixedematoso. A menor disponibilidade dos hormônios

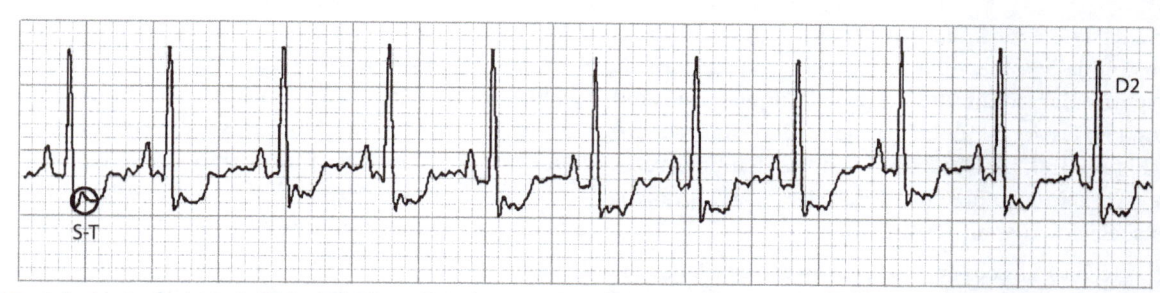

Figura 130.1. – Infradesnivelamento de ST. Frequência cardíaca de ~200bpm, infradenivelamento de segmento ST > -20 (normal ≤ ±0,20). (Canino, Pinshcer, 5 anos, 2,7 kg, fêmea. Derivação II, velocidade 50mm/s – calibração 10mm/1mV). Fonte: Setor de Cardiologia Veterinária – Universidade Federal de Lavras.

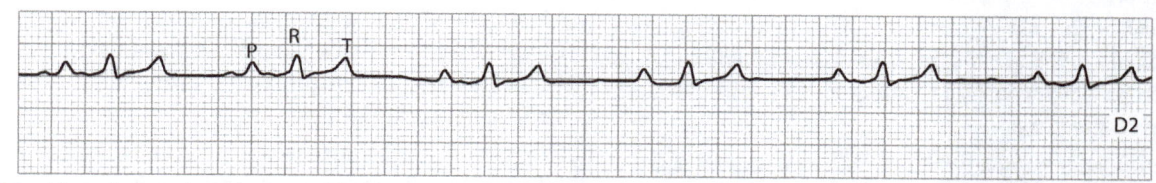

Figura 130.2. – Hipovoltagem de ondas P e R. (Cão, Chow Chow, 13anos, 17 kg. Derivação II, velocidade 50mm/s – calibração 10mm/1mV). Fonte: Setor de Cardiologia Veterinária - Universidade Federal de Lavras.

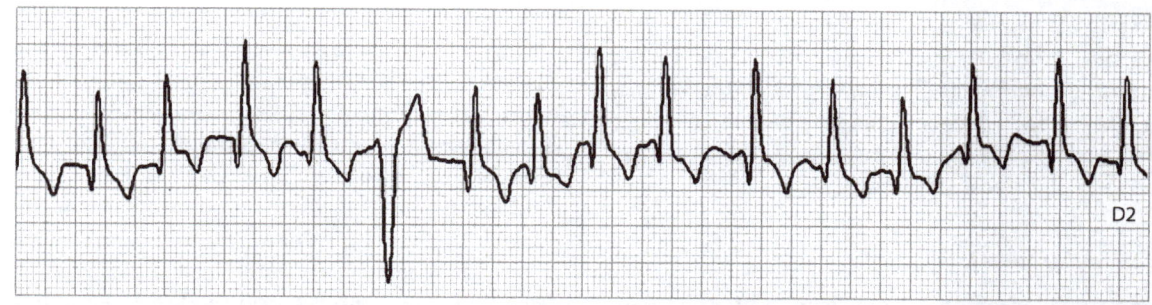

Figura 130.3. – Fibrilação atrial. Ausência de onda P, intervalo R-R irregular, frequência cardíaca ~250bpm e complexo ventricular prematuro isolado. (Canino, Doberman, 8 anos, 20 kg, macho. Derivação II, velocidade 50mm/s – calibração 10mm/1mV). *Fonte: Setor de Cardiologia Veterinária – Universidade Federal de Lavras.*

tireoidianos resulta na diminuição no número de receptores β-adrenérgicos, diminuindo o inotropismo e a frequência de descarga do nó sinusal.

A bradicardia sinusal, distúrbios de condução atrioventriculares, ondas P e R de baixa amplitude são as alterações eletrocardiográficas mais comuns (**Figura 130.2.**).

Cães da raça Doberman, diagnosticados com hipotireoidismo, têm um risco 1,76 vezes maior de desenvolver cardiomiopatia dilatada, porém a presença dessa endocrinopatia na raça parece não resultar em uma diferença significativa na frequência de complexos ventriculares prematuros (CVPs).

FA é relatada em cães com hipotireoidismo com a possível associação de maior risco para desenvolvimento da arritmia (**Figura 130.3.**), incluindo casos de cardioversão de FA após 2 semanas de suplementação com Levotiroxina, como terapia única. Apesar de ser uma opção para o tratamento, a amiodarona reduz a função tireoidiana, portanto, segundo a literatura, deve ser usada com cautela para pacientes com hipotireoidismo e em alguns casos seu uso é contraindicado.

Apesar dos distúrbios eletrocardiográficos e a função cardíaca apresentarem melhora após o tratamento de suplementação hormonal, ainda são necessários estudos para determinar o real papel do hipotiroidismo e suplementação hormonal no tratamento de arritmias ventriculares e na cardiomiopatia dilatada.

3.2 Hipertireoidismo Felino

O hipertireoidismo felino (HTF) é a afecção endócrina mais comum responsável por taquiarritmias. Os hormônios tireoidianos em excesso atuam sobre o miocárdio, aumentando as atividades dos canais sarcolêmicos, causando hipertrofia e aumento da contratilidade, ao mesmo tempo, em que provocam um aumento do consumo de oxigênio, predispondo a danos isquêmicos. Também capaz de promover a arritmogênese, o HTF aumenta o número de receptores β-adrenérgicos, o que torna o miocárdio mais sensível aos efeitos das catecolaminas circulantes.

Achados comuns no ECG incluem taquicardia sinusal e aumento da amplitude de QRS (>0,9mV na derivação II) que pode estar relacionada à hipertrofia miocárdica devido ao efeito trófico da tiroxina ou apenas à diminuição da gordura corporal e atrofia muscular. As arritmias mais comuns são taquicardias supraventriculares e ventriculares provavelmente associadas a maior sensibilidade a catecolaminas, embora distúrbios de condução ventricular ou intraventricular (bloqueio do ramo direito e bloqueio fascicular anterior esquerdo) possam ser encontrados (**Figura 130.4.**). O tratamento do HTF muitas vezes é suficiente para correção dos distúrbios eletrocardiográficos quando restabelecido o estado eutireoideo.

Entretanto, há situações em que a persistência da taquicardia patológica, produzindo uma frequência cardíaca sustentada superior a 260bpm, requer o uso de β-bloqueadores para melhorar o tempo de enchimento diastólico. Contudo, seu uso é contraindicado em caso de insuficiência cardíaca congestiva (ICC) aguda, uma vez que a supressão da frequência cardíaca pode exacerbar o risco de vida se a taquicardia sinusal reflexa do paciente for essencial.

O atenolol é uma boa opção por via oral, uma vez que a administração é feita a cada 12h ou a cada 24h com um efeito bloqueador β-1 seletivo, seguro e bem tolerado na dose de 6,25mg/gato. Já o esmolol é um antagonista β-1 de curta duração usado por via intravenosa na dose de 0,025-0,1mg/kg podendo alcançar a dose de 500µg/kg na técnica de *loading* seguido por infusão contínua (IC) na taxa de 10-200µg/kg/min. A administração em *bolus* deve ser lenta para um bom bloqueio adrenérgico, uma vez que a rápida infusão pode causar inotropismo negativo e colapso cardiovascular.

3.3. – Feocromocitoma

Apesar de raro, o feocromocitoma é um tumor neuroendócrino mais comum da medula adrenal de cães, responsável pela liberação excessiva de catecolaminas quando hormonalmente ativo. Os sinais clínicos, frequência das metástases e características histopatológicas são muito semelhantes ao feocromocitoma em humanos, sendo que em alguns casos os sinais cardiovasculares são os primeiros a ser detectados.

A catecolamina mais comumente excretada é a noradrenalina, capaz de provocar taquicardia sinusal, complexos supraventriculares, ectopias ventriculares e taquiarritmias, entretanto, bradicardia e bloqueios atrioventriculares podem ser encontrados com uma menor frequência. Esses distúrbios de condução podem ser resultados da hipertensão ou de danos isquêmicos e fibrose do miocárdio, secundários à exposição crônica a catecolaminas.

A ativação simpática desencadeia a patogênese das taquiarritmias supraventriculares (**Figura 130.5.**) e ventriculares, com evolução para taquicardias ventriculares sustentadas (TVS) e instabilidade hemodinâmica, necessitando, nesse caso, de terapia antiarrítmica emergencial. O esmolol pode ser usado por via intravenosa lentamente (0,2 a 0,5mg/kg) e seguido por IC de 10-200mcg/kg/min.

As crises hipertensivas podem ter reflexo direto na frequência cardíaca, provocando bradiarritmias. Uso de vasodilatadores como o nitroprussiato (0,5 a 5mcg/kg/min IC/IV), hidralazina ou amlodipina podem ser necessários para estabilização hemodinâmica.

A correção do feocromocitoma é cirúrgica, sendo que uma das complicações transoperatórias é o surgimento de arritmias. A fim de diminuir o potencial arritmogênico, o tratamento com fenoxibenzamina, um antagonista α-adrenérgico que se liga irreversivelmente aos receptores α-1/α-2 e bloqueia a resposta α-adrenérgica à adrenalina e noradrenalina circulantes, deve ser iniciado 2 semanas antes da adrenalectomia. A dose inicial indicada é de 0,5mg/kg por via oral a cada 12h e ajustada a cada 2-3 dias até atingir o efeito desejado, sendo a dose máxima 2,5mg/kg.

4. ALTERAÇÕES ELETROLÍTICAS

4.1. – Hipercalemia

A hipercalemia desempenha consequências importantes no mecanismo elétrico cardíaco e tem como principais etiologias

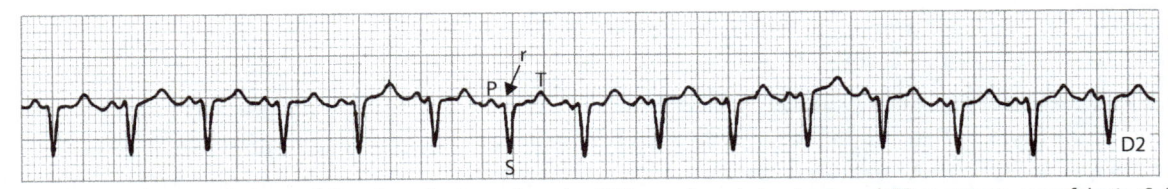

Figura 130.4. – Bloqueio de ramo direito em felino. Frequência cardíaca de ~250bpm, despolarização sinusal, PR constante, e morfologia rS. (Felino, SRD, 8 anos, 2,5 kg, macho. Derivação II, velocidade 50mm/s – calibração 10mm/1mV). Fonte: Setor de Cardiologia Veterinária – Universidade Federal de Lavras.

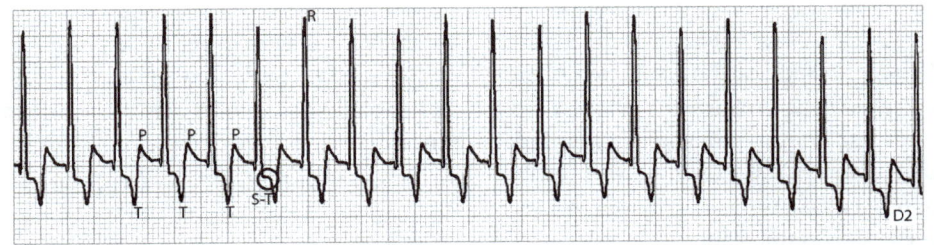

Figura 130.5. – Taquicardia supraventricular sustentada. Acoplamento de onda P em onda T do complexo anterior, intervalo R-R constante, QRS estreito, onda T pontuda, infradesnivelamento de ST e frequência cardíaca de ~190bpm. (Canino, Teckel, 14 anos, 9,5 kg, macho. Derivação II, velocidade 25mm/s – calibração 10mm/1mV). *Fonte: Setor de Cardiologia Veterinária - Universidade Federal de Lavras.*

a obstrução uretral, hipoadrenocorticismo, insuficiência renal oligúrica ou anúrica, acidose, lise tumoral aguda ou lesão de reperfusão.

A cardiotoxicidade hipercalêmica progride de acordo com o aumento da concentração sérica de potássio (K+ > 7,5mEq/L) sendo que os achados de ECG mais comuns são onda T alta e espiculada, depressão do segmento ST, aumento da duração do intervalo PR e QT, diminuição da amplitude e aumento da duração de onda P, hipovoltagem de R e prolongamento de QRS. As arritmias mais frequentes são bradicardia sinusal, ritmo sinoventricular e idioventricular (**Figura 130.6.**), bloqueio atrioventricular (BAV) de terceiro grau, fibrilação ventricular (FV) e assistolia.

Embora as alterações eletrocardiográficas aumentem proporcionalmente com a gravidade da hipercalemia, um ECG normal não exclui níveis altos de potássio e a primeira manifestação cardíaca da hipercalemia pode ser a FV, portanto, a dosagem sérica é imprescindível.

O tratamento da hipercalemia é regido pela causa base. Caso a etiologia não possa ser removida imediatamente, podem ser usadas alternativas terapêuticas como a insulina regular 0,2-0,5 UI/kg + 1-2g de dextrose 50% intravenoso (IV) para ajudar a redistribuir o potássio intracelular, gluconato de cálcio 10% 0,5-1,5mL/kg durante 10-15min para diminuir o potencial cardiotóxico causado pelo potássio em excesso, e o bicarbonato auxiliando também na redistribuição do potássio em caso de acidose (pH < 7,1) ou bicarbonato sérico < 12mEq/L.

4.2. – Hipocalcemia

Uma hipocalcemia importante (iCa < 4mg/dL ou < 1mmoL/L) é uma condição que no ECG se manifesta por prolongamento do intervalo QT e ST, podendo progredir para taquicardia e arritmias ventriculares, e em casos extremos pode causar baixa contratilidade miocárdica e subsequente baixo débito cardíaco.

Pancreatite, doença renal aguda, doença da paratireoide, eclâmpsia, sepse e trauma são as principais afecções associadas à hipocalcemia em pacientes críticos, requerendo a reposição de cálcio na presença de sinais clínicos secundários a sua deficiência, principalmente em necessidade de suporte vasopressor ou inotrópico em hipotensão refratária.

Para o tratamento de hipocalcemia, é indicado uso de gluconato de cálcio 10% na dose de 0,5-1,5mL/kg IV (5-15mg/kg)

durante 10-30min até o efeito desejado. Após, IC de 1-3mg/kg/h IV pode ser necessária para manter os níveis de cálcio normais.

O monitoramento cardíaco pelo ECG é crítico durante a administração de cálcio, de forma que surgimento de bradicardia, encurtamento de QT ou arritmias pode indicar que a taxa de administração de cálcio está muito rápida e deve ser temporariamente descontinuada e reiniciada em uma taxa mais lenta, a fim de evitar efeitos cardíacos graves, incluindo assistolia.

4.3. – Hipomagnesemia

A hipomagnesemia é um desafio diagnóstico, embora componha uma condição clínica diretamente correlacionada com a gravidade de pacientes críticos e tempo de hospitalização de cães e gatos.

Atualmente, não há um consenso sobre o melhor ensaio diagnóstico para dosagem de magnésio, visto que sua maior distribuição é intracelular. A concentração sérica de magnésio total (tMg = 1,5-3,0mg/dL) apesar de ser o método mais disponível, pode não refletir bem a condição clínica ou a concentração do magnésio ionizado (iMg = 1-1,9mg/dL) que apresenta maior confiabilidade. Entretanto, valores séricos baixos de tMg e/ou iMg podem ser úteis na suspeita clínica de um déficit de magnésio.

Várias causas podem provocar a hipomagnesemia, incluindo alterações gastrintestinais, renais, endócrinas, neoplásicas, uso de diuréticos, pancreatite e ação prolongada de catecolaminas exógenas ou endógenas. Em casos graves, arritmias importantes como taquicardias supraventriculares (TSV) e ventriculares (**Figura 130.7.**), FA e *torsades de pointes* (torção das pontas) podem ser encontradas, principalmente se houver hipocalemia refratária concomitante.

O tratamento de arritmias com o sulfato de magnésio (30mg/kg IV lentamente/0,15-0,30mEq/kg IV durante 5-10min) é uma estratégia lógica em casos de hipomagnesemia documentada ou fortemente suspeita. Entretanto, a monitoração eletrocardiográfica durante a infusão é recomendada e, em caso de prolongamento do intervalo QT e PR, alargamento do complexo QRS e bradicardia, a medicação deve ser interrompida.

5. TRAUMA

Além da possibilidade de miocardite traumática, traumas em geral desencadeiam um ambiente propício a arritmias, uma vez que cursam com hipóxia, acidose, distúrbios eletrolíticos,

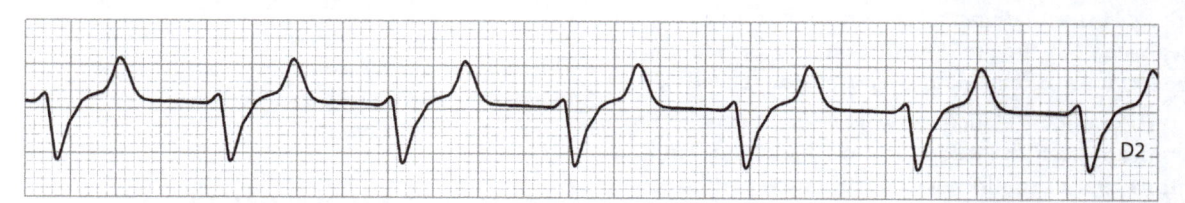

Figura 130.6. – Ritmo idioventricular acelerado em felino com obstrução uretral. QRS amplo e regular ((80-100 ms, normal <40) com uma taxa de aproximadamente 160 bpm e sem ondas P visíveis em um gato com hipercalemia (9,6mEq/L, normal 4–4,5mEq/L). Ritmo sustentado pela acentuada depressão do nó sinusal pela cardiotoxicidade hipercalcêmica (Felino, 3 anos, 3 kg, macho castrado. Derivação II, velocidade 50mm/s – calibração 5mm/1mV). Fonte: Setor de Cardiologia Veterinária - Universidade Federal de Lavras.

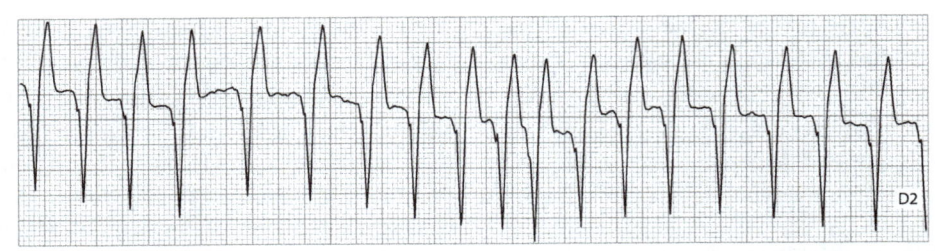

Figura 130.7. – Taquicardia ventricular sustentada. Complexos ventriculares de configuração bizarra em ritmo sustentado, frequência cardíaca elevada (~190bpm). (Canino, labrador, 7 anos, 25kg, macho. Derivação II, velocidade 25mm/s – calibração 10mm/1mV). Fonte: Setor de Cardiologia Veterinária – Universidade Federal de Lavras.

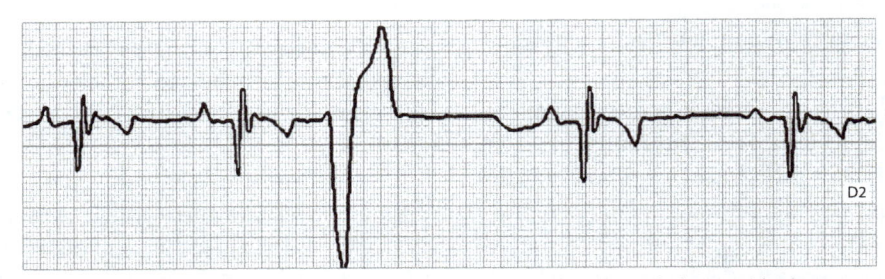

Figura 130.8. – Complexo ventricular prematuro. Complexo ventricular de configuração bizarra isolado, seguido de pausa compensatória e de provável origem ventricular esquerda. (Canino, SRD, 11 anos, 12 kg, macho. Derivação II, velocidade 50mm/s – calibração 10mm/1mV) Fonte: Setor de Cardiologia Veterinária – Universidade Federal de Lavras.

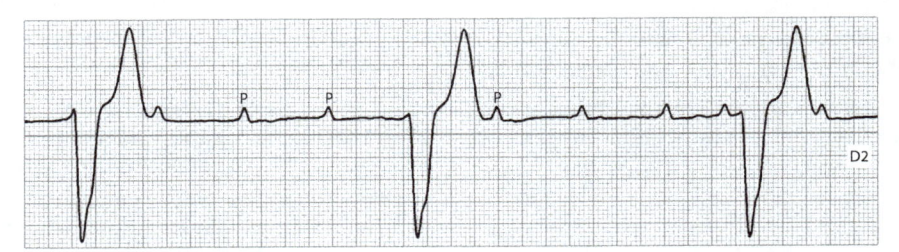

Figura 130.9. – Bloqueio atrioventricular de 3º grau. Ondas P isoladas sem relação com complexo QRS, intervalos PR irregulares, complexos ventriculares de conformação bizarra em ritmos de escape. (Canino, SRD, 13 anos, 9 kg, macho. Derivação II, velocidade 50mm/s – calibração N). Fonte: Setor de Cardiologia Veterinária – Universidade Federal de Lavras.

distúrbio de coagulação, dor, aumento do tônus simpático e liberação de catecolaminas.

Ao avaliar 100 cães com evidência radiográfica de fratura pós-trauma automobilístico, pesquisadores observaram uma prevalência de arritmia em 17% dos casos, e em 30% quando associado ao trauma torácico contuso. Outro estudo utilizou a monitoração de Holter em 30 cães atropelados e percebeu a presença de CVPs (**Figura 130.8.**) em 29 indivíduos (97%) embora o ECG inicial tenha documentado ectopias ventriculares em apenas 4 cães.

As arritmias mais comuns relatadas na miocardite traumática são CVPs, TSV e TV, além de anormalidades no segmento ST sugestivo de isquemia/hipóxia, embora bradiarritmias como BAV de segundo e terceiro grau (**Figura 130.9.**) e parada sinusal com escape ventricular e juncional tenham sido relatadas.

Trauma cranioencefálico, cervical e lesões oculares podem ter reflexo direto na frequência cardíaca, induzindo a bradiarritmias por estímulo vagal. A troponina pode auxiliar no diagnóstico da arritmia de origem miocárdica traumática.

Por fim, além da analgesia, integrar o algoritmo de terapia antiarrítmica, é sugerido que animais politraumatizados sejam monitorados por 24-48h, principalmente em caso de trauma torácico, devido à possibilidade de surgimento de arritmias.

6. EFUSÃO PERICÁRDICA

Apesar de não ser o exame padrão ouro, o eletrocardiograma pode manifestar alterações sugestivas de efusão pericárdica. A alternância elétrica é a mais relatada, devido ao movimento do coração no saco pericárdico, seguida da hipovoltagem da onda R e do complexo QRS (**Figura 130.10.**).

Um estudo retrospectivo avaliou o ECG de 64 e 107 casos de efusão pericárdica em cães, observaram a ocorrência de CVPs, TSV, TV, FA e bloqueios de condução, associados a diferentes etiologias. As arritmias ventriculares eram mais associadas a neoplasias, e a alternância elétrica apresentava resolução após a pericardiocentese.

7. AFECÇÕES ESPLÊNICAS/ESPLENECTOMIA

Cães, que são submetidos ao procedimento de esplenectomia podem desenvolver arritmias durante o procedimento e até

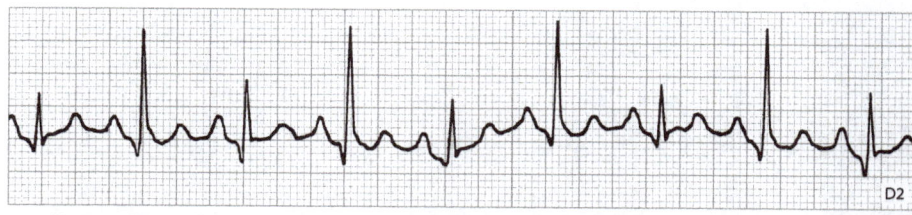

Figura 130.10. – Alternância elétrica. Alternância de voltagem do complexo QRS a cada batimento. (Cão, poodle, 12 anos, degeneração de tricúspide com efusão pericárdica. Derivação II, velocidade 50mm/s – calibração 10mm/1mV). Fonte: Setor de Cardiologia Veterinária – Universidade Federal de Lavras.

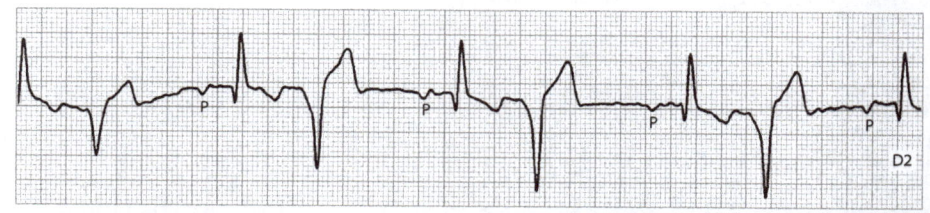

Figura 130.11. – Complexos ventriculares prematuros em bigeminismo. Complexos ventriculares de morfologia bizarra, prematuros, multiformes, intercalados por batimentos de origem juncional (onda P negativa) e frequência cardíaca entre 180-200bpm (Canino, SRD, 9 anos, 12kg, fêmea, com hemangiossarcoma esplênico. Derivação II, velocidade 50mm/s – calibração 10mm/1mV). Fonte: Setor de Cardiologia Veterinária – Universidade Federal de Lavras.

48h no pós-operatório. Ao avaliar 325 cães, um estudo percebeu que 15% dos cães de pequeno porte e 33% dos cães de grande porte desenvolviam arritmias no período pós-operatório.

A prevalência de arritmias de acordo com a afecção esplênica é variável, podendo ocorrer com maior frequência em hemangiossarcoma, hematomas esplênicos, torção esplênica. Os CVPs (**Figura 130.11.**) e TV (paroxísticas ou sustentadas) são os achados mais frequentes em cães com massas esplênicas e nas primeiras 48 horas após esplenectomia, independente de doença cardíaca, embora estes eventos possam perdurar ou ter resolução espontânea em até 5 dias de pós-operatório.

O mecanismo arritmogênico nas afecções esplênicas envolve quadros de hipóxia tecidual secundária à hipocalemia por ruptura de massa (menor retorno venoso) e/ou anemia, hipoperfusão/isquemia pancreática resultando na liberação do fator depressor do miocárdio, metástases no miocárdio e excesso de catecolaminas. Para cães que desenvolvem arritmias intraoperatórias, há o dobro a chance de óbito, assim como a persistência de taquicardia está associada a maior mortalidade no pós-operatório, embora arritmias ventriculares a qualquer momento devam ser consideradas possíveis indicadores de prognóstico desfavorável.

Uma vez que haja TV com frequência superior a 180bpm desencadeando comprometimento hemodinâmico, a lidocaína em bolus de 2mg/kg IV lento, seguida por 30-80µg/kg/min em IC pode compor a estratégia terapêutica, embora a maximização da oxigenação, reanimação volêmica e uso de hemoderivados também devam ser considerados. Outras medicações, como esmolol e amiodarona, podem ser usadas nas ectopias ventriculares refratárias à lidocaína.

8. INFLAMAÇÃO SISTÊMICA

A síndrome da dilatação vôlvulo-gástrica (DVG) é uma condição "estéril" de inflamação, importante para o desenvol-vimento de arritmias. Acometendo comumente cães de raças grande e gigante, é associada a altas taxas de mortalidade, principalmente quando há lesões esplênicas, arritmias e danos isquêmicos graves.

O choque hipovolêmico, acidose, isquemia miocárdica, hipocalemia, aumento dos níveis circulantes de catecolaminas, radicais livres, citocinas pró-inflamatórias e isquemia pancreática, podem levar à produção de fator depressor do miocárdio. A causa exata das arritmias em cães com DVG é desconhecida, mas acredita-se que tanto a redução no fluxo sanguíneo coronário quanto a necrose subendocárdica tenham um papel importante, principalmente quando associados à lesão de reperfusão.

Uma vez criado um ambiente pró-arritmogênico, há um predomínio de arritmias ventriculares com a manifestação de CVPs, ritmo idioventricular acelerado, taquicardia ventricular paroxística e sustentada multiforme, porém a FA também pode ocorrer (**Figura 130.12.**).

Um período prolongado de sinais clínicos, superior a 6 horas, levará a um maior risco de gastrectomia, esplenectomia e arritmias, piorando o prognóstico. Um estudo prospectivo avaliou 83 cães com DVG comparando com um grupo histórico controle, o uso precoce de lidocaína em bolus (2mg/kg IV lento) seguido de IC (50ug/kg/min reduzindo durante 24h), e percebeu a diminuição significativa da incidência de arritmias cardíacas, lesão renal aguda e tempo de hospitalização. Apesar de a lidocaína ser a terapia antiarrítmica indicada na DVG, a IC pode diminuir o tempo de trânsito gastrointestinal e provocar náusea.

A síndrome de reperfusão é responsável por vários danos oxidativos e liberação de radicais livres, agravantes da isquemia miocárdica e arritmias. Há sugestão de que a N-acetilcisteína seja eficaz em limitar a extensão do infarto e reduzir a incidência de arritmias ventriculares de reperfusão, enquanto a vitamina C reduz os efeitos cardiotóxicos dos radicais livres, entretanto sem muito evidência de comprovação.

Seção IX

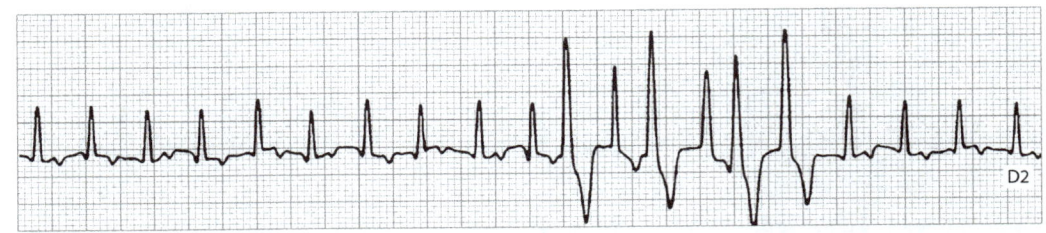

Figura 130.12. – Taquicardia ventricular paroxística e fibrilação atrial. Complexos ventriculares de morfologia bizarra, prematuros, multiformes, em sequência maior que 4 batimentos, caracterizando uma taquicardia ventricular polimórfica não sustentada com curto intervalo de acoplamento, associado a fibrilação atrial. (Canino, Labrador, 7 anos, 19 kg, macho. Derivação II, velocidade 50mm/s – calibração 10mm/1mV). Fonte: Setor de Cardiologia Veterinária – Universidade Federal de Lavras.

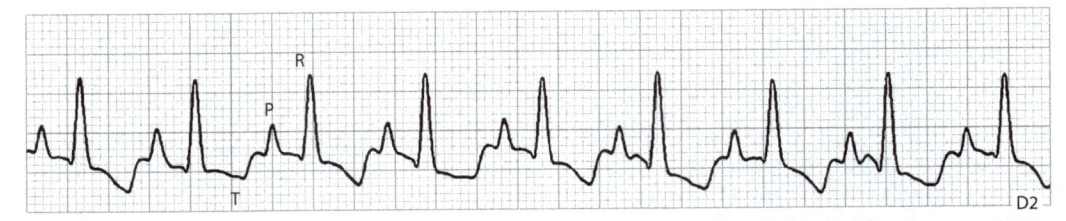

Figura 130.13. – Taquicardia sinusal. Disparos de origem sinusal, intervalo R-R regular, PR constante, QRS estreito, frequência cardíaca de ~215bpm (Canino, SRD, 5 anos, 15 kg, fêmea. Derivação II, velocidade 50mm/s – calibração 10mm/1mV). Fonte: Setor de Cardiologia Veterinária - Universidade Federal de Lavras.

9. SEPSE

A sepse e o choque séptico apresentam um comportamento multifatorial cujos danos ao miocárdio podem ser consequência da hipóxia, resposta inflamatória sistêmica, liberação de radicais livres e danos oxidativos.

Na sepse, o cenário de hipovolemia, baixa resistência vascular sistêmica e alterações de pressão arterial promove o aumento da frequência cardíaca compensatória a fim de manter o débito cardíaco. Entretanto, uma vez corrigidos esses fatores, a persistência da taquicardia (**Figura 130.13.**) por períodos prolongados promove aumento da demanda miocárdica de oxigênio, diminuição do volume diastólico e perfusão coronariana e são associados a um risco aumentado de eventos cardíacos importantes, duração da hospitalização e mortalidade.

O esmolol é o principal β-bloqueador de interesse na sepse, cujo uso é amplamente discutido na medicina, já que o coração pode se beneficiar da proteção contra a tempestade adrenérgica de catecolaminas. Entretanto, embora haja questionamento sobre a sua segurança terapêutica, uma recente meta-análise sugere que quando há indicação de uso, o esmolol é seguro e eficaz na melhora da mortalidade em 28 dias e no controle da taxa ventricular em pacientes com sepse após reanimação volêmica e não tem efeito adverso significativo na perfusão tecidual em humanos.

Apesar dos estudos em pequenos animais serem limitados, recentemente o uso de esmolol (200μg/kg IV-bolus e 10-100μg/kg/min IV-IC) foi relatado em 2 cães com choque séptico com taquicardia supraventricular e taquicardia ventricular refratários a terapias convencionais de reposição volêmica e bolus de lidocaína, com a pressão arterial mantida por infusão de noradrenalina. Apesar da necessidade de ensaios clínicos na veterinária, é possível que o esmolol seja útil para o tratamento de taquicardia persistente em cães com choque séptico com função miocárdica e suporte sistêmico à pressão arterial adequada.

10. LIMITAÇÕES DO ELETROCARDIOGRAMA

Embora valioso, o ECG nem sempre fornece uma indicação clara da etiologia em anormalidades de ritmo e condução. Cabe frisar que oferece suspeitas diagnósticas em distúrbios eletrolíticos, na miocardite traumática, efusão pericárdica e endocrinopatias, mas ainda assim, é um exame complementar rápido, não invasivo e de fácil acesso especialmente na beira leito. Cabe ainda salientar que pode sofrer influências de movimentos, decúbitos, escore corporal, e em algumas situações, pode requerer confirmação pelo exame ecocardiográfico, especialmente na hipótese de disfunção sistólica/diastólica e demais alterações mecânicas. No que diz respeito à revisão, são necessários mais trabalhos científicos prospectivos, ensaios clínicos e metanálises, uma vez que a literatura é restrita a condições médicas específicas de cães e gatos.

11. CONCLUSÕES

As afecções sistêmicas, mesmo que na ausência de disfunção cardíaca primária, são capazes de promover arritmias. A identificação de arritmias em pequenos animais gravemente enfermos pode ser um indicador de prognóstico reservado, principalmente na dilatação volvo gástrica, sepse, massas esplênicas e hipercalemia. O diagnóstico precoce pelo ECG pode diminuir a morbidade de eventos arrítmicos graves e a mortalidade de pacientes críticos. Fica claro que a intervenção baseada na etiologia deve compor o algoritmo terapêutico e fármacos antiarrítmicos podem não representar a primeira intervenção médica. Além disso, o tratamento antiarrítmico deve ser instituído caso os benefícios sejam claros, a fim de estabilizar o quadro hemodinâmico e melhorar o prognóstico.

12. PONTOS-CHAVE

- As afecções sistêmicas, mesmo que na ausência de disfunção cardíaca primária, são capazes de promover arritmias.

- Dilatação volvo gástrica, sepse, massas esplênicas, endocrinopatias, e desequilíbrios eletrolíticos são os exemplos mais frequentes na rotina com manifestação arritmogênica de maior morbidade.

- A intervenção baseada na etiologia deve compor o algoritmo terapêutico e fármacos antiarrítmicos podem não representar a primeira intervenção médica

- O diagnóstico precoce pelo ECG pode diminuir a morbidade de eventos arrítmicos graves e a mortalidade de pacientes críticos.

13. LITERATURA RECOMENDADA

1. SELCER BA, BUTTRICK M, BARSTAD R, RIEDESEL D. The incidence of thoracic trauma in dogs with skeletal injury. Journal of Small Animal Practice. 1987 Jan;28(1):21–7.

2. Antonucci E, Fiaccadori E, Donadello K, Taccone FS, Franchi F, Scolletta S. Myocardial depression in sepsis: From pathogenesis to clinical manifestations and treatment. Journal of Critical Care. 2014 Aug;29(4):500–11.

3. Aronsohn MG, Dubiel B, Roberts B, Powers BE. Prognosis for Acute Nontraumatic Hemoperitoneum in the Dog: A Retrospective Analysis of 60 Cases (2003–2006). Journal of the American Animal Hospital Association. 2009 Mar 1;45(2):72–7.

4. Bach J. A Quick Reference on Hypoxemia. Veterinary Clinics of North America: Small Animal Practice. 2017 Mar;47(2):175–9.

5. Barthez PY, Marks SL, Woo J, Feldman EC, Matteucci M. Pheochromocytoma in dogs: 61 cases (1984-1995). Journal of Veterinary Internal Medicine [Internet]. 1997 Sep 1 [cited 2020 Jul 30];11(5):272–8. Available from: https://pubmed.ncbi.nlm.nih.gov/9348493/

6. Bateman SW. A Quick Reference on Magnesium. Veterinary Clinics of North America: Small Animal Practice. 2017 Mar;47(2):235–9.

7. Beer KS, Balakrishnan A, Hart SK. Successful management of persistent tachycardia using esmolol in 2 dogs with septic shock. Journal of Veterinary Emergency and Critical Care. 2019 May;29(3):326–30.

8. BEER KS, MANDELL DC. Pheochromocytoma. In: Small animal critical care medicine. Saint Louis, Missouri: Elsevier; 2015. p. 371–5.

9. Beier P, Reese S, Holler PJ, Simak J, Tater G, Wess G. The Role of Hypothyroidism in the Etiology and Progression of Dilated Cardiomyopathy in Doberman Pinschers. Journal of Veterinary Internal Medicine. 2014 Oct 10;29(1):141–9.

10. bicer S, Nakayama T, Hamlin RL. Effects of Chronic Oral Amiodarone on Left Ventricular Function, ECGs, Serum Chemistries, and Exercise Tolerance in Healthy Dogs. Journal of Veterinary Internal Medicine. 2002 May;16(3):247–54.

11. Bolli R. Oxygen-derived free radicals and myocardial reperfusion injury: An overview. Cardiovascular Drugs and Therapy. 1991 Mar;5(S2):249–68.

12. Bruchim Y, Itay S, Shira BH, Kelmer E, Sigal Y, Itamar A, et al. Evaluation of lidocaine treatment on frequency of cardiac arrhythmias, acute kidney injury, and hospitalization time in dogs with gastric dilatation volvulus. Journal of Veterinary Emergency and Critical Care. 2012 Jul 17;22(4):419–27.

13. Burgener IA, Kovacevic Ai, Mauldin GN, Lombard CW. Cardiac Troponins as Indicators of Acute Myocardial Damage in Dogs. Journal of Veterinary Internal Medicine. 2006 Mar;20(2):277–83.

14. Chow B, French AN. Conversion of atrial fibrillation after levothyroxine in a dog with hypothyroidism and arterial thromboembolism. Journal of Small Animal Practice. 2014 Feb 13;55(5):278–82.

15. Côté E. Feline Congestive Heart Failure. Veterinary Clinics of North America: Small Animal Practice. 2017 Sep;47(5):1055–64.

16. Dillmann WH. Biochemical basis of thyroid hormone action in the heart. The American Journal of Medicine. 1990 Jun;88(6):626–30.

17. Dillmann WH. Biochemical basis of thyroid hormone action in the heart. The American Journal of Medicine. 1990 Jun;88(6):626–30.

18. Edmondson EF, Bright JM, Halsey CH, Ehrhart EJ. Pathologic and Cardiovascular Characterization of Pheochromocytoma-Associated Cardiomyopathy in Dogs. Veterinary Pathology. 2014 May 8;52(2):338–43.

19. Finora K, Greco DS. Hypothyroidism and myxedema coma. 2007 Jan 1;29(1):19–12.

20. Galac S, Korpershoek E. Pheochromocytomas and paragangliomas in humans and dogs. Veterinary and Comparative Oncology. 2017 Jan 25;15(4):1158–70.

21. Hoehne SN, Hopper K, Epstein SE. Retrospective evaluation of the severity of and prognosis associated with potassium abnormalities in dogs and cats presenting to an emergency room (January 2014–August 2015): 2441 cases. Journal of Veterinary Emergency and Critical Care. 2019 Sep 3;29(6):653–61.

22. Hoehne SN, Mellema M. Potassium Disorders. In: Drobatz KJ, Hopper K, Rozanski EA, Silverstein DC. Textbook of small animal emergency medicine. Chichester: Wiley Blackwell; 2018. p. 700-708

23. Holowaychuk MK, Martin LG. Review of hypocalcemia in septic patients. Journal of Veterinary Emergency and Critical Care. 2007 Dec;17(4):348–58.

24. Humphrey S, Kirby R, Rudloff E. Magnesium physiology and clinical therapy in veterinary critical care. Journal of Veterinary Emergency and Critical Care. 2014 Nov 26;25(2):210–25.

25. Johnson RA, Kierski KR, Jones BG. Evaluation of gastric emptying time, gastrointestinal transit time, sedation score, and nausea score associated with intravenous constant rate infusion of lidocaine hydrochloride in clinically normal dogs. American Journal of Veterinary Research. 2017 May;78(5):550–7.

26. Kakihana Y, Ito T, Nakahara M, Yamaguchi K, Yasuda T. Sepsis-induced myocardial dysfunction: pathophysiology and management. Journal of Intensive Care. 2016 Mar 23;4(1).

27. Kuo KW, Bacek LM, Taylor AR. Head Trauma. Veterinary Clinics: Small Animal Practice [Internet]. 2018 Jan 1;48(1):111–28. Available from: https://www.vetsmall.theclinics.com/article/S0195-5616(17)30094-3/fulltext

28. Kutzler MA. Eclampsia. In: Drobatz KJ, Hopper K, Rozanski EA, Silverstein DC. Textbook of small animal emergency medicine. Chichester: Wiley Blackwell; 2018. p. 771-774.

29. Li J, Sun W, Guo Y, Ren Y, Li Y, Yang Z. Prognosis of β-adrenergic blockade therapy on septic shock and sepsis: A systematic review and meta-analysis of randomized controlled studies. Cytokine [Internet]. 2020 Feb [cited 2020 Jan 30];126:154916. Available from: https://www.sciencedirect.com/science/article/abs/pii/S104346661930345X

30. Lindow T, Olle Pahlm, Ljungström E. Pheochromocytoma – An ECG diagnosis? 2020 Jan 1;

31. Lux CN, Culp WTN, Mayhew PD, Tong K, Rebhun RB, Kass PH. Perioperative outcome in dogs with hemoperitoneum: 83 cases (2005-2010). Journal of the American Veterinary Medical Association [Internet]. 2013 May 15 [cited 2022 Jan 10];242(10):1385–91. Available from: https://pubmed.ncbi.nlm.nih.gov/23634683/

32. M Katherine Tolbert, Ward CR. Feline thyroid storm: rapid recognition to improve patient survival. Compendium (Yardley, PA). 2010 Dec 1;32(12).

33. MacDonald KA, Cagney O, Magne ML. Echocardiographic and clinicopathologic characterization of pericardial effusion in dogs: 107 cases (1985–2006). Journal of the American Veterinary Medical Association. 2009 Dec 15;235(12):1456–61.

34. Mace SE, Levy MN. Neural Control of Heart Rate: a Comparison between Puppies and Adult Animals. 1983 Jun 1;17(6):491–5.

35. Mackenzie G, Barnhart M, Kennedy S, DeHoff W, Schertel E. A Retrospective Study of Factors Influencing Survival Following Surgery for Gastric Dilatation-Volvulus Syndrome in 306 Dogs. Journal of the American Animal Hospital Association. 2010 Mar;46(2):97–102.

36. Margolis C, Casal ML. Neonatal Resuscitation In: Drobatz KJ, Hopper K, Rozanski EA, Silverstein DC. Textbook of small animal emergency medicine. Chichester: Wiley Blackwell; 2018. p. 775-778

37. Masoumeh Moradi-Arzeloo, Amir Abbas Farshid, Esmaeal Tamaddonfard, Siamak Asri-Rezaei. Effects of histidine and vitamin C on isoproterenol-induced acute myocardial infarction in rats. 2016 Jan 1;7(1):47–54.

38. Mila H, Grellet A, Delebarre M, Mariani C, Feugier A, Chastant-Maillard S. Monitoring of the newborn dog and prediction of neonatal mortality. Preventive Veterinary Medicine. 2017 Aug;143:11–20.

39. Nelson OL, Thompson PA. Cardiovascular Dysfunction in Dogs Associated With Critical Illnesses. Journal of the American Animal Hospital Association. 2006 Sep 1;42(5):344–9.

40. Oliveira VMC. Doenças Sistêmicas e Seus Reflexos No Sistema Cardiovascular. In: LARSSON, M. H. M. A Tratado de Cardiologia de Cães e Gatos. 1ª Edição. Interbook, 2020. P 313-330

41. Pariaut R. Ventricular tachyarrhythmias. Silverstein DC, Hopper K. Small animal critical care medicine. St. Louis, Missouri: Elsevier; 2015. p. 255-259

42. Reiss A, McKiernan BC, Wingfield WE. Myocardial injury secondary to blunt thoracic trauma in dogs: Incidence and pathophysiology. 2002 Dec 1;24(12):934–

43. S Driehuys, Winkle V, Sammarco CD, Drobatz KJ. Myocardial infarction in dogs and cats: 37 cases (1985-1994). 1998 Nov 15;213(10):1444–8.

44. Sandau KE, Funk M, Auerbach A, Barsness GW, Blum K, Cvach M, et al. Update to Practice Standards for Electrocardiographic Monitoring in Hospital Settings: A Scientific Statement From the American Heart Association. Circulation [Internet]. 2017 Nov 7;136(19). Available from: https://www.ahajournals.org/doi/abs/10.1161/CIR.0000000000000527

45. Sander O, Welters ID, Foëx P, Sear JW. Impact of prolonged elevated heart rate on incidence of major cardiac events in critically ill patients with a high risk of cardiac complications*. Critical Care Medicine. 2005 Jan;33(1):81–8.

46. Santilli R, Moïse S, Pariaut R & Perego M. Electrocardiographic changes secondary to systemic disorders and drugs Santilli R, Moïse S, Romain Pariaut, Perego M. Electrocardiography of the dog and cat. 2nd edition. Edra; 2019. Cap 13. p 303-320.

47. Schaer M. Therapeutic Approach to Electrolyte Emergencies. Veterinary Clinics of North America: Small Animal Practice. 2008 May;38(3):513–33.

48. Schulz N, Arne Güssow, Bauer N, Moritz A. Magnesium bei Hund und Katze – physiologische Aspekte, Messung und Störungen im Magnesiumhaushalt. 2018 Jan 1;46(01):21–32.

49. Sharp CR, Rozanski EA. Cardiovascular and Systemic Effects of Gastric Dilatation and Volvulus in Dogs. Topics in Companion Animal Medicine. 2014 Sep;29(3):67–7

50. Sleeper MM. Arrhythmias. In: Drobatz KJ, Hopper K, Rozanski EA, Silverstein DC. Textbook of small animal emergency medicine. Chichester: Wiley Blackwell; 2018.

51. Snyder P, Cooke K, Murphy S, Shaw N, Lewis D, Lanz O. Electrocardiographic findings in dogs with motor vehicle-related trauma. Journal of the American Animal Hospital Association. 2001 Jan;37(1):55–63.

52. Sochman J, Jiří Kolc, Vrána M, Fabián J. Cardioprotective effects of N-acetylcysteine: the reduction in the extent of infarction and occurrence of reperfusion arrhythmias in the dog. International journal of cardiology. 1990 Aug 1;28(2):191–6.

53. Stafford Johnson M, Martin M, Binns S, Day MJ. A retrospective study of clinical findings, treatment and outcome in 143 dogs with pericardial effusion. The Journal of Small Animal Practice [Internet]. 2004 Nov 1;45(11):546–52. Available from: https://pubmed.ncbi.nlm.nih.gov/15553192/

54. Stafford JR, Bartges JW. A clinical review of pathophysiology, diagnosis, and treatment of uroabdomen in the dog and cat. Journal of Veterinary Emergency and Critical Care. 2013 Mar;23(2):216–29.

55. Tag T, Day TK. ELECTROCARDIOGRAPHIC ASSESSMENT OF HYPERKALEMIA IN DOGS AND CATS. Journal of Veterinary Emergency and Critical Care. 2004 Sep 1;14(S1):S1–17.

56. van Loon LM, van der Hoeven JG, Lemson J. Hemodynamic response to β-blockers in severe sepsis and septic shock: A review of current literature. Journal of Critical Care. 2019 Apr;50:138–43.

57. Weisberg LS. Management of severe hyperkalemia. Critical Care Medicine. 2008 Dec;36(12):3246–51.

58. Wendelburg KM, O'Toole TE, McCobb E, Price LL, Lyons JA, Berg J. Risk factors for perioperative death in dogs undergoing splenectomy for splenic masses: 539 cases (2001–2012). Journal of the American Veterinary Medical Association. 2014 Dec 15;245(12):1382–90.

59. Wilborn RR. Small Animal Neonatal Health. Veterinary Clinics of North America: Small Animal Practice. 2018 Jul;48(4):683–99.

60. Wray J. Systemic Disease and Arrhythmias, Including Selected Non-cardiogenic Causes of Collapse. In: Guide to Canine and Feline Electrocardiography. Oxford: Wiley Blackwell; 2018. p. 319–36.

Endocardite Infecciosa

131

Leandro Fadel

1. INTRODUÇÃO

Na prática clínica de pequenos animais, a endocardite é considerada ocorrência incomum em cães e rara em gatos e, possui alta mortalidade mesmo sob cuidados intensivos. O agente infeccioso normalmente envolvido na endocardite é a bactéria, podendo também ocorrer raramente infecções por fungos, os quais infectam tanto o endocárdio mural, como o valvar. A endocardite ocorre em infecções sistêmicas, apresentando uma grande gama de apresentações clínicas, sendo que os sinais que geralmente predominam são os inespecíficos, tornando-a um desafio diagnóstico.

2. FISIOPATOGENIA

Para o diagnóstico e tratamento adequado é necessário o entendimento da patogenia da endocardite. Para o estabelecimento da infecção cardíaca é necessário haver bacteremia, podendo ser persistente ou mesmo transitória. Normalmente a bacteremia sugerida de ser a causa de base tem como origem os seguintes processos infecciosos:

- Discoespondilite;
- Prostatite;
- Pielonefrite, e
- Doença periodontal grave.

O tratamento periodontal implica também em bacteremia transitória. Há uma associação entre deformidades estruturais e a endocardite, onde há relatos de cães com estenose aórtica subvalvar que desenvolveram endocardite infecciosa.

As principais bactérias isoladas na endocardite são *Staphylococcus spp.*, *Streptococcus spp.* e *Escheria coli*. Já foi relatado também a infecção por espécies de *Bartonella* em cães com cultura negativa e com endocardite. Isso ocorre, pois, a *Bartonella* reside dentro ou na superfície dos eritrócitos e, portanto, necessita de técnica especial para cultura.

Para que ocorra a colonização do endocárdio, deve preexistir uma lesão que exponha o endotélio e permita a adesão da bactéria e sua multiplicação. A infecção ocorre principalmente nos folículos da valva aórtica ou mitral e menos frequentemente na valva tricúspide e endocardite mural.

A partir da colonização podem ocorrer os seguintes processos:

1. Pode ocorrer liberação periódica de bactérias na corrente sanguínea, o que levará a episódios de pirexia.
2. o estímulo antigênico crônico pode levar a doenças imunomediadas, tais como poliartrite e pielonefrite.
3. Embolização séptica, ou seja, trombos são liberados e alojam principalmente em baço, rins e cérebro.
4. Ruptura das cordoalhas da valva mitral e perfuração valvar o que levam a alteração hemodinâmica.

3. APRESENTAÇÃO CLÍNICA

A endocardite infecciosa manifesta-se principalmente de forma subaguda. Os sinais associados são vagos e relacionados com infecção. Os sinais iniciais incluem claudicação, inapetência, dispneia, vômito, diarreia, perda de peso; podendo apresentar síncope, polidipsia, hematúria.

No exame clínico, a febre está presente em 50 a 70% dos casos, sendo o achado mais comum. Normalmente as frequências cardíacas e respiratórias estão aumentadas e na ausculta identifica-se sopro (diastólico e/ou sistólico). A combinação do sopro diastólico com sistólico é conhecido como sopro *"to and from"* é o achado mais comum na endocardite aórtica.

No exame laboratorial tem-se frequentemente anemia normocítica normocrômica, com leucocitose associada a neutrofilia e monocitose. A bioquímica sérica apresentou alterações associadas às consequências sistêmicas da endocardite.

Na eletrocardiografia não há achados específicos, sendo todas as arritmias passíveis de serem identificadas, mas o bloqueio atrioventricular de terceiro grau está frequentemente associado. Radiografias torácicas podem exibir a presença de dilatação cardíaca, congestão e edema pulmonar; é um dos poucos casos onde há edema pulmonar cardiogênico com a silhueta cardíaca normal ou discretamente dilatada.

A ecocardiografia constitui um método imprescindível na avaliação de um paciente que se suspeite de endocardite. Durante o exame identificam-se as vegetações nas valvas, mas pode haver dificuldade na identificação de vegetações pequenas na valva mitral com degeneração mixomatosa.

Tabela 131.1. – Achados Maiores e Menores, segundo critério de diagnóstico de Duke

Achados Maiores	Achados Menores
Hemocultura positiva.	Condição cardíaca predisponente.
Organismo típico de endocardite em hemocultura de 2 regiões.	Febre.
Persistência de hemocultura positiva.	Fenômeno vascular.
Evidência de envolvimento endocárdico.	Êmbolo arterial maior, infarto pulmonar séptico, hemorragia intracraniana.
Massa intracardíaca oscilante.	Fenômeno imunológico.
Abscesso.	Glomerulonefrite, poliartrite.
Regurgitação valvar recente.	Evidência microbiológica.
	Hemocultura positiva em uma amostra.
	Evidência sorológica de infecção ativa por um organismo consistente com endocardite.
	Ecocardiograma consistente com endocardite sem achados anteriores.

A hemocultura pode confirmar a infecção e identificar o microrganismo causador (enfatizando que a colheita deve ser asséptica), entretanto pode haver falso-negativos em infecções causadas por *Bartonella spp.*, sendo necessário realizar imunofluorescência.

Devido à grande variedade de apresentação clínica da enfermidade, na medicina humana desenvolveu-se o "Critério de diagnóstico de Duke", o qual utiliza combinação dos achados no exame físico, ecocardiográficos e de hemocultura, para melhorar o diagnóstico da endocardite (**Tabela 131.1.**). O "Critério de diagnóstico de Duke" divide os achados em maiores e menores e o diagnóstico clínico é confirmado caso haja dois achados maiores ou 5 menores.

4. TRATAMENTO

O tratamento visa à erradicação da infecção e controle das complicações sistêmicas. Os antimicrobianos bactericidas são normalmente indicados, pois devido à estrutura da vegetação, a infecção não é facilmente eliminada. Em humanos, a recomendação é de 4 a 6 semanas de antibioticoterapia parenteral, porém na medicina veterinária recomenda-se 1 a 2 semanas de aplicação intravenosa e depois de 1 a 2 meses via subcutânea ou intramuscular. As cefalosporinas de 3ª geração são indicadas em terapia antimicrobiana única. Combinações de clindamicina com enrofloxacina ou penicilinas com aminoglicosídeos também são indicadas.

Em humanos, a terapia anticoagulante é controversa, sendo associada a mais danos neurológicos e piores desfechos. Em estudos experimentais, mostrou-se que, em baixas doses, o ácido acetilsalicílico ajudou a dissolver a matriz da vegetação. A maioria dos pacientes necessita de tratamento para a insuficiência cardíaca. E apesar do tratamento agressivo, o prognóstico é desfavorável.

5. LITERATURA RECOMENDADA

1. Abbott JA. Doença Valvular Adquirida. IN: Tilley LP, Goodwin J. Manual de Cardiologia para Cães e Gatos. Roca 3ºed. Cap 6, 109:132. 2002.
2. Brown VA. Aortic valvular endocarditis in a dog. Can Vet J. 2004 Aug;45(8):682-4.
3. Chomel BB, Mac Donald KA, Kasten RW, Chang CC, Wey AC, Foley JE, Thomas WP, Kittleson MD. Aortic valve endocarditis in a dog due to Bartonella clarridgeiae. J Clin Microbiol. 2001 Oct;39(10):3548-54.

Tamponamento Cardíaco

132

Leandro Fadel

1. INTRODUÇÃO

Tamponamento cardíaco é uma síndrome que se desenvolve quando o acúmulo de fluido no espaço pericárdico é maior do que o absorvido. Normalmente há uma pequena quantidade de fluido seroso, que fica entre a camada parietal e a epicárdica. O excesso de líquido faz com que haja aumento da pressão, não permitindo adequado enchimento das câmaras cardíacas. É mais frequente no cão do que em gatos.

2. FISIOPATOGENIA

A efusão ocorre em resposta a três mecanismos distintos, sendo eles, **transudação**, **exsudação** e **hemorragia**. A transudação ocorre em resposta ao aumento da permeabilidade vascular devido à insuficiência cardíaca congestiva, hipoalbuminemia e infecções. A exsudação ocorre quando há pericardite infecciosa ou não. O terceiro mecanismo corresponde a sangramento e ocorre devido a neoplasias de base de coração ou pericárdicas (hemangiossarcoma, quimiodectoma, linfoma, mesotelioma); a processo idiopático (hemorragia idiopática) que ocorre em cães e por fim a ruptura de cardíaca devido à traumatismo ou menos comum a ruptura atrial por regurgitação crônica.

Os efeitos hemodinâmicos da efusão são primariamente dependentes do volume de fluido acumulado e da complacência do pericárdio. Isso implica que um acúmulo rápido de fluido vai aumentar a pressão intrapericárdica acentuadamente, de maneira contrária, quando há grande volume de efusão significa processo gradual, pois houve tempo para a acomodação e estiramento do saco pericárdico. O tamponamento ocorre quando a efusão gera uma pressão intrapericárdica que supera a pressão diastólica normal. Com isso a compressão cardíaca começa a limitar o enchimento ventricular direito por ter a parede menos espessa, o qual, com a progressão da patologia, prejudica o enchimento ventricular esquerdo. Com a dificuldade de enchimento do lado direito a pressão venosa aumenta e quando afeta o enchimento ventricular esquerdo o débito cardíaco cai. Em resposta a queda do débito cardíaco, há ativação de mecanismos neuro-hormonais, dentre eles retenção renal de sódio e água, elevação da pressão venosa, ativação do sistema nervoso simpático e vasoconstrição.

3. APRESENTAÇÃO CLÍNICA E DIAGNÓSTICO

A efusão pericárdica é mais comum em cães de grande porte com idade igual ou superior a 5 anos, porém algumas raças braquicefálicas são predispostas ao quimiodectoma. Normalmente as queixas principais se relacionam a insuficiência cardíaca congestiva ou baixo débito cardíaco, incluindo fraqueza, intolerância ao exercício, letargia, dispneia e distensão abdominal.

Durante o exame físico os achados típicos da efusão são sons cardíacos abafados, pulso paradoxal e distensão jugular. Pode estar associada à taquicardia sinusal, tendo também sinais de insuficiência cardíaca congestiva direita, tais como, hepatomegalia e ascite devido ao aumento da pressão venosa e associado a pulso arterial fraco; podendo o animal ser apresentado em condição de choque. Também é muito importante entender que o tamponamento é uma patologia que pode apresentar diferentes graus de comprometimento do animal. Na avaliação laboratorial os achados não são específicos, podendo sugestionar a causa de base da efusão. Dentre os demais exames complementares que podem ser realizados estão radiografias, eletrocardiograma e ecocardiografia, cujos achados podem reforçar ou confirmar a suspeita.

A avaliação eletrocardiográfica não propicia o diagnóstico definitivo, porém reforça a suspeita caso o traçado apresente complexos QRS de baixa amplitude, alternância elétrica (variação na amplitude da onda R) e aumento do segmento ST. O complexo QRS de baixa amplitude é o achado mais consistente na efusão, apesar da alternância elétrica ser considerada a alteração clássica do tamponamento cardíaco.

Os achados radiográficos podem aumentar a suspeita ou diagnosticar o tamponamento cardíaco, devido à variação de achados. Quando há acúmulo significativo e/ou crônico, a silhueta cardíaca apresentar-se-á globosa e aumentada. Distensão da veia cava caudal, hepatomegalia, ascite são achados que podem estar presentes e representam o aumento de pressão no setor venoso.

A ecocardiografia é o exame mais sensível para o diagnóstico de efusão, sendo a principal ferramenta mesmo para quantidades pequenas de líquido no saco pericárdico, no qual se observa espaço livre entre o pericárdio e o epicárdio. Durante o exame, é possível avaliar se há colapso das câmaras direitas.

4. TRATAMENTO

Como mencionado anteriormente trata-se de uma patologia que pode haver variação na apresentação clínica, nos casos mais graves, onde houver sinais de choque, deve ser atendido seguindo o protocolo xABCDE inicialmente.

O tratamento de emergência consiste na realização de uma pericardiocentese, que pode também prover informações diagnósticas. A conduta, após a estabilização, vai depender da causa da efusão. A pericardiocentese é um procedimento relativamente seguro de ser realizado. Idealmente pode ser realizado somente com anestesia local, porém alguns animais podem requerer sedação. É recomendado o uso de ECG durante o procedimento, pois caso haja contato inadvertido com o epicárdio, ocorrerá arritmia ventricular.

Deve-se tricotomizar a região torácica direita, compreendida entre a 3ª e a 8ª costela, e preparar assepticamente a região. A escolha da agulha ou do cateter depende do porte do animal, em gatos, cateter de calibre 19G ou 21G pode ser adequado e em cães de maior porte pode chegar a utilizar um cateter de calibre 16G. A região direita é de escolha, pois além de evitar punção pulmonar, os maiores vasos coronarianos estão do lado esquerdo. A punção realiza-se entre o 4º e o 6º espaço intercostal. Para melhorar a segurança e em casos de pequenas quantidades de derrame, recomenda-se a utilização guiada por ecografia. A agulha deve estar conectada a uma torneira de três vias e iniciar a drenagem do líquido. O líquido coletado deve ser enviado para análise para determinar suas características. Dentre as complicações possíveis estão laceração cardíaca ou coronária e, disseminação de infecção ou células neoplásicas para a cavidade torácica.

5. LITERATURA RECOMENDADA

1. Bouvy BM, Bjorling DE: Pericardial effusion in dogs and cats. Part II. Diagnostic approach and treatment, Compend Contin Educ Vet Pract 13:633, 1991.
2. Burkitt, J.M. Less-comon cardiac conditions: heatworm, syconpe, pericardial disease, bacterial endocarditys and digitalis toxicity. IN: Dobratz, K.J.; Costello, M.F. Feline Emergency and Critical Care Medicine. Wiley-Blackwell. Cap.18, p.209-18. 2010.
3. Gidlewski J, Petrie JP. Therapeutic pericardiocentesis in the dog and cat. Clin Tech Small Anim Pract Aug;20(3):151-5. 2005.

Síndrome Cardiorrenal

133

Laila Dainize Finotelli

Henrique Augusto Souza Andrade

1. INTRODUÇÃO

A definição de Síndrome Cardiorrenal (SCR) inclui uma variedade de doenças agudas ou crônicas onde o órgão primário cursa com déficit de função, seja ele o coração, os rins ou ambos, devido a uma condição sistêmica ou independente. O *Cardiovascular-Renal Axis Disorders Consensus Group* sugeriu a nominação "*Cardiovascular-renal disorders* (CvRD)" para síndrome cardiorrenal em pacientes veterinários.

Danos estruturais e funcionais induzidos por patologias de base, doenças sistêmicas, toxinas ou fármacos que afetam os rins ou o sistema cardiovascular ocasionam à interrupção da interação e homeostasia fisiológica entre ambos, ao nível que uma lesão contínua em um órgão alcançará invariavelmente o outro.

A indissociabilidade entre o coração e os rins é determinante para hemodinâmica, com papel direto no equilíbrio da pressão arterial e do volume vascular, promovendo vasoconstrição/vasodilatação e balanço de fluidos. A SCR ocorre como resultado de disparidades nas correlações entre eles. As alterações cardiovasculares são secundárias à redução do débito cardíaco e consequente diminuição da perfusão renal, refletida no aumento da ureia e da creatinina séricas (azotemia), ativação neuroendócrina do sistema-renina-angiotensina-aldosterona-ADH (SRAA), queda da taxa de filtração glomerular (TFG) e, finalmente, menor produção urinária (oligúria/anúria). Por outro lado, a maioria das lesões renais repercute em desordens cardiovasculares através da hipertensão arterial sistêmica (HAS), hipertrofia ventricular esquerda concêntrica e lesões fibróticas secundário a pós-carga cronicamente elevada, desregulação da pré-carga e volume sistólico pelo desbalanço hídrico, desequilíbrio ácido-base e pela cardiotoxicidade hipercalêmica.

2. CLASSIFICAÇÃO DA SÍNDROME CARDIORRENAL

A classificação da síndrome cardiorrenal humana e a classificação do *Cardiovascular-Renal Axis Disorders Consensus Group* são similares. Isto ocorre porque ambas levam em consideração o órgão responsável pelo distúrbio que deflagra a síndrome, o tempo de curso da doença e sua progressão através de três eixos principais: do sistema cardiovascular para os rins, dos rins para o sistema cardiovascular e de processo externo para os dois sistemas. Ao mesmo tempo, não incluem o mecanismo fisiopatológico, nem o manejo terapêutico como características determinantes para sua categorização. Com tudo, a classificação

sugerida pelo Consenso para pacientes veterinários com CvRD (ou SCR), considera o possível sistema de origem da síndrome (H: *heart*/coração; K: *kidney*/rins; O: *other*/outro) e curso da manifestação clínica (U: *unstable*/instável; S: *stable*/estável) categorizado conforme a **Tabela 133.1**.

3. DIAGNÓSTICO

O diagnóstico da síndrome cardiorrenal envolve avaliação minuciosa, tanto da função cardiovascular, quanto da função renal durante o exame clínico e investigação complementar, uma vez que não há até o momento biomarcadores específicos para CvRD. Contudo, integram a abordagem estratégias que validem a função e comprometimento dos dois órgãos causado por patologias de origem renal, cardíaca ou sistêmica capazes de interferir na dinâmica de ambos.

O estadiamento, monitorização e planejamento terapêutico do paciente canino e felino devem ser realizados a partir de exame físico. O escore de condição corporal (ECC), é uma avaliação subjetiva e semiquantitativa da composição corporal, cuja classificação mais aceita é a escala de nove pontos padronizada pela Nestlé Purina Pet Care Center e validada em 1997. Esse método considera a visualização da silhueta, inspecionado a partir da vista dorsal, afinamento abdominal e a palpação, correlacionando gordura subcutânea, abdominal e musculatura superficial, para classificar o indivíduo em um grupo de categorias que variam do caquético (*score* 1 a 3), ótimo (*score* 4 e 5) a sobrepeso/obeso (*score* 6 a 9).

Exames de rotina, com hemograma, bioquímicos (urinálise, relação proteína creatinina (RPC) urinária, creatinina, ureia, colesterol, triglicérides, alanina aminotransferase, fosfatase alcalina, albumina, globulina, relação albumina/globulina, bilirrubinas total e frações, eletrólitos (cálcio iônico, sódio, cloro, fósforo e potássio), aferição de pressão arterial sistólica (PAS), imagem como ecografia abdominal, radiografias de tórax, eletrocardiograma e ecocardiograma integram o painel de investigação. É indispensável uma avaliação pareada da função renal e cardiovascular, ramificada pela pesquisa da causa base responsável pelo desarranjo.

A dimetilarginina simétrica (SDMA) é o biomarcador renal que apresenta correlação com a taxa de filtração glomerular (TFG) em cães e gatos, em que há excreção apenas pelos rins após sua degradação. Assim como a creatinina, o SDMA é específico para a função renal e não sofre aumento por outras patologias

Tabela 133.1. – Classificação humana e veterinária da síndrome cardiorrenal conforme o *Cardiovascular-Renal Axis Disorders Consensus Group*

Tipo de síndrome (Classificação Humana)	CvRD (Consenso veterinário)	Definição	Causas possíveis
Tipo 1 – Síndrome cardiorrenal aguda	CvRD$_H$ U	Comprometimento agudo^U da função cardíaca^H levando à lesão renal aguda (LRA).	Lesão primária cardíaca: Insuficiência cardíaca aguda. Choque cardiogênico.
Tipo 2 – Síndrome cardiorrenal crônica	CvRD$_H$ S	Doença cardiovascular^H crônica^S causando doença renal crônica progressiva (DRC).	Lesão primária cardíaca: Insuficiência cardíaca crônica. "Nefropatia congestiva".
Tipo 3 – Síndrome Renocardíaca aguda	CvRD$_K$ U	Comprometimento primário agudo^U da função renal^K que leva à insuficiência cardíaca aguda.	Lesão primária renal: LRA. Hipercalemia. Uremia.
Tipo 4 – Síndrome Renocardíaca crônica	CvRD$_K$ S	DRC^{K+S} primária que contribui para a disfunção cardíaca.	Lesão primária renal: Doença glomerular crônica. Anemia. Hipertensão arterial sistêmica.
Tipo 5 - Síndrome cardiorrenal secundária	CvRD$_O$	Disfunção cardíaca e renal secundária a uma causa/doença sistêmica^O aguda ou crônica.	Lesão primária de origem sistêmica: Doenças sistêmicas. Endocrinopatias. Síndromes de hipoperfusão/choque. Sepse. Fármacos/toxinas.

CvRD Cardiovascular-renal disorders; H: heart/coração; K: kidney/rins; O: other/outro; U: unstable/instável; S: stable/estável. Adaptado de Orvalho et. al. (2017).

sistêmicas, que incluem doenças hepáticas e endócrinas. Observou-se que a elevação do SMDA foi denotada previamente a da creatinina em animais com doença renal crônica (DRC) a partir da perda de 25% da alteração da função renal. Sua mensuração está atualmente inserida nas Diretrizes de 2023 da IRIS (*International Renal Interest Society*) (**Tabela 133.2.**), não apenas como fator diagnóstico, mas como previsão prognóstica da doença renal crônica. Deve haver cautela ao interpretar o valor de SDMA em pacientes jovens que apresentam concentrações superiores ao valor de referência, assim como a presença de comorbidades existentes e fatores pré-renais. A avaliação das concentrações de ureia não representa o valor da TFG, correlacionando-se com o acúmulo metabólico circulante de outras substâncias derivadas do metabolismo do nitrogênio. A isostenúria a leve hiperestenúria, são um dos primeiros indícios da perda de função renal, e essa condição pode ocorrer quando cerca de 65% a 75% dos néfrons encontram-se comprometidos. Outros biomarcadores promissores ativamente pesquisados incluem proteína de ligação ao retinol, cistatina C, cistatina B, molécula 1 de lesão renal, NGAL, interleucina-18, proteína de ligação de ácidos graxos tipo fígado, metaloproteinase-2 inibidor de tecido e proteína de ligação de fator de crescimento semelhante à insulina. Enquanto novas pesquisas são realizadas, conhecer valores de creatinina, ureia, SDMA, densidade urinária, RPC, débito urinário e condição volêmica atual, bem como suas flutuações durante o curso de doença são premissas básicas em cada paciente.

Tabela 133.2. – Estadiamento da doença renal com base nas concentrações de creatinina e SDMA no sangue, relação proteína/creatinina urinária e pressão arterial sistólica

Marcadores	Estágio 1	Estágio 2	Estágio 3	Estágio 4
Creatinina (mg/dl) Cão Gato	Não azotêmico < 1,4 < 1,6	Azotemia discreta 1,4-2,8 1,6-2,8	Azotemia moderada 2,9-5,0 2,9-5,0	Azotemia importante > 5,0 > 5,0
SDMA (µg/dL) Cão Gato	< 18 < 18	18-35 18-25	36-54 26-38	> 54 >38
RPC (proteinúria) Cão Gato		Não proteinúrico <0,2 / Borderline proteinúrico 0,2–0,5 / Proteinúrico >0,5 Não proteinúrico <0,2 / Borderline proteinúrico 0,2–0,4 / Proteinúrico >0,4		
PAS (mmHg) Cão e Gato		Normotenso <140 / Pré-hipertenso 140–159 Hipertenso 160–179 / Hipertensão grave ≥ 180		

Adaptado do International Renal Interest Society (2023).

A creatinina e a ureia, embora sejam clássicos marcadores da LRA, suas concentrações elevadas reconhecem um processo injúria tardiamente estabelecido. A falta de biomarcadores para graus iniciais de LRA, segundo a IRIS (2023), retarda o diagnóstico precoce, principalmente quando o clínico aguarda estados azotêmicos. Além de eliminar a causa da injúria, verificar atentamente a queda do débito urinário e incrementos agudos $\geq 30\%$ da creatinina basal do paciente são fatores de alerta.

O subestadiamento é realizado a partir dos valores obtidos da RPC e PAS. Independente do estádio, ambos, associados ou não, contribuem para maior progressão da DRC e piora do prognóstico. A precocidade de reconhecimento beneficia os pacientes. O objetivo principal é identificar a proteinúria renal, excluindo as causas pré-renais e pós-renais, ocorrendo principalmente devido às alterações na permeabilidade glomerular, frequentemente associada à hipertensão intraglomerular, a presença de complexos imunes, inflamação vascular dos capilares glomerulares ou defeitos estruturais na membrana basal do glomérulo. A quantificação da proteinúria é essencial na avaliação da DRC, pois permite avaliar a gravidade das lesões renais e progressão da doença, desde que seja verdadeira e não superestimada por alta celularidade (exemplo: cistite).

As lesões renais levam não apenas a complicações decorrentes do acúmulo de toxinas urêmicas, desequilíbrios eletrolíticos e ácido-base, mas também a HAS, que agrava e compromete a funcionalidade de outros órgãos. Para um diagnóstico preciso recomenda-se que a aferição da PAS seja repetida em três tempos diferentes, e que em cada tempo sejam realizadas sete aferições, sendo descartados os valores limítrofes, permanecendo apenas cinco valores, dos quais se obtém uma média. A HAS perpetua os danos vasculares e aumenta os níveis periféricos e resistência vascular renal, ocorre agravamento das lesões renais, insuficiência renal e morte, podendo ocorrer associado a proteinúria em qualquer estádio da DRC. Os estádios e os subestádios atribuídos ao paciente devem ser revisados periodicamente, pois as mudanças que ocorrem nas concentrações de creatinina ou SDMA podem alterar o estádio e refletir alterações na conduta e tratamento.

O diagnóstico de injúria cardíaca na medicina humana a partir de biomarcadores, iniciou-se por volta do ano de 1950. Na atualidade, a literatura relacionada à área de marcadores cardíacos é bastante extensa, com renovação contínua, e sua revisão sistematizada está além do escopo deste capítulo. Na medicina veterinária, muitos estudos clínicos sobre validação de testes ainda estão em progresso, e há evidências que sugerem que os benefícios potenciais destes são similares aos dos humanos.

Os peptídeos natriuréticos são importantes marcadores de hipertrofia ventricular e insuficiência cardíaca congestiva (ICC) e possuem valor, tanto para o diagnóstico, como para o prognóstico das cardiopatias. O peptídeo natriurético atrial (ANP) e o peptídeo natriurético cerebral (BNP) são sintetizados a partir de precursores, proANP e proBNP, que são armazenados em grânulos do tecido atrial e em miócitos ventriculares, respectivamente. O ANP é o principal peptídeo circulante envolvido na regulação da função renal e do volume plasmático em condições fisiológicas. O aumento do volume plasmático e da pressão sanguínea arterial ou pulmonar leva à elevação significativa dos níveis de ANP. O estímulo direto para a secreção de ANP é a distensão da parede ou pressão atrial, que ocorre na expansão volumétrica e hipertensão. O BNP apresenta boa espécie de especificidade. Diversos estudos foram conduzidos para avaliar a utilidade desses testes em cães, especialmente o NT-proBNP. Este parece diferenciar cães com doença cardíaca dos hígidos, além de determinar quais animais possuem aumento cardíaco significativo. O BNP também avalia a severidade da injúria isquêmica, uma vez que a isquemia causa aumento no estresse da parede ventricular esquerda, o que acarreta o acréscimo da produção e à liberação de BNP, mesmo na ausência de necrose ou disfunção ventricular preexistentes. É um biomarcador útil no monitoramento de terapias que possuem potencial em ocasionar cardiotoxicidade, como a Doxorrubicina. Atualmente, as pesquisas estão sendo orientadas para determinar se o NT-proBNP pode ser utilizado para monitorizar de forma seriada cães com doença assintomática da valva mitral, para determinar o risco individual de desenvolvimento da insuficiência cardíaca secundária.

A creatinoquinase (CK) é uma molécula que apresenta em sua constituição duas subunidades, M e B, que são imunologicamente distintas e sintetizadas por genes diferentes. Possui a função de tornar adenosina trifosfato (ATP) disponível para a contração muscular, por meio da fosforilação de adenosina difosfato (ADP) e creatina fosfato. São três as isoenzimas formadas: CK-BB (CK_1), predominante no cérebro e sistema digestório; CK-MB (CK_2), presente no tecido cardíaco, nos rins, nos intestinos e nos pulmões; e CK-MM (CK_3), presente no músculo estriado. Devido às limitações, como a baixa especificidade nos casos em que há envolvimento muscular esquelético associado, e à baixa sensibilidade nas primeiras horas de evolução em razão do aparecimento demorado desses marcadores no sangue e para detectar pequena injúria miocárdica, houve a necessidade de outros métodos ou novos marcadores diagnósticos de lesão celular miocárdica, para superar as limitações.

As troponinas vêm ganhando atenção crescente como marcadores com alta especificidade de injúria celular e atualmente são consideradas como os preconizados de injúria cardíaca em mamíferos. A estrutura dessas troponinas é muito parecida entre as espécies. Esse complexo age na regulação da contração muscular e é composto pela tropomiosina e por três troponinas: troponina C (TnC), I (TnI) e T (TnT). Valores elevados de troponina I sugerem lesão miocárdica em curso, principalmente quando ocorre incremento gradual dos seus valores. Porém, é fundamental reconhecer que falha na função renal pode superestimar valores séricos de troponina, não devendo ser interpretada isoladamente.

Para avaliar a função cardíaca, a melhor ferramenta disponível a beira leito é o ecocardiograma. Através dele, reconhecer danos estruturais, remodelamentos e discinesias, aliado a compreensão das condições da carga, volume, índices congestivos, função sistólica, diastólica e estimativa do débito cardíaco, funciona como uma bússola para tomada de decisões. O eletrocardiograma sempre deve ser interrogado quando há suspeita de arritmias.

A sistematização destes dados deve ser avaliada em conjunto com as demais informações obtidas a partir de exame clínico detalhado do paciente. Por conseguinte, uma conduta baseada em metas, contribui para a avaliação da possível presença e/ou severidade da síndrome cardiorrenal.

4. TRATAMENTO

Quando há a prevalência da doença renal crônica observa-se a complicação da doença cardíaca. O coração e o rim são afetados pelo volume anormal dentro dos vasos, pela pressão arterial sistêmica descontrolada e pelos tratamentos comumente empregados: diuréticos, vasodilatadores, fluidos suplementares. O estágio da doença renal também influencia a condição cardíaca e, quanto pior essa, mais escalonada a dose de diurético se faz necessária, o que ocasiona um efeito dominó.

A $CvRD_H$ U/SCR tipo 1 (Síndrome Cardiorrenal Aguda Instável) compõe um desafio a todo médico veterinário. A insuficiência cardíaca é a patologia em que o coração doente não entrega débito cardíaco adequado ou só consegue fazê-lo na presença de pressões arteriais preservadas. O rápido comprometimento da função sistólica reduz a perfusão renal e provoca congestão passiva dos rins. O estado congestivo renal arquiteta a lesão e a disfunção renal aguda, que por dano celular, reduz a resposta aos diuréticos dependentes dos túbulos renais como unidade de atuação. Restaurar a hemodinâmica renal e reverter o estado de baixo débito cardíaco norteiam as abordagens, mas não há um protocolo rígido estabelecido para o tratamento ou monitoramento de distúrbios cardiovasculares na LRA, cabendo a equipe médica individualizar conforme a necessidade do doente e etiologia de base.

O tratamento de cardiopatias pode incluir a utilização de diuréticos como a furosemida em crise congestiva, vasodilatadores (amlodipina, nitroglicerina, hidralazina e nitroprussiato de sódio) no cenário de hipertensão, agentes bloqueadores neuro-hormonais (espironolactona), bloqueadores beta-adrenérgicos/antiarrítmicos (atenolol, esmolol, lidocaína) para taquicardias supraventriculares ou ventriculares comprometendo significativamente o débito, ou inotrópicos positivos quando a falha é secundária a uma pobre função sistólica (dobutamina e pimobendan). Abdominocentese em cães com ascite por congestão direita, reduz o estresse promovido pelo aumento da pressão intra-abdominal e da pressão da cápsula renal. A pericardiocentese é indicada sempre que houver tamponamento cardíaco por efusão pericárdica. A escolha, portanto, depende do fenótipo cardiovascular, mas o intuito da terapêutica é a manutenção do volume e da pressão intravascular, o que contribui para uma perfusão renal suficiente e evita a sobrecarga e desequilíbrio de fluidos, ao contrário do objetivo do tratamento da insuficiência cardíaca congestiva, que é reduzir o volume intravascular. A utilização de diuréticos associado aos inibidores da enzima conversora de angiotensina aumentam os riscos de lesão renal quando não há sobrecarga de volume.

Na $CvRD_H$ S/SCR 2 (Síndrome Cardiorrenal Crônica Estável), é provável que a insuficiência cardíaca crônica cause uma perfusão renal persistentemente reduzida, congestão renal ("insuficiência renal congestiva" ou "nefropatia congestiva"), e alterações neuro-hormonais associadas à estimulação simpática crônica (liberação de epinefrina, angiotensina, endotelina e peptídeos natriuréticos). A terapia para insuficiência cardíaca congestiva ICC utilizando diuréticos e agentes bloqueadores SRAA é indicada, com a devida monitoração, sem promover hipovolemia, hipotensão e alterações na hemodinâmica intrarrenal. Em humanos, a prevalência de disfunção renal na ICC é alta e constitui um preditor independente de desfechos e mortalidade. É de extrema importância preservar a função renal nesses pacientes.

A **Síndrome Renocardíaca Aguda Instável** (SCR 3/ $CvRD_K$ U) é caracterizada por uma piora primária da função renal que leva à disfunção cardíaca aguda. A LRA afeta função cardíaca por meio de múltiplos mecanismos como sobrecarga hídrica, distúrbios eletrolíticos (hipercalemia, acidose), ativação neuro-hormonal e fatores depressores do miocárdio, potencialmente contribuindo para o desenvolvimento de arritmias, pericardite e insuficiência cardíaca. Diagnóstico de LRA em pacientes tratados concomitantemente para insuficiência cardíaca pode forçar o médico a reduzir a dose ou descontinuar as prescrições para insuficiência cardíaca, descompensando ainda mais o sistema cardiovascular para evitar lesões renais adicionais. O manejo da LRA depende da remoção do estímulo lesivo, manutenção da hemodinâmica renal, e restabelecer o fluxo urinário (desobstrução, técnicas dialíticas, diuréticos em caso de normo ou hipervolemia).

Síndrome Renocardíaca Crônica Estável (SRC 4/$CvRD_K$ S) reflete a DRC primária que contribui para a disfunção cardíaca secundária. Função sistólica diminuída, hipertrofia ventricular esquerda e estado de alto débito (secundário à anemia) são alguns dos potenciais sequelas cardíacas de longo prazo de DRC. Encontrar o equilíbrio entre a DRC e a ICC concomitante não é tão problemática quanto as formas agudas dessas condições, mas o estigma em "subtratar" uma congestão na evidência de DRC cria um ciclo vicioso de danos bidirecionais secundários a fisiopatologia e farmacoterapia específicas de ambas as condições.

Finalmente, na **Síndrome Cardiorrenal Secundária** (SRC 5/$CvRD_O$) uma condição sistêmica aguda ou crônica instala caos. A sepse é a condição aguda mais comum que afeta tanto o coração quanto o rim. Pancreatite e hipercortisolismo são doenças crônicas típicas em cães que têm um efeito semelhante nos sistemas urinário e cardiovascular. Doenças infecciosas, como leishmaniose e hemoparasitoses, cursam com glomerulonefrite/síndrome nefrótica e miocardite. É necessário tratar a causa base, cortando o mal pela raiz.

5. CONCLUSÃO

O atual aumento da expectativa de vida dos pets aumenta também os casos de síndrome cardiorrenal, devido à trivialidade das alterações cardíacas. Isso se deve, em alguns casos, à utilização de diuréticos e inibidores da enzima conversora de angiotensina, principalmente quando a indicação é fruto da imperícia médica no erro em distinguir um pneumopata e um cardiopata. Assim sendo, os diuréticos de alça devem ser utilizados apenas para aliviar os sintomas do edema quando a congestão é constatada, sempre em busca da dose mínima eficaz. Deve-se atentar ao uso de outros fármacos como digoxina, enalapril e atenolol, que podem causar toxicidade em casos de nefropatias (como arritmias, hipotensão e piora da função miocárdica), uma vez que possuem excreção renal.

O volume de fluido e o estado hemodinâmico são quase sempre anormais nesses pacientes. A lesão renal com sobrecarga de volume sistêmico auxilia a congestão, especialmente em animais com doença valvar, cardiomiopatia dilatada, disfunção diastólica e anemia. A própria azotemia pode ocasionar efeitos maléficos nos cardiomiócitos.

A incidência da síndrome cardiorrenal torna o prognóstico reservado a desfavorável. Reconhecer que uma dessas esferas está comprometida obriga o clínico a investigar o outro sistema, respeitar os princípios de um bom débito cardíaco e íntegra perfusão renal, enquanto encontra e trata a causa base.

6. PONTOS-CHAVE

- Um rápido comprometimento da função cardíaca que resulta em lesão ou disfunção renal aguda é o sinal da Síndrome Cardiorrenal Aguda (CvRD$_H$ U).

- A Síndrome Cardiorrenal Crônica (CvRD$_H$ S) consiste em doença cardiovascular crônica causando doença renal crônica progressiva.

- Uma piora primária da função renal que resulta em disfunção cardíaca aguda é o sinal da Síndrome Reno-cardíaca Aguda (CvRD$_K$ U).

- A Síndrome Renocardíaca Crônica (CvRD$_K$ S) reflete a DRC primária que contribui para a disfunção cardíaca secundária.

- Disfunção cardiorrenal secundária a uma condição sistêmica, aguda ou crônica, caracteriza a Síndrome Cardiorrenal Secundária (CvRD$_O$).

- Ao perceber que um desses sistemas está comprometido, o médico deve investigar o outro, mantendo os princípios de um bom débito cardíaco e íntegra perfusão renal, enquanto procura e trata a causa fundamental.

7. LITERATURA RECOMENDADA

1. Acierno MJ, Brown S, Coleman AE, Jepson RE, Papich M, Stepien RL, et al. ACVIM consensus statement: Guidelines for the identification, evaluation, and management of systemic hypertension in dogs and cats. Journal of Veterinary Internal Medicine. 2018 Oct 24;32(6):1803-22.

2. Blake R. The use of cardiac biomarkers in dogs and cats. Companion Animal. 2018 Oct 2;23(10):569-77.

3. Bongartz LG, Cramer MJ, Doevendans PA, Joles JA, Braam B. The severe cardiorenal syndrome: "Guyton revisited." European Heart Journal. 2004 Nov 30;26(1):11-7.

4. De Loor J, Daminet S, Smets P, Maddens B, Meyer E. Urinary Biomarkers for Acute Kidney Injury in Dogs. Journal of Veterinary Internal Medicine. 2013 Aug 19;27(5):998-1010.

5. Diagnosing, Staging, and Treating Chronic Kidney Disease in Dogs and Cats [Internet]. Available from: http://www.iris-kidney.com/pdf/IRIS_Pocket_Guide_to_CKD_2023.pdf

6. Diretrizes para a Avaliação Nutricional [Internet]. Portuguese.pdf

7. Gembillo G, Visconti L, Giusti MA, Siligato R, Gallo A, Santoro D, et al. Cardiorenal Syndrome: New Pathways and Novel Biomarkers. Biomolecules. 2021 Oct 26;11(11):1581.

8. Goutal CM, Keir I, Kenney S, Rush JE, Freeman LM. Evaluation of acute congestive heart failure in dogs and cats: 145 cases (2007-2008). Journal of Veterinary Emergency and Critical Care. 2010 Mar 19;20(3):330-7.

9. Grams ME, Rabb H. The distant organ effects of acute kidney injury. Kidney International. 2012 May;81(10):942-8.

10. Grauer GF. Early Detection of Renal Damage and Disease in Dogs and Cats. Veterinary Clinics of North America: Small Animal Practice. 2005 May;35(3):581-96.

11. Han D, Jung DI. Long term effects after telmisartan administration for cardiovascular-renal axis disorder in cats. Journal of Biomedical Translational Research. 2019 Dec;20(4):99-104.

12. Hezzell MJ, Foster JD, Oyama MA, Buch J, Farace G, Quinn JJ, et al. Measurements of echocardiographic indices and biomarkers of kidney injury in dogs with chronic kidney disease. The Veterinary Journal. 2020 Jan; 255:105420.

13. IRIS Kidney – Guidelines – IRIS Grading of AKI [Internet]. www.iris-kidney.com.

14. IRIS Kidney – Guidelines – IRIS Staging of CKD [Internet]. www.iris-kidney.com.

15. Jankowski J, Floege J, Fliser D, Böhm M, Marx N. Cardiovascular Disease in Chronic Kidney Disease. Circulation. 2021 Mar 16;143(11):1157-72.

16. Keene BW, Atkins CE, Bonagura JD, Fox PR, Häggström J, Fuentes VL, et al. ACVIM consensus guidelines for the diagnosis and treatment of myxomatous mitral valve disease in dogs. Journal of Veterinary Internal Medicine. 2019 Apr 11;33(3):1127-40.

17. Keller SP, Kovacevic A, Howard J, Schweighauser A, Francey T. Evidence of cardiac injury and arrhythmias in dogs with acute kidney injury. The Journal of Small Animal Practice [Internet]. 2016 Aug 1 [cited 2022 Nov 5];57(8):402-8.

18. Lees GE, Brown SA, Elliott J, Grauer GF, Vaden SL. Assessment and Management of Proteinuria in Dogs and Cats: 2004 ACVIM Forum Consensus Statement (Small Animal). Journal of Veterinary Internal Medicine. 2005 May;19(3):377-85.

19. Liu M, Köster LS, Fosgate GT, Chadwick CC, Inigo Sanz-Gonzalez, Eckersall P, et al. Cardiovascular-renal axis disorder and acute-phase proteins in cats with congestive heart failure caused by primary cardiomyopathy. 2020 May 1 [cited 2023 Jun 12];34(3):1078-90.

20. Martinelli E, Locatelli C, Bassis S, Crosara S, Paltrinieri S, Scarpa P, et al. Preliminary Investigation of Cardiovascular-Renal Disorders in Dogs with Chronic Mitral Valve Disease. Journal of Veterinary Internal Medicine. 2016 Sep;30(5):1612-8.

21. Mullens W, Abrahams Z, Francis GS, Taylor DO, Starling RC, Tang WHW. Prompt Reduction in Intra-Abdominal Pressure Following Large-Volume Mechanical Fluid Removal Improves Renal Insufficiency in Refractory Decompensated Heart Failure. Journal of Cardiac Failure. 2008 Aug;14(6):508-14.

22. Orvalho JS, Cowgill LD. Cardiorenal Syndrome: Diagnosis and Management. Veterinary Clinics of North America: Small Animal Practice [Internet]. 2017 Sep 1;47(5):1083-102.

23. Polzin DJ, Cowgill LD. Development of Clinical Guidelines for Management of Glomerular Disease in Dogs. Journal of Veterinary Internal Medicine. 2013 Nov;27:S2-4.

24. Pouchelon JL, Atkins CE, Bussadori C, Oyama MA, Vaden SL, Bonagura JD, et al. Cardiovascular–renal axis disorders in the domestic dog and cat: a veterinary consensus statement. Journal of Small Animal Practice. 2015 Sep;56(9):537-52.

25. Prowle JR, Bellomo R. Sepsis-associated acute kidney injury: macrohemodynamic and microhemodynamic alterations in the renal circulation. Seminars in Nephrology [Internet]. 2015 Jan 1 [cited 2020 Apr 25];35(1):64-74.

26. Rabelo PFB, Fonteles A, Klein VG de S, Da Silva LC, Buccini COR da C, Junior EI da S, et al. Diagnóstico da doença renal crônica em cães e gatos: revisão de literatura / Diagnosis of chronic kidney disease in dogs and cats: literature review. Brazilian Journal of Development. 2022 Mar 11;8(3):17602-14.

27. Ronco C, Di Lullo L. Cardiorenal Syndrome in Western Countries: Epidemiology, Diagnosis and Management Approaches. Kidney Diseases. 2016;2(4):151-63.

28. Schober KE, Hart TM, Stern JA, Li X, Samii VF, Zekas LJ, et al. Detection of Congestive Heart Failure in Dogs by Doppler Echocardiography. Journal of Veterinary Internal Medicine. 2010 Sep 14;24(6):1358-68.

29. Staging of CKD based on blood creatinine and SDMA concentrations [Internet]. Available from: http://www.iris-kidney.com/pdf/2_IRIS_Staging_of_CKD_2023.pdf

30. Vaden SL, Elliott J. Management of Proteinuria in Dogs and Cats with Chronic Kidney Disease. Veterinary Clinics of North America: Small Animal Practice. 2016 Nov;46(6):1115-30.

31. Yonezawa LA, Silveira VF da, Machado LP, Kohayagawa A. Marcadores cardíacos na medicina veterinária. Ciência Rural. 2009 Oct 24;40(1):222-30.

Seção IX

134 Marcapasso e Cardioversão Elétrica

Manoela de Souza Penteado
Guilherme Teixeira Goldfeder

1. MARCAPASSO

1.1. – Introdução

Tanto na medicina humana, quanto na medicina veterinária, o marcapasso artificial é a terapia de escolha no tratamento de bradiarritmias sintomáticas que não podem ser controladas com medicamentos ou outras terapias.

1.2. – Indicações

O implante de marcapasso tornou-se terapia padrão para cães e gatos com bradiarritmias sintomáticas, com o intuito de reduzir sinais clínicos e prolongar a vida dos pacientes. Os distúrbios de ritmo mais comuns que requerem o procedimento são:

- Bloqueio atrioventricular de terceiro grau (bloqueio atrioventricular total).
- Bloqueio atrioventricular 2º grau avançado.
- Síndrome do nó doente.
- Parada atrial persistente.
- Síndrome vasovagal.

Estudos retrospectivos, realizados com grandes populações de cães, que receberam terapia com marcapasso, evidenciaram a seguinte proporção de bradiarritmias: 59% apresentavam bloqueio atrioventricular 3º grau, 27-29% síndrome do nó doente, 7-9% bloqueio atrioventricular de 2º grau avançado e 1-5% parada atrial persistente. Esses dados corroboram com a literatura brasileira que temos disponível (**Figuras 134.1 e 134.2.**).

Nos pacientes felinos que se beneficiaram da terapia com marcapasso, 85% apresentavam bloqueio atrioventricular 3º grau ou bloqueio atrioventricular de 2º grau avançado, 5% síndrome do nó doente e 5% parada atrial persistente.

Os sintomas mais comumente observados em cães são: a pré-síncope ou síncope, a letargia e intolerância ao exercício, e a crise epiléptica. Aproximadamente 10% dos cães podem evoluir para sinais clínicos de insuficiência cardíaca congestiva e, segundo a literatura, não está relacionada à maior mortalidade nesses pacientes.

Diferentes estudos comprovaram que o implante de marcapasso deve ser fortemente considerado em todos os cães com bloqueio atrioventricular de terceiro grau e bloqueio atrioventricular de segundo grau avançado, independentemente dos sinais clínicos. Já na síndrome do nó doente é apenas uma indicação para estimulação artificial se a bradicardia for sintomática.

Felinos tem se mostrado mais clinicamente tolerantes às bradiarritmias do que outras espécies. As manifestações clínicas mais descritas são: síncope ou colapso, sinais de insuficiência cardíaca congestiva, sinais de alterações do trato gastrointestinal devido à hipoperfusão e letargia.

Nos felinos que apresentam bloqueio atrioventricular total, 45% possuem doença cardíaca estrutural, sendo a mais comum delas o fenótipo de cardiomiopatia hipertrófica. Já em cães, a maioria dos pacientes que necessitam de terapia com marcapasso artificial, não possuem doença cardíaca estrutural, salvo pelos pacientes idosos, que podem apresentar algum grau de degeneração valvar mitral.

A maioria dos felinos que apresenta indicação para colocação de marcapasso se deve ao bloqueio atrioventricular de terceiro grau. Vale ressaltar que esse bloqueio pode ser intermitente e estar relacionado com alguma doença de base e também porque os felinos são menos suscetíveis à morte súbita como consequência do BAV avançado.

Dados na literatura não demonstraram diferença no tempo médio de sobrevida entre populações de felinos que colocaram marcapasso e os que não colocaram. No entanto, outro estudo mostra que a sobrevida foi maior nos felinos que colocaram marcapasso e esses pacientes tiveram resolução completa das manifestações clínicas.

1.3. – Tipos de Marcapasso e Técnica de Implantação

O marcapasso artificial é um dispositivo eletrônico, implantado cirurgicamente no coração do paciente com o intuito de restabelecer o correto ritmo cardíaco, fornecendo um estímulo elétrico artificial diretamente ao tecido cardíaco.

Composto por uma fonte de energia, de bateria à base de iodeto lítio, e um circuito eletrônico, com eletrodos unipolar ou bipolar, que regulam o tempo e as características do estímulo, sendo colocados na superfície endocárdica ou epicárdica do coração.

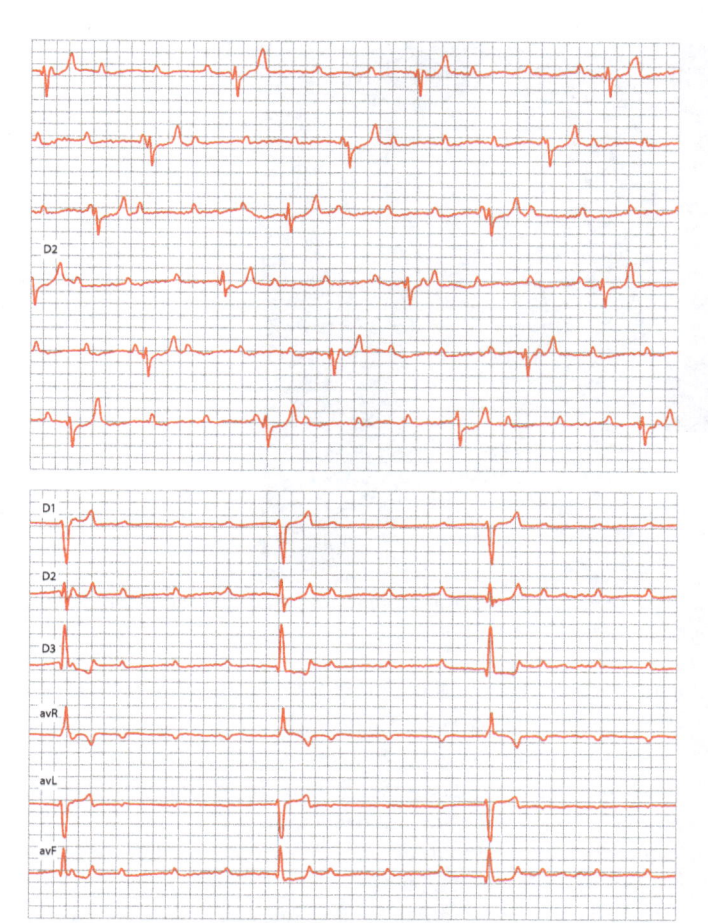

Figura 134.1. – Registro eletrocardiográfico de cão, sem raça definida, macho, 14 anos, com bloqueio atrioventricular de terceiro grau (frequência sinusal 150bpm; frequência escape ventricular: 35bpm); velocidade do registro 50mm/s; sensibilidade 1cm = 1mV. Fonte: Arquivo pessoal de Manoela de Souza Penteado

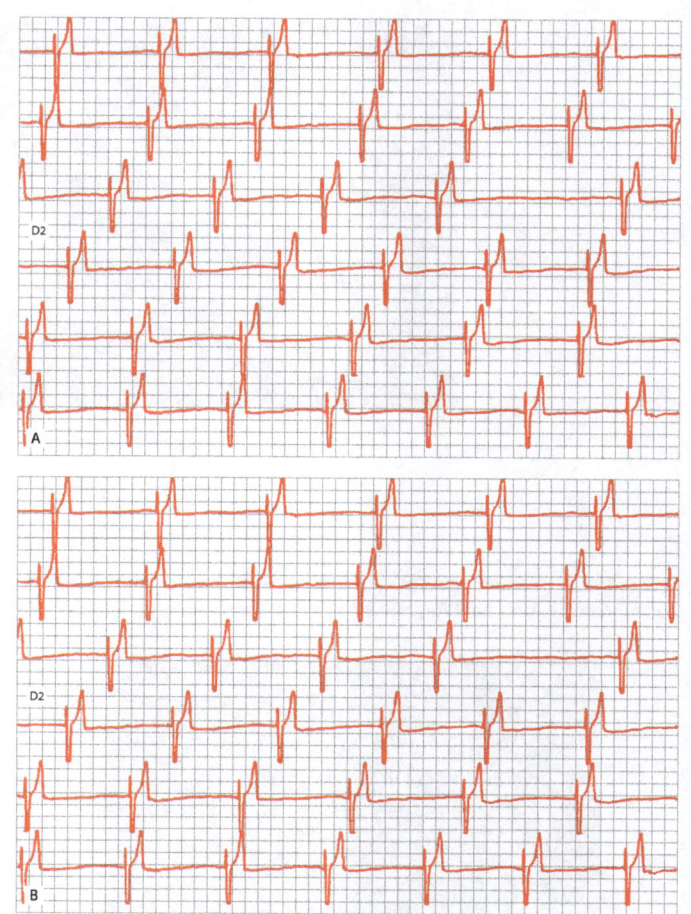

Figura 134.2. – Registro eletrocardiográfico de cão, sem raça definida, macho, 1 ano. **(A)** Presença de parada atrial pré-implante de marcapasso – ausência de ondas P com presença de escape ventricular. **(B)** Mesmo paciente pós-implante de marcapasso. Velocidade do registro 50mm/s; sensibilidade 1cm = 1mV.b Fonte: Arquivo pessoal de Tauany Costa Silva Pereira.

Uma importante função do eletrodo do marcapasso é permitir que o gerador detecte despolarizações cardíacas espontâneas e regule o ritmo de acordo com a presença ou não de estímulos, pois muitos pacientes apresentam atividade elétrica intrínseca intermitente no coração.

Os marcapassos podem ser classificados, quanto à permanência no paciente, em temporários ou definitivos.

Devido à instabilidade de alguns pacientes, utiliza-se um marcapasso temporário antes da implantação do marcapasso definitivo, que visa estabilizar o paciente para que esse não sofra as consequências hemodinâmicas das bradiarritmias. Utiliza-se também em situações em que há possibilidade de reversão da arritmia. O implante do marcapasso temporário é feito por meio da inserção do eletrodo (por dentro de um cateter de alto calibre) posicionado na veia jugular ou na veia safena e direcionado para o ventrículo direito.

Além do marcapasso temporário, a estimulação cardíaca temporária transcutânea também pode ser usada em cães com bradiarritmias, com o intuito de manter uma frequência cardíaca adequada antes da anestesia para implantação de marcapasso definitivo. Eletrodos são fixados na pele do animal

e irão transmitir corrente elétrica por meio de um gerador externo. É um método simples de que não apresenta riscos ao animal, porém há complicações como dor e estimulação muscular esquelética local.

No marcapasso definitivo (ou estimulação permanente), a fixação do eletrodo é de acordo com seu local de implantação na superfície cardíaca. São denominados endocárdicos quando localizados dentro da câmara cardíaca e implantados por via transvenosa e, epicárdicos, quando localização na superfície cardíaca e implantados por toracotomia ou laparotomia (**Figuras 143.3 , 143.4 e 143.5.**).

Os eletrodos epicárdicos são unipolares e requerem cirurgia torácica aberta para implantação na superfície epicárdica. É indicada abordagem transdiafragmática. Uma das extremidades do cabo-eletrodo é fixado no ápice do ventrículo esquerdo e a outra ponta é conectada ao gerador de pulso. O gerador de pulso é posicionado em uma pequena bolsa criada entre o músculo transverso do abdômen e os músculos oblíquos abdominais internos.

Os eletrodos endocárdicos podem ser unipolares ou bipolares. Em ambos, o cátodo (negativo) está localizado na ponta do cabo-eletrodo. No sistema unipolar, o ânodo (positivo) é o

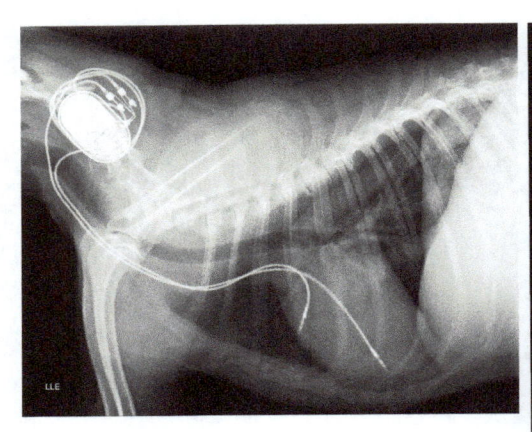
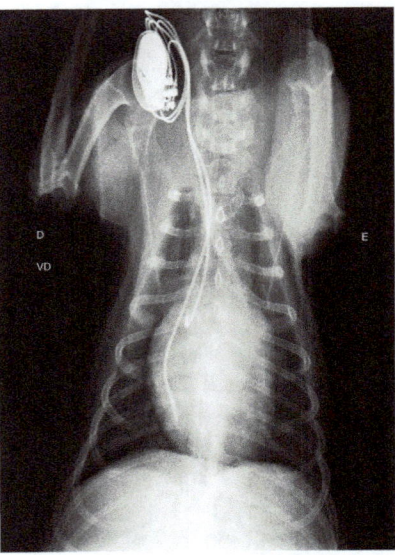

Figura 134.3. – Radiografias torácicas pós-implante de marcapasso bicameral, com eletrodo posicionado e fixado em átrio e ventrículo direitos, em paciente canino acometido por bloqueio atrioventricular total. Fonte: Arquivo pessoal de Guilherme Teixeira Goldfeder.

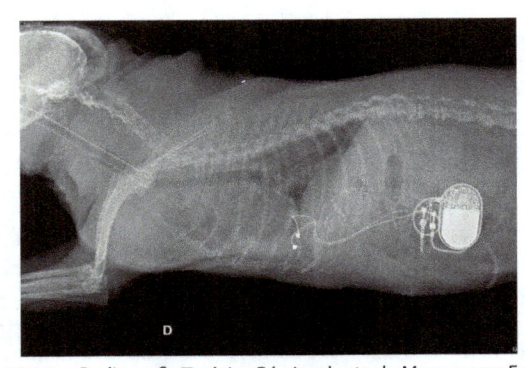

Figura 134.4. – Radiografia Torácica Pós-implante de Marcapasso Epicárdico

Fonte: arquivo pessoal de Guilherme Teixeira Goldfeder.

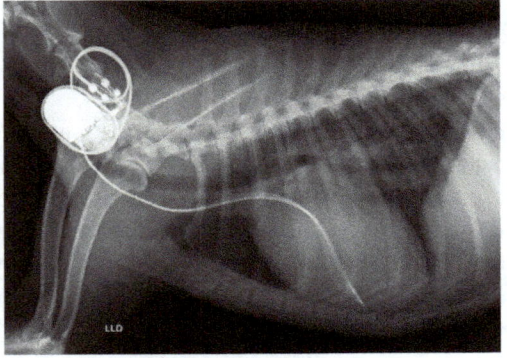

Figura 134.5. – Radiografias Torácicas Pós-implante de Marcapasso com Eletrodo Posicionado e Fixado em Ventrículo Direito

Fonte: Arquivo pessoal de Guilherme Teixeira Goldfeder.

gerador de pulso (posicionado no subcutâneo), com a corrente elétrica percorrendo um circuito maior e, consequentemente, sujeitos a maiores interferências extracardíacas. No sistema bipolar, o ânodo está localizado também na extremidade do cabo-eletrodo, próximo ao cátodo, completando todo o circuito dentro da câmara cardíaca, sofrendo menor interferência em comparação ao unipolar

O implante do marcapasso endocárdico, é feito preferencialmente por meio de acesso venoso, na veia jugular externa direita, com paciente sob anestesia geral e em decúbito lateral esquerdo. Com o auxílio de um equipamento de fluoroscopia, o cabo-eletrodo do marcapasso entra diretamente no coração através da veia cava cranial, sendo fixado na parede interna do átrio direito ou no ápice do ventrículo direito, a depender da câmara a ser estimulada.

Após a fixação do cabo-eletrodo no tecido endocárdico, a outra extremidade é conectada ao gerador de pulso. Então o gerador de pulso é posicionado no tecido subcutâneo, preferencialmente na face lateral direita do pescoço ou, ocasionalmente, na face lateral cranial do tórax.

O modo de estimulação pode ser unicameral ou bicameral. No marcapasso unicameral, apenas o átrio ou o ventrículo é estimulado pelo cabo-eletrodo. No modo estimulação bicameral, o cabo-eletrodo é implantado em átrio e em ventrículo direitos.

Há ainda um terceiro modo de estimulação, o biventricular, restrito a cães de grande porte com bloqueio de ramo esquerdo e dissincronia ventricular. Permite a estimulação de ambos ventrículos por meio da implantação do cabo-eletrodo endocárdico em ventrículo direito e o ventrículo esquerdo estimulado por um outro cabo-eletrodo epicárdico colocado em uma veia coronária lateral.

1.4. – Nomenclatura dos Marcapassos

Há um sistema internacional de código de identificação, composto por três a cinco letras, que indicam as câmaras estimuladas e a forma de estimulação elétrica:

- A primeira letra indica a câmara a ser estimulada (A: átrio; V: ventrículo; D: duplo).

- A segunda letra indica a câmara sentida pelo marcapasso (O: nenhuma; A: átrio; V: ventrículo; D: duplo).

- A terceira letra indica o modo de funcionamento e resposta aos estímulos intrínsecos ao coração (O: nenhuma; I: inibido; T: deflagrado; D: ambos).

- A quarta letra indica as características da programação (O: não programável; P: programação simples – frequência de estimulação; M: multiprogramável; R: modulação da frequência cardíaca de acordo com a atividade do animal; C: comunicação por telemetria).

- A quinta letra, de uso incomum na medicina veterinária, é utilizada para identificação da estimulação de multissítios (A: um ou mais átrios; V: um ou ambos os ventrículos; D: combinação entre átrios e ventrículos; O: nenhuma câmara cardíaca).

O tipo de estimulação mais utilizado na medicina veterinária é o VVI, unicameral ventricular de resposta inibitório, que permite a detecção e estimulação apenas da câmara ventricular. É utilizado em distúrbios de condução atrioventricular em que a estimulação irá ocorrer na ausência de ritmo ventricular intrínseco ou quando a frequência detectada é inferior à frequência programada.

Já em pacientes com síndrome do nó doente, sem distúrbio de condução atrioventricular presente, o tipo de estimulação utilizado é AAI (unicameral atrial inibitório)

Em pacientes que apresentam concomitantemente síndrome do nó doente e bloqueio atrioventricular, o tipo de estimulação recomendada é do tipo VDD (único eletrodo que monitora a atividade do átrio e coordena com a do ventrículo) ou DDD (dois eletrodos – indicado para cães de raças grandes que consigam acomodar dois eletrodos)

1.5. – Avaliação do Paciente Pré-Implante de Marcapasso

Sugere-se sempre uma avaliação criteriosa do paciente antes do implante do dispositivo.

Avaliação clínica rotineira, como hemograma, exames bioquímicos, etc.; faz-se necessária para descartar causas metabólicas, distúrbios eletrolíticos, isquemia e hipervagotonia que levam a uma bradiarritmia reversível no paciente.

Realizar um eletrocardiograma para diagnóstico da arritmia cardíaca e, em casos de arritmias intermitentes, indica-se a solicitação de Holter 24 horas.

Avaliação ecocardiográfica para identificar a presença ou não de doenças cardíacas estruturais.

No caso de pacientes clinicamente instáveis, com presença de insuficiência cardíaca congestiva, é necessária estabilização prévia em ambiente hospitalar antes da implantação do marcapasso.

1.6. – Complicações Após o Implante do Marcapasso

As complicações associadas ao implante de marcapasso endocárdico podem ser divididas em maiores ou menores.

As complicações maiores são definidas como aquelas que geram risco à vida do paciente, como: desacoplamento do eletrodo no seu local de fixação (10-13%), falha ou mau funcionamento do gerador (6%), parada cardíaca ou arritmias graves durante o procedimento, perfuração de câmaras cardíacas (ventrículo direito como principal) e infeções (5%).

As complicações menores são aquelas que não apresentam risco iminente à vida do paciente e incluem: formação de seroma (10-12%), contração muscular esquelética no local do gerador (11%), falhas e arritmias benignas.

Locais que realizam marcapasso com menos frequência, tiveram maior porcentagem de complicações. Complicações maiores apareceram menos quando o procedimento foi realizado por Médicos Veterinários mais experientes, indicando que há relação direta com a experiência do profissional que realiza o procedimento.

2. CARDIOVERSÃO ELÉTRICA

2.1. – Introdução

A cardioversão elétrica é um procedimento utilizado para restaurar o ritmo cardíaco normal, utilizado no tratamento de taquiarritmias não responsivas à cardioversão química. São elas: fibrilação atrial, flutter atrial, taquicardia ventricular com pulso. Já a desfibrilação é utilizada na taquicardia ventricular sem pulso e na fibrilação ventricular.

Em pacientes com fibrilação atrial, o controle da frequência cardíaca é essencial para uma sincronia atrioventricular, pois a falta de uma contração atrioventricular sincronizada afeta adversamente a hemodinâmica, levando ao aumento atrial e disfunção ventricular. A terapia com medicamentos visa desacelerar a condução nodal atrioventricular, porém essa abordagem nem sempre promove um controle adequado da frequência cardíaca, sendo necessária a cardioversão elétrica como alternativa.

Em um estudo retrospectivo com 39 cães, após ser realizada a cardioversão elétrica transtorácica, a taxa de sucesso da reversão do ritmo de fibrilação atrial foi de 92%, porém a duração da manutenção do ritmo sinusal variou de minutos a 210 dias.

Na cardioversão elétrica de taquiarritmias atriais, a descarga elétrica deve ser sincronizada com a onda R do complexo QRS, a fim de evitar que seja liberado em momentos de refratariedade relativa do potencial de ação das células miocárdicas e leve a um ritmo de fibrilação ventricular.

Na desfibrilação, a descarga elétrica pode ser realizada em qualquer momento do ciclo cardíaco.

2.2. – Equipamentos Monofásicos ou Bifásicos

Os equipamentos mais antigos de cardioversão elétrica são do tipo monofásicos, que descarregam energia de uma única polaridade e direção, sendo necessária uma carga de energia maior.

Os equipamentos mais modernos são do tipo bifásicos, em que fornecem inicialmente uma corrente positiva por um tempo pré-determinado e, uma corrente negativa nos últimos milésimos de segundo. Essa modalidade fornece uma corrente constante a níveis de energia mais baixos.

Estudos humanos e em modelos experimentais mostraram que pacientes que receberam choques bifásicos apresentam menores ocorrências de disfunção miocárdica em comparação àqueles que receberam choques monofásicos.

2.3. – Técnica de Cardioversão Elétrica

Inicialmente deve-se realizar anestesia geral e tricotomia da região torácica. O paciente deve estar posicionado em decúbito lateral para posicionar as pás eletrodo do cardioversor em ambos os hemitórax. O médico-veterinário tem que se certificar de que o cardioversor está reconhecendo a onda R do complexo QRS e não a onda T, pois caso o choque aconteça na onda T é possível evoluir para uma fibrilação ventricular.

A dose de energia para cardioversão elétrica inicial é de 4 J/kg (desfibrilador monofásico) ou 1 a 2 J/kg (desfibrilador bifásico). Se o choque não for bem-sucedido, deve-se aumentar em 50% a energia fornecida na cardioversão subsequente.

Após a realização da cardioversão elétrica, como consequência, podem ocorrer ciclos curtos e transitórios de bloqueio atrioventricular, pausa sinusal, ou taquicardia ventricular transitória.

3. LITERATURA RECOMENDADA

1. Wess, G. et al. Applications, complications, and outcomes of transvenous pacemaker implantation in 105 Dogs (1997–2002). Journal of Veterinary Internal Medicine, Lawrence, v. 20, p. 877-884, 2006.

2. Santilli RA, Giacomazzi F, Porteiro Vázquez DM, Perego M. Indications for permanent pacing in dogs and cats. J Vet Cardiol. 2019 Apr; 22:20-39. doi: 10.1016/j.jvc.2018.12.003. Epub 2019 Jan 29. PMID: 30709617; PMCID: PMC7185536.

3. Oyama MA, Sisson DD, Lehmkuhl LB. Practices and outcome of artificial cardiac pacing in 154 dogs. J Vet Intern Med 2001; 15:229–239.

4. Schwartz D.S.; Goldfeder, G. T. ; Larsson, M.H.M.A. . Transvenous permanent pacemaker therapy in dogs: brazilian experience. In: 2012 ACVIM Forum, 2012, Louisiana. Journal of Veterinary Internal Medicine. Estados Unidos: Wiley Online Library, 2012. v. 26. p. 723-723.

5. Frantz E.W, S. S. Tjostheim DVM, A. Palumbo DVM, H.B. Kellihan DVM, R.L. Stepien DVM, MS; A retrospective evaluation of the indications, complications, and outcomes associated with epicardial pacemakers in 20 cats from a single institution;

6. Goldfeder, G.T; Lessa, D.F.S.; Larsson, M.H.M.A. Terapia com marcapasso. Em: Larsson, M.H.M.A. Tratado de Cardiologia de cães e gatos. Interbook, 2020. p. 435-429.

7. Kellum HB, Stepien RL. Third-degree atrioventricular blocks in 21 cats (1997-2004). J Vet Intern Med 2006;20: 97-103.

8. Colpitts ME, Fonfara S, Monteith G, Pires AR, Wong A, Raheb S, Lynne O'Sullivan M. Characteristics and outcomes of cats with and without pacemaker placement for high-grade atrioventricular block. J Vet Cardiol. 2021 Apr; 34:37-47. doi: 10.1016/j.jvc.2020.12.004. Epub 2021 Jan 6. PMID: 33548737.

9. Santilli RA, Giacomazzi F, Porteiro Vázquez DM, Perego M. Eletrocardiografia e estimulação. Em: Eletrocardiografia de cães e gatos. Diagnóstico de arritmias. 2nd. Interbook 2020. p. 325-336.

10. Lee, S.; Nam, S. J.; Hyun, C. The optimal size and placement of transdermal electrodes are critical for the efficacy of a transcutaneous pacemaker in dogs. The Veterinary Journal. London. V. 183, p. 196-200, 2010.

11. DeFrancesco, T.C., Hansen, B.D., Atkins, C.E., Sidley, J.A., Keene, B.W., 2003. Noninvasive transthoracic temporary cardiac pacing in dogs. Journal of Veterinary Internal Medicine 17, 663–667.

12. Fossum TW. Surgery of the Cardiovascular System. In: Fossum TW, editor. Small animal surgery. 4rd edition. St Louis: Mosby; 2013. p. 856–905.

13. Buoscio, D. A. Marcapasso cardíaco. In: ABBOTT, J. A. Segredos em cardiologia de pequenos animais. Porto Alegre: Artmed, 2006. Cap. 57, p. 441-446.

14. Bright, J, M. Pacemaker Therapy. In: TILLEY, L. P. et al. Manual of canine and feline cardiology. 5. ed. Missouri: Saint Louis: Elsevier, 2016. Cap. 22. p. 382- 393.

15. Johnson MS, Martin MW, Henley W. Results of pacemaker implantation in 104 dogs. J Small Anim Pract 2007;48: 4e11.

16. Visser LC, Keene BW, Mathews KG, Browne WJ, Chanoit G. Outcomes and complications associated with epicardial pacemakers in 28 dogs and 5 cats. Vet Surg 2013;42: 544-50.

17. Cervenec RM, Stauthammer CD, Fine DM, Kellihan HB, Scansen BA. Survival time with pacemaker implantation for dogs diagnosed with persistent atrial standstill. J Vet Cardiol. 2017 Jun;19(3):240-246. doi: 10.1016/j.jvc.2017.03.003. Epub 2017 Jun 1. PMID: 28578822.

18. Kraus, M.S.; Gelzer, A.R.M; Treatment of cardiac arrhythmias and conduction disturbances. In: TILLEY, L. P. et al. Manual of canine and feline cardiology. 5. ed. Missouri: Saint Louis: Elsevier, 2016. Cap. 17. p. 313- 329.

19. Jung SW, et al., Transvenous electrical cardioversion of atrial fibrillation in two dogs, Journal of Veterinary Cardiology (2017), http://dx.doi.org/10.1016/j.jvc.2017.01.001

20. Bright, J.M.; Martin, J.M.; Mama, K. A retrospective evaluation of transthoracic biphasic electrical cardioversion for atrial fibrillation in dogs. J Vet Cardiol. 2005; v.7, n.2., p.85-96.

21. Bright, J.M.; Zumbrunnem, J. Chronicity of atrial fibrillation affects durations of sinus rhythm after transthoracic cardioversion of dogs with naturally occurrins atrial fibrillation. Journal of Veterinary Internal Medicine. 2008; v.22, n.1, p.114-119.

22. Chapman PD, Vetter JW, Souza JJ, et al. Comparative efficacy of monophasic and biphasic truncated exponential shocks for nonthoracotomy internal defibrillation in dogs. J Am Coll Cardiol 1988;12: 739.45.

Fisiologia Respiratória e Ventilatória

João Henrique Neves Soares
César Ribeiro

1. INTRODUÇÃO

Este capítulo tem como objetivo discutir tópicos da fisiologia respiratória, relevantes para o entendimento dos mecanismos fisiopatológicos das doenças pulmonares, seus respectivos diagnósticos e tratamentos. A principal função do sistema respiratório é transferir o oxigênio (O_2) do meio ambiente para o sangue e remover o dióxido de carbono (CO_2) do sangue para o meio ambiente. Por este motivo, entende-se insuficiência respiratória como a incapacidade dos pulmões de oxigenar o sangue (hipoxemia) ou de removerem o CO_2 do sangue (hipercapnia). Apesar de existir sobreposição entre os dois processos, é preciso fazer uma distinção clara entre insuficiência ventilatória (CO_2) e insuficiência na oxigenação (O_2), no que diz respeito ao seu monitoramento e sua terapêutica. Normalmente, os pulmões se encarregam da oxigenação e da ventilação ao mesmo tempo, porém, algumas doenças e terapêuticas afetam mais uma função que a outra, sendo apropriado considerá-las entidades distintas.

2. VENTILAÇÃO E RESPIRAÇÃO

A **Respiração** é o processo global no qual o oxigênio é obtido do meio externo e utilizado pelas células, simultaneamente à eliminação dos resíduos provenientes deste processo. O objetivo principal da respiração é otimizar a troca gasosa de maneira a atender a demanda metabólica de cada indivíduo. Já a **Ventilação** é o processo de entrada e saída de ar dos pulmões. A **Hipoventilação** é definida como volume minuto abaixo do normal ou pressão parcial de CO_2 no sangue arterial ($PaCO_2$) acima do normal, e a **Hiperventilação** é definida exatamente como seu oposto. No entanto, **taquipneia** não é sinônimo de hiperventilação, uma vez que ela é definida como o aumento isolado da frequência respiratória e muitas vezes pode estar associada a hipoventilação.

O sistema respiratório (SR) pode ser dividido em duas zonas funcionalmente distintas: a zona de condução e a zona respiratória. A zona de condução é composta pelas vias aéreas superiores e inferiores, e tem a função de conduzir, filtrar, aquecer e umidificar o ar que chega aos alvéolos. A zona respiratória é composta pelos bronquíolos respiratórios, ductos alveolares, sacos alveolares e alvéolos, e é onde se realiza a troca gasosa. Por não participar da troca gasosa, a zona de condução também é chamada de **espaço morto anatômico** (EM_{Anat}).

A função respiratória ocorre basicamente pelos processos de chegada do ar aos alvéolos (ventilação); troca gasosa através da membrana respiratória (difusão); e o transporte sanguíneo dos gases entre os pulmões e os tecidos, que dependem não só de suas respectivas perfusões mas também, das propriedades sanguíneas de carrear o O_2 e o CO_2.

3. PERFUSÃO PULMONAR

Os pulmões recebem irrigação tanto da artéria pulmonar, quanto da artéria brônquica. A artéria pulmonar recebe todo o débito cardíaco do ventrículo direito e conduz o sangue venoso aos capilares pulmonares. Por outro lado, a artéria brônquica é o ramo da aorta que realmente perfunde as estruturas do parênquima pulmonar, como, por exemplo, as vias aéreas. As pressões arteriais pulmonares sistólica, média e diastólica, em cães saudáveis, são aproximadamente de 20, 12 e 8mmHg, respectivamente, o que caracteriza o sistema vascular pulmonar como de baixa resistência, quando comparado à circulação sistêmica. Para que ocorra a troca gasosa é preciso haver perfusão dos capilares alveolares. A troca gasosa é otimizada quando a perfusão e a ventilação pulmonar se apresentam igualmente distribuídas nos pulmões, o que frequentemente é perturbado na presença de doenças pulmonares.

A maioria dos mecanismos de controle da perfusão pulmonar são passivos (ex: gravidade), porém, a vasoconstrição hipóxica pulmonar (VPH) é um mecanismo ativo, que causa vasoconstrição em resposta à queda da pressão parcial de O_2 alveolar (PAO_2). A VPH é responsável por desviar o sangue das regiões mal ventiladas dos pulmões para as regiões mais aeradas. O sistema nervoso autônomo exerce um limitado controle na circulação pulmonar, no entanto, os receptores β_2, quando ativados, promovem a vasodilatação pulmonar.

4. VENTILAÇÃO PULMONAR

A ventilação pulmonar ocorre em duas fases: inspiração e expiração. A inspiração depende da atividade dos músculos inspiratórios (principalmente o diafragma), e a expiração normalmente ocorre de forma passiva, devido às propriedades elásticas do tecido pulmonar e da parede torácica. No entanto, a expiração de cães e gatos pode apresentar característica ativa durante o exercício ou na presença de aumento do trabalho respiratório. O volume de ar movimentado em cada inspiração ou expiração é chamado de **volume corrente** (VC), o qual multiplicado pela frequência respiratória (FR) provê o **volume minuto** (VM), ou seja, a quantidade de ar que entra ou sai dos pulmões em um minuto. Uma parte do VC chega aos alvéolos e participa da troca gasosa (ventilação alveolar), enquanto outra preenche a zona de condução e compreende o volume do espaço morto anatômico e não participa da troca gasosa (ventilação de espaço morto anatômico). A fração do VC que chega aos alvéolos aumenta e diminui quanto maior ou menor o VC, respectivamente, porque o volume do EM_{Anat} não varia. Por este motivo, dois cães podem ter o mesmo VM, porém, ventilação alveolar diferente. No animal com a FR maior e VC diminuído, a ventilação alveolar vai ser menor, podendo até gerar hipoventilação se o VC for muito próximo do volume do EM_{Anat}.

O **Espaço morto alveolar** (EM_{Alv}) é o volume de gás que chega aos alvéolos, porém, não participa efetivamente da troca gasosa, principalmente por falta de perfusão capilar pulmonar. O EM_{Alv} também compõe o **Espaço morto fisiológico** (EM_{Fis}), que é a soma do EM_{Anat} e EM_{Alv}. A diminuição da pressão de artéria pulmonar (PAP) (por exemplo, diminuição do débito cardíaco), a má perfusão de alvéolos ventilados sem queda da PAP (por exemplo, tromboembolismo pulmonar), o aumento da pressão de vias aéreas, equipamentos inadequados (por exemplo, sonda endotraqueal excessivamente longa), e padrão respiratório rápido e curto são as causas mais comuns de aumento de espaço morto. A diferença entre a $PaCO_2$ e $PACO_2$ se torna aumentada com o aumento do EM_{Fis}, o que torna o uso da capnografia menos confiável com estimativa da $PaCO_2$. A relação entre EM_{Fis} e o VC pode ser calculada pela equação, onde P_ECO_2 é a pressão parcial de CO_2 no ar expirado:

$$EM_{fis} = PACO_2 - P_ECO_2$$

Fisiologicamente os valores de EM_{fis} variam entre 3 a 7mmHg, entretanto valores superiores a 7mmHg, indicam aumento e podem ser causados por vários fatores, entre os mais comuns está a instabilidade hemodinâmica associada a diminuição do débito cardíaco.

Os pulmões podem ser subdivididos em quatro diferentes volumes (volume corrente, volume de reserva inspiratório, volume de reserva expiratório e volume residual) e capacidades (capacidade residual funcional – CRF, capacidade vital, capacidade inspiratória e capacidade pulmonar total) (**Figura 135.1.**). O volume que permanece nos pulmões após uma expiração normal é chamado de CRF, e atua como uma reserva de gás dentro dos pulmões. A CRF pode estar diminuída ou aumentada, em situações que gerem deslocamento cranial do diafragma (por exemplo, doenças abdominais ou estágio final da gestação), ou em pacientes com doença obstrutiva pulmonar crônica, ou com enfisema pulmonar, respectivamente.

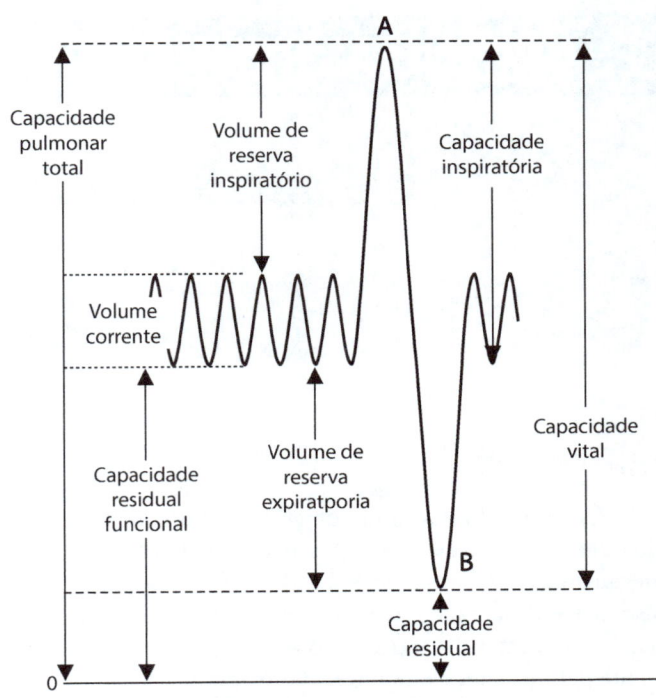

Figura 135.1. – Capacidades e volume pulmonares.

A pressão parcial do CO_2 alveolar ($PACO_2$) é diretamente proporcional à produção de CO_2 pelos tecidos e é inversamente proporcional à ventilação alveolar (VA), a qual pode ser avaliada, clinicamente, pela mensuração da $PaCO_2$. A relação entre a $PaCO_2$ e a VA é linear, e os valores normais para $PaCO_2$ e $PACO_2$ são entre 35 e 45mmHg (**Figura 135.2.**). O principal determinante da $PaCO_2$ é a VA, portanto em situações em que a VA esteja comprometida (hipoventilação) os valores de $PaCO_2$ estarão aumentados (**Figura 135.3.**).

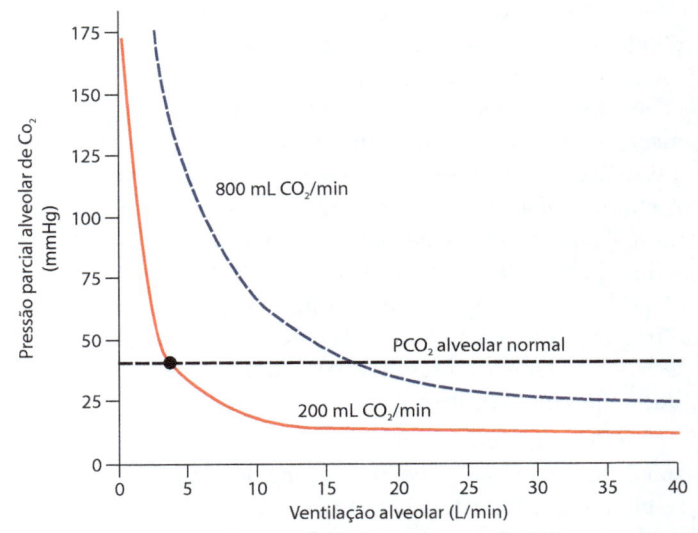

Figura 135.2. – Representação gráfica da relação da VA com a pressão parcial alveolar de CO_2, demonstrando relação linear. Observe que em situações em que a VA é comprometida os valores de $PACO_2$ aumentam, devido a incapacidade da eliminação de CO_2 pelos pulmões.

$$PaCO_2 = \frac{VCO_2 \times 0,8}{VA}$$

Figura 135.3. – Relação entre a produção de CO_2 pelo metabolismo (VCO_2) e a ventilação alveolar (VA), na determinação da $PaCO_2$.

A PO_2 do ar inspirado (P_IO_2) é resultado da fração inspirada de O_2 (F_IO_2), da pressão barométrica (P_b) e da pressão de vapor da água (P_{H2O}), e pode ser calculada pela fórmula: $P_{ins}O_2 = F_IO_2 \times (P_b - P_{H2O})$. No ar ambiente ao nível do mar, a F_IO_2 é 0,21 e a P_b é 760mmHg e a P_{H2O} a 37ºC é 47mmHg. Então, um cão ou gato com 37ºC de temperatura corporal, respirando ar ambiente ao nível do mar apresentará P_IO_2 igual a 0,21 x (760-47) ou 149mmHg. A PO_2 cai progressivamente no trajeto do O_2 desde o ar inspirado até os tecidos. Quando o O_2 chega aos alvéolos, sua PO_2 cai para próximo a 100mmHg, isso porque a PAO_2 é controlada pelo equilíbrio entre a sua remoção pelos capilares pulmonares e sua reposição pela ventilação alveolar.

A PAO_2 pode ser determinada pela equação do gás alveolar, a qual enfatiza a importância da F_IO_2 e da $PaCO_2$ na quantidade de O_2 nos alvéolos e a necessidade de suplementação de O_2 em pacientes com hipoventilação como podemos observar na **Figura 135.4.**

$$PAO_2 = FiO_2 \times (P_B - 50) - \frac{PaCO_2}{0,8}$$

Figura 135.4. – Equação do gás alveolar (PAO_2). FiO_2 = fração inspirada de O_2; Pb = pressão barométrica; $PaCO_2$ = pressão parcial de CO_2 arterial.

5. DIFUSÃO

A troca gasosa alveolar ocorre por difusão dos gases através da membrana respiratória, que é uma estrutura bem fina com o objetivo de facilitar a difusão dos gases. Este processo é determinado pela lei de Fick, apresentada abaixo, a qual estabelece que o volume de gás difundido entre dois meios é diretamente proporcional à área de superfície de troca (A), à constante de solubilidade (K) e ao gradiente de pressão parcial entre os dois meios (P_1-P_2); e inversamente proporcional à espessura da membrana que separa os dois meios (E) (**Figura 135.5.**). O CO_2 é aproximadamente 20 vezes mais solúvel que o O_2, o que facilita sua difusão pela membrana respiratória. Doenças que aumentem a espessura da membrana respiratória, como a fibrose intersticial, dificultam a difusão dos gases nos pulmões, principalmente do O_2, e contribuem para a ineficiência da troca gasosa.

$$Vgás = \frac{A \cdot (P1-P2) \cdot K}{E}$$

Figura 135.5. – Equação de Fick. Vgás é o volume de gás difundido entre o meio 1 e o meio 2. A = área da superfície de troca; K = coeficiente de solubilidade; P1-P2 = diferença da pressão parcial do gás entre os dois meios; E = espessura da membrana que separa os dois meios.

6. GASES SANGUÍNEOS

O O_2 e o CO_2 são transportados no sangue a fim de promover sua chegada e saída dos tecidos e dos pulmões. O O_2 é transportado no sangue de duas formas: dissolvido e ligado à hemoglobina (Hb). A quantidade de O_2 dissolvida no plasma é muito pequena (0,003mL de O_2/100mL de sangue, para cada mmHg de PO_2). Por outro lado, a ligação reversível do O_2 à Hb forma a oxihemoglobina (HbO_2), que é a principal forma de transporte do O_2 no sangue. A curva de dissociação do O_2 à Hb representa a relação entre a PO_2 e a saturação de O_2 na Hb (SO_2). Esta relação descreve uma função sigmoide, na qual a quantidade de O_2 carreado pela Hb aumenta rapidamente até a PO_2 de 50 mmHg, quando a partir daí, incrementos na PO_2 não produzem significativos aumentos da quantidade ligada a Hb. A afinidade do O_2 à Hb pode aumentar ou diminuir, o que promove o deslocamento da sua curva de dissociação para a esquerda ou para a direita. A curva de dissociação do O_2 pode ser deslocada para a direita devido ao aumento da concentração de H^+, PCO_2, temperatura, e da concentração de 2,3 difosfoglicerato (DPG) nas hemácias, enquanto efeitos opostos desviam a curva de dissociação do O_2 para a direita. A posição da curva é usualmente descrita pela posição em que a Hb está 50% saturada (P_{50}). Os valores normais da P_{50} no cão e no gato são aproximadamente 31 e 35 mmHg, respectivamente (**Figura 135.6.**).

Os valores normais de PaO_2 em cães e gatos respirando ar ambiente é entre 80 e 110 mmHg. A pressão parcial de O_2 no sangue venoso reflete sua pressão tecidual e não apresenta nenhuma correlação com a PaO_2. PaO_2 abaixo de 80mmHg caracteriza hipoxemia e valores abaixo de 60mmHg normalmente são tidos como critério para estabelecer suporte ventilatório. As principais causas de hipoxemia são: queda da P_IO_2, hipo-

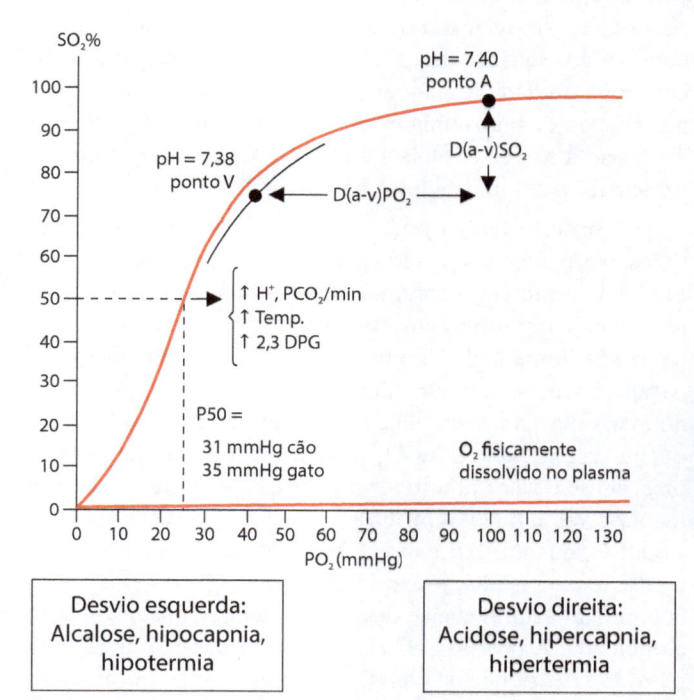

Figura 135.6. – Curva de dissociação da Hb.

ventilação ou mistura venosa. Diminuição do O_2 inspirado e hipoventilação já foram explicados anteriormente. A mistura venosa representa todas as formas pelas quais o sangue venoso proveniente do lado direito da circulação chega ao lado esquerdo sem ser adequadamente oxigenado; este então se mistura ao sangue oxigenado e dilui o CaO_2. Existem 4 causas clássicas de mistura venosa: presença de regiões pulmonares de baixa relação ventilação/perfusão; colapso alveolar e das pequenas vias aéreas; deficiência difusional; shunt anatômicos da direita para a esquerda.

Regiões de baixa relação ventilação/perfusão ocorre secundariamente ao estreitamento das vias aéreas no broncoespasmo, acúmulo de fluido ao longo das paredes das vias aéreas inferiores, ou edema epitelial. Esse mecanismo de hipoxemia é muito comum em doenças pulmonares leves a moderadas, e bastante responsivo à oxigenoterapia. Baixa relação ventilação/perfusão também pode ocorrer com o aumento de perfusão sanguínea para uma determinada área, como, por exemplo, na hipoxemia que ocorre no tromboembolismo pulmonar.

Colapso alveolar e das pequenas vias aéreas pode ser causado por colapso espontâneo durante estase posicional, por aumento da tensão superficial nos alvéolos, por atelectasia de compressão, ou acúmulo de transudato, ou exsudato nas vias aéreas e alvéolos. Esse é um mecanismo comum de hipoxemia em doenças pulmonares moderadas e severas. Nesses casos, o sangue que flui para essas áreas não é oxigenado e normalmente são casos pouco responsivos à oxigenoterapia. O tratamento ideal é a ventilação mecânica na tentativa de reabrir as unidades alveolares que se encontram fechadas.

A deficiência difusional já foi exemplificada anteriormente e é um mecanismo de hipoxemia responsivo à oxigenoterapia.

Shunts anatômicos da direita para a esquerda são caracterizados pela passagem de sangue, proveniente do coração direito para o lado esquerdo da circulação, sem o contato do mesmo com uma unidade funcional de troca gasosa. Este não é um mecanismo de hipoxemia muito frequente na prática clínica, refratário a oxigenoterapia e a ventilação mecânica, e ocorre principalmente em defeitos cardíacos congênitos.

A mistura venosa pode ser estimada por diferentes métodos. Normalmente, o gradiente artério-alveolar de O_2 ($(A-a)PO_2$) é de 10mmHg em animais respirando O_2 a 21% e aproximadamente 100mmHg em animais respirando O_2 a 100%. Um $(A-a) PO_2$ aumentado significa habilidade reduzida de oxigenação do sangue. Em um animal respirando O_2 a 21% ao nível do mar, uma versão simplificada da equação do gás alveolar é a soma da PaO_2 com a $PaCO_2$. Significante mistura venosa está presente se o valor obtido for menor que 120mmHg. Quanto menor o valor, maior a mistura venosa. A PaO_2 deve ser 5 vezes a F_iO_2 quando expressa em %. Uma animal respirando O_2 a 21% deve ter a PaO_2 próximo de 110mmHg e em O_2 a 100%, 500mmHg. Valores abaixo desses representam mistura venosa aumentada. A relação PaO_2/F_iO_2 é mais útil em animais respirando ar enriquecido com O_2. Em um pulmão normal essa relação é aproximadamente 500. Valores menores que 300 é um

dos critérios para a síndrome do desconforto respiratório agudo (SDRA). A mistura venosa pode ainda ser calculada pela fórmula da fração de *shunt* (CcO_2-CaO_2)/(CcO_2-CvO_2), quando se estiver medindo o oxigênio no sangue venoso misto; onde CcO_2, CaO_2 e CvO_2 são as quantidades de O_2 no capilar pulmonar, no sangue arterial e no sangue venoso misto, respectivamente.

A HbO_2 tem coloração vermelho intenso, enquanto a Hb sem O_2 (reduzida) apresenta coloração roxa, de forma que a baixa SO_2 promove a cianose. Apesar disso, a cianose é um sinal tardio de hipoxemia, porque sua detecção depende do tipo de iluminação e de quantidades de Hb reduzida acima de 5g/dL. Animais anêmicos podem não apresentar cianose mesmo em hipoxemia grave ($PaO_2 < 50$mmHg).

A quantidade de O_2 transportado no sangue (CaO_2) pode ser calculada somando-se a fração dissolvida no plasma com a fração ligada à Hb (**Figura 135.7.**):

$$CaO_2 = (1,34 \times SpO_2 \times Hb) + (PaO_2 \times 0,003)$$

Figura 135.7. – Determinantes da CaO2. 1,34 = quantidade de oxigênio que uma hemoglobina 100% saturada consegue transportar; SpO2 = saturação de O2 no sangue arterial; Hb = quantidade de hemoglobina; PaO2 = pressão parcial de O2 no sangue arterial; 0,003 = solubilidade do O2 no plasma sanguíneo.

A distribuição de O_2 (DO_2) para os tecidos ocorre em função do CaO_2 e do débito cardíaco (DC). $DO_2 = CaO_2 \times DC$.

O CO_2 é transportado no sangue de três maneiras: dissolvido (7%), como bicarbonato (70%), e ligado a proteínas como compostos carbamínicos (23%). O CO_2 é mais solúvel que o O_2 e por isso sua fração dissolvida no plasma é mais significante que a do O_2. Quando o CO_2 entra em contato com o sangue ele reage com a H_2O para formar o ácido carbônico (H_2CO_3). Essa reação é acelerada aproximadamente 5000 vezes pela enzima anidrase carbônica, presente nas hemácias. Em seguida, o H_2CO_3 se dissocia em H^+ e bicarbonato (HCO_3^-). Essa forma de transporte do CO_2 é de longe a mais importante, e fármacos inibidores da anidrase carbônica (por exemplo, acetazolamida) podem inibir o transporte do CO_2 ao ponto de sua tensão tecidual aumentar significativamente. Além disso, o CO_2 reage diretamente com os radicais amino-terminais das proteínas plasmáticas, principalmente a Hb. O CO_2 enquanto ligado à Hb recebe o nome de carbaminohemoglobina ($HbCO_2$). A quantidade de CO_2 no sangue participa diretamente do controle do pH, de forma que o aumento de CO_2 no sangue leva a acidemia de origem respiratória e sua queda leva à alcalemia. O controle do pH sanguíneo exercido pelo CO_2 é imediato e é utilizado muitas vezes para compensar distúrbios metabólicos.

A $PaCO_2$ é uma medida do estado ventilatório do paciente e normalmente varia de 35 a 45mmHg. Valores maiores que 45mmHg indicam hipoventilação e pacientes com $PaCO_2$ maior que 60mmHg podem apresentar acidemia respiratória excessiva e hipoxemia se estiverem respirando ar ambiente. $PaCO_2$ menores que 35mmHg indicam hiperventilação e valores menores que 20mmHg estão associados à alcalemia respiratória e vasoconstrição cerebral, que pode impedir a oxigenação cerebral. A pressão parcial de CO_2 no sangue venoso misto ($PvCO_2$) é muito próximo ao da veia jugular, e é normalmente 3 a 6mmHg maior que a PaO_2. Hipercapnia pode ser provocada por reinalação de volume de espaço morto ou hipoventilação. A hipoventilação pode ter como causas: doença neuromuscular, obstrução das vias aéreas, doença restritiva abdominal ou torácica, doença de ocupação do espaço pleural, estágio final de doenças do parênquima pulmonar, ou pelo efeito de sedativos e/ou anestésicos gerais.

O monóxido de carbono (CO) se liga ao mesmo sítio da Hb que o O_2, e por esse motivo pode deslocar o mesmo da Hb, diminuindo sua capacidade de transporte no sangue. Além disso, o CO tem afinidade pela Hb 250 vezes maior que o O_2, o que faz com que pequena quantidade de CO cause uma queda significativa na capacidade do sangue de carregar O_2. Carboxihemoglobina é o nome que se dá a Hb ligada ao CO.

7. CONTROLE DA VENTILAÇÃO

Apesar da diferença ampla na demanda de O_2 e na produção de CO_2 pelo corpo, as tensões arteriais de O_2 e CO_2 são mantidas normalmente em limites estreitos, devido ao cuidadoso controle da ventilação alveolar. Três elementos básicos controlam a ventilação: os sensores, o controle central e os efetores. Os principais sensores são os quimiorreceptores centrais e periféricos que enviam mensagens para o controle central a todo momento, acerca principalmente das tensões de O_2 e CO_2, e do pH. O controle central se localiza no sistema nervoso central, principalmente no tronco cerebral, o qual recebe e interpreta as informações enviadas pelos sensores, para atuar sobre os músculos respiratórios (efetores), a fim de estabelecer a manter a PaO_2 e a $PaCO_2$, e o pH do sangue dentro da normalidade. O controle central e os efetores, e suas vias de comunicação, são pontos comumente afetados por doenças ou fármacos. O controle central pode ser inibido pela ação de anestésicos gerais, ou em casos de traumatismo cranioencefálico. A comunicação entre o controle central e os músculos respiratórios, que normalmente é realizado por nervos espinhais cervicais (C3-C5) que compõem o nervo frênico, além dos nervos intercostais, podem ser afetados por traumas medulares altos. Já os músculos respiratórios podem apresentar déficits funcionais devido a alterações neuromusculares (por exemplo, miastenia gravis) ou ainda deficiência metabólica (fadiga da musculatura respiratória).

8. MECÂNICA DA VENTILAÇÃO

Do ponto de vista mecânico, o sistema respiratório é composto de pulmões, vias aéreas, músculos respiratórios, parede torácica e abdômen. O movimento de entrada e saída de ar dos pulmões depende de um gradiente de pressão entre o ambiente externo e os alvéolos. Para que isso ocorra, a bomba ventilatória precisa vencer as forças inerciais, elásticas e resistivas dessas estruturas. O relaxamento da musculatura respiratória e a falta de integridade da parede torácica debilitam a eficácia mecânica do sistema respiratório. Além disso, o relaxamento muscular das narinas, faringe e laringe promovido por sedativos e anestésicos gerais ou por consequência de disfunção nervosa, pode causar obstrução ao fluxo inspiratório.

A energia ou trabalho exercido durante a ventilação, também chamado de trabalho respiratório, é aquele necessário para vencer, principalmente, as forças elásticas e resistivas. Por este motivo, o aumento do trabalho ventilatório está relacionado ao aumento da resistência nas vias aéreas ou à queda da complacência do sistema respiratório. O sistema respiratório é constituído por dois componentes em série: parede torácica e pulmões, de forma que o seu comportamento mecânico global depende das características mecânicas de cada um desses componentes e suas interações.

A complacência do sistema respiratório (C_{SR}) reflete suas características elásticas. A C_{SR} pode ser estimada pela relação entre a variação de pressão de vias aéreas (P_{VA}) e de volume (V), durante uma pausa inspiratória. $C_{SR} = \Delta V / \Delta P_{VA}$. Em cães e gatos, os valores normais de CSR variam de 1 a 1,5mL/kg/cmH_2O. A elastância (E_{SR}) é o recíproco da complacência ($E_{SR} = \Delta P_{VA} / \Delta V$). Para o cálculo da complacência pulmonar (C_P), deve-se utilizar a pressão transpulmonar, que é a P_{VA} menos a pressão intrapleural.

Um fator determinante das propriedades elásticas dos pulmões é a tensão superficial dos alvéolos, que naturalmente é inibida pela produção de substância surfactante pelos pneumócitos tipo II. O surfactante tem papel fundamental na prevenção da atelectasia e manutenção da estabilidade alveolar. Fatores que diminuem a C_{SR}: atelectasia; edema pulmonar; deficiência de surfactante; doença pleural, intersticial ou alveolar; restrição da parede torácica e efusão pleural ou pericárdica.

A resistência ao fluxo de ar no sistema respiratório (R_{SR}) ocorre principalmente nas vias aéreas, e pode ser estimada pela relação entre a variação de pressão em relação ao fluxo gerado nas vias aéreas (F_{VA}). $R_{SR} = \Delta P_{VA} / F_{VA}$. A relação pressão-fluxo, para um fluxo laminar em um tubo cilíndrico, pode ser descrita pela lei de Poiseuille. Onde ΔP é a diferença de pressão, r é o raio, l é o comprimento do tubo, e η é a viscosidade do gás. Nota-se a grande influência do raio na resistência, de modo que, se o raio for reduzido à metade, a resistência aumenta 16 vezes. O reconhecimento desse fenômeno é bastante importante no dia a dia da clínica de emergência e no cuidado de pacientes críticos. Nos casos de broncoespasmo, o aumento da R_{VA} é o grande responsável pelo aumento do trabalho respiratório e consequente insuficiência respiratória. Na hora de escolher uma sonda para intubação orotraqueal, escolha sempre aquela de maior calibre que se adapte as vias aéreas do paciente para evitar aumento desnecessário da R_{VA}.

O monitoramento da mecânica respiratória durante a ventilação mecânica pode fornecer dados importantes para o entendimento da fisiopatologia do paciente, pode orientar técnicas ventilatórias para melhorar a troca gasosa, e ainda minimizar as complicações induzidas pelo ventilador. Atualmente, o monitoramento da mecânica respiratória tem se baseado no

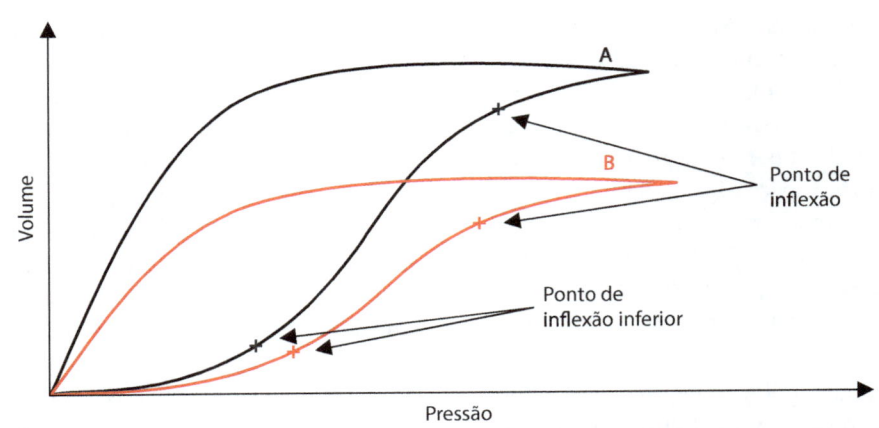

Figura 135.8. – Curvas pressão-volume do sistema respiratório de um animal com pulmão normal (**A**) e outro com doença pulmonar (**B**), caracterizada pela diminuição da complacência pulmonar.

monitoramento da complacência, na análise da curva pressão-volume (curva PV) do sistema respiratório, e em alguns casos, na análise da concavidade curva de P_{VA}.

As curvas PV representam graficamente o comportamento elástico do sistema respiratório, e sua inclinação indica a C_{SR}. O formato da curva PV desde o volume residual até a capacidade pulmonar total tem formato sigmoide, com concavidade para cima em volumes pulmonares baixos e concavidade para baixo em volume altos, caracterizando-se um ponto de inflexão inferior e um ponto de inflexão superior (**Figura 135.8.**).

A ventilação mecânica ideal deve ser realizada na faixa linear da curva PV, e atualmente tem se preconizado a utilização de pressão positiva ao final da expiração (PEEP) 2 cmH$_2$O acima do ponto de inflexão inferior para pacientes com doença pulmonar. O monitoramento da mecânica respiratória tem demonstrado ser um método não invasivo de reconhecimento precoce de alterações pulmonares importantes que podem culminar na lesão pulmonar induzida pelo ventilador.

9. CONCLUSÃO

À medida que concluímos este capítulo, é inegável a relevância do domínio dos conceitos de fisiologia respiratória e ventilatória para o tratamento eficaz de cães e gatos com alterações respiratórias. Estes fundamentos não são meramente alicerces teóricos, mas sim ferramentas essenciais que capacitam os profissionais a decifrarem as complexidades do sistema respiratório desses pacientes. Ao internalizar tais conhecimentos, não apenas ganhamos uma compreensão mais profunda das condições clínicas, mas também nos tornamos arquitetos de intervenções terapêuticas mais precisas e personalizadas. Em última análise, a maestria desses conceitos não só aprimora a prática clínica, mas também se traduz em uma melhoria tangível na qualidade de vida dos animais sob nossos cuidados.

10. LITERATURA RECOMENDADA

1. Cambier, C., M. Wierinckx, *et al*. Haemoglobin oxygen affinity and regulating factors of the blood oxygen transport in canine and feline blood. Res Vet Sci, v.77, n.1, Aug, p.83-8. 2004.
2. Carvalho, A. R., F. C. Jandre, *et al*. Effects of descending positive end-expiratory pressure on lung mechanics and aeration in healthy anaesthetized piglets. Crit Care, v.10, n.4, p.R122. 2006.
3. Carvalho, A. R., P. M. Spieth, *et al*. Ability of dynamic airway pressure curve profile and elastance for positive end-expiratory pressure titration. Intensive Care Med, v.34, n.12, Dec, p.2291-9. 2008.
4. Gattinoni, L., D. Chiumello, *et al*. Bench-to-bedside review: chest wall elastance in acute lung injury/acute respiratory distress syndrome patients. Crit Care, v.8, n.5, Oct, p.350-5. 2004.
5. Gullo, A. Anaesthesia, Pain, Intensive Care and Emergency A.P.I.C.E. Milan: Springer. 2007. 475 p. p.
6. Guyton, A. C. e J. E. Hall. Textbook of medical physiology. Philadelphia: Elsevier Saunders. 2006. xxxv, 1116 p. p.
7. Harris, R. S. Pressure-volume curves of the respiratory system. Respir Care, v.50, n.1, Jan, p.78-98; discussion 98-9. 2005.
8. Lumb, A. B. e J. F. Nunn. Nunn's applied respiratory physiology. [Edinburgh] ; Philadelphia: Elsevier/Butterworth Heinemann. 2005. xiii, 501 p. p.
9. Macintire, D. K. Manual of small animal emergency and critical care medicine. Philadelphia [etc.]: Lippincott Williams & Wilkins. 2005. XI, 516 p. p.
10. Reeves, R. B., J. S. Park, *et al*. Oxygen affinity and Bohr coefficients of dog blood. J Appl Physiol, v.53, n.1, Jul, p.87-95. 1982.
11. West, J. B. Respiratory physiology : the essentials. Philadelphia: Lippincott Williams & Wilkins. 2007. ix, 186 p. p.

Urgências Respiratórias

136

César Ribeiro

1. INTRODUÇÃO

Alterações no sistema respiratório que culminam em emergências são cada vez mais comuns na clínica de pequenos animais. Os sinais clínicos variam consideravelmente, abrangendo desde tosse leve até desconforto respiratório grave, podendo evoluir para fadiga e parada cardiorrespiratória. O reconhecimento imediato do desconforto respiratório e a identificação precisa do local da disfunção são essenciais para o início do tratamento correto no menor tempo possível. Isso exige que a equipe médica possua sólidos conhecimentos de fisiologia respiratória, fisiopatologia e técnicas de manejo das patologias respiratórias mais frequentes. Este capítulo visa revisar as principais emergências respiratórias, correlacionando-as com as alterações anatômicas específicas e os respectivos tratamentos.

2. LOCALIZAÇÃO ANATÔMICA

As patologias respiratórias podem ser localizadas desde a cavidade nasal até a região alvéolo-capilar. A habilidade do clínico em determinar a região afetada é vital, pois assegura a implementação de intervenções de estabilização mais eficientes. Vários estudos demonstraram que padrões respiratórios e sons podem indicar a origem do desconforto respiratório. A identificação precisa permite à equipe médica elaborar uma lista de diagnósticos diferenciais apropriados e buscar diagnósticos e terapêuticas específicas (**Tabela 136.1.**). É igualmente importante reconhecer pacientes com taquipneia, dispneia e outras alterações respiratórias que podem ser secundárias a distúrbios metabólicos ou efeitos medicamentosos.

2.1. – Via Aérea Superior (VAS)

Pacientes com alterações na VAS frequentemente exibem maior esforço inspiratório. Doenças que acometem a porção mais rostral das Vias Aéreas Superiores, como a nasofaringe, produzem, com frequência, respiração com mais estertores, comumente chamado de ruído de "ronco". Quando a alteração afeta mais a porção caudal, como, por exemplo, a laringe, essa produz um padrão respiratório mais estridente, como um assobio agudo. Ambos os ruídos são caracterizados pela turbulência do fluxo de ar, ao passar nas VAS. Os pacientes comumente res-

Tabela 136.1. – Localização anatômica do sistema respiratório com doenças associadas e sinais clínicos

Localização anatômica	Doenças comuns	Sinais clínicos
Via aérea superior	• Síndrome do braquiceofálico. • Colapso traqueal. • Paralisia laríngea. • Pólipos nasofaríngeos.	• Inspiração prolongada. • Estertor. • Estridor.
Via área inferior	• Bronquite crônica. • Asma.	• Expiração prolongada. • Padrão sibilante. • Tosse.
Pulmonar parênquima	• Edema pulmonar cardiogênico. • Edema pulmonar não cardiogênico. • Broncopneumonias. • Contusões.	• Ausculta torácica variável. • Pode produzir impacto na inspiração e na expiração. • Sinais sistêmicos.
Vascular	• Tromboembolismo pulmonar.	• Dispneia. • Esforço respiratório intenso com ausculta parenquimatosa normal.
Espaço pleural	• Derrame pleural. • Pneumotórax. • Ruptura/hérnia diafragmática. • Massas mediastinais/pleurais.	• Padrão respiratório restritivo. • Ruídos cardíacos e pulmonares diminuídos na ausculta.
Parede torácica	• *Flail chest*.	• Padrão respiratório paradoxal. • Falta de movimento da parede torácica.

Adaptado de Tong e González, 2020

piram com a boca aberta, como forma de contornar a resistência do ar e podem comumente se tornarem hipertérmicos. Obstruções estáticas são causadas por pólipos, neoplasias, trauma ou corpo estranho, frequentemente na região da nasofaringe. As obstruções dinâmicas resultam de condições como paralisia de laringe, síndrome do braquicefálico e colapso traqueal. Destaca-se para estas alterações as raças mais predispostas; no caso da paralisia de laringe as raças mais envolvidas são Golden Retriever e Labrador, já o colapso traqueal afeta mais comumente raças de pequeno porte, como Yorkshire, Maltês, Spitz alemão e Poodle Toy. Já a síndrome do braquicefálico acomete todas as raças, ditas de crânio curto, destacando-se especialmente o Bulldog Inglês, Pug e Shit-zu.

2.2. – Via Aérea Inferior (VAI)

Na doença das Vias Aéreas Inferiores observa-se aumento do esforço durante a expiração, devido ao aumento da resistência secundária ao estreitamento ou colapso das vias aéreas. Os pacientes geralmente têm histórico de uma combinação de tosse, sibilância e desconforto respiratório. A doença das VAI mais comum observada é a asma, muito mais frequente em felinos. Em cães, a doença das vias aéreas inferiores pode incluir bronquite crônica, broncopneumopatia eosinofílica ou neoplasia.

2.3. – Parênquima Pulmonar

Pacientes que apresentam alteração em Parênquima Pulmonar podem ter aumento de esforço inspiratório e expiratório associados, dando uma característica mista na dispneia. Anormalidades na ausculta podem variar de crepitações, estertores, sibilos e ausência de ruídos, e se relacionam com a doença base. Doenças que afetam o parênquima se destacam, edemas pulmonares cardiogênico ou não, broncopneumonias, contusão pulmonar, neoplasias e doenças intersticiais. Deve-se suspeitar de edema de origem cardiogênica, quando os pacientes apresentarem, além da dificuldade respiratória, quadro de taquicardia, sopro cardíaco, ritmo de galope e hipotermia. O edema pulmonar não cardiogênico pode ser causado por traumas, esforços prolongados, após eventos de crises epiléticas e choque elétrico. Pacientes com broncopneumonias podem apresentar histórico de tosse e apatia com evolução de dias a semanas, secreção nasal mucopurulenta, febre, letargia, anorexia e sinais condizentes com quadro infeccioso. A suspeita de alterações de parênquima com envolvimento neoplásico, deve ser levantada em todos aqueles pacientes com histórico de câncer, com mais importância para os osteossarcomas e os carcinomas mamários nas cadelas.

2.4. – Vascular

Pacientes que apresentam doenças sistêmicas que predispõem a formação de trombos, como nas anemias hemolíticas imunomediadas, nefropatias com perda proteica, cardiomiopatias em felinos e hipercortisolismo (consultar capítulo pertinente), são suspeitos de alteração vascular. O Tromboembolismo Pulmonar (TEP) pode ser agudo, de grande extensão e cursar com dispneia, cianose, e angústia respiratória. A equipe médica deve estar atenta, pois no TEP, a ausculta to-

rácica, achados ecográficos e radiográficos pulmonares podem estar normais.

2.5. – Espaço Pleural

O acúmulo de ar e/ou efusões no Espaço Pleural resultará em aumento da pressão na cavidade torácica, que culminará com a incapacidade de troca gasosa, gradativa de acordo com o volume acumulado. Pacientes com alterações em espaço pleural apresentam classicamente um padrão respiratório restritivo curto e rápido. O padrão dessincronizado, também conhecido como padrão paradoxal, também demonstrou estar associado à doença de ocupação do espaço pleural. Durante a ausculta os pacientes podem apresentar áreas de abafamento de sons pulmonares em topografia ventral em casos de efusões e em região dorsal em caso de acúmulo de ar (pneumotórax). Os derrames pleurais geralmente ocorrem devido a vários processos patológicos, incluindo insuficiência cardíaca direita, neoplasias, infecção, hemorragias e quilotórax. Já o acúmulo de ar pode ocorrer secundariamente ao trauma, ruptura de esôfago, ruptura pulmonar (pós-torção pulmonar) e menos comum de maneira espontânea, após complicação de doenças de parênquima pulmonar.

2.6. – Parede Torácica

As doenças de Parede Torácica envolvem malformações congênitas (raro), lesões geradas no trauma (*flail chest*, fraturas múltiplas de costelas), alterações em coluna cervical e doenças neuromusculares, essas últimas afetando a placa motora. A diminuição da amplitude torácica irá resultar em padrão respiratório com diminuição da expansão torácica, aumento do esforço abdominal e consequente redução do volume alveolar. Geralmente não há boa resposta a terapia com oxigênio, devido à hipoventilação, e como tal, os pacientes podem requerer suporte ventilatório.

A **Figura 136.1.** ilustra o fluxograma sugerido pelo autor para diagnóstico da dispneia na emergência.

3. ABORDAGEM DO PACIENTE DISPNEICO

Pacientes que apresentam quadro de dificuldade respiratória são considerados críticos e requerem suporte básico de emergência imediato, com realização do protocolo xABCDE. O estresse gerado durante a manipulação pode piorar o quadro respiratório e para evitar, recomenda-se a sedação precoce. O autor recomenda que evitem a contenção física em qualquer paciente dispneico, sob risco de óbito, principalmente em felinos, por sua sensibilidade maior à hipoxemia. A oxigenoterapia deve ser fornecida imediatamente após a triagem para pacientes que apresentam desconforto respiratório. Os vários métodos de fornecimento de oxigênio suplementar em pequenos animais são listados na **Tabela 136.2.** Sugere para leitura suplementar o **Capítulo 137 – Ventilação não invasiva e oxigenioterapia.**

O exame de laringoscopia deve ser realizado durante a abordagem inicial de todo paciente dispneico, a fim princi-

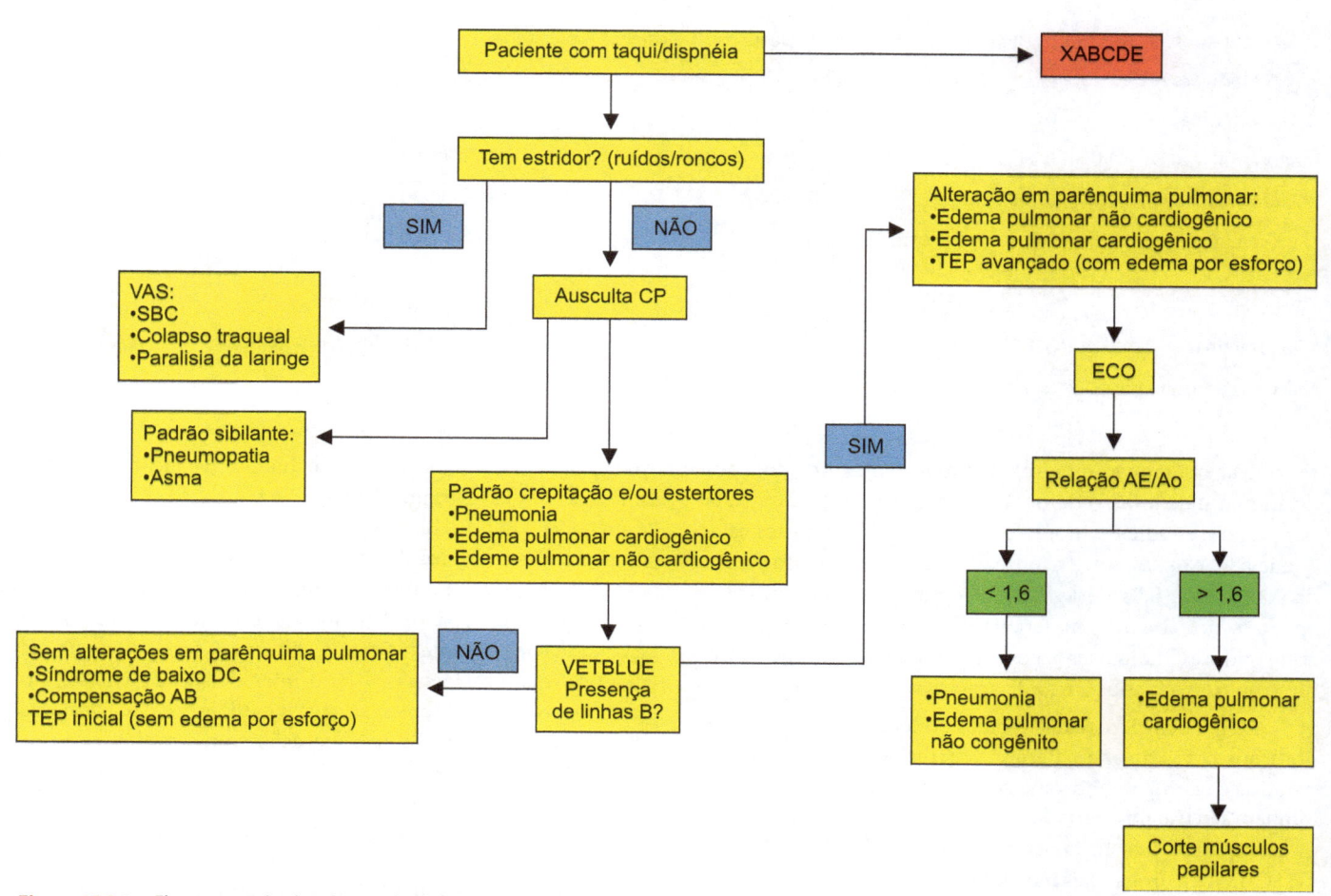

Figura 136.1. – Fluxograma de abordagem diagnóstica do paciente com dispneia.

Tabela 136.2. – Métodos de Fornecimento de Oxigênio e Respectiva Fração Inspirada.

Método de oxigenoterapia	Fração inspirada alcançada* (%)
Fluxo direto	24-45
Colar de oxigênio (colar de Crowe)	21-60
Máscara facial	35-55
Cateter nasal unilateral	30-50
Cateter nasal bilateral	30-70
Gaiola de oxigênio	21-60
ONAF	21-100
Ventilação Mecânica	21-100

*pode sofrer interferência por fatores anatômicos e gravidade da dispneia (devido ao uso de respiração usando cavidade oral). ONAF: Oxigenação nasal de alto fluxo.

palmente de avaliação das VAS. Em caso de doenças (colapso traqueal, paralisia laríngea e síndrome do braquiocefálico), a patência das VAS deverá ser obtida através de manobras invasivas, como a cricotireodostomia ou traqueostomia. Não existem evidências na literatura que um procedimento seja melhor que outro, entretanto o autor recomenda que a cricotireodostomia seja preconizada preferencialmente.

Pacientes dispneicos, principalmente os braquicefálicos, podem apresentar-se hipertérmicos durante o atendimento emergencial, pois muitas vezes se tornam incapazes de realizar a termorregulação. Medidas de resfriamento devem ser realizadas imediatamente, a fim de reduzir a chance de eventos de coagulopatias. Incluem para resfriamento o uso de enemas refrigerados, molhar os pelos e uso de sala de atendimento climatizada.

As principais drogas utilizadas nas emergências respiratórias são listadas na **Tabela 136.3.** A sedação é considerada um pilar importante durante a abordagem do paciente com dificuldade respiratória, pois além de diminuir a ansiedade e estresse, contribuem para diminuição do consumo de oxigênio. Nas situações em que a causa subjacente esteja associada a cardiopatia descompensada o uso de sedativos deverá ser feito com cautela, devido aos efeitos depressores cardiovasculares. Para a maioria dos pacientes recomenda-se o uso de butorfanol (0,2-0,3mg/kg/SC/IM) ou acepromazina (0,012-0,05mg/kg/SC/IM).

Nos pacientes que apresentem sinais compatíveis com asma e/ou bronquite, recomenda-se o uso de broncodilatador injetável, com destaque para a terbutalina (0,01-0,03mg/kg/SC/IM). Lembrando que o uso contínuo dessa droga pode de-

Tabela 136.3. – Principais Drogas Utilizadas na Conduta do Paciente com Dificuldade Respiratória.

Medicamento	Dose	Via	Comentário
Acepromazina	0,012-0,05mg/kg	SC/IM	Pode causar vasodilatação e hipotensão.
Butorfanol	0,2-0,3mg/kg	SC/IM	Pode causar depressão respiratória.
Dexametasona	0,1- 0,2mg/kg	IV/SC/IM	Dose anti-inflamatória.
Furosemida	3,0mg/kg (bolus) 0,7-1,0mg/kg/hora	IV	Pode causar desidratação e piora hemodinâmica.
Terbutalina	0,01-0,03mg/kg	SC/IM	Pode causar hipocalemia.
Dobutamina	3,0-10mcg/kg/min	IV	Indicado para choque cardiogênico.

Adaptado de Plumb – www.plumbsveterinarydrugs.com

sencadear ou agravar quadros de hipocalemia, devido à ação de aumento de influxo do potássio para o espaço intracelular, para tanto se indica o monitoramento via dosagem sérica sequenciada. Nos casos de crise asmática em felinos, o uso precoce da adrenalina (0,01mg/kg/IM/IV) é recomendado. Indica-se, após a sedação e a oxigenioterapia, a utilização de agentes broncodilatadores via inalação, com destaque para o salbutamol e ipratrópio, associados a nebulização com NaCl 0,9%.

Os glicocorticoides sistêmicos podem ser ferramenta valiosa nos casos de edema em vias aéreas superiores, como a paralisia de laringe e síndrome do braquicefálico. Recomenda-se também seu uso nos casos de crise asmática felina e casos graves de bronquite. O fosfato sódico de dexametasona (0,1-0,2mg/kg/ IV, SC/IM) é a droga mais indicada, pois tem ação rápida (1-2h) e duração intermediária (24-36h). Não se recomenda o uso de corticoides em pacientes com dispneia causada por cardiopatia descompensada, principalmente em gatos.

O uso de furosemida é recomendado nos pacientes dispneicos, que tenham como causa subjacente a cardiopatia descompensada. Alguns estudos já avaliaram os efeitos tanto em doses em bolus, quanto em infusão contínua, porém sem grande impacto na sobrevida. O autor utiliza em pacientes com edema pulmonar cardiogênico, a dose de furosemida de 3mg/kg/IV, seguido imediatamente de infusão contínua de 0,7-1,0mg/kg/ hora. Devido ao potencial de desidratação e potencial piora hemodinâmica, recomenda-se que durante o uso de furosemida, o balanço hídrico seja monitorado de maneira contínua. Dosagens séricas de potássio e cloro, devem ser realizadas de maneira contínua devido ao potencial de indução de hipocalemia e hipocloremia. Em casos de choque cardiogênico a utilização de agentes inotrópicos devem ser considerados, principalmente a dobutamina (3-10mcg/kg/min/IV via infusão contínua).

Uma vez que a localização anatômica da causa da dificuldade respiratória esteja completa e os esforços de estabilização estejam em andamento, a equipe médica pode começar a formular uma lista diferencial e um plano diagnóstico. A ecografia pulmonar point-of-care (POCUS) ganhou uso como ferramenta diagnóstica e é mais comumente usada em emergências devido à sua facilidade de execução e à necessidade de equipamentos mínimos. As duas principais técnicas, amplamente utilizadas,

para avaliar a cavidade torácica incluem a avaliação ecográfica torácica focada ao trauma (TFAST) e o exame ecográfico pulmonar (VETBLUE). Embora sirvam como uma maneira rápida de detectar a presença de líquido, ambos também podem ser usados para detectar edema pulmonar por meio da presença de artefatos ecográficos, conhecidos como linhas B (comumente chamados de cauda de foguete). As linhas B demonstraram ser diagnósticas para doenças alvéolo-intersticiais e podem ser um teste sensível para diferenciar causas cardíacas e não cardíacas de edema pulmonar. Em comparação com a radiografia tradicional, o POCUS é capaz de detectar uma maior incidência de síndrome alvéolo-intersticial. Além de avaliar a presença de linhas B, a relação ecográfica do átrio esquerdo (AE) em comparação com a medição da raiz da aorta (Ao), conhecida como relação AE:Ao, auxilia a equipe médica a distinguir entre causas cardíacas e não cardíacas de anormalidades respiratórias. A razão AE:Ao normalmente é de 1:1. O aumento do AE resultando em uma relação AE:Ao > 1,6 foi considerado 97% sensível e 100% específico para a detecção de insuficiência cardíaca congestiva em gatos. Vários outros artefatos podem ser observados no POCUS que têm valor diagnóstico. A ausência de um sinal de deslizamento, criado pelas superfícies pleurais parietal e visceral deslizando uma sobre a outra durante a respiração, indica a presença de um pneumotórax. A visualização de líquido livre na cavidade, confirma quadro de efusão e para tanto indica-se a realização de toracocentese. Recomenda-se leitura complementar do **Capítulo 99 – Protocolo FAST ABCDE de Ecografia em Urgências.**

O exame radiográfico também poderá ser utilizado para a execução do plano diagnóstico, porém as imagens radiográficas não devem ser tentadas até que o paciente seja considerado estável, pois o estresse do posicionamento pode resultar em piora e risco de óbito, principalmente em felinos.

Exames laboratoriais devem ser solicitados assim que a condição respiratória do paciente permitir a coleta segura. Recomenda-se solicitação de hemograma, bioquímica completa, com objetivo da avaliação do estado geral e possível associação com doenças sistêmicas. A avaliação do peptídeo natriurético cerebral (proBNP) mede o fragmento N-terminal do proBNP (NT-proBNP), que é liberado durante o aumento do estiramento da parede miocárdica. Seu uso na diferenciação de causas cardíacas e não cardíacas de desconforto respiratório foi demonstrado em cães e gatos. Os níveis de NT-proBNP no líquido pleural podem diferenciar causas cardíacas e não cardíacas de derrame pleural em gatos. Os níveis de NT-proBNP podem estar aumentados em outras condições, como hipertensão pulmonar, arritmias, doença renal e hipertensão sistêmica. Testes sorológicos para patógenos, além de ensaios de PCR, devem ser considerados quando se suspeita de doenças infecciosas. O teste viscoelástico (ROTEM) pode ser útil ao avaliar a hipercoagulabilidade como suporte para uma suspeita de TEP.

A toracocentese envolve a entrada na cavidade torácica, mais comumente para remover líquido ou ar do espaço pleural. Geralmente é realizada entre o sétimo e o nono espaços intercostais, com a agulha direcionada dorsalmente para o ar e ventralmente para o líquido. O local de inserção da agulha pode ser guiado por POCUS. A punção pode ser feita com um *scalp*, acoplado em uma torneira de 3 vias e uma seringa de 20mL, em casos de gatos e cães pequenos, ou com um cateter em cães de médio a grande porte. A toracocentese pode ser usada para fins de diagnóstico, onde o objetivo é confirmar a presença e/ou avaliar a causa do acúmulo de ar, ou líquido, quanto para fins terapêuticos, onde o volume retirado é suficiente para aliviar os sinais clínicos. Os sinais respiratórios em gatos e cães devido a derrame pleural ocorrem quando volumes de 20mL/kg e 30-60mL/kg são atingidos, respectivamente. Recomenda-se a toracocentese antes de qualquer procedimento adicional, como punção venosa ou radiografias torácicas. Como regra geral, qualquer líquido pleural coletado deve ser submetido a análise citológica e bioquímica, a fim de diferenciar causas infecciosas e não infecciosas.

4. CONCLUSÃO

As emergências respiratórias são, na maioria das vezes, situações graves que colocam a vida do paciente em risco. Possuem uma vasta gama de causas e sinais clínicos, fazendo com que o treinamento e capacitação da equipe médica seja imprescindível para o direcionamento diagnóstico e terapêutico.

5. LITERATURA RECOMENDADA

1. Sigrist NE, Adamik KN, Doherr MG, et al. Evaluation of respiratory parameters at presentation as clinical indicators of the respiratory localization in dogs and cats with respiratory distress. J Vet Emerg Crit Care 2001;21(1):13-23.

2. Holt DE. Upper Airway Obstruction, Stertor, and Stridor. In: King L, editor. Text- book of Respiratory Disease in Dogs and Cats. 1st edition. St Louis: Saunders; 2004. p. 34-42.

3. Fonfara S, de la Heras Alegret L, German AJ, et al. Underlying diseases in dogs referred to a veterinary teaching hospital because of dyspnea: 229 cases (2003- 2007). J Am Vet Med Assoc 2011;239(9):1219-24.

4. Tseng LW, Drobatz KJ. Oxygen supplementation and humidification. In: King L, editor. Textbook of Respiratory Disease in Dogs and Cats. 1st edition. St Louis: Saunders; 2004. p. 205-13.

5. Wong AM, Uquillas E, Hall E, et al. Comparison of the effect of oxygen supple- mentation using flow-by or a face mask on the partial pressure of arterial oxygen in sedated dogs. N Z Vet J 2019;67(1):36-9.

6. Engelhardt MH, Crowe DT. Comparison of six non-invasive supplemental oxygen techniques in dogs and cats. J Vet Emerg Crit Care 2004;14(S1):S1-17.

7. Dunphy ED, Mann FA, Dodam JR, et al. Comparison of unilateral versus bilateral nasal catheters for oxygen administration in dogs. J Vet Emerg Crit Care 2002; 12(4):245-51.

8. Plumb DC. Plumb's Veterinary Drugs. 2017. Availble at: https://www.plumbsveterinarydrugs.com.

9. Lisciandro GR. Abdominal and thoracic focused assessment with sonography for trauma, triage, and monitoring in small animals. J Vet Emerg Crit Care 2011;21(2): 104-22.

10. Lisciandro GR, Fosgate GT, Fulton RM. Frequency and number of ultrasound lung rockets (B-lines) using a regionally based lung ultrasound examination named vet BLUE (veterinary bedside lung ultrasound exam) in dogs with radio- graphically normal lung findings. Vet Radiol Ultrasound 2014;55(3):315-22.

11. Ward JL, Lisciandro GR, Ware WA, et al. Evaluation of point-of-care thoracic ul- trasound and NT-proBNP for the diagnosis of congestive heart failure in cats with respiratory distress. J Vet Intern Med 2018;32(5):1530-40.

12. Lisciandro GR, Lagutchik MS, Mann KA, et al. Evaluation of a thoracic focused assessment with sonography for trauma (TFAST) protocol to detect pneumo- thorax and concurrent thoracic injury in 145 traumatized dogs. J Vet Emerg Crit Care 2008;18(3):258-69.

13. Fox PR, Oyama MA, Reynolds C, et al. Utility of plasma N-terminal pro-brain natri- uretic peptide (NT-proBNP) to distinguish between congestive heart failure and non-cardiac causes of acute dyspnea in cats. J Vet Cardiol 2009;11(Suppl 1): S51-61.

14. Wurtinger G, Henrich E, Hildebrandt N, et al. Assessment of a bedside test for N-terminal pro B-type natriuretic peptide (NT-proBNP) to differentiate cardiac from non-cardiac causes of pleural effusion in cats. BMC Vet Res 2017;13(1):394.

15. Goggs R, Brainard B, deLaforcade AM, et al. Partnership on Rotational Visco- Elastic Test Standardization (PROVETS): Evidence-based guidelines on rotational viscoelastic assays in veterinary medicine. J Vet Emerg Crit Care 2014; 24(1):1-22.

137 Ventilação Não invasiva e Oxigenoterapia

César Ribeiro
César Augusto Melo e Silva
Dennis T. (Tim) Crowe, Jr.

1. INTRODUÇÃO

A ventilação mecânica não invasiva é definida como qualquer forma de suporte ventilatório mecânico sem a utilização de tubos endotraqueais. Atualmente, a ventilação não invasiva por pressão positiva é a mais comumente empregada na prática clínica. Esta forma de suporte ventilatório é amplamente utilizada nas unidades de terapia intensiva e nas salas de emergência humanas para evitar a intubação traqueal e as suas complicações. A ventilação não invasiva por pressão positiva representa um dos avanços mais importantes no manejo da insuficiência respiratória aguda das últimas duas décadas.

Os pacientes que apresentam dificuldade respiratória devem ser considerados críticos, porque muitos podem estar à beira da descompensação e parada respiratória. Sua tolerância ao estresse do manuseio e contenção é mínima, criando uma janela muito estreita para avaliação, o que requer uma abordagem organizada e estratégica para uma avaliação inicial. A falta de interface anatômica entre os dispositivos de ventilação não invasiva e os pacientes veterinários faz com que as estratégias de fornecimento de oxigênio sejam as mais importantes antes da escolha de um procedimento mais invasivos, como a intubação orotraqueal e posterior ventilação mecânica. A oxigenoterapia deve ser fornecida imediatamente após a triagem para pacientes que apresentam desconforto respiratório.

2. INDICAÇÕES

A oxigenioterapia e a ventilação mecânica não invasiva por pressão positiva é recomendada como suporte ventilatório de primeira escolha para uma parcela selecionada de pacientes, dentre eles o que apresentam insuficiência respiratória hipercápnica e os com edema pulmonar cardiogênico. No contexto dos cuidados intensivos, as outras indicações, são:

- Dispneia.
- Pressão arterial parcial de gás carbônico ($PaCO_2$) maior que 45mmHg com potencial hidrogeniônico (pH) menor que 7,35.
- Relação pressão arterial parcial de oxigênio/fração inspirada de oxigênio (PaO_2/FiO_2) < 200.

3. CONTRAINDICAÇÕES

As contraindicações para a utilização da oxigenoterapia e ventilação mecânica por pressão positiva, são (qualquer uma das listadas abaixo):

- Hipoxemia grave (PaO_2/FiO_2 menor que 75).
- Acidemia grave.
- Falência de múltiplos órgãos.
- Obstrução das vias aéreas superiores.
- Anormalidades anatômicas que interferem a entrega do gás pressurizado, como, por exemplo, trauma e queimaduras faciais.
- Parada respiratória.
- Parada cardíaca e instabilidade hemodinâmica.
- Paciente não cooperativo.
- Inabilidade para proteger as vias aéreas e alto riso de aspiração.
- Inabilidade de fixar a máscara.

4. MODOS VENTILATÓRIOS

Basicamente, são três os modos ventilatórios utilizados no suporte ventilatório não invasivo por pressão positiva:

4.1. – Pressão Positiva Contínua nas Vias Aéreas (CPAP)

Provê um nível constante de pressão positiva. É mais efetivo para o tratamento do estado hipoxêmico que para o hipercápnico. Melhora a oxigenação de pacientes com edema pulmonar cardiogênico e aumenta a capacidade residual funcional. O nível de pressão positiva deve ser aumentado para reverter a hipoxemia. É preciso lembrar que para tratar os pacientes com edema pulmonar cardiogênico, o suporte ventilatório não invasivo por pressão positiva deve ser utilizado juntamente com oxigênio suplementar.

4.2. – Pressão Limitada

O disparo do ventilador pode ser feito pela respiração espontânea do paciente (com pressão de suporte) ou por tempo (para os ciclos controlados). Neste modo, as pressões inspiratória e expiratória são diferentes. A diferença entre as pressões positiva inspiratória (IPAP) e expiratória (EPAP) deve ser de pelo menos 10cmH$_2$O.

4.3. – Volume Limitado

Provê volume constante, o disparo do ventilador pode ser feito pela respiração espontânea do paciente (ciclos assistidos) ou por tempo (para os ciclos controlados). O alvo deve ser um volume corrente de 8 ml.kg^{-1}. O ventilador deve ser ajustado para reduzir a hipercapnia e o EPAP deve ser aumentado para melhorar a oxigenação do paciente.

5. MÉTODOS DE OXIGENOTERAPIA

5.1. – Fluxo Direto

O fluxo de oxigênio direto (tubo) é o método mais simples de fornecer oxigênio suplementar, geralmente é bem tolerado e pode atingir frações inspiradas de O2 (FiO$_2$) de 0,25 a 0,4 com vazões de 2L/min (**Figura 137.1.**). As desvantagens desse método são que ele atinge uma alta FiO2, requer um manipulador para segurar o tubo de oxigênio para o paciente e, em última análise, é uma estratégia de curto prazo. Esse método demonstrou ser significativamente melhorado se o oxigênio for fornecido com uma máscara facial em comparação com a técnica convencional de fluxo, em que o tubo de oxigênio é mantido próximo às narinas do paciente. As técnicas de fluxo e máscara facial permitem o fornecimento de oxigênio a curto prazo e são adequadas durante a avaliação inicial do paciente para pacientes imobilizados ou aqueles que se recuperam da anestesia.

5.2. – Bolsa de Oxigênio

Alguns animais podem ser colocados em uma bolsa plástica de oxigênio se a contenção estiver dificultada. A bolsa é preenchida com oxigênio, 100% por meio do tubo que sai do cilindro. De preferência, a porção posterior do animal é deixada livre para

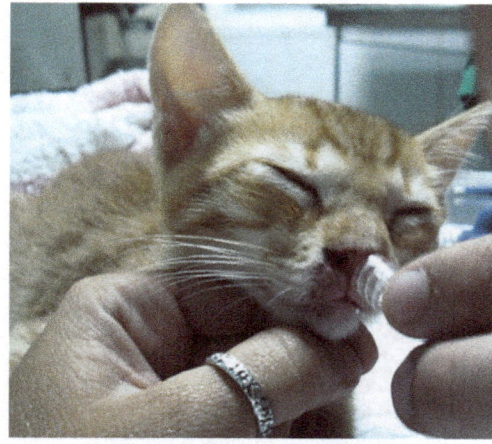

Figura 137.1. – Felino recebendo oxigênio via fluxo direto - tubo

Cortesia do Dr. Rodrigo Rabelo.

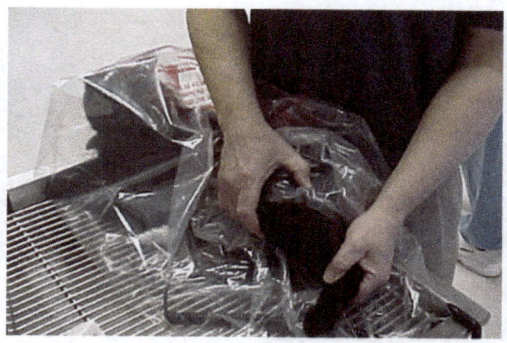

Figura 137.2. – Felino em oxigenação em bolsa plástica durante contenção.

facilitar o exame clínico. Este método simula uma pequena câmara de oxigênio portátil e de baixo custo (**Figura 137.2.**).

5.3. – Máscara com Circuito Fechado de Oxigênio 100%

Este método pode alcançar até 95% de FiO$_2$, pois permite a conexão da máscara a uma bolsa de reanimação e ao circuito de O$_2$ puro (**Figura 137.3.**). A máscara de Venturi se adapta muito bem em algumas raças (tanto caninos quanto felinos), principalmente nos braquicéfalos (**Figura 137.4.**).

A oxigenação por máscara comum permite uma FiO$_2$ máxima de 50% e o ideal é que ela se adapte bem a cada conformação de crânio (**Figuras 137.5. e 137.6.**).

5.4. – Capuz de Oxigênio (Colar de Crowe)

Os capuzes de oxigênio podem ser mais bem tolerados do que as máscaras faciais, especialmente em pacientes com mobi-

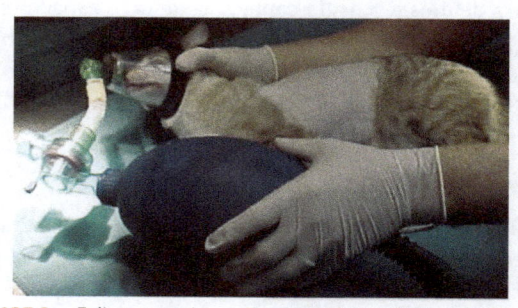

Figura 137.3. – Felino em oxigenação e ventilação direta por máscara em circuito fechado.

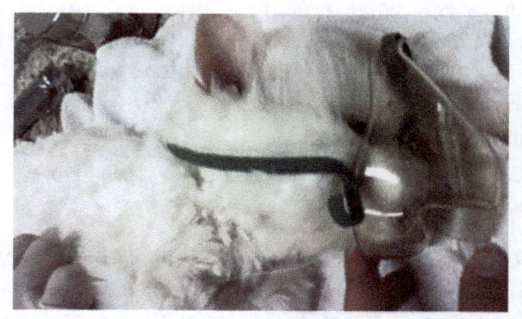

Figura 137.4. – Máscara de Venturi bem acoplada ao felino em dispneia (cortesia do Dr. Rodrigo Rabelo).

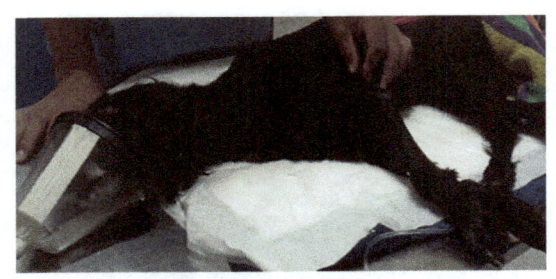

Figura 137.5. – Máscara bem adaptada ao tipo de crânio do doente (cortesia do Dr. Rodrigo Rabelo).

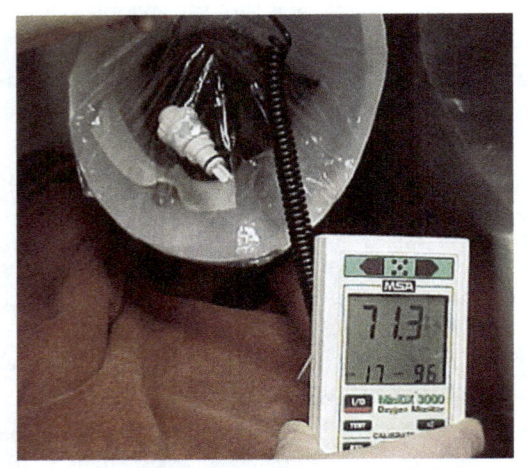

Figura 137.6. – Monitor de FiO2 demonstrando 71,3% de fração inspirada por meio do Colar de Crowe.

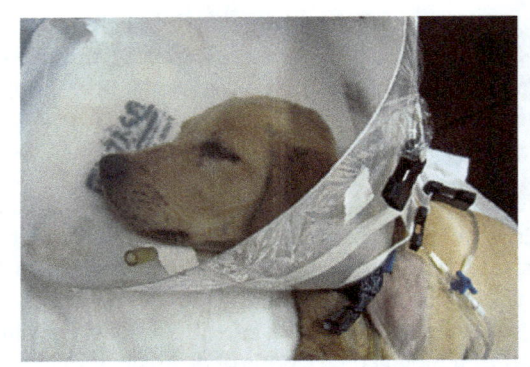

Figura 137.7. – Filhote Recebendo Oxigênio via Colar de Crowe

Cortesia do Dr. Rodrigo Rabelo.

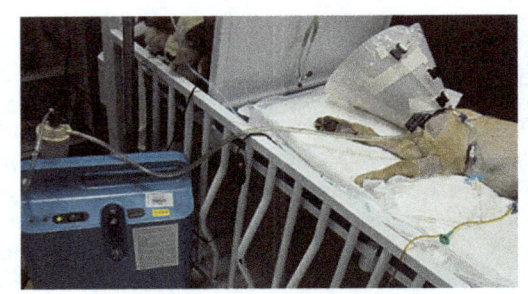

Figura 137.8. – Concentrador de oxigênio conectado diretamente ao Colar de Crowe

Cortesia do Dr. Rodrigo Rabelo.

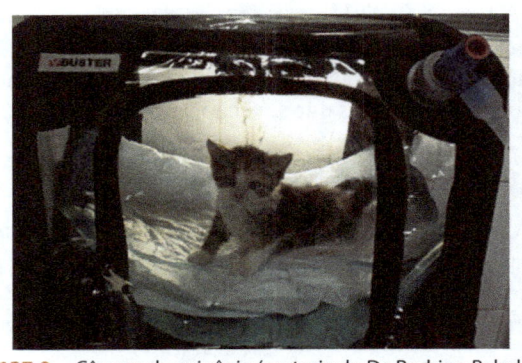

Figura 137.9. – Câmara de oxigênio (cortesia do Dr. Rodrigo Rabelo).

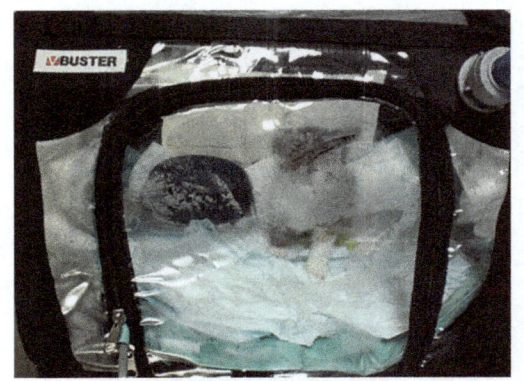

Figura 137.10. – Detalhe da câmara onde a saída de CO2 foi acidentalmente fechada e houve superaquecimento e aumento da umidade interna, além de risco de reinalação do gás carbônico expirado (cortesia do Dr. Rodrigo Rabelo).

lidade. Embora disponível para compra, um capuz de oxigênio pode ser feito facilmente colocando um colar elisabetano e o cobrindo com um filme plástico transparente, que garanta a cobertura de dois terços do capuz, deixando o espaço restante aberto para ventilação e eliminação de calor e CO_2. Um tubo de oxigênio é colocado na parte interna para garantir o fluxo, geralmente ajustado em 2-4L/min (**Figura 137.7. e 137.8.**).

5.5. – Gaiolas de Oxigênio

Gaiolas de oxigênio são frequentemente utilizadas para fornecer uma taxa constante de suplementação de oxigênio. Gaiolas disponíveis comercialmente são projetadas para regular FiO2, temperatura e umidade com um sistema de remoção de CO_2. As gaiolas são uma forma minimamente invasiva de fornecer suplementação de oxigênio até uma concentração de 60% além de permitir o monitoramento visual do paciente. O uso de uma gaiola de oxigênio é limitado pelo tamanho do paciente, e cães maiores não cabem na gaiola ou tendem a superaquecer (**Figuras 137.9., 137.10. e 137.11.**).

5.6. Cateter Nasal

O cateter nasal é uma modalidade mais invasiva em comparação com as opções discutidas anteriormente. Isso pode ser fornecido por meio da colocação de um cateter nasal ou do uso de prongas nasais disponíveis comercialmente. Prongas nasais

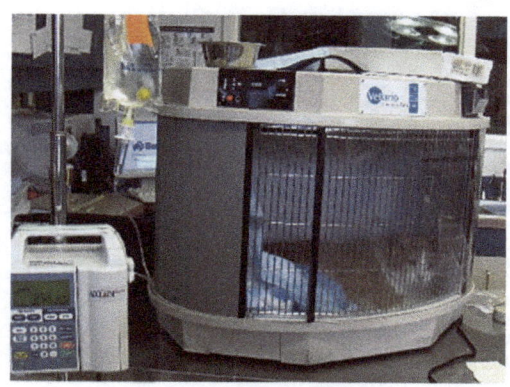

Figura 137.11. – Câmara UTI de oxigênio, com controle interno de temperatura e umidade (Cortesia do Dr. Luis Tello).

são limitadas em uso, pois as mesmas não cabem em todos os pacientes, enquanto com cateteres nasais, o tamanho do cateter usado pode ser ajustado com base no tamanho das narinas do paciente. A colocação de cateteres nasais bilaterais permite atingir concentrações de oxigênio mais altas, de até 50% a 60%, em comparação com um cateter nasal unilateral, que atinge concentrações de 27% a 40%. Tanto as prongas nasais quanto os cateteres nasais devem ser conectados a uma fonte de oxigênio umidificada para minimizar o ressecamento da mucosa nasal. O oxigênio nasal pode ser menos eficaz em pacientes com respiração ofegante excessiva.

Ao mensurar o comprimento da sonda desde a entrada da narina até o canto medial do olho do animal, permite-se a inserção da sonda até a entrada da orofaringe, gerando altas FiO_2 (**Figuras 137.12. e 137.13.**). Cânulas nasais humanas (tipo ócu-

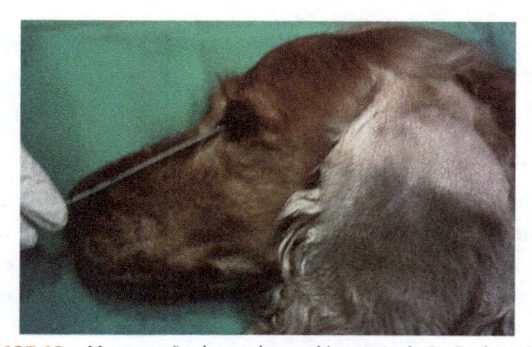

Figura 137.12. – Mensuração da sonda nasal (cortesia do Dr. Rodrigo Rabelo).

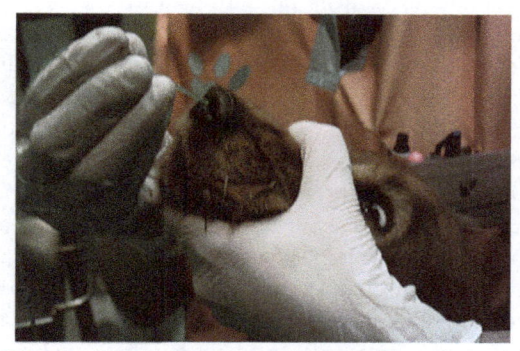

Figura 137.13. – Posicionamento para inserção da sonda nasal (cortesia do Dr. Rodrigo Rabelo).

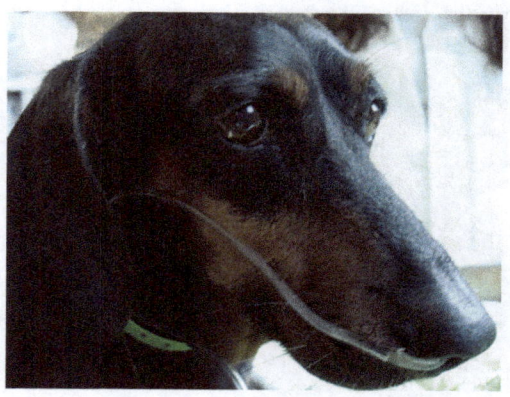

Figura 137.14. – Cateter tipo óculos em canino (cortesia do Dr. Rodrigo Rabelo)

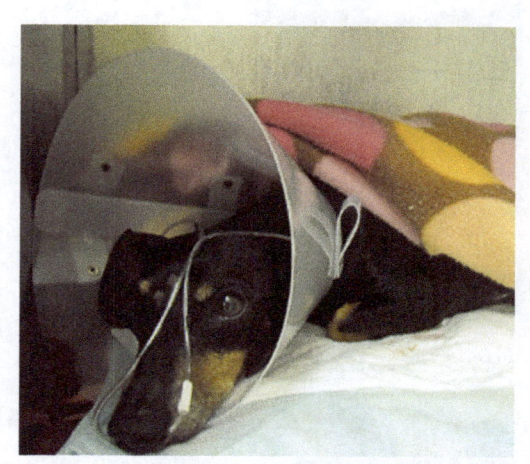

Figura 137.15. – Ajuste do cateter tipo óculos e proteção com colar elisabetano (cortesia do Dr. Rodrigo Rabelo).

los) são as preferidas, já que oferecem o gás bilateralmente, são curtas e de maior calibre, e não necessitam anestésico local na maioria das vezes, por isso irritam menos a narina dos pacientes e podem alcançar entre 50 e 60% de FiO_2 (**Figuras 137.14. e 137.15.**). No caso das sondas unilaterais mais longas, é possível estabilizá-las com sutura ou cola medicinal, lateralmente em cães e ao longo do crânio em gatos (**Figuras 137.16., 137.17. e 137.18.**). Em ambos os casos, o fluxo pode ser mantido em 100 ml/kg. Sempre é importante recordar que, quando se utiliza este tipo de sondas, é necessário identificar como entrada de oxigênio, já que as sondas nasogástricas possuem o mesmo tipo de conexão externa (**Figuras 137.19. e 137.20.**).

5.7. – Oxigenação Nasal de Alto Fluxo (ONAF)

A oxigenoterapia de alto fluxo (ONAF) ganhou uso como um método não invasivo para apoiar o paciente hipoxêmico, quando a oxigenoterapia convencional não é suficiente. Envolve o uso de cânulas nasais especializadas que permitem a administração de oxigênio aquecido e umidificado em concentrações de até 100% com fluxos de até 60 L/min (**Figura 137.21.**). A vantagem do sistema de ONAF em relação aos sistemas tradicionais é atribuída à sua capacidade de fornecer CPAP (pressão positiva

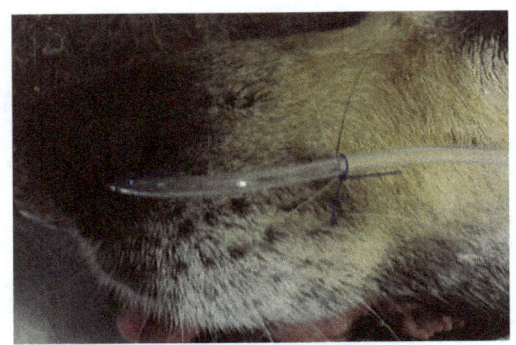

Figura 137.16. – Sutura lateral da sonda nasal em canino (cortesia do Dr. Rodrigo Rabelo).

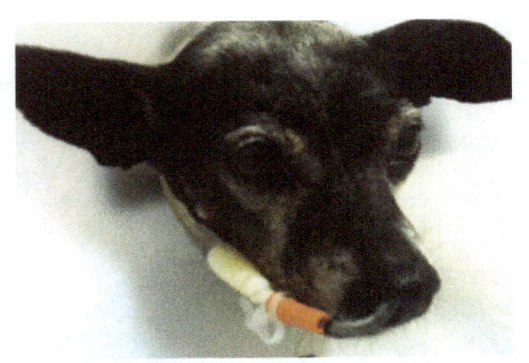

Figura 137.17. – Posicionamento e proteção da sonda nasal em canino (cortesia do Dr. Rodrigo Rabelo).

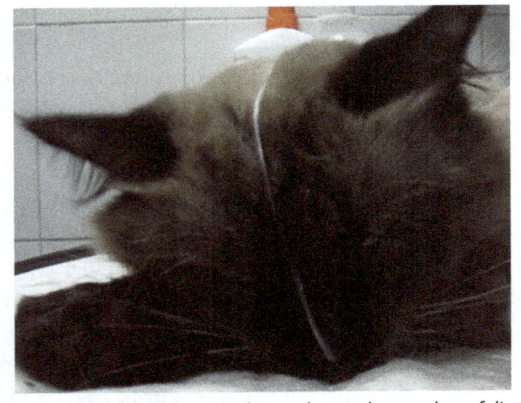

Figura 137.18. – Posicionamento da sonda nasal central em felino (cortesia do Dr. Rodrigo Rabelo).

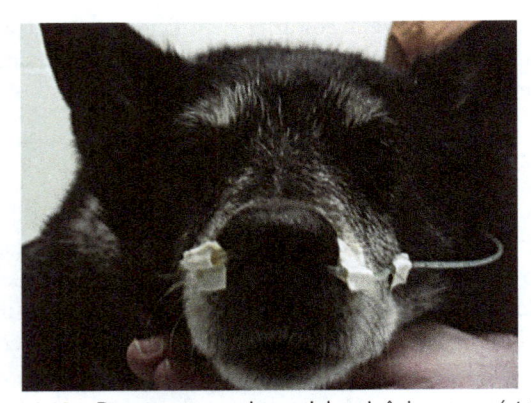

Figura 317.19. – Doente com sonda nasal de oxigênio e nasogástrica (cortesia do Dr. Rodrigo Rabelo).

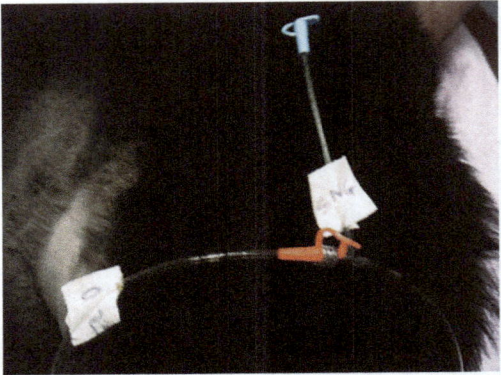

Figura 137.20. – Detalhe da identificação do circuito de oxigênio e de aspiração nasogástrica (cortesia do Dr. Rodrigo Rabelo).

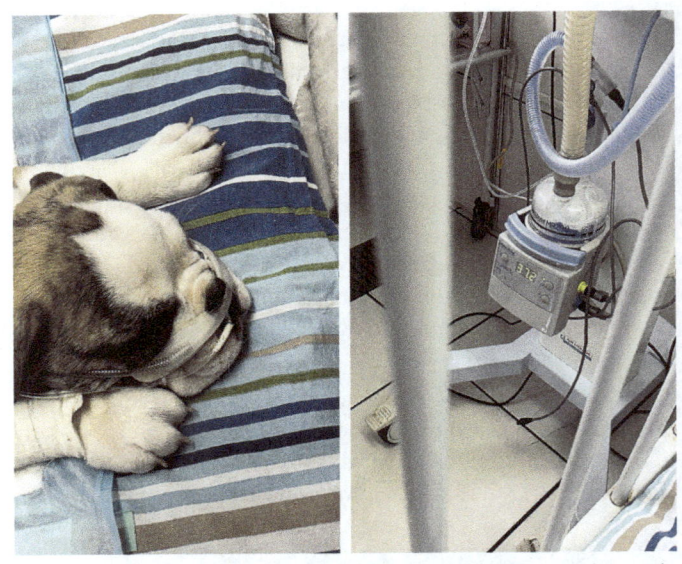

Figura 137.21. – Paciente canino jovem recebendo ONAF em ambiente de terapia intensiva.

contínua nas vias aéreas). Isso pode melhorar a oxigenação ao recrutar alvéolos, permitindo uma troca de gás mais eficiente e redução do esforço respiratório. A melhoria na oxigenação também ocorre devido aos altos fluxos, que eliminam o espaço morto nasofaríngeo. A capacidade de ajustar a fração de oxigênio inspirada (FiO_2) é semelhante aos benefícios observados em ventiladores mecânicos, permitindo a seleção da FiO_2 mais baixa tolerável, resultando em menos lavagem de nitrogênio e mantendo os alvéolos abertos, melhorando o pareamento ventilação/perfusão (V/Q) e os parâmetros respiratórios. O ar aquecido e umidificado aumenta a tolerabilidade, facilita taxas de fluxo mais elevadas, melhora a remoção de secreções e reduz a hiperresponsividade brônquica em indivíduos. A principal complicação, observada em cães sob uso de ONAF, foi a aerofagia, devido aos altos fluxos na via aérea, porém sem grandes repercussões clínicas que tornem a técnica contraindicada. Portanto a ONAF demonstra ser uma opção terapêutica bem-sucedida com complicações mínimas em cães com hipoxemia moderada a grave.

6. COMPLICAÇÕES DA OXIGENOTERAPIA

A. **Toxicidade do oxigênio:** a exposição prolongada a altas concentrações de oxigênio pode predispor os pacientes à toxicidade do oxigênio. Acredita-se que os efeitos tóxicos se devam à formação de espécies de radicais livres derivados do oxigênio, que induzem danos as células endoteliais e epiteliais, aumentam a permeabilidade endotelial e, por fim, causam inflamação e dano alveolar.

B. **Atelectasia de absorção:** altas concentrações de oxigênio sendo entregues aos alvéolos resultam em uma retirada excessiva do suporte de nitrogênio, resultando em colapso alveolar.

C. **Hipoventilação:** é observada em pacientes nos quais o oxigênio substituiu o CO_2 como principal estímulo respiratório, como em pacientes com doença pulmonar obstrutiva crônica. Em condições normais, o CO_2 é o estímulo primário para a respiração. Em animais com doença pulmonar obstrutiva crônica ou em algumas raças braquicefálicas, o oxigênio substitui o CO_2 como estímulo para a respiração. A suplementação com oxigênio pode diminuir o estímulo respiratório e resultar em hipoventilação significativa.

7. CRITÉRIOS UTILIZADOS PARA SUSPENDER O SUPORTE VENTILATÓRIO NÃO INVASIVO E OXIGENIOTERAPIA

A. Intolerância à máscara.

B. A não melhora da frequência respiratória, da dispneia, da ventilação ou da hipoxemia após trinta minutos do início do suporte ventilatório não invasivo por pressão positiva e/ou oxigenioterapia.

X. Instabilidade hemodinâmica, isquemia e arritmias cardíacas (somente para suporte ventilatório não invasivo).

Δ. Dificuldade para manejar secreções.

8. ABREVIATURAS USADAS NO CAPÍTULO

$PaCO_2$: pressão arterial parcial de gás carbônico.

pH: potencial hidrogeniônico.

PaO_2: pressão arterial parcial de oxigênio.

FiO_2: fração inspirada de oxigênio.

CPAP: pressão positiva contínua nas vias aéreas.

IPAP: pressão positiva inspiratória nas vias aéreas.

EPAP: pressão positiva expiratórias nas vias aéreas.

9. LITERATURA RECOMENDADA

1. Aboussouan LS, Ricaurte B. Noninvasive positive pressure ventilation: increasing use in acute care. Cleve Clin J Med 2010; 27: 307-316
2. Ambrosino N, Vagheggini G. Noninvasive positive pressure ventilation in the acute care setting: where we are? Eur Respir J 2008; 31: 874-886
3. Daly JL, Guenther CL, Haggerty JM, et al. Evaluation of oxygen administration with a high-flow nasal cannula to clinically normal dogs. Am J Vet Res 2017; 78(5):624-30.
4. Dunphy ED, Mann FA, Dodam JR, et al. Comparison of unilateral versus bilateral nasal catheters for oxygen administration in dogs. J Vet Emerg Crit Care 2002; 12(4):245-51.
5. Engelhardt MH, Crowe DT. Comparison of six non-invasive supplemental oxygen techniques in dogs and cats. J Vet Emerg Crit Care 2004;14(S1):S1-17.
6. Haskins SC. Hypoxemia. In: Silverstein DC, Hopper K, editors. Small Animal Critical Care Medicine. 2nd edition. St. Louis: Saunders; 2015. p. 81-6.
7. Hedge S and Prodhan P. Serious air leak syndrome complicating high-flow nasal cannula therapy: a report of 3 cases. Pediatrics. 2013;131:939-944.
8. Hill NS, Brennan J, Garpestad E, et al. Noninvasive ventilation in acute respiratory failure. Crit Care Med 2007; 35: 2402-2407
9. Jagodich TA, Bersenas AME, Bateman SW, et al. Comparison of high flow nasal cannula oxygen administration to traditional nasal cannula oxygen therapy in healthy dogs. J Vet Emerg Crit Care 2019;29(3):246–55.
10. Keir I, Daly J, Haggerty J, et al. Retrospective evaluation of the effect of high flow oxygen therapy delivered by nasal cannula on PaO2 in dogs with moderate-to- severe hypoxemia. J Vet Emerg Crit Care 2016;26(4):598-602.
11. Wong AM, Uquillas E, Hall E, et al. Comparison of the effect of oxygen supple- mentation using flow-by or a face mask on the partial pressure of arterial oxygen in sedated dogs. N Z Vet J 2019;67(1):36-9

138 Ventilação Mecânica

César Ribeiro
César Augusto Melo e Silva

1. INTRODUÇÃO

A ventilação com pressão positiva (VPP), por meio do uso de ventiladores mecânicos, tem sido um dos pilares da terapia em pessoas com insuficiência respiratória desde a epidemia de poliomielite na década de 1940. Na Medicina Veterinária os pacientes com insuficiência respiratória também podem se beneficiar do uso de ventilação mecânica. Duas indicações principais para o início da VPP incluem hipoxemia refratária à terapia convencional e insuficiência ventilatória. Além disso, pacientes com sepse grave e choque séptico, além daqueles com fadiga muscular respiratória, podem se beneficiar da ventilação mecânica. A VPP pode ser invasiva ou não-invasiva. A diferença entre estes dois métodos está na interface utilizada entre o ventilador mecânico e o paciente. O objetivo deste capítulo é revisar os conceitos de ventilação mecânica e modos ventilatórios aplicados a pacientes graves.

2. INDICAÇÕES

A ventilação mecânica é indicada quando a troca gasosa adequada não pode mais ser mantida espontaneamente pelo paciente e há um risco significativo de morte como consequência. Existem 4 indicações principais para ventilação mecânica:

1. Hipoxemia grave refratária a oxigenoterapia não invasiva (PaO_2 < 60mmHg).
2. Hipoventilação grave (definida como PCO_2 > 60mmHg).
3. Trabalho respiratório excessivo.
4. Choque circulatório grave.

3. HIPOXEMIA GRAVE REFRATÁRIA À OXIGENOTERAPIA NÃO INVASIVA

O estado de oxigenação do paciente é idealmente avaliado pela medição da pressão parcial de oxigênio em uma amostra de sangue arterial (PaO_2). A hipoxemia é comumente definida como uma PaO_2 inferior a 80mmHg ao nível do mar, enquanto uma PaO_2 inferior a 60mmHg é considerada hipoxemia grave. A hipoxemia grave também é conhecida como insuficiência respiratória hipoxêmica, ou Tipo 1. A necessidade de ventilação mecânica no paciente hipoxêmico dependerá do mecanismo subjacente da hipoxemia e da resposta do paciente à oxigenoterapia. No cenário da sala de emergência, a coleta de gasometria arterial pode não ser viável e, infelizmente, as amostras de gasometria venosa não podem ser usadas para avaliar a oxigenação. Na ausência de amostras gasométricas, a oximetria de pulso pode fornecer uma medida de oxigenação. A oximetria de pulso é atraente, pois não é invasiva; no entanto, é propensa a imprecisões. Uma leitura do oxímetro de pulso de 95% é equivalente a uma PaO_2 de 80mmHg, enquanto 90% é aproximadamente 60mmHg (indicando hipoxemia grave). A ventilação mecânica é considerada para pacientes com hipoxemia grave apesar da oxigenoterapia, ou seja, pacientes com PaO_2 inferior a 60mmHg ou uma SpO_2 inferior a 90%, mesmo após fornecimento de oxigênio não invasivo. Os mecanismos que geram a hipoxemia incluem:

- Oxigênio inspirado inadequado.
- Hipoventilação.
- Mistura venosa.

A inadequação do oxigênio inspirado geralmente não é relevante para pacientes em salas de emergência. Isso ocorre em situações em que o circuito respiratório está desconectado do paciente ou o tanque de oxigênio está vazio. Essa situação pode causar hipoxemia em grandes altitudes, o que é incomum no Brasil. No entanto, esse problema pode ser facilmente resolvido administrando oxigênio.

A hipoventilação é definida por uma elevação na pressão parcial de dióxido de carbono (PCO_2). Elevações em PCO_2 reduzirá a pressão parcial do oxigênio alveolar conforme definido pela equação do ar alveolar. Quando os pacientes estão respirando ar ambiente, a hipercapnia moderada a grave estará associada à hipoxemia. Essa causa de hipoxemia é prontamente resolvida com a administração de oxigênio e não é uma indicação para VPP.

A mistura venosa descreve qualquer mecanismo pelo qual o sangue pode passar do lado direito do coração para o esquerdo sem ser totalmente oxigenado. Isso inclui incompatibilidade ventilação-perfusão (V/Q), *shunts* anatômicos da direita para a esquerda e defeitos de difusão. Os *shunts* anatômicos da direita para a esquerda estão associados a defeitos cardiovasculares congênitos (por exemplo, persistência do ducto arterioso). Esses casos geralmente não são considerados candidatos a PPV. As doenças pulmonares associadas a defeito de difusão estão associadas a alterações na superfície de troca gasosa dos alvéolos. Em pequenos animais, tais doenças incluem inalação de fumaça, toxicidade de oxigênio e síndrome do desconforto respiratório agudo (SDRA). A hipoxemia subsequente a um defeito de difusão melhora com a oxigenoterapia e não deve exigir VPP. Como as doenças que podem causar um defeito de difusão também podem causar incompatibilidade V/Q grave, a VPP pode ser indicada naqueles pacientes que não respondem à terapia. Incompatibilidade V/Q refere-se à doença do parênquima pulmonar que gera ventilação alveolar diminuída mesmo para valores normais de perfusão (baixo V/Q) ou sem ventilação, com perfusão mantida (sem V/Q ou *shunt*). Em cães e gatos, a incompatibilidade V/Q está associada a todas as formas de doença do parênquima pulmonar, incluindo edema pulmonar, hemorragia e pneumonia (**Figura 138.1.**). Quando a doença do parênquima pulmonar está associada à hipoxemia grave, apesar de altos níveis de oxigenoterapia, a VPP é indicada. Como diretriz geral, uma PaO_2 de 60mmHg, mesmo sob FiO2 de 60%, gera indicação para VPP, a menos que a causa subjacente da hipoxemia possa ser prontamente resolvida.

4. HIPOVENTILAÇÃO GRAVE

A hipoventilação é marcada por hipercapnia (PCO_2 > 50mmHg). Como os níveis de dióxido de carbono arterial e venoso se correlacionam bem em pacientes hemodinamicamente estáveis, com PvCO2 apresentando-se 5mmHg acima da PaCO2, os gases sanguíneos venosos podem ser usados para avaliar o estado da ventilação (mas não da oxigenação) na maioria dos pacientes estáveis. Em pacientes instáveis hemodinamicamente, a medição da PaCO2 é crucial, pois o CO2 pode se acumular no sangue venoso em associação com estados de baixo fluxo e não é mais representativo da ventilação. Como dito, a hipoventilação é definida como um PCO_2 superior a 50mmHg, enquanto a hipoventilação grave é um PCO_2 superior a 60mmHg ou insuficiência respiratória hipercápnica, conhecida também com Tipo 2. O extremo da hipoventilação é a apneia, uma indicação clara para uso de VPP. Como elevações de PCO_2 pode também estar associada a aumentos da pressão intracraniana, pacientes considerados em risco de hipertensão intracraniana (pós-traumatismo craniano) podem exigir VPP para manter uma $PaCO_2$ em valores de entre 35 e 45mmHg (**Figuras 138.2 e 138.3.**). A PCO_2 é controlada principalmente pela ventilação minuto alveolar (VM), que é igual ao produto da frequência respiratória e do volume corrente (VT). Consequentemente, as causas de hipoventilação grave são doenças que prejudicam a capacidade dos pacientes de manter uma frequência respiratória e/ou VT

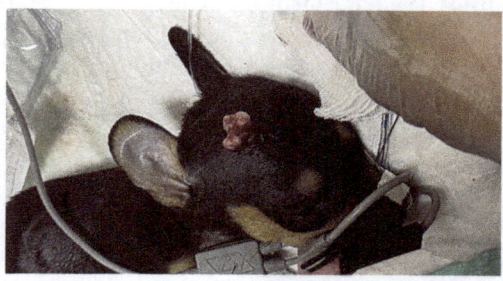

Figura 138.2. – Paciente canino, 1 mês, 1Kg, com trauma cranioencefálico grave, recebendo abordagem inicial (Fonte: César Ribeiro e Hospital Veterinário Estimma/Campinas/SP).

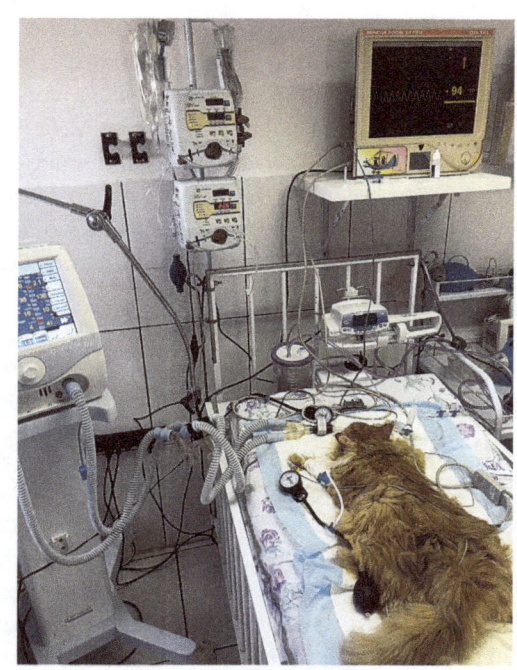

Figura 138.1. – Paciente felino, 5 anos, com hipoxemia grave, não responsiva a oxigenoterapia devido à SDRA, recebendo suporte ventilatório em unidade de terapia intensiva (Fonte: César Ribeiro – UTIVET – Centro Veterinário – Ribeirão Preto/SP).

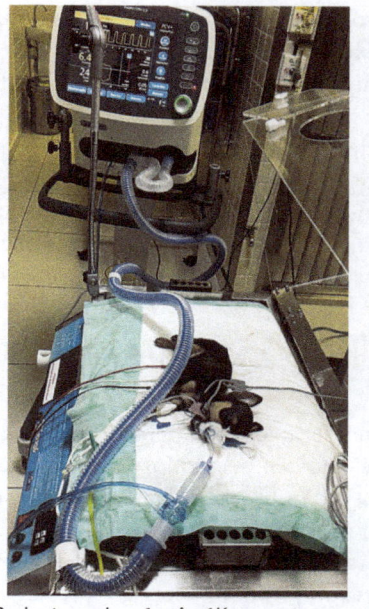

Figura 138.3. – Paciente canino, 1 mês, 1Kg, com trauma cranioencefálico grave, em suporte ventilatório, objetivando manutenção de níveis de O2 e CO2. e consequente manutenção da pressão intracraniana (Fonte: César Ribeiro e Hospital Veterinário Estimma/Campinas/SP).

adequados. Tais alterações incluem doenças cerebrais, doenças da medula cervical, neuropatias periféricas, doenças da junção neuromuscular e miopatias. A hipoventilação causará hipoxemia quando o paciente estiver respirando ar ambiente, pois reduz (por diluição) a pressão parcial de oxigênio no alvéolo. Quanto mais alto o PCO_2, quanto menor a pressão parcial de oxigênio alveolar e, portanto, maior a gravidade da hipoxemia. A oxigenoterapia aumentará a pressão parcial de oxigênio no alvéolo e a hipoxemia deve resolver rapidamente (embora a PCO_2 ficará inalterada). Por esse motivo, a oxigenoterapia deve ser realizada assim que a hipoventilação for identificada. Quando a hipoventilação é grave, ou doença concomitante é progressiva, a VPP é indicada.

5. TRABALHO RESPIRATÓRIO EXCESSIVO

Pacientes que ventilam com muita dificuldade, podem apresentar exaustão da musculatura respiratória e podem necessitar de VPP para evitar risco de morte, muito embora alguns desses doentes apresentem valores de gases sanguíneos adequados. A decisão do suporte ventilatório, baseia-se na avaliação clínica e física da equipe médica de emergência. O autor recomenda que todos os pacientes que apresentarem frequência respiratória com valores acima de 40ir/minuto associado a uso de recurso abdominal (respiração tóraco abdominal), mesmo após suplementação não invasiva de O_2, devem ter o uso de VPP avaliado. Atenta-se ao fato que doenças de ocupação pleural, como efusões e pneumotórax, devem ser diagnosticadas e drenadas antes da indicação de VPP.

6. CHOQUE CIRCULATÓRIO GRAVE

Os sinais clínicos de choque circulatório incluem alteração de consciência, palidez de mucosas, aumento do tempo de preenchimento capilar, taquicardia ou bradicardia, taquipneia, pulso fraco, extremidades frias, diminuição de borborigmos intestinais e hiperlactatemia. O choque circulatório pode ser decorrente de hipovolemia, cardiopatia e perda do tônus vascular. O principal objetivo da VPP nesses pacientes é reduzir o consumo de oxigênio, aliviando o trabalho dos músculos respiratórios. Tanto os estudos experimentais em animais, quanto os estudos clínicos em humanos concluíram que o uso de VPP pode melhorar o resultado do tratamento do choque.

7. COMO INICIAR O SUPORTE VENTILATÓRIO MECÂNICO

Para entender o manejo do paciente submetido a VPP, é imprescindível entender os modos de ventilação e as configurações do ventilador. O ventilador mecânico é uma máquina desenhada para alterar, transmitir e dirigir energia para realizar um determinado trabalho. Esta energia pode ser expressa sob a forma de gás comprimido (energia = pressão X volume), e é transmitida ou transformada (pelo mecanismo de disparo do ventilador) de uma forma pré-determinada para aumentar ou substituir os músculos respiratórios dos pacientes na realização

do trabalho da ventilação. Os equipamentos modernos possuem a capacidade de gerar vários tipos de modos ventilatórios aos pacientes. O ventilador pode oferecer um VT predefinido em um determinado tempo inspiratório (controle a volume – VCV) ou manter uma pressão nas vias aéreas também em um determinado tempo inspiratório (controle a pressão – VCP). Em VCV, o pico de pressão nas vias aéreas (PIP) gerado dependerá do VT predefinido escolhido pelo operador e da complacência do sistema respiratório. Em PCV, o VT dependerá da pressão predefinida das vias aéreas escolhida pelo operador e da complacência do sistema respiratório.

8. CONFIGURAÇÃO GERAL DE PARÂMETROS DE AJUSTE DO VENTILADOR

Os parâmetros que a equipe médica pode ajustar em um ventilador variam entre os equipamentos. Em ventiladores de UTI avançados, tende a haver mais opções para ajustar os parâmetros respiratórios em comparação com máquinas mais simples do tipo anestesia (**Figura 138.4.**). É importante observar que não há consistência na terminologia das configurações do ventilador entre as empresas e, portanto, pode ser necessário ler as instruções do fabricante para entender completamente como funcionam as configurações individuais de cada máquina.

8.1. – Gatilho de Disparo

Este é o parâmetro que inicia uma respiração do ventilador. Em pacientes que não fazem nenhum esforço respiratório, a variável de disparo será o tempo (que é determinado a partir da frequência respiratória ajustada). A configuração do gatilho do paciente geralmente ocorre através de uma alteração na pressão das vias aéreas ou uma alteração no fluxo do circuito. A sensibilidade de disparo apropriada aos pacientes é uma medida de segurança essencial para garantir que as respirações do ventilador sejam sincronizadas com os esforços respiratórios feitos pelo paciente. Isso aumenta o conforto do paciente e permite que ele aumente sua FR conforme necessário. Recomenda-se para gatilho de sensibilidade inspiratória: -1 a -2cm cmH_2O ou 0,5 a 2,0L/min.

8.2. – Frequência Respiratória e Relação Inspiração: Expiração (I:E)

A frequência respiratória pode ser ajustada em todos os ventiladores diretamente ou pela manipulação de variáveis como ventilação por minuto, tempo inspiratório, ou tempo expiratório. A frequência respiratória ideal para um paciente geralmente precisa ser titulada de acordo com o conforto do paciente e a PCO_2. Recomendam-se inicialmente frequências respiratórias de 10 a 20 respirações por minuto. A relação I:E pode ser pré-definida pelo operador ou pode ser uma configuração padrão do equipamento. Normalmente, recomenda-se a relação I:E de 1:2 para início da VPP.

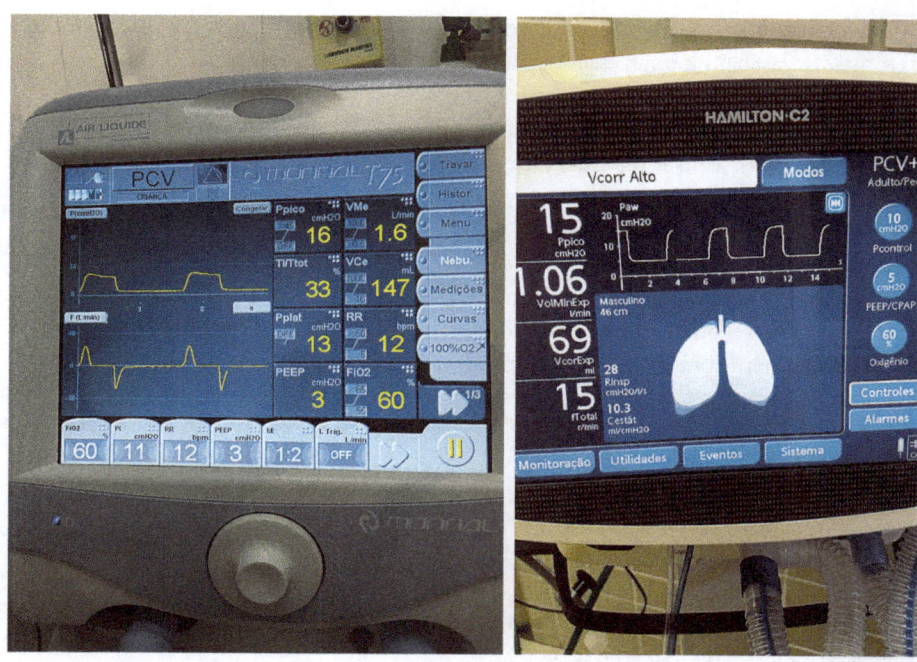

Figura 138.4. – Modelos de ventiladores mecânicos de UTI. A esquerda Monnal T75 e a direita Hamilton C-2. (Fonte: César Ribeiro e Hospital Veterinário Estimma/Campinas/SP).

8.3. – Tempo Inspiratório e Fluxo

O tempo inspiratório é comumente definido em 1 segundo, porém tempos inspiratórios mais curtos são adequados para pacientes com altas frequências respiratórias. Muitos ventiladores de controle de volume têm a opção de definir a taxa de fluxo em vez do tempo inspiratório. Quanto mais rápida a taxa de fluxo inspiratório, mais rapidamente a respiração é fornecida. Taxas de fluxo de 60L/min são sugeridas como um bom ponto de partida. A taxa de fluxo pode ser ajustada entre 40 e 80L/min, conforme necessário, para proporcionar um tempo inspiratório adequado às necessidades do paciente.

8.4. – Volume Corrente (VT)

A estratégia ventilatória protetora com um volume corrente de 6mL/kg, limitando a pressão no final da inspiração em pacientes humanos com síndrome do desconforto respiratório agudo (SDRA), pode ser considerada um padrão-ouro. Essa recomendação também pode ser vista como um padrão de prática para pessoas submetidas à ventilação mecânica (VM) por razões diferentes da SDRA, como, por exemplo, aquelas sob anestesia geral para cirurgia abdominal sem patologia pulmonar. O VT recomendado para a VM de cães saudáveis varia de 10 a 20mL/kg, embora o uso de um alto VT (acima de 20mL/kg) em pacientes possa levar a hiperdistensão e lesão pulmonar, tornando essas recomendações questionáveis. Por outro lado, o uso de níveis de VT de 10mL/kg pode gerar abertura e fechamento cíclicos, sendo outro mecanismo potencial para danos parenquimatosos.

Bumbacher *et al.* (2017), relataram que o estabelecimento de um VT de 15mL/kg resultou em melhor ventilação alveolar com menos espaço morto em comparação com valores de VT de 10 a 12mL/kg em cães. Em um estudo piloto realizado em cães Beagle saudáveis, o uso de 6 a 8mL/kg de VT (mantendo constante o volume minuto em 200mL/kg/min) permitiu uma ventilação alveolar adequada. As diferenças observadas em estudos anteriores provavelmente refletem a variabilidade entre diferentes raças de cães e suas morfologias torácicas. Por outro lado, o tamanho funcional do pulmão varia consideravelmente em pacientes com SDRA, tanto em humanos, quanto em cães. Esses resultados questionam a prática de extrapolar diretrizes da medicina humana ao utilizar VT de 6mL/kg em cães gravemente enfermos. A faixa de VT necessária para atingir valores aceitáveis de gases sanguíneos e mecânica pulmonar normal pode ser mais ampla do que a usualmente recomendada, e parece ser diferente dos 6 ml/kg utilizados na medicina humana para estratégias de proteção pulmonar.

Um relatório recente mostrou dois cães com SDRA que foram ventilados com sucesso usando um VT de 12mL/kg, um volume muito acima da recomendação nas diretrizes humanas. Os valores de VT considerados "baixos" na maioria dos estudos usando cães com SDRA como modelo experimental correspondem aos valores atualmente considerados prejudiciais na medicina humana.

8.5. – Pressão Expiratória Final Positiva (PEEP)

A doença do parênquima pulmonar pode levar a áreas de colapso alveolar, sendo esta a principal causa da incapacidade de oxigenação do pulmão doente. A PEEP manterá a pressão nas vias aéreas durante a expiração, evitando a ocorrência de expiração completa, mantendo o pulmão em um estado semi-inflado, o que pode ajudar a abrir alvéolos previamente colapsados e melhorar a capacidade de oxigenação do pulmão, além de proteger contra algumas formas de lesão pulmonar, associada ao ventilador. Como a doença pulmonar tende a ser heterogênea, existe o risco de que, embora o aumento da PEEP possa recrutar áreas do pulmão doente, também possa causar hiperdistensão ou volutrauma. Em geral, é provável que a PEEP seja benéfica em pacientes com edema pulmonar cardiogênico e não cardiogênico e SDRA. A PEEP pode aumentar a pressão intratorácica e pode comprometer o retorno venoso, mais evidenciado em pacientes hipovolêmicos, portanto é recomendado o monitoramento hemodinâmico principalmente em situações em que os valores empregados de PEEP sejam maiores. Recomenda-se inicialmente uso de 4-8cmH$_2$0 de PEEP.

8.6. – Pressão de Pico nas Vias Aéreas (PIP)

Pacientes com pulmões normais, quase sempre requerem PIPs baixos na faixa de 8 a 15cmH$_2$O, idealmente não excedendo 20cmH$_2$O. Pacientes com doença pulmonar geralmente possuem pulmões mais elásticos e não complacentes e, consequentemente, precisarão de pressões mais altas nas vias aéreas para atingir o mesmo VT. PIP de 30cmH2O pode ser necessária em animais com doença pulmonar muito grave, como a SDRA. Altas pressões podem gerar barotrauma e devem ser evitadas. Recomenda-se inicialmente valores de 10 a 15cmH$_2$0.

8.7. – *Driving Pressure* ou Pressão de Distensão

A *Driving pressure (DP)* ou pressão de distensão, é um recurso utilizado na VPP que objetiva diminuir os riscos de lesão pulmonar principalmente em pacientes com SDRA. Vários estudos buscam por estratégias de ventilação protetora em um esforço para reduzir a mortalidade por injúrias provocadas pelos ventiladores. A estratégia de diminuição do VT associado a valores aumentados de PEEP, demonstrou-se benéfica em pacientes humanos com SDRA. A variável é obtida através da diferença entre as pressões de platô (pressão alveolar) e a PEEP; *Drive pressure* = pressão platô – PEEP e é dependente do VT e da elasticidade toracopulmonar de tal forma que, para a mesma *DP*, o VT diminui com o aumento da elasticidade toracopulmonar e vice-versa.

Recomenda-se a busca por valores de *DP* abaixo de 15cmH$_2$0, já que em pacientes humanos valores iguais ou inferiores estão correlacionados a melhor sobrevida. Como a elasticidade pulmonar e a pressão nas vias aéreas na capacidade pulmonar total são semelhantes em cães e humanos, é provável que as informações sobre as pressões nas vias aéreas possam ser extrapoladas de pessoas para cães, o que contrasta com as diretrizes sobre o uso de baixo VT.

Abaixo estão listadas as sugestões dos autores para as configurações iniciais de VPP em pacientes com doença de parênquima pulmonar:

- **Modo:** VCV.

- **Fração inspirada de oxigênio:** 100% (após a estabilização inicial, a FiO$_2$ deve ser ajustada de acordo com a doença).
- **VT:** 8-12mL/kg*.
- **Volume Minuto:** 100-200mL/kg.
- **Relação tempo inspiratório:tempo expiratório:** 1:2.
- **Tempo inspiratório:** aproximadamente 1 segundo.
- **Gatilho de sensibilidade inspiratória:** -1 a -2cm cmH$_2$O ou 0,5 a 2,0L/min.
- **Frequência respiratória:** 10 a 30 incursões por minuto. Suficiente para promover a ventilação minuto de 100-200mL/kg (ventilação minuto = volume corrente e frequência respiratória).
- **PEEP:** 4-8cmH$_2$O.
- **Pressão inspiratória (acima da PEEP):** 10-15cmH$_2$O.
- Não exceder a pressão dos balonetes traqueais em mais de 25mmHg, sob risco de necrose e ruptura traqueal (principalmente em felinos).

*Os valores de VT considerados "baixos" na maioria dos estudos usando cães com SDRA como modelo experimental correspondem aos valores atualmente considerados prejudiciais na medicina humana.

9. CONDUÇÃO DO SUPORTE VENTILATÓRIO MECÂNICO

O impacto das doenças sobre a ventilação pulmonar, sobre as trocas gasosas e sobre as propriedades mecânicas do sistema respiratório e de seus componentes, pulmões e caixa torácica, não é constante. Ao contrário, estas funções oscilam e refletem melhora ou piora da função respiratória. Isto quer dizer que os parâmetros dos ventiladores mecânicos precisam ser ajustados às necessidades atuais dos pacientes. Após o início do suporte ventilatório, é mandatório analisar os gases sanguíneos arteriais, as propriedades mecânicas do sistema respiratório e a interação paciente-ventilador mecânico. Alguns problemas podem ser mascarados pela anestesia ou pelo próprio problema de base, e o ventilador poderá ventilar um paciente morto sem qualquer restrição. Por isso é necessário manter a checagem constante dos parâmetros hemodinâmicos. Com base nestas informações, é necessário ajustar os parâmetros ventilatórios pré-determinados às demandas de oxigenação e de ventilação do paciente. Uma vez que o paciente seja capaz de disparar o ventilador mecânico, recomenda-se alterar o modo ventilatório atual para o modo pressão de suporte ventilatório (PSV). Neste modo, o nível de pressão de suporte a ser estipulado deve ser o que dê um volume corrente de 8mL/kg (ou 6mL/kg no caso de felinos com doença obstrutiva crônica). Se o paciente não suportar este modo, retornar ao modo anterior à sua instalação. De qualquer forma, os objetivos da ventilação mecânica se baseiam na manutenção de parâmetros seguros à ventilação (PaCO$_2$ entre 35 e 50mmHg e PaO$_2$ entre 80 e 120mmHg). Se os valores de gasometria estão inadequados, o primeiro passo é checar se a máquina cumpre com os parâmetros de pré-ajuste. É sempre mais prudente realizar uma mudança de cada vez no ajuste da máquina, assim é possível verificar exatamente o ponto de maior atenção.

Para o sucesso durante a VPP, é necessária a boa interação do paciente com o ventilador mecânico, e para isso a anestesia apropriada deve ser estabelecida. Isso garante a manutenção do tubo endotraqueal (TET), evita a movimentação do paciente, proporciona conforto e impede que os animais resistam ou lutem contra o ventilador, sabendo que a sensação de receber VPP é desagradável. Em animais com comprometimento neurológico, a anestesia pode não ser necessária. Existem várias opções para indução e manutenção da anestesia no paciente ventilado. A indução da anestesia deve ser realizada usando pelo menos um medicamento intravenoso de ação rápida que permita a colocação rápida do TET. Todos os animais devem ser pré-oxigenados antes da indução. A avaliação do estado hemodinâmico é importante durante a escolha das drogas selecionadas para indução e manutenção do paciente em suporte ventilatório. A **Tabela 138.1.** descreve os agentes anestésicos/analgésicos comumente usados na rotina de VPP.

Pacientes ventilados requerem monitoramento contínuo e cuidados de suporte. O monitoramento deve incluir ECG contínuo, oximetria de pulso, pressão arterial, gasometria frequentes e capnografia. Os cuidados de enfermagem devem incluir antissepsia de cateteres, limpeza de cavidade oral, aspirações do tubo traqueal, troca de decúbito, cuidado ocular e suporte nutricional (**Figura 138.5.**).

10. DESMAME DO SUPORTE VENTILATÓRIO MECÂNICO

O momento adequado para desmamar o paciente do ventilador mecânico deve ser discutido entre os especialistas en-

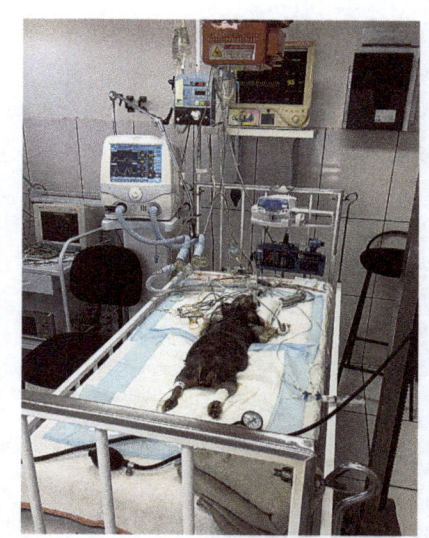

Figura 138.5. – Paciente canino em leito de terapia intensiva, recebendo monitoramento contínuo (Fonte: César Ribeiro – UTIVET Centro Veterinário – Ribeirão Preto/SP).

volvidos no suporte ventilatório mecânico. Uma vez que a causa da insuficiência respiratória tenha sido resolvida, é preciso considerar retirar o suporte ventilatório mecânico. Existem várias formas de conduzir o desmame da ventilação mecânica. Dentre elas, iniciar a pressão de suporte ventilatório de 7cmH$_2$O. Após trinta minutos neste modo e com esta pressão, se não existir alteração da condição respiratória e nem cardíaca, possivelmente o paciente consegue manter sua respiração sem qualquer auxílio.

É muito difícil prever se o paciente suportará o desmame, e os índices utilizados em medicina humana não são confiáveis em medicina veterinária. A literatura sugere que os pacientes que desenvolvem um padrão de respiração curta e rápida durante o desmame estarão mais predispostos a falhar durante o desmame. O teste de respiração espontânea (SBT – *Spontaneous Breathing Trial*) pode ser utilizado (também como manobra de exercício diário pré-desmame). Uma taxa FR/VT (frequência respiratória/volume corrente) menor que 100 pode ser indicadora de problemas no desmame, mas não é um preditor consistente e tampouco foi evidenciado em medicina veterinária.

11. CONCLUSÃO

É importante recordar que a ventilação mecânica pode ser deletéria, pois pode comprometer toda a hemodinâmica do doente, facilitar a instalação de processos infecciosos (como a pneumonia associada à ventilação mecânica – PAV) e causar lesões graves. Portanto, é essencial que a equipe médica conheça a mecânica e a física respiratória básicas, além dos ajustes indispensáveis necessários para oferecer este tipo de suporte ao doente grave.

12. ABREVIATURAS USADAS NO CAPÍTULO

PaCO$_2$: pressão arterial parcial de gás carbônico

PaO$_2$: pressão arterial parcial de oxigênio

Tabela 138.1. – Agentes anestésicos/analgésicos usados em pacientes ventilados

Agente Anestésico/ Analgésico	Dose sugerida
Fentanil	Dose carga: 2-5µg/kg/IV** 1-7µg/kg/hora/IC*
Midazolam	Dose carga: 0,2-0,4mg/kg/IV** 0,1-0,5mg/kg/hora/IC*
Diazepam	Dose carga: 0,5mg/kg/IV** 0,1-1,0mg/kg/hora/IC*
IC* (MLK***)	Morfina – dose carga: 0,1-0,2mg/kg; 0,2mg/kg/hora/IC* Lidocaína – dose carga: 1-2mg/kg; 3,0mg/kg/hora/IC* Cetamina – dose carga: 0,5mg/kg; 0,6mg/kg/hora/IC*
Propofol	0,05-0,5mg/kg/min/IC*
Dexmedetomidina	0,5 a 1,0µg/kg/hora/IC*

Adaptado de Hopper (2013). *IC - Infusão Contínua; **IV: Intravascular; ***MLK (morfina, lidocaína, cetamina).

FiO$_2$: fração inspirada de oxigênio

PSV: pressão de suporte ventilatório

PAV: pneumonia associada à ventilação mecânica

SBT: *spontaneous breathing trial* – teste de ventilação espontânea

VT: volume corrente

FR: freqüência respiratória

13. LITERATURA RECOMENDADA

1. Archambault PM, St-Onge M. Invasive and noninvasive ventilation in the emergency department. Emerg Med Clin North Am 2012;30:421–49.

2. Aubier M, Trippenbach T, Roussos C, et al. Respiratory muscle fatigue during cardiogenic shock. J Appl Physiol 1981;51:499–508.

3. Blackwood B, Alderdice F, Burns K, et al. Use of weaning protocols for reducing duration of mechanical ventilation in critically ill adult patients: Cochrane systematic review and meta-analysis. BMJ 2011 Jan 13; 342:c7237. doi: 10.1136/bmj.c7237.

4. Bumbacher S, Schramel JP, Mosing M. Evaluation of three tidal volumes (10, 12 and 15 mL kg–1) in dogs for controlled mechanical ventilation assessed by volumetric capnography: a randomized clinical trial. Vet Anaesth Analg 2017;44:775-784.

5. Burns KE, Adhikari NK, Slutsky AS, et al. Pressure and volume limited ventilation for the management of patients with acute lung injury: a systematic review and meta-analysis. pLoS One 2011; 28 6(1):e14623.

6. Campbell VL, King LG. Pulmonary function, ventilator management, and outcome of dogs with thoracic trauma and pulmonary contusions: 10 cases (1994–1998). J Am Vet Med Assoc 2000;217:1505–9.

7. Gattinoni L, Protti A, Caironi A, et al. Ventilator-induced lung injury: the anatomical and physiological framework. Crit Care med 2010; 38(10 Suppl):S539-548.

8. Haskins SC, King LG. Positive pressure ventilation. In: King LG, editor. Textbook of respiratory disease in dogs and cats. Philadelphia: WB Saunders; 2004. p. 217–29.

9. Hopper K, Haskins SC, Kass PH, et al. Indications, management and outcome of long-term positive-pressure ventilation in dogs and cats: 148 cases (1990–2001). J Am Vet Med Assoc 2007;230:64–75.

10. Kelmer E, Love LC, Declue AE, Cohn LA, Bruchim Y, Klainbart S, Sura PA, Merbl Y. Successful treatment of acute respiratory distress syndrome in 2 dogs. Can Vet J 2012;53:167-173.

11. King LG, Hendricks JC. Use of positive-pressure ventilation in dogs and cats: 41 cases (1990-1992). J Am Vet Med Assoc 1994;204:1045–52.

12. Kloot TE, Blanch L, Melynne Youngblood A, Weinert C, Adams AB, Marini JJ, Shapiro RS, Nahum A. Recruitment maneuvers in three experimental models of acute lung injury. Effect on lung volume and gas exchange. Am J Respir Crit Care Med 2000;161:1485-1494.

13. Kontoyannis DA, Nanas JN, Kontoyannis SA, et al. Mechanical ventilation in conjunction with the intra-aortic balloon pump improves the outcome of patients in profound cardiogenic shock. Intensive Care Med 1999;25:835–8.

14. Laghi F, Tobin MJ. Indications. In: Tobin MJ, editor. Indications for mechanical ventilation. 2nd edition. New York: McGraw-Hill; 2006. p. 129–62.

15. Lee JA, Drobatz KJ, Koch MW, et al. Indications for and outcome of positive- pressure ventilation in cats: 53 cases (1993–2002). J Am Vet Med Assoc 2005; 226:924–31.

16. Liu Q, Gao YH, Hua DM, Li W, Cheng Z, Zheng H, Chen RC. Functional residual capacity in beagle dogs with and without acute respiratory distress syndrome. J Thorac Dis 2015;7:1459-1466.

17. Oura T, Rozanski EA, Buckley G, Bedenice D. Low tidal volume ventilation in healthy dogs. J Vet Emerg Crit Care (San Antonio) 2012;22:368-371.

18. Pelosi P, Goldner M, McKibben A, Adams A, Eccher G, Caironi P, Losappio S, Gattinoni L, Marini JJ. Recruitment and derecruitment during acute respiratory failure: an experimental study. Am J Respir Crit Care Med 2001;164:122-130.

19. Rivers E, Nguyen B, Havstad S, et al. Goal directed therapy in the treatment of severe sepsis and septic shock. N Engl J Med 2001;345:1368–77.

20. The Acute Respiratory Distress Syndrome Network. Ventilation with lower tidal volumes as compared with traditional tidal volumes for acute lung injury and the acute respiratory distress syndrome. N Engl J Med 2000;342:1301–8.

21. West JB. Respiratory physiology: the essentials. 8th edition. Baltimore (MD): Lippincott Williams & Wilkins; 2008.

Síndrome do Desconforto Respiratório Agudo (SDRA)

Ta-Ying Debra Liu
Deborah Silverstein

1. INTRODUÇÃO

A Síndrome do Desconforto Respiratório Agudo (SDRA) é uma síndrome clínica de insuficiência respiratória aguda secundária a lesões diretas ou indiretas ao pulmão. Antes de 2012, a lesão pulmonar aguda (LPA) era o termo usado para descrever a forma menos grave de SDRA. No entanto, em humanos não se recomenda o uso do termo LPA, pois agora está incorporado à SDRA, segundo o consenso de Berlim. Até o momento, as definições veterinárias criadas em 2007 mantém a LPA como parte da síndrome em cães, gatos e potros. As características clássicas da SDRA são hipoxemia profunda, baixa complacência pulmonar e infiltrados pulmonares bilaterais. A taxa de mortalidade da SDRA é alta. Em dois estudos retrospectivos recentes, 84% e 92% dos cães diagnosticados com SDRA não sobreviveram. A taxa de mortalidade para gatos afetados por SDRA foi igualmente alta em 80% e 100%. A incidência de SDRA foi relatada em 3,2% dos cães e 1,3% dos gatos em unidades de terapia intensiva.

Fatores predisponentes comuns incluem inflamação ou infecção pulmonar grave, sepse, síndrome de resposta inflamatória sistêmica, trauma grave, transfusões múltiplas, inalação de fumaça, afogamento, pneumonia por aspiração e exposição a drogas ou toxinas. Os cães são mais comumente afetados por causa pulmonar direta, enquanto os gatos são afetados por causas diretas e indiretas. Síndrome da resposta inflamatória sistêmica, pneumonia por aspiração e choque são os fatores de risco mais comumente relatados.

2. SINTOMATOLOGIA

Os achados do exame físico geralmente incluem dispneia aparente, ortopneia, mucosas pálidas a cianóticas e ruídos pulmonares difusos (por exemplo, crepitações). Foi relatada bradicardia em gatos. A ecografia pulmonar à beira-leito, pode mostrar linhas B difusas bilateralmente. Um consenso veterinário sobre SDRA foi publicado em 2007 para definir LPA e SDRA (VetLPA/VetSDRA) e requer 4 dos 5 critérios diagnósticos listados para o diagnóstico:

1. Início agudo de taquipneia e dispneia (até 72 horas).
2. Presença de fator(es) predisponente(s).
3. Evidência de infiltrados pulmonares bilaterais em radiografias ou tomografia computadorizada, ou aumento de líquido proteináceo (não cardiogênico) nas vias aéreas.
4. Evidência de troca gasosa inadequada (VetLPA: $PaO_2/FiO_2 < 300$; VetSDRA: $PaO_2/FiO_2 < 200$; aumento do gradiente alvéolo-arterial de oxigênio; aumento da ventilação do espaço morto).
5. Evidência de inflamação neutrofílica de uma amostra de fluido das vias aéreas.

Os diferenciais primários incluem tromboembolismo pulmonar, sobrecarga de fluidos, insuficiência cardíaca congestiva e pneumonia por aspiração. Radiografias torácicas seriadas, ecografia pulmonar, ecocardiografia e tromboelastografia em combinação com anormalidades clínicas e histórico do paciente aumentam os critérios diagnósticos para SDRA. Condições concomitantes devem ser levadas em consideração para diagnóstico e tratamento.

3. TRATAMENTO

A suplementação de oxigênio deve ser fornecida por máscara facial, cânula/prongas nasais, gaiola de oxigênio ou após intubação para ventilação mecânica, se necessário. Animais com $PaO_2 < 60mmHg$ (ar ambiente) apesar da suplementação de oxigênio, $PaCO_2 > 60mmHg$ ou fadiga iminente requerem intubação e ventilação mecânica para melhorar a oxigenação e a ventilação e/ou auxiliar no trabalho respiratório. A maioria dos animais ventilados com ARDS exigirá pressão expiratória final positiva (PEEP) para recrutar alvéolos colapsados e otimizar a troca gasosa. Uma estratégia ventilatória de proteção pulmonar utilizando baixo volume corrente (6-8mL/kg) e baixa pressão inspiratória (pressão de platô $< 30cmH_2O$) ajudará a minimizar a lesão pulmonar associada ao ventilador. Regularmente, altas frequências respiratórias são necessárias para manter a ventilação por minuto. A rede de pesquisa de SDRA humana (ARDSnet: http://www.ardsnet.org/) recomenda atingir uma PaO_2 de 55-80mmHg (ou SpO_2 88-95%) com uma PEEP mínima de $5cmH_2O$. Para manter um volume corrente baixo, acidose respiratória ou hipercapnia são permitidas, desde que o pH do sangue seja > 7,15 e o paciente esteja hemodinamicamente estável.

Uma estratégia de manejo hemodinâmico conservadora de fluidos deve ser usada em animais com SDRA hemodinamicamente estáveis, uma vez que o aumento da permeabilidade capilar pulmonar predispõe ao aumento do extravasamento de fluido para o parênquima pulmonar mesmo com uma pressão capilar pulmonar mais baixa. Para maximizar a perfusão tecidual, recomenda-se a correção da hipervolemia, hipovolemia, hipertensão ou hipotensão o mais breve possível. A ecografia a beira-leito (POCUS), fornece avaliação em tempo real do status do volume e da capacidade de resposta a fluidos. A contratilidade cardíaca, os tamanhos das câmaras cardíacas, o diâmetro da veia cava caudal e o índice de colapsabilidade podem ser avaliados subjetivamente para fornecer uma avaliação do estado da volemia. A pressão venosa central, a pressão arterial, o eletrocardiograma e o monitoramento do débito urinário também são úteis para orientar a fluidoterapia ou a administração de diuréticos em alguns casos. Os corticosteroides demonstraram benefícios em pessoas com SDRA no início do tratamento. O tipo ideal e a dose de corticosteroide e a duração da terapia permanecem desconhecidos. O efeito benéfico dos corticosteroides na SDRA, em espécies veterinárias, não está bem definido.

4. CONCLUSÕES

A SDRA é uma condição altamente fatal que pode ocorrer em qualquer paciente grave, com doença pulmonar ou não pulmonar. Cuidados de suporte intensivo são a principal forma de manejo, associando critérios diagnósticos e tratamento apropriados para a(s) doença(s) subjacente(s). O agravamento da doença pulmonar ou disfunção de múltiplos órgãos pode ocorrer apesar dos cuidados intensivos. A terapia imunomoduladora e os corticosteroides podem ser benéficos no futuro, porém mais pesquisas são necessárias.

5. PONTOS-CHAVE:

- A SDRA envolve lesão pulmonar heterogênea e difusa caracterizada por hipoxemia grave, edema pulmonar não cardiogênico, baixa complacência pulmonar e extravasamento capilar generalizado.
- A SDRA ocorre secundária à inflamação local ou sistêmica.
- A evidência de desconforto respiratório grave geralmente ocorre em conjunto com sinais clínicos da(s) doença(s) subjacente(s).

- Medidas de suporte intensivas são cruciais para manter o fornecimento de oxigênio aos tecidos e reverter quaisquer doenças subjacentes. Ventilação mecânica é frequentemente necessária e fluidoterapia criteriosa é recomendada.
- O prognóstico é ruim para SDRA em pequenos animais. Complicações potenciais incluem piora da insuficiência respiratória, disfunção de múltiplos órgãos e morte.

6. LITERATURA RECOMENDADA

1. The ARDS Definition Task Force. Acute Respiratory Distress Syndrome The Berlin Definition. *JAMA* 2012; 307(23):2526-2533
2. Wilkins PA, Otto CM, Baumgardner JE, et al. Acute lung injury and acute respiratory distress syndromes in veterinary medicine: consensus definitions: The Dorothy Russell Havemeyer Working Group on ALI and ARDS in Veterinary Medicine. *J Vet Emerg Crit Care* 2007;17(4):333-339
3. DeClue AE, Cohn LA. Acute respiratory distress syndrome in dogs and cats: a review of clinical findings and pathophysiology. *J Vet Emerg Crit Care* 2007;17(4):340-347.
4. Unger K, Martin LG. Noncardiogenic pulmonary edema in small animals. *J Vet Emerg Crit* Care 2023;1–17.
5. Balakrishnan A, Drobatz KJ, Silverstein DC. Retrospective evaluation of the prevalence, risk factors, management, outcome, and necropsy findings of acute lung injury and acute respiratory distress syndrome in dogs and cats: 29 cases (2011-2013). *J Vet Emerg Crit Care* 2017; 27(6): 662-673
6. Boiron L, Hopper K, Borchers A. Risk factors, characteristics, and outcomes of acute respiratory distress syndrome in dogs and cats: 54 cases. *J Vet Emerg Crit Care* 2019;29(2):173-179.
7. Sauve V, Parent C, Seiler G, et al. Acute lung injury and acute respiratory distress syndrome in cats: 65 cases (1993-2003). *J Vet Emerg Crit Care* 2004; 14(1):S1-S17
8. Ward, JL, Lisciandro GR, DeFrancesco TC. Distribution of alveolar-interstitial syndrome in dogs and cats with respiratory distress as assessed by lung ultrasound versus thoracic radiographs. *J Vet Emerg Crit Care* 2018;28(5): 415-428
9. NIH-NHLBI ARDS Network. NHLBI ARDS Network | Tools. Massachusetts General Hospital Biostatistics Center, 2014, www.ardsnet.org/tools.shtml. Accessed March 19th 2023
10. Narendra DK, Hess DR, Sessler CN, et al. Update in Management of Severe Hypoxemic Respiratory Failure. *Chest* 2017;152(4):867-879
11. The Acute Respiratory Distress Syndrome Network. Ventilation with lower tidal volumes as compared with traditional tidal volumes for acute lung injury and the acute respiratory distress syndrome. *N Engl J Med* 2000;342(18):1301-8
12. Boysen SR, Gommeren K. Assessment of volume status and fluid responsiveness in small animals. *Frontiers in Veterinary Science.* 2021;8:630643
13. Villar J, Confalonieri M, Pastores SM, Meduri GU. Rationale for prolonged corticosteroid treatment in the acute respiratory distress syndrome caused by Coronavirus Disease 2019. *Crit Care Explor.* 2020;2(4):e0111

Henrique Augusto Souza Andrade

Celina Camargo Tonzar Silva

Annanda Souza de Figueiredo

1. INTRODUÇÃO

Embora a circulação sistêmica seja um sistema de alta pressão composta por veias, vênulas, artérias, arteríolas e capilares, há um abismo entre as pressões dos sistemas arterial e venoso, responsável direto pelo fluxo sanguíneo. Essa informação é clara quando comparamos a pressão de entrada na aorta (98-120mmHg) e a de saída das veias cavas (2-6mmHg) para um cão saudável em repouso.

O circuito, carinhosamente apelidado de "pequena circulação", inclui o tronco pulmonar que recebe sangue do ventrículo direito (VD) durante a sístole, e flui para as artérias pulmonares direita e esquerda, até atingir interface alvéolo-capilar por meio de uma densa rede ramificada de capilares pulmonares, que habilita um rápido enchimento da vasculatura com grande volume de sangue desoxigenado. Após o processo hematose, as vênulas pulmonares, que posteriormente se unem para formar as veias pulmonares, retornam o sangue para o átrio esquerdo (AE). Esse sistema de baixa pressão, baixa resistência vascular e alta capacidade de armazenamento sanguíneo permite que a pressão pulmonar seja baixa em situações fisiológicas, mantendo um gradiente mínimo para fluxo vascular.

Em condições patológicas, o aumento anormal da pressão na vasculatura pulmonar é definido como Hipertensão Pulmonar (HP), e embora não seja uma condição clínica específica, é um estado hemodinâmico perturbador associado a inúmeras desordens. Em humanos, uma avaliação direta da pressão arterial pulmonar (PAP) média ≥ 25mmHg em repouso pode ser diagnóstico de HP, obtido por cateterismo cardíaco direito, o método padrão-ouro. Na medicina veterinária a cateterização para verificar a pressão pulmonar não é prática de rotina visto o alto custo e grau de invasão ao doente. Em alternativa, o ecocardiograma se tornou uma ferramenta valiosa para estimar e graduar a síndrome em pequenos animais.

2. FISIOPATOGENIA

A HP se desenvolve através de três fatores:

1. Aumento excessivo do fluxo sanguíneo pulmonar.
2. Aumento da resistência vascular pulmonar (RVP).
3. Aumento da pressão venosa pulmonar, como demonstra a **Figura 140.1.**

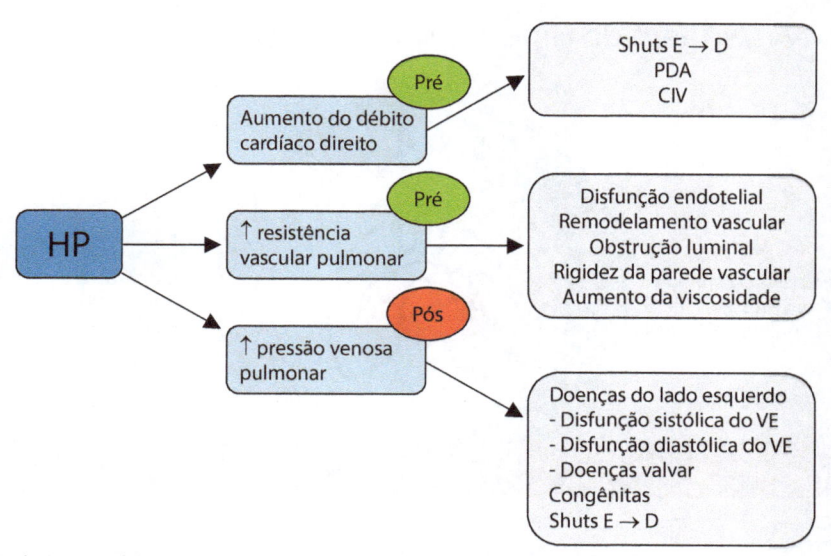

Figura 140.1. – Fatores Causais do Desenvolvimento de Hipertensão Pulmonar em Cães e Gatos

Legenda: HP: hipertensão pulmonar; Pré: pré-capilar/Pós: pós-capilar; E: esquerda/D: direita; VE: Ventrículo esquerdo; PDA: persistência de ducto arterioso; CIV: comunicação intraventricular. Adaptado de Reinero et al., 2020.

Os *shunts*, com fluxo da esquerda para a direita, causados por defeitos congênitos intra ou extracardíacos (por exemplo, persistência do ducto arterioso – PDA, comunicação interatrial – CIA, comunicação interventricular – CIV), elevam o fluxo sanguíneo pulmonar desviando o sangue da circulação sistêmica. O espessamento medial da artéria pulmonar e muscularização das pequenas artérias pulmonares, associado ao acúmulo de células inflamatórias perivasculares, foi demonstrado em estudos recentes como sinal do aumento da resistência vascular pulmonar na HP. O aumento da RVP também ocorre na dirofilariose, obstrução luminal vascular, tromboembolismo arterial pulmonar – TEP e destruição do parênquima pulmonar (por exemplo, bronquite crônica, fibrose pulmonar, asma). Já o maior representante do aumento da pressão venosa pulmonar, é a insuficiência cardíaca congestiva esquerda (por exemplo, doença mixomatosa da válvula mitral, cardiomiopatia hipertrófica e dilatada). Isso ocorre porque a resistência vascular da circulação pulmonar relaciona-se não apenas com as arteríolas pulmonares, mas também com a pressão do átrio esquerdo (AE) e com a circulação capilar pulmonar.

Embora a etiologia possa ser primária ou secundária, a HP é classificada em pré-capilar e pós-capilar (**Figura 140.2.**). Na HP pré-capilar há aumento da resistência arteriolar pulmonar e na HP pós-capilar há aumento da pressão venosa pulmonar. É importante considerar que a HP pós-capilar pode ocorrer isoladamente (HP pós-capilar DMVM) ou pode ocorrer em conjunto com aumento da RVP (HP pós-capilar e pré-capilar combinados) como resultado da ICC esquerda crônica e progressiva, uma vez que a HP pós-capilar crônica pode levar à vasoconstrição da artéria pulmonar e à doença vascular pulmonar, que aumentam a RVP. Outro cenário comum é a união de duas comorbidades (por exemplo, doença respiratória obstrutiva crônica com DMVM, em cães de raças pequenas).

As Diretrizes do consenso ACVIM para o diagnóstico, classificação, tratamento e monitoramento da hipertensão pulmonar em cães (2020) dividiram os tipos de hipertensão pulmonar em 6 grupos, segundo a causa, como demonstra a **Tabela 140.1.**

3. SINAIS CLÍNICOS

O clínico deve estar atento à fisiopatogenia para suspeitar da HP ao invés de esperar por síncopes e tosses incessantes. As reservas pulmonares para manter as trocas gasosas e a resistência vascular são elevadas, e permite que a HP permaneça subclínica por um longo tempo. Por exemplo, até 60% do leito vascular pulmonar pode ser danificado em um cão com pulmões saudáveis antes que ele desenvolva sinais clínicos de HP. Portanto, as evidências clínicas de hipertensão pulmonar são divididas em altamente sugestivas e possivelmente sugestivas (**Quadro 140.1.**).

4. DIAGNÓSTICO

Diagnóstico padrão-ouro é a cateterização da artéria pulmonar (AP), com pressão sistólica da AP > 30-35mmHg, pressão diastólica da PA > 19mmHg e pressão média da PA ≥ 25mmHg em repouso. É um procedimento invasivo onde o cateter entra pela veia jugular, faz o caminho até o AD, VD e AP e nela é determinada a pressão arterial média pulmonar, que deve ser menor ou igual a 25mmHg.

Uma vez que a cateterização não está presente na rotina médica diária para esse fim, a ecocardiografia auxilia na determinação da probabilidade de hipertensão pulmonar, mas não diagnostica a existência, visto que o método doppler tem suas limitações, como, por exemplo, subestimar ou superestimar o fluxo tricuspídeo regurgitante. É um método extremamente

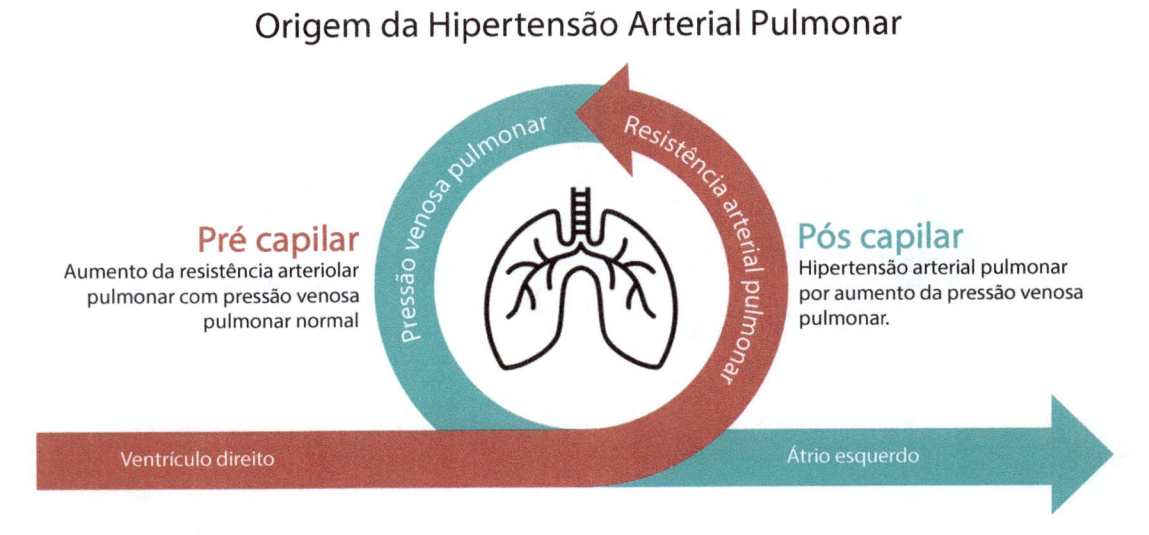

Origem da Hipertensão Arterial Pulmonar

Pré capilar
Aumento da resistência arteriolar pulmonar com pressão venosa pulmonar normal

Pressão venosa pulmonar

Resistência arterial pulmonar

Pós capilar
Hipertensão arterial pulmonar por aumento da pressão venosa pulmonar.

Ventrículo direito

Átrio esquerdo

Figura 140.2. – Classificação da Hipertensão Arterial Pulmonar

Legenda: hipertensão arterial pulmonar pré-capilar está associada ao aumento da resistência arteriolar pulmonar, enquanto a HAP (ou HP) pós-capilar ocorre secundária a congestão venosa pulmonar. Arquivo pessoal Henrique Augusto Souza Andrade.

Tabela 140.1. – Tipos de Hipertensão Pulmonar por Causas

Grupo	Tipo de hipertensão pulmonar	Causa	Afecções
1	Arterial	*Shunts* E D lado esquerdo gerando sobrecarga no leito vascular pulmonar.	PDA, comunicação septal atrial, comunicação ventricular septal.
2	Venosa	Doenças cardíacas esquerdas e consequente aumento da pressão venosa pulmonar.	IVCM, CMH, CMD, displasia de mitral.
3	Secundário à hipoxemia	Doenças obstrutivas.	Doença pulmonar intersticial, pneumonia, doenças brônquicas.
4	Secundário à tromboembolismo	Disfunção sistólica do ventrículo direito.	TEP crônico/TEP agudo.
5	Secundário à doenças parasitárias	Obstrução e lesão do parênquima.	Dirofilariose, aelurostrongilose.
6	Multifatorial	Compressão de vasos, impedimento de trocas gasosas.	Neoformações, abscessos.

Adaptado de Reinero, 2020 Legenda: Grupos de hipertensão pulmonar por causas e suas afecções mais frequentes. Dividindo por causas podemos individualizar paciente e direcionar terapia para a causa base.

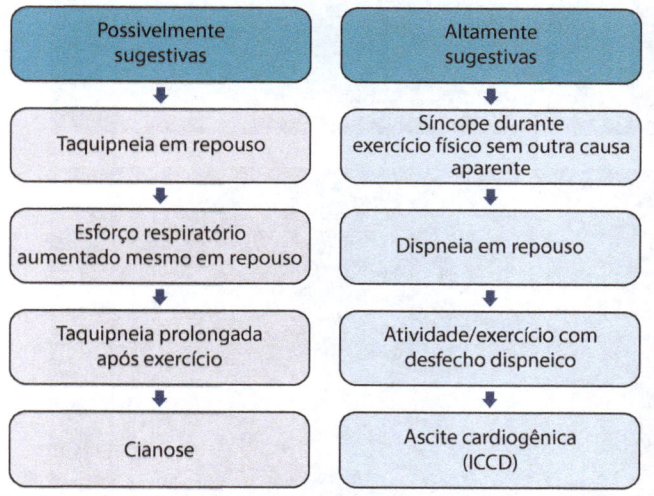

Quadro 140.1. – Sinais clínicos da Hipertensão pulmonar em cães e gatos

Legenda: A manifestação clínica da hipertensão pulmonar pode ser dividida em sinais possíveis e altamente sugestivos da síndrome, de acordo com as Diretrizes do consenso ACVIM para o diagnóstico, classificação, tratamento e monitoramento da hipertensão pulmonar em cães Adaptado de Reinero et al., 2020.

Tabela 140.2. – Probabilidade de Hipertensão Pulmonar

Velocidade máxima da regurgitação tricúspide	Número de sinais ecocardiográficos de HP	Probabilidade de hipertensão pulmonar
≤ 3m/s ou não mensurável	0 ou 1	Baixa
≤ 3m/s ou não mensurável	2	Intermediária
3,0-3,4m/s	0 ou 1	Intermediária
> 3,4m/s	0	Intermediária
≤ 3m/s ou não mensurável	3	Alta
3,0-3,4m/s	≥ 2	Alta
> 3,4m/s	≥ 1	Alta

Probabilidade de hipertensão pulmonar de acordo com o fluxo de regurgitação tricuspídeo, associado a sinais ecocardiográficos sugestivos de hipertensão pulmonar. Adaptado de Reinero et al., 2020.

valioso e amplamente utilizado para estimar a pressão pulmonar que, assim como todo exame dependente do examinador, necessita de expertise para execução e senso crítico médico para interpretação. A probabilidade de hipertensão é dividida em baixa, intermediária e alta (**Tabela 140.2.**) de acordo com a velocidade de regurgitação da válvula tricúspide e dos sinais ecocardiográficos anatômicos sugestivos de hipertensão pulmonar (**Tabela 140.3.** e **Figura 140.3.**).

À radiografia torácica, em alguns casos é possível observar artérias pulmonares tortuosas, dilatadas e opacificação pulmonar (**Figuras 140.4. e 140.5.**). A localização anatômica do tronco da artéria pulmonar principal, fazendo analogia ao relógio, localiza-se entre 1 e 2 horas no posicionamento ven-

trodorsal, como demonstrado pela **Figura 140.4.** As artérias pulmonares caudais são mais bem visibilizadas pela incidência ventrodorsal, estando em aspecto mais lateral em relação às veias pulmonares; já as artérias pulmonares craniais são mais bem visibilizadas pelas incidências laterolaterais, e se localizam dorsalmente as veias pulmonares.

5. TRATAMENTO

Por princípio fisiopatológico, tratar a causa precursora da hipertensão pulmonar é crucial, já que a síndrome geralmente é secundária. As próprias diretrizes não incentivam o uso indiscriminado do sildenafil como terapia inicial exclusiva sem reconhecer e tratar a origem.

Até o momento, não existe um tratamento definitivo para a própria hipertensão pulmonar e a abordagem busca minimizar

Seção IX

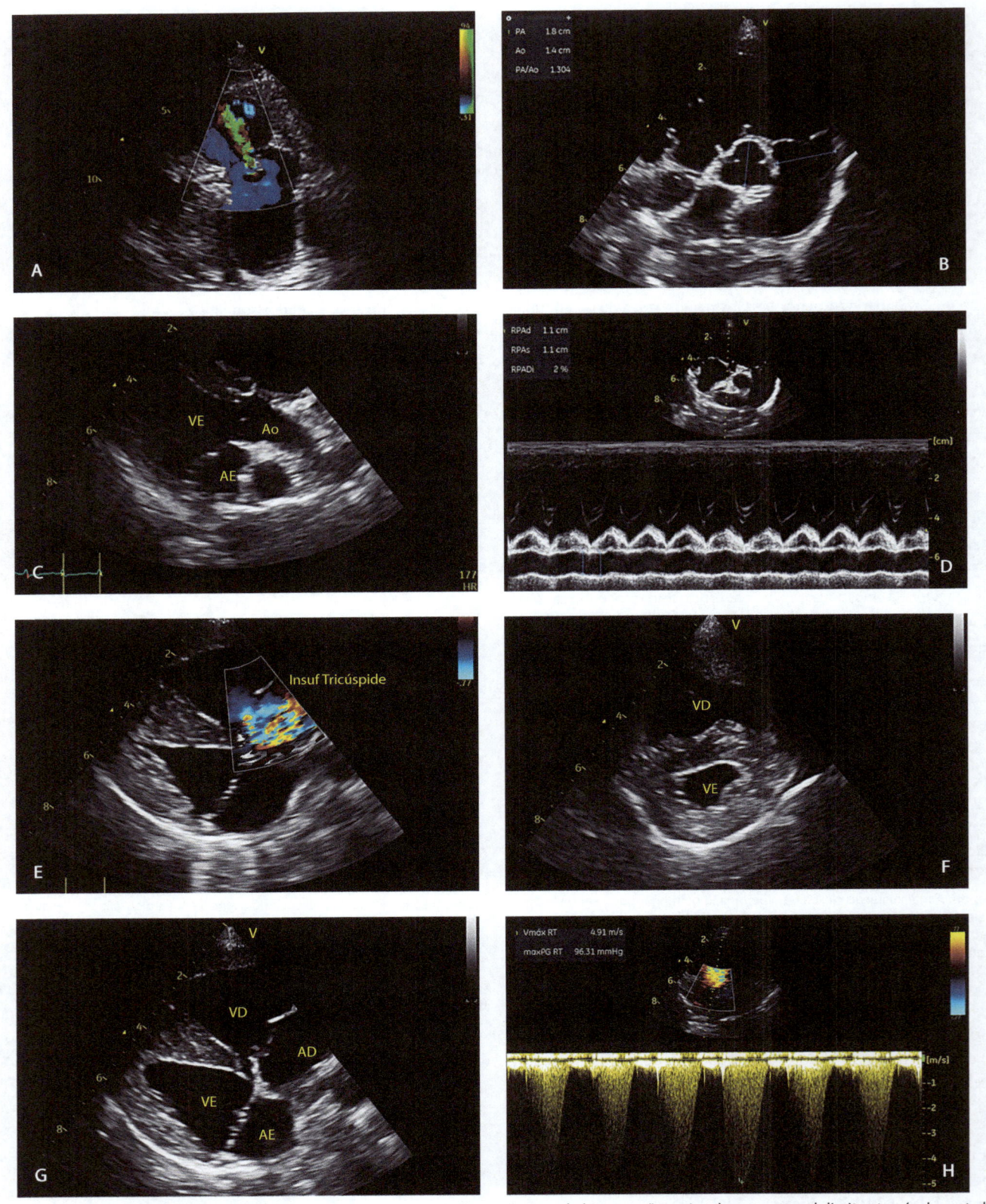

Figura 140.3. – Imagens ecocardiográficas do coração canino com sinais anatômicos de hipertensão na janela paraesternal direita através do corte longitudinal 4 câmaras (E e G), no eixo curto na altura da artéria pulmonar (A, B e D), no eixo curto na altura dos músculos papilares (F), e na janela cranial esquerda (C e H). **(A)** Insuficiência valvar pulmonar ao doppler colorido. **(B)** Dilatação da artéria pulmonar comparado a aorta (AP/AO~1,3). **(C)** Dilatação do ramo direito da artéria pulmonar (*) pela visão transversal. **(D)** Redução da distensibilidade do ramo direito da artéria pulmonar (*) através do modo M (RPADi ~2%). (E) Regurgitação tricúspide importante através do doppler colorido. (F) Retificação do septo interventricular durante a diástole. (G) Dilatação ventricular e atrial a direita. **(H)** Mensuração do refluxo tricúspide (Vmax RT~4,91m/s) pelo método doppler contínuo. (Arquivo pessoal MV. Dr. André Martins Gimenes)

Tabela 140.3. – Sinais Ecocardiográficos de Hipertensão Pulmonar

Ventrículos	Artéria pulmonar	Átrio direito e veia cava caudal
Retificação de septo interventricular	Dilatação AP (AP/Ao>1)	Dilatação AD Dilatação VCC
Pseudo-hipertrofia do VE	Vmax regurgitação pulmonar >2,5 m/s	
Espessamento da PLVD por hipertrofia ou dilatação	IDRDAP<30%	
Disfunção sistólica do VD	Entalhe/assimetria no espectro do fluxo pulmonar	
	Fluxo pulmonar com tempo de aceleração curto (>52-58m/s) ou TA/TE <0,30	

Sinais ecocardiográficos de hipertensão pulmonar de acordo com a estrutura avaliada. Adaptado de Reinero, 2020 Legenda: Nos ventrículos, a retificação de septo ocorre secundário a pressão do ventrículo direito elevada. A pseudo-hipertrofia é assim designada devido à compressão do VE pelo VD mimetizar uma hipertrofia. O remodelamento da parede livre do ventrículo direito pode ser por hipertrofia ou dilatação. Na artéria pulmonar, a dilatação ocorre por sobrecarga de pressão. IDRDAP: Índice de distensibilidade do ramo direito da artéria pulmonar: compara a variação de tamanho do ramo direito da artéria pulmonar na diástole (menor diâmetro) e na sístole (maior diâmetro); a sua variação paciente com hipertensão pulmonar é menor que 30%, visto que a artéria pulmonar se tem a pulsação diminuída/distensão mantida. Átrio direito e veia cava caudal dilatados por sobrecarga de pressão.

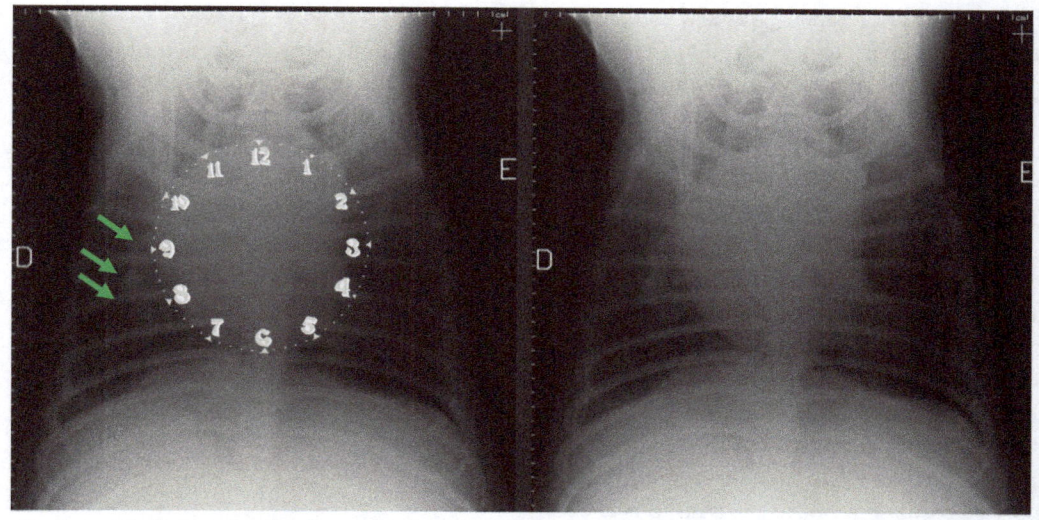

Figura 140.4. – Os números indicam as localizações anatômicas. Entre 1 e 2 horas, topografia do tronco da artéria pulmonar principal. Entre 2 e 3 horas, topografia do átrio esquerdo. Entre 9 e 11 horas, topografia de átrio direito, topografia de átrio direito, artéria pulmonar caudal direita indicada por seta. Arquivo pessoal Annanda Figueiredo.

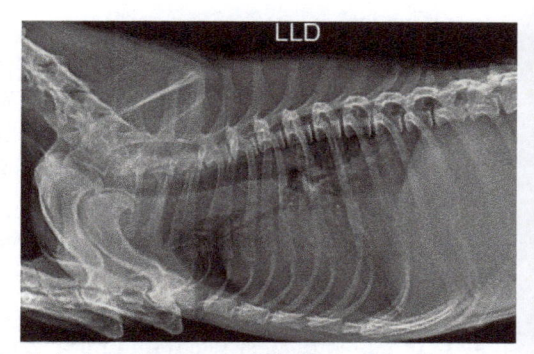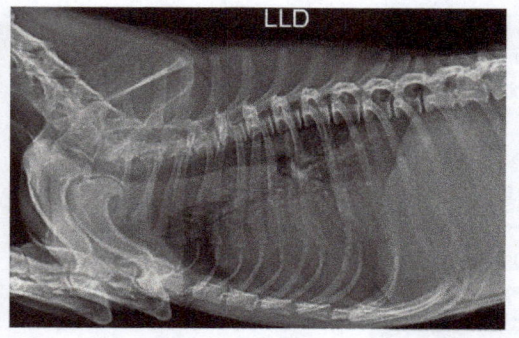

Figura 140.5. – Paciente canino, com sinais de broncopatia crônica, apresentando aumento do calibre da artéria pulmonar cranial (seta), sugerindo caso de hipertensão pulmonar. Veia pulmonar cranial com calibre preservado. Arquivo pessoal Annanda Figueiredo.

riscos e complicações de pacientes com diagnóstico já reconhecido. As estratégias incluem diminuição de atividade física (repouso), evitar submeter paciente a altas altitudes, prevenção de patógenos respiratórios por meio de vacinação e controle e prevenção de doenças parasitárias como dirofilariose e aerulons-

trongilose, evitar reprodução, evitar procedimentos anestésicos eletivos, evitar irritantes inalatórios, bem como melhorar a qualidade do ar (evitar alergênicos inalados/poluição) e evitar estresse térmico (taquipneia por calor). O controle de um bom escore corporal é incentivado, principalmente com emagrecimento de pacientes em sobrepeso/obesos que tem a expansão da cavidade torácica comprometida pelo excesso de gordura.

Sempre que possível, identificar rapidamente a causa base para debelar infecções, inflamações ou quaisquer agressões pulmonares. A suplementação com oxigênio é fundamental em pacientes em crise, por além de ser um vasodilatador pulmonar, reduz a hipoxemia tecidual e acidose. O uso de broncodilatadores, visando melhorar o gradiente de pressão intratorácica, melhorar a contratilidade diafragmática e reduzir a fadiga muscular respiratória e o colapso de vias aéreas, pode ser útil, principalmente em doenças da árvore brônquica. A teofilina de liberação prolongada (10mg/kg/VO/q12h) pode ser usada em cães, com atenção aos efeitos simpatomiméticos e gastrointestinais colaterais.

Os inibidores da fosfodiesterase-5, como o sildenafil (1-3mg/kg/VO/q8h) ou, menos frequente, tadalafil (1-2mg/kg/VO/q24h), são os mais indicados para terapia, especialmente, em paciente com hipertensão pulmonar pré-capilar, ou pós-capilar desde que em curso crônico bem manejado. As fosfodiesterases são enzimas, que através de um processo de sinalização, promovem vasodilatação pulmonar mediada pelo óxido nítrico, reduzindo a pressão arterial pulmonar. São seletivos para células musculares lisas pulmonares, por isso, dificilmente geram vasodilatação sistêmica, porém, podem apresentar sinergia com vasodilatadores sistêmicos. A terapia deve ser iniciada em doses mais baixas, titulando gradualmente. Casos em que a via oral não está disponível, a administração retal pode ser uma alternativa. O clínico deve saber que, embora uma evidente melhora clínica, melhora da qualidade de vida e maior tolerância ao exercício, pode ser possível verificar uma redução estimada da PAP ao ecocardiograma, mas a velocidade de regurgitação tricúspide nem sempre se reduz. Em outras palavras, o ajuste terapêutico deve ser guiado principalmente na resposta clínica e endossado pelo ecocardiograma.

Sildenafil ou quaisquer outros inibidores da fosfodiesterase-5 não devem ser usados como terapia de primeira escolha em pacientes com hipertensão pulmonar pós-capilar, visto que o aumento no fluxo venoso pulmonar pode promover edema nestes casos. Em pacientes com ICC esquerda, o objetivo é diminuir a pressão do átrio esquerdo. O pimobendam, inibidor da fosfodiesterase-3, pode auxiliar no efeito vasodilatador pulmonar em cães com HP pós-capilar, baseado em reduções da regurgitação tricúspide, porém o mecanismo de ação não está claro. Não é impossível que a melhora esteja associada ao seu aporte terapêutico na congestão crônica pulmonar, ou que seu principal benefício clínico esteja relacionado ao seu efeito inotrópico positivo no ventrículo direito e esquerdo. Apesar disso, para cães com sinais clínicos de baixo débito e/ou ICC decorrentes da HP, o uso do pimobendan associado ao sildenafil parece ser a terapia padrão. Porém, essa terapia combinada não aumentou a sobrevida quando comparado ao uso isolado do sildenafil em um estudo retrospectivo em cães com HP grave secundária a doença respiratória isolada.

Os diuréticos compõem o arsenal terapêutico nos pacientes em congestão (ICC direita secundária a HP ou HP secundária a ICC esquerda). Cabe lembrar que se doses sucessivas de furosemida não melhorarem o estado do paciente dado como potencialmente congesto, além da resistência diurética, o diagnóstico presuntivo de ICC deve ser questionado. Não é incomum o desconforto respiratório estar relacionado à HP e à doença respiratória subjacente, principalmente em raças pequenas com histórico de tosse crônica com sopro discreto ou ausente na ausculta cardíaca inequivocamente dado como cardiopata sem investigação ecocardiográfica. Se for esse o caso, os diuréticos podem prejudicar ainda mais as trocas gasosas, secando as secreções das vias aéreas e promovendo a formação de tampão mucoso nos brônquios, além de diminuir o volume vascular e débito cardíaco.

6. PROGNÓSTICO

Infelizmente, para a maioria dos pacientes com HP grave (alta probabilidade) e sintomática, o prognóstico é ruim. Porém, uma vez em curso, não deve ser uma sentença. Casos de dirofilariose podem ser tratados com resolução da causa base, assim como vários animais respondem bem à terapia para HP com sildenafil por meses a anos, a depender da origem da síndrome. O cenário mais desanimador é do tromboembolismo pulmonar agudo, devido ao seu difícil diagnóstico e manifestação agressiva e rápida.

7. PONTOS-CHAVE

- Os mecanismos envolvidos são aumento do fluxo sanguíneo pulmonar, aumento da resistência vascular pulmonar ou aumento da pressão venosa pulmonar.
- A hipertensão pulmonar pré-capilar está associada ao aumento da resistência arteriolar, pulmonar enquanto pós-capilar ocorre secundária a congestão venosa pulmonar.
- Os sinais clínicos aparecem quando mais da metade do parênquima pulmonar está comprometido.
- A ecocardiografia é um exame não invasivo que nos auxilia a estimar a pressão pulmonar antes das manifestações clínicas graves.
- O sildenafil é o principal fármaco para vasodilatação pulmonar, porém seu uso não exime o clínico de encontrar e tratar a causa base.
- O tratamento consiste em minimizar complicações, direcionar terapia para a causa base e, em alguns casos, terapia específica para vasodilatação pulmonar

7. LITERATURA RECOMENDADA

1. Adams DS, Marolf AJ, Valdes-Martinez A, et al. Associations between thoracic radiographic changes and severity of pulmonary arterial hypertension diagnosed in 60 dogs via Doppler echocardiography: a retrospective study. Vet Radiol Ultrasound 2017;58:454-462.

2. Ames MK, Atkins CE. Treatment of Dogs with Severe Heartworm Disease. Veterinary Parasitology. 2020 May;109131.

3. Arita S, Arita N, Hikasa Y. Therapeutic effect of low-dose imatinib on pulmonary arterial hypertension in dogs. Can Vet J 2013;54:255-261.

4. Bode E, Landowska Z. Pulmonary hypertension in dogs: an overview. Companion Animal. 2021 Apr 2;26(4):1-9.

5. Borgarelli M, Abbott J, Braz-Ruivo L, et al. Prevalence and prognostic importance of pulmonary hypertension in dogs with myxomatous mitral valve disease. J Vet Intern Med 2015;29: 569-574.

6. Brewer FC, Sydney Moïse N, Kornreich BG et al. Use of computed tomography and silicon endocasts to identify pulmonary veins with echocardiography. J Vet Cardiol. 2012;14(1):293-300. https://doi.org/10.1016/j.jvc.2012.02.004

7. Brown AJ, Davison E, Sleeper MM. Clinical efficacy of sildenafil in treatment of pulmonary arterial hypertension in dogs. J Vet Intern Med. 2010;24(4):850-854. https://doi.org/10.1111/j.1939-1676.2010.0517.x

8. Campbell FE. Cardiac effects of pulmonary disease. Vet Clin North Am Small Anim Pract 2007;37:949-962, vii.

9. Delamarter, Marissa. "Radiographic Features of Pulmonary Hypertension in Dogs and Cats." Today's Veterinary Practice, 14 Apr. 2023, todaysveterinarypractice.com/radiology-imaging/radiographic-features-of-pulmonary-hypertension-in-dogs-and-cats/. Accessed 17 June 2023.

10. Gamracy J, Wiggen K, Vientós-Plotts A, Reinero C. Clinicopathologic features, comorbid diseases, and prevalence of pulmonary hypertension in dogs with bronchomalacia. Journal of Veterinary Internal Medicine. 2022 Feb 7;

11. Hoeper MM, Bogaard HJ, Condliffe R, Frantz R, Khanna D, Kurzyna M, et al. Definitions and Diagnosis of Pulmonary Hypertension. Journal of the American College of Cardiology [Internet]. 2013 Dec 24;62(25 Supplement):D42-50. Available from: https://www.onlinejacc.org/content/62/25_Supplement/D42.abstract

12. Jaffey JA, Leach SB, Kong LR, et al. Clinical efficacy of tadalafil compared to sildenafil in treatment of moderate to severe canine pulmonary hypertension: a pilot study. J Vet Cardiol 2019;24:7-19.

13. Johnson LR, Stern JA. Clinical features and outcome in 25 dogs with respiratory-associated pulmonary hypertension treated with sildenafil. Journal of Veterinary Internal Medicine. 2019 Dec 9;34(1):65-73.

14. Kellihan HB, Stepien RL. Pulmonary hypertension in canine degenerative mitral valve disease. Journal of Veterinary Cardiology. 2012 Mar;14(1):149-64.

15. Kellihan HB, Stepien RL. Pulmonary hypertension in dogs: diagnosis and therapy. Vet Clin North Am Small Anim Pract 2010;40:623-641.

16. Kellihan HB, Waller KR, Pinkos A, et al. Acute resolution of pulmonary alveolar infiltrates in 10 dogs with pulmonary hypertension treated with sildenafil citrate: 2005-2014. J Vet Cardiol 2015;17:182-191.

17. Klein BG, Cunningham's textbook of veterinary physiology. St. Louis (MI): Saunders Elsevier; 2007:242-253

18. Moller JH, Hoffman JI. Pediatric cardiovascular medicine. Philadelphia (PA): John Wiley and Sons; 2012:374-385

19. Murphy LA, Russell N, Bianco D, et al. Retrospective evaluation of pimobendan and sildenafil therapy for severe pulmonary hypertension due to lung disease and hypoxia in 28 dogs (2007-2013). Vet Med Sci 2017;3:99-106.

20. Reinero C, Visser LC, Kellihan HB, et al. ACVIM consensus statement guidelines for the diagnosis, classification, treatment, and monitoring of pulmonary hypertension in dogs. J Vet Intern Med 2020; 34:549-573.

21. Reinero C, Visser LC, Kellihan HB, et al. ACVIM consensus statement guidelines for the diagnosis, classification, treatment, and monitoring of pulmonary hypertension in dogs. J Vet Intern Med 2020; 34:549-573.

22. Reinero C, Visser LC, Kellihan HB, Masseau I, Rozanski E, Clercx C, et al. ACVIM consensus statement guidelines for the diagnosis, classification, treatment, and monitoring of pulmonary hypertension in dogs. Journal of Veterinary Internal Medicine. 2020 Mar;34(2):549-73.

23. Rolph KE, Cavanaugh SM. Feline pulmonary hypertension: are we overlooking an important comorbidity? 2022 Nov 9;24(12):e636-46.

24. Rozanski E. Canine chronic bronchitis. Vet Clin Small Anim Pract. 2014;44(1):107-116. https://doi.org/10.1016/j.cvsm.2013.09.005

25. Sawada H, Saito T, Nickel N, Tero-Pekka Alastalo, Glotzbach JP, Chan R, et al. Reduced BMPR2 expression induces GM-CSF translation and macrophage recruitment in humans and mice to exacerbate pulmonary hypertension. 2014 Jan 20;211(2):263-80.

26. Udomkiattikul J, Kirdratanasak N, Siritianwanitchakul P, Worapunyaanun W, Surachetpong SD. Factors related to survival time in dogs with pulmonary hypertension secondary to degenerative mitral valve disease stage C. International Journal of Veterinary Science and Medicine. 2022 Apr 29;10(1):25-32.

27. Ware WA, Bonagura JD. Pulmonary Hypertension. In: Cardiovascular Disease in Companion Animals: *Dog, Cat and Horse*.. CRC Press; *2nd Edition*. 2022. p. 813-36.

28. Yang H-J, Oh Y-I, Jeong J-W et al. Comparative single-dose pharmacokinetics of sildenafil after oral and rectal administration in healthy beagle dogs. BMC Vet Res. 2018;14(1):1-6. https://doi.org/10.1186/s12917-018-1617-7

141 Tromboembolismo Pulmonar

Leandro Fadel
Aline Fantinel Pazzim

DESTAQUES

O tromboembolismo pulmonar é uma enfermidade grave e potencialmente letal. Com o advento de uso de trombolíticos houve um incremento significativo na sobrevivência desses pacientes.

1. INTRODUÇÃO

O tromboembolismo pulmonar (TEP) é uma patologia grave, de complicações fatais resultantes de uma variedade de doenças em humanos e em animais, é ainda subdiagnosticada. O TEP é caracterizado pela obstrução do leito vascular pulmonar, podendo essa obstrução ser causado por gordura, coágulo, embolo séptico ou metastático. O termo tromboembolismo pulmonar engloba tanto a formação de trombo local, que é denominado trombose pulmonar primária, quanto a translocação de um trombo formado em outro local do leito vascular sistêmico, que denominamos de embolia pulmonar, mas que clinicamente são difíceis de diferenciar e os sinais clínicos apresentados serão os mesmos pelo paciente. Acredita-se que o tromboembolismo pulmonar seja o resultado de uma combinação de distúrbios fisiológicos e hemostáticos representados pela Tríade de Virchow (hipercoagulabilidade, lesão endotelial e estase sanguínea) que altera o equilíbrio hemostático normal em direção a uma predisposição à coagulação.

Em estudo, onde foi realizada avaliação post-mortem, verificou-se que 59% dos animais com tromboembolismo tinham múltiplos processos patológicos e 55% destes animais apresentaram lesões pulmonares adicionais.

Os principais fatores de risco em cães para TEP são anemia hemolítica imunomediada (AHIM), hipercortisolismo, doenças cardíacas, neoplasias, doença renal, sepse, dirofilariose, uso crônico de corticosteroides, enteropatias perdedoras de proteínas, trauma, cirurgias de grande porte, transfusões sanguíneas, coagulação intravascular disseminada (CID), entre outras patologias. Já nos felinos, destacamos como fatores de risco também as neoplasias, pancreatites, lipidose hepática, peritonite infecciosa felina (PIF), glomerulonefrite, pneumonia, encefalite e as cardiomiopatias têm grande destaque nesta espécie como doença causadora de trombos.

2. PATOFISIOLOGIA

As alterações patofisiológicas derivam principalmente do aumento da resistência vascular pulmonar. O aumento da resistência vascular pulmonar resulta em incompatibilidade de ventilação:perfusão (V/Q), que em condições fisiológicas normais é 1. Essa incompatibilidade leva o surgimento de regiões com V/Q normal e alterados (diminuído ou aumentado); sendo as regiões com V/Q baixo os principais responsáveis na ocorrência de *shunts* pulmonares, levando a hipoxemia. A hipoxemia ocorre mesmo em obstruções menores, demonstrando que o tromboembolismo é fisiologicamente importante. O aumento da resistência vascular pulmonar diminui a complacência pulmonar, alterando a mecânica pulmonar, levando o paciente a taquipneia.

3. DIAGNÓSTICO

Os animais com tromboembolismo pulmonar são normalmente apresentados ao atendimento com sinais respiratórios não específicos e com alteração do nível de consciência. Os principais sinais respiratórios consistem em taquipneia, dispneia, alteração do nível de consciência que pode ir desde o rebaixamento até a agitação devido ao desconforto respiratório, podendo também apresentar tosse, hemoptise, cianose, síncope, colapso e morte súbita.

Durante o exame físico podem ser detectados alterações cardiopulmonares, os quais podem ser fator predisponente à ocorrência do tromboembolismo, como a presença de sopro; ou das alterações decorrentes da obstrução, como presença de estertores na ausculta pulmonar e/ou efusão pleural. Também é possível que o doente apresente sinais de tromboembolia distal antes de iniciar os sinais respiratórios mais graves (principalmente na cardiopatia hipertrófica em gatos, onde o embolismo aórtico-ilíaco é mais frequente).

A avaliação laboratorial é um desafio nessa patologia, pois os achados são normalmente da doença de base. Portanto, é necessário a realização de hemograma e perfil bioquímico completo para identificar a causa base. Um importante marcador utilizado na medicina humana é o dímero-D, um produto da degradação da fibrina, mas deve ser usado com precaução, pois várias patologias alteram o dímero-D. Se disponível, outro teste que pode ser utilizado é a tromboelastrografia que identificaria estado de hipercoagulabilidade do paciente. A gasometria arterial revela hipoxemia associada à hipercapnia, e sua avaliação seriada após iniciada a oxigenioterapia provê informação a respeito do mecanismo gerador da hipoxemia, mas não serve como indicador prognóstico.

Na medicina humana, utiliza-se como padrão para a avaliação por imagem, a ecocardiografia e a tomografia computadorizada, sendo que em algoritmos de tomada de decisão a ecografia é escolhida para paciente descompensado e tomografia para pacientes compensados.

Durante a avaliação ecocardiográfica podem ser identificados coágulos tanto no átrio direito, como nas artérias pulmonares, dilatação ou hipocinesia do átrio direito. O ecocardiograma também pode ser valioso para auxiliar no diagnóstico de TEP, pois conseguimos avaliar a presença de hipertensão pulmonar, que entre as causas pode ser por aumento da resistência vascular pulmonar que ocorre em casos de TEP, dirofilariose, doença pulmonar crônica (bronquite crônica e fibrose pulmonar) e hipóxia crônica (resultado de bronquiectasia, colapso traqueal ou paralisia de laringe).

O exame de radiografia torácica simples em casos de TEP variam de acordo com o efeito patológico do evento trombótico, podem se apresentar sem alterações, alterações de parênquima pulmonar (padrão hipovascular ou alveolar), alterações em vasos pulmonares, alterações do tamanho da silhueta cardíaca que demonstra aumento do coração direito e da artéria pulmonar, pode ainda demonstrar presença de efusão pleural e perda de volume pulmonar. O clínico deve suspeitar de TEP em animais que apresentam sinais clínicos de dificuldade respiratória de início agudo, sem histórico de doença pulmonar anterior, associado aos fatores de risco anteriormente citados e com radiografias torácicas normais e sem obstrução de vias aéreas superiores.

A angiografia pulmonar por tomografia computadorizada é a modalidade de imagem preferida para o diagnóstico de embolia pulmonar em humanos, com um uso crescente para uso em pequenos animais. No entanto, há indisponibilidade do aparelho e a sedação ou anestesia geral são necessárias nos animais para realização do exame, e em muitos casos de TEP o paciente se encontra hemodinamicamente instável, o que neste caso agrega risco ao exame.

4. TRATAMENTO

O paciente que chega com alteração respiratória deve ser atendido com prioridade máxima, e a conduta do atendimento deve seguir as diretrizes de atendimento emergencial conforme xABCDE da emergência.

O tratamento consiste em prover suporte com a administração exógena de oxigênio a fim de reverter a hipoxemia estabelecida pela obstrução do leito vascular pulmonar. Estes pacientes também se beneficiam de leve sedação para reduzir ansiedade e facilitar o fornecimento de oxigenioterapia, fármacos que podem ser utilizados com essa finalidade são os opioides

e sedativos. Em casos de insuficiência respiratória importante, os pacientes deverão ser mantidos sob ventilação mecânica.

4.1. – Fármacos Trombolíticos

Em casos em que o TEP foi confirmado, ou onde existe a forte suspeita e não temos outras alterações em exames de imagem que possam sugerir outras causas, devemos considerar o tratamento trombolítico, principalmente em paciente instáveis e que não respondem ao tratamento de oxigenoterapia inicial.

A trombólise farmacológica, na medicina humana, já está bem estabelecida e é amplamente utilizada.

A trombólise constitui o tratamento efetivo para a dissolução do êmbolo pulmonar. Hoje temos disponível para tratamento fármacos trombolíticos de primeira (estreptoquinase e uroquinase), segunda (alteplase/ativador de plasminogênio tecidual) e terceira geração (Reteplase e tenecteplase), estes fármacos funcionam acelerando a fibrinólise natural. Dentre os riscos da utilização dos fibrinolíticos, devemos nos atentar à síndrome de reperfusão e hemorragias espontâneas. Os pacientes submetidos ao tratamento farmacológico deverão ser rigorosamente monitorados e avaliados quanto aos riscos citados acima. Deve-se evitar punções logo após a administração da medicação devido ao risco de hemorragias em locais de difícil compressão. Dentre os fármacos citados acima, o alteplase é de fácil acesso, porém custo elevado (**Tabela 141.1.**). Recentemente foram publicadas diretrizes para o uso racional de trombolíticos, CURATIVE: Domain 6 (2022), neste documento estão disponibilizados protocolos e doses a serem administradas em cães e gatos.

4.2. – Tratamento Antitrombótico

O uso de antitrombóticos já é amplamente utilizado na medicina humana, na veterinária precisamos difundir cada vez mais para evitar os eventos trombóticos, pois principalmente no caso de TEP, existe um alto risco de óbito dos pacientes e a prevenção é sempre a melhor opção. Está indicado o uso de fármacos antitrombóticos sempre que houver doenças que são fatores de risco para a formação de trombos e quando os pacientes apresentam eventos trombóticos e não utilizavam ainda tratamento preventivo, lembrando de sempre individualizar a terapia ao paciente.

Em casos de pacientes internados, poderemos fazer o uso das heparinas, por ser administradas pela via injetável. Temos disponível para uso veterinário com recomendação no CURATIVE: Domain 3 (2019), a heparina não fracionada, enoxaparina, dalteparina. Já em casos em que o paciente esteja deglutindo e/ou esteja com sonda para alimentação, ou que seguirá o tratamento antitrombótico em casa, podemos iniciar o uso de fármacos pela via oral e neste caso podemos citar o clopidogrel e a rivaroxabana (**Tabela 141.1.**).

Em estudo recente utilizou-se o sildenafil (0,25mg/kg) para tratamento de tromboembolismo agudo induzido experimentalmente, os resultados mostraram que significativamente

Tabela 141.1. – Doses de Fármacos Trombolíticos e Antitrombóticos Utilizados em Cães e Gatos

FÁRMACO	DOSE CÃES	DOSE GATOS
Alteplase/ativador de plasminogênio tecidual.	0,5-1mg/kg/IV/IC de 60-90 min.	1mg/kg/IV/IC de 60-90 min.
Heparina não fracionada.	150-300U/kg/SC/QID	250U/kg/SC/QID
Dalteparina.	100-0175U/KG/SC/TID	75U/kg/SC/TID
Enoxaparina.	0,8mg/kg/SC/QID	0,75-1mg/kg/SC/QID ou BID
Rivaroxabana.	1-2mg/kg/VO/SID	0,5-1mg/kg/VO/SID
Clopidogrel.	0,5-1mg/kg/VO/SID	19mg/Gato/VO/SID

Fonte: CURATIVE: Domain 3 (2019), CURATIVE: Domain 6 (2022).

houve redução da pressão da artéria pulmonar e do índice de resistência vascular pulmonar, mostrando ser uma boa opção para tratamento adjuvante do tromboembolismo pulmonar.

5. CONCLUSÕES

O tromboembolismo pulmonar em cães e gatos ainda é um desafio para os clínicos que recebem esse tipo de paciente, pois é uma patologia de difícil diagnóstico e que na maioria das vezes precisa de intervenções terapêuticas rápidas e um conhecimento aprofundado do médico veterinário. O objetivo deste capítulo foi trazer as últimas atualizações para o leitor, facilitando o acesso às informações para que mais pacientes com TEP possam se beneficiar de um tratamento rápido e efetivo, sempre lembrando que a individualização do paciente e de suas comorbidades é fundamental.

6. LITERATURA RECOMENDADA

1.   GOGGS, R. et al. Tromboembolismo Pulmonar. Journal of Veterinary Emergency and Critical Care. 2009; 19: 30-52. https://doi.org/10.1111/j.1476-4431.2009.00388.x

2.   SUTTON, B.; LONG, M. E.; MCLAUGHLIN, C. Case Report: Successful Reperfusion of Pulmonary Thromboembolism Using tPA in a Cat. **Frontiers in Veterinary Science.** 2022. 9:851106. doi: 10.3389/fvets.2022.851106.

3.   MITCHELL, C.W. The imaging diagnosis of pulmonary thromboembolism. **Canadian Veterinary Journal.** 2009;50(2):199-202.

4.   SCHERMERHORN, T.; PEMBLETON-CORBETT, J.R.; KORNREICH, B. Pulmonary thromboembolism in cats. **Journal of Veterinary Internal Medicine.** 2004;18(4):533-535. https://doi:10 .1892/0891 -6640(2004)18<533:ptic>2.0.co;2

5.   CABRERA FISCHER EI, WILLSHAW P, DE FORTEZA E, BIAGETTI M, ALTMAN R, MORALES PICHEL RH, FAVALORO RG. Animal model of acute pulmonary thromboembolism treated by local recirculation of streptokinase through the lung. J Thorac Cardiovasc Surg. 1987 Apr;93(4):620-7.

6.   NELSON, R. W.; COUTO, C. G.; Capítulo 22: distúrbios do parênquima pulmonar. In: **Medicina interna de pequenos animais.** 3 ed. Rio de Janeiro: Elsevier, 2006. p. 300-301.

7.   DIAS-JUNIOR, C.A. Et al. Sildenafil improves the beneficial haemodynamic effects of intravenous nitrite infusion during acute pulmonary embolism. **Basic & Clinical Pharmacology & Toxicology.** 2008; 103(4):374-9. https://doi: 10.1111/j.1742-7843.2008.00299.x.

8.   YOSHIDA, T. et al. "Pulmonary thromboembolism due to immune-mediated hemolytic anemia in a cat: A serial study of hematology and echocardiographic findings." **Frontiers in veterinary science.** 2022; 9:930210. doi:10.3389/fvets.2022.930210

9.   SHARP, C.R. et al. Update of the Consensus on the Rational Use of Antithrombotics and Thrombolytics in Veterinary Critical Care (CURATIVE) Domain 6: Defining rational use of thrombolytics. **Journal of Veterinary Emergency Critical Care** (San Antonio). 2022;32(4):446-470. doi:10.1111/vec.13227

10. DIAZ, D. M. et al. "Clinical use of tissue plasminogen activator for systemic thrombolysis in dogs and cats." **Journal of veterinary cardiology: the official journal of the European Society of Veterinary Cardiology.** 2022;41:154-164. doi:10.1016/j.jvc.2022.02.006

11. BLAIS, M.C. et al. "Consensus on the Rational Use of Antithrombotics in Veterinary Critical Care (CURATIVE): Domain 3-Defining antithrombotic protocols." **Journal of veterinary emergency and critical care** (San Antonio). 2019; 29,1: 60-74. doi:10.1111/vec.12795

1. INTRODUÇÃO

A pneumonia é definida como a inflamação do parênquima pulmonar, muitas vezes secundária à infecção por bactérias, fungos, vírus ou parasitas, embora também seja possível a pneumonia alérgica. Ela geralmente resulta da inalação de patógenos infecciosos ou substâncias irritantes. Causas menos comuns incluem disseminação hematológica da infecção sistêmica ou infiltração alveolar de lipídeos endógenos, ou eosinófilos. Muitos fatores predisponentes foram identificados, incluindo a perda dos mecanismos de defesa das vias aéreas devido à alteração no nível de consciência, doença laríngea, regurgitação ou vômito, episódios anestésicos recentes, vacinação inadequada e administração de nutrição enteral por sonda de alimentação ou alimentação forçada. Tanto a pneumonia adquirida na comunidade quanto a pneumonia por aspiração são comumente encontradas na clínica de pequenos animais.

2. SINAIS CLÍNICOS E DIAGNÓSTICO

A sintomatologia clínica pode variar de sinais leves e inespecíficos a desconforto respiratório grave. A febre ocorre em menos de 50% dos cães adultos com pneumonia bacteriana e filhotes com pneumonia infecciosa. A frequência respiratória e o esforço podem ser normais em animais com pneumonia leve, embora a dispneia esteja tipicamente presente na doença moderada ou grave. Os cães afetados podem apresentar tosse úmida ou seca, em contraste, a tosse raramente é relatada em gatos e nessa espécie a presença de tosse pode indicar comprometimento respiratório mais grave. Secreção nasal serosa ou mucopurulenta, podem estar presentes. Recomenda-se atenção cuidadosa a ausculta respiratória. Sons pulmonares adventícios (estalos ou sibilos) são frequentemente ouvidos, especialmente sobre o tórax cranioventral, bem como sons respiratórios difusamente aumentados. Sons pulmonares abafados ou diminuídos podem indicar a presença de um lobo pulmonar consolidado. Outras anormalidades no exame físico podem estar relacionadas a comorbidades predisponentes.

A hipoxemia ($SpO_2 < 93\%$ ou $PaO_2 < 70mmHg$) é um achado frequente e a suplementação de oxigênio é necessária em pacientes com hipóxia. A hipercapnia ($PaCO_2 > 45mmHg$) é incomum, mas pode sugerir o aparecimento de fadiga respiratória. O gradiente alvéolo-arterial de oxigênio (A-a) pode ser calculado a partir de uma medição de gasometria arterial. Um gradiente A-a maior que 15 em pacientes respirando ar ambiente indica mistura venosa. Para pacientes recebendo oxigênio suplementar, a PaO_2/FiO_2 pode ser calculada e valores inferiores a 300 indicam patologia pulmonar grave.

A radiografia torácica em três incidências é a base para o diagnóstico de pneumonia. Achados comuns incluem um padrão pulmonar alveolar, broncogramas aéreos e/ou consolidação completa do lobo pulmonar (**Figura 142.1.**). Menos frequentemente, um padrão pulmonar intersticial pode ser observado. Uma distribuição cranioventral é sugestiva de pneumonia por aspiração, embora a distribuição possa ser afetada pela posição do paciente no momento da aspiração. Os sinais radiográficos podem não ser imediatamente aparentes no início do desconforto respiratório e muitas vezes persistem por vários dias após resolução clínica. A consolidação dos lobos pulmonares associada a broncogramas aéreos e a atenuação em vidro fosco podem ser observadas na tomografia computadorizada (TC). Na ecografia pulmonar, os achados consistentes com pneumonia incluem pleura espessada ou irregular, linhas B aumentadas, hepatização do pulmão e áreas de consolidação pulmonar que podem criar um sinal de fragmentação.

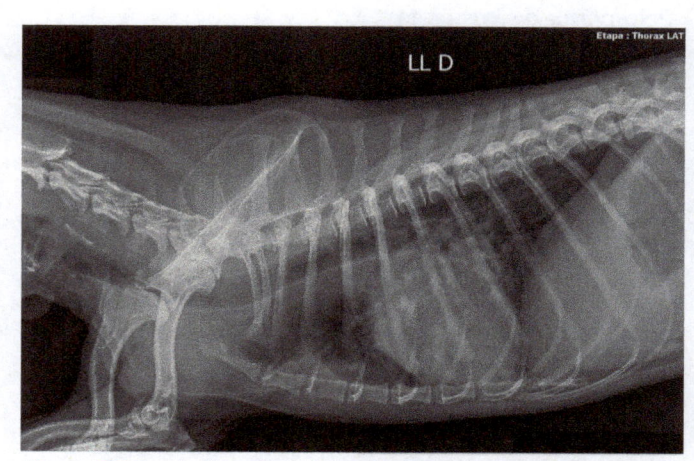

Figura 142.1. – Radiografia torácica de cão com pneumonia aspirativa, projeção lateral esquerda. Infiltrados alveolares e broncogramas aéreos são observados nos lobos pulmonares cranial e médio direito (Cortesia MV Bruna Moresco).

A coleta de amostras das vias aéreas ainda é considerada o padrão-ouro para o diagnóstico de pneumonia bacteriana. Isso pode ser feito por meio de lavagem transtraqueal (LTT), lavagem endotraqueal (LET) ou lavagem broncoalveolar (LBA). O LTT pode ser realizado em cães de médio a grande porte com sedação mínima, o LET e LBA requerem anestesia geral e intubação endotraqueal. A amostra coletada das vias aéreas deve ser examinada citologicamente quanto à evidência de inflamação e testes microbianos apropriados (cultura e teste de suscetibilidade) devem ser realizados.

Os diagnósticos auxiliares incluem um perfil bioquímico sérico, hemograma e urinálise, todos os quais podem ser úteis na identificação de comorbidades. Valores de proteína C reativa (PCR) elevados, associados a sintomatologia de pneumonia, foram validados como um biomarcador para diagnóstico em cães (intervalo de referência 0-9mg/L). Neutrofilia ou neutropenia, com ou sem desvio à esquerda, é um achado comum, mas inespecífico. Testes adicionais, incluindo sorologia fúngica, títulos de doenças infecciosas e exame fecal com flutuação e análise de Baermann podem ser necessários em casos específicos.

3. TRATAMENTO

O tratamento inclui oxigênio suplementar para pacientes hipoxêmicos. O oxigênio umidificado pode ser administrado via cânula nasal, máscara ou gaiola de oxigênio. A terapia antimicrobiana deve ser escolhida com base nos resultados de cultura e sensibilidade, quando possível, no entanto, a terapia empírica de amplo espectro abrangendo bactérias gram-positivas, gram-negativas e anaeróbicas deve ser iniciada enquanto se aguarda o resultado da cultura. As diretrizes publicadas da *International Society for Companion Animal Infectious Disease* (ISCAID) sobre a prescrição de antimicrobianos são descritas a seguir: A doxiciclina é recomendada para casos leves de pneumonia sem febre. Para animais que exibem sinais clínicos moderados, uma cefalosporina de primeira geração, amoxicilina ou amoxicilina com clavulanato é apropriado. Pacientes com evidência de pneumonia associados a sepse podem se beneficiar de clindamicina ou aminopenicilina e fluoroquinolona ou cefalosporina de 3ª geração.

A nebulização com cloreto de sódio a 0,9% ajudará a umedecer as secreções das vias aéreas e facilitar a expectoração. Caminhadas curtas e/ou a troca do decúbito frequente, minimizam a atelectasia. O suporte ventilatório é indicado para pacientes com hipoxemia persistente apesar da suplementação de oxigênio, hipercapnia grave ou pacientes com fadiga respiratória iminente. As radiografias torácicas de acompanhamento devem ser obtidas dentro de duas a quatro semanas após o diagnóstico inicial. As lesões podem aparecer nas radiografias mesmo depois que os sinais clínicos não estiverem mais presentes no paciente. Animais com pneumonia grave ou complicada, podem necessitar de tratamentos mais longos com antibióticos.

4. PONTOS-CHAVE

- O monitoramento serial do gradiente A-a (ar ambiente) ou relação PaO_2/FiO_2 (suplementação com oxigênio) permite uma avaliação objetiva da resposta do paciente ao tratamento.

- O lobo médio do pulmão direito é o mais afetado em casos de pneumonia por aspiração.

- Como a cultura bacteriana e o teste de suscetibilidade geralmente levam vários dias para produzir resultados, uma coloração de gram do fluido coletado das vias aéreas pode ajudar a determinar a terapia antimicrobiana empírica.

- Ampicilina parenteral e enrofloxacina ou piperacilina/tazobactam e enrofloxacina são escolhas iniciais comuns para terapia antimicrobiana empírica.

- As lesões podem ser visíveis nas radiografias mesmo depois que os sinais clínicos não estiverem mais presentes.

Os autores gostariam de agradecer a contribuição do Dr. Vince Thawley, autor da primeira edição deste capítulo.

5. LITERATURA RECOMENDADA

1. Boag AK, Schoeffler GL. Pneumonia. In: Silverstein DC, Hopper K, eds. Small Animal Critical Care Medicine, 3rd Ed. St. Louis: Elsevier; 2023:138-148.

2. Kogan D, Johnson L, Jandrey K, et al. Clinical, clinicopathologic, and radiographic findings in dogs with aspiration pneumonia: 88 cases (2004-2006). J Am Vet Med Assoc 2008; 233(11):1742-1747.

3. Tart K, Babski D, Lee J. Potential risks, prognostic indicators, and diagnostic and treatment modalities affecting survival in dogs with presumptive aspiration pneumonia: 125 cases (2005-2008). J Vet Emerg Crit Care 2010; 20(3):319-329.

4. Brady C. Bacterial Pneumonia in Dogs and Cats. In: King L, ed. Textbook of Respiratory Disease in Dogs and Cats. St. Louis: Saunders, 2004:412-421.

5. Kogan D, Johnson L, Sturges B, et al. Etiology and clinical outcome in dogs with aspiration pneumonia: 88 cases (2004-2006). J Am Vet Med Assoc 2008; 233(11):1748-1755.

6. Radhakrishnan A, Drobatz K, Culp W, et al. Community-acquired infectious pneumonia in puppies: 65 cases (1993-2002). J Am Vet Med Assoc 2007; 230(10):1493-1497.

7. Macdonald E, Norris C, Berghaus R, et al. Clinicopathologic and radiographic features and etiologic agents in cats with histologically confirmed infectious pneumonia: 39 cases (1991-2000). J Am Vet Med Assoc 2003; 223(8):1142-1150.

8. Jones D, Norris C, Samii V, et al. Endogenous lipid pneumonia in cats: 24 cases (1985-1998). J Am Vet Med Assoc 2000; 216(9)1437-1440.

9. Jameson P, King L, Lappin M, et al. Comparison of clinical signs, diagnostic findings, organisms isolated, and clinical outcome in dogs with bacterial pneumonia: 93 cases (1986-1991). J Amer Vet Met Assoc 1995; 206(2):206-209.

10. Thayer G, Robinson S. Bacterial Bronchopneumonia in the Dog: A Review of 42 Cases. J Am Anim Hosp Assoc 1984; 20:731-735.

11. Epstein S, Mellema M, Hopper K. Airway microbial culture and susceptibility patterns in dogs and cats with respiratory disease of varying severity. J Vet Emerg Crit Care 2010; 20(6):587-594.

12. Angus J, Jang S, Hirsh D. Microbiological study of transtracheal aspirates from dogs with suspected lower respiratory tract disease: 264 cases (1989-1995). J Amer Vet Med Assoc 1997; 210(1):55-58.

13. Wingfield W, Matteson V, Hackett T, et al. Arterial Blood Gases in Dogs with Bacterial Pneumonia. J Vet Emerg Crit Care 1997; 7(2):75-78.

14. Constantinescu R, Istrate A, Sumping JC, Dye C, Schiborra F, Mortier JR. Computed tomographic findings in dogs with suspected aspiration pneumonia: 38 cases (2014-2019). J Small Anim Pract. 2022 Nov 25. doi: 10.1111/jsap.13575. Epub ahead of print. PMID: 36428285.

15. Lin CH, Lo PY, Lam MC, Wu HD. Usefulness of chest ultrasonography in predicting diagnosis in non-emergency small animal patients with lung parenchymal and pleural disease. Front Vet Sci. 2020 Dec 18;7:616882. doi: 10.3389/fvets.2020.616882. PMID: 33392301; PMCID: PMC7775533.

16. Levy N, Ballegeer E, Koenigshof A. Clinical and radiographic findings in cats with aspiration pneumonia: retrospective evaluation of 28 cases. J Small Anim Pract. 2019 Jun;60(6):356-360. doi: 10.1111/jsap.12990. Epub 2019 Mar 6. PMID: 30843218.

17. Lappin MR, Blondeau J, Boothe D, Breitschwerdt EB, Guardabassi L, Lloyd DH, et al. Antimicrobial use guidelines for treatment of respiratory tract disease in dogs and cats: antimicrobial guidelines working group of the international society for companion animal infectious diseases. J Vet Intern Med 2017;31:279–94. doi: 10.1111/jvim.14627

18. Vientós-Plotts AI, Masseau I, Reinero CR. Comparison of short-versus long-course antimicrobial therapy of uncomplicated bacterial pneumonia in dogs: A double-blinded, placebo-controlled pilot study. Animals (Basel). 2021 Oct 29;11(11):3096. doi: 10.3390/ani11113096. PMID: 34827828; PMCID: PMC8614313.

19. Wayne A, Davis M, Sinnott VB, Bracker K. Outcomes in dogs with uncomplicated, presumptive bacterial pneumonia treated with short or long course antibiotics. Can Vet J. 2017 Jun;58(6):610-613. PMID: 28588336; PMCID: PMC5432153.

20. Viitanen SJ, Laurila HP, Lilja-Maula LI, Melamies MA, Rantala M, Rajamäki MM. Serum C-reactive protein as a diagnostic biomarker in dogs with bacterial respiratory diseases. J Vet Intern Med. 2014 Jan-Feb;28(1):84-91. doi: 10.1111/jvim.12262. Epub 2013 Dec 18. PMID: 24351049; PMCID: PMC4895528.

21. Fernandes Rodrigues, N, Giraud, L, Bolen, G, et al. Comparison of lung ultrasound, chest radiographs, C-reactive protein, and clinical findings in dogs treated for aspiration pneumonia. J Vet Intern Med. 2022; 36(2): 743- 752. doi:10.1111/jvim.16379

Edema Pulmonar Agudo

Henrique Augusto Souza Andrade

1. INTRODUÇÃO

O acúmulo anormal de líquido extravascular no parênquima pulmonar e nos alvéolos é conhecido como edema pulmonar. É um processo perigoso que pode reduzir a troca gasosa alveolar e resultar em insuficiência respiratória.

O aumento da pressão hidrostática capilar pulmonar se revela através do edema cardiogênico, infusão excessiva de fluidos/hemocomponentes, enquanto o aumento da permeabilidade da barreira microvascular ou do epitélio alveolar danificados constitui a fisiopatogenia do edema não cardiogênico. Embora a ausculta pulmonar, sinais clínicos de hipóxia e piora progressiva da dispneia se sobreponham na apresentação clínica, a maneira mais rápida de diagnosticar e manejar o edema pulmonar é estabelecer se ele é cardiogênico (causado por insuficiência cardíaca esquerda) ou não cardiogênico (todas as causas exceto insuficiência cardíaca esquerda).

2. FISIOPATOGENIA

O mecanismo responsável pelo edema surge da interrupção de um delicado equilíbrio de filtração de fluido e soluto através da membrana capilar pulmonar dependente de vários processos fisiológicos complexos. Este desequilíbrio pode ser de um ou mais dos seguintes fatores representados na **Figura 143.1.**

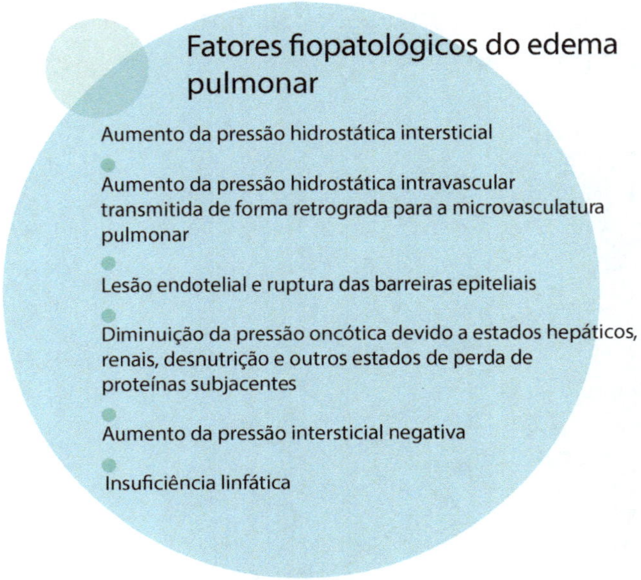

O conceito de que a pressão hidrostática capilar e a pressão oncótica fossem os protagonistas no controle da troca de fluidos entre os espaços microvascular e intersticial, enquanto o endotélio capilar atuava como uma membrana semipermeável foi ressignificado. O pensamento de Starling se une a novas descobertas sobre o glicocálix, uma rede complexa de glicosaminoglicanos e proteínas que revestem o lúmen do endotélio capilar, e funciona como um filtro que limita o fluxo de água e solutos garantindo uma forte força oncótica ao restringir às proteínas plasmáticas no leito intravascular. Por meio desse prisma, fica claro entender que o edema pulmonar pode ser fruto dessa rede danificada, seja por um evento traumático, lesões isquêmicas, inflamação ou infecção, que resulta no aumento da permeabilidade capilar (edema não cardiogênico), ao passo que o aumento acentuado na pressão hidrostática inicia uma sinalização intracelular que eleva a permeabilidade capilar, permitindo o extravasamento de fluido para fora dos capila-

Fatores fiopatológicos do edema pulmonar

- Aumento da pressão hidrostática intersticial

- Aumento da pressão hidrostática intravascular transmitida de forma retrograda para a microvasculatura pulmonar

- Lesão endotelial e ruptura das barreiras epiteliais

- Diminuição da pressão oncótica devido a estados hepáticos, renais, desnutrição e outros estados de perda de proteínas subjacentes

- Aumento da pressão intersticial negativa

- Insuficiência linfática

Figura 143.1. – Fatores envolvidos no edema pulmonar.

res gerando acúmulo no espaço intersticial (edema pulmonar cardiogênico).

A taxa de reabsorção do edema intersticioalveolar depende do tipo de fluido. A água pura é reabsorvida em minutos, enquanto os fluidos celulares ou portadores de macromoléculas demoram muitas horas, ou dias. Uma sequência definida é respeitada, independente da origem do edema pulmonar. No estágio inicial ("compensado"), o aumento de fluido é equilibrado pelo aumento da drenagem linfática e não há praticamente nenhum acúmulo de líquido pulmonar. Uma vez sobrecarregado o fluxo linfático, o edema começa a se instalar em torno dos bronquíolos e da vasculatura pulmonar, produzindo o padrão clássico intersticial, até avançar para edema alveolar que inicialmente permeia a membrana e rompe a parede do alvéolo causando a inundação alveolar.

2.1. – Edema Pulmonar Cardiogênico

A urgência clínica mais comum na insuficiência cardíaca congestiva (ICC) esquerda é causada por pressões hidrostáticas elevadas nos capilares pulmonares. O edema pulmonar cardiogênico (EPC) é precedido pela crônica retenção de água e sódio, expansão do volume plasmático e aumento da pressão no sistema venoso pulmonar e capilar arquitetados pela ativação neuro-hormonal da ICC.

Protagonista em cães senis de pequeno porte, a degeneração mixomatosa da valva mitral (DMVM) promove regurgitação contínua e progressiva associada ao aumento da pressão venosa no AE. A característica congestiva também é frequente na cardiomiopatia dilatada, pela insuficiência de manter um bom débito cardíaco, aliado a insuficiência funcional mitral (efeito "*tethering*"), mais comum em cães de raças grandes. Por outro lado, os felinos são mais propensos a doenças miocárdicas (hipertróficas, restritivas, dilatadas e não classificadas), cenário que a hipertrofia ou enrijecimento dos músculos papilares reflete a frágil coaptação das cúspides, insuficiência e movimento sistólico anterior da valva mitral. Outros distúrbios associados envolvem disfunção sistólica e diastólica do ventrículo esquerdo (miocardite aguda, cardiomiopatias), disfunção valvar (regurgitação aórtica/mitral e estenose), e arritmias (fibrilação atrial com resposta ventricular rápida, taquicardia ventricular, e menos frequente, bloqueio cardíaco de alto grau e de terceiro grau).

Uma dúvida permanece: por que alguns edemas cardiogênicos se resolvem mais rapidamente que outros? Para responder essa pergunta vamos entender nos próximos tópicos sobre os cenários hemodinâmicos, mas aqui chamo atenção para a complexidade e heterogeneidade da lesão pulmonar pelo estresse hidrostático capilar e o motivo pelo qual a equação de Starling sozinha não explica o edema alveolar observado na insuficiência cardíaca. A sua análise matemática sugere que a insuficiência ventricular esquerda leva à sobrecarga de fluido no circuito pulmonar, o que aumenta a pressão hidrostática, e promove a transferência líquida de fluido dos capilares para o espaço intersticial e alvéolos. Se essa equação descreve completamente o edema pulmonar cardiogênico, a síndrome deveria resolver rapidamente com cuidados médicos padrão (reduções na pós-carga e da pré-carga do ventrículo esquerdo). No entanto, alguns pacientes hospitalizados com ICC aguda e edema pulmonar apresentam sintomas respiratórios persistentes, hipoxemia e infiltrados pulmonares após tratamento médico, incluindo diurese. Esse cenário clínico pode ser explicado pela lesão pulmonar aguda durante a formação do edema pulmonar,

afirmando que os gradientes oncóticos e hidrostáticos talvez não sejam processos isolados, pois a combinação de alta pressão hidrostática capilar pulmonar e alta permeabilidade da barreira alvéolo-capilar pode levar a uma sobreposição significativa entre as duas síndromes. É consagrado que o edema pulmonar cardiogênico é secundário a um aumento abrupto da pressão hidrostática capilar pulmonar, mas suspeita-se que esse deslocamento líquido para fora dos capilares pode resultar em lesão mecânica na barreira alveolar, um mecanismo definido como "falha de estresse". Esse modelo de barreira celular ativa explica por que a equação de Starling é uma simplificação exagerada da mecânica dos fluidos alveolares e, talvez, motivo pelo qual a resposta clínica à terapia também possa ser influenciada pela extensão da lesão pulmonar.

2.2. – Edema Pulmonar Não-Cardiogênico

O edema pulmonar não cardiogênico (EPNC) é oriundo do extravasamento de fluido com alto teor proteico, secundário a um dano primário à membrana alveolar (edema de alta permeabilidade), sem etiologia cardiogênica ou sobrecarga de fluido. O dano pulmonar pode ter origem hematogênica, com a lesão progredindo do capilar para a célula epitelial alveolar, ou aerógena, quando a célula alveolar é danificada e posteriormente o capilar. Nos dois processos, quanto maior o dano, maior a extensão do edema. Algumas causas de EPNC estão listadas no **Quadro 143.1**.

Talvez o maior representante seja a síndrome do desconforto respiratório agudo (SDRA), resultado da lesão pulmonar com hipoxemia grave observada em várias condições como pneumonia, lesão por inalação, sepse, pancreatite aguda, trauma grave e múltiplas transfusões de sangue.

Um exemplo aerógeno é a inalação de fumaça. Obstrução aguda das vias aéreas superiores, broncoespasmo, predisposição a infecções pulmonares e insuficiência respiratória são sintomas associados. As partículas inaladas podem conter toxinas que se dissolvem em água e no muco das vias aéreas, causando danos à mucosa por até 48 horas. Casos graves, além da inflamação aguda, podem evoluir para quebra do surfactante, colapso do lobo pulmonar e edema extenso secundário ao aumento da permeabilidade vascular.

Ainda há duas formas de edema pulmonar agudo de fisiopatogenia obscura: o edema pulmonar neurogênico (EPN) e o edema pulmonar por pressão negativa (EPPN):

Quadro 143.1. – Etiologias do edema pulmonar não cardiogênico.

Inalação de gases tóxicos	Aspiração de secreções gástricas	Infecção pulmonar aguda e sepse	Pancreatite	Trauma e choque elétrico
Anafilaxia, picada de abelha, escorpião e aranha	Doença imunomediada	Herbicidas, organofosforados	Uremia, glomerulopatias	Exposição prolongada a altas doses de oxigênio
Obstrução da drenagem linfática (neoplasias)	Hipoalbuminemia profunda secundária a enteropatia	Insuficiência hepática	Sobrecarga hídrica	Tromboembolia pulmonar
Superdosagem de narcóticos	Eclâmpsia	Edema pós-cardioversão	Períodos repetidos de apneia	Síndrome do desconforto respiratória agudo (SDRA)

- O EPPN surge na sequência de uma dispneia inspiratória (por exemplo, doenças respiratórias obstrutivas, estrangulamento): a via aérea uma vez obstruída, promove pressões subatmosféricas e intratorácicas extremas, o que resulta em sobrecarga da pressão vascular pulmonar e da pré-carga, potencialmente acrescidas pela estimulação simpática associada à hipóxia (elevação da pós-carga). Nesse cenário misto, o edema por pressão hidrostática e dano microvascular estão presentes.

- O EPN, precedido por um evento neurológico agudo (por exemplo, trauma cranioencefálico, convulsão, eletrocussão), é consequência da alta pressão hidrostática, que promoverá lesões de células endoteliais e extravasamento vascular: a descarga simpática massiva com liberação de catecolaminas é mediada centralmente por lesão hipotalâmica após um insulto agudo ao sistema nervoso central, acarretando vasoconstrição periférica e hipertensão sistêmica com redução do débito cardíaco e aumento do retorno venoso com elevação situacional das pressões arterial e venosa pulmonar.

3. SINAIS CLÍNICOS

Os sinais dependem da extensão do edema. O grau varia de intensidade assim como o padrão respiratório, incluindo desde taquipneia até dispneia. O clínico deve estar atento ao esforço, padrão respiratório, ruído e auscultação pulmonar, tosse, taquipneia, dispneia e angústia respiratória. Com a progressão, ocorre ortopneia, abdução das costelas, extensão da cabeça e pescoço e o paciente evita assumir um decúbito. A dispneia pode ser expiratória ou mista e a cianose de mucosas é um sinal tardio que pode estar presente na hipoxemia grave.

Características da ausculta estão listadas na **Tabela 143.1.**

4. DIAGNÓSTICO

A estratégia inicial depende da distinção entre EPC e EPNC, e para isso o histórico é fundamental. Por exemplo, eventos como inalação de fumaça, vômito com aspiração, diagnóstico prévio de ICC, dano neurológico agudo, crise aguda da doença respiratória obstrutiva.

A ecografia pulmonar pelo protocolo *VetBLUE* (ecografia pulmonar à beira-leito) tem como maior vantagem se ajustar à condição clínica do animal, de forma simples e rápida. O objetivo é diferenciar um "pulmão úmido" (síndrome alvéolo-intersticial, seja de origem cardiogênica ou não cardiogênica), de um "pulmão seco". A varredura tem início na região do lobo pulmonar caudodorsal, seguindo para a região peri-hilar, lobo pulmonar médio e lobo pulmonar cranial. Um "pulmão úmido" apresenta *linhas B* (linhas verticais hiperecoicas estreitas com início na interface pleuro-pulmonar até a região mais distante da tela de ecografia com movimento sincrônico à respiração similares a artefatos em "cauda de cometa") (**Figura 143.2.**). As *linhas B* são quantificadas em 0, 1, 2, 3, > 3 e infinito (∞). No entanto, *linhas B* não diagnosticam a causa do edema pulmonar, mas o padrão de distribuição pode permitir o direcionamento do diagnóstico:

- **Edema cardiogênico:** tende a ser mais dorsal e peri-hilar bilateral ou generalizado.

- **Broncopneumonia aspirativa ou bacteriana:** tende a ser cranial e mais ventral.

- **Pulmão seco:** ausência de linhas B em todas as janelas (1 ou 2 linhas B isoladas podem ser normais, embora pouco comum).

- **Padrões dependentes da gravidade e assimétricos:** representam pneumonias. Linhas B em região pulmonar cranial bilateral e média direita (pneumonia por aspiração clássica), ou em região caudal de forma assimétrica (pneumonia bacteriana). EPNC também pode manifestar de forma assimétrica.

- **Padrões não dependentes da gravidade, generalizados e simétricos:** comumente suportando a presença de edema pulmonar cardiogênico (peri-hilar e caudal bilateral) e não cardiogênico (generalizado). Detalhe: felinos podem ter edema pulmonar cardiogênico de distribuição assimétrica.

Através da janela acústica paraesternal direita, o ultrassonografista treinado pode obter uma estimativa do tamanho do átrio esquerdo, que estará frequentemente aumentado nos

Tabela 143.1. – Características da ausculta pulmonar e cardíaca no edema pulmonar

Ausculta pulmonar	Estertores pulmonares crepitantes ou sons pulmonares altos e ásperos, distribuídos em um hemitórax, ou bilateralmente (se em progressão)
	Distribuição cranioventral pode estar relacionada com pneumonia por aspiração
	Distribuição peri-hilar bilateral pode estar relacionado com EPC em cães.
Ausculta cardíaca	EPC: sopro holossistólico de alta intensidade em foco mitral (grau ≥3/6), muitas vezes com frêmito, principalmente decorrente de DMVM.
	Sopro cardíaco avaliado isoladamente não deve ser considerado sinônimo de congestão e a sua ausência não descarta EPC (cardiomiopatia dilatada, felinos e algumas cardiopatias congênitas podem ser admitidas sem sopro audível)
	O ritmo de galope (felinos) pode estar presente no EPC.
	Ritmo sinusial/taquicardia sinal frequente na ICC. Arritmia sinusal frequente em doenças respiratória/predomínio vagal.

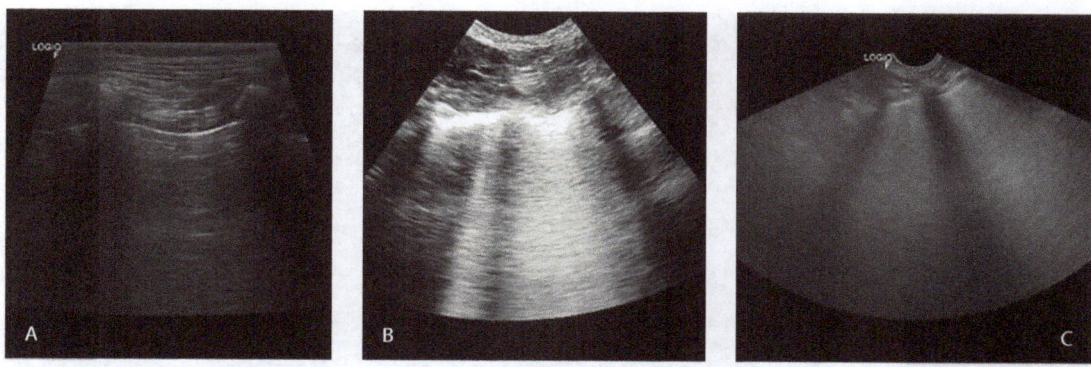

Figura 143.2. – Ecografia pulmonar (VETBlue) com imagens em modo B utilizando sonda linear **(A)** e convexa (B e C). Linhas A ("A"= ar) representada por linhas horizontais paralelas à linha pleuro-parietal hiperecogênica/brilhante, caracterizando um pulmão normal **(A)**. Presença de linhas B que partem da linha pleuro-parietal como artefatos de "caudas de cometas" que oscilam ao longo da inspiração e expiração, em quantidade >3 **(B)** e infinitas **(C)**, sugestivas de "pulmão molhado"/edema pulmonar/síndrome interstício-alveolar. (Arquivo pessoal MV. Annanda Souza de Figueiredo (A e C) e Henrique Augusto Souza Andrade **(B)**.

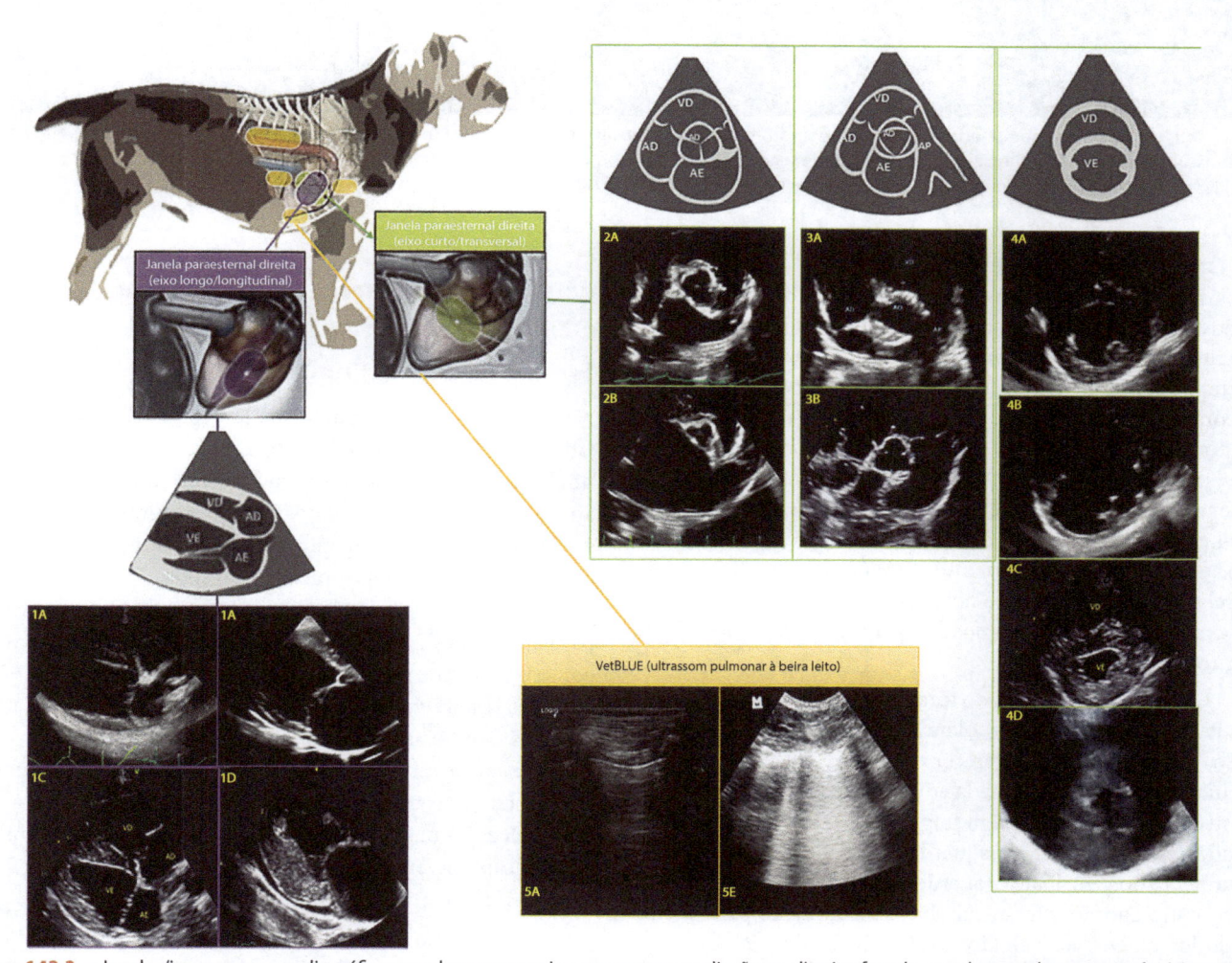

Figura 143.3. – Janelas/imagens ecocardiográficas e pulmonares mais comuns para avaliação qualitativa focada no edema pulmonar aguda. (1) Imagem longitudinal 4 câmaras; **(A)** normal; **(B)** 2 Dilatação de átrio esquerdo (AE) e ventrículo esquerdo (VE) com espessamento da válvula mitral; **(C)** Dilatação de átrio direito (AD) e ventrículo direito (VD); **(D)** hipertrofia da parede ventricular esquerda e dilatação de AE com discreta efusão pericárdica em um gato. (2) Imagem transversal ao nível do átrio esquerdo e aorta: **(A)** Relação AE/AO < 1,6 caracterizada como normal; **(B)** Relação AE/AO > 1,6 (~4,6) caracterizada com aumento importante de AE. (3) Imagem transversal ao nível da artéria pulmonar: **(A)** normal; **(B)** dilatação de artéria pulmonar. (4) Imagem transversal ao nível dos músculos papilares do VE: **(A)** normal; **(B)** dilatação do VE; **(C)** dilatação de VD e retificação de septo interventricular; **(D)** hipertrofia ventricular em um felino. (5) Ultrassonografia pulmonar (VETBlue): **(A)** normal; **(B)** linhas B sugerindo "pulmão úmido". Fonte: Ilustração canina adaptada de DeFrancesco & Ward (2021). Imagens ecocardiográficas e ultrassonográficas: Arquivo pessoal: Msc MV Henrique Augusto Souza Andrade (1-4A;1-2 e 4B; 4D; 5E), MV Annanda Souza Figueiredo (5A), Dr. Andre Martins Gimenes (1C, 3B, 4C), Setor de cardiologia da Universidade Federal de Lavras (1D)

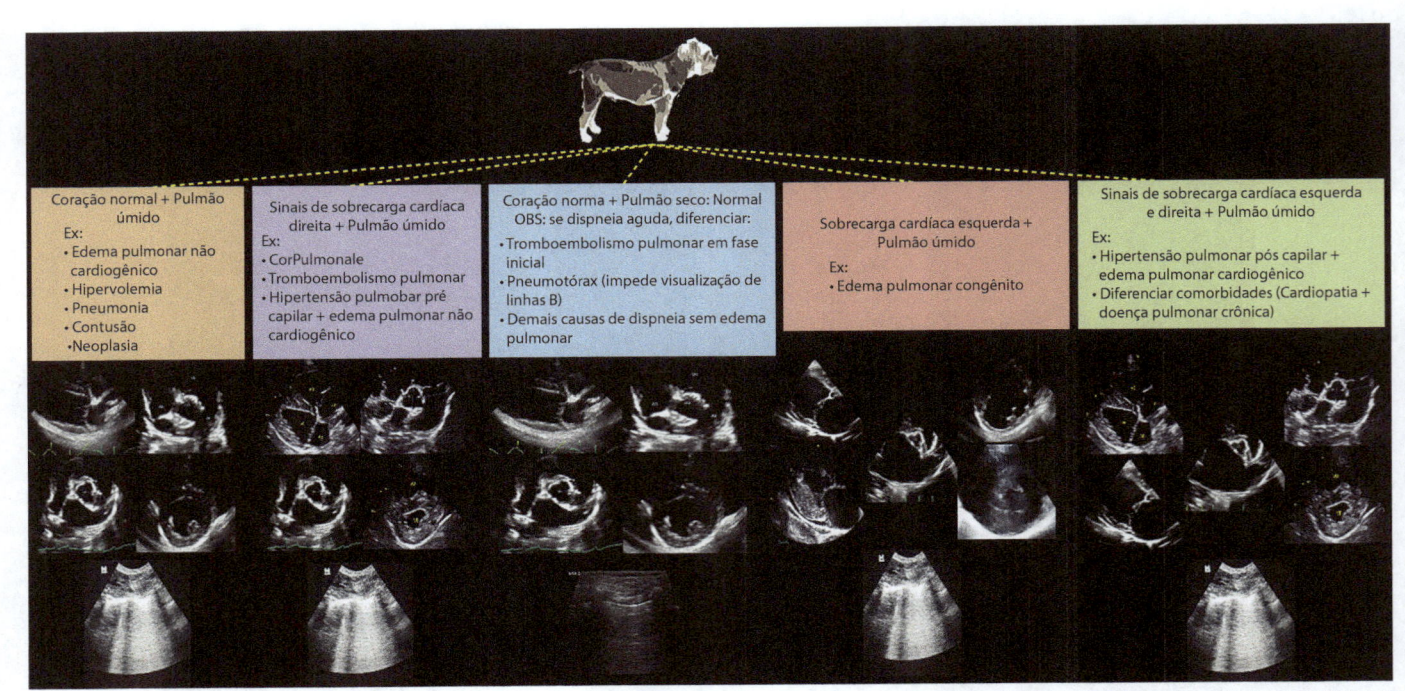

Figura 143.4. – Para essa figura, o edema pulmonar e síndrome de interstício alveolar foi referido com o termo "pulmão úmido" caracterizado pelas linhas B no ultrassom pulmonar. Detalhes: linha B também pode ser diferencial de pneumonia e não é patognomônico de edema cardiogênico ou não cardiogênico. Detalhes descritos na própria figura. Arquivo Pessoal: Henrique Augusto Souza Andrade.

casos de EPC em cães e gatos. Um estudo ecocardiográfico é imperativo quando há suspeita de edema pulmonar cardiogênico, porém cenários onde um cardiologista não se faz presente, cabe a equipe médica de emergência realizar uma avaliação focada no coração. O átrio esquerdo é sem dúvidas um norte para sugerir ou não processo congestivo. Uma relação ecocardiográfica entre o átrio esquerdo e aorta no corte transversal (eixo curto) maior que 1,6 em cães e 1,5 em gatos sugere aumento/sobrecarga atrial esquerda, e processo congestivo principalmente quando esses valores são marcadamente aumentados (> 1,8-2,0) e se correlacionam com demais achados de sobrecarga cardíaca, aumentando a acurácia diagnostica quando unido ao Vet BLUE (**Figuras 143.3. e 143.4.**).

O estudo radiográfico do tórax, apesar de muito útil, pode ser altamente estressante e intolerável no cenário de dispneia, ao passo que, se a contenção oferecer risco ao paciente, a estabilização inicial deve ser conquistada em primeira instância. Quando possível, a ICC esquerda na radiografia é caracterizada por três achados: aumento do átrio esquerdo, geralmente acompanhado de aumento do ventrículo esquerdo; distensão das veias pulmonares, e um padrão intersticial/alveolar em região peri-hilar e caudodorsal. Demais achados radiográficos do EPC e EPNC listados na **Tabela 143.2. e Figura 143.5.**

A coleta de sangue arterial para gasometria é incentivada, mas muitas vezes não é possível em um primeiro momento. Um método não invasivo alternativo é a oximetria de pulso (SpO_2), que acima de 95% sugere uma PaO_2 de aproximadamente 80mmHg, enquanto valores abaixo de 90% correspondem a hipoxemia grave ($PaO_2 \leq 60$mmHg).

5. MANEJO DO EDEMA PULMONAR AGUDO CARDIOGÊNICO

5.1. – Abordagem Primária

Todo paciente com dificuldade respiratória deve ser manejado pela abordagem xABCDE: tornar via aérea patente, conferir uma boa ventilação e oxigenação e restabelecer a perfusão. Uma abordagem *hands-off* é útil nos primeiros minutos, que inclui o mínimo de estresse por manipulação, a fim de evitar óbito e conferir tempo para a terapia iniciar sua resposta. A suplementação de oxigênio deve ser iniciada no edema pulmonar. O método para oferta deverá ser o menos estressante para aquele paciente, com a quantidade suficiente para manter uma saturação > 93% e conforto respiratório. A maioria dos pacientes se beneficia com técnicas não invasivas como o *flow-by*, máscara facial, sonda nasal, colar de Crowe e gaiola de oxigênio, mas casos graves podem requerer intubação orotraqueal e ventilação mecânica. As técnicas de oxigenoterapia estão descritas detalhadamente em um capítulo exclusivo.

A ansiedade e sensação de angústia acompanham cães e gatos com edema pulmonar, e são capazes de piorar o esforço respiratório e promover ruptura alveolar e de capilares alveolares. A sedação é indicada para amenizar a fadiga respiratória, estresse e consumo de oxigênio. Há predileção por dose baixa de opioides (butorfanol 0,1-0,4mg/kg/IM) associada a fenotiazínicos (acepromazina 0,0125mg/kg/IM), porém os protocolos de sedação devem ser sempre individualizados e deve-se evitar sedação excessiva, hipotensão e bradicardia.

Tabela 143.2. – Achados radiográficos no edema pulmonar cardiogênico e não cardiogênico de cães e gatos.

RX tórax	Vista Latero Lateral	Vista Ventro-dorsal – Dorso-ventral-DV	Escala VHS (*Vertebral Heart Size*)	Padrão pulmonar
EPC Cão	Silhueta cardíaca > da altura vertical do tórax. Ocupar > 3,5 espaços intercostais. Desvio dorsal da traqueia (cerca de 15 graus da coluna vertebral) associado a um aumento de AE. Aumento das veias pulmonares.	Largura da silhueta cardíaca em seu ponto mais largo maior que a metade da largura do tórax no nível da nona costela.	>10,6 (normal entre 8,5-10,6)*.	Padrão intersticial. Padrão alveolar com predomínio peri-hilar e caudal bilateral.
EPC Gato	Silhueta cardíaca >2,5-3 espaços intercostais. Silhueta cardíaca pode estar normal (hipertrofia concêntrica).	Silhueta cardíaca aumentada ou normal (hipertrofia concêntrica). Aumento biatrial (coração em formato de "D" invertido).	> 7,8 (normal 7,2-7,8). Pode estar normal (hipertrofia concêntrica).	Padrão intersticial não estruturado, com ou sem padrão alveolar, sem distribuição consistente como nos cães. Efusão pleural pode estar presente.
EPNC Cão	Padrões pulmonares variáveis, destacando-se os padrões mistos, simétricos, periféricos, multifocais, bilaterais e dorsais. Distribuição unilateral: mais comum infiltração pulmonar nos lobos pulmonares direitos. Distribuição cranioventral: sugestiva de pneumonia. EPPN: opacidade pulmonar assimétrico, unilateral e dorsal. EPN: tipicamente no quadrante caudodorsal/envolvimento difuso. A princípio a silhueta cardíaca apresenta-se dentro da normalidade.			
EPNC Gato	Distribuição em campo pulmonar caudal e dorsal com um padrão intersticial a alveolar misto bilateral. Pode ser facilmente confundido com um edema cardiogênico nessa espécie, fazendo-se necessário correlacionar a imagem com o histórico e achados clínicos.			

EPC: edema pulmonar cardiogênico; EPNC: Edema pulmonar não cardiogênico; EPPN: edema pulmonar por pressão negativa; EPN: edema pulmonar neurogênico. *Schnauzer, Boxer, Yorkshire e Buldogue podem ter valores maiores considerados normais.

5.2. – Manejo de Edema Pulmonar Cardiogênico através do Perfil Clínico-Hemodinâmico

Na medicina humana, a estratégia terapêutica do edema pulmonar cardiogênico é baseada no perfil clínico-hemodinâmico e apesar de ainda não ser validado na medicina veterinária, é um método cada vez mais difundido, de fácil acesso e baixo custo. São avaliados critérios de aumento das pressões de enchimento ventricular (sinais de congestão) e de perfusão periférica comprometida (sinais de baixo débito cardíaco) (**Quadro 143.2.**). O paciente em repouso é classificado como "úmido" ou "seco", se a congestão estiver presente ou ausente. Os critérios de congestão são a presença de taquipneia, estertores pulmonares/EPC, terceira bulha, elevação da pressão venosa jugular, edema de membros inferiores, hepatomegalia dolorosa, refluxo hepatojugular, derrame pleural ou ascite. O paciente "úmido" (EPC) é subdivido em "quente" se a perfusão estiver preservada ou "frio" se reduzida.

Uma vez confirmado perfil clínico hemodinâmico úmido, quente ou frio, os pilares terapêuticos são colocados à mesa: diurético, vasodilatadores e inotrópicos. Detalhes sobre o choque cardiogênico podem ser encontrados no capítulo específico. Caracterizado por estabilidade hemodinâmica com PAS preservada + EPC, o perfil úmido quente é tratado de forma a otimizar redução da pré-carga (terapia diurética com ou sem terapia vasodilatadora com inotrópico oral), enquanto o perfil úmido frio requer suporte inotrópico intravenoso para uma ação eficaz da furosemida e restauração da perfusão.

A furosemida inibe a reabsorção de sódio, potássio e cloreto na alça de Henle, promove a redução da pré-carga através da diurese e compõe a principal estratégia terapêutica no paciente quente/úmido, especialmente por sua ação de início rápido e potente. A via endovenosa (IV) é preferível, e a intramuscular (IM) é uma alternativa quanto ao acesso vascular não é possível. A via subcutânea (SC) apesar de fácil obtenção, pode ter uma absorção mais lenta devido à vasoconstrição periférica. Estima-se que o início da ação da furosemida IV ocorra em 5 minutos, com pico próximo de 30 minutos e duração de ação de 120-180 minutos. A dose inicial e a frequência de aplicações podem variar de 2-4mg/kg para cães e 1-2mg/kg para gatos, com bolus a cada 1-3 horas, geralmente requerendo 1-4 bolus repetidos, evitando sobrecarga do diurético (doses > 8mg/kg em 4 horas e > 12mg/kg/dia). A dose e frequência sempre é ajustada de acordo com a resposta clínica, guiada principalmente pela frequência respiratória, frequência cardíaca, esforço do paciente, produção urinária, SpO_2, PaO_2 e pressão arterial. Em casos de EPC ameaçador a vida, a infusão contínua (IC) de furosemida na dosagem de 0,66-1mg/kg/hora após o bolus inicial pode ser considerada. Há sugestão de que a IC promova maior diurese e de forma mais constante comparada à administração em bolus, porém se não monitorado há maior risco de desidratação e azotemia. Pacientes com histórico de ICC recorrente que fazem uso crônico de altas doses de furosemida e há suspeita de resistência diurética, podem necessitar doses maiores de bolus inicial (4mg/kg), e talvez a IC seja mais indicada. Apesar de necessário, o diurético depende do suporte inotrópico no perfil úmido/frio (EPC + baixo débito cardíaco). Para alcançar os rins,

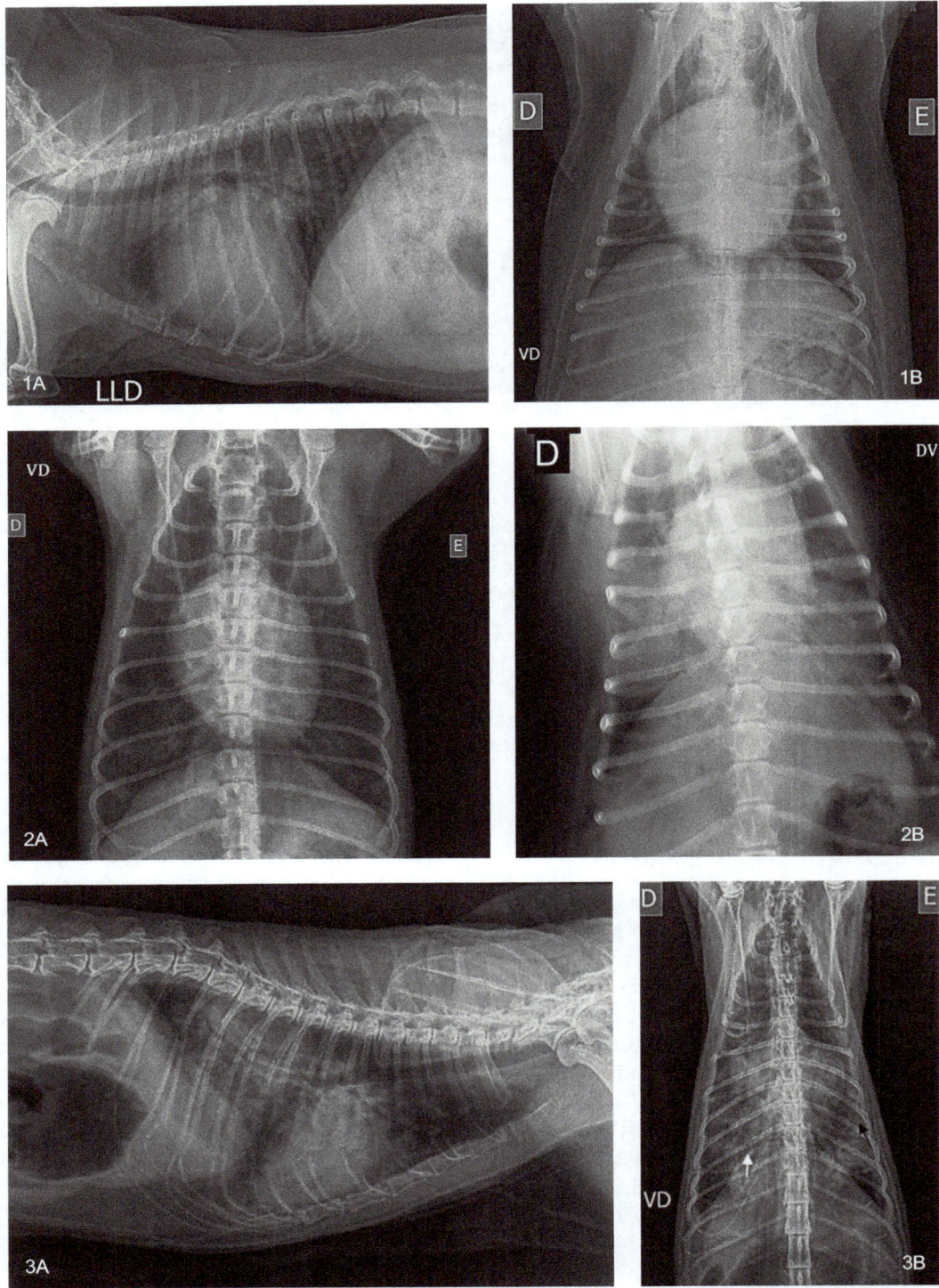

Figura 143.5. – (1) Radiografias torácicas lateral **(A)** e ventrodorsal **(B)** de canino, com edema pulmonar cardiogênico (EPC). Aumento da silhueta cardíaca (A e B), com VHS aumentado (~13,2) e evidente aumento do coração em seu eixo base-hilar, elevação dorsal da traqueia, abaulamento em região correspondente a átrio esquerdo e opacificação pulmonar tendendo a alveolar em região peri-hilar **(A)**, não tão evidente em projeção ventrodorsal devido a sobreposição a silhueta cardíaca **(B)**. (Arquivo pessoal MV. Annanda Souza de Figueiredo). (2) Radiografias torácicas em cães com edema pulmonar não cardiogênico: **(A)** edema pulmonar neurogênico em Yorkshire terrier com dificuldade respiratória após episódio convulsivo com opacificação pulmonar multifocal discreta em padrão intersticial não-estruturado e silhueta cardíaca normal. **(B)** edema pulmonar secundário a neoplasia em Shihtzu, com dificuldade respiratória grave não responsiva a diurético evidenciando importante opacificação alveolar em campos pulmonares caudais e lobo médio, silhueta cardíaca dentro da normalidade e citologia pulmonar sugestiva de carcinoma. (Arquivo pessoal MV. Alex Silveira Uchôa **(A)** e MV. Annanda Souza de Figueiredo **(B)**). (3) Radiografias torácicas lateral **(A)** e ventrodorsal **(B)** de felino com edema pulmonar cardiogênico (EPC). VHS aumentado (8,5) **(A)** e abaulamento de átrio esquerdo e direito **(B)**. Opacificação pulmonar difusa em padrão misto (intersticial não-estruturado e alveolar) (A e B). Gás moderado em estômago sugestivo de aerofagia **(A)**. Broncograma aéreo (seta preta) e dilatação de vasos pulmonares (seta branca) **(B)**. Diagnóstico definitivo de cardiomiopatia hipertrófica na avaliação ecocardiográfica. (Arquivo pessoal MV. Alex Silveira Uchôa).

Quadro 143.2. – Perfil clínico-hemodinâmico do paciente com insuficiência cardíaca em repouso, quanto a perfusão tecidual (estabilidade hemodinâmica) e congestão (edema pulmonar). O paciente é classificado em repouso, como "úmido" ou "seco", se a congestão estiver presente ou ausente, respectivamente. Os critérios de congestão são a presença de taquipneia, estertores pulmonares/EPC, terceira bulha, elevação da pressão venosa jugular, edema de membros inferiores, hepatomegalia dolorosa, refluxo hepatojugular, derrame pleural ou ascite.

	Sinais de Congestão	Sinais de Hipoperfusão/Baixo débito cardíaco
Congestão? (quadrantes: Quente Seco, Quente Úmido, Frio Seco, Frio Úmido)	Crepitação pulmonar/ Edema pulmonar	Hipotensão (PAS < 90mmHg cão; < 100mmHg gato)
	Taquipneia/Dispneia/Ortopneia (FR > 40mov/min)	ΔTcentro-periférico: ≥ 6,5°C (Cães) ou ≥ 7,5°C (Gatos)
	Reflexo Hepatojugular positivo	TPC > 3s, Mucosas Pálidas, Ausência de Borborigmos
	Ingurgitação jugular	AVDN*: Diferente < A
	Edema de membros	Taquicardia: > 180bpm
	Presença de terceira bulha cardíaca	Lactato sérico > 3,2mmoL/L

*Escala AVDN = Alerta, alerta a resposta Verbal, alerta a estímulo Doloroso, Não responde. Adaptado da Diretriz Brasileira de Insuficiência Cardíaca Crônica e Aguda (2018). Arquivo pessoal MV. Henrique Augusto Souza Andrade.

a furosemida precisa do mínimo de perfusão renal, conquistado com suporte inotrópico positivo.

O nitroprussiato de sódio (0,5-3mcg/kg/min para cães e 0,5-2mcg/kg/min para gatos) tem um efeito vasodilatador misto, o que o torna ideal para pacientes "quentes" ao promover a veno e arteriodilatação, redução da pré e pós-carga, aumento da capacitância e diminuição da resistência vascular. Em animais normotensos ou hipertensos com EPC, o fármaco tem sua indicação endossada quando o edema é de alto risco a vida, e aguardar a resposta da furosemida seja perigoso. Sua meia vida curta permite uma titulação precisa, alcançando uma dose máxima de 10 mcg/kg/min, que raramente é necessária. Após o início da infusão, o alvo para a redução da pressão arterial sistólica (PAS) é de 10 a 20% do basal em pacientes hipertensos, ou a meta de 100mmHg para os normotensos. O vômito é um sinal geralmente precoce a hipotensão pela IC de nitroprussiato, e caso ocorra, a aferição pressórica deve ser imediata, bem como a redução da taxa de infusão conforme a necessidade, procurando não interromper seu uso de forma abrupta a fim de evitar o risco de hipertensão rebote.

Na ausência do nitroprussiato, os vasodilatadores orais, como hidralazina, amlodipina e isossobida, podem ser considerados, embora a absorção gastrointestinal esteja comprometida pela congestão. A hidralazina (0,5-2,5mg/kg VO a cada 12h) deve ser iniciada com a menor dosagem e titulada a cada hora para o efeito. Já a amlodipina (0,05-0,2mg/kg VO/24h para o cão e 0,625-1,25mg VO/24h por gato) possui um risco limitado de causar hipotensão, e conta com uma ação prolongada e gradual, embora o efeito máximo do fármaco não ocorra antes de 3 horas, exigindo uma titulação mais lenta. A falta do refinamento nessa titulação de fármacos orais confere uma imprevisibilidade ao médico, com risco de hipotensão a depender da dose, o que torna seu uso mais indicado em pacientes com a pressão arterial sistólica elevada (>160-180mmHg). O dinidrato de isossorbida (0,5-2,0mg/kg VO BID em cães), é um nitrato de uso oral ainda conflitante. A medicação parece não afetar significativamente a resistência vascular sistêmica, mas pode ser potencializada por outros vasodilatadores (uso combinado deve ser cauteloso) e sua

tolerância é questionável. A dosagem ideal para o efeito desejado em cães e gatos não é totalmente estabelecida.

O suporte inotrópico é necessário para pacientes com edema pulmonar cardiogênico (úmido) e hipotensão (frio). A otimização da contratilidade aumenta o débito cardíaco e restaura gradativamente a perfusão renal, permitindo que a furosemida alcance a alça de Henle. Através de seus efeitos β1 e β2 adrenérgicos, a dobutamina é o inotrópico preferido. Além disso, seu modesto efeito vasomotor (α1 adrenérgico) pode aumentar o débito cardíaco a curto prazo com doses tituladas por infusão contínua. A dose pode variar de 2,5 a 10-20mcg/kg/min, mas os pacientes que precisam de doses acima de 15mcg/kg/min têm resultados menos positivos. É importante reconhecer que a estimulação adrenérgica aumenta o consumo de oxigênio pelo miocárdio, resultando em um potencial arritmogênico em altas doses. Portanto, durante a infusão, é necessário acompanhamento eletrocardiograma e reduzir a dose para evitar arritmias supraventriculares e/ou ventriculares. No entanto, se o uso for seguro e não houver alterações na pressão de pulso, na cor da mucosa ou no tempo de preenchimento capilar, a titulação será mantida. A infusão de dobutamina é reduzida ao longo de 12-24 horas à medida que o edema se resolve concomitante a administração oral de pimobendan. No caso dos felinos com edema pulmonar cardiogênico refratário e hipotensos, desde que apresentem déficit de contratilidade miocárdica/disfunção sistólica sem obstrução da via de saída do ventrículo esquerdo, podem se beneficiar com a dobutamina (1-6mcg/kg/min).

O pimobendan, tem mecanismos de ação diferentes e sinérgicos a dobutamina. Seu uso está indicado para cardiopatas em quadro congestivo, seja no perfil úmido ou seco. Ao inibir a fosfodiesterase 3 (PDE3), a afinidade da troponina cardíaca para a ligação do íon cálcio é aumentada, otimizando a contratilidade miocárdica. O relaxamento do músculo liso arterial e venodilatação é outro efeito catalisador na redução da pós e pré-carga, tornando o fármaco desejável pela ação inodilatadora. A dose recomendada é de 0,25-0,3mg/kg administrado VO q8-12h em cães. Em cães bem perfundidos, o seu início de ação ocorre em

2-3h por VO e até o momento, não há apresentação injetável no Brasil. Um estudo recente propõe a administração retal de pimobendan (0,5mg/kg) como alternativa temporária se via oral indisponível.

O pimobendan pode ser usado em felinos em edema pulmonar cardiogênico refratário quando há disfunção sistólica concomitante, preferencialmente sem obstrução da via de saída do ventrículo esquerdo documentada por ecocardiografia. Apesar das diretrizes de manejo de cardiomiopatias em felinos – ACVIM 2020 – não indicar o uso do pimobendan em pacientes com obstrução da via de saída do ventrículo esquerdo, novos trabalhos não demonstraram complicações importantes do seu uso nesse cenário, aumentando a segurança para inclusão em protocolo. A dose recomendada é de 0,25mg/kg ou 0,625-1,25mg/gato a cada 12h VO.

6. MANEJO DE EDEMA PULMONAR NÃO CARDIOGÊNICO

Enquanto as estratégias para EPC seguem uma sequência sistemática, o mesmo não pode ser afirmado no EPNC. Cenários múltiplos de causas complexas desafiam uma abordagem bem-sucedida. Não resta dúvidas de que tratar a causa subjacente ao evento é uma premissa básica, até que haja a resolução da lesão pulmonar aguda.

Disfunção respiratória e edema secundário a anafilaxia e hipersensibilidade requerem epinefrina (0,01 a 0,025mg/kg IV). O uso de broncodilatadores e corticosteroides (dexametasona 0,1mg/kg IV) pode ser benéfico para esses pacientes. Apesar da eficácia controversa, o edema pulmonar secundário à lesão pulmonar aguda relacionada à transfusão (TRALI) pode incluir dexametasona (0,5mg/kg/IV ou IM) na estratégia terapêutica.

Devido ao seu efeito redutor de histamina e anti-inflamatório, os β2 agonistas (terbutalina 0,01mg/kg IV, IM, SC ou VO ou albuterol inalado) podem ser úteis para pacientes com edema pulmonar secundário à inalação de fumaça. O uso de antimicrobianos nesses pacientes não é aconselhável, mas pneumonias bacterianas podem ocorrer ao longo do curso clínico. Embora a nebulização de epinefrina e corticosteroides ajude a reduzir o edema das vias aéreas superiores, o benefício dos esteroides sistêmicos não é confirmado. Devido ao fato de que a oximetria de pulso não é capaz de distinguir a hemoglobina oxigenada da carboxiemoglobina, os casos graves de dificuldade respiratória requerem suporte ventilatório.

As modificações da pressão capilar podem ser consideradas em todos os casos de edema pulmonar, ou seja, a pressão hidrostática pode influenciar no EPNC pareado ao edema por permeabilidade. O manejo diurético e vasodilatador no EPNC deve ser cuidadosamente considerado e reservado em pacientes que não estejam hipovolêmicos e hipotensos. Há evidências clínicas limitadas do benéfico da furosemida, mas a maioria dos dados experimentais suporta terapias que modulam a pressão hidrostática. Por razões bem definidas, a diurese excessiva não é recomendada em nenhuma forma de edema pulmonar não cardiogênico, e na ausência de doença cardíaca, o risco-benefício de um diurético é considerado com cuidado nessa abordagem. A furosemida (0,5-2mg/kg em cães; 0,5-1mg/kg em gatos) pode ser um desafio terapêutico inicial por via IV, com reaplicação em 1-2 horas dependendo da resposta. Se nenhuma melhora for observada após 1-3 doses, é improvável que este medicamento seja útil, e inclusive será descontinuado pelo risco de hipovolemia, desidratação e ressecamento da via aérea, favorecendo a viscosidade de secreções.

Paralelamente, o papel do nitroprussiato e da dobutamina não estão claros nesse cenário. Suspeita-se que o vasodilatador possa diminuir rapidamente a pressão capilar pulmonar e possivelmente diminuir o acúmulo de fluido pulmonar, desde que não curse com hipotensão. A dobutamina pode diminuir a sobrecarga de volume pulmonar através da otimização do débito cardíaco, mas há controvérsias. Embora a terbutalina atue pela via adenosina monofosfato cíclica para aumentar a reabsorção de fluido do espaço alveolar, outras drogas também β2 agonistas como uso de salbutamol intravenoso e inalatório em pessoas com insuficiência respiratória (SDRA) revelou desfecho negativo, possivelmente devido ao aumento do débito cardíaco. Devido a esses efeitos colaterais indesejados, o uso de β2 agonistas não pode ser recomendado rotineiramente e, se for o caso, eles devem ser usados apenas com extrema cautela.

No assunto diurético, inotrópico e vasodilatador no EPNC, seu uso dependerá do julgamento do médico até que mais evidências clínicas objetivas estejam disponíveis, assumindo que em alguns casos seus efeitos não podem ser previstos sem os administrar empiricamente e completa monitoração e ajuste fino dentro dos próximos minutos de intervenção.

Os cristaloides, em grandes volumes, podem aumentar a pressão hidrostática e diminuir a pressão oncótica (especialmente em pacientes hipoalbuminêmicos) e a estratégia de fluidoterapia restritiva deve ser adotada em um cenário de normovolemia. Uma barreira microvascular pulmonar normal é relativamente permeável à proteína. O aumento relativo da permeabilidade na microvasculatura pulmonar torna possível a perda de partículas coloides no interstício. Falta uma base de evidências que suportem o uso de coloides, e pelo risco-benefício, seu uso deve ser evitado no EPNC.

7. CONCLUSÕES

O edema pulmonar agudo é uma das emergências mais comuns na rotina clínica e deve ser rapidamente reconhecido se a origem é ou não cardiogênica. Casos refratários a terapia deve receber suporte ventilatório até que o edema seja controlado, assumindo que o diagnóstico foi assertivo e a falha de resposta clínica não envolve imperícia, como assumir inequivocamente que todo cão de pequeno porte cursa com cardiopatia descompensada, ou que a furosemida é a única estratégia do edema cardiogênico. Cães em EPC com baixo clareamento de lactato (manutenção de seu valor elevado em 2 horas após admissão) tem pior desfecho clínico, com maior mortalidade intra-hospitalar.

8. PONTOS-CHAVE

- Edema pulmonar cardiogênico (EPC) está associado ao aumento da pressão hidrostática dos capilares pulmonares.

- O edema não cardiogênico está associado ao edema de permeabilidade aumentada com possível lesão do endotélio pulmonar.

- Diurético, vasodilatador e inotrópico positivo fundamentam a base terapêutica do EPC.

- A terapia suporte e controle da causa base mantém como estratégia do EPNC, dado a sua heterogeneidade etiológica.

9. LITERATURA RECOMENDADA

1. Acierno MJ, Brown S, Coleman AE, Jepson RE, Papich M, Stepien R L, Syme HM. ACVIM consensus statement: Guidelines for the identification, evaluation, and management of systemic hypertension in dogs and cats. J Japanese Association of Veterinary Nephrology and Urology. 2020; 12(10): 30-49.

2. Adamantos S, Hughes D. Pulmonary edema. In: Silverstein D, Hopper K, editores. Small animal critical care medicine. WB Saunders; 2015. p. 116-120.

3. Assaad S, Kratzert WB, Shelley B, Friedman MB, Perrino A. Assessment of pulmonary edema: principles and practice. J Cardiothoracic and Vascular Anestesia. 2018; 32(2): 901-914.

4. Bitencourt EH, Beier SL, Lima MPA. Edema pulmonar agudo. Cad. técn. Vet. Zoot. UFMG, Belo Horizonte, Minas Gerais; 2017. n. 87. p. 9-17.

5. Boiron L, Hopper K, Borchers A. Risk factors, characteristics, and outcomes of acute respiratory distress syndrome in dogs and cats: 54 cases. J Veterinary Emergency and Critical Care. 2019; 29(2): 173-179.

6. Bouyssou S, Specchi S, Desquilbet, L, & Pey P. Radiographic appearance of presumed noncardiogenic pulmonary edema and correlation with the underlying cause in dogs and cats. Veterinary Radiology & Ultrasound. 2017; 58(3): 259-265

7. Boyle KL, Leech E. A review of the pharmacology and clinical uses of pimobendan. J Veterinary Emergency and Critical Care. 2012; 22(4): 398-408.

8. Clark SB, Soos MP. Noncardiogenic Pulmonary Edema. StatPearls Publishing. Disponível em: https://www.statpearls.com/. Acesso em 29 agosto 2020.

9. da Silva RM, Fadel L. Relação entre o perfil clínico hemodinâmico e a mortalidade de cães com insuficiência cardíaca descompensada. Revista Unimar Ciências. 2017; 24(1-2).

10. Drobatz KJ. Neurogenic Pulmonary Edema. In: Drobatz KJ, Hopper K, Rozanski EA, Silverstein DC, editores. Textbook of Small Animal Emergency Medicine. John Wiley & Sons; 2018. p. 247-252

11. Ferasin L, DeFrancesco T. Management of acute heart failure in cats. J Veterinary Cardiology. 2015; 17: 173-189.

12. Goldfeder GT, Gonçalves VD. Edema pulmonar cardiogênico. In: Larsson MHMA editor. Tratado de Cardiologia Veterinária. Interbook; 2020. Cap 20. p. 359-370.

13. Gonçalves S. Tratamento das Reações Transfusionais. In: Rabelo RC, editor. Emergências em pequenos animais: Condutas clínicas e cirúrgicas no paciente grave. Rio de Janeiro: Elsevier; 2012. p. 1406 1415.

14. Harada K, Ukai Y, Kanakubo K, Yamano S, Lee J, Kurosawa TA, Uechi M. Comparison of the diuretic effect of furosemide by different methods of administration in healthy dogs. J Veterinary Emergency and Critical Care. 2015; 25(3): 364-371.

15. Her J, Kuo KW, Winter RL, Cruz-Espindola C, Bacek LM, Boothe DM. Pharmacokinetics of Pimobendan and Its Metabolite O-Desmethyl-Pimobendan Following Rectal Administration to Healthy Dogs. Frontiers in Veterinary Science. 2020; 7: 423.

16. Hezzell MJ, Ostroski C, Oyama MA, Harries B, Drobatz KJ, Reineke EL. Investigation of focused cardiac ultrasound in the emergency room for differentiation of respiratory and cardiac causes of respiratory distress in dogs. J Veterinary Emergency and Critical Care. 2020; 30: 159-164.

17. Hoehne SN, Hopper K. Hypersensitivity and Anaphylaxis. In: Drobatz KJ, Hopper K, Rozanski EA, Silverstein DC, editores. Textbook of Small Animal Emergency Medicine. John Wiley & Sons; 2018. p. 936-941

18. Hughes D. Pulmonary edema. In: King LG, editor. Textbook of respiratory disease in dogs and cats. St. Louis:Saunders; 2004. p. 487 97.

19. Keene BW, Atkins CE, Bonagura JD, Fox PR, Häggström J, Fuentes VL, ... & Uechi M. ACVIM consensus guidelines for the diagnosis and treatment of myxomatous mitral valve disease in dogs. J Veterinary Internal Medicine. 2019; 33(3): 1127-1140.

20. Kuriyama A, Urushidani S. Continuous versus intermittent administration of furosemide in acute decompensated heart failure: a systematic review and meta-analysis. Heart failure reviews. 2019; 24(1):31-39.

21. Long KM, Kirby R. An update on cardiovascular adrenergic receptor physiology and potential pharmacological applications in veterinary critical care. J Veterinary Emergency and Critical Care. 2008; 18(1): 2-25

22. Luis Fuentes V, Abbott J, Chetboul V, Côté E, Fox PR, Häggström J, ... & Stern JÁ. ACVIM consensus statement guidelines for the classification, diagnosis, and management of cardiomyopathies in cats. J Veterinary Internal Medicine.

23. McGowan E, Drobatz KJ. Smoke Inhalation Toxicity. In: Drobatz KJ, Hopper K, Rozanski EA, Silverstein DC, editores. Textbook of Small Animal Emergency Medicine. John Wiley & Sons; 2018. p. 897-904.

24. Mizuno M, Yamano S, Chimura S, Hirakawa A, UKAI Y, Sawada T, ... & Shinoda A. Efficacy of pimobendan on survival and reoccurrence of pulmonary edema in canine congestive heart failure. J Veterinary Medical Science, 2016. p. 16-0069.

25. Nelson R. Couto CG. Distúrbios do parênquima e vasculatura pulmonar. In. Nelson R. Couto CG. editores. Medicina interna de pequenos animais. Elsevier Brasil; 2015. Cap 22. p. 316 336.

26. Ohad DG, Segev Y, Kelmer E, Aroch I, Bdolah-Abram T, Segev G, Klainbart S. Constant rate infusion vs. intermittent bolus administration of IV furosemide in 100 pets with acute left-sided congestive heart failure: A retrospective study. The Veterinary Journal. 2018; 238: 70-75.

27. Oyama MA. Cardiogenic Pulmonary Edema. In: Drobatz KJ, Hopper K, Rozanski EA, Silverstein DC, editores. Textbook of Small Animal Emergency Medicine. John Wiley & Sons. 2018. p. 242-246.

28. Pellegrino A. Cardiomiopatias em felinos. In: Larsson MHMA editor. Tratado de Cardiologia Veterinária. Interbook; 2020. Cap 12. p. 197-235.

29. Reina-Doreste Y, Stern JA, Keene BW, Tou SP, Atkins CE, DeFrancesco TC, ... & Meurs KM. Case-control study of the effects of pimobendan on survival time in cats with hypertrophic cardiomyopathy and congestive heart failure. J American Veterinary Medical Association. 2014; 245(5): 534-539.

30. Ribeiro, CAM. Tese: Uso do clareamento do lactato sérico em cães com insuficiência cardiorrespiratória descompensada. Universidade de Franca. VETTESES. 2015.

31. Rohde LEP, Montera MW, Bocchi EA, Clausell NO, Albuquerque DCD, Rassi S, ... & Barretto, ACP. Diretriz Brasileira de Insuficiência Cardíaca Crônica e Aguda. Arquivos Brasileiros de Cardiologia. 2018; 111(30): 436-539.

32. Rosa KT. Edema agudo do pulmão. In: Rabelo RC, editor. Emergências em pequenos animais: Condutas clínicas e cirúrgicas no paciente grave. Rio de Janeiro: Elsevier; 2012. p. 1123 1131.

33. Rosenthal S, Oyama MA. Management of Heart Failure. In: Bruyette D, editor. Clinical Small Animal Internal Medicine. John Wiley & Sons. 2020. p. 185.

34. Soares FB, Pereira Neto GB, Rabelo RC. Assessment of plasma lactate and core-peripheral temperature gradient in association with stages of naturally occurring myxomatous mitral valve disease in dogs. Journal of Veterinary Emergency and Critical Care. 2018; 28(6): 532-540.

35. Strickland KN. Emergency management of cardiogenic pulmonary edema. Proceeding of the NAVC North American Veterinary Conference; 2007 Jan 8 12; Orlando (Fla), USA. IVIS. Disponível em: http://www.ivis.org/proceedings/navc/2007/SAE/068.asp?LA=1. Acesso em 19 fev 2008.

36. Wilkins PA, Otto CM, Baumgardner JE, Dunkel B, Bedenice D, Paradis MR, ... & Pranzo, Esq, G. Acute lung injury and acute respiratory distress syndromes in veterinary medicine: consensus definitions: The Dorothy Russell Havemeyer Working Group on ALI and ARDS in Veterinary Medicine. J Veterinary Emergency and Critical Care. 2017; 17(4): 333-339.

37. Yamamoto Y, Suzuki S, Hamabe L, Aytemiz D, Huai-Che H, Kim S, ... & Tanaka R. Effects of a Sustained-Release Form of Isosorbide Dinitrate on Left Atrial Pressure in Dogs with Experimentally Induced Mitral Valve Regurgitation. J Veterinary Internal Medicine. 2013; 27(6): 1421-1426.

144 Torção de Lobo Pulmonar

Igor Pelicano
Jéssica de Assis Marques

1. INTRODUÇÃO

A torção de lobo pulmonar (TLP) é considerada incomum em cães e rara em gatos. A afecção é caracterizada quando o lobo pulmonar torce sobre seu próprio eixo, obliterando o seu respectivo brônquio, além dos fluxos sanguíneo e linfático, levando a edema, hemorragia e enfisema lobar, evoluindo para consolidação e necrose. Esta condição clínica é reconhecidamente grave e apresenta mortalidade alta entre os indivíduos acometidos. De forma geral, os pacientes com TLP apresentam intensa dispneia de início agudo, com sinais de piora progressiva. Entretanto, a variabilidade anatômica e funcional dos lobos pulmonares permite que, a depender do lobo afetado, as manifestações clínicas possam se apresentar de forma mais branda, o que torna a confirmação diagnóstica mais desafiadora.

A torção do lobo pode ocorrer de forma espontânea, idiopática ou secundária a uma doença de base. Qualquer condição primária que aumente a mobilidade pulmonar na caixa torácica predispõe à torção do lobo.

Por tratar-se de uma emergência cirúrgica, é uma afecção que demanda uma abordagem emergencial eficiente e um delineamento diagnóstico preciso, impactando no prognóstico e desfecho do caso.

2. FISIOPATOLOGIA

A torção de lobo pulmonar é bem descrita na literatura tanto em cães de grande porte, quanto em raças menores. No entanto, é sugerido por alguns autores que assim como ocorre na torção vólvulo-gástrica, os cães de tórax profundo apresentam maior predisposição ao desenvolvimento desta condição clínica. Em gatos, a ocorrência é muito menos comum, sendo associada à asma felina, doenças do trato respiratório superior, ruptura diafragmática, quilotórax, piotórax e neoplasia como fatores predisponentes.

Os lobos pulmonares mais acometidos são o médio direito e o esquerdo cranial, no entanto, a torção pode ocorrer em qualquer lobo. Acredita-se que o formato longo e estreito do lobo médio direito seja o fator que o leva a apresentar maior mobilidade na caixa torácica e, por esta razão, é frequentemente mais afetado. Dentre outras condições predisponentes, podemos

citar que: pneumotórax, efusão pleural, cirurgia torácica prévia, trauma torácico e alterações morfológicas dos lobos afetados aumentam a probabilidade de torção do lobo sobre o seu próprio eixo, uma vez que são condições que alteram a relação espacial do órgão com a caixa torácica (**Figura 144.1.**).

Comumente a torção do lobo promove oclusão completa de seu respectivo brônquio e obliteração do fluxo linfático e de retorno venoso, uma vez que a parede do leito venoso é menos espessa e, consequentemente mais sensível, enquanto inicialmente o fluxo arterial permanece com pouca ou nenhuma alteração aumentando de forma progressiva a congestão do órgão. Com a evolução e progressão do quadro, o lobo torcido torna-se atelectásico; a atelectasia do lobo resulta em uma redução do volume corrente com um consequente e compensatório aumento da frequência respiratória. Dentro da evolução do quadro respiratório é gerado um processo de hipoxemia tecidual em decorrência de alterações na relação ventilação/perfusão, *shunt* intrapulmonar, hipoventilação alveolar, comprometimento do processo difusional do oxigênio e redução da saturação venosa mista de oxigênio.

A hipoventilação alveolar pode resultar da redução do fluxo de ar através da via aérea parcialmente ocluída por um brônquio torcido. Quando a torção ocorre de forma parcial, a produção excessiva de secreção intra brônquica pode gerar um processo de obstrução mecânica do fluxo de ar, enquanto o retorno venoso do lobo permanece acontecendo, levando ao quadro de *shunt* intrapulmonar.

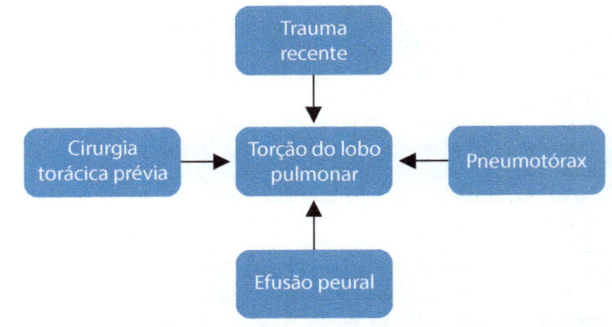

Figura 144.1. – Fatores predisponentes ao desenvolvimento de torção de lobo pulmonar.

A efusão pleural pode estar presente como causa predisponente ou como consequência da torção, a oclusão vascular do lobo torcido leva à consequente congestão e inflamação.

A fisiopatologia por trás do desenvolvimento de enfisema em pacientes com torção do lobo pulmonar não é bem determinada e uma série de hipóteses já foram discutidas previamente, sendo sugerido que ocorra devido à ruptura alveolar causada pelo aumento da pressão regional além da isquemia, podendo evoluir para o quadro de enfisema e consolidação.

3. DIAGNÓSTICO

Uma avaliação minuciosa da anamnese pode ajudar a direcionar a suspeita clínica para a torção de lobo pulmonar. Situações como trauma ou cirurgia torácica recente, associadas a sinais de angústia respiratória aguda, devem levantar suspeitas para a doença.

As manifestações clínicas que antecedem a angústia respiratória normalmente cursam com tosse de início súbito, hemoptise, dispneia e epistaxe. Os sinais sistêmicos são inespecíficos, sendo os comumente observados pirexia, anorexia, apatia, diarreia, êmese, náusea e até poliúria com polidipsia. O quadro pode apresentar-se de forma aguda ou crônica, porém deve-se considerar como suspeitos, principalmente, aqueles pacientes que apresentam efusão pleural e/ou pneumotórax de início agudo.

Apesar do direcionamento acontecer pela análise do histórico e avaliação do exame físico, o diagnóstico definitivo deve ocorrer por meio de exames de imagem. A radiografia de tórax é uma importante ferramenta diagnóstica e pode fechar o diagnóstico definitivo. A efusão pleural pode ser um achado frequente na radiografia, assim como áreas de consolidação do lobo pulmonar torcido e a presença de broncogramas aéreos.

Porém, o sinal mais importante durante uma avaliação radiográfica é o alinhamento brônquico anormal do lobo afetado.

A ecografia torácica pode ser uma ferramenta adjuvante no diagnóstico, além de trazer informações na ausência de sinais radiográficos. Na presença de um lobo torcido, pode ser visualizada uma banda hipoecoica periférica circundando áreas hiperecoicas, correspondentes ao enfisema pulmonar, normalmente associado à presença de líquido efusivo pleural ao exame ultrassonográfico. À medida que aumenta o tempo de torção e, consequentemente, de consolidação do lobo pulmonar acometido, em avaliação ultrassonográfica o mesmo pode apresentar ecogenicidade semelhante à do lobo hepático, assim como os brônquios preenchidos por líquido inflamatório se assemelham aos vasos hepáticos, processo conhecido como "hepatização" do lobo pulmonar torcido.

A análise laboratorial do líquido efusivo pode ter características tanto inflamatórias quanto quilosas, não sendo um método eficaz para se determinar a etiologia da torção de lobo pulmonar.

Atualmente, a tomografia computadorizada é considerada um excelente exame para o diagnóstico de torção de lobo pulmonar devido à acurácia do exame para determinar a rotação do lobo no tórax (**Figura 144.2.**). No entanto, deve-se individualizar cada caso e avaliar a condição clínica do paciente para realização de anestesia para o exame de imagem avançada.

4. TRATAMENTO

O tratamento primordial para um paciente que apresenta a torção de lobo pulmonar é a estabilização do quadro emergencial, seguindo a abordagem baseada no protocolo ABC.

Como discorrido anteriormente, é esperado que pacientes dentro deste contexto clínico apresentem manifestações respiratórias com importante repercussão sistêmica. Desta forma,

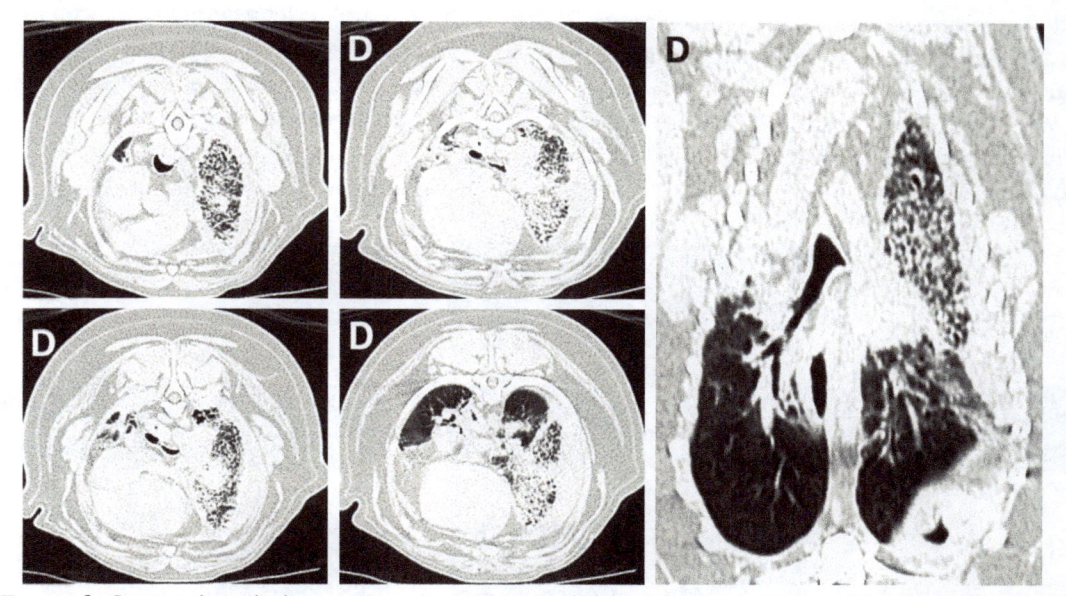

Figura 144.2. – Tomografia Computadorizada de paciente canino com torção de lobo pulmonar. Imagem cedida pelo médico veterinário radiologista Derek Levi Machado.

deve-se considerar a redução da ansiedade do paciente no período de angústia respiratória por meio de sedação. São preferíveis fármacos com pouca ou nenhuma repercussão hemodinâmica, como, por exemplo, o tartarato de butorfanol (0,1-0,4mg/kg/IV ou IM), sendo uma excelente opção especialmente em casos em que não há um evento nociceptivo importante associado.

É aconselhada a suplementação com oxigênio via sonda nasal ou máscara de oxigênio. Pacientes com efusão pleural e/ou pneumotórax devem ser submetidos à toracocentese, tendo como objetivo a otimização da amplitude de expansão pulmonar, previamente prejudicada devido à ocupação do espaço pleural. Fármacos analgésicos devem ser administrados, principalmente em pacientes advindos do trauma.

Pacientes com dispneia grave, não controlada por meio de sedação, e suporte de oxigênio não invasivo, devem receber indução anestésica e intubação orotraqueal para otimização da oxigenioterapia e emprego da ventilação mecânica por pressão positiva.

Após estabilização do quadro crítico, o tratamento definitivo é realizado por meio da lobectomia pulmonar do lobo afetado. É de extrema importância não desfazer a rotação do lobo antes da sua remoção, uma vez que se deve evitar ao máximo a síndrome de isquemia reperfusão.

A figura a seguir (**Figura 144.3.**) descreve de forma resumida a abordagem de um paciente com torção de lobo pulmonar.

A cirurgia pode ser realizada via toracotomia lateral ou mediana (esternotomia). A oclusão vascular e do brônquio principal do lobo pode ser realizada por ligadura com fio cirúrgico, colocação de hemoclipe de titânio ou pelo uso de grampeador cirúrgico linear, ou toracoabdominal. É aconselhada a colocação de dreno torácico para acompanhamento pós-operatório.

No pós-operatório imediato devem ser monitorados parâmetros de instabilidade hemodinâmica (pressão arterial, frequência cardíaca, frequência respiratória, temperatura central e periférica, nível de consciência, oximetria, lactato sérico e glicemia) com a finalidade de se avaliar sinais de reperfusão, além de monitoração eletrocardiográfica. Além disso, é determinante o acompanhamento via dreno torácico da presença de pneumotórax e/ou efusão pleural.

A monitoração através da análise de gasometria arterial seriada permite o acompanhamento dos valores de PaO_2, $PaCO_2$ e SaO_2 os quais podem sinalizar comprometimento pós-operatório no mecanismo de oxigenação e ventilação.

Após o paciente apresentar estabilidade dos parâmetros vitais e 12 horas com drenagem de ar ou líquido do dreno torácico em mensuração inferior à 2mL/kg/h, sugere-se que o dreno torácico seja retirado evitando que seja iniciado processo inflamatório intratorácico secundário ao dreno.

5. DIAGNÓSTICO DIFERENCIAL

Diversas condições clínicas pulmonares podem mimetizar os sinais clínicos provocados pela TLP. Dentre as principais, destacam-se: pneumonia, tromboembolismo pulmonar (TEP), contusão pulmonar, neoplasia pulmonar, hemotórax, hérnia diafragmática, atelectasia pulmonar e piotórax. Estas alterações promovem tanto manifestações clínicas como alterações radiográficas semelhantes a TLP. Sendo assim, a tomografia tem um papel fundamental para o diagnóstico diferencial dessas doenças. Porém, cabe ressaltar que o diagnóstico definitivo ocorre durante o ato cirúrgico.

6. CONCLUSÃO

A torção de lobo pulmonar é uma afecção incomum na clínica de pequenos animais e seu desfecho dependerá da região afetada, da condição prévia de cada paciente e do tempo entre o início do quadro clínico até a intervenção cirúrgica. De modo geral, o prognóstico em pacientes com TLP submetidos ao tratamento cirúrgico é favorável e os pacientes tendem a desenvolver uma completa recuperação em alguns dias após a realização da cirurgia.

7. PONTOS-CHAVE

- A torção de lobo pulmonar é incomum em cães e rara em gatos.
- Pode ocorrer de forma espontânea, idiopática ou secundária a uma causa de base.
- Uma condição primária que aumente a mobilidade pulmonar na caixa torácica predispõe à torção do lobo,

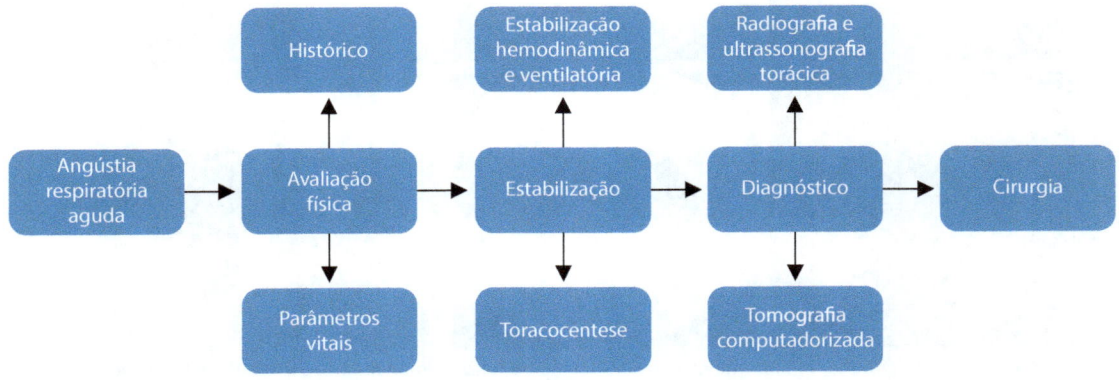

Figura 144.3. – Abordagem simplificada de um paciente com suspeita de torção de lobo pulmonar.

como trauma torácico, cirurgia torácica prévia, pneumotórax e efusão pleural.

- As manifestações clínicas podem variar de inespecíficas a sinais de grave desconforto respiratório.

- A abordagem primária consiste na estabilização emergencial do paciente, garantindo patência de vias aéreas, a boa respiração e suporte circulatório.

- Sedação para redução da ansiedade do paciente e toracocentese em casos de efusão pleural e/ou pneumotórax são indicados.

- A terapia definitiva consiste em intervenção cirúrgica para remoção do lobo pulmonar torcido.

- O prognóstico em pacientes submetidos à cirurgia, em geral, é bom, com rápida recuperação pós-operatória.

8. LITERATURA RECOMENDADA

1. Benavides KL, Rozanski EA, Oura TJ. Lung lobe torsion in 35 dogs and 4 cats. Can Vet J. 2019 Jan;60(1):60-66. PMID: 30651652; PMCID: PMC6294018.

2. Park KM, Grimes JA, Wallace ML, Sterman AA, Thieman Mankin KM, Campbell BG, Flannery EE, Milovancev M, Mathews KG, Schmiedt CW. Lung lobe torsion in dogs: 52 cases (2005-2017). Vet Surg. 2018 Nov;47(8):1002-1008. doi: 10.1111/vsu.13108. Epub 2018 Oct 10. PMID: 30303548.

3. Gicking J, Aumann M. Lung lobe torsion. Compend Contin Educ Vet. 2011 Apr;33(4):E4. PMID: 21870341.

4. Lee SK, Cho KO, Alfajaro MM, Lee J, Yu D, Choi J. Use of computed tomography and minimum intensity projection in the detection of lobar pneumonia mimicking lung lobe torsion in a dog. Vet Radiol Ultrasound. 2019 Sep;60(5):E48-E53. doi: 10.1111/vru.12565. Epub 2017 Oct 16. PMID: 29044898.

5. Tindale C, Cinti F, Cantatore M, Freeman M, Cavaliere L, Vallefuoco R, Rossanese M. Clinical characteristics and long-term outcome of lung lobe torsions in cats: a review of 10 cases (2000-2021). J. Feline Med. Surg. 2022 Vol. 24(10) 1072-1080. PMID: 34719995

6. Fossum, T. W. Torção de Lobo Pulmonar. In Cirurgia de Pequenos animais Philadelphia, Pennsylvania: WB Saunders, p. 905-907, 2010

7. Park KM, Grimes JA, Wallace ML, Sterman AA, Thieman Mankin KM, Campbell BG, Flannery EE, Milovancev M, Mathews KG, Schmiedt CW. Lung lobe torsion in dogs: 52 cases (2005-2017). Vet Surg. 2018 Nov;47(8):1002-1008. doi: 10.1111/vsu.13108. Epub 2018 Oct 10. PMID: 30303548.

8. Ciriano E, Marrington M, Grant J. Lung lobe torsion in association with a pulmonary papillary carcinoma in a dog. J S Afr Vet Assoc. 2022 Nov;93(2):147-150. doi: 10.36303/JSAVA.515. Epub 2022 Aug 2. PMID: 35934912.

9. Gicking J, Aumann M. Lung lobe torsion. Compend Contin Educ Vet. 2011 Apr;33(4):E4. PMID: 21870341.

10. Belmudes A, Gory G, Cauvin E, Combes A, Gallois-Bride H, Couturier L, Rault DN. Lung lobe torsion in 15 dogs: Peripheral band sign on ultrasound. Vet Radiol Ultrasound. 2021 Jan;62(1):116-125. doi: 10.1111/vru.12918. Epub 2020 Oct 31. PMID: 33128837.

11. Latimer CR, Lux CN, Sutton JS, Culp WTN. Lung lobe torsion in seven juvenile dogs. J Am Vet Med Assoc. 2017 Dec 15;251(12):1450-1456. doi: 10.2460/javma.251.12.1450. PMID: 29190202.

12. Rossanese M, Wustefeld-Janssens B, Price C, Mielke B, Wood S, Kulendra N, Chanoit G. Long-term survival after treatment of idiopathic lung lobe torsion in 80 cases. Vet Surg. 2020 May;49(4):659-667. doi: 10.1111/vsu.13406. Epub 2020 Mar 14. Erratum in: Vet Surg. 2020 Jul;49(5):839. PMID: 32170778.

13. Seiler G, Schwarz T, Vignoli M, Rodriguez D. Computed tomographic features of lung lobe torsion. Vet Radiol Ultrasound. 2008 Nov-Dec;49(6):504-8. doi: 10.1111/j.1740-8261.2008.00435.x. PMID: 19051638.

14. Breton L, Difruscia R, Olivieri M. Successive torsion of the right middle and left cranial lung lobes in a dog. Can Vet J. 1986 Oct;27(10):386-8. PMID: 17422707; PMCID: PMC1680342.

15. Wainberg SH, Brisson BA, Reabel SN, Hay J, Hayes G, Shmon CL, Murphy K, Sears W. Evaluation of risk factors for mortality in dogs with lung lobe torsion: A retrospective study of 66 dogs (2000-2015). Can Vet J. 2019 Feb;60(2):167-173. PMID: 30705452; PMCID: PMC6340258.

F - URGÊNCIAS NEUROLÓGICAS E MUSCULARES

Crises Epilépticas em Cães e Gatos

Bruno Benetti Junta Torres

1. INTRODUÇÃO

As crises epilépticas estão entre os principais motivos de atendimento neurológico de cães e gatos na rotina ambulatorial. Quando causadas por distúrbios extracranianos (metabólicos ou tóxicos), as crises epilépticas são chamadas de reativas (ou provocadas) e estão entre as principais responsáveis pelo atendimento de urgência/emergência. Além disso, pacientes com epilepsia podem desenvolver crises em *cluster* ou *status epilepticus* que, devido ao potencial risco à vida, necessitam ser controladas de maneira imediata.

2. PATOGENIA

As crises epilépticas são manifestações clínicas episódicas de descargas neuronais excessivas e sincrônicas. Geralmente, são autolimitantes e duram de poucos segundos a 2-3 minutos. Os períodos que precedem (pré-ictal ou pródromo) ou sucedem (pós-ictal) uma crise epiléptica, quando presentes, podem durar minutos, horas ou dias, sendo caracterizados por sinais de alterações comportamentais e/ou disfunções autonômicas.

As crises epilépticas ocorrem quando o equilíbrio entre sinapses excitatórias (por exemplo, glutamatérgicas) e inibitórias (por exemplo, gabaérgicas) de certos grupos de neurônios cerebrais é alterado por algum fator extra ou intracraniano. Isso leva ao aumento da excitação ou a diminuição da inibição e predispõe ao desenvolvimento de atividades epilépticas.

Clinicamente, as crises podem ser focais, generalizadas ou focais que evoluem para generalizadas. Nas focais, a zona epileptogênica encontra-se em uma região específica de um dos hemisférios cerebrais, e pode ou não haver recrutamento de outras regiões, ou de todo cérebro, evoluindo para generalização. Nas crises focais, o comprometimento ou não da consciência não é importante por se tratar de uma avaliação subjetiva. Já nas crises generalizadas, há recrutamento imediato de todo o cérebro, sempre acompanhado de perda de consciência. As crises generalizadas podem ser convulsivas (tônico-clônicas, tônicas, clônicas ou mioclônicas) ou não convulsivas (atônicas ou de ausência).

Quanto à etiologia, as crises epilépticas são classificadas em reativas (também chamadas de provocadas), que ocorrem como resposta natural do encéfalo normal frente a um distúrbio transitório da função; de natureza metabólica ou tóxica, que é reversível quando a causa do distúrbio é corrigida (**Quadro 145.1.**). Crises epilépticas recorrentes, cujas causas extracranianas são descartadas, são sinais clínicos de epilepsia e a etiologia intracraniana precisa ser investigada.

A epilepsia é, portanto, definida como uma doença cerebral, caracterizada por predisposição persistente para gerar crises epilépticas. Esta definição é geralmente aplicada na prática quando um paciente tem pelo menos duas crises epilépticas não reativas (provocadas) em um intervalo maior que 24 horas.

A epilepsia pode surgir a partir de uma infinidade de causas. Alguns casos raros são puramente genéticos (por exemplo, canalopatias), alguns são de desenvolvimento e têm influências genéticas e epigenéticas complexas (por exemplo, distúrbios de migração neuronal), e outros são causados por lesão no encéfalo.

Segundo a Força Tarefa Internacional para Epilepsia Veterinária, de acordo com a etiologia, a epilepsia em cães e gatos deve ser classificada como idiopática ou estrutural. A epilepsia idiopática caracteriza-se por crises epilépticas recorrentes, que se iniciam, mais comumente, entre os seis meses e seis anos, sem que haja lesão encefálica estrutural subjacente, nem sequer sinais neurológicos no período interictal, ou seja, período entre duas crises.

A epilepsia idiopática é subclassificada em três grupos que refletem os avanços recentes na área:

A. Epilepsia idiopática genética, quando um gene causador da epilepsia é identificado.

B. Epilepsia idiopática com suspeita genética, quando a influência genética é apoiada por alta prevalência da

Quadro 145-1 – Principais Causas de Crises Epilépticas Reativas em Cães e Gatos

Metabólicas	Tóxicas
Encefalopatia hepática, urêmica, eletrolítica, hipoglicêmica, hiperglicêmica, hipertiroidea.	Avermectinas, chumbo, organofosforados e carbamatos, estricnina, piretrinas/piretroides, metaldeído rodenticidas, brometalina, colecalciferol, metronidazol.

Quadro 145.2. – Principais Causas de Epilepsia Estrutural em Cães e Gatos

Degenerativa	Doenças do acúmulo
Anomalia	Hidrocefalia, lisencefalia, porencefalia, divertículo aracnoide, malformação semelhante à Chiari.
Nutricional	Deficiência de tiamina (vitamina B1).
Neoplásica	Meningioma, glioma, linfossarcoma, ependimoma, tumor de plexo coroide, de hipófise, ósseos e metastáticos.
Infecciosa	Meningoencefalite viral, protozoária, bacteriana, fúngica e parasitária.
Inflamatória	Meningoencefalites de origem desconhecida.
Traumática	Trauma cranioencefálico.
Vascular	Encefalopatia isquêmica, encefalopatia hipertensiva, coagulopatia, policitemia, doenças tromboembólicas.

Quadro 145-3 – Níveis de confiança para o diagnóstico de epilepsia idiopática

Níveis de confiança	Exames complementares
1	Hemograma, perfil bioquímico sérico (sódio, potássio, cloreto, cálcio, fosfato, alanina aminotransferase, fosfatase alcalina, bilirrubina total, ureia, creatinina, proteína total, albumina, glicose, colesterol, triglicerídeos e ácidos biliares em jejum e/ou amônia) e urinálise (com gravidade específica, proteínas, glicose, pH e citologia de sedimentos), todos normais.
2	Exames listados no nível 1 + ácidos biliares em jejum e pós-prandiais, ressonância magnética do encéfalo e análise de fluido cerebroespinal, todos normais.
3	Exames listados nos níveis 1 e 2 + identificação de anormalidades eletroencefalográficas ictais ou interictais, características de distúrbios epilépticos.

raça (> 2%), análise genealógica e/ou acúmulo familial de indivíduos com epilepsia.

C. Epilepsia de causa desconhecida, quando a natureza da causa subjacente ainda é desconhecida e com nenhuma indicação de epilepsia estrutural.

Já a epilepsia estrutural é caracterizada por crises epilépticas que são secundárias a alguma afecção intracraniana/cerebral incluindo doenças vasculares, infecciosas/inflamatórias, traumáticas, anômalas ou do desenvolvimento, neoplásicas e degenerativas, confirmadas por imagem, exame do fluido cerebroespinal, exames de DNA ou exame pós-morte (**Quadro 145.2.**).

Portanto, a investigação da causa de crises epilépticas recorrentes é feita por exclusão, para descarte de fatores extra ou intracranianos. Para o diagnóstico da epilepsia idiopática, o paciente, cuja primeira crise na vida ocorreu entre 6 meses e 6 anos, deve apresentar: exame neurológico interictal normal; resultados inalterados de exames de sangue (nível 1 de confiança), imagem de ressonância magnética (RM) e de fluido cerebroespinal normais (nível 2 de confiança); e identificação de grafoelementos epileptiformes (interictal ou ictal) na eletroencefalografia (nível 3 de confiança) (**Quadro 145.3.**).

Além dos exames de triagem para o nível de confiança 1, devem ser mensurados também: ácidos biliares em jejum e pós-prandial, amônia em jejum e ultrassonografia abdominal, quando há suspeita de encefalopatia hepática; T4 total, T4 livre e hormônio estimulante da tireoide (TSH) quando há suspeita de distúrbios da tireoide; frutosamina, curva glicêmica e/ou relação glicose:insulina quando há suspeita de insulinoma; atividade sérica de creatina quinase (CK) e níveis de lactato sempre que houver suspeita de doença muscular; sorologia/reação em cadeia da polimerase (PCR)/teste de antígeno para doenças infecciosas regionais quando houver suspeita; cálcio ionizado quando há suspeita de hipocalcemia; testes para toxinas específicas ou triagem toxicológica por espectroscopia

de massa quando há suspeita de exposição à toxina; quantificação de aminoácidos e ácidos orgânicos e determinação de glicosaminoglicanos, oligossacarídeos, purinas e pirimidinas no soro, fluido cerebroespinal ou urina quando há suspeita de erros inatos do metabolismo.

3. TERAPIA ANTI-CRISE EPILÉPTICA DE MANUTENÇÃO

Acredita-se que quanto antes iniciado o tratamento, menores as chances de refratariedade e de progressão para *cluster* e *status epilepticus*, sendo condições mais graves e colocam em risco a vida do paciente. A terapia antiepiléptica deve ser fundamentada em monoterapia até que se tenham evidências que comprovem sua ineficácia. A partir desse ponto, a associação de fármacos está indicada.

O paciente deve ser tratado caso a frequência seja maior que uma crise epiléptica a cada seis meses, e/ou quando há crises em *cluster* e/ou *status epilepticus*, e/ou quando há progressão da gravidade das crises e/ou dos sinais pós-ictais. Em casos de crises epilépticas reativas, quando o distúrbio tóxico ou metabólico pode ser corrigido, as crises tendem a cessar e não é necessária a manutenção de fármacos anti-crises epilépticas (FACE). Nas epilepsias estruturais, além do tratamento da causa base, geralmente faz-se necessária a manutenção do antiepiléptico. Finalmente, nos pacientes com epilepsia idiopática, pode ser necessário manter o FACE *ad eternum*, embora alguns apresentem remissão completa. Nesses casos específicos, após pelo menos um ano sem apresentar nenhum tipo de crise epiléptica, é possível tentar a retirada gradual da terapia.

Na maioria dos pacientes o sucesso terapêutico, traduzido por redução em no mínimo 50% na frequência das crises epilépticas, pode ser alcançado com uso de fármacos convencionais como o fenobarbital e o brometo de potássio.

O fenobarbital (FB) continua sendo o FACE de primeira escolha. Recomenda-se uma dose inicial de 3mg/kg, a cada 12 horas e, nos pacientes com histórico de crises em *cluster* ou *status epilepticus* pode-se iniciar com uma dose de 5mg/kg, também a cada 12 horas. A concentração sérica mais eficaz do FB deve estar entre o intervalo de 25 a 35μg/mL em cães e entre 20-30μg/mL em gatos para melhor controle das crises e menor risco de efeitos colaterais. A mensuração da concentração sérica deve ser realizada em média 14 dias após o início da terapia ou após qualquer alteração da dose. Para a concentração sérica alcançar níveis estáveis em menos tempo, o FB pode ser administrado como dose de sobrecarga de 16 a 24 mg/kg, divididos em bolus menores, durante 24 horas, seguida de dose de manutenção a partir do segundo dia.

Os efeitos adversos dose-dependentes previsíveis, incluem polidipsia, poliúria, polifagia. Outros efeitos indesejáveis como ataxia, sedação e aumento dos valores séricos das enzimas hepáticas podem ocorrer. A monitorização cuidadosa da função hepática é necessária quando os níveis séricos do fármaco estiverem acima de 35μg/mL. No geral, o FB pode ser utilizado com sucesso na maioria dos casos, sendo bem tolerado. Não se deve suspendê-lo abruptamente, uma vez que a dependência física ocorre durante o tratamento, e as crises epilépticas induzidas pela retirada podem ocorrer. Se o tratamento com FB tiver de ser interrompido, recomenda-se 20-25% de diminuição a cada mês ou que outro FACE seja adicionado com uma dose de sobrecarga antes da interrupção do FB.

O brometo de potássio (KBr) pode ser usado como terapia adicional ao fenobarbital em cães, na dose de 30mg/kg/dia ou como monoterapia, na dose de 40 mg/kg/dia ou essas doses divididas a cada 12h na tentativa de minimizar seus efeitos indesejáveis. A associação desse FACE deve ser considerada a partir do momento em que não se consegue manter controle adequado das crises epilépticas, mesmo com a concentração sérica ideal de FB. No gato, evita-se seu uso devido ao risco de desenvolvimento de broncoalveolite eosinofílica, caracterizada por tosse, que é geralmente reversível após a sua suspensão.

Sua concentração sérica terapêutica varia entre 0,7 e 2,3μg/mL e, devido a seu longo tempo de meia vida, deve ser monitorada três meses após seu início e, periodicamente, principalmente após alteração na dose. Seus efeitos colaterais são polidipsia, polifagia, sedação, ataxia, pancreatite e sinais gastrintestinais. Pode causar irritação da mucosa gástrica e, portanto, causar vômito. Isto pode ser evitado, administrando-se o fármaco após ou junto com alimentação.

O diazepam (ou outros benzodiazepínicos) não deve ser utilizado como terapia anti-crise epiléptica contínua para manutenção em cães e gatos. Seu uso deve ser exclusivo no intuito de cessar rapidamente crises epilépticas, quando o animal se encontra em *cluster* ou *status epilepticus*, pois tem a capacidade de penetrar rapidamente pela barreira hematoencefálica e ter início rápido de ação em torno de um a dois minutos.

Quando o tratamento está sendo corretamente acompanhado, o fenobarbital e o brometo de potássio atingem a concentração sérica ideal, mas não são capazes de conter as crises, outros FACE podem ser utilizados como terapias adjuvantes.

A gabapentina (5-20mg/kg, q8h) ou a pregabalina (2-4mg/kg, q8-12h) têm sido utilizadas como terapia adicional em pacientes refratários ao tratamento com FB e/ou KBr, já que são fármacos de prescrição liberada na medicina veterinária brasileira. Entretanto, segundo os trabalhos do consenso internacional, até o momento não há evidência suficiente para que sejam recomendadas como terapia anti-crise epiléptica adjuvante. Sedação e ataxia são os efeitos colaterais mais comumente relatados.

Há menos de uma década, a prescrição do levetiracetam foi liberada para uso em animais no Brasil. Devido a seu curto tempo de meia-vida (3-4 horas) e sua via metabólica não causar inibição ou autoindução das enzimas hepáticas, tem sido amplamente estudado e recomendado como terapia anti-crise epiléptica adicional. Seu uso como monoterapia ainda não demonstrou eficiência suficiente, exceto em gatos com crises reflexivas audiogênicas. Sua dose oral é de 20-40mg/kg, a cada seis/oito horas, e também pode ser utilizado por via intravenosa, intramuscular ou subcutânea. Os efeitos colaterais são raramente descritos, sendo relatada sedação e ataxia discretas. Alguns pacientes desenvolvem tolerância funcional ao uso crônico do levetiracetam, semelhante ao que ocorre com outros FACE, fenômeno conhecido como efeito lua-de-mel. Nesses casos, pode ser indicado como terapia de pulso em animais que desenvolvem periodicamente crises em *cluster* ou *status epilepticus*, com uma dose de ataque de 60 mg/kg imediatamente antes (sinais pré-ictais) ou após a primeira crise, seguida de 20-40mg/kg a cada 8 horas até 48h depois de cessarem as crises.

4. TERAPIA EMERGENCIAL ANTI-CRISE EPILÉPTICA

O *cluster* e o *status epilepticus* são situações emergenciais, que elevam o índice de mortalidade nos cães e gatos e que carecem de atenção e tratamento imediato. O termo inglês *cluster* é utilizado para descrever crises epilépticas agrupadas, ou seja, quando ocorrem duas ou mais crises dentro de um período de 24 horas. Quando uma crise epiléptica se mantém ininterrupta por um tempo superior a cinco minutos ou quando ocorrem crises consecutivas, sem que haja recuperação completa no período interictal, utiliza-se o termo *status epilepticus*, ou estado epiléptico.

Crises prolongadas predispõem à vasodilatação com aumento do fluxo sanguíneo encefálico, maior consumo de oxigênio e produção de CO_2, edema encefálico, aumento da pressão intracraniana, isquemia e hipertermia que podem levar a lesões e sequelas irreversíveis. Portanto, o paciente deve ser tratado com os mesmo cuidados de um paciente traumatizado, com especial atenção à manutenção da homeostasia, já que acidose metabólica, arritmias cardíacas, mioglobinúria e insuficiência renal aguda podem ocorrer. Para isso, deve-se manter a via aérea patente e administrar oxigênio e fluído intravenoso, sendo a solução de Ringer com lactato recomendada na maioria das vezes. A glicemia deve ser restabelecida, quando necessária, com 1-2mL/kg de glicose 50%, lentamente pela via intravenosa, e a temperatura deve ser monitorada e controlada.

Na tentativa de cessar as crises, deve-se aplicar midazolam (0,06 a 0,3mg/kg, IN, IV, IM ou IR) ou diazepam (0,5-1mg/kg, IV ou IR) e, imediatamente na sequência, fenobarbital (3-5 mg/kg, IV). Alternativamente, o levetiracetam (20-60mg/Kg, IV) vem sendo utilizado para cessar as crises durante o *status epilepticus*.

Quando as crises epilépticas continuam após o paciente ter recebido doses adequadas de benzodiazepínico em bolo associado a um FACE, estamos diante de um quadro de *status epilepticus* refratário. Nesses casos, administra-se o midazolam em infusão contínua (0,06 a 0,3mg/Kg/h) e, se ainda assim as crises não cessarem, deve-se infundir continuamente propofol (4–8mg/kg, IV, seguido de 4-12mg/kg/h, caso necessário). É importante que os parâmetros cardiorrespiratórios e pressão arterial sejam monitorados cuidadosamente durante todo processo de infusão contínua. Quando mesmo assim, as crises não cessarem, estamos diante de um quadro de *status epilepticus* super refratário e, nesses casos, opta-se pela utilização de cetamina em bolo de 5mg/kg seguido de infusão contínua de 5mg/kg/h, na tentativa de bloqueio e dessensibilização da superexpressão de receptores glutamatérgicos (NMDA) nos terminais pós-sinápticos excitatórios.

5. CONCLUSÃO

Após estabilização hemodinâmica e controle do *status epilepticus*, deve-se investigar e, sempre que possível, tratar a causa base, ao mesmo tempo que se institui o melhor protocolo antiepiléptico para manutenção do paciente. O paciente deve ser mantido sob observação por pelo menos 48 horas sem qualquer evidência de crises antes de receber alta hospitalar. Ajustes na dose e associação com outros fármacos podem ser necessários para que se obtenha melhor controle das crises. Cabe ressaltar que, animais com doenças progressivas e ou que desenvolvam epilepsia farmacorresistente podem não responder adequadamente ao tratamento.

6. PONTOS-CHAVE

- Crises epilépticas são sinais clínicos e epilepsia é uma doença cerebral.
- Nem todas as crises epilépticas são convulsivas.
- Deve-se investigar a etiologia das crises a fim de classificá-las em crises epilépticas reativas, epilepsia estrutural ou epilepsia idiopática.
- A terapia de manutenção é feita com uso de fármacos anti-crises epilépticas de uso contínuo, que deve ser monitorado periodicamente.
- *Cluster* e *status epilepticus* são condições de risco que precisam de intervenção terapêutica emergencial.
- Além dos fármacos anti-crises epilépticas é importante que os pacientes com crises prolongadas recebam cuidados intensivos e monitoração hemodinâmica.

7. LITERATURA RECOMENDADA

1. Berendt M, Farquhar RG, Mandigers PJ, et al. International veterinary epilepsy task force consensus report on epilepsy definition, classification and terminology in companion animals. *BMC Vet Res*. 2015 Aug 28;11:182.

2. Bhatti SF, De Risio L, Muñana K, et al. International Veterinary Epilepsy Task Force consensus proposal: medical treatment of canine epilepsy in Europe. *BMC Vet Res*. 2015 Aug 28;11:176.

3. Cagnotti G, Ferrini S, Muro GD, et al. Constant rate infusion of diazepam or propofol for the management of canine cluster seizures or status epilepticus. Front Vet Sci. 2022 Nov 17;9:1005948.

4. Charalambous M, Bhatti SFM, Van Ham L, Platt S, Jeffery ND, Tipold A, Siedenburg J, Volk HA, Hasegawa D, Gallucci A, et al. Intranasal Midazolam versus Rectal Diazepam for the Management of Canine Status Epilepticus: A Multicenter Randomized Parallel-Group Clinical Trial. J Vet Intern Med. 2017 Jul;31(4):1149-1158.

5. Charalambous M, Bhatti SFM, Volk HA, et al. S. Defining and overcoming the therapeutic obstacles in canine refractory status epilepticus. Vet J. 2022 May-Jun;283-284:105828.

6. Charalambous M, Brodbelt D, Volk HA. Treatment in canine epilepsy—a systematic review. *BMC Vet Res*. 2014 Oct 22;10:257.

7. Charalambous M, Pakozdy A, Bhatti SFM, et al. Systematic review of antiepileptic drugs' safety and effectiveness in feline epilepsy. BMC Vet Res. 2018 Mar 2;14(1):64.

8. Charalambous M, Shivapour SK, Brodbelt DC, et al. Antiepileptic drugs'tolerability and safety--a systematic review and meta-analysis of adverse effects in dogs. *BMC Vet Res*. 2016 May 21;12:79.

9. Charalambous M, Volk HA, Van Ham L, et al. First-line management of canine status epilepticus at home and in hospital-opportunities and limitations of the various administration routes of benzodiazepines. BMC Vet Res. 2021 Mar 4;17(1):103.

10. De Risio L, Bhatti S, Muñana K, et al. International veterinary epilepsy task force consensus proposal: diagnostic approach to epilepsy in dogs. *BMC Vet Res*. 2015 Aug 28;11:148.

11. Hülsmeyer VI, Fischer A, Mandigers PJ, et al. International Veterinary Epilepsy Task Force's current understanding of idiopathic epilepsy of genetic or suspected genetic origin in purebred dogs. *BMC Vet Res*. 2015 Aug 28;11:175.

12. Kearsley-Fleet L, O'Neill DG, Volk HA, et al. Prevalence and risk factors for canine epilepsy of unknown origin in the UK. *Vet Rec*. 2013;172(13):338.

13. O'Neill DG, Phillipps SA, Egan JR, et al. Epidemiology of recurrent seizure disorders and epilepsy in cats under primary veterinary care in the United Kingdom. J Vet Intern Med. 2020 Nov;34(6):2582-2594.

14. Packer RM, Shihab NK, Torres BBJ, et al. Clinical risk factors associated with anti-epileptic drug responsiveness in canine epilepsy. *PLoS One*. 2014 Aug 25;9(8):e106026.

15. Packer RM, Shihab NK, Torres BBJ, et al. Responses to successive anti-epileptic drugs in canine idiopathic epilepsy. *Vet Rec*. 2015 Feb 21;176(8):203.

16. Packer RM, Shihab NK, Torres BBJ, et al. Risk factors for cluster seizures in canine idiopathic epilepsy. *Res Vet Sci*. 2016 Apr;105:136-8.

17. Podell M, Volk HA, Berendt M, et al. 2015 ACVIM Small Animal Consensus Statement on Seizure Management in Dogs. *J Vet Intern Med*. 2016 Mar-Apr;30(2):477-90.

18. Potschka H, Fischer A, Löscher W, et al. International veterinary epilepsy task force consensus proposal: outcome of therapeutic interventions in canine and feline epilepsy. *BMC Vet Res*. 2015 Aug 28;11:177.

Seção IX

146 Hipertensão Intracraniana

Felipe Javier Lillo-Araya

1. INTRODUÇÃO

A síndrome da hipertensão intracraniana (HIC) é o resultado de inúmeras doenças neurológicas. Sem dúvidas, é a patologia neurológica crítica mais amplamente combatida pelos profissionais da saúde e de maneira geral as condutas terapêuticas tomadas por eles apresentam grande êxito. Entretanto, nossa atenção se centrará na síndrome da hipertensão intracraniana refratária, definida como a presença de sintomatologia depois de 20 minutos do tratamento habitual. A causa mais comum de hipertensão intracraniana aguda é o trauma cranioencefálico e será considerado o modelo de estudo da HIC.

2. FISIOPATOLOGIA

Inicialmente é importante conhecer um conceito básico para entender a HIC, a teoria de Kellie-Monroe, a qual dita que a cavidade craniana é um espaço semi-fechado que contém três compartimentos: tecido encefálico, que representa 80% do conteúdo intracraniano; o sangue que representa 10%, e o líquido cerebrospinal , 10%. Os três compartimentos nomeados se encontram rodeados de tecidos de baixa elasticidade, como a paquimeninge ou dura-máter e o crânio. Se um compartimento aumenta de volume, os outros se veem afetados, obrigando-se a alterar-se estruturalmente para compensar a falta de espaço.

A HIC é um quadro patológico produzido pelo aumento de um ou mais componentes do ambiente intracranial, mas além dos limites fisiológicos. Este estado está caracterizado por uma elevação da pressão intracraniana (PIC), devido ao maior volume agregado à cavidade intracraniana. Além disso, existe o conceito de complacência ou relação pressão/volume, que dita que para a mesma variação (delta) de volume intracraniano, a PIC do encéfalo lesionado com complacência diminuída, aumenta significativamente mais que um encéfalo normal, assim se perpetua a HIC.

O aumento da PIC pode ser resultado de quatro condições iniciais básicas: lesões ocupantes de encéfalo (LOE) ou efeito de massa; aumento do líquido cerebrospinal; aumento do volume encefálico, devido a edema citotóxico, e aumento do volume sanguíneo cerebral.

O *aumento do volume de sangue e de tecido encefálico* é produzido pelo aumento do volume de sangue intracraniano causado por aumento do fluxo ou por diminuição da drenagem sanguínea cerebral. O primeiro fenômeno que pode ser observado é a vasodilatação cerebral causada, por exemplo, pelo aumento da $PaCO_2$ (hipoventilação) ou diminuição do pH (acidemia). Já a falha da drenagem de sangue pode ser causada por compressões ou obstruções no sistema venoso da cabeça e do pescoço.

As *lesões ocupantes ou efeito de massa*, são produzidas por fenômenos que incrementam o volume intracraniano de forma direta e pode ser de origens etiológicas distintas, como, por exemplo, hematomas subaracnoideo e epidural, tumores e abscessos cerebrais.

O *aumento do líquido cerebrospinal* (LCE) pode se resumir em transtornos hidrodinâmicos, principalmente a hidrocefalia.

O aumento do volume cerebral é produzido por edema vasogênico, determinado por uma lesão primária ou por mediadores inflamatórios e principalmente edema citotóxico, o qual se produz por disfunção da bomba Na/K ATPase, ocasionada por situações de isquemia ou hipóxia. O aumento do sódio dentro da célula leva a uma disfunção da água dentro da mesma, o qual provoca um edema intracelular, tornando a célula túrgida e disfuncional. Além disso, aumenta o cálcio intracelular causando exocitose de aminoácidos excitatórios como o glutamato, que apresenta maior concentração na fenda sináptica superestimulando os neurônios ao redor, produzindo neurotoxicidade, acúmulo de ácido lático, acidose intracelular, hipóxia mitocondrial, edema, inflamação e neuronofagia por leucócitos polimorfonucleares. Estes processos biológicos perpetuam-se várias horas depois de uma lesão primária e por isso é conhecida como lesão secundária.

É muito mais comum que os mecanismos etiológicos descritos apresentem-se em forma múltipla dinâmica; a saber, a maioria das enfermidades que causam HIC são multifatoriais e alteram-se através do tempo. Bons exemplos disso são o trauma cranioencefálico, encefalite e intoxicações.

3. AVALIAÇÃO CLÍNICA

Os sinais da HIC são inconstantes e múltiplos, dependem de sua causa etiológica, a simetria da apresentação e do curso da doença. Entretanto, podemos agrupar uma variedade de sinais neurológicos que juntos com o exame clínico geral se associam com a HIC.

Classicamente, o paciente com HIC apresenta-se com nível de consciência rebaixado, anormalidades pupilares que englobam anisocoria, miose e midríase; estrabismos ventro-laterais; presença de sinais vestibulares; alteração do reflexo oculocefálico; êmese; alterações do padrão ventilatório; convulsões; papiledema; presença de tríade de Cushing; hipertensão arterial; pleurotótonos, alterações motoras, e um baixo escore na escala de coma.

Qualquer sintomatologia neurológica que aparece de forma abrupta associada a um trauma deve ser diagnosticada como trauma cranioencefálico, mesmo que não haja evidência de trauma direto no crânio.

A tríade de Cushing é um reflexo clínico de um processo de herniação encefálica, que consiste na translocação de uma porção de tecido encefálico de um lugar a outro e que produz deslocamento total do tecido e se associa a um prognóstico extremamente desfavorável. Há vários tipos de hérnias encefálicas, como a transcalvária no caso de uma fratura aberta de crânio, a transtentorial cranial e caudal, e a cerebelar associada à morte iminente.

A tríade de Cushing engloba três sinais que devem se apresentar juntos, já que separados são somente sinais de HIC: bradicardia, hipertensão arterial e alterações da ventilação. As alterações de ventilação estão associadas ao lugar de lesão no encéfalo e as mais caudais são as mais graves. De rostral a caudal são Cheynes-Stokes (córtex e diencéfalo), hiperventilação central (mesencéfalo), apnêustica (metencéfalo) e atáxica (mielencéfalo).

4. ESTRATÉGIAS TERAPÊUTICAS

O tratamento da HIC costuma ter relação com a causa etiológica. Se o paciente apresenta uma lesão ocupante ou um acúmulo de LCE por hidrocefalia, o tratamento consiste em drenar ou extirpar o volume que o aumento do PIC. Entretan-

to, é mais habitual encontrar um paciente que apresenta HIC multifatorial, sendo o trauma cranioencefálico o modelo mais comum. Por isso, utilizamos o mesmo protocolo sugerido no capítulo de Trauma Crânio Encefálico.

5. CONCLUSÃO

Apesar de ser considerado um dogma que perdurava mais de dois séculos na medicina, a doutrina de Monro-Kellie, que afirma que o crânio é uma estrutura óssea rígida e inextensível, começa a ser contestada, fato não ocorrido desde 1783.

Estudos mais recentes comprovam que o aumento ou a diminuição da pressão intracraniana causa variações volumétricas lineares na caixa craniana, fato jamais aceito pela lei de Monro-Kellie. E em função dessa pequena elasticidade da estrutura óssea, seria possível medir e monitorar a pressão interna do cérebro de pacientes com hidrocefalia, traumatismo craniano e tumores, sem a necessidade de perfurar o crânio, como fazem os equipamentos existentes atualmente.

Provavelmente, esta tecnologia estará disponível para nossos pacientes em breve, e a partir deste momento, será possível guiar a terapêutica em um maior número de doentes, já que os atuais métodos invasivos inviabilizam o seu uso na grande maioria da população veterinária.

De qualquer forma, todos os princípios utilizados no trauma de crânio, já apresentados em capítulo próprio, devem ser seguidos à risca em todos os casos de HIC, buscando não permitir que a pressão de perfusão reduza e cause sequelas irreversíveis.

6. LITERATURA RECOMENDADA

1. Dunn L. Raised Intracranial Pressure. Journal of Neurology, Neurosurgery and Psychiatry 2002; 73(1):23-27.
2. Mayer S, Chong J. Critical Care Management of Increased Intracranial Pressure. Journal of Intensive Care medicine 2002; 17(2):55-67.
3. Sande A, West Ch. Traumatic brain injury: a review of pathophysiology and management. Journal of veterinary emergency and critical care 2010; 20(2); 177-190.

147 Delírio

Felipe Javier Lillo-Araya

1. INTRODUÇÃO

Nos últimos anos o delírio tem sido objeto constante de investigação na medicina, visto que há uma alta incidência em pacientes humanos ingressados na unidade de terapia intensiva. Entretanto, em animais tem sido muito pouco estudado e não existem parâmetros epidemiológicos claros.

Segundo a definição em humanos, o delírio é uma alteração da consciência na qual existe uma desorientação temporoespacial; uma diminuição na habilidade de focar, sustentar ou trocar a atenção e uma mudança cognitiva, como déficit de memória, desorientação e alteração da linguagem. Estas alterações podem se apresentar de forma aguda, em minutos ou horas. As diretrizes em animais são muito parecidas, excetuando a avaliação da linguagem e da memória.

As causas do delírio podem ser múltiplas e complexas; agudas e crônicas, e podem ter apresentações hipoativas ou hiperativas do ponto de vista motor. Também, existe uma série de fatores de risco para a apresentação do delírio que podem estar associados ao paciente, a fármacos ou ao ambiente.

2. FISIOPATOLOGIA

O aparecimento do delírio, no paciente grave, é muito provável, devido à existência de uma grande quantidade de fatores predisponentes ou desencadeantes. É possível definir fatores associados ao paciente como a idade; o déficit cognitivo prévio; as enfermidades graves prévias; a hipóxia; a hipotensão; a sepse (disfunção orgânica múltipla, tempo cirúrgico prolongado e distúrbios metabólicos); uso de fármacos como uso de drogas psicoativas; uso de benzodiazepínicos; de anticolinérgicos e narcóticos e, ao ambiente como imobilidade ou atividade física diminuída; isolamento; restrição mecânica; ambiente novo e estresse.

A fisiopatologia do delírio é complexa e multifatorial, e até o momento a causa exata não está completamente elucidada. Entretanto, podemos classificar distintos mecanismos patológicos: alterações estruturais, do fluxo sanguíneo cerebral (FSC) e das substâncias neuroativas (neurotransmissores).

Existem áreas encefálicas que, ao sofrerem qualquer dano, estão associadas à apresentação do delírio (o córtex frontal, têmporo-occipital, tálamo e núcleos basais). Lesões estruturais diretas nestas áreas podem causar a enfermidade. Também, estas são muito susceptíveis às alterações hipóxico-isquêmicas.

As enfermidades cerebrais, ou sistêmicas, juntamente com a administração de fármacos psicoativos, como os benzodiazepínicos, produzem uma infinidade de alterações nas substâncias neuroativas, como a secreção inconstante de serotonina e a diminuição de acetilcolina e dopamina. Também é possível encontrar uma deterioração na expressão de diversos receptores. Estas mudanças podem ser devidas à ação direta dos fármacos, hipóxia, isquemia, alterações metabólicas que interagem com a síntese de neurotransmissores ou pela presença de citocinas, prostaglandinas e óxido nítrico secretados em um quadro inflamatório ou séptico.

Por último, as alterações do fluxo sanguíneo cerebral são as que englobam as mudanças hemodinâmicas associadas a uma condição médica. Normalmente, o FSC mantém-se constante dentro de uma faixa de pressão de perfusão cerebral (PPC). Esta autorregulação cerebral está mediada pela capacidade vasorreativa cerebral, mas em pacientes com enfermidade encefálica aguda a autorregulação está afetada, fazendo com que o FSC se torne mais dependente da PPC e esta, por sua vez, é sensível às mudanças da pressão arterial média (PAM). As mudanças do FSC determinam dano neuronal e glial. Por outro lado, o FSC pode ser afetado diretamente por quedas bruscas ou profundas na PAM produzidas por fármacos, hipovolemia, situações de baixo débito cardíaco, vasodilatação, etc. Além do mais, a vasodilatação causada por altas pressões parciais de CO_2 ou pH baixo, a alteração da microcirculação, o aumento da viscosidade sanguínea e a diminuição da entrega de oxigênio cerebral associado a uma alta taxa metabólica do órgão colaboram nos processos de dano tissular, apoptose e edema citotóxico e consequentemente aumento da PIC, fator resistivo do FSC.

3. AVALIAÇÃO CLÍNICA

Nos humanos existem guias muito claras de diagnóstico do delírio no paciente crítico, sendo o mais utilizado atualmente o sistema CAM-ICU (do inglês *Confusion Assessment Methods for the Intensive Care Unit*). Lamentavelmente, o uso estrito deste método é impraticável em animais, já que requer o uso da linguagem. Entretanto, é possível realizar um exercício médico clínico similar para suspeitar a presença do delírio em pequenos animais.

O primeiro passo lógico é estabelecer o estado de sedação do paciente, e para isso em humanos é utilizada uma escala de agitação e sedação de Richmond (do inglês, RASS). Em medicina veterinária existem dois mecanismos de avaliação da sedação reconhecidos: a escala descritiva numérica (EDN) e a escala visual análoga (EVA). A primeira consiste na atribuição de um número de 0 a 3 segundo o estado de sedação: 0 significa sem sedação, 1 sedação leve (menos alerta, mas ainda ativo), 2 moderada (sonolento, mas pode caminhar) e 3 profunda (muito sonolento, incapaz de caminhar). A EVA consiste em representar a sedação em uma linha de 10 centímetros, sendo o ponto esquerdo sem sedação e o extremo direito a maior sedação possível. Utilizando estas, ou qualquer escala de sedação disponível, devemos excluir o diagnóstico de delírio de pacientes em sedação profunda, anestesia ou coma.

Se um paciente, que **não** se encontra em sedação profunda ou em coma, apresenta de forma aguda uma alteração mental flutuante, caracterizada por confusão, respostas inapropriadas ao estímulo, depressão do estado de consciência (discordando com o grau de sedação), estereótipos, deambulação ou não permite a manipulação (morde as vias venosas, retira os cateteres e não aceita sujeição), existe uma possibilidade de delírio.

Além disso, se os sinais anteriores se relacionam com fatores predisponentes ou desencadeantes, como o uso de benzodiazepínicos, devemos tomar medidas terapêuticas correspondentes.

4. CONDUTAS TERAPÊUTICAS

Como é de se esperar, o manejo terapêutico de pacientes que apresentam delírio tem o objetivo de controlar a causa subjacente ou desencadeante, caso esteja claramente definida. Para tal, deve-se corrigir ou controlar os transtornos metabólicos, estruturais e hemodinâmicos para se obter um êxito terapêutico.

De maneira mais específica, o delírio pode ser tratado de forma farmacológica ou não farmacológica. A terapia farmacológica consiste, principalmente, no controle de fármacos desencadeantes da enfermidade, como os benzodiazepínicos; isto não significa que não se deve utilizar este tipo de medicamento, somente se deve diminuir a dose para a menor possível.

Se a administração de uma droga narcótica produz efeito de delírio ou piora um estado prévio, está indicado complemen-

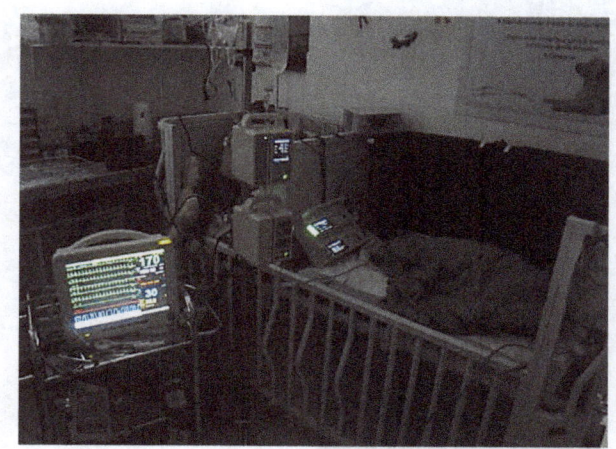

Figura 147.1. – É necessário manter o ambiente apropriado para aumentar as horas de sono natural do doente, o que é possível com a iluminação própria dos equipamentos eletrônicos, sem interferir na monitoração em UTI (Intensivet Núcleo de Medicina Veterinária Avançada).

tar a terapia ou mudar o fármaco. Uma opção são os agonistas alfa-2, que proporcionam bons estados de sedação. Por outro lado, é possível complementar a administração de antipsicóticos, como o haloperidol na dose de 0,06-0,18mg/kg ou o droperidol na dose de 0,2-1mg/kg. Deve-se administrar a dose mínima e avaliar em 20 minutos, dependendo do resultado, se mantém a dose ou duplicar até alcançar o efeito desejado, sendo essa dose utilizada a cada 6 horas pelos dias necessários.

Do ponto de vista não farmacológico, existe uma grande variedade de alternativas. Diminuem a apresentação e a duração do delírio: passeio, atividade física (mesmo que limitada e assistida), remoção periódica de cateteres e sondas (desconectar), diminuir luzes e ruídos, fomentar horas de sono não farmacológico (natural), oferecendo horas de escuro e enriquecimento ambiental. A manutenção do ciclo sono-vigília pode ser complementado pelo uso da melatonina a dose de 3mg por animal a cada 24 horas na mesma hora, sendo esta estabelecida para iniciar o sono natural (**Figura 147.1.**).

5. LITERATURA RECOMENDADA

1. Ebersoldt M, Sharshar T, Annane D. Sepsis-associated delirium. Intensive Care Med 2007; 33:941-950.
2. Ely W, Previgliano I. Delirium en terapia intensiva. In: Previgliano I. Neurointensivismo basado en la evidencia. Rosario, Argentina: Corpus; 2007:502-515.
3. Sharshar T, Mancilla C, Romero C. Delirium asociado a Sepsis. In: Castro J, Hernández G, Bruhn A, Romero C. Sepsis y falla multiorgánica. Santiago de Chile: Mediterráneo; 2011:162-175.

148 Acidente Vascular Encefálico

Felipe Javier Lillo-Araya

1. INTRODUÇÃO

O acidente vascular encefálico (AVE) é a terceira causa de morte de humanos no mundo, depois da doença cardíaca isquêmica cardíaca e o câncer. Entretanto, em cães considera-se uma patologia infrequente, mesmo com crescente interesse nos últimos anos. Isto se deve provavelmente a maior utilização de neuroimagens na medicina veterinária como a ressonância magnética (RM).

Esta enfermidade vascular encefálica está determinada por qualquer alteração patológica do sistema vascular que comprometa o aporte sanguíneo do encéfalo. Estas alterações incluem a obstrução ou a ruptura de um vaso sanguíneo que forme parte da irrigação do encéfalo. Desta maneira, pode-se diferenciar acidentes vasculares encefálicos isquêmicos e hemorrágicos, respectivamente.

As obstruções vasculares podem ter múltiplas causas, como trombos, êmbolos e alterações compressivas perivasculares ou da parede do vaso, por exemplo, neoplasias.

2. FISIOPATOLOGIA

Como mencionado anteriormente, os acidentes cerebrovasculares podem diferenciar-se pela sua causa, sendo isquêmico ou hemorrágico.

2.1. – Acidente Vascular Encefálico Isquêmico ou Infarto Encefálico

O cérebro recebe 15% do débito cardíaco, consome 20% do oxigênio sistêmico e gasta 25% da glicose do organismo. Já que não tem reserva de oxigênio, nem de glicose, o encéfalo é totalmente dependente do aporte destas substâncias energéticas, o que deve ser assegurado por um fluxo sanguíneo adequado. O infarto cerebral se produz quando existe uma redução grave ou cesse totalmente o fluxo sanguíneo cerebral (FSC), o qual se mantém entre 50 a 55mL/100g de cérebro/min no córtex cerebral a níveis de pressão perfusão cerebral (PPC) entre 50 e 150mmHg em condições normais. Ao diminuir ou cessar o FSC, o encéfalo não recebe seus altos requerimentos metabólicos de oxigênio e nem de glicose, gerando rapidamente sintomatologia clínica.

Se a ausência ou diminuição do FSC é focal e tem curta duração, a consequência clínica será um acidente isquêmico transitório que, por definição, sua sintomatologia não durará mais de 24 horas. Se esta diminuição se mantém com o tempo, a consequência clínica será um infarto encefálico ou um acidente vascular encefálico isquêmico.

Existem diversas formas de classificar os infartos encefálicos cerebrais segundo sua origem fisiopatológica: trombótico, embólico e de causa desconhecida. É muito importante determinar a presença de uma condição patológica possivelmente desencadeadora, já que as opções terapêuticas que tenha o médico-veterinário serão condicionadas a essas.

Em cães, foi confirmado histopatologicamente as seguintes causas: tromboembolia séptica associada à endocardite bacteriana ou outra fonte infecciosa, arteriosclerose associada a hipotireoidismo primário, êmbolos parasitários (*Dirofilaria immitis*), êmbolos de células metastáticas, linfoma intravascular, embolismo fibrocartilaginoso e tromboembolismo aórtico ou cardíaco.

Diferentemente do humano, não foram encontradas predisposições etárias ou ligadas ao sexo. Entretanto, existe uma maior apresentação de infartos encefálicos nas raças Cavalier King Charles Spaniel e Greyhound.

O infarto cerebral é a necrose tissular produzida como resultado de um aporte sanguíneo regional insuficiente ao cérebro. Esta necrose é produto de uma redução no aporte de oxigênio e glicose ao cérebro e impede a remoção de dejetos. Todos isto produz morte ou disfunção neuronal e glial causando por excitotoxicidade, acúmulo de intraneuronal excessivo de sódio, cloro e íons de cálcio, injúria mitocondrial, estresse oxidativo, apoptose e despolarização peri-infarto. Estes mecanismos podem perpetuar em edema citotóxico ou neurotóxico, o que pode culminar em uma síndrome de hipertensão intracraniana secundária (ver capítulo sobre **Hipertensão Craniana**).

O infarto cerebral é um termo tanto clínico, como patológico e requer melhores definições etiopatogênicas ou de seu curso, ou natureza.

Quando ocorre a oclusão vascular e a normalização do FSC não é precoce, não só impede a prevenção da lesão celular, sendo que agrega o chamado dano por reperfusão que gera um aumento da extensão do infarto.

Na área de diminuição de fluxo sanguíneo, a excitotoxicidade e a morte neuronal necrótica ocorrem em alguns minutos. Esta área é conhecida como o coração do infarto e produz injúria irreversível rapidamente. Entretanto, as células nas zonas periféricas são suplementadas de sangue através da circulação colateral. Esta região periférica, chamada de penumbra isquêmica, contém tecido resgatável se institui terapia apropriada, e se define como tecido não funcional, mas potencialmente viável que rodeiam o coração do infarto cerebral. A penumbra está caracterizada por receber FSC que se situa entre 10 e 15mL/100g/min (**Figura 148.1.**).

2.2. – Acidente Vascular Hemorrágico

As hemorragias cerebrais espontâneas ou por ruptura de aneurismas são muito frequentes em humanos, mas em animais é considerada extremamente rara. De fato, os AVEs hemorrágicos descritos em cães são principalmente determinados por causas subjacentes, como hemorragia secundária a neoplasias cerebrais, linfoma intravascular, angiopatia amiloide cerebral, doenças inflamatórias vasculares e alterações da coagulação, como coagulação intravascular disseminada e doença de von Willebrand.

O mecanismo fisiopatológico dos AVEs hemorrágicos é bastante lógico: uma hemorragia produz hematoma e este, por sua vez, se comporta como uma lesão ocupadora de espaço, agregando volume a cavidade intracraniana, com um consequente edema neurotóxico causado pela redução na PPC e no FSC.

Uma consequência das hemorragias cerebrais mais comumente vista e temida em humanos é o vasoespasmo secundário, um processo de resposta secundária, no qual se produz um vasoespasmo cerebral generalizado para evitar um maior sangramento. Entretanto, este causa isquemia global ou encefalopatia hipóxica isquêmica, tendo um prognóstico muito desfavorável. A presença de vasoespasmo não foi descrita em cães e nem em gatos.

3. AVALIAÇÃO CLÍNICA

O AVE é definido de maneira clínica com uma disfunção neurológica aguda de origem vascular e com sinais que aparecem de forma instantânea ou de maneira menos rápida correspondendo a áreas focais do cérebro.

Idealmente, a classificação incorpora informação através de duas linhas paralelas: a caracterização da patofisiologia subjacente e de síndromes baseados em observações clínicas. O mecanismo da enfermidade deve ser confirmado por dados patológicos, de laboratório, eletrofisiologia, genéticos e radiológicos.

Um AVE é uma emergência médica que produz um alto grau de deterioramento neurológico precoce e que frequentemente culmina em morte. Clinicamente, pode-se apresentar de diversas formas e depende do lugar afetado e sua extensão. Os AVEs, tanto isquêmico, como hemorrágico, podem ser focais e disfunções podem múltiplas. Entretanto, estes sinais neurológicos focais não traumáticos que não progridem nem se recuperam, diminuição abrupta do estado de consciência e uma grande elevação da pressão arterial sugerem a presença de uma AVE principalmente de origem isquêmica.

Para confirmar o diagnóstico são necessárias técnicas de imagem. Nesse sentido, a RM é mais sensível que a TC para detectar um infarto precoce, com alterações desde o início do infarto até a hora do curso, mas a TC é mais sensível para a detecção de sangue extravasado no interior do crânio.

Nos AVEs isquêmicos, a RM é uma ferramenta indispensável, já que pode mostrar lesões isquêmicas de tamanho pequeno e também consegue uma boa definição de territórios vasculares afetados em uma janela de 12 a 24 horas de curso da doença. Tanto a TC, como a RM podemos diferenciar a presença de um AVE isquêmico segundo as alterações da densidade ou da intensidade.

Na RM, os AVEs isquêmicos são descritos tipicamente em forma de sinais hipointensos em T1, hiperintensos em T2 e não realçam ao aplicar gadolínio. Na TC, as alterações de opacidade estão resumidas na **Tabela 148.1.**

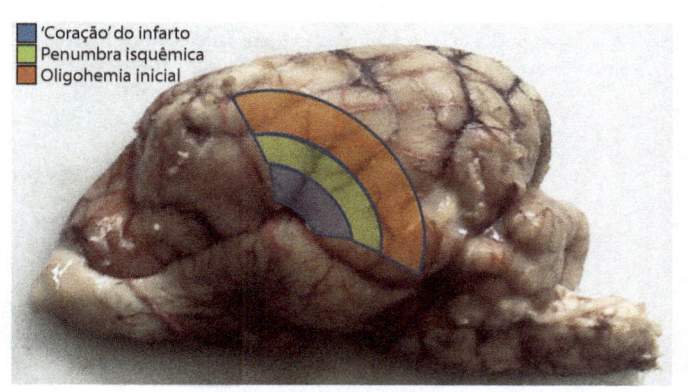

- ■ 'Coração' do infarto
- ■ Penumbra isquêmica
- ■ Oligohemia inicial

Figura 148.1. – É ilustrado o coração do infarto, a penumbra isquêmica que progride a um infarto sem tratamento, e a penumbra que se recupera espontaneamente, ou oligemia inicial.

Tabela 148.1. – Sinais Imagenológicos da TC Segundo o Tempo de Curso de Infartos Encefálicos em Cães

Tempo depois do infarto	Características
0 a 24 horas	Hipodensidade normal ou pequena hipodensidade.
1 a 7 dias	Efeito de massa (máxima expressão de 3 a 4 dias).
Dias a meses/anos	Hipodensidade.
1 a 8 semanas	Realce do contraste.
Semanas a anos	Atrofia.

Tabela 148.2. – Evolução dos Sinais de Sangue na RM

	Aguda (1 a 3 dias)	**Subaguda (3 a 14 dias)**	**Crônica (mais de um mês)**
Imagens em T1	Hipo ou isointensa.	Hipointensa.	Hiperintensa.
Imagens em T2	Hipo, variando a hiperintensa.	Hiper, variando a hipointensa.	Muito hipointensa.

Por último, os sinais neurológicos focais dependem exclusivamente do local do infarto. É muito importante correlacionar estes sinais com a área encefálica afetada.

Em AVE hemorrágicos, a TC é extremamente sensível. Entretanto, a RM também pode ser muito útil e observam-se mudanças na intensidade notória do sangue que variam com o tempo (**Tabela 148.2.**).

Ao confirmar o AVE, é imprescindível identificar a causa subjacente, realizando provas diagnósticas. As causas mais comuns de AVE isquêmicos são a hipertensão e sua causa primária, doenças endócrinas, como o hipotireoidismo, hipertireoidismo e hiperadrenocorticismo, doença renal, doença cardíaca, como endocardite bacteriana e cardiomiopatia hipertrófica e neoplasias metastáticas.

Além do painel diagnóstico básico (hemograma, perfil bioquímico e urinálise), recomenda-se mensuração seriada da pressão arterial, radiografias de tórax e ultrassonografia abdominal para ambas as apresentações de AVE e provas de coagulação completas para os acidentes hemorrágicos e dímero D, ecografia e eletrocardiografia e provas endócrinas para os isquêmicos.

4. ESTRATÉGIA TERAPÊUTICA

Se existe a presença confirmada de um AVE hemorrágico, sempre é necessária a intervenção neurocirúrgica a fim de drenar o hematoma e controlar a hemorragia. Se consegue este objetivo precocemente, o prognóstico é favorável. Entretanto, é extremamente importante conseguir previamente uma reanimação do paciente, recuperando suas funções vitais. Se o paciente ingressa com sinais de hipertensão intracraniana, deve-se realizar o tratamento indicado para reduzir a PIC (ver capítulo de **Pressão Intracraniana**), especialmente baseados em agentes hiperosmolares, como o manitol ou solução salina hipertônica (10%), mesmo sendo controverso seu uso está altamente difundido.

A ocorrência de vasoespasmo secundário em animais de pequeno porte ainda não foi provada e, por isso, não existe indicação para o uso de canais de cálcio como a amlodipina para combater esse efeito. Se recomenda a amlodipina (0,1 a 0,25mg/Kg sid) ou inibidores da ECA como o enalapril (0,25 a 0,5mg/kg bid) para o controle da hipertensão arterial grave caso esteja presente.

O tratamento do AVE isquêmico é mais complexo. O paciente deve ser estabilizado como um todo inicialmente incluindo pressão arterial, oxigenação, ventilação, função cardíaca, temperatura, etc. O tratamento específico para infartos malignos que produzem edema citotóxico e HIC inclui sedação, otimização da PPC através da terapia hiperosmolar com manitol (0,5 a 1g/kg) ou solução salina hipertônica (NaCl 10% 0,9mL/Kg), monitorização da PIC, hipotermia terapêutica, hiperventilação de resgate e, por último, craniectomia descompressiva, que deve ser realizada precocemente se o paciente cumpre os critérios estabelecidos ou presenta um infarto maligno da artéria cerebral média mais edema secundário.

A terapia neuroprotetora com antagonistas de NMDA ou bloqueadores de cálcio e a terapia trombolítica, como o ativador de plasminogênio tissular recombinante ou estreptoquinase, não foram descritos em pequenos animais. Caso esteja indicada a antiagregação plaquetária profilática em paciente cujo infarto seja de origem tromboembólico, mais comumente cardíacos.

O uso de corticosteroides não está indicado para esse tipo de patologia e contraindica o estado de hiperglicemia.

5. LITERATURA RECOMENDADA

1. Garosi L. Cerebrovascular disease in dogs and cats. Vet Clin Small Anim 2010; 40:65–79.
2. Garosi L, McConnel J, Platt S, et al. Clinical and topographic magnetic resonance characteristics of suspected brain infarction in 40 dogs. Journal of veterinary internal medicine 2006; 20:311-321.
3. Wessmann A, Chandler K, Garosi L. Ischaemic and haemorrhagic stroke in the dog. The Veterinary Journal 2009; 180:290–303.

Coma 149

Felipe Javier Lillo-Araya

1. INTRODUÇÃO

O coma é um estado de consciência definido pela ausência de resposta ao meio, incluindo estímulos nociceptivos (dolorosos). Este se alcança por uma hipofunção profunda do sistema nervoso central e pode ser causado por inúmeros processos patológicos, como também processos iatrogênicos, semelhante ao coma induzido por barbitúricos ou propofol. Além disso, é possível classificar o coma em metabólico ou estrutural, e este, por sua vez, em traumático e não traumático.

O coma, pós-parada cardiorrespiratória, causado por encefalopatia hipóxico-isquêmico é um tipo de coma que frequentemente observamos na prática clínica de emergências e cuidados intensivos.

2. CAUSAS E AVALIAÇÃO CLÍNICA

Na medicina veterinária, o coma é um estado de inconsciência absoluto e não se classifica em graus, como se faz em humanos. Em animais existem somente cinco estados de consciência: atento e alerta, delírio, deprimido, semi-coma e coma. Portanto, a definição para animais, o coma é um estado de consciência no qual o sujeito não apresenta abertura ocular, atividade motora e nem responde a nenhum estímulo, inclusive doloroso.

O estado pode ocorrer quando existe uma lesão funcional ou estrutural do mesencéfalo, especificamente a substância reticular ativante anterior e/ou quando se produz uma lesão difusa do córtex cerebral na sua totalidade.

Classicamente é descrito o estado de coma como consequência de enfermidade grave intra ou extracraniana. Suas causas são múltiplas, mas pode-se classificar segundo a origem como estruturais ou metabólicas. Os comas estruturais são determinados por lesões intracranianas focais ou difusas, traumáticas ou não, enquanto que os comas metabólicos estão sujeitos as alterações sistêmicas das quais se diferenciam causas metabólicas puras e hipóxico-isquêmicas. As enfermidades que podem causar o estado de coma estão listadas em categorias na **Tabela 149.1.**

Para identificar a causa de um estado comatoso é muito importante obter toda a informação possível, como história recente e passada, ou a história clínica. Classicamente é mais provável se encontrar em estado de coma uma vez diagnosticada a patologia subjacente.

Tabela 149.1. – Categorias de Causas de Coma

Comas estruturais		Comas metabólicos	
Lesões focais	**Lesões difusas**	**Encefalopatias metabólicas**	**Encefalopatias hipóxico-isquêmicas**
AVE isquêmico	• Meningite e/ou encefalite. • (Cinomose, PIF, VIF, Leucemia felina, criptococose, leptospirose, toxoplasmose, bacteriana).	• Hipoglicemia.	• Parada cardiorrespiratória.
AVE hemorrágico		• Desequilíbrio eletrolítico.	• Insuficiência cardíaca.
Hematomas traumáticos	• Lesão axonal difusa.	• Cetoacidose diabética.	• Insuficiência respiratória severa.
Tumores	• Estatus convulsivo.	• Uremia.	• Anemia.
Abscessos	• Síndrome de hipertensão intracraniana.	• Coma hiperosmolar.	Intoxicações.
Meningoencefalite granulomatosa		• Encefalopatia hepática.	• Fármacos.
Hidrocefalia		• Fármacos.	• Choque.
		• Deficiência de tiamina.	

Para uma correta avaliação clínica do paciente comatoso é necessário obter painéis sanguíneos completos (hemograma e perfil bioquímico), imagens (TC e RM), urinálise, provas endócrinas (TSH, T4, estimulação com ACTH) e deve-se realizar uma avaliação eletroencefalográfica, já que o traçado pode ajudar a descobrir a causa subjacente especialmente se esta é hipóxica. Além disso, o eletroencefalograma distingue a morte encefálica como diagnóstico diferencial.

No caso dos comas hipóxico-isquêmicos é importante que a condição seja prolongada no tempo, pois se a hipóxia ou isquemia global é transitória e dura menos de 3 minutos, o resultado clínico é uma síncope.

3. ESTRATÉGIAS TERAPÊUTICAS E PROGNÓSTICO

Não existe um tratamento direto contra o estado comatoso, a abordagem terapêutica de um paciente em coma está sujeito a causa e obviamente neste contexto o suporte vital é crítico. Se a causa do coma é estrutural, devido ao aumento da PIC, o tratamento contra a síndrome da hipertensão intracraniana está indicado (ver capítulo de **Hipertensão Intracraniana**), eliminando os passos de sedação ou instauração de coma barbitúrico. Entretanto, é imperativo tratar e/ou evitar as convulsões se necessário. Se a causa é metabólica, a correção da alteração é a conduta terapêutica recomendada.

É muito provável que um paciente comatoso não apresente uma regulação normal de suas funções básicas como ventilação, termorregulação e incluso o controle do ritmo cardíaco e do tono vascular. É por isso que o suporte ventilatório é imprescindível neste tipo de paciente, especialmente devido às consequências deletérias da hipoventilação em um paciente neurocrítico. Se for necessário tratar a hipotensão, a norepinefrina (0,01mg/kg/min a 1mg/kg/min) é a droga vasoativa de eleição, já que para um mesmo nível de PAM aumenta significativamente menos a PIC que outras drogas vasoativas como a dopamina.

O controle da temperatura deve ser estrito, o paciente não pode sofrer evento de hipertermia e da mesma maneira deve-se evitar a hiperglicemia. Ambos eventos estão associados a um prognóstico desfavorável.

A hipotermia terapêutica joga um rol preponderante para reduzir a incidência de sequelas neurológicas, mas não necessariamente reduz a mortalidade. Esta estratégia se torna mais eficiente quando nos confrontamos a um paciente com encefalopatia hipóxico-isquêmica pós-reanimação.

O prognóstico depende se os objetivos terapêuticos são alcançados dentro de um prazo aceitável e da condição primária. Apesar de a escala de coma de Glasgow não ser útil em pacientes comatosos, a avaliação clínica pode oferecer alguma certeza prognóstica. O prognóstico é favorável se o reflexo de retirada aparecer antes das 12 horas e/ou o paciente recupera a consciência (ou melhora seu nível de consciência, a semi-coma ou depressão) antes das primeiras 24 horas. A ausência de reflexo fotomotor ocular não é sinal de prognóstico desfavorável, mas sua presença antes das 12 horas tem valor prognóstico favorável. Por último, a midríase arreflexa ao terceiro dia é sinal de prognóstico absolutamente desfavorável, mas é muito importante ter em conta a quantidade de drogas vasoativas utilizadas antes de avaliar este reflexo.

4. LITERATURA RECOMENDADA

1. Sande A, West Ch. Traumatic brain injury: a review of pathophysiology and management. Journal of veterinary emergency and critical care 2010; 20(2); 177-190.
2. Bagley R. Coma, stupor and behavioural change. In: Platt S, Olby N. BSAVA manual of canine and feline neurology. England: British small animal veterinary association; 004:113-132.
3. Previgliano I, Bustos, J. Coma basado en la evidencia. In: Previgliano I. Neurointensivismo basado en la evidencia. Rosario, Argentina: Corpus; 2007:502-515.

1. INTRODUÇÃO

A paresia e a paralisia são consequências da diminuição da função motora em um indivíduo. A paresia é definida como fraqueza, que se manifesta como deficiência parcial nos movimentos voluntários e redução da força. Quando afeta os músculos dos membros, gera dificuldade no deslocamento do indivíduo. A paralisia, ou plegia, corresponde à ausência total de atividade motora voluntária (**Figura 150.1.**).

Em relação à manifestação clínica da paresia e sua gravidade, ela pode ser classificada como ambulatorial, quando o paciente é capaz de sustentar parcialmente seu peso e se deslocar caminhando, e não ambulatorial, quando o paciente não é capaz de sustentar seu peso e se arrasta, embora apresente movimentos voluntários em seus membros.

O sistema motor apresenta diferentes níveis, desde sua origem no encéfalo até os músculos. Geralmente, é dividido em neurônio motor superior (NMS) e inferior (NMI), em que o primeiro nunca deixa o sistema nervoso central e o segundo o conecta ao músculo através do sistema nervoso periférico. Vale ressaltar que os NMS, que têm maior importância na força e mobilidade, têm origem no tronco encefálico. Portanto, lesões na região rostral do crânio têm menor significância motora na marcha do que as lesões na região caudal, medula espinhal e sistema nervoso periférico (**Figura 150.2.**).

Dado que o fluxo de informação motora é cranial para caudal e proximal para distal, a sintomatologia da paresia ou da plegia será observada caudal, ou distal à lesão. A musculatura que apresenta paresia ou plegia dependerá do local da lesão, podendo haver disfunção motora na face, língua, tronco, membros torácicos e pélvicos, cauda, entre outros. Embora geralmente haja relação entre a paresia e a paralisia com distúrbios da marcha, é importante que o leitor incorpore que qualquer músculo pode apresentar deficiência motora.

Para este texto, focado em situações de emergências, parece relevante salientar o conceito de paresia e plegia associadas aos distúrbios da marcha, pois é a razão mais frequente de consulta, e geralmente é secundária a afecções da medula espinhal. No entanto, parece apropriado fornecer diretrizes sobre quando considerar lesões no encéfalo ou no sistema neuromuscular como causas de um distúrbio na marcha.

Quando a lesão está localizada no encéfalo, geralmente podem ser observados outros sinais clínicos, como comprometimento da consciência, inclinação da cabeça, assimetria facial, tremor de intenção, marcha compulsiva, cegueira, assimetria pupilar, etc., dependendo do local da lesão no encéfalo. Nas patologias do sistema neuromuscular, é possível observar regurgitação, alteração no som ao latir, alteração na deglutição, entre outras. Ainda assim, é possível que em ambos os casos não

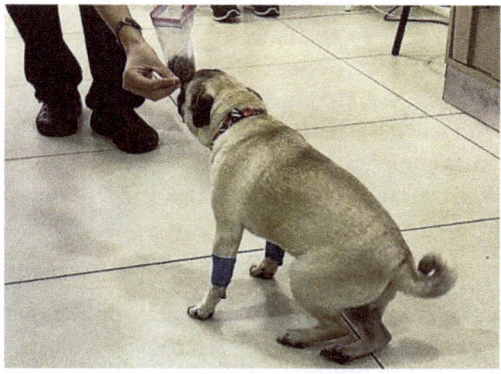

Figura 150.1. – Paciente canino, Pug, com paraparesia, onde se observa a falta de força nas extremidades posteriores.

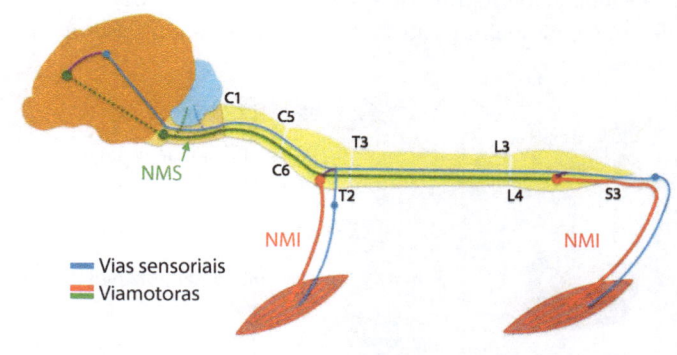

Figura 150.2. – Esquema do sistema de vias motoras e sensoriais, onde se observa a sua distribuição entre o encéfalo e o músculo. Além disso, estão esquematizados os diferentes segmentos medulares: C1-C5, C6-T2, T3-L3 e L4-S3.

se evidenciem claramente outros sinais comuns mencionados, dificultando a neurolocalização.

As causas, que geralmente ocasionam a paresia ou a plegia aguda, pelas quais é solicitada uma consulta de urgência, incluem o trauma e as doenças vasculares. Cada uma dessas causas terá uma prevalência maior ou menor, dependendo da idade, raça, ambiente, etc.

Quando se trata do trauma, podem ser consideradas causas externas como atropelamentos, pancadas, quedas, mordidas e projéteis, e causas internas como extrusão do disco intervertebral e fraturas patológicas.

Embora atualmente os animais de estimação vivam em ambientes mais controlados, os acidentes ainda acontecem e continuarão a ocorrer, onde muitas vezes a coluna vertebral e, consequentemente, a medula espinhal e a cauda equina são afetadas. No primeiro caso, é comum que isso gere alteração na marcha, afetando a força e a coordenação. As consequências de um trauma na coluna vertebral podem ser fraturas, luxações ou ambas de maneira simultânea, o que gera contusão e compressão da medula espinhal. No entanto, em algumas ocasiões, a coluna não é significativamente danificada, mas a energia do trauma é transmitida diretamente para a medula espinhal, causando lesão direta a ela e a contusão em seu parênquima.

Em relação às patologias do disco intervertebral, atualmente reconhece-se uma causa genética nas raças condrodistróficas, que acelera a degeneração condroide do disco intervertebral, favorecendo a extrusão do tipo Hansen I, onde o núcleo pulposo degenerado traumatiza e comprime a medula espinhal. Sua apresentação clínica geralmente é aguda e progressiva, simétrica, com presença de dor paravertebral. Ocorre com maior frequência na coluna toracolombar e cervical.

Embora a extrusão do tipo Hansen I seja a forma clássica de hérnia de disco, outras formas foram identificadas, como a extrusão do núcleo pulposo hidratado (HNPE), extrusão do núcleo pulposo de baixo volume e alta velocidade (ANNPE) e extrusão de disco intervertebral traumática (**Figura 150.3.**).

A HNPE, caracteriza-se pela extrusão do núcleo pulposo não degenerado ou parcialmente degenerado, que traumatiza e comprime a medula espinhal. Sua apresentação clínica geralmente é aguda, não progressiva, simétrica e sem dor paravertebral, afetando com maior frequência a coluna vertebral cervical.

No caso da ANNPE, haverá trauma, mas sem a compressão da medula espinhal, podendo ser causada pela extrusão de um núcleo pulposo normal ou parcialmente degenerado. Sua apresentação clínica geralmente é aguda, não progressiva, assimétrica e sem dor paravertebral, afetando comumente a coluna toracolombar.

Na hérnia de disco intervertebral traumática, ocorre a ruptura de um disco degenerado ou não degenerado devido a um trauma externo. Isso traumatiza a medula espinhal e está associado a um grau variável de compressão da medula espinhal. Dependendo disso, a apresentação clínica será semelhante a uma extrusão de tipo Hansen I ou ANNPE.

Em alguns casos, a extrusão de tipo Hansen I pode causar a ruptura do plexo venoso e estar associada a hemorragia epidural, o que geralmente agrava a sintomatologia clínica.

A mielopatia isquêmica é uma lesão no parênquima medular devido a um trombo que limita a irrigação do tecido, devido ao comprometimento de ramos das artérias espinhais dorsais ou da artéria espinhal ventral. É uma condição de apresentação aguda, não progressiva, assimétrica e sem dor paravertebral. A causa mais frequentemente descrita em cães é o êmbolo fibrocartilaginoso, que afeta principalmente raças grandes.

2. ABORDAGEM DIAGNÓSTICA

É importante mencionar que, se um paciente apresentar sinais de paresia ou paralisia, juntamente com outros sinais que representem risco de vida, o primeiro passo será garantir a sua sobrevivência por meio da abordagem xABCDE. Essa combinação geralmente ocorre em casos de trauma externo, como atropelamentos, mordidas e ferimentos por projéteis.

Todo o processo diagnóstico começa com a obtenção dos dados epidemiológicos do paciente e do histórico clínico. No primeiro caso, é relevante considerar a espécie, a raça e a idade. No histórico, deve-se indagar sobre antecedentes de trauma, início e progressão dos sinais clínicos. O conjunto dessas informações, juntamente com o resultado do exame neurológico, permitirá estabelecer uma lista de diagnósticos diferenciais.

O exame físico geral auxilia na determinação da presença de comorbidades que possam estar relacionadas à causa da sintomatologia neurológica. O exame neurológico é parte fundamental no diagnóstico, pois permite confirmar a presença de paresia ou paralisia (plegia), determinar o local da lesão e sua gravidade. Além disso, pode-se observar a simetria e a presença de dor, informações relevantes para estabelecer a lista de diagnósticos diferenciais. Com base nessa lista, deve-se determinar quais exames complementares são mais apropriados para confirmar ou descartar cada um dos diagnósticos.

2.1. – Avaliação Neurológica

Na avaliação neurológica, é essencial determinar o local e a gravidade da lesão, onde a avaliação da marcha, das reações posturais, dos reflexos espinhais, da palpação e da sensibilidade são de grande importância.

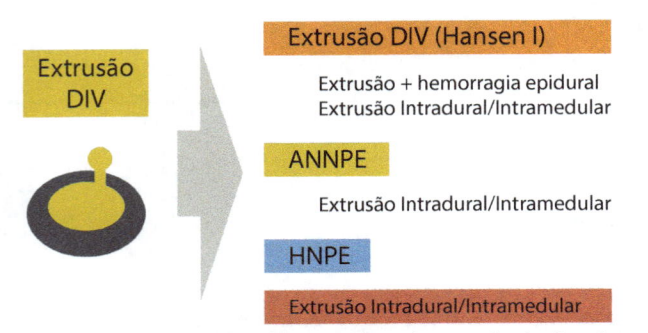

Figura 150.3. – Esquema dos diferentes tipos de extrusão de disco intervertebral (DIV).

Ao avaliar a marcha, é possível confirmar o comprometimento da função motora e distinguir entre paresia ambulatória, paresia não ambulatória e paralisia. Em pacientes com fraqueza significativa, é recomendável fornecer suporte externo para melhor análise da marcha, o que pode ser feito com arreios dianteiros e traseiros, correias ou segurando-o diretamente pela base da cauda, ou pelo abdômen.

No caso de lesões que afetam a medula espinhal, pode-se tomar o segmento medular T2 como referência. Dessa forma, alterações nas 4 extremidades (tetra) ou em 2 do mesmo lado (hemi) indicam lesões cranianas a T2, enquanto alterações apenas nas extremidades pélvicas (para ou mono) indicam lesões caudais a T2.

Para avaliar as reações posturais, também é recomendado fornecer suporte ao paciente para mantê-lo em pé e distribuir corretamente o peso. Esses testes visam determinar a resposta do paciente às mudanças de postura provocadas pelo examinador, sendo os mais comuns o teste de tombamento e o teste de salto. Ambos visam avaliar a capacidade proprioceptiva do paciente, que envolve as vias sensoriais dos receptores em tendões e músculos dos membros, nervos periféricos, medula espinhal, tronco encefálico, diencéfalo e córtex cerebral. No caso do diencéfalo e córtex cerebral, avalia-se o lado oposto ao membro avaliado.

Em lesões da medula espinhal e do tronco encefálico é esperado que pacientes com paresia apresentem déficit proprioceptivo, uma vez que as vias motoras e proprioceptivas estão próximas uma da outra.

Os reflexos espinhais são úteis para determinar se a origem da sintomatologia é uma lesão no neurônio motor inferior (NMI) ou superior (NMS), e, portanto, o segmento medular afetado. No caso de lesões no NMI, os reflexos espinhais serão ausentes ou hiporreflexos, enquanto no NMS serão normorreflexos ou, às vezes, hiperreflexos.

A medula espinhal pode ser dividida anatomicamente e funcionalmente em 4 segmentos: C1-C5, C6-T2, T3-L3 e L4-S3. Como mencionado anteriormente, as lesões cranianas até T2 podem causar tetraparesia, tetraplegia, hemiparesia ou hemiplegia. No entanto, se o segmento C1-C5 for afetado, os reflexos estarão normais nas 4 extremidades, e se o segmento C6-T2 for afetado, podem ser observados reflexos ausentes ou hiporreflexos nas extremidades torácicas e normais nas pélvicas. Lesões caudais a T2 podem gerar paraparesia, paraplegia, monoparesia ou monoplegia, mas se o segmento T3-L3 for afetado, haverá normorreflexia nas extremidades pélvicas e, se o segmento L4-S3 for afetado, haverá hiporreflexia ou ausência de reflexos. (**Figura 150.2.**).

Em alguns pacientes com lesões no segmento medular T3-L3, pode ocorrer o padrão de "*Shiff-Sherrington*", caracterizado por paraplegia com hiperextensão acentuada das extremidades torácicas. Geralmente, a paraplegia é hiporreflexiva, secundária ao "choque medular", que tende a desaparecer em poucos dias e o paciente recupera os reflexos espinhais.

A avaliação da dor na palpação paravertebral é útil para estabelecer diagnósticos diferenciais e o local da lesão. Lesões mielocompressivas, como extrusão de disco intervertebral tipo

Hansen I, presença de hemorragia epidural, fratura e fratura-luxação, geralmente provocam dor. A ANNPE, a mielopatia isquêmica e a HNPE geralmente não causam dor.

A avaliação do reflexo músculo-cutâneo do tronco é útil em pacientes com paraparesia não ambulatória ou paraplegia, ajudando a determinar o local da lesão, que estará localizado de 1 a 3 segmentos cranianos à perda do reflexo.

Por fim, avalia-se a sensibilidade (nocicepção) das extremidades comprometidas, buscando uma resposta em que o paciente demonstre perceber a dor (gritar, morder, afastar-se) e não apenas a flexão da extremidade. A sensibilidade superficial é avaliada beliscando a pele e a sensibilidade profunda é avaliada na falange. Em um paciente plégico, comumente paraplégico, a ausência de sensibilidade profunda é um indicador de prognóstico reservado a desfavorável, dependendo da etiologia e do tempo decorrido desde o início dos sinais clínicos.

Em lesões traumáticas da medula espinhal, ocasionalmente pode ocorrer mielomalacia progressiva, que corresponde à necrose da medula espinhal, aparentemente associada ao aumento da pressão intramedular. É uma situação clínica de prognóstico desfavorável, que frequentemente leva à morte do paciente. Clinicamente, caracteriza-se pela perda da sensibilidade profunda e progressão dos sinais clínicos. Dessa forma, um paciente com lesão no segmento medular T3-L3 pode desenvolver arreflexia nas extremidades posteriores e anais, perda do tônus muscular abdominal e dorsal, braquiparesia e perda progressiva do reflexo cutâneo em direção cranial à lesão. Este último sinal é um dos mais relevantes para monitorar a progressão da mielomalacia. (**Figura 150.4.**).

2.2. – Exames complementares

As imagens são os principais exames complementares utilizados em pacientes com comprometimento da medula es-

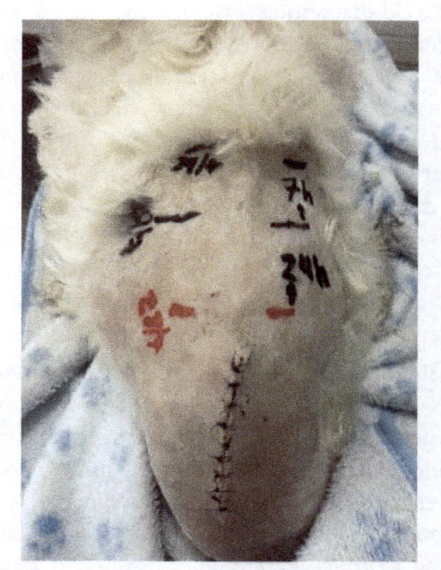

Figura 150.4. – Imagem de um paciente canino, Poodle, com mielomalacia progressiva. Se observam as marcas na pele indicando a perda progressiva de reflexo cutâneo do tronco ao longo dos dias e das horas.

pinhal. Todas elas mostrarão seu máximo potencial se forem direcionadas ao segmento medular afetado, se o paciente estiver posicionado corretamente e se forem utilizados parâmetros técnicos adequados.

Sempre que um paciente apresentar sintomatologia de uma lesão medular, é recomendável obter radiografias simples nas projeções látero-lateral (LL) e ventrodorsal (VD). Essa ainda é uma ferramenta de fácil acesso e baixo custo, que não deve deixar de ser utilizada.

Na projeção LL, aconselha-se girar levemente o corpo do paciente para alinhar a coluna vertebral. No caso da coluna torácica, lombar e lombossacra, a radiografia é obtida tracionando as extremidades cranial e caudal, mantendo-as afastadas da mesa, elevando o esterno para descolá-lo da mesa, o que permitirá um alinhamento adequado da coluna vertebral. No caso da coluna cervical, é possível tracionar levemente o pescoço, girando e levantando a cabeça da mesa.

Se não forem visualizadas fraturas ou instabilidade, é possível prosseguir com a projeção VD, evitando movimentos bruscos e exagerados. No entanto, para essa projeção, geralmente será necessária a sedação do paciente, sendo recomendável considerar se fornecerá informações relevantes para o diagnóstico ou se é mais benéfico prosseguir com estudos de imagem avançados, como tomografia computadorizada ou ressonância magnética.

A principal utilidade da radiografia é determinar anormalidades ósseas com perda da estrutura vertebral ou do alinhamento, podendo-se evidenciar fraturas, luxações e fratura-luxação. A radiografia simples possui maior sensibilidade na detecção de fraturas do compartimento ventral (90%) do que do meio e dorsal, e é baixa na detecção de fragmentos ósseos dentro do canal vertebral.

Também permite analisar os espaços intervertebrais, onde é possível evidenciar mineralização associada à doença degenerativa do disco intervertebral, mas não à sua ruptura. Quando ocorre uma extrusão do disco intervertebral, é comum observar as consequências da saída do núcleo pulposo, o que gera perda de volume do disco intervertebral e, consequentemente, diminuição do tamanho do espaço intervertebral e do forame intervertebral. Em algumas ocasiões, pode-se observar opacidade do forame intervertebral devido à presença de núcleo pulposo extruído mineralizado. É importante mencionar que nas extrusões do disco intervertebral, a radiografia é uma ferramenta que auxilia na aproximação do diagnóstico e não deve ser considerada um diagnóstico definitivo.

A mielografia é outra imagem de fácil acesso, pois requer os mesmos equipamentos da radiografia simples, mas é uma técnica invasiva, pois um meio de contraste radiopaco iodado é injetado no espaço subaracnóideo, aumentando assim a pressão do espaço subaracnóideo e intracraniano, o que desencadeia uma leve meningite asséptica, resultando em piora da sintomatologia clínica (geralmente transitória), complicações anestésicas e crises epilépticas pós-procedimento. Essa técnica permite visualizar a margem da medula espinhal em uma vi-

são sagital, seja nas projeções látero-lateral (LL), ventrodorsal (VD) ou oblíquas. Os padrões de anormalidade, como epidural, intradural-extramedular e intramedular, dependerão do desvio das linhas de contraste. No entanto, isso pode ser bastante difícil quando há edema significativo do parênquima medular, pois ocorrerá exclusão das linhas de contraste, impedindo a determinação do tipo de padrão. Devido a fatores como este, por ser uma técnica invasiva e devido ao acesso a técnicas de imagem mais avançadas e menos invasivas, como a ressonância magnética (RM) e a tomografia computadorizada (TC), a mielografia está em desuso.

A tomografia computadorizada (TC) apresenta uma superioridade evidente na visualização do tecido ósseo da coluna vertebral e permite a obtenção de imagens axiais (transversais), que posteriormente podem ser reconstruídas nos planos desejados. É uma técnica não invasiva que requer imobilização do paciente por um curto período de tempo, com sedação profunda ou anestesia geral. A técnica demonstra superioridade no diagnóstico de fraturas e instabilidades vertebrais. Também permite o diagnóstico de extrusões de disco intervertebral do tipo Hansen I sem a necessidade de introduzir um meio de contraste subaracnóideo (mielo-TC), sendo possível observar tecido hiperdenso dentro do canal vertebral ou dos forames intervertebrais.

A ressonância magnética nuclear é considerada o padrão-ouro no estudo de patologias do sistema nervoso central, sendo muito superior à radiografia e à TC na análise de tecidos moles. É uma técnica não invasiva que também requer a imobilização prolongada do paciente sob anestesia geral. Fornece grande detalhe das patologias mielocompressivas, permitindo diferenciar entre extrusões de disco intervertebral do tipo Hansen I, HNPE, ANNPE e a presença de hemorragia epidural. Além disso, permite analisar o parênquima da medula espinhal, observando-se a presença de edema causado por contusão, mielopatia isquêmica e meningomielite.

Em uma extrusão do disco intervertebral do tipo Hansen I, o espaço intervertebral afetado é hipointenso na sequência T2 devido ao processo degenerativo condroide. O núcleo pulposo extruído é observado no espaço epidural, comprimindo a medula espinhal, com uma intensidade dependendo do seu estado de degeneração. No caso da coluna toracolombar, geralmente é observada uma lateralização e migração cranial ou caudal do espaço intervertebral. Na coluna cervical, é mais comum sua localização central à medula espinhal, com migração leve. Associado à extrusão, pode-se observar aumento de sinal no parênquima medular na sequência T2 e STIR e exclusão do espaço subaracnóideo devido à presença de edema secundário à contusão medular.

A HNPE é caracterizada por um padrão epidural hiperintenso na sequência T2 e STIR, isointenso na sequência T1, com realce significativo de sinal pós-contraste. Localiza-se ventralmente à medula espinhal e migra cranial e caudalmente do espaço intervertebral. Este último é visualizado como hiperintenso nas sequências T2 e STIR, mas com menor volume.

Às vezes, pode-se observar aumento de sinal no parênquima medular nas sequências T2 e STIR, devido à contusão medular (**Figura 150.5.**).

Na ANNPE, o volume do núcleo pulposo extruído é menor, com intensidade de sinal variável, podendo ou não gerar um leve padrão epidural ventral. Geralmente, assim como na HNPE, o espaço intervertebral mantém um sinal normal, mas com menor volume. O sinal cardinal nessa patologia é a presença de uma lesão focal do parênquima medular, hiperintensa nas sequências T2 e STIR, geralmente assimétrica, sobre o espaço intervertebral. Um sinal semelhante pode ser observado na mielopatia isquêmica, mas neste último caso, é mais extenso e se estende sobre o corpo vertebral. (**Figura 150.6.**).

3. TRATAMENTO

Como mencionado anteriormente, em caso de trauma externo, a primeira abordagem deve ser a atenção primária de emergência pelo protocolo xABCDE, onde se deve evitar o movimento excessivo do paciente quando houver suspeita de lesão na coluna vertebral e, idealmente, imobilizá-lo em uma superfície rígida, com pontos de fixação na pelve, ombros e cabeça. No entanto, esse último ponto é especialmente relevante quando o paciente está sendo atendido no local do acidente.

Em relação à patologia que causa a lesão medular, a abordagem primária deve incluir analgesia para controle da dor, caso esteja presente, o que geralmente envolve uma combinação de AINEs e opioides, agonistas alfa, pregabalina ou gabapentina, entre outros.

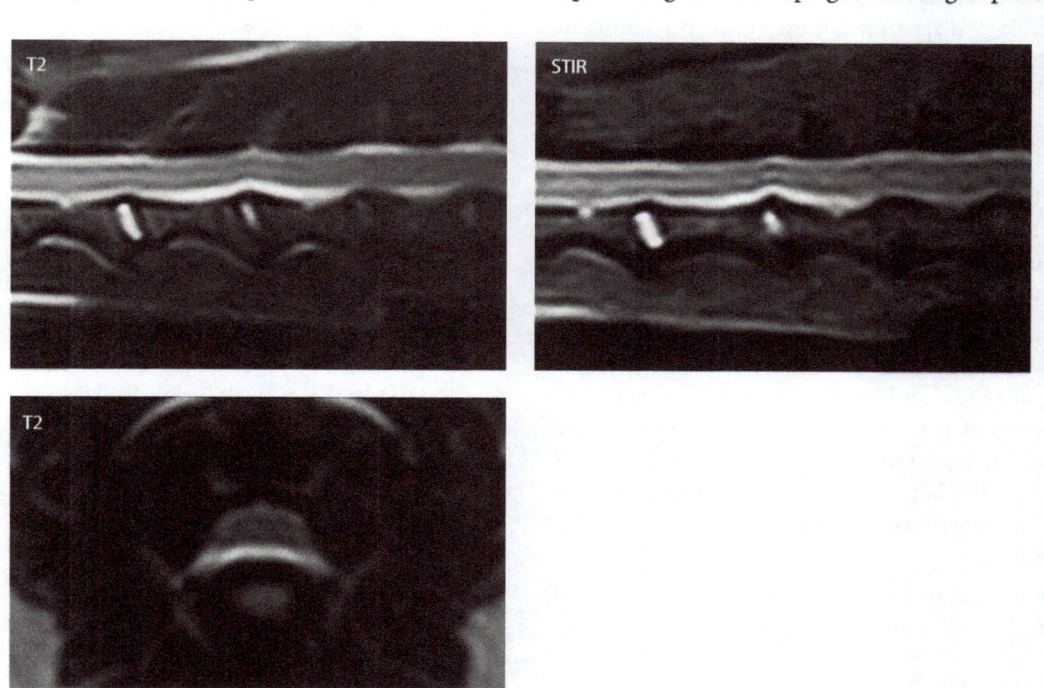

Figura 150.5. – Ressonância magnética de um paciente com HNPE do disco intervertebral C4-C5. Se observa um padrão epidural ventral à medula espinhal, hiperintenso nas sequências T2 e STIR, que se projeta ao nível cranial e caudal, gerando uma leve mielocompressão. Também se observa a diminuição do volume do núcleo pulposo no espaço intervertebral, mas com a preservação do sinal.

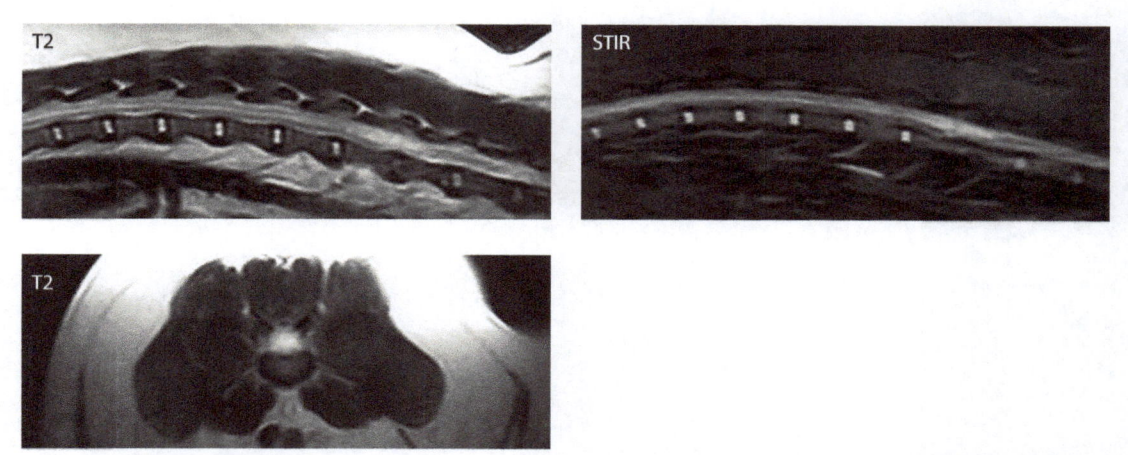

Figura 150.6. – Ressonância magnética de um paciente com uma lesão hipertensiva no parênquima medular nas sequências T2 e STIR, sobre L4 e L5, sem evidência de padrão epidural ou mielocompressivo. Também se observa a diminuição do volume do núcleo pulposo no espaço intervertebral, mas com o sinal conservado. Os diagnósticos diferenciais considerados seriam a ANNPE e a mielopatia isquêmica.

Pode-se utilizar fluidoterapia com cristaloides para manter um fluxo sanguíneo espinhal adequado, especialmente em pacientes com paraplegia, sempre respeitando os volumes e taxas máximas para evitar as complicações conhecidas do excesso de fluidos. Quanto ao uso de corticosteroides, não foi demonstrada superioridade em relação aos AINEs, mas sim mais efeitos colaterais.

No caso de um trauma medular agudo, pacientes com paresia não ambulatorial ou paraplegia, são considerados uma urgência. Se a causa for a extrusão do disco intervertebral do tipo I de Hansen, recomenda-se realizar uma cirurgia descompressiva, geralmente uma hemilaminectomia, na coluna toracolombar e um "slot ventral" na coluna cervical, com alta taxa de sucesso quando a sensibilidade profunda permanece presente. Às vezes, pode ser necessário realizar uma laminectomia ou hemilaminectomia cervical se o núcleo pulposo extruído se distribuir lateralmente à medula espinhal.

Na HNPE, não há evidência de que a cirurgia seja superior ao tratamento conservador. No entanto, em pacientes com comprometimento respiratório e deterioração neurológica grave, a cirurgia é recomendada. Na ANNPE, assim como na mielopatia isquêmica, não há indicação cirúrgica, pois não há compressão medular.

No caso de fratura ou luxofratura, deve-se avaliar se é estável ou instável, dependendo das estruturas vertebrais afetadas, visualizadas nas imagens obtidas. Para isso, utiliza-se a teoria dos 3 compartimentos. No caso de ser instável, recomenda-se alinhamento e estabilização cirúrgica, para a qual existem várias técnicas e materiais, desde o uso de parafusos ou pregos intramedulares com cimento ósseo estéril até parafusos pediculares com barras de titânio.

No caso de ser uma fratura estável e apresentar comprometimento neurológico leve a moderado, pode-se tentar repouso estrito por pelo menos 6 semanas, com avaliações seriadas para determinar a evolução do quadro clínico. O autor utiliza apenas suportes externos como terapia no caso de coluna cervical, pois são melhor tolerados pelos pacientes em comparação com a região toracolombar.

Em geral, tanto em pacientes tratados apenas com terapia medicamentosa quanto em pacientes submetidos à cirurgia para trauma medular, é recomendado um repouso eficiente em conjunto com terapias de reabilitação.

4. LITERATURA RECOMENDADA

1. Dewey C, da Costa R. Practical guide to canine and feline neurology. 1a edición; John Wiley and Sons, Inc; 2016
2. Thomson C, Hahn C. Veterinary neuroanatomy, a clinical approach. 1a edición; Saunders Elsevier; 2012
3. Lorenz M, Coates J, Kent M. Handbook of veterinary neurology. 5ta edición. Elsevier Saunders. 2011
4. Platt S, Garosi L. 2012. Small animal neurological emergencies. London. Manson Publishing Ltd. 2011.
5. Fenn J, Olby N. Classification of intervertebral disc disease. Front. Vet. Sci. 2020; 7:1-17.
6. Cardy TJA, De Decker S, Kenny PJ, Volk HA. Clinical reasoning in canine spinal disease: what combination of clinical information is useful?. Vet Rec. 2015; 177(7):171.
7. Gibbson S, Macias C, De Stefani G, Pinchbeck G and McKee W. The value of oblique versus ventrodorsal myelographic views for lesion lateralization in canine thoracolumbar disc disease. J Small Anim Pract. 2006; 47:658-662.
8. Da costa R, Samii V. Advanced imaging of spine in small animals. Vet Clin Small Anim. 2010; 40:765-790
9. Da Costa R, De Decker S, Lewis M, Volk Holger. Diagnostic maging in vertebral disc disease. Front. Vet. Sci. 2020; 7:1-24
10. Nessler J, Flieshardt C, Tünsmeyer J, Design R, Tipold A. Comparison of surgical and conservative treatment of hydrated nucleus pulposus extrusion in dogs. J vet intern med. 2018; 32:1989-1995
11. Risio L. A review of fibrocartilaginous embolic myelopathy and different types of peracute non-compressive intervertebral disk extrusions in dogs and cats. Front. Vet. Sci. 2015; 2(24):1-9

Miastenia gravis 151

Elidia Zotelli

1. INTRODUÇÃO

A miastenia é uma síndrome de falha na transmissão neuromuscular, que ocorre na condição adquirida ou congênita, resultando em fraqueza muscular e fadiga a exercícios. Historicamente, acreditava-se que a forma congênita de miastenia gravis (MG), era apenas o resultado de deficiência pós-sináptica dos receptores de acetilcolina na ausência de um anticorpo. No entanto, com os avanços diagnósticos, considera-se apenas uma das várias síndromes congênitas clinicamente heterogêneas que afetam a junção neuromuscular (JNM). Atualmente, utilizamos 2 conceitos:

- Miastenia gravis – MG – é uma doença autoimune adquirida com autoanticorpos contra a JNM do músculo esquelético.
- Síndromes miastênicas congênitas (SMC) são um grupo clinicamente heterogêneo de doenças genéticas que afetam a JNM em animais jovens. Ambas as condições são doenças para as quais o reconhecimento é importante em relação ao tratamento e resultado, conforme as **Tabelas 151.1. e 151.2.**

Sendo assim, a miastenia gravis é uma doença autoimune que prejudica a transmissão neuromuscular pela produção de autoanticorpos contra a JNM do músculo esquelético de ocorrência rara. Em cães, esses autoanticorpos têm como alvo mais frequente o receptor de acetilcolina (AChR), mas autoanticorpos direcionados a uma proteína chamada quinase específica do músculo (MUSK) também são relatados. Em gatos, os autoanticorpos são relatados exclusivamente contra o AChR, não havendo relatos de autoanticorpos contra outros componentes JNM.

A MG em cães é mais comum em fêmeas do que em machos, mas não há uma diferença significativa em gatos. Essa afecção tende a afetar animais de uma ampla faixa etária, dependente da causa. A SMC de 6 a 8 semanas de vida; já a MG já foi descrita em filhotes de 8 meses até 13 anos de idade em cães; em gatos a idade média é de 4 anos, com variação de 7 meses a 12 anos.

Tabela 151.1. – Classificação da Miastenia Gravis em Cães e Gatos

Miastenia gravis focal	Subgrupo sem presença de Timoma.
	Subgrupo associado à presença de Timoma.
Miastenia gravis generalizada	Subgrupo sem presença de Timoma.
	Subgrupo associado à presença de Timoma.
	Subgrupo associado ao uso de medicamentos do grupo tioquileno (somente gatos).
	Subgrupo soronegativo para anticorpos do receptor de acetilcolina (somente cães).
Miastenia gravis aguda fulminante	Subgrupo sem presença de Timoma.
	Subgrupo associado à presença de Timoma.
Adaptado de Mignan *et al.*, 2020.	

Tabela 151.2. – Classificação das Síndromes Miastênicas Congênitas em Cães e Gatos

Componente da junção neuromuscular afetada	Mecanismo do defeito da transmissão neuromuscular	Proteína	Gene	Espécie, raça
Pré-sináptico	Defeito na síntese de ACh	ChAT (colina acetiltransferase)	*CHAT*	Cães: Velho cão apontador dinamarquês.
Sináptico	Deficiência de AChE	COLQ	*COLQ*	Cães: Labrador Retriever, Golden Retriever. Gatos: Sphynx, Devon Rex.
Pós-sináptico	Deficiência de AChR	Subunidade AChR ε	*CHRN*	Cães: Jack Russel Terrier, Heideterrier.

Abreviaturas: ACh, acetilcolina; AChE, acetilcolinesterase; AChR, receptor de acetilcolina; CHAT , colina acetiltransferase; CHRNE , subunidade ε do receptor colinérgico nicotínico; COLQ, subunidade da cauda semelhante ao colágeno da acetilcolinesterase assimétrica. Adaptado de Mignan et al., 2020

Pode se apresentar de forma focal, generalizada ou aguda fulminante. Também pode ocorrer secundário à presença de timoma em cães e gatos, ou após a administração de medicação à base de tiourileno (Tiamazol – Tapazol©, Metimazol©) em gatos, e o mecanismo da doença autoimune difere com base nesses fatores, assim como o tratamento e prognóstico. Em muitos casos, a origem dos anticorpos ainda é desconhecida, e pode estar relacionada às síndromes paraneoplásicas já descritas em sarcomas osteogênicos, carcinomas biliares, linfomas e adenocarcinomas de glândulas adrenais. Há relatos associados a outras doenças imunomediadas como polimiosite, disautonomia, hipotiroidismo, hipoadrenocorticismo, trombocitopenia e anemia hemolítica.

As raças com maior morbidade para a doença são Pastor Alemão e Golden Retriever. Ainda é descrito em Akitas, Pointers, vários Terriers, Terra Nova, Dogue Alemão e Chihuahua. As raças em gatos que são descritas na literatura, ainda que raro, são Abissínio, Somali e Devon Rex.

2. SINAIS CLÍNICOS, EXAME FÍSICO E NEUROLÓGICO

Os sinais clínicos incluem fraqueza muscular esquelética; fadiga após exercícios, que podem apresentar-se na forma focal e generalizada. O aparecimento dos sinais pode ser agudo ou crônico. Pode manifestar-se de formas diferentes:

Focal: refletem fraqueza muscular esquelética focal, que acontece de forma isolada e pode acometer músculos faciais, esofágicos, laríngeos e faríngeos. A consequência focal mais representativa nos relatos é megaesôfago. Porém, pacientes podem apresentar formas focais de paralisia de laringe, faringe e músculos faciais. Sintomas mais comuns incluem:

- Dificuldade para mastigar e engolir alimentos (disfagia).
- Regurgitação e pneumonia por aspiração.
- Sialorreia.
- Fraqueza nos músculos da mandíbula e face, levando a ptose palpebral (pálpebra caída) e dificuldade para manter a boca fechada.
- Disfonia – dificuldade de vocalizar.

Generalizada: pode afetar vários grupos musculares – incluindo os grupos das apresentações focais e até mesmo levar a óbito. Tais sintomas podem ser exacerbados por exercício:

- Fraqueza generalizada e progressiva, levando a dificuldade para se movimentar e se levantar.
- Respiração difícil e ofegante.
- Regurgitação ou vômitos após as refeições.
- Problemas de controle da bexiga e do intestino.
- Ventroflexão cervical – principalmente em gatos.
- Tremores após movimento.
- Passos mais curtos após movimentação, podendo chegar a ficar em decúbito.

Fulminante: além dos sintomas citados acima, os pacientes evoluem para paralisia flácida, afetando músculos esqueléticos intercostais e/ou diafragma, evoluindo para grave angústia respiratória e levando a óbito.

O megaesôfago e a presença de pneumonia aspirativa são as consequências mais comuns de MG generalizada em cães e gatos. Estudos retrospectivos observaram em 40% dos gatos e até 84% em cães a presença de megaesôfago com sintomas generalizados.

O exame neurológico antes da indução de movimento pode ter resultados normais. Alguns casos podem apresentar reflexos palpebrais diminuídos, reações posturais podem estar normais a diminuídas, reflexos medulares normais a diminuídos.

É necessário indagar sobre a administração de qualquer medicamento à base de tiourileno em gatos portadores de hipertireoidismo.

3. DIAGNÓSTICOS DIFERENCIAIS

Os diagnósticos diferenciais mais importantes que devem ser considerados nos casos de MG:

- Outras afecções que alteram a JNM – botulismo, picada de cobras, paralisia do carrapato, intoxicação colinesterásica.
- Neuropatias.
- Miopatias.

4. EXAMES LABORATORIAIS, IMAGEM E ELETRODIAGNÓSTICO

É importante incluir exames de rotina como hematologia, e bioquímico completo, eletrólitos e excluir doenças cardiovasculares, metabólicas com testes laboratoriais.

O padrão-ouro para o diagnóstico de MG em cães e gatos é a detecção de anticorpos séricos de receptor de acetilcolina (AChR) via radioimunensaio. A presença de fraqueza muscular esquelética, fatigabilidade e a resposta positiva aos fármacos anticolinesterásicos corroboram para o diagnóstico. Apenas 2% dos cães podem se apresentar soronegativos ao teste de anticorpos anticolinesterásicos, isso ocorre geralmente devido a tratamento prévio com imunossupressores ou até mesmo devido aos anticorpos estarem ligados a musculatura esquelética, levando a uma concentração de anticorpos circulantes dentro dos limites de normalidade. Anticorpos superiores a 0,6nmoL/L para cães e 0,3nmoL/L para gatos são considerados positivos.

A avaliação da presença ou ausência de massa mediastinal cranial, é importante em cães e gatos, para exclusão de timomas, presente em 3,4% de cães e até 25,7% em gatos com MG. Essa avaliação pode ser feita via radiografia de tórax e/ou tomografia computadorizada. A incidência de massa mediastinal craniana concomitante em cães e gatos é de 3,4% e 52%, respectivamente. Além da avaliação da presença ou ausência de timoma, as imagens auxiliam na avaliação da presença de megaesôfago e pneumonia aspirativa que piora o prognóstico.

O exame de eletroneuromiografia é útil no reconhecimento de MG, a obtenção de resposta de diminuição a estimulação nervosa repetitiva a uma taxa de estimulação de abaixo de 5Hz e presença de variação no tempo de latência (*jitter*) na eletromiografia de fibra única favorece o diagnóstico, porém, sua disponibilidade ainda é limitada do equipamento no Brasil.

5. ABORDAGEM

Nos EUA, na presença de suspeita clínica de MG generalizada e fulminante, é indicada a realização do teste do anticolinesterásico edrofônio (Tensilon©), de duração e latência curto, tal medicação prolonga o efeito da acetilcolina na fenda pós-sináptica, melhorando a força muscular. A dose em cães é de 0,1-0,2mg por kg via intravenosa, em gatos a dose é 0,25 a 0,5mg única por gato via intravenosa. Indica-se a administração de ¼ da dose estabelecida e se bem tolerado, o restante. A ação atinge o efeito em até 15 minutos. Assim como todos os anticolinesterásicos, é indicado ter atropina à disposição em caso de crise colinérgica como bradicardia, sialorreia. Infelizmente, essa medicação não está disponível no Brasil.

Embora uma melhora dramática na fraqueza e fadiga muscular seja esperada após a administração de inibidores da acetilcolinesterase em cães e gatos com MG, a melhora subjetiva também pode ser observada em miopatias e neuropáticos.

No Brasil, o inibidor de acetilcolinesterase de média duração injetável disponível para cães é a neostigmina. Recentemente um estudo retrospectivo avaliou a resposta ao desafio de neostigmina comparado a titulação de receptores de acetilcolina em 22 animais para resposta ao desafio, concluiu que parece ser uma medicação segura e viável em cães, entretanto cães com polimiosite podem apresentar resposta similar.

A dose de neostigmina preconizada em cães é de 0,01-0,05mg/kg, existem produtos que possibilitam o uso subcutâneo e/ou intravenoso e intramuscular. Providencie atropina para possíveis efeitos colaterais na dose de 0,04mg/kg-0,05mg/kg, se preciso. A resposta clínica pode acontecer em 10-30 minutos após a aplicação. Os efeitos colaterais incluem sialorreia e tremores.

6. TRATAMENTO E SUPORTE

Após a realização da abordagem inicial do ABCDE padrão de urgência, e a abordagem descrita acima, se necessário, o tratamento suporte deve ser iniciado pela equipe.

O megaesôfago e a pneumonia aspirativa associada requerem atenção especial em cães e gatos, já que é a causa mais frequente de óbito. Pacientes em decúbito devem ser trocados de posição a cada 2-4 horas. A antibioticoterapia deverá ser instituída na presença de pneumonia, baseado, se possível, em cultura e antibiograma de lavado traqueal. Aplicações de nebulizações, oxigenoterapia e manutenção no estado de fluidos podem ser indicados. Na presença de megaesôfago, a alimentação suspensa pode ser útil, deixando o paciente sentado por 10 a 15 minutos após as refeições. Nos casos de regurgitação in-

coercível, deve-se preconizar a colocação de tubo de gastrotomia percutânea endoscópica. Medicamentos para melhora esofágica como eritromicina, cisaprida, domperidona e sildenafil podem ser utilizados para contração de musculatura lisa. Em animais com fraqueza respiratória grave ou agônica, é indicado o suporte ventilatório.

O brometo de piridostigmina (Mestinon®) prolonga a disponibilidade da acetilcolina e seus receptores, e é indicado para uso contínuo em cães e gatos. A dose por via oral na dose de 0,5-3mg/kg em cães e 0,25mg/kg em gatos, pois são mais sensíveis a efeitos colaterais, recomenda-se iniciar doses menores e seu ajuste lento para as duas espécies.

Se o tratamento por via oral não for possível, o uso de neostigmina por via intramuscular, na dose de 0,04mg/kg a cada 6 horas, pode ser realizado.

O uso de glicocorticoides deve ser realizado com cautela, já que estudos demonstraram que seu uso pode exacerbar fraqueza muscular. Os gatos parecem mais tolerantes aos efeitos adversos dos corticosteroides. O uso de corticoterapia deve ser considerado em casos de baixa resposta à terapia estabelecida. A dose inicial indicada nestes casos é de 0,5mg/kg a cada 12 horas de prednisolona. Em casos refratários, a utilização de outros imunossupressores pode ser realizada – já foram descritas respostas clínicas ao uso de Ciclosporina, Azatioprina, Micofenolato de mofetila e Leflunomida.

Além disso, a imunoglobulina IV humana também foi relatada como tratamento em 2 cães com MG, resultando em remissão clínica transitória. Em humanos, a plasmaférese e as imunoglobulinas IV são usadas para o manejo das crises miastênicas em todos os subgrupos.

Embora alguns aspectos do tratamento emergencial sejam comuns a todos os subgrupos, os gatos com MG secundária ao uso de medicamentos como o tiourileno, apresentam bom prognóstico quando a medicação pode ser descontinuada. Não existem literaturas que comprovem que a timectomia forneça a remissão imune completa, esse dado ainda é desconhecido, porém, devido às complicações respiratórias pelo efeito de massa, timomas podem ocupar uma grande quantidade de espaço no tórax, invadir tecidos locais, metastatizar para outros órgãos ou induzir hemotórax que pode resultar em morte, a cirurgia pode ser indicada, após a estabilização do paciente.

A pneumonia aspirativa e a insuficiência respiratória são as causas frequentes de morte por MG em cães e gatos, independentemente do subgrupo. A taxa de mortalidade em 1 ano para a doença, incluindo todos os subgrupos juntos, é de 40% a 60% em cães e 15% em gatos.

A monitorização dos títulos de anticorpos deve ser realizada de 30 a 60 dias, com dosagem de anticorpos séricos de receptor de acetilcolina (AChR), para atualização de dosagem medicamentosa. Normalmente o tratamento é de uso contínuo.

Atualmente, não existe tratamento das síndromes miastênicas congênitas e o tratamento direcionado à etiologia genética em cães ou gatos não está disponível, o que significa que o tratamento é restrito ao manejo sintomático dos sinais clínicos. O teste genético está disponível para algumas mutações conhecidas, mas quando negativo, a análise de sequenciamento do genoma inteiro deve ser considerada e pode permitir a descoberta de mutações previamente desconhecidas. A maioria dos SMC relatados em cães e gatos tem evolução desfavorável e é fatal. No entanto, Jack Russell Terriers e Devon Rex respectivamente afetados por *CHRNE* - e *COLQ* - CMS associados, podem sobreviver por anos.

7. CONCLUSÃO

A miastenia gravis é uma doença autoimune que prejudica a transmissão neuromuscular pela produção de autoanticorpos contra a JNM do músculo esquelético. As síndromes miastênicas congênitas são um grupo clinicamente heterogêneo de distúrbios genéticos que causam transmissão neuromuscular aberrante. Ambas as condições abrangem grupos de doenças, cujo reconhecimento é importante em relação ao tratamento e prognóstico.

8. PONTOS-CHAVE

- As raças com maior morbidade para a doença são Pastor Alemão, Golden Retriever. Ainda descrito em Akitas, Pointers, vários Terriers, Terra Nova, Dogue Alemão e Chihuahua. As raças em gatos que são descritas na literatura, ainda que raro, são Abissínio, Somali e Devon Rex.
- Os sinais clínicos incluem fraqueza muscular esquelética, fadiga após exercícios que podem apresentar-se na forma focal e generalizada. E a forma fulminante exige tratamento rápido, pois os pacientes apresentam alteração respiratória.

- É importante excluir causas metabólicas e eletrolíticas.
- Para cães – a dose de neostigmina preconizada em cães é de 0,01-0,05mg/kg, existem produtos que possibilitam o uso subcutâneo e/ou intravenoso e intramuscular. Providencie atropina para possíveis efeitos colaterais na dose de 0,04mg/kg-0,05mg/kg, se preciso. A resposta clínica pode acontecer em 10-30 minutos após a aplicação. Os efeitos colaterais incluem sialorreia e tremores.

9. LITERATURA RECOMENDADA

1. Mignan T, Targett M, Lowrie M. Classification of myasthenia gravis and congenital myasthenic syndromes in dogs and cats. *J Vet Intern Med* 2020; 34: 1707-1717.
2. Shelton GD. Routine and specialized laboratory testing for the diagnosis of neuromuscular diseases in dogs and cats: Neuromuscular diseases in dogs and cats. *Vet Clin Pathol* 2010; 39: 278-295.
3. Dickinson PJ, LeCouteur RA. Feline neuromuscular disorders. *Vet Clin North Am Small Anim Pract* 2004; 34: 1307-1359.
4. Shelton GD. Myasthenia gravis and congenital myasthenic syndromes in dogs and cats: A history and mini-review. Neuromuscul Disord 2016; 26: 331-334.
5. Dewey CW, Da Costa DVM, Neurologia Canina E Felina-Guia RC. NEUROLOGIA CANINA E FELINA-guia prático
6. Forgash, J. T. et al. (2021) "Clinical features and outcome of acquired myasthenia gravis in 94 dogs," Journal of veterinary internal medicine, 35(5), pp. 2315-2326.
7. Cridge, H. et al. (2021) "The clinical utility of neostigmine administration in the diagnosis of acquired myasthenia gravis," Journal of veterinary emergency and critical care (San Antonio, Tex.: 2001), 31(5), pp. 647-655.
8. Mehain, S. O., Haines, J. M. and Guess, S. C. (2022) "A randomized crossover study of compounded liquid sildenafil for treatment of generalized megaesophagus in dogs," American journal of veterinary research, 83(4), pp. 317-323.

Botulismo em Cães e Gatos

152

Bruno Benetti Junta Torres

1. INTRODUÇÃO

O botulismo é uma doença neurológica aguda causada por uma neurotoxina produzida pela bactéria *Clostridium botulinum* que acomete a junção neuromuscular de animais domésticos e seres humanos. Caracteriza-se clinicamente por tetraparesia flácida não ambulatória aguda e alguns pacientes podem evoluir para falência respiratória devido ao envolvimento de estruturas da via aérea superior, musculatura intercostal e diafragmática, necessitando de terapia intensiva e ventilação mecânica.

2. HISTÓRICO

Cães são relativamente resistentes às neurotoxinas e o desenvolvimento de botulismo é raro em gatos. Entretanto, é uma das principais causas de tetraparesia flácida não ambulatória aguda que evolui de maneira ascendente dos membros pélvicos para os torácicos dentro de 24 a 72h.

Tem sido relatada especialmente em períodos mais quentes do ano em países de climas temperados, em animais errantes, domiciliados com acesso à rua ou que vivem em zonas rurais. Normalmente, deve-se investigar se o paciente com suspeita teve acesso a lixo, matéria orgânica em putrefação, carcaças em decomposição ou, até mesmo, se o cão tem como hábito enterrar e desenterrar ossos, alimentos, pequenas caças, dentre outros. Nem sempre o histórico relacionado a ingestão de água/alimento contaminado é reportado pelo tutor, o que não deve descartar a suspeita quando a sintomatologia está presente.

O período de incubação e o curso da doença são dependentes da quantidade de toxina ingerida, podendo os sinais clínicos iniciar dentro de horas a dias após a ingestão e a evolução do quadro prolongar-se por duas ou três semanas.

3. ETIOLOGIA

O *C. botulinum* é um bastonete formador de esporos, anaeróbio obrigatório, gram-positivo e onipresente no solo, em sedimentos marinhos e de água doce, e no trato gastrointestinal de mamíferos e peixes. Os esporos são altamente resistentes à luz, calor, dessecação, muitos agentes químicos e radiação. Sua germinação e crescimento de células vegetativas com produção de neurotoxinas ocorre em ambiente anaeróbio, como carcaças

em putrefação, substância orgânica em decomposição e alimentos embutidos ou enlatados contaminados (do latim, *botulus* = embutido). A neurotoxina não é excretada e somente é liberada frente a lise da forma vegetativa.

Existem seis tipos de toxina de *C botulinum*, diferenciados pela antigenicidade da neurotoxina produzida e marcada de A a F, e um sétimo tipo, G, produzido pelo *C. argentinense*. Os tipos A, B e E estão associados, principalmente, às intoxicações humanas. O botulismo associado aos tipos B e D é mais prevalente em herbívoros como cavalos e ruminantes, e o tipo C é mais prevalente em pássaros e raramente é encontrado em carnívoros. Apenas os tipos B, C e D foram identificados no desenvolvimento da doença em cães e apenas o tipo C em oito gatos que ingeriram a carcaça de um pelicano.

A doença é causada naturalmente pela ingestão de toxina pré-formada presentes em alimentos contaminados ou restos de tecido animal (carcaça) em decomposição. Menos comumente, pode também ser causada pela infecção de uma ferida ou por colonização do trato intestinal com *C. botulinum* resultando na produção de toxina *in situ*.

4. FISIOPATOLOGIA

Após ser absorvida e alcançar a circulação sanguínea, a toxina é transportada para terminais nervosos colinérgicos do sistema nervoso periférico, incluindo junções neuromusculares, terminações nervosas pós-ganglionares parassimpáticas e gânglios. A toxina apresenta alta afinidade e se liga de maneira específica e irreversível a receptores na membrana pré-sináptica desses terminais colinérgicos, internalizando-se por endocitose. Dentro do terminal do axônio, ela atua como protease e cliva componentes do complexo de fusão da vesícula contendo neurotransmissor à membrana, interrompendo, portanto, a exocitose da acetilcolina. Como consequência, ocorre falha da transmissão neuromuscular, resultando em inibição do potencial de ação e flacidez muscular.

4.1. – Anatomia Patológica

Nenhum achado específico é descrito na patologia macroscópica de pacientes com botulismo. Entretanto, é comum a observação de alterações produzidas secundariamente pela doença, como megaesôfago, alterações pulmonares por decúbito prolongado e até mesmo pneumonia por aspiração, hipotrofia muscular neurogênica difusa, retenção de fezes e urina por constipação e atonia da musculatura detrusora da vesícula urinária. Essas alterações, entretanto, podem estar presentes em outras doenças que acometam o sistema nervoso periférico, que produzem lesões nos neurônios motores inferiores e/ou no órgão alvo. A *causa mortis* geralmente está associada com falência ventilatória, sepse devido à pneumonia aspirativa ou cistite/pielonefrite, ou tromboembolismos.

4.2. – Alterações e Mecanismos Específicos

Durante a avaliação inicial, o paciente pode apresentar seus parâmetros semiotécnicos dentro da normalidade. Entretanto, outros apresentam-se com variados graus de desidratação, taquicardia, hipotermia e perda de massa muscular, na dependência da cronicidade dos sinais clínicos. Pode ainda haver histórico de alterações gastrintestinais precedendo as alterações neurológicas.

Os sinais neurológicos se caracterizam por perda parcial (paresia) ou total (paralisia) da capacidade motora voluntária com marcante flacidez dos músculos apendiculares. É comum que os membros pélvicos sejam acometidos primeiro, de maneira simétrica e, com o agravamento do quadro, os sinais tendem a ascender, acometendo na sequência os membros torácicos. O tono muscular encontra-se flácido e os reflexos espinais (flexores e patelares) reduzidos a ausentes. Alguns animais podem apresentar quadro inicial de tetraparesia não ambulatória/tetraparalisia, sem histórico de sinais ascendentes, o que não deve descaracterizar a suspeita. Não há acometimento de funções sensoriais, assim que sensibilidade superficial e profunda dos dígitos não são alteradas. De maneira intrigante, a cauda não é acometida e continua sendo abanada normalmente.

Nos casos mais graves, o paciente pode desenvolver paresia de músculos faciais, observados por diminuição de tono de mandíbula, de reflexo palpebral, de ânsia e deglutição, bem como de motricidade da língua. Podem estar presentes disfonia, disfagia, megaesôfago, acompanhados de sinais autonômicos como alteração de frequência cardíaca (bradi ou taquicardia) e da pressão arterial, salivação, lentidão do reflexo pupilar à luz, midríase, diminuição da produção lacrimal, que pode levar a ceratoconjuntivite seca, constipação e distúrbio miccional. Pacientes que desenvolvem megaesôfago têm maior chance de complicações devido à pneumonia por aspiração.

Observa-se com frequência distensão e desconforto abdominal devido ao acúmulo de fezes e urina. A vesícula urinária se encontra atônica, porém, uma vez que o esfíncter uretral externo está com tono diminuído, é possível proceder seu esvaziamento por leve pressão manual no abdome. Com a progressão da doença há perda do tono de músculos abdominais e intercostais, sendo que a respiração se mantém através de movimentos diafragmáticos apenas.

Vale ressaltar que a toxina botulínica por si só não causa alteração de estado mental, uma vez que não há envolvimento de sistema nervoso central e, portanto, casos de prostração devem ser interpretados com cautela. Por outro lado, em casos críticos, devido aos distúrbios hidroeletrolíticos e ácido-base que podem se instalar em consequência da doença, rebaixamento de consciência e outros sinais de disfunção central, como crises epiléticas, podem ser observados e devem ser imediatamente corrigidos. A morte pode ocorrer por causa de paralisia ventilatória, sepse por infecções urinárias ou respiratórias secundárias, ou tromboembolismos devido ao decúbito prolongado.

5. DIAGNÓSTICO

O diagnóstico definitivo de botulismo é desafiador. Esta doença deve estar na lista de diagnósticos diferenciais sempre que a apresentação clínica do paciente mostrar sinais clínicos associados a paresia/paralisia flácida generalizada de início agudo e progressivo. A suspeita deve ser ainda maior quando há sinais parassimpáticos associados, o que não será observado nos casos de polirradiculoneurite ou miastenia gravis, principais diagnósticos diferenciais. Por isso, um histórico detalhado e o exame neurológico meticuloso são essenciais.

A realização de exames complementares tem como objetivos excluir diagnósticos diferenciais e guiar a terapia de suporte. Os achados de exames laboratoriais são inespecíficos, como o aumento das enzimas creatina quinase sérica. Exames hematológicos geralmente estão normais, embora leucocitose neutrofílica, hiperalbuminemia, diminuição da concentração de ureia, hipernatremia e aumento do lactato desidrogenase sérico tenham sido relatados. A hemogasometria arterial é primordial para guiar a reposição hidroeletrolítica e tomada de decisão para início da ventilação mecânica, especialmente nos pacientes dispneicos. A análise do fluido cerebrospinal não mostra alterações, mas pode ser realizada para investigação diferencial da polirradiculoneurite, cujo exame evidencia dissociação albuminocitológica, ou seja, hiperproteinorraquia sem que haja pleocitose.

Radiografias de tórax devem ser realizadas para investigar desenvolvimento de megaesôfago e pneumonia por aspiração, e descartar suspeita de massa em topografia de mediastino. Suspeita de timoma pode dar subsídio para possível diagnóstico diferencial de miastenia gravis. Radiografias e ultrassonografia abdominal ajudam na identificação de constipação e retenção urinária. Exame de urina, incluindo sedimentoscopia, teste de cultura e sensibilidade irão guiar a terapêutica em casos de suspeita de cistite com infecção secundária.

A avaliação eletrofisiológica é uma ferramenta útil para a triagem diagnóstica de paresia ascendente do neurônio motor inferior. No botulismo, embora existam poucos estudos, os resultados do exame de eletroneuromiografia têm demonstrado redução na amplitude do potencial de ação muscular composto (PAMC), velocidade de condução nervosa motora normal e decremento de até 20% da amplitude e área do PAMC após estimulação nervosa repetitiva a 3 Hz.

O diagnóstico definitivo é baseado na identificação da toxina no soro, fezes, vômito, conteúdo gástrico ou amostras do alimento ingerido. A neurotoxina pode ser detectada usando-se ensaios de imunoabsorção enzimática (ELISA), eletroquimioluminescência e espectrofotometria de massa, pouco sensíveis e ainda indisponíveis no cenário prático da medicina veterinária. Podem ser realizadas culturas de amostras de fezes (ou ferida) para identificação por testes de RT-PCR das bactérias produtoras da neurotoxina. O bioensaio com soroneutralização em camundongos ainda é o teste mais utilizado e baseia-se na inoculação intraperitoneal do soro de paciente acometido em camundongos com e sem a antitoxina prévia para observação do desenvolvimento de sinais clínicos dentro de até 96h nos que não receberam a proteção.

6. TRATAMENTO

O botulismo pode ser letal e sempre é considerado uma urgência médica. A terapia (**Figura 152.1.**) é de suporte e tem por finalidade evitar complicações relacionadas ao decúbito prolongado, falsa via durante ingestão de água e/ou alimentos, infecções oportunistas e, nos casos mais graves, falência respiratória. O tempo médio de internação e cuidados paliativos é de 2 a 3 semanas, período necessário para restauração e formação de novas placas terminais colinérgicas funcionais.

A única terapia específica é a antitoxina botulínica C/D, disponível no mercado brasileiro, cuja recomendação é de aplicação subcutânea ou intramuscular de 10 a 40 frascos de 5mL. Cada frasco de 5mL contém no mínimo 2.500 U.I. de imunoglobulinas específicas do *C. botulinum* tipo C e 2.500 U.I. de imunoglobulinas específicas do *C. botulinum* tipo D. Esse soro deve ser aplicado imediatamente, com melhores resultados quando o paciente foi exposto dentro de até 48h, com o intuito de parar a progressão da paralisia e prevenir o comprometimento respiratório em alguns pacientes. A antitoxina neutraliza toxinas circulantes, impedindo sua ligação aos receptores nos terminais axonais colinérgicos, porém, uma vez internalizada, a neurotoxina não é mais vulnerável à antitoxina. Portanto, o soro antibotulínico não tem ação curativa, já que não reverte os sinais clínicos já instalados. Certifique-se de que os tratamentos com epinefrina e anti-histamínicos estejam disponíveis em caso de anafilaxia durante a administração da antitoxina.

O uso de antibióticos como medida terapêutica primária é controverso, uma vez que a toxina é ingerida pré-formada. Seu uso deve ser reservado para tratar infecções secundárias à cistite e pneumonia, preferencialmente, baseado em testes de cultura e sensibilidade e evitando-se o uso de aminoglicosídeos. O paciente precisa de reposição e manutenção hídrica e eletrolítica baseada em metas e cuidados nutricionais atendendo ao

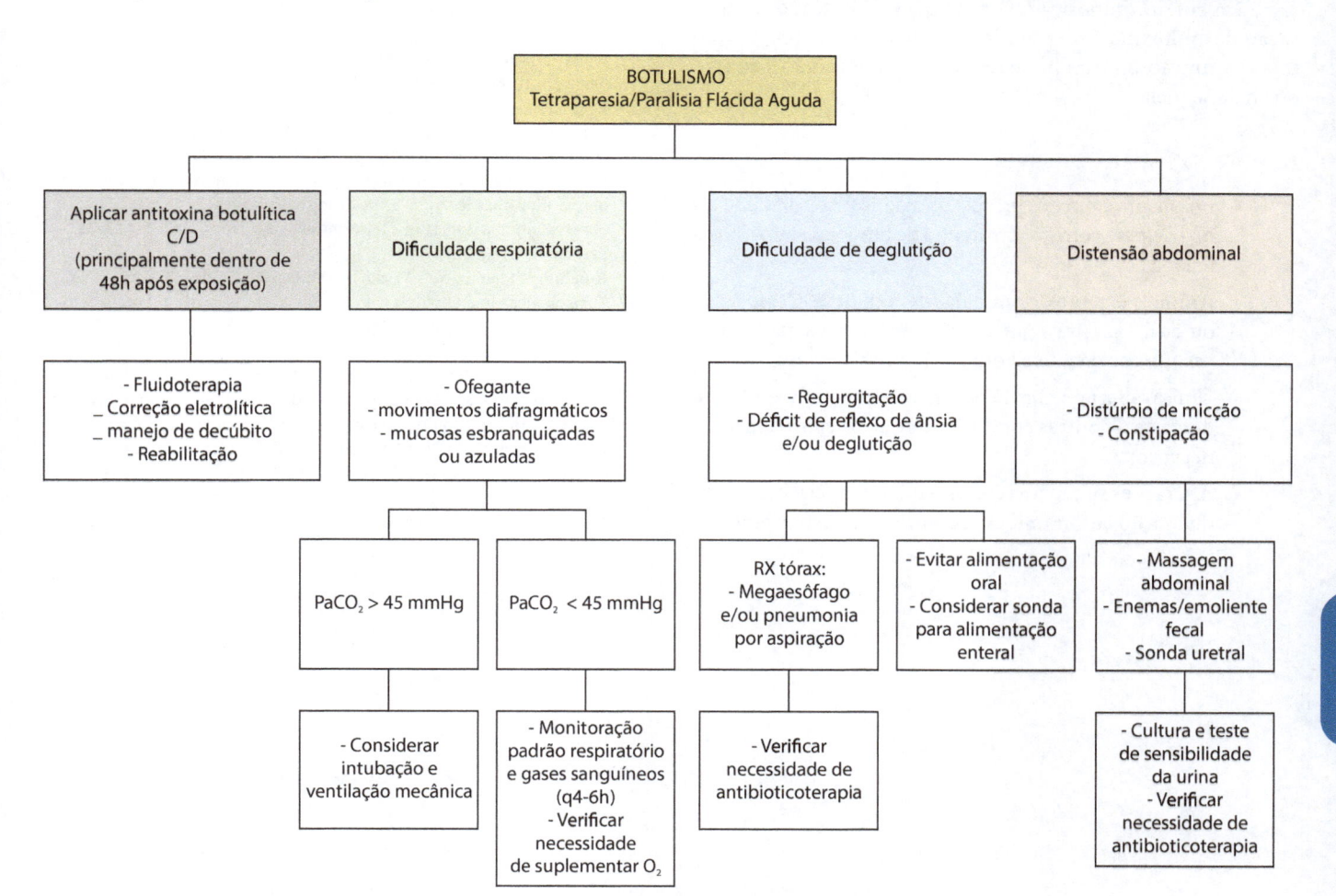

Figura 152.1. – Fluxograma de abordagem de urgência/emergência do paciente com suspeita de botulismo.

requerimento calórico individual e, aqueles que apresentam disfagia ou desenvolvem megaesôfago devem ser alimentados por sondas de nutrição enteral. O paciente deve ser entubado e mecanicamente ventilado uma vez que preencha critérios de insuficiência ventilatória.

Deve-se atentar para a troca de decúbito a cada 2-4h, manutenção do paciente em cama acolchoada, seca e impermeável para facilitar limpeza e diminuir chance de desenvolvimento de úlceras de pressão. Massagem abdominal entre 3-6 vezes ao dia ajuda no esvaziamento intestinal e vesical, e pode-se optar por passagem de sonda uretral intermitente ou permanente. O uso de lágrima artificial até 6 vezes ao dia ajuda a evitar ressecamento corneano. Fisioterapia passiva, massagem e demais modalidades de reabilitação podem evitar agravamento e promover recuperação precoce da função neurológica.

7. CONCLUSÃO

O botulismo é uma doença que exige cuidados de urgência/emergência, principalmente quando há envolvimento das vias aéreas superiores e musculatura respiratória. Deve constar na lista de diagnósticos diferenciais de pacientes com quadro agudo de paresia/paralisia flácida ascendente, especialmente quando há histórico de contato com lixo, carcaça ou matéria orgânica em decomposição. O tratamento é baseado na aplicação de antitoxina C/D e cuidados paliativos. A recuperação total da função motora pode demorar semanas a meses sem que haja sequelas.

8. PONTOS-CHAVE

- Botulismo é um dos principais diagnósticos diferenciais no paciente com quadro agudo de tetraparesia/paralisia flácida.

- Animais errantes, domiciliados com livre acesso à rua ou de áreas rurais que tiveram acesso a carcaças, lixo, ossos e comida deteriorada são predispostos.

- Uma avaliação neurológica meticulosa pode ajudar no descarte de outras condições que acometem o sistema nervoso;

- Alterações simétricas em musculatura facial e sinais de disfunção autonômica comumente estão presentes.

- Deve-se tratar o paciente com suspeita com a antitoxina botulínica C/D na tentativa de parar a progressão da paralisia e prevenir o comprometimento respiratório.

- Medidas terapêuticas de suporte visam evitar complicações relacionadas ao decúbito prolongado, falsa via durante ingestão de água e/ou alimentos e infecções oportunistas.

- Pacientes com $PaCO_2$ >45mmHg demandam tratamento em unidade de terapia intensiva devido à necessidade de ventilação mecânica;

- O prognóstico depende da quantidade de toxina ingerida, da evolução clínica e das complicações associadas.

- O quadro tende a se estabilizar em 2 a 3 semanas, com recuperação da função neurológica em semanas a meses, sem que haja sequelas.

9. LITERATURA RECOMENDADA

1. Rao AK, Sobel J, Chatham-Stephens K, Luquez C. Clinical Guidelines for Diagnosis and Treatment of Botulism, 2021. *MMWR Recomm Rep.* 2021;70(2):1-30. Published 2021 May 7. doi:10.15585/mmwr.rr7002a1

2. Añor S. Acute lower motor neuron tetraparesis. Vet Clin North Am Small Anim Pract. 2014 Nov;44(6):1201-22. doi: 10.1016/j.cvsm.2014.07.010. Epub 2014 Nov 1. PMID: 25441630.

3. Uriarte A, Thibaud JL, Blot S. Botulism in 2 urban dogs. *Can Vet J.* 2010;51(10):1139-1142.

4. Elad D, Yas-Natan E, Aroch I, et al. Natural Clostridium botulinum type C toxicosis in a group of cats. *J Clin Microbiol.* 2004;42(11):5406-5408. doi:10.1128/JCM.42.11.5406-5408.2004

5. Lamoureux A, Pouzot-Nevoret C, Escriou C. A case of type B botulism in a pregnant bitch. J Small Anim Pract. 2015 May;56(5):348-50. doi: 10.1111/jsap.12290. Epub 2014 Nov 3. PMID: 25362862.

6. Doutre MP. Le botulisme animal de type D au Sénégal. Première observation chez le chien [Type D animal botulism in Senegal. First observation in a dog]. Rev Elev Med Vet Pays Trop. 1982;35(1):11-4. French. PMID: 6755573.

7. Bruchim Y, Steinman A, Markovitz M, Baneth G, Elad D, Shpigel NY. Toxicological, bacteriological and serological diagnosis of botulism in a dog. Vet Rec. 2006 Jun 3;158(22):768-9. doi: 10.1136/vr.158.22.768. PMID: 16751315.

8. Yu PA, Lin NH, Mahon BE, Sobel J, Yu Y, Mody RK, Gu W, Clements J, Kim HJ, Rao AK. Safety and Improved Clinical Outcomes in Patients Treated with New Equine-Derived Heptavalent Botulinum Antitoxin. Clin Infect Dis. 2017 Dec 27;66(suppl_1):S57-S64. doi: 10.1093/cid/cix816. PMID: 29293928; PMCID: PMC5866099.

9. Penderis J. Tetanus and Botulism. In: Platt SR, Garosi L. Small Animal Neurological Emergencies. ed. CRC Press: London; 2012. pp.416-22.

Tétano em Cães e Gatos

153

Bruno Benetti Junta Torres
Bárbara Adriene Galdino Bonfim

1. INTRODUÇÃO

O tétano é uma doença toxigênica aguda, que afeta mamíferos, e resulta em paralisia espástica em consequência da ação da neurotoxina tetânica (TeTN), produzida pelo bacilo gram-positivo *Clostridium tetani*. Em cães e gatos, embora seja uma doença de baixa prevalência, é mais comumente associada a feridas penetrantes contaminadas com solo ou fezes contendo esporos de *C. tetani*. Já foram descritas outras formas de infecção, como: infecções umbilicais em recém-nascidos, feridas cirúrgicas, vacinações, fratura de dentes ou na troca da dentição decídua, tosquias e partos laboriosos e distócicos, entre outros. As manifestações clínicas e a gravidade da doença dependem do local e via de entrada dos esporos e, a partir dos sinais desenvolvidos, classifica-se o tétano como localizado ou generalizado.

2. HISTÓRICO

Todas as espécies de animais são susceptíveis ao tétano, porém, sua prevalência em cães e gatos é relativamente baixa, especialmente quando comparados a humanos e equinos, devido à inerente resistência dos pequenos animais às TeTN. Animais mais jovens parecem mais susceptíveis, seja pela menor imunidade natural ou por sua maior exposição ambiental.

Apesar de ser uma bactéria ubiquitária, em regiões de clima quente e úmido, solo fértil e com pH de neutro a alcalino há maior incidência da doença, enquanto em regiões frias a prevalência é menor. Há diversos fatores ambientais que influenciam sua esporulação e multiplicação, sendo estes: pH, temperatura, umidade, quantidade e tipo de substrato. Há esporulação deste agente em ambientes com pH 7, temperatura média de 37ºC, umidade acima de 15% e solo neutro a alcalino. O *C. tetani* é encontrado no trato gastrointestinal compondo a microbiota residente, embora, represente uma parte insignificante. Normalmente, deve-se investigar durante a anamnese se o paciente apresentou alguma forma de ferida, se foi submetido a algum procedimento cirúrgico, vacinação, ou se tem contato com ambientes com terra e entulho, propícios a albergar as fontes de contaminação. Nem sempre é possível elucidar o sítio da contaminação, uma vez que o período de incubação até o desenvolvimento dos sinais clínicos pode variar entre 5 e 21 dias.

3. CONCEITO E ETIOLOGIA

O tétano é causado pela ação de neurotoxinas e hemolisinas produzidas pelo *C. tetani*, uma bactéria gram-positiva, em forma de bastonete, móvel, não encapsulada, anaeróbia e formadora de esporos. Durante o crescimento vegetativo de seus esporos em um ambiente favorável, ela libera essas toxinas. Apesar de existirem variedades diferentes, as toxinas produzidas são antigenicamente homogêneas. *C. tetani* não é uma bactéria invasiva e, portanto, não penetra células saudáveis. Por isso, necessitam do contato com células danificadas e/ou lesionadas de uma ferida, onde encontram um substrato favorável para o seu crescimento, germinação e produção de toxinas. Já foram identificados três tipos de toxinas produzidas pela *C. tetani*: tetanospasmina, tetanolisina ou tetanolepsina e toxina de ação periférica não espasmogênica.

4. FISIOPATOLOGIA

A tetanospasmina é uma neurotoxina altamente potente, responsável pelos sinais clínicos da doença. Seu mecanismo de ação é composto por quatro etapas: ligação, internalização, translocação pela membrana da célula hospedeira e ação enzimática. Quando difundida nos fluidos corpóreos, a TeNT se liga de maneira específica às membranas pré-sinápticas dos neurônios motores na junção neuromuscular, sofrendo internalização por endocitose mediada por receptores.

A TeNT é transportada de modo retrógrado, via intra-axonal, dentro de uma vesícula endocítica, até os corpos neuronais do sistema nervoso central (SNC). Funde-se ao complexo de Golgi ou outra organela que possua membrana, ocorrendo a separação entre toxina e receptor. A toxina, então, deixa esse compartimento, em outra vesícula endocítica, em direção aos terminais dendríticos, onde acontece a sua exocitose, com liberação nas fendas sinápticas, entre neurônios motores e interneurônios inibitórios. A TeNT migra transinapticamente e adentra os citoplasmas desses interneurônios, bloqueando a liberação dos neurotransmissores inibitórios ácido gama-aminobutírico (GABA) e glicina. A inibição desses neurotransmissores leva à tetania e paralisia espástica, apresentação clínica clássica do tétano.

Estudos mostram, apesar de baixa evidência científica, que a tetanolisina, também chamada de tetanolepsina, causa necrose focal por diminuir o potencial de oxirredução no local da lesão favorecendo a multiplicação e proliferação desse micro-organismo. Também, há evidências da ação paralítica periférica da toxina de ação periférica não espasmogênica, bem como alterações autonômicas levando a hiperestimulação do sistema autônomo simpático.

4.1. – Anatomia Patológica

Nenhum achado específico é descrito na patologia macroscópica de pacientes com tétano, tornando a disfunção autonômica (por exemplo, arritmias) mais provável como causa da morte súbita. Entretanto, é comum a observação de alterações produzidas secundariamente pela doença, como alterações pulmonares por decúbito prolongado e até mesmo pneumonia por aspiração, hipotrofia muscular difusa e distensão vesical por retenção de urina. A *causa mortis* também pode estar associada com falência respiratória, sepse devido à pneumonia aspirativa ou cistite/pielonefrite, ou tromboembolismos.

4.2. – Alterações e Mecanismos Específicos

Devido à resistência inerente de cães e gatos às toxinas, o período de incubação pode demorar semanas para ocorrer, em uma faixa de 5 a 21 dias. Esse fato pode explicar a impossibilidade de se identificar feridas à inspeção de muitos pacientes acometidos. As lesões perfurocortantes próximas ao pescoço e cabeça, comumente, geram sinais clínicos mais precoces e generalizados do tétano quando comparadas às feridas em extremidades. Não é incomum alterações nos nervos cranianos precederem sinais em extremidades, dado que os nervos mais curtos carreiam as toxinas mais rapidamente ao SNC que os nervos mais longos.

Normalmente, os animais apresentam desde marcha rígida à tetraparalisia espástica; cauda estendida ou dorsalmente curvada; hipertonicidade dos músculos extraoculares, causando retração do bulbo e resultando na protrusão da terceira pálpebra e enoftalmia; a sustentação da contração dos músculos extensores leva à postura de cavalete e opistótono; pode ocorrer miose por falta de inibição de fibras motoras simpáticas; formam-se pregas cutâneas na região frontal da cabeça, as orelhas se mantêm eretas e os lábios ficam retraídos (*Risus sardonicus*) pelo aumento da tonicidade dos músculos faciais (**Figura 153.1.**). Além disso, há contração excessiva dos músculos da mastigação, motivo do trismo mandibular. Devido à diminuição do limiar de excitabilidade, os animais acometidos tendem a apresentar hiper-reatividade a estímulos sensoriais, especialmente sonoros, táteis e visuais. Alguns pacientes podem desenvolver crises epilépticas generalizadas tônico-clônicas.

Alguns relatos descreveram casos de tétano localizado em felinos, os quais apresentam rigidez muscular em um único membro ou em musculaturas próximas à ferida. Ptialismo, taquicardia, ou bradicardia com ou sem arritmias, taquipneia, espasmos laríngeos e faríngeos, hipertensão arterial, podem aparecer como resultado do comprometimento de núcleos sim-

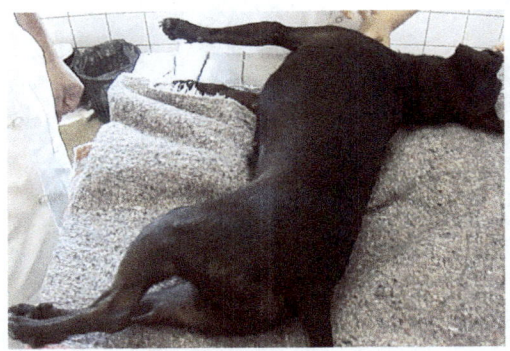

Figura 153.1. – Paciente fêmea inteira, sem raça definida, com cinco anos, atendida com postura de cavalete devido a tétano. Tetraparalisia espástica e opistótono.

páticos, parassimpáticos e somáticos. Apesar de relatadas na medicina veterinária, as disfunções autonômicas não são tão frequentemente observadas como em seres humanos.

5. DIAGNÓSTICO

O diagnóstico do tétano é apoiado no histórico do paciente, na apresentação clínica de espasticidade muscular, curso da doença e descarte de diferenciais. A identificação de lesões penetrantes pode dar suporte ao diagnóstico de tétano, além do histórico de parto ou cirurgias recentes, de corpo estranho, comorbidades gastrintestinais, dentre outros. O surgimento de marcha rígida ou dores em grupos musculares pode ser confundido com miopatias, ou doenças do neurônio motor superior.

Existem testes laboratoriais cujos resultados, embora inespecíficos, podem auxiliar no diagnóstico do tétano. Alterações observadas em um hemograma podem incluir leucocitose neutrofílica. O painel bioquímico pode mostrar níveis elevados de creatina quinase e aspartato aminotransferase. As anormalidades cardiovasculares que podem ser observadas incluem arritmias, hipertensão, hipotensão e trombose. As arritmias relatadas incluem taquicardia sinusal, bradicardia caracterizada por bloqueio atrioventricular, parada sinusal e complexos de escape ventricular.

Por ser uma toxina extremamente potente, pequena quantidade é capaz de levar aos sinais do tétano. Por isso, a identificação desta neurotoxina em amostras biológicas é difícil e geralmente não detectável. Essa baixa concentração da toxina necessária para levar à doença não é suficiente para induzir a resposta imune e, por isso, a titulação de anticorpos não se mostra uma opção viável, tornando-se alta a probabilidade de falsos-negativos.

A cultura de amostra coletada no local da ferida é uma opção, porém, os sinais clínicos podem surgir após a cicatrização da ferida. Cultivar bactérias anaeróbias é desafiador e, por vezes, o resultado negativo não exclui a doença. A eletromiografia pode ser útil para confirmar o diagnóstico de tétano em animais que desenvolvem a apresentação focal da enfermidade quando adicionado o histórico da progressão da doença, lesões recentes e descartes de outras miopatias e neurites. Esse teste pode identificar atividade espontânea persistente da unidade motora durante o repouso e anestesia geral. Exames de imagem avançada do SNC não resultam em alterações.

6. TRATAMENTO

O tratamento é sintomático e de suporte já que a ligação toxina-receptor é irreversível e o retorno funcional se dará somente após brotamento de novas terminações axonais, o que em média demora três semanas. Portanto, a terapia baseia-se nos cuidados ventilatórios, relaxamento muscular, controle de crises epilépticas, quando presentes, cuidados nutricionais e de micção e defecação (**Figura 153.2.**).

O manejo de decúbito é essencial para evitar afecções secundárias, como escaras de pressão, pneumonia e tromboembolismo. Deve-se manter o paciente em ambiente mais escuro e silencioso para evitar o desencadeamento de crises epilépticas.

O uso de antimicrobianos e do soro antitetânico é controverso. Até o momento, não há evidências de melhora dos sinais clínicos, no tempo de hospitalização e na taxa de sobrevida de pacientes que fizeram uso dessas terapias, em comparação com aqueles tratados somente com terapia suporte.

Os anticorpos neutralizantes do soro antitetânico impedem a ligação das TeNT ainda circulantes nos receptores das células neurais. No entanto, é ineficaz quando já está formado o complexo toxina-receptor. Em caso de identificação de feridas possivelmente contaminadas, o desbridamento e a limpeza devem ser realizados. Na presença de necrose tecidual ou abscessos, o uso de antitoxina antes do procedimento é aconselhado, visto que as TeNT podem ser liberadas na circulação durante a manipulação da região afetada. As doses variam de 100–1000U/kg com uma dose máxima de 20.000U, por via IV, IM ou SC. Certifique-se de que os tratamentos com epinefrina e anti-histamínicos estejam disponíveis em caso de anafilaxia durante a administração da antitoxina. Em casos focais, pode-se optar pela injeção de 1000U no local da ferida. Nestes casos, pode-se ainda lançar mão de antibióticos como a penicilina G (20.000-100.000U/kg, IV q6-12h), tetraciclina (22mg/kg, VO, q8h), clindamicina (3-10mg/kg, IV, q8-12h) ou metronidazol (10mg/kg, IV, q8h).

Uma das complicações do tétano generalizado pode ser a insuficiência respiratória. Nesses casos, a ventilação mecânica é fortemente recomendada quando o paciente apresentar hematose insatisfatória. Há quatro indicações principais para sua indicação, são elas: hipoxemia grave não responsiva à oxigenoterapia ($PaO_2 < 60mmHg$); hipoventilação ($PCO_2 > 45mmHg$); taquipneia sustentada e choque circulatório grave. Outra indicação de ventilação mecânica é devido à depressão respiratória que pode ser produzida por benzodiazepínicos e/ou fármacos

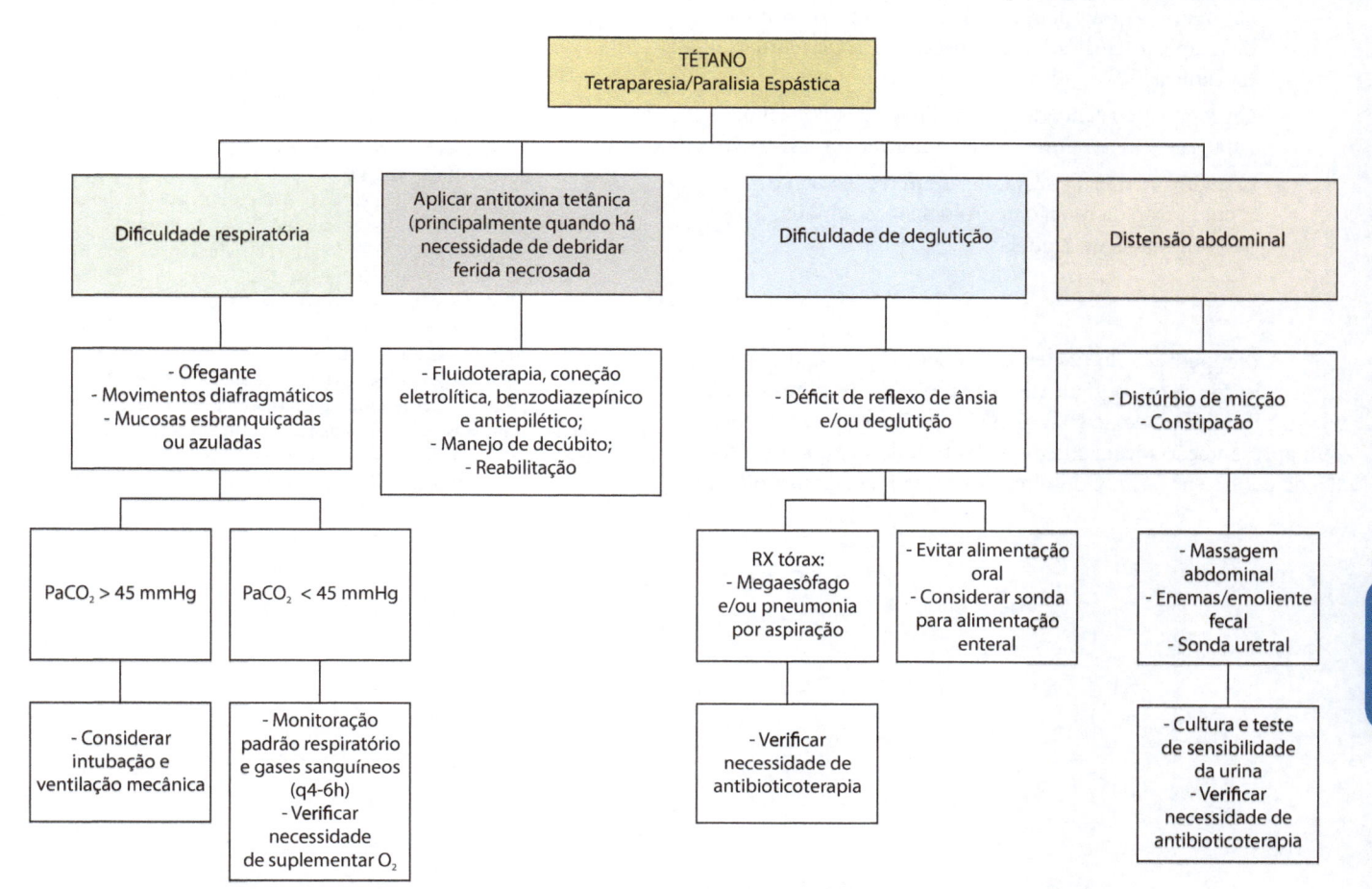

Figura 153.2. – Fluxograma da abordagem de urgência e/ou emergência do paciente com suspeita de tétano

antiepilépticos, na necessidade de controle de espasmos musculares graves e crises epilépticas, respectivamente.

7. PONTOS-CHAVE

- Tétano é um dos principais diagnósticos diferenciais no paciente com quadro agudo de paralisia espástica focal ou generalizada.

- Durante a investigação do histórico clínico e exame físico deve-se investigar a existência de feridas que possam ter sido a porta de entrada da toxinfecção.

- Podem estar presentes sinais focais ou generalizados de espasticidade muscular e sinais de acometimento de sistema nervoso autônomo.

- Casos focais e/ou que necessitem de desbridamento de ferida necrótica podem se beneficiar com a aplicação de antitoxina tetânica para evitar maior internalização das toxinas circulantes.

- Medidas terapêuticas de suporte e enfermagem visam evitar complicações relacionadas ao decúbito prolongado, falsa via durante ingestão de água e/ou alimentos e infecções oportunistas.

- Pacientes com hipoxemia grave não responsiva à oxigenoterapia (PaO_2 < 60mmHg); hipoventilação grave (PCO_2 > 45mmHg); taquipneia sustentada e choque circulatório grave demandam tratamento em unidade de terapia intensiva devido à necessidade de ventilação mecânica;

- O prognóstico depende da quantidade de toxina inoculada, da evolução clínica e das complicações associadas.

- O quadro tende a se estabilizar em três semanas, com recuperação da função neurológica em semanas a meses, sem que haja sequelas.

8. CONCLUSÃO

A recuperação do paciente acometido por tétano varia de acordo com a quantidade de toxina, o local de exposição, a idade e a precocidade no tratamento. De modo geral, a doença tem apresentação localizada, ou mais branda quando generalizada em cães e gatos. Contudo, casos negligenciados podem ser fatais. Quando há recuperação, há desaparecimento total das alterações neurológicas na grande maioria dos casos. Casos com complicações secundárias e apresentação primariamente generalizada tendem a um prognóstico desfavorável, maior tempo de hospitalização e tratamento mais oneroso. Por outro lado, animais com tétano localizado apresentam prognóstico mais favorável e recuperação mais rápida.

9. LITERATURA RECOMENDADA

1. Adamantos S, Boag A. Thirteen cases of tetanus in dogs. Vet Rec. 2007 Sep 1;161(9):298-302. doi: 10.1136/vr.161.9.298. PMID: 17766808.

2. Baral RM, Catt MJ, Malik R. What is your diagnosis? Localised tetanus in a cat. J Feline Med Surg. 2002 Dec;4(4):221-4. doi: 10.1053/jfms.2002.0186. PMID: 12468317.

3. Burkitt JM, Sturges BK, Jandrey KE, Kass PH. Risk factors associated with outcome in dogs with tetanus: 38 cases (1987-2005). J Am Vet Med Assoc. 2007 Jan 1;230(1):76-83. doi: 10.2460/javma.230.1.76. PMID: 17199496.

4. De Risio L, Zavattiero S, Venzi C, Del Bue M, Poncelet L. Focal canine tetanus: diagnostic value of electromyography. J Small Anim Pract. 2006 May;47(5):278-80. doi: 10.1111/j.1748-5827.2006.00046.x. PMID: 16674723.

5. Greene CE. Tetanus, In: Greene CE, Kersey R. eds. Infectious Diseases of the Dog and Cat, 2nd ed. Philadelphia: WB Saunders; 1998, pp. 267–273.

6. Hopper K, Powell LL. Basics of mechanical ventilation for dogs and cats. Vet Clin North Am Small Anim Pract. 2013 Jul;43(4):955-69. doi: 10.1016/j.cvsm.2013.03.009. Epub 2013 Apr 29. PMID: 23747268.

7. Linnenbrink T, McMichael M. Tetanus: pathophysiology, clinical signs, diagnosis, and update on new treatment modalities. J Vet Emerg Crit Care. 2006;1:16(3):199-207.

8. Popoff MR. Tetanus in animals. J Vet Diagn Invest. 2020 Mar;32(2):184-191. doi: 10.1177/1040638720906814. Epub 2020 Feb 18. PMID: 32070229; PMCID: PMC7081504.

9. Quain A, Irwin P. Diagnosis and treatment of generalised tetanus in dogs. In Practice. 2014;36:482-493.

10. Shea A, Hatch A, De Risio L, Beltran E. Association between clinically probable REM sleep behavior disorder and tetanus in dogs. J Vet Intern Med. 2018 Nov;32(6):2029-2036. doi: 10.1111/jvim.15320. Epub 2018 Oct 12. PMID: 30315605; PMCID: PMC6272037.

11. Simmonds EE, Alwood AJ, Costello MF. Magnesium sulfate as an adjunct therapy in the management of severe generalized tetanus in a dog. J Vet Emerg Crit Care (San Antonio). 2011 Oct;21(5):542-6. doi: 10.1111/j.1476-4431.2011.00674.x. Epub 2011 Sep 14. PMID: 22316201.

12. Starybrat D, Burkitt-Creedon JM, Ellis J, Humm K. Retrospective evaluation of the seasonality of canine tetanus in England (2006-2017): 49 dogs. J Vet Emerg Crit Care (San Antonio). 2021 Jul;31(4):541-544. doi: 10.1111/vec.13068. Epub 2021 May 7. PMID: 33960634.

Gasometria na abordagem dos Desequilíbrios Ácido-base

Camila Molina Soares e César Ribeiro

1. INTRODUÇÃO

A utilização da gasometria nos cenários de emergência, internação e unidades de terapia intensiva tem se tornado cada vez mais frequente e recomendada, permitindo um melhor entendimento da situação global do paciente e a ativação de possíveis mecanismos compensatórios.

A gasometria possibilita o diagnóstico e a avaliação dos distúrbios ácido-base, auxiliando no reconhecimento de alterações circulatórias, metabólicas e respiratórias. Além disso, a maioria dos equipamentos disponíveis atualmente realiza análises ainda mais detalhadas, fornecendo parâmetros como lactato, osmolaridade, glicemia e perfil eletrolítico.

O emprego da gasometria é crucial mesmo em situações usuais e rotineiras, como a prescrição adequada de fluidos e intervenções para o equilíbrio eletrolítico. Seu estudo também permite o monitoramento das respostas terapêuticas instituídas, como por exemplo, a redução de lactato ou monitoramento durante o tratamento da cetoacidose diabética.

Considerando que todas as reações metabólicas são mediadas por enzimas, compreende-se facilmente a importância de manter o pH o mais estável possível, dentro de limites estreitos de normalidade. As enzimas são proteínas, o que as torna sensíveis e susceptíveis à desnaturação, especialmente diante de variações no pH e temperatura.

Para manter a homeostase do organismo, é essencial excretar adequadamente os íons H+, que são principalmente derivados do metabolismo energético, além de garantir o funcionamento correto dos tampões. Neste contexto, os principais contribuintes para essa autorregulação são o sistema respiratório e os rins, enquanto o sistema gastrointestinal também pode contribuir em certos cenários (ver Anexo 1 e 2 ao final do capítulo para mais detalhes).

As amostras para análise podem ser de origem arterial ou venosa, porém é importante destacar que amostras venosas podem ser utilizadas para avaliações metabólicas. No entanto, para avaliação respiratória, circulatória ou compensatória, é essencial que a amostra seja arterial.

2. MÉTODOS DE AVALIAÇÃO

Existem três principais metodologias de avaliação:

- **Stewart-Fencl-Figge:** Abordagem físico-química.
- **Siggaard-Andersen:** Conceitos relacionados ao excesso/déficit de base.
- **Henderson-Hasselbalch:** Conhecida como abordagem clássica.

Neste capítulo, iremos abordar a metodologia clássica de Henderson-Hasselbalch, com o objetivo principal de fornecer um material de fácil acesso para os profissionais que lidam com pacientes graves, demandando decisões rápidas e práticas.

3. PRINCIPAIS COMPONENTES ANALISADOS

A) pH

O potencial hidrogeniônico (pH) representa o índice de acidez do sangue (quantidade de íons H+), e pode ser calculado utilizando a equação de Henderson-Hasselbalch:

$$pH = 6,1 + log \frac{HCO_3^-}{0,03 \times PaCO_2}$$

Esta equação é fundamental para a compreensão dos distúrbios ácido-base e é amplamente utilizada na prática clínica para interpretar os resultados da gasometria arterial.

É evidente a relação entre pH, HCO3 e PaCO2, permitindo inferir que esses três fatores estão intimamente interligados, de modo que alterações em um dos componentes podem afetar os outros.

O dióxido de carbono (CO_2) atua como o componente ácido devido à sua capacidade de formar ácido carbônico quando se combina com moléculas de água na presença da anidrase carbônica. Por outro lado, o bicarbonato, embora participe da equação de hidratação do CO_2, desempenha o papel de componente básico primordial como tampão.

Na escala de pH, os valores de 0 a 7 correspondem ao meio ácido, 7 indica neutralidade e de 7 a 14 corresponde ao meio alcalino (**ver Figura 154.1**).

As variações de pH devem ser descritas pelos termos acidemia e alcalemia, que indicam a presença de pelo menos uma acidose ou alcalose, respectivamente.

A acidose e a alcalose devem ser classificadas de acordo com sua origem, ou seja, respiratória, metabólica ou mista, esta

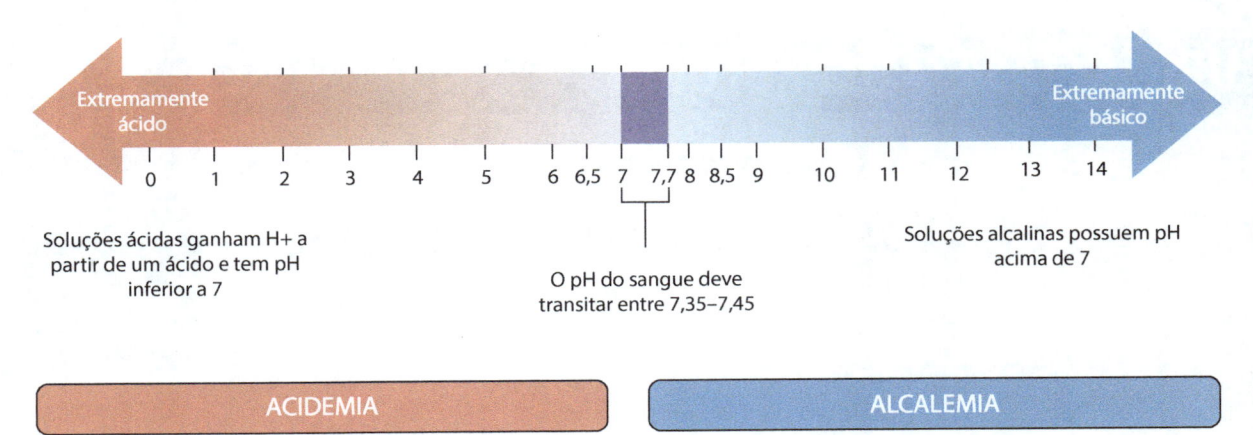

Figura 154.1. – Escala de pH

última referente à presença de mais de um tipo associado, que pode ser diagnosticada através do cálculo de compensação.

B) PaCO2

A pressão parcial de dióxido de carbono arterial ($PaCO_2$) representa o equilíbrio entre a produção de CO_2 (VCO_2) e a ventilação alveolar (VA). Em outras palavras, a eficiência da ventilação alveolar é avaliada pela $PaCO_2$, sendo considerada eficaz quando os valores se mantêm entre 35 e 45 mmHg.

$$PaCO_2 = \frac{\dot{V}CO_2 \times 0,863}{\dot{V}A}$$

Desta forma, qualquer situação que interfira na ventilação alveolar pode alterar os valores de $PaCO_2$. Em cenários de diminuição da ventilação alveolar (hipoventilação), pode-se observar hipercapnia (>70 mmHg), caracterizada pelo aumento da $PaCO_2$. Com uma ventilação alveolar adequada, observamos a normocapnia, com valores dentro dos limites da normalidade. Na presença de aumento da ventilação alveolar (hiperventilação), pode-se observar hipocapnia, com diminuição da $PaCO_2$.

É importante ressaltar que algumas terminologias são erroneamente usadas de forma intercambiável, portanto é essencial definir corretamente os conceitos. Hipo/hiperventilação está relacionado à $PaCO_2$. Bradipneia/taquipneia está relacionada à frequência respiratória. Hipo/hiperpnéia está relacionada à amplitude do movimento respiratório.

Os mecanismos de regulação da $PaCO_2$ ocorrem principalmente pela ação dos quimiorreceptores, centrais e periféricos, que detectam a acidificação do meio. Os quimiorreceptores centrais atuam principalmente na avaliação do líquido cefalorraquidiano, enquanto os periféricos atuam no plasma, aproveitando o marior coeficiente de solubilidade do CO_2, quando comparado ao do oxigênio.

Uma vez reconhecida a acidificação do meio, a ventilação é estimulada pela ativação do nervo frênico na região cervical (C6-C7), que promove a contração muscular dos intercostais internos, externos e do diafragma. Assim, com o aumento da ventilação minuto, há tendência à diminuição da $PaCO_2$ e ao aumento do pH.

Na ausência desses mecanismos de autorregulação, a hipercapnia pode ser observada em três cenários principais: ventilação minuto inadequada, aumento do espaço morto alveolar, ou na presença de ambos.

As alterações relacionadas à inadequação da ventilação minuto podem estar associadas a doenças crônicas (DPOC, asma), alterações no drive respiratório com hipoventilação central, doenças neuromusculares e alterações que diminuem a complacência da caixa torácica.

O aumento do espaço morto alveolar também pode estar relacionado a doenças crônicas, principalmente em situações que envolvem destruição do parênquima pulmonar, comprometendo as trocas gasosas devido à alteração na perfusão alveolar.

A combinação desses dois mecanismos pode ser observada em pacientes com processos crônicos que levam à fadiga muscular, por exemplo.

C) PaO2

A pressão arterial de oxigênio (PaO_2) representa a pressão parcial das moléculas de oxigênio livre no sangue arterial, sendo crucial para determinar a saturação da hemoglobina (SaO_2). A PaO_2 deve ser mantida acima de 80 mmHg; valores abaixo de 60 mmHg caracterizam hipoxemia (em uma fração inspirada de oxigênio de 21%). Para avaliações com oxímetro de pulso, hipoxemia é considerada com valores de SaO_2 abaixo de 92%, e cianose é compatível com valores abaixo de 70%.

A oxigenação depende de dois fatores principais: a capacidade de realizar trocas gasosas e a capacidade de transportar oxigênio para os tecidos, ambos devendo ser avaliados em conjunto.

A análise das trocas gasosas deve começar pela avaliação da PaO_2 para caracterizar a hipoxemia conforme os critérios mencionados. Em seguida, a causa da hipoxemia deve ser determinada, diferenciando entre insuficiência respiratória tipo I ou tipo II. Como medidas auxiliares, podem ser utilizados o gradiente alvéolo-arterial de oxigênio ($P(A-a)O_2$) e o índice PaO_2/FiO_2.

Para avaliar a capacidade das trocas gasosas e a integridade da barreira alvéolo-capilar, é possível utilizar o $P(A-a)O_2$. Para calcular, deve-se determinar a pressão alveolar de oxigênio (PAO_2) subtraindo a pressão arterial de oxigênio (PaO_2). O valor de referência normal para o $P(A-a)O_2$ é até 25 mmHg.

A pressão alveolar de oxigênio (PAO_2) pode ser calculada utilizando a fórmula:

$$PAO_2 = FiO2 \times (Pb - 47) - \frac{PaCO_2}{0,8}$$

FiO_2 – Fração inspirada de oxigênio

Pb – Pressão barométrica

47 – Constante, corresponde a pressão de vapor de água

$PaCO_2$ – Pressão arterial de gás carbônico

0,8 – Quociente respiratório (consumo O_2/ CO_2 expirado)

O índice PaO_2/FiO_2 pode ser calculado pela razão entre a pressão arterial de oxigênio (PaO_2) e a fração inspirada de oxigênio (FiO_2). Os seguintes valores são utilizados para interpretação:

- < 200: angústia respiratória
- < 300: troca inadequada
- > 400: normal

A oxigenação reduzida pode ser causada por três principais situações:

1. **Efeito Shunt (alvéolo não ventilado)**: A PaO_2 diminuída devido à baixa relação ventilação/perfusão (V/Q). O comprometimento circulatório ocorre devido à ausência de ventilação nos alvéolos, resultando em áreas hipoventiladas. Comum em casos de atelectasia e DPOC.

2. **Comprometimento da barreira alvéolo-capilar**: Associado a patologias que causam espessamento da barreira, presença de líquido ou fibrose, dificultando a passagem do O_2.

3. **Efeito espaço morto alveolar (alvéolo não perfundido)**: PaO_2 diminuída devido à relação V/Q aumentada. A diminuição da PO_2 no tecido pulmonar leva à vasoconstrição no leito capilar, desviando o fluxo para alvéolos com ventilação adequada.

Além da capacidade de realizar trocas gasosas, é essencial considerar a capacidade de transportar oxigênio. Apenas garantir a troca não assegura a chegada eficaz nos tecidos, devido à baixa solubilidade do O_2 no plasma (2% diluído), sendo os 98% restantes transportados pela hemoglobina, capaz de ligar-se a quatro moléculas de oxigênio.

O oxigênio difunde-se dos alvéolos para o capilar sanguíneo (maior para menor concentração) e liga-se à hemoglobina, mantendo um gradiente plasmático inferior ao alveolar, permitindo troca contínua.

Na hemácia, forma-se a oxi-hemoglobina (HbO_2), transportada para os tecidos periféricos, onde ocorre a liberação de O_2 para a respiração celular.

A afinidade do oxigênio pela hemoglobina depende de diversos fatores, afetando sua entrega aos tecidos. A saturação arterial de oxigênio (SaO_2) representa o percentual de sítios de ligação ocupados pelo O_2 e está diretamente relacionada à PaO_2, podendo ser demonstrada pela curva de dissociação da hemoglobina (ver **Figura 154.2**).

O valor de P50 contribui para o entendimento sobre o desvio da curva de dissociação da hemoglobina, fornecendo um melhor entendimento sobre afinidade e entrega de oxigênio. Em condições estáveis (temperatura de 37ºC, pH 7,40 e $PaCO_2$ 40 mmHg), para a mensuração da SaO_2 a P50 é 27mmHg. Assim, a P50 será menor que 27 mmHg se a curva estiver deslocada para a esquerda, e maior se o deslocamento for para a direita.

Uma regra prática pode ser aplicada para ajudar na interpretação da curva: SaO_2 70 corresponde a PaO_2 de 40 mmHg, SaO_2 80 corresponde a PaO_2 de 50 mmHg, e SaO_2 90 corresponde a PaO_2 de 60 mmHg.

Fatores que deslocam a curva para a esquerda, aumentando a afinidade da hemoglobina pelo oxigênio (O_2-Hb):

- Diminuição de: Temperatura corporal, PaCO2, H+, 2,3 difosfoglicerato (2,3DPG, composto intermediário da glicólise, aumentado em hipóxias crônicas).
- Aumento de: pH, carboxihemoglobina (COHb) e matahemoglobina (metHb).

Fatores que deslocam a curva para a direita, diminuindo a afinidade O_2-Hb:

- Diminuição: pH
- Aumento: Temperatura, PaCO2, H+, 2,3 DPG

D) HCO_3

Os ácidos produzidos pelo metabolismo necessitam ser tamponados para possibilitar seu transporte, caso contrário o pH poderia variar drasticamente. O complexo bicarbonato/gás

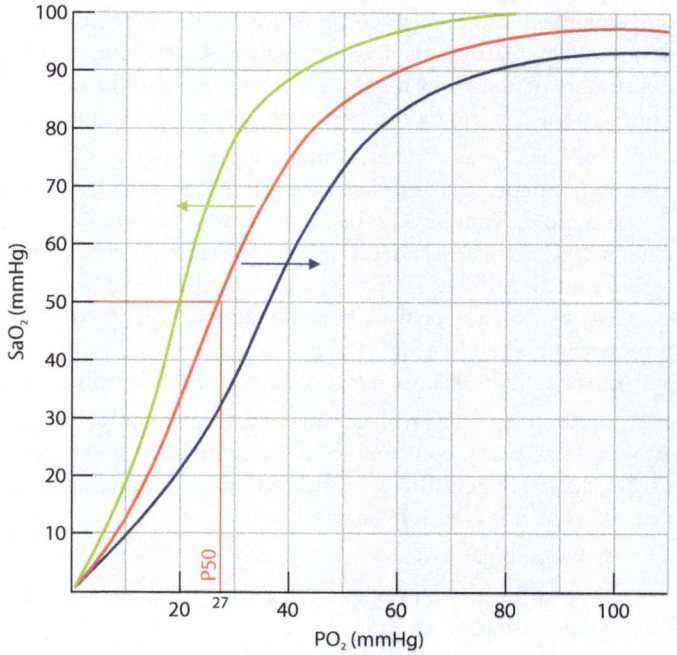

Figura 154.2. – Curva da dissociação da hemoglobina

carbônico desempenha um papel crucial como regulador nesse cenário. O bicarbonato é predominantemente regulado pelo sistema renal e intestinal, enquanto o gás carbônico é regulado pelo sistema respiratório. Esta interação, quando fisiologicamente estável, permite a homeostase ácido-base.

A obtenção de energia ocorre através da glicólise, onde a glicose ($C_6H_{12}O_6$) se converte em duas moléculas de piruvato. Na presença de oxigênio, o piruvato se converte em Acetil-CoA, entra na mitocôndria e é direcionado ao ciclo do ácido cítrico. Posteriormente, há transferência para a cadeia de transporte de elétrons, resultando na produção de CO_2, H_2O e ATP.

O gás carbônico produzido pelo metabolismo dissipa-se parcialmente no plasma (7%) e a maior parte é transportada para os eritrócitos, onde cerca de 25% se liga à hemoglobina, formando a carboxihemoglobina; aproximadamente 70% é convertido em bicarbonato e íons H+ a partir do gás carbônico, proveniente da equação de hidratação do gás carbônico. Então, o H+ é tamponado pela hemoglobina, enquanto o bicarbonato é liberado no plasma em troca de íons cloreto (Cl-).

Equação de hidratação de CO_2

$$CO_2 + H_2O \leftrightarrow H_2CO_3 \leftrightarrow H+ + HCO_3$$

No pulmão, o dióxido de carbono (CO_2) dissolvido no plasma (7%) difunde-se dos capilares sanguíneos para os alvéolos. Simultaneamente, o bicarbonato (70%) do plasma é transportado para dentro dos eritrócitos em troca de íons cloreto (Cl-). Dentro dos eritrócitos, o H+ previamente tamponado pela hemoglobina se une ao bicarbonato, formando ácido carbônico (H_2CO_3), que se dissocia em H_2O e CO_2. Este CO_2 é eliminado através da troca gasosa nos alvéolos por difusão através da barreira alvéolo-capilar, assim como o CO_2 que se desliga da carboxihemoglobina.

Considerando o bicarbonato/gás carbônico como o principal sistema tampão, os mecanismos compensatórios, que envolvem ambos, têm como função tentar manter o pH dentro de uma faixa regulatória após um distúrbio primário. É importante destacar que o pH não retorna ao valor fisiológico normal neste cenário de compensação, inicialmente alterado.

Em casos de acidose metabólica, espera-se que os mecanismos de compensação aumentem a eliminação de CO_2 através do aumento da ventilação minuto, levando o paciente a uma tendência de alcalose respiratória. O oposto também pode ocorrer em acidose respiratória, onde mecanismos de compensação, como a reabsorção renal de bicarbonato, são ativados para promover uma tendência à alcalose metabólica. O mesmo raciocínio se aplica a alcalose metabólica e respiratória primárias.

Portanto, é crucial realizar uma avaliação da compensação através de cálculos, com o objetivo de identificar se há mais de um distúrbio ácido-base associado, caracterizando assim distúrbios mistos (**ver Tabela 154.1**).

E-) Ânion gap (AG)

De acordo com o princípio da eletroneutralidade, os cátions e ânions devem ser equivalentes.

Ânion gap = (Na + K) – (Cl + HCO3)

Tabela 154.1. – Compensações renais e respiratórias esperadas em distúrbios ácido-base primários em cães

Distúrbio primário	Previsão de compensação
Acidose metabólica	Diminuição de 0,7 mmHg PaCO$_2$ para cada 1 mEq/L HCO$_3$ diminuído +/- 3
Alcalose metabólica	Aumento de 0,7 mmHg PaCO$_2$ para cada 1 mEq/L HCO$_3$ aumentado +/- 2
Acidose respiratória - Aguda	Aumento de 0,15 mEq/L de HCO$_3$ para cada 1 mmHg PaCO$_2$ aumentado +/- 2
Acidose respiratória – Crônica	Aumento de 0,35 mEq/L de HCO$_3$ para cada 1 mmHg PaCO$_2$ aumentado +/- 2
Alcalose respiratória – Aguda	Diminuição de 0,25 mEq/L de HCO$_3$ para cada 1 mmHg de PaCO2 diminuído +/- 2
Alcalose respiratória – Crônica	Diminuição de 0,55 mEq/L de HCO$_3$ para cada 1 mmHg de PaCO2 diminuído +/- 2

Adaptado de DiBartola, S.P., Fluid, electrolyte and acid-base disorders in Small Animal Practice, 4th edition, 2012

O cálculo do ânion gap é utilizado para elucidar a causa da acidose metabólica, distinguindo entre ânion gap elevado (normoclorêmico) e ânion gap normal (hiperclorêmico).

A acidose metabólica com ânion gap elevado pode ser caracterizada pelo aumento de ácidos patológicos como lactato, corpos cetônicos, fosfato e albumina.

A albumina é um dos principais componentes do AG, especialmente em cães. Portanto, a hipoalbuminemia pode levar a uma subestimação do ânion gap, comprometendo o reconhecimento adequado do aumento dos ácidos patológicos. Em cenários de hipoalbuminemia, é necessário ajustar o cálculo do ânion gap.

Ânion gap ajustado pela albumina (cães):
AG alb = AG + 0,42 x (3,77 – [Alb])

Ânion gap ajustado pela albumina (gatos):
AG alb = AG + 0,41 x (3,3 – [Alb])

Em pacientes com hiperfosfatemia, também é necessário ajustar o cálculo do ânion gap, pois o aumento do fósforo, sendo um dos componentes do AG, pode interferir na correta identificação do aumento dos ácidos patológicos.

Ânion gap ajustado pelo fósforo: AG fos = AG + (2,52 – 0,58 x fósforo)

F-) Base excess (BE) ou Déficit de base (DB)

O BE representa a quantidade de ácido ou base necessária para retornar o pH do sangue arterial a 7,40, enquanto mantém a pressão parcial de dióxido de carbono (PaCO$_2$) constante em 40 mmHg. O excesso ou déficit de base fornece informações sobre a natureza do distúrbio ácido-base, auxiliando na diferenciação entre causas respiratórias e metabólicas. Isso é fundamental para o diagnóstico correto e a escolha do tratamento adequado em situações críticas.

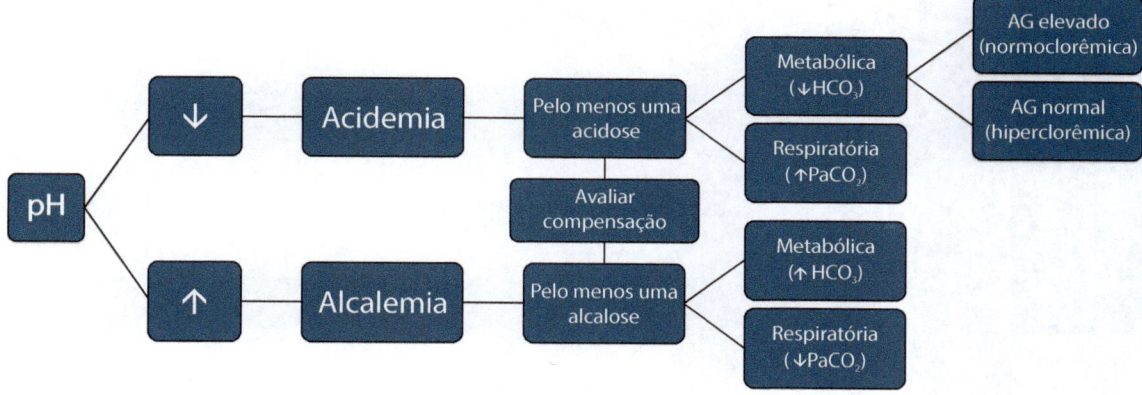

Figura 154.3. – Fluxograma auxiliar na interpretação prática da gasometria

Um valor positivo de excesso de base indica um excesso de bases no sangue, sugerindo uma alcalose metabólica (condição onde há excesso de bases ou perda de ácidos no corpo). Um valor negativo de excesso de base (ou seja, um déficit de base) indica uma falta de bases no sangue, sugerindo uma acidose metabólica (condição onde há excesso de ácidos ou perda de bases no corpo).

Normalmente, o excesso de base varia entre -2 e +2 mmol/L. Valores acima de +2 mmol/L indicam uma alcalose metabólica e valores abaixo de -2mmol/L indicam acidose metabólica.

4. AVALIAÇÃO – PASSO A PASSO

A avaliação da gasometria deve iniciar pela verificação do pH sanguíneo, o que possibilitará o diagnóstico de acidemia (baixo pH) ou alcalemia (alto pH), com relação aos valores de referência (**Figura 154.3**).

A acidemia indica a presença de pelo menos uma acidose, enquanto a alcalemia indica a presença de ao menos uma alcalose. Em seguida, os níveis de $PaCO_2$ e HCO_3 devem ser analisados para identificar o distúrbio primário. Posteriormente, deve-se calcular a compensação para diagnosticar a presença de distúrbios mistos, se houver.

No diagnóstico de acidose metabólica, o ânion gap deve ser calculado para melhor compreensão da sua causa. Um ânion gap elevado pode indicar aumento de ânions não mensurados (lactato, corpos cetônicos, albumina, fosfato), enquanto um ânion gap normal pode indicar acidose hiperclorêmica, devido à perda de bicarbonato ou ao aumento de cloro (**Tabela 154.2**).

5. CONCLUSÃO

A avaliação da gasometria em cães e gatos envolve a coleta adequada de amostras arteriais ou venosas, análise rápida e precisa dos parâmetros sanguíneos, e interpretação cuidadosa dos resultados para identificar desequilíbrios ácido-base, ventilação e oxigenação. É uma ferramenta vital para o manejo de pacientes críticos e o ajuste das intervenções terapêuticas.

Tabela 154.2. – Valores de referência parâmetros ácido-base e bioquímicos em cães e gatos

Parâmetro	Cão	Gato
Amostra Arterial		
pH	7,407 (7,351 – 7,463)	7,386 (7,310 – 7,462)
PCO_2 (mmHg)	36,8 (30,8 – 42,8)	31,0 (25,2 – 36,8)
HCO_3 (mEq/L)	22,2 (18,8 – 25,6)	18 (14,4 – 21,6)
SBE (mEq/L)	- 1,8 (-0,2 a +3,4)	- 6 +/- 4,8
Amostra Venosa		
pH	7,397 (7,351 – 7,443)	7,343 (7,277 – 7,409)
PCO_2 (mmHg)	37,4 (33,6 – 41,2)	38,7 (32,7 – 44,7)
HCO_3 (mEq/L)	22,5 (20,8 – 24,2)	20,6 (18,0 – 23,2)
SBE (mEq/L)	- 1,2 +/- 1,1	- 5 +/- 4,2
Na (mEq/L)	145 – 154 (146)	151 – 158 (156)
Cl (mEq/L)	105 – 116 (110)	113 – 121 (120)
K (mEq/L)	4,1 – 5,3	3,6 – 4,9
Lactato (mmol/L)	< 2	< 1,46
Fósforo (mg/dL)	3,0 – 6,2 (3,9)	3,2 – 6,3 (5,0)
Albumina (g/dL)	2,9 – 4,2 (3,1)	1,9 – 3,9 (3,1)
Ânion Gap	12 - 25	15 - 28

Adaptado de DiBartola, S.P., Fluid, electrolyte and acid-base disorders in Small Animal Practice, 4th edition, 2012

BIBLIOGRAFIA RECOMENDADA:

Carella, C. D. C. Compensation for acid-base disorders. Vet Clin NA Small Anim Pract. 2017;47(2):313–23

Hopper K. Acid–Base. Vet Clin North Am - Small Anim Pract . 2023;53(1):191–206.

Artero CT. A Quick reference on anion gap and Strong ion gap. Vet Clin Small Anim. 2017;47:191–6

DiBartola, S.P., Fluid, electrolyte and acid-base disorders in Small Animal Practice, 4th edition, 2012

Seção IX

Distúrbios Eletrolíticos

Adriana López Quintana

César Ribeiro

1.INTRODUÇÃO

Algumas alterações eletrolíticas podem demandar uma abordagem emergencial, seja por afetarem a eletrofisiologia dos tecidos excitáveis ou por gerarem modificações significativas na osmolaridade, influenciando o fluxo de fluidos entre os compartimentos intra e extracelular.

Devido à sua distribuição nos fluidos intra e extracelular (LIC vs. LEC), os íons Ca++, K+ e Na+ desempenham papéis cruciais nos potenciais de ação e repouso. Vale lembrar que o sódio, além de ser um dos principais determinantes da osmolaridade plasmática, contribui para tais potenciais. Além disso, o Ca++ e o Mg++ também desempenham um papel vital na transmissão adequada nas placas motoras.

Neste capítulo, abordaremos as principais condições que exigem correções imediatas na sala de emergência, abrangendo distúrbios eletrolíticos de relevância.

2. POTÁSSIO

Nas células dos mamíferos, o potássio é o principal cátion intracelular, representando cerca de 90% a 95% do total de potássio no organismo. Os 5% a 10% restantes encontram-se no meio extracelular, distribuídos em aproximadamente três quartos nos ossos e um quarto no plasma e no fluido intersticial. Uma das funções primordiais do potássio intracelular é gerar o potencial de repouso da membrana celular. A hipocalemia, por sua vez, promove a hiperpolarização da célula, resultando na diminuição da excitabilidade da sua membrana, sobretudo nos músculos cardíacos e esqueléticos. A remoção predominante do potássio ocorre através dos rins, sendo que 90% a 95% é excretado na urina. Em cães e gatos, a hipocalemia é mais prevalente do que a hipercalemia. O potássio sérico deve ser avaliado em pacientes com vômitos ou diarreia crônicos, ou frequentes, poliúria acentuada, fraqueza muscular, ou arritmias cardíacas inesperadas, bem como em pacientes em tratamento com insulina, diuréticos ou nutrição parenteral total.

2.1. – Hipocalemia

A hipocalemia refere-se a uma concentração de potássio sérico menor que 3,5mEq/L (normal 3,5-5,5mEq/L). O principal mecanismo que leva à hipocalemia é o aumento das perdas de potássio através do trato gastrointestinal (vômitos ou diarreia) ou dos rins. As perdas renais podem ocorrer devido à doença renal intrínseca (comprometimento da absorção tubular de potássio, acidose tubular, aumento nas perdas por poliúria) ou pelo uso de medicamentos que afetam o manuseio de sódio, cloreto e potássio nas células tubulares renais (diuréticos e fluidos sem potássio). A excreção fracionada de potássio na urina (FEK) pode ser usada para ajudar a localizar a fonte da perda de potássio, seja ela renal ou não. A FEK é calculada como: FEK = (K(urinário)/K (sérico) / (Creatinina (urinário)/Creatinina (sérica) X 100 (%). A FEK deve ser inferior a 6% para fontes não renais de perda de potássio. Valores aumentados são difíceis de interpretar e não necessariamente indicam que os rins são a fonte das perdas de potássio.

Os sinais de hipocalemia se relacionam com a alteração do potencial de membrana. Os sinais clínicos podem variar conforme o grau de deficiência de potássio e a rapidez da depleção na corrente sanguínea. Não há uma correlação consistente entre os sinais clínicos e a gravidade da hipocalemia, pois esses sinais estão associados à relação entre a concentração intracelular e extracelular de potássio. Manifestações comuns da hipocalemia incluem perda de apetite, fraqueza muscular (seja de forma generalizada ou leve) e aumento da produção de urina. Em casos de hipocalemia severa, podem ocorrer sintomas como flexão flácida do pescoço, hipermetria dos membros torácicos e uma postura alargada dos membros pélvicos. Importante ressaltar que a hipocalemia pode desencadear taquiarritmias ventriculares ou supraventriculares, representando um risco de vida. As alterações eletrocardiográficas podem aparecer com níveis menores que 2,5mEq/L, mas não são tão claras como as observadas na hipercalemia.

A hipocalemia não causa, porém, pode contribuir para a manutenção da alcalose metabólica hipoclorêmica, consequência de mecanismos de reabsorção de bicarbonato (HCO_3^-) como único ânion disponível no túbulo proximal, e da excreção excessiva de hidrogênio (H^+) como único cátion disponível (devido à hipocalemia) para o intercâmbio durante a reabsorção obrigatória de sódio aldosterona-dependente na hipocloremia associada à depleção de volume. Entretanto, alguns estudos de depleção de potássio em cães por um período de 2-4 semanas, demonstraram que quando se prevenia a perda concomitante de cloro, os cães hipocalêmicos desenvolviam acidose metabólica e não alcalose. A redução da excreção bruta de ácidos estava aparentemente relacionada à redução da secreção de aldosterona e ao impedimento da acidificação urinária no túbulo distal. A acidose metabólica foi corrigida com 5 dias de suplementação oral de potássio. A depleção crônica de potássio também induziu acidose metabólica em gatos alimentados com dietas restritas, facilmente revertida com a suplementação deste elemento.

Tratamento

O tratamento da hipocalemia aguda grave requer a administração intravenosa de cloreto de potássio. Como regra geral não deveríamos superar uma taxa de infusão maior que de 0,5mEq/kg/hora, apesar de não haver evidências clínicas claras em animais, e sabendo que em situações graves podemos aumentar seus níveis a uma taxa de 1,0mEq/Kg/hora, sob monitorização eletrocardiográfica rigorosa (**Tabela 155.1.**). Apesar da tabela sugerir um máximo de 10mEq/kg em 24 horas, estes valores devem ser ajustados às necessidades do paciente (por exemplo, os pacientes com cetoacidose diabética podem requerer até três vezes mais durante as primeiras 24 horas).

As correções séricas usualmente ocorrem de forma gradual, e durante alguns dias, com a reposição simultânea de possíveis déficits de magnésio e cloro, já que perpetuam a perda renal de potássio.

2.2. – Hipercalemia

Uma concentração de potássio maior que 5,5mEq/L já é compatível com o diagnóstico de hipercalemia e pode ocasionar arritmias cardíacas fatais quando supera os 7,5mEq/L, ou em níveis séricos menores em corações mais sensíveis devido a lesões prévias, ou doenças específicas. Por isso se trata de uma condição séria e relativamente frequente que requer reconhecimento e tratamento precoces. O clínico deve-se atentar para artefatos que podem levar a pseudohipercalemia (aumento *in vitro* na concentração de potássio sem correlação clínica) ocasionalmente gerado por leucocitose (geralmente com > 100.000 leucócitos/mL), trombocitose severa (apenas quando o potássio é medido no soro), hemólise em cães com alta concentração de

potássio intracelular (por exemplo, em raças específicas como Akita, Shiba e Springer Spaniel Inglês e neonatos), contaminação da amostra com fluidos intravenosos contendo potássio, EDTA ou oxalato.

O nível de potássio é mantido principalmente através do equilíbrio entre saída (principalmente na urina) com a entrada (dieta). As principais causas incluem a diminuição da excreção renal (falência renal, obstrução do trato urinário, uroperitoneo) sendo a causa mais comum, insuficiência adrenocortical (comum em cães), aporte excessivo do íon (raro, exceto em casos de suplementação iatrogênica), inadequada distribuição transmembrana (raro), dano celular massivo (raro) e acidose metabólica aguda (raro).

Os movimentos transmembrana de potássio são maiores principalmente na acidose inorgânica aguda. O ânion inorgânico se difunde mais lentamente que o cátion hidrogênio em direção ao intracelular, e então o potássio é liberado para conservar a eletroneutralidade. Os ânions orgânicos se difundem através da membrana, por isso o potássio não escapa da célula durante a acidose orgânica.

A principal consequência da hipercalemia é a despolarização das membranas neuromusculares. Se observam debilidade, paresia e anormalidades graves ao eletrocardiograma (ECG), sendo os sinais mais graves quando a hipercalemia está associada à hiponatremia, como ocorre durante as crises adisonianas (hipoadrenocorticismo). As alterações do ECG mais características são as ondas T pontiagudas, a prolongação do intervalo PR, o desaparecimento da onda P, além de intervalo QRS prolongado, bloqueios e bradicardia.

Tratamento

As anormalidades eletrocardiográficas exigem tratamento imediato. A administração de 0,5-1,0ml/kg de gluconato de cálcio a 10% em bolus tem um efeito cardioprotetor imediato, mas não altera os níveis séricos de potássio. Devido ao risco de arritmias cardíacas indica-se o monitoramento contínuo de ECG durante a terapia com gluconato de cálcio.

O tratamento mais utilizado para reduzir a calemia é a administração de insulina e glicose, pois a insulina facilita o ingresso de glicose e potássio para dentro da célula, através do estímulo da bomba Na/K ATPase. Não existem evidências robustas que determinem a melhor dose recomendada, porém os autores recomendam, a utilização de 0,5U/Kg +2 g de glicose para cada unidade de insulina (4mL de glicose 50%/U insulina). No hipoadrenocorticismo, se recomenda uma dose inferior de insulina (0,25U/kg + glicose 3g/U insulina). Se houver hiposmolaridade e choque, a volemia deve ser restaurada rapidamente com o uso de fluidoterapia guiada por metas perfusionais, antes de iniciar a administração de insulina e glicose.

A administração de glicose hipertônica em bolus em um paciente desidratado cria um ambiente de desidratação celular. Para prevenir este efeito de hiperosmolaridade, a insulina e a glicose podem ser adicionadas a uma solução de ringer lactato ou cloreto de sódio 0,9% (quando houver hiponatremia ou hipocloremia associadas).

Tabela 155.1. – Dose de cloreto de potássio recomendada para suplementação IV conforme o nível de potássio sérico

Potássio Sérico (mEq*/L)	mEq KCl em 250 mL de fluido	mEq KCl em 1 L de fluido	Taxa de infusão máxima (mL/kg/h)
< 2,0	20	80	6
2,1 - 2,5	15	60	8
2,6 - 3,0	10	40	12
3,1 - 3,5	7	28	18
3,6 - 5,0	5	20	25

*miliequivalente. 1 ml de KCl 19,1% contém 2,50 mEq de potássio. Adaptado da Animal Medical Center, NY.

Apesar de haver uma indicação do uso de bicarbonato de sódio com a finalidade de translocar o potássio para o interior da célula, os autores não recomendam, devido ao risco de induzir acidose cérebro-espinhal paradoxa, hiperosmolaridade (o NaHCO3 é hipertônico) e de diminuir o cálcio ionizado.

A correção da causa primária é mandatória para o controle a médio e longo prazo da hipercalemia (pacientes com doença renal podem requerer técnicas dialíticas e pacientes com dano tecidual extenso - como no caso das queimaduras extensas – necessitarão de terapias específicas).

3.SÓDIO

A maioria do sódio (Na) está localizada na água extracelular. A baixa concentração intracelular de Na é mantida pela atividade da Na/K ATPase na membrana celular. A concentração intracelular de Na é de aproximadamente 12mEq/L, menos de 10% de sua concentração extracelular. A concentração de Na no soro é um reflexo da quantidade de Na em relação ao volume de água no corpo e não reflete o conteúdo total de Na no corpo.

3.1. – Hiponatremia

A hiponatremia resulta da perda de sódio ou do ganho de água livre. Dependendo do mecanismo patofisiológico, pode ser observada em pacientes hiper hidratados, desidratados ou normo hidratados. Os pacientes são classificados de acordo com seu grau de hidratação, volemia e osmolaridade. A **Figura 155.1.** resume as condições que levam a hiponatremia, contextualizando a condição da osmolaridade e volemia, além das principais causas que levam a essas situações.

Os efeitos mais graves são observados quando o nível de sódio sérico diminui para menos de 120mEq/L, em menos de 24 horas, considerado hiponatremia aguda. A principal consequência da queda aguda da natremia é a diminuição abrupta da osmolaridade sérica, o que cria um gradiente osmótico com edema celular. Este efeito é mais significativo ao nível cerebral, o que ocasiona depressão, irritabilidade, convulsões e coma.

Quando a hiponatremia se desenvolve de forma lenta, em um período de vários dias (hiponatremia crônica), os sintomas podem ser mais leves, dado que se desenvolvem mecanismos de proteção cerebral. As células perdem osmoles orgânicos, o que diminui o grau de edema. Entretanto, o problema aparece quando se instaura o tratamento; se a correção da natremia ocorre em uma velocidade maior que 0,5-1,0mEq/L/hora pode ocorrer desidratação cerebral aguda e dano neurológico permanente (encefalopatia desmielinizante).

Os sinais cardiovasculares dependerão do volume circulante efetivo. O paciente com hiponatremia e hipovolemia apresentará sinais graves de choque (consciência deprimida, hipotensão, taquicardia, pulso fraco, tempo de reperfusão capilar prolongado, extremidades frias, delta Tcp elevado, mucosas pálidas).

A hiponatremia e a hipervolemia se observam geralmente em pacientes com insuficiência cardíaca congestiva, cirrose ou síndrome nefrótica, e se caracterizam pela presença de edema, ascite, ou efusão pleural.

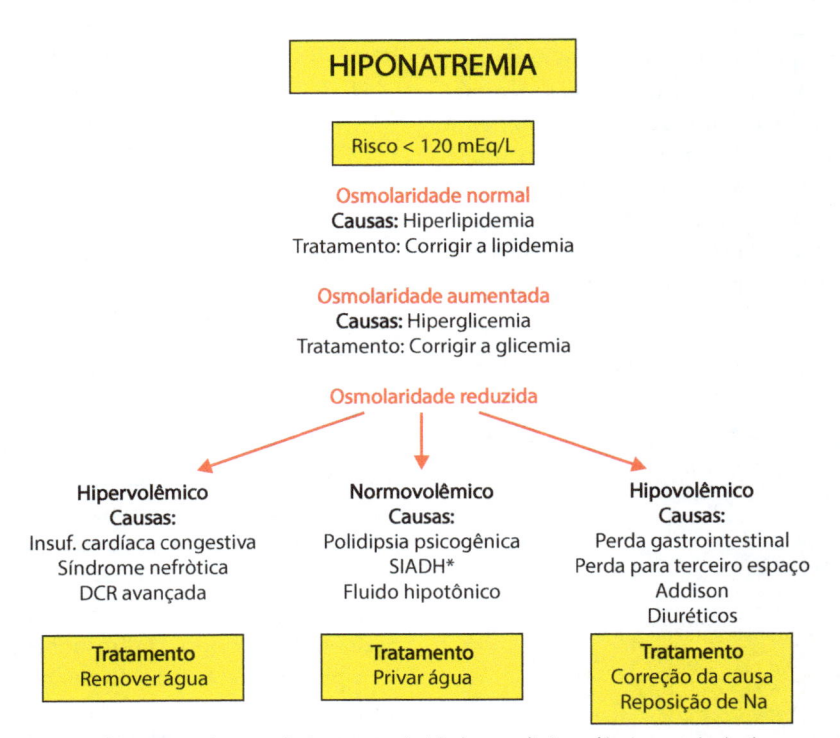

Figura 155.1. – Condições que levam a hiponatremia, associadas a osmolaridade, condição volêmica e principais causas, além de tratamento. *SIADH: Síndrome inapropriada de liberação de hormônio antidiurético.

Tratamento

O tratamento varia de acordo com o volume de água extracelular e a presença ou não de sintomas neurológicos, que requerem um tratamento mais intensivo. Devido ao risco potencial de desmielinização quando a natremia é menor que 120mEq/L e se desenvolveu em um período maior que 48 horas, a taxa de correção não deve superar os 0,5mEq/L/h, com um incremento máximo de 10-12mEq/L em 24 horas.

Apesar de existirem diversas fórmulas para calcular a taxa de correção e o volume de infusão requerido de uma solução dada a um determinado paciente (peso e natremia), os autores recomendam a utilização da fórmula de Adrogué-Madias (**Figura 155.2.**). Por outro lado, uma vez corrigidos os mecanismos de retenção de água livre ou de perda de sódio, a velocidade de correção real geralmente não se corresponde com a calculada, por isso se torna necessário uma monitorização intensiva da natremia e a checagem constante da terapia.

$$\blacktriangle\, Na = \frac{Na\ (solução - Na\ (paciente)}{ACT^* + 1}$$

Figura 155.2. – Fórmula de Adrogué-Madias: Estimativa da variação de sódio sérico do paciente, após infusão de 1 litro da solução em questão. Para tanto utiliza-se na fórmula a quantidade de sódio da solução (mEq/L) menos o valor de sódio sérico do paciente (mEq/L), sobre a água corporal total (*Peso vivo X 0,6) adicionado a constante 1.

Como regra geral utilizamos as seguintes diretivas: Nos pacientes com hipovolemia restaura-se rapidamente a volemia com cargas em bolus de NaCl 0,9% a uma taxa de 10mL/kg em até 30 minutos, repetindo segundo a necessidade, e até alcançar parâmetros hemodinâmicos estáveis.

Nos pacientes normovolêmicos assintomáticos, utilizar solução salina 0,9%, e nos sintomáticos uma combinação de solução salina hipertônica com furosemida. Os pacientes com aumento de água extracelular sempre necessitarão de uma terapia com furosemida e, se apresentam sinais neurológicos, um aporte salino mais judicioso.

3.2. – Hipernatremia

A hipernatremia se diagnostica quando as concentrações de sódio sérico estão maiores que 170mEq/L. Pode resultar da perda de água livre ou do ganho de sódio. Quando a hipernatremia se associa à perda de água, os compartimentos intracelular e extracelular se encontram reduzidos.

Quando existe ganho de sódio, o LEC está aumentado e o LIC diminuido devido ao efeito osmótico de água. As causas incluem diurese excessiva, perdas digestivas, diabetes insipidus, hipodipsia, doença renal aguda, ou ingestão excessiva de sal.

Como o sódio não se difunde livremente através das membranas celulares, o volume extracelular tende à manutenção até que a perda de água supere mais de 10%. Observa-se dano neurológico grave com hemorragia e trombose como resulta-

do da desidratação celular e da diminuição aguda do tamanho cerebral que induz a ruptura dos vasos sanguíneos de menor calibre quando a natremia aumenta para mais de 190mEq/L.

Como na hiponatremia, a hipernatremia de desenvolvimento lento induz mecanismos de proteção osmótica, quando as células retêm osmoles idiogênicos prevenindo assim a desidratação. Entretanto, a correção aguda da natremia nestes casos induzirá edema cerebral, convulsões e sequelas neurológicas permanentes. A **Figura 155.3.** resume as principais causas de hipernatremia contextualizando com a condição volêmica do paciente.

HIPERNATREMIA

Risco > 170 mEq/L

Déficit de água: Normovolemia
Causas:
Diabetes insipidos
Privação de água

Perda de fluido isotômico: Hipovolemia
Causas:
Extra renal: GL, queimados
Renal: diurese osmótica, drogas, DRC

Ganho de soluto: Hipervolemia
Causas:
Fluido hipertônico (NaCl, NaHCO3, Nutrição P.)
Cushing
Hiperaldosteronismo

Figura 155.3. – Condições que levam a hipernatremia, associadas à condição volêmica e principais causas.

Os sinais clínicos de hipernatremia incluem letargia, confusão mental, debilidade muscular, convulsões, mioclonias e coma. O volume urinário geralmente está diminuído a densidade incrementada, excetuando-se aqueles casos nos quais a hipernatremia é o resultado de uma diabetes insípida com poliúria hipotônica.

Tratamento

O tratamento definitivo deve tender à correção da causa primária e ao tratamento de emergência com a correção adequada da natremia mediante a infusão de fluidos hipotônicos.

Nos casos de hipernatremia leve (níveis de sódio menores que 160 mEq/L) pode-se tentar a administração oral de água, mas geralmente é necessário o aporte endovenoso. Os pacientes hipovolêmicos deverão receber inicialmente soluções hipertônicas, e depois de corrigida a hipotensão pode-se continuar com soluções isotônicas como SRL ou NaCl 0,45%. Sugere-se nesses pacientes a correção do déficit de água utilizando a fórmula a seguir: (**Figura 155.4.**)

$$\text{Déficit de Água (L)} = \text{Peso (atual)} \times \left(\frac{Na\ (atual)}{145} - 1 \right)$$

Figura 155.4. – Fórmula para cálculo de déficit de água. Onde sódio atual é o aferido sobre o valor de 145 (valor de referência para sódio em cães; em gatos utilizar o valor de 155).

Seção IX

Para evitar o dano osmótico potencial sobre o SNC, o déficit de água deverá ser corrigido entre 48 e 72 horas, assim que desidratação e a hipovolemia estiverem controladas, e as alterações séricas de sódio devem ser ajustadas para não ultrapassar 0,5 mEq/L/h ou mais que 12 mEq em 24 horas, sobretudo nos casos de desenvolvimento mais lento. Para isso indica-se a utilização da mesma fórmula de Adrogué-Madias, já apresentada na correção da hiponatremia.

4. CÁLCIO

4.1. – Hipocalcemia

A hipocalcemia se diagnostica quando a concentração de cálcio sérico é menor que 8mg/dL no cão e menor que 7mg/dL em gatos. Os sinais clínicos usualmente aparecem com calcemias menores que 6,5mg/dL, e com cálcio ionizado menor que 1,25 mmoL/L em cães ou menor que 1,1 mmoL/L em gatos.

A apresentação mais comum é a tetania hipocalcêmica pós-parto, mas se observa também no hipoparatireoidismo, na hipoproteinemia, na deficiência de vitamina D, hiperfosfatemia, pancreatite aguda ou na doença renal crônica.

A diminuição do cálcio aumenta a permeabilidade da membrana para o sódio, o que aumenta a excitação. A hipercalemia e a hipomagnesemia potenciam os efeitos adversos da hipocalcemia. Os sinais clínicos incluem ansiedade, debilidade muscular, ataxia, tetania e convulsões.

Tratamento

A hipocalcemia aguda sintomática requer a administração endovenosa de gluconato de cálcio a 10%, na dose de 1,0-1,5mL/kg durante 20 minutos de infusão, controlando sempre o ritmo cardíaco.

Na eclâmpsia, o tratamento se realiza por titulação, com a possibilidade do uso de benzodiazepínicos para reduzir as possibilidades de convulsões, de aplicar compressas úmidas para reduzir a hipertermia secundária, e diminuir a hiperventilação.

O tratamento de manutenção nos outros casos se realiza mediante a infusão de 5-10mL/kg de gluconato de cálcio em solução salina 0,9% ou solução de ringer lactato (SRL) por um período de 24 horas, ou uma dose de 2mL/kg em 6-8 horas repetindo de acordo com a necessidade. O tratamento a longo prazo pode requerer o uso de vitamina D.

4.2. – Hipercalcemia

A hipercalcemia se diagnostica com valores maiores que 12mg/dL ou cálcio ionizado maior que 1,45mmoL/L no cão, e 11mg/dL de calcemia ou mais que 1,4mmoL/l de cálcio ionizado no gato.

A causa mais comum no cão e no gato é a hipercalcemia iatrogênica. Mas também pode observar-se como consequência do hiperparatireoidismo primário, hiperparatireoidismo renal, hipervitaminose D, intoxicações (rodenticidas à base de colecalciferol, uvas e uvas-passa, além de algumas plantas tóxicas).

A hipercalcemia induz efeitos adversos sobre o sistema neuromuscular, cardiovascular, digestivo e esquelético. Os sinais clínicos incluem a anorexia, náuseas, vômitos, debilidade, dor abdominal, constipação, poliúria e polidipsia (PU/PD), desidratação ou depressão.

O diagnóstico definitivo da causa primária, quando não existe um antecedente claro de intoxicação, pode requerer um estudo exaustivo, incluindo as concentrações séricas de cálcio, fósforo, sódio, potássio, cloro, creatinina, uréia, fosfatase alcalina e proteínas. Podendo incluir, além disso, o *clearance* de creatinina e fósforo, a determinação dos níveis séricos de vitamina D, paratormônio (PTH) ou do peptídeo relacionado ao paratormônio (PTH-rp).

O hiperparatireoidismo primário se diagnostica quando se observa hipercalcemia com PTH normal ou aumentado, enquanto o PTH-rp aumenta na hipercalcemia paraneoplásica.

Tratamento

A hipercalcemia deve ser tratada com emergência inclusive antes de se fechar o diagnóstico definitivo. A reidratação e a indução de diurese mediante a infusão de NaCl 0,9% é o tratamento primário de eleição já que inibe de forma competitiva a reabsorção de cálcio nos néfrons. É muito importante administrar volumes adequados de líquidos, que podem provocar hipocalemia, por isso é necessário suplementar a fluidoterapia com cloreto de potássio. Se aparecem sinais de sobrecarga de volume ou hipernatremia, deve-se instaurar a terapia com furosemida.

Os glicocorticoides são eficazes no tratamento da hipervitaminose D e na hipercalcemia por linfoma ou mieloma múltiplo (apesar de alguns relatos e estudos que descrevem uma diminuição da sobrevida com este tratamento, a longo prazo). Também são efetivos nas intoxicações por colecalciferol, na doença granulomatosa e na hipercalcemia idiopática do gato. Nas neoplasias de origem não hematológica não há uma boa resposta à terapia glicocorticoide.

Os bifosfonatos (aleandronato, etidronato, tiludronato) podem ser usados por via oral ou parenteral. A dose oral é variável de acordo com o produto utilizado. O pamidronato a 1,2-2 mg/kg diluído em solução salina 0,9% e administrado por via endovenosa em um período de 2 horas é efetivo no tratamento de hipervitaminose D.

A mitramicina, um inibidor da síntese de RNA nos osteoclastos, na dose de 25 µg/kg/IV em um período de 4-6 horas é efetiva em obter a normocalcemia nas primeiras 12 horas, e seus efeitos podem durar dias a semanas. O uso repetido pode ocasionar hepatotoxicidade, nefrotoxicidade e trombocitopenia.

A calcitonina (4-8 U/kg/TID/SC ou IM) tem um efeito relativamente rápido, mas pouco duradouro, por isso a longo prazo os bifosfonatos são preferidos.

A ressecção cirúrgica dos tumores é geralmente o tratamento definitivo, sempre quando possível. Devido ao efeito inibidor da hipercalcemia sobre o tecido paratireoideo normal, a ressecção dos tumores de paratireoide podem ocasionar hipocalcemia pós-cirúrgica, e por isso a calcemia deve ser controlada e utilizar-se a suplementação com gluconato de cálcio de acordo com a necessidade, começando com uma dose de 2 mg/kg/IV, a cada 6 horas, a qual será reduzida com o passar dos dias. Alguns pacientes necessitarão de tratamento com di-hidro-taquisterol por vários dias até semanas, a fim de manter a calcemia fisiológica logo após a cirurgia. Os pacientes com síndrome paraneoplásica poderão fazer uso da quimioterapia.

5. CLORO

5.1. – Cloremia

O cloro constitui aproximadamente 2/3 dos ânions do líquido extracelular (LEC) e do plasma, além de ser um dos principais ânions filtrados pelo glomérulo e reabsorvidos nos túbulos renais.

A cloremia deve ser corrigida de acordo com as alterações na quantidade de água, e pode-se utilizar as seguintes fórmulas:

$$\text{Cl- corrigido (cão)} = \frac{[\text{Cl sérico}] \times 146}{[\text{Na sérico}]}$$

$$\text{Cl- corrigido (gato)} = \frac{[\text{Cl sérico}] \times 156}{[\text{Na sérico}]}$$

As alterações na cloremia se associam a distúrbios ácido-base de caráter metabólico. Os íons Cl- têm trânsito livre no túbulo renal, assim como a maioria dos ânions excretados na urina e a sua carência promove reabsorção excessiva de ânions bicarbonato, o que pode induzir a alterações de pH. A hipocloremia associada ao déficit de volume incrementa a secreção de aldosterona, e aumenta a troca de $Na^+ - H^+$ e $Na^+ - K^+$ nos túbulos distais, o que perpetua a alcalose metabólica e a hipocalemia, portanto a queda dos níveis de potássio também contribui para a manutenção da alcalose metabólica hipoclorêmica (isso ocorre porque a depleção de potássio aumenta a necessidade de mais potássio de dentro da célula, por ser um substituto importante do hidrogênio extracelular). Quando isso ocorre nas células tubulares, o pH intracelular diminui e aumenta a excreção de hidrogênio e a reabsorção de HCO3- no túbulo proximal, também perpetuando a alcalose. A redução do pH intracelular também estimula a amoniogênese como resultado do incremento da atividade da glutaminase. O aumento da excreção de amônia potencia a excreção renal de ácidos e a alcalose metabólica.

Devido às alterações na hemodinâmica glomerular, a hipocalemia pode reduzir a taxa de filtração glomerular e a reabsorção de cloro nos néfrons distais, o que aumenta a eletronegatividade tubular e facilita ainda mais a excreção de H^+.

As causas mais comuns de hipocloremia são o vômito crônico de conteúdo estomacal e a terapia diurética agressiva com furosemida ou tiazidas. A hipocloremia pode desenvolver-se como consequência da administração de bicarbonato de sódio para correção da acidose metabólica ou de qualquer outra droga que aporte sódio sem cloro.

A insuficiência ventilatória crônica induz a excreção renal de íons cloro como uma resposta adaptativa normal, mas a hipocloremia resultante pode contribuir para o desenvolvimento de alcalose pós-hipocápnica.

A maioria dos pacientes com hipoadrenocorticismo também se apresentam com hipocloremia relativa devido ao aumento de volume líquido, o que pode ser corrigido com a fluidoterapia terapêutica.

Já as causas mais comuns de hipercloremia são a desidratação (a cloremia corrigida pode estar normal) e a acidose metabólica hiperclorêmica (com ânion gap normal) devido à diminuição do gap de ânions fortes. A acidose tubular renal pode ocasionar hipercloremia corrigida pela retenção renal de cloro. A hipercloremia corrigida pode ser observada no paciente diabético hidratado com função renal normal e durante a resolução da cetoacidose. Por outro lado, a diarreia de intestino delgado também causa acidose metabólica hiperclorêmica pela perda de fluidos ricos em bicarbonato e pobres em cloro.

A hipocloremia ou a hipercloremia persistente indicam a necessidade de determinar as concentrações séricas de sódio, potássio e dióxido de carbono total (TCO2) além dos gases sanguíneos.

Todos os sinais clínicos de hiper ou hipocloremia se associam com os da enfermidade primária e o tratamento deve estar dirigido diretamente para este evento inicial.

6. MAGNÉSIO

6.1. – Hipomagnesemia

O magnésio cumpre um papel crucial nos processos metabólicos, sendo um cofator e catalisador de um número imenso de reações celulares (como a fosforilação oxidativa, o ciclo de Krebs, a síntese proteica e as reações de transferência de fosfato) e por isso assume importância fundamental no correto funcionamento da bomba Na-K-ATPase que mantém o gradiente de sódio e potássio e o potencial de membrana. Toda molécula de ATP deve se associar a uma de Mg para ser ativa.

O magnésio intervém diretamente na neurotransmissão e é responsável pela manutenção do potencial de repouso das células excitáveis. Jamais devemos subestimar a ação do magnésio na condução cardíaca e na manutenção do tônus muscular liso vascular.

Tanto o Mg total (Mgt) como o ionizado podem ser medidos, e a concentração de Mgt é relativamente estável, podendo ser medida tanto no soro como no sangue heparinizado. Os valores normais de Mg variam de 0,7-1mmoL/L no cão e 0,8-1mmoL/L no gato. Apesar de um valor sanguíneo baixo de magnésio sugerir uma concentração corporal baixa (como o potássio), os níveis de magnésio intracelular podem estar baixos mesmo com a concentração sanguínea normal.

A hipomagnesemia é relativamente comum nos pacientes críticos, e a presença de hiponatremia e hipocalemia, assim como de hipocalemia e hipocalcemia não respondentes à terapia devem aumentar a suspeita de hipomagnesemia concomitante.

Os sinais clínicos de hipomagnesemia grave se relacionam com sua função neuromuscular e sobre a condutibilidade cardíaca, incluindo debilidade, pequenas fasciculações, disfagia, dispneia e arritmias cardíacas tanto ventriculares como supraventriculares. A hipomagnesemia grave também foi documentada em quase metade das cadelas com eclâmpsia.

Tratamento

O tratamento dos pacientes críticos se realiza mediante a infusão de sulfato de magnésio (MgSO4) ou cloreto de magnésio (MgCl2), estando as doses recomendadas entre 0,75-1mEq/kg/dia (0,37-0,5mmoL/kg/dia) diminuindo a dose em seguida para 0,3-0,5mEq/kg/dia, nos dias seguintes. É importante destacar que as doses estão expressas em kg/dia e não por hora.

O magnésio pode ser suplementado por via oral sob a forma de diferentes sais (1-2mEq/kg/dia), e pelo seu efeito catártico, a diarreia é uma complicação frequente.

Nas situações de emergência com a presença de arritmias ventriculares, pode-se administrar uma dose de carga de 0,15-0,3mEq/kg em 15-30 minutos. O MgSO4 se suplementa como uma solução a 50% que contêm 2mmoL/mL ou 4mEq/mL, e esta solução deve ser diluída a uma concentração de 20% ou menor, sempre em NaCl 0,9% ou Glicose 5%. No caso de eclâmpsia, ou hipocalcemia, é preferível utilizar o magnésio como cloreto já que o sulfato é um quelante do cálcio.

7. LITERATURA RECOMENDADA

1. Abuelo JG. Treatment of severe hyperkalemia: confronting 4 fallacies. Kidney Int Rep 2018; 3: 47-55.

2. Advances in Fluid, electrolyte and Acid-base Disorders. Veterinary Clinics or North America, Small Animal Practice. Vol. 38. Num. 3. May 2008

3. Arterial and Venous Blood Gases, Harold Davis. The Veterinary ICU Book. Wayne E. Wingfield, Marc R. Raffe. TNM

4. Batterink J, Cessford TA and Taylor RAI. Pharmacological interventions for the acute management of hyperkalaemia in adults. Cochrane Database Syst Rev 2015; 10. DOI: 10.1002/14651858.CD010344.pub2.

5. Fluidoterapia, Eletrólitos e Desequilíbrios Ácido-Base em Pequenos Animais, 3ª Edição, Stephen DiBartola. Multimedica Ediciones Veterinárias

6. Hoehne SN, Hopper K and Epstein SE. Retrospective evaluation of the severity of and prognosis associated with potassium abnormalities in dogs and cats presenting to an emergency room (January 2014-August 2015): 2441 cases. J Vet Emerg Crit Care (San Antonio) 2019; 29: 653-661.

7. Hopper K. Is bicarbonate therapy useful? Vet Clin North Am Small Anim Pract 2017; 47: 343. DOI: 10.1016/j. cvsm.2016.09.005.

8. Loeb RG, Follett DV and Haskins SC. Insulin/dextrose therapy of hyperkalemia: a comparison of two doses [abstract]. Vet Surg 1989; 18: 251.

9. Reineke EL, Walton K, Otto C. Evaluation of an oral electrolyte solution for treat- ment of mild to moderate dehydration in dogs with hemorrhagic diarrhea. J Am Vet Med Assoc 2013;243:851-7.

Fernanda Nastri Gouvêa
Leandro Zuccolotto Crivellenti

1. INTRODUÇÃO

É conhecido por injúria ou lesão renal aguda (LRA) a presença de um ou mais fatores que agridem as células renais e resultam no comprometimento de sua função de maneira abrupta. Diferentes condições de danos glomerulares, tubulointersticiais e/ou vasculares podem cursar com perturbações hemodinâmicas, observadas a partir da redução da taxa de filtração glomerular (TFG) e, consequentemente, acúmulo de metabólitos urêmicos, distúrbios hidroeletrolíticos e ácido-base. Tais consequências tendem a afetar a produção de urina dos indivíduos acometidos, que passam a manifestar poliúria, oligúria ou anúria.

Os prejuízos renais presentes na LRA podem surgir da persistência do estímulo lesivo ou devido aos efeitos inflamatórios de sua extensão, resultando em apoptose e/ou necrose celular. Nesse contexto, a magnitude da lesão pode ser classificada em diferentes estágios, que variam de pequenas disfunções até a falência renal.

Ainda não existem ferramentas precoces disponíveis para detectar lesão renal, mas alguns biomarcadores urinários têm mostrado resultados promissores. É válido ressaltar que esses devem ser associados aos exames de creatinina, dimetilarginina simétrica (SDMA), ultrassonografia abdominal, urinálise, hemogasometria, razão proteína creatinina urinária (RPC) entre outros. O rápido reconhecimento da LRA, somado a abordagem diagnóstica, estadiamento e manejo terapêutico efetivos são cruciais para a sobrevida e melhor prognóstico desses pacientes. Dada a sua importância, neste capítulo serão abordadas informações sobre a etiologia, fisiopatogenia, consequências clínicas, métodos diagnósticos e tratamento dessa importante disfunção urinária, responsável por alta morbimortalidade na rotina de atendimento de cães e gatos.

2. ETIOLOGIA E FISIOPATOGENIA DA LRA

São diversas as etiopatogenias que podem levar ao desenvolvimento da LRA em cães e gatos (**Quadro 156.1.**). As causas de LRA são tradicionalmente categorizadas como pré-renal, renal intrínseca, pós-renal ou a combinação delas.

De maneira fisiológica, a circulação renal favorece uma maior concentração de sangue na região do córtex para que as funções regulatórias e excretórias dos rins sejam atendidas. Cerca de 20% do débito cardíaco é destinado ao tecido renal, principalmente aos néfrons, pois demandam altas concentrações de oxigênio em relação a outros órgãos. Sendo assim, quaisquer perturbações vasculares ou cardíacas que afetem esse aporte sanguíneo irão refletir diretamente no desempenho e comprometimento dessas células.

A azotemia pré-renal está relacionada a eventos isquêmicos que levam à redução da TFG decorrente da hipoperfusão renal e/ou vasoconstrição excessiva da arteríola aferente. Como resposta compensatória, tem-se a ativação do sistema renina-angiotensina-aldosterona (SRAA) e hormônio antidiurético (ADH), resultando em reabsorção de soluto e água, na tentativa de preservar o volume corpóreo. De maneira semelhante, a constrição vascular renal visa priorizar o fluxo sanguíneo para tecidos vitais, como o coração e cérebro. Por outro lado, esse cenário favorece a retenção de compostos nitrogenados e redução da produção urinária.

A presença de desidratação associada a azotemia e incapacidade de concentrar a urina sugerem perda de função dos rins. Entretanto, diferenciar a azotemia de origem pré-renal e renal pode ser desafiador, especialmente naqueles indivíduos com comorbidades que interferem na ativação dos mecanismos hormonais compensatórios supracitados (tais como hipercortisolismo, hepatopatias, piometra, insuficiência adrenal, hipercalcemia, etc.). Para isso, são necessárias outras ferramentas diagnósticas auxiliares, como a fração de excreção de sódio, avaliação de enzimúria, análise de sedimentos, entre outros.

As causas mais comuns de isquemia renal incluem todas aquelas que levam à desidratação, hipovolemia e/ou hipotensão. Considerando que tal cenário seja rapidamente revertido ao estado de normalidade, ou seja, tenha a perfusão restabelecida, não serão observados danos celulares renais. Entretanto, a privação prolongada de oxigênio e nutrientes resulta em rápido consumo de energia, levando a uma série de alterações metabólicas e estruturais nos túbulos renais, incluindo perda da sua borda em escova e polaridade na superfície da membrana. A presença de necrose ou apoptose pode ocorrer em grande escala e resultar na descamação das células tubulares, que passam a se acumular e obstruir o lúmen. Esse processo é caracterizado

Quadro 156.1. – Principais causas envolvidas no desenvolvimento da lesão renal aguda (LRA) em cães e gatos.

Tipo da azotemia	Mecanismo		Causas

Pré-renal	Hipoperfusão tecidual		Hiper/Hipotermia
			 Hiperviscosidade sanguínea
			    Hiperglobulinemia
			 Policitemia
			 Hipotensão
			    Anestesia profunda e/ou prolongada (inadequadas)
			    Baixo débito cardíaco (ICC, arritmias, tamponamento cardíaco)
			    Choque (hipotensivo, séptico)
			    Desidratação (êmese e/ou diarreia)
			    Perdas hídricas agudas
			 Hipovolemia
			    Choque (hemorrágico, hipovolêmico)
			    Hemorragias
			    Perdas hídricas agudas
			 Inadequado uso de diuréticos
			 Insuficiência adrenal
			 Queimaduras cutâneas extensas
			 Reação transfusional
			 Redução das prostaglandinas
			    AINES
			 Redução do débito cardíaco
			 Trauma
			    Avulsão renal
			 Trombo/Microtrombo vascular renal
			 Vasodilatadores

Renal	Doenças infecciosas		*Erliquiose** *Hepatite infecciosa canina* *Pielonefrite* *Piometra* *Leishmaniose** *Leptospirose (C)* *Sepse*
	Nefrotoxinas	Endógenas	Hemoglobina Hipercalcemia Mioglobina

		Exógenas	Agentes tóxicos sem fins terapêuticos
			    Anticongelantes (Etilenoglicol)
			    Envenenamento (Acidente crotálico (C/G), Abelhas, Vespas)
			    Lírio (G)
			    Metais pesados (Chumbo, Mercúrio, Cromo)
			    Uva e uva-passa (C)
			 Fármacos
			    AINES (inclusive COX-2 seletivos)
			    Antifúngicos (anfotericina B)
			    Anti-helmínticos (tiacetarsamida)
			    Antimicrobianos (aminoglicosídeos, penicilinas, polimixinas, quinolonas, sulfonamidas, tetraciclinas)
			    Antineoplásicos (cisplatina, carboplatina, doxorrubicina, metotrexato)
			    Contraste radiológico (iodado)
			    Diuréticos
			    Vasodilatadores (iECA, BRA)

Pós-renal	Intraluminais		Obstrução ureteral/uretral (total ou parcial) Ruptura do trato urinário
	Extraluminais		Neoplasias comprometendo o fluxo urinário

Adaptado de Cowgil e Langston, Crivellenti e Giovaninni e Ross.

AINES: anti-inflamatórios não esteroidais. BRA: bloqueador do receptor de angiotensina. ICC: insuficiência cardíaca congestiva. iECA: inibidores da enzima conversora de angiotensina. C: descrito em cães. G: descrito em gatos. *Promove injúria renal indireta.

por necrose tubular aguda (NTA), e então a LRA passa a estar associada a fatores pré-renais e renais intrínsecos.

A presença de lesão intrínseca e direcionada a qualquer estrutura do parênquima renal (incluindo glomérulos, túbulos, interstício e/ou vasos) que resulte em perda de função abrupta, é descrito por LRA com azotemia de origem renal. E assim como mencionado anteriormente, esse quadro pode ser consequência da perpetuação de fatores pré e/ou pós-renais que não foram rapidamente resolvidos.

Diante do intenso fluxo sanguíneo e importante papel na filtração e excreção de metabólitos, os rins acabam sendo altamente expostos aos efeitos de substâncias muitas vezes tóxicas. Essa exposição pode ser advinda de drogas e fármacos prescritos com finalidades terapêuticas (antimicrobianos, AINES, quimioterápicos, antiparasitários, etc.) ou até mesmo por contatos acidentais (**Quadro 156.1.**), como o observado pela ingestão de metais pesados, lírios (gatos) e uva ou uva-passa (cães). Além dessas, também é possível que ocorra o aumento circulatório de determinados compostos endógenos, como a hemoglobina, mioglobina e cálcio, promovendo injúria das células renais.

Os antimicrobianos que pertencem ao grupo dos aminoglicosídeos, cefalosporinas, penicilinas, polimixinas, quinolonas, sulfonamidas e tetraciclinas podem estar envolvidos no desenvolvimento de NTA em cães e gatos, e por isso, são citados como possíveis indutores de injúrias renais intrínsecas nesses animais. Ademais, os aminoglicosídeos, assim como os diuréticos de alça e tiazídicos (como furosemida e hidroclorotiazida, respectivamente) também podem induzir a ocorrência de nefrite intersticial aguda. Dependendo da concentração, hidratação do paciente, período de terapia, patência da via de eliminação e/ou metabolização, diversas substâncias endógenas ou exógenas podem levar ao desenvolvimento de LRA, e essas devem ser amplamente investigadas como promotores de lesão nos pacientes, principalmente considerando intolerâncias medicamentosas individuais e até mesmo idiossincrasias.

Dentre as doenças infecciosas que podem levar ao comprometimento da função renal, a leptospirose é uma das mais preocupantes. O principal agente envolvido nesta zoonose inclui a bactéria gram-negativa *Leptospira interrogans*, e apesar de possuir ampla distribuição mundial, cães de áreas endêmicas que apresentam LRA devem ter essa doença incluída dentre os diagnósticos diferenciais. Embora os danos diretos da *L. interrogans* sobre as células tubulares, intersticiais e vasculares renais sejam extremamente evidentes, a resposta imunológica do indivíduo acometido tende a contribuir para a extensão e progressão negativa do quadro, bem como, implicar em diferentes magnitudes de azotemia, comprometer da produção urinária (poliúria, oligúria ou anúria) e retardar o período de recuperação do paciente.

A piometra também está frequentemente associada ao desenvolvimento de LRA em pequenos animais, seja pela ação direta das bactérias (principalmente *Escherichia coli*, *Streptococcus spp.*, *Staphylococcus spp.*, *Klebsiella spp.* e *Pseudomonas spp.*) ou pelos efeitos inflamatórios secundários envolvidos. A

circulação de endotoxinas leva a alterações na permeabilidade vascular que podem repercutir em danos isquêmicos pela baixa perfusão tecidual, além da ocorrência da síndrome da resposta inflamatória sistêmica (SIRS), que pode estar presente nesse cenário. Devido aos mecanismos supracitados, geralmente são encontradas lesões e atrofias em região de túbulos renais.

Outras doenças transmissíveis que devem ser consideradas causas de injúria renal e são frequentemente encontradas na rotina clínica, incluem a leishmaniose e as hemoparasitoses, principalmente erliquiose. Ambas possuem alto caráter inflamatório, e induzem a formação de complexos antígeno-anticorpo, que se depositam nos glomérulos e podendo levar às glomerulonefrites.

O terceiro e último tipo de azotemia que resulta em LRA é representado pelos processos obstrutivos totais ou parciais do fluxo urinário e, portanto, são descritos como causas pós-renais. Tais distúrbios podem se originar do meio intraluminal ou extraluminal. O primeiro deles ocorre devido a obstruções ureterais, uretrais (por urólitos, plugs urinários e coágulos) ou em topografia de trígono vesical (neoplasias), além dos casos em que há descontinuidade da via de eliminação, como nas rupturas de quaisquer porções do trato urinário. Neoplasias que cursam com compressão do trajeto de eliminação da urina (intra-abdominal ou perineal), representam as causas de obstrução extraluminal. Assim como o observado nas causas de azotemia pré-renal, se esses fatores obstrutivos não forem resolvidos, poderá haver comprometimento da TFG e repercussões renais intrínsecas.

Independente da magnitude e motivo que levou ao curso da LRA, quatro fases resumem sua fisiopatogenia e progressão. A primeira delas inclui a *indução* da lesão e, portanto, o momento exato ou imediatamente após a exposição do tecido renal ao insulto. A segunda fase é caracterizada pelo momento de *extensão*, ou seja, onde são observadas as consequências da injúria pelo agravamento ou aparecimento de isquemia, hipóxia e inflamação, resultando em apoptose, necrose ou ambos. Esses e os demais estágios podem ou não vir acompanhados da persistência do fator lesivo primário. Alterações clínicas e laboratoriais não costumam ser evidentes até o estágio de extensão. É importante salientar que nesse momento ainda não há aumento de creatinina e ureia ou mesmo SDMA, mas a urinálise e enzimúria podem encontrarem-se com alterações. A terceira fase é denominada de *manutenção*, e geralmente é marcada pela detecção de azotemia (aumento de creatinina, ureia e SDMA) com ou sem uremia (sinais clínicos relacionados ao aumento de toxinas). Mediante a alguns mecanismos compensatórios e consequências da injúria, a redução da TFG se intensifica, e nesses casos a oligúria (< 1mL/kg/h) ou anúria podem ocorrer. A última fase é onde ocorre a *recuperação*. Portanto, são aqueles indivíduos que passaram pelos desafios supracitados, receberam um suporte terapêutico adequado e sobreviveram. Embora não seja possível que novos néfrons se formem, alguns tipos de lesão podem cursar com a regeneração adequada, desde que não tenham sido intensas. Caso contrário, o indivíduo acometido

Quadro 156.2. – Estadiamento da Lesão Renal Aguda (LRA) em Cães e Gatos

Estágio	Creatinina sérica (mg/dL)	Características
LRA I	< 1,6	• Animais não azotêmicos, porém com histórico, achados clínicos e laboratoriais (SDMA? sedimentos urinários ativos e proteinúria) e exames de imagem sugerindo LRA. • Animais não azotêmicos com aumentos progressivos na creatinina sérica (≥ 0,3 mg/dL) com intervalo de 48 horas. • Redução do débito urinário, acompanhado ou não de oligúria, ou anúria, não responsivo à reposição de volume em até 6 horas.
LRA II	1,7–2,5	• Animais com histórico, achados clínicos, laboratoriais e de imagem presentes no LRA I. • Presença de azotemia moderada (muitos indivíduos são diagnosticados nesta fase). • Aumentos progressivos da creatinina ≥ 0,3mg/dL em 48 horas e ausência de resposta (redução) mesmo com fluidoterapia e hidratação. • Redução do débito urinário, acompanhado ou não de oligúria, ou anúria, não responsivo à reposição de volume em até 6 horas.
LRA III	2,6–5,0	• Animais com histórico, achados clínicos, laboratoriais e de imagem presentes no LRA I (muitos indivíduos são diagnosticados nesta fase). • Azotemia moderada a severa.
LRA IV	5,1–10,0	
LRA V	> 10,0	

Adaptado de Cowgil e Langston, Crivellenti e Giovaninni e IRIS. SDMA: dimetilarginina simétrica.

permanece com sequelas e pode ter disfunção residual e desenvolvimento de doença renal crônica (DRC).

3. ESTADIAMENTO

Foi proposto pela *International Renal Interest Society* (IRIS) um estadiamento e subestadiamento da LRA em cães e gatos, visando otimizar o reconhecimento precoce, padronizar a abordagem desses pacientes e predizer o prognóstico de acordo com o estágio (**Quadro 156.2.**). Esses conceitos contribuem com a identificação e diferenciação dos indivíduos que tiveram a agudização ou descompensação da DRC, daqueles com LRA primária.

O subestadiamento deve ser feito em todos os estágios, a partir da avaliação do débito urinário e necessidade de terapia de substituição renal. Como anteriormente mencionado, animais que produzem volumes urinários inferiores a 1mL/kg/h por mais de 6 horas são considerados oligúricos e podem precisar de suporte com hemodiálise ou diálise peritoneal, a fim de controlar possíveis sobrecargas de volume e controle da uremia. Antes de qualquer intervenção, enfatizamos a importância em definir a origem da oligúria, e até mesmo identificar erros simples da patência da sonda uretral (avaliar se existem coágulos, sedimentos ou se ela se encontra dobrada dentro da bexiga).

4. ASPECTOS CLÍNICOS

A abordagem do paciente com suspeita de LRA deve ser detalhada, pois é importante diferenciar as condições agudas das crônicas (DRC) descompensadas, uma vez que o prognóstico desses indivíduos é diferente em cada caso.

Informações coletadas durante a anamnese são valiosas, principalmente na presença de tutores mais observadores e perceptivos. Embora existam algumas variações na apresentação das manifestações e características da LRA, é relevante questionar sobre o histórico, possibilidade de exposição a agentes nefrotóxicos, cronicidade e evolução clínica. Geralmente são trazidas queixas de hiporexia/anorexia, vômito e diarreia ou prostração nos primeiros estágios da doença. À medida que se tem a progressão da LRA, lesões na mucosa do trato gastrointestinal podem estar presentes e se manifestar por hematêmese, hematoquesia ou melena. Quadros urêmicos importantes podem resultar em úlcera da cavidade oral e necrose, principalmente de língua (**Figura 156.1.**), além de distúrbios neurológicos, como vocalizações, episódios epiléticos, estupor ou coma.

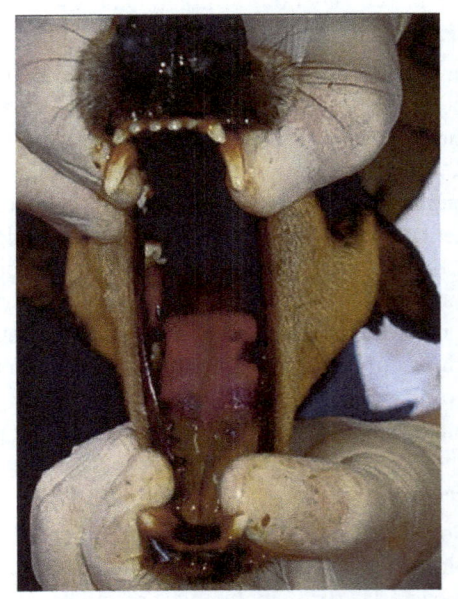

Figura 156.1. – Paciente canino diagnosticado com lesão renal aguda (LRA) e presença de áreas de necrose no ápice da língua (área marrom) e úlceras laterais. Imagem cedida pelo Prof. Dr. Leandro Z. Crivellenti.

É importante avaliar o escore de condição corporal (ECC) e índice de massa muscular (IMM), como medidas auxiliares na diferenciação de animais agudos e DRC agudizados ou descompensados. Geralmente, os que apresentam agudos não têm perdas do ECC e IMM, contrário de animais cronificados em que o pelame, ECC e IMM estão geralmente alterados.

5. DIAGNÓSTICO

Os diferentes estágios da LRA cursam com variações na intensidade das manifestações clínicas e resultados laboratoriais. Desta forma, alguns achados podem direcionar melhor a triagem diagnóstica do que outros. Quando existe a suspeita de LRA é interessante que sejam solicitados exames como hemograma, creatinina, ureia, SDMA, eletrólitos (fósforo, cálcio iônico, sódio, cloro e potássio), proteínas totais, globulina, albumina, enzimas hepáticas, glicemia, bicarbonato de sódio, urinálise, razão proteína/creatinina urinária e exames de imagem, como ultrassonografia e radiografias. Certamente que cada paciente poderá necessitar desses ou de outros exames, por isso, cada cenário e contexto devem ser analisados individualmente.

Embora pouco específico, o hemograma pode revelar alterações que permitem estabelecer algum direcionamento clínico de processos infecciosos (**Quadro 156.1.**), anemias hemolíticas, neoplasias, etc. É importante lembrar que mesmo o hemograma "dentro do intervalo de normalidade" não exclui comorbidades, principalmente em decorrência do hemograma sofrer interferência do estado de hidratação do paciente e até mesmo por erros pré-analíticos (coleta).

O aumento súbito dos biomarcadores funcionais como a creatinina, SDMA e ureia são frequentes na LRA, principalmente nas fases mais avançadas e que envolvem oligúria. Entretanto, indivíduos com estágios precoces (LRA 1) podem ter esses biomarcadores dentro do intervalo de referência, podendo ser necessária a inclusão de outros testes laboratoriais, tais como a gama-glutamil-transpeptidase urinária (GGT), N-acetil-β-D-glucosaminidase (NAG) *kidney injury molecule 1* (KIM-1) e cistatina B. É muito prudente que seja considerado o escore de condição corporal e estado de hidratação durante a determinação e interpretação da creatinina. Alterações no perfil hepático geralmente estão presentes nos processos inflamatórios importantes, isquêmicos, etc., mas também podem ser observadas nas infecções por leptospirose.

O volume de urina produzido deve ser frequentemente monitorado, seja no paciente hospitalizado ou em acompanhamento. Frente às possibilidades de poliúria, oligúria ou anúria, diferentes concentrações urinárias podem ser encontradas. É imprescindível que também seja feita a análise dos sedimentos e pesquisa por anormalidades da urina (cilindrúria, proteinúria, glicosúria não acompanhada de hiperglicemia e celularidade).

O potássio é um dos principais eletrólitos a serem analisados, especialmente naqueles pacientes com oligúria ou anúria, dado que a hipercalemia é comum e pode desencadear consequências sistêmicas importantes (arritmias, comprometimento do débito cardíaco e da perfusão tecidual). Desequilíbrios ácido-base também são observados e, muitas vezes, acompanham a redução do pH sanguíneo e bicarbonato de sódio (HCO_3), configurando a acidose metabólica. É importante ressaltar que quando o pH estiver igual ou inferior a 7,15, associado a redução de HCO_3, existe possivelmente o comprometimento da atividade celular e enzimática, que pode refletir no mau funcionamento de bombas celulares e comprometimento vascular e perfusão tecidual. É ideal que seja feita a coleta da hemogasometria na admissão do paciente, e pelo menos 6 a 8 horas após o início das intervenções de correções hidroeletrolíticas.

Avaliar o parênquima renal e as estruturas do trato urinário são fundamentais, pois essas informações contribuem na determinação da causa da LRA e origem da azotemia, principalmente se essa for renal e/ou pós-renal. Os exames de imagem conferem a capacidade de visualizar processos obstrutivos renais, ureterais ou uretral, a presença de neoplasias, perda de definição renal, entre outros. A ultrassonografia abdominal é uma ferramenta indispensável na triagem e atendimento desses pacientes, porém mediante a observação ou suspeita de urolitíases, é válido que radiografias abdominais também sejam solicitadas, incluindo as técnicas simples ou com contrastes luminais (considerar a nefrotoxicidade dos contrastes intravenosos).

Outros exames específicos podem contribuir na determinação do fator primário da LRA, incluindo análises sorológicas, por PCRs ou pesquisa direta de agentes infecciosos, avaliação cardiovascular pelo ecocardiograma e eletrocardiograma (ECG) na admissão e durante o acompanhamento do paciente crítico, quando necessários e entre outros. O padrão ouro para instituir o diagnóstico de LRA é feito através da biópsia renal, entretanto, essa manobra possui caráter invasivo e os riscos e benefícios devem ser ponderados na sua indicação.

6. TRATAMENTO E MONITORAMENTO

A abordagem terapêutica dos pacientes com suspeita de LRA é mais bem-sucedida quando os fatores que resultaram ou agravaram a injúria renal são identificados e eliminados. Portanto, torna-se imprescindível restabelecer a hidratação e perfusão renal, corrigir os desequilíbrios ácido-base, controlar a pressão arterial, bem como, garantir a nutrição deste indivíduo quanto antes, a fim de interromper a progressão da doença.

Correção Hidroeletrolítica

A reposição hídrica deve ser calculada de acordo com a desidratação do paciente (**Quadro 156.3.**). A umidade das mucosas é um dos parâmetros clínicos que se altera mais precocemente, porém, animais com LRA muito provavelmente acompanham quadros de náusea e êmese, que podem mimetizar hidratação normal devido à salivação excessiva. De maneira semelhante, animais com elevado escore de condição corporal podem ter o turgor cutâneo superestimado. Exigindo, uma avaliação global de todos os parâmetros para melhor interpretação.

Para casos que apresentem sinais de choque hipovolêmico devido à desidratação severa, deve ser considerada de forma

Quadro 156.3. – Determinação do Grau de Desidratação em Cães e Gatos a partir da Avaliação Clínica.

Porcentagem de desidratação	Descrição dos parâmetros
< 5%	• Desidratação indetectável. • Mucosas* ressecadas e TPC 2 segundos (normal). • Turgor cutâneo normal. • Densidade urinária concentrada**.
5 a 7%	• Desidratação leve. • Mucosas secas e TPC 2 a 3 segundos. • Discreta redução do turgor cutâneo.
8 a 9%	• Desidratação moderada. • Mucosas secas e TPC 3 a 4 segundos. • Turgor cutâneo reduzido. • Pode ter aumento da FC, mas pulso e PA normais.
10 a 12%	• Desidratação severa. • Mucosas secas e TPC ≥ 4 segundos. • Turgor cutâneo reduzido. • Provável aumento da FC, pulso filiforme ou fraco e PA reduzida. • Temperatura corporal normal ou reduzida.
≥ 12%	• Desidratação grave . • Mucosas secas e TPC ≥ 4 segundos. • Turgor cutâneo extremamente reduzido. • Provável aumento da FC (cães), pulso fraco e hipotensão importante (≤ 80mmHg). • Extremidades de membros frios (ΔT ≥ 4ºC em relação ao corpo). • Hipotermia e sinais de choque hipovolêmico.

Adaptado de Crivellenti e Giovaninni e Deusdado, Pires e Giovaninni. TPC: tempo de preenchimento capilar. FC: frequência cardíaca. PA: pressão arterial. *Mucosa nasal, oral e genital. **A densidade pode estar diminuída diante de doenças que interfiram no ADH, ou que já existam perda da funcionalidade renal, entre outros.

rápida a reanimação volêmica com cristaloide 10mL/kg, realizada de 30 a 60 minutos (de acordo com perfil congestivo do paciente). Nos casos de hipovolemia associada à desidratação os achados clínicos positivos devem ocorrer em cerca de 30 minutos após as estratégias implementadas. Em casos de refratariedade, deve ser considerado o uso de droga vasoativa, sendo a norepinefrina a de primeira escolha, também devendo ser considerada abordagem hemodinâmica completa, com avaliação da necessidade de uso de inotrópicos associados. Sobre a reposição de hidratação para pacientes estáveis, deve ser considerado o quadro 3 para alocação da desidratação na fórmula que também considera o peso do paciente, para reposição planejada em 12 a 24 horas.

Existe uma série de soluções cristaloides e suas indicações variam de acordo com os distúrbios eletrolíticos detectados nos exames bioquímicos ou hemogasométricos. O Ringer com lactato e o Plasmalyte 148 são mais semelhantes ao plasma sérico, quando comparados à solução salina NaCl 0,9%, e parecem mais apropriados de serem utilizados durante o período crítico e fluidoterapia de manutenção. Mesmo aqueles pacientes que apresentem hipercalemia, o uso da solução salina NaCl 0,9% parece não trazer benefícios, pois pode agravar a acidose, devido a hipercloremia. O grau de desidratação deve ser avaliado na admissão do paciente, e monitorado com intervalos de 3 a 4 horas, evitando manutenção da desidratação ou até mesmo sobrecarga de fluidos, observado pelo ganho de 10% de peso corporal em Kg em relação ao início da terapia.

Na presença de acidose metabólica simples, com pH ≤ 7,15 e CO_2 total ≤ 12mEq/L, pode ser encorajado que seja feita a reposição de bicarbonato de sódio, mas deve ser muito bem indicada pelos riscos inerentes ao seu uso. Outro distúrbio importante que pode estar presente é a hipercalemia moderada. Nesses casos, é ideal monitorar o ECG (risco de bradiarritmias) e realizar a administração de solução com glicose 50% na dose de 1 a 2mL/kg IV, sendo possível sua repetição. Casos refratários ou graves podem exigir a associação de insulina regular 0,25-0,5UI/kg IM simultaneamente a 1 a 2 g de glicose 25% IV, para cada unidade e insulina infundida. Ainda é possível lançar mão da administração do gluconato de cálcio a 10%, entretanto, esse deve ser feito com cautela e acompanhamento do ECG, uma vez que pode induzir arritmias.

Acompanhamento do Débito Urinário

Pacientes que se encontram hospitalizados com suspeita de LRA, devem ter o débito urinário frequentemente avaliado. Volumes inferiores a < 1mL/kg/h (cães) e < 0,5mL/kg/h (gatos) ou < 0,1mL/kg/h, sugerem oligúria e anúria, respectivamente. Antes de iniciar qualquer protocolo de intervenção, é imprescindível que seja avaliada a patência da via urinária (se a sonda está ou não obstruída, dobrada, etc.), grau de desidratação do paciente, pressão arterial sistêmica e acompanhamento do peso corporal para verificar a existência de hiperidratação. O ganho de peso em mais de 10% em comparação ao momento da admissão do paciente, taquipneia e sinais de edema pulmonar ou cutâneo, secreção nasal serosa, sugerem sobrecarga de volume.

Pacientes hidratados (ou hiper-hidratados), normovolêmicos não devem continuar o uso de fluidoterapia, e caso exista a persistência da oligúria ou anúria por até 6 horas, devem ser submetidos a terapia com diuréticos, visando aumentar ou promover o fluxo urinário e depuração de fármacos e/ou toxinas via renal. É totalmente contraindicado que diuréticos sejam administrados em pacientes desidratados e/ou hipovolêmicos. O manitol 10-20% é um diurético osmótico, e pode ser utilizado na dose de 0,5-1g/kg, IV em *bolus* de 15-30 minutos, apenas em animais oligúricos normovolêmicos. Se não for observada produção urinária em até 1 hora, não deve ser repetida sua administração. Caso essa abordagem seja bem-sucedida, é possível repetir a aplicação 4 a 6 horas, ou conforme a necessidade.

Os diuréticos de alça, como a furosemida, podem ser implementados tanto na oligúria, quanto anúria. A dose realizada em cães é 2-6mg/kg IV e gatos 0,5-4mg/kg IV. É esperado que em uma hora seja observado poliúria (≥ 2mL/kg/h), caso contrário, um novo bolus com a dose máxima pode ser feita. A persistência da anúria exige que o paciente seja encaminhado para terapia dialítica (não realizar nova aplicação de diuréticos). Entretanto, animais que apresentem boa resposta terapêutica podem receber a reaplicação de furosemida a cada 8 horas ou quando necessário. Atualmente não são recomendadas e são consideradas controversas as associações de diuréticos e vasoativos, como a furosemida e dopamina (1 a 3µg/kg/h, IV) para promover diurese. Outros fármacos, como o fenoldopam (cães: 0,1-0,8µg/kg/minuto, IV; 0,5µg/kg/minuto, IV) podem aumentar a TFG e fração de excreção de sódio, porém, seu uso ainda é questionável.

Aqueles animais que persistirem com anúria, oligúria ou hipercalemia não responsiva ao tratamento medicamentoso, sinais de hiper-hidratação, uremia ou toxicidade à fármacos, devido à redução da depuração renal de substâncias, devem ser encaminhados para a terapia de substituição renal (diálise peritoneal ou hemodiálise).

Uso de Antimicrobianos

Quando existir alguma suspeita de infecção associada à LRA (pielonefrite, sepse, leptospirose, piometra, etc.), a terapia antimicrobiana deve ser instituída de forma criteriosa e direcionada. Além desse grupo, indivíduos situados nos estádios LRA III-V ou oligúricos com suspeita de doenças infecciosas, também podem se beneficiar dessa abordagem antes mesmo dos testes diagnósticos microbiológicos e sorológicos estarem disponíveis. As penicilinas com ou sem clavulanato de potássio e o cloranfenicol são provavelmente seguros, mas devem ser utilizadas com cautela em gatos azotêmicos. Fármacos que provavelmente deverão ser ajustados devido ao seu potencial de acumularem nos tecidos incluem as cefalosporinas, fluoroquinolonas e sulfonamidas. As tetraciclinas (exceto a doxiciclina) e nitrofurantoína devem ser evitadas, já os aminoglicosídeos e polimixinas são nefrotóxicos e devem ser contraindicados, principalmente em cenários de desidratação.

Manejo Nutricional e Suporte Gastrointestinal

O acúmulo de toxinas e compostos nitrogenados induzem vários graus de lesão em toda a porção do trato gastrointestinal. Os antieméticos como maropitant (2mg/kg VO SID ou 1mg/kg IV, SID), ondansetrona (0,5-1mg/kg VO/IV BID, TID) e metoclopramida (0,2-0,4mg/kg VO/SC BID/TID) podem ser prescritos mesmo na ausência de êmese, considerando a possibilidade de náusea. Da mesma forma, os protetores gástricos (omeprazol ou pantoprazol, ambos a 0,5-1mg/kg VO/IV, SID), orexígenos (mirtazapina 0,6-1mg/kg VO, BID em cães ou 1,87 mg/kg VO, q48h), analgésicos sistêmicos (cloridrato de tramadol 1-4mg/kg VO/SC/IM, BID/TID) e tópicos (lidocaína gel a 2% nas lesões orais), associados a higiene da cavidade oral (clorexidina 0,1-0,2% TID/QID e dexpantenol), também podem ser apropriados.

O manejo nutricional do paciente com LRA visa evitar que este indivíduo entre em balanço energético negativo, sendo assim, o suporte dietético deve ser instituído o mais breve possível. As sondas nasoesofágicas são indicadas principalmente para animais que não são candidatos a anestesia e, diferente das nasogástricas, essas são mais interessantes por induzir menor refluxo gastresofágico, náusea ou vômito. Já a sonda esofágica permite que alimentos mais densos e energéticos sejam administrados, mas o risco anestésico deve ser considerado. Independente da via, a quilocaloria (kcal) diária deve ser calculada a partir da necessidade energética basal ou repouso (kcal/dia de cães e gatos: $70 \times peso (kg)^{0,75}$).

O alimento ofertado deve ser de alta qualidade e adequado para cada tipo de sonda. O uso das rações terapêuticas renais é desaconselhado para os pacientes críticos, pois é restrito em proteínas e pode cursar com aversão à dieta. A prescrição de quelantes de fósforo, como o hidróxido de alumínio 30-100mg/kg fracionado de acordo com as refeições também pode ser considerada, mas não deve ser obrigatório, pois nesse momento o mais importante é alimentar e assegurar a quantidade de calorias diárias.

7. PROGNÓSTICO

O prognóstico da LRA é classificado reservado a mau, principalmente naqueles animais que evoluíram para oligúria ou anúria. Prever a recuperação do paciente depende da causa primária da injúria, fatores agravantes, gravidade e extensão das lesões, diagnóstico precoce e recursos disponíveis para o tratamento. A mortalidade é ainda mais elevada quando existem várias comorbidades preexistentes, principalmente nos quadros de insuficiência cardíaca e/ou hepática, DRC, neoplasias, foco de infecção ou inflamação (SIRS e/ou sepse). Por outro lado, indivíduos jovens sem oligúria/anúria tendem a apresentar melhores taxas de recuperação.

8. CONCLUSÃO

A LRA é considerada um grave distúrbio do trato urinário e possui etiologias multifatoriais. Devido a sua alta mortalidade e prognóstico ruim, torna-se extremamente relevante reconhecer precocemente o quadro, bem como, os fatores que induziram a lesão, além de instituir adequadamente a terapia suporte e específica aos indivíduos portadores.

9. PONTOS-CHAVE

- Injúria ou lesão renal aguda (LRA) se refere ao comprometimento da função dos rins, que ocorre de maneira súbita.

- A evolução da LRA pode ocorrer em três fases importantes, sendo elas a indução, extensão e manutenção. Animais que tiverem o reconhecimento precoce e abordagens adequadas, podem evoluir para a fase de recuperação, entretanto, sequelas ao tecido renal são frequentes.

- As causas de azotemia pré-renal, renal intrínseca e pós--renal são descritas como fatores que podem induzir ou perpetuar a LRA.

- Embora a oligúria ou anúria sejam frequentemente observadas na LRA devido à vasoconstrição da arteríola aferente e/ou obstrução dos túbulos renais, também é possível ocorrer poliúria.

- O diagnóstico clássico é feito pela detecção de azotemia, geralmente acompanhada de sedimentos ativos (cilindrúria, proteinúria, glicosúria e celularidade renal) e isostenúria na urinálise, além de achados ultrassonográficos sugerindo preservação ou aumento do tamanho renal, ecogenicidade aumentada e contornos regulares.

- Para se obter mais sucesso terapêutico é importante que as causas de base e fatores indutores da LRA sejam reconhecidos e eliminados, visando interromper a progressão da doença.

- É fundamental que o suporte básico, nutricional, analgésico, correção hidroeletrolítica e dos distúrbios ácido-base, manutenção do débito urinário e terapia antimicrobiana seja considerada.

- Cães e gatos diagnosticados com LRA possuem prognóstico reservado a mau, sobretudo aqueles que apresentarem oligúria e/ou anúria.

9. LITERATURA RECOMENDADA

1. Coca SG, Yalavarthy R, Concato J, Parikh CR. Biomarkers for the diagnosis and risk stratification of acute kidney injury: a systematic review. Kidney International, 2008, 73(9):1008-1016.

2. Cowgill LD, Langston CE. Acute kidney insufficiency. In: Bartges J, Polzin DJ. Nephrology and Urology od Small Animals. 1 ed. West Sussex: Wiley-Blackweell, 2011, p. 472-523.

3. Crivellenti LZ, Londoño LA, Giovaninni LH. Lesão renal aguda. In: Crivellenti LZ, Giovaninni LH. Tratado de nefrologia e urologia de cães e gatos. 1 ed. São Paulo: Medvet, 2021, p. 353-373.

4. Ross L. Acute kidney injury in dogs and cats. The Veterinary clinics of North America. Small Animal Practice, 2011, 41(1): 1-14.

5. Hagman R. Pyometra in small animal 2.0. The Veterinary clinics of North America. Small Animal Practice, 2022, 52(3): 631-657.

6. Documento eletrônico (internet): International Renal Interest Society. 2016. Grading of acute kidney injury. 9p. Disponível em: http://www.iris-kidney.com/pdf/4_ldc-revised-grading-of-acute-kidney-injury.pdf [Acesso em: 04/2023]

7. Deusdado CB, Pires HCM, Giovanini LH. Fluidoterapia. In: Crivellenti LZ, Giovaninni LH. Tratado de nefrologia e urologia de cães e gatos. 1 ed. São Paulo: Medvet, 2021, p. 658-676.

8. Carvalho MB. Insuficiência Renal Aguda. In: Jericó MM, Neto JP, Kogika MM. Tratado de Medicina Interna de Cães e Gatos. São Paulo: Gen Roca, 2023, p. 1445-1472.

9. Nielsen LK, Bracker K, Price LL. Administration of fenoldopam in critically ill small animal patients with acute kidney injury: 28 dogs and 34 cats (2008-2012). Journal of veterinary emergency and critical care. 2015, 25(3): 396-404.

Pielonefrite

157

Fernanda Nastri Gouvêa
Leandro Zuccolotto Crivellenti

1. INTRODUÇÃO

A infecção do trato urinário pode ocorrer na sua porção inferior (bexiga e uretra) ou superior (rins), além de possuir caráter esporádico ou recorrente (antigamente descrito como não complicado ou complicado, respectivamente). Embora o acometimento da bexiga e uretra sejam relativamente frequentes, principalmente em cadelas, ele não é observado para o trato superior.

A presença de processos infecciosos que cursam com nefrite tubulointersticial na região da pelve e parênquima renal é denominada pielonefrite. Quando comparada com as demais uretrocistites bacterianas, a pielonefrite apresenta pior prognóstico, sobretudo por conta dos danos celulares e de estruturas que podem ser acometidas no decorrer dessa infecção. Os agentes bacterianos representam a esmagadora maioria dos casos, entretanto, embora raro, os fungos e vírus também podem ser isolados. As manifestações clínicas da pielonefrite são inespecíficas e geralmente sistêmicas, sendo as principais: a hipertermia, maior sensibilidade em topografia dos rins, apetite seletivo, entre outras. Diversos desafios são encontrados para estabelecer seu diagnóstico e consequentemente iniciar o tratamento. Dada a importância da pielonefrite como doença primária ou fator predisponente de lesão renal aguda, este capítulo abordará a etiopatogenia, aspectos clínicos, diagnóstico e terapias utilizadas nos cães e gatos portadores desse distúrbio urinário.

2. ETIOLOGIA E FISIOPATOGENIA

Algumas particularidades anatômicas das vias urinárias, composição da urina (osmolaridade, acidez e imunoglobulinas), características da mucosa da bexiga e microbiota local conferem diversas barreiras físicas e imunológicas contra a adesão e proliferação de bactérias tanto na porção inferior, quanto superior (**Quadro 157.1.**) do sistema urinário. Portanto, qualquer comprometimento morfológico congênito e/ou adquirido do trato urinário, distúrbios da micção, imunossupressão e comorbidades (diabetes mellitus, hipercortisolismo, terapia prolongada com corticoides, doença renal crônica, urolitíases ou infecções do trato urinário recorrentes) podem facilitar e predispor a infecção. No entanto, mesmo com a patência dessas barreiras,

Quadro 157.1. – Principais mecanismos de proteção antibacteriana do trato urinário superior de cães e gatos.

Particularidades do trato urinário	Mecanismo de defesa
Inserção adequada dos ureteres na porção do trígono vesical.	Dificulta o refluxo de urina da bexiga para os rins.
Válvula ureterovesical preservada mediante ao enchimento da bexiga.	
Peristaltismo ureteral com fluxo de urina direcionado à bexiga.	
Gradiente de pressão entre os ureteres e bexiga.	
Medula renal com alta osmolaridade.	Restrição de proliferação bacteriana.

Adaptado de Crivellenti e Giovaninni[1].

alguns agentes bacterianos possuem a capacidade de reduzir o peristaltismo ureteral e conseguem migrar em direção aos rins.

Embora a via hematógena seja uma possibilidade de colonização e proliferação de bactérias no parênquima renal em humanos, ainda há controvérsias sobre esse mecanismo em cães e gatos. Portanto, a forma mais comum de infecção conta com a via ascendente, que ocorre a partir da migração de bactérias do trato urinário inferior ou genital até os rins.

O principal agente causador da pielonefrite é a bactéria *Escherichia coli*. Além desta são também descritas, *Staphylococcus spp.*, *Streptococcus spp.*, *Proteus spp.*, *Pseudomonas spp.*, *Enterococus spp.* e *Klebsiella spp.* A infecção por fungos comensais (*Candida albicans*, *C. glabrata* e *C. tropicalis*) ou patogênicos (*Aspergillus spp.*, *Blastomycosis spp.* e *Criptococcus spp.*) foram previamente descritos, mas são considerados extremamente raros, assim como infecções virais por Adenovírus canino tipo I, Herpesvírus canino, Coronavírus felino, Vírus da imunodeficiência felina e Vírus da leucemia felina.

Uma vez que as bactérias alcançam e se proliferam no parênquima renal, há migração de células polimorfonucleares no interstício, que pode resultar em nefrite tubulointersticial com necrose celular difusa ou multifocal. Dependendo da intensidade e resposta inflamatória, abscessos podem se formar, inclusive resultar em deformidades renais. Vale frisar a necessidade da abordagem diagnóstica e terapêutica precoce, pois muitas dessas lesões podem ser irreversíveis mesmo após intervenção terapêutica.

3. ASPECTOS CLÍNICOS

A forma aguda da pielonefrite cursa com repercussões clínicas mais severas e inespecíficas, como a sensibilidade dolorosa principalmente em topografia renal, arqueamento de dorso, prostração, disorexia, hipertermia, sinais de uremia, renomegalia e até mesmo sepse. A localização da dor encoraja que outros diagnósticos diferenciais musculoesqueléticos e disfunções ortopédicas sejam descartados, principalmente se os outros sintomas não estejam aparentes. Nem todos os pacientes com os quadros agudos apresentarão poliúria e polidipsia, porém, esse pode ser frequentemente encontrado, uma vez que há inibição parcial da vasopressina (ADH) ao nível dos ductos coletores.

A pielonefrite crônica possui caráter insidioso, com progressão lenta da azotemia que pode ou não estar associada ao desenvolvimento de uremia e doença renal crônica. Caso não seja feita a intervenção e tratamento desse paciente, ele pode evoluir para insuficiência renal progressiva e morte.

4. DIAGNÓSTICO

Geralmente o diagnóstico da pielonefrite é presuntivo e baseado em alguns pontos-chave. A anamnese pode trazer informações relevantes caso o paciente possua histórico recorrente de infecção do trato urinário inferior ou a existência de comorbidades predisponentes para pielonefrite.

O hemograma pode evidenciar leucocitose (usualmente ausente nas ureterocistites bacterianas) por neutrofilia com ou sem desvio à esquerda. Lembrar que quadros de sepse ou ainda diante de outras doenças infecciosas como a leptospirose, hemoparasitoses e entre outras pode existir leucopenia, com ou sem desvio. Dessa forma, é importante que hemogramas, mesmo que no intervalo de "normalidade" estejam nos diferenciais, e exames mais específicos como os sorológicos e/ou moleculares específicos devem ser considerados. Dos exames bioquímicos, o aumento de creatinina e ureia podem estar presentes e apresentar elevação progressiva, como explicado no capítulo de lesão renal aguda. Dependendo do grau de comprometimento orgânico, distúrbios hidroeletrolíticos e ácido-base podem ser evidenciados com o auxílio da hemogasometria e dosagem de eletrólitos.

A urinálise deve ser realizada em até 30 minutos e pode evidenciar cilindrúria, hematúria e bacteriúria e, quando presentes, são sugestivos de pielonefrite, porém, sua ausência não exclui o diagnóstico. De maneira semelhante, a urocultura e o antibiograma são de extrema importância, podendo trazer resultados positivos ou negativos, ainda assim não descartando a possibilidade de pielonefrite. Ideal que a coleta de urina para cultura seja a mais asséptica possível via cistocentese e, se possível, pela pielocentese. A hemocultura também deve ser considerada nas suspeitas de infecção hematógena.

Os exames de imagem, principalmente a ultrassonografia abdominal, tendem a trazer informações valiosas, sendo elas a pielectasia unilateral ou bilateral (**Figura 157.1.**), acompanhada de espessamento da parede da pelve renal ou ureteral, líquido perirrenal e até mesmo deformidades ou acúmulo de conteúdo ecogênico não formador de sombra acústica, sugerindo abscesso

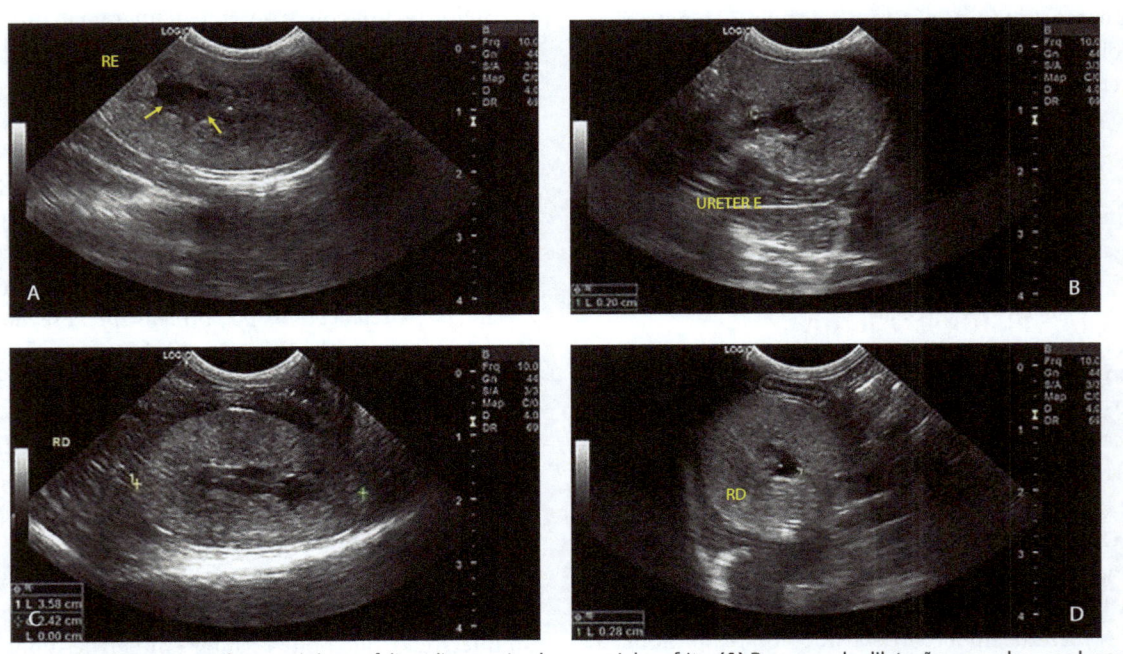

Figura 157.1. – Imagem ultrassonográfica renal de um felino diagnosticado com pielonefrite. **(A)** Presença de dilatação em pelve renal esquerda (setas). **(B)** Rim esquerdo com ureter dilatado, medindo cerca de 0,20 cm sem processo obstrutivo visualizado. **(C e D)** Rim direito com perda de relação cortico-medular e presença de dilatação em topografia de pelve renal, medindo 0,28 cm. Imagens cedidas pelo Setor de Nefrologia do Hospital Veterinário da Universidade Federal de Uberlândia.

renal. Ressalta-se que a dilatação discreta da pelve pode ser observada em animais saudáveis que estejam sob fluidoterapia, que apresentem comorbidades que cursam com poliúria e polidipsia ou com outros distúrbios urinários (obstrução ureteral ou uretral, etc.).

A biópsia renal é não é indicada em pacientes com suspeita de pielonefrite e abscesso renal, e as principais complicações que podem estar presentes durante e após o procedimento incluem hemorragias, hematúria, hidronefrose, isquemia ou infarto renal.

5. TRATAMENTO E MONITORAMENTO

É válido iniciar a terapia antimicrobiana criteriosa e direcionada naqueles pacientes que apresentem forte suspeita de pielonefrite, mesmo não acompanhada de todos os achados laboratoriais clássicos (manifestações clínicas, cultura positiva, bacteriúria, pielectasia, espessamento da parede da pelve renal, etc.). Nesses indivíduos é preciso acompanhar melhora clínica e redução da azotemia.

Os antibióticos que possuem alta concentração no parênquima renal são mais interessantes quando comparados aos que possuem maior fração de excreção urinária (como a amoxicilina com clavulanato de potássio ou cloranfenicol, utilizados no tratamento das infecções do trato urinário inferior). Portanto, os fármacos de eleição incluem as fluoroquinolonas (marbofloxacino 2,75-5,5mg/kg VO/SC/IV, SID ou enrofloxacino (cães) 10mg/kg VO/SC/IV, SID) ou cefalosporinas (cefotaxima 30-80mg/kg SC/IV, BID/TID ou ceftazidima 25-30mg/kg SC/IM/IV, BID/TID) por 10 a 14 dias. Caso se tenha uma urocultura e antibiograma positivos, seguir a melhor recomendação a partir da sensibilidade microbiológica e sua permeabilidade no parênquima renal. Pacientes azotêmicos devem ter essas doses ajustadas, uma vez que tais fármacos podem ter caráter nefrotóxico. Nos casos de pielonefrite secundária a infecção fúngica são recomendados o uso de fluconazol 5-10mg/kg VO, BID por 4 a 6 semanas.

Animais que apresentem azotemia, uremia e sinais de descompensação clínica graves, requerem acompanhamento intensivo para correção da desidratação, distúrbios hidroeletrolíticos, suporte analgésico, gastrointestinal, nutricional e entre outros (consultar o capítulo sobre **Lesão Renal Aguda**). Considera-se que a pielonefrite é um importante fator da lesão renal aguda e necessita de intervenção terapêutica.

Fatores que podem complicar a resolução do quadro contam com resistência bacteriana ao antibiótico instituído ou pela presença de nefrólitos, ureterólitos ou processos obstrutivos do ureter, que devem ser identificados e tratados por intervenção cirúrgica e/ou implantação de *stent* ureteral (duplo J), permitindo a restituição da patência da via urinária. Por fim, a nefrectomia tende a ser muito controversa na resolução da pielonefrite, e deve ser evitada ao máximo, uma vez que o rim contralateral pode estar com a sua funcionalidade comprometida.

6. PROGNÓSTICO

Os danos causados pela proliferação bacteriana e inflamação podem ser irreversíveis e, portanto, o prognóstico é considerado reservado. Embora a pielonefrite seja sempre considerada uma infecção do trato urinário complexa, pacientes jovens e sem comorbidades associadas que recebem o suporte de maneira rápida e eficiente tendem a apresentar melhor recuperação e prognóstico.

7. CONCLUSÃO

A pielonefrite pode ser manifestada como uma doença sistêmica e inespecífica ou de maneira silenciosa. Seu diagnóstico é desafiador, uma vez que a ausência de bacteriúria e/ou achados laboratoriais não excluem a doença. Além disso, quando comparada com as demais infecções do trato urinário, a pielonefrite apresenta prognóstico mais reservado e pode ser um fator desencadeante de lesão renal aguda ou até mesmo da rápida progressão da doença renal crônica.

8. PONTOS-CHAVE

- A pielonefrite deve sempre ser considerada uma infecção urinária complexa.
- As manifestações clínicas agudas cursam com sensibilidade dolorosa em região renal, febre, apatia, disorexia, entre outros. Já as crônicas tendem a aparecer como azotemia progressiva e de maneira silenciosa.
- O diagnóstico geralmente é presuntivo e baseia-se na presença de manifestações clínicas, achados laboratoriais, alterações ultrassonográficas com ou sem urocultura positiva.
- O tratamento de escolha envolve as fluoroquinolonas e cefalosporinas.
- O prognóstico é reservado, pois danos renais podem ser irreversíveis e tornar o paciente doente renal crônico.

9. LITERATURA RECOMENDADA

1. Crivellenti LZ, Londoño LA, Giovaninni LH. Lesão renal aguda. In: Crivellenti LZ, Giovaninni LH. Tratado de nefrologia e urologia de cães e gatos. 1 ed. São Paulo: Medvet, 2021, p. 353-373.
2. Olin SJ. Bartges JW. Urinary tract infections treatment/comparative therapeutics. The Veterinary clinics of North America. Small animal practice, 2015, 45(4), 721-746.
3. Carvalho MB. Insuficiência Renal Aguda. In: Jericó MM, Neto JP, Kogika MM. Tratado de Medicina Interna de Cães e Gatos. São Paulo: Gen Roca, 2023, p. 1445-1472.
4. Finco DR, Brown CA. Primary tubulo-interstitial diseases of the kidney. In: Osborne CA, Finco DR. Canine and feline nephrology and urology. Baltimore: Williams-Wilkins; 1995. p. 386-91.
5. Weese JS, Blondeau J, Boothe D, Guardabassi LG, Gumley N, Papich M, Jessen LR, Lappin M, Rankin S, Westropp JL, Sykes J. International Society for Companion Animal Infectious Diseases (ISCAID) guidelines for the diagnosis and management of bacterial urinary tract infections in dogs and cats. Veterinary Jornal, 2019, 247, 8-25.

158 Hematúria

Nuno Manuel Mira Flor Santos A. Félix
Lígia Ziegler

1. INTRODUÇÃO

Hematúria pode ser definida como a presença de uma quantidade anormal de eritrócitos na urina, podendo ser macro ou microscópica. Qualquer condição patológica que afeta a mucosa ou a vascularização do trato urogenital pode levar à passagem de eritrócitos para as vias urinárias, resultando em hematúria. Embora raramente ponha em risco a vida do animal, se a perda de sangue for muito significativa pode acarretar choque hemorrágico.

2. ETIOLOGIA E FISIOPATOLOGIA

A hematúria pode ter causas urinárias ou extra-urinárias. As primeiras incluem infecções do trato urinário (sobretudo bacterianas), cálculos, alterações vasculares (incluindo malformações congênitas e infartos por trombos ou êmbolos sépticos), glomerulopatias, neoplasias, traumatismos, parasitas como *Dioctophyma renale Capillaria plica*, e ainda causas idiopáticas como a hematúria renal idiopática ou a cistite idiopática felina (etiologia mais frequente de hematúria em gatos). As causas extra-urinárias podem também ser frequentes. Por exemplo, a hematúria pode dever-se a coagulopatias como a CIVD, hemofilia, doença de Von Willebrand, trombocitopenia, intoxicação por anticoagulantes como a varfarina ou rodenticidas dicumarínicos. Pode também ser causada por fármacos, como a ciclofosfamida e menos frequentemente se desenvolver na sequência de vasculite (incluindo vasculites sistêmicas).

O conhecimento da raça, idade e sexo são muito úteis em termos de diagnóstico. Por exemplo, o aparecimento de hematúria em um cão idoso pode sugerir doença prostática ou neoplasia das vias urinárias enquanto a hematúria em um cão de raça grande, com menos de 2 anos pode sugerir hematúria renal idiopática.

A hematúria pode ter consequências locais e sistêmicas. Localmente, a presença de sangue predispõe a infecção favorecendo o crescimento bacteriano. O sangue por si só é irritante, podendo levar ao desenvolvimento de polaquiúria e disúria. Além disso, se for em quantidade significativa, implica na formação de coágulos de grandes dimensões passíveis de originar obstrução das vias urinárias, podendo conduzir a um quadro de uremia pós-renal potencialmente fatal. Ao nível sistêmico a hematúria normalmente não se traduz por consequências significativas. Poderá gerar anemia se forem perdas significativas e eventualmente, choque hemorrágico, se forem muito marcadas ou ocorrerem de forma rápida.

3. DIAGNÓSTICO

3.1. – Anamnese, História e Exame Físico

Na abordagem de um animal com hematúria deve-se em primeiro lugar confirmar se a hematúria é real, de acordo com os principais diagnósticos diferenciais. Além disso, se se tratar de microhematúria isolada é necessário confirmar que esta persiste em nova análise de sedimento urinário. Normalmente a confirmação é realizada em mais 2-3 amostras, em dias diferentes, e obtidas por colheita através de micção espontânea, evitando-se cistocentese, já que o método também é descrito como uma potencial causa de hematúria. A presença de hematúria macroscópica, hematúria microscópica persistente/recorrente ou hematúria microscópica isolada associada a outros sinais como disúria ou polaquiúria implica que se inicie o plano diagnóstico. Este terá por objetivo a identificação do local de sangramento, assim como a etiologia da mesma.

Além da raça, sexo e idade são muito importantes a caracterização temporal da ocorrência de hematúria em relação à micção. A sua presença no início da micção ou entre micções, está normalmente associada a problemas na uretra, próstata ou vias urinárias inferiores. Quando ocorre no final da micção é compatível com lesão da bexiga, e se ocorre durante toda a micção pode ser devido à lesão renal, vesical, uretral ou prostática. A presença de disúria e polaquiúria (**Figura 158.1.**) sugerem inflamação ou infecção das vias urinárias inferiores, embora ocasionalmente também possam ocorrer devido à hematúria de origem renal.

Já a existência concomitante de hemorragia em outros locais (melena, hematemese, epistaxe ou hifema) pode indiciar coagulopatia sistêmica. Se ocorrer envolvimento renal podem surgir sinais associados à uremia, como vômito, diarreia, perda de peso, edema das extremidades ou halitose. Por outro lado, um corrimento prepucial ou vaginal serosanguinolento também pode estar relacionado a lesões na uretra (por exemplo,

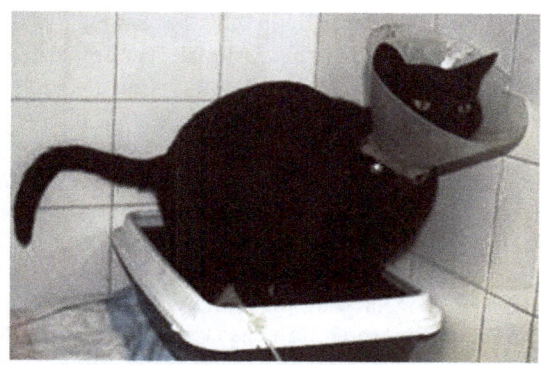

Figura 158.1. – Paciente felino em disúria.

uretrite proliferativa, neoplasia) no pênis/próstata ou vagina (por exemplo, neoplasia), respectivamente.

Ao exame físico pode notar-se palidez das mucosas devido à anemia ou ao choque hipovolêmico. Se este estiver presente, ocorre taquicardia, taquipneia, pulso fraco e prolongamento do tempo de preenchimento capilar. Pode ainda ocorrer febre nos casos de pielonefrite. Alguns casos de hematúria podem ser acompanhados de hipertensão arterial de modo que a mensuração da pressão arterial deve fazer parte dos exames diagnósticos. À palpação do abdômen podem se detectar alterações da bexiga como o espessamento da sua parede ou presença de massas, ou cálculos, e alterações do contorno, tamanho e consistência dos rins. A uretra, vagina, prepúcio e pênis devem ser sempre inspecionados para reconhecer potenciais causas de hematúria com sede nestas localizações. A próstata deve também ser examinada por meio de toque retal, com o objetivo de avaliar a sua consistência, dimensão e simetria, sobretudo no cão idoso. Uma próstata firme e irregular pode sugerir neoplasia enquanto uma próstata grande, de consistência média e dolorosa é sugestiva de prostatite.

3.2. – Achados Laboratoriais

Se o animal com hematúria se apresentar em choque hipovolêmico deve ser realizado um perfil analítico de urgência que inclua o hematócrito, lactato, proteínas totais, ureia, glicose, eletrólitos, perfil ácido-básico, análise rápida de urina (com tira de urina, sobretudo para ver a densidade urinária) e, os testes de coagulação. Posteriormente serão realizados exames, como hemograma, bioquímicas sanguíneas (perfil renal, hepático, albumina, e colesterol), e urinálise completa. A urinálise é fundamental, porque fornece informações importantes tais como a presença de cristalúria, bacteriúria, piúria, cilindrúria, ovos de parasitas ou células neoplásicas. A visualização de cilindros eritrocitários e eritrócitos deformados na análise de sedimento sugere que a hematúria tem provavelmente origem renal. Além disso, deve ser sempre solicitada urocultura, uma vez que a infecção urinária constitui uma das causas mais importantes de hematúria. De acordo com o quadro e a suspeita clínica poderão ser realizados outros exames laboratoriais. Por exemplo, se houver suspeita de coagulopatia podem ser necessários testes

mais específicos tais como a mensuração de Von Willebrand ou a pesquisa de hemoparasitas e em caso de suspeita de nefrite lúpica a pesquisa de anticorpos anti-nucleares (embora estes não sejam completamente específicos).

3.3. – Diagnóstico por Imagem

Na maioria dos casos de hematúria na abordagem diagnóstica é necessário recorrer a exames de imagem. Neste sentido, os exames de primeira linha são a radiografia simples e a ultrassonografia abdominal. A radiografia permite identificar a presença de urolitíase, massas anômalas, zonas com perda de definição como acontece no extravasamento de urina para o espaço retroperitoneal e organomegalias, especialmente dos rins e da próstata. A ultrassonografia permite identificar neoplasias, pólipos (**Figura 158.2.**), coágulos, espessamentos difusos ou focais da parede vesical, urólitos, zonas de infarto, alterações de ecogenicidade cortical como em caso de glomerulopatias, presença de hematomas no parênquima renal, ectasias vasculares e malformações congênitas.

A ultrassonografia pode ainda ser utilizada para a colheita de material para biópsia, especialmente do rim ou da parede vesical. Recentemente foi descrita a utilização de ultrassonografia contrastada no diagnóstico de hematúria renal idiopática, na avaliação da perfusão renal em doentes com lesão renal aguda e em um caso de traumatismo renal com hemoabdome subsequente, demonstrando o potencial crescente desta técnica nestas condições clínicas.

Em alguns casos poderá ser necessária a realização de outras técnicas de diagnóstico por imagem, tais como a radiografia contrastada como a uretrocistografia ascendente de duplo contraste ou urografia descendente, tomografia computorizada (TC) com contraste e eventualmente ressonância magnética. Estes exames são importantes na avaliação de lesões como neoplasias, no diagnóstico de causas de obstrução urinária, sobretudo nos ureteres ou uretra e em casos de traumatismo das vias urinárias. Em medicina humana, a TC com contraste é o principal meio de diagnóstico de traumatismo das vias urinárias, sendo mais sensível e específico que a ultrassonografia. Apresenta também vantagens em relação à última no diagnós-

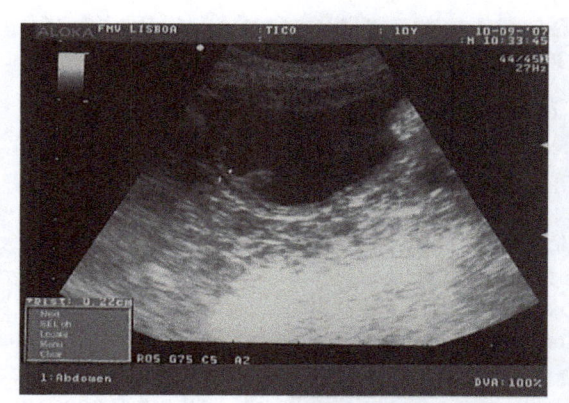

Figura 158.2. – Imagem ultrassonográfica de cistite com presença de pólipo em um canídeo.

tico de litíase, quando o cálculo se encontra no trajeto do ureter ou uretra. Em medicina veterinária, a TC é considerada o meio diagnóstico de eleição para ureteres ectópicos. Para as outras patologias, incluindo para a abordagem diagnóstica de animais vítimas de traumatismo abdominal, é considerada um exame de terceira linha, após a ultrassonografia e a radiografia contrastada, devido ao seu elevado custo e à necessidade de anestesia geral. Reserva-se assim a sua utilização para os casos que não foram esclarecidos por outras técnicas e/ou como exame pré--cirúrgico, para facilitar o planejamento da cirurgia.

A cistoscopia e a uretroscopia, associadas ou não à fluoroscopia, podem ser utilizadas para o diagnóstico e terapêutica de doenças do trato urinário que cursam com hematúria. Do ponto de vista de diagnóstico são utilizadas na visualização macroscópica de órgãos, tais como uretra, bexiga, ureteres e cavidade pélvica e na coleta de material para análise. Em termos de intervenção terapêutica, podem ser utilizados na remoção de cálculos urinários, colocação de stents, escleroterapia, cauterização de lesões hemorrágicas e na implantação de sistemas de bypass uretral subcutâneo. Por último, para o diagnóstico definitivo da causa de hematúria, temos o exame histopatológico de material colhido por biópsia (por exemplo, neoplasia na bexiga). Em casos selecionados, em que a etiologia da hematúria permanece obscura após a realização dos vários exames de diagnóstico, está indicada a realização de biópsia do parênquima renal, guiada por ultrassom ou por meio de laparotomia.

3.4. – Diagnóstico Diferencial

Existem diversas situações capazes de alterar macroscopicamente a cor da urina, conferindo-lhe uma coloração que pode ser confundida com hematúria. A colúria, a hemoglobinúria bem como o consumo de determinados fármacos, como a fenazopiridina ou substâncias como a fenolftaleína podem levar a alteração da cor da urina. A hemoglobinúria e a mioglobinúria podem dar um falso positivo nas tiras de análise de urina. A primeira resulta de hemólise intravascular ou deve-se à lise de glóbulos vermelhos envelhecidos presentes na urina há já algum tempo. Já a segunda resulta de rabdomiólise que pode ocorrer como consequência de um traumatismo ou de uma intermação.

4. ABORDAGEM TERAPÊUTICA E CUIDADOS DEFINITIVOS

O principal objetivo do tratamento da hematúria é a eliminação da sua causa. Assim a terapêutica pode incluir, por exemplo, a administração de antibióticos específicos, para a infecção urinária; imunossupressores, para glomerulopatias de etiologia autoimune; vitamina K, na intoxicação por rodenticidas, entre outros. Em alguns casos, como a hematúria renal idiopática, o tratamento é de suporte, sendo descritos bons resultados com a aplicação de escleroterapia. Esta é realizada através da aplicação nitrato de prata ou iodopovidona por cateter, colocado na pelve renal com auxílio de endoscopia ou fluoroscopia.

A maioria dos casos de hematúria, associados a traumatismo abdominal, não necessita de tratamento, sendo recomendados apenas repouso e monitorização dos parâmetros vitais e do hematócrito. O tratamento da hematúria deve seguir o clássico xABCDE das urgências. Se a hematúria for grave a ponto de gerar o estado de choque, este deve ser tratado de maneira emergencial. Caso a hematúria seja o resultado de uma coagulopatia, poderá ser necessário o recurso a transfusão de sangue fresco total, concentrado de plaquetas, crioprecipitado, plasma fresco congelado ou plasma congelado, dependendo do mecanismo subjacente. Em casos pontuais, o controle da hematúria traumática pode requerer a realização de cirurgia, sobretudo nos casos graves (nefrectomia ou cistotomia). Em um futuro próximo, à semelhança do que já acontece em medicina humana, o controle de hemorragia do trato urinário poderá ser obtido através da embolização por meio de um cateter guiado por fluoroscopia.

Se a hematúria for significativa, a possibilidade de obstrução das vias urinárias causada por coágulos deve ser antecipada, e uma vez detectada deve ser tratada precocemente. A terapêutica consiste na cateterização da bexiga seguida da aspiração do coágulo e lavagem vesical com solução salina 0,9% ou água estéril. Em alguns casos poderá ser necessária a administração local de trombolíticos como o *tissue plasminogen activator*, para conseguir dissolver o coágulo.

Quando a hematúria se deve a pequenas lesões murais da bexiga como pólipos, erosões ou ulcerações a realização de terapêutica local com cauterização através de cistoscopia pode também constituir uma alternativa terapêutica.

Em medicina humana, o tratamento do infarto renal como resultado de uma trombose arterial é ainda controverso. A administração de anticoagulantes como a heparina é normalmente utilizada reservando-se a terapêutica de revascularização endovascular com trombolíticos para casos selecionados. Embora esta técnica apresenta resultados promissores, antecipando a sua utilização crescente no futuro, a melhor forma de terapia de infarto renal em animais de companhia não se encontra ainda estabelecida.

5. PROGNÓSTICO

O prognóstico da hematúria depende da etiologia subjacente. Por exemplo, a hematúria resultante de uma cistite bacteriana tem um prognóstico excelente quando se trata a infecção com a antibioterapia adequada. Já no caso de neoplasia ou hematúria renal idiopática é mais variável. Por exemplo, na última condição clínica, no passado, antes do advento da escleroterapia por meio de radiologia de intervenção, o prognóstico não era favorável, acabando muitas vezes a ser necessária a nefrectomia. Já no caso de traumatismo das vias urinárias, o prognóstico depende sobretudo da localização da região lesionada.

6. PONTOS-CHAVE

- A hematúria é um sinal muito comum na medicina de animais de companhia, e *per si*, raramente é grave o suficiente para originar uma condição clínica crítica.

- O fundamental, num caso suspeito de hematúria, é comprovar que esta é real e em caso afirmativo, identificar a sua etiologia.

- A ecografia e a TC das vias urinárias vieram revolucionar o diagnóstico da hematúria, substituindo a radiografia abdominal na maioria das condições clínica.

- O tratamento e prognóstico depende da etiologia e origem da hematúria.

7. LITERATURA RECOMENDADA

1. Forrester SD. Diagnostic approach to hematuria in dogs and cats. *Vet Clin North Am Small Anim Pract*. 2004;34(4):849-66. doi: 10.1016/j.cvsm.2004.03.009.

2. Rademacher N. Diagnostic Imaging of the Urinary Tract. *Vet Clin North Am Small Anim Pract*. 2019;49(2):261-286. doi: 10.1016/j.cvsm.2018.10.006.

3. Donato PD, Liuti T, Pérez-Accino J, Schmitz SS, Trivino A, Longo M. Use of contrast-enhanced ultrasound for the diagnosis of idiopathic renal hematuria in a dog. *Open Vet J*. 2020;9(4): 309-312.doi: 10.4314/ovj.v9i4.5.

4. Mannucci T, Lippi L, Rota A, Citi S. Contrast enhancement ultrasound of renal perfusion in dogs with acute kidney injury. *J Small Anim Pract*. 2019; 60(8):471-476. doi: 10.1111/jsap.13001.

5. Gerboni GM, Capra G, Ferro S, Bellino C, Perego M, Zanet S, D'Angelo A, Gianella P. The use of contrast-enhanced ultrasonography for the detection of active renal hemorrhage in a dog with spontaneous kidney rupture resulting in hemoperitoneum. *J Vet Emerg Crit Care* (San Antonio) 2015;25(6):751-8. doi: 10.1111/vec.12372.

6. Gallagher A. Interventional Radiology and Interventional Endoscopy in Treatment of Nephroureteral Disease in the Dog and Cat. *Vet Clin North Am Small Anim Pract*. 2018;48(5):843-862. doi: 10.1016/j.cvsm.2018.05.005.

7. Young CS, Racette M, Todd JM. Successful Management of Urinary Bladder Clot with Intravesical Tissue Plasminogen Activator Infusion in a Cat. *J Am Anim Hosp Assoc*. 2021;57(3). doi: 10.5326/JAAHA-MS-7073.

159

Ruptura Vesical

Nuno Manuel Mira Flor Santos A. Félix
Lígia Ziegler

1. INTRODUÇÃO

A ruptura de bexiga constitui a principal causa de uroabdômen em animais de companhia, podendo levar à morte do animal se não for detectada a tempo. A etiologia mais frequente de ruptura de bexiga é o traumatismo abdominal fechado, resultante de atropelamento, queda de grande altura e agressão por outros animais (lutas) ou humanos (intencional ou não) (**Figura 159.1.**).

Um estudo retrospectivo realizado em 26 gatos com traumatismo abdominal fechado demonstrou a presença de uroabdômen em 13 animais, sendo que 11 apresentaram ruptura vesical.

2. ETIOLOGIA E FISIOPATOLOGIA

A ocorrência frequente de uroabdômen após ruptura vesical traumática em cães e gatos deve-se ao fato de, nestas espécies, a bexiga se localizar na cavidade peritoneal. Já cerca de 2/3 dos seres humanos que apresentam ruptura vesical irão desenvolver uroretroperitôneo, visto que nesta espécie a bexiga encontra-se no espaço retroperitoneal, sendo coberta por peritôneo nas suas superfícies lateral e superior.

A probabilidade de ruptura vesical após um evento traumático depende do grau de distensão que a bexiga apresenta no momento do trauma. De modo que uma bexiga distendida, com as paredes finas é mais suscetível ao aumento súbito de

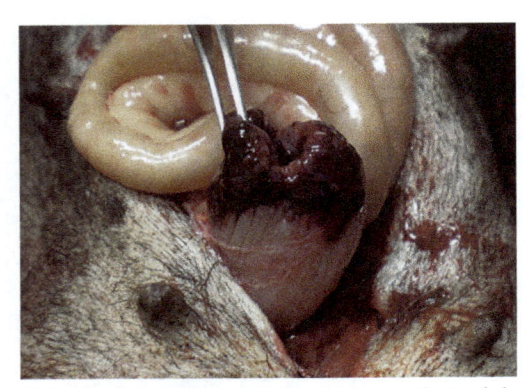

Figura 159.1. – Ruptura vesical num cão com traumatismo abdominal resultante de atropelamento.

pressão intra-abdominal que ocorre no trauma. Os cães machos apresentam maior risco, uma vez que a sua uretra, longa e estreita, tem maior dificuldade em se adaptar ao aumento súbito da pressão intravesical. Além disso, os politraumatizados, com fraturas pélvicas, apresentam um risco maior de ruptura vesical, devido à deformação do canal pélvico e possível laceração da bexiga e da uretra por fragmentos ósseos. Foi demonstrado que até 39% de cães com fraturas pélvicas tinham lesões do trato urinário, embora estudos mais recentes indiquem uma percentagem de apenas 3,6%.

Outras causas menos frequentes de ruptura vesical, incluem infecção, neoplasia, aumento de pressão intravesical após obstrução prolongada e iatrogênica após deiscência de ferida cirúrgica, compressão manual, cateterização, cistocentese ou lavagem vesical. A ruptura vesical como consequência de obstrução urinária e compressão manual é particularmente importante em gatos. No estudo retrospectivo já mencionado, 9 animais com uroabdômen não traumático desenvolveram este na sequência de uma ruptura vesical após colocação de sonda urinária (7 gatos) ou espontânea (2 gatos).

A ruptura da bexiga leva ao prejuízo na excreção, além de reabsorção do conteúdo ao nível peritoneal, com consequente desenvolvimento de azotemia pós-renal e todas as suas repercussões, como a acidose metabólica, desidratação, alterações eletrolíticas, desenvolvimento de sintomas gastrointestinais como vômitos e diarreia e eventualmente arritmias. Por outro lado, a urina, ao acumular-se progressivamente no abdome, origina uma peritonite química. A progressão do quadro clínico, produz o desenvolvimento simultâneo de uremia pré-renal (perdas devido a vômitos e diarreia, agravadas pela anorexia), renal e pós-renal, assim como a disfunção cardiovascular, depressão do estado mental e ulceração gastrointestinal.

3. DIAGNÓSTICO

3.1. – Anamnese, História Clínica e Exame Físico

Os dados obtidos no exame físico vão depender da etiologia da ruptura vesical e do tempo de evolução decorrido entre a mesma e a observação médica. Numa fase inicial a ruptura vesical pode se apresentar de forma assintomática, o que dificulta o diagnóstico precoce. Alternativamente, os sinais clínicos tendem a ser inespecíficos, incluindo em doentes politraumatizados. Porém, na ruptura vesical de origem traumática a hematúria surge precocemente e pode representar o primeiro sinal de lesão do trato urinário. Assim, em qualquer doente politraumatizado que apresente este sinal clínico, deve-se efetuar os exames complementares de diagnóstico necessários para descartar a presença de lesão do trato urinário. Outros sinais clínicos possíveis incluem a polaquiúria, disúria e distensão abdominal. À medida que o quadro progride, surgem os sinais de insuficiência renal e peritonite, incluindo anorexia, hipotermia, depressão do estado mental, vômito, diarreia, dor abdominal difusa, desidratação, hipovolemia e hipotensão arterial.

A taquicardia devido à desidratação e hipovolemia é frequente, sendo que a hipercalemia em sua fase inicial pode também contribuir para a taquicardia. Já a bradicardia constitui um sinal de alarme porque indica a presença de hipercalemia grave ou a fase terminal de choque descompensado. Podem surgir arritmias devido à acidose, dor, hipotermia, estimulação exagerada do sistema nervoso simpático e alterações eletrolíticas.

À inspeção e palpação abdominal pode ser constatada a distensão abdominal por acúmulo de fluido. A presença de dor abdominal pode ser variável, de leve a intensa. A possibilidade de palpar a bexiga não exclui a presença de ruptura, uma vez que ela pode estar localizada em porção dorsal da bexiga, ser de dimensão reduzida ou ter ocorrido há pouco tempo.

Se a ruptura vesical tiver origem traumática, pode ainda estar presente edema dos tecidos moles da região abdominal caudal, inguinal e perineal, celulite cutânea, abrasões, hematomas, lacerações ou feridas penetrantes.

3.2. – Achados Laboratoriais

Em qualquer animal com suspeita de ruptura de bexiga deve-se realizar análises hematológicas como hemograma, perfil bioquímico completo que inclua a função renal, hepática, eletrólitos, proteínas totais, albumina, glicose, perfil ácido básico, indicadores de perfusão tecidual como o lactato e déficit de base. Em casos que haja indicação cirúrgica é recomendada a realização de tipagem e compatibilidade sanguínea, além de provas de coagulação. As alterações laboratoriais mais frequentemente encontradas incluem hipercalemia, acidose metabólica, aumento dos valores de ureia, creatinina e lactato, além de hiperglicemia. A azotemia e a hiponatremia surgem normalmente nas primeiras 24h após a ruptura, enquanto a hipercalemia surge normalmente depois das 48h. As proteínas totais e o hematócrito podem estar aumentados em caso de desidratação, ou normais, ou diminuídas se houver hemorragia.

Recomenda-se realizar sempre a urinálise. A colheita de urina por cateterização só deve ser realizada após eliminação da hipótese de ruptura uretral ou de lesão prostática grave. Estas situações devem ser sempre consideradas quando existe hematúria ou presença de sangue na uretra. Nestes casos, estão indicados exames imagiológicos previamente à colheita de urina.

A abdominocentese para coleta e análise do líquido livre é essencial para o diagnóstico de uroabdômen. Mensura-se a creatinina e o potássio e compara-se os valores obtidos com os do sangue. Para o diagnóstico de uroabdômen a relação entre os valores de creatinina e potássio no sangue e no líquido abdominal devem ser no gato 1:2 e 1:1,9 e no cão 1:2 e 1: 4 respectivamente.

Deve-se ainda realizar exame citológico do líquido abdominal, sobretudo na suspeita de peritonite ou hemorragia. A urina na cavidade abdominal pode aparecer como transudado, transudado, modificado ou exsudado, dependendo da presença de hemorragia ou de células inflamatórias. A urina por si só é um agente irritante, de modo que é frequente encontrar no líquido colhido por abdominocentese, uma contagem de células nucleares > 5000/μL, uma densidade específica > 1025 e sólidos totais superior a 3g/dL. Em caso de peritonite bacteriana secundária (se existir bacteriúria) observa-se aumento do número de leucócitos e predomínio de neutrófilos, muitos deles degenerados, e pela presença de bactérias a nível intracelular.

3.3. – Diagnóstico por Imagem

Na abordagem diagnóstica dos animais traumatizados deve-se incluir a radiografia abdominal e torácica em dois planos e radiografia da pelve. No caso de ruptura vesical, a radiografia abdominal pode revelar uma perda de continuidade na parede do abdômen, alargamento e perda de definição do espaço retroperitoneal (por acúmulo de urina) e do espaço abdominal (acúmulo de líquido livre). Pode ser possível ou não a visualização da bexiga. As radiografias pélvicas podem ainda identificar lesões como fraturas que aumentam a probabilidade de ter ocorrido ruptura vesical.

A ultrassonografia constitui um meio auxiliar de diagnóstico de grande importância tanto em relação à ruptura da bexiga como a outras lesões que possam existir no restante trato urinário. A abordagem "E-FAST", (acrónimo anglo-saxónico para *Extended Focused Assessment Sonography for Trauma*), que consiste na aplicação de uma sonda ultrassonográfica, em pontos pré-determinados do abdome e tórax para investigar a existência de líquido livre e de lesões causadas pelo traumatismo é um elemento fundamental da abordagem diagnóstica de um doente politraumatizado. Um dos pontos da E-FAST situa-se na região caudal do abdômen. Este constitui a localização ideal para detecção de líquido livre e avaliação da integridade da parede da bexiga. Porém, em alguns casos de ruptura vesical pode não ser facilmente visível o local de ruptura. Em tais casos poderá ser necessária a utilização de solução salina com microbolhas instilada na bexiga por meio de um cateter. A solução com microbolhas funciona como meio de contraste e que, em caso de ruptura, é possível visualizar a sua migração da bexiga para a cavidade abdominal.

Outro meio de análise que pode ser utilizado no diagnóstico de ruptura vesical é a cistografia de duplo contraste retrógrada. Na sua realização deve-se sempre incluir a uretra em toda a sua extensão, para identificar a lesão (**Figuras 159.2.**

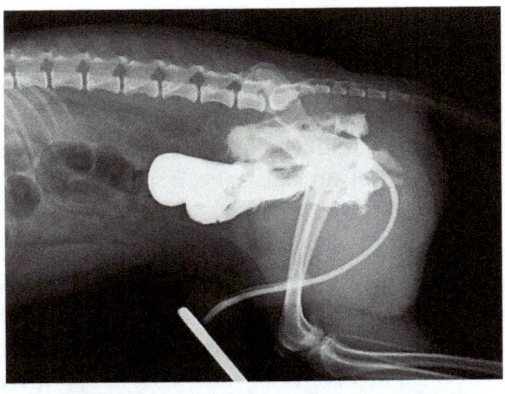

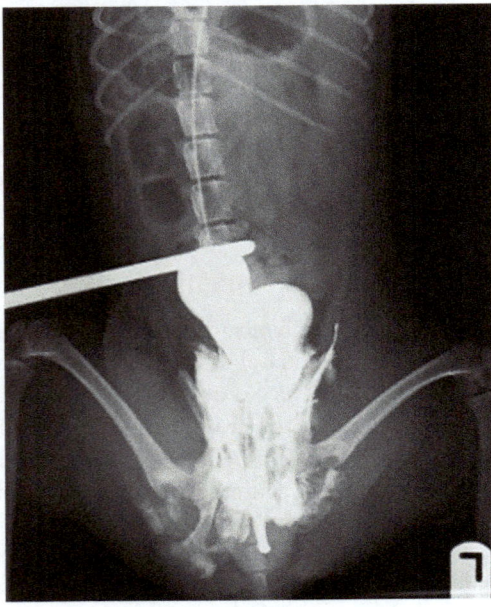

Figuras 159.2. e 159.3. – Uretrocistografia mostrando ruptura vesical em cão com fratura de bacia secundária a atropelamento.

e 159.3.). No caso de suspeita de lesão na uretra proximal, próxima ao trígono da bexiga, deve-se realizar previamente à cistografia, uma uretrografia de contraste positivo retrógrado. No caso das fêmeas em que seja difícil a cateterização uretral para a realização da uretrografia, pode ser realizada uma vaginouretrografia. Finalmente se a ruptura vesical não for identificada por nenhum destes métodos, ou na suspeita de ruptura em outro local do trato urinário (por exemplo, ureter) pode ser realizada uma urografia contrastada, TC (este é o meio diagnóstico de eleição em seres humanos politraumatizados e com suspeita de lesão do trato urinário) e eventualmente RM.

3.4. – OUTROS EXAMES COMPLEMENTARES DE DIAGNÓSTICO

Deve ser realizado ECG, sobretudo se existir hipercalemia. Quando os valores de potássio ultrapassam os 7mEq/L pode ocorrer redução da amplitude ou ausência de ondas P, prolongamento dos intervalos PQ e presença de ondas T em pico. Outras arritmias que podem também ser encontradas incluem bradicardia sinusal, bloqueio sinusal e AV de diferentes graus e ritmo idioventricular acelerado.

4. TERAPÊUTICA

4.1. – Abordagem Terapêutica Inicial

O doente com uroabdômen é uma urgência médica, não cirúrgica. Como primeira abordagem, o paciente deve ser colocado em fluidoterapia endovenosa e, em caso de traumatismo, guiar-se pelo xABCDE do trauma.

Uma vez estabelecido o diagnóstico de uroabdômen por ruptura vesical e assegurado o protocolo ABC, o tratamento consiste na estabilização do animal, com correção das alterações hidroeletrolíticas, ácido-básicos e eventuais arritmias. Além disso, a criação de uma via alternativa de eliminação da urina deve ser providenciada. Uma vez alcançados esses objetivos, o animal pode ser encaminhado para cirurgia.

A administração de fluidoterapia tem como principais finalidades combater a desidratação e hipovolemia. Um estudo realizado em gatos com hipercalemia e obstrução uretral demonstrou que a utilização inicial de fluidos cristaloides isotônicos é a fluidoterapia de eleição e que a escolha de uma solução polielectrolítica como lactato de Ringer, Plasmalyte 148® e Normosol® em comparação com o soro fisiológico pode melhorar mais rapidamente o estado acidobásico e não exacerbar a acidose preexistente. A fluidoterapia deve ser administrada de acordo com o estado clínico do animal. Se este estiver em choque, o tratamento deve ser prioritário. Uma vez controlado o choque, a terapêutica deve ser continuada, tendo como objetivo a correção da desidratação.

Na presença de hipercalemia grave com alterações cardíacas, deve-se iniciar rapidamente a redução dos níveis de potássio. Para a estabilização temporária do ritmo cardíaco até os níveis de potássio diminuírem, o fármaco de eleição é o gluconato de cálcio a 10% (0,5-1mL/kg, IV durante 2-5 minutos). A sua administração deve ser feita sob monitorização eletrocardiográfica contínua, uma vez que este pode levar a alterações eletrocardiográficas. O gluconato de cálcio não diminui os valores de potássio, mas apenas limita as repercussões cardíacas da hipercalemia, proporcionando mais tempo hábil para estabilização do paciente. Assim, para níveis de potássio entre 7 e 8mEq/L a fluidoterapia é insuficiente para os corrigir, deste modo, está indicada a administração de um bolus de dextrose a 50%, diluída a 1:2 (4mL em soro fisiológico), a que se adiciona insulina regular (0,2UI/kg). A insulina, tanto a que é administrada de forma exógena, como a liberada na sequência do bolus de dextrose, vai promover a entrada de potássio para o interior das células. Os efeitos da combinação da dextrose com a insulina iniciam-se em 30 minutos. Após a administração da insulina, deve-se colocar o animal em uma solução de dextrose a 2,5% por via endovenosa. Está, além de prevenir a hipoglicemia, promove ainda uma redução adicional dos níveis de potássio.

Para diminuir os níveis de potássio, a utilização de bicarbonato de sódio (1-2mEq/kg, IV) encontra-se também recomendada, uma vez que ao promover a alcalose metabólica, leva à translocação dos íons potássio para dentro das células, em troca com os íons H⁺. Como os animais com uroabdômen apresentam-se frequentemente acidóticos devido à má perfusão e a não excreção de íons H⁺ pelo rim, esta constitui uma indicação adicional para a administração de bicarbonato de sódio. Contudo, a sua administração está associada a efeitos adversos como hipernatremia, aumento de CO_2 (se a remoção deste estiver comprometida por má ventilação) e acidose paradoxal do SNC. A maioria dos autores sugere que a sua administração deva apenas ser efetuada quando o pH sanguíneo for inferior a 7,2. Mesmo nestas circunstâncias, a dose calculada de bicarbonato não deve ser administrada na sua totalidade. A forma mais segura consiste em administrar um quarto a um terço da dose durante um período de 30 minutos e um quarto adicional nas 4 a 6 horas seguintes. A necessidade de doses adicionais de bicarbonato de sódio deve ser ponderada de acordo com reavaliações seriadas do pH.

Em casos refratários de hipercalemia, a utilização de um β2 agonista como a terbutalina (0,01 mg/kg, IV lenta) ou eventualmente o salbutamol inalado podem ser considerados, uma vez que estes fármacos ativam a Na⁺/K⁺ATPase, promovendo a entrada de potássio para o interior das células.

4.2. – Restabelecer o Fluxo Urinário

Para promover a eliminação de urina para o exterior da cavidade abdominal, existem várias opções. Se a ruptura da bexiga for de pequenas dimensões, pode ser realizada uma abordagem conservativa. Esta consiste na implantação e manutenção de um cateter urinário na bexiga durante 7 a 10 dias. Desta forma, se mantém a eliminação da urina durante o tempo necessário à cicatrização vesical. Como existe um risco maior de desenvolvimento de infecção urinária devido à presença do cateter, as regras de assepsia devem ser rigorosamente cumpridas. Em caso de dúvida em relação à presença de infecção, solicita-se um exame de sedimento urinário. A utilização de antibioterapia profilática é controversa, já que pode contribuir para o aparecimento de estirpes multirresistentes.

Quando a ruptura tem uma maior dimensão ou o animal está em estado crítico, impossibilitando que este possa ser anestesiado e submetido a uma correção cirúrgica definitiva, está indicada a criação de uma via alternativa de escoamento da urina. Esta pode ser efetuada de várias formas. Uma alternativa é através da implantação de um cateter na cavidade peritoneal. O procedimento começa pela realização de uma incisão de 2 a 3cm de comprimento no abdômen ao nível da linha média, caudalmente à cicatriz umbilical. Uma vez estabelecido o acesso à cavidade abdominal, introduz-se o cateter no sentido caudal. O cateter pode ser um cateter de diálise peritoneal ou similar. Uma vez instalado, o cateter deve ser conectado a um sistema fechado de coleta e armazenamento de urina, a fim de monitorar o débito urinário.

A implantação de um cateter de cistostomia diretamente na bexiga é reservada aos casos em que a ruptura se situa na uretra proximal ou na porção distal da bexiga. O acesso à cavidade abdominal é semelhante ao descrito anteriormente. Uma vez o abdômen aberto, exterioriza-se parte da bexiga. Faz-se a sua suspensão e estabilização através de duas suturas de fixação. Depois realiza-se uma sutura em bolsa de tabaco entre a serosa e a camada muscular com a parede abdominal. Em seguida, faz-se uma incisão na parede exteriorizada da bexiga, e coloca-se um cateter de Foley. Insufla-se o balão e ajusta-se a sutura em torno do cateter, evitando excesso de tensão porque pode levar a necrose da parede vesical. A colocação do tubo de cistostomia na bexiga, mas por via minimamente invasiva através de laparoscopia, foi descrita como associada a uma redução de morbilidade.

4.3. – Outras Medidas Terapêuticas Iniciais

A ocorrência de urosepse, consequentemente ao uroabdômen, é rara em animais de companhia, podendo ocorrer quando existe uma infecção urinária prévia à ruptura vesical ou por infecção secundária à realização de diálise peritoneal. Nestes casos, está indicada a antibioterapia, inicialmente empírica e posteriormente guiada pelos resultados da urocultura. Já a utilização profilática de antibióticos em doentes com uroabdômen, mas sem infecção documentada, é tomada de forma individual. Poderá ser considerada em doentes com risco aumentado de desenvolverem infecções do trato urinário, tais como uma história prévia de bacteriúria recorrente, cateterização urinária recente, insuficiência renal crônica, prostatite, urolitíase, neoplasia do trato urinário, bexiga neurogênica ou com doenças que conduzam a uma menor resposta do sistema imune, tais como terapêutica recente com quimioterápicos ou glicocorticoides em dose imunossupressora, hiperadrenocorticismo, diabetes mellitus, FeLV e FIV.

A peritonite química secundária ao uroabdômen pode ser muito dolorosa. Neste sentido, realiza-se analgesia e como primeira escolha temos os fármacos opioides, sobretudo os agonistas μ puros, em bolus intermitentes ou em infusão contínua. Outras opções adicionais, em terapia multimodal, incluem cetamina e lidocaína associados ao opioide, em infusão contínua (lidocaína deve ser utilizada com precaução em gatos, devido ao risco de toxicidade), gabapentina e bloqueios regionais.

Nos casos em que a azotemia, alterações hidro-eletrolíticas e ácido-básicos sejam refratárias à terapêutica inicial e à diálise peritoneal, está indicada a realização de técnicas de substituição renal, como a hemodiálise ou a hemodiafiltração.

4.4. – Abordagem Secundária e Cuidados Definitivos

Após a estabilização do animal, a cirurgia é normalmente realizada nas 12 horas seguintes. Compreende na maioria dos casos a sutura da solução de continuidade, contudo, em alguns casos, pode ser necessário a realização de cistectomia parcial da região afetada, dependendo da gravidade das lesões encontradas. A temperatura, estado hidreletrolítico, acidobásico, função renal, cardiovascular assim como a produção de urina devem ser monitorizados no período pós-operatório. O suporte nutricional deve ser iniciado o mais precocemente possível.

5. PROGNÓSTICO

O prognóstico de ruptura de bexiga depende de vários fatores, sendo os mais importantes a sua etiologia, o tempo entre a lesão e o diagnóstico, o controle das complicações como a uremia e hipercalemia e a presença de lesões concomitantes, frequentes em animais politraumatizados. Se o diagnóstico for precoce, a terapêutica instituída de forma correta e as complicações forem prevenidas e tratadas rapidamente, a maioria dos animais com ruptura de bexiga apresenta um prognóstico favorável, com uma elevada taxa de sobrevivência à alta hospitalar.

6. PONTOS-CHAVE

- A ruptura vesical é ocasionada por causas traumáticas e não traumáticas e se não reconhecida numa fase inicial, está associada a morbilidade e mortalidade significativas.

- O uroabdômen é uma urgência com estabilização médica prioritária antes da cirurgia corretiva.

- O tratamento médico inicial assenta sobretudo na estabilização dos xABCDEs, do equilíbrio hidro-electrolítico e acidobásico, na analgesia e no restabelecimento do fluxo urinário.

7. LITERATURA RECOMENDADA

1. Aumann M, Worth L, Drobatz K. Uroperitoneum in cats: 26 cases (1986-1995). *J Am Anim Hosp Assoc.* 1998; 34(4):315-324.

2. Selcer BA. Urinary tract trauma associated with pelvic trauma. *J Am Anim Hosp Assoc* 1982; 18:785-793

3. Hoffberg JE, Koenigshof AM, Guiot LP. Retrospective evaluation of concurrent intra-abdominal injuries in dogs with traumatic pelvic fractures: 83 cases (2008-2013). *J Vet Emerg Crit Care* (San Antonio). 2016; 26:288-294

4. Stafford JR, Bartges JW. A clinical review of pathophysiology, diagnosis, and treatment of uroabdômen in the dog and cat. *J Vet Emerg Crit Care* (San Antonio). 2013;23(2):216-29. doi: 10.1111/vec.12033.

5. Côté E, Carroll MC, Beck KA, Good L, Gannon K. Diagnosis of urinary bladder rupture using ultrasound contrast cystography: in vitro model and two case-history reports. *Vet Radiol Ultrasound.* 2002;43(3):281-6. doi: 10.1111/j.1740-8261.2002.tb01004.x.

6. Drobatz K, Cole S. The influence of crystalloid type on acid-base and electrolyte status of catswith urethral obstruction. *J Vet Emerg Crit Care* 2008; 18(4):355-361.

Síndrome Nefrótica

160

Hugo Cardoso Martins Pires

1. INTRODUÇÃO

A Síndrome Nefrótica (SN) é uma condição em que os pacientes apresentam proteinúria, hipoproteinemia (hipoalbuminemia), hipercolesterolemia e acúmulo de líquido intersticial ou em cavidades corporais. Trata-se de uma complicação de doenças glomerulares em gatos, cães e pessoas, resultando em perdas significativas de proteína na urina (albuminúria). A SN pode ser causada por glomerulopatias primárias (idiopáticas), mas também secundária a comorbidades ou qualquer condição potencialmente lesiva aos glomérulos.

Em humanos, que perdem mais de 3,5g de proteína na urina por dia, são considerados portadores de proteinúria nefrótica. Isso equivaleria a valores de relação proteína/creatinina urinária (RPCU) maiores que 2 a 3,5 para os pacientes veterinários.

Os gatos e cães portadores de glomerulopatia nem sempre apresentam edemas ou ascites, mas se apresentarem proteinúria, hipoalbuminemia e hipercolesterolemia são considerados portadores de SN incompleta ou inicial. Por isso, alguns estudos já discutiram se as manifestações clínicas das doenças glomerulares eram consequências diretas da albuminúria.

Muitos pacientes com SN grave não desenvolvem acúmulo de líquido extravascular, mesmo com a vigência da diminuição da pressão oncótica, causada pela hipoalbuminemia. Alguns estudos, atribuem a retenção de sódio com consequente aumento da pressão hidrostática e o aumento da permeabilidade dos vasos, as principais causas de edemas e ascites na SN.

Dados sobre a prevalência da SN em cães e gatos ainda são escassos. Estudos retrospectivos com cães apresentando doença glomerular evidenciaram prevalência de 30% de SN, durante o atendimento inicial.

2. FISIOPATOGENIA

A causa da SN são lesões glomerulares, que ocasionam perda em grandes quantidades de proteínas na urina, principalmente albumina. As complicações são impulsionadas pela magnitude da proteinúria, hipoalbuminemia ou ambas. Embora a proteinúria seja o fator inicial para que se desenvolva a SN, a relação entre o nível de albumina sérica e a proteinúria é inconstante, pois alguns pacientes não desenvolvem hipoalbuminemia apesar da proteinúria ser intensa.

Na SN o extravasamento de líquido intersticial é a complicação mais frequente; a hiperlipidemia advém da síntese de proteínas hepáticas em resposta à hipoproteinemia e o estado de hipercoagulabilidade é desenvolvido por uma combinação de desequilíbrio entre mecanismos antitrombótico-pró-trombóticos, ativação plaquetária anormal e fibrinólise defeituosa.

O edema ou acúmulo de líquido em cavidades, junto com a hiperlipidemia, não estão sendo mais considerados resultados somente da diminuição da pressão oncótica vascular pela hipoproteinemia. Evidências crescentes, em modelos humanos e animais, sugerem que essas repercussões da SN podem estar parcialmente relacionadas à hipoalbuminemia.

2.1. – Extravasamento de Líquido Intersticial

A formação de edema implica uma combinação de hipoalbuminemia, retenção renal de sal e aumento da permeabilidade dos capilares periféricos, duas teorias foram propostas: retenção renal de sódio secundária (hipótese do "*underfill*") e retenção renal de sódio primária (hipótese do "*overfill*").

A hipótese do *underfill* ou sub preenchimento considera que os acúmulos de líquidos extravascular ocorrem pela diminuição da pressão oncótica plasmática induzida pela hipoalbuminemia, o que permite o extravasamento de água intravascular para o interstício. Isso leva ao desenvolvimento de hipovolemia, que ativa o sistema renina-angiotensina-aldosterona (SRAA), estimulando a retenção de sódio e água (aumento da secreção não osmótica de vasopressina, diminuição dos peptídeos natriuréticos). Assim, forma-se edema devido à associação do escape de líquido para o interstício e da retenção renal de água e sódio secundária. Porém, dados experimentais e relatos de casos, apoiam a hipótese do transbordamento, que prevê que a retenção de sódio induzida por proteinúria é um evento intrarrenal primário independente do SRAA.

A hipótese do *overfill*, ou transbordamento, a retenção de sódio é primária, induzida pela hiperatividade do canal epitelial de sódio sensível à amilorida (ENaC), localizado no túbulo contorcido distal, sendo responsável pelo aumento da reabsorção de sódio. A ativação do ENaC ocorre pela ação de proteases, eliminadas na urina junto a outras proteínas, que promovem a maior absorção de sódio e água. Isso aumenta a volemia e a pressão hidrostática vascular, deslocando a água dos capilares para o interstício. Assim, o aumento da reabsorção renal de sódio primária é considerado o primeiro passo na expansão do volume extracelular, que em conjunto com a hipoalbuminemia, participam da formação do edema nefrótico.

A hiperpermeabilidade capilar parece contribuir para a formação de edema tanto na hipótese *underfill*, quanto na *overfill*, consequência de alterações na espessura e composição da membrana basal capilar e pela influência de estresse oxidativo.

2.2. – Hiperlipidemia

A SN está associada a uma alteração significativa no metabolismo de lipídios e lipoproteínas, ocasionando a hipercolesterolemia em decorrência do aumento da biossíntese e diminuição do catabolismo do colesterol. O mecanismo é complexo e parece estar relacionado a hipoalbuminemia, em tem como resultado aumentos séricos consideráveis de LDL, VLDL e lipoproteína. Outras alterações incluem, baixas concentrações sanguíneas de HDL e alteração na composição de diferentes lipoproteínas.

Em cães com doença glomerular não foi encontrada correlação significativa entre colesterol sérico e albumina, além de não haver correlação clara entre a apresentação de hiperlipidemia e doenças vasculares.

2.3. – Hipercoagulação

Os pacientes proteinúricos têm alto risco de complicações tromboembólicas. O estado de hipercoagulação e trombofílico associado à SN, é produzido por um desequilíbrio entre fatores antitrombóticos e pró-coagulantes, resultante da combinação de perdas urinárias, devido à lesão no glomérulo, e síntese hepática aumentada. A ativação plaquetária e o defeito na fibrinólise também podem contribuir para esse quadro, em razão do dano endotelial ou da interação antígeno-anticorpo exacerbando a lesão glomerular pela liberação de uma variedade de mediadores, que causam ativação e proliferação de células mesangiais e células endoteliais, vasoespasmo e hipercoagulabilidade local. No entanto, a patogênese da coagulação alterada da SN não é totalmente compreendida.

A SN predispõe à trombose secundária à perda de proteínas de controle da hemostasia (por exemplo, antitrombina III, proteína S, proteína C), infecção secundária à perda de imunoglobulinas e, possivelmente, aterosclerose causada por hiperlipidemia em humanos. A depleção de volume e a inatividade, que contribui para a estase sanguínea, podem aumentar ainda mais o risco de trombose venosa em pacientes nefróticos.

A prevalência de eventos tromboembólicos em cães com SN é desconhecida, porém, há alguns relatos de casos evidenciando a formação espontânea de coágulos nas veias esplênica, hepática e outras veias mesentéricas, vasculatura pulmonar e artérias e veias renais e adrenais. O risco de tromboembolismo não foi associado à gravidade da proteinúria e a relação com a SN não foi avaliada em estudos em cães com doença glomerular.

Não há evidências de que a nefropatia causadora da proteinúria seja um fator de risco para tromboembolismo arterial e está fracamente associada ao tromboembolismo venoso em gatos. Os estudos descrevem alterações histopatológicas e evidências de deposição de fibrina.

3. GLOMERULOPATIAS E SN

A SN pode ocorrer em decorrência a qualquer doença glomerular em cães e pessoas. Os glomérulos lesionados geram vários sinais e sintomas como a proteinúria, devido à alteração da permeabilidade dos capilares glomerulares, hematúria causada pela ruptura dos glomérulos, azotemia e oligúria em consequência ao desenvolvimento de insuficiência renal, edema pela retenção de sódio e água, além de hipertensão arterial por efeito do balanço hídrico positivo e desequilíbrio no controle da pressão sanguínea.

Em alguns animais, a SN pode se desenvolver com hipoalbuminemia significativa. Como a proteinúria é um marcador sensível de lesão no glomérulo, qualquer doença glomerular pode causar perda de proteína na urina. Algumas dessas doenças possuem maior possibilidade de culminar em SN em humanos, como a glomerulopatia de alteração mínima, glomeruloesclerose segmentar focal (GESF) e glomerulopatia membranosa, consideradas doenças renais primárias. Já a glomeruloesclerose diabética e a amiloidose são as doenças renais secundárias que mais frequentemente se manifestam como SN.

Nos cães, as glomerulopatias importantes incluem glomerulonefrite (GN), amiloidose, glomerulopatia membranosa e esclerose glomerular. A GN não é comum em gatos e a amiloidose acomete mais a medula renal do que os glomérulos nessa espécie, sendo a glomerulopatia membranosa a mais comumente associada aos felinos.

Não foi encontrado associação entre nenhum dos 3 diagnósticos histológicos de glomerulopatias mais comuns e o desenvolvimento de SN em um estudo retrospectivo com 234 cães com SN e doença glomerular não nefrótica. Portanto, os pacientes veterinários com SN devem ser investigados quanto a causas secundárias de doença glomerular, como exposição a substâncias ou medicamentos potencialmente nefrotóxicos, doenças infecciosas e imunomediadas.

4. DIAGNÓSTICO

O diagnóstico de SN requer a presença simultânea de hipoalbuminemia, proteinúria, hiperlipidemia e acúmulo de líquido extravascular (edemas e/ou ascite). Alguns cães podem, ocasionalmente, serem avaliados devido a anormalidades não relacionadas à SN, mas sim devido aos quadros associados à uremia, sendo a ascite posteriormente detectada durante o exame físico ou em exames de imagem.

Os pacientes em SN costumam ser atendidos devido à distensão abdominal ou à ascite. O desenvolvimento de edema subcutâneo é ínfimo em muitos pacientes, podendo apresentar-se em membros, pescoço, tórax e parte ventral do abdome. Não é comum o derrame pleural e pericárdico, assim como a presença de alterações respiratórias.

Em um estudo com 78 cães com SN, 74% dos casos apresentavam ascite, 62% edema subcutâneo e 21% efusão pleural. Amostras dos acúmulos de líquido, devem ser coletadas e enviadas para análise e determinação da contagem celular nucleadas e concentração de proteínas. O fluido é classificado como transudato, se contagem celular < 1.000 células/µL e concentração de proteína < 1,0g/dL. No mesmo estudo, a concentração média de albumina sérica foi de 1,6g/dL, significativamente menor que dos 154 cães com doença glomerular não nefrótica. Os valores de relação proteína/creatinina urinária desses cães nefróticos foi em média 15,2; também maior que os cães não nefróticos. A hipercolesterolemia foi observada nos pacientes com SN, com concentração sérica média de 353mg/dL, sendo maior que os doentes glomerulares não nefróticos.

Os pacientes podem ainda apresentar alterações clínicas e laboratoriais em decorrência da doença renal crônica devido à doença glomerular. Em alguns casos pode ser comum o atendimento em momento de descompensação da doença renal, em que os sinais de insuficiência renal estão presentes, caracterizando o quadro de uremia. Assim, o diagnóstico de SN deverá ser acompanhado da identificação da glomerulopatia.

5. TRATAMENTO

O tratamento específico da SN e suas complicações devem ocorrer em conjunto com as terapias recomendadas para doença glomerular, em geral.

A terapia deve concentrar-se, principalmente, na identificação e tratamento de quaisquer causas extra-renais da doença e na redução máxima da proteinúria, tendo como opções as dietas formuladas para doentes renais e os inibidores da enzima conversora de angiotensina (IECA). Para uma melhor abordagem da terapia anti proteinúrica e outras terapias adjuvantes, no tratamento das glomerulopatias independentemente da presença de SN, recomenda-se uma revisão sobre tratamento de doenças glomerulares.

5.1. – Remoção de Líquidos

A drenagem do líquido extravascular é recomendada apenas quando os pacientes estão em desconforto ou colocam em risco sua vida. As indicações para abdominocentese geralmente incluem dispneia, apetite reduzido ou níveis de atividade acentuadamente reduzidos. Embora a ascite nesses pacientes com SN seja geralmente um transudato puro, a remoção mesmo de pequenas quantidades de albumina neste fluido pode agravar ainda mais a síndrome.

A terapia diurética é uma opção na SN quando os pacientes apresentam os sinais clínicos graves para justificar a remoção de fluidos. Porém, esse tratamento deve ser instituído com cautela, pois caso a proteinúria não seja controlada

ou resolvida, o líquido intravascular continuará extravasar e os diuréticos podem agravar a desidratação, hipovolemia e os distúrbios eletrolíticos.

O diurético de primeira linha usado é a furosemida para controle de edemas e ascites decorrentes da SN, sendo recomendado iniciar com doses baixas. Caso o resultado seja insatisfatório, deverá ser considerado aumento de dose com cautela. Se a terapia diurética de "manutenção" for necessária, a espironolactona é recomendada, tanto por sua atividade poupadora de potássio quanto por seu antagonismo do SRAA.

A fluidoterapia intravenosa em pacientes com SN pode ser necessária para resolução da desidratação, devido ao uso dos diuréticos, ou quando há suspeita de insuficiência renal aguda.

5.2. – Terapia Anticoagulante

O uso de anticoagulantes em pessoas com doença glomerular geralmente é iniciado quando a albumina sérica diminui abaixo de 2,0g/dL ou quando o exame histológico renal acusar uma doença glomerular associada a uma maior probabilidade de trombose. Para um melhor entendimento da terapia anticoagulante em pacientes com proteinúria e hipoalbuminemia, sugere-se a leitura do **Capítulo 174 – Eventos Pró-trombóticos**

5.3. – Terapia Hipolipemiante

Nenhum medicamento é recomendado para reduzir os valores de lipemia, devido à falta de evidências das consequências e complicações diretamente atribuídas à hiperlipidemia em cães ou gatos com SN.

6. CONCLUSÃO

A doença glomerular em gatos e cães pode ocasionar a SN, que está associada a um menor tempo de sobrevida. Sabe-se que os pacientes com essa síndrome têm maior taxa de mortalidade, ou indicação de eutanásia, nos primeiros 6 meses após o seu diagnóstico, comparado com os que possuem somente glomerulopatia. Assim, o prognóstico de pacientes com SN pode ser ruim, independente se há a presença concomitante de insuficiência renal.

Por isso, há a necessidade do diagnóstico precoce das doenças glomerulares proteinúricas. Intervir, com a instituição de terapias anti proteinúricas antes do desenvolvimento da SN, pode retardar consideravelmente a progressão do dano renal.

7. LITERATURA RECOMENDADA

1. Pressler B. Nephrotic syndrome. In: Bartges J, Polzin DJ, editors. Nephrology and Urology os Small Animals. Chichester, West Sussex: Blackwell Publishing Ltd; 2011. p. 415-21.

2. DiBartola SP, Westropp JL. Glomerulopatia. In: Richard W. Nelson, Couto CG, editors. Medicina Interna de Pequenos Animais 5ed. Tradução autorizada do idioma inglês da edição publicada por Mosby – um selo editorial Elsevier Inc.: Elsevier Editora Ltda; 2015. p. 1.905-1.36.

3. Klosterman ES, Pressler BM. Nephrotic syndrome in dogs: clinical features and evidence-based treatment considerations. Topics in companion animal medicine. 2011;26(3):135-42

4. Jennette JC, Falk RJ. Glomerular Clinicopathologic Syndromes. In: Gilbert SJ, Weiner DE, editors. National kidney foundation's primer on kidney diseases. 6th ed. Philadelphia: Elsevier Saunders; 2014. p. 152-63.

5. Nachman PH, Jennette JC, Falk RJ. Primary Glomerular Disease. In: Taal MW, editor. Brenner & Rector's the kidney. 1. 9th ed. Philadelphia: Elsevier Saunders; 2012, p. 1.100-1.91

6. Nachman PH, Jennette JC, Falk RJ. Primary Glomerular Disease. In: Taal MW, editor. Brenner & Rector's the kidney. 1. 9th ed. Philadelphia: Elsevier Saunders. p. 1.100-1.910

7. Klosterman ES, Moore GE, Galvao JFdB, DiBartola SP, Groman RP, Whittemore JC, et al. Comparison of signalment, clinicopathologic findings, histologic diagnosis, and prognosis in dogs with glomerular disease with or without nephrotic syndrome. Journal of veterinary internal medicine. 2011;25(2):202-14.

8. RM B, G M. Nephrotic Syndrome Complications - New and Old. Part 1. Maedica. 2022;17(1).

9. RM B, G M. Nephrotic Syndrome Complications - New and Old. Part 2. Maedica. 2022;17(2).

10. GR H, BL J, P S. Mechanisms of sodium retention in nephrotic syndrome. Current opinion in nephrology and hypertension. 2020;29(2).

11. A d, L B, MC B, C B, BM B, DL C, et al. 2022 Update of the Consensus on the Rational Use of Antithrombotics and Thrombolytics in Veterinary Critical Care (CURATIVE) Domain 1- Defining populations at risk. Journal of veterinary emergency and critical care (San Antonio, Tex : 2001). 2022;32(3).

12. International, Renal, Interest, Society. IRIS Staging System: Overview of the IRIS treatment recommendations for cats and dogs (revised 2023) 2023

Piometra

Douglass K. Macintire (in memorian), Maricy Apparício e Paola Castro Moraes

1. INTRODUÇÃO

A alteração uterina mais frequente em pequenos animais é o complexo hiperplasia endometrial cística/piometra (HEC/piometra). A etiologia da muco-hidro-piometra é multifatorial e envolve uma influência hormonal, resposta individual do organismo e a virulência da bactéria nos casos de infecção instalada.

Ainda não existe um consenso quanto à nomenclatura, mas há uma sugestão de se utilizar o conceito de "Complexo Hiperplasia Endometrial Cística/Piometra" ou HEC/piometra. A HEC se desenvolve de forma gradual e a piometra seria o estágio mais severo e final deste processo. Entretanto, outros autores determinaram que a HEC e a piometra podem se desenvolver de forma independente. Dessa forma, sugeriram que a HEC-mucometra e endometrite-piometra deveriam ser tratadas como duas patologias diferentes.

A piometra ocorre normalmente em cadelas e gatas intactas (não castradas), de meia-idade a idosas, causando sinais clínicos não específicos como febre, vômito, diarreia, poliúria e polidipsia, e pode estar associada à infecção concomitante do trato urinário.

Os animais apresentam histórico de estro recente (30-70 dias após), visto que a piometra ocorre majoritariamente no diestro. Na maioria dos casos, não há envolvimento infeccioso como principal causa, por isso, torna-se importante a observação da secreção intrauterina pelo método Gram antes de seguir com a tomada de decisão peri-operatória com antimicrobianos.

Quando houver infecção associada, o principal microrganismo envolvido na etiopatogenia da afecção é a *E. coli*, embora outros patógenos possam ser responsáveis pelo desenvolvimento da infecção (*Klebsiella*, *Pseudomonas*). Em gatas os gram-positivos podem ser mais frequentes.

A piometra pode ser classificada como "aberta", quando há secreção vulvar (purulenta, mucopurulenta ou piosanguinolenta) ou "fechada", quando a cérvix se mantém fechada e não há secreção vulvar evidente.

Estudos recentes indicam que algumas raças são mais predispostas que outras, como é o caso do Golden Retriever, Rottweiller, *Bernese Mountain Dog* e o Dogue Alemão, com maior prevalência em idade mais jovem.

O tratamento de escolha é a ovariohisterectomia (OH), a não ser que seja um animal de alto valor zootécnico e destinado à reprodução. Nestes casos, o tratamento conservativo pode ser instituído, o qual se baseia na utilização de antimicrobianos associados à antiprogestágenos, prostaglandina e/ou agonistas da dopamina.

2. EXAME FÍSICO

O exame físico do paciente com suspeita de piometra deve iniciar com o xABCDE clássico para garantir que as condições de ameaça à vida sejam avaliadas e tratadas primeiro.

As anormalidades das vias aéreas são incomuns, mas esses pacientes podem apresentar dificuldade respiratória devido à pneumonia aspirativa ou lesão pulmonar aguda. Os distúrbios circulatórios não são incomuns e geralmente estão associados ao choque hipovolêmico, cujas características clínicas incluem taquicardia, qualidade de pulso fraca, prolongamento do tempo de preenchimento capilar e do gradiente centro-periférico de temperatura, mucosas pálidas e hipotensão. A abordagem secundária inclui a avaliação de todos os outros sistemas orgânicos de forma completa e sistemática.

Como muitos animais apresentam febre, deve-se estar atento ao sistema reprodutivo, avaliando a presença de secreção vulvar. Sugere-se coletar amostras dessa secreção para avaliação citológica, na qual pode ser encontrado sinais de inflamação purulenta com bactérias intracelulares. Além disso, deve-se reservar também uma amostra estéril para cultura e antibiograma. Os pacientes com piometra fechada não apresentarão secreção vulvar e geralmente são mais críticos. A palpação abdominal é realizada com cautela para evitar a ruptura uterina e pode revelar dor, desconforto e estruturas tubulares preenchidas com líquido.

3. TESTES LABORATORIAIS E IMAGEM

Os testes laboratoriais incluem hemograma completo, bioquímica sérica e urinálise. No hemograma geralmente se observa leucocitose significativa caracterizada por neutrofilia com desvio à esquerda e anemia (anemia normocítica, normocrômica não regenerativa), o que não deve confirmar que a causa seja infecciosa.

Já na bioquímica sérica, a azotemia pré-renal é achado comum, e a ureia e creatinina podem estar muito elevadas. No entanto, é difícil determinar se a azotemia é renal ou pré-renal, pois podemos interpretar a isostenúria secundária à endotoxina de lipopolissacarídeo (LPS), como uma dificuldade da habilidade renal em concentrar a urina. Além disso, a azotemia pré-renal geralmente responde bem à diurese por fluidoterapia. O perfil de coagulação é realizado para descartar a coagulação intravascular disseminada. Em relação à urinálise, recomenda-se que a amostra de urina não seja coletada por cistocentese, a fim de se evitar a ruptura uterina, a menos que seja coletada durante a cirurgia ou guiada por ultrassom, e deve ser reservada para a cultura.

Na radiografia abdominal látero-lateral, visibiliza-se aumento uterino (estrutura tubular dilatada, homogênea e sacular) entre a bexiga e o cólon, com seu tamanho e volume variando amplamente. Nos casos de piometra aberta, a dilatação uterina pode não ser tão significativa. Já a perda generalizada dos detalhes pode sugerir ruptura uterina.

A ultrassonografia é ferramenta de grande valor para o diagnóstico desta afecção e possui vantagens sobre o exame radiográfico. O exame ultrassonográfico permite visibilizar a forma, o tamanho, a textura dos tecidos, as conformações dos órgãos e a ecogenicidade do conteúdo uterino. Ademais, permite diferenciar piometra de gestação, sendo fundamental nas cadelas destinadas à reprodução. Da mesma forma, é considerado primordial na avaliação uterina dessas matrizes, possibilitando a identificação de características que aumentam o risco de ruptura uterina e que não as encaixariam nos quesitos necessários para instituição do tratamento conservativo para piometra.

4. DIAGNÓSTICOS DIFERENCIAIS

Os diagnósticos diferenciais incluem gestação com menos de 42 dias, mucometra, hidrometra, hemometra, hiperplasia endometrial cística, vaginite e neoplasia uterina.

5. ABORDAGEM PRIMÁRIA

Seguir a abordagem padrão xABCDE de urgências até o fim da reanimação baseada em metas. Os casos em que não há resposta completa imediata do ponto de vista perfusional são os mais graves e, provavelmente, necessitam de cirurgia para correção definitiva, mesmo antes do fim da reanimação e, seguramente, são os casos de pior prognóstico. A avaliação da pressão intra-abdominal (PIA) pode ser útil para determinar a pressão de perfusão abdominal (PPA) após o XABC e definir a cirurgia de emergência nos casos refratários (sempre que a PPA estiver menor de 60mmHg após a reanimação hemodinâmica adequada ou com manutenção da PIA acima dos níveis aceitáveis).

A terapia antimicrobiana intravenosa pode ser administrada assim que possível, quando o quadro de sepse for identificado (infecção associada à disfunção orgânica) e os de escolha para o padrão epidemiológico mencionado incluem ampicilina, com ou sem sulbactam, a depender do mapeamento local (30mg/kg IV, a cada oito horas), enrofloxacina (5-10mg/kg IV, a cada 12 horas, diluída 1:1 com solução salina e administrada durante 10-15 minutos) ou ceftriaxona (25-50mg/kg IV, a cada 8-12 horas, a depender da gravidade). Os aminoglicosídeos podem ser necessários em caso de infecção por gram-negativos multirresistentes, como as enterobactérias KPC.

6. CUIDADOS DEFINITIVOS

A ovariohisterectomia é tratamento padrão dos casos de piometra, com exceção dos animais destinados à reprodução, e é recomendada assim que possível após estabilização do paciente. A incisão na linha média deve ser realizada com precaução para não romper o útero dilatado. Se, no momento da cirurgia, o útero já estiver rompido, recomenda-se lavagem copiosa da cavidade abdominal com solução salina morna. Além disso, durante o procedimento cirúrgico, deve-se coletar material para a cultura do fluido uterino, caso ainda não tenha sido feito antes da cirurgia.

Em casos selecionados, principalmente para matrizes de alto valor zootécnico e quando a condição clínica do paciente não apresenta risco de vida, considera-se o tratamento conservativo. O protocolo indicado devido à sua eficiência e raros efeitos adversos utiliza o antagonista da progesterona Aglepristone (Alisin, na dose de 10mg/kg SC, SID, nos dias 1, 2, 8, 15 e 30), o qual pode ser associado (neste caso sendo administrado nos dias 1, 3, 8 e 15) ao análogo sintético da prostaglandina (Cloprostenol, na dose de 0,001mg/kg SC, SID nos dias 3 a 7). O agonista da dopamina, Cabergolina (Parlodel, na dose 0,005mg/kg VO, SID, por 7 dias) também é empregado no tratamento da afecção devido ao seu efeito luteolítico; pode ser associado ao cloprostenol (neste caso na dose de 0,01-0,05mg/kg SC, BID, por 7 dias) nos casos em que se deseja acelerar o esvaziamento uterino. O emprego isolado de prostaglandina natural, ou de seus análogos sintéticos, não é recomendado pelas autoras, devido aos sérios efeitos adversos, os quais incluem hipersalivação, êmese, diarreia, tremores, taquicardia, taquipneia e choque, sendo totalmente contraindicado nos pacientes muito doentes.

Cabe ressaltar que o tratamento conservativo engloba a utilização dos fármacos retromencionados, associados à terapia antimicrobiana sistêmica, a qual deve ser continuada até o final de cada protocolo. O paciente deve ser acompanhado até a remissão dos sinais clínicos e a completa eliminação do fluido uterino, o qual é monitorado por exames ultrassonográficos repetidos a cada aplicação dos fármacos supracitados. Nas cadelas com piometra de cérvix fechada, considerando o potencial risco de ruptura uterina, apenas o protocolo empregando o antagonista da progesterona é recomendado.

7. MANEJO PÓS-OPERATÓRIO

Garantir que os sinais vitais estejam estáveis após a cirurgia, e manter a monitorização das metas padrão. A fluidoterapia é imprescindível nos casos em que há azotemia pré-renal. Há de se monitorizar o lactato, hematócrito, a proteína total e a glicemia entre 12-24 horas pós-operatórias, enquanto o hemograma completo, bioquímicos, gases sanguíneos, testes de coagulação e eletrólitos podem ser realizados de acordo com a evolução da gravidade. Verifique também a presença de secreção ou deiscência no sítio de incisão, com monitoramento contínuo da PIA nos casos selecionados.

8. CONCLUSÃO

O tratamento cirúrgico da piometra possui bom prognóstico. O sucesso e o desfecho do caso dependem da identificação precoce, estabilização apropriada antes da cirurgia e bom mane-jo pós-operatório. A piometra faz parte do grupo de doenças que causam sepse e choque séptico e deve receber o aporte descrito no **Capítulo 43: Infecção, Sepse e Choque Séptico – Alinhando conceitos** para que se obtenham os melhores resultados.

9. LITERATURA RECOMENDADA

1. Crane MB. Pyometra. In Hopper K, Silverstein DC. Small Animal Critical Care Medicine. Missouri: Saunders Elsevier 2009: 607-611
2. Jutkowitz A. Reproductive Emergencies. Veterinary Clinics of North America Small Animal Practice 2005. 35: 397-420.
3. Smith FO. Canine Pyometra. Theriogenology 2006. 66: 610-612.
4. Hagman R. Pyometra in small animals 2.0. Veterinary Clinics of North America Small Animal Practice 2022. 52: 631-657.

162

Torção Uterina

Douglass K. Macintire (in memorian)
Maricy Apparício
Paola Castro Moraes

1. INTRODUÇÃO

A torção uterina é uma condição menos frequente em cadelas e gatas, ocorrendo majoritariamente no final da gestação ou durante o parto. Em animais não gestantes, pode ser complicação da piometra/hemometra e de neoplasias uterinas. A torção uterina pode envolver um ou ambos os cornos uterinos, ou ainda um corno pode rotacionar sobre o outro. A rotação do órgão pode se dar tanto em sentido horário como anti-horário, com a possibilidade de torção uterina e esplênica simultâneas.

A causa de base exata ainda não foi esclarecida, mas sugere-se que alguns fatores possam favorecer a rotação, como a movimentação e peso excessivo do feto, o deslocamento pela pressão de outros órgãos abdominais, aderências e neoplasias. Além disso, a maior incidência em gestantes na fase final da gestação ou durante o trabalho de parto indica que tanto o peso uterino, quanto as contrações podem ser importantes fatores etiológicos. Multíparas apresentam risco aumentado, principalmente em gestações de fetos únicos, devido ao maior relaxamento dos ligamentos uterinos. Os pacientes podem apresentar colapso cardiovascular grave, ruptura uterina, peritonite e sepse, razões pelas quais o reconhecimento e o tratamento precoces são cruciais para um desfecho favorável.

2. EXAME FÍSICO

O xABCDE é avaliado primeiramente em qualquer paciente com suspeita de torção uterina. Com evolução rápida, o choque pode estar presente como hipovolêmico, séptico, e obstrutivo, principalmente. A descompensação clássica indicada pela taquicardia (a bradicardia será mais frequente em pacientes durante a hibernação termodependente, principalmente em felinos), pulso fraco, prolongamento do tempo de preenchimento capilar, mucosas pálidas e hipotensão associados à hiperlactatemia, é padrão como em outras causas de abdômen agudo.

Na avaliação secundária, pode-se observar abdômen distendido, com dor moderada a grave e presença de líquido livre na cavidade abdominal, o qual é detectado por balotamento ou avaliação ultrassonográfica. Alguns pacientes podem apresentar secreção vulvar sanguinolenta. O animal pode estar relutante em se levantar na presença de choque circulatório ou, dependendo do nível de dor, e quando gestante, pode apresentar sinais de desconforto e secreção vaginal ou, no caso de torção de 180° persistente há dias ou semanas, não apresentar sinais clínicos até que inicie o trabalho de parto. A pressão intra-abdominal também pode ser avaliada para somar dados na tomada de decisão de uma cirurgia de urgência ou emergência.

3.TESTES LABORATORIAIS E IMAGEM

A avaliação laboratorial é iniciada pelo padrão de urgências com lactato, hematócrito, glicemia e proteínas totais. Num segundo momento, hemograma completo, bioquímica sérica, perfil de coagulação, eletrólitos e gases sanguíneos devem ser realizados em animais mais graves (Apple Score acima de 30 ou categorias 1-2-3 de urgência).

O hemograma pode revelar anemia (secundária à hemorragia ou anemia normocítica, normocrômica, arregenerativa de inflamação aguda) e leucocitose com desvio à esquerda nos casos de sepse decorrente de necrose uterina ou morte fetal. O perfil bioquímico sérico pode demonstrar azotemia renal ou pré-renal, aumento das enzimas hepáticas (secundária à sepse ou à baixa perfusão) e/ou distúrbios eletrolíticos. A urina não deve ser coletada por cistocentese, a não ser que seja guiada por ultrassom ou durante a cirurgia. Por fim, o perfil de coagulação pode caracterizar a coagulação intravascular disseminada.

Em relação ao diagnóstico por imagem, as radiografias abdominais demonstram uma grande área esférica de opacidade de tecido mole (piometra/hemometra), esqueletos fetais, estruturas tubulares preenchidas com líquido (piometra/hemometra) e, dependendo do grau de distensão uterina, deslocamento dos órgãos abdominais. A morte fetal muitas vezes não é diagnosticada no exame radiográfico, pois o caráter agudo da torção não dá tempo hábil para a manifestação dos sinais radiográficos de morte fetal. Nas pacientes não gestantes é um exame limitado, pois não revela alteração no órgão. A ultrassonografia abdominal permite avaliar o aumento uterino, viabilidade fetal, presença de efusão peritoneal e, principalmente, fluxo sanguíneo uterino (doppler).

Os diagnósticos diferenciais incluem a piometra, hidrometra, mucometra, neoplasia uterina e hiperplasia endometrial cística. O diagnóstico definitivo é feito por laparotomia exploratória.

4. ABORDAGEM PRIMÁRIA

Esta afecção faz parte do grupo de doenças que causam sepse e choque séptico e devem receber o aporte descrito no **Capitulo 43: Infecção, Sepse e Choque Séptico – Alinhando conceitos**, para que se obtenha desfecho favorável.

5. ABORDAGEM SECUNDÁRIA

A peritonite pode ser identificada no paciente com efusão abdominal por meio da abdominocentese guiada por ultrassom. Os antibióticos de amplo espectro são iniciados nos casos de evidência de infecção bacteriana e ruptura uterina. Recomenda-se a fluidoterapia intravenosa guiada com cristaloides para reposição das perdas e fornecimento das necessidades diárias de manutenção. Já os pacientes com hemorragia importante necessitam de transfusão sanguínea, e os com coagulação intravascular disseminada, de transfusão de plasma.

6. TRATAMENTO DEFINITIVO

Após a estabilização cardiovascular do paciente, o tratamento definitivo para essa condição é a ovariohisterectomia sem correção da torção, uma vez que pode liberar endotoxinas e mediadores inflamatórios em quantidade massiva na circulação sistêmica, produzindo disfunção orgânica múltipla. Na gestante, o feto pode estar morto ou ser salvo (raro), caso esteja no final da gestação no momento da cirurgia e a torção seja recente.

7. OTIMIZAÇÃO DOS RESULTADOS

- O rápido diagnóstico e intervenção cirúrgica imediata é importante para o sucesso da resolução do caso.
- A estabilização cardiovascular antes da cirurgia, o manejo da dor e a terapia antimicrobiana de amplo espectro, se necessário, são fundamentais.
- A monitoração pós-operatória frequente também é essencial.

8. COMPLICAÇÕES

As complicações que exigem monitoração constante incluem a síndrome da resposta inflamatória sistêmica, falência múltipla de órgãos, sepse, lesão pulmonar aguda e/ou peritonite. Além disso, deve-se garantir que a torção uterina não foi corrigida durante a cirurgia, o que pode gerar maiores complicações. A cavidade abdominal deve ser lavada abundantemente com solução salina estéril aquecida-morna, principalmente se houver evidência de ruptura uterina.

9. CONCLUSÃO

A torção uterina é de rara ocorrência no atendimento de pequenos animais, mas pode apresentar complicações graves. O local onde ocorreu a torção (proximidade a um suprimento vascular importante), o tempo em que o útero está torcido e a extensão do comprometimento vascular podem ser considerados fatores relevantes na progressão e gravidade dos sinais clínicos. O rápido diagnóstico e tratamento são fundamentais para o sucesso na resolução do caso.

10. LITERATURA RECOMENDADA

1. Chambers B, Laksito M, Long F, Yates G. Unilateral uterine torsion secondary to an inflammatory endometrial polyp in the bitch. Australian Veterinary Journal. 2011. 89(10): 380-384.
2. Jutkowitz A. Reproductive Emergencies. Veterinary Clinics of North America Small Animal Practice. 2005, 35, 397-420.
3. Martins-Bessa A, Vieira L, Macahdo J, Almeida M, Alves T, Fachada MT, Pires MA, Alves A, Dias IR. Simultaneous torsion of a uterine horn and spleen in a pregnant two-year-old crossbreed bitch: a case report. Topics in Companion Animal Medicine. 2020. 41: 100459.
4. Misumi K, Fujiki M, Miura N et al. Uterine horn torsion in two nongravid bitches. Journal of small Animal Practice. 2000. 41: 468-471.
5. Ridyard AE, Welsh EA, Gunn-Moore DA. Successful treatment of uterine torsion in a cat with severe metabolic and haemostatic complications. Journal of feline medicine and surgery. 2000. 2: 115-119.

163 Distocias

Douglass K. Macintire (in memorian)
Maricy Apparício
Paola Castro Moraes

1. INTRODUÇÃO

A distocia pode ser frequente nos animais de companhia e a identificação e tratamento precoce são essenciais para um desfecho positivo. Muitos casos de distocia necessitam de intervenção cirúrgica, embora uma grande proporção possa ser abordada com manejo clínico. Os critérios para o diagnóstico em cadelas são:

- a gestação prolongada (65 dias após a ovulação ou 72 dias do primeiro acasalamento) sem sinais de trabalho de parto;
- secreção vulvar esverdeada-enegrecida em grande quantidade sem expulsão do primeiro filhote;
- contrações vigorosas por mais de 30 minutos sem expulsão dos filhotes;
- intervalo entre nascimentos superior a duas horas;
- protrusão da membrana fetal pela vulva sem progressão do filhote no canal do parto e;
- sinais sistêmicos de enfermidade na parturiente.

Em gatas, os critérios para o diagnóstico incluem:
- o período de gestação superior a 65 dias;
- contrações vigorosas por mais de 20 minutos sem expulsão dos filhotes;
- intervalo entre nascimentos superior a uma hora;
- presença de secreção vulvar sanguinolenta (vermelho-escuro ou vermelho-vivo) em grande quantidade e;
- sinais evidentes de estresse (vocalização excessiva, inquietação, decúbito prolongado) ou de enfermidade sistêmica.

2. EXAME FÍSICO

A avaliação do xABCDE (hemorragias massivas, patência de vias aéreas, estabilidade respiração e ventilatória, estabilidade circulatória, deambulação e exposição) é realizada inicialmente em qualquer paciente com distocia.

O animal pode estar ofegante devido ao início do trabalho de parto ou ao estresse, o que não deve ser confundido com distrição respiratória. A maioria dos pacientes está estável, a não ser que esteja em trabalho de parto prolongado (mais de 12 horas) ou apresente complicações como ruptura uterina ou torção uterina. Nestes casos, a cadela pode apresentar abdômen rígido, adotar posição de prece ou curvar a coluna vertebral, indicando quadro de abdômen agudo e de intervenção cirúrgica imediata.

A avaliação secundária inclui o exame físico completo e sistemático com especial atenção ao sistema reprodutor. A palpação abdominal pode verificar a presença de fetos formados e sua mobilidade, presença de gás (fetos enfisematosos) ou de estruturas amorfas com consistência óssea (fetos macerados) e permite verificar rigidez/dor abdominal. O exame de toque vaginal é imprescindível para verificar se há dilatação vaginal suficiente, a presença de fetos insinuados no canal do parto, bem como sua estática fetal (se eutócica ou distócica e, neste caso, se passível ou não de correção manual), permite identificar a presença de massas vaginais ou bridas que poderiam estar bloqueando a passagem dos fetos (distocia obstrutiva), e avaliar a presença e característica da secreção vaginal anormal (hemorrágica, esverdeada, amarronzada, enegrecida, com restos de tecido ou odor fétido).

A auscultação cardíaca dos fetos é dificultosa, principalmente quando há grande número de filhotes e a fêmea está extremamente ofegante, razão pela qual o exame ultrassonográfico é sempre indicado.

A palpação das glândulas mamárias permite identificar o grau de desenvolvimento e a presença de leite, embora a galactopoiese não possa ser utilizada como indicativo de proximidade do parto, visto que muitas cadelas apresentam a descida do leite somente depois do parto.

3. TESTES LABORATORIAIS E IMAGEM

Os testes laboratoriais indicados incluem o básico da emergência com hematócrito (Ht), proteína total (PT), glicemia e lactato, e neste caso em especial a concentração de cálcio sérico (ideal o cálcio ionizado).

Vale ressaltar que a hipocalcemia é comum em cadelas e gatas com distocia, mas ocorre primeiramente ao nível das células miometriais antes de se tornar deficiente na circulação periférica. O hemograma completo, perfil bioquímico sérico, demais eletrólitos, gases sanguíneos, testes de coagulação e marcadores inflamatórios também devem ser solicitados de acordo com a gravidade (Apple Score superior a 30, ou categoria 1-2-3 de urgências).

Em relação ao diagnóstico por imagem, a radiografia abdominal é importante para a abordagem da distocia, uma vez que possibilita avaliar a morfologia pélvica materna (presença de fraturas), contar o número de fetos e determinar a estática do feto insinuado. Ocasionalmente, o diâmetro da cabeça do feto ou o próprio feto é maior que o da via de saída da pelve, tornando improvável o nascimento de modo natural (desproporção céfalo-pélvica ou feto/pélvica). Fetos mortos também podem ser identificados pelas características radiográficas de presença de gás ao redor do(s) esqueleto(s) fetal(is) ou das cavidades corpóreas, sobreposição ou colapso dos ossos do crânio e alteração nas relações espaciais entre os ossos do esqueleto axial.

A ultrassonografia abdominal também é ferramenta fundamental na determinação da conduta obstétrica, uma vez que permite avaliar a viabilidade fetal, distresse fetal, características dos líquidos fetais, integridade placentária e malformações fetais.

A frequência cardíaca (FC) normal dos fetos caninos e felinos é maior que 200bpm. Uma FC menor 180bpm é indicativo de estresse fetal, enquanto FC entre 140-160bpm sugere baixa viabilidade (se os fetos não nascerem nas próximas 2-3h), e menor do que 140bpm indica intervenção cirúrgica imediata. Isso ocorre, pois, diferentemente de um animal adulto, a FC fetal diminui em situação de hipóxia.

4. ABORDAGEM PRIMÁRIA

Distocias prolongadas e/ou com fetos mortos também podem causar sepse e choque séptico e devem receber o aporte descrito no **Capítulo 43: Infecção, Sepse e Choque Séptico – Alinhando conceitos**, para que se obtenham os melhores resultados.

5. ABORDAGEM SECUNDÁRIA

Se a parturiente está em boas condições clínicas, não há evidência de obstrução vaginal, nem de distresse fetal, há menos de quatro fetos e não está a muito tempo em trabalho de parto, pode-se tentar o tratamento clínico.

O objetivo do tratamento clínico é corrigir as alterações de base (hipoglicemia e atonia uterina), sendo os principais fármacos utilizados o cálcio, para aumentar a força de contração uterina e/ou a ocitocina, que aumenta a frequência das contrações.

Em cadelas, deve-se iniciar com gluconato de cálcio a 10% na dose de 0,2-1,5mL/Kg IV lento, monitorando a frequência cardíaca ao eletrocardiograma, ou pela via subcutânea, de 1-5mL/cadela, diluindo-se previamente o gluconato de cálcio em solução salina (1:1) a fim de se evitar irritação local e formação de granuloma. O cálcio via subcutâneo demora aproximadamente 45 minutos para produzir efeito. Em gatas, pode-se empregar a dose de 0,2mL/kg, embora sua administração seja controversa por produzir fortes contrações uterinas.

Se o animal não respondeu à administração de cálcio, pode-se utilizar ocitocina, pela via SC ou IM, iniciando-se com doses mais baixas (0,1-1U/kg), não excedendo 5U por animal (altas doses não são tão eficientes e podem ocasionar tetania uterina e hipóxia fetal). A dose pode ser repetida após 15-30 minutos, totalizando o máximo de três aplicações.

A hipoglicemia é corrigida com administração intravenosa de glicose seguida pela infusão contínua de solução glicosalina a 1,25%-5%.

O tratamento clínico da distocia deve ser realizado com o paciente junto de seu proprietário, em ambiente tranquilo, aguardando o nascimento dos filhotes. Qualquer paciente que não responda ao tratamento clínico deve ser submetido à cesariana. Apenas 30% das gatas em distocia respondem à administração de agentes ecbólicos (abortivos).

6. TRATAMENTO DEFINITIVO

O animal que não responde ao tratamento clínico, apresenta obstrução do canal pélvico ou possui fetos mortos, muito grandes, em estática fetal incorreta ou em sofrimento fetal evidente, deve ser submetido à cesariana.

A tricotomia e antissepsia devem ser realizadas antes da indução anestésica para reduzir o tempo de anestesia fetal; recomenda-se a anestesia epidural para diminuir a necessidade dos anestésicos inalatórios. Os opioides são comumente utilizados após a remoção dos filhotes para prevenir o prolongamento da recuperação anestésica. A ovariohisterectomia pode ser realizada caso o proprietário decida castrar a fêmea, ocorra trauma uterino ou tenha fetos macerados, ou enfisematosos.

Em relação aos cuidados com o neonato, a reanimação deve ser realizada de forma rápida e detalhada, com remoção das membranas fetais e sucção da boca com auxílio de pera pediátrica, evitando-se a sucção agressiva das vias aéreas. Ademais, deve-se massagear delicadamente o neonato com uma compressa cirúrgica estéril, a fim de auxiliar o estímulo respiratório. Se necessário, o oxigênio pode ser fornecido por máscara ou *flow-by*. Se a FR for menor que 30mpm, pode-se administrar aminofilina sublingual (0,2mL ou 4,8mg/neonato) ou estimular o ponto de acupuntura GV26 com uma agulha 25G.

Os antídotos dos anestésicos utilizados na fêmea antes da cirurgia podem ser utilizados nos neonatos, como o naloxona, comumente administrado sublingual (1 gota ou 0,1mg/kg IV) para reverter os efeitos dos opioides e o flumazenil (0,1mg/kg IV) o dos benzodiazepínicos. Caso não haja resposta, seguir administrando epinefrina na dose de 10-200µg/kg IV pela veia umbilical ou via intraóssea.

Após a estabilização do neonato, deve-se mantê-lo seco e aquecido, colocando-o para ingerir o colostro tão logo a mãe se recupere da anestesia.

7. COMPLICAÇÕES E EFEITOS COLATERAIS

As complicações da distocia incluem a ruptura uterina, prolapso de útero, peritonite séptica, morte fetal, hipotensão, hemorragia, sepse e coagulação intravascular disseminada. O diagnóstico rápido e o tratamento apropriado eliminarão muitas dessas complicações.

8. MANEJO PÓS-OPERATÓRIO

Os cuidados pós-operatórios incluem monitoramento contínuo de acordo com a escala de gravidade. Além disso, deve-se observar se os filhotes estão mamando adequadamente e ganhando peso, caso contrário, devem ser alimentados com sucedâneos do leite. O controle da dor deve ser realizado com opioides, mesmo sendo excretado no leite, como, por exemplo, o tramadol. A fêmea deve ser acompanhada durante o período puerperal para verificar a evolução uterina (exame ultrassonográfico abdominal), aspecto e quantidade da secreção vulvar e para avaliar as glândulas mamárias em relação à produção de leite, agalactia, galactoestase ou desenvolvimento de mastite.

9. CONCLUSÕES

A distocia possui bom prognóstico nos animais quando identificada rapidamente e tratada de maneira correta, reduzindo as taxas de mortalidade neonatal. Para tanto, é imprescindível o conhecimento dos aspectos fisiológicos do trabalho de parto, bem como dos fatores predisponentes e das causas de distocia. O tratamento e manejo clínico são indicados para parturientes que estão em boa condição geral, sem sinais de distocia obstrutiva e/ou fetos em distresse. Caso contrário, a intervenção cirúrgica deve ser imediata.

10. LITERATURA RECOMENDADA

1. Arlt SP. The bitch around parturition. Theriogenology. 2020, 150: 452-457.
2. Holst BS. Feline breeding and pregnancy management: what is normal and when to intervene. Journal of feline Medicine and Surgery. 2022, 24: 221-234.
3. Jutkowitz LA. Reproductive Emergencies. Veterinary Clinics of North America Small Animal Practice. 2005, 35: 397-420.
4. Kutzler MA. Dystocia and Obstetric Crises. . In: Small Animal Critical Care Medicine. Editors Deborah Silverstein and Kate Hopper. Elsevier, 611-615, 2009.
5. Rickard V. Birth and the First 24 hours. . In: Small Animal Pediatrics. The first 12 months. Editors Micheal E Peterson and Michelle Anne Kutzler. Elsevier Saunders, 11-19, 2011.
6. Runcan EE, Silva MAC. Whelping and Dystocia: maximizing success of medical management. Topics in companion Animal Medicine. 2018. 33: 12-16.
7. Smith FO. Guide to emergency interception during parturition in the dog and cat. Veterinary Clinics of North America. 2012, 42: 489-499.

164

Hipoglicemia

Aline Bomfim Vieira

1. INTRODUÇÃO

A hipoglicemia é uma anormalidade metabólica comum, caracterizada por concentrações séricas de glicose abaixo de 60mg/dL (2,8mmoL/L). Ela está relacionada a fatores que podem acelerar o consumo ou a remoção da glicose circulante, ou impedir a ingestão, ou a produção adequada. Os mecanismos responsáveis pelo desenvolvimento de hipoglicemia incluem o excesso de insulina ou de seus fatores semelhantes; a falta de hormônios hiperglicemiantes; o comprometimento da gliconeogênese hepática; o uso excessivo da glicose ou a redução na ingestão.

2. EXAME FÍSICO

A ativação do sistema nervoso simpato-adrenal e a neuroglicopenia (baixos níveis de glicemia cerebral) induzidos pela hipoglicemia, determinam o início de sinais clínicos comuns a esta síndrome, como: fome, inquietude, fraqueza, tremores, taquicardia, apatia, fasciculação muscular, ataxia, incoordenação motora, déficit de visão, colapso e convulsões. O aparecimento e a gravidade de cada alteração depende da taxa de declínio, da magnitude e da duração da hipoglicemia. É necessário considerar o histórico, a idade e a frequência do episódio. A combinação dos sinais listados, a constatação de baixo nível sérico de glicose e a melhora dos sinais clínicos após a administração de glicose é conhecida como Tríade de Whipple.

3. ACHADOS LABORATORIAIS

As alterações nos exames laboratoriais são muito variadas e estão relacionadas às possíveis causas primárias listadas no diagnóstico diferencial. Os medidores de glicose portáteis tendem a subestimar a glicemia e por isso, uma hipoglicemia leve deve ser sempre confirmada em laboratório (enviar amostra em tubo com fluoreto de sódio).

4. IMAGEM

- Radiografia – O tamanho do fígado pode estar reduzido no desvio portossistêmico ou na cirrose, e pode aumentar nos quadros de hepatite grave. As radiografias ainda podem sugerir a presença de neoplasias e metástases em toráx.
- Ultrassonografia – Pode guiar os procedimentos de biópsia e detectar a presença de massas extrapancreáticas ou pancreáticas, além de atrofia adrenal. No entanto, muitos insulinomas podem não ser detectados inicialmente e animais com hipoadrenocorticismo podem apresentar glândulas adrenais de tamanho normal ao exame.
- Cintigrafia e Portografia Mesentérica – São métodos auxiliares no diagnóstico de desvio portossistêmico. A portografia requer um procedimento cirúrgico.
- Tomografia computadorizada e Ressonância Magnética – São muito úteis na avaliação precisa de órgãos e na detecção precoce de neoplasias.

5. ACHADOS HISTOLÓGICOS OU PATOLÓGICOS DE IMPORTÂNCIA NO CONTEXTO

Todos os achados estarão relacionados à causa primária da hipoglicemia.

6. DIAGNÓSTICO DIFERENCIAL

A. Por utilização aumentada:

- Insulinoma – convulsões hipoglicêmicas associadas a testes laboratoriais normais, salvo pela hiperinsulinemia (**Figura 164.1.**).
- Overdose de insulina ou medicamentos hipoglicemiantes – histórico de diabetes mellitus ou insulinoterapia.
- Neoplasia extrapancreática – massa percebida ao exame físico ou de imagem (as mais comuns são o leiomiossarcoma, leiomioma, adenocarcinoma hepático, linfoma e hemangiossarcoma).
- Sepse – Pacientes se apresentam severamente enfermos e hipotensos associando diminuição da ingestão com aumento do consumo e redução da função hepática.
- Policitemia Grave – elevação absoluta de hematócrito, hemoglobina e hematimetria.
- Prenhez.

- Idiopática dos cães de caça.
- Drogas – sulfoniluréias, etanol, xylitol, salicilato ou beta bloqueadores.

B. Por diminuição na produção de glicose:

- Idiopática neonatal ou juvenil – principalmente em cães das raças miniaturas.
- Má nutrição, má absorção ou jejum prolongado.
- Doença hepática:
  - o Desvio portossistêmico – animais jovens com sinais de encefalopatia hepática.
  - o Cirrose, fibrose, displasia microvascular ou hepatite grave – sinais gastrointestinais, icterícia e ascite.
  - o Neoplasia hepática – massa percebida ao exame físico ou de imagem.
  - o Deficiência de enzimas da gliconeogênese hepática – raro, geralmente acomete animais jovens.
  - o Doença do armazenamento de glicogênio – afecção rara, a ser considerada sempre que as demais estejam excluídas.
- Hipocortisolismo – Comum em fêmeas jovens e cães em tratamento com mitotano. Sinais gastrointestinais, desidratação e azotemia.
- Hipopituitarismo.
- Deficiência de outros hormônios hiperglicemiantes – glucagon e catecolaminas (adrenalina e noradrenalina). Raro.

C. Erro ou artefato:

- Transporte inadequado – temperatura, tubo inadequado.
- Erro laboratorial.
- Demora no armazenamento – a concentração no sangue total reduz cerca de 7mg/dL/h, se não separados das células brancas e vermelhas em 30 minutos. Tubos com fluoreto de sódio (inibidor da glicólise) minimizam este consumo por mais de 48 horas.

- Glucosimetros portáteis – podem causar redução aparente da glicemia.

7. ABORDAGEM PRIMÁRIA

- *Crise hipoglicêmica leve:* aplicar glicose de milho (Mel Karo*) ou glicose a 50%, manualmente direto na gengiva. Assim que o animal se recuperar, puder deglutir, e não houver histórico de vômito, oferecer alimento ou 2,0mL/kg de glicose 50%, por via oral. Jamais utilize a via oral durante uma convulsão ou estados de inconsciência.
- *Crise hipoglicêmica grave:* Realizar o xABCDE de urgência padrão. Administrar 0,5-1,0mL/kg/IV de glicose a 50% em bolus lento (1-3 minutos), diluída em solução cristaloide (1:3). A aplicação deve ser lenta e, se possível, em acesso vascular central, para evitar flebites e garantir a patência vascular a médio prazo. Os pacientes com menos de 16 semanas devem receber glicose diluída a 10%. Cuidado com as crises hipoglicêmicas causadas por insulinomas, pois poderá haver crises rebote graves após o tratamento inicial.

8. ABORDAGEM SECUNDÁRIA

- *Crise hipoglicêmica grave:* Iniciar fluidoterapia com o cristaloide mais apropriado suplementado com glicose (concentração final de 2,5-5,0%) até que o paciente se alimente. Monitorar a glicemia a cada 1-2 horas e mantê-la entre 60-150mg/dL (exceto no insulinoma (50-100 mg/dL) para evitar o efeito rebote na produção de insulina). A overdose de insulina ou o insulinoma podem gerar a necessidade do uso de drogas antagonistas da insulina como a dexametasona (0,1-0,2 mg/kg inicialmente, seguido de 0,05-0,1 mg/kg/IV/BID), glucagon (50ng/kg/IV em bolus, seguido de 5-10ng/kg/min em infusão contínua até o efeito – não ultrapassar 40ng/kg/min) ou análogos da somatostatina (SMS201-995 – Sandostatin* ou Octreotide* – 20-40mcg/SC/BID).

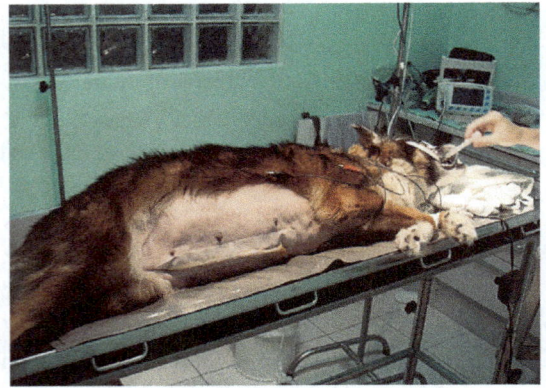 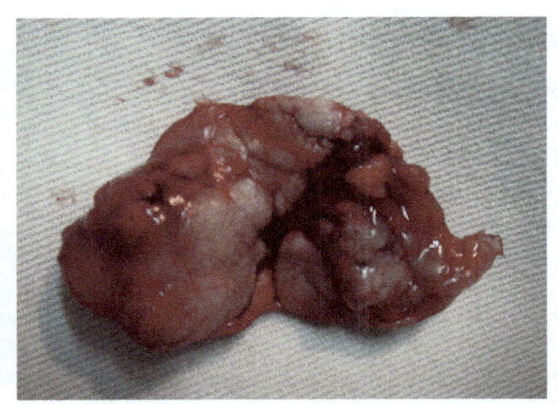

Figura 164.1. – Cão, fêmea, sem raça definida, 10 anos, com histórico de convulsões hipoglicêmicas secundárias a um insulinoma. Notar massa pancreática medindo aproximadamente 4,5 X 2,0 cm retirada durante pancreatectomia parcial.

- *Crises refratárias associadas a convulsões incontroláveis:* Anestesiar o paciente e seguir com o tratamento previamente proposto. Nos casos de crises incontroláveis causadas por insulinomas é necessária a associação de outras drogas como glucagon (Glucagon˚ – Bolus de 50ng/kg/IV seguido por 5-10ng/kg/min em infusão contínua até o efeito), análogos da somatostatina (SMS201-995 – Sandostatin˚ ou Octreotide˚ – 10-20 mcg/SC/BID ou TID) ou diazóxido (Proglycem˚ – 5mg/kg/PO/BID, e se necessário chegar até 60 mg/kg/PO/BID).

9. CUIDADOS DEFINITIVOS

A busca pela causa primária é fundamental. Sinais neurológicos após a estabilização da glicemia sugerem lesão cerebral secundária e necessidade de tratamento do edema cerebral e das convulsões.

10. PONTOS-CHAVE

- Níveis séricos de glicose abaixo de 60mg/dL (2,8mmoL/L) são considerados hipoglicemia.

- A hipoglicemia pode ocorrer por utilização aumentada da glicose, por diminuição na produção de glicose, e por erros ou artefatos.

- As causas mais comuns de hipoglicemia incluem overdose de insulina, insulinoma, hipoglicemia em filhotes e raças miniatura, sepse, hipoadrenocorticismo e doença hepática severa.

- Os sinais clínicos da hipoglicemia incluem fome, inquietude, fraqueza, tremores, taquicardia, apatia, fasciculação muscular, ataxia, incoordenação motora, déficit de visão, colapso e convulsões.

- Em casos leves, o tratamento da crise hipoglicêmica envolve o uso de glicose enteral e alimentação. Em casos graves, o ABC de urgência padrão associado ao uso de glicose parenteral é necessário. Em casos de hipoglicemia intratável (Ex: Insulinoma) drogas como glicocorticoides e glucagon devem ser utilizadas.

11. LITERATURA RECOMENDADA

1. Behrend E, Holford A, Lathan P, Rucinsky R, Schulman R. 2018 AAHA Diabetes Management Guidelines for Dogs and Cats. J Am Anim Hosp Assoc. 2018 Jan/Feb;54(1):1-21.

2. Creedon, Jamie M. Burkitt, and Harold Davis, eds. Advanced monitoring and procedures for small animal emergency and critical care. John Wiley & Sons, 2023.

3. Drobatz, Kenneth J., et al., eds. Textbook of small animal emergency medicine. John Wiley & Sons, 2018.

4. Gilor C, Graves TK. Synthetic insulin analogs and their use in dogs and cats. Vet Clin North Am Small Anim Pract. 2010 Mar;40(2):297-307.

5. King, Lesley G., and Amanda Boag. BSAVA manual of canine and feline emergency and critical care. No. Ed. 3. British small animal veterinary association, 2018.

6. Mazzaferro, EM. Emergency and Critical Care of Small Animals,Veterinary Clinics of North America: Small Animal Practice, Volume 50, Issue 6, 2020.

7. Mazzaferro, EM., ed. Blackwell's five-minute veterinary consult clinical companion: small animal emergency and critical care. John Wiley & Sons, 2017.

8. Mott J, Gilor C. Glucose Counterregulation: Clinical Consequences of Impaired Sympathetic Responses in Diabetic Dogs and Cats. Vet Clin North Am Small Anim Pract. 2023 May;53(3):551-564.

9. Silverstain, DC, Hooper, K. Small Animal Critical Care Medicine. 3rd Ed. Saunders Elsevier, St. Louis, 2022.

10. Van Lanen K, Sande A. Canine hypoadrenocorticism: pathogenesis, diagnosis, and treatment. Top Companion Anim Med. 2014 Dec;29(4):88-95.

165 Hiperglicemia

Aline Bomfim Vieira

1. INTRODUÇÃO

A glicemia (70-110mg/dL) é mantida por um conjunto de fatores hormonais, neuronais e celulares. Sua elevação ocorre de forma fisiológica ou patológica em resposta às alterações no metabolismo da glicose (deficiência de insulina relativa ou absoluta; redução do consumo periférico de glicose; aumento da glicogenólise ou gliconeogênese), ou ao excesso de hormônios hiperglicemiantes (cortisol, ACTH, GH, glucagon e adrenalina).

2. EXAME FÍSICO

A hiperglicemia, classificada como leve ou transitória, pode não demonstrar sinais. Já a hiperglicemia de moderada à grave persistente, ocasiona poliúria (PU), polidipsia (PD), polifagia (PF) e perda de peso. Dependendo da causa e da evolução, sinais como obesidade, hepatomegalia, dificuldade de cicatrização, opacificação da córnea, apatia e depressão podem ser encontrados. Na ausência de sinais clínicos, deve-se considerar as causas fisiológicas (pós-prandial ou *stress*).

3. ACHADOS LABORATORIAIS

- *Hemograma* – leucograma de estresse ou inflamatório (leucocitose, neutrofilia, linfopenia e eosinopenia – monocitose no cão) pode estar presente em casos de estresse, infecção ou pancreatite.
- *Bioquímica* – A lipemia ocorre no período pós-prandial, e associado à hipercolesterolemia no diabetes mellitus e hiperadrenocorticismo. A elevação de enzimas hepáticas é comum no diabetes mellitus e hiperadrenocorticismo. A frutosamina se eleva no diabetes e não se altera no estresse.

4. IMAGEM

- Ultrassonografia, Tomografia Computadorizada e Ressonância Magnética – São muito úteis na avaliação precisa de órgãos e na detecção precoce de neoplasias.

5. ACHADOS HISTOLÓGICOS OU PATOLÓGICOS DE IMPORTÂNCIA NO CONTEXTO

Todos os achados estarão relacionados à causa primária da hiperglicemia.

6. DIAGNÓSTICO DIFERENCIAL

- Pós-prandial – hiperglicemia leve, acompanhada de lipemia.
- Estresse – mais comum em gatos, pode alcançar 300mg/dL com glicosúria.
- Fármacos – glicocorticoides, progestágenos, adrenalina, morfina, diuréticos tiazídicos, asparaginase, agonistas β adrenérgicos, fluidos contendo dextrose e soluções para nutrição parenteral.
- Diestro em cadelas – avaliar o ciclo estral por citologia vaginal.
- Diabetes Mellitus – Sinais de PU, PD, PF e perda de peso em conjunto com hiperglicemia persistente e glicosúria.
- Pancreatite – sinais gastrointestinais (GI) e dor abdominal.
- Neoplasia de pâncreas exócrino – presença de massa pancreática.
- Insuficiência Renal – azotemia renal e sinais de síndrome urêmica.
- Hiperadrenocorticismo – PU, PD, PF, aumento abdominal, alopecia endócrina.
- Acromegalia – gatos com diabetes não controlado e ganho de peso.
- Feocromocitoma – taquipneia, taquicardia, sinais neuromusculares e hipertensão.
- Glucagonoma – PU, PD, perda de peso, letargia, e eritema necrolítico migratório (**Figura 165.1.**).
- Trauma – histórico de trauma, principalmente de crânio.
- Sepse – relacionada com mau prognóstico e deve ser tratada sempre que acima dos níveis de alarme (ver **capítulo de Controle Glicêmico).**

7. ABORDAGEM PRIMÁRIA

- Descartar hiperglicemia pós-prandial, minimizar o stress, descontinuar os fármacos hiperglicemiantes e fluidos com glicose. O tratamento deve ser direcionado à causa primária.

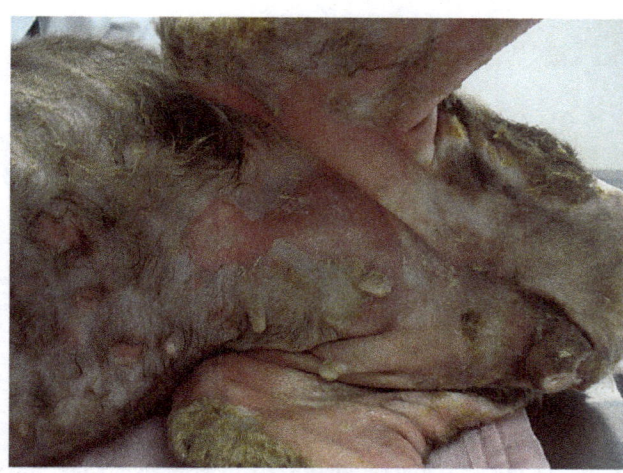

Figura 165.1. – Cocker Spaniel, fêmea, 8 anos com hiperglicemia, caquexia e eritrema necrolítico migratório secundários à síndrome do glucagonoma.

8. ABORDAGEM SECUNDÁRIA

- Manter os níveis dentro da faixa proposta para hospitalização de cães e gatos (**Capítulo 172: Controle Glicêmico no Paciente Grave**).

- *Hiperglicemia persistente* – No diabetes mellitus canino, sem complicação, iniciar insulina intermediária (NPH ou lenta, humana ou suína; por exemplo, Caninsulin*) na dose de 0,5-1,0UI/kg/SC/SID ou BID, sempre após a alimentação. Em gatos, iniciar insulina humana de ação longa (Glargina Lantus* ou Detemir Levemir*) na dose de 1-3UI/gato/SC/SID ou BID. Em casos complicados, a insulina humana regular deve ser utilizada (ver **Capítulo 166: Cetoacidose diabética** e **Capítulo 167: Coma Hiperosmolar**).

9. CUIDADOS DEFINITIVOS

Reduções bruscas nos níveis de glicose devem ser evitadas, elas podem culminar em edema cerebral. A glicemia deve ser monitorada pelo menos a cada 1-2 horas, até a obtenção das metas desejadas.

10. PONTOS-CHAVE

- Valores elevados de glicose sanguínea podem ter origem fisiológica e patológica.

- Dentre as causas comuns de hiperglicemia estão o stress, o período pós-prandial, o diabetes mellitus primário ou secundário a doenças causadoras de resistência à insulina (por exemplo, hiperadrenocorticismo e acromegalia), o trauma e a sepse.

- Os sinais clínicos dependem da causa primária. Animais com hiperglicemia por stress ou pós-prandial, por exemplo, não apresentam PU e PD, que são sinais frequentes em pacientes diabéticos.

- O tratamento da hiperglicemia deve ser voltado à causa primária.

11. LITERATURA RECOMENDADA

1. Behrend E, Holford A, Lathan P, Rucinsky R, Schulman R. 2018 AAHA Diabetes Management Guidelines for Dogs and Cats. J Am Anim Hosp Assoc. 2018 Jan/Feb;54(1):1-21.
2. Cameron S, Weltman JG, Fletcher DJ. The prognostic value of admission point-of-care testing and modified Glasgow Coma Scale score in dogs and cats with traumatic brain injuries (2007-2010): 212 cases. J Vet Emerg Crit Care (San Antonio). 2022 Jan;32(1):75-82.
3. Drobatz, Kenneth J., et al., eds. Textbook of small animal emergency medicine. John Wiley & Sons, 2018.
4. Gilor C, Graves TK. Synthetic insulin analogs and their use in dogs and cats. Vet Clin North Am Small Anim Pract. 2010 Mar;40(2):297-307.
5. King, Lesley G., and Amanda Boag. BSAVA manual of canine and feline emergency and critical care. No. Ed. 3. British small animal veterinary association, 2018.
6. Mazzaferro, EM. Emergency and Critical Care of Small Animals,Veterinary Clinics of North America: Small Animal Practice, Volume 50, Issue 6, 2020.
7. Greco, Deborah S., and Autumn P. Davidson, eds. Blackwell's Five-Minute Veterinary Consult Clinical Companion: Small Animal Endocrinology and Reproduction. John Wiley & Sons, 2017.
8. Mott J, Gilor C. Glucose Counterregulation: Clinical Consequences of Impaired Sympathetic Responses in Diabetic Dogs and Cats. Vet Clin North Am Small Anim Pract. 2023 May;53(3):551-564.
9. Parks G. Canine & Feline Endocrinology, 4th edition. Can Vet J. 2017 Aug;58(8):858.
10. Silverstain, DC, Hooper, K. Small Animal Critical Care Medicine. 3rd Ed. Saunders Elsevier, St. Louis, 2022.

166 Cetoacidose diabética

Camila Molina Soares

1. INTRODUÇÃO

A cetoacidose diabética (CAD) foi citada em meados de 1800, pela primeira vez, como "coma diabético", em crianças e adultos que apresentavam hiperglicemia associada à estado comatoso e morte. Ela representa uma das principais complicações do diabetes mellitus (DM), sendo considerada uma emergência médica que requer hospitalização do paciente e monitoramento intensivo para o seu tratamento.

A CAD é definida, pela Associação Americana de Diabetes (ADA), na presença da tríade: Hiperglicemia (> 200mg/dL); acidemia (pH venoso < 7,3) e acidose metabólica (HCO_3 < 15mmoL/L) associados à cetonemia e cetonúria. Já a cetoacidose diabética euglicêmica é caracterizada pela apresentação dos fatores acima mencionados, e mais acidemia, acidose, cetonemia e cetonúria, na ausência de hiperglicemia/valores próximos da normalidade (< 200mg/dL).

A apresentação da cetoacidose diabética é documentada com maior frequência em pacientes que não possuem o diagnóstico prévio de DM, tampouco terapia insulínica, sendo frequentemente diagnosticada em animais de meia-idade a idosos. Alguns estudos demonstram predileção por fêmeas, na espécie canina e machos na espécie felina.

2. FISIOPATOLOGIA

São necessários dois principais mecanismos concomitantes para o desenvolvimento da CAD: deficiência total ou parcial da secreção de insulina pelas células beta pancreáticas e a presença de hormônios contra-regulatórios aumentados, sendo os principais representantes: glucagon, cortisol, GH, progesterona e catecolaminas.

Uma vez que para sua patogênese é importante o aumento dos hormônios contra-regulatórios, conforme citado, é comum que seu diagnóstico seja realizado na presença de doenças concomitantes, principalmente inflamatórias e infecciosas, que são consideradas fatores predisponentes. Em cães, as principais patologias concomitantes são: pancreatite, infecção do trato urinário, neoplasias e hipercortisolismo. Entretanto, para os gatos as principais doenças descritas nesse cenário incluem: lipidose hepática, colangiohepatite, doenças virais e bacterianas, pancreatite e neoplasias.

A glicose é considerada o principal substrato energético utilizado pela maioria das espécies através da glicólise, caracterizada pela quebra da glicose para a obtenção de energia. Para que tal processo ocorra é necessário a insulina, que é o hormônio responsável pela captação de glicose na maioria dos tecidos, principalmente os dependentes do transportador *Glut* 4. Ou seja, na ausência/ineficiência deste hormônio a captação e utilização da glicose ficam prejudicadas, contribuindo para a hiperglicemia. Porém, apesar de ocorrer o aumento da glicemia neste cenário não há o seu reconhecimento por parte dos tecidos, devido ao déficit de insulina. Esse "déficit relativo" colabora para desvios do metabolismo conhecidos como gliconeogênese e beta-oxidação, mediadas principalmente pelo glucagon.

A gliconeogênese tem como objetivo a produção de glicose a partir de substratos não glicídicos: lactato, piruvato, glicerol e aminoácidos. Para a obtenção destes substratos ocorre principalmente a proteólise que é caracterizada pela quebra de proteína tendo como principais produtos os aminoácidos e pela lipólise, caracterizada pela quebra de gordura para obtenção de glicerol e ácidos graxos livres.

Os ácidos graxos livres são direcionados para a beta-oxidação formando acetil-CoA que deveria ser direcionado ao ciclo de Krebs contribuindo para obtenção de energia, porém nesse cenário ocorre lentificação desta etapa devido ao consumo de oxalacetato para gliconeogênese, fazendo com que o acetil-CoA em excesso seja destinado para a cetogênese, dando origem aos corpos cetônicos que são representados pelo acetoacetato, beta-hidroxibutirato e acetona.

Cabe ressaltar que a cetogênese é um processo fisiológico importante para que tecidos como o cérebro possam utilizar os corpos cetônicos como fonte de energia na ausência de glicose, porém em situações patológicas de desbalanço, como na cetoacidose, o excesso destes corpos cetônicos traz as complicações como: aumento de ânion gap, acidose metabólica e agravamento da diurese osmótica, também agravada pela presença de hiperglicemia.

Na cetoacidose diabética euglicêmica a lipólise e a cetogênese também ocorrem, porém a ausência de hiperglicemia grave (> 250mmoL/L) que é principalmente justificada pela depleção de estoques de glicogênio, desta forma prejudicando a produção hepática de glicose, também podendo ser relacionada a hepatopatias e uso de fármacos hipoglicemiantes, principalmente inibidores de SGLT2. Em humanos é descrito em pacientes obstétricas com diabetes tipo I, tipo II e diabetes gestacional.

3. MANIFESTAÇÕES CLÍNICAS

O paciente com CAD tende a se apresentar no serviço hospitalar com quadro grave de desidratação devido aos mecanismos de diurese osmótica citados acima, comumente associados a quadros gastroentéricos, que também contribuem com as perdas, além da diminuição da ingesta de água nesse momento mais crítico da doença, porém em quadros iniciais pode apresentar polidipsia associado a poliúria. Assim como todo paciente grave, deverá ser abordado inicialmente de acordo com as manobras xABCDE.

Outras manifestações comumente observadas incluem: anorexia, vômito, diarreia, dor abdominal, letargia, perda de peso, histórico de poliúria e polidipsia e respiração de Kussmaul. Tal respiração é caracterizada pelo aumento da amplitude ventilatória, que tem por objetivo a otimização do volume alveolar e consequente lavagem de CO_2, como tentativa de compensação da acidose metabólica grave.

Pacientes gravemente enfermos podem se apresentar com nível de consciência reduzido, devendo ser considerado o diagnóstico de cetoacidose diabética hiperosmolar. Seu diagnóstico deverá ser realizado através do cálculo da osmolaridade efetiva (Osm = 2 X Na (mmoL/L) + glicose (mg/dL)/18), sendo considerado estado hiperosmolar valores > 320mOsm/kg.

4.DIAGNÓSTICO

O diagnóstico definitivo da cetoacidose diabética é caracterizado por hiperglicemia, acidemia e acidose metabólica, cetonemia e cetonúria.

Sobre a hiperglicemia é importante citar que para o diagnóstico prévio de diabetes mellitus deve ser considerada a presença dos sinais clínicos e persistência da hiperglicemia associada a glicosúria.

A acidemia e acidose metabólica são associadas ao aumento de ânion gap (AG) principalmente devido ao aumento dos corpos cetônicos, porém o aumento de AG pode ser ainda exacerbado na presença de hiperlactatemia, comumente associada ao quadro de déficit perfusional relacionado a desidratação.

A presença de cetonúria não é limitante para o diagnóstico definitivo, tendo em vista que alguns pacientes, a depender do estágio da doença, não apresentam-na no momento inicial do diagnóstico devido ao limiar de reabsorção renal para acetoacetato. A utilização de fitas de urina pode ser um bom auxiliar no diagnóstico para detecção de acetoacetato e acetona, no plasma ou soro, e principalmente acetoacetato na urina.

Por ser volátil a acetona também é excretada via respiração, fator esse que faz com que os pacientes apresentem comumente o hálito cetônico no momento do diagnóstico. Acerca da cetonemia recomenda-se a dosagem específica de beta-hidroxibutirato, sendo descritos valores de referência variáveis dentre a literatura. Alguns autores consideram compatível com CAD valores >3,5 mmol/L para cães e >2,5 mmol/L para gatos, enquanto outros consideram >1,9 mmol/L suspeito para cães e >2,5 mmol/L compatível com cetonemia para as duas espécies.

5. EXAMES COMPLEMENTARES

É importante citar que deve fazer parte do diagnóstico complementar a triagem pelo possível fator predisponente, sendo assim necessária a abordagem ampla com relação aos exames solicitados uma vez que o sucesso da terapia está também associado a tratamento e resolução da causa de base.

O hemograma pode caracterizar hemoconcentração devido à desidratação comumente apresentada, porém é importante que seja feito seu acompanhamento após a reidratação do paciente, podendo apresentar neste segundo momento o quadro de anemia em decorrência de perdas gastroentéricas ou até mesmo quadros hemolíticos secundários a hipofosfatemia. Ainda no hemograma pode ser demonstrado quadro de leucocitose em decorrência de stress metabólico promovido principalmente pelo cortisol e catecolaminas.

Enzimas hepáticas como ALT, AST podem se apresentar aumentadas, bem como as enzimas indicadoras de colestase, principalmente em casos de colangite associadas. Cabe ressaltar que como marcador de disfunção hepática deve ser considerada a dosagem de bilirrubina total e frações, também podendo se demonstrar aumentada em casos de colestase.

A hipercolesterolemia pode estar presente, além de aumento das lipases espécie específicas principalmente quando em associação com quadro concomitante de pancreatite e/ou demais comorbidades endócrinas como hipotireoidismo ou hipercortisolismo.

Azotemia pré renal pode ser um achado comum devido a desidratação, porém é importante que seja realizado diagnóstico diferencial para disfunção renal, seja ela crônica ou aguda.

O perfil eletrolítico comumente se apresenta reduzido (hiponatremia, hipofosfatemia, hipomagnesemia, hipocalemia) em decorrência da diurese osmótica. Cabe frisar a importância do reconhecimento da hipocalemia, porém em casos mais graves de depleção de volume nos quais o paciente já se apresenta em oligúria/anúria a concentração de potássio poderá inicialmente se apresentar normal ou aumentada, por isso se faz indispensável o monitoramento eletrolítico para esses pacientes.

Os exames de imagem, ecografia e radiografia, são muito importantes para auxiliar na pesquisa por comorbidades, bem como triagem de possíveis focos infecciosos. A ecografia ainda apresenta maior benefício com relação ao seu uso no cenário da terapia intensiva por possibilitar análises complementares no que diz respeito ao monitoramento da volemia, avaliação de contratilidade cardíaca e demais avaliações dinâmicas auxiliando na individualização da fluidoterapia para cada paciente.

O eletrocardiograma pode se demonstrar alterado principalmente em decorrência dos distúrbios eletrolíticos, principalmente hipocalemia, sendo característico nesse cenário: prolongamento Q-T, diminuição S-T, diminuição na amplitude de onda T.

Para a triagem de focos infecciosos, a análise de urina associada à cultura e antibiograma se faz mandatória para esses pacientes, principalmente devido ao fato de a glicosúria persistente ser um dos principais fatores de risco para infecção.

A gasometria evidencia acidemia e acidose metabólica com ânion gap aumentado devido a presença de cetoânions, porém esse aumento também pode estar relacionado ao incremento do lactato em cenários de déficit perfusional associado ao quadro de desbalanço entre oferta e consumo de oxigênio.

6. TRATAMENTO

A terapia da cetoacidose diabética deve ser pautada nos principais objetivos:

- *Reidratação, otimização perfusional*

- *Correção do desequilíbrio eletrolítico e ácido-base*

- *Supressão da lipólise*

- *Controle glicêmico*

- *Identificação e tratamento do fator predisponente*

- *Oferta de substrato energético e nutrição*

Fluidoterapia

A fluidoterapia é um dos pilares principais no tratamento da CAD. Como mencionado acima, as principais metas a serem atingidas com seu uso são a reidratação do paciente e otimização da entrega de oxigênio prejudicada pela depleção de volume comumente apresentada.

A escolha do tipo de fluido é uma pauta em discussão há anos, porém dados recentes já evidenciam a recomendação de utilização de soluções cristaloides balanceadas (Ringer com lactato, Ringer com acetato), considerando seu benefício com relação a evitar acidose hiperclorêmica, bem como otimização do tempo de resolução da cetoacidose diabética quando comparado a utilização da solução salina NaCl 0,9%.

Nos casos em que se faz necessária reanimação volêmica do paciente recomendamos a prescrição de 10 ml/kg realizada em 30-60 minutos, devendo ser consideradas as particularidades individuais de cada animal, para gatos principalmente atentar a temperatura corporal, não sendo recomendado incremento volêmico na ausência de aquecimento e normotermia. Após reanimação inicial a reidratação poderá ser calculada com base no déficit total de fluido através do uso da estimativa de desidratação (%) aplicada na fórmula: déficit de fluido (L) = % desidratação x peso x 10 (constante), devendo ser reposto em 12 a 24h de acordo com a individualização de cada paciente. Cabe ainda ressaltar a

importância acerca do monitoramento do peso, débito urinário e do balanço hídrico do durante todo o período de internação, frisando também a contraindicação no que diz respeito a sondagem vesical de demora desses pacientes. É de extrema importância que a fluidoterapia seja prescrita de forma individualizada, racional e criteriosa, tendo em vista os inúmeros prejuízos causados pelo excesso de volume administrado ao paciente.

A reposição de potássio deve ser iniciada de forma precoce nos casos de hipocalemia, não excedendo a taxa de 0,5 meq/kg/h **(Tabela 166.1.)**. A insulinoterapia não deverá ser iniciada antes da normalização do potássio sérico. Em casos de refratariedade à reposição de potássio deverá ser considerada a possibilidade de hipomagnesemia concomitante, caso diagnosticada deverá ser tratada através da reposição com sulfato de magnésio em infusão contínua respeitando a dosagem de 0,25 a 1 mEq/kg/dia.

Tabela 166.1 – Taxas de recomendação de reposição de potássio em animais hipocalêmicos, com cetoacidose diabética

Suplementação de potássio para animais hipocalêmicos com cetoacidose diabética	
Concentração sérica K (mmol/L)	Taxa de suplementação (mEq/kg/hr)
<2	0.5
2 a 2.4	0.4
2.5 a 2.9	0.3
3.0 a 3.4	0.2
3.5 a 5.0	0.1

Devido a hiponatremia dilucional, secundária ao shift osmótico, deverá ser realizada a correção do sódio de acordo com a glicemia:

sódio corrigido = sódio mensurado + [0,016 (glicose – 100)]

A correção do cloro também deverá ser realizada de acordo com as alterações em água livre:

Cloro corrigido = Cloro mensurado x 146/ Sódio mensurado (cães)

Cloro corrigido = Cloro mensurado x 156/ Sódio mensurado (gatos)

Deverá ser considerada reposição de fósforo para os casos de hipofosfatemia, principalmente nos casos que apresentarem hemólise, comumente observado em pacientes com valores de fósforo sérico <1,5 mg/dL. A suplementação poderá ser realizada com sulfato de potássio na dose de 0,03 a 0,12 mmol/kg/h, diluído em solução salina NaCl 0,9% devido a incompatibilidade com soluções que contenham cálcio. Tendo em vista a presença de potássio na composição da solução (4,3 mEq/ml) o monitoramento do potássio sérico deverá ser realizado em conjunto, assim como o cálcio ionizado.

A reposição de bicarbonato não é recomendada de acordo com o racional de que a causa da acidose metabólica nesse cenário é em decorrência do acúmulo dos cetoânions e não perda de bicarbonato. Sendo assim é esperado que a resolução do quadro seja estabelecida após reidratação e insulinoterapia. A ADA recomenda a reposição somente para casos de acidemia grave pH<7,0, entretanto outros dados da literatura sugerem para pH<6,9, ambas recomendações associadas principalmente a possível diminuição da contratilidade miocárdica e do tônus vascular. Se houver a indicação, de acordo com os critérios mencionados acima a reposição deverá ser calculada de acordo com a fórmula:

Dose de bicarbonato de sódio (mmol) = 0,3 x peso x base excess

Recomenda-se a reposição utilizando cerca de ⅓ a 1/2 do volume total calculado em decorrência do alto risco de indução da alcalose metabólica caso realizada a reposição na totalidade. Além disso é importante frisar os inúmeros efeitos colaterais relacionados a reposição, como: hipervolemia, hiperosmolaridade, prejuízo na entrega de oxigênio devido ao desvio da curva de saturação da hemoglobina para a esquerda, acidose paradoxal do sistema nervoso central, hipocalemia, hipernatremia, decaimento do pH em pacientes com déficit ventilatório.

Insulinoterapia

A insulinoterapia deverá ser iniciada somente após reidratação inicial, otimização perfusional e suplementação de potássio. Estudo que comparou o tempo de início da insulina, variando de 4 a 8 horas, sugeriu melhora com relação a rapidez da resolução da cetoacidose, sem sinais evidentes de complicações, para administrações mais precoces dentro deste intervalo (até 6 horas).

Apesar de inúmeros estudos avaliarem protocolos utilizando diferentes tipos de insulina (lispro, aspart, glargina) ainda é recomendado o uso da insulina regular como primeira escolha, tendo em vista sua efetividade e custo-benefício.

Com relação às vias de administração estão descritas as vias intramuscular e endovenosa, sem evidência de benefício superior entre elas. Não se recomenda a aplicação subcutânea devido a possibilidade de déficit de absorção principalmente nos cenários de hipoperfusão.

A meta de controle glicêmico para ambos os protocolos considera valores <250mg/dL, variando a velocidade de decaimento entre 50 a 75mg/dL/h, não sendo recomendado decaimento mais rápido que isso devido as importantes variações em osmolaridade.

O protocolo intramuscular preconiza aplicação inicial de 0,2 unidades/kg via intramuscular seguida de monitoramento da glicemia e nova aplicação a cada 1 hora, sendo recomendada que a dosagem das aplicações posteriores sejam calculadas de acordo com a velocidade de decaimento glicêmico:

- se decaimento >75 mg/dL/h – aplicação de 0,05 ui/kg

- se decaimento 50 – 75mg/dL/h – aplicação de 0,1ui/kg

- se decaimento <50 mg/dL/h – aplicação de 0,2ui/kg

Tabela 166-2. – Velocidade de infusão da solução: 250ml solução cristalóide + insulina regular 2,2 UI/kg (cão) 1,1 UI/kg (gatos).

Glicemia (mg/dL)	Suplementação de glicose	Taxa de infusão (ml/hora)
> 250	Não recomendada	10
200 - 250	2,5% dextrose	7
150 - 199	2,5% dextrose	5
100 - 149	5% dextrose	5
< 100	5% dextrose	Suspender infusão

Solução 2,5% dextrose: 25 ml dextrose 50% + 475ml Ringer lactato ou NaCl 0,9%
Solução 5% dextrose: 50 ml dextrose 50% + 450ml Ringer lactato o NaCl 0,9%

O protocolo endovenoso é caracterizado pela infusão contínua da solução de 250ml de cristaloide (recomendado usualmente NaCl 0,9%, porém descrita também utilização em ringer lactato) associada a insulina regular na dose de 2,2 UI/kg (cães) e 1,1 UI/kg (gatos). A velocidade da infusão deverá ser ajustada de acordo com a taxa de decaimento da glicemia, que deverá ser monitorada a cada 2h (**Tabela 166-2**).

Um dos pontos importantes a serem considerados na terapêutica da cetoacidose está relacionado ao monitoramento adequado do paciente para que seja possível manter o uso da insulinoterapia de forma segura, prevendo e evitando hipoglicemias, até que ocorra a resolução da cetonemia.

A transição para a insulina NPH, caninsulin, glargina (a depender do protocolo de alta escolhido) deve ocorrer de forma gradual, sempre monitorando o beta-hidroxibutirado, bem como a gasometria e o perfil eletrolítico. É recomendado que após a transição da insulina regular para a de escolha, ainda durante a internação, o paciente faça uso do protocolo de alta e siga em monitoramento objetivando maior segurança com o protocolo a ser usado de forma crônica após deixar o hospital.

Terapia de suporte

A terapia de suporte deve ser considerada para controle da sintomatologia decorrente da comorbidade tida como fator predisponente e doenças concomitantes.

A analgesia é um ponto importante que deverá ser avaliado com base nas escalas de dor para ambas as espécies.

O suporte gastroentérico também se faz necessário no que diz respeito a controle de náusea, vômito, protetores de mucosa e profilaxia das úlceras de stress para pacientes que apresentarem tal indicação.

A terapia antimicrobiana deverá ser restrita a pacientes que apresentem infecção suspeita ou confirmada de acordo com as comorbidades. Devem ser coletados os materiais para cultura e antibiograma de acordo com o foco suspeito, para que a tomada de decisão pelo antimicrobiano seja completamente direcionada, objetivando o espectro restrito, menor tempo possível de uso e maior eficácia, desta forma cumprindo alguns critérios para evitar a disseminação da resistência antimicrobiana.

Nutrição

É recomendado que o paciente receba a nutrição de forma precoce, assim que houver otimização dos quadros de hidratação, perfusional e eletrolítico, sendo a via enteral a recomendada, para pacientes que possuam débito gástrico de aspiração <0,5ml/kg/h.

Em caso de inapetência deverá ser considerada sondagem nasogástrica ou esofágica, para que seja possível a prescrição nutricional respeitando o requerimento energético, a ser calculado de acordo com a seguinte fórmula: (peso x 30) + 70 = kcal/dia. Principalmente em casos de histórico de hipo/anorexia deverá ser iniciada fração de 25% diária, evoluindo para 100% em 3 a 4 dias.

LITERATURA RECOMENDADA

Fleeman L, Gostelow R. Updates in Feline Diabetes Mellitus and Hypersomatotropism. Vet Clin North Am - Small Anim Pract. 2020;50(5):1085–105.

Macintire DK. Emergency therapy of diabetic crises: Insulin overdose, diabetic ketoacidosis, and hyperosmolar coma. Vet Clin North Am - Small Anim Pract [Internet]. 1995;25(3):639–50.

Thomovsky E. Fluid and Electrolyte Therapy in Diabetic Ketoacidosis. Vet Clin NA Small Anim Pract. 2017;47(2):491–503

Self WH, Evans CS, Jenkins CA, Brown RM, Casey JD, Collins SP. Clinical Effects of Balanced Crystalloids vs Saline in Adults With Diabetic Ketoacidosis A Subgroup Analysis of Cluster Randomized Clinical Trials. 2020;3(11)

Besen BAMP, Boer W, Honore PM. Fluid management in diabetic ketoacidosis: new tricks for old dogs? Intensive Care Med. 2021;47(11):1312–4.

Gal A, Odunayo A. Diabetes Ketoacidosis and Hyperosmolar Hyperglycemic Syndrome in Companion Animals. Vet Clin North Am Small Anim Pract. 2023

Silverstein, D. C., Hopper, K. Smal animal critical care medicine. 3th edition. St Louis. Elsevier; 2023

Feldmann, E. C. Canine & Feline Endocrinology. 4th edition. St Louis. Elsevier; 2015

Coma Hiperosmolar

Aline Bomfim Vieira

167

1. INTRODUÇÃO

O coma hiperglicêmico hiperosmolar não cetótico ou síndrome hiperglicêmica hiperosmolar é uma complicação grave e incomum do diabetes mellitus (DM) caracterizada por hiperglicemia e hiperosmolaridade severas, e depressão do sistema nervoso central na ausência de cetose. Também pode ocorrer após eventos de diurese osmótica não controlada, resultando em hiperosmolaridade do líquido extracelular. Embora a fisiopatologia seja semelhante à da cetoacidose diabética, nestes casos acredita-se que a existência de uma pequena quantidade de insulina (endógena ou exógena) seja suficiente para bloquear a lipólise e a produção de corpos cetônicos, mas incapaz de impedir a hiperglicemia. Diante da diurese osmótica severa induzida pela hiperglicemia (resultado primário da deficiência de insulina) ou de um fator que ocasione desidratação (aumento da diurese ou falta de ingestão), instala-se um quadro de diminuição da perfusão renal, com consequente redução da taxa de filtração glomerular, redução da excreção de glicose, azotemia e hiperosmolaridade. A hiperosmolaridade, portanto, pode ser causada pela própria crise hiperglicêmica associada à hipernatremia secundária, à diurese osmótica e à perda de água livre. A redução do volume de fluido extracelular causa a desidratação neuronal e hipóxia tecidual. A doença acomete mais os animais idosos, principalmente gatos machos castrados e cadelas. Doenças associadas a esta síndrome incluem a insuficiência cardíaca congestiva, asma, insuficiência renal, sepse, doença intestinal inflamatória, infecção do trato urinário, neoplasia, hiperadrenocorticismo, hipertireoidismo e administração de glicocorticoides, diuréticos e betabloqueadores.

2. EXAME FÍSICO

O animal pode apresentar polifagia, polidipsia, poliúria e perda de peso, durante dias, ou semanas antes que o proprietário possa perceber qualquer outra alteração mais grave. É possível notar desidratação grave com aumento do tempo de preenchimento capilar, hipotermia, fraqueza progressiva e letargia que evoluem para estupor e coma, além de todos os sinais hemodinâmicos característicos de hipovolemia. A desidratação cerebral pode culminar em outros sinais neurológicos como reflexos pupilares anormais, déficit de nervos cranianos e convulsões.

3. ACHADOS LABORATORIAIS

O hemograma pode revelar alterações relacionadas a uma doença crônica concorrente (por exemplo, anemia da insuficiência renal crônica) ou leucograma inflamatório em casos de infecção. A bioquímica demonstra hiperglicemia grave (maior que 600mg/dL, podendo alcançar níveis tão altos quanto 1600mg/dL), hipernatremia (principalmente secundária à diurese osmótica), azotemia, hiperfosfatemia e hipocloremia. Apesar da grande depleção de potássio, os valores podem se apresentar falsamente normais devido à hemoconcentração ou mesmo elevados em casos de insuficiência renal anúrica, ou oligúrica. A urinálise revela glicosúria e ausência de corpos cetônicos. O que diferencia a síndrome não-cetótica hiperosmolar "verdadeira" de uma "falsa", é a presença de cetonas de β-hidroxibutirato (tiras reagentes tradicionais não medem este corpo cetônico – checar capítulo 90 de crise cetoacidótica). Nas síndromes consideradas "falsas", um erro de leitura é o responsável pelo diagnóstico equivocado, enquanto na síndrome "verdadeira" a acidose é devido ao aumento de ácido lático, que também é o responsável pelo aumento do anion gap. A osmolaridade medida apresenta valores acima de 350mOsm/L e pode ser calculada pela seguinte fórmula:

$$\text{mOsm/L} = 2\,(\text{Na}^+ + \text{K}^+) + (\text{Glicose}/18) + (\text{Ureia}/6)$$

4. IMAGEM

Exames de imagem podem auxiliar na investigação de comorbidades.

5. ACHADOS HISTOLÓGICOS OU PATOLÓGICOS DE IMPORTÂNCIA NO CONTEXTO

Atrofia das células das ilhotas pancreáticas.

6. DIAGNÓSTICO DIFERENCIAL

- Diabetes mellitus não complicado – polifagia, poliúria, polidipsia e perda de peso com hiperglicemia e glicosúria no jejum sem alterações de consciência.
- Cetoacidose diabética – hiperglicemia e glicosúria no jejum acompanhado de cetonúria e acidose metabólica.

7. ABORDAGEM PRIMÁRIA

A fluidoterapia intravenosa inicial deve ser baseada em metas, e iniciada sempre em provas de carga, com cálculo sequencial da reposição para as primeiras 24 horas. É necessário evitar a sobrecarga hídrica sempre, e deve-se buscar a diminuição lenta dos níveis de glicose, sob risco agudo de formação de edema cerebral. Sugere-se a solução de NaCl 0,9% para guiar as metas (somente até a estabilização macro e microcirculatória mínima necessária), já que soluções hipotônicas neste momento podem precipitar o edema cerebral de forma mais precoce em função da depleção grave de líquido extracelular. Se o nível de sódio for maior que 160mEq/L, utilizar solução hipotônica (NaCl 0,45% mais Glicose 2,5% ou diretamente com solução de glicose 5%). Após a reidratação, está indicada a reposição de potássio no fluido (20mEq/L mínimo por litro de fluido calculado, ou de acordo com o nível de hipocalemia), exceto em casos de hipercalemia. Cheque os níveis de fósforo e magnésio se houver suspeita de alteração, e jamais pense que a falta de cetonas está relacionada a uma crise diabética mais leve.

8. ABORDAGEM SECUNDÁRIA

Após restauração das metas mínimas de reanimação, utilizar fluido de NaCl 0,45% exceto em animais hiponatrêmicos. Só iniciar administração de insulina regular 2-4 horas após o início da fluidoterapia, e sempre com a garantia de que a hemodinâmica se encontra adequada. Pode-se utilizar um dos protocolos sugeridos para a crise cetoacidótica, com uma dose de insulina ligeiramente menor:

- *Insulinoterapia intramuscular* – Insulina regular 0,1UI/kg/IM/h. Reavaliar a glicose a cada hora. Repetir a insulina até que os níveis de glicose estejam menores que 250mg/dL. Interromper a administração de insulina e iniciar suplementação de glicose 50% no fluido (concentração final de 2,5-5%). Mudar a administração da insulina (0,1-0,4 UI/kg/SC a cada 4-6 horas) com ajuste da dose e do horário de administração, para manter a glicemia entre 200 e 300mg/dL.

- *Insulinoterapia por infusão contínua* – Adicionar 1,1UI/kg de insulina regular em 250mL de NaCl 0,9%. Uma vez que a insulina tende a aderir em superfícies plásticas, 50mL desta solução devem ser desprezados. Iniciar a infusão da insulina na velocidade de 10mL/h, em um acesso venoso diferente do utilizado para fluidoterapia, ajustando conforme a tabela (**Tabela 167.1.**).

9. CUIDADOS DEFINITIVOS

Reduzir a osmolaridade gradualmente para evitar edema cerebral. Um monitoramento frequente dos parâmetros macro e microcirculatórios é necessário até a estabilização completa do paciente. Todas as comorbidades devem ser tratadas e a insuficiência renal aguda é uma complicação comum e grave, que piora o prognóstico.

Tabela 167.1. – Velocidade da insulina e tipo de fluido baseado na glicemia

Glicemia (mg/dL)	Velocidade da Insulina (mL/h)*	Fluidoterapia
> 250	10	NaCl 0,9%
200-250	7	NaCl 0,9% +2,5% glicose
150-200	5	NaCl 0,9% +2,5% glicose
100-150	5	NaCl 0,9% + 5,0% glicose
< 100	Parar infusão	NaCl 0,9% + 5,0 % glicose

*2,2UI/kg no cão ou 1,1UI/kg no gato de insulina regular em 250mL de NaCl 0,9% por um acesso venoso diferente do utilizado para repor volume.

10. PONTOS-CHAVE

- O coma hiperosmolar é uma complicação diabética caracterizada por hiperglicemia severa (> 600mg/dL) e hiperosmolaridade, na ausência de cetose.

- O ponto mais importante da terapia é a reposição dos déficits de fluido com redução lenta dos níveis de glicose para evitar desenvolvimento de edema cerebral.

11. LITERATURA RECOMENDADA

1. Drobatz, Kenneth J., et al., eds. Textbook of small animal emergency medicine. John Wiley & Sons, 2018.
2. Creedon, Jamie M. Burkitt, and Harold Davis, eds. Advanced monitoring and procedures for small animal emergency and critical care. John Wiley & Sons, 2023.
3. Gal A, Odunayo A. Diabetes Ketoacidosis and Hyperosmolar Hyperglycemic Syndrome in Companion Animals. Vet Clin North Am Small Anim Pract. 2023 May;53(3):531-550.
4. Gilor C, Graves TK. Synthetic insulin analogs and their use in dogs and cats. Vet Clin North Am Small Anim Pract. 2010 Mar;40(2):297-307.
5. King, Lesley G., and Amanda Boag. BSAVA manual of canine and feline emergency and critical care. No. Ed. 3. British small animal veterinary association, 2018.
6. Mazzaferro, EM. Emergency and Critical Care of Small Animals,Veterinary Clinics of North America: Small Animal Practice, Volume 50, Issue 6, 2020.
7. Greco, Deborah S., and Autumn P. Davidson, eds. Blackwell's Five-Minute Veterinary Consult Clinical Companion: Small Animal Endocrinology and Reproduction. John Wiley & Sons, 2017.
8. O'Brien MA. Diabetic emergencies in small animals. Vet Clin North Am Small Anim Pract. 2010 Mar;40(2):317-33.
9. Parks G. Canine & Feline Endocrinology, 4th edition. Can Vet J. 2017 Aug;58(8):858.
10. Silverstain, DC, Hooper, K. Small Animal Critical Care Medicine. 3rd Ed. Saunders Elsevier, St. Louis, 2022.

Crise Addisoniana

168

Camila Molina Soares
Álan Gomes Pöppl

1. INTRODUÇÃO

Apesar de ainda ser considerada uma doença de apresentação rara, afetando não mais do que 3 a cada 1000 cães, o hipoadrenocorticismo (HA) vêm sendo cada vez mais diagnosticado entre cães, porém em gatos, a doença e o diagnóstico são muito menos frequentes. Muitos diagnósticos são realizados devido à apresentação do paciente em crise Addisoniana, e a divulgação otimizada do tema nos últimos anos, pode ter um papel no aumento nos diagnósticos de hipoadrenocorticismo, um importante diferencial a ser considerado frente a situações de choque cardiocirculatório. Sendo assim, é de suma importância o seu reconhecimento precoce, delineamento diagnóstico preciso e tratamento direcionado.

2. DEFINIÇÃO

As glândulas adrenais possuem uma histologia muito elaborada, sendo divididas em córtex e medula, cada porção dessas corresponde a produção e secreção de distintos hormônios. O córtex produz seus hormônios de acordo com a presença de enzimas específicas presentes em cada uma de suas três zonas. A zona glomerulosa é a zona mais externa e está relacionada à produção de mineralocorticoides, sendo a principal representante do grupo a aldosterona. A expressão da enzima aldosterona sintase nesta zona é fundamental para síntese e secreção do hormônio. Já as zonas fasciculada e reticulada são responsáveis pela produção de glicocorticoides e hormônios sexuais, sendo a zona reticulada mais relacionada a produção de androgênios fracos, e a fasciculada a principal responsável pela produção do cortisol, principal glicocorticoide secretado em cães e gatos. A medula adrenal é a principal responsável pela produção de catecolaminas, sendo as principais epinefrina e norepinefrina.

Segundo o projeto ALIVE (*Agreeing Language in Veterinary Endocrinology*) da Sociedade Europeia de Endocrinologia Veterinária, hipoadrenocorticismo é um termo guarda-chuva para descrever diversos quadros que levam a redução da função do córtex adrenal, seja de origem natural ou iatrogênica, levando à deficiência na produção e secreção de glicocorticoides, mineralocorticoides, ou ambos.

Podemos classificá-lo de acordo com sua etiologia em HA primário e secundário. O primário está relacionado à disfunção direta das glândulas adrenais, comumente associada a processos autoimunes, doenças neoplásicas, granulomatosas ou iatrogênico, associado à adrenalectomia bilateral, ou terapia medicamentosa do hipercortisolismo (por exemplo, mitotano, trilostano). Já o HA secundário é caracterizado por deficiência de glicocorticoides secundário a prejuízo na secreção hipofisária do hormônio adrenocorticotrófico (ACTH), causado principalmente por neoplasias, trauma ou iatrogenia (seja por suspensão abrupta de fármacos como glicocorticoides ou progestágenos, ou intervenções cirúrgicas como hipofisectomia ou pós-adrenalectomia de um tumor secretor de glicocorticoides), que levam a diminuição consequente da secreção de cortisol pelas glândulas adrenais.

O HA primário classicamente leva a deficiência de ambos, cortisol e aldosterona, levando ao quadro clássico chamado de doença de Addison, atualmente denominado de "HA hiponatrêmico e/ou hipercalêmico". A deficiência conjunta de glicocorticoides e de mineralocorticoides, causa sintomatologia e achados laboratoriais compatíveis com o déficit tanto de cortisol quanto aldosterona, sendo essa a principal responsável pelas alterações eletrolíticas comumente encontradas (hiponatremia e hipercalemia).

Ainda de acordo o projeto ALIVE o quadro clínico descrito anteriormente como "hipoadrenocorticismo atípico" deve ser nomeado de hipoadrenocorticismo eunatrêmico eucalêmico, sendo caracterizado principalmente pela ausência de alterações eletrolíticas no momento do seu diagnóstico. Nestes casos, a mensuração do ACTH endógeno é útil na diferenciação entre HA primário ou secundário, estando esse valor normal ou aumentado em casos de doença primária e reduzido nos casos da apresentação secundária. É importante enfatizar que a ausência de hiponatremia e hipercalemia em um paciente com HA não permite assumir que a função da zona glomerulosa esteja preservada (i.e. deficiência isolada de glicocorticóides). Apesar de ser possível haver deficiências isoladas de glico ou de mineralocorticoides, a maioria dos pacientes com HA eunatrêmico eucalêmico apresenta resultados de aldosterona abaixo do limite de referência, e o mecanismo por trás da manutenção de sódio e potássio inalterados nestes casos não é bem compreendido. Clinicamente, um ponto-chave importante é que a ausência de hiponatremia, hipercalemia e/ou ausência de relação sódio:potássio baixa não exclui HA.

3. FISIOPATOLOGIA, APRESENTAÇÃO CLÍNICA E LABORATORIAL

Por apresentarem inúmeras funções importantes para a homeostase, os glicocorticoides e mineralocorticoides quando em quantidades insuficientes podem levar a uma miríade de sinais relacionados a reduzida ativação dos seus receptores teciduais (**Quadro 168.1.**).

Como consequência do déficit de glicocorticoides podem ser apresentados achados como anemia (associada à diminuição do estímulo à eritropoiese e/ou perdas gastroentéricas), hipoglicemia, hipocolesterolemia, hipercalcemia (secundária ao prejuízo em calciúria), hipotensão (tanto devido à hipovolemia por desidratação severa, quanto por diminuição do controle de tônus vascular e integridade endotelial). Além dos sinais gastroentéricos, como hiporexia, a anorexia, êmese e diarreia, sinais como melena e hematoquezia podem ocorrer secundariamente a alterações de motilidade, aumento de permeabilidade vascular, estase e lesões em mucosas (ulcerações), principalmente em decorrência de hipoperfusão. Importante salientar que a doença inflamatória intestinal representa um importante diagnóstico diferencial a ser considerado, pois são comuns os achados compatíveis com ambas enfermidades, como espessamento de mucosa em exame ultrassonográfico ou até mesmo infiltrado inflamatório em avaliação histopatológica, ambos achados secundários ao déficit de glicocorticoides.

Com relação ao déficit mineralocorticoide, o principal sinal clínico costuma ser a bradicardia associada a hipercalemia, de acordo com o prejuízo na excreção de potássio. Hipovolemia e desidratação também podem ser evidentes devido à reduzida reabsorção renal de sódio e cloro, levando a hiponatremia e hipocloremia, associada a menor reabsorção de água no néfron distal. Por fim, a menor excreção de íons H+ e reabsorção prejudicada de bicarbonato (HCO_3), frequentemente causam acidose metabólica.

A alteração em razão sódio: potássio (Na:K) se deve ao desbalanço eletrolítico citado acima (hiponatremia, hipercalemia). Quanto menor essa razão, maior a probabilidade diagnóstica, valores < 20 podem apresentar especificidade de até 100% para o diagnóstico. Valores de Na:K < 22 associados a relação neutrófilo: linfócito < 2,3 só foram documentados em pacientes com HA primário. Porém, é importante relembrar que frente à presença de hipercalemia todos os diferenciais para tal deverão ser descartados. Além disso, menos de 10% dos pacientes com baixa relação Na:K (< 27) apresentam HA, e até 80% dos HA podem não apresentar alterações eletrolíticas ao diagnóstico.

Tabela 168.1. – Manifestações clínicas – Crise Addisoniana.

- Letargia.
- Anorexia, perda de peso, dor abdominal.
- Vômito, diarreia, melena, hematoquezia.
- Bradicardia, hipotermia, fasciculações.
- Hipotensão, pulso filiforme, choque circulatório.
- Poliúria, polidipsia, desidratação.
- Histórico de resposta à terapia prévia inespecífica.
- Recorrência dos sintomas.

Com a diminuição na reabsorção de sódio e cloro a natriurese passa a ser presente, contribuindo para a diurese e perda de volume, sendo observado com frequência poliuria, diminuição na densidade urinária por diluição e polidipsia na tentativa de compensação. No entanto, devido ao mal-estar gastrointestinal, muitos pacientes entram em olidodipisia, ou até adipsia, levando a uma desidratação severa. Frente à hipovolemia pode ocorrer a diminuição da taxa de filtração glomerular e azotemia pré-renal, comumente observada nesse cenário. Insuficiência cardíaca com disfunção sistólica ao diagnóstico de HA primário, responsiva à após reposição hormonal, também já foi relatada.

No leucograma, comumente observamos a ausência do leucograma de estresse (leucocitose, neutrofilia, linfopenia, monocitose, eosinopenia), fator esse que deverá chamar atenção, principalmente quando associado a pacientes clinicamente enfermos. A eosinofilia absoluta ou relativa (ausência de eosinopenia em um paciente crítico) pode ser frequentemente observada, como consequência da ausência de sequestro medular comumente causado frente à exposição aos glicocorticoides. A avaliação da razão neutrófilos:linfócitos < 2,3, associados à Na:K < 22, podem trazer grande auxílio no diagnóstico presuntivo de HA primário como previamente descrito.

Os exames de imagem podem trazer informações adicionais importantes. A ultrassonografia pode demonstrar atrofia bilateral das adrenais com alterações em espessura e ecogenicidade das glândulas, porém cabe ressaltar que mensurações normais não excluem o diagnóstico. Algumas anormalidades associadas à hipovolemia como microhepatia e diminuição de baço também podem ser observadas, assim como microcardia e achatamento de veia cava em radiografia de tórax. Megaesôfago também pode ser documentado. Todas estas anormalidades tendem a normalizar após tratamento e estabilização hidroeletrolítica; exceto as alterações nas imagens adrenais.

4. DIAGNÓSTICO

O cortisol basal pode ser utilizado como triagem, sendo que valores > 2,0mcg/dL (20ng/mL) em um paciente crítico descartam a hipótese diagnóstica de hipoadrenocorticismo.

O diagnóstico definitivo deve ser realizado através do teste de estimulação por ACTH (TEACTH), considerado o teste *"gold standard"*, ou *exame de referência*, o qual demonstrará baixa resposta de cortisol sérico ao ACTH sintético injetado, denotando valores abaixo da normalidade tanto na amostra basal quanto na pós-ACTH. Quando utilizado ACTH sintético (tetracosactide ou cortrosyn), doses de 1 a 5mcg/kg são confiáveis para aplicação no teste para diagnóstico de HA. Recentemente, uma apresentação de ACTH suíno recombinante foi lançada no mercado nacional, recomendando-se uma dose mínima de 5mcg/kg com esta apresentação.

A dosagem do ACTH endógeno poderá auxiliar na diferenciação com relação à etiologia do processo (primário X secundário) e nos casos em que a terapia de reposição, a níveis fisiológicos e por curto período, com glicocorticoides foi iniciada, ou seja, nesse cenário a dosagem do ACTH endógeno ainda poderá se demonstrar aumentada nos pacientes com HA primário. É importante atentar para as especificações com relação ao processamento das amostras, recomenda-se centrifugação refrigerada imediata, separação e congelamento do plasma, ou análise imediata.

Na ausência de ACTH sintético para realizar um TEACTH, a avaliação da razão cortisol:ACTH poderá ser utilizado como diagnóstico, considerando que os valores de cortisol estarão diminuídos e de ACTH aumentando, conferindo uma razão diminuída entre esses dois valores.

A avaliação da relação cortisol:creatinina urinária também é válida como auxiliar no diagnóstico do HA, se mostrando significativamente diminuído quando comparadas à pacientes saudáveis ou com doenças com apresentações similares, porém com resposta normal no TEACTH.

5. TRATAMENTO

Inicialmente os principais objetivos da terapia emergencial consistem em otimização hemodinâmica e perfusional, baseada em rehidratação; correção dos distúrbios eletrolíticos e *status* ácido-base; correção da hipoglicemia e suporte gastroentérico. Posteriormente a essa primeira abordagem é recomendada a reposição hormonal.

5.1. – Fluidoterapia

Assim como descrito no capítulo específico, a fluidoterapia deverá ser direcionada pelo acrônimo TROL (*type, rate, objectives, limits*).

Anteriormente recomendava-se o uso de solução salina NaCl 0,9% como fluido de escolha, porém atualmente recomendamos que seja avaliado caso a caso de acordo com as individualizações pautadas em eletrólitos e situação ácido-base.

Pacientes com hiponatremia grave, podem se beneficiar da solução salina NaCl 0,9%, porém vale ressaltar que o incremento de sódio deve ser cuidadoso, não excedendo 12mEq/kg/h, devido ao risco de desmielinização secundário à mielinólise osmótica. Importante a utilização do cálculo de déficit de sódio dado pela fórmula: ([Na alvo] – [Na do paciente]) X (0,6 X peso) + 1). Devido a este cuidado na reposição de sódio em pacientes severamente hiponatrêmicos, o emprego de solução hipersaturada de sódio (por exemplo, NaCl 7,5%) na ressuscitação volêmico-pressórica do paciente Addisoniano é contraindicado.

De acordo com a individualização relacionada à escolha do fluido a utilização de cristaloides balanceados poderá ser recomendada em casos de acidose metabólica grave associada, onde os tampões podem auxiliar nesse cenário. Apesar de conterem em sua formulação uma pequena quantidade de potássio, ainda assim auxiliam na terapêutica da hipercalemia promovendo diluição e otimização do fluxo e excreção renal, prejudicado inicialmente pela hipovolemia.

A taxa de infusão inicialmente poderá ser de 10mL/kg em 30-60 minutos, para os pacientes que se apresentem hipovolêmicos, com déficit perfusional associado, podendo esse ser analisado através de avaliação de pulso, mucosas, presença de borborigmos, delta temperatura, TPC, dosagem de lactato e saturação venosa central. Recomenda-se a utilização de até três abordagens nas três primeiras horas, a depender da necessidade individual de cada paciente. Posteriormente à estabilização as taxas deverão ser calculadas de acordo com as perdas diárias, débito urinário e balanço hídrico (consultar o capítulo de fluidoterapia para informações mais detalhadas).

Importante que a fluidoterapia seja guiada por localização hemodinâmica, parâmetros perfusionais centrais e periféricos. A utilização da ultrassonografia *point of care* poderá auxiliar a guiar a terapia através do *ECO-fast* e avaliação do índice de colabamento da veia cava caudal, objetivando a possível avaliação de fluidoresponsividade, e também, como guia qualitativo de acomodação de volume. Já o *T-FAST* poderá auxiliar com relação ao monitoramento dos níveis de segurança, como, por exemplo, monitoramento de linhas B como indicativos de presença de líquido intersticial pulmonar.

É imprescindível o monitoramento do débito urinário e balanço hídrico para esses pacientes, bem como pesagem diária e monitoramento do ganho de peso durante o período da hospitalização.

5.2. – Hipercalemia

Na maior parte dos casos, a hipercalemia é consideravelmente amenizada paralelamente à reidratação, porém pacientes que apresentem sinais graves eletrocardiográficos associados a ela deverão receber a terapêutica direcionada, em especial na persistência de hipercalemia perigosa (por exemplo, > 8mEq/L) em um paciente já reidratado.

Recomenda-se o uso de gluconato de cálcio 10%, na dose de 0,5-1,5mL/kg em 10-20 minutos (sob monitoramento eletrocardiográfico) tendo por objetivo a proteção dos cardiomiócitos com relação ao efeito da hipercalemia e não a normalização do potássio sérico. Uma alternativa, pode ser a infusão de glicose (por exemplo, dextrose 25% 0,7-1g/kg, IV, em 3 a 5 minutos) para indução de secreção endógena de insulina, otimizando a translocação de potássio para o meio intracelular.

Na ausência de hipoglicemia associada, o protocolo de insulina regular associado a infusão de glicose pode ser implementado. No entanto, devido à deficiente gliconeogênese e tendência à hipoglicemia no paciente Addisoniano, este manejo deve ser considerado uma última escolha caso as medidas anteriores não tenham surtido efeito. Recomenda-se insulina regular 0,5U/kg IV combinada com dextrose 25% 2g/por U de insulina. A glicemia do paciente deverá ser monitorada de forma contínua devido ao risco de hipoglicemia associado.

A terapia com terbutalina também pode ser indicada, de acordo com sua ação em Na/KATPase e translocação intracelular de potássio, 0,01mg/kg IV em 5 a 10 minutos ou 0,03mg/kg SC, importante reconsiderar uso subcutâneo em caso de hipoperfusão.

5.3. – Acidose metabólica

O manejo da acidose metabólica com bicarbonato de sódio é controverso, pois a maior parte dos pacientes apresentam normalização da concentração sérica de bicarbonato após fluidoterapia adequada e reposição hormonal. A reposição só deve ser considerada mediante acidose grave associada (pH < 7,1, HCO_3 < 10,0, pCO_2 < 10). É importante atentar-se à gravidade dos efeitos adversos associados a reposição de bicarbonato, como: acidose paradoxal do SNC, alcalose metabólica, hipocalcemia iônica, além de hipóxia tecidual devido ao bloqueio do efeito Bohr, causando prejuízo na entrega de oxigênio.

5.4. – Anemia

Pacientes com anemia grave, que inicialmente poderá estar mascarada diante da desidratação severa (hemoconcentração), deverão ser avaliados de acordo com parâmetros de perfusão e quadro geral, sendo recomendado considerar transfusão de concentrado de hemácias compatível para aqueles que apresentem prejuízo hemodinâmico/perfusional (taquicardia, taquipneia, rebaixamento do nível de consciência, hiperlactatemia, desbalanço entre consumo e oferta de O_2) associados à anemia.

5.5. – Suporte Gastroentérico

Deverá ser considerado para os pacientes que apresentem sinais gastroentéricos, como êmese, diarreia, melena, hematoquezia. Poderão trazer benefícios nesse cenário ondansetrona, citrato de maropitant, inibidores de bomba de hidrogênio, e sucralfato, entre outros, de acordo com cada caso. Na medida do possível, a retomada precoce da alimentação deve ser estimulada para redução do risco de translocação bacteriana. Eventualmente, estimulantes do apetite podem se fazer necessários, mas normalmente o apetite normaliza rapidamente após terapia sintomática e reposição hormonal.

5.6. – Terapia de reposição hormonal emergencial

A terapia de reposição hormonal pode prejudicar de forma importante o diagnóstico definitivo se iniciada antes da confirmação do diagnóstico de HA, por isso é recomendado que o diagnóstico seja realizado antes de seu uso. Em casos de instabilidade hemodinâmica grave, como hipotensão e déficit perfusional, não responsivo às manobras listadas anteriormente, sugere-se aplicação única de dexametasona 0,1-2,0mg/kg IV, devido ao fármaco não apresentar reação cruzada com o cortisol nos imunoensaios aplicados para medir cortisol.

Após realização do teste de estimulação com ACTH, poderá ser iniciada a terapia de reposição com dose inicial de dexametasona 0,1-2mg/kg IV seguida de 0,05-0,1mg/kg IV a cada 12 horas, ou hidrocortisona 5mg/kg IV seguido de 1mg/kg IV a cada 6 horas, ou infusão contínua 0,3mg/kg/hora.

A terapia oral de reposição glicocorticoide com prednisolona 0,1 a 0,2mg/kg/dia deverá ser iniciada somente quando o paciente apresentar condições gastroentéricas normalizadas, bem como aceitação da dieta. Eventualmente pode-se iniciar com doses maiores de até 0,5mg/kg/dia, e ir realizando-se uma redução gradual até as doses de 0,05 a 0,2mg/kg/dia de acordo com a tolerância do paciente ao longo dos dias/semanas seguintes, em especial em pacientes que ficarão internados por mais dias após recuperarem o apetite, com vistas a suplementação adicional de glicocorticoide suficiente para cobrir a demanda aumentada pelo estresse da internação.

Para a reposição de mineralocorticoides recomenda-se o uso de pivalato de desoxicorticosterona (DOCP) 2,2mg/kg IM ou SC, a cada 25 dias. A via SC é eficaz no manejo de longo prazo, mas caso o fármaco esteja disponível na internação durante o manejo inicial da crise, a via IM é preferível caso o paciente ainda não esteja adequadamente hidratado. O monitoramento deverá ser individualizado, de acordo com as mensurações de eletrólitos a serem realizadas 7, 15 e 21 dias após a aplicação. Evidências crescentes vêm demonstrando eficácia de doses menores (1,1 a 1,5mg/kg) e duração de efeito mais prolongado, permitindo reaplicação a cada 30 dias.

Caso, o DOCP não esteja disponível, a função mineralocorticoide dependerá da administração oral de acetato de fludrocortisona (0,01mg/kg a cada 12h); no entanto, a mesma só poderá ser implementada após estabilização gastroentérica e aceitação de alimentação. Contudo, a suplementação de fluidos associada à reposição de glicocorticoides pode garantir certa estabilidade de "função" mineralocorticoide temporariamente, uma vez que os efeitos da aldosterona (retenção de sódio, cloreto e água, e a excreção de potássio e hidrogênio) serão mantidos por conta da reposição hidroeletrolítica (correção da hiponatremia, hipocloremia e hipovolemia) e expansão do volume plasmático e perfusão renal (correção da hipercalemia e acidose metabólica). Apesar da dexametasona não apresentar efeito mineralocorticoide, outros glicocorticoides como a hidrocortisona e a prednisona/prednisolona podem ligar fracamente aos receptores mineralocorticoides auxiliando na reposição da função. Devido à fludrocortisona não ser um mineralocorticoide puro, e apresentar também efeitos glicocorticoide, quando empregada, a dose de prednisona/prednisolona poderá ser reduzida.

6. LITERATURA RECOMENDADA

1. Scott-Moncrieff JC. Hypoadrenocorticism. In Canine and feline endocrinology. Fourth edition. St. Louis. Elsevier. 2015

2. DiBartola SP, Morais HA. Disorders of calcium: Hypocalemia and hyperkalemmia. In Fluid, electrolyte and acid-base disorders in small animal practice. Fourth edition. St. Louis. Elsevier 2012

3. Creedon JB. Hypoadrenocorticism. In Small animal critical care medicine. Second edition. St. Louis. Elsevier. 2015

4. Koenig A. Endocrine emergencies in dogs and cats. Vet Clin North Am - Small Anim Pract. 2013;43(4):869-97

5. Rebocho R, Domínguez-Ruiz M, Englar RE, Arenas C, Pérez-Alenza MD, Corsini A, et al. Use of deoxycorticosterone pivalate by veterinarians: A western european survey. Vet Sci. 2021;8(11)

6. Boretti FS, Meyer F, Burkhardt WA, Riond B, Hofmann-Lehmann R, Reusch CE, et al. Evaluation of the Cortisol-to-ACTH Ratio in Dogs with Hypoadrenocorticism, Dogs with Diseases Mimicking

Hypoadrenocorticism and in Healthy Dogs. J Vet Intern Med. 2015;29(5):1335-41

7. Lathan P, Thompson A. Management of hypoadrenocorticism (Addison’s disease) in dogs. Vet Med Res Reports. 2018;Volume 9:1-10

8. Wenger M, Mueller C, Kook PH, Reusch CE. Ultrasonographic evaluation of adrenal glands in dogs with primary hypoadrenocorticism or mimicking diseases. Vet Rec. 2010;167(6):207-10

9. Unasekaran T, Sanders RA. Ventricular systolic dysfunction in dogs diagnosed with hypoadrenocorticism. J Vet Cardiol. 2022;41:231-5

10. Boysen SR. Fluid and Electrolyte Therapy in Endocrine Disorders: Diabetes Mellitus and Hypoadrenocorticism. Vet Clin North Am - Small Anim Pract. 2008;38(3):699-717

11. Pöppl ÁG, da Silva CC, de Carvalho GLC, Soila R, Furtado PV. Canine endogenous adrenocorticotrophic hormone preanalytical stability after sample shipping in dry ice or recyclable ice bars. Cienc Rural. 2020;51(1):1-5

12. Koenig A. Endocrine emergencies in dogs and cats. Vet Clin North Am - Small Anim Pract. 2013;43(4):869-97

13. Baumstark ME, Sieber-Ruckstuhl NS, Müller C, Wenger M, Boretti FS, Reusch CE. Evaluation of aldosterone concentrations in dogs with hypoadrenocorticism. J Vet Intern Med. 2014;28(1):154-9.

14. Del Baldo F, Gerou Ferriani M, Bertazzolo W, Luciani M, Tardo AM, Fracassi F. Urinary cortisol-creatinine ratio in dogs with hypoadrenocorticism. J Vet Intern Med. 2022

15. Hauck C, Schmitz SS, Burgener IA, Wehner A, Neiger R, Kohn B, et al. Prevalence and characterization of hypoadrenocorticism in dogs with signs of chronic gastrointestinal disease: A multicenter study. J Vet Intern Med. 2020;34(4):1399-405

16. Thompson AL, Scott-Moncrieff JC, Anderson JD. Comparison of classic hypoadrenocorticism with glucocorticoid-deficient hypoadrenocorticism in dogs: 46 cases (1985-2005). J Am Vet Med Assoc. 2007;230(8):1190-4

17. Wakayama JA, Furrow E, Merkel LK, Armstrong PJ. A retrospective study of dogs with atypical hypoadrenocorticism: a diagnostic cut-off or continuum? J Small Anim Pract. 2017;58(7):365-71

18. Zeugswetter FK, Schwendenwein I. Diagnostic efficacy of the leukogram and the chemiluminometric ACTH measurement to diagnose canine hypoadrenocorticism. Tierarztl Prax Ausg K Kleintiere Heimtiere. 2014;42(4):223-30

19. Hess RS. Hypoadrenocorticism. In: Ettinger SJ, Feldman EC, Côté E. Textbook

20. of Veterinary Internal Medicine. 8th Ed. Elsevier. 2017. p. 4423-4437.

21. Reagan KL, Reagan BA, Gilor C. Machine learning algorithm as a diagnostic tool for hypoadrenocorticism in dogs. Domestic Animal Endocrinology. 72 (2020) 106396.

22. Vincent AM, Okonkowski LK, Brudvig JM, et al. Low-dose desoxycorticosterone pivalate treatment of hypoadrenocorticism in dogs: A randomized controlled clinical trial. J Vet Intern Med. 2021;1-9.

169

Distúrbios do Cálcio

Camila Molina Soares

1. INTRODUÇÃO

Devido ao déficit no ensino, a fisiologia metabólica muitas vezes não recebe a importância que merece, fazendo com que seus principais pontos passem muitas vezes despercebidos. Tal fato leva a um prejuízo grande no que diz respeito ao entendimento da fisiologia como um todo, bem como sua aplicação prática e direcionada principalmente nos atendimentos emergenciais. Infelizmente ainda hoje observamos certa negligência no que diz respeito ao tema e sua aplicação nas rotinas, por isso, é de suma importância que o conteúdo seja explanado de forma direta e sucinta com o objetivo de otimizar a sua utilização.

2. HOMEOSTASE DO CÁLCIO

O cálcio possui duas principais funções: estrutural, no que diz respeito à manutenção do esqueleto, principalmente armazenado como sais de hidroxiapatita, e funcional através de uma miríade de ações extra e intracelulares. Cerca de 99% do cálcio corporal total está depositado nos ossos, o que os torna um importante reservatório e apenas 1% circulante no líquido extracelular e tecidos moles, sendo 0,5% desse conteúdo circulante transportado ligado a proteínas, principalmente albumina e os outros 0,5% em sua forma ativa, como cálcio iônico.

O cálcio é um dos principais eletrólitos presentes no corpo, desempenhando papel indispensável em inúmeras funções, inclusive sendo denominado "mensageiro iônico universal" por alguns autores (**Quadro 169.1.**).

Quadro 169.1. – Principais Funções do Cálcio

- Divisão mitótica.
- Tônus vasomotor.
- Metabolismo ósseo.
- Secreção hormonal.
- Motilidade intestinal.
- Contração muscular.
- Reações enzimáticas.
- Contratilidade cardíaca.
- Coagulação sanguínea.
- Condução do impulso nervoso.
- Secreção de neurotransmissores.

Além de seu importante papel intracelular, as concentrações extracelulares de cálcio também desempenham importantes papéis em determinados órgãos como glândulas paratireoides, rins, células C da tireoide, principalmente através da ligação em receptores de membrana recentemente descritos.

Os principais hormônios responsáveis por sua regulação são o paratormônio (PTH), o calcitriol (1,25-dihidroxivitamina D) e a calcitonina. Na vida fetal, a placenta e as paratireoides produzem o paratormônio *relative-protein* (PTHrP), que promove sua função análoga se ligando a receptores de PTH, porém após o nascimento as paratireoides passam a produzir o PTH de forma predominante, mantendo esse padrão de secreção ao longo da vida. O intestino, rins e ossos são os principais órgãos alvo desses hormônios, sendo os dois primeiros os maiores responsáveis pela homeostase do cálcio.

O PTH é um hormônio hipercalcemiante, sintetizado pelas células foliculares das glândulas paratireoides em resposta à hipocalcemia ou baixos índices de calcitriol (metabólito ativo da vitamina D, conhecido também como 1,25 dihidroxivitamina D3). As principais funções do PTH são a reabsorção óssea através da atividade osteoclástica; reabsorção tubular renal de cálcio; e ativação da hidroxilação mitocondrial renal de 25-hidroxivitamina D3 (calcidiol), promovendo aumento do calcitriol, que vai desempenhar seu papel na reabsorção intestinal de cálcio e fósforo. A inibição da secreção de PTH ocorre secundária às situações de aumento do cálcio ionizado e calcitriol (**Figura 169.1.**)

A vitamina D (calciferol) possui um importante papel no metabolismo do cálcio, sendo considerada um hormônio. Diferente de humanos, os cães e gatos não realizam a síntese de vitamina D mediada pela luz solar, por isso sua obtenção nessas duas espécies é através da dieta. Após a ingestão ela é hidroxilada no fígado em 25 (OH)D3 (calcidiol), sendo posteriormente hidroxilada em sua forma ativa 1,25 (OH) D3 (calcitriol) nas células proximais dos túbulos renais. Tal processo é mediado principalmente pela ação do PTH, calcitriol, fósforo, cálcio ionizado, fator de crescimento fibroblástico 23 (FGF-23). Ou seja, baixos níveis de fósforo, calcitriol e cálcio estimulam a síntese de calcitriol, que é regulada negativamente no caso de aumento dessas substâncias.

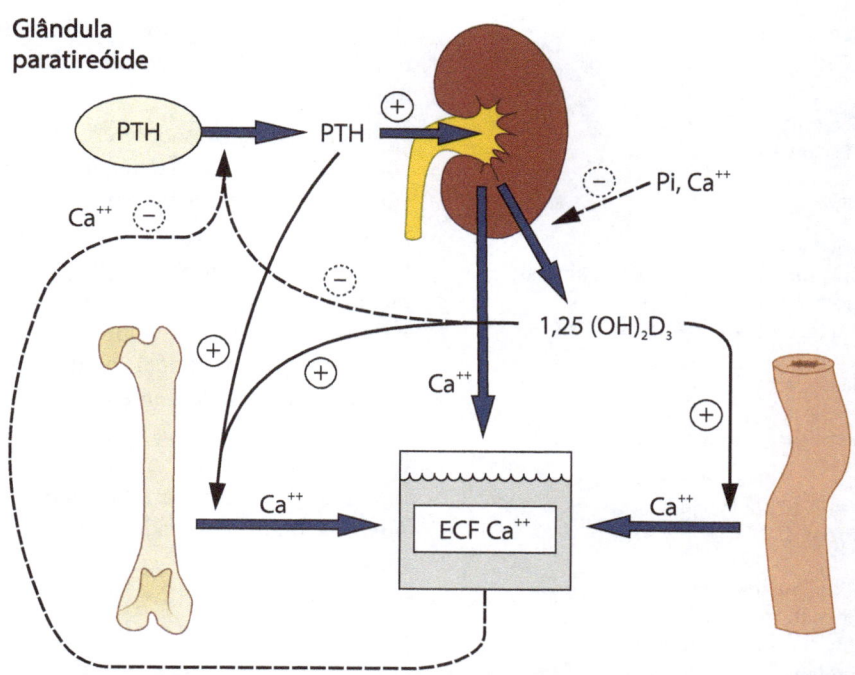

Figura 169.1. – O principal efeito direto do PTH é aumentar o cálcio extracelular através da reabsorção óssea e reabsorção tubular renal, e indireto através do aumento da síntese de calcitriol, promovendo otimização da absorção intestinal. (Adaptado de Dibartola SP, 2012)

A calcitonina é secretada em resposta a hipercalcemia, sendo um hipocalcemiante leve, atuando principalmente na inibição da reabsorção óssea de cálcio e promoção da calciurese.

3. ANÁLISES LABORATORIAIS

Recomenda-se a utilização de soro ou plasma heparinizado, pois os anticoagulantes como citrato ou ácido etilenodiamino tetra-acético (EDTA) possuem propriedade quelantes, devendo ser evitados. Fatores como lipemia podem influenciar também na dosagem, sendo assim deve ser considerado jejum antes da coleta. Valores de referência (**Quadro 169.2.**).

Sendo o cálcio ionizado a forma biologicamente ativa, é essa mensuração que deve ser utilizada para o entendimento sobre o *status* de cálcio do paciente. Não é recomendado o emprego de fórmulas de conversão, a partir da dosagem de cálcio total, para prever o cálcio ionizado, principalmente em pacientes críticos.

Para converter a concentração de cálcio de mmol/L para mg/dL basta multiplicar mmol/L por 4.

Quadro 169.2. – Concentrações séricas normais de cálcio ionizado (Cai) e cálcio total (CaT)* para cães e gatos.

	Cão	Gato
Cálcio ionizado	1,2-1,5mmol/L 5,0-6,0mg/dL	1,1-1,4mmol/L 4,5-5,5mg/dL
Cálcio total	9,0-11,5mg/dL 2,2-3,8mmol/L	8,0-10,5mg/dL 2,0-2,6mmol/L

4. HIPOCALCEMIA

Considera-se hipocalcemia, por definição, valores de cálcio ionizado, para cães < 1,25mmol/L (< 5,0mg/dL) e cálcio total < 8,0mg/dL, no entanto, para gatos, os valores considerados são < 1,1mmol/L (< 4,5mg/dL) e total < 7,0mg/dL.

A presença de sinais clínicos associados comumente ocorre com valores de cálcio total < 7,0mg/dL e cálcio ionizado < 0,8mmol/L.

4.1. – Causas

Antes de iniciar a busca completa por diagnósticos diferenciais, é de completa relevância, que sejam descartadas as causas de alterações pré-analíticas e erros laboratoriais como, uso de EDTA, diluição com heparina, calibração das metodologias automáticas.

As causas de hipocalcemia podem ser divididas em comum, ocasional e incomum (**Quadro 169.3.**).

Em pacientes criticamente enfermos e hospitalizados é comum a apresentação de hipocalcemia, nesse cenário é comumente associada a sepse, síndrome da resposta inflamatória sistêmica, trauma, obstrução uretral, síndrome de lise tumoral, cetoacidose diabética, ou como consequência de terapêuticas instituídas durante a terapia intensiva: uso de drogas que diminuem *turnover* ósseo (bifosfonados); transfusões de sangue maciças (citrato como anticoagulante); uso de diuréticos de alça (furosemida); calciurese exacerbada ou hipocalcemia dilucional devido a fluidoterapia. Mecanismos como, deficiência ou resistência a vitamina D, hipoparatireoidismo adquirido e hipomagnesemia também devem ser considerados.

Quadro 169.3. – Causas de hipocalcemia

- **Comuns:**
  o Hipoalbuminemia.
  o Doença renal crônica/Injúria renal aguda.
  o Tetania puerperal (Eclâmpsia).
  o Pancreatite aguda.

- **Ocasionais:**
  o Trauma de tecidos moles, rabdomiólise.
  o Hipoparatireoidismo primário – idiopático, espontâneo, iatrogênico (tireoidectomia bilateral).
  o Hipoparatireoidismo secundário – depleção ou excesso de magnésio.
  o Intoxicação por etilenoglicol.
  o Enema de fosfato.
  o Após administração de bicarbonato.

- **Incomuns:**
  o Infarto de adenoma de glândula paratireoide.
  o Infusão rápida de fosfatos.
  o Dilucional.
  o Hipovitaminose D, hipomagnesemia.
  o Transfusões maciças (citrato).
  o Hiperparatireoidismo secundário nutricional.
  o Síndrome de lise tumoral.

Adaptado de DiBartola, 2012

4.2. – Manifestações clínicas

A diminuição do cálcio ionizado sérico promove aumento da excitabilidade neuromuscular, sendo as manifestações clínicas comumente variáveis de acordo com a magnitude, duração e cronicidade da hipocalcemia. Quadros agudos geralmente se apresentam com manifestações severas, podendo levar a alterações hemodinâmicas e circulatórias graves (hipotensão, redução da contratilidade cardíaca), paralisia dos músculos respiratórios e óbito (**Quadro 169.4.**).

Quadro 169.4. – Manifestações clínicas de hipocalcemia.

- **Comuns:**
  o Tremores, fasciculações musculares.
  o Prurido facial (parestesia).
  o Convulsões.
  o Marcha rígida.
  o Alterações comportamentais (excitabilidade, desorientação, agressividade).

- **Ocasionais:**
  o Febre.
  o Taquicardia.
  o Letargia.
  o Anorexia.
  o Prolapso da terceira pálpebra.
  o Catarata lenticular posterior.

- **Incomum:**
  o Poliúria, polidipsia.
  o Hipotensão.
  o Parada cardiorrespiratória, óbito.

Adaptado de DiBartola, 2012

A correção de hipocalemia (K) em gatos com hipocalcemia (Ca) concomitante pode maximizar os sinais clínicos de hipocalcemia.

Em humanos, são descritos dois testes físicos utilizados como auxiliares no diagnóstico de hipocalcemia. O sinal de Chvostek é bem descrito como sintomatologia de hipocalcemia, podendo ser considerado presente através da presença de espasmos dos músculos faciais em resposta à percussão do nervo facial na região zigomática. Já o sinal de Trousseau pode ser induzido com um manguito de pressão arterial inflado acima da pressão arterial por pelo menos 2 minutos, sendo a resposta positiva considerada frente a espasmo do carpo por 5 a 10 segundos de duração após a liberação do manguito ou enquanto o manguito é inflado. Apesar de os testes mencionados não terem sido descritos para cães, sinais de espasmos musculares intensos foram observados durante testes de reflexos em cães hipocalcêmicos.

4.3. – Terapia

O tratamento deve ser individualizado com base na causa, severidade das manifestações clínicas, velocidade de queda do cálcio e tendência de diminuição, sendo indicada terapia intensiva em pacientes que apresentem sintomatologia grave. O principal objetivo da terapia não é retornar os valores para os níveis normais, mas sim a estabilização dos sinais clínicos.

A correção de hipocalemia em gatos com hipocalcemia concomitante pode maximizar os sinais clínicos de hipocalcemia.

4.4. – Terapia Emergencial

Reposição endovenosa com Gluconato de cálcio 10%

Bolus: 0,5-1,5ml/kg, a ser realizado em bolus lento de 10 a 30 minutos (equivalente a 5-15mg/kg de Ca elemental). A reposição endovenosa deverá ocorrer sob monitorização eletrocardiográfica contínua, devendo ser descontinuada em casos de indicadores de cardiotoxicidade como bradicardia, prolongamento S-T, encurtamento Q-T. Após a infusão os sinais clínicos ainda podem persistir por 30 a 60 minutos.

4.5. – Terapia de Manutenção

Infusão contínua: Poderá ser necessária em situações de necessidade de reposição contínua (até a medicação via oral ser efetiva). Recomenda-se cálcio elemental 60-90mg/kg/dia (2,5-3,75mg/kg/h). O gluconato de cálcio 10% possui 9,3mg cálcio/ml. Deverá ser utilizada solução salina NaCl 0,9% uma vez que os sais de cálcio precipitam em soluções que contenham lactato, acetato, bicarbonato e fosfato.

Importante ter cautela com relação ao acesso venoso, os sais de cálcio podem causar necrose local severa e mineralizações.

A terapia subcutânea com sais de cálcio não deve ser utilizada devido ao potencial de desenvolver necrose tecidual mesmo quando diluído.

É recomendada a administração de metabólitos da vitamina D, que podem levar dias até que desempenhem o efeito desejado na otimização da absorção intestinal de cálcio, de acordo com a apresentação:

Ergocalciferol (Vit D2): doses iniciais altas costumam ser necessárias para manutenção de normocalcemia 4000-6000U/kg/dia, apresentando efeito cerca de 5 a 14 dias após o início da terapia. Em alguns casos, o cálcio parenteral pode ser descontinuado cerca de 1 a 5 dias após o início da suplementação com a vitamina D. Os pacientes deverão permanecer internados até valores de cálcio total entre 8 e 10mg/dL. A recomendação de alta geralmente consiste em administração de D2 em dias alternados. O monitoramento deverá ser semanal, sendo realizados reajustes de acordo com valores meta de cálcio total entre 8-9,5mg/dL. Em caso de hipercalcemia, a terapia deverá ser descontinuada de 1 a 4 semanas até que ocorra o decaimento devido à propriedade de lipossolubilidade.

Calcitriol (1,25 dihidroxivitamina D3): é a forma mais potente de mobilização intestinal e atividade osteoblástica. Apresenta pico sérico em torno de 4 horas, possui meia vida de 4 a 6 horas e meia vida biológica de 2 a 4 dias, em caso de hipercalcemia, a resposta ao reajuste é rápida. A dose inicial de 20-30mg/kg/dia deve ser utilizada por 2 a 4 dias, devendo ser diminuída para 5-15ng/kg/dia, dividida em duas administrações.

Para a suplementação oral de sais de cálcio, recomenda-se a utilização na apresentação carbonato de cálcio (500mg corresponde a 200mg de cálcio), por provocar menor irritação gástrica do que as demais formas. Para gatos, recomenda-se 0,5-1g/dia dividido em duas doses. Para cães 1-4g/dia dividido em duas doses. A dose de suplementação oral poderá ser reavaliada de acordo com a resposta e a terapia adjunta com vitamina D.

A meta com a suplementação é manter o cálcio ionizado entre 0,9-1,1mmoL/L. O paciente deverá ser monitorado, principalmente com relação aos possíveis efeitos colaterais como hipercalcemia, calciuria, nefro/urolitiases, nefropatia.

5. HIPERCALCEMIA

A relevância clínica da hipercalcemia está geralmente associada a valores de cálcio ionizado > 1,5mmoL/L e cálcio total > 12mg/dL em cães e cálcio ionizado > 1,4mmoL/L e cálcio total > 11,0mg/dL em gatos.

5.1. – Causas

A hipercalcemia pode ser apresentada como consequência de inúmeras causas, dentre as principais: neoplásicas, hormonais e metabólicas (**Quadro 169.5.**).

5.2. – Manifestações Clínicas

As manifestações clínicas associadas à hipercalcemia podem ser amplas, principalmente se considerarmos a miríade de causas que podem estar envolvidas no processo (**Quadro 169.6.**).

Quadro 169.5. – Principais causas de hipercalcemia em cães e gatos

- **Não patológicas:**
  - Pré-analíticas – erro laboratorial, ausência de jejum, lipemia.
  - Animais em crescimento.

- **Transitórias:**
  - Hemoconcentração, hiperproteinemia, hipotermia.
  - Hipoadrenocorticismo.

- **Patológicas:**
  - Dependentes de paratireoide – Hiperparatireoidismo primário.
  - Independente de paratireoides.
  - Associada a malignidade – hipercalcemia humoral da malignidade.
  - Neoplasias – linfoma, adenocarcinoma de glândula apócrina dos sacos ad-anais, carcinomas (pulmão, pâncreas, pele, mama), timoma, mieloma múltiplo.
  - Malignidades hematológicas – osteólise de medula óssea, hipercalcemia osteolítica
  - Idiopática (comum em gatos).
  - Doença renal crônica, injúria renal aguda.
  - Hipervitaminose D (rodenticidas – colecalciferol, plantas, cremes).
  - Doenças granulomatosas.
  - Lesões ósseas (osteomielite, Osteodistrofia hipertrófica, osteoporose).
  - Quelantes de fósforo contendo cálcio.
  - Hipervitaminose A.
  - Toxicidade da uva.

Quadro 169.6. – **Manifestações Clínicas Associadas à Hipercalcemia**

- **Comuns:**
  - Polidipsia, poliúria.
  - Anorexia.
  - Desidratação.
  - Letargia, fraqueza.
  - Vômito.
  - Azotemia pré-renal.

- **Incomuns:**
  - Constipação.
  - Arritmia.
  - Convulsões, espasmos.
  - Injúria renal aguda, nefro//urolitíases.

5.3. – Tratamento

O tratamento da hipercalcemia está intimamente relacionado ao conhecimento da causa e ao tipo de apresentação: agudo, subagudo, crônico. Dificilmente quadros crônicos irão se apresentar com sintomatologias graves desenvolvidas de forma aguda. Sendo assim, é importante que seja realizada a triagem completa com o objetivo de aceitar ou refutar as hipóteses diagnósticas diferenciais.

Valores de cálcio sérico iguais ou maiores do que 16mg/dL podem direcionar para a recomendação da terapia emergencial. Valores mais baixos também podem necessitar de terapia agres-

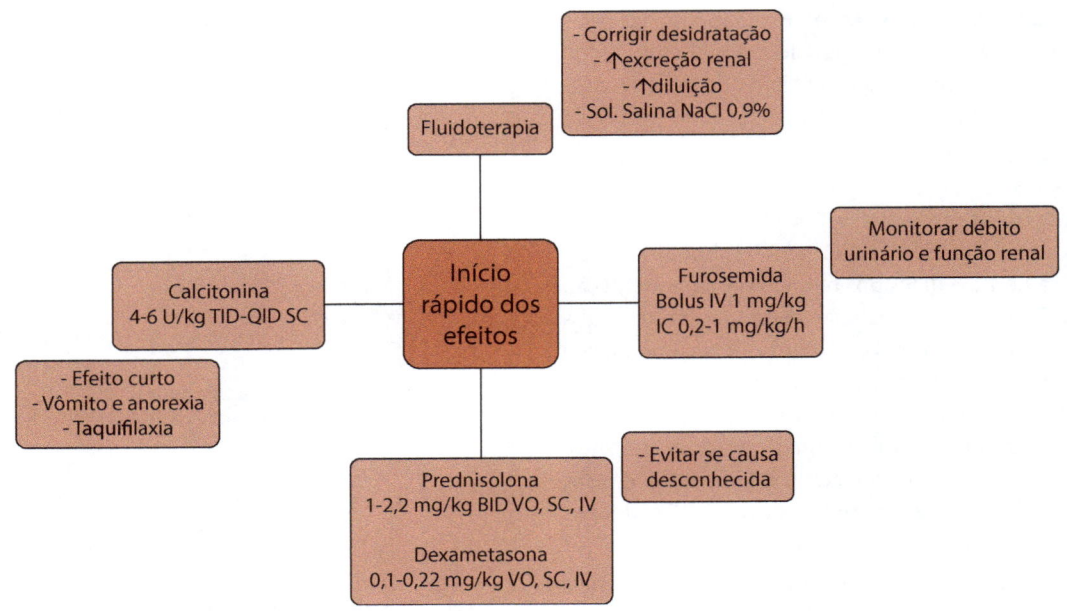

Figura 169.2. – Terapia aguda da hipercalcemia.

siva, de acordo com as apresentações clínicas, principalmente neurológicas e cardíacas.

5.4. – Terapia Emergencial

Tem como principal objetivo a diminuição dos níveis séricos de cálcio até que seja estabelecido o diagnóstico definitivo para que seja posteriormente realizado o manejo crônico baseado na causa. A principal meta não é retornar os valores para os níveis séricos normais, mas sim o controle das manifestações clínicas.

O tratamento emergencial consiste principalmente em promover o aumento da excreção renal de cálcio; inibir a reabsorção óssea; promover o *shift intracelular* de cálcio para demais compartimentos; aumentar a excreção extrarrenal de cálcio e redução do transporte intestinal (**Figura 169.2.**).

Fluidoterapia: além do objetivo de promover reidratação do paciente, que se encontra desidratado na maioria das apresentações, a fluidoterapia tem como função otimizar a calciurese através do aumento da taxa de filtração glomerular. A solução de escolha é NaCl 0,9% por não conter cálcio em sua composição, além de ter maior concentração de sódio, promovendo resultados mais rápidos no decaimento do cálcio.

Diuréticos: A utilização de diuréticos após reidratação representa a segunda linha de tratamento, sendo a furosemida recomendada por promover a excreção urinária de cálcio. A infusão contínua de furosemida pode ser mais segura por promover menores variações da concentração sérica do fármaco. A diurese promovida pela terapia é considerável, sendo necessário monitoramento contínuo da hidratação do paciente, uma vez que a desidratação pode piorar a magnitude da hipercalcemia. Recomenda-se a dose de 1mg/kg seguido de infusão contínua 1mg/kg/h. Como alternativa pode ser utilizado 2 a 4mg/kg

BID ou TID IV, ou IM, porém é menos efetivo em promover a diminuição do cálcio sérico. Tiazídicos são contraindicados por promover hipocalaciúria, podendo desta forma agravar a hipercalcemia.

Glicocorticoides: Os principais mecanismos de ação envolvidos no emprego dos glicocorticoides na diminuição do cálcio sérico consistem em: diminuir a reabsorção óssea, diminuir a absorção intestinal de cálcio e promover calciurese. Tal terapia promove redução significativa do Ca para animais com linfoma; adenocarcinoma de glândulas apócrinas dos sacos anais; mieloma múltiplo; timoma; hipoadrenocorticismo; hipervitaminose D; hipervitaminose A; doenças granulomatosas; tendo menor efeito sobre as outras causas de hipercalcemia. Alguns gatos com hipercalcemia idiopática também podem se beneficiar da terapia.

Calcitonina: Pode ser recomendada em pacientes com hipercalcemia severa, promovendo diminuição de até 3mg/dL do cálcio total, porém é uma terapia considerada onerosa e de efeitos curtos (horas), além de efeitos adversos associados como, vômito e anorexia. A dosagem recomendada, com base em seu uso para humanos, é de 4ui/kg IV, seguido por 4 a 8ui/kg SC SID ou BID. A calcitonina é considerada antídoto para os raticidas que contenham colecalciferol, sendo recomendada na literatura a dosagem de 8ui/kg SC SID; 5ui/kg SC QID; 4-7ui SC QID ou TID.

5.5. – Terapia Subaguda, Crônica

Bifosfonados: Diminuem a atividade osteoclástica, induzindo osteoclastos a apoptose. A inibição da reabsorção pode levar de 1 a 2 dias.

Pamidronato: É a terapia de escolha em veterinária para hipercalcemia, recomenda-se 1,3-2mg/kg IV em 150mL de solução salina NaCl 0,9% em infusão de 2-4 horas, o tratamento pode ser repetido em 1 semana, mas considera-se uso mensal. O uso endovenoso é preferido ao oral devido a efeitos colaterais como vômito, desconforto abdominal e náusea. Pode representar toxicidade renal com doses de 10mg/kg de pamidronato, sendo recomendada a correção da desidratação previamente ao uso.

Alendronato: 5-20mg VO/a cada 7 dias, atentar para sinais gastroentéricos.

6. LITERATURA RECOMENDADA

1. DiBartola SP. Disorders of calcium: Hypercalcemia and hypocalcemia. In Fluid, electrolyte and acid-base disorders in small animal practice. Fourth edition. St. Louis. Elsevier 2012

2. Feldman EC. Hypercalcemia and hyperparathyreoidism. In Canine and feline endocrinology. Fourth edition. St. Louis. Elsevier. 2015

3. Green TA, Chew DJ. Calcium disorders. In Small animal critical care medicine. Second edition. St. Louis. Elsevier. 2015

4. Groman RP, Acvim D. Acute Management of Calcium Disorders. Top Companion Anim Med. 2012;27(4):167-71

5. Greco DS. Endocrine Causes of Calcium Disorders. Top Companion Anim Med. 2012;27(4):150-5.

6. Brito Galvão JF, Schenck PA, Chew DJ. A Quick Reference on Hypocalcemia. Vet Clin North Am - Small Anim Pract. 2017;47(2):249-56

7. Brito Galvão JF, Schenck PA, Chew DJ. A Quick Reference on Hypocalcemia. Vet Clin North Am - Small Anim Pract. 2017;47(2):249-56.

8. Coady M, Fletcher DJ, Goggs R. Severity of Ionized Hypercalcemia and Hypocalcemia Is Associated With Etiology in Dogs and Cats. Front Vet Sci. 2019;6:1-10

170

Coma Mixedematoso

Aline Bomfim Vieira

1. INTRODUÇÃO

O Coma Mixedematoso é uma complicação emergencial rara, e potencialmente fatal, em animais portadores de hipotireoidismo. Ocorre em função da diminuição no metabolismo celular oxidativo, na calorigênese e na taxa metabólica basal, em decorrência da falta dos hormônios tireoidianos (tiroxina e tri-iodotironina). O termo "mixedema" se refere ao aspecto edematoso da pele em função do acúmulo de mucopolissacarídeos, ácido hialurônico e água, que a deixa espessa e com dobras principalmente na região da face ("face trágica") – **Figuras 170.1. e 170.2.** A maioria dos casos de coma mixedematoso foi descrita em cães da raça Doberman entre dois e cinco anos, sem predileção por sexo.

2. EXAME FÍSICO

Ao exame físico é possível perceber fraqueza profunda, bradicardia, hipotermia sem tremores, hipotensão, hipoventilação e baixo nível de consciência, que pode evoluir para o estupor e coma. Muitos pacientes em crise hipotireoidiana grave não apresentam mixedema ou coma. Os sinais dermatológicos clássicos do hipotireoidismo podem estar presentes (alopecia endócrina, hiperqueratose, hiperpigmentação e infecções secundárias) em conjunto com o mixedema na pele e face (**Figuras 170.1. e 170.2.**). Alguns animais podem desenvolver ainda edema pulmonar, efusão pleural ou abdominal.

3. ACHADOS LABORATORIAIS

Os exames laboratoriais demonstram, além das alterações clássicas do hipotireoidismo (anemia arregenerativa associada à lipemia e hipercolesterolemia), a presença de hipoxemia, hipercapnia, hiponatremia e hipoglicemia. Os valores dos hormônios tireoidianos (T4 total e T4 livre – este último preferencialmente por método de diálise de equilíbrio) encontram-se muito baixos ou indetectáveis, enquanto o TSH (hormônio estimulador da tireoide) idealmente apresenta níveis elevados.

4. IMAGEM

A radiografia torácica pode revelar um padrão pulmonar alveolar ou interstícial peri-hilar no caso de edema pulmonar, assim como achados típicos de efusão pleural (como a presença de líquido no espaço pleural, nas fissuras interlobares e perda de definição dos bordos cardíaco e diafragmático). Já a radiografia abdominal pode não apresentar definição visceral adequada nos casos de efusão, que pode ser confirmada por ultrassonografia. O ecocardiograma comumente revela uma leve disfunção ventricular sistólica esquerda, que é branda quando comparada àquela encontrada em animais com cardiomiopatia dilatada.

Figura 170.1. – Cão, fêmea, sem raça definida, 13 anos, com sinais de coma mixedematoso. Notar mixedema de face (face trágica).

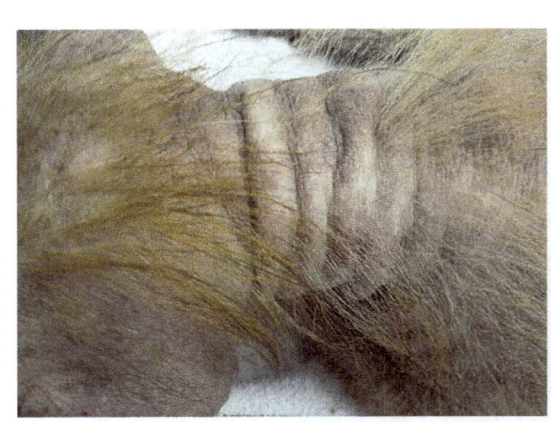

Figura 170.2. – Pele, alopecia endócrina, hiperqueratose, e hiperpigmentação.

5. ACHADOS HISTOLÓGICOS OU PATOLÓGICOS DE IMPORTÂNCIA NO CONTEXTO

A pele demonstra espessamento, hiperqueratose, atrofia folicular, aumento do conteúdo de mucina e vacuolização do músculo pilo-eretor. A tireoide comumente apresenta infiltrado inflamatório secundário à tireoidite linfocítica, mas existem casos de atrofia.

6. DIAGNÓSTICO DIFERENCIAL

- Cardiomiopatia Dilatada – achados ecocardiográficos muito mais graves, e normalmente não associados a lesões em pele.
- Hipoadrenocorticismo – sinais mimetizam uma doença gastrointestinal ou renal, com relação sódio e potássio menor que 27.
- Cetoacidose Diabética – presença de hiperglicemia com glicosúria, cetonúria, acidose metabólica e aumento de anion gap.
- Encefalopatia Hepática – níveis séricos de ureia reduzidos, hiperamonemia, aumento de sais biliares e cristais de urato de amônia.

7. ABORDAGEM PRIMÁRIA

- O tratamento do mixedema é dividido em tratamento, suporte, suplementação hormonal com levotiroxina e tratamento de doenças concorrentes.
- Iniciar suporte de oxigenação de acordo com a necessidade, e caso a hipóxia seja refratária e a presença de hipercapnia, seja evidente, deve-se utilizar suporte ventilatório mecânico.
- Iniciar fluidoterapia intravenosa, sempre em provas de carga e cumprindo metas na abordagem inicial. Suplementar a solução com glicose a 50% (concentração final de 2,5-5%) em casos de hipoglicemia.
- O tratamento com levotiroxina deve ser feito inicialmente por via intravenosa (5mcg/kg/BID). Efeitos adversos como arritmias cardíacas e pneumonia devem ser monitorados.
- Administrar glicocorticoides: Dexametasona (0,5-1,0mg/kg/IV) nos casos de suspeita de falência adrenal aguda ou hidrocortisona (0,5mg/kg/IV a cada 6 horas por 4 dias, subsequentemente, a cada 8 horas do 5° dia até o 8° dia, e do 8° dia até a alta hospitalar, a cada 12 horas) devido à possibilidade de distúrbio adrenal do doente grave no caso de pacientes em choque séptico (ver capítulo de CIRCI).

8. ABORDAGEM SECUNDÁRIA

- Quando a crise mixedematosa estiver resolvida, estabelece-se o tratamento oral do hipotireoidismo com levotiroxina sódica (por exemplo, Tyrox°, 0,01 a 0,02mg/kg/PO/BID). A administração oral deve ser ajustada individualmente.
- Administrar antimicrobianos de amplo espectro em casos de infecções.
- Evitar aquecimento ativo com fluidos ou colchões térmicos que podem piorar a hipotensão. Priorize o aquecimento central, e somente permita o aquecimento periférico quando houver estabilização hemodinâmica completa.

9. CUIDADOS DEFINITIVOS

O coma de mixedema tem uma alta taxa de mortalidade e o sucesso depende do reconhecimento rápido da doença e do suporte emergencial baseado em metas.

10. PONTOS-CHAVE

- O coma mixedematoso é uma complicação emergencial rara, e potencialmente fatal, em animais portadores de hipotireoidismo. No entanto, muitos pacientes em crise hipotireoidiana grave não apresentam mixedema ou coma.
- Sinais clínicos comuns incluem fraqueza profunda, bradicardia, hipotermia sem tremores, hipotensão, hipoventilação e baixo nível de consciência, que pode evoluir para o estupor e coma. Sinais dermatológicos clássicos do hipotireoidismo também podem estar presentes.
- O tratamento do mixedema é dividido em tratamento, suporte, suplementação hormonal com levotiroxina e tratamento de doenças concorrentes.

11. LITERATURA RECOMENDADA

1. Atkinson K, Aubert I. Myxedema coma leading to respiratory depression in a dog. Can Vet J. 2004 Apr;45(4):318-20.
2. Drobatz, Kenneth J., et al., eds. Textbook of small animal emergency medicine. John Wiley & Sons, 2018.
3. Finora K, Greco D. Hypothyroidism and myxedema coma. Compend Contin Educ Vet. 2007 Jan;29(1):19-31
4. King, Lesley G., and Amanda Boag. BSAVA manual of canine and feline emergency and critical care. No. Ed. 3. British small animal veterinary association, 2018.
5. Mazzaferro, EM. Emergency and Critical Care of Small Animals, Veterinary Clinics of North America: Small Animal Practice, Volume 50, Issue 6, 2020.
6. Greco, Deborah S., and Autumn P. Davidson, eds. Blackwell's Five-Minute Veterinary Consult Clinical Companion: Small Animal Endocrinology and Reproduction. John Wiley & Sons, 2017.
7. Guglielmini C, Berlanda M, Fracassi F, Poser H, Koren S, Baron Toaldo M. Electrocardiographic and echocardiographic evaluation in dogs with hypothyroidism before and after levothyroxine supplementation: A prospective controlled study. J Vet Intern Med. 2019 Sep;33(5):1935-1942.
8. Henik RA, Dixon RM. Intravenous administration of levothyroxine for treatment of suspected myxedema coma complicated by severe hypothermia in a dog. J Am Vet Med Assoc. 2000 Mar 1;216(5):713-7, 685.
9. Parks G. Canine & Feline Endocrinology, 4th edition. Can Vet J. 2017 Aug;58(8):858.
10. Silverstain, DC, Hooper, K. Small Animal Critical Care Medicine. 3rd Ed. Saunders Elsevier, St. Louis, 2022.

171 CIRCI – Insuficiência de Corticosteroides Relacionada à Doença Crítica

Camila Molina Soares

1. INTRODUÇÃO

Anteriormente conhecida como insuficiência adrenal relativa, em 2008 teve sua nomenclatura atualizada, pela *Society of Critical Care Medicine (SCCM)*, passando então a ser reconhecida como *Critical Illness Related Corticosteroids Deficiency (CIRCI)*. É caracterizada pela atividade anti-inflamatória intracelular mediada por glicocorticoide inadequada, diante a doença crítica, resultando em inflamação sistêmica desregulada.

No cenário da doença crítica ocorrem diversas alterações nos eixos hormonais, sendo uma das mais descritas a influência sob o eixo hipotálamo – hipófise – adrenal. Associado ao estímulo adrenérgico principalmente mediado pela norepinefrina, na presença de citocinas inflamatórias como TNF-a, IL-1b, IL-6, ocorre o estímulo à secreção de CRH pelo hipotálamo, e consequentemente de ACTH pela hipófise, culminando na secreção de cortisol pelo córtex da glândula adrenal, que pode inclusive ser utilizado como um marcador prognóstico e de gravidade neste contexto. Após a secreção do cortisol ele é transportado pelas proteínas carreadoras de cortisol (CBG) e albumina até o local alvo, onde será dissociado destes transportadores para que tenha acesso à célula alvo e desempenhe seu efeito biológico.

2. FISIOPATOLOGIA

A CIRCI pode ser causada por interferência em qualquer um dos pontos-chave desde a produção até a ligação do cortisol em seu respectivo receptor, são as principais causas descritas:

a. Alteração na síntese e secreção de cortisol pela glândula adrenal.

b. Processo inflamatório/hemorrágico adrenal: coagulação intravascular disseminada, tromboembolismo, alteração hemodinâmica/perfusional.

c. Diminuição na disponibilidade de colesterol esterificado.

d. Inibição direta da esteroidogênese: por citocinas, drogas, sedativos, interrupção abrupta de terapia com glicocorticoides.

e. Alteração na síntese e secreção de CRH/ACTH.

f. Processo inflamatório/hemorrágico do hipotálamo/hipófise: coagulação intravascular disseminada, tromboembolismo, alteração hemodinâmica/perfusional.

g. Inibição da síntese de ACTH: apoptose neuronal mediada por óxido nítrico, drogas, interrupção abrupta de terapia crônica com glicocorticoides, aumento do feedback negativo por excesso de cortisol circulante (mecanismos de secreção ACTH-independentes).

h. Alterações no metabolismo do cortisol.

i. Diminuição de transporte de cortisol: *Down-regulation* na síntese de proteínas carreadoras de cortisol e albumina.

j. Redução na degradação do cortisol: diminuição da expressão e atividade das enzimas 5-redutase inativadoras de cortisol no fígado, diminuição da expressão e atividade da hidroxiesteroide desidrogenase nos rins.

k. Resistência ao cortisol nos tecidos alvo.

l. Atividade inadequada dos receptores de glicocorticoides (GR): redução da densidade de GR, ativação excessiva NF-kappa beta.

Cabe frisar que diversos fármacos comumente utilizados em nossa rotina da terapia intensiva também podem contribuir. Benzodiazepínicos e opioides podem diminuir a concentração de cortisol sérico. Alguns fármacos possuem efeito direto na inibição da 11 beta hidroxilase (responsável pela conversão de desoxicortisol em cortisol), dentre eles: etomidato, cetoconazol, altas doses de fluconazol. O etomidato também possui efeito sobre a esteroidogênese, atuando diretamente no bloqueio das enzimas mitocondriais do citocromo P450, seu efeito pode persistir por até 24 horas em pacientes humanos críticos.

3. MANIFESTAÇÕES CLÍNICAS

As manifestações clínicas são inespecíficas e incluem: fraqueza, vômito, diarreia, febre, dor abdominal. Importante citar que as manifestações da doença de base podem se sobrepor as da CIRCI, dificultando a suspeita diagnóstica. Em humanos a manifestação mais comum é a hipotensão refratária a volume, com necessidade de vasopressores.

4. DIAGNÓSTICO

A CIRCI sempre deve ser considerada diagnóstico diferencial nos pacientes com alteração hemodinâmica que necessitem de terapia vasopressora. Ainda não está completamente elucidada a padronização sobre a recomendação diagnóstica, porém tanto na medicina humana, quanto na medicina veterinária a utilização do teste de estimulação com ACTH é descrita. Estudo que avaliou cães sépticos realizou a estimulação com ACTH (250ug/cão IM) e demonstrou que animais com delta cortisol < 3ug/dL foram mais predispostos a hipotensão e menor sobrevivência. Outro estudo com cães criticamente enfermos (torção vólvulo-gástrica, trauma, sepse) foram submetidos a estimulação com ACTH (5ug/kg IV), os pacientes que demonstraram delta cortisol igual ou menor que 3ug/dL necessitaram receber vasopressores durante o período de tratamento.

Cabe ressaltar que tal resposta ao teste, baixo delta cortisol, relaciona-se a ausência de secreção do hormônio mediante estímulo pelo ACTH, porém os valores de cortisol comumente se apresentam normais ou aumentados nesse momento. Portanto, deve ser considerado o diagnóstico para cães que necessitem de terapia vasopressora refratária, sendo 3 os principais possíveis cenários diagnósticos:

- Cortisol basal normal ou elevado e amostra pós ACTH menor que a faixa de referência.
- Cortisol basal normal ou elevado e amostra pós ACTH menos do que 5% maior do que amostra basal.
- Delta cortisol igual ou menor do que 3ug/dL.

Para a espécie felina existe grande escassez no que diz respeito a padronização diagnóstica, porém um estudo demonstrou que o grupo de gatos sépticos apresentou delta cortisol próximo de 2,5ug/dL enquanto o grupo controle demonstrou delta cortisol de cerca de 6,5ug/dL.

5. TRATAMENTO

O tema é bastante extenso e fruto de pesquisa há anos na medicina humana, são vários os estudos conduzidos na tentativa de demonstrar benefício terapêutico na utilização de cortisona para pacientes críticos. Estudos da década de 1970 demonstraram algum benefício. Ao longo dos anos 1980-1990 foi demonstrada utilização de doses mais altas de metilprednisolona que se correlacionaram com aumento dos efeitos adversos como infecções. Em 2002, o estudo conduzido por Annane *et al.*, demonstrou redução da mortalidade em pacientes com choque séptico que receberam tratamento com baixas doses de hidrocortisona e fludrocortisona, sem efeitos deletérios associados. Frente ao resultado promissor do estudo citado anteriormente, em 2008 foi conduzido o estudo CORTICUS que não demonstrou benefício na sobrevida de pacientes com choque séptico tratados com hidrocortisona, apesar de aparentemente ter reduzido o tempo de reversão do choque possibilitando desmame mais precoce da droga vasoativa, porém, o grupo de hidrocortisona também apresentou aumento da incidência de infecção incluindo novos episódios de sepse e choque séptico.

Em 2016, a *Surviving Sepsis Campaign* apresentou como recomendação fraca com baixo nível de evidência a utilização da hidrocortisona para pacientes em choque instáveis, em uso de vasopressores e fluidoterapia. O estudo APROCCHS, publicado em 2018, demonstrou benefício sobre a mortalidade de pacientes em choque séptico que receberam baixas doses de fludrocortisona e hidrocortisona. Já em 2019, o famoso estudo ADRENAL, publicado no *New England Journal of Medicine*, tinha como objetivo testar se pacientes em choque séptico que recebessem hidrocortisona apresentariam menor mortalidade. No total foram submetidos ao estudo 3800 pacientes, sendo 1860 no grupo controle e 1853 no grupo intervenção. Não houve alteração na sobrevida em 90 dias dos pacientes do grupo intervenção em comparação ao grupo controle. A atual *Surviving Sepsis Campaign* (2021) sugere o uso da hidrocortisona 200mg, para pacientes em choque séptico que estejam em uso de vasopressores e reanimação volêmica adequada, porém não apresentaram otimização hemodinâmica.

Na medicina veterinária os estudos são escassos, compreendendo alguns estudos piloto e relatos de caso. A recomendação para o uso veterinário é de hidrocortisona 2,5-3mg/kg/dia em infusão continua sendo recomendada a continuidade do tratamento para pacientes que apresentem otimização hemodinâmica após o início da terapia. Algumas fontes recomendam o uso em aplicações intermitentes, como, por exemplo, 0,5mg/kg a cada 6 horas.

6. LITERATURA RECOMENDADA

1. Martin LG. Critical Illness-Related Corticosteroid Insufficiency in Small Animals. Vet Clin North Am – Small Anim Pract. 2011;41(4):767-82.
2. Marchetti M, Pierini A, Favilla G, Marchetti V. Critical illness-related corticosteroid insufficiency in dogs with systemic inflammatory response syndrome: A pilot study in 21 dogs. Vet J [Internet]. 2021;273:105677.
3. Annane D, Pastores SM, Rochwerg B, Arlt W, Balk RA, Beishuizen A, et al. Guidelines for the diagnosis and management of critical illness-related corticosteroid insufficiency (CIRCI) in critically ill patients (Part I): Society of Critical Care Medicine (SCCM) and European Society of Intensive Care Medicine (ESICM) 2017. Intensive Care Med. 2017;43(12):1751-63.
4. Annane D, Pastores SM, Arlt W, Balk RA, Beishuizen A, Briegel J, et al. Critical illness-related corticosteroid insufficiency (CIRCI): a narrative review from a Multispecialty Task Force of the Society of Critical Care Medicine (SCCM) and the European Society of Intensive Care Medicine (ESICM). Intensive Care Med. 2017;43(12):1781-92.
5. Annane D, Azoulay E. Effect of Treatment With Low Doses of Hydrocortisone and Fludrocortisone on Mortality in Patients With Septic Shock. 2015;288(7).
6. Annane D, Renault A, Buisson CB, Megarbane B, Quenot J, Siami S, et al. Hydrocortisone plus Fludrocortisone for Adults with Septic Shock. 2018;809-18.
7. Peyton JL, Burkitt JM. Critical illness-related corticosteroid insufficiency in a dog with septic shock: Case Report. J Vet Emerg Crit Care. 2009;19(3):262-8.
8. Marik PE, Pastores SM, Annane D, Meduri GU, Sprung CL, Arlt W, et al. Recommendations for the diagnosis and management of corticosteroid insufficiency in critically ill adult patients: Consensus statements from an international task force by the American College of Critical Care Medicine. Crit Care Med. 2008;36(6):1937-49.
9. Sprung C, Annane D, Keh D, Moreno R, Singer M, Freivogel K, et al. Hydrocortisone Therapy for Patients with Septic Shock. 2008.

Seção IX

10. Evans L, Rhodes A, Alhazzani W, Antonelli M, Coopersmith CM, French C, et al. Surviving sepsis campaign : international guidelines for management of sepsis and septic shock 2021. Intensive Care Med. 2021.

11. Martin LG. Critical Illness-Related Corticosteroid Insufficiency in Small Animals. Vet Clin North Am - Small Anim Pract [Internet]. 2011;41(4):767-82.

12. Prittie JE, Barton LJ, Peterson ME, Kemppainen RJ, Herr LG, Fox PR. Pituitary ACTH and adrenocortical secretion in critically ill dogs. J Am Vet Med Assoc. 2002;220(5):615-9.

13. Silverstein, D. C., Hopper, K. Smal animal critical care medicine. 3th edition. St Louis. Elsevier; 2023.

14. Mateos Moreno L, Palacios García N, Estrada García FJ. Insuficiencia suprarrenal en el enfermo crítico: nuevos conceptos etiopatogénicos e implicaciones terapéuticas. Endocrinol Diabetes y Nutr. 2017;64(10):557-63.

15. Correa M, Glass P, Harward M, Joyce C, Li Q, Mcarthur C, et al. Adjunctive Glucocorticoid Therapy in Patients with Septic Shock. 2018;1-12.

16. Costello MF, Fletcher DJ, Silverstein DC, et al. Adrenal insufficiency in feline sepsis [abstract 6]. In: Proceedings of the American College of Veterinary Emer- gency and Critical Care Postgraduate Course 2006: Sepsis in Veterinary Medi- cine. San Francisco (CA); 2006. p. 41.

Controle Glicêmico no Paciente Grave

172

Camila Molina Soares

1. INTRODUÇÃO

O termo disglicemia se refere às alterações no valor da glicose sérica, sendo essas alterações importantes achados para pacientes enfermos, sem histórico prévio de diabetes, principalmente no cenário da terapia intensiva.

A hiperglicemia, no contexto do paciente crítico, é considerada um determinante independente de prognóstico e marcador de gravidade, correlacionando-se com aumento da mortalidade para pacientes humanos, assim como já descrito na medicina veterinária.

É documentado que cerca de 16% de cães doentes apresentam quadro de hiperglicemia, além da correlação dessa situação com o incremento da mortalidade. Estudo com cães que sofreram traumatismo cranioencefálico, e outro, que avaliou pacientes cardiopatas, também evidenciaram aumento da glicemia nessas duas populações.

Estudo que avaliou 623 cães, sem histórico prévio de diabetes, admitidos no serviço de emergência, demonstrou disglicemia em 49,1% dos animais, sendo que 40,1% apresentavam hiperglicemia, 50,9% normoglicemia e 9% hipoglicemia. O grupo hiperglicêmico apresentou maior mortalidade (33,2%) quando comparado ao grupo normoglicêmico (24,9%), p = 0,03. O grupo das disglicemias demonstrou hiperglicemia mais frequente para o grupo proveniente do trauma, enquanto a hipoglicemia foi mais demonstrada para o grupo séptico. De forma semelhante, o grupo hipoglicêmico também apresentou maior mortalidade (44,6%) quando comparado ao normoglicêmico, p = 0,0024.

Cabe ressaltar que presença de hipoglicemia também se correlaciona com deterioração do prognóstico, podendo ser apresentada principalmente em quadros de sepse, falência hepática, neoplasias e endocrinopatias.

2. FISIOPATOLOGIA

Na presença da doença crítica, alguns fatores estão ocorrendo simultaneamente, contribuindo para a hiperglicemia de estresse (**Figura 172.1.**):

- Aumento de hormônios contra-regulatórios circulantes, em decorrência do estresse metabólico causado pela doença de base. Sendo os principais: cortisol; catecolaminas; glucagon, com isso ocorre incremento da gliconeogênese e lipólise.

- Diminuição da sinalização das vias de insulina, menor translocação de *Glut4*, menor captação de glicose pelos tecidos levando a quadro de resistência insulínica associado.

- Aumento de citocinas pró-inflamatórias, como TNF-a, IL-6, IL-8.

- Nível de atividade do paciente diminuído, associado a utilização de terapias que contribuem para diminuição da resposta insulínica e incremento de glicose sanguínea (glicocorticoides, catecolaminas, glicose, nutrição parenteral).

- Cortisol e adrenalina promovem redução na captação da glicose dependente de insulina, enquanto as citocinas pró-inflamatórias inibiem a sinalização da insulina em IRS-1, induzindo a fosforilação em serina. Além disso, as alterações na via de sinalização também ocorrem devido ao reconhecimento de padrões moleculares associados a patógenos, como, por exemplo, o reconhecimento de LPS, por *toll like receptors* (**Figura 172.2.**).

Ainda no contexto das disglicemias, a hipoglicemia também deve ser considerada, representando também associação com piores desfechos e gravidade. Com relação a ela, acredita-se que inúmeros mecanismos podem contribuir para tal, inclusive de forma concomitante. Porém, cabe ressaltar a diminuição de ingestão de substratos energéticos, geralmente ocasionados pelo status de doença, perdas gastroentéricas, depleção das reservas de glicogênio e estado hipermetabólico da doença grave. Sendo assim é muito importante que o paciente seja continuamente monitorado, porque tanto a hiperglicemia, quanto a hipoglicemia podem ser deletérias, assim como as grandes variações dos valores glicêmicos e o tempo em que o paciente permanece com a glicemia fora dos intervalos adequados (**Figura 172.3.**).

3. TERAPIA

Há anos o controle glicêmico do paciente crítico vem sendo estudado, inclusive com alguns dados inconsistentes dentre

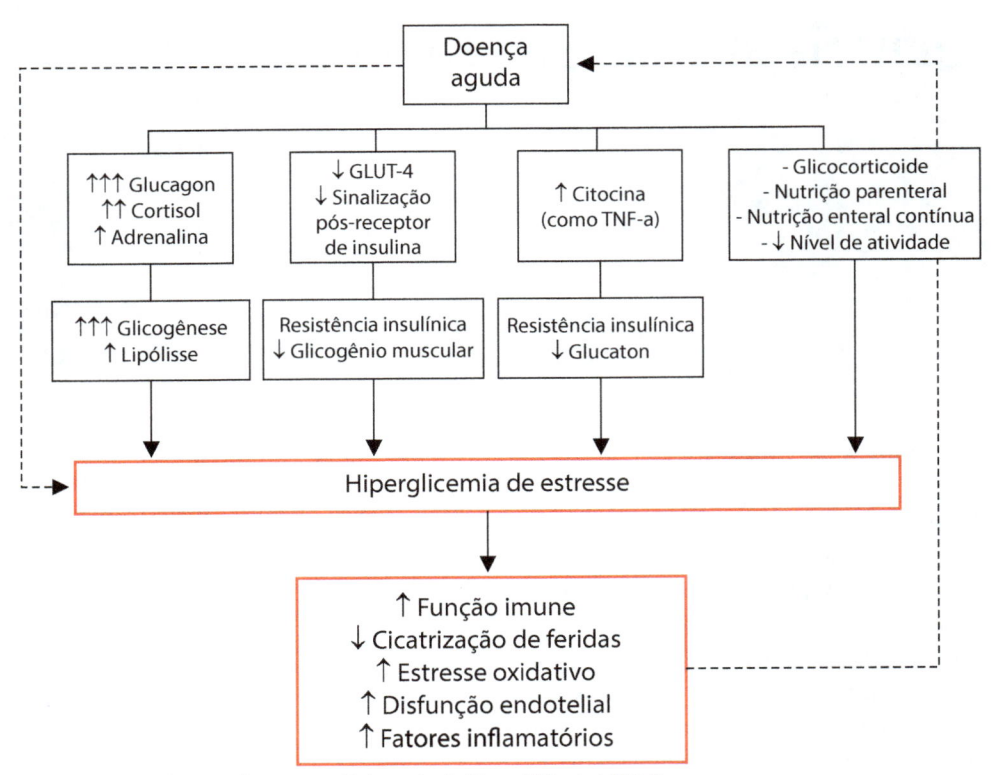

Figura 172.1. – Mecanismos da hiperglicemia de estresse. (Adaptade de Viana, MV., et al, 2014)

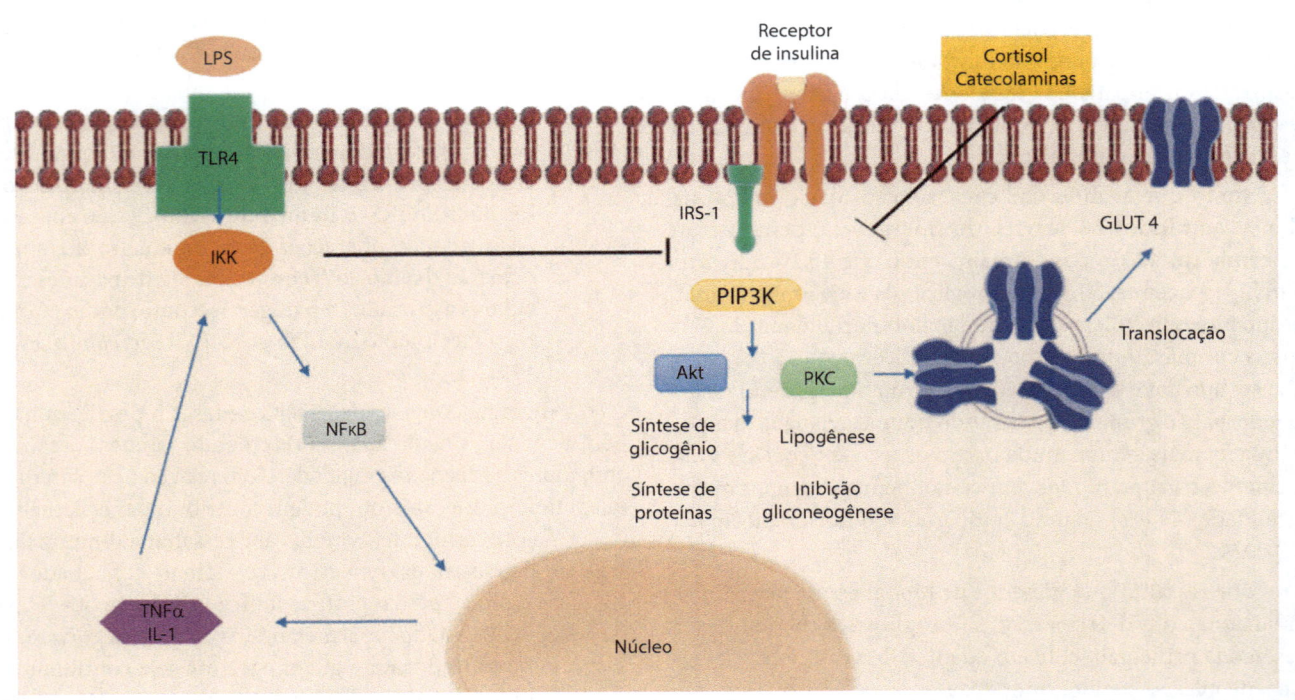

Figura 172.2. – Mecanismo fisiopatológico de resistência insulínica na hiperglicemia de estresse na sepse (adaptado de Aleman, L., Guerrero, J., 2018).

os estudos. Fora demonstrado inicialmente por Van de Berghe, *et al.*, que o controle intensivo da glicemia (81-110mg/dL) conferiu redução da mortalidade em pacientes cirúrgicos sob ventilação mecânica. Porém, estudos maiores, posteriores, não foram capazes de replicar esses achados, inclusive contraindi-

cando controle intensivo. O estudo NICE sugar (*Normoglycemia in Intensive Care Evaluation Survival Using Glucose Algorithm Regulation*) é um dos principais acerca do tema e o maior estudo clínico multicêntrico randomizado com 6014 pacientes críticos de UTI. Nele foram comparados dois grupos, o controle

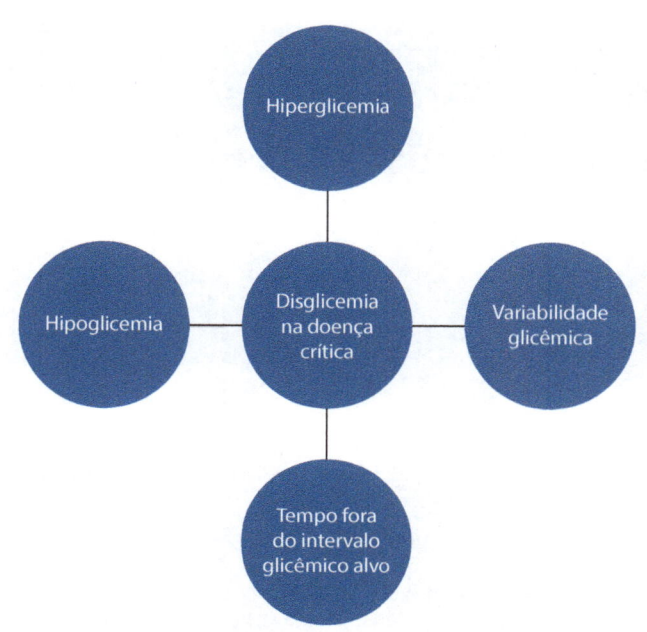

Figura 172.3. – Os domínios da disglicemia na doença crítica. Cada um deles está independentemente associado a piores desfechos clínicos (adaptado de Tickoo, M, 2019)

glicêmico intensivo (n = 3050) versus convencional (n = 3054). A hipótese inicial era de que o controle intensivo (81 a 108mg/dL) diminuiria a mortalidade em 90 dias quando comparado ao controle convencional (< 180mg/dL). Houve maior mortalidade em 90 dias para o grupo do controle intensivo, quando comparado ao convencional. A partir daí preconizou-se a utilização do controle da glicemia de modo convencional no cenário da terapia intensiva.

A insulina recomendada para o controle da hiperglicemia de estresse, no paciente grave, é a insulina regular. Porém, não há protocolo completamente descrito e considerado padrão-ouro para seu uso nesse contexto, de acordo com Preiser e Devos, cada unidade deve definir seu protocolo de forma a tornar factível e segura sua aplicação considerando a grande necessidade de monitoramento e interação entre equipe médica e equipe de enfermagem. A Associação Americana de Diabetes (ADA) recomenda sua utilização via intravenosa, em infusão contínua, sendo tal via responsável por conferir resultados mais rápidos, o que na opinião da autora torna necessário um monitoramento ainda mais intensivo dos valores glicêmicos, principalmente devido à contraindicação de variações rápidas devido às alterações osmolares relacionadas a decaimento da glicemia.

Cabem algumas considerações importantes a serem analisadas no contexto da medicina veterinária, a via intramuscular de aplicação da insulina regular é encorajada, inclusive em recomendações para cães e gatos em cetoacidose diabética. Sendo assim, recomendamos que a equipe avalie os benefícios e contraindicações das vias de administração, principalmente tendo como objetivo a segurança e eficiência do protocolo, o qual deverá esse ser individualizado de acordo com cada paciente e serviço médico em questão. Na ausência de *guidelines* e

protocolos específicos descritos, sugerimos, de acordo com a experiência da autora, a dosagem de 0,05-0,1UI/kg via intramuscular, seguida de monitoramento contínuo a cada hora, sendo realizada avaliação criteriosa com relação à necessidade de novas aplicações, bem como possível necessidade de evolução da terapia para via endovenosa em casos que apresentem refratariedade. É importante frisar novamente sobre o objetivo de manter valores lineares de glicemia evitando grandes variações de forma rápida, a velocidade de decaimento deve ser em torno de 50-75 mg/dL/h. Recomendamos descontinuidade da terapêutica frente a qualquer possibilidade de evento hipoglicêmico (glicemia < 60 mg/dL).

Cabe ainda ressaltar acerca da importância no monitoramento da gasometria para avaliação do equilíbrio ácido-base, bem como do perfil eletrolítico, principalmente do potássio sérico, uma vez que a insulinoterapia poderá predispor a hipocalemia devido ao seu efeito ativo ao promover o shift de potássio para o espaço intracelular.

4. CONCLUSÃO

As disglicemias são frequentemente documentadas para os pacientes graves, representando um importante fator de gravidade e correlação com mortalidade. O monitoramento deverá ocorrer de forma intensiva com o objetivo de manutenção de valores lineares de glicemia, evitando a ocorrência das hipoglicemias, que podem ser causadas também de forma iatrogênica com o uso da insulina.

5. LITERATURA RECOMENDADA

1. Finfer S, Chittock DR, Yushuo SS, Blair D, Bellomo R, Cook D, et al. Intensive versus Conventional Glucose Control in Critically Ill Patients The NICE-SUGAR Study Investigators. N Engl J Med. 2009;365:687-96.
2. Viana MV, Moraes RB, Fabbrin AR, Santos MF, Gerchman F. Avaliação e tratamento da hiperglicemia em pacientes graves. Rev Bras Ter Intensiva. 2014;26(1):71-6.
3. Tickoo M. The Long and Winding Road to Personalized Glycemic Control in the Intensive Care Unit. Semin Respir Crit Care Med. 2019;40(5):571-9.
4. Aleman, L, Guerrerro J. Hiperglicemia por sepsis: del mecanismo a la clínica. Rev Med Chile. 2018;146:502-10.
5. Fong KM, Au SY, Ng GWY. Glycemic control in critically ill patients with or without diabetes. BMC Anesthesiol. 2022;22(1):1-11.
6. Hagley SP, Hopper K, Epstein SE. Etiology and prognosis for dogs with abnormal blood glucose concentrations evaluated in an emergency room. J Vet Emerg Crit Care. 2020;30(5):567-73.
7. Preiser JC, Devos P. Steps for the implementation and validation of tight glucose control. Intensive Care Med. 2007;33(4):570-1.
8. Torre, D. M.; Delaforcade, A. M.; Chan, D. L. Incidence and clinical relevance of hyperglycemia in critical ill dogs. J Vet Int Med, 2008; 21(5):971-975.
9. Wu Z, Liu J, Zhang D, Kang K, Zuo X, Xu Q. Expert consensus on the glycemic management of critically ill patients. J Intensive Med, 2022.
10. VandenBerghe G, Schetz M, VlasselaersD, et al. Clinical review: intensive insulin therapy in critically ill patients: NICE-SUGAR or Leuven blood glucose target? J Clin Endocrinol Metab. 2009;94(9):3163-3170.
11. Silverstein, D. C., Hopper, K. Smal animal critical care medicine. 3th edition. St Louis. Elsevier; 2023.
12. Vincent, JL., Moore, FA., Bellomo, R., Marini, JJ. Textbook of critical care. 8th edition. St. Louis. Elsevier; 2023

173

J - HEMATOLÓGICAS

Exames Aplicados ao Diagnóstico das Coagulopatias

Tatiana Geraissate Gorenstein

1. INTRODUÇÃO

As coagulopatias levam a sangramentos excessivos decorrente de função anormal ou ausência de um, ou mais fatores de coagulação. Elas podem ser adquiridas ou hereditárias, e levam a sangramentos espontâneos ou pós-traumáticos. O manejo terapêutico depende, principalmente, da identificação da origem do distúrbio. Iremos discorrer sobre essas alterações de acordo com as fases hemostáticas, por isso, sugere-se a leitura do **Capítulo 174 – Eventos Pró trombóticos.**

2. AVALIAÇÃO DA HEMOSTASIA PRIMÁRIA

Na hemostasia primária, alterações em quantidade (trombocitopenia) e funcionalidade (trombocitopatia) das plaquetas e deficiência do Fator de von Willebrand (FvW) podem levar a sangramentos (**Tabela 173.1.**).

A contagem plaquetária é feita em sangue total coletado com EDTA e deve, obrigatoriamente, ser confirmada em avaliação de esfregaço sanguíneo, a fim de minimizar a possibilidade de pseudotrombocitopenia, comum em contadores automatizados. Amostras com coágulo e fibrina interferem na contagem plaquetária, diminuindo-as, portanto, devem ser descartadas e nova coleta realizada. Sangramentos espontâneos são observados em trombocitopenias com contagem plaquetária inferior a 30.000.

As trombocitopatias referem-se a alterações funcionais plaquetárias. Suspeita-se dessa alteração quando há presença de petéquias, equimoses ou hemorragias em mucosas sem trombocitopenia intensa. O teste de função plaquetária, como o agregômetro plaquetário, é o melhor método para diagnosticar as trombocitopatias, entretanto eles são de difícil acesso em laboratórios comerciais, sendo mais utilizado em pesquisa. O teste de sangramento de mucosa oral (TSMO), pode evidenciar trombocitopatias, quando não há trombocitopenia, porém, a doença de von Willebrand também pode causar prolongamento de TSMO, devendo estar entre os diagnósticos diferenciais.

O tempo de sangramento de mucosa oral (TSMO) é realizado com o animal em decúbito lateral ou em esternal, everte-se o lábio superior com auxílio de uma gaze que também causa ingurgitamento da mucosa, realiza-se uma pequena incisão, que

Tabela 173.1. – Manifestações clínicas e avaliação laboratorial dos defeitos hemostáticos primários e secundários.

Defeitos hemostáticos primários (trombocitopenias, trombocitopatia e doença de von Willebrand).	Defeitos hemostáticos secundários (CID, intoxicação por rodenticida, doença hepática grave, hemofilia, deficiência de fator VII).
Petéquias, equimose e sangramento de mucosas. Lesões espalhadas pelo corpo.	Hematomas, hemorragias em cavidades, mucosas e articulações. Lesões localizadas.
Sinais espontâneos ou imediatos, sangramento imediato após venopunção.	Sinais induzidos por trauma ou tardio; sangramento tardio após venopunção.
Avaliação laboratorial: contagem de plaquetas, TSMO, agregação plaquetária, dosagem de FvW.	Avaliação laboratorial: tempo de coagulação, TP, TTPA, TT, TCA, dosagem de fatores de coagulação.

pode ser feita com lanceta humana comercial ou com lâmina de bisturi, o tamanho da incisão não é padronizado, podendo-se realizar uma incisão de aproximadamente 3,5mm de comprimento e 1,0mm de profundidade, evitando-se grandes vasos da mucosa. Posiciona-se um papel filtro 1 a 2mm abaixo da incisão. A partir do momento da incisão aciona-se um cronômetro e conta-se o tempo até que o sangramento seja cessado. Tempo superior a 210 segundos é considerado aumentado.

A doença de von Willebrand é um distúrbio hemostático hereditário, secundário a deficiência deste fator, que tem função na adesão plaquetária à parede do vaso sanguíneo lesionado. Machos são mais acometidos, bem como as raças Dobermann e Scottish Terrier. Os sintomas clínicos incluem hemorragias cutâneas e em mucosas, sangramentos prolongados em ferimentos cirúrgicos, sangramentos após erupção dentária, epistaxe e hematúria. Petéquias, hemartrose e hematomas são raros nesses pacientes. O teste mais aplicado para diagnóstico é a dosagem do antígeno do FvW, realizado por teste ELISA.

3. AVALIAÇÃO DA HEMOSTASIA SECUNDÁRIA

A hemostasia secundária compreende a formação de fibrina no tampão plaquetário, nessa complexa etapa participam os fatores de coagulação, sendo a maioria proteínas produzidas pelo fígado. Alguns fatores de coagulação necessitam da vitamina K para sua ativação. Além disso, conforme discorrido no Eventos Pró-trombóticos, a formação de fibrina inicia-se por duas vias, a intrínseca e extrínseca. A via intrínseca é ativada pelo contato do fator XII. A via extrínseca é ativada pelo fator VII. Ambas vão levar a via comum, na qual o fator Xa é o mais importante (**Figura 173.1.**).

O tempo de coagulação, avalia alteração na via intrínseca e comum. Neste teste, coleta-se 3mL de sangue do animal, em seguida, transfere-se um ml de sangue para um tubo de ensaio que deve estar em banho Maria a 37ºC. Ao total são preenchidos 3 tubos de ensaio. Cronometra-se o tempo que leva até que todos os tubos coagulem, e inicia-se a contagem a partir do momento que a primeira gota de sangue é observada na seringa de coleta. Para cães o valor de referência é 3 a 13 minutos e felinos, 8 minutos. Prolongamento de TC é observado em animais com doença hepática grave, coagulação intravascular disseminada (CID), deficiências congênitas de fatores de coagulação, intoxicação por rodenticida e acidentes ofídicos. Ele é utilizado como teste de triagem, eficácia terapêutica após terapia com reposição de vitamina K e administração de soro ofídico.

O tempo de coagulação ativada (TCA) avalia a via intrínseca e comum. Pacientes com hemofilia, intoxicação por rodenticidas, coagulação intravascular disseminada, acidente ofídico e doenças hepáticas podem apresentar aumento de TCA. O valor de referência é de 60 a 90 segundos. O prolongamento do TCA só é observado quando há diminuição de 70% da atividade de um único fator de coagulação ou redução menor de múltiplos fatores.

O tempo de protrombina (TP) avalia a via extrínseca e comum, sendo sensível à deficiência de fator VII, X, V. Esse teste é realizado com plasma citratado e seu resultado é mensurado em segundos. O valor de referência varia de acordo com os reagentes e metodologia utilizada, por isso, recomenda-se utilizar o valor recomendado pelo laboratório de análise. O prolongamento no TP pode ter como causa redução da produção dos fatores de coagulação, como ocorre na falência hepática, intoxicação por rodenticida antagonista de vitamina K, aumento de globulina

(secundário a mieloma múltiplo ou leishmaniose, por exemplo) e deficiência congênita (fatores VII, II e I). Além disso, seu prolongamento pode estar relacionado ao consumo dos fatores de coagulação, como ocorre na coagulação intravascular disseminada, na qual, num primeiro momento o animal apresentou estado de hipercoagulabilidade, levando ao consumo dos fatores de coagulação, resultando em estado de hipocoagulabilidade secundário. Tempo reduzido de TP não tem significado clínico, amostras ictéricas e lipêmicas podem resultar em TP diminuído. Esse teste pode ser utilizado para monitoração de pacientes que usam anticoagulantes orais antagonistas de vitamina K, como a varfarina, não devendo ultrapassar o prolongamento de 1,5 a 2 vezes o valor de referência.

O tempo de tromboplastina parcial ativada (TTPa) avalia a via intrínseca e comum, sendo sensível à deficiência dos fatores I, II, V, VIII, IX, X, XI, XII. Assim como o TP, ele também é realizado com plasma citratado e seu resultado sofre influência da metodologia e reagentes empregados. O aumento no TTPA pode estar relacionado a na falência hepática, intoxicação por rodenticida antagonista de vitamina K, aumento de globulina (secundário a mieloma múltiplo ou leishmaniose, por exemplo) e deficiência congênita (fatores VIII, IX, XI, XII, X, V, II e I). Assim como no TP, a CID também pode levar ao seu prolongamento e valores reduzidos de TTPA não têm significado clínico. Esse teste pode ser utilizado para monitoração de pacientes em uso de heparina não fracionada, não devendo ultrapassar o prolongamento de 1,5 a 2,5 vezes o valor de referência.

O prolongamento dos TP e TTPA são inversamente proporcionais à concentração plasmática dos fatores de coagulação, dessa forma, quanto menor a concentração dos fatores, maior o tempo de TP e TTPA. Valores normais de TP e TTPA não excluem deficiência de fatores, uma vez que os testes só se alteram quando há diminuição de cerca de 70% da atividade de um único fator de coagulação ou redução menor de múltiplos fatores.

A fim de melhorar a interpretação dos resultados, indica-se a dosagem de TP e TTPA concomitantes. Valores prolongados de TTPA e valores normais de TP podem ser observados em pacientes sem tendência hemorrágica, com inflamação importante, confirmada por aumento de proteína C reativa. Os mecanismos pelo qual isso ocorre ainda não foram totalmente elucidados, acredita-se que o aumento da proteína C reativa interfira no teste, levando a falsa prolongação.

O tempo de trombina (TT), avalia a conversão do fibrinogênio, induzido pela trombina, em um coágulo de fibrina. O valor de referência deve ser especificado pelo laboratório que o realiza, devido a variações nos métodos de análise. O prolongamento do TT indica hipofibrinogenemia ou afibrinogenemia; ou seja, há uma quantidade inadequada de fibrinogênio para a formação de fibrina. Condições com CID, deficiência congênita ou hereditária, insuficiência hepática e uso de heparina geram seu prolongamento.

4. AVALIAÇÃO DA HEMOSTASIA TERCIÁRIA

Na hemostasia terciária observa-se a fibrinólise, mediada por eventos anticoagulantes, antitrombóticos e fibrinolíticos.

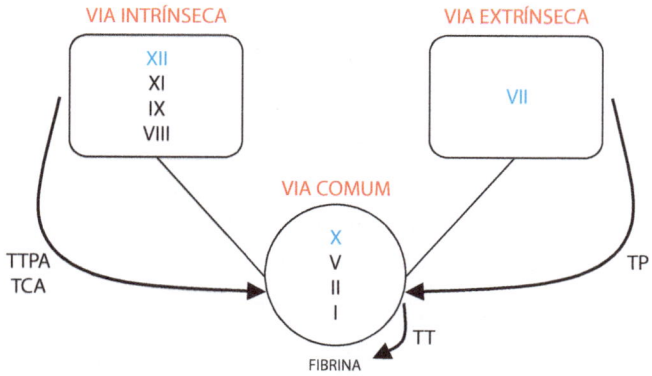

Figura 173.1. – Representação esquemática da cascata de coagulação, com destaque para os principais fatores de coagulação de cada via e testes de triagem para avaliação hemostática.

Desta forma, a hemostasia terciária permite a degradação do fibrinogênio, da fibrina e de outros fatores de coagulação ativados, levando a reparação do vaso lesionado e controle dos eventos trombóticos.

Para avaliação da hemostasia terciária utiliza-se a mensuração dos produtos de degradação da fibrina ou do fibrinogênio (PDF). Ele é mensurado para detectar aumento de fibrinólise associado a coagulação excessiva ou aumento de fibrinogênólise. Ele encontra-se aumentado em condições de fibrinólise aumentada como na CID, sepse e doenças inflamatórias, hemorragias e tromboses.

A mensuração de dímeros D, também pode ser utilizado como indicador de aumento de fibrinólise associado à coagulação. Ele identifica fragmentos de fibrina. As condições que levam ao seu aumento são as mesmas do PDF, exceto pela fibrinogenólise.

A **Tabela 173.2.** ilustra as principais alterações hemostáticas e relação com a interpretação dos exames.

5. TESTES VISCOELÁSTICOS

Os testes viscoelásticos permitem a avaliação, de modo global, da função hemostática do sangue, por meio da mensuração da resistência elástica do coágulo sanguíneo. Ele é o teste mais indicado para diagnóstico e manejo terapêutico do paciente hemorrágico e trombofílico. Para a realização desse exame é necessário venopunção, não turbulenta, preferencialmente de vasos de grande calibre, como a jugular, e armazenamento do sangue em tubo de citrato, respeitando adequadamente a proporção entre volume de sangue e citrato.

Esse exame avalia a força do coágulo formado, *in vitro*, por meio de uma representação gráfica do processo de coagulação desde o início da interação plaqueta-fibrina, da agregação plaquetária e da formação do coágulo, até sua eventual lise.

Existem diversos aparelhos que realizam a viscoelasticidade, com técnicas diferentes, no Brasil o mais popular é o de tromboelastometria, o ROTEM.

As variáveis analisadas pelo ROTEM são tempo, dinâmica, tamanho e firmeza do coágulo, expressos por meio dos quatro principais parâmetros:

- **CT (tempo de coagulação):** latência até a formação inicial de fibrina, trata-se da iniciação do coágulo, da formação inicial de trombina e da polimerização do coágulo, quando esse atinge a amplitude de 2mm. Avalia os fatores de coagulação.

- **CFT (tempo de formação do coágulo):** velocidade até a obtenção de um coágulo estável, quando esse atinge a amplitude de 20mm; representa a cinética da formação de trombina, polimerização da fibrina e estabilização do coágulo por meio do envolvimento das plaquetas, fibrinogênio e fator XIII.

- **Ângulo α:** velocidade da formação do coágulo; a angulação descreve o estado de coagulabilidade do paciente, quanto mais obtuso maior a tendência a hipercoagulação.

- **MCF (firmeza máxima do coágulo):** medida do pico da força/resistência do coágulo, quando esse atinge a amplitude máxima, envolve a interação entre plaquetas, fibrinogênio e fator XIII

- **ML (lise máxima):** avalia a redução da firmeza do coágulo após MCF. Valores aumentados indicam hiperfibrinólise

O estado de hipercoagulação é caracterizado pela diminuição do tempo de coagulação (CT) e do tempo de formação do coágulo (CFT), aumento do ângulo α e da firmeza máxima do coágulo (MCF). O estado de hipocoagulação é caracterizado

Tabela 173.2. – Distúrbios Hemostáticos e Interpretação dos Exames de Coagulação

	Exame laboratorial					
Distúrbio	**Contagem plaquetária**	**TSMO**	**TCA, tempo de coagulação, TTPA**	**TP**	**TT**	**PDF ou Dímeros D**
Trombocitopenia	D	P	N	N	N	N
Trombocitopatia	N	P	N	N	N	N
Doença de von Willebrand	N	P	N	N	N	N
Hemofilias	N	N	P	N	N	N
Defeitos da via extrínseca (fator VII)	N	N	N	P	N	N
Doença hepática	N	N	P	P	P	N
Coagulação intravascular disseminada	D	P	P	P	P	A
Hipobibrinogenemia, desfibrinogenemia	N	N	N	N	P	N

Adaptado de Takahira, 2015. A= aumentado; D= diminuído; N= normal; P= prolongado; TSMO= tempo de sangramento de mucosa oral; TCA= tempo de coagulação ativado; TTPA= tempo de tromboplastina parcial ativada; TP= Tempo de protrombina; TT= tempo de trombina; PDF= produtos de degradação da fibrina.

pelo oposto, ou seja, prolongamento do CT e CFT e diminuição do ângulo α e MCF.

Cinco testes reagentes podem ser utilizados, são eles:

- **INTEM:** avalia a via intrínseca (fatores XII, XI, IX, VIII, X, V, II, I, e von Willebrand).
- **EXTEM:** avalia a via extrínseca (tempo de protrombina, fatores dependentes de vitamina K; II, VII, IX, X).
- **FIBTEM:** ativação semelhante ao EXTEM, porém, com adição de citocalasina D que inibe a função plaquetária. O coágulo formado depende apenas da formação e da polimerização da fibrina. Ele é interpretado juntamente com o EXTEM.
- **HEPTEM:** ativação semelhante ao INTEM, porém, com adição de heparinase que degrada a heparina presente na amostra, utilizado em pacientes heparinizados e em comparação ao INTEM. Dessa forma, quando o teste de HEPTEM corrige alteração do tempo de coagulação vista no INTEM, define-se como sangue heparinizado, caso contrário, configura-se deficiência de fatores de coagulação.
- **APTEM:** ativação semelhante ao EXTEM, com inibição da fibrinólise. Interpreta-se em comparação ao EXTEM, se houver correção da lise máxima em relação ao EXTEM, considera-se hiperfibrinólise verdadeira.

6. CONCLUSÃO

A avaliação hemostática do paciente felino ou canino demanda compreensão dos mecanismos hemostáticos, bem como as particularidades e interpretação dos testes. É fundamental realizar adequadamente a coleta e respeitar o tipo de armazenamento e tempo para análise, pois seus resultados sofrem influência importante dessas variáveis. A análise em conjunto de mais de um teste auxilia a compreensão dos complexos eventos que ocorrem simultaneamente *in vivo*.

7. PONTOS-CHAVE

- Pacientes com alteração em via hemostática primária tendem a apresentar sangramentos espontâneos, generalizados, petéquias e equimoses. Elas podem ser secundárias a trombocitopenias, trombocitopatias e doença de Von Willebrand.
- Pacientes com alteração em via hemostática secundária tendem a apresentar sangramentos induzidos por trauma ou tardios, localizados, hemorragias e hemoartroses. Elas podem ser secundárias a intoxicação com rodenticida, hemofilias, doença hepática grave, deficiência de fatores de coagulação e CID.
- Pacientes com alteração em via hemostática terciária tendem a apresentar aumento de dímeros D e PDF, indicando fibrinólise excessiva. Ela pode ser secundária a trombose e CID.
- Exames laboratoriais avaliam separadamente cada uma das vias; o teste viscoelástico é o único que avalia de modo global a função hemostática do sangue.

8. LITERATURA RECOMENDADA

1. Nelson R.W.; Couto C.G. Medicina Interna de Pequenos Animais. 3ª edição. Rio de Janeiro: Elsevier, 2006: 1149-1163.
2. Aumann M.; Rossi V.; Boedec K.; Diquelou A. Comparison of the buccal mucosal bleeding time in dogs using 3 different-sized lancet devices. Vet Clin Pathol. 2013; 42/4: 451-457.
3. Smith S. A. In: Weiss D. J.; Wardrop K. J. Schalm´s Veterinary Hematology. 6ª edição. Philadelphia: Blackwell Publishing, 2010: 635-653.
4. Rossum A. P. *et al*. False prolongation of the activated partial thromboplastin time (aPTT) in inflammatory patients: interference of C-reactive protein. British Journal of Haematology, 2012; 157: 381-410.
5. Takahira R. H. In: Jericó M. M; NETO J.P. A; Kogika M.M. Tratado de Medicina Interna de Cães e Gatos. 1 ed. Rio de Janeiro: Roca; 2015: 1877-1884
6. Crochemore T. *et al*. A new era of thromboelatometry. Einstein, 2017; 15: 380-385.

Seção IX

174

Eventos Pró-trombóticos

Tatiana Geraissate Gorenstein

1. INTRODUÇÃO

Pacientes críticos são comumente afetados por alterações hemostáticas que levam ao estado de hipercoagulabilidade, podendo resultar em formação de trombos e tromboembolismo. Animais em hipercoagulabilidade não apresentam alterações clínicas, até que o trombo seja formado e prejudique o fluxo sanguíneo. Por isso é de grande importância reconhecer as condições que predispõem ao risco trombótico, a fim de realizar medidas profiláticas.

Neste capítulo abordaremos os mecanismos fisiológicos do sistema hemostático; conceituar e diferenciar as tromboses; descrever quais as principais doenças que predispõem ao risco trombótico, bem como sua profilaxia medicamentosa.

2. HEMOSTASIA

O sistema hemostático é o responsável pela contenção de hemorragias e manutenção do sangue em estado fluido, para tanto é necessário a interação de seus principais componentes: plaquetas, fatores de coagulação, fatores fibrinolíticos e vasos sanguíneos. Para melhor compreensão das alterações hemostáticas é necessário entender previamente o seu funcionamento, que didaticamente é dividido em três fases:

2.1. – Hemostasia Primária

Após uma lesão vascular a hemostasia primária é ativada, levando a vasoconstrição, na tentativa de diminuir a perda sanguínea. Além disso, a lesão vascular expõe o tecido subendotelial e colágeno, que mediado pelo fator de von Willebrand (uma glicoproteína de alto peso molecular), leva a adesão plaquetária no local lesionado e, subsequente, agregação plaquetária mediada pelo fibrinogênio. Assim forma-se o tampão hemostático primário. Entretanto, esse tampão, formado por fibrinogênio, é solúvel, portanto, frágil, não sendo suficiente para conter lesões em vasos de maior calibre e pressão.

2.2. – Hemostasia Secundária

A hemostasia secundária compreende a formação de fibrina, rede polimérica insolúvel e estável, na superfície do tampão plaquetário. Para tanto há a conversão do fibrinogênio em fibrina, mediado pela trombina, formando o coágulo. Essa etapa é complexa e envolve a ativação da cascata de coagulação e fatores de coagulação. A cascata de coagulação pode ser ativada por duas vias, intrínseca e extrínseca. A via intrínseca é ativada pelo contato do fator XII. A via extrínseca é ativada pelo fator VII. Ambas vão levar a via comum, na qual o fator Xa é o mais importante, levando a formação da fibrina.

2.3. – Hemostasia Terciária

Na hemostasia terciária observa-se a fibrinólise, mediada por eventos anticoagulantes, antitrombóticos e fibrinolíticos. Ela é fundamental para o equilíbrio entre a formação e a dissolução de trombos. Destaca-se a ação da plasmina, enzima proteolítica, que digere as fibras de fibrina e outros coagulantes proteicos, levando a lise do coágulo. Além dela, a antitrombina e proteína C, atuam como anticoagulantes, inibindo a via intrínseca da coagulação. Desta forma, a hemostasia terciária permite a degradação do fibrinogênio, da fibrina e de outros fatores de coagulação ativados, levando a reparação do vaso lesionado e controle dos eventos trombóticos. Apesar de didaticamente a hemostasia ser dividida em três fases, elas ocorrem simultaneamente.

3. TROMBOSE

A trombose é a formação de trombos inapropriados dentro do sistema vascular. Esses coágulos são aderidos à parede de vasos ou coração e compostos por fibrina e células sanguíneas. Trombos formados em artérias tendem a conter maior quantidade de plaquetas, devido ao alto fluxo vascular, pois devido à turbulência as plaquetas interagem mais com o endotélio; enquanto trombos formados em veias tendem a conter maior quantidade de hemácias, devido ao baixo fluxo venoso.

O trombo, uma vez formado, pode sofrer destaque do vaso de origem e migrar para locais distantes, via circulação sanguínea, causando obstrução do fluxo sanguíneo; esse fenômeno é chamado de tromboembolismo e leva a isquemia.

Até o momento, a tríade de Virchow é a teoria mais aceita para explicar as condições que predispõem a trombose. Nela três fatores são determinantes: lesão endotelial, fluxo sanguíneo anormal e hipercoagulabilidade. A lesão endotelial leva a exposição de fatores tissulares e componentes subendoteliais, que estimulam a agregação plaquetária e a coagulação. O fluxo sanguíneo anormal reduzido leva ao acúmulo de fatores de coagulação e sua ativação, e aumento do contato das plaquetas com o endotélio; enquanto o fluxo sanguíneo turbulento, pode danificar o endotélio, além de aumentar ativação plaquetária. Ambas alterações facilitam a formação de coágulos.

A hipercoagulabilidade, também chamada de trombofilia, é caracterizada pelo aumento da ativação plaquetária, aumento da ativação dos fatores de coagulação e redução endógena de anticoagulantes ou fibrinólise. Algumas doenças são bem caracterizadas quando a predisposição à trombofilia, são elas: doenças imunomediadas, nefropatia ou enteropatia com perda proteica, doenças neoplásicas, sepse e doenças cardíacas. Os locais mais frequentes para ocorrência de trombo são: artéria pulmonar, veia esplênica, aorta distal, veia porta e veia cava cranial, respectivamente.

4. DOENÇAS QUE PREDISPÕEM A HIPERCOAGULABILIDADE

A seguir serão caracterizadas as principais doenças que predispõem ao risco trombótico, de acordo com o Consenso em uso Racional de Antitrombóticos em Cuidados Intensivos Veterinários: população de risco.

4.1. – Anemia Hemolítica Imunomediada (AHIM)

A AHIM é o distúrbio imunológico de maior prevalência em cães. Caracteriza-se como uma hipersensibilidade do tipo II, que leva a destruição prematura de hemácias. Dentre as principais complicações, o estado de hipercoagulabilidade predispondo a coagulação intravascular disseminada e o tromboembolismo pulmonar são as mais importantes, se relacionando com alta mortalidade. Os sinais clínicos do tromboembolismo pulmonar são variáveis e pouco específicos, sendo mais comum dispneia, taquipneia, depressão; casos mais graves podem apresentar tosse, hemoptise, cianose, síncope, colapso e morte súbita. Também podem ocorrer tromboses e microtromboses venosas. A hipercoagulabilidade está relacionada ao estado inflamatório, que é constatada pelo aumento da contagem de leucócitos, proteína C reativa e fibrinogênio. Além disso, observa-se aumento do fator tissular, o que pode levar sua ativação e ser mais um gatilho para a trombofilia. A AHIM é um grande fator de risco trombótico, por isso, preconiza-se a terapia antitrombótica.

4.2. – Nefropatia com Perda Proteica

A glomerulopatia é uma das principais doenças renais em cães. Essa injúria leva a perda proteica de antitrombina pela urina, um anticoagulante endógeno, e é a principal causa de trombofilia, levando 22% dos animais doentes a apresentar tromboembolismo venosos e arterial. A carga e tamanho da antitrombina é semelhante ao da albumina, por isso, quando a albumina está abaixo de 2 g/dL assume-se risco trombótico,

pois há correlação com diminuição da atividade sérica da antitrombina em 25%. Preconiza-se terapia antitrombótica em nos cães com glomerulopatia com perda proteica. Usar preferencialmente anticoagulantes com ação inibidora de fator Xa, como a rivaroxabana; uma vez que as heparinas e seus derivados, inibem a coagulação por meio da atividade da antitrombina, que é baixa nesses pacientes.

4.3. – Pancreatite

Pancreatites severas, particularmente pancreatite necrotizante aguda, podem estar associadas ao desenvolvimento de trombose. Em estudo com 70 cães acometidos por esse tipo de pancreatite, identificou-se infarto ou trombose em 38,5% dos animais. Os fatores que predispõem ao risco trombótico são diminuição da expressão de trombomodulina (proteína que, associada a trombina, ativa a proteína C, que, por sua vez, é anticoagulante), redução da atividade de antitrombina e inflamação sistêmica secundária a peritonite séptica. Há relatos de tromboembolismo em veia esplênica, em veia porta e aorta. Entretanto, vale ressaltar que nem todos os pacientes com pancreatite apresentam risco trombótico e a associação a comorbidades podem exacerbar esse risco. A terapia antitrombótica deve ser considerada em cães com pancreatite necrotizante aguda, principalmente quando há outras condições pró trombóticas associadas.

4.4. – Neoplasias

Há diversos estudos demonstrando relação entre neoplasia e formação de trombo em cães, sendo o trombo em veia esplênica o local mais citado. Dentre as neoplasias que predispõem ao risco trombótico destacam-se os carcinomas, linfomas e sarcomas. Os mecanismos pelo qual ele ocorre ainda estão sendo investigados e incluem: aumento da expressão do fator tissular, trombocitose, aumento da ativação plaquetária, hiperfibrinogenemia e redução da atividade da antitrombina. Apesar desses achados, a relação direta entre neoplasia e risco trombótico não é clara e verdadeira para todos os pacientes, esses casos necessitam de avaliação hemostática individual para esclarecer o risco e considerar a terapia antitrombótica, principalmente quando há associação a outros fatores de risco trombótico.

4.5. – Sepse/Inflamação Sistêmica

Em cães, a sepse é a inflamação sistêmica são frequentemente citadas como causa de trombose, entretanto os estudos são falhos em relação ao controle experimental. Diversas doenças que levam a sepse/inflamação sistêmica afetam também o sistema hemostático, como a anemia hemolítica imunomediada e neoplasia. Dentre os mecanismos que levam à trombofilia, citam-se aumento de fibrinogênio, diminuição da fibrinólise e aumento da ativação plaquetária. Apesar das alterações fisiológicas que sustentem um estado de hipercoagulabilidade, ainda não é claro quais pacientes em sepse ou inflamação sistêmica correm esse risco. Mais estudos padronizados são necessários para esclarecer essa questão. Portanto, quando há associação a outros fatores de risco trombótico, recomenda-se a avaliação individual desse paciente, a fim de se estabelecer se será necessária terapia antitrombótica.

4.6. – Doença Cardíaca

Em felinos a cardiomiopatia hipertrófica está relacionada a ocorrência de trombo arterial, mais frequentemente na bifurcação aórtica, ocasionando a obstrução completa ou parcial do fluxo sanguíneo nos membros pélvicos, levando a quadros de dor severa, extremidades frias e paresia caudal. O trombo também pode ocorrer em mesentério, rins, cérebro e pulmões. Dentre os mecanismos envolvidos para a formação do trombo destacam-se a exposição do fator tissular, estase sanguínea levando ao acúmulo de fatores de coagulação ativados e interação plaquetária com o endotélio. A cardiomiopatia hipertrófica felina é fator de risco para a formação de trombo, portanto, recomenda-se terapia antitrombótica em pacientes com essa doença.

Há escassos trabalhos sugerindo a relação direta entre a doença cardíaca em cães e a formação de trombos. Nesses pacientes recomenda-se avaliação hemostática quando há outros fatores de risco trombótico envolvidos.

4.7. – Hipercortisolismo (HAC)

Em cães, o HAC, doença endócrina que leva ao aumento da secreção de cortisol, é associado a ocorrência de tromboembolismo pulmonar e aórtico e trombose em veia porta e esplênica. Alguns estudos apontam como causa o aumento dos fatores de coagulação ativados e redução de antitrombina. Entretanto, as evidências são insuficientes e, apesar das alterações fisiológicas que apontem para a hipercoagulabilidade, não foi possível estabelecer relação clara entre a doença e o risco trombótico. Portanto, apenas o diagnóstico de HAC não sustenta a necessidade de terapia antitrombótica, esta deve ser avaliada quando há associação a outras comorbidades pró trombóticas, por meio da avaliação hemostática do paciente.

5. DIAGNÓSTICO

Os testes convencionais como tempo de protrombina (TP) e tempo de tromboplastina parcial ativada (TTPA) não identificam hipercoagulabilidade. A melhor maneira de identificar esse estado é por meio do teste de viscoelasticidade, o qual é capaz de avaliar de modo global a função hemostática do sangue, por meio da mensuração da resistência elástica do coágulo sanguíneo. A tromboelastometria aponta para estado de hipercoagulação quando há diminuição das variáveis: tempo de coagulação (CT) e tempo de formação do coágulo (CFT); e aumento do ângulo α e da firmeza máxima do coágulo (MCF) (**Figura 174.1.**). No **Capítulo 173 – Exames Aplicados ao Diagnóstico das Coagulopatias**, tópico testes viscoelásticos, encontra-se descrição mais detalhada do exame.

6. TERAPIA ANTITROMBÓTICA

A terapia antitrombótica tem como objetivo reduzir o desequilíbrio hemostático de hipercoagulação, por meio da diminuição da capacidade do organismo em formar trombos. Essa terapia pode ser feita com medicações anticoagulantes, ou seja, aquelas que atuam na via hemostática secundária, diminuindo a formação de fibrina; ou com medicações que levam a redução da agregação e ativação plaquetária, os agentes antiplaquetários, ou seja, aqueles que inibem a via primária da coagulação. É válido ressaltar que o antiplaquetário leva a redução da atividade plaquetária, mas não altera sua produção, portanto não diminui a quantidade de plaquetas no sangue.

Como já descrito anteriormente, trombos formados em artérias são tipicamente ricos em plaquetas; enquanto trombos formados em veias, são ricos em hemácias. Portanto, é razoável admitir que pacientes com risco de trombose arterial se beneficiem mais do uso de antiplaquetários; enquanto paciente com risco de trombose venosa, de anticoagulantes. Entretanto, as plaquetas são essenciais para a hemostasia, sendo a sua atividade que inicia o processo que levará a formação posterior de fibrina. Além disso, muitas doenças predispõem a formação de trombos venosos e arteriais, se beneficiando da associação medicamentosa.

A seguir será descrito, de acordo com o Consenso em uso Racional de Antitrombóticos em Cuidados Intensivos Veterinários, a terapêutica mais indicada nos casos de risco trombótico em pequenos animais.

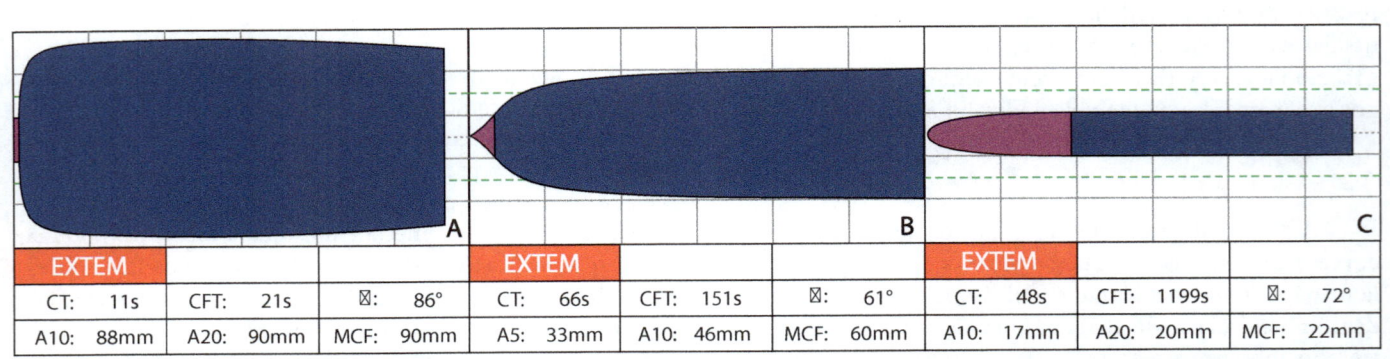

EXTEM			EXTEM			EXTEM		
CT: 11s	CFT: 21s	α: 86°	CT: 66s	CFT: 151s	α: 61°	CT: 48s	CFT: 1199s	α: 72°
A10: 88mm	A20: 90mm	MCF: 90mm	A5: 33mm	A10: 46mm	MCF: 60mm	A10: 17mm	A20: 20mm	MCF: 22mm

Figura 174.1. – Imagem de teste de tromboelastometria, via extrínseca, de três cães. Animal A apresenta estado de hipercoagulabilidade, evidenciado principalmente pela diminuição do tempo de formação do coágulo (CFT) e a aumento da firmeza máxima do coágulo (MCF). Animal B não apresenta alteração. Animal C apresenta estado de hipocoagulabilidade, evidenciado pelo aumento significativo do CFT e diminuição de MCF.

6.1. – Trombo Venoso

Preconiza-se o uso de anticoagulantes para a prevenção de trombo venoso. Preferencialmente heparina de baixo peso molecular, a enoxaparina, inibidora do fator Xa da cascata de coagulação, na dose de 0,8mg/kg, a cada 6 horas, via subcutânea em cães e 0,75 a 1mg/kg, a cada 6 ou 12 horas, via subcutânea, em felinos. Na indisponibilidade de enoxaparina, pode ser utilizado a heparina, inibidora de trombina e fator Xa, na dose 150 a 300UI/Kg, a cada 6 horas, via intravenosa ou subcutânea em cães e dose 250UI/Kg, a cada 6 horas, via subcutânea, para felinos. A enoxaparina é preferível devido sua maior segurança, pois apresenta menor risco hemorrágico e maior biodisponibilidade.

A rivaroxabana, inibidor do fator Xa, pode ser uma boa opção como medicação de uso oral, especialmente para aqueles pacientes que estavam usando enoxaparina ou heparina na internação e receberam alta. Ela é bem tolerada e segura. Em cães preconiza-se a dose 1 a 2mg/kg, por dia; em felino dose 0,5 a 1mg/kg/ por dia.

6.2. – Trombo Arterial

Preconiza-se o uso de agentes antiplaquetários para a prevenção de trombo arterial. Em cães recomenda-se o uso de clopidogrel na dose 1,1 a 3mg/kg, via oral, a cada 24 horas. Em felinos na dose 18,75mg total, via oral, a cada 24 horas.

A aspirina também pode ser utilizada em cães, entretanto sua dosagem não é bem estabelecida e deve ser ajustada individualmente ao paciente por meio da avaliação de agregação plaquetária, exame de difícil acesso em laboratório comercial.

6.3. – Associação de Anticoagulante e Antiplaquetário

Pacientes com alto risco trombótico, como os que apresentam AHIM, nefropatia com perda proteica e cardiomiopatia hipertrófica felina, ou aquele que apresentam mais de uma morbidade predispondo a trombofilia, podem fazer uso da associação de anticoagulante com antiplaquetário, quando o risco trombótico supere o risco hemorrágico.

A **Tabela 174.1.** resume o risco hemorrágico e a terapêutica de acordo com cada doença. A **Tabela 174.2.** resume os medicamentos, doses e posologias de antitrombóticos.

7. PONTOS-CHAVE

- A hemostasia é dividida didaticamente em três vias, mas elas ocorrem simultaneamente *in vivo*
- Trombose é a formação de trombos inapropriados dentro do sistema vascular
- Anemia hemolítica imunomediada, nefropatia com perda proteica, pancreatite, neoplasia, sepse/inflamação sistêmica, cardiomiopatia hipertrófica felina e HAC, são as principais doenças que predispõem ao risco trombótico

Tabela 174.1. – Risco Trombótico e Terapêutica

Doença	Risco Trombótico	Tratamento
AHIM	Alto	Anticoagulante ou Anticoagulante + antiplaquetário*.
Nefropatia com perda proteica	Alto	Anticoagulante ou Anticoagulante + antiplaquetário*.
Cardiomiopatia hipertrófica felina	Alto	Antiplaquetário ou Anticoagulante + antiplaquetário*.
Pancreatite	Baixo/ moderado	Avaliar o risco do paciente e planejar a terapia individualmente, especialmente se houver mais de um fator de risco trombótico associado.
Sepse/ inflamação sistêmica	Baixo/ moderado	
Neoplasia	Baixo/ moderado	
Hipercortisolismo	Baixo/ moderado	
Cardiopatia cães	Baixo/ moderado	

Avaliar se o risco trombótico supera o risco hemorrágico

Tabela 174.2. – Medicamentos, doses e posologias de antitrombóticos

Medicamento	Dose e posologia
Enoxaparina	Cães: 0,8mg/kg/a cada 6h/sub
	Gatos: 0,75 a 1mg/kg/ a cada 6 ou 12 horas/sub
Heparina	Cães: 150 a 300UI/ a cada 6 horas/IV ou sub
	Gatos: 250UI/a cada 6 horas/sub
Rivaroxabana	Cães: 1 a 2mg/kg/dia/VO
	Gatos: 0,5 a 1mg/kg/dia/VO
Clopidogrel	Cães: 1,1 a 3mg/kg/a cada 24 horas/VO
	Gatos: 18,75mg/gato/ a cada 24 horas/VO

- Os medicamentos profiláticos mais utilizados são os antiplaquetários e anticoagulantes
- A terapia antitrombótica deve ser preconizada em pacientes com alto risco ou com associações de morbidades de baixo/moderado risco.

8. CONCLUSÃO

Os estudos na área da hemostasia evoluíram bastante nos últimos anos na medicina veterinária e essa demanda se tornou maior com o avanço do intensivismo. O surgimento de novos medicamentos antitrombóticos trouxe maior segurança na profilaxia e, aliado à disseminação de conhecimento, poderá reduzir as altas taxas de mortalidade dos pacientes com risco trombótico.

Seção IX

9. LITERATURA RECOMENDADA

1. Takahira R. H. In: Jericó M. M; NETO J.P. A; Kogika M.M. Tratado de Medicina Interna de Cães e Gatos. 1 ed. Rio de Janeiro: Roca; 2015: 1870-1875.

2. Moiser D. A. In: McGavin M.D; Zachary J.F. Bases da Patologia em Veterinária. 4 ed. Rio de Janeiro: Elsevier; 2009: 85-91.

3. Laforcade A. Diseases Associated with Thrombosis. Topics in Compan An Med. 2012; 27: 59-64. https://www.sciencedirect.com/science/article/abs/pii/S1938973612000189

4. Swann J. W et al. ACVIM Consensus Statement on the Treatment of Immune-mediated Hemolytic Anemia in Dogs. J. Vet Intern Med. 2019; 1-32. https://pubmed.ncbi.nlm.nih.gov/30847984/

5. Singhal R; Brimble KS. Thromboembolic complications in the nephrotic syndrome: pathophysiology and clinical management. Thromb Res. 2006; 118: 397-407. https://www.sciencedirect.com/science/article/abs/pii/S0049384805002136

6. Laforcade A et al. Consensus on the Rational Use of Antithrombotics in Veterinary Critical Care (CURATIVE): Domain 1 – Defining populations at risk. J Vet Emerg Crit Care. 2019; 29: 37-48. https://onlinelibrary.wiley.com/doi/10.1111/vec.12797

7. Goggs R. et al. Consensus on the Rational Use of Antithrombotics in Veterinary Critical Care (CURATIVE): Domain 2 – Defining rational therapeutic usage. J Vet Emerg Crit Care. 2019; 29: 49-59. https://onlinelibrary.wiley.com/doi/10.1111/vec.12791

Lúpus Eritematoso Sistêmico

175

Aline Bomfim Vieira

1. INTRODUÇÃO

O Lúpus Eritematoso Sistêmico (LES) é uma doença autoimune rara, multissistêmica e complexa, onde os animais acometidos demonstram manifestações em, no mínimo, dois sistemas distintos, e normalmente possuem anticorpo antinuclear (ANA) em título alto positivo. Acredita-se que uma regulação inadequada do sistema imunológico ocasione a formação de imunocomplexos que induzem ao dano tecidual (hipersensibilidade, tipo III). Outras formas de hipersensibilidade também são encontradas (tipo II: citotoxicidade mediada por anticorpos e tipo IV: autoimunidade mediada por células). Os principais sistemas afetados são a pele, musculoesquelético, renal, hematológico, linfático e neurológico. Cães e gatos podem desenvolver a doença em qualquer idade (média de 6 anos) e não há predileção por sexo. Existem evidências de fatores genéticos envolvidos.

2. EXAME FÍSICO

Presença de edema e dor articular é o achado mais comum. Outros possíveis achados são as lesões de pele, simétricas ou focais (eritema, ulceração, crostas, despigmentação e alopecia); febre; linfadenomegalia; hepato e esplenomegalia; ulceração de junção muco-cutânea e mucosa oral e perda de massa muscular. A arritmia; o sopro cardíaco e a dispneia são sinais secundários à miocardite, pericardite ou pleurite. Sinais neurológicos também podem ser encontrados (hiperestesia; desorientação; ataxia; convulsões; nistagmo; ventroflexão do pescoço e perda de propriocepção).

3. ACHADOS LABORATORIAIS

- **Hemograma:** Anemia hemolítica (incomum) e frequentemente leucopenia com trombocitopenia na ausência de fármacos.
- **Urinálise:** Proteinúria na ausência de infecção urinária e aumento da relação proteína:creatinina urinária em animais com glomerulonefrite.
- **Bioquímica:** Varia de acordo com os órgãos afetados.
- **Células LE:** A presença de células LE (neutrófilos e macrófagos que contém material nuclear fagocitado) em esfregaços de efusões, fluido articular ou cérebro-espinhal é sugestiva de LES, mas a sensibilidade e especificidade são baixas.

- **Teste ANA:** Apesar de sensível, a detecção de anticorpo antinuclear não é específico para LES (positivo em cães normais e gatos com doença infecciosa ou tratados com drogas como penicilinas, sulfas e tetraciclinas). Os resultados devem ser interpretados após investigar outras possíveis doenças. Os títulos positivos baixos estão relacionados a qualquer outra doença grave (seja inflamatória, infecciosa, ou até mesmo neoplasias). Já os títulos positivos altos, em conjunto com outros sinais clínico-laboratoriais compatíveis, sugerem LES.

- **Anticorpos antifosfolípideos:** estes anticorpos, não específicos, podem estar presentes no LES e interferem com a função de fosfolipídeos pró-coagulantes *in vitro*. Pacientes com LES podem apresentar um tempo de tromboplastina parcial ativada prolongado que não se corrige após adição de uma mistura de 1:1 do plasma do paciente, com um plasma normal.

O diagnóstico definitivo de LES atualmente é baseado na presença de 3 ou mais dos achados clínico-laboratoriais descritos.

4. IMAGEM

- **Radiografia:** artrite não erosiva; presença de efusão pleural ou pericárdica.
- **Ultrassonografia:** auxilia na exclusão de neoplasia e doenças infecciosas.

5. ACHADOS HISTOLÓGICOS OU PATOLÓGICOS DE IMPORTÂNCIA NO CONTEXTO

O líquido sinovial revela viscosidade baixa e presença de neutrófilos não degenerados e monócitos. A histopatológica pode revelar poliartrite não erosiva nas membranas sinoviais; glomerulonefrite membranosa ou membranoproliferativa; dermatite com degeneração hidrópica dos queratinócitos; vasculite ou paniculite e hiperplasia linfoide.

6. DIAGNÓSTICO DIFERENCIAL

- **Neoplasias:** utilizar exames de sangue, imagem e biópsia na diferenciação.
- **Doenças infecciosas:** excluir doenças virais, fúngicas e parasitárias. Hemoparasitas devem ser descartados ou a terapia empírica instituída.

7. ABORDAGEM PRIMÁRIA

- A internação pode ser necessária no manejo inicial, caso haja alterações nas metas mínimas de reanimação.
- **Prednisona:** 1,0-2,0mg/kg/VO/BID até a remissão dos sinais. Reduzir a dose pela metade durante 30 dias, reavaliar e manter as reduções na mesma proporção, com reavaliação mensal até que a doença retorne ou a mediação seja interrompida.

8. ABORDAGEM SECUNDÁRIA

- Associar outros imunossupressores quando não há resposta à corticoterapia em 7-10 dias. Azatioprina em cães (2,2mg/kg/VO/SID) sozinha ou com a prednisona; Clorambucil em gatos (15mg/m^2/VO/SID por 4 dias, e repetir a cada 3 semanas). Fármacos alternativos como levamisole e ciclosporina A podem ser uma opção nos casos refratários.

9. CUIDADOS DEFINITIVOS

Requer avaliação frequente pelo risco de infecções e insuficiência renal.

10. LITERATURA RECOMENDADA

1. Gross TL; Ihrke PJ; Walder EJ; Affolter VK. Doença da Interface da Junção Dermoepidérmica. In: Gross TL; Ihrke PJ; Walder EJ; Affolter VK. Doenças de Pele do Cão e do Gato Diagnóstico Clínico e Histopatológico. São Paulo: Roca; 2009: 53-55.
2. Medleau L, Hnilica KA. Doenças Cutâneas Autoimunes e Imunomediadas. In: Medleau L, Hnilica KA. Dermatologia de Pequenos Animais - Atlas colorido e Guia Terapêutico. São Paulo: Roca; 2009: 204-209.
3. Stone M. Systemic Lupus Erythematosus. In: Ettinger, SJ, Feldman, EC. Textbook of Veterinary Internal Medicine. Missouri: Saunders Elsevier; 2010: 783-788.

Coagulação Intravascular Disseminada

176

Deborah Silverstein

1. INTRODUÇÃO

A Coagulação Intravascular Disseminada (CID) é um distúrbio trombo-hemorrágico sistêmico que surge como uma complicação de estados de doença inflamatória grave (**Tabela 178.1.**). A CID representa a falta de regulação entre inflamação e coagulação. É desencadeada por qualquer condição em que os fatores pró-trombóticos endógenos superam os fatores anticoagulantes, causando expressão excessiva do fator tissular (FT), subsequente formação do complexo FT-fator VIIa e formação maciça de trombina. A interrupção concomitante dos processos anticoagulantes naturais e fibrinolíticos resulta em produção e polimerização excessiva de fibrina, interferindo no fluxo sanguíneo e levando a trombose microvascular patológica, isquemia periférica, lesão endotelial adicional e danos aos órgãos-alvo. Durante esse estado hipercoagulável de "CID não evidente", o consumo generalizado de plaquetas e fatores de coagulação leva ao seu esgotamento. A ativação da plasmina estimula a quebra dos coágulos de fibrina, levando a um aumento nos níveis de dímero D e à formação de fibrinogênio e produtos de degradação da fibrina (PDFs), que possuem propriedades anticoagulantes significativas. O resultado é um estado hipocoagulável e sangramento clinicamente evidente ("CID evidente").

2. DIAGNÓSTICO

A apresentação clínica da CID é variável e depende do gatilho da doença subjacente. O diagnóstico é mais desafiador no estágio inicial, onde o paciente pode apresentar evidência clínica de trombose, porém ser assintomático. Sinais de CID evidente podem incluir petéquias, equimoses e sangramento inexplicável (ou seja, epistaxe e exsudação de feridas cirúrgicas ou traumáticas, locais de punção venosa ou linhas intra-arteriais). Febre, hipotensão, acidose e hipoxemia podem ocorrer em qualquer estágio.

3. EXAMES LABORATORIAIS, IMAGEM E PATOLOGIA

Não existe nenhum teste padrão-ouro para o diagnóstico de CID. Para levantar a suspeita clínica adequada de CID não evidente, deve haver um gatilho aceitável capaz de iniciar a CID, bem como a evidência de hipercoagulabilidade. Evidências laboratoriais de ativação pró-coagulante (complexos trombina-antitrombina elevados), consumo de inibidores (diminuição da antitrombina e das proteínas C e S), atividade fibrinolítica (dímero D elevado, FDPs e plasmina; diminuição do plasminogênio) e disfunções orgânicas (creatinina elevada, PaO2 diminuída), podem ser encontradas. A avaliação do complexo trombina-antitrombina pode indicar a produção aumentada de trombina, característica da CID precoce, e um teste de beira leito já foi validado em cães. Em animais, níveis elevados de D-dímero (resultantes da degradação de fibrina reticulada e lise de coágulos) parecem o teste mais sensível, pois estudos apontam que valores de D-dímero normais em cães, exclui CID com um intervalo de confiança de 95%. O teste viscoelástico (tromboelastografia [TEG], tromboelastometria rotacional [ROTEM]) pode ser usado para avaliar a coagulação in vivo e refletir o modelo de coagulação baseado em células, que é a avaliação mais fidedigna disponível para o estudo da coagulação. Os testes viscoelásticos refletem a formação, a força e a lise do coágulo em estados hiper e hipocoaguláveis e podem, portanto, ser úteis na identificação de CID não evidente antes que ela progrida.

Uma vez que a CID progride para a fase clínica, o tempo de protrombina (TP) e o tempo de tromboplastina parcial ativada (TTPa) tornam-se prolongados. O tempo prolongado de trombina, baixa concentração de fibrinogênio e trombocitopenia também são achados frequentemente presentes. Os escores de pontuação para o diagnóstico de CID evidente em cães são baseados nos ensaios disponíveis (fibrinogênio, TP, TTPa, dímero D e contagem de plaquetas) e podem ser úteis para fazer o diagnóstico e também prever a mortalidade. Esquisotócitos

Tabela 178.1. – Doenças Conhecidas por Causar CID

Sepse.	Insolação.
SIRS.	Politrauma.
Pancreatite aguda/hepatite aguda.	Queimaduras extensas.
AHIM/TIM.	Necroses teciduais.
Neoplasias.	Vasculites.
Hipotensão prolongada.	Acidente ofídico.
Dilatação vólvulo gástrica.	

Doenças causadas por CID. SIRS, síndrome da resposta inflamatória sistêmica; AHIM, anemia hemolítica imunomediada; TIM; trombocitopenia imunomediada.

(fragmentos de hemácias que refletem lesão mecânica aos eritrócitos) podem ser observados em ambas as fases da CID. O exame pós-morte geralmente revela trombose ou hemorragia em um, ou mais órgãos, microtrombos ricos em plaquetas são tipicamente observados logo após o desenvolvimento do coágulo, mas são posteriormente substituídos por microtrombos hialinos ricos em fibrina.

4. DIFERENCIAIS

Diferenciais adicionais para CID incluem insuficiência hepática, toxicidade por anticoagulante ou aspirina, deficiência congênita de fatores de coagulação (hemofilia), coagulopatia traumática aguda e coagulopatia dilucional após fluidoterapia agressiva.

5. TRATAMENTO

O tratamento da CID deve começar pela eliminação do fator desencadeante da hipercoagulabilidade. A terapia definitiva será variável dependendo da doença subjacente. Independentemente de o gatilho principal ser identificado, a otimização terapêutica com cuidados intensivos é parte vital do tratamento. A fluidoterapia apropriada com reposição de volume adequada e suporte oncótico é obrigatória para preservar o volume intravascular, manter a perfusão tecidual eficaz e limitar os danos aos órgãos. Uma vez que o comprometimento microcirculatório é fundamental para a CID e para doenças críticas, deve-se tomar cuidado para evitar sobrecarga de volume, pois a fluidoterapia excessiva pode levar ao dano endotelial e disfunção microcirculatória. Vasopressores e terapia inotrópica positiva podem ser necessários se o paciente permanecer hipotenso ou tiver diminuição do débito cardíaco apesar da reanimação fluida adequada. Distúrbios ácido-base e eletrolíticos devem ser abordados. O fornecimento adequado de oxigênio aos tecidos é obtido corrigindo a hipoxemia, maximizando o débito cardíaco e administrando transfusões de hemácias em pacientes com anemia grave ou aguda. Sangue total ou concentrados de plaquetas podem ser administrados a pacientes gravemente trombocitopênicos com hemorragia com risco de vida. Transfusões de plasma fresco congelado devem ser administradas para fornecer reposição de fatores de coagulação em animais com tempo de coagulação prolongado ou evidência clínica de sangramento. A terapia antitrombótica pode ser benéfica em animais hipercoaguláveis e com tempos normais de coagulação para prevenir a coagulação intravascular. No entanto, há evidências limitadas que orientam o uso de terapia anticoagulante em pacientes hipercoaguláveis com CID. A heparina é comumente usada nesses pacientes, mas também pode possuir efeitos imunomoduladores complexos que requerem investigação adicional. O uso de heparina de baixo peso molecular (HBPM) é recomendado em pacientes humanos com tromboembolismo venoso devido aos efeitos colaterais da heparina não fracionada (por exemplo, trombocitopenia induzida por heparina). Estudos adicionais explorando a utilidade da HBPM e a nova geração de anticoagulantes orais (por exemplo, rivaroxabana, apixabana)

estão em andamento em espécies veterinárias. A reposição de antitrombina e proteína C ativada (PCA) foi investigada em pessoas, no entanto, apesar das evidências iniciais de melhora da sobrevida com o uso de PCA em pessoas com sepse, estudos subsequentes não recomendam o uso. O produto patenteado acabou sendo retirado do mercado em 2011.

6. CONCLUSÃO

O prognóstico geral para animais com CID é ruim e depende da(s) doença(s) subjacente(s) e da capacidade do clínico de suspeitar, diagnosticar e manejar adequadamente a doença. A falência múltipla de órgãos, secundária à trombose microvascular, é muitas vezes irreversível e está associada a morbidade e mortalidade significativas, apesar do tratamento intensivo. A identificação da CID em sua fase hipercoagulável, juntamente com a intervenção precoce, pode aumentar as chances de sobrevida dos pacientes.

7. PONTOS-CHAVE

- A CID é sempre iniciada por um estado de doença inflamatória subjacente.
- As características clínicas da CID incluem trombose microvascular disseminada, sangramento descontrolado e disfunção de múltiplos órgãos.
- O tratamento intensivo direcionado à causa subjacente da DIC é imperativo. Não existe tratamento específico para CID e, portanto, terapia intensiva de suporte é vital. O uso de terapia anticoagulante não está bem definido.
- Apesar de várias pesquisas em andamento, a taxa de mortalidade para pacientes com CID permanece alta.

8. LITERATURA RECOMENDADA

1. Bentley AM, et al. Alterations in the hemostatic profiles of dogs with naturally occurring septic peritonitis. J Vet Emerg Crit Care 2013;23:14-22.
2. Bick R. Disseminated intravascular coagulation Current concepts of etiology, pathophysiology, diagnosis, and treatment. Hematol Oncol Clin North Am 2003;17:149-176.
3. Blois S. Hyper- and Hypocoagulable States. In: Textbook of Veterinary Internal Medicine – eBook, 8th ed.: Elsevier eBooks+, 2017:822-829.
4. Boller E. Sepsis and septic shock. In: Silverstein DC, Hopper K, eds. Small Animal Critical Care Medicine, 3rd ed. St. Louis: Saunders Elsevier, 2023:518-526.
5. deLaforcade A, et al. 2022 Update of the Consensus on the Rational Use of Antithrombotics and Thrombolytics in Veterinary Critical Care (CURATIVE) Domain 1 – Defining populations at risk. J Vet Emerg Crit Care 2022;32:289-314.
6. Evans L, et al. Surviving sepsis campaign: international guidelines for management of sepsis and septic shock 2021. Intensive Care Med 2021;47:1181-1247.
7. Goggs R, et al. Retrospective evaluation of 4 methods for outcome prediction in overt disseminated intravascular coagulation in dogs (2009-2014): 804 cases. J Vet Emerg Crit Care 2018;28:541-550.
8. Kato D, et al. Evaluation of an automated point-of-care test system for measuring thrombin–antithrombin complex in dogs. J Vet Emerg Crit Care 2020;30:102-106.

9. Levi M. Disseminated intravascular coagulation. Crit Care Med 2007;35:2191.

10. Levi M, Meijers JC. DIC: Which laboratory tests are most useful. Blood Rev 2011;25:33-37.

11. Lynch A. Coagulopathy in the ICU. In: Silverstein DC, Hopper K, eds. Small Animal Critical Care Medicine, 3rd ed. St. Louis: Saunders Elsevier, 2023:508-614.

12. Murphy KM, et al. Use of vasopressors for treatment of vasodilatory hypotension in dogs and cats by Diplomates of the American College of Veterinary Emergency and Critical Care. J Vet Emerg Crit Care 2022;32:714-722.

13. Nagafuchi H, et al. Impact of Antithrombin Supplementation and Concomitant Anticoagulation Therapy in Pediatric Patients With Disseminated Intravascular Coagulation. Clin Appl Thromb 2019;25:1076029619834350.

14. Nelson OL, Andreasen C. The Utility of Plasma D-dimer to Identify Thromboembolic Disease in Dogs. J Vet Intern Med 2003;17:830-834.

15. Papageorgiou C, et al. Disseminated Intravascular Coagulation: An Update on Pathogenesis, Diagnosis, and Therapeutic Strategies. Clin Appl Thromb 2018;24:8S-28S.

16. Ralph AG. Hypercoagulable states. In: Silverstein DC, Hopper K, eds. Small Animal Critical Care Medicine, 3rd ed. St. Louis: Saunders Elsevier, 2023:583-593.

17. Ralph AG, Brainard BM. Update on Disseminated Intravascular Coagulation: When to Consider It, When to Expect It, When to Treat It. Top Companion Anim Med 2012;27:65-72.

18. Rehberg S, et al. Update on Antithrombin for the Treatment of Burn Trauma and Smoke Inhalation Injury. In: Vincent J-L, ed. Yearbook of Intensive Care and Emergency Medicine 2010. Berlin, Heidelberg: Springer, 2010:285-296.

19. Smith SA. Inappropriate activation of coagulation in disease states. In: Proceedings. , 2009:45-48.

20. Song J, et al. Retrospective evaluation of shortened prothrombin time or activated partial thromboplastin time for the diagnosis of hypercoagulability in dogs: 25 cases (2006-2011). J Vet Emerg Crit Care 2016;26:398-405.

21. Stokol T, et al. D-dimer concentrations in healthy dogs and dogs with disseminated intravascular coagulation. Am J Vet Res 2000;61:393-398.

22. Thachil J, et al. The withdrawal of Activated Protein C from the use in patients with severe sepsis and DIC [Amendment to the BCSH guideline on disseminated intravascular coagulation]. Br J Haematol 2012;157:493-494.

23. UCHIDA M, et al. Treatment with rivaroxaban and monitoring of coagulation profiles in two dogs with venous thromboembolism. J Vet Med Sci 2020;82:1271-1276.

24. 2Wiinberg B, et al. Thromboelastographic Evaluation of Hemostatic Function in Dogs with Disseminated Intravascular Coagulation. J Vet Intern Med 2008;22:357-365.

25. 2Wiinberg B, et al. Development of a model based scoring system for diagnosis of canine disseminated intravascular coagulation with independent assessment of sensitivity and specificity. Vet J 2010;185:292-298.

177

Reações Transfusionais

Simone Golçalves R. Gomes

1. INTRODUÇÃO

A transfusão sanguínea, uma prática essencial na medicina veterinária, é frequentemente associada a uma variedade de reações adversas que podem afetar a saúde do receptor. Este capítulo explora as reações respiratórias agudas e não hemolíticas, oferecendo uma visão abrangente das principais complicações que podem surgir durante ou após a transfusão de sangue em animais. As reações respiratórias agudas, conhecidas como os "3 Ts" (Dispneia Associada à Transfusão – TAD; Sobrecarga Circulatória Associada à Transfusão – TACO; Injúria Pulmonar Aguda Associada à Transfusão – TRALI), destacam-se como eventos críticos com considerável impacto na morbidade e mortalidade.

Este capítulo visa fornecer uma compreensão abrangente e prática das reações transfusionais em medicina veterinária, oferecendo aos profissionais ferramentas valiosas para o diagnóstico, tratamento e prevenção dessas complicações críticas associadas à transfusão sanguínea em animais.

2. REAÇÕES RESPIRATÓRIAS AGUDAS RELACIONADAS À TRANSFUSÃO (OS 3 TS)

As reações respiratórias são as principais causas de óbitos relacionadas à transfusão em humanos e quando ocorrem na veterinária também atingem a mesma magnitude.

Atualmente, elas são categorizadas em:

- Dispneia associada à transfusão (TAD – *Transfusion Associated Dyspnea*).
- Sobrecarga circulatória associada à transfusão (TACO – *Transfusion associated circulatory overload*).
- Injúria pulmonar aguda associada à transfusão (TRALI – *Transfusion-Related*
- *Acute Lung Injury*) – 3 Ts.

2.1. – Dispneia associada a transfusão (TAD)

Caracterizada por uma distrição respiratória aguda durante a transfusão, ou de ocorrência em até 24 horas em relação ao término do procedimento, em que outras causas de complicações respiratórias foram descartadas como TACO,

TRALI, reação alérgica e outras enfermidades respiratórias e cardiovasculares.

A incidência varia entre 2-6%, em cães e 0,4-7,4%, em gatos.

O diagnóstico é baseado na ocorrência de distrição respiratória durante ou em até 24 horas relacionado ao término da transfusão com sinais de baixa saturação de oxigênio e hipoxemia.

Recomenda-se interromper o procedimento, caso esteja ocorrendo, avaliar os sinais vitais, providenciar suporte de oxigênio e considerar uma dose de diurético furosemida até que a causa seja esclarecida. Assim que possível, realizar um raio-X torácico e diante da ausência de alterações radiográficas em pulmões e de plasma hemolisado (para descartar reação transfusional hemolítica aguda) considerar TAD.

2.2. - Sobrecarga circulatória associada à transfusão (TACO)

A TACO é uma reação aguda, não imunológica que é secundária ao aumento de volume proporcionado pelo sangue transfundido ocasionando uma distrição respiratória aguda e edema pulmonar hidrostático. Essa reação ocorre durante ou em até 6 horas relacionada ao início da transfusão. A incidência é de 4,7% em cães, e gatos, de 3%.

A transfusão sanguínea ocasiona um moderado aumento no volume sanguíneo em pacientes com disfunção cardíaca compensada ou doença renal crônica que pode resultar em edema pulmonar e distrição respiratória. Em pacientes com insuficiência cardíaca, o edema pulmonar pode ocorrer sem o aumento da pressão sanguínea. Em pacientes com função cardíaca e renal normal raramente é relatada e quando ocorre está associada à transfusão maciça.

O diagnóstico é baseado nos sinais e sintomas clínicos de sobrecarga circulatória, como tosse, distrição respiratória, posição ortopneica e ausculta de estertores pulmonares. A radiografia do tórax pode revelar: infiltrado pulmonar bilateral; efusão pleural; edema pulmonar; congestão venosa pulmonar ou cardiomegalia. O ecocardiograma pode indicar sinais de sobrecarga de volume como alargamento do átrio esquerdo, dilatação ventricular esquerda e uma redução da fração de ejeção.

Alguns estudos veterinários sugerem uma associação entre altas concentrações de peptídeos natriuréticos (BNP ou proB-NP) em pacientes com distrição respiratória aguda seguida de uma transfusão altamente sugestiva de TACO.

O tratamento é baseado na administração de diurético sendo recomendada furosemida (1-2mg/kg/dose inicial) monitorando pressão arterial, hidratação e, se necessário, suporte ventilatório. Estes pacientes normalmente têm uma evolução favorável com a terapia diurética.

2.3. – Injúria Pulmonar Aguda Secundária à Transfusão (TRALI)

A TRALI é uma reação imunológica aguda secundária à interação antígeno anticorpos nos pulmões caracterizada por uma hipoxemia com distrição respiratória durante ou até 6 horas em relação ao início da transfusão com a evidência radiográfica de edema pulmonar não cardiogênico. A incidência é em torno de 3,7% para cães e não há publicações em gatos.

As manifestações clínicas são febre, distrição respiratória, hipotensão, taquipneia e taquicardia.

Transfusões com hemocomponentes plaquetários e plasmáticos estão associadas a um maior índice de ocorrência em seres humanos, possivelmente devido aos mediadores bioativos estarem presentes no plasma. Estes mediadores bioativos são anticorpos contra antígenos leucocitários humanos (HLA) e contra vários antígenos dos neutrófilos (HNA) presentes no plasma do doador que podem estar envolvidos na fisiopatogenia da TRALI. Em humanos, plasma de mulheres multíparas são implicadas na patogenia desta reação adversa devido às altas concentrações de anticorpos HLA e HNA. Na veterinária, um estudo demonstrou a ausência de aloanticorpos induzida pela gestação, sugerindo que fêmeas multíparas não deveriam ser excluídas do programa de doação de sangue.

Há também outra possibilidade da correlação entre outros mediadores bioativos que se acumulam durante a estocagem, como os bioativos lipídeos que podem estar associados ao desencadeamento da TRALI.

Os fatores de risco para o desencadeamento da TRALI são múltiplas transfusões e enfermidades graves preexistentes.

O diagnóstico diferencial envolve a TACO, mas no caso da TRALI não há alterações no ecocardiograma de sobrecarga de átrio esquerdo. Outro diagnóstico diferencial seriam outras causas para Síndrome da Desconforto Respiratório Agudo (SDRA), como pneumonias bacterianas, sepse e pneumonia aspirativa.

Diante de uma confirmação de TRALI, é recomendada suspender a administração de furosemida caso tenha sido iniciada e iniciar um suporte respiratório com oxigenioterapia e ventilatório conforme o necessário, considerando medidas protetivas pulmonares.

3. REAÇÃO TRANSFUSIONAL NÃO HEMOLÍTICA FEBRIL (RTNHF)

A febre é uma das principais reações adversas documentadas em transfusões, em estudos veterinários. A incidência deste tipo de reação é variável, segundo os levantamentos, entre 2-20% dependendo do hemocomponente envolvido.

A Reação Transfusional Não Hemolítica Febril (RTNHF) é uma reação não imunológica e imunológica aguda caracterizada pela temperatura acima de 39,0ºC ou elevação da temperatura em torno de 1ºC em relação à temperatura pré-transfusional corpórea durante ou até 4 horas após o término da transfusão.

A fisiopatologia consiste em reações antígenos-anticorpos secundárias aos leucócitos e plaquetas do doador ou devido à transferência de mediadores pró-inflamatórios presentes em produtos sanguíneos estocados.

A febre pode ocorrer em outros tipos de reações transfusionais, como infecção (contaminação de produtos sanguíneos); reação hemolítica e na injúria pulmonar secundária à transfusão (TRALI). Além disso, pode estar presente devido ao aquecimento do meio externo e infecções concomitantes do paciente. A atribuição da RTNHF é por eliminação após o descarte das causas referidas anteriormente. Elas podem ocorrer com a administração de sangue total fresco ou estocado, plasma rico em plaquetas, concentrado de plaquetas e, em menor proporção, com os concentrados de hemácias. Em seres humanos, a leucorredução de hemocomponentes, auxilia a diminuir a ocorrência desta reação adversa.

As manifestações clínicas mais comuns são hipertermia, êmese e tremores. A RTNHF pode ocorrer nos primeiros 30 minutos de transfusão, podendo se prolongar até 20 horas.

A RTNHF não é uma ameaça de vida, mas gera um desconforto no paciente. O diagnóstico é por exclusão, mas diante de sua ocorrência é recomendada a interrupção da transfusão para investigação da causa, excluindo infecções e reação transfusional hemolítica aguda, TRALI e contaminação bacteriana do hemocomponente. Cultura e PCR do sangue do receptor e dos hemocomponentes devem ser considerados para descartar algum patógeno.

Segundo o *guideline* publicado em 2021, pela AVHMT, não há evidência científica do efeito benéfico do uso de antipiréticos nos pacientes com RTNHF e a sugestão é de que a febre por ser autolimitante não requer tratamento com estes fármacos.

Medidas preventivas para evitar a ocorrência de RTNHF em humanos envolvem a administração de hemocomponentes leucorreduzidos na pré-estocagem, mas ainda falta comprovação dos mesmos benefícios na medicina veterinária. Não há evidência científica de que a aplicação prévia de anti-histamínico, corticoide ou antipirético previne a ocorrência mesmo naqueles pacientes com histórico prévio de reações anteriores.

4. REAÇÕES ALÉRGICAS E ANAFILÁTICAS TRANSFUSIONAIS

A reação alérgica transfusional é uma reação imunológica aguda de hipersensibilidade do tipo I ("Ig" e "e" mastócitos) em resposta a um antígeno proveniente de um produto sanguíneo. Essa reação ocorre durante ou até 4 horas em relação ao início da transfusão. São comumente relatados na literatura

Seção IX

veterinária principalmente associados com produtos sanguíneos plasmáticos (plasma fresco congelado, concentrado de plaquetas e sangue total estocado). Em humanos, relatam-se alguns fatores associados a uma maior probabilidade de reações alérgicas como febre; produtos não leucorreduzidos e administração de plasma e plaquetas obtidos por aférese.

Os sinais clínicos podem variar entre leves e transitórios até moderados a acentuados, podendo evoluir para anafilaxia. Os cães, com reação de hipersensibilidade do tipo I, podem apresentar prurido; eritema; urticária; angioedema; salivação; êmese e diarreia. As reações em felinos são tipicamente respiratórias devido ao edema do trato respiratório superior, broncoconstrição e excessiva produção de muco, embora sinais gastrintestinais e prurido podem ocorrer. Sinais clínicos consistentes com anafilaxia são: hemoperitônio; coagulopatias; colapso; hipotensão e sinais respiratórios superiores (edema).

O tratamento envolve a administração de anti-histamínico como a difenidramina (1-2mg/kg/SC, IM ou VO) a cada 24 horas. O tratamento com corticosteroides é contraindicado no tratamento de reações alérgicas associadas à transfusão, pois não há evidência científica de eficácia em estudos humanos e em animais.

Diante de sinais de anafilaxia em cães e gatos, recomenda-se administrar epinefrina na dose de até dois bolus de 0,1-0,2mg/kg IM seguida de uma taxa constante de infusão na dose de 0,05-0,1μg/kg/min/IV.

Atualmente, diante da falta de evidência científica a pré-medicação com anti-histamínico e corticoide é contraindicada visando a prevenção de reações transfusionais alérgicas.

5. REAÇÕES TRANSFUSIONAIS HEMOLÍTICAS TARDIAS (RTHT)

A reação transfusional hemolítica tardia (RTHT) pode ocorrer entre 24 horas a 28 dias após a transfusão. São atribuídas causas imunológicas ou não imunológicas em que ocasiona a lise ou a remoção acelerada das hemácias transfundidas.

A incidência de RTHT em humanos e na veterinária é subestimada, pois a maioria dos pacientes é assintomático e a queda do hematócrito pode ser atribuída a outras etiologias como anemia hemolítica imunomediada, ou mascarada pela resposta regenerativa medular.

As causas imunológicas são tipicamente causadas por uma resposta imune secundária aos antígenos das hemácias do doador. A incidência em cães não é elucidada, entretanto em gatos é relatada nos casos de xenotransfusão de sangue canino. Alguns estudos relacionados a xenotransfusão documentaram a produção de anticorpos contra hemácias caninas em torno de 4-7 dias após a transfusão. A meia-vida das hemácias dos cães transfundidos em receptores felinos foi de 3,6 dias sendo que a vida média das hemácias entre sangues felinos compatíveis é em média de 30 dias. Um recente estudo realizado em 2019 revelou a incompatibilidade pré-transfusional em testes de compatibi-

lidade maior e menor, sugerindo a presença de aloanticorpos naturais em ambas as espécies.

RTHT também são documentadas em gatos do tipo A, que recebem transfusão de doadores B cuja meia-vida das hemácias poderá ser de 2 dias. Os gatos do tipo A possuem baixos títulos de aloanticorpos para o tipo B composto por anticorpos das classes IgG e IgM podendo ocorrer uma hemólise tardia, entretanto gatos do tipo B possuem aloanticorpos contra o tipo A em altos títulos da classe IgM e caso ocorra uma transfusão de uma bolsa A para um receptor B o tipo de hemólise será aguda e grave.

As RTHT também podem ocorrer devido à presença induzida de aloanticorpos em cães contra os tipos sanguíneos DEA 3, 5 e 7 podendo estar associada a uma remoção ou destruição acelerada das hemácias em torno de 3-5 dias. Apesar da possibilidade de ocorrer uma hemólise tardia diante da transfusão de doadores caninos DEA 3, 5 e 7 positivos para receptores DEA 3, 5 e 7 negativos respectivamente, não há relatos de RT hemolítica tardia ou aguda em pacientes clínicos relacionados a estes tipos sanguíneos.

As RTHT não imunológicas ocorrem devido a fatores térmico, químico, mecânico e osmótico alterando as propriedades organolépticas das hemácias transfundidas ocasionando hemólise tardia.

Os pacientes com RTHT podem ser assintomáticos (maioria) ou apresentar sinais e sintomas semelhantes com RT hemolítica aguda com febre, náusea ou vômito, taquicardia, taquipneia ou dispneia, hipotensão e dor. A queda do hematócrito pode ser gradativa ao longo dos dias e conforme a anemia evolui o paciente passa a manifestar sinais clínicos inespecíficos como letargia, inapetência e fraqueza. A maioria das hemólises observadas em RTHT tem o envolvimento de IgG caracterizando uma hemólise extravascular.

O diagnóstico é desafiador principalmente em cães, pois a maioria dos pacientes não apresentará manifestações clínicas e há uma limitação em se determinar os tipos sanguíneos relacionados (DEA 3, 5 e 7).

A prevenção consiste na realização das provas de compatibilidade maior e menor antes da realização da transfusão sanguínea.

6. CONCLUSÃO

Em resumo, o conhecimento aprofundado dessas reações transfusionais oferece aos profissionais veterinários ferramentas valiosas para o diagnóstico precoce, tratamento adequado e, principalmente, a prevenção dessas complicações críticas associadas à transfusão sanguínea em animais, contribuindo para uma prática clínica mais segura e eficaz.

7. LITERATURA RECOMENDADA

1. Martinez-Sogues L, Blois SL, Manzanilla EG, Abrams-Ogg AO, Cosentino P. Exploration of risk factors for non-survival and for transfusion-associated complications in cats receiving red

cell transfusions: 450 cases (2009 to 2017). J Small Anim Pract. 2020;61(3):177-184.

2. Maglaras CH, Koenig A, Bedard DL, Brainard BM. Retrospective evaluation of the effect of red blood cell product age on occurrence of acute transfusion-related complications in dogs: 210 cases (2010-2012). J Vet Emerg Crit Care. 2017;27(1):108-120.

3. Davidow E.B. et al. Association of Veterinary Hematology and Transfusion Medicine (AVHTM) Transfusion Reaction Small Animal Consensus Statement (TRACS) . Part 1 : Definitions and clinica signs. J Vet Emerg Crit Care. 2021;31:141-166.

4. Davidow E.B. et al. Association of Veterinary Hematology and Transfusion Medicine (AVHTM) Transfusion Reaction Small Animal Consensus Statement (TRACS) . Part 3: Diagnosis and Treatmen. J Vet Emerg Crit Care. 2021;31:189-203.

5. Davidow E.B. et al. Association of Veterinary Hematology and Transfusion Medicine (AVHTM) Transfusion Reaction Small Animal Consensus Statement (TRACS) . Part 2: Prevention and Monitoring. J Vet Emerg Crit Care. 2021;31:167-188.

6. Shmuel DL, Cortes Y. Anaphylaxis in dogs and cats. J Vet Emerg Crit Care. 2013;23(4):377-394.

7. Blois, S.L. Transfusion – Associated Complications. In: Yagi, K.; Holowaychuk, M.K. Manual of Veterinary Transfusion Medicine and Blood Banking. 1 Ed. John Wiley & Sons, Inc. 2016, p. 155-171.

8. Le Gal A, Thomas EK, Humm KR. Xenotransfusion of canine blood to cats: a review of 49 cases and their outcome. J Small Anim Pract. 2019;61(3):156-162.

9. Bovens, C., Gruffydd-Jones, T. Xenotransfusion with canine blood in the feline species : Review of the literature. Journal of Feline Medicine Surgery. 2014, 17: 1-6.

178 Xenotransfusão em felinos

Isabella Colleoni Soares de Souza Moraes

1. INTRODUÇÃO

Diversas situações ou enfermidades podem acarretar a necessidade de transfundir hemácias em um paciente felino. Nos grandes centros, é possível obter componentes sanguíneos estocados desta espécie com alguma rapidez, e a transfusão sanguínea é então realizada, pautada em diretrizes preestabelecidas e bastante fundamentadas. No entanto, em situações extremas, onde tais componentes não estão disponíveis (ou então estão, mas não são compatíveis, ou não estão disponíveis na quantidade desejada), a xenotransfusão torna-se uma opção viável para efetuar o salvamento do paciente em emergência. Embora a xenotransfusão seja documentada em diversas espécies, com seu primeiro relato conhecido datando de 1667, envolvendo a transfusão de sangue ovino a um humano, a prática ainda é tida como tabu. No presente capítulo será abordada a xenotransfusão de células vermelhas oriundas de caninos para felinos; a escolha do receptor ideal; a realização do procedimento; reações adversas; segurança; consequências e resultados do procedimento. Ainda, é importante ressaltar que, neste texto, quando o termo 'xenotransfusão' for citado, refere-se a uma transfusão de sangue canino para um paciente felino, exceto quando especificado que o procedimento envolveu outras espécies.

2. ESCOLHA DO PACIENTE RECEPTOR E INDICAÇÕES

A xenotransfusão pode ser considerada em pacientes felinos gravemente anêmicos, em que se estima que há alta chance de óbito dentro de seis horas, e na indisponibilidade de hemocomponentes felinos compatíveis, tornando a xenotransfusão uma manobra de salvamento.

Para a espécie, pode-se considerar como gatilho transfusional a hemoglobina abaixo de 5g/dL, associada a sinais de descompensação hemodinâmica por hipóxia (taquicardia, síncope, pulso exacerbado, fraqueza). Também pode-se considerar a transfusão de células vermelhas em pacientes com hemorragias graves que acarretem hipovolemia, porém, ainda sem queda do hematócrito, uma vez que é possível predizer que estes pacientes terão redução deste parâmetro quando a reposição volumétrica com produtos não-sanguíneos for realizada.

A xenotransfusão pode ser indicada quando o paciente possuir histórico de reação transfusional grave após administração de hemocomponentes felinos, tempo insuficiente para realizar a tipagem sanguínea do receptor, indisponibilidade de hemocomponentes felinos em quantidades suficientes para a transfusão, ou até mesmo, em situações de restrição financeira que impossibilitem a obtenção de sangue felino. A xenotransfusão é uma prática segura e eficiente para a estabilização a curto-prazo do paciente anêmico, e possibilita que a causa de base seja tratada e/ou que se ganhe tempo para obter hemocomponentes de origem felina.

3. CONSEQUÊNCIAS DO TRATAMENTO

Embora haja evidência científica da existência de anticorpos naturais em felinos contra hemácias caninas e vice-versa, não há documentação de reações transfusionais agudas graves quando hemácias caninas foram administradas a gatos, mesmo quando o teste de reação cruzada maior apresentou resultado positivo. O teste de reação cruzada maior avalia a compatibilidade entre o plasma do receptor e as hemácias do doador, mimetizando o cenário em que é realizada a transfusão, utilizando o concentrado de hemácias. Em transfusões intraespecíficas, uma reação cruzada maior positiva, ou seja, incompatível, frequentemente inviabiliza a transfusão utilizando este doador devido à alta possibilidade de ocorrência de reação hemolítica aguda. No entanto, apesar da incompatibilidade *in vitro* denotada por este teste quando testado sangue canino *versus* plasma felino, clinicamente não se observa tal reação em transfusões interespecíficas. Possivelmente devido a esta incompatibilidade intrínseca, a maior consequência do procedimento de xenotransfusão reportado seja a curta meia-vida das hemácias recebidas. Enquanto a meia-vida de hemácias oriundas de transfusão intraespecífica é de aproximadamente 30 dias, em casos de xenotransfusão a meia-vida destas células gira em torno de 4 a 6 dias apenas. Ainda assim, apesar da curta duração, o procedimento pode ganhar tempo até que se obtenha sangue felino compatível, caso haja necessidade de uma segunda transfusão ou até que a terapia medicamentosa instituída torne-se efetiva.

Outra consequência do tratamento, e possivelmente a mais importante delas, é a impossibilidade absoluta de realizar um segundo procedimento de xenotransfusão em um mesmo paciente após mais de 4-7 dias do primeiro, devido a uma exacerbada produção de anticorpos anti-hemácias caninas. Em felinos submetidos a uma segunda xenotransfusão após este período, 90% desenvolveram reação hemolítica aguda e foram a óbito. Portanto, é de suma importância realizar o esclarecimento completo e a exposição ao tutor quanto à impossibilidade de o paciente receber uma segunda xenotransfusão em qualquer outro ponto de sua vida, e documentar que houve consentimento livre ao procedimento após este esclarecimento.

Além das consequências descritas acima, também pode-se destacar as seguintes:

- Icterícia pós-transfusional, geralmente ocorrendo 4-6 dias após o procedimento, devido à hemólise das células caninas transfundidas.
- Hipertermia de origem não-hemolítica.
- Taquipneia.

4. POTENCIAIS VANTAGENS DA XENOTRANSFUSÃO

Dentre as principais vantagens de se utilizar sangue canino para a transfusão em um paciente felino, destacam-se:

- Facilidade na obtenção do hemocomponente, uma vez que bancos de sangue caninos são mais facilmente encontrados.
- Facilidade na colheita do sangue do doador, que raramente exigirá sedação e/ou anestesia geral.
- Possibilidade de realizar transfusão em situações emergenciais, nas quais não é possível realizar a tipagem sanguínea do receptor.
- Possibilidade de obtenção de volume adequado para uma transfusão de sucesso.
- Viabilização da transfusão para pacientes com tipo sanguíneo B, uma vez que é raríssimo encontrar doadores compatíveis.

5. PROCEDIMENTO

A xenotransfusão é realizada da mesma maneira que a alotransfusão. Idealmente, deve ser utilizado concentrado de hemácias caninas, mas caso este não esteja disponível, sangue total (preferencialmente fresco) pode ser empregado. A expectativa é que 1mL/kg de concentrado de hemácias eleve o hematócrito do paciente em 1%. Caso se opte por utilizar sangue total, o dobro do volume é necessário para alcançar o mesmo efeito, ou seja, a infusão de 2mL/kg de sangue total elevará o hematócrito do paciente em 1%. Sendo assim, sendo o gato um animal com grande susceptibilidade a sobrecarga volumétrica, o concentrado de hemácias se torna o hemocomponente ideal.

O volume deve ser infundido mediante uso de equipo com filtro para transfusão ou filtro acoplado a um extensor no caso de transfusão em bomba de seringa, e de maneira lenta – na primeira meia hora de transfusão obedecer à velocidade de infusão de 0,5mL/kg/h e, nas demais, 5-10mL/kg/h. O procedimento não deve durar mais do que quatro horas, pois a exposição prolongada da bolsa de sangue ao ambiente predispõe à sua contaminação.

6. CONCLUSÃO

A xenotransfusão pode ser utilizada como manobra de salvamento para felinos gravemente anêmicos, com risco iminente de óbito em menos de seis horas caso não receba hemácias, e mediante esclarecimento completo ao tutor do animal e consentimento do mesmo. É importante, também, reforçar à família que o animal jamais poderá receber sangue canino novamente e que esta condição deve ser descrita a todos os clínicos que venham a atender o paciente no futuro. Ainda, apesar de todas as características descritas e da facilidade de realizar o procedimento, a alotransfusão deve ser sempre o procedimento de primeira escolha, devido à grande fundamentação teórica da mesma e existência de diretrizes bem estabelecidas para orientar sua realização.

7. LITERATURA RECOMENDADA

1. Roux AR, Saï P, Deschamps JY. Xenotransfusions, past and present. Xenotransplantation. 2007 Mar. 14: 208–216. Disponível em: DOI: 10.1111/j.1399-3089.2007.00404.x

2. Le Gal A, Thomas EK, Humm KR. Xenotransfusion of canine blood to cats: a review of 49 cases and their outcome. J Small Anim Pract. 2019 Nov. Disponível em: DOI: 10.1111/jsap.13096

3. Taylor S, Spada E, Callan MB, Kormann R, Leister E, Steagall P, et al. 2021 ISFM Consensus Guidelines on the Collection and Administration of Blood and Blood Products in Cats. J Feline Med Surg. 2021. Disponível em: DOI: 10.1177/1098612X211007071

4. Priolo V, Masucci M, Spada E, Proverbio D, Pennisi MG. Naturally occurring antibodies in cats against dog erythrocyte antigens and vice versa. J Feline Med Surg. 2017. Disponível em: DOI: 10.1177/1098612X17727232

5. Marion RS, Smith JE. J.E. Survival of erythrocytes after autologous and allogeneic transfusion in cats. J Am Vet Med Assoc. 1983. 183, 1437-1439.

6. Bovens C, Gruffydd-Jones T. Xenotransfusion with canine blood in the feline species: Review of the literature. J Feline Med Surg. 2013. 15: 62–67. Disponível em: DOI: 10.1177/1098612X12460530

7. Hessler J, Davis LE, Dale HE. Effect of repeated transfusions of dog blood to cats. Small Anim Clin 1962, 2, 684-687.

8. Deschamps JY, Abboud N, Roux FA. Xenotransfusion of Blood from Dog to Cat: Should Canine Blood Be Our First Choice for Feline Transfusion in Emergency Situations?. Vet Sci. 2022. 9, 106. Available from: DOI: 10.3390/vetsci9030106

179 Vasculites

Deborah Silverstein

1. INTRODUÇÃO

A vasculite é definida como a inflamação da parede vascular das veias (flebite) ou artérias (arterite), que pode levar a uma variedade de distúrbios complexos, envolvendo um ou mais órgãos e sistemas. Embora muitas vezes não haja causa subjacente detectável (forma primária) em pequenos animais, a vasculite pode ocorrer secundariamente a uma causa infecciosa ou não infecciosa, provavelmente como resultado de uma reação de hipersensibilidade do tipo III. Na medicina humana, as alterações genéticas são mais comumente implicadas em doenças como arterite de Takayasu, doença de Kawasaki e vasculite associada a anticorpos citoplasmáticos antineutrófilos. Os sinais clínicos resultam da trombose do(s) vaso(s) afetado(s) com subsequente infarto do tecido-alvo e variam amplamente dependendo de qual leito vascular é afetado. Os sinais clínicos podem ser focais ou generalizados. A pele, articulações, meninges ou trato urinário são comumente envolvidos em pequenos animais. A vasculite é rara em pequenos animais, mas tem sido cada vez mais reconhecida, principalmente em cães. É potencialmente fatal e tratamento imediato e cuidados intensivos devem ser realizados sempre que houver suspeita de vasculite.

2. SINAIS CLÍNICOS

Podem ser observados:

- Pirexia.
- Inapetência.
- Letargia e dor generalizada ou focal.

Pode haver sinais de choque ou coagulação intravascular disseminada (CID). O exame físico deve incluir uma avaliação minuciosa dos índices de perfusão; ausculta do coração (no caso de um novo sopro que possa indicar endocardite vegetativa); palpação das articulações; exame oftalmológico completo para avaliar anormalidades ou alterações vasculares na retina; inspeção de lesões orais e exame dermatológico minucioso. As lesões cutâneas são mais prováveis de aparecer nas extremidades, orelhas, lábios, cauda ou pontos de pressão, podendo ser localizadas ou generalizadas. "Púrpura", descolorações roxas da pele que não empalidecem quando a pressão é aplicada, são comumente vistas. A diascopia deve ser usada para avaliar a vasculite e a histopatologia pode ser necessária para confirmação. Úlceras bem demarcadas e edema depressível ocorrem com menos frequência. Dor leve a intensa pode estar presente.

3. DIFERENCIAIS

A vasculite secundária pode ser decorrente de infecção sistêmica ou reação de hipersensibilidade a antígenos exógenos, ou endógenos (**Tabela 182.1.**). A vasculite primária é diagnosticada pela exclusão de causas secundárias. Vasculites primárias específicas foram caracterizadas em cães, incluindo meningite-arterite responsiva a esteroides. Um diagnóstico definitivo requer biópsia da área e vasos suspeitos. Um angiograma

Tabela 182.1. – Causas de Vasculite

Infecciosas	
Rickettsial	Febre maculosa das montanhas.
Protozoária	Leishmaniose, Babesiosiose.
Bacteriana	Sepse (especialmente endocardite), Ehrliquiose, *Rickettsia rickettsia*, bartonelose, anaplasmose, borreliose, piodermites, leptospirose, toxoplasmose, babesiose.
Viral	Peritonite infecciosa felina (PIF), imunodeficiência felina (FIV), Leucemia viral felina (FeLV), Parvovírus (rare).
Fúngica	Qualquer doença fúngica.
Não infecciosas	
Reação a drogas	Enalapril, ivermectina, itraconazol, cefalexina, amoxicilina, fenilbutazona, carprofeno, albumina humana, ivermectina, sulfa-trimetoprina, meloxicam, metoclopramida, metronidazol, fenobarbital.
Vacinas	Vacina contra o vírus da raiva morto (cães).
Neoplasia	Linfossarcoma.
Autoimune	Lúpus eritematoso sistêmico.
Outros	Sensibilidade alimentar, picadas de abelhas e vespas, queimaduras, traumas.

Causas conhecidas de vasculite.

também pode revelar padrões característicos de inflamação vascular. O veterinário deve descartar doenças que causem hiper ou hipocoagulabilidade com comprometimento secundário da integridade vascular.

4. ABORDAGEM PRIMÁRIA

Indica-se a abordagem primária, com estabelecimento do suporte básico ABC e após todos os pacientes devem ser avaliados com gasometria venosa, eletrólitos e lactato, hematócrito, proteína total e glicose. A analgesia com opioides e a fluidoterapia intravenosa, são frequentemente indicadas. Se houver suspeita de sepse, antimicrobianos intravenosos de amplo espectro devem ser administrados o mais rápido possível, aguardando cultura microbiana e teste de sensibilidade. Choque ou CID devem ser tratados, se presentes.

5. ABORDAGEM SECUNDÁRIA

O plano de diagnóstico completo irá variar dependendo do processo da doença suspeita. Uma história completa pode fornecer pistas para identificar possíveis gatilhos, como uma vacinação recente ou administração de medicamentos, falta de cuidados preventivos que podem predispor a doenças infecciosas, além da realização de testes rápidos para doenças virais e transmitidas por carrapatos. A ecografia a beira-leito pode ser útil para avaliar a presença de hemoperitônio espontâneo, alterações cardíacas ou pulmonares e/ou anormalidades abdominais ou torácicas subjacentes.

Exames adicionais devem incluir um hemograma; perfil bioquímico; Dímero-D; exame de urina; testes adicionais de doenças infecciosas, se indicado, e ensaios imunológicos (anticorpo antinuclear).

Se houver suspeita de doença transmitida por carrapatos, deve-se iniciar doxiciclina (5mg/kg duas vezes ao dia). Os glicocorticoides são a terapia definitiva para algumas síndromes de vasculite, mas devem ser usados com extrema cautela até que as causas infecciosas sejam descartadas. A pentoxifilina e a niacinamida também têm sido usadas como terapia adjuvante em alguns casos. Agentes imunossupressores adicionais (ciclosporina, micofenolato de mofetila, azatioprina ou oclacitinibe) também podem ser benéficos em animais com vasculite primária. Terapias mais avançadas, incluindo plasmaferese total, foram descritas para casos gravemente afetados ou refratários.

6. CUIDADOS DEFINITIVOS

A causa subjacente da vasculite secundária deve ser tratada. A vasculite primária é tratada com medicamentos anti-inflamatórios (geralmente glicocorticoides). Casos graves requerem hospitalização com cuidados de suporte intensivos.

7. COMPLICAÇÕES POTENCIAIS

A rápida progressão clínica e o desenvolvimento de choque, sepse, CID e edema pulmonar são complicações potenciais em animais com vasculite. As lesões cutâneas podem resultar em necrose e a cirurgia reconstrutiva pode ser indicada para os defeitos de pele resultantes.

8. CONCLUSÃO

A vasculite pode ser focal ou sistêmica, primária ou secundária. Diagnóstico, terapêutica e prognóstico variam de acordo com a doença subjacente e sua gravidade. Cães com vasculite primária do sistema nervoso têm um prognóstico ruim. Medidas preventivas devem ser tomadas para evitar gatilhos conhecidos. Testes diagnósticos apropriados e tratamento direcionado são necessários para maximizar os desfechos.

9. PONTOS-CHAVE

- A vasculite primária é um diagnóstico de exclusão, e o tutor deve estar ciente de que muitos testes diagnósticos podem ser necessários.
- Antimicrobianos de amplo espectro devem ser administrados o mais rápido possível se houver suspeita de sepse.
- Os glicocorticoides, ou outra terapia imunossupressora, devem ser usados com extrema cautela até que a doença infecciosa seja descartada.
- Deve-se usar equipamento de proteção pessoal adequado ao trabalhar com animais com suspeita de vasculite, uma vez que algumas doenças infecciosas subjacentes são zoonóticas.

10. LITERATURA RECOMENDADA

1. Ihrke PJ. Ischemic skin disease in the dog. World Small Animal Veterinary Association world congress proceedings 2006.
2. Rosser EJ. Use of the D-dimer assay for diagnosing thrombosis in cases of canine cutaneous vasculitis. Veterinary Dermatology 2009;20:586-590.
3. Tipold, A, Schatzberg SJ. An update on steroid responsive arteritis-meningitis. J Small Animal Prac 2010;51:150-154.
4. Baumann D, Fluckiger M. Radiographic findings in the thorax of dogs with leptospiral infection. Vet Radiol and Ultrasound 2001;42(4):305-307.
5. Caswell JL, Nykamp SG. Intradural vasculitis and hemorrhage in full sibling Welsh springer spaniels. Can Vet J 2003;44:137-139.
6. Cizinauskas S, Jaggy A, Tipold A. Long-term treatment of dogs with steroid-responsive meningitis-arteritis: clinical, laboratory and therapeutic results. J Small Animal Prac 2000;41:295-301.
7. Lowrie M, Penderis J, McLaughlin M, et al. Steroid responsive meningitis-arteritis: A prospective study of potential disease markers, prednisolone treatment, and long-term outcome in 20 dogs (2006-2008). J Vet Intern Med 2009;23:862-870.
8. Malik R, Foster SF, Martin P, et al. Acute febrile neutrophilic vasculitis of the skin of young Shar-Pei dogs. Aust Vet J 2002;80(4):200-206.
9. Nichols PR, Morris DO, Beale KM. A retrospective study of canine and feline cutaneous vasculitis. Veterinary Dermatology 2001;12:255-264.
10. Torrent E, Leiva M, Segales J, et al. Myocarditis and generalised vasculitis associated with leishmania in a dog. J Small Animal Prac 2005;46:549-552.
11. Weir JAM, Yager JA, Caswell JL, et al. Familial cutaneous vasculopathy of German shepherds: Clinical, genetic and preliminary pathological and immunological studies. Can Vet J 1994;35:763-769.
12. Ralli M, Camp F, Angeletti D, et al. Pathophysiology and therapy of systemic vasculitides. EXCLI Journal 2020;19:817-854.
13. Colombo S, Cornegliani L, Vercelli A, et al. Ear tip ulcerative dermatitis treated with oclacitinib in 25 dogs: a retrospective case series. Vet Dermatol 2021;32:363-e100.
14. Swann JS, Priestnall SL, Dawson C, et al. Histologic and clinical features of primary and secondary vasculitis: a retrospective study of 42 dogs (2004-2011). J Vet Diagn Invest 2015;27:489-496.

Apêndices

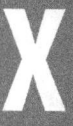

Doses dos Fármacos para Urgências em Cães e Gatos

Maria Alice Gress

Droga	Dose	Indicação	Observação
Acepromazina	Cães: 0,01 a 0,05mg/kg^{-1} Felinos: 0,01 a 0,1mg/Kg^{-1} Vias IM, SC, IV	Tranquilizante fenotiazínico. Antiemético. Utilizado para sedação.	Quando associado a opioides produz diferentes níveis de sedação. Utilizar as doses menores quando utilizada por via intravenosa, aplicar diluído e lento. Usar com precaução em pacientes hipotensos e hipovolêmicos. Raças braquicefálicas são mais sensíveis.
Amiodarona	0,5mg/kg^{-1} IV Repetir metade da dose a intervalos de 3 a 5 min.	Antiarrítmico classe III. Primeira eleição para tratar arritmias ventriculares durante a RCP.	Indicada para tratar a taquicardia ventricular sem pulso e fibrilação ventricular refratária após desfibrilação. Indicada para tratamento da fibrilação atrial, taquicardia ventricular.
Atipamezol	Efeito reversor de Dexmedetomidina: Cão: 10 x a dose de dexmedetomidina Gato: 10 x a dose de dexmedetomidina ou Dose de Dexmedetomidina não conhecida: 100-200µg/kg^{-1} IV/IM	Reversor dos efeitos farmacológicos e toxicológicos dos agonistas α2-adrenérgicos.	Pode causar excitação e taquicardia. Reverte também os efeitos analgésicos da dexmedetomidina.
Atropina	0,02mg/kg^{-1} IV, IO 0,04mg/kg^{-1} IM, SC, IT*	Antimuscarínico. Reverte as bradicardias de origem vagal. Tratamento para os bloqueios de 1º e 2º graus.	Pode causar taquicardia sinusal. Está contraindicado em pacientes com glaucoma e com íleo paralítico, podendo induzir a constipação. Repetir a cada 3/5 min se não há resposta, no máximo 3 vezes.
Bicarbonato de sódio	0,5mEq/kg^{-1} IV, IO	Tratamento da acidose severa durante a RCP.	Efeitos adversos: inativa catecolaminas. Pode causar hipernatremia, alcalose e diminuir resistência vascular periférica. Nunca utilizar por via IT. Sem evidências de melhora em desfecho em pacientes graves.
Butorfanol	0,1 a 0,4mg/kg^{-1} Vias IM, SC.	Agonista parcial sintético dos opioides. Analgesia, sedação e antitussígeno.	Analgésico de ação central. Pode causar depressão do SNC e bradicardia. Não libera histamina. Em associação com tranquilizantes produz neuroleptoanalgesia. Não utilizar em pacientes com aumento da pressão intracraniana.

Droga	Dose	Indicação	Observação
Dexametasona	0,1 a 1,0mg/kg^{-1} IV, SC	Glicocorticoide. Efeito anti-inflamatório em doses mais baixas. Efeito imunossupressor em doses mais altas.	Usar com cautela em pacientes graves. Uso limitado nas emergências. Indicada em casos de: Anafilaxia, crise Addisoniana, Anemia Hemolítica Imunomediada, Asma e crises de bronquite.
Diazepam	Sedação: 0,2 a 0,6mg/kg^{-1} IV Anticonvulsivante: 0,5 a 1mg/kg^{-1} IV, repetir 2 a 3 vezes se necessário	Anticrise epiléptica, sedativo, relaxante da musculatura esquelética	Evitar o uso em pacientes com hepatopatias e doenças renais. Pode causar excitação (efeito paradoxal). Aplicar lentamente via IV para prevenir hipotensão.
Dobutamina	Cão: 5-15µg/kg/min^{-1} IV Gato: 3-10µg/kg/min^{-1} IV	Catecolamina sintética. Seletividade maior a receptores beta-1- Adrenérgicos. Inótropico positivo.	Solução para Emergências: 6,0mL Dobutamina (12,5mg/mL) + 244mL de Glicose 5% ou NaCl 0,9%. Dose: 1mL/kg/min (Corresponde a 5µg/kg/min). Indicado somente em casos de contratilidade cardíaca diminuída.
Epinefrina (Adrenalina)	0,01mg/kg^{-1} IV, IO, IT	Potente alfa e beta agonista. Restauração do ritmo cardíaco, aumento do retorno venoso e débito cardíaco. Assistolia	Aumenta a pressão arterial por vasoconstrição arterial. Pode ser utilizado também como tratamento das reações alérgicas e choque anafilático. Repetir a cada 2 ou 3 min. até obter resposta. Aumentar dose 10x em casos de aplicação IT.
Flumazenil	0,1 a 1mg/kg^{-1} IV	Antagonista dos benzodiazepínicos	Utilizado como tratamento de sobredoses de benzodiazepínicos. Tempo de latência de 5 a 10 minutos.
Furosemida	2-6mg/kg^{-1} IV	Tratamento do edema de origem cardíaca.	Utilizado também como terapia adjuvante em casos de hipercalemia, com emprego criterioso diante das demais estratégias. Não utilizar em animais desidratados..
Fentanil	1-5µg/kg^{-1} IV	Analgésico de ação central. Agonista opioide Mu. Tratamento da dor moderada a severa. Sedação associada à analgesia.	Depressão respiratória e bradicardia dose dependente. Possui reversor: Naloxona.
Gluconato de Cálcio-10%	100mg/kg^{-1} IV	Correção da hipocalcemia com sinais clínicos. Eclampsia puerperal. Casos graves de Hipercalemia.	Utilizar somente em casos de Hipercalemia com alterações importantes em hemodinâmica e eletrocardiograma. Infusão lenta em 10-20 minutos com monitorização eletrocardiográfica contínua.
Lidocaína (cloridrato de lidocaína)	Cão: 2 a 4mg/kg^{-1} IV Gato: 0,2mg/kg^{-1} IV Aplicar lento	Anestésico Local. Tratamento das arritmias ventriculares, taquicardia ventricular e contrações ventriculares prematuras.	Usar com cautela em pacientes com bradiarritmias ou com bloqueio atrioventricular. Não indicada para tratar arritmias pós-desfibrilação elétrica. Superdosagem leva a sinais do SNC (tremores, ataxia e depressão) Usar com cautela em gatos porque estes são mais sensíveis aos efeitos tóxicos desse fármaco.
Levetiracetam	10-20mg/kg^{-1} IV	Anticrise epiléptica (mecanismo de ação não muito bem compreendido).	No Brasil não há apresentação injetável.
Terbutalina	0,03mg/kg^{-1} SC	Broncodilatador de ação seletiva nos receptores Beta-2- adrenérgicos.	Pode causar Hiperglicemia e Hipocalemia. Por aumentar o influxo de potássio para o interior da célula, pode ser considerado nas terapias para Hipercalemia.

Droga	Dose	Indicação	Observação
Midazolam	Sedação: 0,1 a 0,4mg/kg^{-1} IV, IM Anticonvulsivante: 0,2 a 0,5mg/kg^{-1} IV, IM. (Pode ser repetido de 2 a 3 vezes)	Anticrise epiléptica. Ansiolítico e relaxante muscular.	Não é analgésico. Pode causar excitação (efeito paradoxal). Cuidado em pacientes com hepatopatias e doenças renais. Em combinação com tranquilizantes promove neuroleptoanalgesia.
Morfina (sulfato de morfina)	Cães: 0,25 a 1mg/kg^{-1} IV, IM, SC Gatos: 0,05 a 0,3mg/kg^{-1} IV, IM, SC Via IV usar as doses mais baixas.	Analgésico de ação central. Tratamento da dor moderada a severa. Sedação associada à analgesia.	Extremamente eficaz no tratamento da dor perioperatória de moderada a severa. Promove sedação moderada. Pode produzir liberação de histamina, retenção urinária e vômitos. Possui reversor: naloxona. Pode causar depressão respiratória. Mínimos efeitos cardiovasculares nas doses terapêuticas. Não utilizar em pacientes com traumatismo craniano, pois pode aumentar a pressão intracraniana. Em gatos pode provocar excitação.
Naloxona	Cães: 2 a 20µg/kg^{-1} IV, IO, IT	Antagonista dos receptores opioides. Reverte os efeitos dos opioides.	A analgesia também é revertida, considerando resgate analgésico com outra classe de analgésicos. Metabolização hepática.
Nitroprussiato	0,5-5,0µg/kg^{-1} IV (avaliação dose efeito)	Vasodilator misto. Ação arteriolar e venosa.	Indicado em crises hipertensivas. Indicado como alternativa durante abordagem do edema pulmonar cardiogênico. Necessário de monitorização contínua: Risco de hipotensão.
Norepinefrina	0,01 a 2µg/kg min IV	Simpaticomimético. Vasopressor.	Em doses de 0,01-0,1µg/kg/min, atua no resgate de pré-carga no paciente com Sepse e Choque Séptico. Nas doses superiores 0,1µg/kg/min atua como vasopressor. Arritmogênico, monitorar o paciente com ECG e monitorar débito urinário.
Vasopressina	0,2 a 0,8UI/kg^{-1} IV, IT	Vasopressor. Assistolia.	Uma alternativa para ser alternada com a adrenalina quando essa não é efetiva sozinha.

IM = intramuscular; IO = intraósseo; IT = intratraqueal; IV = intravenoso; SC = subcutâneo; RCP = ressuscitação cardio cérebro pulmonar; SNC = sistema nervoso central. *Fármacos aplicados via IT devem ser diluídos em solução salina.

B

Fármacos Utilizados por Infusão Contínua em Pequenos Animais

Maria Alice Gress

Droga	Dose	Aplicação	Observação
Atracúrio (Besilato de atracúrio)	0,2 a 0,3mg/kg^{-1}, dose de carga 4 a 9µg/kg^{-1}. min	Agente bloqueador neuromuscular. Utilizado como adjuvante da anestesia cirúrgica ou da ventilação a pressão positiva.	O paciente deve estar anestesiado. Não é um agente analgésico. Pode ser utilizado em pacientes com hepatopatias ou insuficiência renal. Necessita assistência respiratória Possui reversor: neostigmina usada na dose de 0,02 a 0,06mg/kg^{-1}, esse fármaco deve ser usado após o uso da atropina.
Butorfanol	0,2 a 0,4mg/kg^{-1}, dose de carga 0,1 a 0,2mg/kg^{-1}h	Agonista parcial sintético dos opioides. Analgesia, sedação e antitussígeno.	Analgésico de ação central. Pode causar depressão do SNC e bradicardia. Não libera histamina. Em associação com tranquilizantes produz neuroleptoanalgesia. Não utilizar em pacientes com aumento da pressão intracraniana.
Cálcio (Gluconato de Cálcio)	10mg/kg^{-1}h	Tratamento da hipocalcemia.	Necessário monitoração cardíaca contínua durante seu uso (ECG). Suspender em caso de bradicardia.
Diazepam	0,2 a 1mg/kg^{-1} h	Anticonvulsivante, sedativo, relaxante da musculatura esquelética, estimulante do apetite.	Evitar o uso em pacientes com hepatopatias e doenças renais. Pode causar excitação (efeito paradoxal). Pode precipitar, pode sofrer absorção em material plástico e é um agente fotossensível por isso evitar volumes grandes de solução. Preparar soluções de no máximo 3 ou 4 horas de duração.
Diltiazem	0,15 a 0,25mg/kg^{-1}, dose de carga (aplicar lento) 5 a 20µg/kg^{-1}min	Bloqueadores dos canais de cálcio. Taquicardia supraventricular.	Usar somente quando houver boa contratilidade do miocárdio.
Dobutamina	Cão: 5-15µg/kg/min-1 IV Gato: 3-10µg/kg/min-1 IV	Catecolamina sintética. Seletividade maior a receptores beta-1- Adrenérgicos. Inótropico positivo.	Solução para Emergências: 6,0mL Dobutamina (12,5mg/mL) + 244 mL de Glicose 5% ou NaCl 0,9%. Dose: 1 mL/kg/min (Corresponde a 5µg/kg/min). Indicado somente em casos de contratilidade cardíaca diminuída. Pode causar hipotensão em pacientes hipovolêmicos.
Epinefrina	0,05 a 1µg/kg^{-1} min	Potente alfa agonista e beta agonista. Restauração do ritmo cardíaco, aumento do retorno venoso e débito cardíaco.	Aumenta a pressão arterial por vasoconstrição arterial. Pode ser utilizado também como tratamento das reações alérgicas e choque anafilático. Superdosagem pode causar edema pulmonar grave, arritmias, hipertensão e redução da perfusão renal.

Droga	Dose	Aplicação	Observação
Esmolol	0,05 a 0,1mg/kg^{-1}, dose de carga 50 a 200µg/kg^{-1}min	Agente bloqueador dos receptores adrenérgicos (cardiosseletivo). Tratamento da taquicardia supraventricular e nos estados hipertensivos.	Pode causar hipotensão, por isso, é importante monitorar a pressão arterial durante seu uso. Causa bradicardia, monitorar com ECG. Evitar usar com fármacos bloqueadores dos canais de cálcio.
Fentanil (citrato de fentanil)	1 a 5µg/kg^{-1}(lento), dose de carga Cães: 2 a 10µg/kg^{-1}. h Gatos: 1 a 4µg/kg^{-1} h	Opioide sintético, agonista mu puro Analgésico de ação central. Indução e manutenção da anestesia.	Os efeitos adversos são doses dependentes. Pode causar depressão respiratória e bradicardia (o uso de atropina às vezes se faz necessário). Aumenta o peristaltismo intestinal. Excelente analgésico e também muito utilizado em associação com tranquilizantes para manter o paciente sedado na UTI.
Furosemida	2-6mg/kg^{-1} IV 0,7-1,0mg/kg/hora-1 IV	Promove diurese nos casos de insuficiência renal oligúrica. Tratamento do edema de origem cardíaca, renal e hepático.	Utilizado também como terapia adjuvante em casos de hipercalemia.
Hidrocortisona	Cães: 0,6mg/kg^{-1}h	Glicocorticoide. Anti-inflamatório. Tratamento da insuficiência adrenal.	Não utilizar associado a AINE.
Hidromorfona	0,05mg/kg^{-1}, dose de carga 0,01 a 0,05mg/kg^{-1} h	Agonista mu puro. Analgesia transoperatória.	Provoca vômito e aumenta o peristaltismo, não usar em pacientes com obstrução. Pode causar liberação de histamina. Cautela em pacientes com bradiarritmias. Possui um reversor (naloxona) que deve ser usado na dose para cães: 2 a 20µg/kg^{-1} e para gatos: 50 a 100µg/kg^{-1}.
Insulina Regular	Cães: 2,2U/kg^{-1} 24h Gatos: 1.1 a 2.2U/kg^{-1} 24h	Aumenta a absorção da glicose. Tratamento da cetoacidose diabética e adjuvante no tratamento da hipercalemia.	Superdosagem pode levar a hipoglicemia. Tratamento prolongado pode levar a hipocalemia e hiperfosfatemia. Dosar a glicose sanguínea do paciente constantemente (Ajustar dose de acordo com decaimento da glicemia)*.
Isoproterenol HCl	0,04 a 0,08µg/kg^{-1} min	Agonista beta 1 e 2. Tratamento da broncoconstrição aguda.	Aumenta a frequência cardíaca, contratilidade do miocárdio e débito cardíaco. Monitorar o paciente com ECG, atenção as arritmias.
Ketamina	1mg/kg^{-1}, dose de carga 0,1 a 1mg/kg^{-1} h	Agonista NMDA (em baixas doses). Analgesia intraoperatória e pós-operatória.	Utilizar com cautela em pacientes com traumatismo craniano ou com aumento da pressão intracraniana. Cautela em pacientes com histórico de convulsões.
Lidocaina (cloridrato de lidocaína)	Cão: 2 a 4mg/kg^{-1} Gato: 0,25 a 0,75mg/kg^{-1} (LENTO), dose de carga Cão: 25 a 80µg/kg^{-1} min Gato: 10 a 40µg/kg^{-1} min	Anestésico local. Tratamento das arritmias ventriculares, taquicardia ventricular e contrações ventriculares prematuras.	Usar com cautela em pacientes com bradiarritmias ou com bloqueio atrioventricular. A administração endovenosa rápida pode causar hipotensão. Superdosagem leva a sinais do SNC (tremores, ataxia e depressão). Usar com cautela em gatos porque estes são mais sensíveis aos efeitos tóxicos desse fármaco.
Manitol	0,5g/kg^{-1} por 20 a 30 minutos, dose de carga 1 a 2mg/kg^{-1} min	Diurético osmótico. Reduz pressão-intraocular no caso de glaucoma e pressão intracraniana em casos de edema do SNC.	Não utilizar em pacientes com sangramento intracraniano, anúria decorrente a lesão renal ou edema pulmonar grave. Restabelecer volemia antes de iniciar infusão.

Droga	Dose	Aplicação	Observação
Dexmedetomidina	1µg/kg⁻¹,dose de carga 1 a 3µg/kg⁻¹ h	Agonista alfa 2 pré-sináptico. Sedação, analgesia e relaxamento muscular.	Inicialmente provoca vasoconstrição e hipertensão (efeito periférico) e depois vasodilatação e hipotensão (efeito central). Bradicardia e tremores e ataxia são os possíveis efeitos adversos. Possui reversor, ioimbina (0,1mg/kg⁻¹ via IV ou IM, ou SC) ou atipamezol (começar com 0,05mg/kg⁻¹).
Metoclopramida (cloridrato de metoclopramida)	Cães: 0,01 a 0,02mg/kg⁻¹ h Gatos: 0,05mg/kg⁻¹ h	Antiemético. Promove o esvaziamento gástrico e reduz refluxo gastroesofágico.	Não utilizar em pacientes com obstrução do trato gastrointestinal, hemorragia ou perfuração gástrica. Em cães pode ocorrer mudanças na atividade mental e de comportamento.
Midazolam	0,1 a 0,5mg/kg⁻¹ h	Anticonvulsivante. Ansiolítico e relaxante muscular.	Não é analgésico. Pode causar excitação (efeito paradoxal). Cuidado em pacientes com hepatopatias e doenças renais. Em combinação com tranquilizantes promove neuroleptoanalgesia.
Morfina (sulfato de morfina)	0,2mg/kg⁻¹,dose de carga Cães: 0,1 a 1mg/kg⁻¹ h Gatos: 0,1 a 0,3mg/kg⁻¹ h	Analgésico de ação central. Agonista mu. Tratamento da dor moderada a severa. Neuroleptoanalgesia.	Extremamente eficaz no tratamento da dor perioperatória de moderada a severa. Promove sedação moderada. Pode produzir liberação de histamina, retenção urinária e vômitos. Possui reversor: naloxona (ver doses acima). Pode causar depressão respiratória. Não utilizar em pacientes com traumatismo craniano, pois pode aumentar a pressão intracraniana. Em gatos pode provocar excitação.
Nitroprussiato de sódio	0,5-5,0µg/kg⁻¹ IV (avaliação dose efeito)	Vasodilatador periférico venoso e arterial de ação direta. Tratamento de crises hipertensivas e do edema pulmonar grave associado a insuficiência cardíaca congestiva.	Monitorar a pressão arterial, pois a hipotensão é uma complicação grave. A superdosagem pode causar intoxicação pelo cianeto. Monitorar equilíbrio ácido-básico porque a acidose metabólica é sinal precoce de intoxicação.
Norepinefrina	0,01 a 2µg/kg⁻¹ min	Simpaticomimético. Vasopressor.	Em doses de 0,01-0,1µg/kg min, atua no resgate de pré-carga no paciente com Sepse e Choque Séptico. Nas doses superiores 0,1µg/kg min atua como vasopressor. Arritmogênico, monitorar o paciente com ECG e sinais de perfusão.
Propofol	2 a 6mg/kg⁻¹, dose de carga 0,1 a 0,4mg/kg⁻¹ min.	Anestésico geral. Indução e manutenção da anestesia.	Não é analgésico. Apneia e hipotensão podem ocorrer com a injeção rápida. Como a formulação do fármaco não possui conservantes pode acontecer contaminação. Em felinos doses repetidas podem causar formação de corpúsculo de Heinz e recuperação prolongada.
Remifentanil	0,5µg/kg⁻¹,dose de carga 0,25µg/kg⁻¹ min	Analgésico de ação central. Agonista mu. Analgesia intra-operatória.	Bradicardia dose dependente. Não tem efeito cumulativo. Necessário resgate analgésico antes de terminar a infusão. Fármaco seguro, mas deve-se ter cuidado ao usar em pacientes hemodinamicamente instáveis.
Remifentanil	0,5µg/kg⁻¹,dose de carga 0,25µg/kg⁻¹ min	Analgésico de ação central. Agonista mu. Analgesia intra-operatória.	Bradicardia dose dependente. Não tem efeito cumulativo. Necessário resgate analgésico antes de terminar a infusão. Fármaco seguro, mas deve-se ter cuidado ao usar em pacientes hemodinamicamente instáveis.

AINE = anti-inflamatório não esteroidal; ECG = eletrocardiograma; Vias: IM = intramuscular; IV = intravenoso; SC = subcutâneo. SNC = sistema nervoso central; UTI = unidade de tratamento intensivo.

● Consultar o capítulo Cetoacidose Diabética para informações à respeito do manejo com insulina regular

Tabela de Fármacos e Doses ajustadas para Felinos em Urgências

Archivaldo Reche Júnior
Marcela Malvini Pimenta
Maria Alessandra Martins Del Barrio

Fármaco	Indicação / Mecanismo de ação	Dosagem
Acepromazina (Acepran®)	Pré-anestesia, sedação. (Inibe a ação da dopamina como neurotransmissor).	0,02-0,1mg/kg IM, SC, a cada 12 horas.
Ácido ascórbico (Vitamina C)	Utilizado como terapia adjuvante para intoxicação por paracetamol. (Auxilia na redução de metabólitos tóxicos circulantes não ligados, à medida que as reservas de glutationa, responsáveis por facilitar a conjugação do paracetamol, são recuperadas).	30mg/kg VO, a cada 6 horas, totalizando sete doses.
Amlodipina (Norvasc®) Comprimidos de 5mg	Anti-hipertensivo, Taquicardia supraventricular. (Bloqueador dos Canais de cálcio).	0,625-1,25mg/gato VO, a cada 24 horas. (Para gatos de grande porte ou com hipertensão grave, pode ser necessária a dose de 1,25mg, a cada 12 horas).
Atenolol (Angipress®) Comprimidos de 25, 50 e 100mg	Taquiarritmia cardíaca, hipertensão sistêmica. (Antagonista dos receptores β1 adrenérgico).	6,25-12,5mg/gato (dose total) VO, a cada 12-24 horas.
Atropina, sulfato de (Atropin®) 0,25 e 0,5mg	Utilizado principalmente como auxiliar na anestesia ou outros procedimentos, para aumentar a frequência cardíaca e diminuir a secreção respiratória e gastrointestinal. Também usada como antídoto para intoxicação por organofosforado. (Anticolinérgico, parassimpatolítico).	0,02-0,04mg/kg, IV, IM, SC a cada 6-8 horas; 0,2-0,5mg/kg, ¼ da dose por via IV e o restante SC ou IM (conforme necessário, para intoxicação por organofosforados e carbamato) a cada 6-8h.
Butorfanol 0,5mg/mL ou 10mg/mL	Analgésico opioide utilizado para analgesia peri-operatória e dor crônica. (Agonista-antagonista parcial).	0,2-0,8mg/kg IV,SC a 0,5-1mg/kg SC ou IM, a cada 6-8 horas(analgesia); 0,2-0,4mg/kg IM (pré-anestesia).
Gluconato de cálcio Solução 10%	Hiperpotassemia, hipocalcemia, toxicidade pelos bloqueadores dos canais de cálcio, hipermagnesemia. (Inotrópico positivo).	1,0mL/kg IV (lentamente) - observar o ECG. Não administrar SC, IM devido ao risco de causar necrose tecidual.
Captopril (Capoten®) Comprimidos de 12,5; 25; 50 e 100mg	Vasodilatador arterial e venoso, geralmente utilizado para tratar insuficiência cardíaca congestiva. (Inibidor da ECA).	3,12-6,25mg/gato VO, a cada 8-12 horas.
Carvão ativado (Enterex®)	Utilizado para evitar a absorção de fármacos e toxinas no intestino.	1-4g/kg VO (grânulos); 6-12 mL/kg (suspensão).
Clorfeniramina comprimido de 4mg	Anti-histamínico. (Bloqueador H_1).	2-4 mg/gato VO, a cada 12 horas.
Dexametasona, fosfato de sódio de (Azium®) Comprimidos de 0,25; 0,5; 0,75; 1; 1,5; 2,4 e 6mg	Glicocorticoide com ação anti-inflamatória múltipla. Passível de reação idiossincrásica por via IV devido ao veículo presente (propilenoglicol).	1mg/kg IV (crise asmática); 0,25mg PO, a cada 8 horas (bronquite crônica);

Fármaco	Indicação / Mecanismo de ação	Dosagem
Diazepam Injeção: 5mg/mL	Utilizado como anticonvulsivante, ansiolítico, relaxante muscular, hipnótico, e estimulante do apetite, sendo este último, contra indicado em felinos pela possibilidade de resultar em necrose hepática. (Benzodiazepínico, depressor do SNC).	0,5mg/kg IV (pré-anestésico); 0,5mg/kg IV ou 1mg/kg retal (estado epiléptico) – repetir se necessário.
Digoxina (Cardoxin®, Digox®) Comprimidos de 0,125; 0,25 e 0,5mg. Injeção: 0,25mg/mL Elixir: 0,05 e 0,15mg/mL Cápsula: 0,05; 0,1 e 0,2mg	Taquiarritmia supraventricular. (Diminui a condução através do nodo AV e aumenta a contratilidade cardíaca).	0,008-0,01mg/kg VO, a cada 48 horas (gatos com 2-3 kg = ¼ de comprimento de 0,125mg cada 48 horas; gatos com 4-5kg = ¼ do comprimido de 0,125mg cada 24 horas; gatos com 6kg ou > = ¼ do comprimido de 0,125mg a cada 12 horas).
Diltiazem (Cardizem®, Dilacor®) Comprimidos de 30, 60, 90 e 120mg; Injeção de 5mg/mL; Comprimidos de 60mg de liberação prolongada (Dilacor XR®)	Taquicardia supraventricular, cardiomiopatia hipertrófica. (Bloqueador dos canais de cálcio, vasodilatador com efeito cronotrópico negativo).	1,75-2,5mg/kg ou 7,5 mg/gato VO, a cada 8 horas. Para Dilacor XR® ou Cardizem CD®, dose de 10mg/kg VO, a cada 24 horas.
Difenidramina (Difenidrin®) Injeção: 50mg/mL	Anti-histamínico. (Antagonista dos receptores de histamina H_1).	2,0-4,0mg (dose total) IM, VO a cada 12-24 horas (anti-histamínico); 1,0-4,0mg/kg IM a cada 6 horas por 2 dias, em seguida, 1,0-4,0mg/kg VO a cada 6 horas durante 21 dias (toxicidade por organofosforado).
Dobutamina (Dobutrex®)	Tratamento agudo de insuficiência do miocárdio. (β_1-agonista, aumenta a contratilidade cardíaca sem afetar a frequência).	0,5-5,0μg/kg por minuto em IVC. 4,4-15,4μg/kg por minuto IV (para tratamento em curto prazo de insuficiência cardíaca aguda).
Enalapril (Renitec®) Comprimidos de 2,5; 5;10 e 20mg	Vasodilatador arterial e venoso, tratamento da insuficiência cardíaca congestiva. (Inibidor da ECA).	0,25-0,5mg/kg VO, a cada 12-24 horas.
Epinefrina Solução de 1:1000	Assistolia, AESP, choque anafilático. (Ação alfa e beta agonista).	0,01mg/kg IV ou 0,1mg/kg IT (RCP); 0,1 mg SC a cada 4-6 horas ou 0,01mg/kg IV, IM , SC, IT (anafilaxia).
Fenobarbital (Gardenal®) Injeção: 130mg/kg Comprimidos de 40 e 100 mg	Barbitúrico de ação prolongada, utilizado como sedativo e anticonvulsivante. (Potencializa as ações inibidoras de GABA).	2,0-4,0mg/kg VO a cada 12 horas (sedação); 5,0-16,0mg/kg IV (estado epilético). Incrementar 4mg/kg até 16mg/kg no total.
Fentanila, citrato de (Fentanil®) Injeção: 0,05mg/mL Adesivo transdérmico: de 25, 50, 75 e 100 μg/hora	Analgésico opioide. Um adesivo de 100μg/hora equivale a 10mg/kg de morfina a cada 4 horas. Efeitos adversos (depressão respiratória, sedação excessiva, excitação) podem ser neutralizados por naloxona.	2-3μg/kg IV, em seguida 1-5μg/kg por hora IVC
Fisostigmina	Antídoto para intoxicação por anticolinérgico, principalmente acompanhada de manifestações do SNC. (Inibidor da colinesterase).	0,02mg/kg IV, a cada 12 horas.
Furosemida (Lasix®, Hidrion®) Comprimidos de 10 e 40mg Injeção: 10mg/mL Solução oral: 10mg/mL	Edema pulmonar, insuficiência cardíaca congestiva, hipertensão, anúria, oligúria. Diurético de alça. Inibe o transporte de sódio e água na alça ascendente de henle, e pode apresentar propriedades vasodilatadoras elevando a perfusão renal e diminuindo a pré-carga).	1-4mg/kg IV,IM, SC, VO a cada 8-24 horas.
Heparina sódica 1000U/mL	Anticoagulante parenteral, indicado em quadros de coagulação intravascular disseminada (CID). (Atua sobre os fatores de coagulação tanto na via intrínseca como extrínseca).	75U/kg SC, a cada 8 horas (para CID); 100 U SC inicial e repetir em intervalos de 6-8 horas (para tromboembolismo associado à cardiomiopatia).
Hidralazina (Apresoline®, Nepresol®) Comprimido 10mg	Vasodilatador arterial utilizado como anti-hipertensivo, com o objetivo de diminuir a pós-carga e para o tratamento da insuficiência cardíaca congestiva.	2,5mg/gato VO a cada 12-24 horas.

Fármaco	Indicação / Mecanismo de ação	Dosagem
Isoproterenol (Isoprel®) Injeção: 0,2mg/mL	Bradicardia grave, utilizado para relaxar a musculatura lisa dos brônquios para tratamento agudo da broncoconstrição. (Agonista beta-adrenérgico, efeito inotrópico e cronotrópico).	10,0µg/kg IM,SC cada 6h ou diluir 1,0mg em 500mL de dextrose a 5% ou solução de Ringer e fazer infusão IV de 0,5-1,0mL/minuto (1-2µg/minuto ou até o efeito desejado.
Lidocaína (Xilocaína®) Injeção: 20mg/mL	Antiarrítmico ventricular do grupo I. Diminui a despolarização da fase 0 sem acometer a condução. Não é útil para arritmias supraventriculares. Anestésico local.	Cuidado – gatos são mais sensíveis aos efeitos da lidocaína no SNC, monitorar e tratar convulsões com diazepam. 0,25-0,75mg/kg IV lentamente ou 4-10mcg/kg por minuto IVC;
Manitol (Osmitrol®)	Diurese, edema cerebral, anti-glaucoma. (Diurético hiperosmótico).	1,0g/kg IV de solução a 5-25% (diurético, manutenção do fluxo urinário); 0,25-2,0g/kg IV de solução a 15-25% ao longo de 30-60 minutos, se necessário repetir em 6 horas (Glaucoma ou edema do SNC).
Meclizina Comprimidos de 12,5; 25 e 50mg	Anti-histamínico e antiemético utilizado para vestibulopatia.	6,25-12,5 mg/gato VO, a cada 24 horas. 4mg/kg VO, a cada 24 horas (como anti-emético).
Meperidina (Demerol®) 50mg/mL	Analgésico agonista opioide. Ação similar à morfina (75mg IM, ou 300mg VO, tem potência similar a 10mg de morfina).	3,0-5,0mg/kg IM, SC (conforme a necessidade ou a cada 2-4 horas), 2,2-4,4mg/kg (pré-anestésico). Não recomendado em gatos.
Metoclopramida Comprimidos de 10mg Solução oral: 1mg/mL e 4mg/mL Injeção: 5mg/mL	Efeito procinético (estimula a motilidade gastrointestinal) e antiemético.	0,2-0,5mg/kg IV, IM, VO a cada 6-8 horas; 1-2mg/kg IVC a cada 24 horas ou 0,1-0,2mg/kg por hora.
Morfina, sulfato de (Dimorf®) Solução oral: 10mg/mL Injeção: 0,2mg/mL, 1mg/mL ou 10mg/mL	Analgésico e agonista opioide.	0,1-0,4mg/kg IM, SC a cada 3-6 horas conforme a necessidade (analgesia).
N-acetilcisteína (Bromuc®, Fluimucil®) Xarope: 100, 120 ou 150mL com 20, ou 40mg/mL Injetável: solução a 10% de 3mL	Utilizado no tratamento das intoxicações por paracetamol. A N-acetilcisteína é rapidamente hidrolisada no organismo em cisteína, um precursor de glutationa, constituindo também uma fonte exógena de sulfato para a conjugação com o paracetamol.	140mg/kg VO ou IV (dose inicial), seguida de 70mg/kg VO ou IV a cada 4-6 horas durante 2-3 dias – Solução a 5%.
Naloxona (Narcan®) Injeção: 400mL	Antagonista opioide, dissociador eletromecânico (DEM) utilizado na parada cardíaca. Pode também ser usado para reverter sedação, anestesia e efeitos adversos causados por opioides como a morfina.	0,05-0,1mg/kg IV, IM, SC conforme a necessidade
Nitroprussiato (Nipride®) 200µg/mL	Insuficiência cardíaca congestiva e edema pulmonar. (Vasodilatador arterial e venoso).	0,5-10,0µg/kg por minuto IVC. Iniciar com 0,5µg/kg por minuto e aumentar para 0,5-1µg/kg por minuto a cada 5 minutos até que seja observada melhora clínica.
Ondansetrona (Nausedron®, Vonau®)	Utilizada como antiemético, principalmente associado à quimioterapia. (Inibe a ação da serotonina, bloqueia os receptores de 5-HT3).	0,5-1,0mg/kg VO, IV 30 minutos antes de quimioterapia antineoplásica; 0,1-0,2mg/kg IV lentamente a cada 6-12 horas.
Oximorfona (Numorphan®) 1,5mg/mL	Agonista opioide. Analgésico 10-15 vezes mais potente que a morfina.	0,05-0,1mg/kg IV, SC, IM (recomenda-se uso concomitante de tranquilizantes); redosagem com 0,025-0,1mg/kg a cada 2-6 horas; 0,25-0,05mg/kg IM,SC (pré-anestésico).
Pentobarbital sódico 50mg/mL; 300mg/mL	Sedação, anestesia IV. (Barbitúrico de curta duração).	10-30mg/kg IV lento. Inicialmente injetar a primeira metade da dose, em seguida dosar por titulação o restante gradualmente; 2-4mg/kg IV (sedação).

Fármaco	Indicação / Mecanismo de ação	Dosagem
Potássio, brometo de. 250mg/mL	Anticonvulsivante, utilizado como terapia adjuvante em distúrbios convulsivos crônicos. (Acredita-se em sua ação hiperpolarizante dos neurônios). É o segundo ou terceiro agente de escolha em felinos, devido à possibilidade de provocar efeitos respiratórios adversos.	10-20mg/kg VO a cada 24 horas (terceira opção após fenobarbital e diazepam).
Prednisolona (Predsim®, Prelone®) Comprimidos de 5 e 20mg Solução oral de 1mg/mL, 3mg/mL	Corticoterapia, doenças inflamatórias e imunomediadas. (Potência aproximadamente quatro vezes a do cortisol basal).	1,0-2,0mg/kg IV, IM,VO a cada 12-24 horas inicialmente; em seguida, reduzir o intervalo para 48 horas (anti-inflamatório). 2-4mg/kg a cada 24 horas (imunossupressor).
Procainamida (Procan SR®) Cápsula 250, 375 e 500mg Comprimidos de 250, 375 e 500mg Injeção; 100 e 500mg/mL	Arritmia ventricular e supraventricular. (Antiarrítmico classe I, inibidor de influxo sódico na célula cardíaca por meio do bloqueio do canal de sódio).	3-8mg/kg IM, VO a cada 6-8 horas. 2-5mg/kg VO , a cada 8 ou 12 horas.
Propofol (Diprivan®) 10mg/mL	Anestesia de curta duração ou indução anestésica. (Hipnótico de ação curta).	2-5,0mg/kg IV lentamente, 2,0mg/kg por hora (IVC).
Propranolol, cloridrato de Comprimidos de 10, 40 e 80mg	Arritmias atriais e ventriculares, hipertensão, cardiomiopatia hipertrófica, infarto do miocárdio, tireotoxicose. (Antiarrítmico da classe II, bloqueador beta-adrenérgico).	0,4-1,2mg/kg (2,5-5,0 mg/gato) VO, a cada 8-12 horas.
Sucralfato Comprimidos de 1g, Suspensão de 200mg/mL	Usado no tratamento ou prevenção de úlceras. Protetor da mucosa gástrica. (Liga-se ao tecido ulcerado no trato gastrointestinal. Pode agir como citoprotetor via síntese das prostaglandinas).	0,25g VO a cada 8-12 horas.
Teofilina (Theo-Dur®) Comprimidos de 100, 200,300 e 450mg Cápsulas de 50,75, 125, 200mg	Asma, doença pulmonar obstrutiva crônica. (Broncodilatador da classe das metilxantinas. Parece ter ação anti-inflamatória).	4mg/kg VO, a cada 8-12 horas.
Vitamina K Injeção: 10mg/mL	Antídoto da varfarina. Também é utilizada para má absorção de vitamina K (hepatopatias, doenças gastrintestinais). (Promove a síntese de fatores da coagulação).	1,0mg/kg/dia IM,SC,VO durante 10-14 dias (rodenticida de curta duração); 2,5-5,0mg/kg/dia IM,SC,VO durante 3-4 semanas (rodenticida de ação prolongada); 2,5mg/kg SC, dose única: em seguida, 1mg/kg SC, VO cada 24 horas (má absorção).

IV = via intravenosa; IM = via intramuscular; SC = via subcutânea; IT = via intratraqueal; IVC = infusão em velocidade constante; AINE = anti-inflamatório não esteroidal; DEM = dissociação eletromecânica; ECA = enzima conversora de angiotensina; AV = atrioventricular; NPH = protamina neutra de Hagedorn [insulina].

1. LITERATURA RECOMENDA

- Revisado e atualizado por PIMENTA MM, WANG L.
  Baseado em: NORSWORTHY GD, CRYSTAL MA, GRACE SF, TILLEY L P. **The Feline Patient.** Wiley-Blackwell: 2009. PAPICH MG. **Saunders Handbook of Veterinary Drugs.** Saunders Elsevier: 2007. WINGFIELD WE. **Segredos em Medicina Veterinária de Emergência**. Artmed: 2001. TILLEY LP, SMITH JR FWK. **The 5 Minute Veterinary Consultant.** Lippincott Williams & Wilkins: 2000. PLUMB D. **Plumb's Veterinary Drug Handbook**. Blackwell Publishing: 2005.

Conversor de Unidades

D

Marcela Malvini Pimenta
Camila Molina Soares

1. CONVERSÃO DA ÁREA DE SUPERFÍCIE CORPORAL – QUILOGRAMAS POR ÁREA DE SUPERFÍCIE (M²)

1.1. – Gatos:

Fórmula para cálculo: $\underline{10 \times (\text{peso em gramas})^{2/3}}$ 10000

Kg	Área m²		Kg	Área m²
0,5	0,063		8,5	0,416
1,0	0,100		9,0	0,433
1,5	0,131		9,5	0,449
2,0	0,159		10,0	0,464
2,5	0,184		10,5	0,479
3,0	0,208		11,0	0,494
3,5	0,231		11,5	0,509
4,0	0,252		12,0	0,524
4,5	0,273		12,5	0,538
5,0	0,292		13,0	0,553
5,5	0,311		13,5	0,567
6,0	0,330		14,0	0,581
7,0	0,366		14,5	0,595
7,5	0,383		15,0	0,608
8,0	0,400			

1.2. – CÃES:

Fórmula para cálculo: <u>10,1 x (peso em gramas)$^{2/3}$</u>   10000

Kg	Área m²
0,5	0,06
1	0,10
2	0,15
3	0,20
4	0,25
5	0,29
6	0,33
7	0,36
8	0,40
9	0,43
10	0,46
11	0,49
12	0,52
13	0,55
14	0,58
15	0,60
16	0,63
17	0,66
18	0,69
19	0,71
20	0,74
21	0,76
22	0,78
23	0,81
25	0,85
26	0,88
27	0,90
28	0,92
29	0,94
30	0,96
40	1,18
50	1,37
60	1,54

2. EQUIVALÊNCIA DE MEDIDAS

2.1. – Medidas de Peso

1 grama (g)	1000 miligramas (mg)
1 miligrama (mg)	1000 microgramas (ug ou mcg)
1 parte por milhão (ppm)	1mg/kg = 1mcg/g
1 grão	65mg
1 onça (ing.: ounce = oz)	31,1g
1 libra (ing.: pound = lb)	453,6g

2.2. – Medidas de volume

1 litro (L)	1000 mililitros (mL)
1 gota	~ 0,05-0,06mL
1 mililitro (mL)	~ 20 a 24 gotas
Solução a 12,5%	= 125mg/mL
Solução a 10%	= 100mg/mL
Solução a 1%	= 10mg/mL
Solução 1:1000	= 1mg/mL = sol 0,1%
Solução 1ppm	1mg/L
1 col chá	~ 4-5mL
1 col sobremesa	~ 10mL
1 colher de sopa	~ 15mL
1 xícara	~ 180mL
1 copo	~ 240mL

2.3. – Medidas de Temperatura (Conversão)

ºC para ºF	(ºC x 1,8) + 32
ºF para ºC	(ºF – 32) x 0,555

3. CONVERSÃO DE MILIEQUIVALENTE

Sódio (Na)

1mEq Na	= 23mg Na = 58,8mg NaCl
43mEq Na	= 1g Na = 2,54g NaCl
17mEq Na	= 0,39g Na = 1g NaCl

Potássio (K)

1mEq K	= 39mg K = 74,5mg KCl
26mEq K	= 1g K = 1,91g KCl
13mEq K	= 0,52g K = 1g KCl